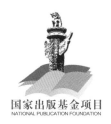

国家出版基金项目
NATIONAL PUBLICATION FOUNDATION

8th Edition
原书第8版

# Shields'
# General Thoracic Surgery

# Shields
# 普通胸部外科学

下 卷

原著 [美] Joseph LoCicero III    [美] Richard H. Feins

[美] Yolonda L. Colson    [美] Gaetano Rocco

主译 刘伦旭

中国科学技术出版社
·北 京·

图书在版编目（CIP）数据

Shields 普通胸部外科学：原书第 8 版 . 下卷 /（美）约瑟夫·洛奇罗三世 (Joseph LoCicero Ⅲ) 等原著 ; 刘伦旭主译 . — 北京 : 中国科学技术出版社，2022.6

书名原文 : Shields' General Thoracic Surgery, 8e

ISBN 978-7-5046-9216-0

Ⅰ . ① S… Ⅱ . ①约… ②刘… Ⅲ . ①胸腔外科学—疾病—诊疗 Ⅳ . ① R655

中国版本图书馆 CIP 数据核字 (2021) 第 197221 号

著作权合同登记号：01-2021-7073

This is translation of *Shields' General Thoracic Surgery, 8e* .

ISBN：9781451195224

Wolters Kluwer Health did not participate in the translation of this title and therefore it does not take any responsibility for the inaccuracy or errors of this translation.

免责声明：这本书提供药物的准确标识、不良反应和剂量表，但是它们有可能改变。请读者务必查看所提及药物生产商提供的包装信息数据。此书的作者、编辑、出版商、分销商对于应用该著作中的信息而导致错误、疏漏或所产生后果不承担任何责任，并不对此出版物内容做出任何明示或暗指的担保。此书的作者、编辑、出版商、分销商对出版物所引起的人员伤害或财产毁坏不承担任何责任。

Accurate indications, adverse reactions, and dosage schedules for drugs are provided in this book, but it is possible that they may change. The reader is urged to review the package information data of the manufacturers of the medications mentioned. The authors, editors, publishers, or distributors are not responsible for errors or omissions or for any consequences from application of the information in this work, and make no warranty, expressed or implied, with respect to the contents of the publication. The authors, editors, publishers, and distributors do not assume any liability for any injury and / or damage to persons or property arising from this publication.

Published by arrangement with Wolters Kluwer Health Inc., USA.

本翻译版受世界版权公约保护。

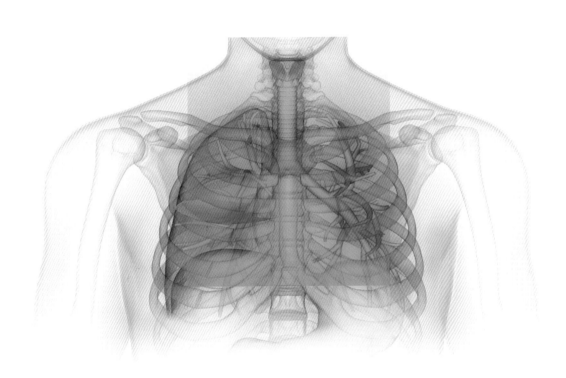

# 译者名单

主　译　刘伦旭

主译秘书　周小芹

译　者　（以姓氏笔画为序）

马　林　马　骏　马　强　王　允　王　岩　王文凭　王光锁
车国卫　孔令文　邓彦超　邓森议　田　东　冯长江　成兴华
朱　江　朱　峰　朱云柯　朱金兰　朱新生　刘　峥　刘文亮
刘成武　刘伦旭　刘承栋　齐　宇　齐梦凡　闫小龙　孙艺华
孙良栋　严以律　李　川　李　剑　李　新　李文雅　李培文
杨　雷　杨　懿　杨玉赏　杨忠诚　肖　鑫　吴　捷　吴卫兵
邱镇斌　何　彬　狄守印　辛　宁　辛　华　沈　诚　张　力
张　珂　张　鹏　张　霓　张含露　张振阳　陈　岩　陈　钢
陈　椿　陈　楠　陈天翔　陈龙奇　陈耀辉　苟云久　茅　腾
林　锋　林一丹　林华杭　林江波　尚启新　易呈祥　罗继壮
金煜翔　周　柯　周建丰　冼　磊　郑　斌　赵　辉　赵光强
赵晋波　胡　杨　胡　牧　胡　智　胡艺缤　胡伟鹏　钟文昭
施贵冬　贺　茜　袁　勇　夏　梁　夏春潮　顾一敏　徐　驰
徐　鑫　徐昱扬　徐智杰　栾思源　郭成林　唐　华　黄伟钊
黄海涛　梅建东　常　浩　崔　永　章　靖　梁乃新　寇瑛琍
董思远　蒋　伟　蒋　峰　程　良　程　超　曾　珍　蒲　强
赖德恬　廖　虎　谭锋维　樊鹏宇　黎　亮　薛　磊　薛志强
戴　亮

# 内容提要

本书引进自 Wolters Kluwer 出版社，是迄今为止唯一一部专门为普通胸部外科医生持续更新与再版的综合性教科书，是普通胸部外科学领域的金标准，也是胸外科专科医师学习和参考的首选资料。本书为全新第 8 版，延续了 Thomas W. Shields 博士全面细致的著书传统，凝聚了全球 150 余位胸外科专家、胸部内科专家及基础研究领域科学家的多年经验与智慧，全面介绍了胸壁、胸膜、膈、气管、肺、食管和纵隔等胸部结构和脏器的解剖学、生理学、胚胎学和外科疾病与创伤，包括疾病诊断流程、影像学内容、外科手术标准和不同的手术方法及预后等内容，并扩展了肺癌和胸部其他肿瘤的相关知识，增加了对高质量文献和数据的回顾与分析，对复杂统计分析结果进行了细致诠释，还特别关注了人工通气与微创手术这两个胸外科历史中里程碑式的事件，探讨了如何有效应用世界卫生组织国际疾病分类（ICD-10），新增了有关指导制订和执行医疗质控、多学科诊治的内容。本书全面实用，图表丰富，色彩明晰，可为普通胸部外科医师提供最广泛、细致、简洁、有效的信息，既可作为胸部外科医师的必备学习资料，也可为其他外科和内科医师提供参考。

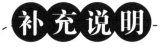

书中参考文献条目众多，为方便读者查阅，已将本书参考文献更新至网络，读者可扫描右侧二维码，关注出版社"焦点医学"官方公众号，后台回复"普通胸部外科学"，即可获取。

# 中文版序一

心胸外科是一门年轻而富朝气的学科，在其发展历程中，先贤们不惧挑战，勇于创造，不断打破医学禁区，创新手术方式，拓宽手术适应证，丰富了心胸外科的内涵及外延。凝结着他们非凡勇气和智慧的一部部经典著作，在一代代心胸外科医师中薪火相传。

*Shields' General Thoracic Surgery, 8e* 正是这样一部影响深远的普胸外科鸿篇巨著。该书一方面表现出著者与时俱进、力求权威的一贯原则，另一方面也反映出普胸外科领域蓬勃发展、迭代更新的一大特色。

作为全球心胸外科家庭的重要一员，中国心胸外科从起步开始就一直与国际同行保持学术交流。近年来，这种交流更呈现出常态化、双向化的发展趋势。通过学习吸收国外同仁的有益经验，推动我国心胸外科事业的发展普及，促进中国原创性心胸外科临床技术和科研成果的不断涌现，实现全球心胸外科良性互动发展，这是所有心胸外科同道的共同愿景。在这一过程中，翻译引进国外优秀著作发挥着不可忽视的作用。

四川大学华西医院刘伦旭教授是我国普胸外科领域的知名专家，在国内外具有很高的学术影响力。他主持完成了本书的翻译工作，为国内广大普胸外科医师系统全面掌握本领域的最新理念、知识和技术提供了重要参考教材。衷心希望本书的中文翻译版能够进一步推进我国心胸外科事业的发展，为更多罹患心胸系统疾病的患者提供更加优质的医疗服务。

中国工程院院士
国家心血管病中心主任
中国医学科学院阜外医院院长
法国医学科学院外籍院士

# 中文版序二

我国心胸外科的发展从 20 世纪 50 年代到 80 年代、从 80 年代到 21 世纪初、再从 21 世纪初到如今，经历了一个个快速发展的时期。在最近的 20 年里，我国心胸外科已从常态化向多元化、国际化发展。我国心胸外科逐渐在世界舞台发挥重要作用，得到国际同行的高度认可，国际合作也不断扩大和深入。学科的发展和进步要求我们在疾病诊疗过程中更加熟悉国外同行的诊治方法。*Shields' General Thoracic Surgery* 是畅销全球的心胸外科领域经典著作，目前已更新至第 8 版，相信它仍旧是普胸外科医师的良师益友。

本书由四川大学华西医院刘伦旭教授领衔主译，他是杰出的普胸外科医生，所率领的团队在临床和科研领域都建树颇丰。本书在刘教授的主持下翻译出版，正是顺应了时代的需要。

希望以本书中文版出版为契机，广大普胸外科医生能够以更开放的心态对待普胸外科手术的定义，积极探索新的医疗模式和医疗技术，开展符合中国疾病特点的临床诊治，全方位建设国内国际一体的学术交流环境。

中国科学院院士
中国医学科学院肿瘤医院院长
中国国家癌症中心主任
中华医学会胸心血管外科学分会主任委员
中国医师协会胸外科医师分会会长

# 译者前言

经译者团队的共同努力，*Shields' General Thoracic Srugery*（《Shields 普通胸部外科学》）全新第 8 版的中文翻译版终于要与广大读者见面了。本书原名 *General Thoracic Srugery*（《普通胸部外科学》），自 1972 年发行第 1 版至今近 50 年，已成为胸部外科领域的经典之作。近十余年，胸外科领域发展突飞猛进，全新第 8 版由四位国际知名的胸部外科专家 Joseph LoCicero Ⅲ、Richard H. Feins、Yolonda L. Colson、Gaetano Rocco 组织编著，邀请全球 150 余位相关领域的知名专家，融合胸部外科领域近年来的发展成果，全面系统地介绍了胸部外科相关的基本理论，包括胸部解剖、组织学及发育、病理生理和影像等，并结合胸部外科临床实践，围绕胸壁疾病、胸膜疾病、膈肌疾病、气管疾病、肺部疾病、食管疾病、纵隔疾病和胸部创伤等，从解剖及生理、致病机制、临床表现、诊疗决策、外科治疗要点及手术操作细节等方面进行了详细阐述，内容不仅涵盖了胸外科及相关专业的基本理论，还包括了胸部外科领域的临床诊疗与基础研究进展，尤其是近年来大放异彩的微创胸部外科技术进展；此外，书中还配有大量精美照片和示意图，使内容的可读性及指导性更强。因此，本书必将作为胸部外科领域的经典之作而继续传承下去。

感谢中国科学技术出版社引进该书，译者团队为翻译本书投入了大量时间、付出了巨大努力，才使这部胸部外科经典之作的中文翻译版与广大读者见面。在本书的翻译校稿过程中，适逢新冠肺炎疫情在全球范围蔓延，不少译者在翻译校稿的同时还奋战在抗疫第一线，逆流而上、恪守初心、不负使命，为本书中文翻译版的面世又增添了些许历史意义。

本书从翻译至审校定稿，历时近 1 年，其间反复斟酌考量，以期尽量忠于原著、体现原著本意，但囿于中英文表达习惯差异、部分医学专业名词缺乏对应的标准中文名称及译者个人认识不同等原因，书中译文难免百密一疏，甚至可能存在表述不当之处，敬请各位读者批评指正，以期日后再版时加以纠正。最后，衷心希望本书中文翻译版的面世能够对胸部外科及相关专业同行的学习和工作有所裨益，也为我国胸部外科学事业的发展尽绵薄之力。

四川大学华西医院

# 原书第8版前言

第 1 版 *General Thoracic Surgery* 于 1972 年出版。Paul Samson 指出，Shields 出版此书时并没有加入心脏外科部分，这是一部专门献给普通胸部外科医师的教科书。这种情况正好发生在"心脏疾病外科治疗惊人发展所带来的浪漫与吸引力"飞涨之时。

在接下来的 40 年，心脏外科在国际舞台上占据优势，Shields 的这部著作一直对肺部、食管、胸壁、膈和纵隔疾病保持关注。其第 1 版由 58 位专家编撰完成，内容广博而深刻，该专业的医学生和从业人员甚至可以不必再翻阅其他参考书。通过不断学习本书，读者将获得始终一致的解决方案，因此本书已成为相关专业人员从业的必备参考书。

在过去几十年间，各种普通胸部外科的著作、图谱和手册不断涌现，而本书仍然是唯一一部为胸部外科（不包括心脏和大动脉）从业者持续更新与再版的综合性教科书。

在当前数字时代，寻求知识的人不再单纯依靠纸质媒体。他们在互联网上通过搜索各种媒体的文章、视频、会议报告、会议视频及其他花絮了解某些特定疾病或手术的细微差别。尽管在互联网搜索比查询纸质媒体更具动态性，但这些搜索常会因搜索词的不同而变得混乱，甚至受限，最终令人们失去兴趣。

在初版面世 45 年后的今天，由 150 多位专家撰写的全新第 8 版 *Shields' General Thoracic Surgery* 面世了，在保持完整性的同时，退去了传统百科全书式的厚重。其图表丰富，色彩明晰，同时附有众多国际文献及电子数据，为繁忙的临床医师提供了最广泛、最便捷的文献检索信息。

全新第 8 版首次收录了回顾性研究，还特别关注了人工通气和微创手术这两个胸外科历史中里程碑式的事件。此外，书中还讨论了一些新的主题，如解密复杂的统计分析，有效使用世界卫生组织国际疾病分类（ICD–10），挖掘大数据以进行特定临床决策，以及为外科医生的实践及医院的设置开发和执行有效的质量改善项目。

Shields 这部著作的忠实读者将会感受到新版本各章的不断完善。2000 年之后的从业者会发现，相比过去的大部头著作，此次改版不再那么烦琐和令人生畏，而且与不确切的发散性互联网搜索相比，本书更加全面且更有意义。

# 原书第1版前言

本书全面介绍了胸壁、胸膜、膈、气管、肺和纵隔结构的外科疾病。著者先对这些结构的解剖学及生理学进行了综述性介绍，然后详述了患者疾病的诊断程序和患者围术期管理，接下来讨论了不同手术方法与标准外科手术，同时重点介绍了与上述结构相关的各种疾病。本书的主要目标是总结胸部创伤和疾病外科管理的最新知识和临床概念，强调疾病所致病理生理改变及适当的干预手段。不同疾病状态的临床表现、病理改变、手术管理、手术结果和预后也是本书的重要组成部分。

外科、内科和相关学科的杰出专家合作编写了本书。与大多数多作者联合编写的著作一样，书中可能会存在部分内容的重复，但是我们会努力将无意义的重复减至最少。在强调与整个主题相关的重要信息时，重复是必要的。有趣的是，书中相互矛盾的观点很少，偶尔出现观点的差异会加以说明。希望本书可以为年轻的胸部外科医师和接受外科手术培训的人群提供学习资料，同时也为普通胸部外科领域以外的外科医师和内科医师提供参考，帮助他们了解专业人士当前的观点。

## 致　谢

与任何大型综合性教科书一样，制作高质量的作品需要很多人共同努力。在此要感谢参与本书出版的出版商、美术编辑及印制人员所付出的努力。

首先，要感谢那些赋予文字真正价值的诸位参编人员。感谢本书的初版创作者及更新修订的再版者。

其次，还要感谢参与内容制作的行政助理。

最后，还要特别感谢以下两位博士，他们牺牲了个人时间，花费了大量精力来提高本书的质量。

感谢 Bryan F. Meyers 博士，自本书第 8 版再版项目确立伊始，他就是坚定的拥护者，并极力推动本项目进行。他参与了目录修订工作及章节格式修订的讨论工作。最重要的是，他帮助招募了许多国内及国际的著者。

感谢 Martha S. LoCicero 博士，她承担了大量的编辑工作，使内容更具可读性和相关性，并在漫长的项目进行阶段提供了亟需的建议和鼓励。

# 目 录

# 第四部分　纵隔

# 第十五篇 肺 癌
## Carcinoma of the Lung

# 第 89 章
# 肺癌：流行病学和致癌因子
## Lung Cancer: Epidemiology and Carcinogenesis

Pamela Samson　　Graham A. Colditz　著

郭成林　译

## 一、肺癌的发病与死亡

在美国和世界各地，肺癌是导致癌症死亡的主要原因。据 SEER 数据库估计，2017 年将有22.25 万人被诊断出患有肺癌，占所有新发癌症病例的 13.2%[1]。在美国，肺癌的患病率最新估计为 40.88 万人。肺癌将导致 1/4（25.9%）的癌症患者死亡，据估计，到 2015 年其死亡病例将达到 155 870 人。2005—2012 年，每 10 万人的肺癌病例数从 63.0 下降至 54.5，肺癌死亡人数从52.9 下降至 45.0。尽管在发病率和死亡率方面得到了逐步改善，但肺癌仍然是导致癌症死亡的最主要因素，与其他常见的癌症（乳腺癌、前列腺癌、结直肠癌、膀胱癌和黑色素瘤）相比，与肺癌相关的死亡人数更高。2007—2013 年，在美国只有 18.1% 的肺癌患者可以存活 5 年。目前，在美国诊断出肺癌的患者的中位年龄为 70 岁，几乎 1/3 的病例发生在 65—74 岁的人群中。肺癌诊断中的种族差异也相当明显，非裔美国男性的发病率最高（83.7/10 万）。相比之下，白人男性的发病率为 65.9/10 万，白人女性为 50.8/10 万，非

裔美国女性为 49.0/10 万。

自 1985 年以来，肺癌已成为全球最常见的癌症。就发病率和死亡率而言，肺癌仍是全球最常见的癌症[2]。2012 年，肺癌是癌症新增和死亡的最大单一因素，新发 180 万肺癌病例，占新发癌症病例总数的 13%，肺癌死亡 160 万例，占所有癌症死亡人数的 1/5。与美国癌症发病率和死亡率的改善不同，全球肺癌的发病率和死亡率自2005 年以来呈上升趋势。目前，全球肺癌病例的58% 发生在发展中国家。在最近一项对全球癌症登记处的回顾性研究中，发达国家和发展中国家的年龄标准化肺癌 5 年总生存率为 10%～20%[3]。只有 3 个国家 / 地区的 5 年肺癌生存率超过 20%，分别为日本（30%）、以色列（24%）和毛里求斯（37%）。另外，许多国家的 5 年生存率不到 10%。

本章将主要讨论可改变的风险因素，包括吸烟、接触职业致癌物和电离辐射及饮食，同时本章还将探讨致癌的遗传因素。

## 二、烟草暴露

在 20 世纪初，肺癌是一种罕见的疾病。

1912 年，Adler 对美国和西欧医院的尸检报告进行了广泛的回顾，发现了 374 例原发性肺癌，占所有癌症病例中的 0.5%。Adler 总结说："原发性肺部恶性肿瘤是最罕见的疾病之一。"在接下来的几十年中，美国和国外的一些作者注意到肺癌的发病率有所增加。1897—1930 年收集的一系列 185 434 例尸检中，Hruby 和 Sweany[4] 注意到肺癌的发病率大大高于所有癌症的总发病率。

在 20 世纪初期，研究者认为肺癌发病率的增加可能是由多种病因引起的，包括流行性感冒、结核病、刺激性气体、工业厂房和燃煤造成的大气污染及慢性支气管炎。当研究者实验性地将焦油用于动物皮肤时，人们认识到这样会导致肺癌。这个实验使人们初步意识到吸入源自汽车尾气或柏油路面灰尘的焦油制品可能是肺癌发病率上升的重要因素。早在 1930 年，Roffo 从对患者的观察和对动物的实验研究中得出结论，从燃烧烟草中释放出的烟草焦油是致癌剂[5]。在 1941 年，Ochsner 和 DeBakey[6] 在对肺癌的评论中指出："我们深信，肺癌发生率的增加很大程度上是由于吸烟的增加所致。"

1950 年发表了 2 项具有里程碑意义的流行病学研究，评估了吸烟在支气管癌中作为病因的作用。美国 Wynder 和 Graham[7] 进行了一项病例对照研究，对 605 例男性肺癌患者与普通男性住院人群进行了比较。最重要的发现是，与吸烟率为 73.7% 的普通人群相比，在多年的中度至重度吸烟者中，有 96.5% 的人患肺癌。依此人们得出了几个重要的结论：①过度和长时间使用烟草是诱发肺癌的重要因素；②非吸烟者发生肺癌是一种罕见的现象；③戒烟与癌症临床发作之间的滞后时间为 10 年或更长时间。紧随着这份报告之后的是 Doll 和 Hill 在英国进行的类似病例对照研究[8]。他们调查了伦敦 20 所医院的 649 位男性和 60 位女性肺癌患者，并将他们与 1029 位除了肺癌以外的癌症患者及 743 例年龄和性别相匹配的普通内科和外科手术患者进行了比较。在这项研究中，有 0.3% 的男性肺癌患者和 31.7% 的女性肺癌患者是不吸烟者，而没有癌症的男性和女性患者的比例分别为 4.2% 和 53.3%。与 Wynder 和 Graham 一样，Doll 和 Hill 得出结论，肺癌与吸烟之间确实存在相关性，并且对肺癌进展的影响随吸烟数量的变化而变化。

但是，直到 1964 年，美国公共卫生署才发表了卫生总署关于吸烟与健康的里程碑式报告[9]。该报告的结论主要基于前瞻性队列研究，得出以下重要结果。吸烟与男性特定年龄段的死亡率增加 70% 有关，而女性死亡率的增加幅度较小。吸烟与男性肺癌有因果关系。吸烟的影响程度远远超过导致肺癌的所有其他因素。患肺癌的风险随吸烟时间和每天吸烟量的增加而增加。该报告估计，平均男性吸烟者发生肺癌的风险为 9～10 倍，而重度吸烟者的风险至少为 20 倍。在一般人群的肺癌病因中，吸烟被认为比职业暴露更为重要。在美国，吸烟是慢性支气管炎的最重要原因。男性吸烟者的冠状动脉疾病死亡率高于不吸烟男性。

在研究结束时，得出以下结论："在美国，吸烟是危害健康的重要原因，需要采取适当的补救措施。"自从提交这份研究以来，尽管估计有 1/6（17.8%）的美国人仍在吸烟，但美国的人均年香烟消费量已经下降。从人口的角度来看，男性吸烟者继续多于女性（分别为 20.5% 和 15.3%），在美国原住民（26.8%）和多种族个体（26.8%）中吸烟率最高[10]。根据美国卫生总署（Surgeon General）最近对全国吸烟趋势的调查报告，近 70% 的吸烟者表示希望停止吸烟，而过去 1 年中，有 40% 以上的吸烟者至少进行过一次戒烟尝试[11]。

香烟烟雾是一种由气体和颗粒化合物组成的复杂气溶胶，分为主流烟雾和侧流烟雾成分。主流烟雾是通过香烟中的空气吸入而产生的，是吸烟者烟雾暴露的主要来源。侧流烟雾是香烟在两揿之间通过燃烧产生的，是环境香烟烟雾（ETS）的主要来源。与烟草成瘾相关的主要物质是尼古丁。焦油的定义是去除尼古丁和水后香烟烟雾中的总颗粒物。焦油暴露似乎是导致肺癌的主要危险因素。美国联邦贸易委员会通过对标准化吸烟机器进行测量，确定香烟中尼古丁和焦油的含量。但是，主流烟雾的组成可能因吸入强度而异，这在个体吸烟者中有所不同。虽然过滤头减少了主流烟雾中的尼古丁和焦油量，但已证明用嘴唇或手指压缩过滤头会影响吸入烟气的成分。

现已确定了超过4000种香烟烟雾的单独成分。Homann[12]和Burns[13]在对香烟和烟雾成分的评论中指出，主流烟雾重量的95%由400～500种单独的气态化合物组成。其余的重量由3500多个微粒组成。这不包括诸如调味剂之

类的未知添加剂，它们被认为是商业秘密。

显然，主流烟雾中含有大量潜在的致癌物，包括多环芳烃、芳族胺、N-亚硝胺，以及各种有机和无机化合物，例如苯、氯乙烯、砷和铬（表89-1）。如多环芳烃和N-亚硝胺之类的化合物需要代谢活化才能具备致癌潜力。解毒途径也存在，活化与排毒之间的平衡可能会影响个体患癌症的风险。烟草烟雾中还存在放射性物质，例如氡（Ra）及其衰变产物铋（Bi）和钋（Po）。

在肺癌的病因学中似乎特别引起关注的因素是在烟草加工和吸烟过程中通过尼古丁的亚硝化形成的烟草特异性N-亚硝胺（TSNA）。现已经发现了8种TSNA，包括4-（甲基亚硝胺基）-

表89-1　烟草和烟草烟雾中的致瘤剂：国际癌症研究机构（IARC）评估致癌性的证据

| 加工的烟草 | | 主流烟雾（每支烟） | |
| 致瘤剂 | 每 克 | 在实验动物中 | 在人体中 |
|---|---|---|---|
| **多环芳烃** | | | |
| 苯并 [a] 蒽 | | 2～70ng 足量 | NA |
| 苯并 [b] 荧蒽 | | 4～22ng 足量 | NA |
| 苯并 [j] 荧蒽 | | 6～21ng 足量 | NA |
| 苯并 [k] 荧蒽 | | 6～12ng 足量 | NA |
| 苯并 [a] 芘 | | 20～40ng 足量 | 可能 |
| 䓛 | 0.1～90mg | 40～60ng 足量 | NA |
| 二苯并 [a, h] 蒽 | | 4ng 足量 | NA |
| 二苯并 [a, i] 芘 | | 1.7～3.2ng 足量 | NA |
| 二苯并 [a, l] 芘 | | 目前足量 | NA |
| 茚并（1, 2, 3c, d）嵌二萘 | | 4～20ng 足量 | NA |
| S-甲基丙烯 | | 0.6ng 足量 | NA |
| **氮杂** | | | |
| 喹啉 | | 1μg NA | NA |
| 地苯并 [a, h] 吖啶 | | 0.1ng 足量 | NA |
| 地苯并 [a, j] 吖啶 | | 3～10ng 足量 | NA |
| 7H-二苯并 [c, g] 咔唑 | | 0.7ng 足量 | NA |
| **N-亚硝胺** | | | |
| N-亚硝基二甲胺 | ND～215ng | 0.1～180ng 足量 | NA |

续　表

| 加工的烟草 | | 主流烟雾（每支烟） | |
| --- | --- | --- | --- |
| 致瘤剂 | 每　克 | 在实验动物中 | 在人体中 |
| N– 亚硝基乙基甲胺 | | 3.13ng 足量 | NA |
| N– 亚硝基二乙胺 | ND～25ng | 足量 | NA |
| N– 亚硝基吡咯烷 | ND～360ng | 1.5～110ng 足量 | NA |
| N– 亚硝基二乙醇胺 | ND～6900ng | ND～36ng 足量 | NA |
| N– 硝化尼古丁 | 0.3～89μg | 0.12～3.7μg 足量 | NA |
| 4–（甲基亚硝氨基）–1–（3– 吡啶基）–1– 丁酮 | 0.2～7μg | 0.08～0.77μg 足量 | NA |
| N– 亚硝基天麻碱 | 0.01～1.9μg | 0.14～4.6μg 有限 | NA |
| N– 亚硝基吗啉 | ND～690ng | 足量 | NA |
| **芳香胺** | | | |
| 2– 甲苯胺 | | 30～200ng 足量 | 不足量 |
| 2– 萘胺 | | 1～22ng 足量 | 足量 |
| 4– 氨基联苯 | | 2～5ng 足量 | 足量 |
| **醛类** | | | |
| 甲醛 | 1.6～7.4μg | 70～100μg 足量 | NA |
| 乙醛 | 1.4～7.4mg | 18～1400mg 足量 | NA |
| 巴豆醛 | 0.2～2.4μg | 10～20μg NA | NA |
| **有机化合物** | | | |
| 苯 | | 12～48μg 足量 | 足量 |
| 丙烯腈 | | 3.2～15μg 足量 | 有限 |
| 1，1–二甲基肼 | 60～147g | 足量 NA | |
| 2– 硝基丙烷 | | 0.73～1.21μg 足量 | NA |
| 碳酸乙酯 | 310～375μg | 20～38ng 足量 | NA |
| 氯乙烯 | | 1～16ng 足量 | 足量 |
| **无机化合物** | | | |
| 肼 | 14～51ng | 24～43ng 足量 | 不足量 |
| 砷 | 500～900ng | 40～120ng 不足量 | 足量 |
| 镍 | 2000～6000ng | 0～600ng 足量 | 有限 |
| 铬 | 1000～2000ng | 4～70ng 足量 | 足量 |
| 镉 | 1300～1600ng | 41～62ng 足量 | 有限 |
| 铅 | 8～10μg | 足量 | 不足量 |
| 钋 210 | 0.2～1.2pCi | 0.03～1.0pCi NA | NA |

ND. 没有数据；NA. IARC 没有做过评估

经许可转载，引自 Burns DM. Tobacco smoking. In: Samet JM, ed. *Epidemiology of Lung Cancer*. New York: Marcel Dekker; 1994:15. © 1994. Taylor and Francis Group, LLC, a division of Informa plc 版权所有

1（3- 吡啶基）-1- 丁酮（NNK），该物质在实验动物模型中已知可诱导肺腺癌。其他 TSNA 已知与食管癌、膀胱癌、胰腺癌、口腔癌和喉癌有关。在 TSNA 中，NNK 可能是肺癌的最重要诱因，它在局部和全身给药下均有致癌作用。吸入含有 TSNA 的烟草烟雾会导致致癌物直接递送至肺部。由于这些化合物也被全身吸收，因此也可通过肺循环将药物通过血液输送至肺脏。

烟草致癌物（如 NNK）可与 DNA 结合，形成 DNA 加合物。DNA 修复过程有可能除去这些 DNA 加合物并恢复正常的 DNA，或 DNA 受损的细胞可能会发生凋亡。但是，正常的 DNA 修复机制无法去除 DNA 加合物，则可能导致永久性突变。如 Hecht[14] 所述，关键癌基因或肿瘤抑制基因中的突变可能有助于肺癌的发生（图 89-1）。

值得注意的是，吸烟者吸入的烟雾成分的剂量可能存在高度变异性，不仅取决于香烟本身，还取决于吸烟模式。具体来说，吸入的持续时间和强度、过滤器的存在和能力，以及吸入前烟雾冷却的持续时间都会改变烟雾的成分。在过去几十年中，香烟中的尼古丁和焦油含量已经降低。但是，决定吸烟强度的主要因素是吸烟者的尼古丁依赖性。因此，虽然现在的香烟含有的尼古丁和焦油比以前少，但吸烟者为了满足其尼古丁的需求，往往会更密集地抽烟，每分钟的抽吸量更高，吸入深度更大。在这种情况下，通过吸烟机测量的焦油和尼古丁含量可能显著低于个体暴露量。

Wynder 和 Homann[15] 提出了一个有趣的假设：在过去的几十年中，低烟量过滤嘴香烟可能是导致观察到的肺腺癌相比肺鳞状细胞癌增加的原因。如前所述，烟瘾大的人比不吸烟的人更频繁地抽低烟量的香烟。随着更深的吸入，相对于单独的主支气管，周围肺中的多级支气管将暴露于含致癌物质的烟雾中。这些外周支气管缺乏保护性上皮，并暴露于包括与诱导腺癌相关的 TSNA 在内的致癌物。包括 Ho mann[12]、Belinsky[16]、Ronai[17] 及其同事在内的几个实验数据表明，NNK 与导致 K-ras 癌基因激活的 DNA 突变有关。Rodenhuis 和 Slebos[18] 研究表明，已在 24% 的人类肺腺癌中发现了 K-ras 癌基因激活。值得注意的是，Westra 及其同事[19] 研究证实，在戒烟者的肺腺癌中存在 K-ras 突变，这表明突变不会随着吸烟的停止而恢复。这可能部分解释了即使停止吸烟后数年，戒烟者患肺癌风险也会持续升高。

### 电子烟

电子尼古丁给药系统（或电子烟）和开放式蒸气系统的使用也带来了临床不确定性。2014 年其销售额超过 25 亿美元。目前有 40% 以上的吸烟者表示曾经尝试使用电子烟，一些人认为，在未来 10 年内，电子烟的销量可能会超过传统香烟。电子烟的主要成分包括尼古丁和一些调味化合物，这些物质是通过加热以蒸气的形式吸入的，而不是存在于烟中的微粒。但是，尽管其浓度低于传统香烟[20]，这些物质已被证明含有致癌物，例如甲醛、苯、甲苯、烟草专用亚硝胺（如 NNK）和多环芳香族化合物［多环芳烃（PAH）］。

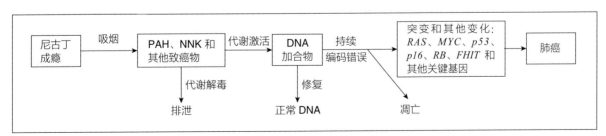

▲ 图 89-1　尼古丁成瘾和肺癌与吸烟致癌物及其诱导关键基因中的多重突变之间的关系

PAH. 多环芳烃；NNK. 4-（甲基亚硝氨基）-1-（3- 吡啶基）-1- 丁酮

经 Oxford *University* Press 许可转载，引自 Hecht SS. Tobacco smoke carcinogens and lung cancer. *J Natl Cancer Inst* 1999;91:1194.

公共卫生组织特别关注的是青少年中电子烟的普及，这与使用传统香烟有关，可能是一种"入门"产品[21]。目前，这些产品作为烟草产品在美国食品药品管理局（FDA）法规下销售，这些产品的长期风险根本没有得到很好的描述。同样不清楚的是，吸烟者使用这些设备是作为戒烟的"帮助"，还是作为传统香烟的"安全"替代品。在未来的几年里，研究这些产品对包括肺癌在内的吸烟相关疾病的作用至关重要[22]。

2016 年，美国卫生总署和美国卫生与公共服务部发布了一份关于电子烟的 250 页文件，结论为："我们知道有效预防年轻人吸烟的有效方法。现在，我们必须将这些策略应用于电子烟，并继续将其应用到其他烟草产品中"（E-Cigarette Use Among Youth and Young Adults：A Report of the Surgeon General，2016，Rockville，MD https://www.surgeongeneral.gov/library/2016ecigarettes/index.html）。

毫无疑问，吸烟是肺癌最重要的、可改变的危险因素。显然，个体易感性也是致癌的一个因素。虽然超过 80% 的肺癌发生在接触烟草的人身上，但只有不到 20% 的吸烟者会发展成肺癌。易感性中的变异可能是由其他环境因素或遗传倾向决定的。

## 三、遗传因素

Spitz 及其同事[23] 进行了肺癌风险预测分析，该分析纳入了多个变量，例如吸烟史、ETS、粉尘和石棉职业暴露史及癌症家族史。这项研究展示了癌症阳性家族史对从不吸烟者、既往吸烟者和当前吸烟者罹患肺癌风险的影响（表 89–2）。Cassidy 及其同事们[24] 研究表明，对于有早发性肺癌家族史的个体（< 60 岁），罹患肺癌风险显著增加（表 89–3）。Schwartz 及其同事[25] 回顾了肺癌的分子流行病学，重点研究了许多宿主对肺癌致癌物的遗传标记。易感性遗传因素包括高外显率基因、低频率基因和低外显率基因、高频率基因及后天表观遗传多态性。Takemiya[26]

**表 89–2　吸烟状态对肺癌的多变量 Logistic 模型**

| 危险因素 | P 值 | 比值比（95% CI） |
|---|---|---|
| **不吸烟者** | | |
| ETS（是与否） | 0.0042 | 1.80（1.20～2.89） |
| 家族史（≥ 2 vs.< 2）[a] | < 0.001 | 2.00（1.39～2.90） |
| **既往吸烟者** | | |
| 肺气肿（是与否） | < 0.001 | 2.65（1.95～3.60） |
| 灰尘暴露（是与否） | < 0.001 | 1.59（1.29～1.97） |
| 家族史（≥ 2 vs.< 2）[a] | < 0.001 | 1.59（1.28～1.98） |
| **停止吸烟年龄** | | |
| < 42 岁 | 参考 | |
| 42—54 岁 | 0.1110 | 1.24（0.95～1.61） |
| ≥ 54 岁 | 0.0018（趋势 P 值 =0.017） | 1.50（1.16～1.94） |
| **当前吸烟者** | | |
| 肺气肿（是） | < 0.001 | 2.13（1.58～2.88） |
| 吸烟量（包 / 年） | | |
| < 28 | 参考 | |
| 28～41.9 | 0.1932 | 1.25（0.89～1.74） |
| 42～57.4 | 0.0241 | 1.45（1.05～2.01） |
| ≥ 57.5 | < 0.001（趋势 P 值 < 0.001） | 1.85（1.35～2.53） |
| 灰尘暴露（是与否） | 0.0075 | 1.36（1.09～1.70） |
| 石棉暴露（是与否） | 0.0127 | 1.51（1.09～2.08） |
| 家族史[b] | | |
| 0 | 参考 | |
| ≥ 1 | 0.0021 | 1.47（1.15～1.88） |

ETS. 环境香烟烟雾；a. 患癌症的一级亲属人数；b. 患有与吸烟有关的癌症（如肺癌、肾癌、上消化道癌、食管癌、胰腺癌、膀胱癌和宫颈癌）的一级亲属人数

经 Oxford University Press 许可转载，引自 Spitz MR, Hong WK, Amos CI, et al. A risk model for prediction of lung cancer. *J Natl Cancer Inst* 2007; 99:715–726.

表 89-3　利物浦肺疾病项目 – 肺癌多变量风险模型

| 风险因素 | **P** 值 | 比值比（95%CI） |
|---|---|---|
| **吸烟时间** | < 0.001 | |
| 从不 | | 1.00（参考） |
| 1~20 年 | | 2.16（1.21~3.85） |
| 21~40 年 | | 4.27（2.62~6.94） |
| 41~60 年 | | 12.27（7.41~20.30） |
| > 60 年 | | 15.25（5.71~40.65） |
| **肺炎病史** | 0.002 | |
| 否 | | 1.00（参考） |
| 是 | | 1.83（1.26~2.64） |
| **石棉职业接触史** | < 0.001 | |
| 否 | | 1.00（参考） |
| 是 | | 1.89（1.35~2.62） |
| **既往诊断恶性肿瘤史** | 0.005 | |
| 否 | | 1.00（参考） |
| 是 | | 1.96（1.22~3.14） |
| **肺癌家族史** | 0.01 | |
| 否 | | 1.00（参考） |
| 早发（< 60 岁） | | 2.02（1.18~3.45） |
| 迟发（≥ 60 岁） | | 1.18（0.79~1.76） |

经 Macmillan Publishers Ltd. on behalf of Cancer Research UK 许可转载，引自 Cassidy A, Myles JP, van Tongeren M, et al. e LLP risk model: an individual risk prediction model for lung cancer. *Br J Cancer* 2008; 98: 270. © 2008 版权所有

和 Yamanaka[27] 的研究分别证明了肺癌与罕见的 Mendelian 癌症综合征（如 Bloom 综合征和 Werner 综合征）的相关性。有关家族聚集的研究为以下观点提供了支持，即某些肺癌与遗传有关。这些家族关联方法已被用来发现高外显率、低频率的基因。最近一项涉及 32 项研究的 Meta 分析显示，肺癌家族史呈阳性的个体患肺癌的风险增加了 2 倍。Matakidou 等的研究表明，这种与家族史有关的风险增加仍然存在于非吸烟者中[28]。Bailey-Wilson 及其同事[29] 使用家系方法，报道了家族性肺癌与染色体上 6q23–25

（146–164cM）区域的首次关联。此外，吸烟史可使肺癌的风险增加 3 倍。

目前有许多关于低外显率和高频率候选易感基因的研究。该方法的目标是那些已知参与烟草或其他致癌物在肺组织中吸收、代谢和积累的基因，推测这些基因会影响癌症的易感性。例如，编码与烟草烟雾化合物（如 PAH、亚硝胺和芳香胺）的激活和结合有关酶的遗传多态性已得到广泛研究。这些化合物的代谢可通过第一阶段的酶（氧化、还原和水解）或第二阶段的酶（结合）进行。该系统研究较多的酶包括 CYP1A1、谷胱甘肽 s– 转移酶（GST）、微粒体环氧化物水解酶 1（mEH/EPHX1）、髓过氧化物酶（MPO）和 NAD（P）H 奎宁氧化还原酶 1（NQO1）。CYP1A1 基因多态性及其与肺癌风险的关系一直存在矛盾。一项由 Le Marchand 及其同事[30] 完成的纳入 16 项研究的 Meta 分析显示，CYP1A1 Ile462Val 等位基因无显著风险。然而，在汇总分析中，发现白人患病风险显著增加 55%，尤其是女性和不吸烟的鳞状细胞癌患者。GST 基因产物有助于亲电子化合物与抗氧化剂谷胱甘肽结合。无效的 GSTM1 发生在 50% 人群中，Benhamou 及其同事[31] 的研究表明，拥有无效的 GSTM1 的个体患肺癌的风险增加 17%。Amos 及其同事对组织学确认的非小细胞肺癌（NSCLC）中的标记单核苷酸多态性（SNP）进行了全基因组关联扫描，旨在鉴定影响肺癌风险的常见低渗透性等位基因[32]。他们在染色体 15q25.1 处确定了肺癌易感性位点，该区域包含烟碱样乙酰胆碱受体基因。

在过去 10 年里，人们对"驱动突变"给予了极大关注，旨在找到与结肠癌和乳腺癌致病途径相似的靶点。目前在肺癌中最典型的 2 个突变基因包括 KRAS（Kirsten-Ras）和表皮生长因子受体（EGFR）突变。估计目前 15%~25% 的 NSCLC 具有 KRAS 突变，而 10%~15% 的 NSCLC 具有 EGFR 突变。虽然目前没有直接针对 KRAS 突变的治疗方法，但随机对照试验已经

评估了针对 KRAS 下游产物的药物（PAS/RAF/MEK 途径抑制药），该药物有望降低疾病的进展。对 EGFR 的研究表明，这些突变在女性、东亚人后裔、不吸烟者，以及腺癌或细支气管肺泡亚型患者中更为普遍。EGFR 突变的存在为患者提供了又一治疗选择，尤其是酪氨酸激酶抑制药（TKI）。在随机临床试验中，使用 TKI 与常规化疗相比，治疗反应率和无进展生存期提高了 1 倍。

许多针对单一基因多态性的候选基因多态性研究的结果并不一致。这导致研究更加关注基因与基因之间的相互作用，这需要更大的研究人群。例如，Zhou 和同事[33] 研究了编码 NAT2（激活芳基胺香烟烟雾代谢物并灭活芳香胺）和 mEH（激活 PAH 并灭活各种环氧化物）的基因中的变体之间的相互作用。他们发现与某些乙酰化表型相关的 NAT2 变体与某些活性水平相关的 mEH 变体之间存在显著的相互作用，并且这些变异具有患肺癌的风险。例如，在每年 120 包的吸烟者中，发现 NAT2 慢乙酰化和 mEH 高活性基因型的吸烟者患肺癌的风险增加了 2 倍。另一方面，在非吸烟者中，有 NAT2 慢乙酰化和 mEH 高活性基因型的患者肺癌风险降低了 50%。

参与 DNA 修复酶活性的碱基切除修复（XRCC1、OGG1）、核苷酸切除修复（ERCC1、XPD、XPA）、双链断裂修复（XRCC3）和不同的错配修复途径的基因多态性也用于肺癌风险的相关研究[34, 35]。从理论上讲，针对重复性烟草暴露引起的慢性炎症与肺癌的发生有关。编码与炎症相关的白介素（IL-1、IL-6、IL-8）、环氧合酶（COX2）或参与修复的金属蛋白酶（MMP-1、–2、–3、–12）的基因编码与肺癌风险有关。许多与细胞周期相关的基因也与肺癌易感性有关。这些基因包括肿瘤抑制基因 p53 和 p73、MDM2 和编码 FAS 和 FASL 的凋亡基因。

Wu 及其同事[36] 证明，诱变剂敏感性的存在与肺癌风险增加有关。Spitz 和她的研究小组[37] 指出，吸烟的诱变敏感性个体的肺癌综合风险比单独的吸烟或诱变敏感性个体高，并且比不吸烟的诱变剂敏感性个体的肺癌综合风险更大。DNA 加合物是与香烟中 PAH 等致癌化学物质共价结合的 DNA 片段，可以作为生物标记物进行测量[38, 39]。上面提到的几个肺癌易感基因与 DNA 加合物水平的增加有关。染色体的获得性或表观遗传学改变也可能导致肺癌易感性增加，包括 DNA 甲基化、组蛋白脱乙酰基化和磷酸化等变化，所有这些都会影响基因表达，进而影响致癌潜力。尽管进行了大量遗传关联研究，但导致肺癌风险增加的特定基因仍知之甚少。随着技术的进步，有可能针对基因上被确定为肺癌高危人群的特殊干预措施，包括加大戒烟、筛查和预防的力度。

预防吸烟是最合理的干预措施，因为它可以防止导致癌症发生的事件序列，如图 89–1 所示。然而，尽管开展了密集的禁烟运动，公众也广泛意识到吸烟的危害，但仍有近 20% 的美国人继续吸烟。肺癌的危险似乎也与吸烟年龄有关。对于 60 岁、50 岁、40 岁和 30 岁时停止吸烟的男性，到 70 岁时肺癌的累积风险分别为 10%、6%、3% 和 2%[40]。尽管这些统计数字看起来很可观，Jemal 和同事[41] 在对美国国家卫生统计中心收集的数据进行评估后发现，1950 年后出生的白人肺癌死亡率的出生队列趋势下降速度有所减缓，他们认为反映了青少年吸烟量增加的影响。尽管关于吸烟开始时的年龄是否是肺癌的独立危险因素存在一些争论，但本研究将支持 Wiencke 及其同事的报道[42]，即吸烟开始时年龄最小的四分位数（7—15 岁）具有最高的 DNA 加合物水平。然而，遗憾的是美国很大一部分人和全球越来越多的人继续吸烟，特别是在儿童和青少年中应支持防止吸烟的努力。

## 四、其他相关因素

### （一）其他肺部疾病及呼吸道阻塞

一些非恶性肺部疾病与肺癌风险增加有关。其中，与慢性阻塞性肺病（COPD）的相关性最强。吸烟是肺癌和慢性阻塞性肺病的主要原因。Wu 及其同事[38] 对从未吸烟的肺癌女性进行的一项研究表明，气流阻塞的发生与肺癌的发展之间存在统计学上的显著相关性。最近的一项 Meta 分析发现，吸烟者的各种肺部疾病均显示出与肺癌的显著相关性，包括 COPD（相对危险度 2.2）、慢性支气管炎（1.5）、肺气肿（2.0）、肺炎（1.4）和肺结核（1.8）。对于从未吸烟者，肺炎（1.4）和肺结核（1.9）的关联仍然很显著[39]。国际肺癌协会（International Lung Cancer Consortium）1984—2011 年的最新汇总分析发现，无论是吸烟者还是被诊断为肺气肿、肺炎或结核病的不吸烟者，罹患肺癌的风险都有所上升[40]。

一些引起肺间质纤维化的疾病也与肺癌风险增加相关。Hubbard 及其同事[41] 对 890 例隐源性纤维化肺泡炎（CFA 或特发性肺纤维化）患者和 5884 例对照受试者进行了评估，发现即使在校正了吸烟的影响后，实验组肺癌的发生率仍显著升高。与对照组相比，CFA 患者的肺癌优势比为 8.25。研究者还发现肺癌和其他纤维化疾病如硬皮病有关。Abu-Shakra 及其同事[42] 报道的 248 例硬皮病患者的研究证实硬皮病患者的癌症发病率是普通人群的 2.1 倍，其中最常见的是肺癌和乳腺癌。

虽然肺间质病变可能导致恶性肿瘤的机制尚不清楚，但各种假设已被提出，包括与慢性肺水肿相关的恶性转化、上皮增生、致癌物清除障碍、性别等。

### （二）性别

自 1950 年以来，女性肺癌死亡率增加了 600% 以上。尽管该增长大部分归因于 20 世纪 40 年代以来女性吸烟率急剧上升，但仍出现了一些令人不安的情况，这些争论使人们对女性是否比男性更易受香烟烟雾的致癌作用影响提出了争议。最近的一项 Meta 分析表明，与女性吸烟者相比，男性吸烟者更容易患肺癌（RR 1.44）[43]。

但是，必须谨慎使用此类大型 Meta 分析，因为他们通常不会考虑吸烟年龄（男性通常更早）、吸烟频率（男性每天通常抽更多烟）和日常吸烟情况。考虑到这些因素，当考虑肺癌对吸烟的敏感性差异时，已经出现了相反的关联报告（女性易感性增加，RR 1.7）[44]。

性别敏感性差异可能与许多因素有关，包括烟碱代谢或肺致癌物的代谢活化或解毒方面的性别相关差异。此外，一些报告评论了在分子水平上观察到的肺癌的性别差异。Ryberg 及其同事[45] 指出，肺癌女性的 DNA 加合物水平高于男性。DNA 加合物水平较高的患者可能会更易致癌，这可能解释了为什么女性在低强度香烟暴露下会患上肺癌。此外，激素因素也可能在易感性中起作用。在一项病例对照研究中，Taioli 和 Wynder[46] 报道，雌激素替代疗法与肺癌的发生密切相关，患上腺癌的风险增加（OR 为 1.7），而吸烟和雌激素替代的结合则大大增加了这种风险（OR 为 32.4）。相反，更年期过早（40 岁或更年轻）与腺癌风险降低相关（OR 为 0.3）。

另个问题是，与包括患有阻塞性气道疾病在内的男性相比，女性吸烟是否与非恶性肺部疾病（包括阻塞性气道疾病）的发展风险更高有关。先前研究表明吸烟对女性肺功能的危害可能比男性更严重[47]。在本研究中，与男性吸烟者相比，女性吸烟者在 1 秒用力呼气容积（$FEV_1$）和最大呼气中呼气率（MMFR）的变化，以及单次呼气氮测试的 III 期斜率的变化，随吸烟剂量的增加而增加得更快。这些变化与年龄、身高和体重无关。此外，Beck 及其同事[48] 在对 4690 名白人的研究中发现，在给定的吸烟水平下，当女性受试者（15—24 岁）比男性受试者（40—45 岁）更年轻时，$FEV_1$ 和最大呼气流量的变化分别为肺活量的 25% 和 50%。由于接触烟草和呼吸道阻塞且有肺活量检查证据的人罹患肺癌的风险更高，因此，女性可能更容易受到香烟诱发的呼吸道疾病的影响，这一建议在考虑她们患肺癌的风险时可能也很重要。

最后，虽然女性可能对烟草的致癌作用更加敏感，但似乎不吸烟的女性比不吸烟的男性更容易患肺癌。显然，女性不吸烟者比男性不吸烟者患肺癌的可能性更高。在 Zang 和 Wynder[49] 对 1889 名肺癌受试者和 2070 名对照受试者的病例对照研究中，从不吸烟的肺癌患者中女性的比例是男性的 2 倍多。据目前估计，在所有女性肺癌患者中，有高达 1/5 的患者从不吸烟。在过去的 10 年中，很明显，女性不吸烟者的 *EGFR* 突变患病率更高，这导致了 EGFR-TKI 治疗的治疗反应率提高[50]。值得注意的是，这些 *EGFR* 突变在腺癌患者和东亚种族患者中更为常见。在一项女性不吸烟和吸烟肺癌生物学特征的比较中，发现不吸烟的女性患 *EGFR* 突变的概率明显更高（分别为 50.8% 和 10.4%），同时她们有更高的雌激素受体 α 的表达（吸烟者为 30.1%，非吸烟者为 10.4%），也表明了雌激素暴露可能影响癌细胞增殖[51]。其他研究表明，雌激素 β 受体表达在女性和不吸烟者中也更高[52]。虽然 ER-α 和 ER-β 在男性和女性的肺癌中都表达，但可能由于雌激素暴露的反馈导致女性患癌症与男性患癌症不成比例。

## （三）民族和种族

1999—2011 年，相比于其他种族，黑人男性罹患肺癌的比例最高[53]，其次是白人男性、美洲印第安人 / 阿拉斯加土著、亚裔 / 太平洋岛民和西班牙裔男性（图 89–2）。对于女性而言，肺癌的发病率在白人女性中最高，其次是黑人、美洲印第安人 / 阿拉斯加土著、亚裔 / 太平洋岛民和西班牙裔。肺癌死亡率的趋势与种族死亡率的趋势基本相同（图 89–3）。临床医生和公共卫生官员继续根据社会经济状况、保险状况和就医机会，适当调查烟草使用和暴露的文化差异及结果差异。先前的研究已经证实，健康不平等在癌症护理中持续存在，包括学术中心和退伍军人事务医院[54, 55]。此外，还进行了重要的研究来检查癌症的生物致病因素。先前的研究表明，即使在调整社会经济因素和获得医疗服务的机会时，仍然存在较差的生存结果[56]。一项在黑人和白人患者开展的检查肺肿瘤生物学特征的研究发现，将 NSCLC 患者既往发现的 26 种可能的肺癌致癌基因突变作为一组基因集，黑人患者比白人患者的突变率要低（分别是 68% 和 59%）[57]。这些发现

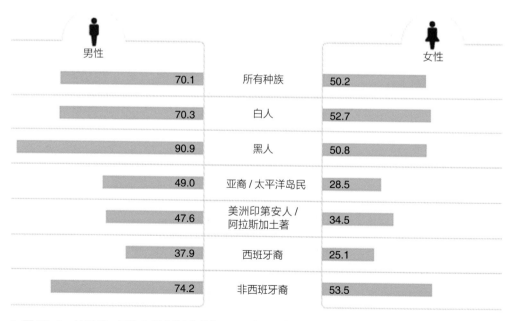

▲ 图 89–2　按种族 / 民族和性别划分的每 10 万人中新发肺癌病例数，*2008—2012 年*，按年龄调整
引自 SEER，V18, Accessed 2017

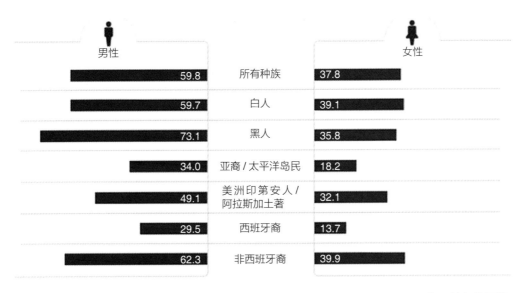

▲ 图 89-3　按种族 / 民族和性别划分的每 10 万人中肺癌死亡人数，2008—2012 年，按年龄调整

提示我们需要在不同人群中继续进行肿瘤表征研究。过去几十年的研究表明，在黑人吸烟者中，薄荷卷烟的流行可能部分解释了该人群中肺恶性肿瘤的不同生物学特征。但是最近的综述质疑了这些假设[58, 59]。

大数据库分析显示与非西班牙裔白人患者相比，西班牙裔白人肺癌患者的总生存期更长，与其他种族相比，细支气管肺泡癌（BAC）的比例略高于其他人种和种族[60]。如前所述，东亚血统的人更易产生 EGFR 突变，也对 TKI 治疗有反应。在一个系列中，发现来自东亚人群的 88% 的标本具有 EGFR、HER2 或 ALK 的改变[61]。其他研究已证实东亚从不吸烟者中这些基因突变比例较高，其中 75% 的患者证实存在 EGFR 突变，6%HER2 突变，5%ALK 融合[62]。因此，目前基因表达在肺癌的新辅助或辅助治疗中的希望对于某些亚组患者而言比其他患者更有前景。

### （四）环境因素

大量的流行病学研究致力于烟草以外的环境因素及它们之间的相互作用导致的肺癌发生。尤其是烟草烟雾与职业致癌物的共同作用已引起广泛关注。已证明当吸烟暴露于石棉、氡、砷、二氧化硅和镍等环境中时，存在肺癌的累加或倍增风险。营养在癌症发展中的作用也越来越受到关注。

### （五）环境中的烟草烟雾

由于观察到暴露于烟草烟雾环境中（ETS，也称为"二手烟"）的非吸烟者与吸烟有关疾病（包括上呼吸道症状和眼睛刺激）的发生率增加，并且在有 ETS 暴露的儿童中，呼吸道疾病发生率也增加，因此公认的主动吸烟致癌作用也可能存在于那些非自愿暴露的人群中。最初的报道显示，与吸烟男性结婚的非吸烟女性患肺癌的风险增加[63, 64]。1986 年，美国国家研究委员会（National Research Council）委托对 ETS 的影响进行调查，发现暴露于家庭香烟烟雾的非吸烟者的肺癌总体优势比为 1.34[65]。进一步研究表明，由于暴露导致肺癌的可能性增加始于儿童期（出生至 25 岁），但以后的暴露可能与肺癌无关[66]。目前估计全球每年约 2.2 万例肺癌患者死亡是二手烟造成的[67]。

ETS 包括主流（呼出）烟雾和侧流烟雾（由香烟本身释放，香烟在两揿之间通过燃烧产生）。主流和侧流烟雾均含有气相化合物（苯和氯乙烯）和颗粒相化合物（芳香胺和多环芳香烃）[68]。由于侧流烟雾在较低温度下产生的（由喷雾之间的冒烟端产生），这些特定化合物的相对量不同。

例如，研究表明，侧流烟雾中的芳香胺实际浓度较高[68]。据估计 ETS 中 85% 为侧流烟雾，15% 为主流烟雾[68]。

在非吸烟者中发现了侧流和主流烟雾的代谢产物，可用作研究和监测的生物标志物。在收集的尿液样本中，代谢产物包括可替宁（尼古丁的主要肝脏代谢产物）和总 NNAL（tNNAL，一种已知的肺致癌物，是 NNK 的代谢产物）[69]。在血液、唾液、头发和指甲中也发现了这些代谢产物[69]。此外，已有证据表明上述尿和唾液代谢产物与吸烟者家中空气的尼古丁浓度相关[70]。颗粒物暴露不仅仅发生于室内，也在开放式和半开放式设施环境中被发现，以及在墙壁和家具等材料上发现残留的颗粒（称为"三手烟"）[71, 72]。因此，ETS 无处不在且有害。因此，限制在公共场所吸烟可能是有益的。然而由于约 20% 的美国成人群仍在吸烟，ETS 仍然是重大的公共卫生问题。

### （六）环境空气污染

由于当前全球化和工业化快速发展，空气污染已成为一个值得注意的全球性问题。得益于化学分析方法在检测特定污染物方面的进展，研究人员能更准确地研究此类污染空气中颗粒物的影响。Pershagen 和 Simonato[73] 进行的涉及城乡比较的早期研究表明，"城市因素"与肺癌死亡率增加 10%～40% 有关。Nyberg 等在瑞典进行的病例对照研究（1990 年）显示，与暴露于 < 12.8μg/m³ $NO_2$ 的个体相比，暴露于 > 29.3μg/m³ $NO_2$（作为交通空气污染的衡量标准）长达 21～30 年的个体的相对肺癌风险为 1.44[74]。美国 2 项大型队列研究表明，在调整了多种混杂因素后，长期平均接触细颗粒物的暴露量每增加 10μg/m³ 即会增加 19% 的肺癌发病率[75, 76]。Pope 等在癌症预防 Ⅱ 的部分研究中发现，直径 < 2.5μm 或 $PM_{2.5}$ 的长期平均环境浓度每升高 10μg/m³，细颗粒物和与硫氧化物有关的污染就会使肺癌死亡的风险增加 8%[76]。

目前认为各种潜在的致癌成分是从不同来源的化石燃料燃烧时释放出来的产物。Cohen 和 Pope 认为吸烟者接触燃烧产物与肺癌相关的相对风险梯度为 7.0～22.0，在焦炉工作人员为 2.5～10.0，在空气污染高水平地区的居民为 1.0～1.6，接触 ETS 的非吸烟者为 1.0～1.5[77]。柴油机废气由数千种气体和细颗粒的复杂混合物组成，是空气污染的重要组成部分。目前怀疑或已知其中某些气体成分（如苯、甲醛和 1, 3- 丁二烯）会导致人类癌症。Lipsett 和 Bhatia 进行的 2 项大型独立 Meta 分析有力地支持职业暴露于柴油机废气与肺癌发病率增加 30%～50% 相关，尤其是卡车相关从业人员[78, 79]。这些研究为空气污染可能增加肺癌风险提供了合理的依据，特别是与其他已知的风险因素如主动吸烟和被动吸烟及职业暴露相结合。

## 五、职业致癌物

一些工作场所的物质已被证明是肺部致癌物。IARC 已经确定了许多此类物质，包括砷、石棉、铍、镉、氯甲基醚、铬、镍、氡、二氧化硅和氯乙烯。表 89-7 和表 89-8 概述了与接触这些物质有关的职业。

### （一）石棉

历史上，石棉一直是肺癌公认的职业病因。石棉为一类天然存在的纤维状矿物，主要由蛇纹石（温石棉）和闪石（铁石棉、青石棉、透闪石及其他）组成。自 19 世纪后期开始商用以来，其阻燃品质和强度使其可用于建筑和绝缘材料。20 世纪 50 年代英国对其致癌性进行了广泛的报道[80]。如今，普遍认为接触石棉会导致多种胸膜和肺部疾病。

与石棉有关的胸膜疾病可表现为积液、胸膜炎或两者兼有。慢性胸膜受累表现为胸膜区域性增厚（胸膜斑），通常累及壁胸膜且常钙化。过去数十年中，胸膜斑与恶性肿瘤之间的关系一直存在争议。然而，目前的前瞻性 CT 筛查已经发现胸膜斑与间皮瘤之间存在正相关[81]。目前，在 CT

发现的胸膜斑的评估和随访仍是研究的热点[82]。

吸入石棉纤维可导致肺实质疾病，特别是间质性肺病（"石棉病"）。尽管闪石纤维可能比温石棉具有更多的成纤维性，但所有主要类型的石棉都可以引起间质性肺病。石棉沉着症的表现与非特异性间质性肺病和特发性肺纤维化的表现基本相同。症状通常包括干咳和呼吸困难。胸部体格检查和影像学检查结果符合双侧基底纤维化。石棉沉着症和非特异性间质性肺病之间的区别在于职业性石棉大量接触史。在美国胸科协会关于诊断与石棉沉着有关的非恶性疾病的声明中认为，以下是对石棉沉着症的临床诊断所必需的：①可靠的暴露史；②暴露和检测之间的适当时间间隔；③间质性肺病的临床证据，包括胸部放射学异常、限制性肺生理异常、弥散功能异常和与纤维化一致的体格检查异常[83]。

Mossman 和 Churg 在回顾石棉沉着症和矽肺的发病机制时指出，产生石棉沉着症的纤维剂量阈值为每年每毫升> 25～105 纤维[84]。该阈值剂量通常仅在重度职业暴露的工人中达到，包括石棉保温工人、矿工、铣工和纺织工人。与其他无机粉尘（包括二氧化硅）一样，间质纤维化的发展通常需要数月至数年的长时间暴露。疾病也可能在较短、大剂量暴露后发生，例如，第二次世界大战期间和之后在船舱内的造船厂工人。从接触到疾病发病的潜伏期与接触水平成反比。因此，接触量越少，潜伏期越长。值得注意的是，大多数职业性石棉暴露患者从未表现出任何间质性肺病的证据。

肺癌实际危险因素存在争议，所以石棉暴露与石棉沉着病之间的区别变得极其重要。2 篇流行病学数据综述说明了这一争议，Jones 等在大量的文献综述中强调了几个重要的观点[85]。第一，众所周知，由多种原因引起的肺纤维化与肺癌风险增加有关。对于特发性肺纤维化，以及与结缔组织病相关的间质性肺疾病的确如此。第二，他们指出在动物实验中，暴露于石棉的动物只有在患有肺纤维化时才会发展为肺癌；第三，

胸膜斑是石棉暴露的标志物，尚未被证明是肺癌风险增加的可靠标志物。与之相反，Egilman 和 Reinert[86] 对现有医学文献的另一项综述得出了相反的结论。在广泛综述可用的流行病学数据时，他们得出的结论是："在没有临床或组织学石棉沉着病的情况下，石棉符合公认的肺癌成因标准。"他们对病理和流行病学研究的评估得出的结论是，石棉可以独立于石棉沉着病作为致癌物。

无论单纯石棉暴露和石棉沉着病哪个是肺癌的实际危险因素，也不管是否所有类型的石棉纤维都是致癌物，吸烟都明显增强了观察到的致癌作用。在癌症预防研究Ⅱ（CPSⅡ，其中纳入了 2000 多名具有石棉接触史的保温工人）的肺癌死亡率的最新综述中，发现非吸烟者接触石棉（RR 3.6）、非吸烟者患石棉沉着病（RR 7.4），以及单独吸烟不接触石棉（RR 10.3）均会增加肺癌死亡率。接触石棉的吸烟者肺癌死亡率是累加的（RR 14.4），而吸烟和石棉沉着病的总死亡率要比累加的更大（RR 36.8）[87]。戒烟干预措施仍然是那些接触石棉或有石棉沉着病史的人的头等大事，来自该系列的研究还表明，10 年内戒烟可使肺癌的死亡率降低 50%[87]。随着人们认识到石棉带来的健康风险，自 20 世纪 70 年代以来，石棉的使用量急剧下降（图 89-4）。如果职业暴露持续下降，在未来几年中，与石棉相关的肺癌的风险有望降低。

## （二）氡暴露

采矿是与肺癌相关的最古老的职业。尽管最初推测导致矿工罹患肺癌风险增加的病因是与尘埃有关的尘肺，但实际的致癌物已被确定为放射性物质，主要是氡及其衰变产物。氡（$^{222}$Rn）是镭（$^{226}$Ra）的自然衰变产物，而镭本身是铀（$^{238}$V）的衰变产物（表 89-4）。铀和镭普遍存在于土壤和岩石中，但是它们浓度变化很大。常温下，氡以惰性气体的形式作为镭的衰变产物释放出来。它本身的半衰期为 3.82d，会衰变成一系列放射

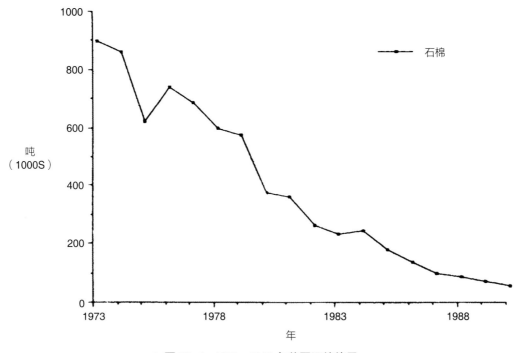

▲ 图 89-4　1973—1990 年美国石棉使用

经 Taylor and Francis Group, LLC, a division of Informa plc 许可转载，改编自 Hughes J, Weill H. Asbestos and manmade fibers. In: Samet JM, ed. *Epidemiology of Lung Cancer*. New York: Marcel Dekker; 1994: 185. © 1994 版权所有

表 89-4　镭的主要衰变产物

| 衰变产物 | 半衰期 |
| --- | --- |
| $^{226}Ra$ | 1620 年 |
| $^{222}Rn$ | 3.82 天 |
| $^{218}Po$ | 3.05 个月 |
| $^{214}Pb$ | 26.8 个月 |
| $^{214}Bi$ | 19.7 个月 |
| $^{214}Po$ | 0.000164s |
| $^{210}Pb$ | 22 年 |

经 Oxford University Press 许可转载，改编自 Samet JM. Radon and lung cancer. *J Natl Cancer Inst* 1998; 81: 745.

性同位素，称为氡衰变产物（或氡子体），它们的半衰期为数秒至数分钟内。这些产物包括放射 α 粒子的 $^{218}Po$ 和 $^{214}Po$。α 辐射对组织具有很高的破坏力。吸入这些氡衰变产物并随后在肺中释放 α 粒子可能会损坏细胞和遗传物质。最终，氡衰变会产生 $^{210}Pb$，其半衰期为 22 年。环境中氡气的浓度取决于 2 个因素：镭源的丰富程度和该源

周围空气的通风程度。因此，某些场所可能更可能具有较高的氡浓度，典型的情况是通风不良的地下通道。

自 Harting 和 Hesse[88] 在 1879 年对矿工的肺部肿瘤进行描述以来，国内外许多不同的对地下矿工的研究都证明了肺癌风险增加与暴露于氡衰变产物相关[89-95]。虽然并非所有矿工患肺癌的风险都会增加，但铀矿和非铀矿都可能具有较高的氡浓度，在这种情况下患肺癌的风险也增加了。Darby 和 Samet[96] 及 Samet 和 Hornung[97] 在回顾这些研究时强调了几点。

一般而言，肺癌的相对风险会随着氡的累积暴露而增加。累积接触氡衰变产物的职业度量是工作水平月份（work-lever month，WLM）。工作水平（WL）是 1L 空气中可释放 $1.3 \times 10^5$MV 潜在 α 能量的氡衰变产物的任何组合。1 个月的工作小时数定义为 170h。WLM 是 WL 中氡衰变产物浓度和工作持续时间的乘积。在累积暴露量为 0～500WLM 的矿工中，增加的肺癌相对风险随暴露量以近似线性的方式增加。在累积暴露超过

1000WLM 的矿工中，额外相对风险变为非线性并有所降低。Darby 和 Samet[96] 认为，在高累积量氡暴露下相对风险的降低可能反映了细胞绝育而非基因突变。

暴露约 10 年后，相对风险达到最高，然后随时间下降。

氡暴露量影响肺癌风险。更高的单位暴露相对过量率与较低的平均暴露率相关。换句话说，在具有相同累积氡暴露量的矿工中，长时间暴露于较低水平的矿工患肺癌的风险更高（表 89-5）。

与不吸烟的矿工相比，吸烟的矿工患肺癌的风险更高。电离辐射生物效应委员会[33]（BEIR Ⅳ）于 1988 年得出结论，氡和吸烟增加患肺癌风险具有累积效应。然而 Darby 和 Samet[96] 最近的综述表明，两者仅是相加作用。无论如何，同时暴露于 2 种致癌物显然比单独暴露于任何 1 种致癌物更糟糕。

### （三）铀暴露

美国如今已不进行铀矿开采。但是，氡暴露仍然是美国非铀矿开采和地下工程，以及世界各地铀矿和非铀矿的职业问题。在美国，法律控制氡的职业暴露。浓度超过 0.3WL 地区的所有工人都强制记录个人暴露量，且每年累积暴露上限为 4WLM。BEIR Ⅳ研究[33] 估计，在此水平下暴露 40 年将使一生中罹患肺癌的风险增加 2 倍。然而这只是一个粗略的估计。对职业接触者进行持续的纵向评估对于增加我们对氡的致癌作用的认识显然是必要的。

虽然矿工暴露于氡衰减产生的辐射最多，但氡在环境中其实无处不在，不同地区浓度不同。国家辐射防护与测量理事会[98] 已将氡及其衰变产物认定为对美国居民环境辐射的最大组成部分。此外，氡现在被认为是支气管上皮自然辐射的主要来源（表 89-6）。这些发现与对氡职业暴露量高的人群中收集的数据推断相结合，使人们越来越担心与家庭（也称为居民区）氡有关的肺癌风险。

环境中氡气的浓度通常表示为在一定时间内一定体积的空气中氡气的分解次数。通常以贝克勒尔每立方米（$Bq/m^3$）表示，其中 1 $Bq/m^3$ 等于每秒每立方米空气中分解一次。另外，氡的浓度可以用皮居里 / 升（pCi/L）表示。1pCi/L 等于 $37Bq/m^3$。环境中氡气的平均浓度为 0.2pCi/L。在 1991 年对美国房屋的调查中，Samet 等[99] 报告说室内平均氡水平约为 1.25pCi/L。在这项调查中，室内氡水平的差别很大。大多数房屋的浓度仅略高于室外环境水平，但少数房屋的氡浓度超过了 100pCi/L。决定房屋中氡气浓度的主要因素是周围土壤和岩石中镭的浓度。建筑材料、井水和天然气是不太常见的来源，通常对室内氡浓度的贡献很小。在美国，环境保护局（EPA）建立了"氡气区"，根据室内氡气测量、地质、空气放射性、土壤渗透率和地基类型，解释了氡气水平的地理差异[100]。1 区的房屋和建筑物的预测平均室内氡气浓度 > 4pCi/L，2 区的预测

表 89-5　氡暴露矿工的相对风险和平均暴露率

| 矿工队列 | 平均氡暴露率（WLM/ 年） | 肺癌相对风险（%/WLM） | 参考文献 |
| --- | --- | --- | --- |
| Malmberget, Sweden（铁矿） | 5 | 3.6 | Radford 和 Renard[92]（1984） |
| Ontario, Canada（铀矿） | 约 10 | 1.3 | Muller 等[116]（1983） |
| Eldorado Port, Northwest Territories, Canada（铀矿） | 109 | 0.27 | Howe 等[93]（1986） |

WLM. 工作水平月份

经 Taylor and Francis Group, LLC, a division of Informa plc 许可转载，改编自 Darby SC, Samet JM. Radon. In: Samet JM, ed. *Epidemiology of Lung Cancer*. New York：Marcel Dekker; 1994: 223. © 1994 版权所有

表 89-6　估计的美国天然辐射的年均剂量当量

| 辐射源 | 年均剂量当量（mSv） | | | | 全身年有效剂量当量（mSv） |
| --- | --- | --- | --- | --- | --- |
| | 支气管上皮细胞 | 其他软组织 | 骨表面 | 骨髓 | |
| 宇宙 | 0.27 | 0.27 | 0.27 | 0.27 | 0.27 |
| 地表伽马射线 | 0.28 | 0.28 | 0.28 | 0.28 | 0.28 |
| 宇宙的放射性核素 | 0.01 | 0.01 | 0.01 | 0.03 | 0.01 |
| 吸入的放射性核素（主要为氡） | 24.00 | — | — | — | 2.00 |
| 体内其他放射性核素 | 0.36 | 0.36 | 1.10 | 0.50 | 0.39 |
| 所有来源 | 约 25.0 | 0.9 | 1.7 | 1.1 | 约 3.0 |

经 Taylor and Francis Group, LLC, a division of Informa plc 许可转载，改编自 Darby SC, Samet JM. Radon. In: Samet JM, ed. *Epidemiology of Lung Cancer*. New York: Marcel Dekker; 1994; 230. © 1994 版权所有

浓度为 2~4pCi/L，3 区的预测浓度 < 2pCi/L（图 89-5）。

针对家庭暴露引起的肺癌风险已经进行了一系列研究。Lubin 和 Boice[101] 报道了纳入 8 项此类研究的 Meta 分析，该分析纳入了 4263 例肺癌和 6612 例对照受试者。暴露于 150Bq/m³ 氡气浓度的肺癌的总体估计相对风险为 1.14。这与在矿工中进行的研究推断出的风险及在累积氡暴露量较低的矿工中实际计算出的风险相一致。值得注意的是，该 Meta 分析并未显示出比从矿工接触氡所推算的肺癌风险增加更大的风险。而 Cohen 等认为该 Meta 分析没有充分评估低剂量、低辐射率的影响，并对将高氡暴露量外推至国内情况的固有假设提出异议[102]。

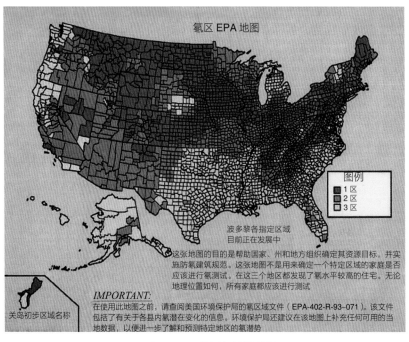

▲ 图 89-5　美国氡地区地图

1 区（红色）预测的室内氡平均筛查水平 > 4pCi/L。2 区（橙色）预测的平均室内氡筛查水平为 2~4pCi/L，而 3 区（黄色）的筛查水平低于 2pCi/L（引自美国环境保护局，2015）

美国国家研究委员会的氡气暴露健康风险委员会[103]估计，每年每107个支气管细胞中有1个将暴露于α粒子。Hei等[104]之前已经证明，大多数细胞在暴露于α粒子后仍能幸存，而一小部分细胞在多次暴露于α粒子的情况下仍能幸存。然而，虽然增加暴露导致细胞死亡增加，但在那些反复暴露却没有死亡的细胞中基因突变频率将增加。这些发现表明环境和室内氡暴露是一个公共卫生问题，因为它对肺癌的发展具有潜在的作用。因此，有必要进一步评估氡对肺癌发生的影响及其与吸烟的相互作用。

### （四）其他职业暴露

已经确定了许多其他与多种职业有关的肺致癌物（表89-7和表89-8）。美国国家职业安全与健康研究所（NIOSH）的Steenland等[105]估计，美国每年有9000～10 000名男性和900～1900名女性罹患与职业性致癌物质接触有关的肺癌。尽管这些暴露中有50%以上与石棉有关，但仍有相当一部分归因于其他暴露。此外，由于这些数字只适用于已知的致癌物，他们可能低估了有关职业暴露肺癌病例的实际数量，并代表另一个预防可能发挥重要作用的领域。

### （五）饮食

视黄醇类物质，包括视黄醇（维生素A）及其前体类胡萝卜素，如β胡萝卜素，是与肺癌发生相关的最广泛研究的营养因素。关于饮食对癌症发展影响，最广泛引用的报道之一是Shekelle等[106]对106位年龄为40—55岁的2080名男性进行的前瞻性调查。详细记录入组人员的饮食史，然后对该队列进行了长达19年的跟踪。在这项研究中，摄入富含β胡萝卜素的食物与肺癌发生率呈负相关。随后的研究，包括Cade和Margetts[107]、Stryker及其同事[108]的研究，结果表明饮食摄入量相同的吸烟者的血清β胡萝卜素水平低于非吸烟者。这些研究和其他研究表明，维生素A和β胡萝卜素可能对肺癌具有保护作用。Byers[109]评估了1994年之前发表的27篇此类研

**表89-7　职业致癌物及相关职业暴露**

| 已知的致癌物 | 职业暴露 |
| --- | --- |
| 砷 | • 铜、铅、锌矿冶炼<br>• 制造杀虫剂<br>• 矿业 |
| 石棉 | • 石棉矿<br>• 石棉纺织生产<br>• 制动衬片工作<br>• 水泥生产<br>• 建设工作<br>• 保温工程<br>• 船厂工作 |
| 铍 | • 陶瓷生产<br>• 电子及航天设备制造<br>• 矿业 |
| 氯甲基醚 | • 化学制造 |
| 铬 | • 制铬<br>• 电镀铬<br>• 皮革鞣制<br>• 颜料生产 |
| 镍 | • 采矿、冶炼、电镀<br>• 生产不锈钢及耐热钢 |
| 多环芳烃 | • 铝生产 |
| 碳氢化合物 | • 焦炭生产<br>• 铁铬合金生产<br>• 含镍的矿石冶炼<br>• 盖屋顶 |
| 氡 | • 采矿 |
| 二氧化硅 | • 陶瓷及玻璃工业<br>• 铸造行业<br>• 花岗岩产业<br>• 金属矿石冶炼<br>• 采矿和采石 |

**表89-8　疑似职业致癌物及相关职业暴露**

| 可疑致癌物 | 职业暴露 |
| --- | --- |
| 丙烯腈 | • 纺织品制造<br>• 塑料、石化生产 |
| 镉 | • 电镀<br>• 颜料生产<br>• 塑料工业 |
| 甲醛 | • 甲醛树脂生产 |
| 人造纤维 | • 保温工程<br>• 绝缘材料生产 |
| 氯乙烯 | • 塑料的生产<br>• 聚氯乙烯生产 |

究，并得出结论，与最高四分位数的人相比，胡萝卜素摄入最低四分位数的人患肺癌的风险大约增加了 50%～100%。因此，到 20 世纪 90 年代中期，收集的信息表明 β 胡萝卜素和维生素 A 可能可用作癌症化学预防剂。为调查这种可能性进行了 3 项重要的大规模流行病学研究。α- 生育酚、β 胡萝卜素癌症预防（ATBC）研究[110] 是一项随机、双盲、安慰剂对照试验，旨在确定每日补充 α- 生育酚和（或）β 胡萝卜素是否可以减少包括肺癌在内的癌症发生。该研究招募了 29 133 名年龄为 50—60 岁的芬兰男性吸烟者。出乎意料的是，在接受 β 胡萝卜素治疗的人群中，主要死于肺癌和心脏病的人高于预期。随后，Omenn 和同事[111, 112] 报道了 β 胡萝卜素和视黄醇功效试验（CARET）的结果，这也是一项随机、双盲、安慰剂对照的研究。该研究旨在评估饮食中补充 β 胡萝卜素、维生素 A 或都添加是否会降低肺癌的发病率。研究招募了 18 314 名被认为罹患肺癌风险较高的男性和女性（由于职业石棉暴露或吸烟史）。CARET 研究由于"没有明显益处却有实质性伤害证据"而提前 21 个月停止。与安慰剂相比，同时服用维生素 A 和 β 胡萝卜素的组死亡率增加了 17%，而安慰剂组肺癌数量增加了 28%。

由 Hennekens 及其同事[113] 报道的第 3 项随机、双盲、安慰剂对照试验为医生健康研究，评估了 22 071 位男性医生中 β 胡萝卜素的作用。在试验开始时的吸烟者有 11%，以前的吸烟者有 39%。在 12 年的随访中，未显示出对恶性肿瘤或心血管疾病的益处或危害。值得注意的是，该试验中的 β 胡萝卜素剂量低于 ATBC 和 CARET

研究。

努力寻找可能预防癌症的食品成分还在继续。根据 ATBC 和 CARET 试验的结果，不建议使用 β 胡萝卜素和维生素 A 补充剂。关于膳食补充剂在癌症化学预防中的作用的最终结论尚不明确。但这些研究应提醒人们，不谨慎和过量摄入维生素或其他化学物质可能是有害的。

## 六、结论

目前，肺癌的 5 年生存率仅为 18%。这与美国其他主要癌症死亡原因的 5 年生存率形成鲜明对比，包括结肠癌（65%）、皮肤癌（黑色素瘤，92%）、乳腺癌（89%）和前列腺癌（99%）[114]。烟草作为肺癌病因的作用已经被大家认可。同样，电离辐射和某些职业暴露也被认为是致癌因素。未来的挑战将是修正这些已确定的外部风险源的影响，同时继续扩大我们对癌症基因和分子层面的认识。显然，应将肺癌的早期诊断视为当务之急，因为接受治疗的 I 期肺癌的 5 年生存率明显优于 II～IV 期。国家肺部筛查试验的结果显示，通过每年筛查，肺癌死亡的相对死亡率降低了 20%，而随着对高剂量吸烟者临床采用低剂量胸部计算机断层扫描（LDCT），我们希望在下一个 10 年中看到这样的改进[115]。

目前，约有 18% 的美国人口仍在吸烟，必须继续努力戒烟及防止人们对吸烟上瘾。与肺癌相关的可怕死亡率要求医学界努力消除其主要病因。如果可以消除或至少大量减少吸烟，我们也许可以使肺癌恢复到 Adler 在 20 世纪初所指定的"最罕见的疾病之一"。

# 第90章
# 肺癌筛查
## Lung Cancer Screening

Douglas E. Wood 著

刘 峥 译

## 一、概述

在美国，肺癌是除了心脏疾病以外第二大致死病因，同时在癌症相关的死亡病因中排第一，其死亡人数超过了排在后面4种癌症致死人数的总和（乳腺癌、结肠癌、胰腺癌和前列腺癌）[1]。肺癌目前已是一个严重的公共健康问题。肺癌一般在疾病进展之前通常不会出现特有的症状，且这些症状也可能被误认为是其他疾病引起。基于肺癌，特别是晚期肺癌，对个人和社会造成了巨大的负担，针对早期肺癌制订和实施明确的筛查策略势在必行，其他癌症如乳腺癌、结肠癌、宫颈癌及前列腺癌已经制订了早期筛查的标准。

虽然专家已经在治疗肺癌方面做出了很多重要的措施，但因为晚期肺癌的高复发，死亡率依旧很高。乳腺癌、结肠癌和前列腺癌经过被广泛接受的标准筛查后，有75%～95%的恶性肿瘤被诊断为局部病灶，有治愈的可能，但肺癌患者在确诊时只有37%的患者为局部病灶[2]。尽管目前对于治疗肺癌的手段取得了巨大的进步，如手术、放疗、化疗等，但早期有效诊断肺癌才是最有可能改善肺癌生存率的措施，目前 $I_A$ 期的肺癌患者经过手术治疗，生存率可达到80%。

有患肺癌风险的患者及其家人对没有较好的肺癌筛查表示担心，肺癌对少数族裔、低经济收入及老年人的影响更甚，因而也没有得到更多的社会呼吁和研究经费支持。制定行之有效的国家政策支持肺癌筛查也对应了美国癌症协会2015年挑战目标消除美国不同地区的癌症负担差异人口[3]。

在美国20世纪70年代，一些针对吸烟或曾经吸烟的男性展开的随机试验，评估了用胸部X线片结合或不结合痰细胞学对早期筛查肺癌的价值研究[4]。这些研究并没有让研究人群降低肺癌相关的死亡率。这些研究结果与日本早期肺癌行动计划（Early Lung Cancer Action Program，ELCAP）及国际ELCAP的研究结论相悖，国际ELCAP证实了低剂量CT对早期肺癌筛查有显著获益[5-7]。因为这样相悖的结论，直到现在，美国预防服务部门并没有明确建议支持或反对针对肺癌的筛查，导致对肺癌的检查没有个人或国家保险的支持。

虽然先前多项研究表明，LDCT成功鉴定出高比例的 I 期肺癌患者，但由于没有随机试验，他们仍对实施（如确诊时长和过度医疗等）及检查带来的不良反应（假阳性结果及评估过度）充满担忧。

确诊时长（lead-time）是指疾病检查出来至临床出现症状确诊的时间，即运用筛查进行早期诊断至最后确诊的时间，生存统计数据提示筛查似乎增加了患者生存时间，但实际上并不会影响疾病进程，如果没有筛查，可能患者及生存也不会有太大变化。筛查只能更早地发现疾病，这样发现疾病至确诊或死亡的时间就延长了，这种情况称作"确诊时长误差"（lead-time bias）。

当筛查的患者由于包括临床上不重要的疾病（亚临床疾病不会在患者死于其他原因之前变得明显）而导致生存期高估时，就会出现过度诊断偏倚。在缺乏随机试验的情况下，这 2 种方法都可能使接受肺癌筛查患者的生存获益。因此，尽管现代的一系列低剂量 CT 显示出较高的早期肺癌识别率和明显的生存获益，但目前对于个人患者或社会，都缺乏持续性的政策支持针对肺癌筛查，还需要使筛查者受益更高的数据支持，以及对肺癌筛查不良后果的更多考虑。

这些问题促使对国家肺部筛查试验机构（National Lung Screening Trial，NLST）进行资助，以进一步深入研究，这是美国国家癌症研究所进行的最昂贵的单项癌症随机筛查试验。NLST 随机将 53 454 名高危肺癌患者进行了初次 LDCT（患病率扫描），然后进行了 2 次年度 LDCT（发病率扫描），同时在相同的时间间隔进行了胸部 X 线片检查。因为中期数据分析显示该研究的 LDCT 组患者有约 20% 的肺癌死亡率获益，因此该研究被提前终止[8]（表 90-1）。国家综合癌症网络（NCCN）和其他多个组织随后发布了肺癌筛查指南，建议对高危人群进行筛查[9-15]。医疗保健研究与质量机构的文献调查也支持肺癌筛查的益处[16]，美国预防服务工作组（USPSTF）建议年龄为 55—80 岁，吸烟史至少 30 包 / 年的患者（除非他们已戒烟超过 15 年）[17]（表 90-2）进行 LDCT 筛查。

## 二、NCCN 针对肺癌筛查的指南

直到 2010 年，NCCN 关于肺癌筛查的推荐已纳入 NCCN 非小细胞肺癌指南中，实际上，非小细胞肺癌专家组的 2010 年指南指出："目前，NCCN 专家组不建议常规使用筛查 CT 作为标准临床实践（第 3 类），可用数据存在争议，因此，需要进行中的临床试验得出的结论性数据来评估

**表 90-1　国家肺部筛查试验概述[8]**

- 试验设计：随机对照试验

- 干预措施：在超过 3 年中进行 3 次筛查
  - 对照组：胸部 X 线片
  - 试验组：低剂量 CT

- 时间
  - 招募和筛查：2002—2006
  - 后续年度筛查：2010

- 主要结果：评估 5 年后的肺癌死亡率

- 主要入选标准
  - 年龄 55—74 岁
  - 至少每年 30 包的吸烟史
  - 当前吸烟人群或戒烟未满 15 年

- 入选人数：33 个地区的 53 454 人
  - 90% 的统计能力评估肺癌死亡率下降 20%
  - 所有原因导致的死亡作为次要观察终点

- 结果
  - 肺癌死亡率：20% ↓
  - 所有原因导致的死亡率：7% ↓

**表 90-2　当前肺癌筛查入选要求**

- 美国预防服务工作组（USPSTF）[17]
  - 根据《平价医疗法案》（Affordable Care Act）要求为私人保险公司提供一项保险服务，以作为一项预防性服务（无须自付）
  - 年龄 55—80 岁
  - 目前或之前吸烟每年超过 30 包
  - 戒烟在 15 年之内

- 医疗保险和医疗补助服务中心（CMS 或 "Medicare"）[38]
  - 作为医疗保险受益人的预防性服务（无须自付费用）的保险范围
  - 年龄 55—77 岁
  - 目前或之前吸烟每年超过 30 包
  - 戒烟在 15 年之内
  - 需要一份共同决策的书面文件
  - 达到可以接受放射的标准
  - 将肺癌筛查数据提交国家注册局

利益和风险"。但是，与肺癌筛查有关的关注和文献日益增多，因而建立了专门针对肺癌筛查的新小组，该小组成立于 2009 年末和 2010 年初，由 26 位专科医生和专家组成，分别代表胸腔放射、肺医学、胸外科、内科、流行病学、内科肿

瘤学、病理学和非专业代表[18]。

结合工作组会议、网络研讨会及面对面会议的结论，产生了准则的初稿，NLST 结果的发布提供了关键和重要的新信息，从本质上改变了专家组原有的建议。在 2010 年 11 月 NLST 结果发表后，NCCN 指南进行了重大修订，最终草拟了《NCCN 肺癌筛查指南》的初稿，并在 2011 年 10 月发布了最终指南，这也是第一部关于肺癌筛查的重大指南。指南的年度修订也继续引用了新数据。

NCCN 指南提供了风险评估，用以推荐适合肺癌筛查的人群[10]。相关病史包括吸烟状况（包括戒烟的程度、持续时间）、辐射暴露、已知会增加肺癌风险的药物（如石棉）的职业暴露、癌症病史（尤其是其他与吸烟有关的癌症）、慢性阻塞性肺疾病（COPD）或肺纤维化病史，以及二手烟暴露史。将患者分为罹患肺癌的高风险、中风险或低风险。分为高风险的患者被认为有资格接受筛查，建议在开始年度低剂量 CT 筛查计划之前，在医生指导下共同决定，包括对筛查的益处和风险的讨论。不建议低度或中度风险的患者进行常规肺癌筛查。

NCCN 指南将高危患者分为 2 组（表 90-3），第 1 组类似于 NLST 的纳入标准，该人群年龄为 55—74 岁，至少有每年 30 包的吸烟史，如果现在不吸烟的，则必须停止吸烟少于 15 年。由于 NLST 的大量证据和专家组的一致意见，NCCN 将此推荐归类为"第 1 类"推荐。如上所述，第 2 组患者的风险因素被认为与 NLST 纳入所需的肺癌风险相似，但并未在大型随机试验的范围内进行评估，专家组考虑了先前已发表的有关肺癌危险因素的广泛证据，以便为患者及其医生提供指导，并避免任意排斥那些尚未充分发展为肺癌的高风险患者。该组患者经常被称为"NCCN 第 2 组患者"。这些患者年龄≥ 50 岁，吸烟史≥ 20 包 / 年，并且至少有 1 个吸烟的额外危险因素（二手烟暴露除外）。例如，一个 67 岁患者，吸烟史为 25 包 / 年，同样有职业性接触石

**表 90-3　NCCN 筛查的风险类别**

- "NCCN 第 1 组"——高风险，推荐用于肺癌筛查的共同决策
  - 年龄 55—74 岁
  - 每年超过 30 包的吸烟史
  - 戒烟未超过 15 年内
  - 1 类推荐

- "NCCN 第 2 组"——高风险，推荐用于肺癌筛查的共同决策
  - 年龄≥ 50 岁
  - 每年超过 20 包的吸烟史
  - 有资格接受确诊治疗
  - 其他风险因素 [a]
  - 2A 类推荐

- NCCN 中等风险——不建议用于肺癌筛查
  - 年龄≥ 50 岁
  - 每年超过 20 包的吸烟史
  - 没有其他风险因素

- NCCN 低风险——不建议用于肺癌筛查
  - 年龄＜ 50 岁
  - 每年吸烟不超过 20 包

a. 其他风险因素包括辐射暴露、职业暴露（如石棉、二氧化硅、铍、铬）、癌症病史（如肺癌、头颈癌、其他与吸烟有关的癌症幸存者）、直系亲属有肺癌史、疾病史（肺部纤维化或慢性阻塞性肺疾病）

棉史，这种患者被认为是"高风险"人群，应归为 NCCN 第 2 组标准中，而不是 NCCN 1 标准。

将 NCCN 第 2 组的患者纳入高风险组，可能是 NCCN 指南中讨论最广泛和最具争议的方面。随附指南的手稿中提供了广泛的公开数据，并引用了描述肺癌相关致病因素的一些指南[9]。由于组内统计数据缺乏统一性，NCCN 小组虽然就这类患者纳入有资格进行筛查的高风险类别达成了共识，但在较低的 2B 级别。然而，在 2015 年指南更新（版本 1.2015）中，该建议被增强为 2A 建议，代表了 NCCN 小组的一致共识。随后出版的其他指南同意并认可 NCCN 第 2 组患者的筛查条件，并已将 NCCN 指南用作自己的推荐规范[14]，但也有学者并不认同，只对符合 NLST 纳入标准的患者推荐[19]。USPSTF 检查了各种风险模型，以优化肺癌筛查的建议[17]，建议

增加了被认为符合筛查条件的年龄范围，类似于 NCCN，但仅评估了年龄、吸烟量和戒烟时间的变量，未评估其他已知的危险因素，例如石棉暴露或潜在的肺纤维化。

对于被认为具有肺癌高风险并因此有资格进行筛查的患者，明确建议启动"共同决策"流程，鼓励医生和患者就肺癌筛查的风险和益处进行积极的对话。共同决策是一个协作过程，使患者及医生可以共同做出医疗决策，同时考虑到了最佳的科学证据及患者的价值观和偏好，同时尊重了患者全面了解所有医疗选择，以及潜在的危害和益处的权利。该过程支持为患者提供最佳的个性化医疗决策，这在有偏向性医疗行为的情况下显得尤其重要，因为在这种情况下，存在不止一种临床上合适的治疗选择，这也使患者的价值观和趋向作为是否进行肺癌筛查的首要考虑。

## 三、其他指南

自 2012 年 NIST 发 布 和 2012 年 NCCN 肺癌筛查指南发布后，其他多个组织也为肺癌筛查提供了积极建议 [9-19]。这些指导原则中的大多数都将 NLST 的纳入标准作为要考虑进行筛查的唯一标准，认为 NLST 提供了唯一支持肺癌筛查的证据，筛查的标准包括了一部分潜在受益的人群（表 90-4）。

美国家庭医师学会（AAFP）是唯一不支持肺癌筛查的组织，该组织得出结论："证据不足以推荐或反对使用低剂量计算机断层扫描筛查肺癌" [20]。AAFP 承认 NLST 的结论，但仍对基于单一临床试验的建议，以及对社区筛查受益人的普遍性表示关注。然而，AAFP 立场的基础是几个重要但错误的假设。其中之一是，NLST 的受试者得益于"肺结节的严格随访方案"，而该方案无法在更广泛的临床实践中复制。但是，实际情况恰恰相反，在 NLST 中，"没有标准的、经过科学验证的方法来评估肺结节……没有强制采用特定的评估方法。"现在为了使筛查肺结节的管理标准化，NCCN 指南根据大小和特征为结节管理提供了清晰的算法，并且与美国放射学院（ACR）最近开发的程序合作，旨在针对异常肺结节得出标准化报告和管理程序。可以预期，与 NLST 相比，这些进展可以轻松地应用于新的和

### 表 90-4 目前肺癌筛查指南

| | NLST[8] | USPSTF[17] | CMS[38] | NCCN[9] | ALA[15] | ACCP[13] | AAFP[20] | AATS[14] | CCO[39] | CTFPHC[40] | ESR/ERS[41] |
|---|---|---|---|---|---|---|---|---|---|---|---|
| 年龄（岁） | 55—74 | 55—80 | 55—77 | 55—74 | NS | 55—74 | 无 | 55—79 | 55—74 | 55—74 | 55—74 |
| 吸烟史（年） | ≥ 30 | ≥ 30 | ≥ 30 | ≥ 30 | NS | ≥ 30 | 无 | ≥ 30 | ≥ 30 | ≥ 30 | ≥ 30 |
| 戒烟（年） | ≤ 15 | ≤ 15 | ≤ 15 | ≤ 15 | NS | ≤ 15 | 无 | ≤ 15 | ≤ 15 | ≤ 15 | ≤ 15 |
| 其他危险因素 | 无 | 无 | 无 | 有 | 有 | 无 | 无 | 有 | 无 | 无 | 无 |
| 扩展标准 | | | 年龄 ≥ 50 岁；每年吸烟 ≥ 20 包；增加风险 | 风险计算器 | | | | 年龄 ≥ 50 岁；每年吸烟 ≥ 20 包；增加风险 | | | |

NLST. 国家肺部筛查试验；USPSTF. 美国预防服务工作组；CMS. 医疗保险和医疗补助服务中心；NCCN. 国家综合癌症网；ALA. 美国肺脏协会；ACCP. 美国胸科医师协会；AATS. 美国胸外科协会；CCO. 安大略省癌症护理；CTFPHC. 加拿大预防性医疗保健工作组；ESR. 欧洲放射学会；ERS. 欧洲呼吸学会

现有的肺癌筛查程序中，从而大大降低了假阳性结果和对良性结节的有创性评估。

AAFP 第 2 个关注点是，认为在美国主要医学中心进行的临床试验无法推广到整个社区，可能导致过度检测及手术等带来的不良后果增加。但是，有 21% 的 NLST 中心不是主要的学术中心，而更高比例的是社区中心，表明肺癌筛查可以在多种临床环境中安全有效地完成。专门针对肺癌患者的患者权益倡导组织肺癌联盟（LCA）已发布了《美国肺癌筛查卓越框架》[21]，其中提供了有关进行肺癌筛查所需的设备、设施和临床专业知识的明确建议。ACR 同样已经发布了指定为 ACR 肺癌筛查中心的标准[22]，专业协会和患者组织累积了大量经验，并执行严格负责任的实施标准，这样确保了社区筛查水平。

AAFP 关注的第 3 个问题是，超过 3 年的筛查只会增加假阳性的数量和筛查带来的危害。但情况恰恰相反，参与筛查的放射科医生和临床医生普遍认为，LDCT 的连续筛查实际上会随着时间的推移降低假阳性率。当结节随着时间表现出稳定性，这是将不需要进行有创性检查或手术，有些最初通过 LDCT 被倾向认为"阳性"的结节，通过随访变为"阴性"。基于之前的数据对比，后续肺癌扫描的准确性会大大提高。

AAFP 是迄今唯一一不支持肺癌筛查的专业学会，但该决定背后的假设和理由似乎并不完全成立，如果没有正确认识到肺癌筛查的益处，将会对百万有风险的患者产生严重的影响。

自 2015 年 1 月 1 日起生效，USPSTF 指南现已根据《平价医疗法案》（Affordable Care Act）的要求，对私营保险公司施加强制性命令，以涵盖针对高危人群的肺癌筛查。但美国最大的医疗保险公司，美国医疗保险和医疗补助服务中心（CMS 或"医疗保险"）没有执行，发起了独立的国家覆盖率分析，以确定医疗保险受益人的政策和覆盖范围。讽刺的是，肺癌是老年人的疾病，其中 70% 的肺癌诊断发生在医疗保险的人群中。如果 CMS 选择不用 LDCT 进行筛查，则

美国患者可能面临一个困境，即在 64 岁之前接受肺癌筛查，但当他们患肺癌的风险达到顶峰，将不再被纳入医保受益范围。大多数人认为这是站不住脚的政策立场，CMS 在道义上有义务遵守 USPSTF 发布的准则。由 ACR、胸外科医师协会（STS）和 LCA 领导的医学专家联盟与医保管理者密切合作，帮助阐明医保人群中肺癌筛查的益处和风险，并在国家广泛实施这一政策过程中提供帮助评估。联邦医疗保险（USPSTF）在短时间内进行跟踪调查，并于 2015 年 2 月 5 日为高风险患者的肺癌筛查提供了一个确定的覆盖范围。有肺癌风险的患者可以像乳腺癌、结肠癌、前列腺癌和宫颈癌高风险患者一样，进行早期检测。

## 四、关于肺癌筛查的问题

对肺癌筛查负面效果的合理关注，实际上也是对健康患者筛查或"干预"负责，问题必须在实施筛查政策时得到解决。

反对肺癌筛查的人对筛查的危害提出了合理的担忧，因为筛查可能有约 20% 的肺癌相关死亡率。实际上，这些危害是筛查无症状或其他健康患者的任何癌症所固有的。这些担忧主要集中在假阳性上，假阳性将导致进一步检查增多甚至可能是有创性操作、过度诊疗（对临床上不重要的癌症治疗）、发病率增多和手术死亡率，以及这些后续检查的下游成本。但是，大型随机试验（如 NLST）的目的是要显示筛查测试的净值，已经考虑了所有正面和负面影响。在进行肺癌筛查的情况下，平衡甚至没有缩小，虽然筛查改善了20% 的肺癌死亡率。但是，与之密切相关的一个问题是 NLST 的结果是否可推广到整个社会，并且伴随很多的担忧，例如技术水平低、医生的决策能力差、手术结果差，以及实施过程中不负责任，这些都可能会影响这一策略为患者带来的生存利益。

癌症筛查有点像购买保险或缴税，许多人参加并且可能不会直接受益（甚至在某种程度上受

到伤害），只有少数人受益[23]。在肺癌筛查中，NLST 证明每条挽救一个生命大约被筛查的人数为 320 人。看起来确实很多，319 人进行检测而并没有获益，其中一些人还可能会受到不良反应的伤害，并且有些受益者并没有发现威胁到生命的癌症，例如，发现早期癌症，病变很少，治疗廉价。重要的是要认识到，这些权衡是任何筛查程序所固有的，实际上，在普通人群中，肺癌筛查率高于乳腺癌或结肠癌，乳腺癌和结肠癌筛查已被广泛推荐为重要的预防性健康服务。肺癌筛查中需要筛查 320 例以便使 1 名患者免于肺癌，乳腺癌则需要筛查 2000 例[24]，结肠癌需要筛查 1200 例[25]。

筛查程序（包括肺癌筛查）中的一项重要注意事项是假阳性例数及其预后，需要对比继续接受影像学追踪的人数和采取了有创性操作甚至本不必要手术的患者例数。乳腺 X 线摄影可在 10 年内产生 50% 的阳性结果，其中 20% 会导致有创性手术[26]。尽管这些意外的筛选负面因素是固有的，但可以通过筛选计划中精心设计的政策和严格的控制措施来合理缓解。首先，如 NCCN 指南所述，筛查应仅限于人群中罹患肺癌的高风险人群[9]，并应给予 USPSTF 建议[17]；其次，基于证据的算法可对筛查出的结节进行优化，从而避免了临时的后续检查和有创性操作。NCCN 提供了详细的算法，以指导医生和患者对筛查期间发现的异常进行适当的评估[9]。最近，ACR 发布了 Lung-RADS，这是一种以 aftr BIRADS 为模型的结构化报告和管理系统，该系统已成功用于乳腺 X 线摄影多年[27]。在 NLST 中，有 96% 的异常情况不是肺癌，其中绝大多数（90%）仅通过随访成像进行评估，只有 4% 接受了外科手术，其中大多数是肺癌患者[8]。总体而言，诊断随访的并发症发生率为 1.2%，据 I-ELCAP 18 年的经验，仅 1.5% 的患者接受了 31 646 次手术和 37 861 次年度 CT 复查筛查[28]，其中肺癌占了 89%，一期疾病占 91%，很明显，肺癌的筛查可通过最低风险的后续检测完成，包括微创手术，无癌患者的

并发症发病率 < 5%。

初诊医生和其他医学专家普遍担心，筛查发现的早期肺癌的主要干预措施是手术，而肺癌手术的严重不良反应甚至死亡可能会抵消早期筛查部分益处。其实现在的术前评估准备、微创手术及术后护理、麻醉学进展使肺癌手术极为安全，STS 普胸外科手术数据库统计美国 250 个中心的 850 名外科医生，显示肺叶切除术（最常见的肺癌切除术）中，只有 4.2% 出现并发症，死亡率仅为 1.7%[29]。所以，肺癌筛查程序中的手术经验显示，这种手术基本不会运用在良性病变中，且并发症或死亡的风险极低。

筛查的另一个结果是过度诊断，也就是说，检测出本来就不需要治疗的临床癌症。尽管临床医生长期以来对此比较忽视，认为肺癌是进行性和致命的，但现代 CT 成像的高灵敏度经验表明，某些患者的癌症生长非常缓慢，可能永远不会威胁生命。这一问题也不是肺癌筛查所独有的，乳腺癌、结肠癌和前列腺癌筛查也面对此类问题，USPSTF 进行的研究模型表明，过度诊断率大约为 10%[16]，但是 Lung-RADS 指导的管理有望使这些"良性"肺癌的干预措施最小化[26]。

尽管肺癌筛查带来了巨大的好处，但是仍然存在合理的担忧，这些因素会影响政策的实施，及医生如何将肺癌筛查视为对其患者的新预防服务。有人警告说，由于患者和参与试验的研究中心的选择偏向，NLST 的结果可能高估了获益，并低估了肺癌筛查的危害。确实，在任何预防性服务中，获益和危害之间通常都存在着密切的平衡，平衡的微小改变都可能引起适应证的巨大改变，尤其是医生们努力遵循"不伤害"的希波克拉底誓言。但是，在预防服务中，伤害可能以 2 种形式出现，一是评估和治疗后意想不到的负面后果，二是排除了可能的受益者。

目前有 2 种广泛的策略可以最大限度地减少肺癌筛查的危害，一是最受到政策疑虑者欢迎的，即缩小纳入标准及限制可以提供肺癌筛查服务的中心的数量。这的确可以使较少的人面临筛

查的风险，但这样做的后果是，使用政策凌驾于患者的自主权和共同的决策之上，有可能剥夺他们的权利，并可能伤害那些可能从中受益的患者。减少危害的第二种策略是改善对接受筛查患者的管理。这包括创建基于证据的管理算法，以最大限度地减少假阳性的不必要检查以及、肺癌的有效、标准化检查，该策略的第二部分是确保在成像、结节评估、诊断策略和外科治疗方面具有高水平的专业知识。该策略得益于与患者共享决策的能力，使我们能够向有类似肺癌风险的患者提供服务。

## 五、肺癌筛查患者的选择

肺癌筛查政策和指南中最重要的决定因素之一是确定要筛查的正确人群，这也是医生所关注的减少伤害的有效方法之一，同时政策制定者也将根据规划的人群限制医疗保健的支出。USPSTF 和 CMS 的主要政策立场基本上使用了 NLST 的纳入标准，由于缺乏其他评估肺癌危险因素的随机试验，因此将其描述为单纯的"基于证据的决定"。但是，认识到 NLST 的优点和缺点很重要，NLST 所做的只是证明筛查能够降低具有肺癌危险因素患者的死亡率，但并没有确定肺癌的危险因素。NLST 是一项临床试验，而目的不是要定义"高风险"的程度或使其成为公众的基础政策。需要提醒的是，NLST 仅将年龄和吸烟史视为影响肺癌风险的变量，而没有考虑职业 / 环境暴露、癌症史、家族史或其他肺部疾病。

NCCN 经常被批评将肺癌筛查的人群扩展到其他患者，有人批评"NCCN 第 2 组"患者患肺癌的风险较低，因此从肺癌筛查中获得的益处大大减少，但是第 2 组的患者允许纳入其他已知的肺癌危险因素，例如职业 / 环境暴露、癌症病史、家族病史和疾病史[9]，数十年来的研究已经确定了许多其他重要的肺癌危险因素，例如肺气肿是独立增加肺癌风险的因素，国际肺癌协会的一项大型 Meta 分析表明，肺气肿患者患肺癌的概率比为 2.3[30]，此外，现在有很多肺癌风险计算模型，并且每个模型都利用除了年龄和吸烟史外的临床和人口统计学变量来估计肺癌风险[31, 32]。制定 NCCN 第 2 组标准的基本原则是确定与 NLST 定义处于相似风险的患者，并允许他们参与共同决策和考虑进行筛查，认识到不太可能设计任何额外的随机试验来单独或累计评估这些已知的患病风险。实际上，Lahey 诊所的肺癌筛查小组进行了回顾性验证，在他们庞大而完善的筛查计划中，他们确定约有 25% 的筛查患者符合 NCCN 第 2 组标准，而不是获得 USPSTF 或 CMS 认可的患者[33]，McKee 及其同事证明了 2 组之间的结节检出率和肺癌诊断率相同，表明在根据 NCCN 指南第 2 组推荐进行筛查的人群中，肺癌风险相似。

已有近 900 万吸烟者和前吸烟者有资格参加 LDCT，估计每年挽救了 12 000 多条生命[34]，美国政策限制了那些基本符合 NLST 临床试验纳入标准的患者的资格。尽管该试验对于显示肺癌筛查的死亡率优势至关重要，但它并没有定义肺癌高危患者的群体，为了进行有效的临床试验，NLST 仅将年龄和吸烟状况作为变量来定义纳入，避免了其他因素如职业暴露、癌症史等其他疾病带来的复杂性，NCCN 的肺癌筛查指南建议对有吸烟史和其他危险因素的患者进行筛查，这些风险因素估计与 NLST 中检查的肺癌风险近似[9]，Lahey Clinic 的肺癌筛查计划已验证了 NCCN 专家组定义的这一扩展标准组，与严格满足 NLST 标准的组相比，NCCN 组的结节检出率和癌症诊断率相似[34]，纳入这些"NCCN 第 2 组"标准的患者将使资格扩大到另外 200 万美国人，避免了另外 3000 例肺癌死亡。

## 六、肺癌筛查的成本

未经深思熟虑的财务成本预算，不得实施任何新的医疗保健政策，尽管 LDCT 筛查本身相对便宜，但对于有阳性结果的患者，后续检测会增加费用，确定癌症的新诊断或其他需要进一步评估的异常，肯定会增加诊断和治疗费用，但是治疗早期肺癌的成本要比治疗晚期疾病低得多。NLST 的成本效益分析表明，筛查可为每个生命年带来约 52 000 美元的估算成本，并且根据筛查实施的不同假设，具有较大差异[35]。Milliman 公司的 Bruce Pyenson 和同事进行的独立精算分析预测，肺癌筛查会使商业保险公司每位成员每月增加 $ 0.76 的费用，而乳腺癌筛查为 $ 2.50，结肠癌为 $ 0.95[36]，成本效益分析预测，肺部筛查每生命年可节省 19 000 美元，而乳腺癌筛查可节省 31 000～51 000 美元，结肠直肠癌筛查可节省 19 000～29 000 美元[37]。这将是有关成本和成本效益的更多信息，但目前的预测是肺癌筛查具有成本效益，并且成本要比美国批准的类似筛查计划低。

## 七、结论

美国癌症协会的主要目标是"消除美国人口不同群体在癌症负担方面的差异，这些差异应根据社会经济状况（收入、教育、保险状况等）、种族 / 民族、地理位置，以及性和性取向来决定的"[3]。美国医疗保健政策可以说最终解决了癌症筛查的差距，NLST 为当前政策奠定了基础，其他研究人员和指南证明，对于肺癌高风险患者，这些政策可以减轻他们的医保负担，这样可以每年挽救数千人生命。

专业协会已介入，指导医生如何安全有效地实施肺癌筛查，ACR 开发了 Lung-RADS，确保统一报告肺结节标准，目的是降低可能导致不必要评估的假阳性率。此外，ACR 还制订了对执行 CT 扫描的中心进行认证的标准，确保进行此项研究的中心具有高质量的检查水平。

NCCN 肺癌筛查指南为医生和患者提供了关于筛查条件的明确建议，以及对检测到的异常进一步的系统评估，以便减少不必要的检查和操作。随着进展的深入，指南每年都会更新，NCCN 指南还概述了筛查的风险和益处，并且支持患者与医生共同决策，从而使患者能够获得最佳的信息来告知自己有关肺癌筛查的选择。

STS 已发布了早期肺癌患者手术治疗的标准，此外，STS 通过国家数据库跟踪接受肺癌手术的患者的手术质量和预后。LCA 是一个重要的患者倡导团体，已制订了"卓越中心"计划，可帮助确定哪些中心具有安全有效的肺癌筛查专业知识。最后，I-ELCAP 是一项进行了 20 年的肺癌筛查国际研究，已证明肺癌筛查可以在包括社区中心在内的多种临床环境中完成，而不仅仅是在大型医疗中心中。

# 第 91 章
## 性质不明肺结节的诊断与治疗
### Investigation and Management of Indeterminate Pulmonary Nodules

Pasquale Ferraro　Andrei-Bogdan Gorgos　著

刘　峥　译

## 一、概述

随着胸腔成像技术的广泛应用（如肺癌筛查计划），不确定的或孤立性肺结节（solitary pulmonary nodule，SPN）数量不断增长，导致转诊至胸外科的患者数量大大增加。看似简单的临床问题，因为众多的鉴别诊断及确诊手段的选择给决策者带来了挑战，最终外科医生必须在良性和恶性病变之间进行区分，提供有效且经济的检测，同时还需要将并发症风险降至最低。任何管理计划或程序的目标都是尽早识别并切除恶性结节，以及尽可能避免良性结节的过度诊疗。要达到这一目标，需要基于临床证据的多学科统筹考量制订方案。本章回顾了现有的证据，并为读者提供了有助于确保对每个患者使用的最有效的治疗策略。

## 二、临床病史

绝大多数 SPN 都是偶然体检发现的，这些患者通常没有症状，首次处理 SPN 时，获得详尽的既往史和现病史是管理的重要组成部分，病史有助于确定潜在的肺癌临床危险因素，同时寻找 SPN 的其他可能病因，如表 91-1 所示，感染性、炎症性或先天性的各种非肿瘤性过程都可能表现为 SPN。例如，暴露于潜在的传染病或全身

性疾病所表现出的体征和症状，可以指导临床医生进行调查，从而提高诊断率。如果在最近有肺部感染史的患者 CT 扫描中发现 SPN，则一定要在适当的抗生素疗程后 4～6 周复查，然后再进行更具有创性的活检或手术切除。

一些少见的症状，如呼吸困难、喘息甚至轻度咯血的患者实际上可能有一个位于中心的小肿瘤，在成像时可能表现为 SPN，这些患者应接受全面检查以排除恶性肿瘤。接受 CT 扫描的 SPN 患者也可能出现全身症状，例如疲劳、体重减轻和弥漫性疼痛。在这种情况下，可能是胸腔外的恶性肿瘤导致的孤立性肺转移。多发的新肺结节很可能是转移性疾病，但在确诊的恶性肿瘤中也可能是对化疗的反应或与免疫抑制状态有关的继发感染。重要的是，出现肺部肿块（定义为局灶性肺病灶＞ 3cm）的患者要作为浸润性支气管癌进行治疗前，必须明确其性质。

无论是偶然发现还是通过肺癌筛查发现的 SPN，或有无症状，其处理很大程度上取决于医生的认知。从实践的角度来看，外科医生凭借所掌握的知识、以往的经验和专业理论来判断 SPN 癌变的可能性[1]。结合临床和放射学特征（表 91-2）有助于确定 SPN 的良性或恶性[2]，例如，存在大量吸烟史、男性、老年人和有恶性肿瘤史是公认的发生肺肿瘤的危险因素[3-5]，还有

表 91-1 孤立性肺结节的鉴别诊断

| 良性肿瘤 | 炎症 |
|---|---|
| • 错构瘤 | • 结节病 |
| • 纤维瘤 | • Wegner |
| • 脂肪瘤 | • 类风湿关节炎 |
| • 血管瘤 | • 淀粉样变性 |
| • 软骨瘤 | • 显微病变多血管炎 |
| • 平滑肌瘤 | |
| • 神经肿瘤 | 血管相关 |
| • 透明细胞瘤 | • 动静脉畸形 |
| • 子宫内膜异位症 | • 梗死 |
| | • 肺动脉瘤 |
| 恶性肿瘤 | • 肺静脉曲张 |
| • 肺癌 | • 血肿 / 挫伤 |
| • 类癌 | • 肺内淋巴结 |
| • 转移癌 | |
| • 淋巴瘤 | 先天性 |
| • 畸胎瘤 | • 肺隔离 |
| • 肉瘤 | • 支气管闭锁 |
| | • 支气管囊肿 |
| 感染 | |
| • 真菌类 | 其他 |
| • 寄生虫类 | • 局部肺不张 |
| • 结核 | • 受感染的大疱 |
| • 肺脓肿 | • 肺瘢痕 |
| • 非典型分枝杆菌 | • 肋骨骨折 |
| • 诺卡菌 | • 乳头阴影 |
| • 化脓性栓子 | • 皮肤褶皱 |
| • 圆形肺炎 | • 假瘤（胸膜剥脱） |

表 91-2 临床和放射学特征预测 SPN 中的恶性肿瘤

| |
|---|
| • 年龄大 |
| • 男性 |
| • 吸烟史（曾经 vs. 从不） |
| • 既往恶性肿瘤病史 |
| • 咯血 |
| • 结节直径 |
| • 斑点 |
| • 肺上叶 |
| • 生长速度 |
| • 钙化模式 |
| • 对比增强 CT |
| • PET 扫描代谢活性 |

SPN 的大小，直径越大，恶性肿瘤的风险也会增加。

如果发生恶性肿瘤的可能性很高，则应对患者进行一次完整的检查，并必须尝试获取组织样本。组织诊断可以通过可视胸腔镜、支气管镜检查、导航技术、经胸针穿刺活检或手术切除活检等明确。结节大小、位置、医生的认知及中心的专业知识等许多因素会影响诊断方法的选择，以及该技术的有效性和诊断效率。这些模式中的每一种都将在后续章节中详细介绍。

## 三、检查

### （一）影像学

发现不确定性肺结节的主要成像方法是 X 线和 CT 扫描。与传统的 X 线研究相比，多层螺旋 CT（MDCT）是检测和表征此类病变的更灵敏、更特定的方式。与 CT 扫描前的时代相比，如今胸部 X 线片已被作为常规的检测方法，并且在此类检查中发现的大多数病灶会补充进行 CT 扫描。各种原因都可以进行放射学检查，例如吸烟者的肺癌筛查、某些呼吸道疾病（如呼吸困难），以及随访不确定性的肺部异常。在对 8 项肺癌筛查的研究中，统计有 8%～51% 的影像学显示至少有 1 个肺结节[6]。一旦发现结节，确定它是否为癌症或是良性疾病，就成为一个挑战。内科医生和外科医生必须意识到，没有任何一项影像学检查能够轻松预测新发现的结节是良性或恶性，但是，X 线和 CT 的成像特征可能会为结节的性质提供线索，并指示治疗。

1. **不确定性结节的 CT 扫描——良性与恶性**
根据定义，肺结节呈圆形不透明状，轮廓清晰或不清晰，直径最大为 3cm。结节的大小直接关系到恶性肿瘤的可能性，因为病变越大癌症风险越高。

在肺癌筛查研究中发现，< 5mm 的结节的恶性率 < 1%，而 > 2cm 的结节癌变的可能性为 82%。对于 5～10mm 的结节，观察到的恶性肿瘤风险为 6%～28%[6, 7]。对于有恶性肿瘤病史的患者，癌结节的发生率更高（64%），＜ 5mm 的小结节也有约 40% 的恶变机会[8]。

在 CT 研究中，结节表现为实体或半实体（纯磨玻璃或混合的，即包含磨玻璃和实体成分）（图 91-1）[9]。许多亚实体病变是由于炎症引起的，在随后的影像学随访后逐渐消失，然而，持续性磨玻璃样病变具有形成肿瘤或肿瘤前行为的高风险。与较小的病变相比，较大的病变更有可能代表癌症[10, 11]。例如，一项对手术切除的顽固

性磨玻璃结节进行组织学检查的研究，发现腺癌的发病率为 75%，非典型腺瘤性增生的发生率为 6%，其余则表现为良性组织性肺炎或非特异性肺炎（图 91-1C）[12]。病理分析还显示，与实体病变相比，亚实体结节的恶性程度更高。2002 年的一项组织学与放射学相关性研究表明，实体病变中癌症的发生率为 7%，而纯磨玻璃和混合结节分别为 18% 和 63%[13]。值得注意的是，混合性病变中较高的实体成分与浸润性瘤形成的相关

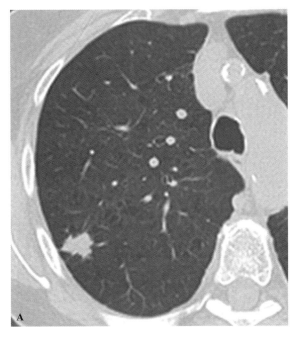

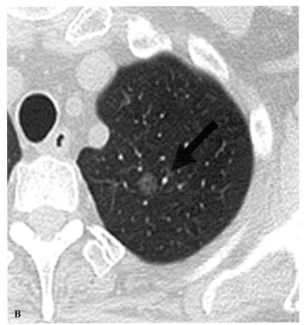

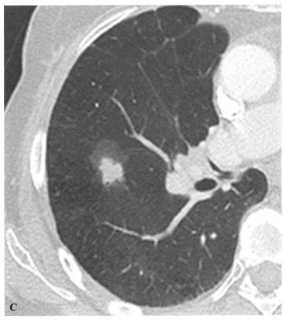

▲ 图 91-1　A. 实体性周围结节；B. 磨玻璃不透明；C. 混合结节

性更强[14]。

钙化模式也用来评估结节的良性或恶性，若是弥漫性、中央性、层状或"爆米花状"则提示可能为非恶性结节；点状、偏心或无定形的钙化仍不确定，因为恶性和良性病变均可能显示此类特征[15]；含脂肪的结节几乎总是良性的，主要代表肺错构瘤[16]。大约 20% 的病变包含钙化，"爆米花"的钙化少见，一般不需要进一步的处理（图 91-2）。其他含脂肪的病变，如脂瘤或脂肉瘤，以及肾细胞癌的转移瘤，极为罕见。

通常良性结节较好辨认，光滑圆形，而肿瘤性结节则呈不规则、小叶或针状。然而，单独靠形状不能完全确定结节的性质，需要多因素考虑[17]，例如在裂周位置或者胸膜、纵隔、血管附着[18-20]，多边形或椭圆形，许多这样特征的小结节实际上可能是肺内的小淋巴结（图 91-3）。

CT 扫描描述肺结节特征包括空化、假性空化（即"气泡状"）、支气管充气征（图 91-4）、"晕"征（即外围的磨玻璃状）和反向光晕符号（即中央磨玻璃伴实性外围），这些描述对于良性和恶性都是常见的，因此必须使用其他因素来帮助判断结节的性质。例如，薄壁的空洞病变比

厚壁的病变更常与良性实体相关[21]，表现出支气管充气征和假空洞的病变更可能是恶性的[22]，尤其是在没有临床症状的情况下；另外，目前已有用恶性和良性结节描述"晕"征和"逆晕"征[23, 24]，没有专业临床背景的人员可能会混淆。

CT 增强扫描已被用作预测实体结节性质的重要手段，通常恶性结节将增强 20HU 以上，而

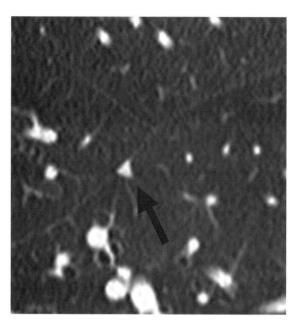

▲ 图 91-3　良性的三角形穿膜结节

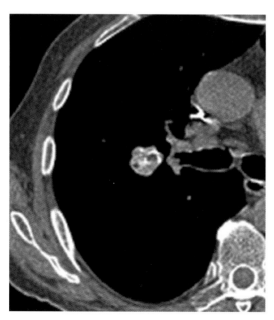

▲ 图 91-2　含有脂肪（肿瘤内低密度区域的密度与皮下脂肪相似）和钙化（高密度区域）的良性错构瘤

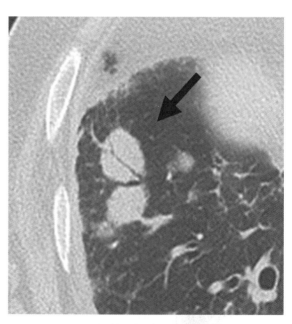

▲ 图 91-4　伴支气管充气征的肿瘤性结节（淋巴瘤）

增强 < 15 HU 是良性结节的强烈预测指标。该技术除了相对耗时外还受到一些限制，因为准确的结节判断还需要结合病变的形状、大小和一致性，也许由于这些限制，增强 CT 未能在放射学实践中获得广泛的普及[25]。

**2. 不确定性结节的生长——良性和恶性**

连续 CT 扫描检查可评估结节随时间的增长，根据计算球体体积的数学公式，直径增加 25% 对应于结节体积大约翻倍。一般而言，在不到 20d 的时间内体积增加 1 倍被认为是炎症或感染；而超过 400d 的稳定性结节则意味着良性病变，肉芽肿和错构瘤就是典型的例子；在 20～400d 之间体积加倍则为可疑恶性肿瘤（图 91-5）。在临床中，2 年内稳定的肺结节被认为是良性的[26]，但在某些情况下必须谨慎，生长缓慢的肿瘤（如低度恶性腺癌）可能需要更长的时间才能使肿瘤体积增加 1 倍。因此，在 CT 研究中表现出亚实体成分的可疑病变需要更仔细的评估，必要时需要更长的随访时间[27]。肺转移病变可能生长模式异常，这种在 2 年内的稳定性很罕见。另一个陷阱是结节快速消退，这在小部分恶性结节中已观察到，可能是由于坏死引起导致肿瘤暂时缩小。因此，对真正的肿瘤性病变需要进行更长的随访，结合随后的影像学显示的大小进展来判断[28]。

**3. 不确定性结节的 PET——良性和恶性**

用 [18]F 标记的氟脱氧葡萄糖（FDG）正电子发射断层显像（PET）进行成像是评估不确定的肺结节代谢的首选方法。恶性结节通常比良性结节代谢更多的葡萄糖，这意味着 FDG 摄取更旺盛。标准化摄取值（SUV）是一般的量化方法，通常接受的阈值为 2.5，以区分良恶性，视觉评估同样也被证明可行[29]。为了更精确地成像，PET 技术已与常规 CT 扫描图像采集集成在一起，叠加的图像可以更精确地测量结节、表征和附近解剖结构的轮廓（图 91-6）。PET 成像也存在某些缺点，结节大小是一个重大限制，< 10mm 的病灶，其准确表征变得不那么可靠[30]；另一种情况是生长缓慢的病变，因为低代谢，所以无法检测到葡萄糖摄取相关信号。对于低度恶性肿瘤，例如腺癌、类癌、低度恶性淋巴瘤、肾癌和某些黏液性肿瘤（如胃肠道、乳腺肿瘤）的肺转移，临床医生必须格外小心[31]。缓慢生长的部分腺癌呈亚实体结节，经常表现为代谢不足，这些病变的 PET 成像实用性有限[30]。由于炎症的葡萄糖代谢也高，因此在炎症时难以分辨恶性病变，在临床上怀疑为急性炎症时通常不建议进行 PET 扫描[31]。

**（二）有创性检查**

**1. 支气管镜（ENB、EBUS）**

传统上，标准的支气管镜在获得周围性 SPN 的组织诊断中作用有限，对于 < 20mm 的病变，

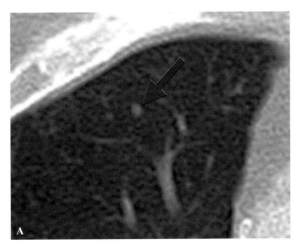
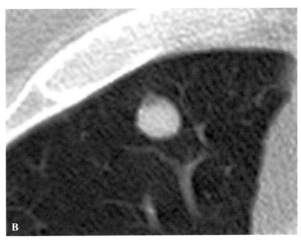

▲ 图 91-5　A. 周围 2mm 小结节；B. 6 个月后随访 CT 显示显著增大的黑色素瘤转移瘤

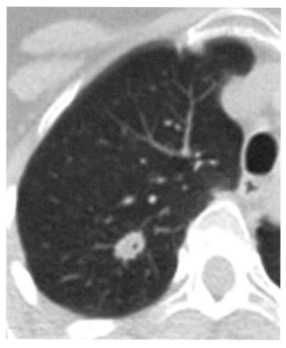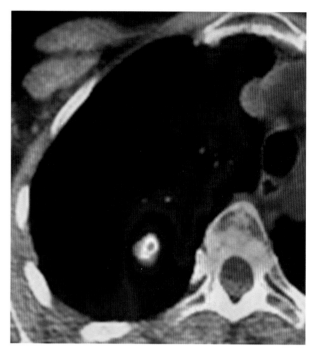

▲ 图 91-6　周围结节和热摄取 PET-FDG

成功率为 34%（范围为 5%～76%）[32, 33]。但是，对于中心性病变＞ 20mm 或可见小结节，则通过支气管内活检、刷洗或冲洗这些技术可使诊断成功率达到 80%[32, 34]。

近年来，随着如电磁导航支气管镜（electromagnetic navigational bronchoscopy，ENB）和径向支气管内超声（EBUS）引导的活检等新技术的发展，支气管镜评估周围病变的用途得到了扩展。在导航支气管镜检查期间，通过 CT 扫描计算机图像合成，确定通向肺外周病灶的路径，然后将患者置于电磁感应垫上，支气管镜进入通道，放置感应探头，进行定位检查、取活检。然而许多作者报道，SPN 为 22～28mm 时，ENB 的诊断率为 59%～85%[35-38]。

也有报道显示 EBUS 引导的经支气管活检技术诊断率范围为 34%～84%[39-43]，此外，该技术能可视化 SPN 的内部结构（均质与异质），从而可以深入了解病变的组织学[44]。

但是，ENB 和 EBUS 都需要大量资源及广泛的培训和经验，这些技术在经验不足的医疗中心不易重现，因此不建议在患有 SPN 的患者中常规使用。

**2. 影像学引导下经胸壁针刺抽吸**

影像学引导下经皮穿刺在需要组织学诊断时是一个选择，组织标本有助于确定病变是良性还是恶性的，并在感染鉴别诊断困难时可进行组织取样培养。

经胸壁针刺抽吸（transthoracic needle aspiration，TTNA）手术主要的风险是气胸和出血（咯血和血胸）伴感染，气体栓塞和肿瘤播种发生概率较小（图 91-7）[45]。因此，主要的预防措施是患者的肺储备和凝血状态。关于经皮肺活检对肺功能受损患者的安全性报道目前还很少，通常，对于大多数肺活检而言，$FEV_1 > 1.0L$ 被认为是安全的。但是，对于严重的实质性疾病（如肺纤维化）必须特别注意，这些疾病可能对 $FEV_1$ 的影响较小，但会导致肺储备受损（例如，TLC 或 $DL_{CO}$ 降低）[46]。气胸的风险在医学文献中差异很大，大多数中心报道其发生率为 20%～50%，安置引流管气胸的发生率约为 10%。绝大多数气胸患者均采用保守治疗或经皮引流治疗，很少发生严重后果[47]。肺活检的另一个相对常见的并发症是出血，多数情况下有咯血或少量出血性胸膜积液，据报道，通过严格筛查术前患者的凝血状

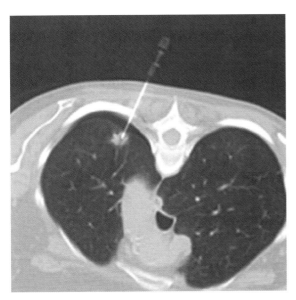

▲ 图 91-7　可疑结节的肺活检（TTNA）（注意相关的医源性气胸）

态，大量咯血和血胸的风险会大大降低[45]。

通常 TTNA 操作是在 X 线或 CT 扫描引导下进行，也有文献报道可以在超声和 MRI 引导下完成。实时荧光镜成像通常很有用，因为它有助于减少总干预时间；在穿刺针方面首选同轴活检针方法，因为它允许多次穿刺和一次胸膜穿刺收集标本，获取标本后根据中心的喜好和实验室技术专长，用于细胞学或病理学分析。针头的大小各不相同，但通常认为 17~20G 的同轴系统适用于大多数肺部病变。

经皮肺活检的质量取决于多个因素，例如结节和针头大小、病灶组织的一致性（如中央坏死），以及患者对保持呼吸运动的依从性。

## 四、筛查

肺癌是组织病变，理论上非常适合进行筛查，在临床前阶段就可以检测到。通常在高危人群（吸烟者）中发病，疾病越早发现，其生存率越高。胸部 X 线、低剂量 CT 扫描及痰液分析等无创性测试已被用于尝试早期癌症检测。推荐者认为，基于肺癌早期处理改善生存预后的假设，应该着重于早期肺癌的筛查；而反对者声称，所使用的参数（即生存率）不理想，可能受到各种偏差的影响，因此需要更多的数据证明癌症筛查的合理性。

美国国家肺癌筛查试验（NLCST）于 2011 年发表了一项随机前瞻性试验研究成果，证明可降低 20% 肺癌特异性死亡率[48]。因此，应用低剂量胸部 CT 进行筛查被认为是可行的，此后，随着更多数据的报道，全世界许多科学机构已经提出了指导和建议。当然还有一些重大问题需要得到解决，尤其是关于最佳筛选方案和成本效益的问题，特别是由于大量的阳性试验（第一轮筛查中占 27%[49]）会导致大量后续检查和相关的并发症，为了解决这一问题，美国放射学院通过基于临床背景和影像学中的肺结节外观，开发了标准化的报告系统（Lung Imaging Reporting and Data System，LungRADS），并且仍在验证中[50]。

## 五、胸腔镜手术的作用

在过去的 15 年中，胸腔镜手术（VATS）领域取得了重大技术进步，使胸外科医生在肺外科手术方面获得了丰富的专业知识。与开放式开胸手术相比，VATS 具有微创性，且在术后并发症、疼痛、恢复时间和外观方面具有众多优势，使其成为处理某些胸腔手术时的首选手术。对于 SPN，VATS 不仅为外科医生提供了获得组织学诊断的独特机会，而且还为早期肺癌患者提供了明确的治疗。因此，VATS 在外周性 SPN 患者的治疗中起着至关重要的作用，因为该手术既有效又节约成本。对于 TTNA 失败的 SPN 患者，或病变位于中心且 PET 扫描阳性的患者，以及无法应对长期观察、产生严重焦虑、要求手术的患者来说，VATS 中也起着重要的作用。

从技术的角度来看，对于未确诊的 SPN，VATS 手术是一项简单的操作，除非患者之前曾进行过胸腔手术。手术首先要求切缘阴性（SPN 被证明是癌性的时候，为了防止恶性胸膜转移），术中冰冻切片分析的结果决定了手术的其余步骤。如果考虑可能污染，可以把部分组织培养处理。

如果结节不易触及或距胸膜表面一定距离，则 VATS 可能具有挑战性。例如，Suzuki 及其同事建议，距内脏胸膜的距离 > 5mm 时，对于直径 < 10mm 的结节，应进行术前定位[51]。术前或术中定位的技术如下所述。

### （一）术前定位技术

当结节太小或密度不高（如 GGO）时，在开胸手术中无法通过触诊加以鉴别，外科医生可能会选择术前病变标记。已报道了很多方法，包括导线放置[52, 53]、碘油注射[54]、铂和纤维涂层微线圈[55, 56]、锝 –99mE 巨聚白蛋白[57] 和亚甲蓝[58]。所有这些技术都涉及在 CT 引导下经皮放置定位材料（如钩线）或注射标记物质（如亚甲蓝），目前显示都有不错的效果。缺点通常与放射介入和手术之间所用材料的移位或溢出有关，理想情况下，两者应尽可能快地连续进行。此外，经皮结节标记的并发症还包括气胸出血，以及较少的空气栓塞。

### （二）术中定位技术

许多作者报道了在 VATS 时使用术中超声显像以帮助定位小和（或）深处的 SPN。在 18 例结节 < 20mm 的患者中，Santambrogio 及其同事在术中成功鉴定出 100% 的 SPN[59]。在作者所在的机构中，使用带有可弯曲角度尖端的 10mmVATS 超声（5～10MHz）线性探头，在术中检测肺实质可获得高回声图像。我们报道了 45 例患者，结节的平均直径为 12mm，其与脏胸膜的距离为 1～24mm，术中 VATS 超声的使用使外科医生可以成功地识别出 46 个结节中的 43 个（93%），而无须转换为开胸手术[60]。

## 六、管理流程

由于涉及相当多的因素，因此开发一种全面的管理流程来指示所有 SPN 患者是不现实的。但当遇到不确定的 SPN 时，通常会考虑两方面，即病变的恶性可能性和患者应对癌症诊断不确定性的能力。应当记住，在绝大多数胸部 X 线检查中发现的结节最终将需要进行 CT 扫描。在某些情况下，结合旧片发现结节的大小和外观稳定，可以建立良性的诊断，无须采取进一步的措施。在本节中，我们介绍 2 种适用于大多数不确定 SPN 的流程（图 91-8 和图 91-9），这些流程可以指导外科医生。这 2 种流程根据结节的实体性与亚实体性、结节的大小及癌变的可能性来决定临床治疗方案[1, 5]。

当处理不确定的 SPN 时（图 91-8），大多数医生遵照 Fleischner 学会指南处理患者[27]。多年来，这些指南已被广泛接受。尽管如此还是要注意，这些准则是针对偶然发现的 SPN 制订的，当有症状或有高癌症风险的患者检测到 SPN 时，医生应降低门槛，进行更具侵入性的检测、TTNA 或 VATS 楔形切除进行组织学诊断。

对于直径为 8～30mm 的 SPN，评估良恶性是患者治疗的基本目标（图 91-8）。表 91-2 总结了预测 SPN 恶性程度的临床和影像学特征，因此，对于处于中度或高度肺癌风险的患者，大多数情况下，VATS 手术切除应最终成为临床方案。重要考虑因素包括确定年龄较大或体弱的患者的手术风险，以及评估患者进行有创外科手术的意愿。对于罹患癌症的可能性较低的患者，可以考虑定期进行或不进行 PET。对于 CT 监测有生长的 SPN，或 PET 扫描为阳性，以及无法应对等待不确定性和承受连续成像的患者，建议通过 TTNA 或 VATS 楔形切除术进行组织诊断。

图 91-9 所示的流程图总结了亚实性 SPN 或 GGO 患者的治疗，最适合的措施必须考虑许多因素，包括结节的大小、结节的特征、生长方式，以及 GGO（混合 GGO）中是否存在固体成分。同样，在极有可能罹患癌症的患者中，医生应降低门槛，选择更具侵入性的检测、TTNA 或 VATS 楔形切除术，以对选定的患者进行确诊。

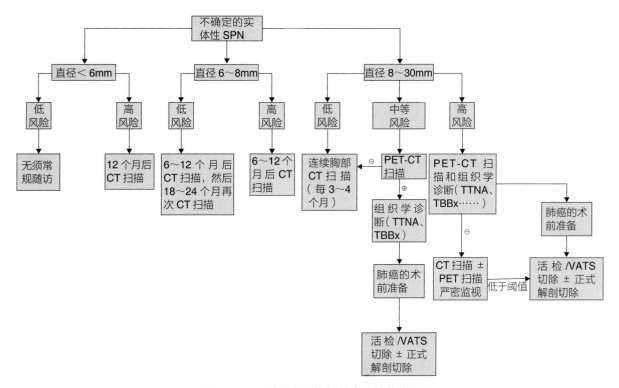

▲ 图 91-8　不确定的孤立性单个肺结节的处理

SPN. 孤立性肺结节；TTNA. 经胸壁针刺抽吸；TBBx. 经支气管活检；VATS. 胸腔镜手术

经许可改编自 Patel VK，Naik SK，Naidich DP，et al. A practical algorithmic approach to the diagnosis and management of solitary pulmonary nodules：part 2：pretest probability and algorithm. *Chest.* 2013；143（3）：840–846. © 2013 The American College of Chest Physicians 版权所有

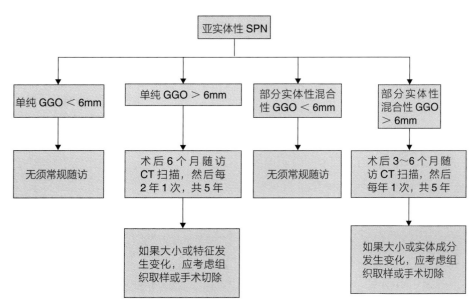

▲ 图 91-9　亚实性孤立性肺结节的处理

GGO. 磨玻璃影；SPN. 孤立性肺结节

经许可改编自 Patel VK, Naik SK, Naidich DP，et al. A practical algorithmic approach to the diagnosis and management of solitary pulmonary nodules: part 2: pretest probability and algorithm. *Chest.* 2013; 143(3): 840–846. © 2013 The American College of Chest Physicians 版权所有

# 第 92 章
# 肺癌病理学
## Pathology of Carcinoma of the Lung

Akihiko Yoshizawa　Hironori Haga　Hiroshi Date　著
夏　梁　译

## 一、肺癌病理学分类概述

肺癌的病理学特征在各个层面上（包括宏观、显微、超显微和分子水平）都具有极高的异质性，这取决于肿瘤发生的位置，以及其细胞类型、分级和分子性质。自 18 世纪以来，研究者进行了许多尝试来建立肺癌的组织学分类。1967 年，第一个 WHO 肺癌分类发表[1]。即使在今天，该分类的概要仍然被广泛接受。它将肺癌分为鳞状细胞癌（squamous cell carcinoma，SQCC）、腺癌、小细胞肺癌（small cell lung carcinoma，SCLC）和大细胞癌（large cell carcinoma，LCC）。自 1967 年 WHO 分类以来，以上肿瘤类型通常又被分为 SCLC 和非小细胞肺癌（non-small cell lung carcinomas，NSCLC 或 NSCC），两者之间具有不同的临床表现和治疗方法。一方面，21 世纪已经开发出许多针对 NSCLC 的新药。正如在 2004 年，研究首次证明含有表皮生长因子受体（epidermal growth factor receptor，EGFR）基因突变的肺腺癌对 EGFR 酪氨酸激酶抑制药（tyrosine-kinase inhibitor，TKI）靶向治疗表现出显著反应[2, 3]。另外，在 2007 年，有研究报道了携带 ALK 基因融合的患者[4, 5]，并证实 ALK 抑制药对晚期肺腺癌患者具有显著疗效[6, 7]。以上发现极大促进了肺腺癌治疗方式的转变。另一方面，有研究报道相对于 SQCC 培美曲塞对腺癌或 LCC 患者更有效[8]。此外，贝伐单抗是一种表皮生长因子（endothelial growth factor，VEGF）的单克隆抗体，研究表明其治疗 SQCC 患者有较高出血并发症的风险[9]。再者，目前的临床试验正在对多种针对其他特定分子靶标的潜在治疗药物进行评估。因此，有必要将 NSCLC 归为更适合个体化治疗的肺癌类别。

另外，尽管最终确定肺癌的组织学亚型需要对切除的标本进行病理检查，但这在实践中无法实现，因为大多数肺癌诊断时已为晚期，约 70% 无法手术切除。对于无法手术的肺癌患者，只能根据小活检或细胞学标本的组织学诊断来确定恰当的治疗选择。因此在肺癌患者的治疗策略而言，也有必要设计一种新的组织学分类方式。

## 二、肺癌分类模式的转变

国际肺癌研究协会（International Association for the Study of Lung Cancer，IASLC）、美国胸科学会（American Thoracic Society，ATS）和欧洲呼吸学会（European Respiratory Society，ERS）已建议使用战略性组织管理以便使组织学诊断适于分子靶向治疗[10]。与以前的分类系统相比，这种分类方法表现出 2 个主要转变。首先，针对切除的腺癌提出了新的腺癌亚分类。新的亚分类是对早期较为烦琐的 WHO 分类的重大改进。切除肺腺癌新分类建议的具体细节将在本章的腺癌部分中讨论。其次，提出了用于小活检和细胞学标本的肺癌病理诊断规范化标准和术语。这是肺癌分类史上首次做出此类尝试，因此详细介绍如下。

该建议对光学显微镜下确定小活检和细胞学标本的组织学诊断的各个步骤进行了描述（图 92–1）。

1. 如果存在 SCLC 的特征，则诊断为 SCLC。

2. 如果存在清晰的腺体分化或产生黏蛋白的细胞，则诊断为腺癌。腺癌具有特定的结构特征（贴壁状、腺泡状、乳头状或微乳头状）。如果确定了这些结构特征，建议添加到组织学报告中，因为它们可能与影像学表现有关，并且可以预测患者的预后。遵循相同的策略，如果存在明显的鳞状分化，则诊断为 SQCC。在此步骤中，辅助技术并不是必需的，因为在 50%～70% 的病例中根据常规的苏木精和伊红（hematoxylin and eosin, HE）染色就可能进行诊断。

3. 如果肿瘤缺乏清晰的腺体分化、产生黏蛋白的细胞和鳞状分化，那么大多数病例将被归为低分化癌。在 IASLC/ATS/ERS 分类中，此时建议使用术语"非小细胞肺癌（NSCLC 或

NSCC）"。在这种情况下，建议增加免疫组织化学（immunohistochemical, IHC）评估或黏蛋白染色。肺腺癌最为公认的标志物是甲状腺转录因子 1（thyroid transcription factor 1, TTF-1）和 napsin A [11, 12]。关于识别 SQCC 分化的标志物，有研究据报道 p40、p63 和细胞角蛋白 5/6 是最特异和最敏感的鳞状细胞标志物 [11, 13]。尽管 p63 最初被认为是 SQCC 的良好标志物，但最近的发现表明它的特异性低于 p40 [14, 15]。这些标志性抗原正继续被积极地研究，并有望进一步发展。因此将来可能会开发更多的标记物，从而更加敏感和特异地区分腺癌和 SQCC。在组织学诊断过程的此步骤中，对于有 1 种腺癌标志物和（或）黏蛋白阳性但鳞状细胞标志物阴性的病例，建议归为"倾向腺癌的 NSCLC"。相反，对于具有 1 种鳞状细胞标志物但腺癌标志物和（或）黏蛋白阴性的病例，建议归为"倾向鳞状细胞癌的 NSCLC"。

4. "非特指型非小细胞肺癌（non-small cell lung carcinoma, not otherwise specified, NSCLC-NOS）"仅推荐用于缺乏腺癌和鳞状细胞形态、既不表达腺癌标志物也不表达鳞状细胞标志物的肿瘤。

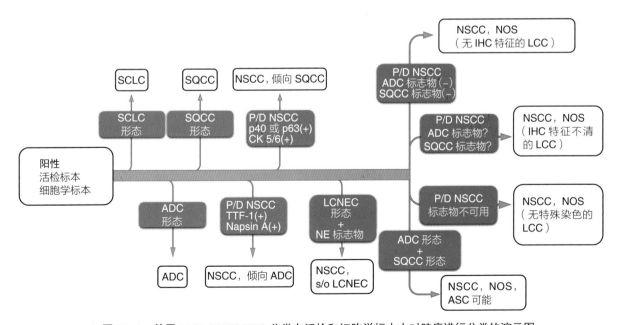

▲ 图 92–1　基于 IASLC/ATS/ERS 分类在活检和细胞学标本中对肺癌进行分类的演示图

SCLC. 小细胞肺癌；SQCC. 鳞状细胞癌；NE. 神经内分泌；P/D. 低分化；NSCC. 非小细胞肺癌；LCNEC. 大细胞神经内分泌癌；ASC. 腺鳞癌；NOS. 非特指型；LCC. 大细胞肺癌；IHC. 免疫组织化学；ADC. 腺癌

5. 在 NSCLC-NOS 类别的肿瘤中，可以鉴定出一些神经内分泌（neuroendocrine，NE）形态的病例。对于这些病例，建议对 NE 标志物（如嗜铬粒蛋白 A、突触素和 CD56）进行 IHC 染色以检测 NE 分化。当这些标志物呈阳性时，即使在小活检标本中也可以诊断"带有 NE 标志物的 NSCLC"和（或）"大细胞神经内分泌癌（large cell neuroendocrine carcinoma，LCNEC）"。

6. 在极少数情况下，某些病例会同时出现腺癌和 SQCC 形态。在这种情况下，建议使用"具有鳞状细胞和腺癌形态的 NSCLC"。这些病例中包括腺鳞癌（adenosquamous carcinomas，ASC）。但是，精确诊断 ASC 应对已切除肿瘤的完整切片进行评估，因为根据定义，在 ASC 中每种成分的含量必须超过 10%。

这种针对活检或细胞学样本的多步骤策略的主要目的是便于分子检测，例如针对 EGFR、HER2、ALK、ROS1 和 RET 的分子检测，因为目前存在与这些基因变异相对应的靶向药物。由于含有 EGFR 突变的肿瘤对吉非替尼和厄洛替尼等靶向药物敏感，并且主要存在于腺癌病例中，因此 IASLC/ATS/ERS 分类指出，建议对以下肿瘤类别进行 EGFR 基因突变检测：腺癌、倾向腺癌的 NSCLC、NSCLC-NOS 和 ASC。此外，如果在肿瘤中未发现 EGFR 基因突变，则建议随后进行 ALK 基因重排检测，因为含有 ALK 基因重排的肿瘤也对特定药物（如克唑替尼和艾乐替尼）敏感。尽管目前含有 KRAS 基因突变的患者尚无可选的靶向治疗方法，但也建议进行 KRAS 突变检测，因为其在北美和欧洲国家的患者中最常见，并且可以预测患者的结局。

细胞学标本与活检标本相比，具有多个方面的优势：更容易获得，可以进行快速的现场评估；减轻患者负担；更具成本效益。传统上，细胞学检查的最重要目标是筛查恶性肿瘤。细胞学标本可以提供与小活检标本同样精确的诊断。当前，细胞学标本的需求不断增长，因为它还可以同时提供细胞块切片以进行 IHC 染色和分子检

测。此外，细胞学标本是某些晚期病例唯一可获得的标本。在这种情况下，细胞学标本是唯一可用于诊断和分子检测的材料。

多种方法可用于获得细胞学标本，如支气管灌洗、支气管刷片和经支气管针吸活检，并且每种方法获得的细胞学标本显示出相似的特定形态。如果在细胞学标本中检测到恶性肿瘤细胞，则建议按照与活检标本相同的评定方法将其分为 4 种形态：腺癌、SQCC、SCLC 和未分化癌。对于细胞学标本，未分化癌表示肿瘤既不存在明显的腺癌也不存在 SQCC 形态。以下各节将讨论腺癌、SQCC 和 SCLC 的特定细胞学特征。

肺癌分类算法是 IASLC/ATS/ERS 文件的主要组成部分，这一点也反映在随后的 2015 年 WHO 分类中 [10, 16]。由于在除腺癌之外的其他肺癌中也发现越来越多的治疗靶点，因此对各类肺癌进行精准诊断变得同样重要。

## 三、腺癌

### （一）定义和分类

腺癌占所有肺癌的 30%～50%，并且在世界许多地区，相较 SQCC、LCC 和 SCLC，腺癌的发病率正在增加 [17]。根据定义，腺癌是具有腺体分化和（或）黏蛋白产生的恶性上皮肿瘤。根据 IASLC/ERS/ATS 的提议，上一节提到的肺腺癌的定义中包含 TTF-1 或 napsin A 等肺泡细胞标志物的表达。

上一个 WHO 肺肿瘤分类发布于 2004 年，是 1999 年 WHO 分类的升级版本 [18, 19]。该分类归纳了腺癌的 5 种常见亚型（腺泡型、乳头型、支气管肺泡型、伴黏蛋白产生的实体型及混合型）和几种罕见变异型（胎儿型、胶样型、黏液性囊腺癌、印戒细胞癌和透明细胞癌）[19]。尽管该分类系统一直使用到最近，但其中许多问题仍存在争论。

首先是关于细支气管肺泡癌（bronchioloalveolar carcinoma，BAC）亚型的问题。"BAC"一词自早期版本的 WHO 分类以来一直被使用，其定义为柱状肿瘤细胞沿原有肺泡壁生长的腺癌 [20]。

1995 年，Noguchi 及其同事[21] 开展了一项里程碑式的研究，报道了仅以替代肺泡模式生长（最近被称为"贴壁样生长模式"）的小腺癌的无疾病生存率达到 100%。自该研究发表以来，越来越多的报道支持 Noguchi 的概念[22-24]。根据这些报告，1999 年和 2004 年 WHO 分类标准认为 BAC 是一种非侵袭性腺癌。但是，即使在 1999 年和 2004 年 WHO 分类标准发布之后，来自世界各地的研究人员仍在陆续报告"侵袭性 BAC"的病例[25, 26]。这让病理学家、放射线学家和肿瘤学家感到困惑。

其次，由于肺腺癌经常表现出混合的组织学特征（即贴壁型、乳头型、腺泡型或实体型生长模式的任何组合），因此 1999 年 WHO 分类引入"腺癌，混合亚型"一词来定义含有 1 种以上组织学类型的病变[18]。但是，超过 80% 的肺腺癌属于这一类别[27-29]，这也是 1999 年和 2004 年 WHO 肺腺癌分类的主要缺点。

再次，在 2004 年 WHO 分类中，透明细胞癌（clear cell carcinoma，CCC）和印戒细胞癌被认为是肺腺癌的变异型，但尚无证据支持这一决定的临床意义。

最后，在 2004 年 WHO 分类发布以后，研究者已经提出了其他几种生长方式，包括微乳头腺癌[30-41] 和肠腺癌[42, 43]。

以上这些问题导致 IASLC/ATS/ERS 建议对 WHO 分类进行修改（表 92-1）。具体的修改细节将在显微特征部分中提到。

**（二）宏观特征**

大多数肺腺癌发生于周围肺组织，然而也有多达 13% 的病例可能为中央型[44]。大多数周围型腺癌的大体特征表现为胸膜皱缩、质地结实，切面呈灰褐色（图 92-2）。研究者观察到许多肿瘤与肺瘢痕一起出现，据此推测这些所谓的"瘢痕癌"产生于瘢痕组织或生长在瘢痕组织中。但是，Barsky 及其同事[45]、Madri 和 Carter[46] 的研究表明，瘢痕继发于癌的促结缔组织增生特性。现在认为

| 表 92-1　腺癌的亚型 |
| --- |
| **浸润前病变** |
| • 非典型腺瘤样增生 |
| • 原位腺癌（≤ 3cm） |
| 　– 非黏液性 |
| 　– 黏液性 |
| 　– 黏液 / 非黏液混合性 |
| **微浸润性腺癌**（≤ 3cm 的贴壁为主型腺癌，浸润 ≤ 0.5cm） |
| • 非黏液性 |
| • 黏液性 |
| • 黏液 / 非黏液混合性 |
| **浸润性腺癌** |
| • 贴壁为主型（贴壁为主型肿瘤，浸润 > 0.5cm） |
| • 腺泡为主型 |
| • 乳头状为主型 |
| • 微乳头状为主型 |
| • 实体为主型，含黏蛋白 |
| **浸润性腺癌的变异型** |
| • 浸润性黏液型腺癌（以前称为黏液性细支气管肺泡癌） |
| • 胶样腺癌 |
| • 胎儿型（低级别和高级别）腺癌 |
| • 肠型腺癌 |

这些肿瘤并不代表由瘢痕引起的腺癌。在腺癌中，中心性坏死或出血并不少见，但很少产生空洞。腺癌病变的周围可能是半坚固的，保留了空气间隙。这种表现对应于可能存在的贴壁状或乳头状成分。组织学上的腺泡或实体生长模式通常不能通过宏观病理检查来区分，但是大多数情况下他们表现为坚实而没有空气间隙的肿瘤。与周围型腺癌不同，中央型腺癌通常为息肉状，生长于支气管内[47-50]。富含黏蛋白的肿瘤的特征是在切面上为凝胶状，有时表现为多发的边界不清的肿瘤，通常与肺转移性结直肠癌的大体特征相似。有时，周围型腺癌会播散至胸膜上，从而类似间皮瘤（所谓的"假间皮瘤样癌"）。毛细淋巴管中有广泛癌性淋巴浸润和肿瘤细胞栓塞的病例被称为"癌性淋巴管炎"，主要见于尸检中。

**（三）显微特征**

肺腺癌通常由立方 / 柱状上皮细胞组成，细

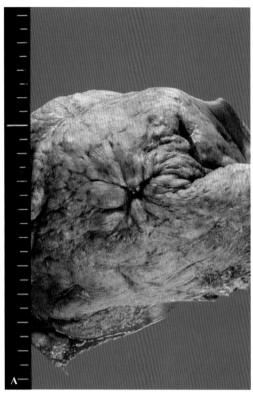
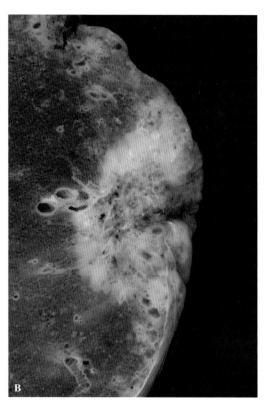

▲ 图 92-2　浸润性腺癌
覆盖于周围型腺癌上的脏胸膜通常会形成褶皱。A. 胸膜表面；B. 切面

胞具有均匀的圆形细胞核和大量粉红色或空泡状细胞质。肺腺癌细胞按照以下生长方式排列：贴壁状、腺泡状或腺状、乳头状、微乳头状和实体状。在 IASLC/ATS/ERS 建议中 [10]，根据生长模式和浸润区域将肺腺癌分为 4 个组织学类别：包括非典型腺瘤样增生（atypical adenomatous hyperplasia，AAH）和原位腺癌（adenocarcinoma in situ，AIS）的浸润前病变、微浸润腺癌（minimally invasive adenocarcinoma，MIA）、浸润性腺癌和变异型。作者还提出根据最主要的生长模式对浸润性腺癌进行亚分类。基于这一建议 [10]，WHO 在 2015 年发布了新的肺腺癌分类 [16]。多项独立研究也尝试对肺腺癌进行分类，并验证其临床意义 [27-29, 51-54]。

### （四）非黏液性贴壁生长肿瘤谱系（TRU 型腺癌）

AAH、非黏液性 AIS、非黏液性 MIA 和贴壁为主型浸润性腺癌（LPA）被认为反映了肺腺癌进展的一系列步骤，即从不典型增生逐步发展到原位癌、微浸润病变，再到具有转移能力的浸润性癌（图 92-3）。这些病变在形态上彼此相似，表现为贴于肺泡壁的拥挤的、均匀的立方 / 柱状上皮细胞，类似 Ⅱ 型肺泡细胞和（或）Clara 细胞，具有轻度至中度的细胞学异型性（图 92-4）。Yatabe 提出了终末呼吸单元（terminal respiratory unit，TRU）的概念来解释这组肺腺癌 [55]。它们不仅在形态上相似，而且 TTF-1 表达也呈阳性；TTF-1 是调节周围呼吸道大多数表面活性剂蛋白和 Clara 细胞抗原的转录因子。Kim 及其同事 [56] 报道这种 TRU 细胞来源于共同的干细胞，支持其在生物学上具有统一性的概念。另外，该组肿瘤的临床病理特征为明显好发于女性、非吸烟者和携带 EGFR 突变者 [27, 57, 58]。因此，这组肿瘤被认为反映了一个独特而重要的肺癌谱系，并且与治疗潜在相关。

非黏液性 AIS、非黏液性 MIA 和 LPA 之间

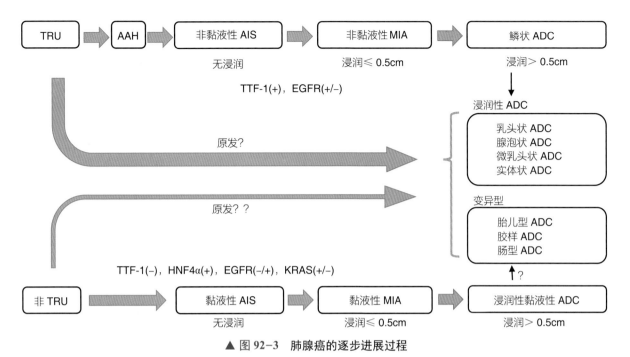

**▲ 图 92-3 肺腺癌的逐步进展过程**

AAH. 非典型腺瘤样增生；AIS. 原位腺癌；MIA. 微浸润腺癌；ADC. 腺癌；TRU. 终末呼吸单位

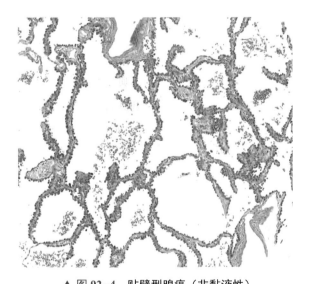

**▲ 图 92-4 贴壁型腺癌（非黏液性）**

肺泡壁衬有均匀的、立方形的肿瘤细胞；细胞具有轻度至中度的异型性

的差异在于不同的浸润范围（表 92-2）。根据定义，AIS 没有浸润区域，直径不超过 3cm；MIA 的浸润区域较小（≤ 5mm）；LPA 被定义为浸润性肿瘤，主要为贴壁生长模式，浸润区域超过 5mm。划分这 3 种肿瘤的基本原理是它们预后的差异。从 Noguchi 及其同事的文章开始，多项研

究表明病变符合 AIS 标准并完全切除的肺腺癌患者的 5 年无疾病生存率为 100%[24, 52, 59-65]。一些研究人员还报告了在形态上类似 AIS，但在其他方面与 AIS 标准不一致的病变。在 Noguchi 等 1995 年的报道中[21]，一些伴有局灶血管或胸膜浸润的小腺癌也能达到 100% 的无疾病生存率。Suzuki 及其同事[22] 在一项针对 100 个 ≤ 3cm 的肺腺癌的研究中报道：中心纤维化 ≤ 5mm 的肺腺癌患者 5 年生存率达到 100%；中心纤维化 6～15mm 的患者 5 年生存率为 72%；对于中心纤维化在 15mm 以上的患者，5 年生存率为 57%。他们还研究了 380 例直径 ≤ 2cm 的周围型腺癌，发现 91 例中心纤维化 ≤ 5mm 的患者中仅 3.3% 复发，重要的是这些患者 100% 存活达到 7 年[24]。这些研究结果对"浸润"的判断提出了挑战。以上研究者认为血管浸润、胸膜浸润或纤维化活跃都是浸润的证据。但是，一些病理学家认为肿瘤细胞在保留肺泡结构下增殖（例如漂浮或填充于肺泡内的肿瘤细胞呈实体 / 网状 / 乳头状生长）可以代表非侵袭性。在 Maeshima 及其同事进行的一项大宗病例研究中[64]，研究者简单地测量了非贴壁

表 92-2　贴壁生长模式腺癌的鉴别诊断

| | 肿瘤大小 | 浸润范围大小 | ly、v、pl | 黏蛋白产生 |
|---|---|---|---|---|
| AAH | ≤ 0.5cm | 无 | 无 | 非黏液性 |
| AIS | ≤ 3cm | 无 | 无 | 非黏液性 / 黏液性 / 混合性 |
| MIA | ≤ 3cm | ≤ 0.5cm | 无 | 非黏液性 / 黏液性 / 混合性 |
| LPA | 任意大小 | > 0.5cm | 任一 | 非黏液性 |
| IMA | 任意大小 | > 0.5cm | 任一 | 黏液性 |

ly. 淋巴侵犯；v. 血管浸润；pl. 胸膜浸润；AAH. 非典型腺瘤样增生；AIS. 原位腺癌；MIA. 微浸润腺癌；LPA. 贴壁型腺癌；IMA. 浸润性黏液腺癌

生长区域作为浸润区域，并报道了非贴壁成分≤ 5mm 的腺癌没有表现出复发。美国的其他一些研究也证明浸润≤ 5mm 的肺腺癌患者具有较高生存率[52, 66]。相反，也有一些研究者报道了微浸润病变患者复发和死亡的病例[54, 67]。考虑到这些不同的发现，"浸润"被定义为除贴壁生长模式和（或）肌纤维母细胞间质以外的与浸润性肿瘤细胞相关的组织学亚型，并且在 IASLC/ATS/ERS 分类中提出了 MIA 这一新类别[10]。在 IASLC/ATS/ERS 分类中，LPA 被额外引入到浸润性腺癌中，因为贴壁生长为主且浸润范围超过 5mm 的肺腺癌的复发率明显高于 AIS 或 MIA[28, 29, 52]。

尽管"细支气管肺泡模式"[68] 和"BAC 模式"[27] 已用于肿瘤的非浸润性区域，但在 IASLC/ATS/ERS 分类中建议使用"贴壁模式"一词来代替。使用"贴壁模式"一词有利于避免与"原位腺癌"相混淆，后者在整个病理过程中均表现为非浸润性生长。

AAH 是支气管肺泡细胞的一种增殖形式，类似于非黏液性 AIS。AAH 最初被认为是一种反应性病变。然而，一些研究指出 AAH 具有与肺腺癌相关的分子表现，具体包括 KRAS 突变[69, 70]、KRAS 多态性[71]、EGFR 突变[72, 73]、p53 表达[74]/杂合缺失[75]/甲基化[76]/端粒酶过表达[77]、真核起始因子 4E（eukaryotic initiation factor 4E, eIF4E）表达[78]、WNT 通路表观遗传改变[79] 和脆性组氨酸三联体（fragile histidine triad，FHIT）表达[80]。因此，近年来 AAH 被认为是腺癌的癌前病变，通常在因腺癌切除的肺组织中由病理检查偶然发现[81, 82]。Rao 和 Fraire[83] 在研究中注意到这些 AAH 区域以不确定的周围结节形式存在于多达 20% 的肺癌切除标本中，并且通常为多发。此外，研究表明 AAH 可在 5%～23% 肺腺癌相邻肺实质中被偶然发现[81, 82, 84-87]。从组织学上讲，AAH 存在可变的、通常为轻度的核多形性，没有中心纤维化。Kitamura 及其同事[74] 将 AAH 分为低级别、高级别和类癌，但 IASLC/ATS/ERS 分类不建议使用此分级系统[10]。临床上最重要的是区分 AAH 与 AIS。AAH 较小（通常 < 0.5cm），并且比 AIS 表现出更少的异常细胞量。因此，AAH 不能通过小活检和细胞学标本进行诊断。

### （五）黏液性贴壁生长肿瘤谱系（非 TRU 型腺癌）

Clayton 最初将 BAC 分为两种细胞类型：非黏液性和黏液性[88]。直到今天，这一概念仍被 IASLC/ATS/ERS 分类继续采纳。肺黏液性贴壁生长肿瘤的分类包括黏液性 AIS、黏液性 MIA 和浸润性黏液性腺癌（IMA）。基于 IHC 和基因特征，这些肿瘤被认为不同于 TRU 型腺癌[65, 89-91]。这些肿瘤的共同特征是呈贴壁样生长，由柱状到高柱状细胞组成，细胞含基底细胞核和丰富的胞质黏蛋白（图 92-5）。

IMA 最近被认为是一种独特的浸润性癌，以前被称为"黏液性 BAC"。IMA 主要表现为贴壁样生长，但也可以表现为贴壁、腺泡、乳头、微乳头和实体生长模式组成的非均匀混合物，这一点与非黏液性肿瘤相同[92]。IMA 的肺泡腔内通常含有黏蛋白。IMA 极倾向于多中心发生、多肺叶发生和双侧肺受累，这反映出其可能通过空气进行播散。当出现间质浸润时，肿瘤细胞的胞质黏蛋白减少，异型性增加[92]。某些情况下可以看到黏液和非黏液成分的混合型肿瘤，建议将这种情况描述为"浸润性黏液性 / 非黏液性混合腺癌"。2013 年，Sugano 及其同事报道了肝细胞核因子 4α（hepatocyte nuclear factor 4 alpha，HNF4α）可以作为 IMA 的标志物。由于影像学、形态学和遗传学的差异，IMA 不同于其他腺癌[91]。最近在 IMA 中鉴定出的 NRG1 融合被认为可能是其特异性基因改变[93, 94]。IMA 与 TRU 谱系中的 LPA 相对应。

黏液性 MIA 与 IMA 在以下诊断标准方面存在区别，即肿瘤大小（≤ 3cm），浸润范围（≤ 0.5cm），孤立性结节或无淋巴、血管和胸膜浸润。相较于黏液性 MIA 和 IMA，黏液性 AIS 被定义为由黏液性柱状细胞组成的非浸润性纯贴壁生长型肿瘤（表 92-2 和图 92-5）。黏液性 AIS 和 MIA 极为罕见[52, 65]。在 Kadota 及其同事[65] 的大型队列研究中，864 名患者中未发现黏液性

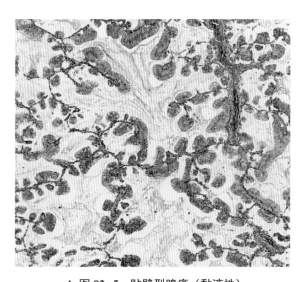

▲ 图 92-5　贴壁型腺癌（黏液性）
肿瘤细胞生长于含有细胞外黏蛋白的肺泡壁上，细胞质富含黏蛋白

AIS 病例，仅发现 1 例黏液性 MIA。因此，诊断黏液性 AIS 和 MIA 必须谨慎，因为大多数具有相同组织学表现的肿瘤都是 IMA。

"黏液性 AAH"的定义已不存在，现在认为它主要是反应性改变。但是，有报道发现先天性囊性腺瘤样畸形中存在黏液性癌前病变[95]。另外，在日常实践中常常遇到不能确定的黏液性 AAH，尽管这些病灶可能不是黏液性肿瘤。

**（六）浸润性腺癌**

超过 80% 的切除腺癌为浸润性腺癌，并且表现出具有 2 种或 2 种以上混合组织学生长模式的特征。因此，尽管"腺癌，混合亚型"一词出现在 1999 年和 2004 年 WHO 分类中，但它并没有提供关于肿瘤形态学特别有用的信息。IASLC/ATS/ERS 分类的作者提出根据主要特征将浸润性腺癌分为贴壁型、腺泡型、乳头型、微乳头型或实体型腺癌[10]。为了对亚型进行分类，Motoiand 及其同事[27] 首次尝试按 5%～10% 的增量进行综合性组织亚型分析。2011 年 Yoshizawa 及其同事[52] 基于一项大型队列的验证研究证实不同组织学亚型肺腺癌患者的预后存在显著差异。在该研究之后，全球多个研究为具有混合生长模式的腺癌提供了更好的治疗和（或）预后分层方法（图 92-6）；这些研究包括 Russelld 等（澳大利亚）、Warth 等（德国）、Yeh 等（中国台湾省）、Yoshizawa 等（日本）、Gu 等（中国）、Mansuet-Lupo 等（法国）的研究[28, 29, 53, 96-98]。此外，这种分类方法还提供了组织学亚型与分子和临床特征之间新的相关性[27, 28, 99-101]。因此，"腺癌，混合亚型"一词在最近的 WHO 分类中已停用。

正如在非黏液性贴壁生长谱系肿瘤的段落中所述，贴壁为主型腺癌（2015 年 WHO 分类中的贴壁型腺癌）表现为以下特征：主要呈贴壁生长，由 Ⅱ 型肺泡细胞或 Clara 细胞组成，并具有至少一个最大径＞ 5mm 的浸润灶。在浸润性腺癌的 5 种主要亚型中，贴壁为主型腺癌的恶性程度低于腺泡型和乳头型腺癌，而后两者的恶性程度则

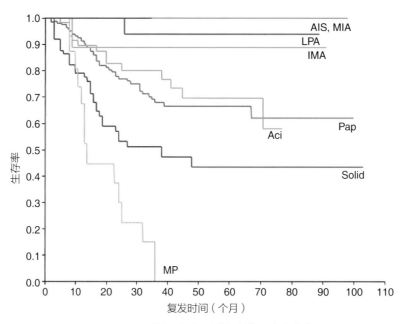

▲ 图 92-6　不同腺癌亚型患者的无病生存期

预后良好的亚型包括原位腺癌（AIS）、微浸润腺癌（MIA）、贴壁型腺癌（LPA），其次是腺泡型腺癌（Aci）和乳头型腺癌（Pap）；实体型腺癌（Solid）和微乳头型腺癌（MP）亚型被认为预后较差

经许可改编自 Yoshizawa A, Sumiyoshi S, Sonobe M, et al. Validation of the IASLC/ATS/ERS lung adenocarcinoma classification for prognosis and association with EGFR and KRAS gene mutations: Analysis of 440 Japanese patients. *J Thorac Oncol* 2013;8:52–61. © 版权所有 2013 International Association for the Study of Lung Cancer 版权所有

低于微乳头型和实体型腺癌[29, 52]。

　　腺泡为主型腺癌（2015 年 WHO 分类中的腺泡型腺癌）以腺泡和小管状腺体结构增生为主要特征（图 92-7）。肿瘤细胞通常为立方形或柱状，有或无黏蛋白。腺体结构常见于肿瘤中央萎陷区，周边呈贴壁样生长。在 IASLC/ATS/ERS 分类中，即使在没有肌纤维母细胞间质反应的情况下，也推荐将腺泡结构作为浸润的表现。筛状排列被认为也是腺泡型腺癌的一种生长模式[102, 103]。然而，最近的报道表明筛状生长型腺癌似乎比腺泡生长型腺癌的预后更差[104-106]。

　　乳头状为主型腺癌（2015 年 WHO 分类中的乳头状腺癌）的主要特征是由纤维血管轴心支撑的乳头状结构，具有复杂的二级和三级分支及簇状结构（图 92-8）。肿瘤细胞呈立方形或柱状，胞质透明或呈嗜酸性，黏液性分化罕见。Silver 和 Askin 将乳头状腺癌定义为一种至少含有 75% 乳头状结构的肿瘤，并得出结论：乳头状腺癌是一种独特的临床病理学实体，其发病率和死亡率

远低于 BAC[107]。另外，一些研究人员认为乳头状为主的腺癌应被视为中度恶性程度的肿瘤，其预后要比 AIS、MIA、LPA 差，但较微乳头和实体为主的腺癌更好[28, 29, 52]。

　　微乳头状为主型腺癌（2015 年 WHO 分类中

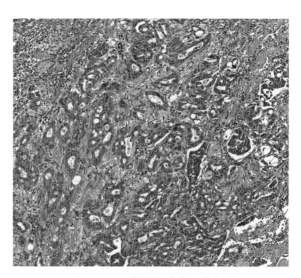

▲ 图 92-7　浸润性腺癌（腺泡型）
融合、成角或筛状的腺体由立方形肿瘤细胞组成

的微乳头状腺癌）由 Amin 及其同事[30]首次报道，是 2015 年 WHO 分类中的新类别。Amin 和同事研究了 35 例含有微乳头成分的腺癌，并描述了这些病例的病理学特征。他们的报道将微乳头状结构定义为小的乳头状簇，这些簇自由地分布在肺泡内或包裹在结缔组织薄壁内，表现出回缩的结缔组织空间（图 92-9）。此后，多个发表的研究报道支持了他们的研究结果[31-41, 108]。因此在 IASLC/ATS/ERS 分类中，微乳头状为主型腺癌已被提议作为浸润性腺癌的一种亚型。在电子显微镜下，微乳头状为主型腺癌未见基底膜或血管结构。尽管在细胞表面观察到微绒毛，但它们的分布是随机的。细胞的顶面和基底面未见明显轮廓，可见微乳头簇内的细胞间连接（图92-10）。由于 Amin 及其同事[30]报道微乳头成分是一种可能的预后因素，因此许多研究人员将含有微乳头成分的腺癌描述为预后明显较差的肿瘤类型[31, 33-37, 39, 40]。此外，一些报道还描述了腺癌中微乳头成分和 *EGFR* 基因突变之间的相关性[27, 28, 38, 40, 108]。有趣的是，Sumiyoshi 及其同事的研究表明，含有微乳头成分的肺腺癌复发后可以用 EGFR-TKI 加以控制，因为大多数病例含有 *EGFR* 突变，因此对 EGFR-TKI 有效[41]。

实体为主型腺癌（2015 年 WHO 分类中的实体型腺癌）是分化较差的腺癌，在细胞学上表现为成片的多边形细胞，无细胞间桥。肿瘤细胞

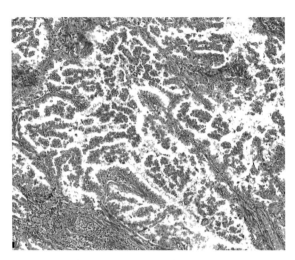

▲ 图 92-9　浸润性腺癌（微乳头状）
肿瘤细胞群呈小簇状，无纤维血管核心

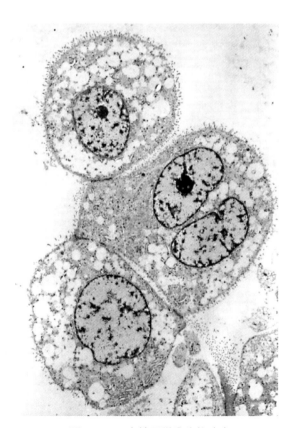

▲ 图 92-10　电镜示微乳头状腺癌
短微绒毛覆盖于整个细胞表面，因此细胞的顶面和基底面未被清楚地描绘出来

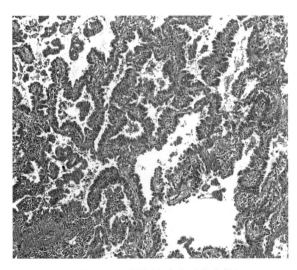

▲ 图 92-8　浸润性腺癌（乳头状）
肿瘤结构由纤维血管轴心支撑，具有复杂的二、三级分支和簇状结构

含有大的泡状核，核仁明显，胞质丰富，黏蛋白染色可见黏液滴。实体为主型腺癌必须与低分化 SQCC 和未分化癌（LCC）区别开来，因为当肿瘤被诊断为腺癌时应进行 EGFR 分子检测。

### （七）变异型

除以上 5 个主要类别外，2015 年 WHO 分类方案还包括 4 种变异型浸润性腺癌：IMA、胶样腺癌、胎儿型腺癌和肠型腺癌[16]。新方案还将透明细胞癌和印戒细胞癌作为腺癌亚型剔除，因为两者均无临床意义[16]。然而，最近的分子研究表明，印戒细胞特征与特定分子特征相关，例如 ALK 融合、ROS1 融合和 RET 融合[109-114]。因此，印戒细胞特征仍需描述。

历史上，肺部"黏液性"肿瘤包括多种肿瘤，包括黏液囊肿、黏液性 BAC、黏液癌、黏液性囊腺瘤、黏液性多房囊性癌、黏液性囊腺癌、假性黏液瘤性肺腺癌、潜在低度恶性黏液性囊性肿瘤、交界恶性囊性肿瘤、肠型腺癌和胶样癌[19, 115-120]。在 2015 年 WHO 分类中，胶样腺癌、IMA（如上所述）和肠型腺癌仍然是浸润性腺癌的变异型。尽管黏液性囊腺癌被列入 2004 年 WHO 分类中，但 2015 年 WHO 分类已将其归入胶样腺癌的范畴。黏液性囊腺癌特别少见，可能代表了胶样腺癌的一部分。

#### 1. 胶样腺癌

一项研究显示，胶样腺癌通常是孤立的周围型结节，大小为 1.0~5.5cm[121]。病灶切面呈软的棕褐色黏液状，边界清楚，无包膜（图 92-11）。组织学上，胶样腺癌具有含丰富细胞外黏蛋白的黏蛋白池，从而扩大了肺泡空间并破坏肺泡壁。黏蛋白池含有分泌黏蛋白的肿瘤细胞簇，其可能由杯状细胞或其他分泌黏蛋白的细胞组成，并可能形成沿纤维间隔分布的单层膜。胶样腺癌很少单独出现，通常与其他组织学亚型共同存在而形成混合型肿瘤[42, 43, 122]。在免疫组织化学上，胶样腺癌表达 CDX2、MUC2 和细胞角蛋白 20，而细胞角蛋白 7 和 TTF-1 染色仅呈局灶性弱阳性[43, 89, 123]。该肿瘤的预后仍不清楚。胶样腺癌通常很难与来源于胃肠道、胰腺、乳腺或女性生殖道的转移癌相鉴别。在这种情况下，需要结合临床进行分析，某些 IHC 抗原可能有助于将其与转移癌进行区分。

#### 2. 胎儿型腺癌

胎儿型腺癌由管状腺体结构构成，细胞富含糖原、无纤毛，类似胎儿肺小管[19]。1982 年，Kradin 及其同事发表了第 1 篇关于胎儿型腺癌的报告，将其描述为类似于胎肺的肺内胚层肿瘤，组织学上与妊娠早期的胚胎肺上皮小管相似[124]。尽管最初认为这些肿瘤起源于肺母细胞瘤，但目前认为它们是腺癌家族的成员[125, 126]。根据 Nakatani 的综述[127]，这类肿瘤构成了一组异质腺癌，包括从分化良好的胎儿型腺癌到分化更差、侵袭性更强的肿瘤[125, 128]。

目前，低级别胎儿型腺癌（low-grade fetal adenocarcinoma，L-FLAC）和高级别胎儿型腺癌（high-grade fetal adenocarcinoma，H-FLAC）在 2015 年 WHO 分类和 IASLC/ATS/ERS 分类中均已得到确认[10, 16]。L-FLAC 和 H-FLAC 的区别在于细胞多形性的程度[127]。这些肿瘤的发病年龄范围很广，但高级别肿瘤倾向于发生在老年，而低级别肿瘤则更多地出现在中年[127]。大体外观上，这 2 种肿瘤通常都边界清楚，呈小叶状。L-FLAC 较 H-FLAC 更小（大小范围：L-FLAC 为 1~10cm，

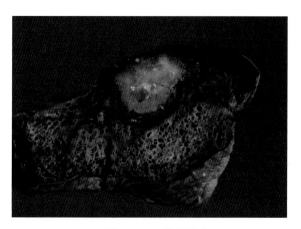

▲ 图 92-11　胶样腺癌
肿瘤切面呈胶冻状，界限清楚

H-FLAC 为 3～14cm）。H-FLAC 的切面由于坏死而更加不均匀，但根据肉眼观察不能将它们与其他浸润性腺癌分开。在组织学上，肿瘤腺体通常为假复层柱状上皮，细胞核呈均匀椭圆形，细胞质透明，局灶性富含糖原（图 92-12）。在 L-FLAC 中通常可见典型的桑葚样结构，而在 H-FLAC 中不常见。桑葚样结构由腺上皮下的实性细胞巢组成，缺少良性间质，其细胞核通常表现出清晰的形态，这是由于生物素的积累所致。生物素存在于妊娠子宫内膜细胞和女性生殖道子宫内膜样腺癌的细胞核中。因此，"肺子宫内膜样腺癌"也用于指代该肿瘤。

与女性生殖道转移性子宫内膜样腺癌不同，肺胎儿型腺癌细胞角蛋白 7 和 TTF-1 通常呈阳性。免疫组织化学上，L-FLAC 上皮细胞核和细胞质中 β- 连环蛋白表达异常。Nakatani 等[129, 130] 和 Sekine 等[131] 提出，L-FLAC 中 WNT 信号通路上调是由 β- 连环蛋白基因突变驱动的。但似乎与 L-FLAC 不同的是，这种上调机制在 H-FLAC 中并不存在。胎儿型肺腺癌的簇细胞还表达 CDX2[132, 133]。连同 GATA-6 和 TTF-1 反应阳性，CDX2 的表达表明该结构只是发育中的内胚层分支腺的不成熟部分[133]。所有 L-FLAC 和大约 1/3 的 H-FLAC 在腺

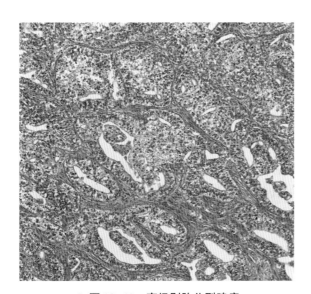

▲ 图 92-12　高级别胎儿型腺癌
假复层柱状上皮细胞的细胞核均匀椭圆形，细胞质透明，富含糖原

体和桑葚样结构的细胞中表达 NE 标志物，如嗜铬粒蛋白 A、突触素和 CD56[127]。

与 L-FLAC 相比，H-FLAC 的特点是腺体结构紊乱，含有丰富的促结缔组织增生性间质，肿瘤坏死明显，无桑葚样结构[127]。大多数 H-FLAC 表现为与其他组织学亚型肺腺癌形成的混合性肿瘤。最近，Morita 及其同事[133] 提出 H-FLAC 是一种具有胎肺样形态的高级别肺腺癌，而并非特定的肿瘤实体。之所以提出这一观点，是因为 H-FLAC 具有混杂的非胎儿型腺癌形态和混杂的基因突变，例如 EGFR 和 KRAS 突变。新的 WHO 分类标准指出，H-FLAC 通常至少具有 50% 的胎儿样腺癌形态，当胎儿样腺癌形态成分占肿瘤的比例不到 50% 时，应将其视为具有胎儿样腺癌特征的浸润性腺癌[16]。

L-FLAC 患者的预后显著好于 H-FLAC 患者[46, 125, 127, 133]。Morita 及其同事[133] 报道 H-FLAC 患者的 5 年无疾病生存率为 48.6%，5 年总生存率为 53.6%。

3. 肠型腺癌
原发性肺腺癌中局灶性肠型分化并不少见，但肠型分化成分超过 50% 的肿瘤极为罕见，根据计算约占所有病例的 0.1%。1991 年，Tsao 和 Fraser 报道了第 1 例具有小肠上皮细胞分化特征的肿瘤病例[122]，其影像学特征与其他浸润性腺癌相似。Li 等[134] 和 Maeda 等[135] 最近的研究指出，这些肿瘤在 FDG-PET 扫描中显示出较高的 FDG 亲和力。大体外观上，肿瘤的剖面为界限清楚的白灰色肿块，中位大小为 3.4cm（范围：1.5～7.0cm）[42, 43, 134]。此外，肿瘤还具有典型的黄色点状坏死，类似于结直肠癌肺转移。组织学上，肿瘤由复杂的腺体、伴间质纤维增生的筛状和实体生长区域及坏死组织组成，与结直肠腺癌具有某些相同的形态学特征[42]。肿瘤具有异质性，某些成分的生长方式类似于原发性肺腺癌。免疫组织化学方面，数篇报道指出大多数肠型腺癌的细胞角蛋白 7 染色呈阳性，大约 50% 的病例 TTF-1 和 CDX2 染色呈阳性，这有助于将其与转移

性结直肠腺癌相鉴别[42, 43, 89, 134-136]。然而，最近的一例病例显示肠型腺癌的细胞角蛋白 7 染色呈阴性[136]。尽管肠型腺癌的 IHC 特征尚不完全清楚，但 IASLC/ATS/ERS 分类方案要求至少存在 1 种肠型分化标志物[10]。目前尚不确定肠型腺癌是否存在任何独特的临床或分子特征，其预后也仍不清楚。

### （八）肺腺癌的细胞学特征

肺腺癌的细胞学标本可以表现为以下几种结构模式：扁平的薄片、2～3 个细胞分层的簇状结构、假乳头状聚集体、含管腔的高度分层的簇状结构及蜂窝状结构[137, 138]（图 92-13）。细胞形成的三维小球提示微乳头结构。很少有病例显示出真正的乳头状突起伴中央纤维血管核。单个肿瘤细胞的特征取决于肿瘤细胞谱系。TRU 谱系肿瘤细胞通常具有花边状的细胞质和偏心性细胞核。与 TRU 谱系肿瘤细胞相比，黏液性肿瘤细胞在单个细胞层面显示出更多的细胞外黏蛋白和大量的富含黏蛋白的细胞质。细胞核的染色质表现为从细颗粒状、均匀分布到深染、粗糙和不规则分布。单个核仁通常发育良好。

## 四、IASLC/ATS/ERS 新分类对肺腺癌预后的意义

在 IASLC/ATS/ERS 提出的肺腺癌新分类中，根据肺腺癌的生长模式和浸润范围，将肺腺癌分为 4 个组织学类别：浸润前病变（包括 AAH 和 AIS）、MIA、5 种浸润性腺癌，以及上述的 4 种变异型。在 Memonàl Sloan-Kettering 癌症中心接受手术治疗的 514 例 Ⅰ 期患者中，1 例 AIS 患者和 13 例 MIA 患者的 5 年无疾病生存率为 100%[52]。贴壁为主型（n=29）、腺泡为主型（n=232）、乳头状为主型（n=143）、微乳头状为主型（n=12）和实体为主型（n=67）的 5 年无病生存率分别为 90%、83%、84%、71% 和 67%。日本学者对接受手术治疗的 440 名所有分期的肺腺癌患者进行了类似的研究，5 年无疾病生存率分别为：AIS（n=20）和 MIA（n=33）100%，贴壁为主型腺癌（n=36）93.8%，乳头状为主型腺癌（n=179）66.7%，腺泡为主型腺癌 69.7%（n=61），实体为主型腺癌（n=78）43.3%，微乳头状为主型腺癌（n=19）0%（图 92-6）。

## 五、鳞状细胞癌

### （一）定义和分类

在组织学上，SQCC 被定义为存在角化和（或）细胞间桥的恶性上皮肿瘤。SQCC 是 20 世纪 50 年代吸烟者中主要的肺癌组织学类型，曾被认为是中央支气管肿瘤。然而随着吸烟减少，发达国家的 SQCC 发病率已下降[139]。因此，SQCC 不再是最常见的肺癌类型，周围病变也并不少见[140, 141]。在 2015 年 WHO 分类中，SQCC 分为 3 种亚型：角化型 SQCC、非角化型 SQCC 和基底细胞样 SQCC[16]。各亚型的定义与 2005 年 WHO 分类中鼻咽癌各亚型相似[142]。

### （二）宏观特征

SQCC 的切面呈白色至灰色，通常表现为颗粒状或质脆。大型 SQCC 经常出现中心性空洞，主要包括角化、出血或坏死。中心性空洞可能发生在 10%～20% 的周围病变中[140]。中央型病变通常形成息肉样肿物，经支气管壁浸润到肺门、纵隔淋巴结及肺外器官，如纵隔、大血管和心包（图 92-14）。肿瘤阻塞支气管腔常伴有阻塞性

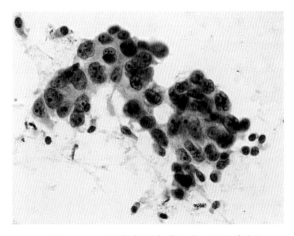

▲ 图 92-13　肺腺癌细胞学外观（巴氏染色）
图中可见成片肿瘤细胞，细胞核深染，核仁明显

肺炎、远端肺塌陷、肺实变和肺不张。周围型SQCC往往与中央型病变相似。由于周围型SQCC可引起胸膜皱缩并侵犯胸壁，因此有时与胸膜下的小腺癌难以区别。某些发生在肺尖的SQCC可引起Pancoast综合征，这与肿瘤侵犯软组织和骨骼有关。浸润前病变（鳞状上皮不典型增生和原位癌）的特征性表现为支气管黏膜正常纵向褶皱消失，受累的黏膜区域可能增厚并出现红斑。

### （三）显微特征

角化型SQCC呈现出不同程度的角化，含有多边形或棘形细胞、细胞分层和细胞间桥形成（图92-15）。角化可能为单个肿瘤细胞角化，或倾向形成角化珠，或两者兼有；肿瘤细胞核可能均匀、多形或巨大。这些表现在低分化肿瘤上极为局限，而在高分化的肿瘤中很容易识别。在少数情况下，鳞状细胞可呈梭形，使肿瘤在组织学上表现为肉瘤样。

非角化型SQCC主要由低分化细胞组成，细胞间桥、单个细胞角化或两者并存的情况极少，但仍有明显证据表明存在上述现象。这些病例通

常需要进行IHC研究以将其与低分化腺癌或LCC进行区分。非角化型SQCC通常呈p40、p63和细胞角蛋白5/6阳性，而TTF-1和napsin A呈阴性。没有以上IHC特征的肿瘤不被归于非角化型SQCC。关于组织学预后预测因素，Maeshima及其同事[143]报道微小癌巢是小SQCC的预后标志物。Takahashi及其同事[144]指出，纤维间质型肿瘤患者的预后显著差于薄间质型肿瘤患者。此外，他们发现在多因素分析中纤维间质是独立的预后因素。这2项研究均表明角化程度及肿瘤分化程度与预后无关。最近，Kadota等[145]在美国进行的一项大型队列研究中发现了相似的结果。对于非角化型SQCC，在临床实践中最重要的可能是需要将它们与低分化腺癌进行区分。

基底细胞样SQCC是一种侵袭性肿瘤，由癌巢和栅栏状巢周组织组成，并可见局灶性细胞间桥或单个细胞角化（图92-16）。Brambilla及其同事[146]对该类肿瘤的组织学特征描述如下：轻至中度多形性，立方形至梭形细胞，核深染，染色质颗粒密集，核仁不明显，细胞质少，有丝分裂指数高。在以前的WHO分类方案中，这种类型的癌被归类为低分化SQCC或LCC，这使得病理学家和临床医生感到迷惑[19]。因此，2015年WHO分类已将基底细胞样癌定义为SQCC的变异型，其需要满足肿瘤中基底细胞成分＞50%，即使在存在角化或非角化鳞状上皮细胞成分的情况下。在免疫组织化学上，基底细胞样SQCC广

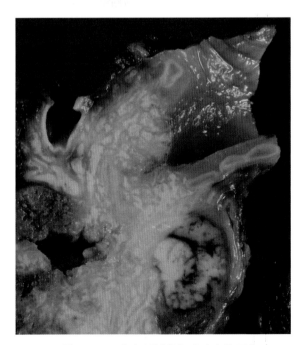

▲ 图92-14　中央型鳞状细胞癌大体图像
肿瘤表现为支气管内肿块并伴有肺门淋巴结浸润

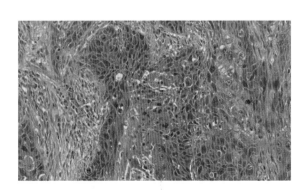

▲ 图92-15　角化型鳞状细胞癌
肿瘤细胞的特征是角化和细胞间桥的形成

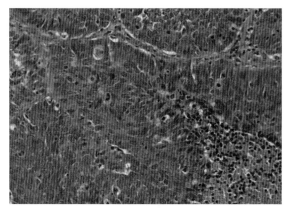

▲ 图 92-16　基底细胞样 SQCC
癌巢由立方形和梭形癌细胞构成，胞质稀少，外周呈栅栏状

泛高表达鳞状上皮细胞标志物，如 p40、p63、细胞角蛋白 5/6 和 CK14。Kim 及其同事[147] 报道指出，8.5% 的基底细胞样 SQCC 中存在 NE 标志物，如嗜铬粒蛋白 A 和突触素，但从不表达 TTF-1。在小活检标本中，很难将基底细胞样 SQCC 与低分化 SQCC、大细胞癌、小细胞肺癌、腺样囊性癌及睾丸核蛋白（NUT）中线癌区分开。Sturm 及其同事[148] 报道，高分子量角蛋白和 p63 染色可能有助于区分基底细胞样 SQCC 和 NE 肿瘤，因为这些抗体在 NE 肿瘤中染色为阴性。最近，Brambilla 及其同事[149] 提出，SOX4 和 IVL 的 IHC 染色分析可用于区分基底细胞样 SQCC 和非基底细胞样 SQCC。尽管基底细胞样 SQCC 很少见且相关数据有限，但这些肿瘤一直被认为具有高度侵袭性[149-151]。然而，其他一些研究人员的结论指出基底细胞样 SQCC 的预后并不比其他非小细胞肺癌差[145, 147, 152]。因此，基底细胞样 SQCC 的预后仍存在争议。

#### （四）作废的变异型

最新的 WHO 分类已决定不再将乳头状、小细胞和透明细胞变异型作为肺 SQCC 的亚型。Sherwin 等[153] 和 Dulmet-Brender 等[154] 描述了外生性支气管内鳞状细胞癌（一种罕见的 SQCC 类型），表现为乳头状瘤、息肉状或疣状生长。该亚型在以前的 WHO 分类被认为是 SQCC 的乳头

状变异型[19]。但是，由于这种类型的肿瘤非常罕见[145]，并且缺乏明确的预后意义，因此有充分的理由质疑它是否应被视为 WHO 分类中 SQCC 的主要亚型。

尽管小细胞亚型被纳入 1999 版和 2004 版 WHO 分类，但作为 SQCC 特定亚型的地位也值得怀疑。这种亚型的大多数肿瘤在形态上类似基底细胞癌，使得这 2 种亚型无法区分。此外，"小细胞"一词可能导致临床医生将这些病例的诊断与 SQCC 的诊断相混淆[155]。

1999 年和 2004 年 WHO 分类还将透明细胞 SQCC 作为 SQCC 的变异型[18, 19]。尽管多达 1/3 的肺 SQCC 具有局灶性透明细胞形态，但完全由透明细胞组成的肿瘤却极为罕见。相反，将透明细胞变异型与其他部位的转移性肿瘤区分开则更为重要。此外，透明细胞变异型可能没有预后意义。基于这些考虑因素，2015 年 WHO 分类不再包含早期分类系统中的这些变异型。

鳞状上皮不典型增生和原位癌是 SQCC 的前期病变。在显微镜下，原位癌表现为全层细胞异型性，核质比增加，细胞核深染，可能存在有丝分裂。这些变化未超出基底膜。

#### （五）鳞状细胞癌的细胞学特征

在巴氏染色中，角化的细胞质表现出亮黄色、橙色或红色（图 92-17）。SQCC 的细胞质通常具有不透明或致密、坚硬的外观，透光度比腺癌的细胞质更低。另外，细胞间桥也是 SQCC 的典型特征。SQCC 细胞通常具有圆形、卵圆形或细长的细胞核，细胞边缘有清晰的界限。细胞核通常位于细胞中央、深染，核仁不明显。

### 六、腺鳞癌

ASC 是一种罕见的肺部肿瘤，仅占 NSCLC 的 0.4%～4%[19]。ASC 被定义为由 SQCC 和腺癌（adenocarcinoma，ADC）混合组成的肿瘤。关于诊断 ASC 所需各个成分的比例存在一些争论。Takamori 及其同事报道了至少需要 5% 的另一种

肿瘤成分[156]。Fitzgibbons 和 Kern 根据每个病例至少存在 10% 的另一种肿瘤成分对 ASC 进行诊断[157]。日本肺癌协会指出，至少 20% 的肿瘤应由非主要成分构成[158]。2004 年 WHO 分类[19] 规定，为方便应用，ASC 中每种肿瘤成分至少应达到 10%；2015 年 WHO 分类法从根本上遵循了 2004 版本对 ASC 的定义[16]。ASC 确切的发生率取决于每个成分所选定的临界值。

ASC 通常为周围型而非中央型。尽管 Ishida 及其同事[159] 报道男性和女性的发病率几乎相等，但 Shimizu 及其同事[160] 在更多病例的研究中（44 例患者 vs. 11 例患者）报道男性比例显著高于女性（35：9）。3/4 的肿瘤 > 3cm，大小范围为 1.5～6.0cm。

在显微镜下，ADC 或 SQCC 成分均可能呈高、中或低分化（图 92-18）。在 Shimizu 和其同事[160] 的报道中，鳞状细胞是大多数病例的主要成分。在免疫组织化学中，广谱角蛋白在鳞状和腺体成分中均染色，而高分子量角蛋白则主要在鳞状成分中呈阳性，在腺性成分中呈阴性。相反，低分子量角蛋白在腺性成分中的染色比例稍高于鳞状成分，但是在大多数情况下，其在 2 种成分中的阳性比例都不高。ADC 标志物（如 TTF-1 和 napsin A）在腺体分化区域表达，而鳞

状上皮细胞标记物（如 p40、p63 和细胞角蛋白 5/6）在鳞状成分中表达[19, 161, 162]。单个肿瘤细胞通常不会呈现 ADC 或鳞状上皮细胞标志物共表达，这表明 ASC 的肿瘤细胞不存在双向分化。分子生物学研究试图解决这一问题，即 ASC 是 ADC 和 SQCC 的简单混合，还是在分子水平上高度复杂的实体。Bastide 及其同事在对氡暴露引起的大鼠肿瘤进行转录组分析的实验研究中发现，尽管 ASC 混合着 SQCC 和 ADC 的基因表达，但其具有与 ADC 和 SQCC 不同的分子特性[163]。因此，他们推测 ASC 本质上比 ADC 和 SQCC 单纯混合更复杂。ASC 的诊断通常不需要使用 ADC 和 SQCC 标志物进行免疫组化分析，因为只有在整个肿瘤中鉴别出离散的分化区域时才能诊断 ASC。对于小活检或细胞学标本中的肺癌，IASLC/ATS/ERS 多学科分类建议在鳞状和腺体成分均可见时诊断为 ASC。关于 ASC 的肿瘤分级，尽管仍缺乏足够的数据，但对于肿瘤累及范围不确定的病例应划分为低分化肿瘤。

ASC 易侵犯血管，超过 50% 的患者会发生淋巴结转移。在 Takamori 及其同事[156] 进行的系列病例分析中，61% 的 ASC 标本中存在淋巴结转移。肿瘤中 ADC 成分比例较高的患者，淋巴转移的发生率似乎也更高。转移性癌的细胞类型

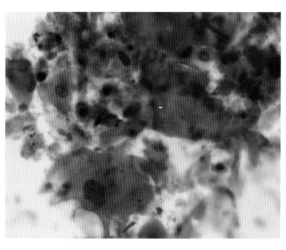

▲ 图 92-17 鳞状细胞癌细胞学外观（巴氏染色）
刷检涂片可见不同大小的肿瘤细胞，橙色的细胞质提示角化

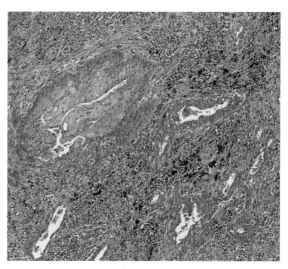

▲ 图 92-18 腺鳞癌同时表现为鳞状分化（左上）和腺体分化（右下）

可能有所不同。

总体而言，ASC 的预后较 SQCC 或 ADC 更差。最近，Maeda 及其同事[164] 对 4668 例接受手术切除的肺癌患者进行分析，发现 114 例（2.4%）ASC，其 5 年生存率为 23.3%，而 ADC 患者的 5 年生存率为 58.0%，SQCC 患者的 5 年生存率为 40.8%，三者之间存在统计学差异。这些结果支持了此前多个研究的发现[156, 157, 160, 165–168]。然而，目前关于 ASC 恶性程度高于 ADC 或 SQCC 的原因尚不清楚。

根据文献报道，ASC 中 *EGFR* 突变的发生率为 13%～50%[169–172]。然而，关于 ASC 对 EGFR-TKI 治疗反应的研究较少[173–175]。ASC 中 *KRAS* 突变频率为 4%～13%[169, 172]。ASC 患者也可能存在 *ALK* 和 *ROS1* 重排[113, 176]。需要指出的是，目前 ASC 患者和 ADC 患者都需要进行分子检测。

## 七、大细胞癌

### （一）定义和分类

LCC 的概念在近期发生了重大变化。根据 2004 年 WHO 分类标准，LCC 被定义为未分化的 NSCLC，缺乏 SCLC、ADC 或 SQCC 的细胞学和结构学特征[19]。然而，即使没有鉴定出这些特定类型癌的组织学特征，一些 LCC 病例仍表现出 napsin A 免疫组化染色阳性，电子显微镜下 Clara 细胞分化或分子检测中存在 *EGFR* 突变。因此，大多数传统意义上的 LCC 在最近被认为是 ADC。此外，变异型 LCC 的分类也已更改。根据 2004 版 WHO 分类标准，LCC 有 5 种变异型：大细胞神经内分泌癌（large cell neuroendocrine carcinoma，LCNEC）、基底细胞样癌（basaloid carcinoma，BC）、淋巴上皮瘤样癌、透明细胞癌（clear cell carcinoma，CCC）和具有横纹肌瘤表型的 LCC（LCC with rhabdoid phenotype，LCC-RP）。然而近来 BC 已被新分类归为 SQCC 的亚型，LCNEC 被归为神经内分泌癌的亚型。尽管 CCC 和 LCC-RP 具有 LCC 形态，但它们不再被认为是 LCC 的亚型，因为具有完全清晰的细胞特征或完全呈横纹肌特征的未分化癌极为罕见。在此分类

模式转变之前，LCC 的发生率大约为 10%[177–179]。然而随着新分类模式的出现，LCC 的发生率将降低至约 1%[17]。随着时间的推移及分子分型的发展，确定为 LCC 的病例可能进一步减少。

### （二）宏观特征

LCC 没有典型的外观，可发生在中央或周围区域，后者更常见。周围型 LCC 可能会出现空洞和出血，但其发生率低于周围型 SQCC（6% vs. 15%～20%）。

### （三）显微特征

LCC 由分层细胞组成，无 ADC 和 SQCC 分化的证据，例如细胞间桥形成、角蛋白生成或腺体形成。单个细胞含有增大的不规则泡状细胞核或深染的细胞核，细胞核内可见明显的核仁。细胞含有丰富的细胞质，有丝分裂率可能较高。2015 年 WHO 分类根据免疫组织化学特征将 LCC 分为以下 3 个亚型：无特定 IHC 特征的 LCC（不表达 ADC 或 SQCC 标志物的未分化癌）、IHC 特征不清楚的 LCC（免疫表型复杂的未分化癌）、无特殊染色的 LCC（未进行 IHC 研究的未分化癌）。

### （四）大细胞癌的细胞学特征

LCC 肿瘤细胞大小不规则，细胞质和细胞核丰富，染色质为较粗的团块，核仁突出。从本质上讲，LCC 并没有特定的细胞学特征。

### （五）其他和未分类癌

2015 年 WHO 分类中，新的"其他和未分类的癌"类别包括以下 2 种肿瘤，即淋巴上皮瘤样癌（以前被认为是 LCC 的一种）和 NUT 癌。

#### 1. 淋巴上皮瘤样癌

淋巴上皮瘤样癌是一种罕见的 NSCLC，具有独特的临床和形态学特征。1987 年，Begin 及其同事首次报道了一种在组织学上与鼻咽癌相似的原发性肺癌，并将其命名为淋巴上皮瘤样癌[180]。1987—2006 年，已有 150 多例淋巴上皮瘤样癌被报道[181]。患者的特征主要是年轻人、不吸烟者和亚裔。淋巴上皮瘤样癌与 Epstein-

Barr 病 毒（Epstein-Barr virus，EBV）感 染 之间关系密切[181-184]，并且通过 PCR、原位杂交（in-situ hybridization，ISH）和免疫组织化学研究证实了肿瘤中存在 EBV DNA、RNA 和蛋白质。淋巴上皮瘤样癌最典型的组织学特征是炎症性细胞浸润，主要是淋巴细胞浸润，也包括浆细胞、组织细胞、中性粒细胞或嗜酸性粒细胞。ISH 检测到大量 EBV 编码的核内小 RNA（EBV-encoded small nuclear RNA，EBER）已 成 为 证明 EBV 与肿瘤特异性关联的标准检测方法[181]。大多数报道的淋巴上皮瘤样癌病例发生较早，可手术切除。因此，与其他类型的 NSCLC 相比，淋巴上皮瘤样癌被认为具有更好的预后[181,183,184]。

### 2. NUT 癌

NUT 中线癌是分化较差的 SQCC，其遗传学特征是染色体 15q14 上 NUT 基因重排[185,186]。NUT 中线癌通常发生在年轻人的中线结构，但也可以发生在任何年龄，偶尔发生在中线结构以外。肺 NUT 中线癌（NUT midline carcinoma of the lung，NC）非常罕见[187]，其组织学特征涵盖完全未分化癌到鳞状分化明显的癌[188-190]（图 92-19）。免疫组织化学方面，NC 通常呈广谱细胞角蛋白和 SQCC 标志物（如细胞角蛋白 5/6 和 p63）阳性。因此，大多数 NC 病例最初被诊断为低分化 SQCC。但是 NC 的发生机制与通常的 SQCC 完全

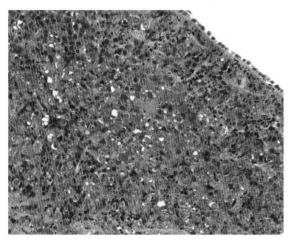

▲ 图 92-19　NUT 中线癌
低分化的肿瘤细胞侵入支气管壁

不同，它由多种基因突变导致。BRD4-NUT 融合癌基因干扰引起的组蛋白乙酰化和转录抑制可直接导致低分化癌的发生[191]。因此，NC 的诊断应通过 NUT 特异性抗体的 IHC 染色和 FISH 分析来确认。NC 是一种侵袭性疾病，中位总生存期为6.7 个月[192]。然而，肺 NC 的预后仍不清楚。近年来出现了 2 种针对 NC 的靶向治疗方法[191,193]。对儿童或年轻的低分化 SQCC 患者，应考虑使用 IHC 或 FISH 分析鉴别 NC。

## 八、肺部神经内分泌肿瘤的分类

2015 年 WHO 分类标准提出了以下 5 种肺部神经内分泌瘤（neuroendocrine tumors of the lung，NET），包括弥漫性特发性肺神经内分泌细胞增生（diffuse idiopathic pulmonary neuroendocrine cell hyperplasia，DIPNECH）、典型类癌、非典型类癌、LCNEC 和 SCLC[16]。在 1999 年和 2004 年 WHO 分类中，LCNEC 曾被列为 LCC 的变异型[18,19]。然而，由于许多研究表明 LCNEC 是 SCLC 相关病变，因 此 LCNEC 已 从 NSCLC 类 别 移 至 NET 类别。

NET 的一般组织学特征是 NE 形态，包括巢状结构、小梁状生长、外围栅栏状和玫瑰花结形成。此外，可以通过以下 1 种或多种物质来鉴别 NET：神经细胞黏附分子（CD56）、嗜铬粒蛋白 A 和突触素。NET 细胞还可通过电子显微镜下细胞质中存在神经分泌颗粒进行鉴别。Travis 和同事总结了 NE 肿瘤的诊断标准（表 92-3）[179,194]。

DIPNECH 是肺 NE 细胞的广泛增殖，局限于整个肺的气道黏膜，形成弥漫性、多灶性或斑片状区域，可能阻塞细支气管，并出现局部侵犯（图 92-20）。DIPNECH 生长区域轻微扩大，被称为"微小瘤"，大小通常为 3mm。许多人认为 DIPNECH 病变是典型类癌和非典型类癌的浸润前病变。但是，没有证据表明 DIPNECH 与肺部任何类型的 NET 之间存在任何联系。

本章仅讨论 LCNEC 和 SCLC。第 104 章介绍典型和非典型类癌。

**表 92-3　神经内分泌肿瘤的诊断标准 [18]**

**典型类癌**
- 肿瘤具有类癌形态，每 $2mm^2$ 有 < 2 个核分裂（10 HPF），缺乏坏死，> 0.5cm

**非典型类癌**
- 具有类癌形态的肿瘤，每 $2mm^2$ 有 2~10 个核分裂（10 HPF）或伴坏死（常为点状）

**大细胞神经内分泌癌（LCNEC）**
- 神经内分泌形态的肿瘤（类器官巢、栅栏状、玫瑰花结状、小梁状）
- 高有丝分裂率：≥ $11/2mm^2$（10 HPF），中位数为 $70/2mm^2$（10 HPF）
- 坏死（常为大面积）
- 非小细胞肺癌（NSCLC）的细胞学特征：细胞体积大、核质比低、空泡状或细小染色质和（或）常可见核仁。某些肿瘤含有细小的核染色质，缺乏核仁，但由于细胞体积大、细胞质丰富，符合 NSCLC 的诊断标准
- 电镜下一个或多个 NE 标记物（神经元特异性烯醇化酶除外）和（或）神经内分泌颗粒的免疫组化染色阳性

**小细胞癌（SCLC）**
- 体积小（一般 < 3 个静息期小淋巴细胞的直径）
- 缺乏细胞质
- 细胞核：细小的颗粒状核染色质，无核仁或核仁模糊
- 高有丝分裂率（≥ $11/2mm^2$，中位数为 $80/2mm^2$）
- 常发生大面积坏死

HPF. 高倍镜视野

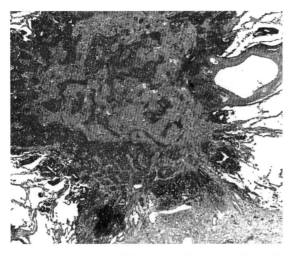

▲ 图 92-20　伴有弥漫性特发性肺神经内分泌细胞增生（DIPNECH）的微小瘤
肿瘤可见中央纤维状区域，边缘粗糙，向外浸润

## 九、大细胞神经内分泌癌

Travis 及其同事 [195] 将 LCNEC 描述为肺 NET 的第 4 个子类。大多数 LCNEC 患者为严重吸烟者，与 SCLC 相似。Garcia-Yuste 及其同事报道，LCNEC 有 1/3 位于肺中央部，2/3 位于肺外周 [196]。其诊断基于识别出 NE 形态，以及至少 1 种特定 NE 标志物的 IHC 染色阳性。

### （一）组织学特征

大体上，LCNEC 具有坏死的棕红色切面，与周围组织存在界线 [197]，其通常发生在肺周围区域，平均大小为 3~4cm（范围为 0.9~12cm）[194, 198]。在显微镜下，肿瘤细胞具有 NE 形态，包括类器官、小梁或栅栏状（图 92-21）。LCNEC 细胞体积大、核质比低、细胞质呈嗜酸性。细胞核大、染色质呈空泡状、核仁明显，这是区别于 SCLC 的特征。根据定义，LCNEC 的有丝分裂活性很高，每 $2mm^2$ 超过 10 个有丝分裂（每 $2mm^2$ 平均有 60~80 个有丝分裂），坏死可呈局灶性，但经常广泛发生。当肿瘤内可能存在腺体或鳞状分化灶时，则被认为是"合并其他肿瘤的 LCNEC"[194]。

### （二）免疫组织化学和电子显微镜特征

免疫组织化学方面，LCNEC 肿瘤细胞对神经元特异性烯醇酶、CEA 和细胞角蛋白染色呈阳性，对嗜铬粒蛋白、leu-7、突触素、CD56 和促肾上腺皮质激素染色可呈阳性或阴性 [195]。在 41%~75% 的病例中，TTF-1 染色呈阳性 [199, 200]。Ki-67 染色提示肿瘤增殖指数非常高，阳性细胞比例为 50%~100%。

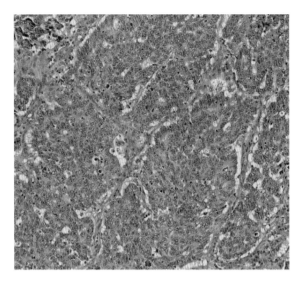

▲ 图 92-21 大细胞神经内分泌癌

肿瘤呈神经内分泌形态（类器官结构）；与小细胞癌相比，肿瘤细胞的核质比较低，核仁明显

Takei 及其同事建议使用 3 种 NE 标志物来鉴定 LCNEC，包括神经细胞黏附分子（CD56）、嗜铬粒蛋白 A 和突触素[201]。以上 3 种 NE 标志物中至少 1 种呈局部染色阳性被认为代表 NE 表型阳性。除 IHC 的发现外，Travis 及其同事还描述了 LCNEC 的电子显微镜特征，并表明肿瘤细胞含有神经分泌颗粒，偶尔含有腺体分化或细胞间连接[195]。根据 2004 年 WHO 分类标准的定义，除了鉴定 NE 形态外，还需要进行 NE 标志物染色或通过电子显微镜鉴定神经分泌颗粒来诊断 LCNEC。LCNEC 的诊断很难建立在小活检或细胞学的基础上，因为小组织样本或细胞学标本难以进行 IHC 检测来鉴定 NE 形态并证实 NE 分化[202, 203]。在此类标本中诊断 LCNEC，有必要仔细鉴定是否存在 NE 分化。

（三）临床特征

LCNEC 的临床病程、对治疗的反应及预后还有待确定。但是，大多数观点认为患者通常对治疗反应较差，预后较差。Travis 在一篇关于肺 NET 的综述中指出，LCNEC 患者的临床预后较差，总体 5 年生存率为 15%～57%[203]。他将各研究中生存率区间大的原因归纳为可能与不同研究纳入病例的分期分布、诊断标准，以及手术分期的范围有关[196, 201, 204-212.196.201, 204-212]。最近的几项研究表明，LCNEC 对基于顺铂的化疗方案的反应与 SCLC 相似[213-215]。但是，由于这些研究是对少数术后接受辅助治疗的患者的回顾性研究，因此需要更多研究来验证。目前尚无足够数据说明放射治疗是否对 LCNEC 有效[208]。

## 十、小细胞肺癌

SCLC 生长迅速，易转移至淋巴结或其他器官，因此只有少数患者适合手术治疗。关于肿瘤起源，Yesner 认为 SCLC 起源于产生 NSCLC 的相同干细胞[216]。相反，其他作者认为它们起源于基底 NE 细胞（内胚层 Kulchitsky 细胞）或其前体。最近，Yesner 的观点有所发展，因为研究者注意到 SCLC 与典型和非典型类癌（typical and atypical carcinoid, TC/AC）之间存在差异，后者被认为起源于 Kulchitsky 细胞。与 SCLC 或 LCNEC 不同，TC/AC 通常出现在 DIPNECH 中，好发于从未吸烟的人群，可发生于 1 型多发性内分泌瘤病（multiple endocrine neoplasia, MEN）患者中，TTF-1 表达频率较低。然而，目前关于这些病变的起源仍有争议。

SCLC 细胞具有 NE 细胞的特征，包括同时表现出胺前体摄取和脱羧化细胞特性。尽管许多研究者将 SCLC 归为肺 NET[217, 218]，但已经将其与其他 NET 分开考虑。然而，在最新的 WHO 分类中，SCLC 仍被归为 NET 家族，因为它们具有许多相同的特征。

在 1981 年 WHO 分类标准（第 2 版）中，SCLC 有 3 种亚型：燕麦细胞癌、中间细胞型 SCLC 和复合性燕麦细胞癌[20]。但是这一分类未被完全接受，因为典型的燕麦细胞癌和中间细胞型肿瘤具有基本相同的临床行为[219-223]。一些研究人员认为，他们所报告的亚型之间的病理学差异可能只是在对肿瘤进行组织学检查时由于人为因素造成的变化[223]。Hirsch 及其同事将 SCLC 分为：①单纯 SCLC；②混合小细胞/大细胞癌；

③合并鳞状或腺体分化区域的 SCLC。根据当时的数据，2004 年 WHO 分类建议按 SCLC 和复合性 SCLC 进行亚分类，分别对应 Hirsch 及其同事提出的①型和（②+③）型[19]。纯 SCLC 的发生率大约为 90%，但真实情况尚不明确，因为大多数 SCLC 仅通过小活检或细胞学标本进行诊断。

（一）宏观特征

对 SCLC 的大体观察只能在肿瘤处于局限期或尸检时进行。SCLC 主要发生于大气道。因为生长非常迅速并早期发生转移，肿瘤通常由原发部位的肿块和肺门淋巴结转移灶构成（图 92-22）。SCLC 的切面通常呈乳白色，质地柔软。与 SQCC 相比，SCLC 发生肿瘤内中心性坏死伴空洞或肿瘤远端肺实质改变的频率更低。覆盖在肿瘤上的支气管黏膜通常不受累，黏膜的正常皱纹可能会消失。

（二）显微特征

SCLC 的组织学诊断主要基于光学显微镜检查。SCLC 细胞形态呈圆形至梭形，细胞呈片状和巢状生长，并经常发生广泛坏死（图 92-23）。

肿瘤细胞通常缺乏细胞质，直径 < 3 个静息期小淋巴细胞的大小。细胞核型良好，其特征是染色质小、深染、细碎，没有明显的核仁。在区分 SCLC 和 LCNEC 时，这些特征比细胞大小更重要。癌巢由血管纤维间质支撑。有丝分裂率很高，每 $2mm^2$ 平均为 60～80 个。然而在小的活检标本中，有丝分裂可能会被低估，如果肿瘤表现为 NE 形态，则会导致误诊为典型或非典型类癌。细胞群的挤压和变形，即所谓的"挤压现象"也是 SCLC 的特征，尤其是在活检标本中。

（三）免疫组织化学和电子显微镜特征

作为上皮来源肿瘤，SCLC 表达广谱细胞角蛋白，如 AE1 和 AE3。但是，SCLC 中细胞角蛋白的表达情况取决于其亚分类。大多数 SCLC 表达 CK7，但与 ADC 和 LCNEC 相比更为少见[224]。相反，SQCC 通常表达的高分子量 CK（如 CK 1、CK5、CK10 和 CK14）在 SCLC 中不表达。70%～80% 的 SCLC 表达 TTF-1[199, 200]。在 SCLC 中，免疫组织化学可检测到多种 NE 抗原，包括 CD56、神经元特异性烯醇化酶、蛋白基因产物 9.5、嗜铬粒蛋白、CD57 和突触素，其中在 SCLC 诊断中使用最广泛的是嗜铬粒蛋白 A、突触素和 CD56。

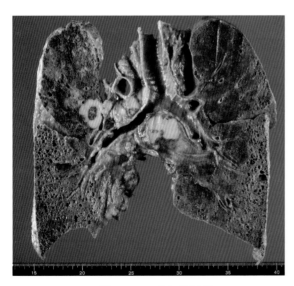

▲ 图 92-22 小细胞肺癌

肿瘤位于中央部，直接侵犯肺门软组织及淋巴结，并转移至纵隔淋巴结（尸检病例）

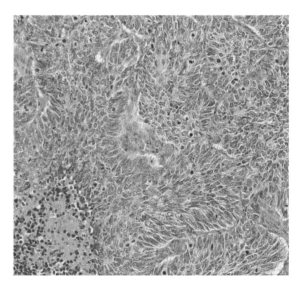

▲ 图 92-23 小细胞肺癌

肿瘤由片状和巢状分布的肿瘤细胞组成，核质比高，有丝分裂活跃

SCLC 的 Ki-67 指数非常高（80%～100%）。因此，如果肿瘤的 Ki-67 指数较低，诊断 SCLC 时应谨慎。尽管这些 IHC 抗原对 SCLC 的诊断非常有帮助，但 Travis 强调高质量的 HE 染色和细胞学标本对 SCLC 诊断的重要性[203]。

除常规的 HE 和 IHC 染色外，还有一些方法可以识别 NE 分化：一种方法是 Glimelius 技术，该技术依赖于银盐与细胞质中 NE 物质成分的结合；另一种经典方法是电子显微镜下检测细胞质中的致密颗粒[225, 226]。

### （四）小细胞癌的细胞学特征

与活检标本诊断相比，SCLC 的细胞学诊断在大多数情况下具有较高的准确性和可靠性，因为活检标本比细胞学标本更容易出现人为挤压导致的细胞破碎。SCLC 患者痰液中的肿瘤细胞呈单个或小群分布，几乎没有细胞质或细胞质不可见。与痰液标本相比，支气管镜和细针穿刺样品的肿瘤细胞保存更好。单个 SCLC 细胞体积小，细胞核呈圆形、椭圆形或纺锤形，细胞质稀少（图 92-24）。细胞核塑型良好，染色质分裂均匀，核仁不明显。SCLC 作为增殖旺盛的肿瘤，有丝分裂相并不像预期的那样普遍。镜检时，坏死碎片在背景中很常见。

### （五）复合性小细胞癌

根据 2004 年 WHO 分类，复合性 SCLC 定义为由 SCLC 和 NSCLC（如 ADC、SQCC、LCC、梭形细胞癌或巨细胞癌）混合形成的肿瘤[19]（图 92-25）。Adelstein 及其同事注意到 10% 的 SCLC 患者中存在一种主要类型的 NSCLC[227]。Nicholson 及其同事报道复合性 SCLC 可能出现在 28% 的手术切除病例中[228]。Baker 等、Shepherd 等及其他研究者观察到化疗后 SCLC 肿瘤中 NSCLC 区域增加[229, 230]。实际上，有时候原始活检标本为单纯 SCLC 的肿瘤在化疗后只能鉴定出 NSCLC。诊断复合性 SCLC 时，ADC、SQCC 或梭形细胞癌的成分没有百分比要求，但大细胞或巨细胞的比例至少应达到 10%[228]。当在一个肿瘤中同时发现 SCLC 成分和 LCNEC 成分时，2015 年 WHO 分类将其归为复合性 SCLC 而非复合性 LCNEC[16]。

## 十一、肺癌胸膜受累

在第 7 版肺癌 TNM 分期中，胸膜侵犯分为以下 4 类：$PL_0$：肿瘤位于胸膜下肺实质内或浅表地侵犯弹力层下方的胸膜结缔组织；$PL_1$：肿瘤侵犯超出弹力层；$PL_2$：肿瘤侵入胸膜表面；

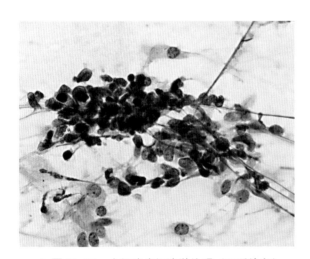

▲ 图 92-24　小细胞癌细胞学外观（巴氏染色）
肿瘤细胞核质比高；细胞核的特征是染色质细碎，没有明显的核仁。人为挤压导致细胞破碎后表现为小细胞癌特有的细丝状细胞核

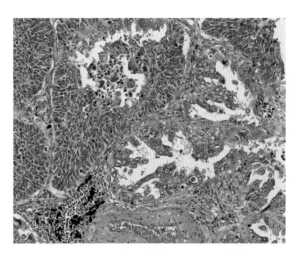

▲ 图 92-25　复合性小细胞癌显示出小细胞癌区域（左上）和腺癌区域（右下）

$PL_3$：肿瘤侵犯壁胸膜的任何部位（图 92-26）。日本全国性大型数据库的分析结果表明 $PL_0$（$n=3606$）、$PL_1$（$n=727$）、$PL_2$（$n=219$）和 $PL_3$（$n=443$）患者的 5 年总生存率分别为 87%、77%、69% 和 54%。$PL_0$ 与 $PL_1$、$PL_1$ 与 $PL_2$、$PL_2$ 与 $PL_3$ 之间生存期存在显著差异[231]。

在没有大面积胸膜播散的情况下，通过胸腔灌洗细胞学（pleural lavage cytology，PLC）技术对肺癌切除前后收集的细胞进行细胞学检查可以发现隐匿性胸膜播散。Eagan 及其同事[232]最先注意到在没有积液或严重疾病的情况下，胸膜腔中可能存在肿瘤细胞。此后，大量研究表明 PLC

状态是肺癌的预后因素。通常情况下，在没有大面积胸膜种植的患者中，PLC 阳性率 < 10%。胸膜腔内肿瘤细胞的来源尚不清楚，许多研究者提出了肿瘤细胞脱落、肺内淋巴管浸润和血管浸润等来源[205, 233]。一旦游离于胸膜腔内，肿瘤细胞极有可能通过壁胸膜淋巴管进入全身循环。

Kameyama 等提取了 4171 例接受 PLC 的肺癌患者的临床病理资料[234]，其中有 217 例患者（5.2%）为 PLC 阳性，与较高的腺癌和晚期疾病发生率显著相关。多因素分析表明 PLC 阳性是肺癌预后不良的独立危险因素。但是，PLC 的结果尚未纳入 TNM 分期中。

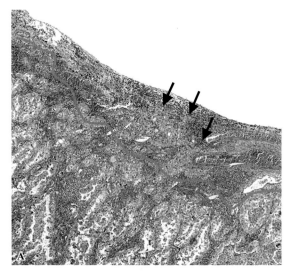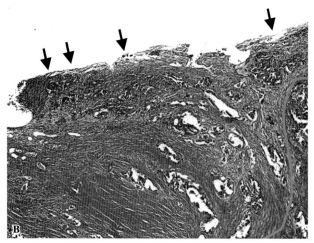

▲ 图 92-26　脏胸膜侵犯
A. 肿瘤细胞侵犯超出弹力层（$PL_1$）；B. 肿瘤细胞侵犯胸膜表面（$PL_2$）。橙线和箭分别表示弹力层和肿瘤细胞（维多利亚蓝 –HE 染色）

# 第 93 章
## 肺癌的体外诊断
### Ex Vivo Diagnosis of Lung Cancer

Chadrick E. Denlinger　Jacob A. Klapper　著

夏　梁　译

## 一、概述

肺癌是美国男性和女性癌症相关死亡的主要原因，占癌症死亡的 26.5%[1]。这一统计结果最重要的原因是大多数患者处于晚期，其 5 年生存率仅为 16%。多项研究最终证明，利用胸部 X 线和痰液细胞学进行肺癌筛查不能提高肺癌早期发现率[2-5]。然而，美国国家肺部筛查试验（National Lung Screening Trial，NLST）的研究结果显示，与每年进行胸部 X 线筛查的高危患者相比，每年进行低剂量胸部 CT 扫描的高危患者的总体死亡率降低了 20%，因此许多中心采用该筛查方案[6]。NLST 在所有筛查的患者中发现 22% 的患者存在肺部结节，但仅约 4% 的肺部结节为恶性。良性肺部结节的高发生率和高危患者 CT 筛查的成本是 CT 筛查项目广泛应用所面临的 2 个问题。

在过去 10 年中，越来越多的研究探索了使用影像学检查以外的其他方法来检测肺癌和其他恶性肿瘤。研究人员寻找各种遗传、分子、代谢和其他方法来确定无症状的患者是否存在癌症，这些方法泛称为生物标志物。除了检测的分析物分布广泛外，标本来源也有很大差异。研究人员已经对来自外周血、唾液、支气管肺泡灌洗液、尿液的样本，以及无病变的中央气道活检样本进行了研究。当前，这些用于识别肺癌或对已知肺结节进行风险分层的每种体外技术都缺乏充分的临床应用验证，但某些技术可能会在未来几年进入临床领域。本章将概述迄今为止为针对各类分析物进行的研究。

## 二、微小 RNA

最近发现，微小 RNA（microRNA，miR）是影响特定靶基因表达的调控机制的组成成分。miR 是长度为 18～22 个核苷酸的内源性非编码 RNA 短片段，不被翻译成蛋白质。相反，miR 是 RNA 的反义链，与信使 RNA（messenger RNA，mRNA）重组形成双链 RNA 片段，这种片段被细胞识别为病毒 RNA 并降解。一些双链 RNA 不会被降解，但是由于无法穿过核糖体，基因翻译仍然受阻。miR 最开始被转录为较长的原始 miR 片段，该片段被 slicer 酶 / 核糖核酸酶Ⅲ切割为 miR 前体，再被 Dicer 酶切割为成熟的 miR（图 93-1）。尽管许多 miR 在各种疾病过程中的具体作用仍在研究之中，但目前已知 miR 可以作为肿瘤抑制因子或癌基因，miR 调节异常参与了癌症的发生和发展[7, 8]。疾病中异常表达的 miR 被证明可能作为临床上有用的生物标志物。如表 93-1 所示，许多不同的 miR 在肺癌的发病机制中起着致癌、抑癌或双重混合作用[9]。miR 作为生物标志物的 2 个重要特征是：很容易从细胞中分泌出来；非常稳定，不像全长 RNA 那样被核糖核酸

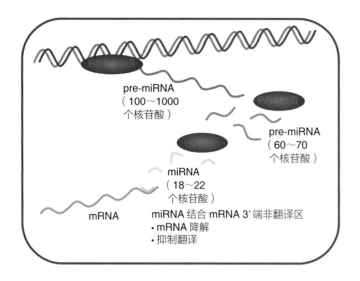

◀ 图 93-1　miR 最初在 RNA 聚合酶的作用下从 DNA 转录成原始 miRNA 长片段，然后分别被核糖核酸酶 Ⅲ（RNase Ⅲ）和 Dicer 酶切割成 miRNA 前体（pre-miRNA）及成熟的 miR。成熟的 miR 与 mRNA 结合，并通过诱导其降解或阻止其与核糖体结合来抑制其翻译成蛋白质

酶快速降解。鉴于以上原因，许多不同的研究者经常对 miR 进行研究，希望建立可靠的检测方法，以早期发现包括肺癌在内的恶性肿瘤。

许多研究人员已经对充血性心力衰竭、主动脉瘤、肝硬化，以及包括肺癌在内的多种癌症等疾病中特定 miR 的相对丰度进行了评估。最近的研究表明，人血浆中含有稳定的 miR，可作为肿瘤标志物进行检测，以提示目前缺乏诊断的患者存在癌症。在先前接受治疗的患者中，miR 还可以用于提示癌症复发。此外，循环 miR 的浓度分布还可以鉴别高复发风险和低复发风险癌症的特征模式，从而提供预后信息。

目前，miR-21 是在包括非小细胞肺癌（non-small cell lung cancer，NSCLC）在内的多种癌症中最常被研究的循环 miR；它已被证明与细胞增殖、存活、侵袭和癌细胞迁移有关[10, 11]。许多基于组织的研究探讨了 miR-21 的预后价值，结果表明在不同部位的癌症患者中，miR-21 表达增加与较短的无疾病生存期和总生存期相关，这些研究也包括专门针对肺癌患者的研究[12]。此外，基于血清检测评估 miR-21 的研究则提示它的预后价值为阴性[13]。最近 2 项 Meta 分析研究了使用循环 miR-21 作为生物标志物来确定癌症的存在，但得出了多变且矛盾的结果[14, 15]。非常遗憾，这 2 项 Meta 分析的结论是循环 miR-21 的阴性和阳性预测值不足以用于临床诊断或排除癌症。

在另一项纳入 11 例接受手术切除的 Ⅰ～Ⅱ 期 NSCLC 患者的回顾性研究中，研究人员评估了 10 种不同 miR（miR-126、miR-150、miR-155、miR-205、miR-21、miR-210、miR-26b、miR-34a、miR-451 和 miR-486）的血清水平，并与 11 位健康人进行比较[16]。在此分析中，与年龄和性别相匹配的健康对照组相比，NSCLC 患者中仅 miR-486 和 miR-150 升高。其中 miR-150 尤其值得关注，因为它的基因转录靶标之一是肿瘤抑制因子 p53。有趣的是，研究者没有发现 miR-21 在晚期癌症组和非癌症晚期组之间存在差异。此外，尽管研究人群很小，研究者在手术后 miR-486 浓度下降幅度最大的患者中发现有利于改善长期生存的趋势。其他研究者注意到，在晚期 NSCLC 中，miR-486 的表达与疾病进展风险增加相关，同时还发现 miR-486 在肿瘤组织中的表达与其在血浆中的表达水平升高具有相关性[17]。这些研究表明，miR-486 可能在肺癌组织中表达，并在外周血中被检测到。

其他研究者也将 miR 表达水平与长期生存数据进行关联。在 60 例 NSCLC（腺癌和鳞状细胞癌）患者中，miR-210 的表达水平显著高于 30 例健康对照者[18]。miR-210 区分癌症患者和非癌症患者的受试者工作特征（receiver operating characteristic，ROC）曲线下面积为 0.775。此外，miR210 在分期晚或伴淋巴结转移的患者中表达

表 93-1　miR 在肺癌发病机制中的作用

| 癌基因 | 抑癌基因 | | | 混合致癌 / 抑癌基因 |
|---|---|---|---|---|
| miR 17 集群 | Let-7 家族 | | | miR 7 |
| miR 17 | Let-7a-1 | Let-7e | miR-98 | miR 131 |
| miR 18a | Let-7a-2 | Let-7f-1 | miR 202 | miR 125a |
| miR 19a | Let-7a-3 | Let-7f-2 | | miR 125b |
| miR 19b-1 | Let-7b | Let-7g | | miR 183 |
| miR 20a | Let-7c | Let-7h | | miR 182 |
| miR 92a-1 | Let-7d | Let-7i | | miR 96 |
| miR 21 | miR 34/499 家族 | | | |
| miR 221/222 | miR 34a | miR 449b | | |
| miR 494 | miR 34b/c | miR 449c | | |
| miR 27a | miR 449a | | | |
| miR 328 | miR 15a | | | |
| miR 301 | miR 16-1 | | | |
| miR 93 | miR 200 家族 | | | |
| miR 98 | miR 200a | miR 429 | | |
| miR 197 | miR 200b | miR 141 | | |
| miR 20 | miR 200c | | | |
| miR 106 | miR 205 | miR 15b | miR 16-2 | |
| miR 150 | miR 143 | miR 145 | | |
| | miR 29 家族 | | | |
| | miR 29a | | | |
| | miR 29b | | | |
| | miR 29c | | | |
| | miR-1 | miR-126 | | |
| | miR-133 | miR-128 | | |
| | miR-206 | miR-206 | | |

水平更高。具体而言，Ⅲ～Ⅳ期患者的血清 miR-210 水平显著高于Ⅰ～Ⅱ期患者。此外，研究者还观察到对全身治疗产生强烈临床反应的患者在治疗过程中 miR-210 表达显著降低。

miR 生物标志物也已被评估用于在支气管肺泡灌洗液和痰液中检测肺癌。尽管支气管肺泡灌洗液的采集比血液化验更具有创性，但其具有直观的吸引力，即能更直接地将体液中存在的浓缩标志物与推定的恶性肿瘤相关联。在一项比较痰液和支气管肺泡灌洗液的研究中，Kim 等鉴定了一组 miR：miR-21、miR-143（下调）、miR-155、miR-210 和 miR-372，其在支气管肺泡灌洗液中对 NSCLC 患者进行分类的敏感性和特异性分别为 85.7% 和 100%[19]。该组 miR 在痰液样本中的敏感性和特异性分别为 67.8% 和 90%。重要的是，该研究中所有患者均为 Ⅰ 期或 Ⅱ 期 NSCLC 患者，平均肿瘤大小为 2.2cm。这些患者中略大于 50% 为腺癌，其余为鳞状细胞癌或大细胞癌。这些结果验证了之前由同一组研究人员发表的研究；该研究评估了同一组 5 个 miR 在 NSCLC 和非 NSCLC 患者痰液中的水平[20]。

由于难以理解肿瘤如何产生足够大的影响来抑制某种生物标志物的全身储备，所以在疾病状态下升高而非降低的生物标志物受到了更多的关注，然而也有一些作者发现表达降低的生物标志物与肺癌的存在具有相关性。例如，Li 等将所有分期肺癌患者的 miR-148a、miR-148b 和 miR-152 的全身水平与健康者或患有其他良性肺部疾病的患者进行比较，结果发现与其他组相比，这 3 种 miR 在肺癌患者中均降低；此外，在肿瘤较大的患者和已知有淋巴结转移的患者中，这 3 种 miR 下降最明显[21]。另一项单独的研究证实了 miR-148b 在肺癌患者中的负向预后价值，该研究在组织水平上证明 miR-148b 的下调与淋巴结转移风险增加和总生存率降低相关[22]。

考虑到目前的分期系统在预测长期预后方面的不足，研究人员评估了 miR 的表达是否可以反映传统 TNM 分期系统以外的其他预后信息。研究人员对生存期长和生存期短的 2 个试验组患者（患者的癌症分期和吸烟状况相匹配）的血清 miR 水平进行广泛评估，在每组中确定了 100 多个 miR，然后使用定量逆转录聚合酶链反应（quantitative reverse transcription polymerase chain reaction，qRT-PCR）在更大样本的训练组和验证组中进一步评估两组之间差异表达最大的 miR，通过以上方法揭示了 4 个特异性 miR（miR-486、miR-30d、miR-1 和 miR-499）在长期生存率较差的患者中持续升高[23]。先前的研究在对切除的组织标本进行分析时还发现了不同的具有预后意义的 miR。综上所述，这些数据表明血清 miR 可能具有预后意义。

## 三、中等长度 RNA

除 miR 外，核仁中还存在其他小片段 RNA，大小为 20～200 个核苷酸，被称为小核仁 RNA（small nucleolar RNAs，snoRNA）。不足为奇，snoRNA 也与肺癌的发生有关。有研究组通过比较肺癌和癌旁非恶性肺组织，发现 6 种不同的 snoRNA（snoRD33、snoRD66、snoRA73B、snoRD76、snoRD78 和 snoRA42）在两组间具有差异表达，而更多差异表达的 snoRNA 同时也被其他研究者所报道[24, 25]。基于这些发现，该研究组随后检测了每种 snoRNA 在一组肺癌患者痰液中的水平，并将它们与相似的无癌症对照患者进行了比较[26]，结果发现 6 个 snoRNA 中有 4 个在癌症和非癌症患者之间存在差异表达，并且 snoRD66 和 snoRD78 对两组的区分效果最好，ROC 曲线下面积分别分别为 0.80 和 0.81。snoRD66 和 snoRD78 组合使用时，ROC 曲线下面积为 0.86，表明其能合理地区分肺癌和非肺癌患者。

在一项完全独立的研究中，snoRNA 在 NSLSC 中的差异表达也揭示了特定 snoRNA 与长期生存之间存在相关性[24]。有趣的是，与长期预后相关性最强的 2 个 snoRNA 分别是 snoRD66 和 snoRA78。它们区分癌和非癌组织的效果也最好。尽管使用 snoRNA 进行肺癌的早期诊断仍处于初期阶段，但这些独立研究表明它们可能发挥了一定作用，并且在唾液等容易获得的体液中可以检测到。

## 四、长片段 RNA

令人惊讶的是，人类基因组测序结果显示人类 DNA 中只有不到 3% 的基因编码特定的已知蛋白质，而基因组中有 80% 以上的基因被转录为 RNA[27]（图 93-2）。这些与翻译蛋白无关的转录产物被称为非编码 RNA[27]。长链非编码

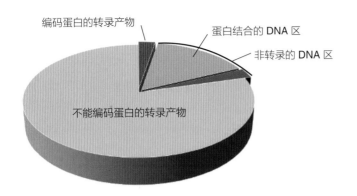

◀ 图 93-2　约 3% 的人类 DNA 被转录和翻译为功能蛋白（红色）；20% 的 DNA 是不转录的，大部分的 DNA（灰色）是转录因子的结合区域；80%（粉红色）的 DNA 被转录，但没有公认的蛋白质翻译功能

RNA（long noncoding RNAs，lncRNA）被定义为 200～100 000 个碱基之间的片段，缺乏蛋白质编码能力。它们被认为通过调节致癌和抑癌途径，从而在肿瘤的发生、发展和转移中发挥重要作用，其调节致癌和抑癌途径的机制仅部分明确。miR 与癌症和其他疾病有关的研究相对较多，而已发表的有关 lncRNA 与肺癌的研究相对较少。这在很大程度上与克隆这样长的 RNA 片段技术困难，以及长片段 RNA 固有的不稳定性和快速降解有关。

最近，有研究评估 lncRNA 作为 NSCLC 的潜在生物标志物。一些证据表明 lncRNA ANRIL 可能与招募多梳复合物 2（polycomb repressive complex 2，PRC2）到特定 DNA 靶点进行组蛋白甲基化的过程，这一过程是肿瘤抑制基因表观遗传基因沉默的主要方式[28]。其他研究表明，NSCLC 组织中 PVT1（另一种 lncRNA）相对于癌旁的非恶性肺组织和支气管上皮明显升高[29]。PVT1 表达增加也与肿瘤分级增加和存在淋巴结转移呈正相关。当在组织培养中使用 siRNA 靶向抑制 PVT1 时，细胞迁移和增殖会受到抑制。在恶性肿瘤中已鉴定出 8000 多种不同的 lncRNA，这也支持了 lncRNA 在癌症中的重要性[30]。特别是在非吸烟患者中，lncRNA 在肺癌组织和癌旁非恶性肺组织中存在很多的表达差异[31]。同样，Tantai 等证明与癌旁非恶性肺组织相比，肺癌标本中 2 个单独的 lncRNA，即 X 染色体失活特异性转录产物（X-inactive specific transcript，XIST）和 HIF1A-AS1 显著升高[32]。重要的是，

它们在同一患者的肿瘤中过表达与其血清水平升高相关，表明其可能被用作生物标志物。XIST 和 HIF1A-AS1 的 ROC 曲线下面积（area under the ROC，AUC）分别为 0.834 和 0.876。当对这 2 种标志物进行组合分析时，这 2 种标志物能够区分是否被诊断为肺癌的患者，其 AUC 为 0.931。在对这些早期肿瘤进行手术切除后，研究人员注意到 XIST 和 HIF1A-AS1 的血清水平均显著下降。这些研究表明，lncRNA 在肺癌的早期检测中也具有潜在作用。但是，这些检测方法的广泛应用可能会受到长链 RNA 固有技术挑战的限制。

## 五、蛋白质组学

代谢组学的研究领域是癌症检测和预测，涉及细胞的末端效应蛋白、脂质和聚糖。本质上，代谢组学研究所有基因突变、表观遗传修饰、细胞外信号驱动的基因表达，以及下游细胞内信号转导级联的最终结果。代谢组学还涉及实际决定细胞功能的效应蛋白。由于这些原因，从事代谢组学研究的人员认为，该研究领域提供了有关肿瘤生物学行为的最有意义的信息。代谢组学中最常被讨论的是蛋白质组学研究领域，它的分析对象是可以根据颗粒的质量和电荷确定的肽段。尽管每个肽段不能完全被特异性识别，但肽谱分析能可靠地揭示样品中存在哪些蛋白质。与 RNA 评估及鉴定可预测肺癌诊断的 RNA 谱一样，不同肽段的相对丰度也与恶性肿瘤相关。与先前提到的基于 RNA 的研究的另一个相似之处是，肽段的模式也已用于为癌症患者提供预后信息。

在患者和实验模型中有许多利用蛋白质组学帮助确立肺癌诊断的例子。例如，研究者比较了包括 S100 钙结合蛋白（S100A2 和 S100A6）在内的蛋白质在 NSCLC 患者和健康对照人群血清中的水平，并发现两组之间的存在显著差异[33]。重要的是，参加本研究的患者大多数为Ⅰ期或Ⅱ期患者，这表明这些蛋白质在早期 NSCLC 患者中可能有用。虽然在组织学研究中，S100A2 与 NSCLC 的发病机制有关，但其确切的作用尚未完全阐明[34]。就像许多蛋白质组学研究一样，S100A2 目标蛋白的确切功能尚不清楚，但是当 S100A2 仅作为肺癌诊断标志物进行检测时，这并不是必需的。尽管在癌症组和非癌症组之间存在高度的统计学显著差异，但 S100A2 和 S100A6 的 ROC 曲线下面积分别为 0.646 和 0.668，这限制了这些检测的临床适用性。

为了建立与肺癌早期检测相关的蛋白质组学图谱，Nan 等对肺癌患者的组织标本进行了评估。他们使用激光捕获显微切割技术分离鳞状上皮化生或非典型腺瘤样增生区域，并将这些癌前病变区域与癌旁非恶性肺实质进行了比较[35]。质谱分析总共鉴定出 863 种特异性蛋白，其中 427 种在癌前病变组织中表达失调。重点在于局灶性黏附激酶和 C- 末端 Src 激酶，这 2 种激酶在癌前病变组织中升高最明显。它们可能代表了肺癌最早期阶段的分子修饰，并可以通过组织活检来识别。

## 六、代谢组学

在过去的 10 年中，越来越多的证据表明癌细胞的基本代谢特征不同于正常细胞。具体来讲，恶性肿瘤细胞更多地依赖于无氧糖酵解而非有氧呼吸，即使在正常的氧含量下也是如此。这种现象被称为 "Warburg 效应"[36]。恶性肿瘤细胞中仍保留具有有氧呼吸功能的线粒体，其代谢改变的原因尚不完全清楚。但是，主要的假设包括以下事实，即葡萄糖优先分解为乳酸以支持增殖细胞中生物量积累和氧化还原维持[37]。许多恶

性肿瘤特有的另一个代谢特性是对谷氨酰胺的相对依赖性，而谷氨酰胺是合成非必需氨基酸的氮源（表 93-2）。此外，谷氨酰胺衍生物可用作生物合成途径和 NAPDH 生成途径的底物，这对于维持稳定的氧化还原平衡至关重要[37]。

质子核磁共振（proton nuclear magnetic

表 93-2　与肺癌相关的血清氨基酸

| | 作者（年） | | | |
| --- | --- | --- | --- | --- |
| | Rocha（2011）[39] | Puchades-Carrasco（2016）[63] | Maeda（2010）[64] | Miyagi（2011）[65] |
| 乙酸盐 | ↓ | | ↑ | |
| 丙酸盐 | ↓ | | | |
| 柠檬酸盐 | ↓ | | | |
| 甲酸盐 | ↓ | | | |
| 葡萄糖 | ↓ | ↓ | | |
| 谷氨酰胺 | ↓ | ↑ | | |
| 组蛋白 | ↓ | | | |
| 乳酸盐 | ↑ | ↑ | | |
| 甲醇 | ↓ | | | |
| 丙酮酸盐 | ↑ | | | |
| 酪氨酸 | ↓ | | ↑ | |
| 缬氨酸 | ↓ | | | |
| 亮氨酸 / 异亮氨酸 | | ↑ | ↑ | ↑ |
| 3- 羟基丁酸脂 | | ↓ | | |
| 己二酸 | | ↓ | | |
| 赖氨酸 | ↑ | | ↑ | |
| N- 乙酰 - 半胱氨酸 | | ↑ | | |
| 柠檬酸盐 | | ↑ | | |
| 缬氨酸 | | ↑ | | |
| 丙三醇 | | ↑ | | |
| 肌酐 | | ↑ | | |
| 苯基丙氨酸 | | ↓ | ↑ | ↑ |
| 脯氨酸 | | | ↑ | ↑ |
| 丝氨酸 | | | ↑ | ↑ |
| 甘氨酸 | | | ↑ | ↑ |
| 甲硫氨酸 | | | ↑ | ↑ |
| 鸟氨酸 | | | ↑ | |

resonance，H-NMR）已用于分析 NSCLC 患者外周血样本的代谢谱，并可将其与健康对照者的血液样本进行比较。在一项比较了 357 例 NSCLC 患者和 347 例对照人群的研究中，外周血样品的 H-NMR 分析可以区分两组患者的代谢谱，敏感性和特异性分别为 71% 和 89%[38]。该研究包括了 I～IV 期患者，大多数为晚期患者。然而，在仅对 76 例 I 期疾病患者进行分析时，敏感性和特异性分别也能达到 74% 和 78%。这表明外周血标本的 H-NMR 分析在某些患者人群中具有一定的潜在临床应用价值。对于这些患者人群，肺小结节的筛查或危险分层最为重要。在之前的一项类似但规模较小的研究中，研究者对 I～III 期 NSCLC 患者的外周血标本进行了 H-NMR 分析，并与健康对照组进行了比较[39]。重要的是，该研究纳入的大多数患者患有 I 期 NSCLC。研究结果发现癌症患者具有较低水平的高密度脂蛋白和较高水平的低密度 / 极低密度脂蛋白。此外，癌症患者的乳酸和丙酮酸水平较高，而葡萄糖、柠檬酸盐、甲酸盐和乙酸盐水平较低。研究者应用了不同的统计模型，其中最准确的模型可以对患者进行正确分类，敏感性和特异性分别为 91.5% 和 89.2%。这些分析本质上是在一个训练集上进行的，该训练集包括 85 位癌症患者和 78 位健康对照者。但遗憾的是，没有独立的患者队列对结果进行验证。

研究者在肺癌患者的呼出气体样本中也已识别出肺癌的代谢特征。在古罗马时代，一个人呼吸的气味被用来帮助确定某些诊断，如糖尿病、肝病或肾衰竭。近年来，已经完成的几项研究证明挥发性化合物的存在提示肺癌的诊断性特征，这些特征可以通过质谱法检测。在针对呼出气体中挥发性化合物的代谢模式是否能预测癌症这一相同问题的研究中，任何一项单独研究鉴定出的大多数挥发性化合物与其他研究鉴定结果的一致性有限。在此条件下，几项单独研究鉴定出最常见的挥发性化合物包括戊烷、异戊二烯、苯和癸烷（表 93-3）。

## 七、脂类

旨在利用免疫治疗策略治疗肺癌的研究发现包括肺癌细胞在内的许多恶性肿瘤均过表达应激诱导的热休克蛋白 70（heat-shock protein 70，Hsp70）。该蛋白质不仅在恶性肿瘤的胞质中大量表达，而且在细胞表面上也过表达。该蛋白质还进入外泌体并释放到细胞外液和血液中。Hsp70 可以被自然杀伤细胞所识别，为寻求利用这一特征进行免疫治疗提供了理论依据。然而，仅仅 Hsp70 可以分泌到脂质囊泡上这一点也支持那些评估 Hsp70 作为肺癌生物标志物的研究。Gunther 等比较了 43 名肺癌（25 名鳞状细胞癌和 18 名腺癌）患者与 126 名健康对照者循环中 Hsp70 的水平。他们通过 ELISA 检测发现鳞状细胞癌和腺癌患者之间的循环 Hsp70 水平相似。重要的是，2 个癌症人群的 Hsp70 水平均明显高于年龄和性别相匹配的健康对照人群[40]。

虽然在循环脂质体中鉴定 Hsp70 作为提示肺癌存在的生物标志物可能具有一定潜能，但也有几个方面可能限制其应用。其中一个限制是临床研究中的大多数受试者患有晚期疾病，并且研究者也认识到血液中 Hsp70 的检测能力与患者的疾病负荷相关[40, 41]。令人担忧的是，早期肺癌患者可能没有足够的循环 Hsp70 来区分他们与健康人群。其他限制 Hsp70 作为肺癌生物标志物潜能的因素包括缺乏使用 ROC 曲线的统计学分析来定义正常 Hsp70 的值并确定血清学检测的敏感性和特异性。此外，Hsp70 在如肝炎和肝硬化等炎症性疾病中经常升高[42]。另外，Hsp70 还可能在肺部炎症的信号转导中发挥作用，如结核分枝杆菌引起的肉芽肿性炎[43]。这可能限制了 Hsp70 在确定肺部小结节性质中的应用，因为肺部小结节 2 个最常见的诊断即为肺癌和肉芽肿性疾病。

最近，可能为恶性肿瘤细胞所特有的脂质代谢谱也受到了关注。在一项基于组织的分析中，Marien 等对比了肺癌标本与癌旁非恶性肺组织的脂质谱（特别是磷脂），并使用质谱法鉴定出 162

表 93-3　与肺癌相关的呼出挥发性化合物

| | 作者（年） | | | | |
| --- | --- | --- | --- | --- | --- |
| | Phillips（2003）[66] | Machado（2005）[67] | Poli（2005）[68] | Chen（2007）[69] | Fuchs（2010）[70] |
| 丁烷 | ● | | | | |
| 3-甲基十三烷 | ● | | | | |
| 7-甲基十三烷 | ● | | | | |
| 4-甲基辛烷 | ● | | | | |
| 3-甲基己烷 | ● | | | | |
| 庚烷 | ● | | | | |
| 2-甲基庚烷 | ● | | | | |
| 戊烷 | ● | ● | ● | | |
| 5-甲基癸烷 | ● | | | | |
| 异丁烷 | | ● | | | |
| 甲醇 | | ● | | | |
| 乙醇 | | ● | | | |
| 丙酮 | | ● | | | |
| 异戊二烯 | | ● | | ● | |
| 异丙醇 | | ● | | | |
| 二甲硫醚 | | ● | | | |
| 二硫化碳 | | ● | | | |
| 苯 | | ● | ● | ● | |
| 甲苯 | | ● | | | |
| 苯乙烷 | | | ● | | |
| 二甲苯 | | | ● | | |
| 三甲苯 | | | ● | | |
| 甲苯 | | | ● | | |
| 癸烷 | | | ● | ● | |
| 辛烷 | | | ● | | |
| 五甲基庚烷 | | | ● | | |
| 苯乙烯 | | | | ● | |
| 十一烷 | | | | ● | |
| 1-己烯 | | | | ● | |
| 己醇 | | | | ● | |
| 异丙苯 | | | | ● | |
| 1，2，4-三甲苯 | | | | ● | |
| 庚醛 | | | | ● | |
| 甲基环己烷 | | | | ● | |
| 乙醛-丁醇 | | | | | ● |
| 甲醛 | | | | | ● |
| 乙醛 | | | | | ● |
| 戊醛 | | | | | ● |
| 己醛 | | | | | ● |

种具有差异表达的特异性脂质[44]。在该分析中，有 19 个单独的磷脂可以区分恶性组织与非恶性组织，其 AUC 至少为 0.90，共有 45 个磷脂的 AUC ≥ 0.80。研究者利用线性判别分析方法对数据进行处理并对不同磷脂的组合进行评价，结果可以得到一个 AUC 为 0.999 的磷脂谱。但是这些发现尚未外推到现有体液标本的分析中。

## 八、蛋白聚糖

表皮生长因子受体（epithelial growth factor receptor，EGFR）是肺癌中最常被讨论的细胞信号分子之一，它是存在于大多数上皮细胞中的跨膜糖蛋白。重要的是，约 20% 的肺腺癌由 EGFR 突变引起，而 EGFR 是一个可治疗的分子靶点。也有研究描述了由 EGFR 胞外域组成的一种可溶形式的 EGFR（soluble form of EGFR，sEGFR），并且在患有和未患有癌症的患者血清中均可检测到。sEGFR 是转录后切割或基因可变剪接的产物。其中异构体 B 产生于蛋白 G625 和 M626 之间的水解切割，而异构体 C 来自另一种 mRNA 转录本[45, 46]。这些亚型的血清水平在健康患者中似乎较高，而在包括肺癌在内的恶性肿瘤患者中较低[47]。尽管在肺癌患者中 sEGFR 血清水平显著降低且 P 值非常显著，但有无癌症的个体之间存在相当程度的重叠，其 ROC 曲线下的面积仅为 0.727。使用 ROC 曲线确定最佳临界值，其敏感性和特异性分别仅为 70.4% 和 70.3%。幸运的是，患者的年龄、性别和 NSCLC 的组织学亚型并未影响 sEGFR 的水平。

研究还显示 sEGFR 既能传递肺癌患者的总体预后信息，也能预测埃罗替尼（一种靶向 EGFR 酪氨酸激酶结构域的药物）的治疗反应[48]。有趣的是，在这项包括 58 例接受埃罗替尼治疗的患者的研究中，较高的 sEGFR 血清水平与 $III_B$ 期或 IV 期 NSCLC 患者的无进展生存期和总生存期相关。其他研究还发现，在接受埃罗替尼或吉非替尼治疗的晚期 NSCLC 较大队列中，治疗前的 sEGFR 浓度升高与无进展生存率和总生存率

提高之间存在相似的相关性。在接受传统细胞毒性疗法治疗的患者中，sEGFR 升高也与更高的长期生存率相关[49, 50]。

循环中的癌胚抗原（carcinoembryonic antigen，CEA）水平与预后之间的相关性并不太一致。Romero 等发现在接受 EGFR 抑制药治疗的晚期 NSCLC 患者中，CEA 水平升高与总生存期和无进展生存期延长有关[48]。相反，Kappers 等在一项类似研究中发现，在接受抗 EGFR 药物治疗的晚期 NSCLC 患者中，CEA 水平升高与较差的临床预后相关[49]。

Cyfra 21-1 是细胞角蛋白 19 的碎片，可在血清中检测到，并且已被评估作为肺癌患者的潜在生物标志物。Wieskhopf 等对一组具有不同组织学类型的患者进行了研究，以评估 Cyfra 21-1 作为生物标志物的效能，结果发现在所有 NSCLC 患者中，Cyfra 21-1 的敏感性相对较低，但特异性较高（分别为 0.59 和 0.94）[51]。同样，Cyfra 21-1 也可用于检测小细胞癌患者，其敏感性和特异性分别为 0.19 和 0.94。重要的是，Cyfra 21-1 在 I / II 期患者中表达低于 $III_A$ 期或更晚分期的患者，这一点可能限制了使用 Cyfra 21-1 对小结节患者进行分层的能力。研究者还评估了 Cyfra 21-1 在小细胞癌患者中的预后意义。Cyfra 21-1 高表达和低表达通过 ROC 曲线确定，临界值为 3.6ng/ml；Cyfra 21-1 高表达患者的总生存率明显低于血清 Cyfra 21-1 水平低的患者[52]。

最近的一项大型研究对一组疑似肺癌患者的血清肿瘤标志物进行了评估。该研究共纳入 3144 名患者，其中 1828 名（58.1%）确诊为肺癌，而 1316 名（41.9%）确诊为非肺癌[53]。与预期一样，1563 名（85.5%）肺癌患者为 NSCLC，265 名患者（14.5%）为小细胞癌。研究者对每位患者的血清 CEA、Cyfra 21-1、SCC、CA 153、神经特异性烯醇化酶（neuron-specific enolase，NSE）和胃泌素释放肽前体（progastrin releasing peptide，proGRP）进行了检测；研究使用先前已确定的正常临界值。在 < 1cm 的肿瘤中，每种血清肿瘤标

志物的效能均合理，特异性范围为 92%～100%，但每种肿瘤标志物的敏感性均较低（0%～38%）。在该组肿瘤标志物中，CEA 和 Cyfra 21-1 最可能在 NSCLC 或小细胞癌患者中呈阳性；相反，NSE 和 proGRP 在小细胞癌患者中敏感性最高，但在 NSCLC 患者中敏感性较差。

研究人员还对包括 VEGF、EGF、IL-6 和 TGF 在内的其他因子的血清水平进行了评估，以确定它们是否传递任何有关诊断或预后的信息，但目前似乎尚无定论 [54]。

## 九、场效应

吸烟是与肺癌发生相关的最常见的环境因素。但是，只有 10%～15% 的吸烟者会发生肺癌。个体的体细胞遗传背景和随后吸烟导致的遗传修饰可能是支气管上皮恶变的原因。我们也有理由假设发生在中央气道支气管上皮内的基因改变与发生在整个支气管树内的改变相似。这一概念得到了几项研究的支持。这些研究确定了患肺癌和未患肺癌的吸烟者气道的基因改变，包括等位基因缺失、p53 突变、启动子甲基化、端粒酶活性增强和转录活性改变 [55-60]。许多作者已经发现，细胞学正常的中央气道支气管上皮的基因改变与远端气道是否存在肺癌有关。

Spira 使用 Affy-metrix 微阵列平台评估了一个由 80 个基因转录本组成的集合，用来比较 60 名吸烟的癌症患者和 69 名吸烟的非癌症患者的转录组 [61]。利用这 80 个基因的集合进行的验证研究发现，单独使用该基因集合的探针在 I 期肺癌患者中具有 90% 的敏感性，当探针与支气管镜收集的细胞学数据结合时，诊断率进一步提高，敏感性达到 95%，阴性预测值为 95%。这与传统支气管镜对周围病变 35% 的诊断率相比具有优势。有趣的是，尽管支气管活检中分析的主要细胞类型是纤毛上皮细胞，而肺癌起源的主要细胞类型是腺上皮细胞，但在中央气道上皮细胞中观察到的遗传变化与肺癌中发现的相似。这些结果表明，由吸烟引起的导致恶性转化的基因修饰可能发生在整个支气管树，而不限于癌症发生的特定部位。

除了针对肿瘤本身或其蛋白质 / 基因产物的检测外，一些肿瘤标志物更适合识别可能增加恶性肿瘤倾向的场效应。因此，这些标志物可用于肺结节患者的风险分层。Silvestri 等证明在具有可疑肺结节的高危患者人群中，对主支气管上皮细胞进行基因分析可以识别肺癌患者 [62]。这项研究使用了 2 个不同的基因分类器。第 1 个基因分类器正确识别出 220 名肺癌患者中的 194 名（敏感性 88%），第 2 个正确识别了 267 名肺癌患者中的 237 名（敏感性 89%）。将基因分类器与传统支气管镜活检、支气管刷片和支气管灌洗获得的诊断信息相结合，可使 2 个分类器的敏感性分别提高到 96% 和 98%，而单独使用支气管镜的敏感性为 74% 和 76%。重要的是，当这些基因分类器仅用于接受非诊断性支气管镜检查的患者时，诊断敏感性分别可达到 86% 和 92%。分类器的诊断准确性不受病变大小或位置（中央型与周围型）的影响。这一点尤其重要，因为这些因素对支气管镜的诊断率有着重大影响。

## 十、总结

目前已经有许多方法被用来建立肺癌的体外诊断。研究者通过多种生物学检测方法对各种生物学样本资源进行了研究。这些大量的分析产生了一系列微创的早期诊断肺癌的潜在手段。然而，目前尚未开发出具有足够诊断准确性的检测方法。我们预计未来的研究将结合各种检测结果来建立可靠的诊断模型，以准确地判断患者是否存在肺癌。

# 第 94 章
# 肺癌的分期
## Staging of Lung Cancer

Joe B. Putnam Jr. 著

刘成武 译

## 一、概述

确诊或高度怀疑肺癌的患者可以有多种表现[1]。可有或完全无症状。除体格检查外常规的评估还包括放射影像学检查和患者临床特征检查。这些常规检查所发现的异常将有助于医生进一步根据具体部位或问题安排相关的检查评估。在明确疾病的诊断和严重程度的过程中需全面考虑到解剖和生物学方面的征象，如肿瘤大小、位置、与周围结构的关系、局部症状（呼吸困难、咳嗽、声音嘶哑、咯血、咳痰）、瘤外症状，或如杵状指之类的体征，或转移的征象（骨痛、神经症状、面部肿胀等）[2]。在行体格检查时应将重点放在心肺系统及颈部和锁骨上区域以评估有无锁骨上（胸腔外）淋巴结转移。斜角肌淋巴结细针穿刺活检或直接淋巴结切除活检有利于疾病确诊。其他部位的活检还可通过 CT 引导下细针穿刺活检、支气管镜活检或微创手术活检等进行。诊断和分期均应该以最直接最微创的方式进行，且能明确疾病的最严重程度，例如：转移灶的活检、胸腔积液的检查，或针对 FDG-PET 提示的对侧纵隔淋巴结进行检查。

对肿瘤的临床分期需要用到所有相关评估、体格检查、放射影像学特征及病理诊断等信息。为更好地进行准确分期，需综合考虑原发肿瘤的特征（T）、局部和远处淋巴结状态（N）及转移情况。将来还可能进一步纳入生物学分期（与预后相关，以及可以预测治疗反应的分子标志物）。届时，对每个患者均需进行准确的临床分期和多学科讨论。在开始治疗前充分考虑外科医生、临床肿瘤学家和（或）放射治疗学家的评估和建议，将确保每个患者均能及时地得到最好治疗。

为了能为患者提供及时的、划算的治疗服务，各种专业学会和组织制订了关于肺癌诊断、分期及治疗的指南[3-6]。

## 二、诊断

对于任何疑诊肺癌的患者，诊断方法的选择应当以最大限度地去明确诊断、明确分期为原则，而减少那些不必要的检查和程序，并为后续治疗方案的选择提供足够的依据。

### （一）痰细胞学检查

因为有其他更有效的方法，如纤维支气管镜和经胸细针抽吸活检（FNA），痰细胞学检查并不常用于肺癌的诊断。痰细胞学检查安全且便宜，对于较大的中央型鳞癌来讲，一旦痰细胞阳性即可明确诊断[7]。虽然其特异性可达99%，但敏感性却仅约66%[7]，尤其是对于较小的肿瘤或外周型的无症状患者而言则更低[1, 8]。自体荧光支气管镜有助于无明显咳痰症状患者的诊断[9, 10]。

### （二）支气管镜检查

支气管镜检查常用于肺癌的诊断、分期、症状缓解，甚至治疗。可弯曲支气管镜检查的并发症发生率＜1%，包括但不限于出血、气胸、咳嗽、低氧血症、心律失常及医源性感染。死亡率极低（＜0.05%）[11-14]。

在行支气管镜检查的同时还可一并开展一些其他诊断技术，如支气管内活检、刷片、冲洗、支气管肺泡灌洗和经支气管腔外针吸活检（TBNA）。对于中央型病变，纤维支气管镜检查的诊断敏感性可达88%[1]。纤维支气管镜检查对侵犯支气管黏膜或对支气管形成明显外压的肿瘤最有效。直接活检比支气管冲洗或非超声引导下的TBNA更具效力。对于外周型（＜2cm）的病变而言，通过常规纤维支气管镜检查获得诊断仍是巨大的挑战，尽管近年来导航纤维支气管镜检查的应用有助于该类病变的定位和活检[15]。对于≤2cm的病变，支气管镜检查的敏感性仅约34%，对于＞2cm的病变则为63%[1]。当用上所有的手段时，如活检、刷片、冲洗和TBNA，总体敏感性可达80%[16]。

近来，影像引导下的活检技术提高了介入肺病学家活检外周小结节的能力。径向探头支气管腔内超声（r-EBUS）的应用使诊断敏感性达到73%，特异性达100%[17]。在一项研究中，电磁导航纤维支气管镜检查（ENB）的敏感性达到77%[18]。当然这些结果可能并不具有广泛代表性。来自于8项前瞻性研究的数据显示，ENB的诊断率为68%[1]。这些技术方法的临床适用性各不相同，联合这些技术可能能够提高诊断率[19-21]。

### （三）经胸细针针吸活检

CT引导下的经胸FNA（TTNA）越来越多地被用于外周型肺结节的诊断。如同纤维支气管镜检查一样，该技术也是较为安全的，常见的术后不良事件包括不适、轻微咯血、出血（1%）、不同程度的气胸（15%）和需要胸腔导管引流的

气胸（6.6%）[22]。气胸发生的风险主要跟病变的大小、位置、胸膜腔粘连、活检针的大小、活检针在肺内穿进和退出的次数，以及潜在的肺疾病情况（如肺气肿和肺大疱）有关。

CT引导的经胸FNA敏感性≥90%。假阳性率为1%～2%，但假阴性率却较高（20%～30%）[1, 23]。由细胞病理学家现场确认组织量有利于提高诊断效力[24]。粗空芯针活检可获取更多的组织量，能提高诊断率，并还能为后续检测如分子检测等提供足够组织。未能明确诊断的FNA可分为两种情况，一为活检错误（假阴性），二为病变确实是非恶性（真阴性）。疑诊癌症的患者中，假阴性率为20%～30%[25]。如果经TTNA未能明确诊断，则推荐进一步的评估、监测或其他检查。

如果支气管镜检查未能明确诊断，则应考虑经胸FNA，把其他创伤更大的诊断或治疗方法留到最后使用，如电视胸腔镜手术或开胸手术。诊断或治疗方法的选择主要依据患者的身体状况、过去史及癌症可能性的大小。年龄＞40岁，有吸烟史，或有其他恶性肿瘤病史，或影像学上表现为病变较大、毛刺征及位于上叶，则癌症的可能性就越大。对于该类患者，可考虑直接手术，即可明确诊断又同时起到治疗作用。术中可先行楔形切除活检明确诊断，再决定是否需行更大范围的肺切除。

有时，为了讨论治疗方案（包括非外科治疗手段），需在术前行TTNA以明确诊断。TTNA适用于手术高危（合并疾病多、不宜行手术的胸廓异常、生理功能储备差）、不除外良性病变可能、恶性病变可能性低，或明确要求先明确诊断以有利于术前讨论和计划者。对于具有手术禁忌者，活检有助于进一步的治疗计划，如立体定向放疗、化疗或其他局部或系统治疗。

### （四）电视胸腔镜手术

对于其他一些性质不明的肺部结节，可用微创手术（如电视胸腔镜手术）行楔形切除以明

确诊断。既往研究显示位于肺外周 1/3、≤ 3cm、非钙化结节可以比较容易地在胸腔镜手术下辨认并切除[26]。CT 检查是定位结节的基本手段，在大部分患者中还可用于切除范围的预估。如果结节靠近脏胸膜，很容易通过肉眼或者触摸的方式在腔镜下辨认。靠近肺叶肺实质转角位置的结节更易辨认和切除。而位于肺叶其他面的结节，楔形切除时则往往需切除更多的肺实质，并有可能导致切除后肺折叠变形。

不超过 1cm 结节的定位则更具挑战。在单肺麻醉、肺塌陷的情况下，通过在 CT 引导的区域进行仔细触摸，外科医生有可能辨认并切除这些病变。也可以用经胸或经内镜引导的针刺定位，但涉及与其他方法配合，且耗时。这些方法包括注射亚甲蓝、钩针、不透射线的标记物、注射放射示踪剂和胸腔内超声，均有助于需切除区域的辨识和定位[27-29]。

### （五）开胸手术

肺结节的诊断很少用到开胸手术。当病变位于肺叶的中央位置时，反复的经胸 FNA 或粗空芯针穿刺均比开胸手术更划算。但是当在手术室需要进行确诊时，可以考虑在开胸直视或直接触摸的情况下进行针吸活检或粗空芯针活检。在使用粗空芯针或穿刺枪进行活检时，需小心不要误伤肺动脉或静脉。

## 三、肺癌分期

临床分期是临床医生在采取任何治疗手段前对患者疾病程度最好和最后的预估。正因如此，临床分期是任何癌症治疗建议的基础。

肿瘤的分期基于肿瘤的解剖特征对其疾病程度进行了界定，且可以确定具有相似特征的患者的预后。通过分期可以对患者的疾病特征有更清晰的理解。还有利于治疗干预，包括治疗计划、预后分析，以及不同治疗的比较和临床研究。分期可以赋予每个患者一个简单快速的描述，使临床医生可以基于患者临床和病理分期（切除后）

与其他医生进行讨论，有利于意见交换，改善治疗结果。因此，分期应该准确、成本效益高、可重复。

临床医生的责任是确保临床分期尽可能准确，以便根据它来推荐疗效最好的治疗方法或治疗组合。对于每个患者，外科医生必须回答 2 个问题：①疾病的程度如何？在哪里？是否扩散？②是否可以安全地进行手术以有效治疗该疾病？

最佳分期可以使临床医生为患者的治疗干预提供最佳建议。临床分期是在针对性治疗开始之前，通过无创性和有创性检查而获得的。与之不同的是，病理分期是基于对包括肺门和纵隔淋巴结在内的所有切除组织进行组织学检查来确定疾病的程度。目前已经提出了非小细胞癌[30]和小细胞癌[31]的分期指南。

在过去的 40 年中，肺癌的分期系统得到了长足发展。生存分析由 Mountain 及其同事[32, 33]，以及 Naruke 及其同事[34]领导进行。通过国际肺癌研究（IASLC）分期项目，Goldstraw 及其同事进一步完善了原发肿瘤特征和淋巴结特征的定义，使第 7 版 TNM 分期系统更具统计效力[35, 36]。

美国癌症联合委员会（AJCC）和国际抗癌联盟（UICC）将这些分期系统建议纳入了国际肺癌分期系统中[37]。在纳入更多数据及对 IASLC 分期项目更精细的分析基础上，提出了新的分期。

### （一）当前的 AJCC 第 7 版分期系统

IASLC 着手开始的肺癌分期项目，囊括了所有治疗和诊断研究，数据收集和进行分析，并致力于对未来分期修订的改革[35]。AJCC 第 7 版肺癌分期反映了 IASLC 肺癌分期项目的影响[37, 38]。1990—2000 年，IASLC 从澳大利亚、欧洲和美国等 12 个国家的 23 个机构中收集了 100 000 例 NSCLC 病例，每例患者至少随访 5 年，包括所有治疗方案信息。最终提交了超过 81 000 例符合分析条件的手术病例。其中包括 67 725 例 NSCLC 患者和 13 290 例小细胞癌患者。生存率通过 Kaplan-Meier 方法计算。使用 Cox 回归分析筛选创建不同的预后组，并对结果进行内部和外部验证[38]。修订的分期也充分反映了这些分析结果，并在内部和外部进行了验证[36]。外部验证是通过美国监测、流行病学和最终结果计划数据库（SEER）进行的。所收集的数据为回顾性且未进行审核，但是，这些数据均来源于可信度高的中心以便于数据收集和大样本分析。未来肯定还会纳入前瞻性数据[26,39,40]及蛋白质组学和基因组学信息。

### （二）原发肿瘤（T）分期

在 IASLC 肺癌分期项目中，超过 18 000 名患者为 $T_1 \sim T_4$ 肿瘤，并行了 $N_0$ 淋巴结清扫和 $R_0$ 切除[41]。$T_1$ 分为 $T_{1a}$（≤ 2cm）和 $T_{1b}$（> 2~3cm）。$T_2$ 分为 $T_{2a}$（> 3~5cm）和 $T_{2b}$（> 5~7cm）。> 7cm 原本该分为 "$T_{2c}$"，然而，这些患者的生存率在统计学上与 $T_3$ 患者的生存率相似。因此，> 7cm 被归类为 $T_3$。

由于病例数量少和数据一致性不高，因此无法对其他 $T_2$ 情况，如脏胸膜受侵犯和部分肺不张（未累及全肺），进行准确的统计评估，但这些因素可能意味着更高的分期。同一肺叶中存在其他结节归为 $T_3$；不同肺叶中存在其他结节被分类为 $T_4$；除非有令人信服的证据提示为多原发性肿瘤，否则对侧叶中存在结节应归为 $M_{1a}$。

$T_3$ 肿瘤的特征是侵犯纵隔胸膜、心包或横膈膜；肿瘤位于支气管内且距离隆嵴 < 2cm；或导致全肺不张；或如前所述，在同一肺叶中有 2 个结节。

$T_4$ 肿瘤涉及纵隔结构的侵犯，如侵犯心脏、大血管、食管和气管，以及椎体或隆嵴。同侧不同肺叶内存在结节也为 $T_4$。

胸膜转移或恶性胸腔积液从 $T_4$（AJCC 第 6 版）更改为 $M_1$（AJCC 第 7 版）。由于生存期较差（与有转移的患者更相似），恶性胸腔积液、恶性心包积液或胸膜结节被分类为 $M_{1a}$。伴有胸腔外转移病灶的患者则被分类为 $M_{1b}$。

在第 7 版 TNM 肺癌分期修订提案中[42]，IASLC 新收集了 1999—2010 年诊断的 94 708 名患者的信息。这些数据来自 16 个国家的 35 个中心，通过电子数据捕获系统收集。纳入分析了 70 967 例 NSCLC 患者和 6189 例小细胞肺癌患者[40]。对于大小不超过 5cm 的肿瘤，将根据 1cm 的差异进一步细化 T 分期（表 94-1）。纵隔胸膜侵犯将不再作为 T 分期指标[43]。

在即将进行的第 8 版 NSCLC TNM 分期中，涉及肺部多处受累的患者将得到更多关注。患有第二原发性肺癌的患者的每个肿瘤都将获得一个独立的 T、N 和 M 描述。同一肺叶存在其他结节为 $T_3$，同侧不同叶存在其他结节则为 $T_4$，结节位于对侧肺叶中则为 $M_{1a}$（这种情况则只有一个 N 和 M 的描述）。对于多灶性磨玻璃样肿瘤则基于其最大肿瘤的 T 的特征来分期，有 2 种描述方式：①病变总数 [例如，有 4 个独立病变则描述为 $T_{1b(4)} N_0 M_0$]；②简单地用 "m" 来表示多个病变 [如 $T_{1b(m)} N_0 M_0$][44,45]。

**表 94-1　第 8 版 TNM 分期系统中 T 分期建议**

| | |
|---|---|
| $T_1$ | $T_{1a}$（≤ 1cm）；$T_{1b}$（> 1cm，≤ 2cm），$T_{1c}$（> 2cm，≤ 3cm） |
| $T_2$ | $T_{2a}$（> 3cm，≤ 4cm），$T_{2b}$（> 4cm，≤ 5cm），或侵犯主支气管（无论离隆嵴多远），或部分 / 完全的肺不张 / 肺炎 |
| $T_3$ | > 5cm，≤ 7cm |
| $T_4$ | > 7cm；或侵犯横膈 |

引自 Rami-Porta R, Bolejack V, Crowley J, et al. The IASLC Lung Cancer Staging Project: Proposals for the revisions of the T descriptors in the forthcoming eighth Edition of the TNM classification for lung cancer. *J Thorac Oncol* 2015; 10: 990–1003.

### （三）淋巴结（N）分期

AJCC 第 7 版中并未对淋巴结特征和名称进行更改[46]。纳入超过 67 000 名具有完整 T、N 和 M 描述及组织学类型和生存率的患者。38 265 例患者有临床淋巴结分期信息，28 371 例患者有病理淋巴结分期信息。临床分期手段包括诊断性成像、CT 和纵隔镜检查等。开胸手术则已被排除在外。在纳入病例所在时期，正电子发射断层扫描（PET）尚未在国际上广泛使用。淋巴结图谱则结合了日本 /Naruke 和北美 /Mountain 所提出的淋巴结图谱[47]。特别值得注意的是，作者们提出了纵隔淋巴结的影像学分区，并整合到 CT 中，以指导 NSCLC 患者的影像学分期。

在即将进行的肺癌 TNM 分期第 8 次增补中，当前所使用的关于临床和病理淋巴结状态（$N_0 \sim N_3$）的描述可充分预测预后。尽管对于肺癌，淋巴结受累状态是基于受累淋巴结的解剖位置而定的，而并非基于转移性淋巴结的数目，但未来的分期模型可以进一步评估受累淋巴结数目和位置对预后的影响[48]。

### （四）转移（M）

NSCLC 的转移分为 $M_{1a}$ 和 $M_{1b}$ 两类[49]。仅转移到对侧肺被归为 $M_{1a}$；转移至肺 / 胸膜外的区域归为 $M_{1b}$。将同侧叶中非原发性的第 2 个结节（以前称为 $M_1$）更改为 $T_4M_0$。在这种情况下，患者应接受"疑似有益"的手术切除，因为它有可能是第二原发癌。到目前为止并无明确的特征可以用于区分同时性原发癌和转移性。因此，仔细评估，然后进行多学科讨论，将有助于提供最佳治疗建议[50]。

### （五）具体分期系统

表 94-2、表 94-3、表 94-4 分别为 TNM 的定义、淋巴结分区和带有生存时间的 TNM 分期。当前的国际分期系统[36]基于 T、N 和 M 特征为每个患者进行分期，能很好地反映不同患者肿瘤的生物学行为（图 94-1）。AJCC 第 8 版 NSCLC 分期也将根据上述建议进行修订[42]。

已有其他示意图对淋巴结图谱[51]和 T 特征进行了描述[52]。

图 94-2 展示了纵隔和区域淋巴结的分类。该图描述了纵隔和肺淋巴结与其他胸腔结构的相对关系，为外科医生明确了各组淋巴结的解剖边界，以利于他们在手术中更好地解剖。

### （六）T（原发肿瘤）分期的评估

当前 T 分期的变化反映了肿瘤越大生存越差。通常在胸部 X 线片上发现异常后会进一步行胸部和上腹部（包括肝脏和肾上腺）的 CT 检查。胸部 X 线和胸部 CT 是有胸部症状的患者最常用的影像检查。在已知或疑似患有肺癌的患者中，胸部 X 线检查可提供有关原发肿瘤的大小、形状、密度和位置，以及其与纵隔结构关系的信息。尽管不如胸部 CT 敏感，但胸部 X 线检查可以识别单个或多个肺结节、胸腔积液、肺实变、转移引起的骨破坏，或较晚期病例的大块纵隔淋巴结病变。

胸部 CT 能比 X 线提供更多有关原发肿瘤特征、大小、位置，以及肿瘤与纵隔结构、胸壁和横膈膜的关系及侵入椎骨或其他纵隔结构的详细信息。通常应行增强 CT 检查，且需覆盖上腹部。胸部增强 CT 可更好地评估结节或肿块与血管结构（肺动脉、肺静脉、心房、主动脉、大血管等）之间的关系。局部晚期肿瘤往往可能会引起严重的局部症状（疼痛、呼吸困难、神经功能障碍等），但胸部 CT 上并不一定能看到所有胸壁、纵隔或血管浸润情况[53]。胸部及上腹部 CT 可以看到纵隔淋巴结的大小和位置，以及肾上腺和肝脏病变。胸部 CT 是评估患者隐匿性转移的第一步。许多腹部病变其实是良性的，如肝囊肿和肾上腺腺瘤。

在涉及侵犯胸壁、椎体或血管的临床 $T_4$ 病例中，磁共振成像（MRI）可以作为胸部 CT 的补充。MRI 对胸腔或纵隔转移的鉴别能力并不明显优于胸部 CT[53]，也不比 FDG-PET/CT 更好[54]。

表 94-2　肺癌分期中 T、N、M 的定义

| T（原发肿瘤） | |
|---|---|
| $T_X$ | 原发肿瘤大小无法测量；痰脱落细胞、支气管冲洗液中找到癌细胞，但影像学检查和支气管镜检查未发现原发肿瘤 |
| $T_0$ | 没有原发肿瘤的证据 |
| Tis | 原位癌 |
| $T_1$ | 原发肿瘤最大尺寸≤ 3cm，位于肺内，支气管镜检查提示未侵犯叶支气管近端的支气管（如主支气管）[a] |
| | $T_{1a}$ 原发肿瘤最大尺寸≤ 2cm |
| | $T_{1b}$ 原发肿瘤最大尺寸＞ 2cm，但≤ 3cm |
| $T_2$ | 原发肿瘤＞ 3cm，但≤ 7cm，或有以下特征之一（肿瘤具有以下特征且≤ 5cm 则为 $T_{2a}$） |
| | 肿瘤累及主支气管，但距离隆嵴≥ 2cm |
| | 累及脏胸膜 |
| | 伴肺不张或延伸至肺门但未累及全肺的阻塞性肺炎 |
| | $T_{2a}$ 肿瘤最大尺寸＞ 3cm，但≤ 5cm |
| | $T_{2b}$ 肿瘤最大尺寸＞ 5cm，但≤ 7cm |
| $T_3$ | 肿瘤＞ 7cm，或直接侵犯以下结构之一：胸壁（包括上沟瘤）、横膈、膈神经、纵隔胸膜、心包 |
| | 或肿瘤位于主支气管（距隆嵴＜ 2cm[a]，但未及隆嵴） |
| | 或全肺不张，或累及全肺的阻塞性肺炎 |
| | 或原发肿瘤同一肺叶出现其他的癌结节 |
| $T_4$ | 肿瘤可以是任何大小，但侵犯纵隔、心脏、大血管、隆嵴、气管、喉返神经、食管、椎体 |
| | 原发肿瘤同侧不同肺叶出现其他的癌结节 |
| **N（局部淋巴结）** | |
| $N_X$ | 淋巴结转移情况无法判断 |
| $N_0$ | 无区域淋巴结转移 |
| $N_1$ | 同侧支气管周围和或肺门或肺内淋巴结转移，包括直接侵犯 |
| $N_2$ | 同侧纵隔和（或）隆嵴下淋巴结转移 |
| $N_3$ | 对侧纵隔、对侧肺门、同侧或对侧前斜角肌或锁骨上区淋巴结转移 |
| **M（远处转移）** | |
| $M_X$ | 远处转移情况无法判断 |
| $M_0$ | 无远处转移 |
| $M_1$ | 有远处转移 |
| | $M_{1a}$ 对侧肺孤立肿瘤结节，胸膜种植结节或恶性胸腔（或心包）积液[b] |
| | $M_{1b}$ 远处转移 |

a. 罕见的任何大小的沿支气管表面延伸的肿瘤，其侵袭范围仅局限于支气管壁，虽然它可能延伸至近侧的主支气管，但也被归为 $T_1$

b. 大部分肺癌患者的胸腔（或心包）积液都是由肿瘤引起的。在极少数患者中，可能存在多次胸腔或心包积液细胞学检查无阳性，积液也非血性，也不是渗出液的情况。基于这些因素和临床判断认为积液与肿瘤无关时，在分期的时候应排除积液这个因素，将患者按 $T_1$、$T_2$、$T_3$ 或 $T_4$ 来分期

经许可转载，引自 Goldstraw P, Crowley J, Chansky K, et al. The IASLC Lung Cancer Staging Project: proposals for the revision of the TNM stage groupings in the forthcoming (seventh) edition of the TNM Classification of malignant tumours. *J Thorac Oncol* 2007; 2: 706–714. © 2007 International Association for the Study of Lung Cancer 版权所有。经 Springer in the format Book via Copyright Clearance Centor 许可转载，引自 Edge SB, Byrd DR, Compton CC, et al. *AJCC Cancer Staging Manual*. 7th ed. New York: Springer; 2009.

表94-3 淋巴结图谱

| |
|---|
| **N₂ 淋巴结——所有 N₂ 淋巴结均位于纵隔胸膜内** |
| 最高纵隔淋巴结：位于头臂（左无名）静脉上缘水平线以上的淋巴结，该静脉在此上行至左侧，穿过气管中线前方<br>• 上气管旁淋巴结：位于主动脉弓上缘水平线以上和1组淋巴结的下界之间的淋巴结<br>• 血管前和气管后淋巴结：按位于气管前、后分为3A和3P，位于中线上的淋巴结归为同侧淋巴结<br>• 下气管旁淋巴结：右侧下气管旁淋巴结位于气管中线以右，右主支气管上缘水平线与主动脉弓上缘水平线之间的胸膜内；左侧下气管旁淋巴结位于气管中线以左，主动脉弓上缘水平线与左主支气管上缘水平线之间，在动脉韧带内侧的胸膜内 |
| 局部（N₂）淋巴结分类<br>• 主动脉弓下（主肺动脉窗）淋巴结：位于动脉韧带、主动脉、左肺动脉干之间的纵隔胸膜内，远端以左肺动脉第一支为界<br>• 主动脉弓旁（升主动脉或膈神经）淋巴结：位于主动脉弓上缘水平线以下，升主动脉、主动脉弓或无名动脉的前外侧的纵隔胸膜内<br>• 隆嵴下淋巴结：位于气管隆嵴尾侧，不包括下叶支气管和肺动脉区域的淋巴结<br>• 食管旁淋巴结（隆嵴下方）：位于食管旁的淋巴结，但不包括隆嵴下淋巴结，左右以食管中线为界<br>• 肺下韧带淋巴结：位于肺下韧带内，包括下肺静脉下部及后方淋巴结 |
| N₁ 淋巴结：所有 N₁ 淋巴结均位于纵隔胸膜返折以外的脏胸膜内<br>• 肺门淋巴结：是肺叶近端的淋巴结，在纵隔胸膜返折以外，右侧毗邻中间支气管，在影像学上，肺门阴影可能由肿大的肺门和叶间淋巴结形成<br>• 叶间淋巴结：位于叶支气管之间<br>• 肺叶淋巴结：位于叶支气管远端周围<br>• 肺段淋巴结：位于肺段支气管周围<br>• 亚段淋巴结：位于亚段支气管周围 |

经许可，引自 Mountain CF, Dresler CM. Regional lymph node classification for lung cancer staging. *Chest* 1997; 111: 1718–1723. © 1997 The American College of Chest Physicians 版权所有

表94-4 AJCC 第7版 TNM 分期 [19, 35]

| 分 期 | T | N | M | 5 年生存率（%） | |
|---|---|---|---|---|---|
| | | | | 临床分期 | 病理分期 |
| 隐匿性肿瘤 | $T_X$ | $N_0$ | $M_0$ | | 未计算 |
| 0 期 | Tis | $N_0$ | $M_0$ | | 未计算 |
| I_A 期 | $T_{1a/b}$ | $N_0$ | $M_0$ | 50 | 73 |
| I_B 期 | $T_{2a}$ | $N_0$ | $M_0$ | 43 | 58 |
| II_A 期 | $T_{2b}$ | $N_0$ | $M_0$ | 36 | 46 |
| | $T_{1a/b}$、$T_{2a}$ | $N_1$ | $M_0$ | | |
| II_B 期 | $T_{2b}$ | $N_1$ | $M_0$ | 25 | 36 |
| | $T_3$ | $N_0$ | $M_0$ | | |
| III_A 期 | 任何 $T_1$、$T_2$ | $N_2$ | $M_0$ | 19 | 24 |
| | $T_3$ | $N_1/N_2$ | $M_0$ | | |
| | $T_4$ | $N_0/N_1$ | $M_0$ | | |
| III_B 期 | $T_4$ | $N_2$ | $M_0$ | 7 | 9 |
| | 任何 T | $N_3$ | $M_0$ | | |
| IV 期 | 任何 T | 任何 N | $M_{1a/b}$ | 2 | 13 |

经许可转载，引自 Goldstraw P, Crowley J, Chansky K, et al. The IASLC Lung Cancer Staging Project: proposals for the revision of the TNM stage groupings in the forthcoming (seventh) edition of the TNM Classification of malignant tumours. *J Thorac Oncol* 2007;2:706–714. © 2007 International Association for the Study of Lung Cancer 版权所有。经 Springer in the format Book via Copyright Clearance Centor 许可转载，引自 Edge SB, Byrd DR, Compton CC, et al. *AJCC Cancer Staging Manual.* 7th ed. New York: Springer; 2009.

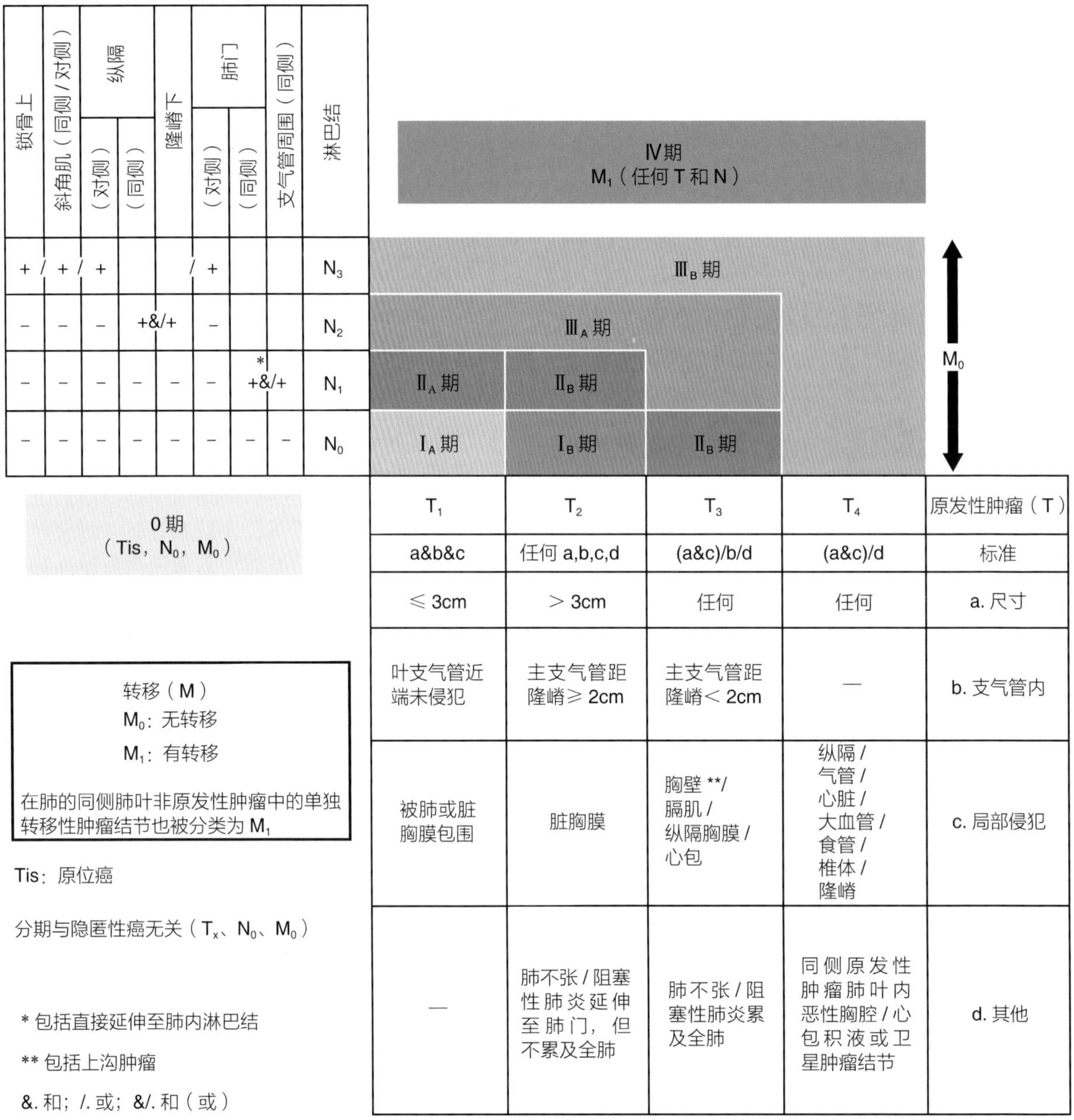

淋巴结分期表

| 锁骨上 | 斜角肌（同侧/对侧） | 纵隔（对侧） | 纵隔（同侧） | 隆嵴下 | 肺门（对侧） | 肺门（同侧） | 支气管周围（同侧） | 淋巴结 |
|---|---|---|---|---|---|---|---|---|
| + | + / + | | | | | / + | | $N_3$ |
| − | − | − | | +&/+ | | − | | $N_2$ |
| − | − | − | | | | *+&/+ | | $N_1$ |
| − | − | − | − | − | − | | | $N_0$ |

分期网格：

- IV期 $M_1$（任何 T 和 N）
- ⅢB期
- ⅢA期
- ⅡA期 / ⅡB期
- ⅠA期 / ⅠB期 / ⅡB期
- $M_0$

0 期
（Tis, $N_0$, $M_0$）

转移（M）
$M_0$：无转移
$M_1$：有转移

在肺的同侧肺叶非原发性肿瘤中的单独转移性肿瘤结节也被分类为 $M_1$

Tis：原位癌

分期与隐匿性癌无关（$T_x$、$N_0$、$M_0$）

* 包括直接延伸至肺内淋巴结

** 包括上沟肿瘤

&. 和；/. 或；&/. 和（或）

| | $T_1$ | $T_2$ | $T_3$ | $T_4$ | 原发性肿瘤（T） |
|---|---|---|---|---|---|
| | a&b&c | 任何 a,b,c,d | (a&c)/b/d | (a&c)/d | 标准 |
| a. 尺寸 | ≤ 3cm | > 3cm | 任何 | 任何 | a. 尺寸 |
| b. 支气管内 | 叶支气管近端未侵犯 | 主支气管距隆嵴≥ 2cm | 主支气管距隆嵴< 2cm | — | b. 支气管内 |
| c. 局部侵犯 | 被肺或脏胸膜包围 | 脏胸膜 | 胸壁**/膈肌/纵隔胸膜/心包 | 纵隔/气管/心脏/大血管/食管/椎体/隆嵴 | c. 局部侵犯 |
| d. 其他 | — | 肺不张/阻塞性肺炎延伸至肺门，但不累及全肺 | 肺不张/阻塞性肺炎累及全肺 | 同侧原发性肿瘤肺叶内恶性胸腔/心包积液或卫星肿瘤结节 | d. 其他 |

▲ 图 94-1 肺癌 TNM 分期

经许可转载，引自 Lababede O, Meziane MA, Rice TW. TNM staging of lung cancer. *Chest* 1999; 115: 233–235. © 1999 The American College of Chest Physicians 版权所有

胸部 MRI 对于肺上沟瘤或可能累及胸壁、臂丛神经、脊髓，或血管结构——如主动脉、锁骨下动脉或锁骨下静脉的肿瘤特别有用。对于不确定是否存在局部侵犯的患者，可能需要手术探查才能明确肿瘤是侵犯了周围结构还是仅仅紧邻周围结构。

PET 的原理是癌细胞的葡萄糖代谢与正常组织相比明显增加[55]。以 $^{18}$F- 氟脱氧葡萄糖（FDG）作为标记物，该标志物的积聚与组织的代谢有关。对这种放射性的检测可以为活检或其他检查提供标靶。FDG-PET 有助于评估局部肿瘤、纵隔及各组淋巴结，以及是否存在隐匿性转移。

在评估骨转移方面，FDG-PET 扫描已基本上取代了核医学骨扫描。PET 并不是一个肿瘤特异性的检测，因为除了恶性肿瘤外，炎症反应、骨折或正在愈合的组织中也可发现较高的细胞葡

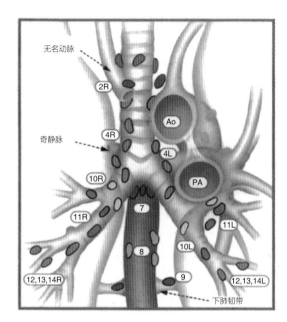

上纵隔区淋巴结

1. 最高纵隔淋巴结

2. 上气管旁淋巴结

3. 血管前和气管后淋巴结

4. 下气管旁淋巴结（包括奇静脉淋巴结）

$N_2$= 单个，同侧
$N_3$= 单个，对侧或锁骨上

主动脉区淋巴结

5. 主动脉弓下（A-P 窗）淋巴结

6. 主动脉旁（升主动脉或膈神经）淋巴结

下纵隔淋巴结

7. 隆嵴下淋巴结

8. 食管旁（隆嵴下淋巴结）淋巴结

9. 肺韧带淋巴结

$N_1$ 淋巴结

10. 肺门淋巴结

11. 叶间淋巴结

12. 叶淋巴结

13. 段淋巴结

14. 亚段淋巴结

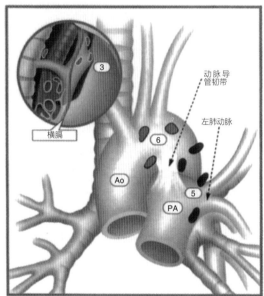

▲ 图 94-2 淋巴结图谱

萄糖代谢[56, 57]。在提出治疗建议之前，需要对疑似受累的纵隔淋巴结进行组织学检查。其他胸内或胸外存在 FDG 代谢增高的病灶同样也必须纳入考量，进行有关 NSCLC 的组织学检查。在治疗干预前，FDG-PET 结合 CT 可以提高对肺癌患者分期的敏感性和特异性[36, 58]。FDG-PET 对脑转移不敏感。胸腔外 FDG-PET 扫描阴性预示着转移的可能性较低。但是，一旦有阳性发现，均建议进行进一步评估（活检等）以确认是否有恶性细胞的存在。如果没有明确的淋巴结或胸外转移病灶，应考虑手术切除治疗。

有多个可疑的同侧或对侧肺部病变的患者需要进行其他评估，以确定同一肺叶中的癌结节（临床 $T_3$），或同侧不同叶中的癌结节（临床 $T_4$）。肺癌和肉芽肿性疾病有时会同时存在。尽管原发性 NSCLC 患者中的新结节更可能与原发性肿瘤相关，但部分可能是同时性 $T_1$ 病变（如鳞状细胞癌和腺癌），手术切除可显著获益。对侧肺的病变将以类似方式进行评估。如对结节的关系存有疑问，应以患者利益为重，以既诊断又治疗的方式为患者提供最大可能的生存获益。

### （七）N（淋巴结）分期的评估

纵隔淋巴结转移的确定是分期和治疗建议的关键点[30]。纵隔淋巴结肿大（或增大的淋巴结）的定义通常为：淋巴结短轴最大横径 > 1cm。淋巴结通常会因感染（组织胞浆菌病、既往支气管炎或肺炎等）或其他炎症过程或疾病过程（结节病、淋巴瘤等）而增大。淋巴结转移可能在没有纵隔淋巴结肿大的情况下发生。只是与较小的淋巴结相比，较大的淋巴结存在转移的可能性更高。如果发现纵隔淋巴结 > 1cm，则应通过 FDG-PET 或活检进一步评估。如 FDG-PET 和 CT 结合的特定影像技术[59]，可定位淋巴结病变，作为支气管腔内超声（EBUS）、活检、经颈纵隔镜检查（CME）、食管超声（EUS）、VATS 等检查的目标，以优化临床分期。

据报道，CT 对 NSCLC 纵隔淋巴结评估的敏感性为 57%～79%，阳性预测值仅为 56%[30]。通过 CT 上淋巴结大小来判定纵隔淋巴结是否受累并不可靠。尽管通过 CT 可以更容易地识别出较大的纵隔淋巴结，增大的淋巴结（≥ 1cm）更可能与转移相关（> 70%），然而正常大小的淋巴结（< 1cm）仍有 7%～15% 的可能含有转移。对于已明确 NSCLC 的患者，不能仅靠在胸部 CT 上发现淋巴结肿大就排除采取根治性切除的可能。胸部 CT 评估纵隔转移的总体敏感性为 57%，特异性为 82%[60, 61]。在做出任何治疗决定之前，应考虑通过影像学和有创性纵隔分期检查对纵隔淋巴结肿大的状态进行进一步评估。此外，所有有关局部或局部晚期 NSCLC 是否可切除的决定都必须由胸外科医生来做出。

在 ACOSOG Z0030 临床试验中[16]，PET 和 CT 结合对于明确患者是否适合手术切除方面优于两者单独进行。PET 对转移性 NSCLC 纵隔淋巴结判定的阴性预测值（NPV）为 87%，这表明

对于没有肿大淋巴结或 FDG 浓聚淋巴结的患者，可以选择性考虑有创性纵隔分期。胸部 CT 检查提示有明确纵隔淋巴结肿大的患者中，14% 的肿大淋巴结与非癌因素有关[30, 60]。在地方性肉芽肿病高发区，有淋巴结肿大的患者比例甚至更高。对于早期的患者，如纵隔淋巴结大小正常且无 FDG 浓聚，建议行纵隔淋巴结清扫术。但是，如果淋巴结大小正常但又有 FDG 浓聚，则建议在治疗之前进行有创性分期检查以明确患者的临床分期。

临床 I 期肿瘤，且 CT 扫描未发现淋巴结肿大的患者不太可能发生纵隔淋巴结转移。假阴性率可达 8%～10%，并与肿瘤大小有关。对于不伴肿大或 FDG-PET 高代谢纵隔淋巴结的周围型 $T_1$ 病变，通常不建议进行有创性分期检查。

尽管 CT 扫描可以更准确地提供淋巴结或肿瘤的解剖学特征，但 FDG-PET 扫描可以进一步补充代谢活性等相关信息。FDG-PET 扫描的早期研究结果表明，任何 FDG 代谢增高都可能与癌症有关，但是由于可能存在其他疾病（淋巴瘤、肉芽肿性疾病、结节病），FDG 代谢增高本身并不能确诊癌症[57, 62, 63]。根据最终病理分期，在胸部 CT 呈临床阴性的纵隔淋巴结中，FDG-PET 扫描可发现大约 5% 的隐匿性 $N_2$ 疾病[64]。将胸部 CT 与 FDG-PET 结合使用可得到比单一手段更高的敏感性（敏感性 94%，特异性 86%）[65]。虽然可以将胸部 CT 和 FDG-PET 扫描结合起来使用或整合 CT/FDG-PET 进行检查，但仍建议进行有创性分期以确认纵隔淋巴结受累情况[59, 66]。

越靠近中央的肿瘤发生纵隔淋巴结转移的可能性越高。在这些中央型肿瘤的患者或考虑进行全肺切除术的患者中，适用有创性纵隔分期以验证手术切除的决策是否正确。

在所有考虑手术切除的小细胞癌患者中，必须通过诊断性成像（包括 FDG-PET 扫描）进行全面分期。此外，即使 FDG-PET 扫描阴性，鉴于隐匿性纵隔转移的发生率很高，也应进行纵隔

镜检查。

有创性分期包括 CME 或纵隔切开术（Chamberlain 手术）、EBUS 或 EUS[67]。通常可手术治疗，伴气管旁或隆嵴下淋巴结肿大的 NSCLC 患者均应行 CME，特别是中央型肿瘤、拟行全肺切除或手术高危的患者，更应该行 CME。

纵隔切开术主要用于前纵隔和主动脉 - 肺动脉窗区域。该手术需要切除左侧第二肋软骨，以评估主肺动脉窗（5组）或前纵隔（6组）淋巴结。可以将乳内动脉牵向一侧加以保留，也可以结扎。

CME 的阴性预测值高于 90%，可以门诊手术进行，并发症发生率很低。纵隔镜检查的冰冻病理切片检查若未发现淋巴结受累时，可在同一次麻醉状态下进行进一步手术切除。不论影像学上是否有淋巴结受累都进行 CME（常规纵隔镜检查）检查不仅不划算，并且在进行了足够的无创术前评估的患者中并未增加分期准确性[68]。

其他有创纵隔检查技术可能会对分期有所帮助[30, 67]。EBUS-TBNA 可能就比纵隔镜检查更敏感。与单纯手术分期相比，EBUS 与手术分期相结合对纵隔淋巴结转移识别的敏感性更高，还可避免不必要的开胸手术[69, 70]。VATS 技术可以评估肿大的 5组或 6组淋巴结，以及 7组、8组或 9组肿大淋巴结。EUS 可引导经食管对隆嵴下及主动脉 - 肺动脉窗淋巴结进行针刺活检[30]。

对于 $T_3$ 或中央型肿瘤、PET 提示 $N_1$ 淋巴结转移或周围型临床 $T_1 N_0 M_0$ 小细胞肺癌患者来讲，CT 预测价值可能不高。这些患者伴有 $N_2$ 转移的可能性更高，应考虑进行有创性纵隔分期。

## 四、转移疾病的评估

胸腔外或远处转移（$M_{1b}$）在肺癌中很常见。除了详尽的病史和体格检查及标准的分期技术外，针对转移性病灶的评估仅需在特定病例中进行[30]。如果根据影像学检查怀疑有转移性疾病，则应进行组织学诊断以确认是否存在转移[30, 67]。对侧肺中的结节与恶性胸腔积液和胸膜转移一样被归为转移性疾病（$M_{1a}$）。在缺乏具体临床表现的情况下，对转移性疾病进行辅助检测，可能适用于有广泛转移迹象但临床表现并不特异的患者，如体重明显减轻或严重贫血。

在即将到来的 AJCC 第 8 版肺癌 TNM 分期建议中，可能会将胸腔内转移（胸膜 / 心包积液、对侧 / 双侧肺结节或胸膜结节，或多种情况共存等）归类为 $M_{1a}$。将单个远处器官单个转移灶重新归为 $M_{1b}$。多个远处转移归类为 $M_{1c}$[71]。

加拿大肺肿瘤组进行了一项随机试验，比较了手术前单纯临床评估或进行了全面转移筛查的患者结局[72]。研究终点为开胸后复发。他们建议临床评估为阴性的患者不需要进一步检查；有任何其他器官特异或非特异性转移可能均需要进一步检查；$N_2$ 是疾病比预期更严重的标志，这些患者应进行胸外分期。推荐的放射学检查应包括通过 CT 或 MRI 进行脑成像及 FDG-PET 扫描或腹部 CT 和骨扫描。鉴于骨扫描的使用有限，因此建议使用脑成像和全身 PET。包含腹部的 FDG-PET/CT 有助于在胸部、纵隔、腹部（肝或肾上腺）或骨骼内定位 FDG 浓聚病灶。多达 7% 的患者可能发生肾上腺转移。行胸部 CT 检查时应一并将肝脏和肾上腺纳入照射范围[73]，这将减少额外的花费、时间或辐射暴露，而不一定总是需要进行静脉造影增强扫描。CT 不能明确的肾上腺病变可通过 MRI 或 CT 引导的经皮穿刺活检进一步评估[74]。

FDG-PET 通常用于临床可疑肺癌的肺结节患者或已经获得肺癌诊断的患者。PLUS 试验将患者随机分为常规评估组或加 PET 评估组[75]。FDG-PET 评估组发现了更多的纵隔转移和远处转移，提供了更多分期信息，分期上调使患者接受了非手术治疗，从而使患者避免了徒劳的开胸手术。该评估具有很好的成本效益，避免了 20% 的患者接受无效的开胸手术。美国外科医师学会肿瘤组 Z0050 试验发现，FDG-PET 在原本可切除的

NSCLC 患者中发现了超过 6% 的原本未怀疑有转移性疾病或第二原发恶性肿瘤的患者[16]。在 6.6% 的患者中还发现了最终证实是良性的假阳性远处转移。如果综合 PET 检查结果提示为晚期疾病或良性病变的病例，则多达 20% 的患者可以避免不必要的开胸手术。但 PET 提示远处转移的结果仍需要验证。最近的一项全身 PET 在 NSCLC 分期中的随机试验进一步提示，PET 在多达 10% 的患者中检测出了常规评估未发现的转移灶，而这些患者原本是打算接受手术切除的[53, 76]。

### （一）脑转移

无神经系统症状的肺癌患者在确诊时不太可能发生脑转移（0%~10%）[30]。在一项对临床评价为阴性的患者的研究综述中，脑转移的中位患病率为 3%，临床评价为阴性的中位预测值为 97%[30]。在早期肺癌中，仅当患者出现头痛、癫痫发作或其他神经功能障碍等症状时，或怀疑有小细胞癌时，才应进行其他的检查，如脑部 CT 或 MRI[77, 78]。在其他无症状、身体条件良好且分期适合手术的患者中进行脑部 CT 扫描并不划算[79]。具有新发神经系统症状的 I 期或 II 期癌症患者、所有 III 期和 IV 期癌症患者及小细胞癌或上沟肿瘤（Pancoast 肿瘤）患者应保留脑部 MRI 检查，因为这些患者隐匿性脑转移的发生率更高。

尽管 MRI 扫描在识别较小的病变方面比脑 CT 扫描更为敏感，但在提高生存率方面似乎没有临床意义[80, 81]。

证实有纵隔淋巴结转移（$N_2$）的患者发生脑转移的风险可能增加[82-84]，在给出最终治疗建议之前应进行脑部 CT 或 MRI 检查。

### （二）骨转移

骨转移患者通常有骨痛症状。多达 30% 的尸检患者可能有骨转移。在对 633 名患者的 Meta 分析中，骨扫描具有 87% 的敏感性和 67% 的特异性[65]。尽管过去经常使用放射性核素骨扫描来识别骨转移，但与骨扫描相比，FDG-PET 的诊断准确性更高（敏感性分别为 94.3% 和 78.1%，$P=0.001$；

特异性分别为 98.8% 和 97.4%，$P=0.006$；准确度分别为 98.3% 和 95.1%，$P=<0.001$；更少的假阳性率：1.2% vs. 2.9%；更少的假阴性率：5.7% vs. 21.9%）[85]。如果可能，建议使用 FDG-PET，而不是放射性核素骨扫描。

### （三）腹部转移

胸部的 CT 扫描通常包含肝脏和肾上腺。将上腹部作为胸部 CT 扫描的一部分进行评估，对于明确这些常见的区域是否有转移非常有价值。通常肾上腺和肝脏转移是无症状的，仅能通过影像学检查明确[78]。肾上腺肿大可能代表有转移。然而，肾上腺腺瘤在人群中的发生率为 2%~10%[86]。评估肾上腺可能还需要其他检查，包括 MRI 扫描。具有明确的低衰减病变（提示脂肪）的患者很可能是良性腺瘤。要想明确性质可能需要进行其他检查，如使用对比剂的增强 CT、超声、增强 MRI 扫描或 FDG-PET 扫描[87]。在肾上腺增大且有可疑病变的患者中，CT 引导下经皮活检可以明确诊断和分期。尽管肺癌患者可能发生肝转移，但其他良性肝脏病变也很常见，如肝囊肿或血管瘤。肝脏病变 FDG 浓聚可能意味着转移，此时可能需要进行肝活检以明确诊断。

## 五、胸腔内分期技术

### （一）经支气管针吸活检

经支气管针吸活检可以在支气管镜检查时使用一根导管针头进行，该针头刚好能穿过柔性纤维支气管镜的工作通道[88]，可到达原发性肿瘤和纵隔/肺门淋巴结。与更传统的方法相比，可以缩短等待治疗的时间[89]。多种因素均可能影响这项检查的敏感性，包括针头大小、原发肿瘤的直径和位置、支气管周围和气管旁淋巴结病变的大小和位置及组织学类型[90]。较粗的针头（22 号针 vs. 19 号针）可提供更多组织，并可提高诊断率。右气管旁和隆嵴下淋巴结更容易识别和活检。通常建议在现场立即进行细胞病理学检查，以确认恶性诊断，并确保已获得足够的样本用于诊断[91]。EBUS 引导下的 TBNA 用于淋巴结的识别和活检，敏感性更高，可以探查和明确气管旁、隆嵴下和肺门等各站淋巴结的转移[92]。

### （二）经胸针吸活检

经胸针吸活检术通常用于诊断肺结节[93, 94]。在对使用经胸针吸活检的研究进行的汇总分析中，恶性肿瘤的患病率约为 70%，穿刺结果阴性的中位数约为 6%。其确诊恶性肿瘤的中位敏感性为 ≥ 90%，但对直径 ≤ 15mm 的结节，敏感性却较低（70%～82%）。在高患病率人群中，约 20% 的患者可能无法获得诊断。当考虑到临床疑诊癌症、影像学检查有异常发现、患者自愿选择，或手术并发症风险高需考虑替代方案等问题时，经胸穿刺活检是最合适的。穿刺结果阴性并不意味着没有癌症；相反，它意味着应该与患者及其家属进行更多的讨论，并可用于安抚一些患者，或为特定患者提出替代诊断或检测策略[23]。TTNA 很少用于同侧或对侧纵隔淋巴结的取样。前纵隔淋巴结肿大或纵隔肿块的患者可以进行穿刺活检以明确诊断。这些纵隔肿块通常固定于胸骨的后方和大血管之间。

### （三）经颈纵隔镜检查

CME 仍然是评估纵隔淋巴结转移的金标准。这种技术最初由 Pearson 及其同事[95]推广，可以对左右气管旁间隙、气管前区域、气管支气管夹角和隆嵴下前上区域的淋巴结进行探查和活检。还有一些不太常见的其他技术，如扩大的 CME[96]，通过在主动脉上方和外侧解剖并延伸至无名动脉和左侧颈总动脉之间，以到达主动脉旁和主动脉肺动脉窗的淋巴结（分别为第 6 组和第 5 组）[97-99]。

CME 通常在全身麻醉下用支气管镜进行，可门诊手术或在肺切除术之前使用。切口刚好在胸骨切迹上方，并向下延伸至气管前筋膜。纵隔镜沿气管旁行进，用于检查气管旁间隙和隆嵴下间隙。通过该技术可到达第 2R 和第 4R 组、第

2L 和第 4L 组、气管前第 1 组和第 3 组，以及隆嵴下（第 7 组）淋巴结。其他淋巴位置太远（第 8 组和第 9 组）或被主动脉阻挡（第 5 组和第 6 组），并且后、下隆嵴下间隙也不易到达。通常需探查 5 组淋巴结（第 2R、4R、2L、4L 和 7 组）。对看到的淋巴结进行活检。气管旁淋巴结很容易取样，尤其是在右侧。气管旁淋巴结的假阴性率为 1%～2%，而对于隆嵴下淋巴结，大约为 6%。CME 检查纵隔转移的中位敏感性约为 70%，阴性预测值约为 91%[30]。

CME 很少发生并发症（约 1%）。在一项包含 2145 例患者的队列中，有 23 例发生了术后并发症，其中包括出血 7 例（0.33%）、声带功能障碍 12 例（0.55%）、气管损伤 2 例和气胸 2 例。只有 1 名患者死亡，是由于肺动脉损伤导致。7 例血管损伤中有 5 例发生在 4R 区域的活检时。

最新的技术进步改善了纵隔淋巴结的可视化。与标准纵隔镜相比，电视纵隔镜[100]可提供更好的光学分辨率和放大倍率，但解剖和操作能力上可能会受到更多的限制。电视辅助纵隔淋巴结清扫术（VAMLA）[101]被认为是对 CME 的改良，据报道其并发症发生率为 4%～6%[102, 103]。其中一个优点是操作者和助手都可以看到要解剖的区域[104]。经颈扩大纵隔淋巴结清扫术（TEMLA）可能比 CME 活检能获取更多的淋巴结，但这并不会成为纵隔分期的常规方式[105-107]。

### （四）前纵隔切开术

最初由 McNeill 和 Chamberlain[108]描述，左侧前（胸骨旁）纵隔切开术提供了通向左侧主动脉 – 肺动脉窗和右侧前纵隔的通道，这是 CME 无法到达的区域。在任何一种情况下，均需切除第二肋软骨，但保留软骨膜。乳内动脉可以被牵开或结扎。可以顺利达到第 5/6 组淋巴结区域。通过手指触摸便可以探查确定目标区域。还可以放入纵隔镜协助活检。在患有左侧肺癌的患者中，首先进行 CME 以排除对侧（$N_3$）淋巴结转移。胸骨旁前纵隔切开术对第 5/6 组转移淋巴结的中

位敏感性为 71%，阴性预测值为 91%[30, 109, 110]。

### （五）电视辅助胸腔镜检查

胸腔镜可以在开放手术之前提供一种快速探查胸膜腔的方法。在早期研究中，胸腔镜技术可以发现多达 8% 的不可手术者[111]，还能同时评估所有淋巴结组。在左侧，可以评估第 5、6、7、8 和 9 组纵隔淋巴结；在右侧，可以探查第 2、4、7、8 和 9 组。在某些特定情况下，尤其是当肿大的淋巴结位于隆嵴下远端，或食管旁，或通过其他方式不能到达的区域时，便需要采用胸腔镜技术而不是纵隔镜检查。

### （六）支气管超声内镜

EBUS 通过支气管镜的工作通道将线性阵列超声和 FNA 结合在一起，以评估和分期纵隔淋巴结[89, 112]。目前已有使用指南[30, 113, 114]。EBUS-FNA 是内镜分期的首选[115]，EUS 可作为补充[116]。EBUS-FNA 可以检查所有纵隔、气管旁、隆嵴下和肺门等区域淋巴结。EBUS 优于 TBNA，可以有效筛查接受肺切除的患者的淋巴结，阴性预测值为 96.3%[117]。EBUS-FNA 和 EUS-FNA 联合使用比单独使用任何一种都有明显的优势[116]。在 EBUS 基础上补充 EUS 的诊断能力比在 EUS 基础上补充 EBUS 更好[115]。带有 FNA 的 EBUS 可轻松添加到标准支气管镜检查程序中。对于淋巴结肿大或可疑，且 EBUS 检查阴性的患者[118]，首先推荐 CME，以确保肺切除之前的分期完整[69]。但是，最新的 EBUS 和 EUS 经验表明，与传统的纵隔镜相比，EBUS 和 EUS 引导的活检相结合可以覆盖更多的区域和目标，并使更多的患者受益[119-121]。此外，使用 EUS 和 EBUS 进行纵隔再分期也是安全有效的[122]。

### （七）食管超声

内镜食管超声检查或 EUS 可辅助 EBUS 进行纵隔分期[123]。EUS 提供了一种经济有效的方法来对食管周围淋巴结进行活检[124]，如第 9、8、5、6（EBUS 无法达到）和 7 组，还可以评估某些 T$_4$ 肿瘤的情况，以及对左侧肾上腺进行活检[125]。EUS 是 EBUS 的重要补充，因为气管旁区域（2R、2L、4R、4L）无法使用 EUS 进行活检。在一项研究中，EBUS 支气管镜还被用作小型食管镜，用于检查食管旁淋巴结。在 EBUS 基础上引入食管超声，可将 EBUS 能获取的纵隔淋巴结的比例为从 70% 增加到近 85%[126, 127]。使用内镜超声检查 CT 扫描发现的目标病变，淋巴结活检的敏感度可达 90% 和特异性可达 97%。而对于在 CT 上未发现异常的纵隔淋巴结，则敏感性较低（58%）。少数患者会发生并发症（0.8%)[128]。

### （八）术中分期

在手术时，需首先探查胸腔。先识别确认肿瘤，随后探查胸膜和纵隔是否有转移。如果可能，应进行非肿瘤部位的肺部触诊以评估卫星结节。目测或触诊有可能发现 5～6mm 的甚至更小的结节，而这些往往是 CT 上未发现的。

如果肿瘤累及胸壁或胸部的其他部位，则外科医生必须评估其是否可切除。通常，肿瘤可能会紧贴壁胸膜，可以通过胸膜外解剖将其与胸壁分离。如果平面不好确定，说明肿瘤可能已经突破壁胸膜而侵入胸壁了，此时需行部分胸壁切除。

开胸手术时可以在术中触诊纵隔淋巴结，而胸腔镜手术则无法触诊纵隔。无论采用哪种方法，均建议对所有接受 NSCLC 完全切除的患者行纵隔淋巴结清扫术。最近一项利用美国外科医师学会癌症委员会国家癌症数据库进行的研究表明，切除了 10 个及以上淋巴结方才确认为 I 期 NSCLC 的患者生存率更好。虽然这不是一种治疗干预，但它强调纵隔淋巴结清扫同质化的必要性，这样才能改善病理分期的准确性[129]。

# 第 95 章
# 非小细胞肺癌的外科治疗
## Results of Surgical Treatment of Non-Small Cell Lung Cancer

Ernest G. Chan　Patrick G. Chan　Matthew J. Schuchert　著

李　川　译

## 一、概述

肺癌是全球癌症相关死亡的主要原因，2012年，估计有 180 万新发病例和 160 万死亡病例，占所有癌症死亡人数的 19%[1]。在美国，肺癌在所有与癌症相关的死亡中占惊人的 27%，预计 2016 年将有 158 080 人死亡[2]。这意味着肺癌死亡人数大约是与癌症相关的以下 4 个原因（大肠癌、胰腺癌、乳腺癌、肝癌）的死亡人数的总和。患者的平均发病年龄为 67 岁，但年轻患者也会受到该病的影响，其导致的寿命损失比结肠直肠癌、乳腺癌和前列腺癌加起来还要多[3]。

非小细胞肺癌（NSCLC）患者的最佳治疗取决于肿瘤的特征、临床分期及患者的潜在生理状况。临床 $I_A$ ～ $II_B$ 期非小细胞肺癌的最佳治疗方法是解剖性肺切除并纵隔淋巴结取样或清扫。辅助化疗能使完全切除后有淋巴结受累的患者（$II_A$ 或 $II_B$ 期）获益。晚期 NSCLC 患者（$III_B$ 或 $IV$ 期）最好进行化放疗（局部晚期、$III_B$ 期）或全身转移（$IV$ 期）患者仅进行化疗。对于晚期非小细胞肺癌患者，常规手术尚未证实能让患者获益。

在技术上可行的情况下，完全（$R_0$）手术切除原发性非小细胞肺癌及其淋巴和血管供应构成了主要的治疗方法，并为患者提供了最好的治愈机会。在过去的 75 年里，我们见证了可切除非小细胞肺癌手术中外科手术思想的巨大发展。肺切除的范围已经从全肺切除演变到肺叶切除，甚至在某些情况下进行肺段切除。电视辅助胸腔镜手术（VATS）已经取代了标准的开胸手术，成为早期肺癌治疗的首选方法。机器人辅助和微创消融技术不断发展，为外科手术创新提供了机会。尽管情况瞬息万变，但完全手术切除和系统分期的基本原则仍然是外科治疗的基石。

在本章中，作者探讨了非小细胞肺癌的外科治疗结果。本章将分析预期的围术期疗效、并发症发生率和死亡率的现代标准，以及手术切除后的肿瘤学效果。其他内容包括肺切除技术、消融方法（SBRT、RFA）、姑息治疗策略，以及与小细胞肺癌相关的疗效。

## 二、发展历史

1903 年 Lothar Heidenhain 完成了第 1 例肺癌的肺叶切除术，他在支气管扩张的肺下叶切除术中偶然发现了癌症[4]。1912 年，Davies 进行了第一次肺叶切除术，并进行了正式的肺门解剖和血管结扎，但患者在术后第 8 天推测死于继发性脓胸[5]。Graham 在 1933 年成功进行了第一例解剖性肺癌切除，采用大规模结扎技术，进行了胸廓成形和全肺切除术[6]。在接下来的 10 年里，正如 Ochsner 等总结的那样，全肺切除术被认为是肺癌治疗的最佳方法：我们坚信，任何不完全切除受累肺的手术都是不合理的，只有全肺切除术才能充分切除主要病灶和区域淋巴结[7]。根治性全肺切除术被视为治疗的标准，可以完全切除肿瘤及整个肺的淋巴供应[8]，其方式类似于 Halstedian 乳腺癌的治疗方法[9]。在已发表的最大系列文章中，围术期死亡率为 30%～100%[10]，3 年生存率是 24%[11]，但在其他致命条件下这些被认为是可以接受的（表 95-1）。

由于全肺切除术的高并发症发生率和高死亡率，人们考虑采用较小形式的切除术（肺叶切除术）作为潜在的选择[12]。Johnson 等对所有需要进行全肺切除术的情况提出质疑，并得出结论认为，患者选择的差异可以解释生存的不同[13]。正

如 Thomas 所报道[14]，20 世纪 40 年代后期开发了支气管成形术，并最终在 1952 年由 Allison 成功完成了首例用于支气管癌的袖式肺叶切除术。Shimkin 等通过结合 Ochsner 和 Overholt 诊所的数据第一次直接比较肺叶切除术和全肺切除术治疗效果，发现疾病的程度（而不是切除的程度）决定了生存率的差异（图 95-1）。他们的结论是："更广泛的手术会增加死亡率，但并不能改善总生存率。"[15] 至 20 世纪 50 年代后期，由于观察到手术并发症发生率和死亡率降低（15%～20% vs. 20%～30%），肺叶切除术已经超过了全肺切除术，成为周围型肺癌的首选切除方法，并且与

**表 95-1  可切除非小细胞肺癌的历史死亡率趋势**

| 作　者 | 日期（年） | 手术方式 | 切除例数 | 死亡率（%） |
|---|---|---|---|---|
| Graham 等[6] | 1930—1939 | 全肺切除 | 70 | 31.4 |
| Ochsner 等[327] | 1944 | 全肺切除 | 117 | 25.6 |
| Churchill 等[16] | 1950 | 全肺切除<br>肺叶切除 | 114<br>57 | 22.8<br>14.0 |
| Weiss 等[328] | 1974 | 全肺切除<br>肺叶切除 | 212<br>149 | 17.0<br>10.1 |
| Ginsberg 等[329] | 1983 | 全肺切除<br>肺叶切除 | 569<br>1058 | 6.2<br>2.9 |
| Romano 等[330] | 1992 | 全肺切除<br>肺叶切除 | 1529<br>6569 | 11.6<br>4.2 |
| Ginsberg 等[331] | 1995 | 肺叶切除<br>亚肺叶切除 | 125<br>122 | 1.6<br>0.8 |
| Wada 等[332] | 1998 | 全肺切除<br>肺叶切除 | 586<br>5609 | 3.2<br>1.2 |
| Harpole 等[333] | 1999 | 全肺切除<br>肺叶切除 | 567<br>2949 | 11.5<br>4.0 |
| Allen 等[334] | 2006 | 全肺切除<br>肺叶切除<br>亚肺叶切除 | 42<br>766<br>70 | 0<br>1.3<br>2.9 |
| Paul 等[56] | 2010 | 肺叶切除 | 2562 | 1.0 |
| Schuchert 等[101] | 2014 | 肺叶切除<br>肺段切除 | 312<br>312 | 2.5<br>1.2 |
| Okada 等[335] | 2014 | 肺叶切除<br>肺段切除 | 479<br>155 | 0<br>0 |

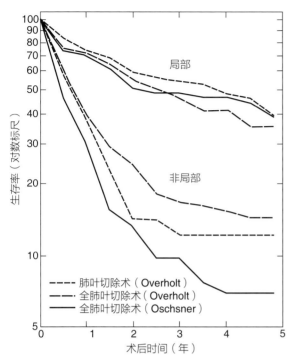

▲ 图95-1 肺叶切除术和全肺切除术对局部和非局部非小细胞肺癌的手术效果比较

经 The American Association for Thoracic Surgerg 许可，引自 Shimkin MB, Connelly RR, Marcus SC, et al. Pneumonectomy and lobectomy in bronchogenic carcinoma. A comparison of end results of the Overholt and Ochsner clinics. *J Thorac Cardiovasc Surg* 1962; 44: 503–519. © 1962 版权所有

全肺切除术相比，肺叶切除术的 5 年生存率也有所提高（19% vs. 12%）（表 95–1）[16]。

1939 年 Churchill 和 Belsey 首次报道了解剖性肺段切除术用于支气管扩张的治疗[17]。肺段切除术在早期肺癌中的应用最初是由几位胸外科医生进行探索的，并显示出有望作为早期肺癌治疗的可选择的方法[18-21]。肺癌研究组进行了唯一的一项随机性研究，比较了 $I_A$ 期非小细胞肺癌患者的亚肺叶切除术（包括肺段切除和楔形切除）与肺叶切除术。这项研究表明，亚肺叶切除术的局部复发率是肺叶切除术的 3 倍（17.2% vs. 6.4%）[22]。2 年后，另一项前瞻性、多中心非随机研究显示接受亚肺叶切除术的患者局部复发率有相似增加的趋势[23]。这些研究已将肺叶切除术牢固地确立为早期肺癌患者的现代手术方式。

在高危手术患者中，通过 CT 筛查方案能够识别越来越多的较小的肿瘤[24]，而这已引起许多外科医生质疑肺叶切除术在所有病例中的适用性[25-26]。在过去的 10 年中，来自日本、欧洲和美国的大量文献涌现，引起了人们使用解剖性肺段切除治疗周围型小肺癌的兴趣，尤其是那些不能耐受肺叶切除术的患者。

在过去的 20 年中，包括电视辅助胸腔镜手术和吻合技术在内的外科手术器械也有了巨大的进步。Roviaro 于 1992 年率先报道电视辅助胸腔镜肺叶切除术，现已发展成为肺叶切除术或肺段切除术可选的外科手术方法[27]。从"大切口和大切除术"到微创解剖性肺叶和亚肺叶切除技术的逐步发展，麻醉和 ICU 管理的进步，使肺癌手术治疗的死亡率和围术期治疗效果都得到了显著改善（表 95–1 和表 95–4）。

### （一）围术期疗效

#### 1. 并发症发生率和死亡率

如上所述，在过去的 50 年中，非小细胞肺癌的解剖性肺切除使其并发症发生率和死亡率有了显著改善（表 95–1）。重症监护的改善、微创技术的引入，以及对潜在手术患者的更精细的生理学评估均有助于改善围术期结局。肺叶切除术后的总体并发症发生率为 15%～53%，平均并发症发生率为 30%～40%（表 95–2）。主要并发症占所有围术期发生率的 5%～10%[28]。最常见的主要并发症为呼吸系统疾病，包括肺炎（4%～8%）[29] 和呼吸衰竭（3%～6%）[30]。其他主要并发症包括深静脉血栓形成 / 肺栓塞（1%～2%）[31]、乳糜胸（1%）[32] 和心肌梗死（1%）。最常见的轻度并发症为心房颤动（10%～15%）[33] 和持续漏气＞ 5d（5%～10%）（表 95–3）[34]。从胸腔镜中转为开胸手术的病例占 4%～6%。最常见的原因包括出血、粘连 / 肺门纤维化及解剖结构显露不足[35]。在最近的系列研究中，肺叶切除术和亚肺叶切除术的术后中位住院时间（LOS）约为 6d（表 95–4）。

在现代手术中，楔形切除、肺段切除和肺叶切除术的围术期死亡率（30d 内或同一住院期间的死亡）范围为 1%～2%，而全肺切除术的围术期死亡率为 3%～7%（表 95–1）。肺切除术后的死亡率取决于患者年龄、心肺功能、并发症、切除范围，以及术前的肿瘤治疗（如放射治疗）等因素[36]。也存在一些特定的因素，例如右全肺切除术会增加死亡风险（尤其是在新辅助治疗后）[37]。导致死亡的主要因素包括肺炎、呼

表 95–2　肺叶切除术围术期并发症发生率和死亡率

| 作　者 | 年　份 | 例　数 | 总并发症发生率(%) | 死亡率(%) |
|---|---|---|---|---|
| Watanabe 等 [336] | 2004 | 3270 | NR | 1.6 |
| Mckenna 等 [53] | 2006 | 1100 | 15.3 | 0.8 |
| Allen 等 [334] | 2006 | 1023 | 38.2 | 1.4 |
| Paul 等 [56] | 2010 | 2562 | 30.4 | 1 |
| Kozower 等 [337] | 2010 | 18 800 | 7.9 | 2.2 |
| Paul 等 [31] | 2013 | 41 039 | 49.5 | 2.1 |
| Paul 等 [338] | 2014 | 6008 | 53.1 | 3 |
| Seder 等 [339] | 2016 | 44 429 | NR | 1.6 |

表 95–3　解剖性肺切除术中常见的并发症

| 主要并发症 | 次要并发症 |
|---|---|
| • 呼吸系统（40%）<br>　– 需干预的肺不张<br>　– 肺炎<br>　– 呼吸衰竭<br>• 胸膜（25%）<br>　– 脓胸<br>　– 支气管胸膜瘘<br>• 心血管系统（10%）<br>　– 心肌梗死<br>　– 肺栓塞 / 深静脉血栓<br>　– 心力衰竭<br>　– 休克<br>• 其他（25%）<br>　– 术后出血<br>　– 乳糜胸<br>　– 混合并发症 | • 呼吸系统（25%）<br>　– 轻度肺不张<br>　– 持续漏气<br>• 心血管系统（50%）<br>　– 心律失常<br>• 胸膜（25%）<br>　– 气胸<br>　– 胸腔积液 |

经许可转载，引自 Ginsberg RJ. Lung Cancer Surgery: Acceptable Morbidity and Mortality, Expected Results and Quality Control. *Surg Onc* 2002; 11:263–266. © 2002 Elsevier 版权所有

表 95–4　楔形切除术、肺段切除术、肺叶切除术治疗 NSCLC 的比较

| 作　者 | 年　份 | LOS | | | 并发症 | | | 死　亡 | | |
|---|---|---|---|---|---|---|---|---|---|---|
| | | 楔形 | 肺段 | 肺叶 | 楔形 | 肺段 | 肺叶 | 楔形 | 肺段 | 肺叶 |
| El-Sherif 等 [96] | 2006 | 6 | | 6 | NR | | NR | 1.4 | | 2.6 |
| Shapiro 等 [340] | 2009 | NR | 4 | 4 | NR | 25.8 | 26.6 | NR | 0 | 0.9 |
| De Giacomo 等 [341] | 2009 | NR | 5 | 10 | NR | 22.2 | 29.3 | NR | 0 | 1.7 |
| Yamashita 等 [342] | 2012 | NR | 12.2 | 11.6 | NR | 19 | 23 | NR | 0 | 0 |
| Zhong 等 [343] | 2012 | NR | 6.1 | 6.3 | NR | 12.8 | 12.3 | NR | 0 | 0 |
| Soukiasian 等 [344] | 2012 | NR | 3.8 | 5.5 | NR | 37 | 17 | NR | 0 | 0 |
| Schuchert 等 [121] | 2012 | NR | 6 | 6 | NR | 35.7 | 45.7 | NR | 1.3 | 2.2 |
| Zhang 等 [345] | 2013 | NR | 7.2 | 10.4 | NR | 23.1 | 28.6 | NR | 0 | 0 |
| Zhao 等 [346] | 2013 | NR | 6.2 | 6.5 | NR | 8.3 | 2.2 | NR | 0 | 0 |
| McGuire 等 [347] | 2013 | 6.8 | NR | 7.7 | 7 | NR | 12 | 2.8 | NR | 1.1 |
| Linden 等 [348] | 2014 | NR | | NR | 10.6 | | 21.5 | 1.2 | | 1.9 |
| Hwang 等 [349] | 2015 | NR | 6.2 | 7.1 | NR | 10.6 | 17.2 | NR | 2.1 | 1.1 |
| Seder 等 [339] | 2016 | 4.0 | 6.2 | 7.0 | NR | NR | NR | 1.2 | 1.1 | 1.6 |

吸衰竭、心脏并发症和肺栓塞[38]。多项评估围术期死亡风险的指标已被明确用于患者的总体评估[39]，如 Charlson 并发症指数[40]、国家手术质量改善计划（NSQIP）[41] 和退伍军人手术质量改善计划（VASQIP）风险计算器[42]。但是这些指标可能无法完美地评估肺手术后观察到的真实风险[43]。胸外科的专业培训[44]、外科医生量[45]和医院量[46]均与肺切除术后的死亡率降低有关。

### 2. 手术方法 WVATS 对比开胸手术

在过去的 20 年中，肺癌的基本外科手术方法发生了革命性的变化，从标准的开胸手术转向使用 VATS。已发表的文献表明，可以通过 VATS 或开胸手术安全地进行肺叶切除术和肺段切除术。Roviero 等首次报道了系列 VATS 解剖性肺切除术，包括肺叶切除术和肺段切除术[47]。VATS 与开胸手术的选择通常取决于患者和肿瘤的特征，及外科医生的偏爱和经验。VATS 肺楔形切除术的疗效已被充分证明[25]。VATS 肺段切除术也取得了优异的结果[48]。与开胸手术相比，VATS 肺叶切除术可使术后疼痛减轻[49]、并发症发生率和死亡率降低[50]、LOS 缩短[51]，以及患者出院后独立性提高[52]（表 95-5）。与开胸手术相比，VATS 肺叶切除术的远期疗效显示出相似的并发症发生率和死亡率，以及相同的远期肿瘤学疗效[53, 54]。

Onaitis 等报道，在接受 VATS 肺叶切除术的 492 例患者中，围术期死亡率为 1%[54]。McKenna 等发表了最大的单中心 1100 例 VATS 肺叶切除术。其死亡率为 0.8%，均与术中事件无关。2009 年，D'Amico 等对超过 1000 名接受肺叶切除术的患者进行了倾向性匹配分析，表明与开胸相比，VATS 方法可使术后并发症发生率降低（31% vs. 49%）、LOS 减少（4d vs. 5d）及死亡率降低（3% vs. 5%）[55]。从 STS 数据库中的倾向性匹配分析中也得出了类似的结论[56]。无论是通过

表 95-5　VATS 与开胸解剖性肺切除术治疗 NSCLC 的效果

| 作 者 | 年 份 | N | | LOS（天数） | | 并发症发生率（%） | | 死亡率（%） | |
|---|---|---|---|---|---|---|---|---|---|
| | | VATS | 开 放 | VATS | 开 放 | VATS | 开 放 | VATS | 开 放 |
| Park 等[350] | 2007 | 122 | 122 | 4.9 | 7.2 | 17.2 | 27.9 | 0 | 2.5 |
| Whitson 等[51] | 2007 | 59 | 88 | 6.4 | 7.7 | 19.3 | 13.8 | NR | NR |
| Flores 等[351] | 2009 | 398 | 343 | 5 | 7 | 24 | 30 | 0.2 | 0.3 |
| Villamizar 等[55] | 2009 | 382 | 597 | 4 | 5 | 30 | 50 | 2 | 6 |
| Paul 等[56] | 2010 | 1281 | 1281 | 4.0 | 6 | 26.2 | 34.7 | 0.9 | 1.0 |
| Gopadalas 等[352] | 2010 | 759 | 12 860 | 9.2 | 9.3 | 44.1 | 43.1 | 3.4 | 3.1 |
| Scott 等[353] | 2010 | 66 | 686 | 4.5 | 7 | 27.3 | 47.8 | 0 | 1.6 |
| Wang 等[354] | 2010 | 121 | 195 | 6.8 | 10.2 | 18.2 | 23.6 | 0 | 0.5 |
| Ilonen 等[355] | 2011 | 116 | 212 | 7.5 | 10.7 | 15.5 | 26.9 | 2.6 | 2.8 |
| Paul 等[31] | 2013 | 10 173 | 30 886 | 5 | 6 | 46.5 | 50.4 | 2.3 | 1.6 |
| Paul 等[338] | 2014 | 1293 | 4715 | 9 | 6.5 | 48.7 | 54.4 | 1.9 | 3.3 |
| Boffa 等[356] | 2014 | 2745 | 2745 | 4 | 5 | 30 | 36 | 1.3 | 1.8 |
| Nwogu 等[357] | 2015 | 175 | 175 | 8 | 5.4 | 14.9 | 25.1 | 1.7 | 1.7 |

VATS 或开胸方法进行肺叶切除术，其复发风险或总体生存率均无差异。鉴于围术期疗效具有明显优势及相似的肿瘤学结局，不太可能将 VATS 与开胸肺叶切除术进行明确的前瞻性随机试验。因此，在多数大医疗中心简单 I 期 NSCLC 的外科手术中，VATS 肺叶切除术已逐渐取代了标准开胸手术。

同样，与开放肺段切除术相比，VATS 肺段切除术已被证明是安全有效的[57]。Shiraishi 等发现 VATS 肺段切除术可减少住院时间（12d vs. 16d），但各组之间的并发症发生率相似[58]。Atkins 等同样指出与开胸肺段切除术相比，VATS 组住院时间较短（VATS = 4.3d vs. 开胸 = 6.8d），并可提高总生存率[59]。Schuchert 等比较了 225 例 I 期 NSCLC 的肺段切除（VATS = 104，开胸 = 121）。VATS 组无死亡病例。VATS 组和开胸组之间的手术时间、失血量、死亡率、复发率或生存率均无差异。与开胸肺段切除相比，VATS 肺段切除术与 LOS（5d vs. 7d）和肺部并发症发生率降低（15.4% vs. 29.8%）相关[60]。与 VATS 肺叶切除手术类似，VATS 肺段切除术在合理选择的 NSCLC 病例中可行。

## （二）$I_A$ 期：局部淋巴结阴性非小细胞肺癌

2009 年，美国癌症协会（AJCC）根据国际肺癌研究协会（IASLC）的建议，发布了最新的第 7 版 NSCLC TNM 分期系统[21, 30, 61-64]。最新版的主要变化之一是主要根据肿瘤大小将 T 描述细分为 $T_{1a}$、$T_{1b}$、$T_{2a}$ 和 $T_{2b}$ 肿瘤。$T_1N_0M_0$ 病变（I 期）指肿瘤 < 3cm 且被肺或脏胸膜包绕，未累及叶支气管近端以上位置，也没有淋巴结转移的证据。就其性质而言，此类病变很容易通过手术完全（$R_0$）切除，并且预后最佳。$I_A$ 期可根据 T 描述进一步细分为 $T_{1a}$（≤ 2cm）和 $T_{1b}$（> 2cm 但 ≤ 3cm）肿瘤。

解剖性肺切除仍是早期 NSCLC 治疗的主要手段[65]。采用系统性淋巴结采样或淋巴结清扫术的肺叶切除术是其治疗的标准，并为患者提供了最佳治愈机会[22]。如上所述，对于较小的肿瘤，VATS 肺叶切除术可能是首选的方法，与开胸手术相比，它的并发症发生率更低、疼痛更少、生活质量得到改善。McKenna 等报道了 $I_A$ 期 NSCLC 行 VATS 肺叶切除术后 5 年生存率为 84.5%。$I_A$ 期肿瘤复发率为 20%～30%（局部复发 = 5%～8%，远处转移 = 15%～20%）。在大多数已发表的系列文献中，$I_A$ 期 NSCLC 的 5 年总生存率为 70%～80%（表 95-6 和图 95-2）[61, 66-68]。

### 1. $I_A$ 期 NSCLC——亚厘米肿瘤

随着胸部成像技术的不断进步及高危肺癌人群中 CT 筛查方法的引入，临床中发现了越来越小的肿瘤[24, 69-70]。这使许多外科医生质疑所有小肿瘤都进行肺叶切除术的必要性，尤其是较小的周围型 $T_{1a}$ 肿瘤。在处理亚厘米病变时尤其如此（图 95-3）。最新数据表明，在这种情况下，亚肺叶切除术（肺段切除术、楔形切除术）可达到与肺叶切除术相似的效果，并且可能完全适用于较小的、≤ 1cm 的周围型 NSCLC[71-72]。

Kondo 等分析了 57 例肿瘤 < 1cm 患者的治疗效果，包括 23 例肺叶切除、13 例肺段切除和 21 例楔形切除[73]。不论采用何种切除术，无病生存率均无差异，5 年生存率为 97%。Miller 等回顾了 100 例亚厘米肺癌患者的疗效（71 例肺叶切除、12 例肺段切除和 13 例楔形切除），总复发率为 18%。在这项研究中，与局部切除术相比，肺叶切除术可改善无复发生存率和总体生存率。导致这种结果的原因是楔形切除组的无病生存率（42%）和总体生存率（27%）显著降低。值得注意的是，肺叶切除术和肺段切除术组的无复发生存率或总体生存率无明显差异[74]。其他研究报道亚厘米肿瘤行亚肺叶切除术的局部复发或生存率无差异[75, 76]。Schuchert 等发现切除范围（楔形、肺段或肺叶）对亚厘米病变的无复发生存率或总体生存率无显著影响[77]。亚厘米肿瘤的总复发率为 9.3%。局部复发率为 2.8%，远低于直径 > 1cm 的肿瘤。5 年无病生存率为 88%。

表 95-6　NSCLC 肺段切除与肺叶切除术后的肿瘤学效果

| 作　者 | 年　份 | 例　数 | | 复发 (%) | | 生存率 (%)<br>*3 年生存率<br>†5 年生存率 | |
| --- | --- | --- | --- | --- | --- | --- | --- |
| | | 肺　段 | 肺　叶 | 肺　段 | 肺　叶 | 肺　段 | 肺　叶 |
| Okada 等 [76] | 2006 | 305 | 262 | 14.1 | 17.2 | 89.6† | 89.1† |
| El-Sherif 等 [96] | 2006 | 207 | 577 | 29 | 28.1 | 40† | 54† |
| Sienel 等 [358] | 2007 | 48 | 150 | 33 | 17 | 68† | 85† |
| Schuchert 等 [60] | 2007 | 182 | 246 | 17.6 | 16.7 | 80† | 83† |
| De Giacomo 等 [341] | 2009 | 36 | 116 | 25 | 6.9 | 66.7† | 64† |
| Yamashita 等 [342] | 2012 | 90 | 124 | 7.7 | 5.6 | 75† | 84† |
| Zhong 等 [343] | 2012 | 39 | 81 | 12.8 | 13.5 | 79.9† | 81.0† |
| Kilic 等 [279] | 2009 | 78 | 106 | 17 | 21 | 46† | 47† |
| Shapiro 等 [340] | 2009 | 31 | 113 | 17.2 | 20.4 | NR | NR |
| Schuchert 等 [121] | 2012 | 305 | 594 | 17.7 | 20.7 | 75† | 76† |
| Zhao 等 [345, 346] | 2013 | 36 | 138 | 2.8 | 4.4 | NR | NR |
| Zhang 等 [345] | 2013 | 26 | 28 | NR | NR | 65.4* | 67.9* |
| Tsutani 等 [359] | 2013 | 98 | 383 | 8.6 | 12.7 | 95.7* | 93.2* |
| Landreneau 等 [101] | 2014 | 312 | 312 | 20.2 | 16.7 | 54† | 60† |
| Altorki 等 [100] | 2014 | 53 | 294 | 19 | 12 | 49.1† | 48† |
| Hwang 等 [349] | 2015 | 94 | 94 | 3.2 | 4.3 | 96* | 94* |
| Speicher 等 [360] | 2016 | 9667 | 29 736 | NR | NR | 58.2† | 66.2† |
| Koike 等 [361] | 2016 | 87 | 87 | 23 | 20 | 84† | 85† |
| Kodama 等 [362] | 2016 | 80 | 80 | 3.7 | 16.8 | 97.5† | 87.7† |

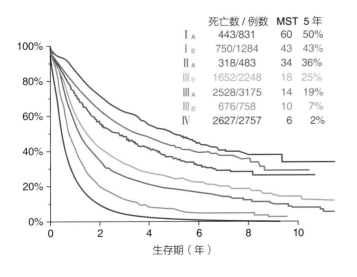

| | 死亡数 / 例数 | MST | 5 年 |
| --- | --- | --- | --- |
| ⅠA | 443/831 | 60 | 50% |
| ⅠB | 750/1284 | 43 | 43% |
| ⅡA | 318/483 | 34 | 36% |
| ⅢB | 1652/2248 | 18 | 25% |
| ⅢA | 2528/3175 | 14 | 19% |
| ⅢB | 676/758 | 10 | 7% |
| Ⅳ | 2627/2757 | 6 | 2% |

生存期（年）

◀ 图 95-2　根据第 7 版 AJCC/UICC 分期系统的生存分层分析

经 The American Association for Thoracic Surgery 许可转载，引自 Detterbeck FC, Boffa DJ, Tanoue LT. The new lung cancer staging system. *Chest* 2009; 136(1):260–271. © 2009 版权所有

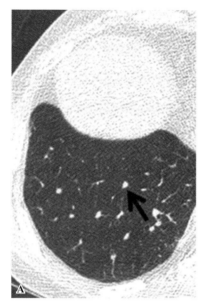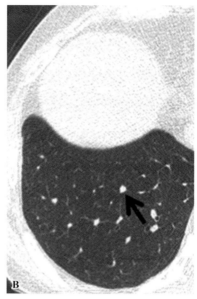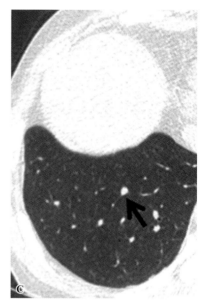

▲ 图 95-3 亚厘米病变

A. 基线检查时亚厘米病变；B. 2 年随访；C. 5 年随访

经 John Wiley & Sons, Inc 许可转载，引自 Shin KE, Lee KS, Yi CA, et al. Subcentimeter lung nodules stable for 2 years at LDCT: long-term follow-up using volumetry. Respirology (Carlton, Vic) 2014; 19(6):921–928. © 2014, John Wiley Sons, Inc 版权所有

他们指出，亚厘米肿瘤患者的区域性淋巴结转移率很低，随访 10 年，其中有 3 例发生淋巴结转移。这些发现与 Ohta 等[78] 和 Sawabata 等[79] 的报道相似，在＜ 1cm 的肿瘤中淋巴结受累风险显著降低。在已报道的文献中，这种情况下淋巴结转移的风险范围为 0%～1.1%[80-81]。与＞ 1cm 的肿瘤相比，高分化腺癌和支气管肺泡癌也可能导致这些患者的复发风险降低。CT 上发现的小磨玻璃结节（＜ 1cm）与原位癌和早期癌有关，当病变局限于肺段时，特别适合亚肺叶切除[82]。在这种情况下，亚肺叶切除可完全切除病灶，同时尽可能保留正常的肺实质[83]，并可以实现较好的（＞ 90%）5 年生存率[84-85]。Jiang 等指出与肺段切除术和肺叶切除术相比，楔形切除术患者的生存时间更短[86]。Sakurai 等发现实体病变的亚厘米肿瘤的复发风险较高，整体预后较差（5 年生存率为 88%），主张进行肺叶切除[87]。

在 2 种手术方式的肿瘤学疗效无差异的情况下，亚肺叶切除的手术时间减少、失血量减少、LOS 和死亡风险降低，支持了这些技术在处理较小的、亚厘米的周围型肿瘤中的有效性。具体选择的方法应根据患者和肿瘤的特点及外科医生的经验和判断决定。新的定位技术，例如 VATS 的红外成像[88]，以及通过支气管镜导航进行亚甲蓝染料标记，可能会促进亚厘米病灶的亚肺叶切除技术的发展[89]。在将这些数据推广至其他治疗策略，包括射频消融或立体定向放疗时应格外小心[90]。此处提供的数据是完全切除的且经过病理证实的亚厘米肿瘤。准确的组织学诊断、有足够切缘的完全（$R_0$）切除，以及区域淋巴结分期必须格外重视。

2. $I_A$ 期 NSCLC——$T_{1a}N_0$（≤ 2cm）肿瘤

如以上关于亚厘米肿瘤的讨论中所强调的，研究证明，$I_A$ 期小肿瘤经手术治疗后预后良好。具体而言，≤ 2cm（$T_{1a}$）的肿瘤比 2～3cm（$T_{1b}$）的肿瘤预后更好。虽然 Ishida 等发现≤ 1cm 的 $T_1N_0$ 肿瘤与 1.1～2cm 的肿瘤的生存率无差异[91]，但 Rami-Porta 等利用对数分析将生存率分成 2 个关键点即＜ 2cm 的肿瘤与 2～3cm 的肿瘤（5 年生存率 77% vs. 71%）。他们还指出 3～5cm（58%）和 5～7cm（49%）生存率的临界点，目前已被

分类为 $T_{2a}$ 和 $T_{2b}$ 肿瘤。这些结果促使许多研究人员根据 $T_{1a}$（＜ 2cm）和 $T_{1b}$（＞ 2，但≤ 3cm）大小分类评估临床疗效[63]。

最近的一些研究表明，亚肺叶切除术（尤其是解剖性肺段切除术）对较小的 $T_{1a}$（≤ 2cm）肿瘤可能具有同等的复发率和生存率。Okada 等比较了 2cm 或更小的 $T_1N_0$ 肿瘤患者行扩大肺段切除术与肺叶切除术的疗效，证实两组患者 5 年生存率相似，肺段切除术为 87.1%，而肺叶切除术组为 87.7%[92]。Fernando 等报道对于 ＜ 2cm 的肿瘤，接受肺叶或亚肺叶切除的患者的生存率无差异[93]。Bando 等报道 74 例 $T_1N_0$ 的 NSCLC 患者，指出只有 1.9% 的 2cm 或更小肿瘤患者局部复发[94]。Carr 等研究发现，比较 $T_{1a}$ 和 $T_{1b}$ 肿瘤时，无复发生存率显著不同（86% vs. 78%，$P$=0.027）。但是，在 T 分期中，肺段切除术或肺叶切除术的患者在无复发生存率上没有差异[95]。$I_A$ 期 NSCLC 接受肺叶切除术或肺段切除术的患者无复发生存率达 82%。

### 3. $I_A$ 期 NSCLC——亚肺叶切除与肺叶切除

在目前唯一一项前瞻性、随机性研究中，通过比较临床分期为 $I_A$ 期的 NSCLC 行肺叶切除与亚肺叶切除术（包括楔形切除术和肺段切除术），确定了亚肺叶切除术患者局部区域复发风险增加了 3 倍（17.2% vs. 6.4%）[22]。如上所述，回顾性研究显示，对于 $I_A$ 期 NSCLC（$T_{1a}$），亚肺叶切除术（亚厘米肿瘤的楔形 / 肺段切除，$T_{1a}$肿瘤的解剖性肺段切除术）与肺叶切除具有相似的肿瘤学疗效。

如上所述，在确保合适手术切缘的情况下，肺癌的亚肺叶切除可以通过简单的楔形切除进行[70]。随着外科吻合器械的发展，这种方法已成为亚肺叶切除的主要方法[71]。LCSG 的研究[22] 及 Landreneau 等[23] 的研究中，绝大多数接受亚肺叶切除术的患者均行简单的楔形切除术。如上所述，楔形切除术的复发率可高达肺叶切除术的 3倍，而 5 年生存率无明显差异[22-23, 96]。

与肺叶切除术相似，解剖性肺段切除术被

证实可以实现 NSCLC 的解剖性 $R_0$ 切除及系统性淋巴结分期的基本外科手术原则。它代表了一种可诊断和治疗孤立性肺结节的方法，并同时保留肺实质[97]。这种方法在心肺功能不全的高危患者中特别有用，否则他们可能无法耐受肺叶切除[98]。这种方法也可能降低并发症发生率和死亡风险，特别是在老年人和生理功能状态降低的患者中。在恶性程度低的肿瘤中，肺段切除术可能也是一个更合适的选择，因为切除更多的组织不太可能提高生存率[72]。这些研究引起了人们对亚肺叶切除术在临床 I 期 NSCLC（尤其是 $I_A$ 期）中的适用性的兴趣[99]。

Altorki 等在国际早期肺癌行动计划中评估了影响临床 I 期 NSCLC 行肺叶切除或亚肺叶切除的患者复发率和生存率的是实性结节。当比较肺叶切除术（$n$=347）和亚肺叶切除术（$n$=53）时，作者发现 10 年生存率没有差异（分别为 85% 和 86%）。调整倾向评分后，2 种方法之间没有差异[100]。Schuchert 等研究发现病理 I 期 NSCLC 患者接受解剖性肺段切除与肺叶切除术（包括 $I_A$ 和 $I_B$ 期）的患者的复发率或生存率无差异[60]。在目前最大的比较中，Landreneau 等通过倾向性匹配分析比较了 $I_A$ 期和 $I_B$ 期 NSCLC（肿瘤 ＜ 5cm）的肺段切除和肺叶切除术（$n$=312 例 / 组）。他们发现，与临床 I 期的肺叶切除相比，解剖性肺段切除术可以实现相似的围术期（并发症发生率和死亡率）和肿瘤学疗效（复发和生存）。肺段切除术组 5 年无复发率为 70%（95%CI 0.63～0.78），而肺叶切除术组则为 71%（95%CI 0.64～0.78）（图 95-4）。肺段切除术组中 5 年总生存率为 54%（95%CI 0.47～0.61），肺叶切除术为 60%（95%CI 0.54～0.67）。在多因素分析中，未发现肺段切除术是复发率（HR 1.11，95%CI 0.87～1.40）或总生存率（HR 1.17，95%CI 0.89～1.52）的独立预测指标[101]。

这些研究表明，在经过仔细筛选并进行详细术前分期的患者中，亚肺叶切除术可达到与肺叶切除术类似的肿瘤学疗效（表 95-6）。这些回顾

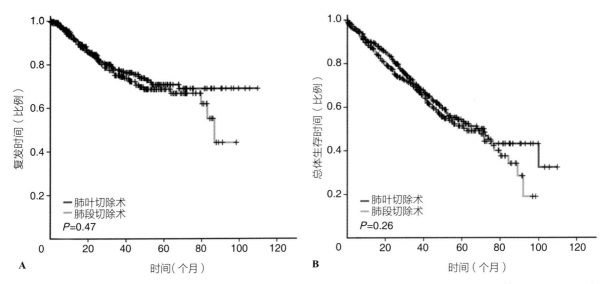

▲ 图 95-4　Kaplan-Meier 生存分析倾向性匹配分析患者行肺段切除术或肺叶切除术后的复发时间（A）和总体生存时间（B）

经 American Society of Clinical Oncology 许可转载，引自 Landreneau RJ, Normolle DP, Christie NA, et al. Recurrence and surv Ⅳ al outcomes after anatomic segmentectomy versus lobectomy for clinical stage I non-small-cell lung cancer: a propensity-matched analysis. J Clin Oncol 2014; 32(23):2449-2455. © .2014 版权所有

性研究的结果仍需要通过美国（CALGB 140503）和日本（JCOG0802/WJOG4607L）目前进行的 $T_{1a}N_0$ NSCLC 患者亚肺叶切除对比肺叶切除的前瞻性、随机研究进行验证。

**4. $I_A$ 期——辅助治疗的作用**

目前，与单独手术相比，使用诱导或辅助治疗尚未明确能使 $I_A$ 期获益。尽管目前正在进行临床试验以评估新型药物和靶向疗法（包括免疫治疗），但实际上已证明使用含顺铂的辅助化疗对较大肿瘤（＞4cm——$I_B$ 期）可能有用，对 $I_A$ 期和 $I_B$ 期的生存率均有负面影响[102]。

**（三）$I_B$ 期 NSCLC**

$I_B$ 期 NSCLC 的定义为肿瘤＞3cm 但≤5cm（$T_{2a}N_0$）和（或）侵犯脏胸膜，累及主支气管、距隆嵴≥2cm 的主支气管的病变。肺不张 / 阻塞性肺炎蔓延至肺门但未累及全肺，跨过叶间裂并侵犯相邻肺叶的病变也属于这一类别[103]。术后病理分期 $T_{2a}N_0$ 的肺癌生存率为 50%～65%（表 95-7）。

**1. $I_B$ 期——肿瘤大小**

Harpole 等研究发现淋巴结阴性的＞4cm 的

表 95-7　$I_B$ 期 NSCLC 术后生存率

| 作　者 | 年　份 | $I_B$ 期（$T_2N_0$） | |
| --- | --- | --- | --- |
| | | 例　数 | 5 年生存率（%） |
| Williams 等 [363] | 1981 | 236 | 62 |
| Martini 等 [30] | 1986 | 78 | 65 |
| Roeslin 等 [30] | 1987 | 121 | 43 |
| Read 等 [21] | 1990 | 327 | 57 |
| Ichinose 等 [281] | 1995 | 80 | 67 |
| Mountain [61] | 1997 | 549 | 57 |
| Inoue 等 [173] | 1998 | 271 | 65 |
| Jassem 等 [64] | 2000 | 220 | 53 |
| van Rens 等 [66] | 2000 | 797 | 46 |
| Naruke 等 [67] | 2001 | 506 | 60 |
| Fang 等 [274] | 2001 | 702 | 61 |
| Rena [278] | 2002 | 292 | 55 |
| Toffalorio 等 [106] | 2012 | 349 | 71 |
| Bergman 等 [107] | 2013 | 142 | 54 |

肿瘤与较小的 2cm～4cm 的肿瘤相比生存率降低，因此指出了淋巴结阴性的 NSCLC 中肿瘤大小的重要性[104]。Carbone 等报道可切除的 $T_2N_0$ 肿瘤与 3～5cm 肿瘤的 5 年生存率有统计学差异，分别为 62% 和 51%。他们建议将 > 5cm 的 NSCLC 肿瘤升级为 $T_3$[105]。这与 IASLC 分期更新项目中 Rami-Porta 等的分析一致[63]。在第 7 版的肺癌分期系统中，由于将 > 5cm 的肿瘤重新分类为 $T_{2b}$（$II_a$ 期，> 5 但 ≤ 7cm）和 $T_3$（$II_B$ 期，> 7cm），$I_B$ 期的生存率有所提高。Toffalorio 等按第 6 版标准分析 467 例 $I_B$ 期病变患者，按目前第 7 版标准分类的 $I_B$ 期 5 年生存率为 71%，而重新分类后的 $II_A$ 和 $II_B$ 期 5 年生存率分别为 47.7% 和 47.4%[106]。Bergman 等回顾性研究了 222 例淋巴结阴性患者指出，肿瘤 > 3cm 的患者的 5 年总体生存率为 51%。当按照第 7 版 TNM 分期标准对肿瘤大小进行分层时，$I_B$、$II_A$ 和 $II_B$ 期的 5 年总体生存率分别为 54%、51% 和 35%[107]。这些研究强调了肿瘤大小的重要性并且第 7 版中强化了 T 分期。

### 2. $I_B$ 期——脏胸膜侵犯

脏胸膜侵犯与早期（< 3cm）NSCLC 患者的预后较差有关[108]，并且对淋巴结阴性肿瘤升期有用（$I_B$ 期）[109, 110]。脏胸膜侵犯定义为通过弹性组织染色证实肿瘤穿透弹力层（图 95-5）。脏胸膜侵犯是公认的与复发和死亡风险增加相关的病理变量。目前，它是传统 TNM 分期唯一采用的病理变量[111]。

Harpole 等发现脏胸膜侵犯是不良预后的重要预测指标，其 5 年和 10 年生存率分别为 44% 和 37%[104]。Ichinose 等[112] 也报道了类似的发现。Gail 等指出，在没有胸膜受累的 I 期患者中 5 年生存率为 61% 而有胸膜浸润的患者为 46%[113]。肺癌研究协会 Gail 等报道存在脏胸膜侵犯的 I 期患者的复发率提高了 1.66 倍[114]。胸膜受累的程度不同生存率也有差异。Shimizu 等报道 $PL_1$（肿瘤侵犯超出弹力层）或 $PL_2$（肿瘤侵犯达脏胸膜表面）的患者的 5 年生存率显著低于 $PL_0$（肿瘤不侵及弹力层）的患者[115]。胸膜侵犯因此定义为 $PL_1$ 或 $PL_2$ 受累，并且是复发和更差生存的独立预测因素，与肿瘤大小无关[109]。

在前瞻性多中心 ACOSOG Z0030 试验数据中，Fibla 等确定 $I_B$ 期肿瘤只有胸膜侵犯，3～5cm 的肿瘤或两者兼有。与仅按大小

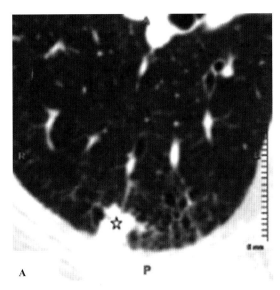
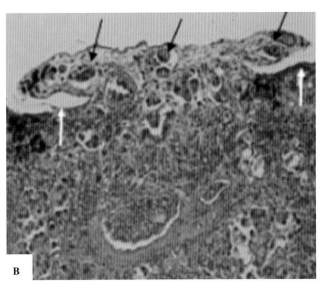

▲ 图 95-5　脏胸膜侵犯——腺癌伴脏胸膜侵犯

A. 14mm 肺结节连接胸膜；B. HE 染色，200×

经许可转载，引自 Ebara K，Takashima S，Jiang B，et al. Pleural invasion by peripheral lung cancer: prediction with three-dimensional CT. Acad Radiol 2015; 22(3):310–319. © 2015 Association of University Radiologists 版权所有

（67.2%）或 VPI（68.3%）的 $I_B$ 期相比，VPI 为 3～5cm 的肿瘤 5 年生存率明显更差（82%）[82]。Jiang 等发现胸膜侵犯是所有不同大小肿瘤的重要不良预后因素[116]。

**3. $I_B$ 期——手术方式的影响**

从 $I_B$ 期肿瘤大小（3～5cm）的角度看，几项研究表明，亚肺叶切除后较大肿瘤（>3cm）的复发风险增加[117-119]，包括解剖性肺段切除术[96, 120-121]。胸膜侵犯的 $I_B$ 期肿瘤与局部复发和全身转移（包括肺叶内 $N_1$ 淋巴结转移）的风险增加相关[122-124]。这一发现引起了对 I 期 NSCLC 切除范围的关注，并导致一些学者主张在所有怀疑伴有胸膜侵犯的病例中行肺叶切除。Schuchert 等还发现特别是在肺段切除术后，胸膜侵犯是独立预测复发的重要预后指标（HR 1.86，95%CI 1.11～3.10，$P$=0.018）。在 $I_B$ 期中，肺段切除术后预后较差的原因尚不完全清楚。可以认为就这些典型的较大肿瘤而言，与肺段切除术相比，肺叶切除术具有更好的手术切缘。从局部浸润性（胸膜侵犯）和局部区域淋巴结受累的增加趋势上看，较大的肿瘤也可能是更具侵袭性的生物学标志，而肺叶切除术可以更好地解决这一问题[124]。

总之，胸膜侵犯是不利的病理变量，与肺段切除术后复发风险增加相关。当遇到较大的肿瘤（3～5cm）或胸膜侵犯时，应行肺叶切除术。

**4. $I_B$ 期——辅助化疗的作用**

辅助治疗可能使存在侵袭性肿瘤病理学特征的 I 期患者受益。CALGB 9633 比较了 344 例 $T_2N_0$ 期随机分为单纯手术后和接受基于顺铂化疗的患者的预后。在亚组分析中，发现接受辅助化疗对 >4cm 的肿瘤是有益的[125]。在一项国家癌症数据库的研究中，肿瘤 >3cm 接受辅助化疗可改善患者的中位生存（101.6 个月 vs. 68.2 个月）和 5 年生存率（67% vs. 55%）[126]。这些研究表明，在肿瘤 >4cm 的情况下，辅助化疗可能会有一定的益处。这种情况下的辅助治疗计划最好经多学科肿瘤讨论制订。

**（四）II 期 NSCLC：$N_1$ 腺病或可切除的局部浸润**

第 7 版肺癌分期系统将 II 期 NSCLC 分为两组：$II_A$ 期（包括 $T_1N_1$、$T_{2a}N_1$ 和 $T_{2b}N_0$ 亚组）和 $II_B$ 期（包括 $T_{2b}N_1$ 和 $T_3N_0$）。II 期约占 NSCLC 患者的 26%，其中 $II_A$ 期约占 10%，$II_B$ 期约占 16%。从广义上讲，这些组由 >5cm 的、淋巴结阴性肿瘤或伴有 $N_1$ 转移的 $T_1$～$T_2$ 病变组成。在 II 期中，$T_1N_1$、$T_{2a}N_1$ 和 $T_{2b}N_1$ 占患者总数的 8%[103]。在大型系列研究中，包括 Naruke 等[67] 和 IASLC 数据库显示其术后 5 年生存率为 40%～60%。在 Naruke 的回顾性分析中，病理性 $T_1N_1$、$T_2N_1$ 和 $T_3N_0$ 切除后的 5 年生存率分别为 57.5%、43.8% 和 46.6%。对分期系统进行更新并纳入所有亚组后，发现 $II_A$ 和 $II_B$ 期的 5 年生存率分别为 46% 和 36%[67]。

直径超过 5cm 淋巴结阴性的肿瘤预后更差，因此为这些病例从 $I_B$ 期纳入 II 期提供了证据（图 95-6）。Martini 等发现 <3cm 的肿瘤的生存率高于 >5cm 的肿瘤[127]。此外 Carbone 等研究发现 <5cm 的肿瘤的 5 年生存率为 51.3%，而 5cm 以上的肿瘤为 35.1%[128]。Dai 等分析 220 例 II 期 NSCLC 患者，≤3cm 的患者 5 年生

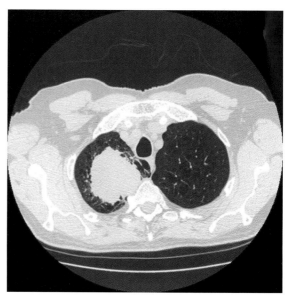

▲ 图 95-6 侵及右肺上叶的 7cm 肿块

存率达 55.7%，而 > 3cm 的患者 5 年生存率仅45.3%[129]。与 I 期疾病趋势相似，这些研究凸显了肿瘤大小对 II 期亚组生存率的重要影响。

肺叶切除术加系统性淋巴结取样或淋巴结清扫术是治疗 II 期的方法。一般认为这些患者不适合进行亚肺叶切除。此外，较大的 II_B 期疾病往往更复杂，经常需要全胸壁切除、袖式切除，甚至是全肺切除术。

### 1. II_A 期——N_1 淋巴结转移

尽管 II 期通常被认为是 NSCLC 的早期阶段，但它与 I 期更大的肿瘤和（或）合并 N_1 淋巴结转移相比，可导致较低的生存率和治愈率，而与采用何种手术策略无关。van Rens 等系列研究中 $pT_1N_1$ 患者的生存率为 52%[66]。Ludwig 肺癌研究协会报道 $T_1N_1$ 患者术后的中位生存时间为 4.8 年（而 $T_2N_1$ 患者为 2.3 年）[130]。同时淋巴结转移数目也可能对生存率产生影响。Wisnivesky 等 SEER 数据库显示，N_1 淋巴结转移数目越多，肺癌特异的总体生存率显著降低[131]。淋巴结阳性数目为 1、2 或 3、4~8 和 8 个以上肺癌特异性平均生存期分别为 8.8、8.2、6.0 和 3.9 年。尽管这项研究包括了 $T_1$~$T_3$ 病例，但它突显了涉及的淋巴结转移数目可能是 NSCLC 生存的潜在预后因素[131]。Martini 等的研究也发现了类似的结果，表明患有单个淋巴结转移的患者 5 年生存率为 45%，而具有多个 N_1 转移的患者为 31%。尽管有这些发现，但与单个和多个 N_1 淋巴结受累相比，某些组的生存率没有显著差异[132]。Wang 等发现 ≤ 1 个淋巴结和 > 1 个淋巴结转移的 5 年生存率分别为 61.0% 和 46.9%，差异无统计学意义[133]。Nakagawa 等发现淋巴结转移数量并无生存差异。在他们的系列研究中，单个或多个 N_1 淋巴结转移的 5 年生存率分别为 51.9% 和 58.5%[134]。鉴于这些研究的不同发现，N_1 淋巴结转移数目在当前分期算法中并不是一个可靠的预后因素。

多项研究还显示，肺叶内和肺叶外的 N_1 淋巴结转移被认为是不良预后因素。Yano 等在"肺

叶"淋巴结转移（12 和 13 组）患者中，其切除后生存率达到 65%，而在"肺门"淋巴结（10 和 11 组）转移时仅为 40%[135]。Haney 等回顾性分析了他们数据库中 II 期手术的患者（$n$=230）。在他们的研究中，叶外淋巴结定义为 10 和 11 组淋巴结，叶内淋巴结包括 12~14 组。与叶内淋巴结（12~14 组）相比，叶外（10 和 11 组）淋巴结阳性预后差更差。肺叶内组的中位总生存期为 46.9 个月，肺叶外组为 24.4 个月。有趣的是，有 24 名患者同时患有叶内和叶外淋巴结转移，其生存期与叶外转移患者相同[136]。Li 等报道了相似的结果。肺门淋巴结转移患者的 5 年生存率为 35%，而周围型肺叶内淋巴结转移的 5 年生存率为 58%。在这项研究中，同时存在 2 种转移的 5 年生存率为 23%[137]。同样，Van Velsen 及其团队研究了淋巴结转移对 $T_1N_1$ 和 $T_2N_1$ NSCLC 生存率的影响。$T_1N_1$ 患者 5 年总体生存率为 46%[138]。与 Li 等发现一样，叶内 N_1 转移的疗效优于肺门 N_1 转移（57% vs. 30%）[139]。另外，连续性淋巴结转移的治疗效果要好于非连续转移（69% vs. 30%）[138]。$T_2N_1$ 组术后 5 年总体生存率为 37.8%[139]。肺叶内 N_1 转移的疗效比肺门 N_1 转移更好（65.3% vs. 21%）。与连续淋巴结受累的患者相比，肺门转移患者的 5 年生存率也较差（21% vs. 44.6%）[139]。Riquet 等也报道了肺叶 N_1 转移较肺门生存率有所提高（54% vs. 38%）。然而，连续转移与单组转移之间的生存率没有差异[140]。为了进一步研究淋巴结受累之间的差异，Tanaka 等将 N_1 转移分为 3 类。他们报道 $T_1N_1$~$T_2N_1$ 在 12 组和 13 组受到影响时的术后生存率为 72%，11 组为 62%，10 组为 39%[141]。

随着解剖性肺段切除术等的亚肺叶切除技术的重新出现，提出了在解剖过程中如何应对突如其来的 N_1 转移的问题[142]。因为 N_1 转移相关的局部复发的风险增加，所以大多数作者主张在手术冰冻切片检测到 N_1 淋巴结转移的情况下，将亚肺叶切除术改为肺叶切除术（若患者生理状况允许）。Nomori 等研究了 15 名接受解剖性肺

段切除术中伴 $N_1$ 或 $N_2$ 转移的患者。10 例患者（67%）转为肺叶切除术，其中 5 例（33%）仅行肺段切除术。进行肺叶切除术的患者均未出现复发，而经肺段切除术治疗的患者中有 2/5（40%）出现肿瘤复发。有趣的是，这 2 例复发都是远处转移，因此归因于肿瘤生物学侵袭而不是局部控制不足[143]。

总之，大多数研究表明 II 期 NSCLC 伴有更大的肿瘤尺寸（> 5cm）和（或）$N_1$ 淋巴结转移的 5 年生存率范围为 25%～55%，平均生存率为 40%～45%。鉴于该阶段分组所固有的较大的肿瘤和潜在的淋巴结转移，建议选择肺叶切除术。中央型肿瘤可能需要袖式切除甚至进行全肺切除术才能达到 $R_0$ 切除的目的。

**2. II$_B$——$T_3N_0$**

$T_3$ 是肿瘤 > 7cm，或侵犯胸壁、膈肌、膈神经、纵隔胸膜或心包壁层的任何大小的病变。$T_3$ 现在还包括原发肿瘤伴有同侧相同肺叶内结节的肿瘤（如卫星灶）。$T_3$ 也包括距隆嵴 < 2cm 但不累及隆嵴的肿瘤。$T_3N_0$（II$_B$ 期）的 5 年总体生存率范围为 22%～48%，平均生存率为 30%～35%。在一项多中心研究中，Choi 等报道，$T_3N_0$ 肿瘤术后 4 年局部无复发生存率为 50%[144]。Naruke[67] 和 van Rens[66] 报道的 5 年生存率分别为 22% 和 33%。Wisnivesky 等使用 SEER 数据库报道 $T_1N_1$ 和 $T_3N_0$ 的 5 年生存率分别为 46% 和 48%，并无显著差异。事实上，虽然与 $T_1N_1$ 相比没有显著差异，但他们的研究中 $T_3N_0$ 的远期"治愈率"更好，分别为 33% 和 27%[145]。

**3. 多发肺内结节**

第 7 版肺癌分期系统将同一肺叶内多发肿瘤从 $T_4$ 重新分类为 $T_3$，将同侧肺的第二病灶由 $M_1$ 分为 $T_4$。通过免疫组织化学和分子生物技术通常可以确定原发灶和转移灶。Deslauriers 等发现切除后存在"卫星结节"（恶性灶靠近肿瘤，但与肿瘤分开）可使远期生存率降低约 50%（图 95-7）[146]。尽管如此，具有此类结节的患者 5 年生存率仍为 22%，明显优于 $T_4$ 或 $M_1$ 的患者。Fukuse 等报道了 41

例同侧病灶术后相似的 5 年生存率达 26%[147]。Yoshino 等发现了单叶多发病灶相似的远期生存率[148]。Pennathur[149]、Rosengart[150] 和 Okada[151] 及其同事的报道在这一类患者中疗效更好，长期生存率分别为 26%、44% 和 70%。Pennathur 等发现无卫星灶的患者生存率为 40%。这些积极的发现促使 ACCP 颁布了针对卫星灶的临床实践指南，确认手术后预后良好。评估和治疗的方法只需要针对原发肿瘤[152]。

**4. 胸壁侵犯**

目前根据大量外科手术经验 $T_3N_0$ 肿瘤包括侵犯壁胸膜或胸壁的肿瘤（图 95-8）。必须强调的是，其中有很大一部分患者接受了术前或术后放疗或两者兼有。虽然有胸壁受累，但仍可行胸壁整块切除术。长期生存的主要相关因素是淋巴结阴性和完全切除。当 2 个标准都满足时，手术患者可实现远期生存率 29%～56%，平均为 42%。当淋巴结转移伴胸壁侵犯时（$T_3N_1$，III$_A$ 期），手术切除的疗效受限。Downey 等报道 334 例壁胸膜或胸壁侵犯的手术患者中，有 52.4% 成了 $R_0$ 切除术。完全切除的 $T_3N_0$ 病变的 5 年生存

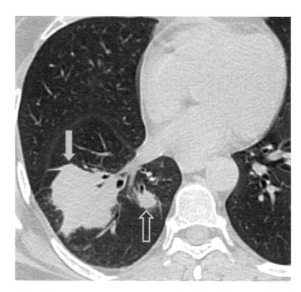

▲ 图 95-7 右肺下叶 NSCLC 伴同侧叶内"卫星结节"

引自 Alonso RC, ed. Non-small cell lung cancer (NSCLC): Review of the seventh edition of the TNM staging system and role of imaging in the staging and follow-up of NSCLC1970. European Congress of Radiology 2011.

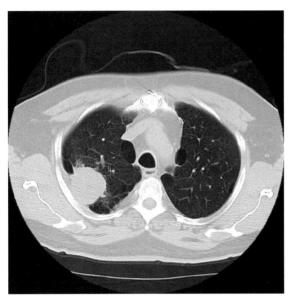

▲ 图 95-8　右肺上叶 NSCLC 伴壁胸膜和胸壁侵犯

率是 32%，而未完全切除的（$R_1$ 或 $R_2$）患者为 4%[153]。Burkhart 等报道完整切除后的 5 年生存率达到 39%[154]。Lee 等报道胸壁受累的 $T_3$ 切除 5 年生存率为 37.4%。与不完全切除组相比，完全切除对生存率有显著影响，分别为 31.7% 和 7.5%。影响生存的预后因素包括切除范围、肿瘤大小、淋巴结状态和切除的完整性[155]。

侵袭程度在病理上分为壁胸膜受累与延伸至肌肉和骨骼。这在手术时通常很难确定。Kawaguchi 等分析了仅侵犯壁胸膜与软组织或肋骨的手术病例，表明术前 CT 表现为明显的肿瘤浸润和胸痛症状是侵犯软组织或肋骨的独立指征。尽管某些肿瘤可通过胸膜外剥离轻易地从胸壁解剖出来，但不完全切除会导致生存率显著降低[156]。McCaughan 等报道在 $T_3N_0$ 患者中，壁胸膜侵犯的 $T_3$ 期肿瘤 5 年生存率达到 62%，而侵及肌肉和骨骼仅为 3%，但差异无统计学意义[157]。同样，Casillas[158]、Elia[159] 和 Akay[160] 及其同事指出胸膜外剥离术与全胸壁切除术治疗的患者生存率无显著差异。

Doddoli 等强烈建议在技术可行时，整块切除是治疗胸壁侵犯的标准治疗方法[161]。Albertucci 等发现胸膜外剥离时不完全切除发生

率很高，生存率较低（33% vs. 50%）。尽管如此，仍有多个亚组无显著统计学差异。无论采用何种技术，建议进行完整的 $R_0$ 切除。因此，如果壁胸膜附着有病变，则在精心选择的病例中采用胸膜外剥离的肺切除术是合适的。但是怀疑有胸壁受累，则应进行整块切除。术后放疗在胸壁受累的 $R_1$ 或 $R_2$ 切除患者中尚未证实可以改善无病生存率或总体生存率[144]。

综上所述，局部壁胸膜或表浅侵犯的 NSCLC 可进行肺切除加胸膜外剥离术，但任何程度的较深浸润都需要全胸壁整块切除。通过术前和术中评估明确肿瘤浸润程度仍是挑战。如果不能确定，则应进行整块切除。

**5. 肺上沟瘤**

上沟肿瘤或 Pancoast 肿瘤是肺尖病变侵犯胸壁和胸廓入口（图 95-9）。由于肿瘤位于肺尖，常会累及臂丛神经、锁骨下血管和脊柱。鉴于此，需要保护或重建神经血管结构，导致这些肿瘤很难完全切除。患者可出现 Horner 综合征，即瞳孔缩小、上睑下垂和面部无汗。这表明星状神经节及 $T_1$ 神经根受到侵犯。因为这些病变中的一小部分是小细胞癌，术前组织活检很重要而且有必要采取其他治疗方法。准确的术前分期对于疾病治疗至关重要，包括 PET/CT 和纵隔镜检查。鉴于预后不良，$N_2$ 或 $N_3$ 是绝对的手术禁忌证。

Shaw 和 Paulson 于 1961 年证实肺上沟瘤切除术是可行的。术前放疗再进行手术切除可使 5 年生存率提高到 30%。Paulson 广泛的早期经验凸显了手术的局限性，因仅约 60% 的 Pancoast 肿瘤患者被认为适合于包括切除在内的治疗途径[162]。Rusch 等报道了最大的上沟肿瘤切除术（$n$=225 例）。大多数患者（55%）接受了术前放疗。手术死亡率为 4%。他们指出，对于 $T_3N_0$ 肺上沟瘤，完全切除率为 64%，5 年生存率为 46%。但是一旦疾病发展到 Ⅲ 期，5 年生存率仅为 15%[163]。Attar 等比较了行放疗和化疗的肺上沟瘤患者，并评估了术前或术后的治疗是否重要。与其他组相比，术前放疗再行手术与中

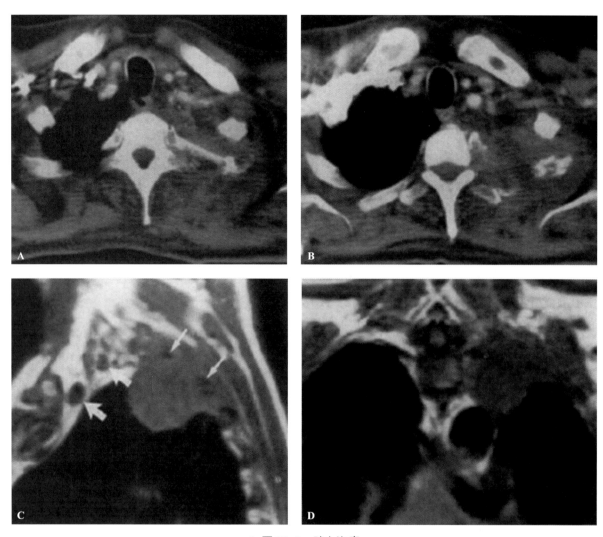

▲ 图 95-9　肺上沟瘤

A 和 B. 肺上沟瘤的 CT 扫描，累及第一至第三肋骨，并向前接近血管；C 和 D. 侵犯脊柱和纵隔

经许可转载，引自 Heelan RT, Demas BE, Caravelli JF, et al. Superior sulcus tumors: CT and MR imaging. *Radiology* 1989; 170(3 Pt 1):637–641.

位生存期的改善有关[164]。随后，西南肿瘤协会（SWOG）对包括 $T_3$ 和 $T_4$ 期伴 $N_0$ 或 $N_1$ 在内的肺上沟瘤进行了放化疗的前瞻性、多中心试验（试验 0160）。患者接受了 2 个周期的顺铂和依托泊苷化疗并进行 45Gy 的放疗。在这项研究中，有 92% 的患者进行了完全切除，其中有 65% 的患者显示出病理完全缓解或微小镜下病变。所有患者的 2 年生存率为 55%，而完全切除的患者为 70%[165]。Wright 等比较肺上沟瘤的患者行诱导化疗与单独放疗。80% 的放疗患者及 93% 放化疗患者可行完全切除。35% 的放射患者和 87% 的放化疗患者病理表现为完全或接近完全切除。

4 年生存率有显著差异（诱导放疗为 49%，诱导放化疗为 84%）。术前诱导放化疗组中的局部复发也得到了改善（0% vs. 仅放疗组为 30%）[166]。最近 Antonoff 等的研究还显示术前诱导放化疗可达到病理完全缓解（32%），支持对肺上沟瘤进行新辅助和手术治疗[167]。诱导治疗，包括化疗和放疗结合，已成为肺上沟瘤的标准治疗。这种方法为完全切除和改善总体生存率提供了可能。

### 6. $T_3$ 肿瘤侵犯胸壁以外的结构

关于 Ⅱ 期病变侵犯纵隔或邻近隆嵴等结构的研究有限。仅累及纵隔胸膜被归为 $T_3$。Pitz 等发现接受纵隔胸膜受累的肿瘤完全切除术后5年生存率达到25%[168]。Burt等回顾性分析了225例纵隔$T_3$患者，包括一些纵隔淋巴结转移（Ⅲ期）的患者生存率为9%。在患有$T_3N_0$的患者（$n$=102）中，其5年生存率达19%。在不完全切除（$R_1$或$R_2$）后，放射治疗可以改善纵隔胸膜受累肿瘤的局部控制[169]。Wang等研究了术后放疗对Ⅱ和Ⅲ期不完全切除的NSCLC和生存期（包括纵隔受累的$T_3$肿瘤）的影响。接受术后放疗的患者生存率在统计学上有显著改善[170]。最近，Rieber及其同事也得出了相似的结果[171]。

累及膈肌的NSCLC也可表现为可完全切除的$T_3$病变。对于这种临床情况，很少有报道。Weksler等在Memorial-Sloan Kettering癌症中心20年的病例中仅发现8例。其中4名$N_2$患者均死于肺癌，平均生存期仅为92周。报道时，仅1名$N_0$患者存活了70周[172]。Inoue等报道了尽管有完整的切除和$N_0$～$N_1$，5例手术治疗的膈肌侵犯患者未达到3年生存期[173]。最近报道此类患者治疗效果有不明原因改善。Rocco等[174]和Riquet等[175]分别报道了完全切除的$T_3N_0$病例中膈肌侵犯的生存率分别为39%和27%。Yokoi及其同事对26例$T_3N_0$和29例$T_3N_1$～$T_3N_2$肺癌进行了肺和膈肌联合切除术。$N_0$和$N_1$～$N_2$病例完全切除术后的5年生存率分别为28%和18%[176]。在所有病例中，不完全切除后均未观察到长期生存。

距隆嵴2cm以内的无隆嵴侵犯的中央型肿瘤也被分为Ⅱ$_B$期。Mitchell等指出隆嵴切除术后5年总生存率最高51%，而$N_1$为32%，$N_{2/3}$为12%[177]。Yamamoto等报道隆嵴切除术后生存率达到28.3%。$N_0$疾病的5年生存率为50%，$N_{1/2}$疾病为0%[178]。Rea等也显示了类似的结果。他们观察到$N_0$切除后的5年生存率为56%。但是，$N_1$和$N_2$的生存率仅分别为17%和0%[179]。最后Pitz等报道距隆嵴2cm内肿瘤术后5年生存率达到40%[168]。Liu等指出局部晚期侵犯隆嵴的肺癌5年生存期将很差。原发性气管和隆嵴肿瘤的患者5年生存率是55%，而局部晚期侵犯隆嵴的肺癌为16.7%[180]。

这些患者通常需要进行支气管重建的袖式切除术或进行全肺切除术才能获得足够的切缘。与全肺切除术相比，袖式切除术并发症发生率更低并能保持肺功能，因此应首先考虑袖式切除术。同时精准的纵隔分期对于优化预后至关重要。

### 7. 袖式切除与全肺切除

肺门肿瘤对胸外科医生而言是一个具有挑战性的临床情况，因为要获得足够的切缘，需要进行完整的（$R_0$）切除存在固有的困难。中央型肿瘤通常存在主支气管或肺动脉受累（图95-10），可以通过袖式切除或全肺切除术成功治疗此类病变。Thomas于1947年首次报道使用支气管袖式切除作为保留肺实质的一种方法[14]。尽管袖式切除技术复杂，但由于术后并发症发生率和死亡率降低（表95-8），使用这种技术的人数逐渐增多，也可保护肺功能及获得与全肺切除术相似的肿瘤学结局。

Deslauriers等分析了单中心接受全肺切除术（$n$=1046）或袖式肺叶切除术（$n$=184）的1230名患者。全肺切除术组的手术死亡率显著高于袖式切除术组，分别为5.3%和1.6%。此外，袖式肺叶切除术（52%）相比全肺切除术（31%）的5年生存率显著提高。同时Deslauriers指出，袖式肺叶切除术的完全切除率要高于全肺切除术（分别为58%和33%）。当按Ⅰ期和Ⅱ期NSCLC

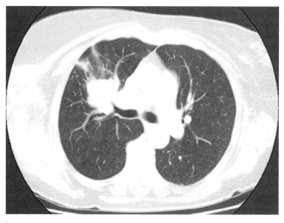

▲ 图95-10　肺门病灶需行右上肺袖式切除

表 95–8　NSCLC 肺叶切除、袖式切除及全肺切除术围术期并发症发生率

| 作 者 | 年 份 | N | 肺叶切除术 | 袖式切除术 | 全肺切除术 |
|---|---|---|---|---|---|
| Ginsberg 等 [329] | 1983 | 2220 | 2.9 | — | 6.2 |
| Romano 等 [330] | 1992 | 12 439 | 4.2 | — | 11.6 |
| Suen 等 [364] | 1999 | 7099 | — | 5.2 | 4.9 |
| Deslauriers 等 [181] | 2004 | 1230 | — | 1.6 | 5.3 |
| Allen 等 [334] | 2006 | 1023 | 1.3 | — | 0 |
| Schuchert 等 [121] | 2012 | 253 | 0.8 | 1.4 | 6.7 |

分层分析时，与全肺切除术相比，每组中对袖式肺叶切除术的支持率存在显著差异。最后，22%的袖式肺叶切除术的患者首次复发为局部复发，而全肺切除术为 35%，这表明只要可以进行 $R_0$ 切除，则切除更多的肺组织（如全肺切除术）没有明显的肿瘤学益处 [181]。Lee 等报道了相似的结果。在他们的研究中，73 例接受了袖式肺叶切除术，258 例接受了全肺切除术。手术死亡率显著不同，袖式肺叶切除术为 1.4%，而全肺叶切除术为 10.1%。两组中约 22% 的患者发生主要并发症。袖式肺叶切除术的 30d 死亡率为 0%，而全肺切除术的死亡率为 8.9% [182]。Bagan 等指出在袖式切除和全肺切除术之间的相似的术后并发症发生率分别为 28.8% 和 29.9%。全肺切除术的手术死亡率为 12.6%，而袖式肺叶切除术的手术死亡率为 2.9%。Schuchert 等的最新研究进一步证实了袖式切除术的 5 年总生存率是 72.5%，而全肺切除术的总生存期是 53.2% [183]。这是对 253 例 $I_B$～$II_B$ 期 NSCLC 患者的回顾性研究，其病灶局限于肺内。接受支气管成形袖式切除术（n=70）与全肺叶切除术（n=123）的患者具有相似的预后，包括总体并发症发生率（62.9% vs. 45.5%），30d 死亡率（1.4% vs. 0.8%）；无复发生存率（24.3% vs. 33.3%）和 5 年总生存率（41% vs. 45%）[184]。Shi 等 Meta 分析中 19 项研究比较了袖式切除术与全肺切除术，生存期分别为 1 年、3 年和 5 年，偏向于进行袖式肺叶切除术。2 种手术方法之间的术后并发症和局部复发无显著差

异 [185]。Ferguson 等发现与全肺切除术相比，袖肺叶切除术后生活质量更高并可能具有更高成本效益 [186]。

综上所述，与全肺切除术相比，袖式切除术的总体疗效更好，当在技术上可行时，肺门病变的外科治疗中应首先考虑采用袖式切除术。当肺叶切除术或袖式肺叶切除术无法完成 $R_0$ 切除时，应考虑全肺切除术。

#### （五）Ⅲₐ 期 NSCLC

关于 Ⅲₐ 期 NSCLC 患者的最佳治疗存在争议，这构成了可手术（$I_A$～$II_B$ 期）患者和不能手术（$III_B$～$IV$ 期）患者人群之间的"灰色地带"。在第 7 版 AJCC 肺癌分期系统中，Ⅲₐ 期 NSCLC 定义为 $T_3N_1M_0$、$T_{1\sim3}N_2M_0$ 或 $T_4N_{0\sim1}M_0$。一般来说，这些是直径大的（＞7cm）中央型肿瘤，可能与胸壁、纵隔胸膜或心包壁层受累有关。在同一隆嵴处或在距隆嵴 2cm 处的主干支气管处也可能存在肿瘤侵犯（$T_3N_1$ 或 $T_3N_2$ 病变）。此阶段还包括 $N_2$ 纵隔淋巴结受累的患者（图 95–11）。在 AJCC 第 7 版分期系统中，在 Ⅲₐ 期中增加了 $T_4$，包括那些在同侧不同肺叶中有肿瘤结节的患者。由于这些不同因素，Ⅲₐ 期 NSCLC 的患者在肿瘤特征和疾病模式上存在显著的异质性。

尽管 Ⅲₐ 期 NSCLC 患者有很多治疗选择，但治愈的机会仍然很低（＜25%），因此建议采用综合治疗方法，通常采用化疗、放疗和手术相结合的方式。治疗选择包括：新辅助治疗，然后

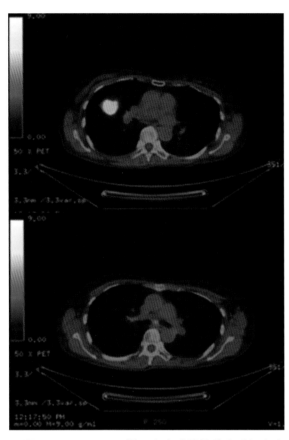

**▲ 图 95-11　PET/CT 提示右上叶肿块伴有肺门和隆嵴下结节**

经 Elsevier 许可转载，引自 Lin WY, Hsu WH, Lin KH, et al. Role of preoperat Ⅳe PET/CT in assessing mediastinal and hilar lymph node status in early stage lung cancer. *J Chin Med Assocn* 2012; 75(5): 203-208. © 2012 Elsevier 版权所有

进行手术；外科手术后，进行辅助化疗；或确定的化学放射治疗（以铂为基础的双线药物联合 60～70Gy 放疗）。没有一种单一的治疗方法适用于所有患者，因此必须根据具体情况做出治疗决策。在此情况下，有几种临床参数可用于帮助对患者进行分层，以寻求最佳治疗方法，特别是确定手术切除是否有益处（表 95-9）。

### 1. 组织学

患有大细胞神经内分泌肿瘤[187]或多形性癌的患者[188]常表现出侵袭性的肿瘤生物学，可能不适合完成手术切除。Metro 等已经证明局部晚期大细胞神经内分泌癌的全身转移（尤其是脑转移）的发生率很高，并且与小细胞肺癌相比，对全身治疗和总体预后的总体缓解率较差[189]。鉴

**表 95-9　影响 Ⅲ_A 期 NSCLC 治疗决策的因素**

| |
| --- |
| 肿瘤组织学类型 |
| 单组或多组 $N_2$ 淋巴结受累 |
| 巨大的和非巨大的 $N_2$ 淋巴结 |
| 淋巴结外侵 |
| 原发性肿瘤的可切除性 ± 淋巴结受累 |
| 要求切除的范围 |
| 患者生理储备 |

于此，手术不太可能成功进行根治性切除，应考虑单独进行确定的化疗和放疗。

### 2. 淋巴结肿大程度

巨大的纵隔淋巴结肿大定义为在 CT 上测得的短轴直径 > 2～3cm 的淋巴结（图 95-12）。与非巨大淋巴结相比，其手术不能完全切除，并且整体预后较差[190]。累及的淋巴结部位的数目也对 Ⅲ_A 期 NSCLC 的外科手术治疗成功与否产生重要影响。Lee 及其同事证明多组 $N_2$ Ⅲ_A 期的 5 年生存率（20.4%）明显低于单组 $N_2$ Ⅲ_A 期的 5 年生存率（33.8%）（$P$=0.016）[191]。淋巴结的位置对预后也可能有一定的影响。与其他淋巴结组相比，单组 $N_2$ 累及 5 组和 6 组（A-P 窗 / 主动脉旁）纵隔淋巴切除术后生存率提高。Patterson 等报道接受手术切除并伴有主动脉下淋巴结肿大的手

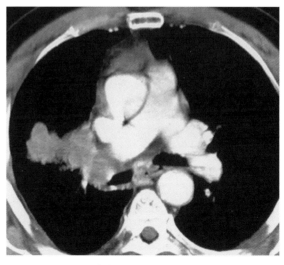

**▲ 图 95-12　病变累及肺门合并纵隔淋巴结肿大**

术切除患者 5 年生存率达 42%[192]。涉及体积大或多组淋巴结受累的患者及淋巴结外侵的患者可能最好采用化学疗法。无巨大淋巴、单组淋巴结转移且无淋巴结外侵的 $III_A$ 期患者可以考虑手术，并同时考虑新辅助化疗 / 化放疗或辅助化疗。

### 3. 新辅助治疗

新辅助治疗和辅助治疗与外科手术结合的作用不断发展。在这种情况下，使用诱导治疗与良好的缓解率相关，该缓解率与手术前肿瘤体积有关，并可能实现对微转移灶的早期治疗。此外，与辅助化疗相比，新辅助化疗方案对患者的依从性更好、耐受性更好。在多项 $III_A$ 期前瞻性随机试验中已探索了 $III_A$ 期 NSCLC 的诱导（新辅助）治疗。在这些研究中，与单纯手术相比，$III_A$ 期患者诱导化疗后的中位生存期显著增加（21~22 个月 vs. 10~14 个月）[193-194]。最大的回顾性研究从国家癌症数据库中分析了超过 11 000 例中 $III_A N_2$ 期患者。这项研究发现，诱导化放疗与手术治疗相比，术后化疗具有更好的生存期[195]。其他较大的随机研究未能证明在 $I_B$~$III_A$ 期患者在治疗中获益，其中 $I_B$~$II$ 期亚组中效果最好[196]。在一项研究 III 期新辅助化疗随后进行手术或放疗的试验中（EORTC 08941），中位或总体生存率均无差异[197]。在北美人群试验 0139 中，Alban 等证实与单纯的化放疗相比，$III_A$ 期 NSCLC 患者诱导化疗后接受手术切除的患者生存率没有显著提高（约 5 年生存率分别为 27% vs. 20%；P=0.24）。有趣的是，与单独的化放疗相比，在诱导化疗后接受肺叶切除术的患者生存率提高（36% vs. 18%；P=0.002）。但是，在接受肺切除术的患者中未见获益（22% vs. 24%；P=NS）。在这项研究中，新辅助治疗后较高的围术期死亡率（26%）似乎导致该亚组的生存期恶化[198]。SWOG S9900 试验比较新辅助化疗加手术与单纯手术治疗 $I_B$~$III_A$ 期疾病的研究中，显示诱导治疗后接受全肺切除术患者死亡率高（16.7%）[199]。其他研究也报告了诱导治疗后可接受的死亡率（5%~10%），但是这些都是回顾性

研究[200-202]。这些研究导致许多研究人员得出结论，仅当可以单纯通过肺叶切除术完成完全手术切除时，才可考虑新辅助治疗后进行手术。

### 4. 手术注意事项

$III_A$ 期肺癌手术切除的基本原则是在所有肺功能储备较差的人群中，肿瘤完全切除与肺实质保留之间要达到良好的平衡。对于具有足够肺功能储备并且可以实现 $R_0$ 切除的患者，肺叶切除术仍然是可切除肿瘤的推荐治疗方法[203]。与全肺切除术相比，支气管成形术和血管袖式切除术还显示出较低的并发症发生率和死亡率，且具有相同的肿瘤学结果[204-205]。全肺切除术通常用于无法通过较小手段切除的大型、肺门肿瘤。在最近的几项大型研究中显示全肺切除术的死亡率为 0%~11.5%（表 95-1 和表 95-8）。在新辅助治疗后使用全肺切除术已引起特别关注，已证明死亡率高达 26%。全肺切除术的负面生理影响已得到充分描述，该组患者具有更高的早期死亡率[206]。最终，切除范围应针对患者个体和肿瘤特点而定，经系统分期后以实现完整的 $R_0$ 切除。获得完全的 $R_0$ 切除是外科手术切除的主要目标，尽管存在较高的风险和较差的生存期，仍然有必要对某些患者继续进行全肺切除术，以便为他们提供最佳的治愈机会。彻底的术前分期、适当的患者选择及改善的术后护理应会为将来需要进行全肺切除术的患者带来更好的结局，而全肺切除术应继续被认为是肺门受累的早期肺癌可接受的手术选择。

### 5. $T_3 N_1$ 期

$T_3 N_1$ 占 $III_A$ 期 NSCLC 的少数病例。对于 $T_3 N_1$ 肿瘤，建议外科手术切除后进行辅助化疗。肺上沟（Pancoast）肿瘤除外，其应首先通过化放疗，然后进行完整的手术切除。当淋巴结转移伴随胸壁侵犯时，手术切除的疗效明显受到限制。在存在 $N_1$ 转移的情况下，5 年生存率为 8%~35%，平均为 19%。对于淋巴结肿大和不完全切除，单纯手术就可将晚期生存率降至最低。Downey 等报道完全切除的 $T_3 N_1$ 的 5 年生存率是

27%，而 $T_3N_0$ 为 49%，$T_3N_2$ 为 15%。不完全切除者的生存率接近于零[153]。完全切除后建议进行全身辅助化疗。

### 6. $T_4$ 肿瘤——同侧不同肺叶结节

作为原发性肿瘤，在同侧不同肺叶中存在单独的病灶目前被分类为 $T_4$。因此，预后比相同肺叶内结节（$T_3$）差。Okamoto 等发现同侧不同肺叶结节的 5 年生存率仅为 19.3%。54.4%的患者同时具有肺叶内结节[207]。Okumura 及同事报道在同期不同的肺叶结节的 5 年生存率为11%[208]。由于预后很差，应在多学科讨论或临床试验的背景下考虑手术干预。

### 7. $T_4$ 肿瘤——纵隔侵犯

除非有 $N_2$ 或 $N_3$ 淋巴结受累，否则由于侵犯纵隔重要结构而引起的 $T_4$ 肿瘤现在也被视为 III$_A$期。部分患者可以手术切除。这在技术上具有挑战性，并且可能增加并发症发生率和死亡率。这些 $T_4$ 病变包括累及隆嵴、上腔静脉、心脏（主要是心房）、肺动脉、主动脉、食管和椎体的病变。

(1) 隆嵴：$T_4$ NSCLC 最常见的是累及隆嵴的肿瘤。完整的外科手术切除通常需要进行全肺切除术和支气管重建术（袖式全肺切除术），与单纯放化疗相比，可以提高生存率。根据 Watanabe[209]、Deslauriers[210]、Roviaro[211] 和 Mitchell[177] 等的报道，晚期气道肿瘤患者经手术治疗后 5 年生存率高达 40%。但是手术死亡率仍然很高。Porhanov 等报道231 例隆嵴切除术后手术死亡率为 16%[212]。Mitchell 等报道了 60 例因支气管癌而行隆嵴切除术的患者的手术死亡率为 15%。总体 5 年生存率为 42%[177]。在迄今为止病例最多的报道中，Yildizeli 等报道了 92 例接受 NSCLC 隆嵴切除支气管重建术的患者的疗效，总体并发症发生率为 42.4%。7.6%的病例发生伴或不伴支气管胸膜瘘的吻合口并发症。总体死亡率为 6.5%。5 年生存率为 42.5%[213]。$N_2$ 或 $N_3$ 疾病的存在与预后不良有关，并被认为是进行隆嵴切除术的禁忌证。

(2) 上腔静脉：能够适合手术切除的累及上腔静脉（SVC）的肺癌病变少见[214]。可继发于原发性中央型肿瘤或继发于恶性纵隔淋巴结。中央型肿瘤切除术后的生存率明显优于转移性淋巴结病变（36.0% vs. 6.6%）[110]。Dartevelle[215]、Nakahara[216] 和 Tsuchiya[217] 等报道了 SVC 部分切除及一期缝合的病例，同时也报道了进行环形切除并进行置换重建的病例。中位生存期为8.5~40 个月[218]。然而，仅少数病例并报道了长期生存（Inoue 等[219] 报道了 1 例，Tsuchiya等[217] 报道 30 例中有 2 例）。Burt 等报道 18 例侵犯 SVC 的 NSCLC 患者中，通过全肺切除、放疗或两者同时进行治疗，没有长期生存者[169]。Spaggiari 等报道 28 例接受 SVC 切除和置换的肺癌患者，5 年总体生存率为 15%[220]。Misthos 等发现 9 例患者中只有 1 例存活 5 年[221]。患者应接受彻底的术前分期，包括纵隔镜检查以排除 $N_2$或更大的病变，这预示了不良的预后。Dartevelle等报道了 6 例患者的初步长期治疗经验。所有 6例患者均伴有淋巴结转移，其中 4 例接受了辅助放疗。$N_2$ 淋巴结受累的 2 例均未存活超过 8个月。据报道，4 例患者中有 2 例 $N_1$ 受累者分别存活了 16 个月和 52 个月。在淋巴结转移的情况下，诱导治疗可能会改善无病生存期[222]。Bernard 等报道，在接受 SVC 切除和重建的 8名患者中，其 5 年总体生存率为 25%[223]。在最大的病例研究中，Yildizeli 等报道了 39 例接受SVC 置换的 NSCLC 患者，围术期死亡率为 7.7%，5 年和 10 年的精确生存率分别为 29.4% 和22.1%[213]。总之，该亚组患者可通过手术获得长期良好的治疗效果。充分的术前分期和进行仔细的患者选择对于优化治疗效果至关重要。

(3) 主动脉：肺肿瘤累及主动脉很少进行手术切除。如 Nakahara[216]、Horita[224] 和 Tsuchiya[217]等介绍，该方法通常需要心肺转流术，其治疗效果主要限于技术性病例报告。主动脉切除后的临床疗效不确定。Burt[169] 和 Bernard[223] 等在他们出版的丛书中均未报道长期幸存者。Klepetko 等报道了 5 例左肺和主动脉切除的病例。3 例 $N_2$

患者在 17～27 个月死亡，而 2 例病理性 $T_4N_1$ 病在 14 个月和 50 个月时还存活[225]。Misthos 等报道 5 年生存率达 30.7%[221]。Kusomoto 等报道 6 例同时行肺和主动脉切除术的患者中，5 年生存率达到 44.4%[226]。胸主动脉血管内支架置入术可作为主动脉壁局限性受累的肺切除术的保护性辅助手段，从而避免了交叉手术或心肺转流术的需要[227, 228]。

(4) 心脏：NSCLC 肺切除时很少报道有心脏切除（主要是部分心房切除）。Hasegawa 等报道 11 例患者使用心肺转流术进行手术，最终 10/11（90.9%）死于疾病复发[229]。1 名没有复发证据的患者在术后 10 个月死于吸入性肺炎[229]。Hasegaw 等报道有 3 例伴有心房切除术的患者观察到 0% 的 5 年生存率[226]。Tsukioka 等发表了他们在原发性肺癌患者中进行部分左心房切除术的经验。11/12 例患者（92%）完全切除。术后 5 年总生存率为 46%。与 $N_2$ 相比，$N_0$ 或 $N_1$ 患者的 5 年生存率更好（分别为 67% 和 20%）[230]。

(5) 肺动脉：累及肺动脉干的 $T_4$ 肿瘤很少能进行切除。Tsuchiya 等[217] 报道的 7 例接受过肺动脉干切除术的患者中，没有长期幸存者。相比之下，Rendina[231]、Shrager[232]、和 Bernard[223] 等认为，在精心选择的病例中，进行左或右近端肺动脉切向切除或圆周切除是有益的。这些报道中的总体长期生存率分别为 38%、48% 和 20%。Bernard 系列中生存率较低可能是由于仅包括心包内肺动脉侵犯的患者[223]。Ma 等报道了相似的结果，Ⅲ期 NSCLC 的肺动脉重建患者的 5 年生存率达到 37%[233]。

(6) 食管：肺癌和食管的联合切除术也很罕见。有意义的结果尚无报道。局部晚期肺癌侵犯食管的最常见治疗方法是置入食管支架作为姑息治疗措施。对于不适合置入支架的晚期肿瘤，食管旷置术或胸骨后旁路术可作为姑息治疗。

(7) 椎体：如上所述，尽管在某些情况下在技术上可行，但是全椎体切除术的长期肿瘤学效果尚不清楚。Grunenwald 等报道 19 例全椎体切除术或半椎体切除术；他们的 2 年和 5 年生存率分别为 53% 和 14%[234]。Mody 等报道了他们在 32 例椎体受累的 $T_4$ 肿瘤中的经验。围术期死亡率为 3%，5 年生存率为 40.3%[235]。辅助化放疗可能会改善结局[236]。

(8) 多脏器累及：可以进行包括隆嵴、上腔静脉、主动脉、心脏、食管、肺动脉和椎体的联合切除，以完成 $R_0$ 切除。最好将这些患者进行多学科评估。上述扩大切除的适应证必须在预计围术期并发症和死亡率、患者的生理和肿瘤状况，以及手术团队的专业知识的背景下仔细权衡[237]。这些患者在进行新辅助化疗（有或没有放疗）后，再进行辅助化疗 ± 放疗。当前的《国家综合癌症网络指南》不建议对与 $N_2$ 或 $N_3$ 相关的 $T_4$ 期肿瘤进行手术（Ⅲ$_B$ 期）。

8. 意外发现的 $N_2$

肺切除时意外的纵隔淋巴结受累（$N_2$ 受累）的鉴别给术者在术中决策提出了许多挑战。是否应该进行计划的肺切除？切除范围是否应该改变（如肺段切除术 vs. 肺叶切除术 vs. 全肺切除术）？淋巴结是否应采样或清扫？普遍认为，在对切除标本进行最终病理评估时伴有 $N_2$ 淋巴结转移者，应再进行辅助化疗。并且辅助化疗可使包括完全切除（$R_0$）的肿瘤、原发性 $T_1$～$T_2$ 期肿瘤、单组淋巴结受累，以及患有临床 $N_0$ 或 $N_1$ 的患者获益[238]。计划性手术切除在这些情况下可以进行并获得合理的肿瘤学效果（20%～45% 的 5 年生存率）。在多组 $N_2$ 转移、CT 评估临床 $N_2$ 期、$T_{3/4}$ 肿瘤或隆嵴下淋巴结转移的患者预后较差（5 年生存率 15%）。在技术上可行的情况下，病理 $N_2$ 的患者行肺叶切除加淋巴结清扫术与全肺切除术相比死亡率要低，并且比肺段切除术生存率更高。对于在手术切除时偶然发现的（隐匿性）$N_2$ 并且在技术上可能完全切除原发性肿瘤的患者，建议通过淋巴结清扫术完成计划的肺切除。在这种情况下，也建议进行辅助化疗。

总之，Ⅲ$_A$ 期 NSCLC 代表了具有不同疾病模式和程度的患者。总体而言，该人群的最佳治疗策略尚未明确。应根据肿瘤的特征、临床分期及患者的生理状况进行个体化治疗。新辅助放化疗后再手术是 $T_3N_1$ 肺上沟瘤标准的治疗方法。伴有 $N_1$ 淋巴结肿大（>7cm）的肿瘤患者和 $T_4$ 肿瘤患者似乎可从辅助化疗中获益。在非肿块、单组淋巴结受累的患者中，新辅助治疗后可考虑手术切除，并可能达到完全切除。新辅助治疗后，肺叶切除术（有或无袖式切除术）优于全肺切除术。如果可能，$III_A$ 期疾病患者应进行多学科讨论和（或）进行临床试验。

### （六）$III_B$ 期非小细胞肺癌

$III_B$ 期 NSCLC 约占新诊断 NSCLC 病例的 10%～15%[131]。在 AJCC/UICC 第 7 版 NSCLC 分期系统的中，$III_B$ 期是指具有不可切除的 $T_4$ 肿瘤（$T_4N_2$）和对侧（$N_3$）纵隔淋巴结转移的患者。历史上被分类为 $III_B$ 期的 $T_4N_0$～$T_4N_1$ 肿瘤现在被纳入 $III_A$ 期。恶性胸腔积液，以前被分为 $III_B$ 期，现在被重新分类为 $IV_A$ 期。

一般而言，$III_B$ 期病例不适合进行手术切除，相应地，对于体重减轻最小且身体状况良好的患者，最常见的是同时进行放化疗[239]。此类患者的预期 5 年生存率为 3%～7%[103, 240]。以往的研究已经评估了在高度选择的 $III_A$ 和 $III_B$ 期患者中诱导化放疗后手术的作用[241-242]。SWOG 8805 试验中，Alban 等选择了 $T_4$ 患者（现为 $III_A$ 期）及 $T_4N_2$ 和 $N_3$ 期（$III_B$ 期）患者。在该研究中被分类为 $III_B$ 的 51 位患者中，共有 34 位患者符合当前分期系统的 $III_B$ 期标准（$T_4N_2$=7，$N_3$=27）。在亚组分析中，与 $T_4N_2$ 或 $N_3$ 亚组相比，$T_4N_0$～$T_4N_1$ 组（现为 $III_A$ 期）的生存率有所提高（中位生存期为 28 个月 vs. 13 个月，$P$=0.07）。在 27 例对侧 $N_3$ 患者中，锁骨上淋巴结受累患者的 2 年生存率为 33%，而 $N_3$ 受累患者为 2%。在多因素分析中，与阳性预后相关的唯一亚组是 $T_1N_2$ 和 $T_4N_0$～$T_4N_1$ 组（目前为 $III_A$ 期）。$III_B$ 期的 3 年总体生存率为 27%。Barlesi 等评估了 60 例 $III_B$ 期新辅助放化疗后进行手术的患者（根据 AJCC/

UICC 肺癌分期系统第 6 版分类）。5 年生存率为 16.7%，与 $III_A$ 期（17%）无显著差异。在多因素分析中，切除的完整性、是否存在血管浸润和脏胸膜侵犯都是独立的预后因素。当前共识指南不支持对 $T_4N_2$ 或 $N_3$ 期进行常规外科手术干预[242]。

对于出现紧急并发症（如大咯血）的患者，可以考虑采用挽救性肺切除术来挽救生命。此外，对于 $III_B$ 期病变事先曾接受过明确化放疗，对治疗反应良好，并且再次分期时仅存在局部病变的患者，偶尔会手术干预。Yang 等评估了 31 例患者在放化疗后接受抢救性肺叶切除术的效果[243]。其中有 5 例患者被分类为 $III_B$ 期。所有病例中有 68% 的患者病理学分期降低，90% 的患者病理淋巴结状态为 $N_0$。该亚组的 5 年生存率为 36%，淋巴结阳性患者生存率为 0%。这项研究表明，精心选择的患者在技术上可以进行抢救性切除。在这种情况下，只有在多学科讨论和临床试验中，才能进行手术干预。

### （七）$IV$ 期非小细胞肺癌

据估计，新诊断为 NSCLC 的患者中有 40% 患有无法治愈的 $IV$ 期病变，这是导致与肺癌相关的整体生存不良的关键因素之一[244]。$IV$ 期肺癌分为恶性胸腔积液患者（$IV_A$ 期）和远处转移患者（$IV_B$ 期）。$IV$ 期通常不能通过外科手术成功治愈，全身化疗是身体功能状态较好的患者的标准治疗。姑息治疗包括支气管内消融和安置支架和处理恶性胸腔积液，是控制症状和优化生活质量的重要选择。姑息性手术干预将在本文其他地方详细讨论。

$IV$ 期病变患者的 5 年总体生存率＜5%。手术干预可改善预后的一种情况是涉及脑、肾上腺或其他颅外、肾上腺部位的孤立性转移[245]。考虑对孤立灶患者进行手术干预时，关键治疗原则包括对原发性肺癌的完全可切除性、转移性病变的可切除性或放射治疗的控制性，以及其他地方没有转移灶[246]。包括 PET/CT 扫描和纵隔镜检查在内的全面术前分期被认为是必不可少的。从出现原发性肺部肿瘤到发生单独转移的时间间隔较长，是与预后改善相关的积极预后特征。在适当选择的病例中，已报道切除原发灶和转移灶的 5 年生存率为 10%～40%。

1. 颅内转移

Ⅳ期 NSCLC 中约有 25% 患者会发生脑转移（图 95-13）。这些患者中单用激素治疗中位生存期约 2 个月，全脑放疗（WBRT）约为 3～6 个月[247]。手术切除在孤立性脑转移（SBM）中的作用正不断增强。每年有 35 000～40 000 例患者死亡与脑转移有关。在伴有脑转移的 NSCLC 患者中，约有 50% 发现了孤立性病灶，但大多数还存在颅外远处转移灶或局部晚期病灶[248]。尽管对颅内病灶进行切除或立体定向放疗（伽马刀）可能会提供最佳的神经症状缓解，但只有在没有 $M_1$ 的情况下适合进行根治性肺切除，并且只有经过全面评估以排除其他转移性病灶后才应进行肺切除。

多个研究表明，对于局限性 NSCLC，通过同期或异时 SBM 切除和肺切除，存活率明显提高了 10%～20%。Magilligan 等首次报道 41 例同期和异时 SBM 病例的 5 年生存率为 21%，10 年生存率为 15%[249]。此外，Read 等报道了 27 例完全切除 SBM 和原发部位后 5 年生存率达到 21%，而接受非根治性切除任意 1 或 2 个部位的患者的中位生存期仅为 6.4 个月[250]。Burt 等回顾了 185 例行开颅手术切除 NSCLC 脑转移的患者，其生存率分别为 1 年（55%）、2 年（27%）、3 年（18%）、5 年（13%）和 10 年（7%）。该研究比较同期（n=65）与异时（n=120）转移性脑病变时，生存率没有显著差异。在行脑转移瘤切除术的患者中，完全切除原发性肺肿瘤是影响生存率的最重要因素[251]。Billing 等报道 28 例同期转移患者 5 年生存率为 21%[252]，而 Bonnette 等报道

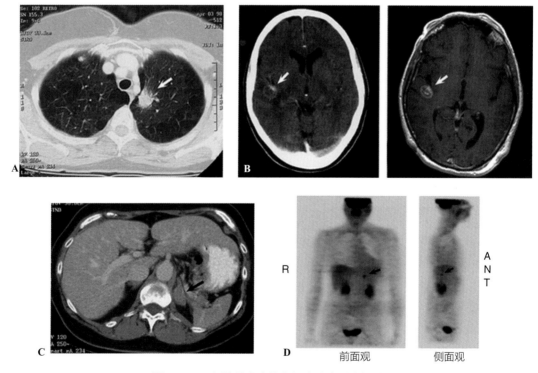

▲ 图 95-13 多学科治疗非小细胞肺癌孤立性转移

A. 手术切除左肺上叶非小细胞肺癌；B. 1 年后被诊断出孤立性脑转移并经伽马刀治疗；C. 随后发展为左肾上腺肿块，尽管进行了化疗，但随后 1 年仍在增大；D. PET 成像显示肾上腺肿块相对应的区域放射性浓聚，考虑为转移性疾病。该患者接受了腹腔镜左肾上腺切除术，其最终病理发现是原发性肺腺癌转移。患者在左上叶切除术后 4.5 年仍存活，没有疾病复发

103 例患者生存率较低，仅为 11%[253]。Granone 等报道，在 30 例同期和异时性脑 $M_1$ 病变中，3 年生存率达到 17%[254]。孤立性异时脑转移似乎可以从手术切除中长期获益。虽然 Mussi 等报道同步 SBM 联合切除术的 5 年生存率仅为 6.6%，但是同期转移病变生存率为 19%[255]。同期 SBM 的有利因素包括 $N_0$、低 T 分期和腺癌。异时性 SBM 的有利因素包括 $N_0$、肺叶切除和无病间隔。在 Mussi 等的研究中，肺部和脑部手术之间的间隔时间 ≥ 14.5 个月。在一项比较手术 / 全脑放疗与仅放疗的 25 例颅内寡转移患者的随机试验中，与单独放疗相比，手术组的寿命更长（19 个月 vs. 9 个月）、局部复发较少、生活质量更好[256]。

立体定向放射外科手术（伽马刀）等精密技术已有经验，这种技术的有创性较小，可以治疗手术无法进入的区域，并且有可能治疗多个病变[257]。在回顾性分析比较放射外科手术与神经外科手术治疗孤立性脑转移时，两者并发症发生率、死亡率、局部控制或生存率并无统计学差异[258, 259]。正如 Fuentes 等在 Cochrane 系统评价中所讨论的，2 种方式都是合理的治疗选择[257]。尚无比较这些方式的前瞻性研究。对于不适合手术或放疗的个体，在 EGFR 突变和 ALK 重排的患者中使用酪氨酸激酶抑制药缓解率高达 60%～80%，完全缓解率高达 40%，总体中位生存时间为 15～20 个月[260]。

综上所述，在控制良好或完全可切除的原发性肺癌及无广泛转移性的情况下，可对孤立的脑转移瘤进行手术切除（有或无放疗）或立体定向放疗，其 5 年生存率范围为 10%～20%（表 95-10）。

#### 2. 肾上腺转移

NSCLC 的死亡患者中约有 1/3 发生肾上腺转移（图 95-13）。颅外转移性疾病的进展是治疗 NSCLC 失败的独立预测因素。目前有研究表明，积极治疗孤立的肾上腺转移瘤可以获得长期生存。在同期或异时肾上腺转移的情况下，手术 + 化疗可增加生存期。Luketich 等使用肾上腺切除术 + 化疗与化疗相比较的 14 例孤立性同期肾上腺转移患者中，手术切除孤立性肾上腺转移瘤 + 化疗（丝裂霉素、长春花碱和顺铂）的中位生存期（31 个月 vs. 8.5 个月）和 3 年生存率（38% vs. 0%）得到了显著改善[261]。在一项比较孤立性异时肾上腺转移瘤的治疗方案的回顾性研究中，将 18 例患者分为 4 组：A 组（肾上腺切除术，5 例）、B 组（肾上腺切除 + 化疗，8 例）、C 组（仅化疗，2 例）和 D 组（仅放疗，2 例）。与单独进行肾上腺切除术（14 个月）、单独进行化疗（15 个月）或单独进行放疗（8 个月）相比，肾上腺切除 + 化学治疗组（19 个月）的中位生存期最长。外科手术 + 辅助化疗（紫杉醇 / 卡铂）可以增加异时肾上腺转移瘤的存活率[262]。Porte 等分析连续 598 例可手术切除的 NSCLC 患者中，发现 11 例孤立的肾上腺转移病例。在通过手术切除治疗的 8 例同期转移患者中，中位生存时间仅为 10 个月，但是 1 例患者在 66 个月时仍无复发。在 3 例异时转移中，有 2 例在 6 个月和 14 个月时死亡，另 1 例在 6 个月时存活[263]。Porte 等后来报道了来自 8 个中心的 43 例同期和异时转移患者的中位生存期约为 16 个月；2 年、3 年和 4 年生存率分别为 29%、14% 和 11%[264]。Tanvetyanon 等回顾分析了 10 篇文献中的 114 位患者[265]。其中有 42% 的患者发生同期转移，而 58% 的患者发生了异时转移。同期肾上腺转移的无病生存期中位数为 12 个月。尽管同期转移患者的中位生存期比异时转移患者的中位生存期短（12 个月 vs. 31 个月），但 5 年生存率估计值相当，约为 25%[265]。淋巴结转移与预后较差相关[266]。

对于身体功能良好且原发灶完全可切除的患者，可行手术切除孤立的肾上腺转移瘤，并建议在手术后进行辅助化疗。淋巴结受累的患者可能不应进行肾上腺切除术。在精心挑选的患者中，据报道 5 年生存率为 7%～60%（表 95-11）。

#### 3. 颅外、肾上腺外转移

除脑和肾上腺以外的器官转移很少适合手术切除。与颅内和肾上腺转移的情况一样，如果原

表 95-10 非小细胞肺癌孤立性颅内转移的外科治疗

| 作 者 | 年 份 | 例 数 | 治疗方式 | 中位生存期（个月） | 5 年生存率（%） |
|---|---|---|---|---|---|
| Patchell 等 [256] | 1990 | 25 | 手术 / 全脑放疗 | 19 | 25 |
| | | 23 | 仅全脑放疗 | 9 | 5 |
| Macchiarini 等 [365] | 1991 | 37 | 肺切除和转移灶切除 | 27 | 30 |
| Burt 等 [251] | 1992 | 185 | 连续的转移灶切除 | 14 | 13 |
| Vecht 等 [366] | 1993 | 31 | 手术 / 全脑放疗 | 11 | NR |
| | | 32 | 仅全脑放疗 | 4 | NR |
| Mussi 等 [255] | 1996 | 52 | 肺切除和转移灶切除 | 19 | 16 |
| Billing 等 [252] | 2001 | 28 | 肺切除和转移灶切除 | 24 | 21 |
| Bonnette 等 [253] | 2001 | 103 | 肺切除和转移灶切除 | 12 | 11 |

发灶控制良好并且无其他部位转移，孤立性病变则可完全可切除（或接受立体定向放疗或体外放疗）。有报道切除脾 [267]、肝 [268, 269]、肾 [270] 和肌肉 [271] 的孤立性转移性病变。Luketich 等报道了对 14 例积极治疗孤立性颅外、肾上腺外转移的 NSCLC 患者的 10 年随访的回顾性研究 [272]。转移的部位包括胸外淋巴结 [6]、骨骼肌 [4]、骨骼 [3] 和小肠 [1]。10 年精算生存率为 86%。这是一个高度选择的组，具有 20 个月的同步间隔。2001 年，Downey 和 Ng 报道了孤立性同期转移的肺癌患者的前瞻性评估。符合条件的患者接受术前和术后化疗。在入组的 23 例患者中，只有 10 例最终接受了原发性肺肿瘤和转移灶的完全切除。中位总生存期为 11 个月（未报道 5 年生存期）[273]。

总之，对于身体状态良好、原发灶可控、在全面检查后及较长的同步间隔后没有其他转移迹象的患者，应考虑行转移灶切除术。如果可以完全切除原发灶和孤立转移灶，则可以实现长期生存（表 95-10 和表 95-11）。

### （八）影响肿瘤疗效的因素

手术切除是早期 NSCLC 的主要治疗选择。尽管已完全切除（$R_0$），但 I 期的复发率仍为 15%～30%，5 年生存率 60%～70% [62]。原发性 T（肿瘤），N（淋巴结）和 M（转移）提供了 NSCLC 中最重要的预后信息和分期 [61]。除了上面讨论的 TNM 分期系统以外，还有其他一些因素，包括患者年龄、组织学细胞类型、中央型与周围型、手术切缘，血管淋巴管浸润和肿瘤浸润淋巴细胞（TIL）已被证明可预测可切除 NSCLC 的复发风险。

#### 1. 年龄——老年患者肺切除术

诊断为肺癌的患者通常超过 65 岁（诊断时的中位年龄 =68 岁）。根据 SEER 数据库分析，70 岁以上的患者占美国确诊病例的 47%。其中，超过 80% 的病例为 III 期或更晚阶段 [274]。在符合肺切除术要求的患者中，近 62% 的患者年龄在 65 岁或以上 [275]。这些临床特征突出了年龄在 $I_A$ 期 NSCLC 外科治疗的临床决策中的重要性。Tas 等发现年龄是影响 NSCLC 患者生存的主要预后因素。年龄＞ 60 岁的患者 1 年生存率显著降低（42.5% vs. 67.3%，$P=0.023$）[276]。与年龄相互影响的因素是多方面的，包括心肺功能、潜在的并发症、术前身体功能状态。年龄增长与对上述变量的不利影响有关，最终会随着年龄的增长而增加死亡风险。

Fernandez 等研究表明，对于 ≥ 65 岁的患者，NSCLC 的手术治疗死亡率为 2.2%。当按手术类型进一步细分时，楔形切除术、肺段切除术

表 95–11　非小细胞肺癌肾上腺转移的外科治疗

| 作　者 | 年　份 | 例　数 | 治疗方式 | 中位生存期（个月） | 5 年生存率（%） |
|---|---|---|---|---|---|
| Luketich 等[261] | 1996 | 8 | 肾上腺切除 + 化疗 | 31 | 20 |
|  |  | 6 | 仅化疗 | 8.5 | 0 |
| Beitler 等[367] | 1998 | 22 | 肾上腺切除 + 化疗 | 24 | 31 |
| Porte 等[264] | 2001 | 43 | 肾上腺切除 + 化疗 | 11 | 7 |
| Ambrogi 等[270] | 2001 | 5 | 肾上腺切除 + 化疗 | NR | 60 |
| Abdel-Raheem 等[262] | 2002 | 8 | 肾上腺切除 + 化疗 | 19 | 25 |
|  |  | 5 | 仅肾上腺切除 | 14 | 0 |
|  |  | 2 | 仅化疗 | 15 | 0 |
|  |  | 2 | 仅放疗 | 8 | 0 |
| Billing 等[252] | 2001 | 28 | 肺切除和肾上腺切除 | 24 | 21 |
| Bonnette 等[253] | 2001 | 103 | 肺切除和肾上腺切除 | 12 | 11 |
| Tanvetyanon 等[265] | 2008 | 48 | 同期肾上腺切除 | 12 | 26 |
|  |  | 66 | 异时肾上腺切除 | 31 | 25 |
| Raz 等[266] | 2011 | 20 | 肾上腺切除 | 19 | 34 |
|  |  | 17 | 非手术 | 6 | 0 |

和肺叶切除术的死亡率均相似（3.5% vs. 3.5% vs. 4.3%）[275]。Berry 等报道，> 70 岁的患者手术死亡率为 3.8%，并发症发生率为 47%。患有至少 1 种并发症的患者的 LOS 升高。多因素分析发现年龄（OR=1.09，$P$=0.01）和开胸手术（OR=2.21，$P$=0.004）是 70 岁以上患者并发症发生率的独立预后因素[277]。这些发现得到 Cattaneo 等的证实，他们研究了 70 岁以上 Ⅰ 期 NSCLC 接受肺叶切除术的患者。结果表明，VATS 肺叶切除术的并发症发生率（28% vs. 45%，$P$=0.04）、LOS（5d vs. 6d，$P$ < 0.001）和死亡率（0% vs. 3%）较低[50]。因此，虽然老年人在肺叶切除术后可能会出现更多的并发症，但是适当的患者选择和手术方式可以最大限度地降低这种风险。

由于老年患者通常会出现多种并发症，并且可以作为临床高危患者，因此应考虑手术备选方式替代肺叶切除术。几项研究探索了使用亚肺叶切除对老年 Ⅰ 期 NSCLC 进行明确治疗的方法。

Ikeda 等研究了年龄 > 80 岁的患者，接受亚肺叶切除的 Ⅰ 期 NSCLC 患者（58.8%）与肺叶切除术（59.4%）5 年生存率无显著差异[278]。Kilic 等比较了 > 75 岁的 Ⅰ 期 NSCLC 患者接受了肺叶切除术（$n$=106）或解剖性肺段切除术（$n$=78）的疗效。与肺叶切除术组相比，解剖性肺段切除术患者的并发症发生率（29.5% vs. 50%）死亡率（1.3 vs. 4.7%）均降低。中位随访 21 个月和 18 个月时，局部复发率（6% vs. 4%）或总生存率（49.8% vs. 45.5%）均无差异[279]。这些研究表明，亚肺叶切除术（包括肺段切除术）对于高龄且高风险的 NSCLC 患者可能是有效的且可获益的。

2012 年，Schuchert 等比较了 Ⅰ 期 NSCLC 的解剖性肺段切除术与肺叶切除术的疗效。解剖性肺段切除术与 80 岁以上患者的并发症减少（43.6% 比 58.7%）及死亡率（0% 比 7.8%）降低相关。更重要的是，在平均 37 个月的随访期内，没有复发病例的报道[121]。因此，在高龄人群中肺段切除术可能与较低的死亡率和并发症发生率相关，特别是超过 80 岁。

### 2. 组织学

从历史上看，与非鳞状或混合组织相比，鳞状细胞癌患者的复发和死亡率较低[114]。Read[280] 和 Ichinose[281] 及其同事同样观察到，与腺癌相比，$T_1N_0$ 鳞癌手术后 5 年生存率较高。然而，其他几项研究未能发现鳞状和非鳞状组织学之间的显著差异[282, 283]。

正如关于 $III_A$ 期 NSCLC 的讨论所指出的，与其他原发性 NSCLC 组织学（腺癌、鳞状细胞癌）相比，大细胞神经内分泌癌的预后较差[284]。Iyoda 等报道 I 期大细胞神经内分泌癌术后的 5 年生存率为 67%，而其他 I 期组织学类型则为 88%[285]。García-Yuste 及其同事指出 I 期大细胞神经内分泌癌患者术后 5 年生存率仅为 33%[286]。Battafarano 等报道大细胞神经内分泌癌患者的无病生存期和总生存率显著降低[287]。在混合组织学中，包含 10% 或更多神经内分泌分化细胞的 I 期腺癌患者生存率降低[288]。同样，淋巴结阴性混合小细胞和非小细胞病变患者的手术预后也比单纯 NSCLC 差。Hage 等分别报道病理 $I_A$ 和 $I_B$ 的混合型小细胞和非小细胞肿瘤的 5 年生存率分别为 50% 和 26%，其中许多患者在术前或术后也进行了化疗[289]。

### 3. 磨玻璃结节和微浸润性腺癌

对大量高危患者进行筛查产生了一个新难题。筛查发现的许多小的外周磨玻璃样病变是原位腺癌，以前称为细支气管肺泡细胞癌（BAC）或微浸润性腺癌。肺腺癌的一个亚类是磨玻璃结节，通常在 CT 中显示为孤立性结节（图 95-14）。这些病变通常由原位腺癌 /（BAC）或微浸润性腺癌组成，且预后良好。尽管 2004 年世界卫生组织对 BAC 的定义已缩小到仅包括完全由 BAC 组成的非侵袭性病变，但是胸外科医生长期以来一直注意到早期纯 BAC、混合 BAC 和腺癌或具有 BAC 特征的腺癌的患者手术切除效果良好[290]。Higashiyama 等根据 BAC 成分

的程度，将 206 例 < 2cm 切除的周围型腺癌分为 4 组，发现 BAC 百分比增加与生存率直接相关，I 期纯 BAC 患者的 5 年生存率为 100%[291]。Breathnach 等报道 I 期 BAC 的生存率为 83%，而腺癌为 63%[292]。Sakurai 等在 10 年期间观察一系列 $T_1$（< 3cm）BAC 和腺癌。其中 25 例 BAC 患者的 5 年生存率为 100%，而 83 例腺癌患者的 5 年生存率为 63.5%[293]。

Noguchi 等认为这些影像学特征与组织学相关。A 型是一种肺泡上皮细胞被薄的基质替代生长的局部癌。B 型是 A 型病变包括肺泡塌陷引起的纤维化病灶。C 型 GGO 具有成纤维细胞增殖的证据。D 型、E 型和 F 型分别是分化较差、管状和乳头状压缩性生长的晚期小腺癌。在 Noguchi 的分析中，A 型和 B 型的 5 年生存率均为 100%，无淋巴结转移，罕见血管和胸膜浸润，以及有丝分裂率低。C 型和 D 型的 5 年生存率分别为 74.8% 和 52.4%[103]。

孤立性 GGO 标准手术治疗方法是肺叶切除术。但是，鉴于这些病变转移可能性较低，因此许多研究探索了使用亚肺叶切除技术（楔形切除或肺段切除术）来治疗 GGO。Yoshida 等对 2cm 或更小的肺部 GGO 进行了局部切除的前瞻性研

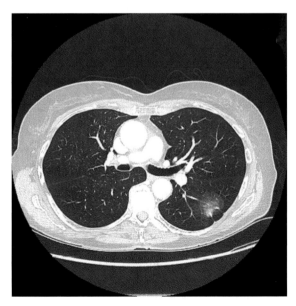

▲ 图 95-14 伴实变的磨玻璃结节，确诊为肺腺癌

究。使用楔形切除术或肺段切除术治疗 Noguchi A 或 B 型病变。随访 5 年，无复发病例[82]。在他们的研究中，5 年和 10 年无复发生存率分别为 100% 和 92%。5 年和 10 年总生存率分别为 100% 和 95%[294]。Tsutani 等发表了 239 例 GGO 为主的系列研究发现。肺叶切除、肺段切除和楔形切除的患者 3 年无复发生存率和总生存率没有差异。$T_{1a}$ 病变（≤2cm）患者无淋巴结转移；然而，在 84 例 $T_{1b}$ 患者中，有 2 例出现了淋巴结转移。笔者得出的结论是，亚肺叶切除术可用于以 GGO 为主的肿瘤，其疗效与肺叶切除术相似。$T_{1a}$ 肿瘤可以通过楔形切除术安全切除，而 $T_{1b}$ 肿瘤最好通过肺段切除术进行治疗[130]。

≤10mm 的纯 GGO 为原位腺癌的概率约为 25%，而为腺癌的概率 <5%。如果 >10mm，40% 的概率为 AIS 和 20% 的概率为 AC。在 ≤10mm 的半实性 GGO 中，50% 可能为 AIS 和 25% 概率为 AC。如果半实性 GGO >10mm，则有 50% 的机会成为 AC[127]。

总之，可以通过亚肺叶切除来治疗孤立的 $cT_{1a}N_0M_0$ 磨玻璃病变。鉴于 GGO 患者多灶性发生率高，应尽量保留肺实质。尽管在这些情况下淋巴结受累较少，但应进行系统的 $N_1$ 和 $N_2$ 淋巴结采样。

#### 4. 中央型与周围型

Ⅰ期 NSCLC 患者经过手术干预后，肿瘤在肺叶解剖范围内的位置已被证实与复发风险有关。Sagawa 等使用第 6 版 TMN 分级系统标准发现肿瘤的位置消除了肿瘤大小对结局的影响。具体而言，直径 <2cm 的周围型肿瘤患者与直径为 2~3cm 的肿瘤患者的 5 年生存率相似（83% vs. 80%）[295]。Rocha 等研究表明，肿瘤位于肺下叶是早期 NSCLC 病理性升期的唯一重要因素[296, 297]。Lee 等对 224 例临床Ⅰ期患者进行的一项研究表明中央型肿瘤位置和肿瘤大小被确定为隐匿性 $N_2$ 疾病的独立预测因素[297]。同样，Zhang 等通过 CT 对 530 例临床 $T_1N_0$ 患者的回顾，发现中央型肿瘤位置是 $N_2$ 病变的最强预测因素[298]。Odell 等强调

缺乏手术切除后肿瘤位置对预后的影响。他们注意到队列中临床病理学分期转换为 14.4%，其中比例最高的是位于中央型的临床Ⅰ_B 期肿瘤（31.4%）。在比较Ⅰ_A 和Ⅰ_B 期中央型和周围型肿瘤时，他们指出，尽管肿瘤位置对总体生存率没有显著影响（$P=0.706$），但多因素分析表明，中央型是疾病复发的独立危险因素（HR=1.83，$P=0.041$）[299]。这些数据表明在临床Ⅰ期非小细胞肺癌中，肺门周围、中央型肿瘤与恶性复发之间有很强的相关性。这似乎主要是由于这些患者的临床病理分期明显改变所致。这些发现强调为实现真正的 $R_0$ 切除进行完整的淋巴结取样/清扫的重要性，并正确识别那些在辅助系统治疗年龄内具有临床病理分期变化的患者。

#### 5. 手术切缘

镜下支气管血管和肺实质切缘的阴性是在肺叶切除和全肺切除术中实现 $R_0$ 切除的主要目标。在亚肺叶切除中，合适的切缘仍有争议。在这种情况下，支气管血管切缘细胞学阴性是术中判断切缘的合理方法[291]。以前认为 1cm 的切缘可能就足够了。Sawabata 等建议为了使局部复发的风险最小化，切缘距离应大于肿瘤的最大直径[79]。El-Sherif 等分析了手术切缘对 81 例行亚肺叶切除术的Ⅰ期非小细胞肺癌患者的影响。与 <1cm 的切缘相比，≥1cm 的肿瘤边缘复发率较低（8% vs. 19%，$P=0.003$）[300]。Schuchert 等研究表明，手术切缘：肿瘤直径 <1 比 ≥1 复发率显著提高（25.0% vs. 6.2%；$P=0.0014$）[60]。术前通过 CT 详细评估肿瘤位置和预期的手术切缘可能会增强手术决策[301]。

局部放疗的使用已被认为是增强亚肺叶切除术后局部控制的辅助手段，特别是在手术切缘小的情况下[302]。尽管早期回顾性研究取得了可喜的结果[303]，但未发现局部放疗能增强局部控制[304]。一项比较亚肺叶切除与亚肺叶切除联合局部放疗的 3 期前瞻性随机试验（ACOSOGZ4032）表明，在手术切缘受损的情况下，亚肺叶切除术中即使使用局部放疗，对局部

控制没有改善[305]。

### 6. 血管淋巴管浸润

血管淋巴管浸润定义为在用苏木素和伊红染色进行常规组织学评估时，动脉、静脉或淋巴管腔内存在肿瘤细胞。血管淋巴管浸润已被确定为许多实体瘤的重要不良预后因素，包括头和颈部恶性肿瘤[306]、乳腺癌[307]和结肠癌[308]。血管淋巴管浸润也已显示出对接受早期肺癌手术切除的患者产生不利的预后影响[309]。Ogawa 等证实有血管侵犯的 I 期肺癌的无病生存期明显缩短[310]。Bodendorf 和 Pechet 及其同事发现肿瘤侵犯动脉使 5 年总生存期显著减少，复发和转移明显增加[311, 312]。Schuchert 等发现血管淋巴管浸润是复发性肿瘤进展的重要独立危险因素（28.9% vs. 18.0%，$P$=0.02）（图 95–15）[313]。这种不利的病理学变量可能有助于识别"不良反应"的早期肺癌患者并可能受益于辅助治疗方案。为了证明这一假设，必须进行临床试验。

### 7. 肿瘤浸润淋巴细胞

据报道，与肿瘤相关炎症性浸润的存在是包括黑色素瘤、肾细胞癌、结直肠癌和食管癌在内的多种肿瘤潜在的重要预后因素。肿瘤浸润淋巴细胞（TIL）在 NSCLC 切除后起着重要作用。特别是 T 细胞亚群（CD8$^+$ 和 CD4$^+$）被认为是 TIL 的重要组成部分，并与生存期提高相关[314]。在一项针对 219 例 I 期非小细胞肺癌行肺叶切除术的患者的研究中，肿瘤炎症反应的程度分为轻度（分散的淋巴细胞）、中度或重度（炎症细胞与肿瘤细胞紧密混合）。在＞5cm 的肿瘤中，中重度 TIL 的存在复发率更低（21% vs. 60%，$P$=0.02）和 5 年无病生存期更长（75.6% vs. 35.9%，$P$=0.04）[132]。另外一项对 273 例临床 I$_A$ 期 NSCLC 切除术（肿瘤＜2cm）的患者研究中，高水平的 TIL 与无复发生存率相关（87% vs. 73%，$P$=0.011），尤其是在女性患者中（$P$=0.016）[315]。我们逐渐认识到，肿瘤区域内的免疫组成在免疫监视和肿瘤抑制中起着至关重要的作用[316]。这些观察结果推动了免疫治疗在非小细胞肺癌的治疗选择中作为一种有效治疗方法。更好地了解肿瘤内免疫亚群的组成，以及增强其抗肿瘤潜能的机制，将对 I 期肺癌手术切除后 30%～40% 的复发肺癌患者产生巨大影响，并将为进行性、晚期肺癌患者带来新的希望。

### （九）展望

#### 1. 机器人手术

与传统的开放性肺叶切除术相比，VATS 肺叶切除术具有多种明显优势，包括 LOS 缩短、术后

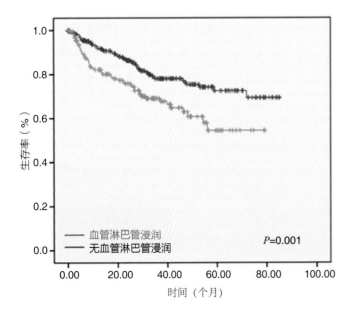

◀图 95–15　临床 I 期 NSCLC 患者术后无复发生存率

血管淋巴管浸润与复发和死亡的风险增加有关（经许可转载，引自 Schuchert MJ, Schumacher L, Kilic A, et al. Impact of Angiolymphatic and Pleural Invasion on Surgical Outcomes for Stage I Non-Small Cell Lung Cancer. *Ann Thorac Surg* 2011; 91:1059–1065. © 2011 The Society of Thoracic Surgeons 版权所有）

生存率（%）

时间（个月）

血管淋巴管浸润
无血管淋巴管浸润
$P$=0.001

疼痛更轻和并发症发生率降低。一些研究者采用机器人方法进行微创肺切除术（表95-12）[317-320]。Louie 等使用 STS 数据库发现机器人和 VATS 肺叶切除术的并发症、LOS（两组的中位 LOS 为 4d）、30d 死亡率（0.6% vs. 0.8%，P=0.4）和淋巴结升期（8.44% vs. 7.89%，P=585）均相似。但与传统手术相比，机器人手术的时间更长（186min vs. 173min，P＜0.001）（表95-13）[321]。Cerfolio 等研究了机器人解剖性肺段切除术的可行性和手术技术。在接受计划肺段切除术的 100 名患者中，只有 7% 中转为机器人肺叶切除术。开胸手术的中转率为零。LOS 的中位数为 3d。仅 2% 的患者发生肺炎。无 30d 或 90d 的死亡病例。在接受了机器人肺段切除术的 79 例肺癌患者中，平均随访 30 个月，其中 3 例（3.4%）患

者在手术肺叶发生了局部复发[322]。这些结果表明，经验丰富的机器人外科医生可以安全地进行机器人解剖性肺切除手术。与标准 VATS 技术相比，此方法的成本效益比仍有待全面描述。

2. 消融方式

在过去的 10 年中，治疗高危早期 NSCLC 患者出现了几种竞争性的非手术消融方式[323]，包括射频消融（RFA）和立体定向放疗手术（SRS/SBRT）[324-325]。研究发现 SRS/SBRT 具有出色的局部控制能力（Ⅰ期病变为85%～90%）。RFA 的复发风险较高（30%～40%）。放射肿瘤学和外科手术之间在复发性疾病的定义上存在很大差异，因此，对 SRS/SBRT 与外科手术固有的结果进行比较是很困难的。然而，应该指出的是，长期研究表明，SBRT 与肺叶切除术相

表 95-12　机器人肺切除术的围术期并发症发生率和死亡率

| 作　者 | 年　份 | 例　数 | 中位手术时间（min） | 中位住院时间（d） | 中转开胸率（%） | 总体并发症发生率（%） | 死亡率（%） |
|---|---|---|---|---|---|---|---|
| Park 等[368] | 2006 | 34 | 218 | 4.5 | 12 | 26 | 0 |
| Veronesi 等[320] | 2010 | 54 | NR | 4.5 | 13 | 20 | 0 |
| Dylewski 等[318] | 2011 | 200 | 90 | 3.0 | 1.5 | 26 | 2 |
| Cerfolio 等[317] | 2011 | 106 | 132 | 2.0 | 7.7 | 27 | 0 |
| Park 等[319] | 2012 | 325 | 206 | 5.0 | 8 | 25.2 | 0.3 |
| Louie 等[369] | 2012 | 46 | 213 | 4.0 | 2.1 | 17 | 0 |
| Louie 等[321] | 2016 | 1220 | 186 | 4.0 | NR | NR | 0.6 |

表 95-13　外科手术方法：VATS 与机器人解剖性肺切除治疗 NSCLC 的效果

| 作　者 | 年　份 | 例　数 | | 中位住院时间（d） | | 并发症发生率（%） | | 死亡率（%） | |
|---|---|---|---|---|---|---|---|---|---|
| | | VATS | 机器人 | VATS | 机器人 | VATS | 机器人 | VATS | 机器人 |
| Veronesi 等[320] | 2010 | 54 | 54 | 6 | 4.5 | 20.4 | 18.5 | 0 | 0 |
| Cerfolio 等[317] | 2011 | 318 | 106 | 4.0 | 2.0 | 27 | 38 | 3.1 | 0 |
| Louie 等[369] | 2012 | 34 | 46 | 4.5 | 4.0 | NR | NR | 0 | 0 |
| Yang 等[370] | 2016 | 141 | 172 | 4.0 | 4.0 | NR | NR | 0.7 | 0 |

比，长期生存期缩短，从而对 SRS/SBRT 早期显著结果的热情有所降低。在一项评估 13 562 例临床 I 期非小细胞肺癌无明显并发症患者结局的研究中，Cox 比例风险分析表明，肺叶切除术可显著改善 $T_1N_0$ 和 $T_2N_0$ 肿瘤的生存率（$P < 0.001$）[326]。手术相比消融策略的基本优势必须仔细考虑，包括完全切除肿瘤（$R_0$ 切除）、手术切缘的病理学评估、病理性区域淋巴结状态的建立，以及在辅助系统治疗热情不断提高的时代，增强手术能力获得足够的组织用于药物基因组学评估。

# 第 96 章
## 纵隔淋巴结清扫术
### Mediastinal Lymph Node Dissection

Anthony L. Picone　Sai Yendamuri　Todd L.Demmy　著

李 川 译

## 一、概述

在早期研究全肺切除术和肺叶切除术的治疗中，纵隔淋巴结评估就被认为是肺癌治疗的一部分[1,2]。几十年来，评估纵隔转移性疾病的方法不断增加，其在癌症分期中的重要性也大大提高。淋巴结阳性的患者单独接受辅助治疗可达更好的治疗效果，这促使外科医生在手术切除过程中仔细地进行纵隔淋巴结清扫。本章介绍纵隔淋巴结清扫术（mediastinal lymph node dissection，MLND）。首先介绍通过开胸手术进行的纵隔淋巴结清扫术，然后介绍胸腔镜下的纵隔淋巴结清扫术，最后简要介绍颈部淋巴结清扫术。这些不同的清扫技术是相辅相成的，其有效性取决于淋巴结的位置。重要的是，这些清扫技术并不能取代介入诊断和分期技术，如纵隔镜检查、超声引导支气管内细针穿刺或经支气管针吸活检术。每种技术在胸部肿瘤医生的诊断决策中都有自己的位置[3]。

## 二、纵隔淋巴结分布

准确的淋巴结分组分区对肺癌的分期和治疗至关重要。这可使参与治疗的人员之间能进行明确的沟通。自 20 世纪 60 年代起，历史上出现过几种淋巴结分布"地图"，并不断地进行了修改[4-7]。不幸的是，这导致了文献中关于比较不同治疗手段的选择和结果的混乱，国际肺癌研究协会（IASLC）

在 2009 年提出了最新的公认版本[8]。本章其余部分对淋巴结组的描述都是基于该系统，该系统简明扼要地描述了所有淋巴结的精确解剖位置，特别是 1～10 组淋巴结。图 96-1 显示了重要淋巴结的解剖边界。特别是在即将进行的淋巴结解剖讨论中将利用第 4 组、第 7 组和第 10 组明确的解剖位置。值得注意的是，右侧和左侧淋巴结第 2 组和第 4 组之间的解剖分界线（2R、2L；4R、4L）是气管的左侧壁，因为在上纵隔中，右侧淋巴管的引流占优势。另外，用奇静脉代替胸膜来分隔右侧第 4 组和第 10 组淋巴结。此外，其他较小的改动包括说明了第 2 组和第 4 组、第 7 组和第 10 组、第 5 组和第 10 组淋巴结之间的区别。

## 三、纵隔淋巴结清扫和采样

纵隔淋巴结的评估可排除晚期淋巴结转移，提高早期肺癌的生存率[10]。虽然最佳的淋巴结切除总数是不确定的，但切除更多的淋巴结组数和较低的淋巴结阳性率，患者的预后会更好[11-13]。关于从特定部位系统性切除 1 个或多个淋巴结，即纵隔淋巴结采样（mediastinal lymph node sampling，MLNS），是否与 MLND 彻底切除多个部位的所有淋巴结一样有效仍存在争议[14]。多项研究表明，与 MLNS 相比，MLND 可以提高生存率[15-17]。然而，这仍有争议[18,19]。此外，一项大型随机试验已证明 MLNS 和 MLND 在早期肺癌中的治疗效

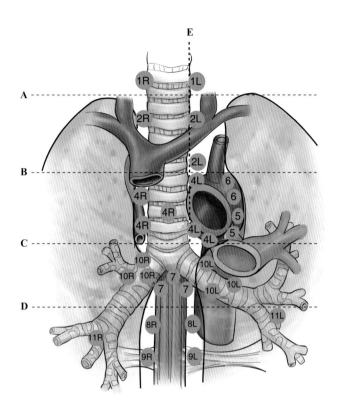

▲ 图 96-1 纵隔淋巴结的重要解剖边界

A. 连接左右胸膜顶点的水平线；B. 与头臂静脉的尾缘相交的水平线，右侧为气管和左侧为主动脉弓上边界；C. 与右侧的奇静脉下界和左侧的左肺动脉干的上缘相交的水平线；D. 在右侧与中间支气管的下界相交，在左侧与下叶支气管的边界相交的水平线；E. 气管左缘的垂直线是左右气管旁区域的分界线（改编自 Tournoy 等[9]）

果无差别[20]。最近发表的研究指出，当纳入所有分期的患者时，大多数随机和非随机研究中 MLND 的生存或复发率没有改善，但有证据表明 II 期和 III$_A$ 期患者的中位生存率提高[21]。Hsu 及其同事的另一项有趣的报告表明，I$_B$ 期的异质性与其长期的预后结局受 MLND 的影响[22]。间接支持 MLND 可在没有 N$_1$ 转移的情况下，跳过 N$_1$ 发生 N$_2$ 转移的现象。这是因为胸膜下淋巴引流直接与纵隔连接或存在未诊断的 N$_1$ 微转移灶[23, 24]。因此，究竟是应该进行系统的淋巴结清扫，还是应该进行采样，仍然是由外科医生决定的。很明显，两者在早期疾病中是等效的。然而，在 II 期和 III 期疾病中，MLND 似乎更可取，因为它没有负面影响，并可能带来生存获益。

如表 96-1 所示，目前有几种手术技术可用于 MLNS 或 MLND，本章仅关注那些常用于 MLND 的技术。图 96-2 显示了这些技术可以达到的纵隔区域和纵隔位置。虽然目前的研究已经证明了开胸手术和胸腔镜手术在淋巴结清扫方面的结果具有可比性[25-28]，但这 2 种方法都被认为是纵隔淋巴结的经胸评估方法。虽然有几种纵隔

淋巴结的经颈评估方法，但关于经颈扩大纵隔淋巴结切除（transcervical extended mediastinal lymph adenectomy，TEMLA）的技术有较为详细的讨论，因为它可与经胸解剖相媲美。扩大的纵隔镜技术不被单独考虑，因为它很少被采用，但这种技术被认为是 TEMLA 的一部分[29]。一些外科医生认为，当前的机器人器械有助于某些淋巴结组的操作和解剖，但此处不介绍[30]。由于机器人技术依赖于视觉而非触觉，所以细致地解剖淋巴组织和肺门结构是非常重要的。与 VATS 技术相比，这可能会检测出更多的 N$_1$ 淋巴结，但不会过多地影响 N$_2$ 淋巴结的产生。

在考虑 MLNS 或 MLND 的范围时，应优先考虑原发性肺肿瘤的位置而非淋巴引流方式。对于单组转移，这些模式在某种程度上是可靠的，但更晚期的疾病会传播到多个淋巴结组[21]。根据几项研究[21, 31-33]，各肺叶手术的优先引流点见表 96-2。综上所述，右肺肿瘤最常转移至第 4R 组和第 7 组，而左肺肿瘤最常转移至第 5 组和第 7 组[34]。也有人提出，所有肺叶的中央型肿瘤比位于周围型肿瘤更可能转移至第 7 组。

表 96-1  肺癌纵隔淋巴结手术评估技术的分类

| 方 法 | 技术（发表年份） | 要 点 |
|---|---|---|
| 经颈部 | 纵隔镜（1959） | 单独分期过程的原始描述 |
| | 电视纵隔镜（1989） | 提高解剖的安全性和切除率 |
| | 扩大的纵隔镜（1987） | 单切口技术评估包括第5组和第6组在内的纵隔淋巴结 |
| | 电视辅助纵隔镜淋巴结切除术（VAMLA）（2002） | 利用双向纵隔镜改善可视化 |
| | 经颈扩大的纵隔淋巴结清扫术（TEMLA）（2005） | 通过使用双向纵隔镜和胸骨撑开器使经颈术野最大化显露 |
| 经胸部 | 开胸（1951） | 纵隔淋巴结清扫术的原始描述 |
| | 电视辅助胸腔镜（VATS）（1994） | 微创方法的效果相当于开胸手术 |
| | 机器人辅助胸腔镜（RATS）（2008） | 利用率不断提高的最新技术 |

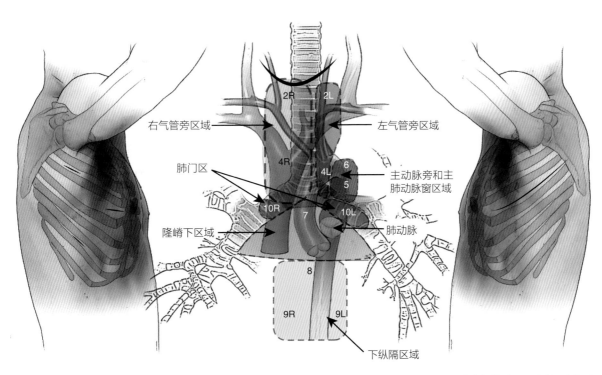

▲ 图 96-2  进入纵隔的技术包括经胸入路（右开胸或 VATS）或经颈入路（TEMLA）到达气管旁。同侧经胸入路或 TEMLA 可以到达肺门 $N_1$ 淋巴结（第10组）区域。可以通过经右或左胸入路，或 TEMLA 进入到隆嵴下区域。接近左气管旁区域的最好方式是 TEMLA。可通过左开胸或 VATS 进入主动脉旁和主肺动脉窗区域。TEMLA 的扩大解剖也可以到达该区域。下纵隔区域可通过经胸入路（开胸或 VATS）到达。TEMLA 可以进入第8组淋巴结（食管旁），但不能进入第 9R 组或第 9L 组淋巴结区域

## 四、开胸纵隔淋巴结清扫

根据最近对纵隔淋巴结组进行的 IASLC 修订，其解剖可分为 3 个主要部分：胸外、右胸和左胸。仅后两类将被进一步考虑，因为 $N_3$（第1R组、第1L组）病变的淋巴结清扫术很少改善预后。

### （一）经右胸

经右胸的淋巴结包括 $N_2$ 淋巴结的第 2R 组、第 4R 组、第 7 组、第 8R 组、第 8L 组、第 9R 组和 $N_1$ 淋巴结的第 10R 组。虽然这些部位可以实现完全的淋巴结清扫，但是到达左侧纵隔通道

表 96-2　纵隔淋巴结转移的常见模式

| | 2R | 4R | 7 | 5 | 6 | 其　他 |
|---|---|---|---|---|---|---|
| RUL | * | *** | | | | |
| RML | | ** | ** | | | |
| RLL | | * | *** | | | 基底段——也包括 8 和 9R；尖段——也包括 4R |
| LUL | | | | *** | ** | 下舌段——6 和 7 |
| LLL | | | ** | * | * | 尖段——7；基底段——7、8 和 9L |

*.可能；**.更可能；***.最有可能

受限使得 N₃ 病变的分期变得困难，甚至不可能。通过第 5 肋间隙后外侧切口开胸进入，可显露右侧上、下纵隔和肺门。

### 1. 右气管旁淋巴结清扫

该解剖的边界包括气管后方、上腔静脉前方、主动脉弓内侧、纵隔胸膜外侧、奇静脉、胸廓入口上方。通过触及气管的右外侧边界开始解剖，上腔静脉位于该区域的气管和食管的后方（图 96-3）。然后沿着该线在纵隔胸膜上从胸腔入口上方至奇静脉形成一个垂直切口。当继续分离进入纵隔组织时，必须注意保护食管后方。位于右侧颈部气管旁的右侧喉返神经在胸入口水平后就不可见。然后可切断起源于食管外侧表面，支配肺门区的迷走神经。

更重要的是，第 2R 组淋巴结是显露的。其位于头侧胸廓入口、头臂静脉根部和气管的交叉处（图 96-1）。这些和其他所有淋巴结都可以通过锐性或钝性分离。血管应首选夹子夹闭或双极电凝。向下到达奇静脉的下界，可获取第 4R 组。这个区域称为右气管支气管角，如果还没有被分开，可能需要切除奇静脉。

### 2. 隆嵴下和下纵隔淋巴结清扫

尽管没有必要，但切断奇静脉后可解剖到右

主支气管的侧缘。另外，可以沿着右主支气管的后侧或膜部在静脉下方进行解剖（图 96-4）。此区的边界包括右主支气管和左主支气管、前方的心包膜后侧及位于后方的食管。尽管右肺动脉位于隆嵴的前方，但很难通过外侧入路到达该结构区域（但在靠前的入路如纵隔镜检查时容易损伤）。该区域血管多，需要通过夹子或双极电凝进行仔细检查止血。此区可被全部切除，其中包括多个淋巴结。

在解剖了隆嵴下区域后，胸膜切口向下延伸至食管前方和支气管后方，可进入食管周围或第 8 组淋巴结（图 96-5）。这些淋巴结位于食管的左侧或右侧，可在纵隔下段食管周围进行清扫。第 9R 组淋巴结（图 96-6）可以通过下肺韧带从横膈膜处开始剥离，然后小心地将韧带打开至下肺静脉的水平。解剖平面应靠近下肺叶肺实质，远离食管。

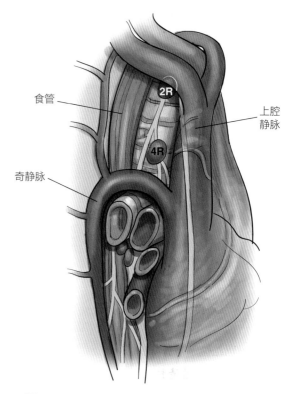

▲ 图 96-3　右气管旁区域标志包括前方上腔静脉、后方食管、上方胸腔入口和下方奇静脉。可以连续解剖右气管旁淋巴结。第 2R 组淋巴结位于头臂静脉根部与气管的交点，而第 4R 组位于该点的下方，下界是奇静脉弓的下方

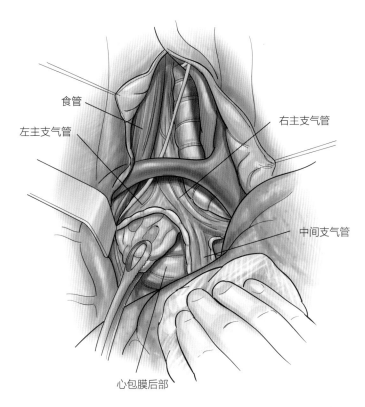

▲ 图96-4　隆嵴下区域包含隆嵴下淋巴结（第7组），并延伸至中间支气管的下界。该区域的边界是右主支气管和左主支气管，前界是心包膜后部，后界是食管

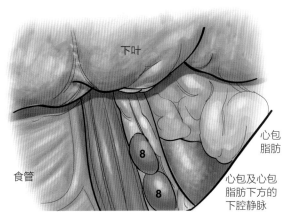

▲ 图96-5　下纵隔食管周围包含第8R组和第8L组淋巴结。这些可以通过沿着隆嵴下继续解剖食管来获得

第9组淋巴结位于下肺静脉的尾侧，可容易获取。

**3. 肺门淋巴结清扫**

沿着右主支气管的侧表面和前表面，从奇静脉的下界开始可以发现第10R组淋巴结（图96-7）。N₁肺门淋巴结向下延伸至右肺上叶支气管（叶间区）的起始水平。由于这是沿右主支气

管的一个非常小的区域，可能很难区分第10R组和第11R组淋巴结。如果不先进行肺切除，或至少完成楔形切除，就很难获得后一级淋巴结或叶间淋巴结。在对肺标本进行病理检查时，常规检查第12组（肺叶）、第13组（肺段）和第14组（肺亚段）淋巴结，但它们不是外科手术切除的一部分，第11L～第14L组淋巴结也一样。

**（二）经左胸**

经左胸N₂的淋巴结包括第5组、第6组、第7组、第9L组和N₁淋巴结的第10L组。通过后外侧第5肋间隙开胸，可进入左侧纵隔和肺门。左侧气管旁区域（第2L组和第4L组）的切除受到主动脉弓和肺动脉的限制。通过左开胸的手术入路需要牵拉主动脉弓和分离主动脉弓与左肺动脉干，这种操作容易损伤喉返神经，但此入路第5组和第6组淋巴结可以很容易获取。

**1. 主−肺动脉窗和主动脉旁淋巴结清扫**

沿着肺动脉起始段和主动脉弓外侧切开纵

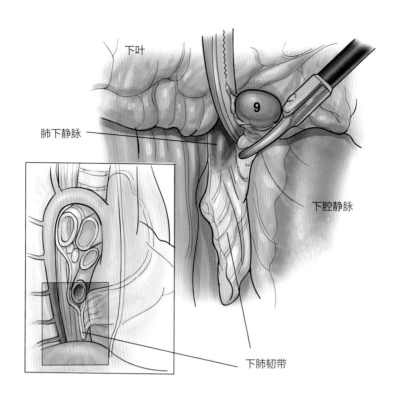

▲ 图 96-6　胸部右侧或左侧的第 9 组淋巴结位于相应的下肺静脉的根部，可通过分离下肺韧带来获得

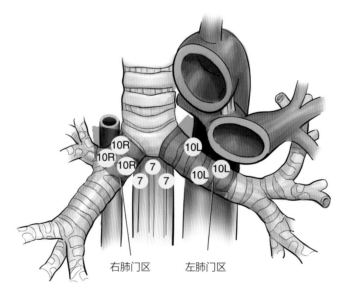

▲ 图 96-7　第 10R 组淋巴结位于右主支气管近端，奇静脉的下界至其侧面和前表面的区域。第 10L 组淋巴结沿左主支气管上缘，位于主肺动脉干上缘至其侧面和前表面的区域。位于各个肺门动脉和静脉的近端部分的淋巴结也被认为属于第 10 组（未展示）

隔胸膜（图 96-8），注意保护切口前方的膈神经和后方的迷走神经。然后沿着大血管向上延伸至主动脉弓外侧面依次切开，但不需要到胸廓入口。在主肺动脉窗区域，可以切除第 5 组淋巴结（主肺动脉淋巴结），但注意保护源于迷走神经并环绕主动脉弓的左喉返神经。同样可以切除位于主动脉弓旁偏头侧的第 6 组或主动脉旁淋巴结。

**2. 隆嵴下、下纵隔、肺门淋巴结清扫**

从左胸入路很难获取隆嵴下区域的第7组淋巴结（图96-9）。左主支气管必须从周围结构中解剖出来。牵拉左主支气管可促进左肺剥离。所

以在进行左全肺切除术时，牵拉左主支气管可帮助其分离。淋巴结从隆嵴上方向下延伸至左下肺叶的上界。与右胸下纵隔区相似，在将下肺韧带向下肺静脉的水平向近侧分离之后，可以获取第

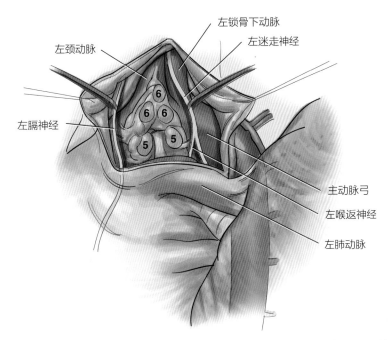

▲ 图96-8　主肺动脉窗和主动脉旁区域分别包含第5组和第6组淋巴结。位置标志包括下界的肺动脉干、内侧的主动脉弓、上方的左颈总动脉和锁骨下动脉。前界是膈神经，后界是迷走神经和环绕主动脉弓的喉返神经

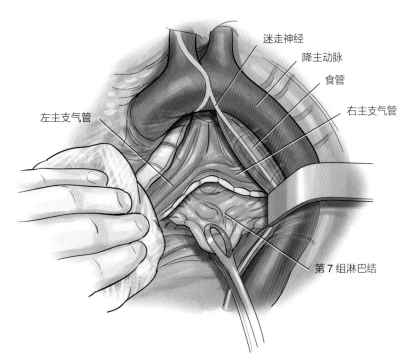

▲ 图96-9　从左胸看，隆嵴下区域具有与上文提到的相同的解剖标志。第7组淋巴结从隆嵴上方向下延伸至左下叶的上界

9L 组淋巴结（图 96-6）。可以从左胸进入第 8 组淋巴结，但是由于心包、降主动脉和脊柱的阻碍，需要移动食管。

第 10L 组淋巴结位于左主支气管前外侧，肺动脉上缘至下叶间的区域（图 96-7）。与右主支气管相比，左主支气管更长，可以保证在不切除肺叶的情况下分离 $N_1$ 组。

## 五、VATS 纵隔淋巴结清扫

胸腔镜淋巴结清扫已经成为一种公认的外科手术方法，最常见于同侧肺切除时。通过右侧或左侧 VATS 可到达的淋巴结位置与开胸相同。同样，通过右侧 VATS（$N_3$ 病变）或左侧 VATS（$N_2$ 病变）很难进入第 2L 组和第 4L 组淋巴结。胸腔镜入路有多种（如前路或后路），并且这些相同的入口通常用于淋巴清扫术。其他的微创方法可能需要特殊的练习以改善显露程度（如单孔技术）[35]。

### （一）经右胸

放置胸腔镜的标准方法包括 2 个小切口，一个在第 7 肋间隙或第 8 肋间隙腋后线，一个在第 5 肋间隙腋前线。第 3 个切口通常位于第 4 肋间隙腋中线，并延长至 3～4cm。如图 96-10A 所示，可以放置 5mm 或 10mm 30° 或合适的柔性胸腔镜。必要时肺萎陷可显露纵隔的各个区域，其解剖结构与开放手术相同。可通过鼻饲管的位置判断食管，避免食管损伤。与开放手术类似，必要时可考虑离断奇静脉。另外，由于胸腔镜的优势，一些外科医生更喜欢在可移动的奇静脉下工作，抬高胸膜，从下向上清扫第 4R 组淋巴结。位于奇静脉上缘的第 2R 组和第 4R 组淋巴结可通过锐性分离或钝性分离获取。周围小血管最好使用双极电凝烧灼，并要注意保护迷走神经。如前所述，隆嵴下区域位于奇静脉之下，垂直切开纵隔胸膜，在右主支气管和气管后方及食管前方可见隆嵴下区域的 7 组淋巴结[36]。此前提到的该区域所有淋巴结都可被切除。左主支气管的深部边界很容易被认为是包含了左侧双腔气管导管的坚固结构。如果继续在该区域下方进行解剖，将显露出 8 组或食管周围淋巴结[36]。如前所述，下肺韧带切开后可触及 9 组淋巴结[36]。有时，通过用腔镜器械下压膈肌或牵引右肺下叶，可帮助该区域的显露。10R 组淋巴结可以像在开胸手术中一样沿着右主支气管的前表面和侧表面进行清扫。

### （二）经左胸

左侧胸腔镜也可以使用类似的三切口（图 96-10B），放置方式和胸腔镜的类型与右侧 VATS 相同。适当的肺萎陷可以很好地显露主肺动脉窗和主动脉旁区域（分别为第 5 组和第 6 组淋巴结）[36]。在开胸手术中，同时清扫这些淋巴结，特别是在使用电刀时保护膈神经和喉返神经至关重要。

第 9L 组和第 10L 组淋巴结的清扫可采用与前面所述类似的方法。

## 六、经颈纵隔淋巴结扩大切除

Zieliński 开发了一种较新的经颈入路系统性淋巴结清扫方法[37]。这个方法包括 5 个步骤。第一，制作颈部皮瓣：沿皮肤折痕做一长度为 4～8cm 的颈部切口，颈下皮瓣是在颈外静脉深面上分离形成的，侧翼向上尽量抬高，向下至胸骨切口。同时进行胸骨后平面的解剖。分开带状肌群和甲状腺韧带。在右侧钝性剥离无名动脉上筋膜，获取 1 组淋巴结。第二，清扫右侧气管旁淋巴结，在麻醉医生提供足够颈部支撑的情况下，放置撑开器抬高胸骨，在无名动脉上方形成一个解剖平面，进入右侧气管旁淋巴结区。钝性分离上腔静脉和气管旁淋巴结，此处小血管可以用双极电凝或夹子夹闭。第三，清扫隆嵴下淋巴结，气管前的剥离类于纵隔镜检查。分离右肺动脉与气管，在这个空间放置一个带有可扩张叶片的纵隔镜，使用纵隔镜上的刀片将肺动脉从隆嵴处分离，然后仔细清扫隆嵴下淋巴结，应注意止血和避免食管损伤。第四，清扫左侧气管

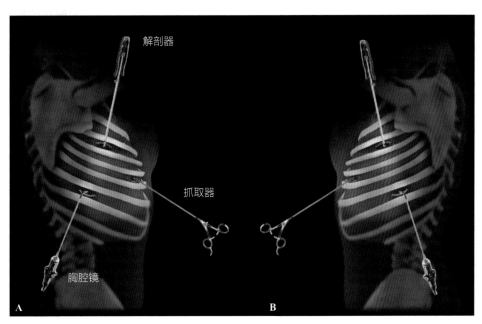

▲ 图 96-10　纵隔淋巴结 VATS 解剖的三切口入路。腋窝上中切口常规延长 3cm。胸腔镜和握持器械可在切口之间轻松切换
A. 右胸视图；B. 左胸视图

旁淋巴结，整个解剖清扫过程中注意识别和保护左侧喉返神经，左侧气管旁淋巴结清扫至气管支气管角，避免使用电刀以防止喉返神经损伤。最后，清扫主肺动脉淋巴结，分离出无名静脉后，在其上方或下方会形成一个解剖平面，这个平面位于主动脉弓上方，可清扫主肺动脉淋巴结。

TEMLA 对纵隔分期，尤其是新辅助治疗后手术切除前分期具有较高的准确性。

## 七、结论

淋巴结清扫是肺癌切除手术的重要组成部分。可用于指导进一步的治疗，并可能带来生存获益。医生通过对相关标志和结构的了解来进行正确的清扫，并对这些结构加以保护以避免损伤。传统的开胸手术或微创手术均可进行清扫。熟练掌握这些技术有助于提高肺癌患者的诊断准确性，改善临床预后。

# 第 97 章
# 原发灶不明的胸腔淋巴结转移性恶性肿瘤
## Unknown Primary Malignancy Metastatic to Thoracic Lymph Nodes

Marc Riquet　Patrick Bagan　著

李　川　译

原发灶不明的转移性病变占癌症的 3%～6%[1-4]，是第七大常见恶性肿瘤[2]。其中淋巴结是最常见的转移部位，占病例的 31%～46%[3, 5-7]。原发不明的颈部淋巴结鳞状细胞癌受累最常见[3, 5, 8]，在"头颈"文献中报道也很普遍[9-10]；其次是几乎只影响女性的孤立性腋窝淋巴结腺癌[8]。相反，胸部淋巴结转移性癌［支气管旁和（或）肺门 $N_1$ 或纵隔 $N_2$］[11] 很少见，甚至在一些未知的原发性疾病中也不存在[5]。这种情况更多是作为"病例报告"（表 97-1 和表 97-2）报道，或者是更罕见的案例系列报道[12-14]。然而，早在 1970 年 Holmes 和 Fouts 就提到转移性胸腔淋巴结肿大，占原发灶不明疾病病例系列的 1.5%[3]。2012 年，全身 FDG-PET/CT 扫描对原发灶不明的肿瘤检查表明，有 3.7% 的患者出现胸部淋巴结转移[15]。

原发灶不明的胸部淋巴结转移可能出现在纵隔或肺门，大多为纵隔。纵隔镜检查的一项最大回顾性系列研究没有关注这一问题[16, 17]，从而低估了原发灶不明的胸部淋巴结转移发生率。3 项研究纳入 54 例[18]、45 例[19] 和 23[20] 例患者的小队列研究提到原发不明的纵隔淋巴结转移性癌发生率为 11%～16%。最后一组患者数量少于表 97-2（n=30）文献中收集的患者，其中通过纵隔镜检查确诊 6 例，切除仅 2 例[21, 22]。其余 16

例因疑似原因接受了开胸手术但未证实是肺癌。在接受手术治疗的 8 例患者中，只有 1 例在进行纵隔镜检查后进行纵隔淋巴结清扫[14]。其他病例中怀疑肺肿瘤（n=3）或肺门淋巴结肿大（n=4）的患者进行了了开胸手术探查。

传统诊断方法是通过纵隔镜确诊。现在大多数病例可以通过超声支气管镜下针吸活检术（EBUS-TBNA）进行诊断[44, 45]。EBUS-TBNA 不仅可以诊断纵隔淋巴结转移，还可以诊断肺门淋巴结转移，这可能占到该技术活检的 26%[46]。虽然肺门淋巴结的检出率（64%）低于纵隔淋巴结（72%）[47]，EBUS 引导的支气管内手术允许大约 2/3 的"$N_1$"患者避免进行开胸或胸腔镜检查。这一信息可能存在偏倚，因为大多数纵隔镜和 EBUS-TBNA 的大型回顾性研究通常不关注这一问题。

文献综述[8, 48, 49] 指出，原发灶不明的恶性肿瘤转移的患者中位存活时间约为 6 个月。一些有胸外淋巴结转移（腋窝、颈部和腹股沟）的患者在适当治疗下可以有生存获益。一些孤立性胸部淋巴结转移的患者在接受治疗（包括手术，如表 97-1 和表 97-2 所示）后可能延长生存。因此，认识到这一点的重要性，必须在治疗前对治疗方案进行多学科综合讨论。

一项简短病例报道中描述了原发不明的胸部

表 97-1　肺内或肺门淋巴结转移的报告病例

| 作　者 | 性别/年龄 | 临床表现 | 位　置 | 病　理 | 手　术 | 辅助治疗 | 随访时间(个月)(状态) |
|---|---|---|---|---|---|---|---|
| Gould[23] | 男/57岁 | 咯血、左肺门增大 | 左肺下叶 | 鳞状细胞癌 | 肺段切除,淋巴结切除术 | 放疗 | 108(健在) |
| Kohdono[24] | 男/56岁 | 声音嘶哑、右肺门增大 | 右肺门 | 小细胞癌 | 上叶淋巴结切除术 | 无 | 16(健在) |
| Nakamura[25] | 男/51岁 | 咳嗽 | 左肺门(第11组淋巴结) | 小细胞癌 | 淋巴结切除术 | 化疗 | 24(健在) |
| Kawasaki[26] | 男/69岁 | 常规胸部X线 | 右肺门 | 大细胞癌 | 双肺叶切除术,淋巴结切除术 | 无 | 20(健在) |
| Kaneko[27] | 男/63岁 | 咳嗽、咳痰 | 右肺门 | 鳞状细胞癌 | 全肺切除,淋巴结切除术 | 无 | 76(健在) |
| Yoshino[28] | 男/45岁 | 定期体检 | 右肺门 | 腺癌 | 淋巴结切除术 | 无 | 35(健在) |
| Izumi[29] | 男/63岁 | 结肠癌随访检查 | 右肺门(第11组和第12组淋巴结) | 腺癌 | 上叶袖式切除,淋巴结切除术 | 无 | 120(健在) |
| Tomita[30] | 男/56岁 | 常规医疗体检 | 左肺门 | 鳞状细胞癌 | 淋巴结切除术 | 无 | 32(健在) |

胸部淋巴结转移的原发恶性肿瘤:肺内或肺门淋巴结的特征(文献综述)

表 97-2　纵隔淋巴结的报告病例

| 作　者 | 性别/年龄 | 临床表现 | 位　置 | 病　理 | 手　术 | 辅助治疗 | 随访时间(个月)(状态) |
|---|---|---|---|---|---|---|---|
| Gould[23] | 男/44岁 | 咯血、左肺门增大 | 主肺动脉窗 | 未分化癌 | 肺切除术,淋巴结切除术 | 无 | 36(健在,复发) |
| | 男/61岁 | 随访,右肺门增加 | 右纵隔 | 未分化癌 | 淋巴结切除术 | 放疗 | 13(健在) |
| Morita[31] | 男/56岁 | 随访,纵隔肿瘤 | 右纵隔 | 鳞状细胞癌 | 右肺下叶切除,淋巴结切除术 | 无 | 20(健在) |
| Masaki[32] | 男/44岁 | 胸痛 | 右纵隔 | 低分化腺癌 | 淋巴结切除术 | 化疗+放疗 | 36(健在) |
| Sawada[33] | 男/67岁 | 发热、纵隔淋巴结 | 右纵隔 | 低分化腺癌 | 淋巴结切除术 | 无 | 23(健在) |
| Kohdono[24] | 男/67岁 | 声音嘶哑 | 左纵隔 | 大细胞癌 | 淋巴结切除术 | 放疗 | 9(死亡) |
| | 女/58岁 | 声音嘶哑 | 左纵隔 | 大细胞癌 | 左肺上叶切除,淋巴结切除术 | 放疗 | 6(健在) |
| Tisdale[34] | 男/54岁 | 肿瘤高凝状态 | 右纵隔 | 低分化癌 | 纵隔镜 | 化疗+放疗 | NA |
| | 男/50岁 | 肿瘤高凝状态 | 左纵隔 | 低分化癌 | 纵隔镜 | 化疗+放疗 | 18(健在),进展/复发 |
| Yodonawa[22] | 男/65岁 | 纵隔增大 | 右纵隔 | 鳞状细胞癌 | 纵隔镜淋巴结切除术 | 放疗 | 12(健在) |

续 表

| 作　者 | 性别 / 年龄 | 临床表现 | 位　置 | 病　理 | 手　术 | 辅助治疗 | 随访时间（个月）（状态） |
|---|---|---|---|---|---|---|---|
| Blanco[35] | 男 /56 岁 | 咯血、隆嵴下肿大 | 纵隔 | 鳞状细胞癌 | 淋巴结切除术 | 化疗 + 放疗 | NA（健在） |
| Sakuraba[36] | 男 /63 岁 | 右肺门增大 | 右纵隔 | 鳞状细胞癌 | 淋巴结切除术 | 无 | 34（肺叶切除术）43（健在） |
| | 男 /73 岁 | 左肺门增大 | 纵隔和左肺门 | 鳞状细胞癌 | 纵隔镜 | 化疗 | 5（健在） |
| | 男 /57 岁 | 纵隔增大 | 右纵隔 | 腺癌 | 淋巴结切除术（胸骨切开） | 放疗 | 5（健在） |
| Chen[12] | 男 /58 岁 | 纵隔增大 | 右纵隔 | 腺癌 | 淋巴结切除术 | 化疗 + 放疗 | 33（健在） |
| | 男 /68 岁 | 纵隔增大 | 右纵隔 | 鳞状细胞癌 | 淋巴结切除术 | 放疗 | 14（肺切除术）20（死亡） |
| | 男 /59 岁 | 纵隔增大 | 右纵隔 | 鳞状细胞癌 | 纵隔镜 | 放疗 | 24（健在） |
| | 男 /65 岁 | 纵隔增大 | 右纵隔 | 透明细胞癌 | 淋巴结切除术（胸骨切开） | 无 | 51（健在） |
| Ida[37] | 女 /62 岁 | CEA 升高 | NA | 腺癌 | 活检（开胸） | 血管紧张素Ⅱ | NA（健在，CEA 升高） |
| Kamiyoshihara[21] | 男 /62 岁 | 淋巴结增大 | 左肺门 | 未分化癌 | 淋巴结切除术（胸腔镜） | 无 | 8（健在） |
| Morita[38] | 女 /57 岁 | 纵隔肿块 | 右纵隔 | 癌 | 淋巴结切除术（胸骨切开） | 放疗 | NA |
| Adachi[39] | 男 /78 岁 | CEA 升高 | 右纵隔 | 低分化腺癌 | 上叶楔形切除淋巴结切除术 | 放疗 | 6（健在） |
| Miwa[13] | 男 /72 岁 | 颈部肿块 | 右纵隔 | 低分化鳞状细胞癌 | 淋巴结切除术 | 放疗 | 44（健在） |
| | 男 /78 岁 | 无症状 | 右纵隔 | 低分化腺癌 | 淋巴结切除术 | 放疗 | 82（健在） |
| | 男 /70 岁 | 无症状 | 右纵隔 | 低分化鳞状细胞癌 | 活检（胸腔镜） | 化疗 + 放疗 | 24（健在） |
| | 男 /70 岁 | 声音嘶哑 | 左纵隔 | 未分化癌 | 活检（胸腔镜） | 化疗 + 放疗 | 33（健在） |
| Shiota[40] | 男 /68 岁 | 咳嗽 / 胸痛 | 右纵隔 | 腺癌 | 纵隔镜 | 化疗 + 放疗 | 22（健在） |
| Nakano[41] | 男 /68 岁 | 无症状 | 左、右纵隔 | 低分化腺癌 | 淋巴结切除术（双侧胸腔镜） | 化疗 + 放疗 | 48（健在）[a] |
| Yoshizu[42] | 女 /71 岁 | 纵隔肿块 | 右纵隔 | 低分化腺癌 | 淋巴结切除术 | NA | 24（健在） |
| Harada[43] | 女 /83 岁 | 纵隔肿块 | 右纵隔 | 低分化腺癌 | 淋巴结切除术 | 无 | 38（健在，无病灶）[b] |

原发灶不明的胸部转移性恶性淋巴结（LN）：纵隔相关淋巴结的患者特征（文献综述）

a. 第二次胸腔镜在化疗后进行；b. 第一次手术后复发性纵隔淋巴结切除

CEA. 癌胚抗原；NA. 不适用

转移恶性淋巴结的患者的特征[14]，38 例其他病例文献总结在表 97-1 和表 97-2。约 21% 的患者出现单纯肺内转移（$T_0N_1$，表 97-1）和 79% 的纵隔转移（$N_2$，表 97-2）。

转移的具体特征如下：男性患者为主（87%），最常见的是右侧（$N_1$ 和 $N_2$ 分别为 62.5% 和 56.8%），$N_1$ 患者的年龄为 45—69 岁，$N_2$ 患者为 44—83 岁。病理学为鳞状细胞癌或腺癌，$N_1$ 患者中无未分化肿瘤。对于 $N_2$ 患者，53% 病例是基于分化较差或完全无分化的侵袭性组织学类型。75% 的 $N_1$ 患者未进行辅助治疗。大多数 $N_2$ 患者（76.7%）接受手术治疗，其中 65% 患者给予辅助治疗。其余患者接受化疗、放疗或两者都有。

与 $N_2$ 患者相比，$N_1$ 患者未发现死亡或疾病复发。$N_2$ 患者出现 23% 的病例死亡或复发。上纵隔往往被关注（左侧主动脉肺动脉的第 5 组和第 6 组淋巴结，右侧的第 4 组和第 2 组淋巴结），但一种情况除外（气管分叉处的第 7 组淋巴结）。纵隔转移的患者中 20% 的病例中出现肺内"$N_1$"。

$N_1$ 受累（单独或伴有 $N_2$ 受累）是进行肺切除的主要原因；包括 9 例肺叶切除术和 5 例全肺切除术。纵隔淋巴结切除一般通过开胸进行，很少通过电视辅助胸腔镜手术[21, 41, 43]和胸骨切开术[12, 36-38]进行。在某些报道中只进行肺内淋巴结切除[14, 25, 28, 30]。这种手术和肺切除一样比较困难，因为需要仔细解剖，以避免损伤肺血管。

当发现原发恶性肿瘤时，通常可以观察到胸部淋巴结转移。膈下恶性肿瘤的纵隔淋巴结转移是可能的[50]，但很少作为孤立性继发转移出现。曾报道过 1 名具有透明细胞癌的淋巴结转移患者[12]。在这种情况下，可以假设是肾癌起源的，这种转移途径可通过胸导管的淋巴回流来解释[51, 52]。大多数胸部淋巴结转移是因为小细胞或非小细胞肺癌，肺淋巴引流通常涉及这些淋巴结（$N_1$ 和 $N_2$ 组）[11, 53]。

一些纵隔大肿块可以在胸部计算机断层扫描（CT）上类似淋巴瘤表现。这些淋巴瘤样肿瘤涉及前和中纵隔的上皮高或中分化腺癌[54]。关于鉴别诊断，我们必须排除一些具有特殊组织学特征的纵隔肿块，如细胞角蛋白分布不明确的纵隔印戒细胞癌[55]。

原发灶不明的胸部淋巴结转移假说是基于患者既往无肿瘤病史（详细病史），经全面查体及全身检查未发现原发肿瘤[49]。Taylor 等总结和讨论了英国国家卫生与临床优化研究所（NICE）制订的原发不明的转移性恶性疾病的诊断和治疗指南[56]，放射性检查必不可少，全身 $^{18}F$ - 氟 -2- 脱氧葡萄糖正电子发射断层扫描 /CT 是一种主要的诊断工具[15, 56, 57]，但获得病理学诊断尤其重要[56]。

对纵隔、肺门和（或）支气管周围淋巴结转移进行组织学和免疫组织化学研究，以确认恶性细胞的上皮性质，寻找原发部位，并排除可能的内源性淋巴结起源[23]。

组织学研究通常使用石蜡包埋的标本，进行苏木素 - 伊红（HE）染色，并通过淀粉酶消化进行周期性的酸 - 希夫反应。免疫组化方面，石蜡切片分别用 EMA、AE1/AE3、PS100、CD45、p63、CK7、CK20、TTF1、CD117、甲状腺球蛋白、CD5、NCAM、突触素、PSA 等多种抗体染色。前 4 种抗体用于确认上皮细胞分化（EMA+AE1/AE3+）并排除黑色素瘤转移（PS100+）或淋巴瘤（CD45+）。如果确认上皮细胞分化，则进行第 2 组抗体染色。在低分化病变中，p63 可作为鳞状细胞分化、NCAM 和突触素神经内分泌分化的证据。细胞角蛋白 CK7 广泛存在于包括肺在内的各种上皮组织和腺癌中。其主要用途是排除结直肠腺癌（CK7- 和 CK20+）。其他胃肠道肿瘤为 CK7+、CK20+/-。因此，这两种抗原的使用（CK7/CK20）在鉴别低分化腺癌原发部位时具有重要价值。TTF1 是一种在正常肺和甲状腺上皮细胞中表达的组织特异性转录因子。因此，它是一种在诊断肺源性肿瘤非常有用的免疫组织化学标记物[58, 59]。CD5、CD117 及 p63 阳性提示原发性胸腺癌。CD117 也可用于排除精原细胞瘤。补充使用一些标记物（PSA、甲状腺球蛋白）可以排除其他可能的原发部位（前列腺、甲状腺）。

由于若干原因，转移性癌症可能仍未找到原发灶，无法得到诊断。人们通常认为有 3 个主要原因 [24]。首先，原发肿瘤不够大，以目前临床、放射学或病理学检查手段还不能明确诊断。这表明在随访中肿瘤还没有发展。在这种情况下，必须进行长期随访，因为原发肿瘤在淋巴结切除术后很长时间（分别为 14 个月 [12] 和 34 个月 [36]）后就变得明显。其次，原发肿瘤已被切除，但未被发现。这可以用之前的手术史来解释。然而，免疫组织化学可能证明之前切除的肿瘤非原发。最后，原发肿瘤可能自发消退。例如，Sperduto 等报道过这种情况，罕见的无淋巴结转移的肺癌"消失" [60]。Kohdono 等 [24] 报道，胸部淋巴结在后一种情况下是唯一的转移部位。

Gould 等 [23] 提出第 4 个假说：没有远处的原发部位，癌症起源于受影响淋巴结内的内源性细胞。最近的免疫组织化学研究从未证实这一点。然而，间皮瘤 [61, 62] 或淋巴结本身的上皮包涵体可导致癌症。后一种情况常见于颈部淋巴结 [63]。Lin 报道了 1 例在胎儿 [64] 肺内淋巴结内的良性腺体包涵体 [14]。最近也报道了 2 名成年患者 [14]。这种内生起源极为重要，需要进一步研究。

因此，原发灶不明的恶性肿瘤可能是一个独特的群体，具有特定的遗传 / 表型畸变，将其定义为"原发性转移性疾病"。Pentheroudakis 等 [65] 回顾了关于原发不明癌症（染色体异常、肿瘤基因和肿瘤蛋白、肿瘤抑制基因和蛋白质、血管生成）的分子生物学文献。不同的结果未能确定原发不明肿瘤的特定分子信号。笔者相信，如果存在这种信号，它很可能由单基因研究未捕获的多基因表达模式组成。更具体地说，关于血管生成，据观察，原发不明鳞状细胞癌的转移能够发展出一种转移表型，并在转移性淋巴结生长，并且血管生成对于淋巴结转移是多余的 [66]。然而，Christiansen 和 Detmar [67] 回顾最新研究发现，肿瘤诱导的淋巴管生成促进淋巴结转移，淋巴管生成因子有助于形成有利于继发性肿瘤转移的微环境。因此，工作应侧重于原发灶不明的淋巴结转移疾病的淋巴管生成，可能为该主题研究提供新思路。

转移性胸部淋巴结患者临床治疗的预后很差。手术治疗与化疗和（或）放射治疗相结合，可能提供治愈和生存获益的机会 [14, 18]。两组患者（$N_1$ 和 $N_2$）均可证实，见表 97-1 和表 97-2。与原发灶不明的胸外淋巴结转移相比，胸部淋巴结转移患者手术后长期生存率增加 [5, 68-70]。癌起源于结内上皮包涵体进一步支持了手术切除的有效性。

总之，原发灶不明的胸部淋巴结转移是一种罕见的疾病，其发生率可能被低估。对于那些在开胸探查术中被诊断并切除的病例，手术可延长生存期。经纵隔镜或 BEUS 引导的 TBNA 确诊为转移性恶性肿瘤的病例，不适合手术治疗。必须注意的是，行淋巴结清扫术可改善原发灶不明病例的预后。需要重申的是，在治疗前的多学科肿瘤委员会会议中，手术治疗必须作为综合治疗的一部分进行讨论。

# 第 98 章
# 非小细胞肺癌的辅助化疗
## Adjuvant Chemotherapy for Non-Small-Cell Lung Cancer

Lingling Du　Ramaswamy Govindan　Saiama N. Waqar　著

程 超 译

## 一、概述

　　肺癌是美国癌症相关死亡率的主要原因[1]。在所有肺癌中，非小细胞肺癌 NSCLC 约占 87%[2]。在确诊 NSCLC 时，大约 30% 肿瘤处于早期，而另外 30% 处于局部晚期状态[3]。手术为非转移性 NSCLC 提供了治愈的机会。然而，即使在完全手术切除的情况下，Ⅰ 期 NSCLC 的 5 年生存率也仅为 60%，而 ⅢA 期病变的 5 年生存率则直线下降至 25%[4]。远期复发率与肿瘤的较晚分期相关，如 ⅠA 期 NSCLC 的 5 年远期复发率为 15%，而 ⅢA 期为 60%[4]。这些数据表明，NSCLC 即使在早期也可能是具有微转移的系统性疾病。如化疗等全身治疗方法可能会改善疾病预后，特别是在较晚分期的 NSCLC 手术切除后的患者中。在过去的几十年中，研究人员研究了辅助治疗在手术切除后的非小细胞肺癌中的作用。本章将对主要的临床试验进行综述。

### （一）辅助化疗的早期研究

　　早期研究评估了辅助性 CAP（环磷酰胺、多柔比星和顺铂）化疗方案在手术切除后的 NSCLC 中的作用[5, 6]。这些试验未能显示出辅助化疗能使生存获益。NSCLC 合作小组于 1995 年发表了 Meta 分析[7]。该研究纳入了 14 项术后行或未行辅助化疗的随机临床试验中的 4357 例患者，评估了化学疗法在 NSCLC 中各个阶段的作用。在基于顺铂的治疗方案研究中，与单纯手术组相比，术后进行辅助化疗组有更好的生存趋势（HR 0.87；95%CI 0.74～1.02；$P$=0.08）。但是，这种获益在统计上并不显著。

### （二）辅助化疗的主要临床试验

　　几项使用铂类联合新型化疗药的大型随机研究表明，辅助化疗能使生存获益（表 98-1）。意大利肺疾病辅助治疗计划（ALPI）试验是一项 Ⅲ 期研究，旨在研究 MVP（丝裂霉素、长春地辛、顺铂）辅助化疗的效果[8]。该研究纳入了手术完全切除肿瘤的 Ⅰ～ⅢA 期非小细胞肺癌患者。1209 例患者被随机分配到接受总共 3 个周期（每 3 周 1 次）的 MVP 辅助化疗组及对照观察组。69% 的患者接受了所有 3 次辅助化疗。对照组中 82% 的患者和 MVP 辅助化疗组中 65% 的患者被允许进行了辅助放疗。化疗导致 28% 的患者发生 3 级或 4 级中性粒细胞减少。ALPI 试验未能显示 MVP 辅助化疗方案能使生存获益。化疗的总生存期 HR 为 0.96（OS；95%CI 0.81～1.13；$P$=0.589），无进展生存期 HR 为 0.89（PFS；95%CI 0.76～1.03；$P$=0.128）。

　　国际肺癌辅助化疗试验（IALT）是第一个证明辅助化疗具有生存优势的大型随机研究[10]。共有 1867 例 Ⅰ～ⅢA 期非小细胞肺癌切除患者被随机分配到基于顺铂的辅助化疗组或对照观察组。依托泊苷作为搭配药物在 56.5% 的患者中被

表 98-1　辅助化疗的主要试验

| 试　验 | 分　期 | 病例数 | 化疗方案 | 5 年生存率（%） | 风险比（95%CI） | P 值 |
|---|---|---|---|---|---|---|
| ALPI[8] | I～III$_A$ | 606 | 丝裂霉素、长春地辛、顺铂 | | 0.96（0.81～1.13） | 0.589 |
| | | 603 | 对照观察 | | | |
| IALT[10] | I～III$_A$ | 932 | 顺铂 + 依托泊苷 / 长春花生物碱 | 44 | 0.86（0.76～0.98） | ＜ 0.03 |
| | | 935 | 对照观察 | 40 | | |
| NCIC JBR.10[12] | I$_B$～II | 242 | 顺铂 + 长春瑞滨 | 69 | 0.69（0.52～0.91） | 0.04 |
| | | 240 | 对照观察 | 54 | | |
| ANITA[13] | I$_B$～III$_A$ | 407 | 顺铂 + 长春瑞滨 | 51 | 0.80（0.66～0.96） | 0.017 |
| | | 433 | 对照观察 | 43 | | |
| CALBG 9633[18] | I$_B$ | 173 | 卡铂 + 紫杉醇 | 60 | 0.83（0.64～1.08） | 0.12 |
| | | 171 | 对照观察 | 58 | | |

使用，长春瑞滨为 26.8%，长春碱为 11%，长春地辛为 5.8%。在中位随访 56 个月后发现，辅助化疗可显著延长生存时间，其 5 年生存率的绝对获益为 4%（辅助化疗组：44.5%，对照观察组：40.4%；HR 0.86；95%CI 0.76～0.98；$P ＜ 0.03$）。辅助化疗组也具有更好的无病生存时间，其 5 年无病生存期率为 39.4%（对照观察组：34.3%；HR 0.83；95%CI 0.74～0.94；$P ＜ 0.003$）。然而，随着随访时间延长至 7.5 年，最初的生存优势在后来的更新报告中不再具有统计学意义（总生存期：HR 0.91；95%CI 0.81～1.02；$P=0.10$）[11]。

加拿大国家癌症研究所临床试验组（NCIC-CTG）北美小组 JBR.10 试验是具有里程碑意义的研究之一，其确立了顺铂和长春瑞滨作为辅助化疗方案用于非小细胞肺癌手术切除后的标准辅助治疗方案的地位[12]。这项研究将 482 例 I$_B$～II 期非小细胞肺癌切除患者随机分为治疗组与对照观察组，治疗组给予 4 个周期的顺铂（50mg/m²，第 1 天和第 8 天）和长春瑞滨（25mg/m²，每周 1 次），每 4 周一个周期。这项研究中患者不允

许接受放疗。辅助化疗的不良反应主要包括中性粒细胞减少、疲劳、厌食、便秘和神经系统疾病。7% 的患者经历了发热性中性粒细胞减少。3 级或更高的非血液性毒性反应较少见（＜ 10%）。化疗组的 5 年生存率显著高于对照组，绝对值增加了 15%（69% vs. 54%；$P=0.03$）。整体生存的危险比为 0.69（95%CI 0.52～0.91；$P=0.04$），无复发生存的危险比为 0.60（95%CI 0.45～0.97；$P ＜ 0.001$）。

长春瑞滨国际临床试验协会（ANITA）试验是另一项关键性研究，该研究表明顺铂和长春瑞滨术后辅助治疗的生存率优于单纯手术[13]。I$_B$～III$_A$ 期 NSCLC 患者随机分为治疗组与对照观察组，治疗组给予 4 个周期的顺铂（100mg/m²，第 1 天）和长春瑞滨（30mg/m²，每周 1 次），每 4 周一个周期。此项研究招募了 840 位患者。中性粒细胞减少症再次成为最常见的不良反应，其发生在 92% 的患者中。9% 的患者发生发热性中性粒细胞减少症。记录显示 2% 的患者由于毒性反应导致死亡。尽管有这些不良事件，辅助使用

顺铂和长春瑞滨仍提供了稳定的绝对生存率，其中 5 年时为 8.6%，7 年时为 8.4%。

为了验证先前的随机临床试验研究结果，肺辅助顺铂评估（LACE）Meta 分析[14] 纳入了 5 项基于顺铂辅助化疗方案的大型试验：ALPI[8]、IALT[10]、BLT[15]、NCIC JBR.10[12] 和 ANITA[13]。此研究分析了来自 5 项研究的 4584 例患者的数据，结果显示术后化疗可显著提高生存率，总生存 HR 为 0.89（95%CI 0.82～0.96；$P$=0.005）。5 年生存率的绝对获益是 5.4%。化疗也改善了无复发生存，HR 为 0.84（95%CI 0.78～0.91；$P <$ 0.001）。Ⅱ 期和 Ⅲ 期非小细胞肺癌患者可从辅助化疗中获益（Ⅱ 期：HR 0.83；95%CI 0.73～0.95；Ⅲ 期：HR 0.83；95%CI 0.72～0.94）。相反，化疗并不能改善 Ⅰ 期病变患者的生存结果。实际上，$I_A$ 期非小细胞肺癌甚至显示出辅助化疗恶化生存趋势（$I_A$ 期：HR 1.40；95%CI 0.95～2.06；$I_B$ 期：HR 0.93；95%CI 0.78～1.10）。在所有不同的化疗方案中，与所有其他方案的组合相比，顺铂加长春瑞滨具有更好的预后（整体生存：$P$=0.04；无复发生存：$P$=0.02；析因分析）。

LACE Meta 分析为 Ⅱ 期和 Ⅲ 期非小细胞肺癌切除患者进行辅助化疗能使生存获益提供了有力的证据。由于以上强有力证据证实的生存获益，顺铂和长春瑞滨也成为术后辅助治疗的标准方案。但是，该方案与各种不良反应有关，尤其是中性粒细胞减少症的发生率很高。一些研究已经探索了其他较小毒性的药物的功效。培美曲塞是一种抗叶酸药，可靶向 DNA 合成和叶酸代谢中必不可少的多种酶。在转移性环境中，培美曲塞显著延长了非小细胞肺癌中非鳞状细胞癌患者的总体生存期[16]。TREAT 研究是一项 Ⅱ 期随机对照临床试验，其比较了顺铂联合培美曲塞和顺铂联合长春瑞滨的组合[17]。将 $I_B$～$Ⅲ_A$ 期 NSCLC 切除患者随机分为顺铂联合培美曲塞组和顺铂联合长春瑞滨组。顺铂联合培美曲塞治疗组给予 4 个周期的顺铂（75mg/m²，第 1 天）和培美曲塞（500mg/m²，第 1 天），每 3 周一个周期。顺铂联合

长春瑞滨治疗组给予 4 个周期的顺铂（50mg/m²，第 1 天和第 8 天）和长春瑞滨（25mg/m²，每周 1 次），每 4 周一个周期。主要终点是临床可行率，定义为无 4 级中性粒细胞减少症或血小板减少症，无 3 级或 4 级高热性中性粒细胞减少症或非血液学毒性，无提前终止治疗或死亡。共有 132 名患者被分配到治疗中，其中 57% 具有非鳞状细胞癌组织学证据。与顺铂/长春瑞滨相比，顺铂/培美曲塞组的可行性率更高（95.5% vs. 75.4%，$P$=0.001）。在顺铂/培美曲塞组中 90% 患者接受了计划剂量，而在顺铂/长春瑞滨组中 66% 的患者接受了计划的顺铂剂量和 64% 的患者接受了计划的长春瑞滨剂量（$P <$ 0.0001）。在平均约 4 个月的随访中，两组之间的总体生存率和无复发生存时间没有差异。但是，随访时间相对较短，无法显示出任何具体的生存获益。这项研究证实培美曲塞在非小细胞肺癌术后接受辅助化疗运用中具有较好的可行性及更好的耐受性。

### （三）$I_B$ 期非小细胞肺癌的相关问题

$I_B$ 期非小细胞肺癌患者中辅助化疗的作用尚待阐明。虽然 NCIC JBR.10 试验招募了 $I_B$ 和 Ⅱ 期 NSCLC 患者，但 $I_B$ 期疾病患者的化疗并未显示生存率的提高（$P$=0.79），这也表明治疗效果不取决于疾病的阶段（根据疾病阶段，治疗功效的差异 $P$=0.13）[12]。在 LACE Meta 分析中，$I_B$ 期 NSCLC 患者不能从辅助化疗中获益（HR 0.93；95%CI 0.78～1.10）。

癌症和白血病 B 组（CALGB）9633 研究是专门设计用于评估辅助化疗在 $I_B$ 期非小细胞肺癌手术切除患者中的作用[18]。344 例患者随机分为治疗组与对照观察组，治疗组给予 4 个周期的卡铂［曲线下面积（AUC）：6（ml·min）］和紫杉醇（200mg/m²），每 3 周一个周期。治疗总体耐受良好。只有 35% 的患者出现 3 级或 4 级中性粒细胞减少，没有报道与治疗有关的死亡。两组的生存率相似（HR 0.83；95%CI 0.64～1.08；$P$=0.12）。但是，亚组分析表明在肿瘤 ≥4cm 的

患者中辅助化疗具有生存优势（HR 0.69；95%CI 0.48～0.99；$P$=0.043）。在中位随访 9 年的更新报告中，化疗的生存获益在统计学上仍不显著[19]。此外，在肿瘤≥ 4cm 的患者中观察到的最初优势也没有得到维持，总体生存的 HR 为 0.77（90%CI 0.57～1.04；$P$=0.079）。但是，对这些结果的解释需要谨慎。这项研究由于设计欠佳因此功效低下，且实验设计时未预先计划亚组分析。另外应注意的是，肿瘤≥ 4cm 的患者的样本量非常小，化疗组为 99 例，对照组为 97 例。因此，辅助化疗在 $I_B$ 期疾病患者中的作用仍不确定。

### （四）顺铂与卡铂

传统上认为顺铂在延长转移性非小细胞肺癌的生存方面比卡铂稍好，但两者毒性谱不同[20]。然而，目前尚不清楚在辅助治疗中顺铂是否比卡铂更优越。一项回顾性研究使用来自"监测流行病学最终结果"（SEER）医疗保险数据库的数据[21]，其对 65 岁及以上患者使用卡铂和顺铂的疗效进行了比较。这项研究总共纳入了 636 例 Ⅱ～Ⅲ_A 期非小细胞肺癌手术切除并接受铂类辅助化疗的患者。16% 的患者使用顺铂，而 77% 的患者使用卡铂，比较中排除了同时使用顺铂和卡铂的 7% 的患者。结果表明使用卡铂的人的感染和呕吐发生率较低。卡铂和顺铂提供相当的生存获益，卡铂的 HR 为 0.91（95%CI 0.70～1.18）。迄今为止，尚无直接比较卡铂和顺铂的随机临床试验。

### （五）尿嘧啶 - 替加氟为基础的化疗

UFT 是替加氟和尿嘧啶的组合，可口服。替加氟是一种前药，其于体内被代谢为氟尿嘧啶。它与尿嘧啶联合使用，尿嘧啶是二氢嘧啶脱氢酶的抑制药，该酶可降解氟尿嘧啶[22]。在日本，多项随机试验评估了辅助性 UFT 对非小细胞肺癌切除患者的疗效[23-27]。西日本肺癌手术研究小组（WJSG）首先证明了辅助性 UFT 的生存获益[24]。在这项研究中，总共 323 例完全切除的 Ⅰ～Ⅲ 期非小细胞肺癌患者被随机分为 3 组：顺铂 / 长春地辛 /UFT 组、UFT 组或对照观察组。顺铂 / 长春地辛 /UFT 组的 5 年生存率为 60.6%，UFT 组为 64.1%，对照观察组为 49.0%。辅助性 UFT 显著改善了生存结局，与对照观察组相比，UFT 的 HR 为 0.55（95%CI 0.36～0.86；$P$=0.009），与观察组相比，顺铂 / 长春地辛 /UFT 的 HR 为 0.64（95%CI 0.42～0.97；$P$=0.037）。

一项 Meta 分析收集了 6 个试验的数据，这些试验将辅助性 UFT 与对照观察进行了比较[28]。大多数患者患有 Ⅰ 期非小细胞肺癌。UFT 组拥有更高的 5 年和 7 年生存率。辅助 UFT 的 5 年生存率为 81.5%，相比之下观察组的为 77.2%（$P$=0.011）。UFT 组的 7 年生存率为 76.5%，而观察组为 69.5%（$P$=0.001）。术后 UFT 的总 HR 为 0.74（95%CI 0.61～0.88；$P$=0.001）。淋巴结阴性患者的亚组分析显示，$T_{1b}$ 肿瘤患者的生存获益更为显著（HR 0.62；95%CI 0.42～0.90；log-rank $P$=0.011），但在 $T_{1a}$ 疾病患者中无统计学意义（HR 0.84；95%CI 0.58～1.23）[29]。尽管日本建议将辅助 UFT 用于 $I_A$ 期和 $I_B$ 期非小细胞肺癌的 $T_{1b}$ 亚组，但应注意，在日本以外尚未进行过 UFT 研究。由于不同人群之间可能存在药物基因组差异，因此不建议在日本境外使用 UFT。

### （六）辅助放疗在联合或不联合化疗中的作用

研究评估了术后放疗对减少非小细胞肺癌复发和改善预后的影响。术后放射治疗（PORT）Meta 分析包括 10 项随机试验，共计 2232 例患者[30]。与单独手术相比，辅助放疗对生存有不利影响，HR 为 1.18（$P$=0.001）。与单纯手术相比，术后放射使相对死亡风险增加了 18%。它对降低局部或远处复发没有任何益处（局部复发和远处复发的 HR 分别为 1.13 和 1.14；两者 $P$=0.02）。但是，ANITA 试验的亚组分析表明，在化疗组和对照观察组中，$N_2$ 患者都可以通过辅助放疗获得生存获益[13]。在有或没有放疗的情况下，化疗组的 5 年生存率分别为 47% 和 56%，对照组为

21% 和 17%。

几项随机临床试验比较了非小细胞肺癌切除后序贯或同时放化疗与单独放疗的作用 [31-33]。迄今为止，尚无明确证据表明辅助化疗和放疗的结合在切除的 NSCLC 中可提供生存获益。因此，不建议在完全切除的非小细胞肺癌中常规同时使用化疗和放疗。正在进行的 III 期 EORTC 肺辅助放疗试验（LUNGART）旨在评估使用当前放疗技术对 N₂ 病变切除患者的作用（NCT00410683）。在完成辅助化疗后，患者被随机分配至接受术后适形放疗组或观察组。

### （七）年龄的临床影响

肺癌是一种老年人的常见恶性肿瘤，诊断时中位年龄为 70 岁 [34]。治疗完全切除的非小细胞肺癌老年患者的一个重要问题是权衡其获益与化疗风险，尤其是考虑到某些患者可仅通过手术治愈。对该人群进行研究的一个问题是许多研究将年龄 > 65 岁的患者定义为老年人，这并不是肿瘤学家在实践中面临的真实临床情境。在 NCIC JBR.10 研究中对老年患者（定义为年龄 > 65 岁）进行回顾性分析后发现，辅助化疗仍使该组患者受益（总体生存，HR 0.61；95%CI 0.38～0.98；P=0.04）[35]。老年患者接受化疗的剂量较小（长春瑞滨 P=0.014，顺铂 P=0.006），且完成治疗的比例较少（P=0.03）。但是，在年轻和老年患者之间，与治疗相关的毒性、住院时间或死亡无显著差异。同样，LACE Meta 分析小组结果表明老年患者可从辅助化疗中获益。他们比较了 3 个年龄组的术后化疗的效果：年轻组（< 65 岁），中间组（65—69 岁）和老年组（≥ 70 岁）[36]。辅助化疗在年龄和生存结果之间无统计学意义的交互作用（P=0.26）。老年患者接受较低剂量的顺铂和较少周期的化疗，他们似乎经历了更多的 4 级以上的毒性，但这在统计学上并不显著（老年组为 1.9%，中间组为 1.4%，年轻组为 0.7%；P=0.24）。

一项安大略省癌症登记分析数据的回顾性研究分析了 6304 例非小细胞肺癌切除患者的数据 [37]。老年患者定义为年龄 ≥ 70 岁。老年患者的辅助化疗治疗率从 2001—2003 年的 3.3% 增加到 2004—2006 年的 16.2%。老年患者中使用顺铂的比例为 70%，而接受卡铂的比例为 28%。年轻组（< 70 岁的患者，28.0%）和老年患者（≥ 70 岁的患者，27.8%）之间的住院率没有显著差异（P=0.54）。老年患者的 4 年生存率从 2001—2003 年的 47.1% 上升到 2004—2006 年的 49.9%（P=0.01）。这与同期辅助化疗的使用增加有关。除年龄 ≥ 80 岁的亚组外，其他所有亚组的患者均观察到生存改善。这项研究得出的结论是年龄 ≥ 70 岁的老年患者可受益于辅助化疗，且其对治疗的耐受性与 < 70 岁的患者相似。因此，是否化疗不应仅基于年龄。身体状况良好的 II 期或 III 期 NSCLC 术后老年患者应接受辅助化疗。然而，目前尚不清楚年龄 ≥ 80 岁的患者是否能从术后化疗中受益。

### （八）预测治疗效果的生物标志物

多项研究试图回顾性地找出可预测治疗结果并指导 NSCLC 术后辅助化疗的决定性生物标志物。已知的分子标记包括切除修复交叉互补组 1 蛋白（ERCC1）、细胞周期调节因子 p27、肿瘤抑制因子 p53 及其编码基因 TP53、β- 微管蛋白 III 类（TUBB3）和 MutS 同源物 2（MSH2）[9, 38-44]。研究发现 ERCC1 的低表达与基于顺铂的辅助化疗的更好的预后相关。在 IALT 试验中，与对照组相比，肿瘤中 ERCC1 表达低的患者接受化疗后具有更好的生存率（中位生存时间 56 个月 vs. 42 个月；P=0.002）[9]。

西班牙肺癌小组试验（SCAT）探索了乳腺癌 1 型（BRCA1）基因表达在预测不同化疗方案的获益中的作用 [45]。NSCLC 术后淋巴结阳性的患者被随机分配到对照组或实验组。对照组给予顺铂和多西他赛。在实验组中，根据 BRCA1 的表达决定化疗方案。BRCA1 表达低的患者接受顺铂和吉西他滨治疗；具有中间表达的患者服用顺铂和多西他赛；BRCA1 高表达的患者仅接受多西他赛治疗。共有 500 名患者被随机分组。在中位随访 30 个月时，对照组和实验组之间的 OS 和 DFS 均无明显差异。在 BRCA1 高表达的患者中，与在实验组中单独接受多西他赛的患者相比，在对照组中用顺铂和多西他赛治疗的患者仅有提高生存率的趋势（HR 0.73；P 值并不显著）。这项研究不支持根据 BRCA1 表达量身定制辅助化疗方案。其他研究也评估了非小细胞肺癌术后几种基因标记的预测价值[46-48]。然而，迄今为止，在预测辅助化疗获益方面，没有任何生物标志物或基因标志物具有确定的作用。几个问题限制了这些分子标记在临床实践中的使用。大多数基于基因表达的特征都是利用新鲜的冷冻组织标本来进行测定，而临床环境中的肿瘤组织更常见的是福尔马林固定的石蜡包埋样品。核酸降解的速率在不同的组织准备之间变化，这使得它们的可靠性降低。生物标志物检测的另一个问题是肿瘤的异质性。即使在同一肿瘤内，不同区域在表达分子标志物上也可能存在显著差异，因此难以解释结果。

### （九）辅助靶向治疗的作用

迄今为止，精准医学在肺癌方面取得的最大成就之一是，通过对某些患有特定基因异常的患者进行分子靶向治疗，可以显著改善生存率和生活质量。针对表皮生长因子受体（EGFR）、间变性淋巴瘤激酶（ALK）和血管内皮生长因子（VEGF）的抑制药已被批准用于治疗转移性 NSCLC[49-51]。

### （十）EGFR 靶向治疗

EGFR 是一种跨膜受体，在 90% 以上的肺癌中都有表达。配体与单链 EGFR 的结合导致其二聚化，受体二聚化和酪氨酸激酶活性信号转导，从而激活涉及细胞增殖、存活和转移的多种通路径[52]。在 10% 的肺癌中发现 EGFR 酪氨酸激酶结构域外显子 18～21 的激活突变，其可预测对酪氨酸激酶抑制药（如吉非替尼、厄洛替尼或阿法替尼）治疗的反应[53, 54]。这些突变在不吸烟的患者、女性、腺癌组织学和东亚种族中更常见[55]。

鉴于酪氨酸激酶抑制药在转移性环境中的显著益处，人们正在尝试将这些药物纳入术后的根治性治疗。NCIC BR.19 研究是一项 III 期试验，旨在研究吉非替尼辅助药物与安慰剂相比对 I_B～III_A 期 NSCLC 术后患者的影响[56]。该研究最初计划招募 1242 例患者，但在 502 例患者被纳入后就提前终止了。这是由于 SWOG 0023 研究宣布了吉非替尼联合放化疗与单纯放化疗相比可能对 III 期 NSCLC 有害[57]。由于这项研究是在确定辅助化疗作为标准治疗之前进行的，因此只有 87 例患者接受了化疗。在 NCIC BR.19 试验中，接受吉非替尼辅助治疗的患者并未从治疗中获得显著的 DFS 或 OS 改善。与安慰剂对照组相比，吉非替尼甚至有恶化的趋势（吉非替尼的中位 OS 为 5.1 年，而安慰剂组尚未达到中位；HR 1.24；95%CI 0.94～1.64；$P$=0.14）。但是，由于试验提前终止，且未根据 EGFR 突变状态选择入组患者，以及吉非替尼组中的患者仅接受治疗 5 个月（而不是计划的 2 年），因此这项研究的功效不足。因此，应谨慎解释这些结果。

RADIANT 研究是一项 III 期临床试验，其探讨了经 IHC 或 FISH 验证的 EGFR 阳性 I_B～III_A 期 NSCLC 术后患者对厄洛替尼辅助治疗的疗效[58]。973 名研究患者中，共有 161 名患有 EGFR 激活突变[59]。对于总体研究人群，厄洛替尼组和安慰剂组之间的生存结果无显著差异。在具有激活性 EGFR 突变的患者亚组中，与安慰剂相比，厄洛替尼佐剂显示出 DFS 改善的趋势，但 OS 差异无统计学意义（HR 1.09；95%CI 0.56～2.16；$P$=0.815）。

SELECT 研究是一项 II 期临床试验，旨在研究厄洛替尼在 EGFR 突变阳性 NSCLC 中的作用[60]。在完成标准化疗和（或）放疗后，有 36 例 I～III_A 期 EGFR 突变的 NSCLC 术后患者接受了为期 2 年的厄洛替尼治疗。治疗总体耐受良好，没有 4 级或 5 级不良事件或肺炎。在 2.5 年的中位随访中，2 年 DFS 率为 94%。与之前的 III 期研究 72%～75%

的 2 年 DFS 率相比，这一结果令人鼓舞[18]。

### （十一）ALK 靶向治疗

ALK 融合基因是由 2p 号染色体内的倒转产生的，导致棘皮动物微管相关蛋白样 4（EML4）基因的 N 端部分与 ALK 的细胞内激酶结构域融合[61]。ALK 融合的其他基因伴侣包括 TGF，KIF5B 和 KLC1[62]。ALK 融合蛋白激活多种信号通路，包括丝裂原激活的蛋白激酶（MAPK）和磷酸肌醇 3 激酶（PI3K）[63]。ALK 基因融合多见于年轻、男性、从不吸烟和腺癌患者中。在 NSCLC 中，ALK 基因融合的发生率为 3%～7%。克唑替尼和色瑞替尼是已获 FDA 批准用于治疗 ALK 阳性转移性 NSCLC 的 ALK 抑制药[64, 65]。

正在进行的辅助肺癌富集标记鉴定和测序试验（ALCHEMIST）是为患有早期非鳞状 NSCLC 且携带 EGFR 突变或 ALK 基因融合（NCT02194738）的患者设计的一系列临床试验。为了符合这项研究的条件，患者应完成标准的手术切除和辅助化疗，无论是否接受放射治疗。检测他们的肿瘤是否有激活 EGFR 突变和 ALK 基因融合。EGFR 突变肿瘤患者被随机分配至实验组或安慰剂组，为期 2 年。而 ALK 阳性肿瘤患者被随机分配至克唑替尼组或安慰剂组，同样为期为 2 年。ALCHEMIST 研究的结果应有助于揭示靶向治疗在 EGFR 突变或 ALK 阳性 NSCLC 患者中的作用。

### （十二）VEGF 靶向治疗

VEGF 是一种靶向内皮细胞的促有丝分裂原，可诱导血管生成[66]。VEGF 表达于多种实体瘤中，包括肺癌[67]。贝伐单抗是一种人源化单克隆抗体，可通过靶向 VEGF 抑制血管生成[68]。在晚期非小细胞肺癌中，与单独使用卡铂和紫杉醇相比，在卡铂和紫杉醇中添加贝伐单抗对延长生存期具有实质性的益处[51]。ECOG 1505 研究（NCT00324805）是一项Ⅲ期临床试验，旨在评估贝伐单抗在辅助治疗中的作用。$I_B$～$Ⅲ_A$ 期 NSCLC 术后患者被随机分配为单独接受 1 年的

化疗或每 21d 加用贝伐单抗的治疗。所用的化疗方案包括顺铂与以下药物之一组合：长春瑞滨、多西他赛、吉西他滨或培美曲塞。这项研究未达到贝伐单抗改善 OS 的主要终点。此外，尽管与其他方案相比，顺铂和培美曲塞的使用拥有最少的 3～5 级毒性反应，但预后没有差异[69]。估计该试验将于 2018 年完成数据收集。

### （十三）辅助性免疫治疗的作用

在过去的 10 年中，免疫治疗药的出现改变了癌症治疗的实践进程。免疫监视在抑制肿瘤生长和发展中具有重要作用。这在接受免疫抑制的患者（如移植受者）中很明显，这些患者的肺癌发病率增加。免疫疗法策略旨在帮助免疫系统将癌症识别为"外源性"，刺激免疫反应并抑制免疫耐受机制。目前正在研究的肺癌免疫疗法包括抗原特异性和全细胞癌疫苗及免疫检查点抑制药。免疫检查点是通过抑制免疫反应而导致自我耐受的通路。这些包括细胞毒性 T 淋巴细胞抗原（CTLA-4）和程序性死亡受体 1（PD1），两者均已针对肺癌。CTLA-4 调节淋巴系统中主要的早期 T 细胞活性，并与 CD28 竞争与 B7.1 和 B7.2 的结合。这种结合通过阻断来自 B7/CD28 相互作用的共刺激信号来抑制 T 细胞。PD1 抑制作用发生在肿瘤部位。PD1 在活化的 T 细胞上调，并且在通过 T 细胞受体识别肿瘤后，PD1 被程序化死亡配体 1（PD-L1）所结合，后者在肿瘤微环境中产生并导致 T 细胞失活。PD1 通路的抑制已成为治疗难治性肺鳞状细胞癌的创新方法[70]。同时，评估免疫治疗在辅助治疗中的作用也一直在进行中。NCIC BR31 研究是一项Ⅲ期临床试验，其研究了抗 PD1 抑制药 MEDI4736。$I_B$（≥4cm）～$Ⅲ_A$ NSCLC 术后患者被随机分配接受为期 1 年 MEDI4736 或安慰剂治疗。允许患者进行术后化疗，但不允许放疗。肿瘤并非必须具有阳性 PD-L1 表达。该研究结果将有助于确定辅助性 PD-L1 抑制药在 PD-L1 阳性和阴性 NSCLC 肿瘤中的作用。

ALCHEMIST 研究被修订增加了额外的治疗性免疫治疗的子研究——ANVIL。EGFR 野生型和 ALK 融合阴性的肿瘤患者，并且愿意接受免疫治疗的患者，在完成标准化的辅助化疗和（或）放疗后，将随机接受长达 1 年的辅助用药纳武单抗（一种抗 PD1 药物）或观察（NCT02595944）。招募正在进行中。

最近在 ASCO 2017 年会上报道了新辅助药物纳武单抗前期的结果。在手术前 4 周内，共 22 例可切除的 $I_B \sim III_A$ 期 NSCLC 患者接受了 2 剂 3mg/kg 的纳武单抗治疗。该研究的主要终点是主要病理反应，其定义为切除标本中存活的肿瘤细胞少于 10%，并在 43% 的病例中被观察到[71]。

肺癌突变联合会（LCMC3）是一项正在进行的研究，评估了 2 剂新辅助药物阿扎佐珠单抗（一种抗 PD-L1 药物）在 $I_B \sim III_A$ NSCLC 术后患者中的作用，该患者的主要终点还是主要病理反应（NCT02927301）。这项研究允许接受手术的患者完成 1 年的阿扎佐珠单抗辅助治疗，并且患者已经按照指示完成了辅助化疗和（或）放疗。

黑色素瘤抗原家族 A3（MAGE-A3）蛋白在约 33% 切除的 NSCLC 上表达[72]。recMAGE-A3+AS15 癌症免疫治疗药物（MAGE-A3 CI）属于一类针对 MAGE-A3 的抗原特异性免疫治疗药物（ASCI）[73]。在一项 II 期随机研究中，在 MAGE-A3 表达阳性的 $I_B$ 和 II 期 NSCLC 术后患者中，MAGE-A3 CI 的辅助治疗与安慰剂相比，无复发生存时间更好（HR 0.73；95%CI 0.45～1.16）[74]。基于这些发现，III 期随机安慰剂对照的 MAGRIT 试验被设计用于在辅助环境中对 $I_B \sim III_A$ 期 NSCLC 切除且 MAGE-A3 表达呈阳性的患者进行 MAGE-A3 CI 测试[75]。MAGRIT 试验是迄今为止最大的肺癌临床试验，计划招募 2270 名参与者。其 3 个共同的主要终点是总体和无辅助化疗组的无复发生存时间，以及具有可预测的基因特征的患者的无复发生存时间。在所有患者中与安慰剂相比使用 MAGE-A3 免疫疗法治疗均未改善无复发生存时间（中位数无复发

生存时间为 60.5 个月 vs. 57.9 个月；HR 1.024；95%CI 0.891～1.177；$P$=0.7379）。同样的结果也出现在与辅助化疗组之间的对比上（MAGE-A3 CI 和安慰剂组的中位无复发生存时间分别为 58.0 个月和 56.9 个月；HR 0.970；95%CI 0.797～1.179；$P$=0.7572）[76]。

一项日本 III 期研究检查了术后免疫疗法与化学疗法联合治疗的效果[77]。共有 103 例 $I_B \sim IV$ 期 NSCLC 术后的患者被随机分配到有或没有免疫疗法的化疗中，试验收集数据包括自体激活的杀伤性 T 细胞和从患者区域淋巴结收集的树突状细胞。免疫治疗的加入显示出生存率的显著优势，其 5 年无复发生存率为 56.8%（单独使用化疗时为 26.2%；HR 0.42；95%CI 0.24～0.74；$P$=0.0027），且其 5 年总体生存率为 81.4%（单独使用化疗时为 48.3%；HR 0.23；95%CI 0.09～0.56；$P$=0.0013）。但是，鉴于 1/5 的研究对象患有晚期 NSCLC，并且所用的化疗方案广泛不同，因此，应谨慎解释这些结果。辅助免疫治疗的作用有待在大型、设计良好的临床试验中得到证实。表 98-2 总结了正在进行的辅助免疫疗法的临床试验。

## 二、结论

经过数十年的研究，数项大型随机试验已证明在 NSCLC 术后患者中辅助化疗具有明显的生存优势。术后铂类化疗为 II 和 III 期切除的患者提供了生存获益。其在 $I_B$ 期病变中的作用仍存在争议。在大型临床研究中有力的证据显示顺铂和长春瑞滨是能改善生存结果的方案。培美曲塞在辅助环境中也已成为长春瑞滨的替代品，因为它在晚期环境中具有良好的毒性特征和功效。在回顾性研究中，卡铂和顺铂具有相似的生存获益，但尚无前瞻性试验在辅助治疗中比较这两种药物。表现良好的老年患者确实从术后化疗中受益。分子靶向疗法和免疫疗法的作用正在探索中。随着靶向药物和免疫疗法的最新发展，结合创新的辅助治疗可为 NSCLC 切除患者提供更大的生存获益。

**表 98-2　正在进行中的辅助免疫疗法的临床试验**

| 临床试验编号 | 研究药物 | 试验分期 | 肿瘤分期 | 研究方案 | 主要终点 | 备　注 |
|---|---|---|---|---|---|---|
| NCT02595944 | 纳武单抗 | Ⅲ | $I_B$（4cm 或更大）～$Ⅲ_A$ | 纳武单抗<br>观察对照 | 无复发生存时间和（或）总体生存时间 | 包括 PD-L1 阳性和 PD-L1 阴性肿瘤 |
| NCT00455572 | GSK1572932A | I | $I_B$～$Ⅲ_A$，不可切除的Ⅲ期 | ①同时进行顺铂/长春瑞滨和免疫治疗<br>②免疫治疗后顺铂/长春瑞滨化疗<br>③不适合化疗的患者仅接受免疫治疗<br>④放化疗后不可切除的Ⅲ期仅接受免疫治疗 | 免疫反应、毒性 | MAGE-A3 阳性肿瘤 |
| NCT01853878 | PRAME 免疫治疗 | Ⅱ | $I_A$ $T_{1b}$～$Ⅲ_A$ | PRAME 免疫治疗<br>安慰剂 | 无复发生存时间 | PRAME 阳性肿瘤 |
| NCT02273375 | MEDI4736 | Ⅲ | $I_B$～$Ⅲ_A$ | MEDI4736<br>安慰剂 | 无复发生存时间 | PD-L1 阳性肿瘤 |
| NCT00006470 | 肿瘤疫苗 | Ⅱ | Ⅱ～$Ⅲ_A$ | 单克隆抗体 11D10/3H1 抗独特型疫苗＋放疗 | 免疫反应、毒性 | |
| NCT01143545 | K562-GM 疫苗 | I | 可切除的 NSCLC | K562＋塞来昔布＋环磷酰胺 | 毒性 | |
| NCT01909752 | DRibble 疫苗 | Ⅱ | Ⅲ | DRibble＋环磷酰胺<br>DRibble＋环磷酰胺＋咪喹莫特<br>DRibble＋环磷酰胺＋粒细胞巨噬细胞集落刺激因子 | 抗体反应最强的方案 | 经过明确治疗Ⅲ期疾病 |

MAGE-A3. 黑色素瘤抗原家族 A3；PRAME. 黑色素瘤的优先表达抗原；PD-L1. 程序性死亡配体 1

# 第 99 章
# 肺癌的放疗
## Radiation for Lung Cancer

Kevin L. Stephans  Rupesh Kotecha  Neil McIver Woody  Gregory Videtic  著
程 超 译

## 概述

放疗在肺癌的主要和姑息治疗中起着重要作用。立体定向放射疗法（SBRT）可替代手术治疗成为医学上不用手术治疗的 I 期非小细胞肺癌（NSCLC）的风险低且有效的治疗方法，且标准的体外放射疗法可作为 III 期肺癌的新辅助疗法、辅助疗法或主要疗法。有限分期（LS）的小细胞肺癌（SCLC）可通过化疗和放疗进行联合治疗。本章将详细介绍体外放射疗法在肺癌治疗中的作用。

### （一）I 期 NSCLC

对于不用手术的患者，可选择的治疗方式包括观察、标准放疗或 SBRT。除非肿瘤于临床观察中呈现稳定趋势，否则就不赞成对其进行观察，因为从以往数据来看，即使排除患者本身的其他并发症，肺癌的死亡率仍超过 50%[1-2]。在 SBRT 出现之前，可以选择以 60~70Gy 的剂量分 30~35 次进行常规辐射，然而，常规治疗的局部控制（LC）似乎较差，这可能是由于递送的生物学有效剂量（BED）不足[2-3]，无法实现较高的肿瘤控制率。此外，在低风险人群中，标准的分级治疗方案既漫长又不便，而且价格昂贵[4]。而且，鉴于 SBRT 的总体优越数据，人们已经放弃了将常规放疗与 SBRT 进行比较的多项随机研究。一项荷兰癌症注册研究证实了 SBRT

的效果，该研究的结果是，随着 SBRT 的实施，未接受治疗的 I 期 NSCLC 患者所占的比例有所下降，且放疗组的生存率得到了提高[5]。

#### 1. 立体定向放射疗法

SBRT 是一种放射技术，它允许通过多束光束精确地传输大部分辐射，这些光束由一组与肿瘤的直接位置有关的坐标引导，而不是与外部标记或解剖结构有关。大剂量和小的治疗剂量需要仔细划定靶标和非靶标结构，并精确管理靶标运动和治疗方案。SBRT 主要用于医学上不用手术的 I 期非小细胞肺癌，其他适应证包括肺部少发转移[6] 和胸腔再照射[7-8]。SBRT 在低风险的 I 期小细胞肺癌[9-10]、可手术的 I 期非小细胞肺癌中的作用[11-12]，以及 SBRT 可能增强常规分次放疗在局部晚期非小细胞肺癌中作用的研究正在进行中[13-14]。

SBRT 的执行从治疗计划开始，在该计划中，患者被固定在定制的设备（如真空袋）中，该设备通常符合其解剖结构，仰卧时手臂伸到头部上方（图 99-1A）。肿瘤运动可通过 4D CT 成像或荧光透视评估。如果有明显的肿瘤运动，可以通过腹部压缩来减少膈肌偏移，也可使用可控制的屏气或替代物（内部或外部）进行呼吸门控，或者通过肿瘤追踪和呼吸模型来控制。在治疗过程中，通过锥形束 CT（CBCT）或其他类似技术可以直接验证肿瘤位置，以确保在放射时正确靶向（图 99–1B）。肿瘤靶区（GTV）定义为在所有诊断图像的帮助下进行模拟分析获得的所有可见肿瘤。将其扩展到内靶区（ITV），以解决成像中记录的任何呼吸运动，最后扩展到计划靶区（PTV），以解决设置过程中的设置误差、变形和任何其他不确定性（通常为5mm）[15–16]。

使用静态光束、强度调制光束或一个或多个平面中的多个弧线的辐射束布置，通过计算算法来选择适当的辐射剂量，以及覆盖适当的辐射剂量，该算法考虑了组织密度的差异，目的是最大限度地实现剂量共形并迅速下降（图 99–2）。该法已经建立了对附近敏感组织如肺、心脏、脊髓、食管、气管、近端支气管树、脉管系统、臂丛神经和肋骨 / 胸壁的辐射剂量 – 体积关系的限制条件（表 99–1）[17]，随着经验的增长其将会不断完善。

放射剂量通常以 1～8 次给予，总量为30～60Gy，并取决于肿瘤的位置、大小，以及与敏感结构的接近程度。由于 BED 对放疗分割次数的大小非常敏感，因此已经使用线性二次方程式估算 SBRT 的 BED，尽管随着更多数据的出现也

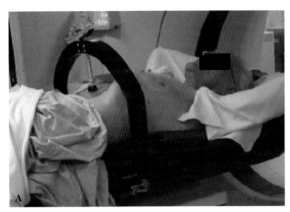

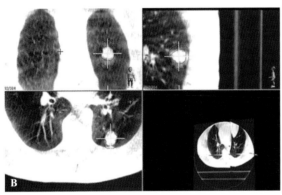

▲ 图 99–1　A. 针对 SBRT 的治疗设置和通过腹部按压进行的呼吸固定；B. 在治疗时获取的锥形束 CT 图像，确认主要目标（红色轮廓）与周围计划目标体积（PTV，紫色轮廓）对准

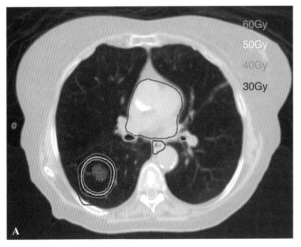

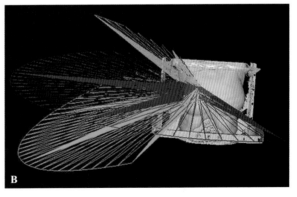

▲ 图 99–2　对于患有不用手术的右上叶 I_A 期（$T_{1b}N_0M_0$）肺癌且接受立体定向放射治疗（SBRT）的患者，进行代表性的轴向 CT 扫描（A）和相应的患者射线束排列（B），通过 3 个非共面弧 6 个 MV 光子将 60Gy 剂量分 3 次给予。值得注意的是，该患者的呼吸偏移受腹部箍紧压迫装置的限制。肿瘤靶区（GTV）由蓝色阴影体积表示，而计划靶区（PTV）由红色阴影体积表示。其中有风险的器官包括心脏（粉红色）、食管（紫色）、脊髓（黄色）和支气管树（绿色）。彩色图例中提供了代表性的等剂量线及其相应的剂量

表 99-1 立体定向体部放射治疗的正常组织约束

| 关键组织 | 超过阈值的最大临界体积 | 3 次分割治疗 | | 5 次分割治疗 | | 毒性终点 |
|---|---|---|---|---|---|---|
| | | 阈剂量（Gy） | 最大点剂量（Gy）[a] | 阈剂量（Gy） | 最大点剂量（Gy）[a] | |
| 脊髓 | < 10% 的亚体积 | 18.0（6.0Gy/fx） | 21.9（7.3Gy/fx） | 23.0（4.6Gy/fx） | 30（6Gy/fx） | 脊髓炎 |
| 食管[b] | < 5cm³ | 17.7（5.9Gy/fx） | 25.2（8.4Gy/fx） | 19.5（3.9Gy/fx） | 35（7Gy/fx） | 狭窄或瘘管 |
| 臂丛神经 | < 3cm³ | 20.4（6.8Gy/fx） | 24.0（8.0Gy/fx） | 27.0（5.4Gy/fx） | 30.5（6.1Gy/fx） | 神经病 |
| 心脏 / 心包 | < 15cm³ | 24.0（8.0Gy/fx） | 30.0（10.0Gy/fx） | 32.0（6.4Gy/fx） | 38（7.6Gy/fx） | 心包炎 |
| 大血管 | < 10cm³ | 39.0（13.0Gy/fx） | 45.0（15.0Gy/fx） | 47.0（9.4Gy/fx） | 53（10.6Gy/fx） | 动脉瘤 |
| 气管和大支气管[b] | < 4cm³ | 15.0（5.0Gy/fx） | 30.0（10.0Gy/fx） | 16.5（3.3Gy/fx） | 40（8Gy/fx） | 狭窄或瘘管 |
| 支气管 – 小气道 | < 0.5cm³ | 18.9（6.3Gy/fx） | 23.1（7.7Gy/fx） | 21.0（4.2Gy/fx） | 33（6.6Gy/fx） | 狭窄合并肺不张 |
| 肋骨 | < 1cm³ | 28.8（9.6Gy/fx） | 36.9（12.3Gy/fx） | 35.0（7.0Gy/fx） | 43（8.6Gy/fx） | 疼痛或骨折 |
| 皮肤 | < 10cm³ | 30.0（10.0Gy/fx） | 33.0（11.0Gy/fx） | 36.5（7.3Gy/fx） | 39.5（7.9Gy/fx） | 溃疡 |
| 肺（左和右） | 1500cm³ | 11.6（2.9Gy/fx） | — | 12.5（2.5Gy/fx） | — | 基本肺功能 |
| | 1000cm³ | 12.4（3.1Gy/fx） | — | 13.5（2.7Gy/fx） | — | 肺炎 |

Gy. 戈瑞；fx. 分割次数

a. 最大点剂量 ≤ 0.035cm³ 组织

b. 避免周向辐射

提出了替代模型，其在比较剂量方案时总体表现良好[18-19]。一项 I 期剂量递增研究确定了 54Gy 分 3 次照射作为 I 期周围型 NSCLC 的最大耐受 SBRT 剂量[20]。随后，一项 II 期研究确定了该方案对 < 5cm 的周围肿瘤具有良好的耐受性，但这种积极的剂量方案在治疗气管和支气管近端 2cm 范围内的肿瘤时会产生明显的毒性风险[21]。虽然这些不良反应在使用 SBRT 治疗此类中央型肿瘤时引起了一些关注，但要注意的是，日本系列采用较低的每次剂量（10~12Gy），并未报道 SBRT 对中央型肿瘤的定位具有明显的毒性[22-24]。荷兰的后续相关研究甚至对非常大的中央型肿瘤也验证了 60Gy 总量分 8 次给予的有效性及安全性[25]。美国的一些回顾性研究系列类似地证明了 SBRT 对中央型肺部病变的安全性，其剂量最大为 10Gy/ 次[26-27]。最近的 RTOG 0813 对中央型肺

肿瘤 SBRT 的剂量递增将剂量从 50Gy 逐步提高至 60Gy（5 次照射），在不中断的情况下完成了达到最高剂量水平的治疗，预计很快就会有结果[15]。

剂量反应关系长久以来已被确定，因此理论上如果 BED 超过 100Gy（10 次），则周围和中央型肿瘤中都可以安全地达到这一水平，从而改善 LC[24, 28]。最新发表的一些研究已经着手研究了 BED 超过 140~150Gy（10 次）的更高剂量是否可以进一步改善控制，但是该研究的结果有些矛盾[2, 29-30]，并且可能需要随机临床数据才能得出关于理想 SBRT 剂量分级时间表的坚定结论。

2. SBRT 结果

肺部 SBRT 后指定病变的局部控制通常定义为在原发肿瘤部位 1cm 内没有肿瘤残留，以往文献报道有效率为 90%~98%[12, 22-24, 31-34]。这与前瞻性外科手术相吻合，研究显示肺叶切

除术的局部区域失败率为 5%～7%，亚肺叶切除的局部区域失败率为 8%～17%[35-36]。对 40 项 SBRT 研究（共 4850 例患者）和 23 项外科研究（肺叶或亚肺叶切除，共 7071 例患者）进行的汇总 Meta 分析也表明，根据该定义的话局部控制率相似[33]。重要的是要注意，由于许多患者出现的显著的放射后纤维化可能导致对局部衰竭的高估，因此在 SBRT 之后确定局部衰竭的难度比经肺叶切除术更具挑战性。而且，不能排除纤维化内少量存活的肿瘤细胞的存在，以及 SBRT 系列的随访时间相对较短，可能会导致对局部衰竭的估计不足（图 99-3）[37]。此外，外科手术中的局

部控制率更常被报道为局部区域控制。考虑到整个肺叶控制失败时，SBRT 系列中的局部控制率则略有下降。RTOG 0236 是一项 SBRT 的标志性前瞻性试验，其对 Ⅰ 期周围型 NSCLC 使用 3 次总剂量 60Gy 的照射（异质性校正后为 3 次总剂量 54Gy），显示 3 年局部控制率为 97.6%，肺叶控制率为 90.6%，局部区域性控制率为 87.2%，远期复发率为 22.1%[34]。值得注意的是，报道称 SBRT 后淋巴结控制失败的发生率出乎意料地低于临床 Ⅰ 期肺癌的手术切除后的预期淋巴结控制率[38]，但是也有文章报道 SBRT 的局部控制率仍略高于外科手术[39]。随着治疗前成像质量的提

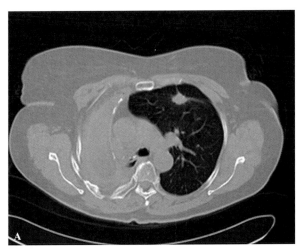
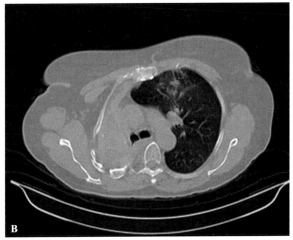
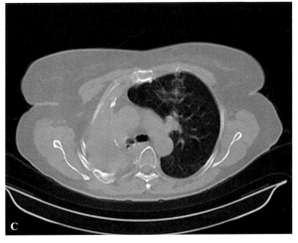

▲ 图 99-3　右全肺手术切除患者复发左上叶 Ⅰ 期肺癌（$T_1N_0M_0$），无法再次接受手术治疗，因此接受了立体定向放疗（SBRT）。胸部 CT 显示立体定向放疗前（A）左上叶结节，其于立体定向放疗后 6 个月（B）体积减小且被斑片炎症影包围。立体定向放疗 1 年后进行的胸部轴向 CT 扫描显示结节明显减小，与治疗区域周围斑片状、边界不清的组织浸润背景几乎没有区别（C）

高，以及非手术性淋巴结分期技术的可用性得到验证，因为这些技术在大多数 SBRT 治疗中仅适应运用，因此其今后依然可能影响淋巴结控制失效的发生。

与外科手术相比，用于 I 期 NSCLC 的 SBRT 通常与较低的总体生存率（OS）相关。这可能与医学上不用手术的患者占多数，以及 SBRT 系列并发症导致的高死亡率有关 [33, 39-40]。在进行多变量调整或倾向性匹配分析之后，观察结果支持 SBRT 的总体生存率通常类似于外科手术队列 [33, 39-40]。值得一提的是，在可手术治疗的患者中进行少量的 SBRT 已产生了出色的总体生存率结果 [11-12]。先前提到的汇总分析还证明了总体生存率与单个 SBRT 队列中可手术患者的百分比之间的关系，这在对手术队列进行曲线拟合时也暗示了其在可手术患者中有类似总体生存率的潜力 [33]。但是，最终，建模数据不能替代临床数据，并且在美国人群中，长期没有足够的患者进行 SBRT，因此手术仍应是美国可手术患者的治疗方式。

### 3. 患者选择

NSCLC 患者经常出现与疾病危险因素（如吸烟和环境暴露）有关的医学并发症。在临床上，影响因素的范围包括从临床上无法操作到手术并发症和死亡率等。它也适用于因手术而可能导致生活质量改变的患者，以及身体健康且手术风险最小的患者。多学科决策是选择的关键，选择的治疗方法要与患者的疾病、医疗风险状况和患者目标相匹配。已建立的评估手术发病和死亡风险的模型对于将患者分配为手术和非手术治疗组至关重要 [41]。具有低手术风险的可手术患者应进行肺叶切除术。随着患者合并症的增加，并发症和死亡率等手术风险都会增加，因此考虑使用 SBRT 变得更加合适。转变为接受 SBRT 的理想阈值一直存在很大争议，尽管模型研究表明这个值可能在 3.5%～4% 的手术死亡率附近，高于此水平，SBRT 可能是更具成本效益的选择 [42-43]。尽管这个阈值确实接近我们机构的选择，为了绝

对确定这一水平，需要更好的数据来比较外科手术和 SBRT 的结果。除了单纯的局部控制作用和基于风险的患者选择之外，从决策角度来看，另一个具有挑战性的群体是老年但可手术治疗的患者，他们在生命的最后几十年中可能会将治疗的简便性、生活质量和避免风险视为同样重要的结果。预期的生活质量研究表明，SBRT 与良好的身体功能保存、避免呼吸困难、社交幸福和情绪功能有关 [44]，而外科手术队列表明疼痛、呼吸困难、疲劳持续存在，并且某些身体功能从基线持续下降至手术后 8～24 个月 [45]。尽管手术仍然是这类可手术治疗的患者的标准治疗方式，但重要的是要权衡结果和风险的可能性如何适应患者的优先重点，同时仍然保持总体目标。身体健康但年长的患者可能会看重非手术方法的简单性或将生活质量和风险管理放在优先于肿瘤学结局的微小差异之上，这对决策提出了挑战。上述相互作用与肺癌可操作性范围之间的动态关系使得患者的选择极具挑战性。

### 4. 毒性

SBRT 总体上具有良好的耐受性，即使在无法手术的人群中也是如此。治疗后患者可能会疲劳 4～6 周（图 99-4）[44]。肺功能保持良好 [46]，通常发生辐射性肺炎的风险 < 3% [12, 22-24, 31-34]。即使肺功能严重受损的患者其总体生存率也处于均值或均值以上 [47-48]，表明只要患者身体一般状态可，能承受 SBRT 的肺功能没有明确的下限。尽管如此，探寻不能进行 SBRT 的标准仍有必要。虽然经历 SBRT 治疗后患者通常症状较轻，而且可能比外科手术治疗少见，但经过治疗后，10%～25% 的患者可能会发生神经性疼痛和肋骨骨折。据报道，胸壁疼痛、皮肤溃疡、臂丛神经病变、支气管或食管瘘管更为严重，但这种情况极为罕见，如果正确识别，在计划过程中合理调整剂量方式可改变并发症风险 [49]。

### （二）II 期 NSCLC

II 期 NSCLC 并不常见，其几乎都可以通过

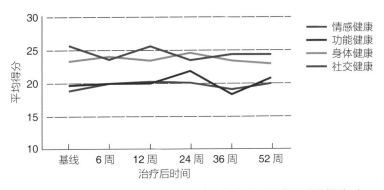

▲ 图 99-4　立体定向放疗治疗不用手术的 I 期肺癌患者的平均生活质量评分（*N*=21）（2008.07—2009.04）

通过癌症治疗肺功能评估（FACT-L）评估生活质量。平均得分 ± 标准差。前瞻性生活质量研究表明，在 I 期 NSCLC 接受 SBRT 治疗后，身体（physical well-being）、功能（functional well-being）、社交（social well-being）和情感（emotional well-being）的健康得以维持 [44]

经 Springer 许可转载，引自 From Videtic GM, Reddy CA, Sorenson L. A prospective study of quality of life including fatigue and pulmonary function after stereotactic body radiotherapy for medically inoperable early-stage lung cancer. *Support Care Cancer* 2013; 21: 211–218. © Springer-Verlag 2012 版权所有

外科手术后辅助化疗来治疗。尚无文献报道在 SBRT 中给予高剂量照射可以达到足够的局部控制率，对于有明显横截面照射的肺门或纵隔淋巴放疗敏感区域，尚无安全的记录。这就需要在这种设置下使用分级辐射，以降低 BED。不能耐受手术切除的患者可以同时或顺序进行放化疗，如果不能耐受化疗的话，可以只接受放疗。类似于以下针对 III 期病变讨论的剂量和靶向策略，同样也适用于这种情况。

T$_3$N$_0$ 期是 II 期 NSCLC 的独特亚型。在外科治疗后的 T$_3$N$_0$ NSCLC 中使用放疗存在争议，并且数据有限。由于 R$_0$ 切除术可提高生存率 [50]，因此如果需要完整切除可能需要对肿瘤进行降低分期处理，这种情况下则可考虑使用新辅助放疗。但是，随着手术后重建工作的进展，这种情况很少见。尚无关于 T$_3$N$_0$ 术后放疗的随机临床试验报道。一项小型回顾性研究表明其可能获益，而另外两个较大的队列研究则显示没有生存获益。因此，在这种情况下，术后放射治疗的主要指征应限于手术切缘阳性 [51]。不能手术的胸壁浸润（T$_3$N$_0$）且肿瘤＜ 5cm 的患者符合 RTOG 0236 的入组资格 [34]。但是，这些均未纳入研究，是否给予 30～35 次 60～70Gy 的 SBRT 或常规放疗，且基于并发症联合或不联合化疗仍存在争议。

### （三）III 期 NSCLC

#### 1. 潜在可手术的 III$_A$ 期 NSCLC

III 期 NSCLC 决策中最重要的分支是是否进行三联疗法与非手术疗法。对于可切除的 III$_A$ 期患者，手术评估应始终包括多学科评估，包括胸外科、呼吸内科、肿瘤科和肿瘤放射科。胸外科医生对可切除性进行评估，由呼吸内科、胸外科，以及可能的心脏科领导的多学科团队对能否手术进行评估，并基于已建立的模型对预期的手术风险进行评估。非手术治疗的局部控制率通常不如手术切除 [52-53]。这是由于当照射范围包括大部分的纵隔组织时，放射对正常组织产生毒性反应，由此产生治疗的限制性。鉴于手术和非手术患者的 II 期临床试验结果存在较大差异，因此这些结论不可靠。可切除的 III$_A$ 期 NSCLC 的治疗分配仍存在争议，因为在该患者人群中进行的两项随机试验均未显示两种方法具有明显优势。Intergroup 0139 研究将 396 例可手术切除的 III$_A$（N$_2$）NSCLC 患者随机分配至：①放疗剂量至 61Gy 并同时进行 2 个 PE 周期（顺铂

50mg/m$^2$，第 1 天、第 8 天、第 29 天、第 36 天，依托泊苷 50mg/m$^2$ 第 1～5 天、第 29～33 天）；②相同的化疗方案，同时放疗至 45Gy，然后手术切除[53]。手术切除可使无进展生存期（PFS）得到改善。在整个队列的患者中总体生存均无获益。但是，必须注意的是，在对接受肺叶切除术的患者进行的亚组分析中，与仅接受确定性放化疗的患者相比，接受三联疗法治疗的患者的生存率翻了一番（5 年生存率：18% vs. 36%）。第二项随机研究 EORTC 08941 显示，与放化疗相比，三联疗法在无进展生存时间或总体生存时间方面无差异（在这种情况下，先进行放疗后序贯化疗）[54]。在这 2 个试验中，手术死亡率都很高，超过了有经验的研究中心连续报告的死亡率。因此，作者支持为预期的外科手术并发症率和死亡率低的患者提供三联疗法的策略，同时在其余患者中推迟进行非手术治疗。尽管通过手术切除可以改善局部控制率，但导致局部控制失败的主要模式仍未明确，因此必须仔细权衡在该患者人群中切除术的风险与逐步升级局部治疗使情况改善之间的平衡。

### 2. 单独进行新辅助放化疗或新辅助化疗

对于 III$_A$ 期接受手术治疗的患者，在进行新辅助放化疗（Intergroup 0139 研究的标准）与单独进行新辅助化疗及病理指导下进行保守放疗治疗之间还存在争议。两项功效稍差的随机试验的结果表明，新辅助放化疗可提高完全切除率和纵隔淋巴结降期，并可能在不明显改善无进展生存时间或总体生存时间的情况下改善临床反应[55-56]。虽然在手术并发症或死亡率方面没有明显差异，但新辅助放疗确实会增加血液学毒性和食管炎的发生[55-56]。这些结果令人困惑的事实是，较大的 GLCCG 研究的新辅助化疗组中的患者接受了辅助放疗，因此这确实是一项新辅助化疗联合辅助或新辅助放疗的试验。RTOG 0412 是一项 III 期试验，比较了在接受新辅助药物顺铂和多西他赛化疗的情况下有或没有进行 50.4Gy 胸腔放疗的作用，两组患者在手术切除后均接受了辅助多西他赛治疗。不幸的是，由于患者人数不足，该

试验被放弃了。SAKK-16/00 和 NCCCTS-06-164 随机试验目前正在研究此问题。

### 3. 诱导性同步放化疗方案

根据 SWOG 8805，诱导性同步放化疗通常指分 25 次给予总量 45Gy 的放射量，同时给予顺铂和依托泊苷化疗（图 99-5）[57]。在该方案对用于淋巴结阴性 Pancoast 肿瘤患者的 II 期合作组研究中，其 5 年总生存率＞50%[58-59]。包括每天 2 次分割治疗的替代诱导方案也已成功使用。鉴于新辅助放化疗后纵隔淋巴结降期的发生率与总生存率一直相关，因此目前已探索了大剂量诱导方案——30 次总量 60Gy 以上的纵隔放射治疗。尽管早期结果确实证实了此方案拥有出色的纵隔淋巴结降期效果，但总体生存率的改变尚不多见，并且据报道与标准治疗方案相比此方案毒性增加。目前正在积极进行的 RTOG 0839 试验研究中正在研究这种方法，该试验以 30 次给予 60Gy 的放射量，并随机联合或不联合同期帕尼单抗治疗[60]。

### 4. 术后放疗

4 项随机试验已经证实对于 II～III 期非小细胞肺癌术后进行辅助化疗能增加生存率[61-65]，然而辅助放射的适应证范围相对较小。从以往发表的研究来看，PORT Meta 分析提示 I 期和 II 期 NSCLC 进行术后放疗会损害生存。其纳入的研究主要基于利用大视野的 2D 计划外光束辐射。这些治疗通常使用低能耗或基于 $^{60}$Co 的处理平台[66]。据推测，这种大范围辐射引起的心脏和肺部并发症抵消了放疗局部控制的益处。意大利最近进行的一项更现代的研究表明，I 期非小细胞肺癌小区域（仅支气管残端）放疗可能使生存获益[67]，但是此结果尚无法重复，并且目前也不推荐 I 期或 II 期 NSCLC 术后进行放疗。

肺癌研究组（包括在 PORT Meta 分析中）证明了在 III 期 N$_2$ + 切除的 NSCLC 中进行术后放疗能改善局部控制率[66-68]。此外，一项随机辅助化疗研究的亚组分析[69]，以及对 SEER 数据库和国家癌症数据库[70-71]的研究也表明对 III 期非小

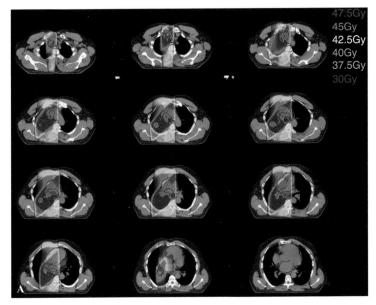

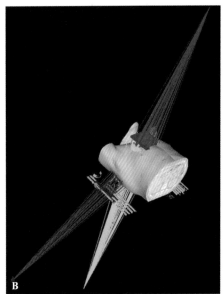

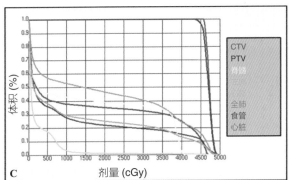

▲ 图 99-5　**A.** 对右上叶Ⅲₐ期（$T_{1b}N_2M_0$）腺癌行诱导性同步放化疗的患者的肿瘤靶区（**GTV**，绿色轮廓）和临床靶区（**CTV**，蓝色轮廓）的代表性轴向 CT 扫描，通过 3 个视野使用 10 个 **MV** 光子给予 25 次（**1.8Gy/ 次**）**45Gy** 的放射量，然后进行右上叶切除和纵隔淋巴结清扫术。其还包括了有风险的器官心脏（红色）和食管（紫色）。以颜色渐变格式显示剂量分布，以及在颜色图例中标识相应剂量。**B.** 图中显示带有光束布置的患者治疗计划渲染图。在该渲染图中可以看到使用了三个放射场来包围治疗体积，包括前（红色）、后（绿色）和后倾斜场（蓝色）；**C.** 剂量 - 体积直方图。临床靶区（**CTV**）包括总体疾病和疾病的微观扩展范围，而计划靶区（**PTV**）包括可能产生偏差的区域。肺癌患者的危险器官包括脊髓、全肺、食管和心脏。除了对剂量分布进行定性分析外，还应仔细检查最小、最大和特定体积的限制条件，以确保放疗方案能使放射治疗剂量最大化至肿瘤体积，并使放射治疗剂量最小化到不影响的正常器官

细胞肺癌术后增加现代高科技治疗方式能显著改善患者生存时间。

术后放疗通常在化疗完成后序贯进行。如手术切缘阳性，则可同期进行[72]。术后放射的目标区域是支气管残端和肺门，以及临床和病理上确认的纵隔结节。其他区域的结节也可以被覆盖。对于切缘阴性的患者，推荐剂量为 50Gy（25 次）。在切缘靠近肿瘤或切缘阳性的情况下，应将剂量增加至 54～60Gy，放射量分 27～30 次给予。

### 5. 未手术治疗Ⅲₐ和Ⅲ_B期 NSCLC

未手术Ⅲₐ期非小细胞肺癌的标准治疗是同步放化疗（放疗剂量为 30 次 60Gy）[73]。包括 RTOG 94-10[74] 在内的几项随机试验以及一项 Meta 分析[75] 均表明，当可以同步进行化疗时，总体生存的结局改善了约 6%。对于不能忍受同步治疗的患者，可以选择先化疗再放疗。那些不能接受化疗的人可以只接受放疗。当只进行序贯疗法或放疗时，可能需要增加放疗剂量或改变放

疗次数。RTOG 8311 研究显示与每日放疗相比，每天 2 次给予 1.2Gy/ 次，总量 69.6Gy 的放疗表现出更好的疗效。独立的研究表明，每日分 3 次给予放疗比标准放疗方案效果更佳[76—78]。对于风险低的患者，此类高分割方案可能在逻辑上具有挑战性，可以考虑采用低分割方案，例如 15 次总共 45Gy 的放射量[79]，或者分为 2 个疗程，每个疗程给予 10 次 30Gy 的放射量[80]。一项 Meta 分析表明，如果无法进行同步化疗，则采用改变后的低分割方案能使 5 年生存率提高 2.5%[81]。

相比之下，改进的分割放疗方案[74] 或 30 次给予超过 60Gy 放射量的剂量递增放疗方案似乎都不会比同步放化疗方案更具优势。回顾性队列研究[82]，一系列的 RTOG Ⅱ 和 Ⅲ 期临床试验[83] 的汇总分析以及一项中国随机试验[84] 表明剂量增加可能有益，而近代标志性研究 RTOG 0617 却显示其并无优势。这可能是因为 30 次给予超过 60Gy 的放射量可能给身体带来的伤害[85]。RTOG 0617 招募了 544 位患者，随机分为 30 次 60Gy 放射量组和 37 次 74Gy 放射量组。高剂量组的总生存时间明显降低，其可能是因为较高的心脏相关并发症和较低的存活率相关，但尚未得到证实。另一个随机对照试验采用在同步以卡铂或紫杉醇为基础的化疗方案中增加西妥昔单抗，其并未改善总生存时间，却增加了毒性。与目前统一的剂量递增不同，较新研究的如 RTOG 1106，正在测试使用等毒性模型进行先进的成像和自适应辐射重新规划是否可以为增加治疗强度使局部控制最大化提供依据[86]。同样，RTOG 1308 将使用质子重新测试剂量递增的效果，与光子相比，质子具有独特且潜在的剂量分布优势[87]。

根治性放射的目标靶区已随着时间的推移而逐步发展。早期试验使用基于 2D X 线的放射线靶向治疗骨解剖学所描绘的标准综合区域。即使转到基于 CT 的 3D 治疗计划之后，大多数以往的放疗方案也涵盖了已知肿瘤体积及"选择性淋巴结放射"的覆盖范围。这意味着淋巴结的覆盖范围超出了影像学和病理学上明确确定的范围。

最新的研究只针对已知的受累部位进行治疗。并且，在未辐射的选择性淋巴结区域发生肿瘤残存的情况非常少见（＜ 5%）[88—90]，因此可以忽略以减小照射大小、正常组织暴露及毒性反应。一项中国随机研究对标准剂量选择性淋巴结放射与剂量递增的受累部位放射进行比较，同样显示出较小放疗区域的益处[84]。考虑到选择性淋巴结放射的罕见失败，再加上仅针对已确定的疾病部位进行放疗拥有的高成功率，这种放疗方案被现代指南广泛认可[52, 84, 88]。

### （四）转移性 NSCLC 的姑息治疗

转移性 NSCLC 放疗的主要适应证是减轻转移灶引起的症状或对化疗渗透性较差的中枢神经系统疾病进行治疗。仅患有 Ⅰ 期胸部疾病的孤立性脑转移患者可受益于合并胸部放疗或 SBRT[91]。除此以外，无症状 Ⅳ 期患者应在临床试验方案之外单独接受全身治疗或姑息治疗。在可靶向治疗的突变患者中，使用 SBRT 来逆转耐药性是一个有前途的研究领域[92]。SBRT 对孤立性转移非小细胞肺癌经过一线治疗进展后的作用的早期报道也颇具争议[93, 94]。然而，这些都需要进一步的调查取证才能成为临床实践的一部分。

对于有症状的胸部疾病患者，一些随机试验研究了 10 次 30Gy 放射量对比少次放射方法的作用（例如相隔 1 周的 2 次 17Gy 的放射量）[95, 96]。这些研究表明可以通过简单的治疗方案来安全有效地治疗胸部症状，当剂量达到一定程度时，不会因为增高放射剂量而引起其症状的进一步缓解。某些表现良好状态的患者可能会从高剂量姑息疗法（30Gy/10 次放射量或更高）中获益。但这种获益是以适度较高的食管毒性率为代价的[96]。尽管只在 NSCLC 患者中进行了姑息性放疗的随机临床试验，但此类治疗方法和结果很容易适用于小细胞肺癌（SCLC）相关症状的患者。

骨转移同样可以通过一系列具有相同症状缓解的剂量分级方案来治疗。一项 Cochrane 分析对 11 项前瞻性随机研究的单种与多种姑息性放疗方案进行了回顾，其中包括 3435 名跨越多个原发肿瘤部位的骨转移患者，尽管结果表明放疗确实降低了再次治疗的需求（7% vs. 22%），以及多种方案能降低病理性骨折风险（1.6% vs. 3%）[97]，但肿瘤的病理反应率却没有差异。这些小的差异应引起我们的注意。但是，对于总体预后较差的患者，单次治疗方案的效率可能还不错。

来自 NSCLC 和 SCLC 的脑转移瘤通常需要手术治疗，然后再进行放射治疗。否则，仅放射线不能使化疗药物穿透血脑屏障。目前可以使用针对 NSCLC 的分级预后评估（GPA）来评估患者的结局[98]。对于 GPA 较高、病变数量有限、身体良好且无进行性颅外疾病的患者，选择立体定向放射治疗（SRS）与全脑放疗（WBRT）或不使用立体定向放射治疗的加强疗法是有争议的[99]。最近，诊疗趋势已转向主要的立体定向放射治疗。其可能会使局部控制率改善，神经毒性降低和生活质量改善。最新的美国 NCCN 指南对此提供了文献支持，即使对于具有多个病变的患者也是如此。但是，这有可能使患者处于远期颅内衰竭的风险中。对于已接受全脑放疗的患者，可以考虑针对具有特定疾病特征（例如单个病变存在，转移大或身体良好的患者）的立体定向放射治疗加强疗法[100, 101]。考虑到立体定向放射治疗加强疗法的疲劳、记忆力改变、脱发及其他不良反应[102]，人们已努力寻找降低毒性的策略。在一项独立研究中，美金刚药物，以及更引人注目的是利用海马保留强度调制辐射递送的避免海马受伤的全脑放疗，可以降低神经认知毒性。RTOG 0933 是一项非随机化的 II 期临床试验，旨在研究保留海马的全脑放疗在治疗脑转移中的可行性。目前没有证据表明其脑部损伤率增加（在 4 个月时平均失忆率只有 7%），对比以往报道的侧向束类似剂量方案，脑部损伤率则为 30%[103]。

### （五）小细胞肺癌

#### 1. 局限期小细胞肺癌

考虑到即使是局限期小细胞肺癌也有可能成为区域性和全身性疾病，因此从 20 世纪 60 年代（化疗出现前时代）进行的一项研究表明，与手术切除相比，区域性放疗能使生存有所改善，这并不奇怪[104]。即使在 20 世纪 80 年代开始采用化学疗法，许多随机试验也表明，在化疗中增加胸腔放疗可将胸腔治疗失败减少大约 50%（仅采用化疗的情况下，这一比例为 75%～90%，而在化疗中加上胸腔放疗时则为 30%～60%）[105]。Meta 分析已类似地证实，与单纯化疗相比，增加联合放疗可为接受联合放化疗的患者带来 5% 的 OS 获益[106, 107]。Meta 分析研究了放疗的时机，表明以铂类化疗的第 1 周期或第 2 周期开始治疗似乎具有最大优势[107-109]。

最佳照射剂量分级方案尚不清楚。美国的医疗标准通常为 45Gy 分 30 次给予，在 3 周内每天 2 次，同时给予依托泊苷和顺铂化疗 4 个周期中的头 2 个周期。这是根据一项随机研究得出的，该研究证明了该方案的优越生存率，相比之下，在 5 周内每天照射 1 次，分 25 次提供 45Gy 时，其存活率更高[110]。目前尚不清楚这种优势是由于每天 2 次治疗还是每天 1 次治疗，在耐药克隆可能快速繁殖的疾病中更快完成治疗，还是由于每天 2 次治疗中较高的 BED（或这些因素的组合）所致。值得注意的是，每天 2 次的分组中 3 级和更高程度的食管炎的发生率有所增加（11% vs. 27%），尤其是对于 70 岁以上的患者。对于 40Gy 的治疗方案，已经发表的 II 期临床试验结果显示在第 2 次化疗周期给予 15 次放疗[108]，每日 1 次或每天 2 次在 5 周内给予 61.2Gy 放疗剂量，或在 7 周内每日照射，33～35 次给予 66～70Gy 的放射量所达到的效果相似[112]。在美国和英国正在进行着许多比较上述方案的随机试验[113-114]。

#### 2. 预防性颅脑照射

SCLC 对大脑有很高的亲和力。虽然只有 10% 的患者在初次诊断时出现脑转移，但大约 50% 的患者会在其病程中发生脑转移。考虑到这种风险，研究者们对预防性颅脑照射（PCI）进行了研究以解决出现的微小肿瘤负荷。事实证明，预防性颅脑照射可降低局限期小细胞肺癌患者的脑转移风险（58.6% vs. 33.3%），并改善 OS（15.3% vs. 20.7%，3 年）[115]。Meta 分析表明脑转移率的降低与放射剂量反应相关。随后也完成了另外一项随机试验以评估放射剂量增加的作用。其确定预防性颅脑照射剂量的 10 次给予 25Gy 放射量（对比每天 1 次或每天 2 次，总共 36Gy）仍是目前的诊治标准，其具有最低的毒性发生率和与其他治疗方案相当的总体生存时间[116]。与局限期小细胞肺癌相比，在晚期小细胞癌患者中有 15% 出现了相似的获益，该试验同时也探讨了预防性颅脑照射在晚期小细胞癌患者中的作用。2007 年，EORTC 报道了一项 III 期临床试验的结果，该试验将晚期小细胞肺癌患者随机分为预防性颅脑照射或观察对照组[117]。在 1 年时，研究者发现预防性颅脑照射患者的症状性脑转移率较低（15% vs. 40%），并且 1 年（27% vs. 13%）和中位（6.7 个月 vs. 5.4 个月）生存时间有所改善。对这项研究的批评包括以下事实：预防性颅脑照射之前没有基线脑成像，因此有一定比例的患者在预防性颅脑照射时可能患有活动性全脑疾病（尽管是亚临床的）。但是，这项研究的结果表明，在广泛期小细胞肺癌中也应考虑使用预防性颅脑照射。尽管大多数广泛期小细胞肺癌仍然是无法治愈的疾病，且对预防性颅脑照射的生存时间获益也非常有限，但在选择广泛期小细胞肺癌的患者期间必须牢记治疗的毒性。尽管预防性颅脑照射的毒性一般，但患者确实会出现几个月的疲劳，以及持续的短期记忆和平衡变化。未来的计划是探索技术，例如上述针对局限性小细胞肺癌进行的预防性颅脑照射中可保留海马的全脑放射。

### 3. 广泛期小细胞肺癌

从历史上看，广泛期小细胞肺癌的标准治疗方案是 6 个周期的依托泊苷和顺铂化疗，除了缓解复发性疾病的症状外，放疗无明显作用。尽管一些较小的研究并未显示出放疗对广泛期小细胞肺癌的益处，但 Jeremic 及其同事在 1999 年进行

的一项随机试验表明，通过给予加速多次分割胸腔放疗（54Gy/36 次，每天 2 次，18d）合用每日给予卡铂 / 依托泊苷可以明显改善 5 年生存率（9.1% vs. 3.7%）。与单独化疗经过 3 个疗程的诱导化疗后远处转移灶完全缓解和局部病灶至少部分缓解的患者相比，两者作用相当[118-119]。这一结果促使人们进一步研究合并胸部放疗对广泛期小细胞肺癌的作用。最近一项研究 EORTC 将 498 例对 4~6 个疗程化疗至少部分反应的广泛期小细胞肺癌患者随机分为给予 30Gy/10 次剂量的合并胸部放疗组（不针对转移灶治疗）及对照组，两组均接受预防性颅脑照射[119]。虽然 1 年生存率的主要终点没有统计学上的显著改善（胸腔放疗为 33%，而对照组为 28%），但 2 年生存率却有所改善（13% vs. 3%），同时病程也有所减少。RTOG 0937 是第二个合作小组研究，研究了胸部放疗合用预防性颅脑照射对 4 个或更少包含原发灶和转移灶的肿瘤灶有部分反应的患者的作用。这项研究于 2015 年初结束，原因则是在中期分析时该研究已经超过了观察到改善生存率这个主要终点的边界。此外，实验组的更高级毒性反应过多[120]。RTOG 0937 确实以比 EORTC 研究更高的剂量治疗了原发肿瘤，并且还要求覆盖原发部位以外的转移部位。在等待 RTOG 0937 的最终结果之前，不建议在广泛期小细胞肺癌化疗有一定缓解率后进行积极的大范围放疗。但是，在某些患者中可以考虑保守性给予 30Gy/10 次的放疗。

### （六）展望

随着生物学靶向治疗的出现，我们需要研究如何最好地结合这些药物与放疗以应用于肺癌患者。此外，与放疗抵抗和正常组织敏感性相关的研究可能会通过制订个体化治疗方案显著改善患者的放疗效果。最后，随着全身疗法的改善，不发生多处转移相关疾病的患者人数将会增加。将来，可能会有患者受益于立体定向切除单个转移部位，同时继续进行其他成功的全身治疗。

# 第 100 章
# 非小细胞肺癌的综合治疗
## Multimodality Therapy for Non-Small Cell Lung Cancer

Onkar V. Khullar    Seth Force    著

程 超 译

随着非小细胞肺癌（NSCLC）疗法进展不断更新，目前肺癌管理已变得越来越多学科化，其通常涉及胸外科、呼吸内科、肿瘤科、放射科和介入放射科。多模式疗法使我们能够将诊疗范围扩大到以前几乎没有或没有治疗选择的患者。由于目前管理肺癌患者的复杂性，国家综合癌症网络（NCCN）和美国胸科医师学院（ACCP）现在都建议利用多学科肿瘤委员会为患者提供最佳的多模式治疗选择[1-2]。然而，尽管越来越多地使用跨学科诊治，但关于多模式疗法在非小细胞肺癌的治疗中的各种作用仍存在相当大的困惑。针对这个问题，2012 年进行了 2 次独立调查，其采用问卷调查的模式询问了肿瘤科医生和胸外科医生，结果发现ⅢA 期非小细胞肺癌的治疗存在很大差异。实际上，不仅各专业领域之间存在差异，而且在个别专业领域内也存在明显缺乏共识的情况[3-4]。

为了给肺癌患者提供最佳诊疗，手术和胸外科医生的判断仍然至关重要，因为手术切除仍是Ⅰ～ⅢA 期非小细胞肺癌的主要治疗手段。因此很有必要让胸外科医生参与或意识到所有可手术切除肿瘤的诊疗方式，并且外科医生必须熟悉每种治疗模式中的所有可能疗法。考虑到这一目标，本章将回顾非小细胞肺癌患者诊疗过程中多模式疗法的当前选择和标准。

## 一、Ⅰ期非小细胞肺癌

### （一）外科治疗的辅助治疗

尽管辅助化疗和其他靶向治疗不断改善，早期肺癌的主要治疗手段仍是手术切除[1]。对于合适的患者，外科手术治疗的金标准仍然是解剖性肺叶切除术。该建议基于肺癌研究小组（LCSG）在 1995 年完成的一项随机试验[5]。楔形切除和肺段切除等方法不在本章范围之内。无论采用肺叶切除还是亚肺叶切除，外科医生的最重要的关注点应该始终是获得切缘阴性（$R_0$）的完整切除。虽然没有像晚期阶段那样被清晰地描述相关诊疗方法，但Ⅰ期非小细胞肺癌的多学科诊疗方式肯定是有一定作用的（表 100-1）。

尽管在大多数情况下并不需要术前活检，但是多学科团队（包括外科医生、放射科医生和肿瘤科医生）应对适应证进行讨论。可手术切除的周围型肿瘤很少需要进行术前活检以确认诊断为癌症。较高的假阴性活检率和与胸腔镜楔形切除术相关的低并发症率导致经皮活检的作用减弱。此外，一些研究提示经皮穿刺活检后手术切除后肿瘤胸膜复发和转移概率增加[6]。尽管这些回顾性研究的结果显示其潜在危害有一定的争议，但对于临床可疑和周围型Ⅰ期肿瘤，经皮穿刺活检通常是不必要的有创性操作。

另外，可能需要对中央型肿瘤进行术前活检，

**表 100-1　Ⅰ期小细胞肺癌的多模式治疗**

- 手术切除 ± 近距离放射疗法 [a]

- 术前经胸或经支气管标记定位，术中荧光透视

- > 4cm 的肿瘤给予铂类药物为基础的辅助化疗

- 高危人群的替代手术治疗方式
  - 立体定向放疗法
  - 射频消融

a. ACOSOG Z4032 的结果显示，除手术切缘阳性外使用 $^{125}$I 近距离放射疗法对局部复发无明显改善

引自 Fernando HC, Landreneau RJ, Mandrekar SJ, et al. Impact of brachytherapy on local recurrence rates after sublobar resection: Results from ACOSOG Z4032 (Alliance), a phase Ⅲ randomized trial for high-risk operable non-small-cell lung cancer. *J Clin Oncol* 2014; 32(23): 2456–2462.

如果为良性病变就不需要进行"诊断性肺叶切除术"，尤其是对于潜在不适于手术的候选患者或癌症临床证据较弱的患者。在这种情况下，由多学科团队进行审查可能有助于确定最佳的诊断方法：经皮经胸针穿刺活检、经支气管穿刺活检或手术切除。电磁导航支气管镜检查(electromagnetic navigation bronchoscopy，ENB) 是一种有前途的跨学科技术，可通过该技术对肺实质内的病变进行活检。最近对包括 1100 例患者在内的 17 项研究进行了 Meta 分析，发现该技术的敏感性和特异性分别为 82% 和 100%。除活检外，ENB 可同时用于标记物的放置，这可能能指导荧光镜下肿瘤术中定位或立体定向放疗（SBRT）。

尽管外科手术切除是公认的主要治疗方法，但应考虑为患者提供几种其他治疗选择，尤其是在肺功能不足以耐受肺切除的患者中。早期非小细胞肺癌的最佳治疗方法的选择主要考虑的是预防局部复发。尽管人们认为手术是一种治愈性治疗方法，但仍有大量患者无法治愈而复发。LCSG 的结果显示，Ⅰ期肺癌在肺叶切除术后局部复发率为 7%，在亚肺叶切除术后局部复发率为 18% [7]。几个回顾性病例系列显示了相似的结果，且还提示 $I_B$ 和 Ⅱ 期疾病的复发率更高 [1]。因此，在早期阶段，多模式疗法的一个重要目标是预防局部复发。为此，科学家们已经研究了几种

疗法作为外科手术切除术的潜在辅助手段：术中荧光镜下的肿瘤定位、近距离放射治疗、局部放射和辅助化疗。

通常，亚厘米的磨玻璃病灶在胸腔镜下很难找到或触及。研究者们最近报道了使用术中荧光检查术进行术中定位的多学科技术 [7]。在这项技术中，术前于 CT 引导将金质标记物经皮插入肿瘤周围位置。然后使用术中透视检查来鉴别和定位病变。使用这种方法在 98% 的病例（58 例中的 57 例）中成功切除了肺结节，其中 20% 被确定患有原发性肺癌。与手术相关的并发症发生在 3 例患者中，包括标记物栓塞、标记物移行和实质内血肿。或者也可以使用电磁导航支气管镜检查而不是 CT 引导的针头放置标记物。这种相对简单的多学科技术可用于识别小的、半固态的和难以识别的病变。

先前已提出亚肺叶切除时应用近距离放射治疗以试图预防局部复发。近距离放射疗法是用缝合的方式或人造 Vicryl 纤丝网浸透 $^{125}$I 颗粒的方式将放射性 $^{125}$I 颗粒掺入夹闭切缘的肺吻合钉中，以此达到对手术切缘近距离放射的作用。术中近距离放射疗法在理论上具有 100% 的患者依从性且对周围组织的放射损伤最小的优点。一项对 291 例 $T_1N_0$ 非小细胞肺癌患者的回顾性研究发现，近距离放射处理过的亚肺叶切除术后局部复发率接近肺叶切除术的复发率（3.3%），从而促使进行进一步的前瞻性研究 [8]。ACOSOG Z4032 是一项 Ⅲ 期临床试验，其中高危手术患者被随机分配为接受或不接受近距离放射疗法的亚肺叶切除术 [9]。不幸的是，2 个队列之间没有发现局部复发的差异（HR 1.01，*P*=0.91）。同样，2 组之间的总生存期也没有差异。然而，在非常少的手术切缘细胞学检查阳性的患者亚组分析发现近距离放射治疗具有改善生存的趋势（HR 0.22，*P*=0.24），这导致作者提出这项研究之所以没做出有差异的结果可能是因为过多的关注放在了实质肿瘤的边缘而非手术切缘。鉴于这些结果，如果术后手术切缘阴性，则难以在这类患者中推荐

使用近距离放射疗法。

### （二）手术的替代治疗方式

通常，对于完全切除的病理分期Ⅰ期非小细胞肺癌患者，不建议放疗。然而，无法进行手术治疗的患者可以采用替代性局部疗法来控制局部肿瘤。最常见的包括常规放疗、立体定向放疗（SBRT）和射频消融（RFA）。与手术切除相比，传统放疗的总体生存率一直很差（5%～30%），所以在早期肺癌患者中不再应考虑将其作为主要疗法。另外，立体定向放疗集中在紧密贴合肿瘤部位进行相对较少次的高剂量照射（最高60Gy），从而最大限度地减少了向周围组织的扩散。现代技术允许在图像引导下进行集中递送高剂量放疗，同时可调整因呼吸引起的肿瘤运动。因此，立体定向放疗通常具有良好的耐受性，且不良反应极小，非手术患者的局部控制率据报道高达 90%。放射治疗肿瘤学组（RTOG）0236试验招募了 59 例肿瘤＜ 5cm 的周围型非小细胞肺癌患者接受立体定向放疗，剂量为 54Gy。这项研究的结果表明立体定向放疗局部控制率极高，只在 1 例患者中发生了失败的结果，生存率为 56%，3 年无复发生存率为 48%[10]。鉴于这些结果，立体定向放疗被认为是非手术早期非小细胞肺癌的主要标准治疗方法。然而 22% 的患者发生了远处转移复发，这很可能是由于缺乏淋巴结评估而导致分期受限的结果。迄今为止尚无前瞻性研究将立体定向放疗与手术切除相比较。因此，手术切除仍是大多数适合手术的患者的标准治疗方法。如果认为立体定向放疗比较适用于患者，那么外科医生仍然可以在放射线范围计划中发挥作用。这样一来外科医生就可以保持在高危患者治疗决策制订过程中的作用。

其他用于局部肿瘤控制的非手术疗法包括射频消融，其直接施加高频电流以凝结和消灭肿瘤。通常在全身麻醉下使用 CT 引导将射频消融探针经皮穿刺定位于肿瘤。从临床应用结果来看，其难以用于较大的中央型肿瘤。不幸的是，

射频消融完成后通常难以评估治疗反应，因为影像学上仍存在残留物，射频消融给予后的前 3 个月通常炎症反应增加。连续 CT 成像可以像 PET/CT 扫描一样用于评估肿瘤的生长。最近发表的 ACOSOG Z4033 试验（一项前瞻性多中心观察性研究）结果显示其 2 年生存率与立体定向放疗相似（70%）[11]。然而，在 51 例患者中 19 例出现局部复发，2 年无复发生存率仅为 60%。此外，肿瘤＞ 2cm 的患者的生存期明显变短。这项前瞻性研究证实了其他几个回顾性、单中心系列病例报道的发现[12]。鉴于这些发现，许多中心更倾向于将立体定向放疗用于无法手术的患者。

### （三）辅助治疗

非小细胞肺癌的辅助疗法，包括化疗和放疗，已经被广泛地进行了研究。通常不推荐对Ⅰ期和Ⅱ期非小细胞肺癌进行辅助放疗，因为尚无明确的获益[13]。但是，在部分患者亚组中，基于顺铂的化疗方案可能会提供适度的生存获益。几项著名的前瞻性试验及肺辅助顺铂评估（LACE）Meta 分析已经评估了铂类药物辅助化疗方案的使用[14]。尽管这些研究确实存在治疗方案和手术方法的差异（LACE 患者中近 1/3 接受了肺切除术），但仍可以得出一些可概括的结论。例如，大多数研究都认为 $T_1$（＜ 3cm） $N_0$ 的非小细胞肺癌进行辅助化疗没有作用。实际上，LACE 的一项 Meta 分析（包括基于顺铂的化疗的 5 个最大前瞻性研究）表明，在该早期人群中使用辅助化疗可能产生有害作用（HR 1.4，95%CI 0.95～2.06）。

不幸的是，对于淋巴结阴性的较大肿瘤（＞ 3cm，$I_B$ 期）使用辅助治疗尚无明确共识。研究者们专门设计了 2 个大型随机研究来回答这个问题：CALBG 9633[15] 和 JBR10[16]。尽管这些研究的初步分析倾向于对 $I_B$ 期患者使用辅助化疗，但 2 项研究的后期随访均显示最终生存并无获益，因为并无生存时间差异。但是，未经计划的亚组分析却显示出肿瘤＞ 4cm 的患者的潜在生存获益。因此，$T_{1b}$ 肿瘤＞ 4cm 的患者与肿瘤科医生会面讨

论是否需要辅助治疗时，通常建议给予一定量的辅助治疗方案较为普遍。此外，随着将 > 5cm 的肿瘤重分类为 Ⅱ 期，需要进一步研究以确定这些患者是否将从辅助化疗中受益。有关使用辅助疗法的更多详细信息将在本章后面讨论。

最后，一些正在进行的研究正在评估在 Ⅰ~Ⅲ 期患者的辅助治疗中结合免疫疗法和（或）酪氨酸激酶抑制药（TKI）的靶向疗法的使用。在获得这些研究（RADIANT、SELECT、TASTE、ADJUVANT 和 ALCHEMIST）的结果之前，在 Ⅰ~Ⅲ_A 阶段的多模式治疗中使用这些疗法应仅限于参加这些临床试验的患者。越来越普遍的做法是将所有肿瘤样品送去进行基因突变测序，以在疾病进展时协助将来的治疗计划。

## 二、Ⅱ 期非小细胞肺癌

与其他疗法相比，根治性切除和提高生存率的可能性仍然很大，因此手术切除仍是治疗 Ⅱ 期 NSCLC 患者的主要手段。此阶段的所有患者均应由胸外科医生和多学科团队进行评估。在大多数患者中，解剖性肺叶切除与淋巴结清扫术仍然是主要治疗方法[1]。然而，多模式治疗方式在分期和辅助疗法中都起着重要作用（表 100-2）。

### （一）临床及病理分期

鉴于较大的肿瘤或肺门淋巴结存在隐匿性纵隔转移可能，外科手术切除后有很大比例的临床 Ⅱ 期疾病患者将升格至 Ⅲ_A 期。因此，在这些患者中对纵隔淋巴结准确分期很重要，在该领域中，多学科治疗起着重要作用。纵隔淋巴结

**表 100-2  Ⅱ 期非小细胞肺癌的多模式治疗方式**

| |
|---|
| • 纵隔镜、胸腔镜和支气管内超声检查对纵隔淋巴结分期 |
| • 手术切除 |
| • 辅助性铂类药物化疗 |
| • 选定病例中使用新辅助铂类药物化疗 |
| • 处于临床试验中的靶向治疗 |

可以通过以下 1 项或多项检查进行评估：PET/CT、支气管内超声（EBUS）纵隔镜或胸腔镜。在一项研究中，PET/CT 扫描对纵隔疾病的敏感性和特异性分别为 84% 和 89%[17]。因此，除非怀疑隐匿性转移或可能需要进行肺叶切除术，否则我们不会常规进行术前有创性纵隔淋巴结取样。然而，尽管 PET/CT 检查阴性，但在最终病理学上发现隐匿性肺门淋巴结转移的概率通常为 10%~20%，这种结果强调了切除时至少要进行纵隔淋巴结取样的重要性。如果怀疑有纵隔淋巴结转移，则可以通过 EBUS 经支气管取样或通过纵隔镜或胸腔镜手术取样淋巴结。几项研究已经证实了 EBUS 拥有与手术采样类似的准确性和可靠性[18]。有关 EBUS 的进一步详细讨论，请参见本书其他地方。

### （二）辅助治疗

除了分期以外，在该疾病阶段多模式疗法也起着重要作用，特别是在辅助化疗方面。在区域性淋巴结阴性的 Ⅱ 期肿瘤（> 5cm）患者中，SBRT 的作用尚不清楚。这种大小的肿瘤的局部肿瘤控制率尚不清楚，因为研究立体定向放疗的大多数研究仅包括患有 Ⅰ 期肿瘤的患者。通常也不考虑使用射频消融或冷冻疗法，因为在 3cm 以上的肿瘤中局部控制率很差。此外，在这种大小的肿瘤中，区域淋巴结转移的可能性更大，这使得手术淋巴结清扫术对于适当分期和选择患者进行辅助治疗至关重要。对于局部淋巴结转移（N_1 或 N_2）的患者，仅放疗几乎没有用处，因为在这种情况下局部肿瘤控制的重要性显著降低，并且实际上可能是有害的。一项 Meta 分析显示，放疗后的 Ⅰ 期和 Ⅱ 期患者的死亡危险显著增加[13]。但是，对于真正无法手术的患者，可以考虑对表现出局部肿瘤生长症状（如咯血或胸壁和手臂疼痛）的患者进行放疗。

尽管放疗在 Ⅱ 期肿瘤中的作用微乎其微，但化疗仍然起作用。然而对于非小细胞肺癌的最佳化疗方案仍有待确定，但对于 Ⅱ 期和 Ⅲ 期肿瘤患

者，辅助治疗后总体生存的确有很小但显著的获益。LACE Meta 分析确定化疗后总体生存获益率为 5.4%[14]。大多数研究使用基于铂类的联合化疗方案，通常是顺铂和长春花生物碱一起使用。

不幸的是，辅助化疗受到患者依从性的明显限制，尤其是在经历肺切除术后。在 LACE Meta 分析中，24% 的患者只能在规定的 3～4 个周期中完成 2 个或更少的化疗周期，这最常见的原因是由于患者拒绝治疗或毒性反应[14]。因此，一些研究者开展了新辅助化疗方案，其目的是试图改善患者对化疗方案的依从性和完成度[19, 20]。NATCH 试验是一项前瞻性随机研究，其比较了Ⅰ期和Ⅱ期患者接受术前化疗 + 手术、术后化疗 + 手术及单独手术的作用，研究发现术前开始化疗患者的依从性更高（97% vs. 66%）[19]。但是，两组之间在总体生存时间上并没有区别。另外，最近对包括Ⅰ～ⅢA 期在内的 15 项研究进行的 Meta 分析发现，与单纯手术相比，术前化疗无论分期如何，其 5 年生存率绝对值提高了 5%，或降低了 13% 的死亡相对风险[20]。总体而言，虽然新辅助化疗可能比辅助化疗获益甚微，但很明显，与辅助化疗相比，患者对新辅助化疗的依从性更好。通常，虽然辅助化疗被认为是标准的，但对于有可切除性的局部晚期大型Ⅱ期肿瘤，可以考虑采用新辅助化疗，此后应重新对患者进行分期，以评估可能有助于手术切除的任何肿瘤反应。

### 三、ⅢA 期非小细胞肺癌

在ⅢA 期非小细胞肺癌的治疗中，多模式治疗方式无疑是最重要的（表 100-3）。因此，大多数中心建议在多学科肿瘤委员会（以下进一步讨论）常规对ⅢA 期患者进行讨论，因为肿瘤分期和治疗方案的制订将需要外科学、肺病学、病理学、医学肿瘤学和放射肿瘤学专家的密切合作。

#### （一）临床和病理分期

常规使用 PET 扫描可以通过临床分期诊断

**表 100-3　ⅢA 期非小细胞肺癌的多模式治疗方式**

- 超声支气管内镜与纵隔镜
- 新辅助化疗
- 新辅助放疗
- 手术治疗
- 辅助化疗
- 处于临床试验中的突变靶向治疗

出许多Ⅲ期肿瘤患者。纵隔淋巴结的病理学评估对于确认分期是必要的，并且可以使用任何上述方式进行。如果 PET 影像学提示纵隔淋巴结转移，我们机构的偏好是使用 EBUS 而不是纵隔镜检查来确认病理诊断，因为这使将来的纵隔再分期变得比较容易。这种联合分期技术（PET 和活检）的准确性超过 90%。一旦完成新辅助疗法（如下所述），就可以通过纵隔镜检查确认纵隔淋巴结转移灶反应情况。这种序贯检查方法的应用避免了需要重复使用纵隔镜检查的需求。因为如果最初就使用手术的方法会留下瘢痕和炎症反应，因此对接下来的检查在技术上可能具有挑战性。或者，如果最初使用纵隔镜进行分期，则可以再使用胸腔镜进行分期，以避免进入相同的纵隔组织层面。胸腔镜检查的优点是可以在左胸取样第 5、第 6 组淋巴结。该途径的缺点是无法取样对侧纵隔淋巴结。最后，即使 PET/CT 检测阴性，$T_3$ 和 $T_4$ 肿瘤患者仍应接受病理性纵隔分期，因为单纯使用 PET 的阳性预测值仅为 60%。

#### （二）治疗策略

ⅢA 期肿瘤患者的治疗取决于纵隔淋巴结的具体状态，因为该分期代表了多样的肿瘤状态。鉴于存在肺内以外肿瘤，仅凭外科手术治疗效果差，因此手术几乎不能作为唯一的治疗方法。此外，在存在多组、大块浸润性 $N_2$ 淋巴结转移的患者中，任何情况下的手术切除的作用都可能很小。具有大量 $N_2$ 淋巴结转移的ⅢA 期非小细胞肺癌的最佳治疗是基于顺铂的同步放化疗，这是基于多个 3 期随机对照试验的美国胸科医师协会

（ACCP）的 IA 类推荐[21]。但是，所有患者均应由胸外科医生进行评估，以确认是否存在纵隔转移。典型的放射剂量为 60～70Gy，如果可以耐受，应与化疗同期给予。与序贯疗法相比，虽然同期疗法与较高的局部不良事件发生率有关，如食管炎和肺炎，但它可使总体生存略有改善[22]。总体而言，此类患者的全身转移率仍然很高，且 5 年生存率较低（5%～15%）。在 ⅢA 期肿瘤中的一部分是手术切除后在病理检查中偶然发现的隐匿性 $N_2$ 转移患者，鉴于如前所述的纵隔分期的准确性，这种情况相对罕见。这些患者应接受辅助化疗或放化疗的评估，这些方案在 ⅢA 患者中相对有利的生存率（25%～35%）值得期待。LACE Meta 分析的结果显示，对于手术切除后病理Ⅲ期的患者，基于顺铂的辅助化疗方案具有显著的生存优势（HR 0.83）[14]。

对于单站纵隔淋巴结浸润（$N_2$）或局部 $T_3$ 浸润（$N_1$ 淋巴结阳性）的患者应考虑多模式治疗——先行新辅助放化疗然后进行手术以优化治愈率。新辅助治疗后，应使用标准影像学评估治疗反应，以及纵隔淋巴结分期以进行总体分期。如果没有疾病进展应考虑手术切除。局部浸润进入选定周围组织的 $T_4$ 肿瘤，包括上腔静脉、喉返神经和椎体，可以考虑进行手术切除和新辅助化疗。但是总的来说，除了某些特定情况外，大多数侵入大血管、气管、食管和隆嵴的 $T_4$ 病变通常无法切除。

最后，对于单站非大面积 $N_2$ 转移的患者，应考虑新辅助放化疗然后进行手术切除的三联治疗。该建议基于 Intergroup 试验 INT0139，这是一项针对同侧 $N_2$ 非小细胞肺癌患者，实验方案为随机接受诱导化疗（顺铂和依托泊苷）和放疗（45Gy），随后切除或额外放疗，以及再进行化疗的Ⅲ期临床试验[23]。关于总体生存时间，尽管在新辅助化疗加手术切除组中无进展生存期更好，但在总体队列中新辅助化疗加手术切除与新辅助化疗加更多放疗之间未发现差异（5 年生存率分别为 27% 和 20%，HR 0.77）。此外，接受肺叶切除而非全肺切除的患者的总体生存显著改善。在接受手术切除的 155 例患者中，有 54 例是全肺切除术。在 16 例围术期死亡中，有 14 例在全肺切除术后死亡的。因此，研究人员得出结论：对于仅通过肺叶切除术切除的同侧 $N_2$ 阳性患者，应考虑采用含新辅助放化疗的三联疗法。这些结果在最近的一项回顾性分析中得到了证实，该分析对超过 11 000 例临床 ⅢA 期接受手术切除的患者进行了回顾[24]。新辅助化疗（HR 0.66）和肺叶切除术（HR 0.72）均与总体生存时间显著改善相关。对 136 例接受新辅助治疗后切除的患者进行的单一机构回顾性研究未发现肺叶切除术（$n=105$）和全肺切除术（$n=31$）之间的生存率差异[25]。总体而言，如果新辅助治疗后需要进行全肺切除术，尤其是右全肺切除术以达到肿瘤完全切除，需谨慎行事。

必须强调的是，在开始新辅助治疗之前，应由胸外科医生对所有考虑进行三联疗法的患者进行评估，以确定是否可以进行手术切除，或者是否应该对患者进行明确的放化疗。此外，如果考虑采用三联疗法，则重要的是将所使用的辐射剂量调节至 ＜ 60Gy。在一项回顾性分析中，60Gy 或更高剂量的放射剂量与术后并发症发生率显著升高相关，而总体生存时间并无差异[26]。此外，在一项针对 232 位 ⅢA 期患者的随机试验中比较了新辅助放化疗或新辅助化疗后进行手术治疗的作用，Pless 等[27] 发现中位生存期和 3 年生存期并无差异。这导致作者得出结论，长期生存的驱动因素是系统性疾病，而不是局部性疾病，因此新辅助疗法中并不需要纳入放疗。最终，应由胸外科医生领导的多学科团队对 ⅢA 期非小细胞肺癌患者进行多模式治疗评估，因为这将在此类患者的分期和治疗中发挥核心作用。

## 四、ⅢB 和Ⅳ期非小细胞肺癌

对于晚期肺癌患者，手术切除几乎没有作

用。通过手术切除或放射线进行的局部疾病控制在肿瘤远处转移的情况下对总体生存时间的影响很小（表 100-4）。一些研究检查了手术切除在精心挑选的患者中的作用[21, 28]。SWOG 8805 试验是一项 II 期研究，研究新辅助放化疗后进行手术切除的三联疗法的作用，如果肿瘤切除不完全，则后续需进行巩固性化疗。有趣的是在此治疗方案后，III$_A$ 期（n=75）和 III$_B$（n=51）的患者中发现存活率相当（27% vs. 2 4%）[28]。值得注意的是，T$_4$ N$_0$~T$_4$ N$_1$ 患者从所有亚组中受益最多。在这项研究还在进行时，这类肿瘤被分类为 III$_B$ 期。然而，在最近的 AJCC 第 7 版分期中，这些肿瘤被分类为 III$_A$ 期。目前，N$_3$ 期患者手术切除并无作用，应该对这类患者进行根治性化疗评估。此外，在远处扩散的情况下，姑息性手术切除尚无行之有效的作用。如果患者术后生活质量良好，对急性、危及生命的咯血或复发性阻塞性肺部感染的患者可以考虑进行放疗。但是，无论采用何种治疗方案，都有可能出现不良结果，因此必须与患者仔细讨论预期治疗效果。总的来说，发生肿瘤远处转移的患者的总体中位生存时间少于 10 个月。

但是，该指南的一个例外是不适合于具有少发转移灶，包括同时或异时出现的孤立性脑转移、肾上腺转移或卫星型肺结节，且无纵隔淋巴结转移或其他远距离扩散证据的患者。同样，应该在多学科的"肿瘤委员会"上对这些患者进行仔细和彻底的讨论。如果采用多模式疗法进行治疗，包括切除原发癌和孤立的转移瘤后进行辅助

**表 100-4 III$_B$ 和 IV 期非小细胞肺癌的多模式治疗方式**

| |
|---|
| • 姑息性化疗 |
| • 对选择性寡转移灶（孤立性脑转移、肾上腺转移及对侧肺组织转移卫星灶）进行手术切除 |
| • 胸腔穿刺术或滑石粉胸膜固定术以治疗恶性积液 |
| • 靶向治疗 |
| • 姑息性治疗及临终关怀 |

化疗，则这些患者的寿命可能会大大延长。例如，包括胸外科医生、神经外科医生、内科医生和放射肿瘤学家在内的多模式疗法可在患有孤立性脑转移的患者中带来显著的生存获益。回顾性病例系列报道中切除原发性非小细胞肺癌和脑转移灶后进行辅助化疗后患者的中位生存期高达 24 个月，5 年生存率达 20%[29]。与生存改善相关的预后因素包括病理为腺癌型、纵隔淋巴结 N$_0$ 状态、原发灶和脑转移之间的间隔时间较长。这再次强调了采用包括 PET/CT 成像、EBUS 和（或）纵隔镜检查在内的多模式方法评估纵隔淋巴结的重要性。如果患者无法进行脑转移瘤的手术切除，则可选择的方法包括全脑放射和脑立体定向放射外科治疗。

对于双侧肺肿瘤的患者也应给予特别考虑。根据最新的 AJCC 分期指南，同侧肺不同叶内卫星肺结节的存在被认为是 T$_4$ 病变，而对侧肺的病变被认为是 M$_{1a}$。此外，通常难以确定这种病变是转移性扩散或第二原发性恶性肿瘤。在回顾性研究中，2 个部位均行手术切除使中位生存期高达 25 个月，而 5 年生存率达到了令人难以置信的 38%[30]。作者的做法是采用分期手术切除这种病变，如果存在足够的肺功能，最好采用解剖性切除术。此类患者应考虑接受包括辅助化疗在内的多模式治疗方案。另外，必须考虑对纵隔淋巴结进行仔细评估，因为淋巴结转移也是预后差的影响因素。此类同时双侧肺肿瘤和纵隔淋巴结腺癌转移的患者可能不应该考虑进行手术切除，而应转诊进行根治性放化疗。在淋巴结阴性的对侧肺肿瘤患者中，手术切除和立体定向放疗联合治疗具有一定的潜力。对一些较大的肿瘤灶进行手术切除和淋巴结清扫，然后对较小的病灶进行立体定向放疗，可使某些患者在积极性和保守性治疗之间取得良好的平衡。

最后，肾上腺孤立病变但淋巴结阴性的肺癌患者也应考虑进行双重切除和化疗。通常很难确定这些肾上腺病变是转移性还是良性病变（如腺瘤）。这就需要与放射科医生，以及可能需要介

入放射科医生或腹腔镜肾上腺外科医生仔细讨论此类病例，因为尽管通常都需要进行组织病理学诊断，但 MRI 成像的确有助于确定病变是良性还是恶性。病理活检可以通过图像引导的经皮活检或腹腔镜检查获得。左侧的病灶也可以使用内镜超声检查进行细针穿刺。如果确诊为转移性病灶，则应由胸外科医生对此类患者进行评估，商讨可能的多模式治疗。在对 114 例患者的汇总分析中，切除这 2 个部位后 5 年生存率为 25%，这表明手术切除和辅助化疗在此类患者中起一定作用[31]。

不幸的是，只有一小部分Ⅳ期非小细胞肺癌患者会出现少发转移。通常，根据患者的意愿，转移性肺癌治疗中任何治疗的主要目标应集中在延长寿命和（或）改善生活质量上[32]。胸外科医生、肿瘤内科医生、放射科医生和姑息治疗医生讨论进行的多模式治疗可能非常有益。对于患有恶性症状性胸腔积液的患者可以考虑采用姑息性外科手术治疗，例如滑石粉胸膜固定术和插入留置的柔性胸肋切开管。使用基于顺铂的双重疗法进行姑息化疗已显示出可显著改善总体生存时间[33, 34]。使用靶向治疗如 TKI（厄洛替尼或吉非替尼）和抗血管生成药（贝伐单抗）可改善无进展生存期。因此，目前的指南建议所有患有腺癌的Ⅳ期非小细胞肺癌患者都要接受分子测试以进行突变分析。如果存在突变，则一线治疗应考虑靶向治疗[32, 35]。

### （一）多学科肿瘤委员会

显然，非小细胞肺癌患者的多模式治疗可能是复杂、烦琐且耗时的。如前所述，国家综合癌症网络（NCCN）和美国胸科医师学院（ACCP）推荐使用多学科肿瘤委员会为患者制订全面的治疗计划，这样可以大大简化这一过程[1-2]。尽管没有确切的数据证实使用此类会议确实可以提高生存率，但最近发表的一项研究对 1600 多位肿瘤医生和外科医生进行了调查，发现医生频繁地参与多学科委员会至少与Ⅰ期和Ⅱ期非小细胞肺癌患者的根治性手术比例或更多患者参与临床试验相关[36]。对一个三级医疗中心的回顾性分析发现，在启动多学科会议后，对 NCCN 治疗指南的依从性提高了 16%，多学科评估率提高了 34%[37]。最后，最近的一项观察性研究发现，在一次多学科会议上进行讨论后，40% 的肺癌患者的治疗建议发生了变化[38]。由于当代肺癌诊治的复杂性，不足为奇的是，背景不同的多家医疗服务单位之间的病例讨论可对治疗计划产生积极的影响。因此，我们强烈建议成立多学科肿瘤委员会，或者如果不可能，则由多学科小组进行讨论，以确定患者的最佳治疗方案。

### （二）总结

总之，随着可用于肺癌所有分期的新的、更有效的治疗方式的发展，肺癌的诊治变得越来越复杂。这样的治疗涉及许多医学学科，包括胸外科、肺病学、医学肿瘤学、放射肿瘤学、放射学、介入放射学、姑息治疗及偶尔的神经外科学。多模式疗法已改善了肺癌患者的生存率和生活质量。然而，由于涉及众多不同的专科，因此胸外科医生作为"船长"在非小细胞肺癌患者的诊疗过程中的地位变得更加重要和关键。

# 第 101 章
# 非小细胞肺癌的新治疗策略
## Novel Therapeutic Strategies for Non-Small Cell Lung Cancer

Saeed Arefanian　Stephanie Chang　Alexander Krupnick　著

林　锋　曾珍　译

## 一、概述

非小细胞肺癌（NSCLC）传统治疗的主要手段包括化疗、放疗和（或）外科手术的联合治疗。但是，肺癌生物学方面的新进展使得肺癌治疗的潜在靶点日益增加。本章将重点介绍肺癌发展中的遗传和免疫因素，以及可用于临床实践的新型治疗佐剂。

## 二、基因靶点

### （一）肺癌的发生源于基因组不稳定和同源基因变异

直到 20 世纪 70 年代，人们才意识到癌症起源是由于控制细胞生长和分化正常通路发生改变的产物。宾夕法尼亚大学的 Nowell 和 Hungerford 及加州大学旧金山分校的 Bishop 和 Varmus 的 2 个研究解释了癌症是体细胞 DNA 遗传修饰的结果[1]。他们进一步研究发现 DNA 突变会导致一种原本自然存在的蛋白质发生改变或过度生产，从而导致恶性转化。而编码病毒癌基因的 DNA 与每个正常细胞中的 DNA 相似[2]。Bishop 和 Varmus 的发现重新认识到威胁生命的恶性肿瘤只不过是正常细胞过程的一种改变。

随后，由 Hanahan 和 Weinberg 建立了癌症特异性改变如何导致恶性表型的概念框架[3, 4]。他们描述了癌症的几个标志性特征，并假设这些特征需要通过多步突变后才能导致癌症的发生发展。这些标志包括导致细胞增殖的持续信号转导、逃避正常生长的抑制、抵抗细胞死亡和永生性复制（图 101-1）。所有这些标志是确定癌症与正常组织区别的独特特征。最重要的是，这些标准都源于基因组的改变和持续不稳定。

### （二）癌基因依赖可作为某些恶性肿瘤的精准治疗目标

21 世纪初提出的致癌基因依赖理论为以下观点提供了实验支持：尽管某些肿瘤存在广泛的基因突变，但它们依靠一个显性致癌基因生存。实验表明，单基因失活可在体外抑制癌细胞生长，诱导癌细胞凋亡[5-7]。这一发现引起了肿瘤界的极大兴奋，这表明个性化的"灵丹妙药"可能为治愈肿瘤铺平道路。伊马替尼（Gleevec，Novartis）是一种针对 Abelson（ABL）酪氨酸激酶结构激活的小分子酪氨酸激酶抑制药（TKI），它的临床成功进一步证实了这一观念，该激酶由 9 号染色体（9q34）和 22 号染色体（22q11）长臂之间的平衡易位产生。有趣的是，这种融合蛋白被称为 BCR-ABL，或者费城染色体，是由 Nowell 和 Hungerford 在宾夕法尼亚大学发现的，帮助人们认识到癌症是一种基因驱动的疾病[1]。在 I 期临床试验中，大多数慢性费城染色体阳性的慢性髓性白血病（CML）患者在单次治疗后出现疾病缓解[8]。即使在如急变期的高侵袭性疾病

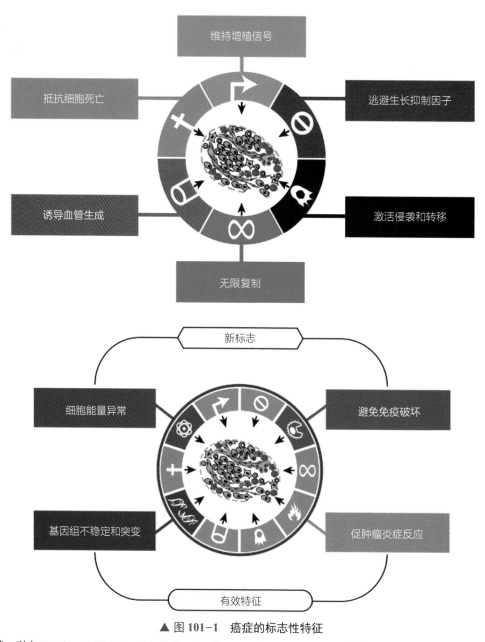

▲ 图 101-1  癌症的标志性特征

经许可转载，引自 Hanahan D, Weinberg RA. Hallmarks of cancer: the next generation. *Cell* 2011; 144:646-674. © 2011 Elsevier 版权所有

患者中也是如此[9]。随后，大量 CML 患者通过阻断这单一致癌通路得到治愈。通过抑制单一显性致癌基因治疗 CML 的临床成功，极大鼓舞了专家在其他肿瘤治疗上探索识别肿瘤驱动基因。

### （三）正确识别癌症驱动基因可以替代经验或组织学驱动疗法

#### 1. 靶向酪氨酸激酶的初步影响

表皮生长因子受体（EGFR）家族由 4 个跨膜酪氨酸激酶受体（ErbB-1、HER-2/ErbB-2、ErbB-3、ErbB-4）组成，其与配体组成同型或异二聚体。该家族通常在上皮组织起维持和生长的作用。在很多上皮来源的肿瘤中，尤其是 NSCLC 中的鳞状细胞癌，可以检测到这些受体的表达和过表达[10]。基于这种新的组织学发现，我们认为通过这种通路的过表达信号是肺癌（尤其是鳞状细胞肺癌）的一种驱动基因突变。在

20 世纪 90 年代，通过干扰 EGFR 家族成员的细胞内酪氨酸激酶结构域，人们开发出阻断该通路的信号转导小分子化合物。其中两大重要药物吉非替尼和厄洛替尼（分别由 AstraZeneca 和 OSI Pharmaceuticals 生产的 Iressa 和 Tarceva）进行了Ⅰ和Ⅱ期临床试验[11-12]。2 种化合物被设计竞争性地干扰 ATP 结合催化分裂的分子内部分。在既往接受过化疗的患者中，10%～20% 表现出对 TKI 治疗有效，但令研究人员感到惊讶的是，鳞状细胞癌患者并未出现缓解[11-13]。实际上，出现缓解的患者大多来自亚洲从未吸烟的女性支气管肺泡腺癌患者。进一步的研究表明，第一代 TKI 靶向的酪氨酸激酶结构域内的突变簇是 EGFR 的关键决定因素，而非 EGFR 表达水平[14, 15]。这样的特定突变在从未吸烟的亚裔女性中更为普遍。

**2. 其他生物学靶点的确定**

在临床试验的设计中，依靠患者突变与适当的靶向治疗的偶然匹配并不是一种合理的方法，

部分基于这样认识，美国国立卫生研究院于 2005 年启动了癌症基因组图谱（TCGA）项目，目的是对特定人类恶性肿瘤所引起的特异性突变进行分类。大量的研究数据揭示了肺癌和其他癌症的突变特征。最近的 TCGA 数据专门检查了肺鳞状细胞癌和腺癌与其他 10 种常见癌症的突变情况，重点是表达基因的体细胞变异[16]。该分析揭示了肺癌的独特方面。当大多数恶性肿瘤平均每兆碱基突变数为 1 个时，而肺癌突变率最高，每兆碱基突变高达 8.15 个（图 101-2）。与乳腺癌或卵巢癌不同，大多数突变是非同义突变，即氨基酸的变化改变了蛋白质结构或功能。最常见与吸烟相关的是 C 到 A 转换突变[17]。其他突变，如细胞内压力传感器 Kelch 样 ECH 相关蛋白 1（Keap1）突变，在肺癌中最为普遍。肿瘤蛋白 53 抑制基因（*TP53*）突变几乎可见于所有的恶性肿瘤。

TCGA 的扩展可进一步分析肺腺癌，例如特异性和联合外显子组测序、蛋白质分析，以

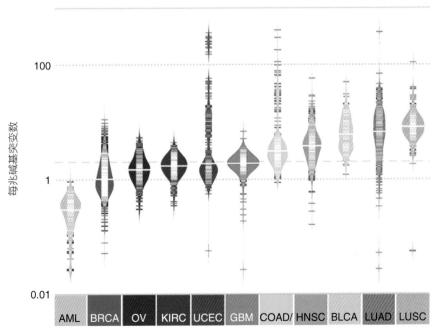

▲ 图 101-2　常见恶性肿瘤的突变谱

经 Macmillan Publishers Ltd 许可转载，改编自 Kandoth C, McLellan MD, Vandin F, et al. Mutational landscape and significance across 12 major cancer types. *Nature* 2013; 502: 333–339. © 2013 版权所有

AML. 急性髓性白血病；BRCA. 乳腺腺癌；OV. 卵巢浆液性癌；KIRC. 肾透明肾细胞癌；UCEC. 子宫体子宫内膜癌；GBM. 多形性胶质母细胞瘤；COAD. 结肠癌和直肠癌；HNSC. 头颈部鳞状细胞癌；BLCA. 膀胱尿路上皮癌；LUAD. 肺腺癌；LUSC. 肺鳞状细胞癌

及编码表达蛋白质的 DNA 分析，信使 RNA、microRNA 和 DNA 甲基化测序。18 种体细胞突变，特别是影响蛋白质结构和功能的体细胞突变，在肺腺癌中特别普遍。其中包括大多数癌症常见的 *TP53* 突变、已知的 Kirsten 大鼠肉瘤病毒癌基因同源物（*Kras*）和表皮生长因子受体（*EGFR*）突变，这些突变促成腺癌生长的驱动突变（图 101-3）[18]。然而，这些详细的分析发现了一些从未被认识在肺癌中起作用的新型驱动基因（图 101-4）。尽管在基因组水平上尚不完全清楚，但结合 RNA 和蛋白质分析进一步证明了受体酪氨酸激酶 / 大鼠肉瘤小 GTP 酶 /RAF 原癌基因丝氨酸 / 苏氨酸 – 蛋白激酶通路（简称 RTK/RAS/RAF 途径），在多达 76% 肺腺癌中均被激活（图 101-5）。肺鳞状细胞癌类似的分析显示，抗原 PI3- 激酶通路、NOTCH1 信号通路和 HLA-A 通路发生了改变，从而产生了不同的突变模式（图 101-6）[19]。鳞状细胞癌和腺癌中 *TP53* 肿瘤抑制通路均发生突变。

### 3. 靶向 ALK/ROS1 酪氨酸激酶

除 *EGFR* 外，一些关键的驱动基因突变在理解和治疗肺癌中也变得越来越重要。2 号染色体的融合蛋白，间变性淋巴瘤酪氨酸激酶（ALK）与棘皮动物微管相关类蛋白 4（EML4）导致驱动基因突变，占所有 NSCLC 的 2%～4%[20-22]。这种重组发生在几个"热点"，特别是 EML4 的内含子 13 到 ALK 的内含子 19、2 号染色体上的倒位突变，以及 EML4 的融合外显子 1～13 与 *ALK* 的外显子 20～29 融合[20, 23-26]。在流行病学上，*ALK-EML4* 易位与 *EGFR* 突变相似，主要存在于从不吸烟的年轻女性患者中[23, 27-32]。实际上，在该患者人群中，*EGFR* 和 *AML4-ALK* 的 2 个突变几乎是相互独立[23, 25, 29, 32-37]。*C-ros* 癌基因 1（ROS1）是另一种具有酪氨酸激酶活性的受体，具有 ALK 高度同源性。ROS1 的组成性活化是由于激酶结构域的重排和与多个配体（最常见是 CD74）相互融合而发生的[38]。据报道，这种重排发生 1.2%～2.6% 的肺腺癌中，特别是年轻

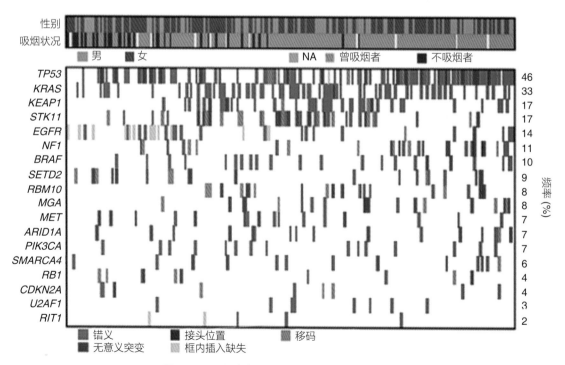

▲ 图 101-3　肺腺癌常见突变的频率和性质

的亚洲非吸烟者[39-41]。

克唑替尼或 Xalkori 是 FDA 批准的 TKI，用于 ALK 和 ROS1 融合阳性肺癌。与其他 TKI 相似，它竞争性地抑制酪氨酸激酶的 ATP 结合位点，从而阻止构成性的信号转导。早期和晚期临床试验已证明，标准疗法中添加克唑替尼，具有明显的生存优势。2013 年发表的一项开放性 III 期临床试验（资料 1007）表明，与既往已接受过治疗的局部晚期或转移性肺癌患者相比，使用克唑替尼治疗患者的无进展生存期翻了一番[42]，这证明了克唑替尼也可以作为一线治疗（资料 1014）[43]。虽然克唑替尼是针对 ALK 突变的激酶抑制剂，但对于 ROS1 重排的肿瘤也显示出良好的疗效[40]。TKI 疗法一旦进展产生克唑替尼耐药，

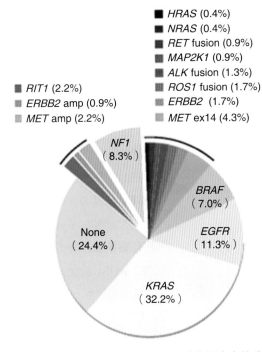

▲ 图 101-4　肺腺癌中常见驱动基因突变的分布

经许可转载，引自 Macmillan Publishers Ltd: Cancer Genome Atlas Research Network. Comprehensive molecular profiling of lung adenocarcinoma. *Nature* 2014; 511: 543–550. © 2014 版权所有

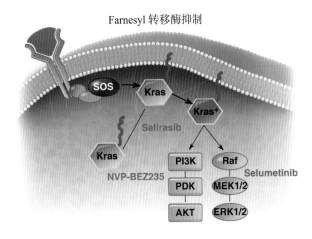

▲ 图 101-5　**Kras 信号级联反应和可能的抑制剂**

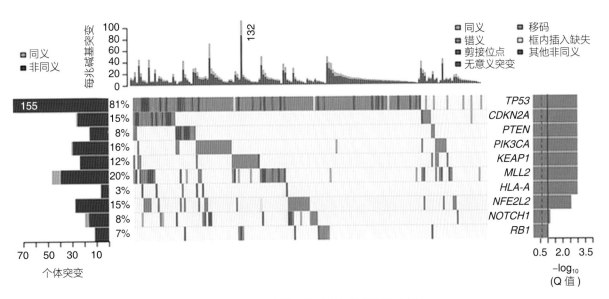

▲ 图 101-6　肺鳞癌常见突变的频率和性质

经许可转载，引自 Macmillan Publishers Ltd：Cancer Genome Atlas Research Network. Comprehensive genomic characterization of squamous cell lung cancers. *Nature* 2012；489：519–525. © 2012 版权所有

已经产生了其他具有活性的二线化合物[44]。

#### 4. 靶向 Kras

作为 RAS 原癌基因家族的成员，*Kras* 编码的 G 蛋白对细胞的增殖和存活至关重要。蛋白质以 2 种形式存在，与 GDP 结合的非激活状态和与 GTP 结合的激活状态[45]。由于静态细胞中需要将 GTP 酶活性转变为与 GDP 结合的灭活形式，降低 GTP 酶活性会使突变蛋白质翻译信号增加，细胞增殖和生长也增加[46]。*Kras* 激活是肺腺癌中最常见的突变，但在男性和吸烟者普遍的小细胞癌或鳞状细胞癌中却很少见[22]。有趣的是，导致 1 个氨基酸改变的单核苷酸取代具有不同的流行病学起源。例如，密码子 12 中的 G 到 T 转变是吸烟者的常见突变，而 G 到 A 的转变在不吸烟者中很常见。*Kras* 的改变与其他定义的驱动基因突变（包括 EGFR、ALK 和 ROS1）互斥[47]。

尽管 *Kras* 突变在肺腺癌中常见（图 101-3），但针对该通路的临床试验却令人失望。Farnesyl 转移酶在许多 G 蛋白（包括 *Kras*）翻译后修饰中起关键作用。在 Ⅱ 期临床试验中，尝试使用 Farnesyl 转移酶抑制药直接靶向肺癌突变体 *Kras*[48]。尽管 Farnesyl 持续抑制，但尚无临床有效的报道。尝试破坏其他模型（如胰腺癌）中的 *Kras* 功能。例如，Salirasib 是一种 S- 反式，反 Farnesyl 硫代水杨酸衍生物，可作为一种特异性且无毒的 Ras 拮抗药。它通过使 Ras 脱离其膜锚定结构域，加速其降解而发挥作用[49]。临床前和临床模型均记录了其安全性和活性[50]。

与酪氨酸激酶不同，直接靶向 *Kras* 活性的努力因其对 GTP/GDP 的极高亲和力，以及无任何已知的变构调控位点而受阻[51]。2013 年，来自加利福尼亚大学旧金山分校的研究人员报道了第一组成功的小分子，这些小分子不可逆地与常见的致癌突变体形式的 *Kras* 结合，将 12 位的氨基酸甘氨酸替换成半胱氨酸（KrasG12C）。有趣的是，这些化合物依赖于半胱氨酸突变体进行结合，并已成功地在体外培养模型中防止突变 Kras

与下游效应分子结合[52]。然而，将这类疗法转化为临床相关方案仍遥遥无期。

#### 5. 靶向 Kras 下游通路

基于直接抑制 *Kras* 活性的困难，在恶性细胞中靶向该激活通路的临床试验集中于下游抑制剂（图 101-5）。RAF-MAPK 和 PI3KAKT 代表 Kras 下游的 2 个主要信号通路。由 *Kras* 驱动的肺癌的基因工程小鼠模型在测试 MAPK 抑制药 Selumetinib 和 pan-PI3K-AKT 抑制药 NVP-BEZ235 的组合中发挥了作用[53]。截至 2015 年，几个 I_B 期和 Ⅱ 期临床试验同时针对这两种通路（NCT01363232、NCT01390818、NCT00996892）。一种基于多西他赛的细胞毒性化学疗法与 selumetinib 结合的替代策略已证明可有效提高一线治疗失败的 *Kras* 突变型肺癌患者的无进展生存期[54]。

#### 6. 靶向 p53

肿瘤蛋白 53 或 p53 是一种 DNA 结合转录因子，几乎在多种生物中普遍表达，调节细胞功能和存活的多个方面[55, 56]。在正常条件下，p53 保持沉默并迅速降解。在包括恶性转化在内的细胞应激时，p53 通过介导细胞内促凋亡因子转录、细胞周期阻滞和细胞衰老而稳定。由于这些原因，p53 被称为"基因组的守护者"[57]。毫不奇怪，它在大多数人类癌症中发生了突变，包括大约 50% 的肺癌（图 101-3）。p53 中出现的所有突变均会导致其野生型活性丧失，并产生"显性负性"作用，从而干扰任何剩余的野生型 p53 的功能[58]。尽管这似乎是肿瘤治疗的一个目标，但抑制 p53 突变的显性负性作用或恢复其野生型功能被证明十分困难。在广泛筛选低分子量化合物过程中，小分子量化合物 PRIMA-1 [2，2- 双（羟甲基）-1- 氮杂双环（2，2，2）辛酮 -3- 酮]（APR-017，Aprea AB，瑞典）被发现能够恢复 p53 突变的肿瘤抑制特性[59]。Ⅰ 期安全性试验表明，这些化合物具有良好的耐受性，不良反应小。细胞周期停滞、p53 靶基因上调和肿瘤细胞凋亡证实，通过 PRIMA 衍生物至少可以部分恢复 p53 的功能[60]。目前正在进行该疗法的 II 期临床试验[61]。

Jack Roth 和 MD Anderson 小组在 20 世纪 90 年代和 21 世纪早期提出直接替代 p53 疗法，对肺癌治疗有重大推进。根据基础动物模型，将表达 p53 的逆转录病毒直接注射到 NSCLC 中作为 I 期安全性试验[62]。该试验无明显的毒性反应，9 名患者中有 3 名发生肿瘤消退。基于与逆转录病毒载体相关的危险，使用腺病毒介导递送进行了进一步的临床试验。在肺、头颈和肝癌上进行的几项较大型 I 期和 II 期临床试验均证实了该方法的安全性，但该疗法的疗效极低[63-65]。腺病毒 p53 替代品已在中国获准使用（Gendicine，深圳赛百诺基因技术有限公司）。显然，充分利用这种方法，需要将 p53 替代与补充重叠策略结合起来。

## 三、免疫疗法

### （一）免疫系统概述

在外界环境中持续不断的病原体侵袭情况下，哺乳动物的免疫系统已经进化并为宿主提供防御。进化适应形成一个复杂的细胞和解剖学屏障网络，在哺乳动物中，大致分为先天性和适应性免疫系统两大分支（图 101-7）。先天免疫系统由快速反应的非特异性成分组成，这些成分识别感染、转化和垂死的细胞上的应激配体。先天免疫系统的白细胞包括巨噬细胞、中性粒细胞，树突状细胞、肥大细胞、嗜酸性粒细胞、嗜碱性粒细胞和自然杀伤（NK）细胞。NK 细胞在清除肿瘤方面具有重要的进化作用，因为它可以溶解转化的细胞而无须事先致敏。从系统发育上讲，这一分支可在大多数多细胞生物中找到。

从有颌鱼类开始，适应性免疫系统在高级生物中发展[66]。与先天免疫系统不同，适应性免疫反应动力学较慢，但具有长期记忆和回忆反应的潜能。适应性免疫系统由体液和细胞组成，分别由 B 和 T 淋巴细胞组成。B 淋巴细胞介导产生抗体，破坏识别和靶向外来抗原，称为体液免疫反

应。细胞介导的应答包括辅助性（CD4+）和细胞毒性（CD8+）T 淋巴细胞，它们可通过直接的细胞毒性起作用，并通过细胞因子产生免疫应答增强。与应激配体和危险信号模式识别不同，适应性免疫应答依赖于主要组织相容性复合物 I 和 II（MHC I 和 II）中特征性抗原呈递细胞对外源抗原的呈递。因此，在发育过程中，T 淋巴细胞必须进行正选择，以确保 T 细胞受体能够识别自身 MHC，同时也必须进行负选择，以确保删除那些识别自身抗原的克隆。负选择的过程虽然对消除自身反应性细胞的正常免疫功能很重要，但也阻碍了免疫治疗，因为恶性肿瘤本质上代表着自我改变。

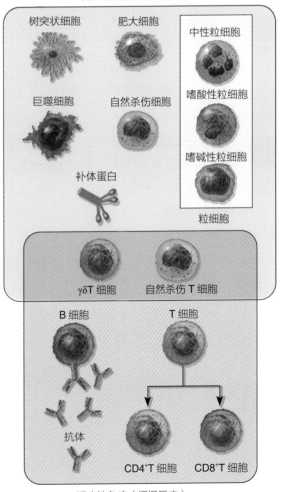

▲ 图 101-7　先天性和适应性免疫系统的细胞成分

### （二）肺癌的免疫疗法

免疫疗法在治疗恶性肿瘤方面的临床应用可以追溯到 19 世纪末，当时纽约的外科医生 Coley 对治疗患者使用混合的灭活细菌产物（称为 "Coley 毒素"）[67]。这种治疗很可能会激活非特异性免疫，但一些患者中某种肿瘤显著消退。从那时起，对肿瘤免疫反应和肿瘤抗原的更好了解促使了更加完善的免疫疗法。大多数针对实体器官恶性肿瘤的免疫疗法都集中在操纵免疫系统的适应性。通常可以将方案分为 2 种单独的策略：①被动免疫疗法，特别是施用体外制备的免疫试剂直接攻击肿瘤；②主动免疫疗法，旨在通过现有的免疫系统刺激抗肿瘤免疫反应。尽管被动免疫疗法在肿瘤浸润淋巴细胞、扩展和激活嵌合抗原受体 T 细胞（CART）[68] 或裂解抗体[69] 方面已取得了巨大进步，但目前所有针对肺癌免疫疗法的努力都是主动免疫。

在所有实体瘤中，肺鳞状细胞癌和腺癌均具有极高的突变率（图 101-2）。这些突变不仅导致驱动癌基因的激活和抑癌基因的沉默，还导致成人组织中通常不存在的抗原蛋白的表达。此类肿瘤相关抗原（TAA）由氨基酸取代产生的新型蛋白质、不在成年表达的胚胎蛋白质或通常隐藏在免疫系统外的癌睾抗原组成[70]。最近，这一概念扩展到多种其他管家蛋白质，这些蛋白显示独特的和患者特有的突变模式[71, 72]，肺癌的基因筛查已经确定了免疫治疗的几个靶点。

#### 1. MAGE-A3

黑色素瘤相关抗原 A3 或 MAGE-A3 是一种肿瘤相关抗原，通常仅在人睾丸细胞中表达[73]，但也存在于包括 35%～50% NSCLC 在内的恶性肿瘤中[74]。A3 肽疫苗和佐剂作为一种主动免疫疗法已被证明对恶性黑色素瘤具有早期疗效[75]，激发了人们将其作为 NSCLC 潜在靶点的兴趣。MAGE-A3 包含 Ⅰ 类和 Ⅱ 类 MHC 提呈的表位，从而允许 CD4 + 和 CD8 + T 细胞活化[76]。一种以 MAGE-A3 为靶点的疫苗在一项国际随机 Ⅱ 期试验中评估，该试验针对术后 $I_B$ 期或 Ⅱ 期肿瘤的肺癌患者[77]。这项研究显示出无病间隔、无病生存期和总生存期增加的趋势，但均无统计学意义。一项名为 MAGE-A3 的辅助性非小细胞肺癌免疫疗法（MAGRIT）的 Ⅲ 期试验，检查了该疫苗对表达 MAGE-A3 的 $I_B$～$Ⅲ_A$ 期 NSCLC 患者的影响。尽管最初承诺二期试验，但该试验的主要研究终点显示，该疫苗治疗并未导致无病生存期的任何差异[78]。

#### 2. MUC1

黏蛋白 1（MUC1）是一种表达在上皮细胞上的跨膜蛋白，在 74%～86% 的 NSCLC 中过表达[79]。MUC1 在抑制 T 细胞增殖中发挥作用，并且是抗黏附分子，与肿瘤细胞迁移癌变有关[80, 81]。目前有 2 种针对 MUC1 的疫苗：L-BLP25 和 TG4010。L-BLP25 是脂质体疫苗，除了增加干扰素 –γ 分泌外，还可以促进抗原特异性 T 细胞增殖[82]。一项 $Ⅱ_B$ 期临床试验对一线治疗后病情稳定的 $Ⅲ_B$ 或 Ⅳ 期 NSCLC 患者进行研究，与对照组相比，接受 L-BLP25 疫苗的患者的平均存活时间增加了 17.4 个月，而对照组为 13 个月。具体而言，在 $Ⅲ_B$ 期疾病患者中，接种疫苗后中位生存时间的差异增加到 30.6 个月，而对照组则为 13.3 个月[83, 84]。随后有两项针对 L-BLP25 的 Ⅲ 期临床试验：刺激 NSCLC 的靶向抗原反应（START）和亚洲 NSCLC 患者刺激试验（INSPIRE）。START 评估了放化疗后有一定反应或疾病稳定的 Ⅲ 期患者。该研究表明总体生存率无明显差异（L-BLP25 组为 25.6 个月，对照组为 22.3 个月）[85]。START 试验的批判，包括缺乏对 MUC-1 表达的生物标志物评估，导致一些人质疑其结论。INSPIRE 试验与 START 试验的患者人数相同，但在撰写本文时（https://clinicaltrials.gov）仍在进行中。

TG4010 是表达 MUC1 和免疫刺激性细胞因子白介素 2（IL-2）的重组病毒载体[82]，它的作用已进行 $Ⅱ_B$ 期试验，该试验研究未治疗过的 $Ⅲ_B$ 和 Ⅳ 期患者。第 1 组中的患者接受了

TG4010 联合化疗的治疗，而第 2 组中的患者接受了 TG4010 直至疾病进展，然后再进行化疗。第 1 组患者表现出部分反应增强，但总体中位生存期或 1 年整体生存率没有差异[86]。在一项相似的 ⅡB 期临床试验中，未经治疗的 ⅢB 期和 Ⅳ 期 NSCLC 患者被随机分配至化疗或化疗联合 TG4010。联合 TG4010 显著提高患者对化疗的反应率，并且与 6 个月无进展生存期增加相关（44% 化疗 +TG4010 与 35% 单纯化疗相比）[87]。

### 3. PRAME

黑色素瘤优先表达抗原或 PRAME 是最初在黑色素瘤中发现表达的抗原，但也存在于 NSCLC 和其他恶性肿瘤中。它通常在卵巢、子宫内膜、肾脏和肾上腺髓质中表达[88]。尽管可能与逃避视黄酸受体通路有关，但尚未完全阐明其在肿瘤免疫学中的作用[89]。在 Ⅱ 期试验中，PRAME 作为已切除的非小细胞肺癌（PEARL）的辅助免疫疗法，评估了脂质体疫苗对该 TAA 的疗效。患者人群包括可切除的 Ⅰ～ ⅢA 期 NSCLC，以 PRAME 表达和无病生存为主要终点。目前试验关闭，尚在获取后续数据[61]。

### （三）肺癌的免疫疗法中黏液屏障器官的免疫逃避造成困难

由于黏膜屏障器官（如肺、胃和肠）不断暴露于外部环境，因此已经开发出独特的免疫学策略来下调对正常环境抗原的免疫反应[90-92]。我们实验室的动物数据证明了肺癌可以导致 T 细胞失活。将相同的肿瘤转移到体内的另一位置不会导致相似水平的 T 细胞功能障碍[93]。对黏膜和肿瘤特异性免疫逃逸的免疫机制的基本了解，彻底改变了肺癌免疫治疗方法。在过去的几十年中，确定的受体在免疫反应下调中的作用产生了一种新的癌症免疫控制方法。抗原呈递细胞对细胞毒性淋巴细胞抗原 4（CTLA-4）和程序性死亡配体 1（PD-L1）的表面呈递，被定义为下调和控制免疫反应的强大进化机制[94, 95]。最近几年还发现了多种其他负向共刺激受体（图 101-8）[96]。这种

免疫学 "检查点" 已经进化到可以防止免疫系统的不必要的激活。在这些途径中发生突变的人类和小鼠都患有自身免疫性疾病[97]。

### 1. 检查点封锁

检查点封锁免疫疗法彻底改变了我们逆转肿瘤介导的免疫抑制的能力，代表过去 10 年来免疫疗法中最令人印象深刻的进步。Ipilimumab（Yervoy，Bristol-Myers Squibb）是一种单克隆抗体，可以成功阻断 CTLA-4 的负抑制作用[98]。在未接受化学疗法的患者及化疗失败的患者中，Ipilimumab 均被证明可以延长总体生存期并改善黑色素瘤患者的一般情况。该药物最近已获得 FDA 批准用于黑色素瘤的治疗[99, 100]。尽管很少有研究评估 Ipilimumab 在 NSCLC 中的作用，但一项 Ⅱ 期临床试验展现了一些生存优势，为将来的随机试验奠定基础[101]。在该试验中，未进行全身治疗的 ⅢB、Ⅳ 期或复发性疾病的患者，被随机分配为单独使用紫杉醇和卡铂联合化疗或 Ipilimumab 联合化疗。化疗和 Ipilimumab 组的患者在给予 Ipilimumab 之前或同时进行化疗。接受阶段性 Ipilimumab 的组的无进展生存期增加，但同步组则没有，暗示了 NSCLC 免疫治疗的潜在靶点。目前，一项 Ⅲ 期随机试验正在进行，该试验将 NSCLC 患者的单药化疗与 Ipilimumab 联合阶段性化疗进行比较[102]。

### 2. 程序性细胞死亡受体 1

程序性细胞死亡受体 1（PD-1）是 T 细胞活化的重要调节剂，并与其配体 PD-L1 相互作用。该配体在 NSCLC 上的表达与预后不良相关[103]。Nivolumab（Opdivo，Bristol-Myers Squibb）是一种靶向 PD-1 的人单克隆抗体，已在包括 NSCLC 和黑色素瘤在内的多种实体器官恶性肿瘤中进行了研究。一项 Ⅰ 期试验评估了晚期 NSCLC 及其他肿瘤的患者，全剂量 Nivolumab 的缓解率均为 14%，某些剂量的缓解率高达 32%[104]。疾病缓解与肿瘤细胞 PD-L1 表达相关。存在缓解的 NSCLC 患者平均反应时间特别长，为 74 个月。目前，多项关于 Nivolumab 的在研临床试验，包

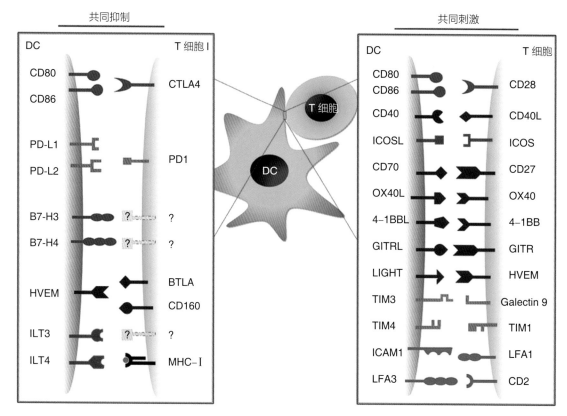

▲ 图 101-8　正性和负性共刺激分子

DC. 树突状抗原呈递细胞（引自 Bakdash G, Sittig SP, van Dijk T, et al. The nature of activatory and tolerogenic dendritic cell-derived signal Ⅱ *Front Immunol*, http://dx.doi.org/10.3389/fimmu. 2013.00053. Accessed February 28, 2013.）

括两项在 NSCLC 种作为二线治疗的Ⅲ期试验，以及一项比较 Nivolumab 和化学疗法作为 PD-L1 阳性肿瘤患者一线治疗Ⅲ期试验[102-105]。

一项在Ⅲ$_B$和Ⅳ期 NSCLC 中 Nivolumab 联合的铂类化疗的Ⅲ期临床试验初步结果表明，总的客观缓解率为 45%，1 年生存率为 59%～87%[105]。另一种 PD- 单克隆抗体 pembrolizumab（Keytruda，Merck）被认为在 PD-L1 表达 NSCLC 患者中安全，反应率约为 23%[102]。拭目以待进一步关于 pembrolizumab 的试验。也有试验研究靶向配体 PD-L1 的抗体。在 NSCLC、黑色素瘤和其他实体恶性肿瘤的患者中，针对 PD-L1 的单克隆抗体 MPDL3280A（Genentech）进行了Ⅰ期试验。对于非小细胞肺癌，其缓解率为 23%，鳞状细胞癌的 24 周无进展生存率为 44%，非肺鳞状细胞癌为 46%[106]。针对 PD-L1 拮抗药的进一步试验正在进行。

（四）肺癌症免疫治疗中先天免疫系统的作用

虽然大多数免疫疗法的重点是操纵免疫系统的适应性免疫，但先天性免疫也是控制恶性肿瘤的潜在强大靶点。NK 细胞已进化为识别恶性细胞和病毒转化细胞上表达的应激受体模式。NK 细胞的低细胞毒活性可能与整体癌症易感性相关[107, 108]，而该细胞群的固有功能可预测与淋巴瘤的治疗相关的结果[109-111]。有趣的是，我们机构的数据表明，类似于淋巴瘤，NK 细胞并不是 T 或 B 淋巴细胞，它在鼠模型中控制肺癌的进展和治疗中起着关键作用[93, 112]。这些发现引出了 NK 功能障碍逆转是否可能是肺癌有效治疗策略的问题。

IL-2 是一种具有多效作用的细胞因子，对于多种细胞（特别是 NK 细胞）的激活至关重要[113]。最近才研究了其在 NSCLC 中的潜治疗作用。一项研究表明，对紫杉醇－异环磷酰胺－顺铂化疗有反应的 Ⅲ / Ⅳ 期 NSCLC 患者的血清 IL-2 水平显著高于反应不良的患者[114]。较高的 IL-2 水平也与中位生存期增加相关（较高的 IL-2 为 26 个月，较低的 IL-2 为 7.5 个月）。这样的数据引发一个问题，类似于 FDA 批准的大剂量 IL-2 用于恶性黑色素瘤和肾细胞癌，这种细胞因子的外源给药是否可以用于肺癌的免疫治疗。在鼠模型的研究表明，外源性 IL-2 可以逆转 NK 细胞对肺癌的特异性细胞毒性[93]。在早期小型临床试验中，IL-2 治疗确实显示出治疗 NSCLC 的希望。一项非随机的 Ⅱ 期临床试验评估了吉非替尼（一种 TKI）是否联合皮下注射 IL-2 在复发转移性 NSCLC 患者中的作用。添加 IL-2 可提高总体生存率（吉非替尼单药治疗为 6.9 个月，吉非替尼 +IL-2 为 20.1 个月）[115]。目前几项评估 IL-2 与其他疗法联合用药的 Ⅰ 期临床试验正在进行[61]。

## 四、总结

从历史上看，肺癌的诊断导致大多数患者的癌症相关生存期为 6 个月～1 年。肺癌基因谱分析的最新进展延长靶向治疗和拥有选择性驱动基因突变患者的生存期。与恶性黑色素瘤不同，基于免疫的治疗的历史性尝试失败。对肺癌相关免疫抑制的最新了解已彻底改变了检查点封锁免疫疗法，目前肺癌患者占参加此类临床试验患者的大部分。另外，通过使用 IL-2 靶向 NK 细胞是 NSCLC 治疗的另一潜在靶标。在进一步了解 Kras 抑制和 p53 功能恢复的基础上，进一步研究为长期控制甚至治愈该病提供了可能性。

# 第 102 章
## 关于切缘正常肺癌的新兴治疗技术
Emerging Technologies for Management of Lung Cancer in Patients With Marginal Physiologic Function

Kendra Iskander  Hiran C. Fernando  著

冼　磊　译

肺癌在美国和世界范围内仍然是一个重要的公共卫生问题。在美国，每年有超过 200 000 个新发的肺癌病例，预计 2014 年将有 159 000 名美国人死于肺癌，约占所有癌症死亡人数的 27%[1]。如果能早期发现肺癌，就有可能进行有治疗目的的肺叶切除术。不幸的是，由于合并症和生理边际功能，大量患者将不属于肺叶切除或任何类型切除的候选对象。在过去的 20 年中，在管理这样的高危肺癌患者方面已经取得了重大的治疗进展，因此现在可以用最小的风险进行具有疗效的治疗。

一般来说，患者可以被分为 3 个风险类别：①低风险可手术患者，他们通常会被提供肺叶切除术；②高风险可手术患者，其中肺叶切除术被认为不是唯一选择，但亚叶状切除术仍被认为是可行的；③医学上不可手术患者，认为任何类型的切除均不可行，因此使用替代的局部治疗。

目前，还没有明确的指南来确定哪些患者属于高风险患者，哪些患者属于医学上不能手术的患者。从历史上看，肺功能检查（PFT）在指导医生选择手术和非手术治疗策略方面最有用。然而，先前的研究表明，即使在有明显肺气肿和肺功能试验处于临界值的患者中，切除术仍然是可行的[2]。

如同美国胸科医生学会关于肺切除患者评估的实践指南中所述，差异通气 / 灌注扫描或定量 CT 扫描也可用于帮助确定是否可行手术治疗[3]。除肺功能检查外，要考虑的其他关键因素包括心功能、年龄和血氧饱和度。在 2003 年的美国外科医生肿瘤学小组会议上，针对高风险或医学上无法手术的肺癌患者进行了 2 项研究[4]。为了允许包括肺功能之外的多种因素，研究人员制订了主要和次要标准[4]。患者必须满足至少 1 个主要标准或 2 个次要标准才能被归类为高风险。要被定义为医学上不能手术，患者必须满足相同的标准，以及需要有资格的胸科医生评估后认为该患者不适合任何手术切除治疗。这些研究的准则如下。

主要标准：$FEV_1 \leqslant 50\%$ 或 $DL_{CO} \leqslant 50\%$。

次要标准：年龄 > 75 岁，$FEV$ 或 $DL_{CO}$ 50% ～ 60%，肺动脉高压，射血分数 < 40%，$PaO_2 <$ 55mmHg，$PCO_2 > $ 45mmHg。

应该强调的是，这些标准是为了能够纳入这些手术试验而设计的。但基于表现状况和肿瘤特征，有一些符合这些标准的患者肺叶切除仍可能是最佳的治疗方法。同样，也有一些患者超出了这些研究中定义的生理学标准，但他们不会成为任何形式的切除的候选对象。这强调了在包括经验丰富的胸科医生在内的多学科环境中对此类患者进行评估的必要性。

在下一章中，我们将回顾被认为是高风险可手术的患者和那些被认为医学上不能手术的患者的选择

## 一、高风险可手术患者

由于局部复发率的降低，肺叶切除术一直是Ⅰ期非小细胞肺癌的首选治疗方法。这一标准在很大程度上是 Ginsberg 等[5] 的随机研究的结果，该研究显示，与肺叶切除术相比，采用亚肺叶切除术治疗的 $T_1N_0$ 非小细胞肺癌患者的复发率增加了 3 倍。因此，对于Ⅰ期非小细胞肺癌，通过肺段段切除或楔形切除的亚肺叶切除目前被认为是高危患者保留的一种折衷的治疗方案[6]。表 102-1 显示了接受亚肺叶切除术治疗的Ⅰ期非小细胞肺癌患者的结果。然而，基于来自日本的几项研究的结果和随着筛查能检测到越来越小的肿瘤，亚肺叶切除术目前正在被研究为具有小周围型肿瘤的中等风险患者的一种选择。

最终，进行亚叶状切除术的基本原理是减少相对于健康肺残留量的肺切除量。Harada 等[14] 证实，在接受肺段切除和肺叶切除的患者中，术后肺功能与肺切除的范围相关。在另一项比较肺叶切除术和肺段切除术治疗Ⅰ期 NSCLC 的研究中，肺叶切除术后的用力肺活量、1s 内的用力呼气量和弥散量明显下降，然而肺段切除术仅在弥散能力上明显下降[11]。

亚肺叶切除术的主要关注点是它的肿瘤学有效性。一个问题是淋巴结评估的充分性。如果不进行淋巴结取样或清扫，则有很大可能分期不足。在楔形切除而不是段切除后，这将是一个更大的问题，因为在段切除所需的支气管和血管解剖过程中，实质淋巴结可能会被一起切除。最近一项关于亚肺叶切除术的前瞻性研究分析证实了这一概念，即与节段切除术相比，接受楔形切除术的患者获得的淋巴结和淋巴结取样数较低[15]。因此，在接受节段切除术的患者中，淋巴结分级获得提高的发生率也较高（9% vs. 1%）。同样的研究还表明，楔形切除后的实质边缘也更小。正如 El-Sherif 等在一项研究中报道的那样，边缘大小已被证明会影响预后。在该研究中，较大的实质边缘降低了复发率。切缘 < 1cm 的局部复发率为 14.6%，而切缘 > 1cm 的复发率为 7.5%[16]。

另一种评估切缘的方法是通过观察边缘细胞学。这在 Sawabata 等[17] 的一项研究中进行了评估，这是寻找标本缝合线边缘外的恶性细胞的研究。有趣的是，有一些患者的缝合线细胞学呈阳性，但组织学却呈阴性。有 47% 的缝合线细胞学阳性率，而标准组织学技术鉴定阳性切缘仅有 20%[17]。在这些细胞学阳性患者中，复发率为

表 102-1　Ⅰ期非小细胞肺癌经肺亚肺叶切除治疗的结果

| 作者（年） | 方　法 | 研究数 | 中位生存时间（年） | 2 年生存率（%） | 3 年生存率（%） | 5 年生存率（%） |
|---|---|---|---|---|---|---|
| Deng（2014）[7] | 肺亚肺叶切除 | 212 | 4.2 | 89.5 | 76.1 | 67.3 |
| Crabtree（2014）[8] | 肺亚肺叶切除 | 458 | 2.8 | 74.1 | 67.6 | 58.6 |
| Altorki（2014）[9] | 肺亚肺叶切除 | 53 | 5.1 | 88.6 | 79.2 | 52.8 |
| Park（2012）[10] | 肺亚肺叶切除 | 248 | n/a | 98 | 93 | 90 |
| Keenan（2004）[11] | 肺亚肺叶切除 | 54 | n/a | 86 | 74 | 62 |
| Koike（2003）[12] | 肺亚肺叶切除 | 74 | n/a | n/a | 91 | 89 |
| LCSG（1995）[5] | 肺亚肺叶切除 | 122 | n/a | 80 | 78 | 44 |
| Read（1990）[13] | 肺亚肺叶切除 | 113 | n/a | n/a | n/a | 84 |

57%，而在切缘细胞学阴性患者中为 0%。

已被研究的一种提高手术切缘的方法是辅助性近距离放射治疗。有 2 种常见的方法可以成功地进行近距离治疗[18, 19]。在第一种技术中，含有 $^{125}$I 粒子的聚乳酸缝合线（Oncura，Princeton，NJ）被放置在距离切除边缘两边的缝合线 5mm 并平行于缝合线的位置。然后将缝合线固定在肺表面，用几个 3.0 丝线或聚乳酸缝合线相隔 1～2cm 放置。第二种技术涉及产生含有同位素 $^{125}$I 的缝合线的聚乙醇酸网状植入物。$^{125}$I 从制造商那里订购植入物。然后在缝合线上缝合网状物。近距离放射治疗的剂量学目标是沿切除边缘的中心轴以 5～7mm 的间隔提供 100Gy。

放射性网格法于 1998 年首次报道，并证明患者在术后 7 个月的复查 CT 扫描上没有发生肺炎[19]。这两种方法在将复杂的三维区域上的局部放射传递到所需位置方面提供了 100% 的遵从性，所以对患者是安全的。相比之下，在手术后进行外部放射治疗可能具有挑战性，涉及这些患者对门诊放射治疗时间表的依从性，以及对肺部健康区域的辐射损伤造成的额外风险[18]。

近距离放射治疗的一个重要问题是医疗团队可能会受到辐射照射。Smith 等通过观察术中近距离放射治疗网植入期间的辐射暴露来解决这些问题[20]。在网格的创建和植入过程中，将二极管放置在患者、外科医生的手和放射肿瘤学家身上。每个人的总辐射剂量是 2mrem，是一张胸部 X 线片剂量的 1/3。因此，可以以最小的风险进行近距离放射治疗。

另一个关注的问题是，近距离放射治疗可能影响接受亚肺叶切除的高危患者组的肺功能并导致呼吸困难[21]。Fernando 等报道在接受亚肺叶切除术后，是否进行近距离放射治疗的患者中，$DL_{CO}$ 或呼吸困难评分从基线到 3 个月的百分比变化没有显著差异。多变量回归分析（调整基线值）显示治疗设备、肿瘤位置（上叶与其他叶）或手术方式（电视辅助胸腔镜手术与开胸手术）对 3 个月的 $FEV_1$、$DL_{CO}$ 和呼吸困难评分没有显著影响。作者得出结论，在非小细胞肺癌高危人群中，辅助术中近距离放射治疗结合局部切除术在 3 个月时不会显著恶化肺功能或导致呼吸困难，也与围术期肺部不良事件的增加无关。

最初使用辅助近距离放射治疗的回顾性研究因报道降低了局部复发率而令人鼓舞。Santos 等[22]报道了在仅行局部切除术的情况下有 18.6% 的局部复发率。随着近距离放射治疗的增加，局部复发率降低至 2%。Fernando 等[23]的另一项回顾性研究，在 124 例接受亚肺叶切除术的患者中，其中 50% 采用网状近距离放射治疗的患者显示，未进行辅助治疗的患者的局部复发率为 17.2%，而接受近距离治疗的患者的局部复发率为 3.3%。Birdas 等[24]的一项研究强烈支持近距离放射治疗在 $I_B$ 期 NSCLC 患者的应用，无论是接受肺叶切除术还是亚肺叶切除术都应加网状近距离放射治疗。在这 167 例患者中，两组的局部复发率相当，分别为 3.2% 和 4.8%。

从这些报道中取得的初步成功导致了一项前瞻性随机试验的发展，该试验比较了亚肺叶切除术与近距离放射局部治疗[25]。研究人群包括非小细胞肺癌 ≤ 3cm 的高危可手术患者。主要终点是局部复发的时间。令人惊讶的是，对于局部复发时间还是作为次要终点的生存时间，在时间上没有显著差异。随访 3 年时，有 12.1% 的患者局部复发，低于许多其他关于亚肺叶切除术的报道。这表明参与这项前瞻性试验的外科医生可能更关注实质边缘。支持这一观点的是，当作者比较边缘受损患者的 ARM 结果时，只有 14 名患者（6.6%）的切线细胞学呈阳性。这组人最倾向于使用近距离放射治疗，因为接受近距离放射治疗的患者中有 10% 发生局部复发，而仅接受亚肺叶切除术的患者中有 25% 发生局部复发。

总之，尽管早期数据令人鼓舞，但不支持常规的近距离治疗。近距离放射治疗的好处最有可能出现在那些在亚肺叶切除术后边缘未切除干净的患者身上，而这些患者很难在术前预测。

## 二、无法进行手术的患者

### （一）立体定向体部放射治疗

以前，对这些患者的治疗标准是外照射放射治疗。然而，在这些患者中，考验的是有效的传递放射能量的能力。外照射治疗 Ⅰ 期 NSCLC 的结果一般较差，但研究也表明，与不治疗相比，外照射放疗在无法手术的患者中与更好的肺癌特异性生存率相关[26]。

在过去的 10～15 年中，立体定向体部放射治疗（SBRT）已经成为非小细胞肺癌（NSCLC）患者的一种极好的治疗选择。表 102-1 概述了接受 SBRT 治疗的 Ⅰ 期非小细胞肺癌患者的结果。治疗肺部肿瘤的一个问题是肿瘤随着呼吸而移动，特别是肿瘤很小的时候。因此，确保向肿瘤输送辐射并将对健康肺的损伤降至最低是具有挑战性的。为了克服肺的生理性呼吸运动，已经采用了多种技术。实现这一点的第 1 种最简单的方法是屏住呼吸以限制肺部的运动[27]。第 2 种方法称为呼吸步态，将患者的呼吸与调节辐射束相结合。为了实现这一技术，在患者呼吸时进行 CT 扫描，以在呼吸周期期间的多个时间点定位肿瘤的确切位置。然后调节辐射暴露的时间，以聚焦在呼吸周期中肿瘤可能暴露出最大位置的点。

动态跟踪是利用 CyberKnife 立体定向放射外科系统（Accuray，Sunnyvale，CA）的第 3 种方法。这个系统有一个线性加速器在移动机械臂上传递辐射。图像引导相机聚焦于在治疗前放置在肿瘤附近的肿瘤标志物。同时评估肺和胸壁的扩张与反冲。使用这种方法，可以捕捉到肿瘤在空间中的精确位置，并且可以用机械臂在呼吸周期的任何点传递辐射。

由于提高了靶向精确度并使用了多个辐射平面，与外束放射疗法相比，立体定向放射外科系统可以提供更高的辐射剂量[28]。传统的外束放射治疗计划涉及在几周内提供约 60Gy 的剂量，相比之下，SBRT 通常仅需要递送其 1/5 的剂量。尽管两者剂量不具有可比性，但 SBRT 提供的 20Gy 的单次剂量相当于常规外照射的 60Gy 剂量[28]。许多治疗计划允许生物有效剂量超过 100Gy，而通过 SBRT 能提供较高辐射剂量用于改善局部控制和生存率。例如，Onishi 等[29]表明，接受 < 100Gy（生物当量剂量）剂量的患者有 69% 的存活率，而那些接受剂量 > 100Gy（生物当量剂量）的患者 5 年存活率为 88%。

最近的一项大型研究检查了 100 名持续使用 SBRT 的不能手术的肺癌患者[30]。本研究中的所有患者的情况均由胸科医生评估，这些患者由于肺功能差，既往切除失败，或拒绝手术而不适合进行手术切除。46 例患者为原发性肺肿瘤（NSCLC），35 例为复发癌，19 例为肺转移。患者接受了 3 次 20Gy 的治疗。放置肿瘤标记物导致 26% 的患者需要胸管。中位总生存期为 24 个月，2 年生存率为 50%。对于原发性肺癌患者，44% 的患者生存时间超过 2 年，而有转移性疾病的患者有 84% 存活。作者得出结论，肺肿瘤的立体定向放射治疗是安全的，并为医学上不能手术的患者提供了另一种选择。表 102-2 显示了接受 SBRT 治疗的 Ⅰ 期非小细胞肺癌患者的结果。

SBRT 的另一个问题是大剂量放射治疗靠近中央气道时出现严重并发症的风险。在一项涉及 70 名患者的 Ⅱ 期研究中，中心肿瘤的高辐射剂量出现了过度毒性（包括一些 5 级并发症）[35]。目前相关研究正在进行中，以评估 SBRT 应用在这些肿瘤中的最佳剂量。

在多中心前瞻性研究中，可能北美最重要的 SBRT 试验是 RTOG0236[33]。这项多中心研究涉及 55 名经活检证实的可评估的 NSCLC 患者。中位随访时间为 34.4 个月，原发肿瘤控制率为 97.6%。3 年总生存率为 55.8%，中位生存期为 48 个月。在无法手术的患者中，这些和其他显著的结果已经导致一些研究人员推荐 SBRT 有可能作为取代亚肺叶切除成为治疗高危可手术患者的标准[36]。

表 102-2　I 期非小细胞肺癌经立体定向体部放射治疗的结果

| 作者（年） | 方　法 | 研究数量 | 中位生存时间（年） | 2 年生存率（%） | 3 年生存率（%） | 5 年生存率（%） |
|---|---|---|---|---|---|---|
| Davis（2015）[31] | 立体定向体部放疗 | 59 | 2.3 | 60 | n/a | n/a |
| Shibamoto（2012）[32] | 立体定向体部放疗 | 180 | 3 | n/a | 69 | 52.2 |
| Timmerman（2010）[33] | 立体定向体部放疗 | 55 | 4 | 72 | 55.8 | n/a |
| Stephans（2009）[34] | 立体定向体部放疗 | 86 | n/a | 52 | 48 | n/a |
| Timmerman（2006）[35] | 立体定向体部放疗 | 70 | 2.7 | 54.7 | 36 | 30 |
| Onishi（2004）[29] | 立体定向体部放疗 | 245 | 2 | 88.9 | 56 | 47 |

然而，人们对做出这些结论感到担忧。在外科治疗和 SBRT 研究中，对于局部复发和控制的定义并不相似。此外，即使在多中心研究中，选取的患者也不相似 [4, 37]。

Crabtree 等的一份报道强调了这一潜在问题 [8]，该报道比较了接受 SBRT 和手术切除的患者的存活率。患者根据年龄、肿瘤大小、并发症评分、FEV$_1$ 和肿瘤位置进行匹配。而 SBRT 组总的 3 年生存率为 52%，切除组为 68%。

综上所述，SBRT 在肺癌治疗方面是一个不断迅速发展的领域。它为病灶区域提供了一种积极的治疗方法，减少了并发症，是医学上不能手术治疗患者的一种重要的治疗方式。

### （二）经皮热消融

射频消融（radiofrequency ablation，RFA）是一种可供选择的肺癌微创治疗方法。它已成功地应用于原发性和转移性肿瘤的外科高风险患者 [38]。这种治疗方式的好处是能够将特定解剖位置的组织加热到致死温度，从而减少对周围组织的损害。RFA 最初在治疗肝脏肿瘤时变得流行起来 [39]。通常情况下，该操作由介入放射科医生或胸外科医生在 CT 扫描设备中进行，在某些情况下这些操作是在手术室中进行的。可以使用也可以不使用全身麻醉，这取决于操作员。实质上使用比肿瘤的最大直径大 1.0cm 的靶消融尺寸来创建热边缘。RFA 利用从发电机传递到患者的交流

电，因此需要将电外科接地垫放置在患者身上。当交流电流从放置在肿瘤中的电极移动时，肿瘤中电极周围的组织发生摩擦加热。一旦局部温度超过 60℃，细胞就会瞬间死亡。大多数系统将达到比这一水平更高的温度。

如上所述，目前市场上有多种系统，它们通过类似的技术起作用。Boston Science（Natick，Massachusetts）、RITA（Rita Medical Systems，Fremont，California） 和 Valleylab（Boulder，Colorado）各自制造自己的射频设备。Boston Science 和 RITA 探针由单针组成，针尖可膨胀，可在靶肿瘤内扩张。Valleylab 探针由 1 根针或 3 根平行的针组成，这些针被放置在靶肿瘤中。Valleylab 探头是内部冷却的，这有助于防止探头周围的组织炭化，允许更有效的加热和更大的组织破坏面积。一项初步研究表明，拥有一个可膨胀的探头可以提供更大的整体治疗体积和更多的球形消融面积 [40]。

一般来说，RFA 是一种低风险的手术，最常见的并发症是气胸。一项对 493 名患者进行的多中心研究报道了 30% 的患者出现气胸，10% 的患者发生胸腔积液 [41]。然而，应该强调的是，尽管气胸的发生率很高，但属于不良事件通用分类的 3 级或更高级别的并发症的发生风险很低，事实上与 SBRT 后报道的风险相似。最近报道了一项涉及 52 名患者的多中心前瞻性试验 [4]。有 11.5% 的患者发生 3～5 级不良事件。有 2 例 3 级气胸，唯一发生的 4 级和 5 级并发症被认为与患

者的合并症有关，而不是 RFA 手术。

　　一般来说，涉及 RFA 的文献并不像支持 SBRT 的文献那样有强说服力。这些研究通常涉及单个中心、较小的患者队列，包括肺癌和肺转移患者，并且通常随访时间较短。表 102-3 显示了射频治疗 I 期非小细胞肺癌患者的结果。Simon 等[38]进行的一项研究涉及 153 名患者接受了 RFA 治疗，其中 75 名患有 I 期 NSCLC。他们中位生存期为 29 个月，1 年、2 年、3 年、4 年和 5 年生存率分别为 78%、57%、36%、27% 和 27%。他们研究的一个关键发现是对 < 3cm 的肿瘤的局部控制的差异。小肿瘤 < 3cm 的患者接受 RFA 治疗后 1 年生存率为 83%，5 年生存率为 47%。在射频消融术的肺癌患者反应评估（RFA of pulmonary tumors response evaluation Trial，REPTURE）研究中，107 名患者的肺部病变直径 < 3.5cm，接受 RFA[42]。在本试验中，2 年生存率为 48%，中位生存期为 21 个月。来自麻省总医院的研究人员也报道了 31 名接受 RFA 治疗的 NSCLC 患者[43]。本研究中的中位生存期为 30 个月，2 年和 4 年生存率分别为 78% 和 47%。在上面讨论的 RFA 的多中心研究中，2 年生存率为 71.2%，而肿瘤 < 2cm 的患者的生存率达到更高的 84%[4]。

　　其他的热消融方法现在也被报道用于周围型肺癌。这些包括微波消融（microwave ablation，MWA）或冷冻治疗（cryoablation，CRYO）。与 RFA 相比，MWA 系统的运行频率要高得多。与运行在 945MHz 或 2.45GHz 的 MWA 医疗系统相比，RFA 通常使用的频率是 470kHz。使用 MWA 有几个理论上的优势，包括更高的肿瘤内温度、更大的消融体积、更少的治疗时间，以及与 RFA 相比 MWA 有更深的穿透[49]。我们的小组先前报道了一项使用 MWA 的动物研究[50]。MWA 可以有效地创造 100% 不易失活区域，这有可能在临床实践中导致更好的局部控制。

　　目前在美国有 2 种商用低温系统。它们是 Cryohit（Galil Medical，Yokneam，Israel）和 Cryocare（Endocare，Irvine，CA，USA）系统。2 个系统都是基于氩气的系统。冷冻疗法的一个优点是在消融过程中会出现冰球。CT 成像可实时跟踪冰球的发展，有助于监测治疗进展。冷冻治疗和一些 MWA 系统的缺点是成功消融肿瘤需要多个治疗探头。由于肿瘤周围的肋骨移位，将多个探针同时置于肺部肿瘤的适当位置可能是一个挑战。

　　目前支持 MWA 和 CRYO 治疗 NSCLC 的文献甚至比 RFA 更为有限。表 102-4 显示了 I 期非小细胞肺癌患者接受冷冻或 MWA 治疗的结果。尽管存在令人鼓舞的前期基础，但需要进行与 RFA/SBRT 相比较的前瞻性研究，以更好地确定这些替代性消融方式的作用。

表 102-3　I 期非小细胞肺癌经皮热消融治疗结果

| 作者（年） | 方式 | 研究数量 | 中位生存时间（年） | 2 年生存率 % | 3 年生存率（%） | 5 年生存率（%） |
|---|---|---|---|---|---|---|
| Lanuti（2012）[44] | 射频消融 | 45 | 3.8 | n/a | 67 | 31 |
| Ambrogi（2011）[45] | 射频消融 | 59 | 2.8 | n/a | 40 | 25 |
| Lanuti（2009）[43] | 射频消融 | 34 | 2.5 | 78 | n/a | n/a |
| Hiraki（2007）[46] | 射频消融 | 20 | 3.7 | 67～93 | n/a | n/a |
| Simon（2007）[38] | 射频消融 | 75 | 2.9 | 57 | 36 | 27 |
| Pennathur（2007）[47] | 射频消融 | 18 | n/a | 68 | n/a | n/a |
| Fernando（2005）[48] | 射频消融 | 9 | n/a | 88.9 | n/a | n/a |

表 102-4　Ⅰ期非小细胞肺癌经微波消融与冷冻治疗结果

| 作者（年） | 方　式 | 研究数量 | 中位生存时间（年） | 2 年生存率（%） | 3 年生存率（%） | 5 年生存率（%） |
|---|---|---|---|---|---|---|
| Moore（2015）[51] | 冷冻治疗 | 45 | n/a | n/a | 78 | 67 |
| Yang（2014）[52] | 微波治疗 | 47 | 2.8 | 63 | 43 | 16 |
| Yamauchi（2012）[53] | 冷冻治疗 | 22 | 5.6 | 88 | 88 | n/a |
| Wolf（2008）[54] | 微波治疗 | 50 | 1.9 | 55 | 45 | n/a |

### （三）支气管镜消融术

近 10 年来，电磁导航纤维支气管镜（ENB）已被引入临床。ENB 允许外科医生在由这些系统创建的虚拟支气管镜检查的指导下，将支气管镜或导管穿过肺部周围。最初，该技术可用于组织诊断，放置基准点以引导 SBRT 或将染料注射到周围的小病变中以引导 VATS 切除[55]。这可以很快地将支气管镜导航与一个柔性消融探针直接放置到肿瘤中。这将可能允许在相同的环境下进行诊断和治疗。

日本的一项研究报道了这种方法[56]。在这项研究中，10 名患者在计划切除前即刻进行了射频消融。使用了 3 种探头尺寸（5mm、8mm 和 10mm 主动探头）。较大的探头也进行了水冷。他们证明了这项技术可以安全实施，并且随着探针尺寸的增加，可以实现更大的消融量。同一组随后报道了 2 例接受支气管镜下消融术作为非小细胞肺癌唯一治疗方式的患者[57]，这些患者在 4 年和 3.5 年内没有复发。虽然这些只是初步报道，但可能代表了肺癌微创治疗的下一个发展趋势。

### （四）结论

具有切缘正常的早期肺癌患者，不应拒绝治疗。现在存在许多治疗选择，并且在多学科背景下仔细评估，包括在这个过程中有经验的胸外科医生是至关重要的。对于高风险但可手术的患者，将亚肺叶切除仍应视为治疗标准。对于无法手术的患者，可以提供 SBRT 或消融治疗，但这些治疗方法的相对优缺点仍有待确定。

Liza Villaruz　Brian J. Karlovits　Timothy F. Burns　Mark A. Socinski　著

冼　磊　译

## 概述

肺癌是美国和全世界癌症死亡率的主要原因。据估计，仅在 2014 年，美国就诊断出 224 210 例新的肺癌病例，估计有 159 260 例肺癌死亡 [1]。小细胞肺癌（SCLC）约占肺癌的 15%，随着吸烟率的降低，SCLC 的发病率呈下降趋势，其中女性 SCLC 发病率呈上升趋势。这反映了大约一代人以前女性吸烟率的增加 [2]，尽管吸烟是 SCLC 相关的最常见的致病因素，但其他病因还包括暴露于石棉、氡、铀开采和双氯甲基醚等药物 [3]。据报道，终生不吸烟者也有 SCLC 病例，应仔细检查其病理以确诊。SCLC 具有生长迅速、早期转移到纵隔淋巴结，以及远处转移率高、对标准化疗高响应率（RR）的特点。如果不进行治疗，预后非常差，未接受治疗的患者的中位生存期估计为 2～4 个月 [4]。

### （一）生物学与遗传学

由于在显微镜下细胞的组织学外观，SCLC 最初于 1926 年被称为"燕麦细胞癌"，其生物学特征与肺腺癌或肺鳞状细胞癌不同，因为其起源细胞具有神经内分泌特征 [5-7]。SCLC 属于肺部较大的一类神经内分泌肿瘤，范围从低级典型类癌到中级非典型类癌到高级神经内分泌肿瘤，包括大细胞神经内分泌癌和 SCLC [8, 9]。SCLC 与极高的突变率（每兆碱基对平均 7.4 个突变）相

关，这在很大程度上与吸烟有关。鉴于在非小细胞肺癌（NSCLC）中成功地识别和靶向肿瘤基因驱动因子突变，人们对在 SCLC 中识别类似的靶向驱动因子有着浓厚的兴趣。这些努力在一定程度上受限于获取大型活检样本的传统困难，因此，癌症基因组图谱（TCGA）不可能在 SCLC 中进行后续测序 [10]。与非小细胞肺癌形成鲜明对比的是，超过 1000 个肿瘤已经进行了全基因组测序，只有不到 100 个 SCLC 肿瘤全基因组测序数据 [11, 12]。尽管有这些局限性，SCLC 中的许多主要基因组变化已经被定义。几乎所有 SCLC 病例中都存在肿瘤抑制因子 TP53（70%～90%）和 RB1（100%）的突变。在编码组蛋白修饰因子的 CREBBP、EP300 和 MLL 基因中也发现了复发性突变 [12]。此外，最近的研究还发现了近 20% 的 SCLC 中 MYC 家族成员的改变，近 27% 的 SCLC 中干细胞转录因子 SOX2 的扩增，以及 6% 的 SCLC 中 FGFR1 的扩增 [11, 12]。

### （二）分期

SCLC 患者的恰当分期决定了其预后和治疗模式。最常用的分期系统是由退伍军人管理局肺研究组（VALSG）于 20 世纪 50 年代为不能手术的肺癌患者开发的两阶段系统 [13]。局限期疾病（LS）是指局限于一侧胸腔的疾病，包括具有局部扩展和同侧锁骨上淋巴结的肿瘤，前提是它们能够与原发肿瘤位于同一放射门内。包括恶

性胸腔积液或心包积液、对侧肺门或锁骨上淋巴结的存在或胸外疾病，均被分类为广泛期疾病（ES）。尽管这种分期系统很简单，但仍存在争议和模糊不清的领域[14]。1989 年，国际肺癌研究协会（IASLC）发表了一项共识报告，将 LS 疾病的定义扩大到对侧纵隔和锁骨上结节和同侧胸腔积液，无论细胞学检查是否为阳性。在临床实践中，基于将对侧纵隔和同侧锁骨上淋巴结受累纳入安全放射治疗区的能力，大多数医生将对侧纵隔和同侧淋巴结受累视为 LS 疾病，从而融合了 VALSG 和 IASLC 标准。

肿瘤放射治疗协作组（RTOG）和东部肿瘤协作组（ECOG）将 LS 定义为局限于一侧胸腔的疾病，排除了恶性胸腔积液、对侧肺门或锁骨上淋巴结肿大的患者[15]。美国国家综合癌症网络（NCCN）将 LS 定义为局限于同侧半胸的疾病，可以用确定的放射剂量安全治疗，并且排除了由于多发性肺结节过宽或肿瘤或淋巴结体积太大而无法包含在可耐受的放射范围内的 $T_3 \sim T_4$ 肿瘤[16]。欧洲癌症研究和治疗组织（EORTC）将 LS 疾病定义为在开始化疗之前胸部 X 线胸廓最大横向直径< 50% 的疾病[17]。

最近，有人建议根据美国癌症联合委员会（AJCC）第 7 版新修订的肺癌 TNM 分期分类取代 VALSG 分期系统[18]。该建议基于对 8088 例 SCLC 患者的预后分析。在 IASLC 数据库中，根据 AJCC 第 7 版分组的 I ~Ⅳ期临床总分期可预测总生存期（OS）[19]。在该分期系统中，胸腔积液患者被认为患有Ⅳ期 $M_{1a}$ 病。有趣的是，仅基于胸腔积液的 ES 病患者的生存率介于 LS 病患者和具有其他转移部位的 ES 病患者之间，而与胸腔积液细胞学无关[19]。

表 103-1 列出了最常见的分期过程。由于一旦确定患者患有 ES 疾病，检测其他转移部位的效用可能有限，并且可能不会改变其治疗方式，因此分期可能存在很大差异。然而，如果患者有潜在的 LS 疾病，应仔细检查远处转移。这包括评估骨转移的骨扫描，评估肝和肾上腺转移的腹

部计算机断层扫描（CT），以及检测脑转移的磁共振成像（MRI）或脑部对比 CT 扫描。如果患者有潜在的淋巴结疾病和胸腔积液，应该进行胸腔穿刺和细胞学评估，以确定是否有恶性胸腔积液。SCLC 患者胸腔积液多为肿瘤所致，多个细胞学检查均为阴性，胸腔积液为非血性、渗出性的患者，应排除将胸腔积液作为分期因素[16]，而骨髓活检已作为分期检查的一部分，这已不再是常规要求。患有 LS 疾病和血液学异常的患者应行骨髓活组织检查，这些异常可能与骨髓受累或不明原因的中性粒细胞减少或血小板减少有关[16]。乳酸脱氢酶（LDH）升高有预后价值，但不常规纳入分期检查[20]。

**表 103-1　标准分期检测**

- 胸部、腹部和骨盆的 CT 或穿过肝脏和肾上腺的胸部 CT
- 骨扫描
- 脑 MRI 或 CT 对比扫描
- 如果有胸腔积液，应行胸腔穿刺术并进行细胞学检查
- 外周血涂片见有核红细胞或不明原因血小板减少或中性粒细胞减少的患者的骨髓活检

正电子发射断层扫描（PET）结合 $^{18}$F-2- 脱氧 -D- 葡萄糖（FDG）显示出对非小细胞肺癌患者远处转移的高度敏感性，对肾上腺和骨损伤的特异性更高[21-23]。在 SCLC 中进行 PET 扫描分期，但大多数试验都是在单个机构中进行的，患者人数有限（≤ 120）[24-31]。根据这些试验的初步证据，PET 扫描分期在检测胸内外淋巴结转移和远处转移方面具有更大的敏感性。这些试验中的许多患者由于发现了隐匿性远处转移性疾病或放射线范围的变化（包括怀疑有恶性肿瘤的胸腔内淋巴结转移）而改变了治疗计划。包括疑似恶性病变的胸内淋巴结。在荷兰的 2 项前瞻性试验中，评估了分期成像的实用性及其对放射治疗计划的影响[32, 33]。照射野的定义仅基于 CT，排除选择性淋巴结覆盖导致孤立淋巴结衰竭的发生率高得令人难以接受（11%）[32]。相反，整合 PET 分期以指导照射野设计，与所涉及的疾病相关的孤立

淋巴结衰竭为 3%，说明 PET 在限制照射野仅限于疾病部位和减少潜在肺毒性方面的价值[33]。美国胸内科医生学会（ACCP）和 NCCN 根据目前的循证医学指南建议对临床上怀疑为 LS-SCLC 的患者使用 PET 扫描[4]。

### （三）手术治疗

目前 LS-SCLC 的标准治疗方法是化疗和放疗相结合。然而，LS-SCLC 患者的特定亚群可能受益于手术切除。除这些亚群外，SCLC 组织学检查可能是手术时的偶然发现。由于仅在少数患者中进行了手术，因此对手术作用的评估是复杂的，并且这些患者经常接受额外的化疗和（或）放疗。也有人担心，那些被认为是手术候选者的患者可能有生物学上不敏感的疾病，或者被认为是化疗和放射治疗的良好预后候选者。手术治疗

的许多病例或回顾性研究都包括了异质性患者群体，也是在目前可用的分期手术之前进行。因此，在进行手术的患者中，有很大比例的患者在当前的分期试验中会发现转移性疾病。对小细胞肺癌手术切除最感兴趣的是一部分 LS-SCLC 患者，他们没有纵隔淋巴结受累的证据（Ⅰ期和Ⅱ期），或者怀疑有小细胞肺癌和非小细胞肺癌的混合组织学特征，并且在放化疗后有残留存在。

几项回顾性研究表明，仅接受手术治疗的 SCLC 患者的长期生存率（表 103-2）[34-37]。由英国医学研究委员会（British Medical Research Council）进行的一项随机试验，将可手术患者（$n$=144）随机分为放射治疗组和手术组[38]，与手术组相比，放疗组的中位生存期明显更长，分别为 10 个月和 7 个月（$P$=0.04）。该试验需要进行

**表 103-2 手术治疗在局限期小细胞肺癌中的作用**

| 第一作者 | 患者数量 | 治疗方法 | 中位生存时间（个月） | 5 年生存率（%） |
|---|---|---|---|---|
| Davis[34] | 118 | 手术 | 18 | 20 |
| Sorensen[37] | 71 | 手术 | | 12 |
| Shore[36] | 40 | 手术 | | 27 |
| Shah[35] | 28 | 手术 | 34 | 43 |
| Shields[43] | 132 | 手术→化疗 / 放疗 | 11 | 23 |
| Karrer[39] | 112 | 手术→化疗 / 预防性全脑照射 | 37 | p51[a] |
| Lucchi[40] | 92 | 手术→化疗 | 24 | 32 |
| Shepherd[42] | 63 | 手术→化疗 / 放疗 | 19 | 31 |
| Osterlind[41] | 52 | 手术→化疗 | | p25[b] |
| Lad[48] | 70 | 化疗→手术 / 放疗 / 预防性全脑照射 | 15 | 10 |
| Shepherd[49] | 38 | 化疗→手术 / 放疗 / 预防性全脑照射 | 21 | 36 |
| Eberhardt[46] | 32 | 化疗→放疗→手术 | 36 | 46 |
| Holoye[47] | 22 | 化疗→手术 | 25 | 33 |
| Williams[50] | 21 | 化疗→手术 / 预防性全脑照射 | | |
| Shepherd[54] | 28 | 挽救性治疗[c] | 24 | 28 |

a. 只报道了 3 年生存率；b. 只报道了 3.5 年生存率；c. 挽救性治疗包括对化疗 ± 放疗后持续性或局部复发性疾病的手术切除

支气管镜活检以确认诊断。因此，位于中央位置的肿瘤的患病率很高，考虑到当时可用的分期方法，毫无疑问，许多患者在手术切除时都患有远处疾病。在可手术组中，只有 48% 的患者接受了手术切除，这使人们对 LS-SCLC 手术切除的可行性产生了怀疑。本试验的结果不鼓励外科手术作为 LS-SCLC 的主要治疗方法。

即使在早期疾病患者中，隐匿性微转移性疾病的发病率和远处失败率也都很高，这使得人们对手术切除和化疗相结合产生了兴趣。几项回顾性研究调查了手术切除、化学疗法和放疗相结合治疗患者的生存情况（表 103–2）[39-43]。对多伦多大学外科手术切除前后接受化学疗法治疗的患者（$n=119$）进行的回顾性研究显示，中位生存期为 111 周，5 年生存率为 39%[44]，病理性 I 期（$n=35$）、II 期（$n=36$）和 III 期（$n=48$），患者 5 年生存率分别为 51%、28% 和 19%。另一项回顾性分析调查比较了 37 例接受手术切除的患者与 127 例未进行手术切除的患者的长期生存率（定义为 ≥ 3 年），结果显示，接受手术切除的患者的长期生存率为 35%，未接受手术的患者的长期生存率为 6%[45]。除 1 例患者外，其余患者均接受化疗，未接受手术的患者均接受放化疗。I 期（13 例）患者 5 年生存率为 64.2%，II 期（10 例）为 42.5%。I 期和 II 期患者的这些生存数据提高了手术治疗早期 SCLC 患者的可能性。

其他几项研究也研究了术前或新辅助化疗的作用[46-50]。术前应用化学疗法可以早期治疗远处微转移疾病，并通过缩小胸内病变促进手术切除。多伦多大学的一项 II 期试验（$n=72$）前瞻性地评估了术前化疗在 LS-SCLC 患者中的作用[49]。总 RR 率为 80%，其中 57 例（79%）为手术切除的候选者，但只有 38 例患者接受了手术切除。手术切除患者的中位生存时间为 91 周，预计 5 年生存率为 36%。病理 I 期患者的生存时间比 II 期或 III 期患者明显更长。第二阶段 II 期临床试验（$n=40$）对术前化疗进行了研究，结果显示总 RR 率为 87%，其中 11 例接受了开胸手术，

8 例接受了切除手术[51]。附加试验表明，诱导化疗后联合手术切除有益处[49, 52-54]。

为了研究诱导化疗后手术切除的益处，肺癌研究组（LCSG）进行了一项前瞻性随机试验，其中接受了 5 个化疗周期的患者被随机分配到胸部和脑部进行放射治疗或进行手术切除[48]。要求患者至少有部分反应，具有纯小细胞组织学特征，并适合进行手术切除。在登记的 328 名患者中，217 名患者（66%）获得了缓解，并且有 146 名患者被随机分配（占所有患者的 44%）。在随机接受手术切除的患者中，有 83%（$n=58$）接受手术切除，77% 接受完全切除（$n=54$）。淋巴结状态不影响不可切除率，但预处理 T 状态影响不可切除率。预处理前 $T_3$、$T_2$ 和 $T_1$ 的不可切除率分别为 40%、16% 和 6%。所有患者 12 个月和 16 个月的中位生存率在治疗组之间无差异（$P=0.78$）。本试验结果不支持诱导化疗后进行手术切除。

最近，在几项基于人群的研究中分析了手术的作用。在 1998—2002 年美国国家癌症研究所、监测、流行病学和结果数据库（SEER）登记的 14 179 例 LS-SCLC 患者中，863 例接受了手术，其中中位生存期为 28 个月，5 年生存率为 34.6%，未接受手术的患者中位生存期为 13 个月，5 年生存率为 9.9%（$P < 0.001$）[55]。

接受手术治疗的患者更常见于 $T_1$ 或 $T_2$ 疾病（$P < 0.001$），局限性病变患者的中位生存期为 42 个月，手术组为 15 个月，5 年生存率为 44.8%，手术组为 13.7%（$P < 0.001$）。对于区域性病变患者，中位生存期为 22 个月，而接受手术的平均生存期为 12 个月，其 5 年生存率分别为 26.3% 和 9.3%（$P < 0.001$）。术后放疗（PORT）对 $N_2$ 型患者的生存时间增加有显著的统计学意义。单纯手术的生存期为 16 个月，而行 PORT 的生存期为 22 个月。在 1988—2004 年 SEER 数据库中对 1560 例 I 期 SCLC 患者进行的单独分析中，有 247 例患者接受了肺叶切除术，121 例行了局部肿瘤切除 / 消融术，10 例进

行了全肺切除术，其中 21 例手术方式未知。在接受无放疗的肺叶切除术的患者中，3 年和 5 年的生存率分别为 58.1% 和 50.3%。在接受放射治疗的肺叶切除术患者中，3 年和 5 年的生存率分别为 64.9% 和 57.1%[56]，最近，在美国国家癌症数据库（NCDB）中对 28 621 例可行切除手术的 SCLC 患者的生存率进行了评估，其中2476 例（9%）接受了原发部位手术以达到治疗目的[29]，临床 I 期、II 期和 $III_A$ 期 5 年生存率分别为 51%、25% 和 18%。手术加化疗与死亡率降低相关（HR 0.57，95% CI 0.47～0.68），提示在某些 LS-SCLC 患者中，手术切除作为化疗初始治疗的一部分可能具有潜在作用。

虽然这些基于大量人群的研究支持了手术治疗在经过仔细的全身和纵隔分期后 I 期 SCLC 患者中的作用，但应当注意的是这些研究属于回顾性研究，其结果可能因为混杂有预后本来较好的患者出现偏差。ACCP 指南指出，对于临床 I 期SCLC 患者，应进行有疗效的手术切除、侵袭性纵隔分期和胸外成像（头部 CT/MRI 和 PET 或CT 骨扫描）。SCLC 有较大的纵隔淋巴结转移倾向，纵隔镜检查假阴性率高达 16%[57]。对于经彻底分期后出现 I 期 SCLC 的患者，建议进行手术切除而不是非手术治疗（2C 级），而对于接受治疗性手术的患者，应给予铂类辅助化疗[18]。手术切除并全身化疗的患者应考虑接受胸部同步放射治疗（TRT），以降低局部复发率，并考虑预防性头部照射（PCI）[15]。另一种临床情况是，当患者具有小细胞肺癌（SCLC）和非小细胞肺癌（NSCLC）的混合组织学，考虑手术切除，并且取得了显著疗效，但仍有残留的病变。手术切除的目的是为了最佳地治疗残留的非小细胞肺癌。

NCCN 指南规定，$T_1$ 或 $T_2$ 肿瘤患者应接受纵隔镜检查或纵隔内镜评估，如果阴性，应进行手术切除，最好是肺叶切除伴纵隔淋巴结切除或取样[16]。术后所有患者均应接受化疗，纵隔受累者应同时接受化疗和纵隔放疗。

**1. 局限期小细胞肺癌**

最近的一项分析显示，被分类为局限期的患者的比例约为 40%[2]。绝大多数局限期患者将接受化疗和放疗相结合的治疗[58]。美国国家癌症数据库（NCDB）1985—2000 年数据显示这种疗法的5 年生存率大约为 15%[59]。2000 年，约 50% 的 LS-SCLC 患者为女性，45% 的患者年龄≥ 70 岁[59]。

在过去的几十年里，化疗和放疗的治疗模式已经通过多次临床试验并得到发展。单用化疗治疗 LS-SCLC 导致局部控制率低，75%～90% 的患者发生胸腔内衰竭[60]。TRT 的加入显著降低了胸腔内衰竭的发生率，从 30% 降低至 60%，但在个别临床试验中并没有持续改善生存期[60]。1992 年，发表了 2 份独立的 Meta 分析，确定TRT 在 LS-SCLC 治疗中的作用[61, 62]。Pignon 等[61]评价了 13 项 LS-SCLC 的随机试验，包括 2410名患者，放化疗组与单纯化疗组的相对死亡风险（RR）为 0.86（95%CI 0.78～0.94；$P$=0.001）。这相当于死亡率降低了 14%，3 年后生存期绝对改善了（5.4% ± 1.4%）。早期与晚期 TRT 或序贯与非序贯策略的间接比较没有明显的益处。Warde 和 Payne 评估了 11 个随机试验[62]，他们的分析显示，在化疗中加入 TRT 对生存期有好处［2 年生存率的比值比（OR）为 1.53；95%CI1.30～1.76；$P < 0.001$］；2 年生存率的绝对差异为 5.4%。在 11 个试验中，有 9 个试验获得了与胸内肿瘤控制相关的数据，当分析 TRT 的添加时，发现其改善了 25.3% 的胸内肿瘤控制（对局部控制的治疗效果 OR=3.02；95%CI 2.80～3.24；$P < 0.0001$）。与治疗相关的死亡风险为 1.2%（95%CI 0.6%～3.0%）。这两项 Meta 分析的一致结果证实了 TRT 在 LS-SCLC 治疗中的作用，并证明局部控制的改善可导致生存期的改善。顺铂、依托泊苷（EP）和环磷酰胺、多柔比星、长春新碱（CAV）对 ES 的疗效相当。顺铂和依托泊苷可与 TRT 同时使用，成为 LS-SCLC 的首选治疗模式。

我们确定了 TRT 的治疗效果后，开展了有关 TRT 的剂量、分级方案和开始时间的研究。从已有资料来看，因为 SCLC 是一种放射敏感性肿瘤，所以在 1.8～2Gy 的日剂量中，使用相对温和的 TRT 剂量（45～50Gy）。然而，尽管 RR 较高，但反应的持久性较差。通过加速 TRT 的传输来增加放疗剂量是研究的初始治疗策略之一（表 103-3）。Turrisi 等 [63] 从 4 个 EP 周期的第 1 个周期开始，分别在 5 周内（25 次，每次 1.8Gy）和 3 周内（30 次，每天 2 次，每次 1.5Gy）接受 45Gy 的治疗。加速方案的 5 年生存率为 26%，常规方案的 5 年生存率为 16%（P=0.04）。与常规方案 TRT 相比，加速方案观察到的主要毒性是 3/4 级食管炎的增加率分别为 32% 和 16%。加速治疗组的局部肿瘤控制（定义为局部及局部加远处复发）有显著改善。尽管在每天 2 次的治疗组上观察到了良好的生存率，但这种治疗方法并没有被广泛采用。Movsas 等对实践模式的回顾显示，10% 的 LS-SCLC 患者接受每天 2 次治疗，80% 的患者接受每天 1 次 TRT [64]。较高的严重食管炎发病率和每天 2 次 TRT 的不便可能会阻碍该疗法的广泛应用。在对连续 3 次 CALGB LS-SCLC 试验（39808、30002 和 30206）中每天接受 70Gy 放射治疗的患者进行的汇总分析中，3 级或以上食管炎的发生率为 23%。汇总人群的中位生存期为 19.9 个月，5 年生存期率为 20%。表明 70Gy（每天 2Gy）与 45Gy（1.5Gy 每天 2 次 [65]）之间的生存率相似。CALGB 30610 是一项随机Ⅲ期临床试验，目前正在研究 LS-SCLC 的最佳放疗剂量和计划。这项研究最初设计为一项三组试验，同时比较给予 45Gy/1.5Gy 每天 2 次化疗组、70Gy/2Gy 每天 1 次化疗组和 61.2Gy/1.8Gy 每天 1 次化疗组的疗效。在一个预先确定的中期分析中，根据治疗相关毒性的比较，选择了 70Gy 组而不是 61.2Gy 组。因此，正在进行的试验在将同步化疗与 45Gy 每天 2 次或 70Gy 每天 1 次的放射剂量和时间表进行比较。

在美国中北部肿瘤治疗组（NCCTG）试验中，TRT 延迟至第 4 个周期，并在初始 24Gy 后以 48Gy/32 次的剂量进行治疗，治疗间隔为 2.5 周（对照组为 50.4Gy 分 28 次）。这项研究没有显示每天 2 次分疗程放疗的优势（表 103-3）。两组患者完成 TRT 的总时间相似，但治疗间歇期可能会因为癌症细胞的再生影响加速治疗组的疗效。一项加拿大研究人员的回顾性研究证实了这一点，表明显著的治疗中断可能抵消强化 TRT 的潜在益处。另一个考虑因素是，Turrisi 等在试验的第 1 周期和 NCCTG 试验第 4 周期（第 12 周）启动 TRT [67]。最近的一项 NCCTG 单组Ⅱ期临床试验研究了 TRT 与化疗第 4 周期和第 5 周期同时进行，30Gy/1.5Gy 每天 2 次，接着休息 2 周，然后完成 30Gy/1.5Gy 每天 2 次的治疗 [68]。这种 TRT 方案的 5 年生存率为 24%，治疗失败的 5 年累积发生率为 34%（表 103-3）。

关于开展 TRT 治疗的最佳时机的争论仍然存在，至少已经发表了 5 项与这个主题相关的 Meta 分析 [69-73]。Fried 等的 Meta 分析 [70] 表明早期（定义为开始化疗后 9 周内）与晚期 TRT 相比具有生存优势，当使用以顺铂为基础的治疗和更强化的 TRT 时，这种优势更加明显。Pijls-Johannesm 等 [72] 的一项单独的系统回顾认为，TRT 应在化疗开始后 30d 内开始，并且没有发现早期和晚期放疗 2 年或 5 年总体生存率的显著差异。然而，在分析使用铂类化疗的临床试验时，发现早期 TRT 显著提高了 2 年和 5 年生存率。Spiro 等 [73] 的独立分析提示 TRT 的益处只有在同步化疗的疗效不受影响的情况下才存在。一项有趣的独立分析研究发现 TRT 从开始到结束的时间对生存期的影响 [74]。这一分析表明，在＜ 30d 内完成治疗与提高 5 年生存率相关（RR=0.62；95%CI 0.49～0.80；P=0.0003）[74]。来自这些 Meta 分析的汇集的数据支持早期 TRT 的开展，通常认为应在前 3 个化疗周期内开展 TRT，并支持基于铂类的治疗的使用。TRT 的治疗间歇时间应保持在最低限度，这样化疗的疗效不受到影响，这点同样重要。

就像为修改 TRT 对局限期肺癌治疗进行了

表 103-3 选择每天 1 次与每天 2 次放射治疗的 Ⅲ 期试验

| 第一作者 | 数量 | TRT 剂量 | 化疗方案 | 局部失效率 | 中位生存时间（个月） | 5 年总生存率（%） |
|---|---|---|---|---|---|---|
| Turrist[63] | | | | | | |
| 每天 1 次 | 206 | 45Gy[a] | 顺铂 / 依托泊苷 ×4 | 52 | 19 | 16 |
| 每天 2 次 | 211 | 45Gy[a] | 顺铂 / 依托泊苷 ×4 | 36 | 23 | 26 |
| Schild[66] | | | | | | |
| 每天 1 次 | 131 | 54.4Gy[b] | 顺铂 / 依托泊苷 ×6 | 40 | 20.6[c] | 21 |
| 每天 2 次 | 130 | 24Gy 分 16 次<br>2.5 周间歇<br>24Gy 分 16 次<br>总剂量 =48Gy | | 36 | 20.6 | 22 |
| Schild[68] | 76 | 30Gy 分 20 次[d]<br>2 周间歇<br>30Gy 分 20 次<br>总剂量 60Gy | 顺铂 / 依托泊苷 ×6 | 34 | 20 | 24 |

a. 第 1 周期开始进行化疗和胸腔同步放疗（TRT）；b. 患者接受了 3 个周期的顺铂 / 依托泊苷治疗，然后随机分为每天 1 次 TRT 和每天 2 次 TRT，患者在第 4 周期和第 5 周期同时接受 TRT；c. 随机分组后的中位生存时间，所有患者的总生存时间（n=311）20.9 个月；d. 在化疗的第 4 周期和第 5 周期给予 TRT

重要的研究一样，已经有研究探讨了 LS-SCLC 治疗中的新型治疗药物的使用（表 103-4）。一般说来，这些试验涉及在标准 EP 治疗平台中添加或替代较新的药物。最常研究的药物是紫杉醇、伊立替康、托泊替康和异环磷酰胺，在 Ⅱ 期试验中，TRT 剂量为 42～63Gy，每天 1 次或 2 次[64, 72, 74-82]。不幸的是，除了日本研究人员将伊立替康整合到 LS-SCLC 的治疗中外，这些 Ⅱ 期试验中没有一项出现有希望可以在 Ⅲ 期试验中进行进一步的研究的生存数据[64, 77]。日本临床肿瘤组 0202 试验（The Japanese Clinical Oncology Group Trial 0202）比较了 3 个周期的 EP 和 3 个周期的伊立替康 / 顺铂（IP），在初始周期的 EP 与 45Gy 每天 2 次 TRT 的 EP 之后，显示两组之间的生存期相似。毒性正如预期的那样，顺铂 / 伊立替康组发生了更多的 3 级或 4 级腹泻[83]。

除了这些试验之外，还有几个试验调查了

将"靶向"制剂整合到局限期小细胞肺癌（LS-SCLC）治疗中的情况。在小细胞肺癌中，基质金属蛋白酶的表达与生存不良有关[79]，因此探讨了在小细胞肺癌治疗中使用基质金属蛋白酶抑制药（MMPI）如马立马司他和 BAY12-9566 的疗效。一项评估 532 名小细胞肺癌患者（其中 279 名为局限期小细胞肺癌）的 Ⅲ 期试验将维持性马立马司他与安慰剂进行了比较[82]。对化疗有反应的患者随机服用马立马司他或安慰剂 2 年。2 个治疗组的无进展生存期（PFS）和生存时间相似。在小细胞肺癌患者中（n=327）使用 BAY12-9566 治疗的中期分析显示，与安慰剂相比，BAY12-9566 治疗组的疾病进展时间明显缩短[81]。这些试验表明，MMPI 不太可能在小细胞肺癌的治疗中发挥重要作用。对缺氧细胞具有选择性细胞毒性的替拉扎明与顺铂和依托泊苷联合 TRT（SWOG 0222）的 Ⅱ 期研究显示，在 LS-SCLC 患

表 103-4 LS-SCLC 新化疗方案

| 第一作者 | 患者数量 | 化疗方案 | TRT | 2 年生存率 (%) | 中位生存期 (个月) |
|---|---|---|---|---|---|
| Kubota[77] | 31 | 顺铂 / 依托泊苷 1 个周期后顺铂 / 伊立替康 | 45Gy 每天 2 次 ×1 个周期 | 41 | 20.2 |
| Mitsuoka[64] | 51 | 顺铂 / 依托泊苷 1 个周期后顺铂 / 伊立替康 | 45Gy 每天 2 次 ×1 个周期 | 51 | NR |
| Bremnes[75] | 39 | 紫杉醇 / 顺铂 / 依托泊苷 | 42Gy 每天 2 次 ×3 个周期 | 37 | 21 |
| Levitan[78] | 31 | 紫杉醇 / 顺铂 / 依托泊苷 | 45Gy 每天 2 次 ×1 个周期 | 47 | 22.3 |
| Sandler[117] | 63 | 紫杉醇 / 顺铂 / 依托泊苷 | 63Gy 每天 2 次 ×3 个周期 | NR | NR |
| Ettinger[128] | 53 | 紫杉醇 / 顺铂 / 依托泊苷 | 45Gy 每天 2 次 ×1 个周期 | 54.7 | 24.7 |
| Glisson[129] | 67 | 异环磷酰胺 / 依托泊苷 / 顺铂 | 45Gy 每天 2 次 ×1 个周期 | 50 | 23.7 |
| Bogart[130] | 63 | 紫杉醇 / 托泊替康 / 卡铂 | 70Gy 每天 2 次 ×3 个周期 | 48 | 22.4 |
| Bass[88] | 38 | 紫杉醇 / 依托泊苷 / 顺铂 | 45Gy 每天 2 次 ×2 个周期 | 47 | 19.5 |
| Hanna[76] | 53 | 异环磷酰胺 / 顺铂 / 依托泊苷 | 45Gy 每天 2 次 ×1 个周期 | 36 | 15.1 |
| Woo[131] | 44 | 异环磷酰胺 / 顺铂 / 依托泊苷 | 40Gy 每天 2 次 ×1 个周期 | NR | 22.5 |
| Kubota[83] | 258 | 顺铂 / 依托泊苷 1 个周期，然后进行如下化疗方案治疗 | 45Gy 每天 2 次 ×1 个周期 | | |
| | | 顺铂 / 依托泊苷 | NR | | 3.2 |
| | | 顺铂 / 伊立替康 | NR | | 2.8 |

LS-SCLC. 局限期小细胞肺癌；TRT. 胸部同步放射治疗；NR. 未报道

者中有希望的 PFS 和 OS，具有可接受的毒性，但在头颈部癌症试验中由于替拉扎明的过大毒性而提前停止[84]。Bec2 是一种模拟 GD3 的抗独特型抗体，GD3 是一种神经节苷脂，已被证明在大约 60% 的被检查的 SCLC 组织中过度表达。一项随机的Ⅲ期临床试验比较了在局限期小细胞肺癌患者中 Bec2/ 卡介苗（BCG）接种与观察组放化疗后的反应。接种组的生存率、PFS 或生活质量没有改善（观察组和接种组的生存率分别为 16.4 个月和 14.3 个月；P=0.28），但是在产生体液反应的接种患者中注意到了延长生存期的趋势，这表明可能需要对局限期小细胞肺癌患者中产生更强有力的免疫反应的疫苗进行更多研究[85]。一项随机的Ⅱ期试验研究了用血管内皮和表皮生长因子受体抑制药凡德他尼治疗是否可以延长小细胞

肺癌应答患者的 PFS。在入选的 107 名患者中，46 名患有 LS-SCLC，61 名患有 ES-SCLC。在预先计划的子集分析中，与安慰剂相比，LS 患者使用凡德他尼治疗有延长生存期的趋势，但这并没有统计学意义[86]。

贝伐珠单抗是一种抗血管内皮生长因子（VEGF）的单克隆抗体，整合到 LS-SCLC 的治疗中也是一项有意义的尝试。一项Ⅱ期研究调查了在病情稳定或有反应的患者中，使用卡铂、伊立替康和贝伐单抗联合 TRT 进行治疗后贝伐单抗治疗长达 6 个月的情况[87]。在前 29 名患者中，有 2 名患者确诊为气管食管瘘，第 3 名患者疑似气管食管瘘。3 个病例中有 2 个是致命的，并且都发生在贝伐单抗的维持期的持续食管炎中。这项研究已经结束，不会有进一步的结果[87]。这项

试验说明了将一种可能具有一组独特毒性的新型制剂整合到多模态治疗范例中的复杂性。

LS-SCLC 治疗中另一个经常争论的问题是关于 LS-SCLC 中卡铂替代顺铂的问题。已经有几个 Ⅱ 期试验报道了使用基于卡铂的治疗[88-90]。最近在 SEER-Medicare 肺癌数据库中对 1603 名 LS-SCLC 患者进行的一项研究表明，在同时使用顺铂或卡铂进行放化疗的患者之间，生存率和肺癌特定生存率具有可比性[91]。然而，关于卡铂疗效的 Ⅲ 期试验数据有限，而且由于 LS-SCLC 的治疗具有潜在的治愈作用，目前的治疗标准是 LS-SCLC 中基于顺铂的治疗，除非患者对基于顺铂的治疗不耐受或有禁忌证。

#### 2. 广泛期小细胞肺癌

大多数患有小细胞肺癌的患者都会出现广泛期的疾病，主要治疗方法是化疗[2]。尽管对各种化疗药物有非常高的初始反应，但患者不可避免地对化疗产生耐药性，并且 ES-SCLC 患者的生存期仍然很差。在临床试验中观察到的中位生存期仍为 7～10 个月，只有不到 5% 的患者存活超过 2 年[92]。EP 的联合治疗是在 25 年前开发的，至今仍是欧洲和美国的标准疗法[93, 94]。卡铂替代顺铂已经在 Ⅲ 期临床试验中进行了评估，卡铂治疗具有相似的疗效和优越的耐受性[95-98]。卡铂经常用于表现不佳的患者或老年患者，以减少恶心、呕吐、耳毒性和肾毒性的发生率。一些试验研究了各种方法，包括：增加化疗的剂量强度或总剂量；巩固、交替和维持化疗；或将高剂量化疗与外周干细胞拯救结合到 ES-SCLC 的治疗范式中。没有新的治疗范例一直显示出生存期的显著改善[95, 99-106]。

人们对治疗 ES-SCLC 的新型药物的研究越来越感兴趣。由日本临床肿瘤学组（Japanese Clinical Oncology Group）进行的一项 Ⅲ 期试验在患有 ES-SCLC（n=230）的患者中比较了每 28 天 1 次的 IP 和每 21 天 1 次的 EP 治疗效果。一项中期分析显示，与使用 EP 治疗的患者相比，接受 IP 治疗的患者经历了更长的中位生存期（分别为 12.8 个月和 9.8 个月；P=0.002）（表 103-5）。IP 和 EP 的 1 年和 2 年生存率分别为 58.4% 和 27.7%，19.5% 和 5.2%。IP 组合与 EP 比，有更高程度的 3/4 级的腹泻有关（分别为 16% 和 0%）。由于毒性，第 15 天伊立替康 50% 的时间没有给药。

北美试验（A North American trial）（表 103-5）比较了 ES-SCLC 的 EP 和 IP（n=331），但是北美试验中使用的 IP 方案是顺铂（30mg/m$^2$）在第 1 天、第 8 天和伊立替康（65mg/m$^2$）在第 1 天、第 8 天使用，每周期 21 天[76]。IP 的给药方案不同，以增加剂量强度，和以针对依从性较差的第 15 天伊立替康给药。IP 组和 EP 组的中位进展时间（分别为 4.1 个月和 4.6 个月）和中位生存期（分别为 9.3 个月和 10.2 个月；P=0.74）相似。IP 组与 EP 组相比，呕吐和腹泻明显增多，但中性粒细胞减少症、发热性中性粒细胞缺乏症和血小板减少症明显减少。2 个试验之间结果不一致的可能解释包括伊立替康治疗方案的不同，北美和日本患者群体之间的药物基因组差异［特别是 UDP- 葡萄糖醛酸基转移酶（UGT1A1），一种代谢伊立替康的酶的多态性差异］，以及两个群体之间肺癌的分子差异。西南肿瘤组（SWOG）试验 S0124 使用 Noda 等在试验中使用的方案比较了 EP 和 IP。也未能证实先前报道的日本患者 IP 观察到的生存益处。EP 和 IP 的疗效相当，但 EP 血液学毒性较少，胃肠毒性较大。ABCB1（参与膜转运）和 UGT1A1 的潜在多态性分别与 IP 相关的腹泻和中性粒细胞减少症相关，强调了药物基因组学在解释 SCLC 中伊立替康试验的潜在重要性[107]。挪威肺癌团队和瑞典肺癌研究团队使用 Chatelut 公式对 ES-SCLC 患者使用卡铂［曲线下面积（AUC）=4］[11]和伊立替康（175mg/m$^2$），每 21 天 1 次（n=105）或依托泊苷（120mg/m$^2$，第 1～5 天口服）（n=104）[101]进行了比较。卡铂 / 伊立替康与卡铂 / 依托泊苷相比，观察到的中位生存期分别为 8.5 个月和 7.1 个月（P=0.02），OS 的风险比为 1.41（95%CI 1.06～1.87），有利于卡

表 103–5  选择 ES-SCLC 患者进行的 III 期试验

| 第一作者 | 患者数量 | 治疗比较 | 中位生存时间（个月） | 1 年生存率（%） |
|---|---|---|---|---|
| Noda[80] | 230 | 每 21 天为 1 个周期，顺铂（80mg/m² 第 1 天给药）+ 依托泊苷（100mg/m² 第 1、2、3 天给药） | 9.4 | 37.7 |
| | | vs. | | |
| | | 每 28 天为 1 个周期，顺铂（60mg/m² 第 1 天给药）+ 伊立替康（60mg/m² 第 1、8、15 天给药） | 12.8 | 58.4 |
| Hanna[76] | 331 | 每 21 天为 1 个周期，顺铂（60mg/m² 第 1 天给药）+ 依托泊苷（120mg/m² 第 1、2、3 天给药） | 10.2 | 35 |
| | | vs. | | |
| | | 每 21 天为 1 个周期，顺铂（30mg/m² 第 1、8 天给药）+ 伊立替康（65mg/m² 第 1、8 天给药） | 9.3 | 35 |
| Eckardt[100] | 784 | 每 21 天为 1 个周期，顺铂（60mg/m² 第 1 天给药）+ 依托泊苷（100mg/m² 第 1、2、3 天给药） | 40.3 周 | 31 |
| | | vs. | | |
| | | 顺铂（80mg/m² 第 5 天给药）+ 托泊替康 1.7mg/m² 第 1～5 天给药） | 39.3 周 | 31 |
| Hermes[101] | 209 | 卡铂 AUC=4+ 伊立替康（175mg/m²） | 8.5 | 34 |
| | | vs. | | |
| | | 卡铂 AUC=4+ 依托泊苷（120mg/m² 第 1～5 天口服给药） | 7.1 | 24 |
| Lara[107] | | 每 28 天为 1 个周期，顺铂（60mg/m² 第 1 天给药）+ 伊立替康（60mg/m² 第 1、8、15 天给药） | 9.9 | 41 |
| | | vs. | | |
| | | 每 21 天为 1 个周期，顺铂（80mg/m² 第 1 天给药）+ 依托泊苷（100mg/m² 第 1～3 天给药） | 9.1 | 34 |
| Satouchi[108] | | 每 28 天为 1 个周期，顺铂（60mg/m² 第 1 天给药）+ 伊立替康（60mg/m² 第 1、8、15 天给药） | 17.7 | 68.3 |
| | | vs. | | |
| | | 每 21 天为 1 个周期，顺铂（60mg/m² 第 1 天给药）+ 氨柔比星（40mg/m² 第 1、2、3 天给药） | 15 | 63.9 |

ES-SCLC. 广泛期小细胞肺癌；AUC. 使用 Chatelut 方程求得的曲线下面积

铂 / 伊立替康治疗组。

最近的另一项 III 期试验比较了每 21 天 1 次的 EP 与顺铂（第 5 天 60mg/m²）和每 21 大口服托泊替康 [1.7mg/（m²·d），第 1 天至第 5 天]（n=784）[99]。顺铂 / 托泊替康观察到的中位生存时间与 EP 相似（39.3 周 vs. 40.3 周），两组的 1 年生存率都是 31%（95%CI 27%～36%）。对于顺铂 / 托泊替康相对于 EP 的非劣效性，其差异满足既定的 ≤10% 的绝对差异的标准。用顺铂 / 托泊替康治疗与较低的 3/4 级中性粒细胞减少症有关，但与较高的 3/4 级贫血和血小板减少症的发生率有关。

卡铂/培美曲塞在Ⅱ期试验中显示出有希望的生存结果，血液毒性发生率低，并且启动了一项Ⅲ期试验，比较卡铂/培美曲塞与卡铂/依托泊苷，主要终点为非劣势生存[79]。2007年12月在700名患者入选后进行的中期分析显示，与卡铂/依托泊苷相比，卡铂/培美曲塞不能满足OS中非劣势的主要终点。数据监测委员会建议停止试验，理由是无效。一项随机的Ⅲ期试验（JCOG 0509）比较了阿莫比星加顺铂（AP）与IP在化疗未成熟的ES-SCLC患者中的作用。由于无效，这项研究在第二次中期分析时停止了。在一项最新的生存分析中，与IP相比，AP与较低的中位OS和PFS及较高的4级中性粒细胞减少、3级和4级发热性中性粒细胞减少的发生率相关[108]。

虽然大多数患者最初实现了良好的疾病控制，但小细胞肺癌患者通常在一线化疗后6个月内复发，并且通常对随后的化疗没有反应。因此，发展维持策略以延缓癌症进展并延长ES-SCLC初次化疗后的生存期一直是人们感兴趣的领域。一项Ⅲ期临床试验评估了4个周期的托泊替康维持治疗与观察在用EP诱导后病情稳定或有反应的患者中的作用。在223名随机接受托泊替康或观察的患者中，与观察组相比，托泊替康与PFS的改善相关（分别为3.6个月和2.3个月；P<0.001），但OS无改善(分别为8.9个月和9.3个月；P=0.43)[109]。初次化疗后化疗难治性小细胞肺癌的高发生率可能部分解释了托泊替康维持策略缺乏生存益处的原因。最近，癌症和白血病B组（CALGB）30504期随机试验评估了维持性苏尼替尼（一种对血管内皮生长因子受体具有选择性的多靶向小分子酪氨酸激酶抑制药）在用铂类/依托泊苷进行初始化疗后病情稳定或缓解的ES-SCLC患者中的作用。这项试验达到了其主要终点，证明了维持性服用苏尼替尼对PFS的好处（服用安慰剂2.1个月，服用苏尼替尼3.7个月；HR 1.62；P=0.02），但没有证明OS延长。在接受苏尼替尼的患者中观察到3个完全缓解。在从安慰剂到苏尼替尼的交叉试验后，13例患者中有10例的病情稳定，提示难治性SCLC中的苏尼替尼交叉效应可能影响了生存期分析[110]。

在对化疗有反应并接受PCI的ES-SCLC患者中，胸腔内疾病控制是一个重要的问题，大约90%的患者在诊断后1年内经历胸腔内的疾病进展[111]。TRT在这些患者中的作用在两个Ⅲ期临床试验中进行了评估。一个是Jeremy等[112]用卡铂和足叶乙甙随机分组109名患者，他们对进一步的EP单独治疗或加速超分割放射治疗（18d内每天2次，共36次54Gy）有胸腔内反应和完全远程反应。接受TRT的患者与未接受TRT的患者相比，中位生存期（17个月 vs. 11个月）和5年OS（9.9% vs. 3.7%）都有所改善。近些时候，Slotman等[113]随机选择498名接受PCI治疗的应答性疾病患者，接受TRT（10次30Gy）或不接受TRT。未发现严重不良反应。虽然与对照组相比，这项研究没有达到改进的1年期TRT的主要终点（分别为33%和28%；HR 0.84；P=0.066），但TRT组的2年OS显著延长（分别为13%和3%；P=0.004），而且与对照组相比，TRT组进展的可能性较小（HR 0.73；P=0.001）。这些研究表明，TRT可能影响对一线治疗有反应的ES-SCLC患者子集的长期生存率。

### （四）二线治疗

鉴于所有患者都将不可避免地经历疾病发展的事实，人们对二线化疗感兴趣。在ES-SCLC的二线治疗中，根据患者是否在完成一线化疗后60d或90d内经历疾病进展，经常将患者分为化疗难治组和化疗敏感组。美国食品药品管理局（FDA）批准的唯一一种药物是托泊替康（Topotecan）。该批准基于Ⅲ期试验（n=211），将托泊替康1.5mg/m² 每21天使用5d与环磷酰胺（1000mg/m²）、氨柔比星（45mg/m²）和长春新碱（CAV）2mg 每21天在第1天使用进行比较[63]。两种疗法显示相似的RR、肿瘤进展时间和OS。然而，在评估的8种症状中，Topotecan组经历症状改善的患者比例高于 CAV 组。托泊替康与 4 级中性粒细胞减少症的发生率较低，但 4 级血小板减少症和 3/4 级贫血的发生率较高。随后的Ⅲ期试验（$n$=309）显示口服和静脉注射托泊替康对复发的化疗敏感（定义为化疗结束后 > 90d）SCLC 的疗效和耐受性相似[100]。

随后的Ⅲ期试验比较了口服托泊替康与复发性小细胞肺癌患者的最佳支持治疗（BSC）（$n$=141）[102]。口服托泊替康与 BSC 组相比，观察到的中位生存时间分别为 25.9 周和 13.9 周（HR 0.64，95%CI 0.45～0.90；$P$=0.01）。重要的是，在耐药性疾病患者（定义为进展≤ 60d）和敏感疾病患者（定义为进展 > 60d）中都观察到了生存优势。对于有抵抗性疾病的患者（定义为进展期≤ 60d），托泊替康治疗的中位生存期为 23.2 周（95%CI，10.7～30.9），而 BSC 为 13.2 周（95%CI 7.0～21.0）。接受托泊替康治疗的患者生活质量恶化较慢、症状控制较好。这项试验支持口服托泊替康治疗化疗敏感和化疗难治性疾病。

氨柔比星与托泊替康作为 SCLC 二线治疗的疗效是随机Ⅲ期临床试验的主题。在 637 例敏感和难治性小细胞肺癌患者中，中位生存期与氨柔比星和托泊替康无差异（分别为 7.5 个月 vs. 7.8 个月；HR 0.880；$P$=0.170），但在难治性患者中，中位生存期分别为 6.2 个月和 5.7 个月（HR 0.77；$P$=0.047）。虽然与托泊替康相比，氨柔比星与 PFS 的改善（分别为 4.1 个月和 3.5 个月：HR 0.802；$P$=0.018）和 ORR（分别为 31.1% 16.9%；OR 2.223；$P$=0.001）有关，但难治性人群的生存率提高并不明显，而且在美国治疗 ES-SCLC 时未能获得批准。贫血、白细胞减少和血小板减少的发生率用氨柔比星比托泊替康低，而用氨柔比星发热性中性粒细胞减少发生的频率更高。接受氨柔比星治疗的患者经历了明显更多的 3 级和 4 级感染。然而，这类患者需要输血的明显较少。

最近，免疫检查点治疗在 ES-SCLC 中的作用引起了人们的极大兴趣。派姆单抗和纳武单抗是用于阻断 PD-1 及其配体 PD-L1 和 PD-L2 之间

相互作用的抗 PD-1 单克隆抗体，在多种晚期恶性肿瘤中显示出显著的抗肿瘤活性。在一项派姆单抗的Ⅰ期临床试验中，20 名患者中有 7 名患者（ORR 为 35%）在先前接受过 PD-L1 阳性肿瘤治疗的 ES-SCLC 患者中进行了派姆单抗的临床试验。应答往往发生在治疗过程的早期（应答时间的中位数为 8.6 周），并且大多数应答者在治疗 16 周或更长时间后持续受益[115]。一项Ⅰ/Ⅱ期临床试验评估了纳武单抗及纳武单抗和伊匹单抗（一种抗 CTLA 单克隆抗体的组合），在以前治疗过的 ES-SCLC 和任何 PDL1 状态（$n$=70）的患者中的作用，其中 1/3 患有铂类难治性疾病。纳武单抗和纳武单抗 / 伊匹单抗均耐受性良好，但注意到出现了副肿瘤综合征（3 例；边缘脑炎）和自身免疫性疾病（1 例；重症肌无力）。纳武单抗和纳武单抗 / 伊匹单抗的 RRS 分别为 18% 和 32.6%，中位生存期分别为 4.4 个月和 8.2 个月。在铂类敏感和铂类难治性疾病中都注意到了反应，发生迅速，而且似乎是持久的[116]。虽然这些早期数据令人鼓舞，但还需要更多的临床数据来验证免疫检查点抑制作为 ES-SCLC 的一种治疗策略。

### （五）ES-SCLC 的靶向治疗

在 ES-SCLC 的治疗中整合靶向治疗也引起了人们的极大兴趣。早期的努力集中在将抗血管生成药物纳入标准化疗方案。用沙利度胺对前 2 个化疗周期有反应的患者进行了一系列Ⅲ期试验[103]，或结合初始化疗后使用沙利度胺维持[104]。这些试验未能证明明确的生存益处，沙利度胺不太可能在小细胞肺癌的治疗中发挥重要作用。

ES-SCLC 中还检测了可抑制 VEGF-A 的人源化单克隆抗体贝伐单抗，ECOG 试验研究了贝伐单抗与 EP（$n$=61）的联合应用，该组合的中位生存期为 11.1 个月[117]。癌症和白血病 B 组（CALGB）试验研究了贝伐单抗联合 IP 治疗（$n$=68），联合治疗的中位生存期为 11.7 个月[118]。Sarah Cannon 研究所研究了贝伐单抗联合卡铂和

伊立替康（*n*=51），观察到的中位生存期为 10.9 个月[119]。SARATE 临床试验是一项随机的 II 期临床试验（*n*=102），评估贝伐单抗联合铂 / 依托泊苷作为 ES-SCLC 初始治疗的疗效。与安慰剂相比，贝伐单抗与改善 PFS 有关（分别为 5.5 个月和 4.4 个月；HR 0.53；95%CI 0.32～0.86），但没有显著的生存期优势（贝伐单抗和安慰剂组分别为 9.4 个月和 10.9 个月）[120]。一项随机的 II / III 期临床试验（IFCT 0802）评估了贝伐单抗与以 RR 为主要终点的初始化疗相结合的疗效。在这项临床试验中，74 名在 2 个以铂为基础的化疗周期后出现反应性疾病的患者被随机分成另外 4 个化疗周期，分别使用或不使用贝伐单抗。4 个周期后仍有反应的患者的百分比在单纯化疗组（89.2%）与化疗加贝伐单抗组（91.9%；*P*=1.00）之间没有差异。治疗组之间的 PFS 和 OS 没有显著差异（PFS，5.5 个月 vs. 5.3 个月；OS，单独化疗组和化疗加贝伐单抗组分别为 13.0 个月和 11.1 个月）。由于增加贝伐单抗并没有增加患者在 4 个周期治疗后反应的比例，这项研究没有进行到研究的第三阶段[121]。在 ES-SCLC 的化疗中加入贝伐单抗不再是一个积极的研究领域。然而，如上所述，对于利用多靶点酪氨酸激酶抑制药的维持治疗方案仍然有很大的兴趣，舒尼替尼至少部分通过抑制 VEGF 受体发挥作用。

如前所述，在近 20% 的 SCLC 中发现了 MYC 家族成员的改变[11-12]。有趣的是，临床前研究表明，MYC 扩增的肿瘤可能对极光激酶抑制药更敏感[122]，SCLC 测试极光激酶抑制药 Alisertib 单一疗法治疗的 2 期试验显示有良好的活性（RR 21%）[123]。目前正在 SCLC（NCT02038647）中探索 Alisertib 与紫杉醇的结合。此外，干细胞转录因子 SOX2 在几乎 27% 的 SCLC 中被扩增，并且研究者对在 SCLC 中靶向干细胞通路有强烈的兴趣，包括几个针对 Notch 信号通路的试验（NCT01859741）。最后，在 6% 的 SCLC 中发现了 FGFR1 的扩增，并且可能是目前可用的 FGFR 抑制药的靶点[11]。

此外，SCLC 中的蛋白质组学研究表明 DNA 修复蛋白 CHK1 和 PARP1 具有关键作用[124]。有趣的是，已经在 SCLC 患者中观察到 PARP 抑制药单一疗法的单剂活性[125]，目前有几个正在进行的试验测试 PARP 抑制药单独使用或与一线( 顺铂 / 依托泊苷 ) 或二线（Temodar）细胞毒治疗联合使用[10]。综上所述，目前 SCLC 靶向治疗的努力集中在靶向 SCLC 的突变亚群（MYC 扩增、FGRF1 扩增）、干细胞途径或 SCLC 生存所需的关键 DNA 修复途径。

### （六）预防性全脑照射

脑转移是小细胞肺癌患者常见的问题。10%～15% 的患者在确诊时会有脑转移，而 LS-SCLC 完全缓解患者 3 年后脑转移的累积发生率高达 50%～60%[56]。由于脑转移瘤的频繁发展，预防性全脑照射（prophy lactic cranial irracliation，PCI）至少在 7 个随机对照试验中进行了评估[4]。虽然在个别试验中不能证明明显的生存益处，但 Auperin 等对 7 个试验的 Meta 分析结果显示，对于放疗完全缓解的患者，PCI 具有显著的生存益处，3 年生存率从 15.3% 增加到 20.7%（*P* < 0.01）[4]。PCI 被证明可以将脑转移的发生率降低 50%。这一 Meta 分析表明，PCI 最好在化疗完成后进行。由于 Meta 分析中纳入的大多数患者患有 LS-SCLC（85.8%），因此将 PCI 确立为 LS-SCLC 患者的标准治疗。然而，由于这些试验使用胸部 X 线片来评估应答，因此对于是否需要完全应答还存在一些模糊之处，因此许多医生将基于 CT 的有利应答解释为足以用于 PCI。

考虑到 PCI 术后出现脑转移的持续风险和 Auperin Meta 分析中包含的大范围辐射剂量的情况[111]，一项组间研究试图解决这些问题，通过使用超分割放射治疗（36Gy，每天 2 次，每次 1.5Gy）将 720 名 LS-SCLC 患者随机分配到更高剂量，而标准剂量为（25Gy，每天 1 次，每次 2.5Gy）。

一项 III 期试验还研究了 PCI 在对 4～6 个化

疗周期有反应的 ES-SCLC 患者中的作用[111]。主要终点是出现症状性脑转移的时间，患者被随机分配到 PCI 组（n=143）或观察组（n=143）。接受 PCI 的患者与观察组相比，有症状性脑转移的发生率较低（HR 0.27，95%CI 0.16～0.44；$P < 0.001$），中位 OS 分别增加到 6.7 个月和 5.4 个月（$P=0.003$）。PCI 组从随机时间开始的 1 年生存率为 27.1%（95%CI 19.4～35.5）vs. 13.3%（95%CI 8.1～19.9），PCI 组死亡的 HR 为 0.68（95%CI 0.52～0.88）。两组在角色、认知或情感功能或生活质量方面没有发现显著差异。这项试验表明，在 ES-SCLC 中，PCI 提供了显著的临床益处和可接受的毒性比率。对涉及 1983 名患者的 16 项随机临床试验进行了 Meta 分析，其中 1021 名患者接受 PCI 治疗，962 名患者未接受 PCI 治疗，接受 PCI 治疗的患者总体死亡率比未接受 PCI 治疗的患者低 4.4%（OR 0.73；$P=0.01$）。在诱导化疗后完全缓解的患者（OR 0.68；95%CI 0.50～0.93；$P=0.02$），以及 LS-SCLC（OR 0.73；$P=0.03$）和 ES-SCLC（OR 0.48；$P=0.02$）患者中都注意到了死亡率的下降，这表明 PCI 对不同疾病阶段的患者都有好处，特别是在诱导化疗后完全缓解的患者中[126]。

最近，在日本进行的一项随机对照的 Ⅲ 期临床研究评估了 PCI（25Gy/10 次）与初始铂双重化疗后 ES-SCLC 的反应性疾病患者的疗效。在中期分析中，累计有 162 名患者无效，该研究终止。PCI 组和观察组的中位生存期分别为 10.1 个月和 15.1 个月（HR1.38；$P=0.091$）。虽然与观察组相比，PCI 显著降低了脑转移的风险（12 个月时为 32.4% vs. 58.0%；$P < 0.001$），但两组患者的 PFS 具有可比性（分别为 2.2 个月 vs. 2.4 个月；HR1.12，95%CI 0.82～1.54）。与先前对患有 ES-SCLC 的患者进行 PCI 试验相比，日本的试验要求在登记之前进行 MRI 检查，以确保没有脑转移，这表明在 ES-SCLC 中看到的 PCI 优势可能实际上是由于对未经放射检查发现的脑转移的治疗。

### （七）未来方向

虽然联合化疗和放疗对 LS-SCLC 具有治疗潜力，但绝大多数患者最终会死于疾病复发。同样，ES-SCLC 患者对化疗有较高的初始 RR。然而，由于化疗耐药性的迅速发展和随后的疾病进展，中位生存期仍然较低。鉴于小细胞肺癌的顽固性，国家癌症研究所最近制订了一个科学框架，用于改善小细胞肺癌患者的治疗[127]。该框架强调了临床病理组织收集工作的重要性，进一步对临床上的 SCLC 标本进行全面的基因组分析，以提高我们对 SCLC 在诊断和复发时分子异常的频率、分布和范围的理解；同时，建立有助于研究 SCLC 临床行为的细胞系和小鼠模型。这将有望促进针对 SCLC 分子易损性的新的治疗方法的开发，并促进进一步 SCLC 高初始 RR 和快速出现对药物和放射治疗的耐药性的机制研究。

# 第 104 章
# 类癌
## Carcinoid Tumors

Joanna Sesti　　Jessica S. Donington　　著

陈　椿　徐　驰　郑　斌　译

## 一、历史背景

对支气管肺神经内分泌肿瘤（bronchopulmonary neuroendocrine tumor，BPNET）的神经内分泌基础的认识归功于 Friedrich Feyrter，他第一个描述了神经内分泌细胞可分布于包括肺脏在内的全身各处。多年以来，小细胞癌和被认为是良性的类癌之间的区别一直存在争议。直到 20 世纪 60—70 年代，组织病理学的进步使科学家们能够阐明类癌的概念，典型类癌代表疾病谱的一端，而小细胞癌则位于另一端[1]。1972 年，Arrigoni 等[2] 发表了一篇文章，描述了一个新的亚型，称为非典型类癌，其总体上比典型类癌具有更多的恶性特征。人们认为非典型类癌代表着疾病谱两端之间的过渡；这个概念在 20 世纪 80 年代被广泛接受[1]。

## 二、分型

1977 年，Gould[3] 提出了一个新的 BPNET 分类系统，该系统主张取消支气管腺瘤一词，因为它不能充分体现所有类癌肿瘤的恶性特征。在 1998 年之前该分类系统经历了多次修订。Travis 等[4, 5] 试图通过将所有 BPNET 分为 4 类来简化该领域：典型类癌、非典型类癌、大细胞神经内分泌肿瘤和小细胞神经内分泌肿瘤。然而，直到 2004 年世界卫生组织（WHO）才定义了一个允许全世界病理学家统一定义 BPNET 的系统，最终的分类方案才正式形成（表 104-1）[6]。这个系统将非典型类癌核分裂象的阈值从核分裂 $2\sim5/2mm^2$ 调整为 $2\sim10/2mm^2$（即 10 个高倍视野），包括坏死或结构破坏。新分类系统重新界定了约 30% 的神经内分泌肿瘤，具有更好的预后指导意义，并因此提高了典型类癌和非典型类癌的生存率（10 年生存率：典型类癌 87% vs. 73%，非典型类癌 35% vs. 9%）[7]。

在 2015 版 WHO 的肺肿瘤分类[9] 中，对神经内分泌肿瘤分类作了进一步完善。免疫组化（IHC）在诊断（特别是小标本）中的作用越来越受到重视[10]。Ki-67（定位于 10q26.2，与细胞增殖相关的 *MK167* 基因的产物）是以标记指数（阳性肿瘤细胞的百分比）的形式进行表述，主要用于将高级别神经内分泌肿瘤（大细胞神经内分泌

表 104–1 世界卫生组织肺神经内分泌肿瘤分类系统 [7, 8]

| 肿瘤类型 | 标 准 |
|---|---|
| 典型类癌 | • NE 特点<br>• 核分裂 < 2/2mm² 热点<br>• 无坏死迹象 |
| 非典型类癌 | • NE 特点<br>• 核分裂 2～10/2mm² 热点<br>• 结构破坏或坏死迹象 |
| 大细胞癌 | • NE 特点<br>• 核分裂 > 10/2mm² 热点<br>• 大片坏死区<br>• 细胞排列成有外周栅栏的器官样巢<br>• 大的肿瘤细胞，细胞核清晰，染色质深染 |
| 小细胞癌 | • NE 特点<br>• 核分裂 > 10/2mm²<br>• 胞质稀少的小肿瘤细胞<br>• 致密、深染、颗粒状染色质<br>• 核仁缺失或不明显 |

NE. 神经内分泌

肿瘤和小细胞神经内分泌肿瘤）从支气管肺类癌中区分开来，但不推荐作为鉴别典型类癌和非典型类癌的方法。小细胞神经内分泌肿瘤的 Ki-67 表达指数通常 > 50%，而大细胞神经内分泌的 Ki-67 表达指数约为 40%（25%～52%），在非典型类癌中 < 20%，在典型类癌中 < 2%。WHO 2015 年版的分类也对核分裂象计数过程做了更多的说明，因为认识到这是区分典型类癌和非典型

类癌、小细胞神经内分泌肿瘤和大细胞神经内分泌肿瘤的最重要标准 [11]。现在规定核分裂象应计算在"热点"区域，即活性最高的区域和 2mm² 的区域，而不是 10 个高倍视野。对于每 2mm² 核分裂象接近 2 个或 20 个的肿瘤，至少应计数 3 个 2mm² 区域（的核分裂），并用平均值来确定（最终）核分裂象值 [10]。他们还指出，核分裂象和坏死状态应囊括在病理报告中。

### （一）临床表现

#### 1. 人口统计数据

小细胞神经内分泌肿瘤是最常见的 BPNET，约占肺癌的 14% [12]。大细胞神经内分泌肿瘤约占肺癌的 3%，类癌占 1%～2%。非典型类癌是最罕见的，占肺癌的 0.1%～0.2% [13]。一般来说，类癌患者往往较年轻，平均年龄为 48 岁 [14, 15]。在 35—55 岁呈双峰分布，其意义在于年轻患者不太可能出现非典型类癌（30 岁以下患者 < 10%）（图 104–1）[16–18]。

类癌在男性和女性之间是均匀分布的，各种研究表明女性的平均发病率为 50%（46%～58%）[15, 19–26]。吸烟与典型类癌之间不存在任何关联。尽管一些证据表明吸烟与非典型类癌的发病率有关 [25, 27–28]，但其他研究表明从吸烟人群的比例来看，非典型类癌患者与普通人群相似 [18, 22, 29–32]。

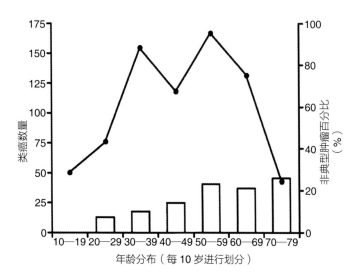

◀ 图 104–1 支气管类癌患者的年龄分布（线形图）和不同年龄段非典型类癌的百分比（柱状图）

经许可转载，引自 Kiser AC, Detterbeck FC. Carcinoid and nucoepidermoid tumors. In Detterbeck FC, Rivera MP, Socinski MA, et al., eds. *Diagnosis and Treatment of Lung Cancer: An Evidence-Based Guide for the Practicing Clinician.* Philadelphia, PA: Saunders; 2001:379–393. © 2001 Elsevier 版权所有

### 2. 症状

大约 50% 的 BPNET 患者是无症状的。在有症状的患者中，咳嗽、反复肺炎和咯血是最主要的症状（表 104-2）。中央型类癌常表现为阻塞性肺炎、喘息和咯血等与梗阻有关的症状。周围型类癌缺乏中央型类癌固有的阻塞特征，因此通常在无症状患者中偶然发现[33]。由于年轻的、从不吸烟的患者和无症状或非特异性症状的患者所占比例很大，因此类癌的诊断可能会被延迟。虽然既往的数据显示患病 1 年内诊断率较低[34]，但可以推测，随着最近将低剂量 CT 用于肺癌筛查，这些数据将有所改善。

### 3. 副癌综合征

类癌综合征以阵发性皮肤潮红和腹泻为特征，胸部神经内分泌肿瘤中类癌综合征的发生率为 2%～7%，但支气管肺类癌中仅为 1%～3%。比中肠类癌的发生率低得多，这是由于支气管肺类癌降低了 5- 羟色胺的产生[37]。尿中 5- 羟基吲哚乙酸（5-HIAA）水平升高常见于有症状的患者[21, 38]。继发于肺组织中高水平的单胺氧化酶，类癌综合征几乎只见于肝转移的患者[27, 39]。有趣的是，虽然真正的类癌综合征很罕见，但一项针对 126 名患者的研究显示，单独的皮肤潮红和腹泻等较轻症状其发病率分别为 12% 和 10%[40]。右心瓣膜病很少伴发于肺类癌[39]。类癌危象是类癌综合征的一种危及生命的并发症，表现为皮肤潮红、精神错乱、昏迷、低血压或高血压，可由于诊断或治疗干预（包括进行化疗）而诱发[38]。

库欣综合征也与肺神经内分泌肿瘤有关。库欣综合征的评估需要 3 个主要步骤：①确定高皮质醇水平；②区分肾上腺与异位皮质醇来源；③确定潜在的异位来源（垂体 vs. 其他）[37]。库欣综合征较常见的异位来源包括垂体小细胞神经内分泌支气管肺类癌，胸腺、胃肠道嗜铬细胞瘤和甲状腺髓样癌[37]。库欣综合征最常见的症状包括体重增加（70%）、高血压（78%）、月经不调或闭经（78%）、多毛症（75%）、骨质减少 / 骨质疏松症（75%）和低钾血症（71%）[41]。肺神经内分泌肿瘤是库欣综合征的常见来源，但仅在少数肺神经内分泌肿瘤的患者中有报道。在美国国立卫生研究院的 90 例患者中，支气管肺类癌是大约 38% 的库欣综合征的潜在病因[41]。另外，在支气管肺类癌患者中，库欣综合征的发生率为 1%～6%[15, 21, 36, 38, 42]。CT 和 MRI 因能定位大多数患者的肺部来源而被要求应用于库欣综合征的诊断中[41, 42]。

其他与支气管肺类癌相关的综合征包括肢端肥大症（生长激素分泌过多）[15, 38] 和甲状旁腺功能亢进症（甲状旁腺激素）[43]。

### 4. 肿瘤位置

典型或非典型类癌的解剖分布稍有差异，约 85% 的典型类癌为中央型（通常通过支气管镜可见），而在非典型类癌中仅 15%（表 104-3）[15, 23, 32]。至于中央型典型类癌和非典型类癌的支气管分布，约 75% 在叶或段支气管内发现。主支气管和气管类癌较少见（右主干：6%，左主干：8%，气管：0.7%）[14]。

表 104-2　与支气管肺类癌相关的症状

| 作　者 | 无症状（%） | 症　状 | | | | | |
|---|---|---|---|---|---|---|---|
| | | 复发性肺炎（%） | 咳嗽（%） | 咯血（%） | 疼痛（%） | 呼吸困难（%） | 喘息（%） |
| Filosso 等[35] | 48 | 17 | 21 | 21 | 11 | 1 | 1 |
| Ducrocq 等[36] | 27 | 29 | 10 | 24 | 1 | 1 | 1 |
| Fink 等[27] | 30 | 41 | 35 | 23 | — | — | — |
| Rea 等[23] | 16 | 29 | 17 | 14 | 3 | 2 | — |

表 104-3　典型和非典型类癌的周围型和中央型的分布

| 作 者 | 中央型 | | | 周围型 | | |
|---|---|---|---|---|---|---|
| | $N$ | TC（%） | AC（%） | $N$ | TC（%） | AC（%） |
| Garcia-Yuste 等 [15] | 439 | 88 | 12 | 222 | 82 | 18 |
| Rea 等 [23] | 195 | 75 | 25 | 57 | 49 | 51 |
| Daddi 等 [32] | 44 | 93 | 7 | 43 | 88 | 12 |

$N$. 例数；TC. 典型类癌；AC. 非典型类癌

### （二）诊断和分期

#### 1. 胸部 X 线

胸部 X 线对支气管肺类癌敏感度和特异度并不高，患者可表现为肺不张（40%）、中央型病灶（25%）、周围型病灶（30%）[44]。通过胸部X 线无法区分非典型类癌和典型类癌。总之，在类癌的诊断工作中，胸部 X 线并不是必不可少的一部分。

#### 2. 计算机断层扫描

在影像学上，周围型类癌表现为典型的均质、圆形和界限清楚的肿块，而原发性肺恶性肿瘤表现为毛刺样或磨玻璃样病变，两者形成鲜明对比，但这并不足以与其他良性病变相区别。中央型病变常伴有肺不张和阻塞性肺炎。类癌的生长方式往往是惰性的，这就使得既往 CT 影像变得很重要。虽然 CT 不能有效区分典型类癌和非典型类癌，但 CT 评估的重要性在于能够评估中央型类癌的支气管外侵犯情况，并通过静脉造影明确肿瘤与邻近血管的关系。

尽管很少有数据表明 CT 具有单独预测支气管肺类癌淋巴结转移的能力，但 ChangTi 等 [45]的一项关于 40 例患者的研究显示其敏感度为67%，特异度为 97%，假阴性率为 6%，假阳性率为 20%。非小细胞肺癌数据显示，在中央型且伴随 $N_1$ 肿大肿瘤（＞1cm）中的假阴性率为 20%～25%；相反，周围型 $cN_0$ 肿瘤的假阴性率要低得多（＜10%）。因此，目前的指南建议对大的、中央型肿瘤患者和肺门或纵隔淋巴结肿

大的患者需进行纵隔淋巴结评估。

#### 3. $^{18}$F- 氟脱氧葡萄糖正电子发射断层扫描

$^{18}$F- 氟脱氧葡萄糖（FDG）是一种葡萄糖类似物，因其会被具有高糖代谢的细胞摄取，在检测恶性肿瘤中有重要意义。因此，高增殖指数的肿瘤可以被识别，而那些生长缓慢的肿瘤则很难分辨。类癌，特别是典型的类癌的惰性，使得 $^{18}$F-FDG 正电子发射断层扫描（PET）的应用有些争议。虽然最初的研究表明典型或非典型类癌的检出率较低，但随后的研究对这一概念提出了挑战 [46]。表 104-4 列出了最近的研究，这些研究显示特别是当 $SUV_{max}$ 值评估标准为 1.5～2.5 时，PET 检出率高。由于非典型类癌的侵袭性更强，与典型类癌相比，我们可以假设 PET/CT 对非典型类癌的敏感性更高 [47-53]。最后，$SUV_{max}$ 值与典型类癌和非典型类癌的生存率有关；然而，它们之间的确切关系需要进一步研究 [47, 51]。

#### 4. $^{68}$Ga-DOTA- 肽正电子发射断层扫描

生长抑素是一种多肽激素，通过与 G 蛋白偶联生长抑素受体（SSTR）的相互作用在细胞增殖中发挥作用。肺神经内分泌肿瘤中 SSTR 的高水平表达与肿瘤分化程度有关（典型类癌的表达水平最高）[54]。像 $^{68}$Ga-DOTA 肽这样的示踪剂，已经允许使用 PET 扫描仪对 SSTR 进行成像。虽然不同的 $^{68}$Ga-DOTA 肽对不同的 SSTR 有不同的亲和力，但临床应用尚未确定 [54]。与 $^{18}$F-FDG相比，$^{68}$Ga-DOTA 肽的一个主要优点是不依赖于细胞的代谢活性。正如前一节所强调的，支气管肺类癌是惰性肿瘤，代谢活性较低，这阻

表 104-4 $^{18}$F-FDG PET 扫描对支气管肺类癌的诊断价值

| 作 者 | 年 份 | N | | SUV 平均峰值 | SUV ≥ 2.5 检测率（%） | SUV ≥ 1.5 检测率（%） |
|---|---|---|---|---|---|---|
| | | 典 型 | 非典型 | | | |
| Wartski 等[53] | 2004 | 1 | 1 | 7.7 | 100 | 100 |
| Kruger 等[51] | 2006 | 12 | 1 | 3.1 | 60 | 93 |
| Daniels 等[48] | 2007 | 11 | 5 | NR | 75 | NR |
| Chong 等[47] | 2007 | 2 | 5 | 4.0 | 85 | 100 |
| Kayani 等[50] | 2009 | 11 | 2 | 3.0 | 80 | 100 |
| Jindal 等[49] | 2011 | 13 | 7 | 4.8 | 70 | 75 |
| Stefani 等[52] | 2013 | 24 | 7 | 6.6 | 52 | 96 |
| 总计 | | 74 | 22 | 4.8 | 74 | 94 |

*N*. 例数；SUV. 标准摄取值；NR. 没有报告

碍了 $^{18}$F-FDG PET/CT 在这方面的诊断潜力。最后，$^{68}$Ga-DOTA 肽 PET/CT 与 111（$^{111}$In）戊四肽受体显像（也称生长抑素扫描）相比具有更高的分辨率和定位能力[50]。表 104-5 总结了一些 $^{68}$Ga-DOTA 肽 PET/CT 在支气管肺癌中应用的文献[49, 50, 55, 56]。在选定的研究中，$^{68}$Ga-DOTA 肽 PET/CT 比生长抑素扫描或 $^{18}$F-FDG-PET/CT 显示出更高的敏感性[57, 58]。进一步的分析有助于明确这项研究在支气管肺类癌的诊断和分期中的作用。

目前已开始探索 $^{68}$Ga-DOTA 肽 PET/CT 和 $^{18}$F-FDG PET/CT 的联合应用。Kumar 及其同事[55]

表 104-5 $^{68}$Ga-DOTA 肽 PET 扫描对支气管肺类癌的诊断价值

| 作 者 | 年 份 | 数量 | | 检测率（%） |
|---|---|---|---|---|
| | | 典 型 | 非典型 | |
| Kumar 等[55] | 2009 | 3 | | 100 |
| Kayani 等[50] | 2009 | 11 | 2 | 100 |
| Jindal 等[49] | 2011 | 13 | 7 | 95 |
| Venkitaraman 等[56] | 2014 | 21 | 5 | 96 |
| 总计 / 平均 | | 48 | 14 | 97 |

发现典型的类癌有轻微的 $^{18}$F-FDG 和高的 $^{68}$Ga-DOTA 摄取，而不典型的类癌有中等的 $^{18}$F-FDG 和高的 $^{68}$Ga-DOTA 摄取。Jindal 等[49] 则发现典型类癌组织摄取 $^{68}$Ga-DOTA 较高，非典型类癌组织摄取 $^{18}$F-FDG 较高。总的来说，双示踪剂 PET/CT 最常见的双重摄取模式是典型类癌的高 $^{68}$Ga-DOTA 摄取和低 $^{18}$F-FDG 摄取，非典型类癌的低或中等 $^{68}$Ga-DOTA 摄取和高 $^{18}$F-FDG 摄取[54]。

**5. 奥曲肽显像**

虽然常用于腹部类癌的评估，但只有 2/3 的支气管肺类癌呈 SSTR 阳性[59]。奥曲肽显像在绝大多数非小细胞肺癌和小细胞肺癌及肺炎、结节病、肉芽肿和淋巴瘤患者中呈阳性，使其在支气管肺类癌中的常规应用更加复杂[59, 60]。少数研究证实对原发性支气管肺类癌的敏感性为 81%～100%，假阳性率为 19%[59, 61, 62]。就检测淋巴结受累的能力而言，奥曲肽显像的灵敏度为 88%～100%，假阴性率为 22%[59, 62]。

**6. 支气管内膜活检**

支气管镜检查是对疑似支气管类癌患者的主要诊断检查。类癌的典型特征是一个光滑的、圆形的、红棕色的、被支气管黏膜覆盖的病变

（图 104-2）。尽管过去由于担心不可控制的出血，支气管肺类癌的支气管镜活检不被鼓励，但一些研究表明这是一种安全的手术，其风险与其他支气管镜手术相似。表 104-6 总结了几项研究中疑为类癌的支气管内活检中的小出血和大出血的发

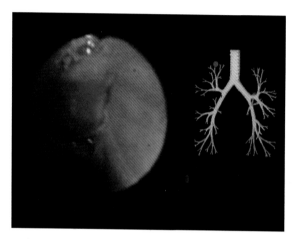

▲ 图 104-2　侵犯右上肺叶支气管的典型类癌的支气管镜图像

表 104-6　支气管内活检在支气管肺类癌患者中的应用结果

| 作　者 | 例　数 | 活检数 | 出　血 | 大出血[a] |
|---|---|---|---|---|
| Rea 等[23] | 252 | 195 | 0 | 0 |
| Cardillo 等[63] | 163 | 89 | 0 | 0 |
| Fink 等[27] | 142 | 72 | 0 | 0 |
| Ducrocq 等[36] | 139 | 102 | 2 | 0 |
| Filosso 等[35] | 126 | 75 | 0 | 0 |
| McCaughn 等[28] | 12 | 25 | 3 | 0 |
| Bertelsen 等[16] | 82 | 60 | 2 | 0 |
| Hurt 和 Bates[17] | 79 | 61 | 2 | 0 |
| Marty-Ané 等[64] | 79 | 37 | 0 | 0 |
| Francioni 等[65] | 69 | 48 | 4 | 0 |
| Todd 等[66] | 69 | 23 | 6 | 0 |
| Stamatis 等[20] | 227 | 190 | — | 4 |
| 总计 | 1439 | 977 | 19（1.9%） | 4（0.3%） |

a. 大出血事件定义为需要手术治疗或血液制品的患者

生率[16-17, 20, 23, 27-28, 35-36, 63-66]。数据表明，支气管镜活检类癌并不像以前认为的那样增加了大出血的风险。

在获得足够活检标本的患者中，支气管内活检的确诊率为 70%～80%[16-17, 20, 23, 27-28, 35-36, 63-66]。此外根据 WHO 指南，需要相当大的一块保存完好的肿瘤（2mm$^2$）来确定正确亚型（非典型与典型类癌）。因此，使用支气管镜活检鉴别出正确的亚型的概率仅为 40%～50% 并不足为奇[35, 64, 67]。肺支气管肿瘤的支气管镜活检是安全的，并且如果不管它在确定正确亚型方面的局限性，确诊率也是合理的。

**7. 经胸穿刺活检**

经胸穿刺活检（TTNB）通常用于周围型肿瘤。不幸的是，同样的问题不仅限制了支气管镜活检的诊断潜力（明确诊断需要大量组织）也影响了 TTNB。TTNB 诊断类癌的能力约为 40%（23%～80%）[25, 27, 45, 63, 68]。更值得注意的是，其鉴别类癌亚型的能力降低了 10%～20%[25, 28]。总之，虽然在某些情况下 TTNB 可能起到辅助诊断的作用，但假如是阴性的结果对诊断的帮助并不大。

**（三）患者评估**

**1. 概要**

年轻患者（40 岁以下）肺叶或段支气管的气管内肿瘤是类癌的可能性很高。其他可能性包括年轻患者中不常见的鳞状细胞癌、常发生于气管的腺样囊性癌，最后是黏液表皮样肿瘤，几类肿瘤有相似的表现，治疗方法也很相似。因此，中央型类癌的诊断无须活检。

周围型类癌常常呈圆形，界限明显，生长缓慢，无或低 FDG 亲和力，有助于与其他肺部肿瘤鉴别。绝大多数胸内类癌是原发性支气管肺肿瘤。胸外来源的孤立性肺转移瘤非常罕见，特别是在没有肝脏受累的情况下，因此无须寻找胸外原发部位。

确定组织学亚型很重要，因为非典型类癌

和典型类癌的评估和治疗是不同的。年龄、中央与周围位置、淋巴结状态等参数可用于预测组织学亚型。典型类癌占年轻患者类癌的 90%，而在 50 岁以上的患者中，为 80%~85%。与周围型肿瘤（70%）相比，中央型肿瘤更可能表现为典型的类癌（85%）。90% 以上的典型类癌患者不会累及淋巴结。

**2. 中央型，$cN_0$**

在怀疑为中央型支气管肺类癌且无淋巴结受累的患者中，可以假设为原发性支气管肺类癌，除非病变呈快速生长模式或出现在老年患者中（> 50 岁）或为多发病变。这些患者出现远处转移的风险也很低，因此，对于 CT 发现的中央型 $N_0$ 类癌且临床检查阴性的患者，不需要进行进一步的影像学检查。此外，由于累及纵隔的频率较低，术前无须进行有创性纵隔分期。最后，鉴于 85% 的中央型类癌和 85% 的 $N_0$ 类癌是典型类癌，组织学诊断不可能改变诊断和治疗。对于中央型的 $N_0$ 类癌可以直接进行手术治疗。

**3. 中央型；$cN_1$ 或 $N_2$**

中央型、淋巴结阳性的支气管肺类癌患者有 50% 的概率为非典型类癌。与 $N_2$ 患者 63% 的概率相比，$N_1$ 患者为非典型类癌的概率为 36%（图 104-3）。采用小的活检组织鉴别典型类癌与非典型类癌是一种挑战，因此需要通过纵隔镜进行大活检。由于典型类癌纵隔淋巴结受累治疗方

案也不会改变，而非典型类癌及 $N_2$ 受累与预后不良相关，因此需要采用多学科的治疗方法。由于非典型类癌更容易出现远处转移，因此建议对无临床症状的远处转移进行评估。人们普遍认为手术切除联合辅助化疗对 $N_2$ 的支气管肺类癌是有利的，也提出了新辅助方法，但尚无直接对比。

**4. 周围型；$cN_0$**

大约 24% 的周围性 $cN_0$ 类癌肿瘤是非典型类癌。由于该人群中非典型类癌的发生率和淋巴结转移率低，因此不建议常规行术前纵隔分期。这些患者的远处转移率也很低（< 5%），因此也反对术前对临床无症状患者进行常规筛查。

**5. 周围型；$cN_1$ 或 $cN_2$**

周围型类癌且 $cN_1$ 或 $cN_2$ 的患者表现为非典型类癌的概率分别为 53% 和 79%。如前所述，对于中央型且淋巴结阳性患者，如果考虑采用新辅助治疗，则应考虑对患有周围淋巴结阳性疾病的患者进行侵入性纵隔分期处理。该组的远处转移率也升高，因此在 $cN_1$ 的患者中应考虑通过脑 MRI、PET 或骨扫描及奥曲肽显像进行评估，并强烈推荐将这几项检查用于 $cN_2$ 的患者。

**（四）治疗、预后和结果**

**1. 一般方面**

手术切除是支气管肺类癌的首选治疗方法，

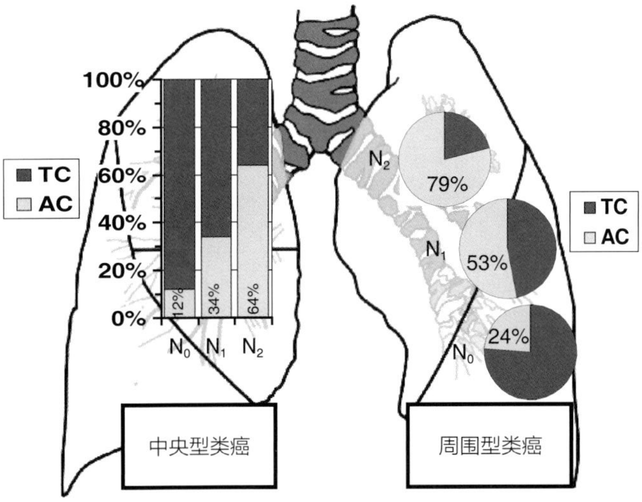

◀ **图 104-3 按部位和病理结节状态计算典型（TC）和非典型（AC）类癌在支气管类癌中的比例**

计算基于以下数据和假设：①典型类癌占所有中央类癌的 83%，占所有周围类癌的 69%（表 104-2）。②典型或非典型类癌的淋巴结分布如表 104-4 所示。假设一个典型或非典型类癌的淋巴结受累率是相同的，无论肿瘤是中央型的还是周围型的

其目的是在保留尽可能多的肺实质的同时彻底切除肿瘤。典型类癌切除后的生存率极高，5 年和 10 年生存率均＞90%；非典型类癌生存率较差，5 年和 10 年生存率分别为 75% 和 56%。（表 104-7）[7, 15, 25, 32, 35, 63]。虽然有 1/4 的典型类癌患者死于复发，但非典型类癌患者的这个数字是它的 1 倍。

手术切除的范围可从单纯的周围型病变的楔形切除到全肺切除术。保留肺实质的支气管袖式成形术已成为中央型肿瘤的首选治疗方法。在适合的情况下，这些都是有价值的治疗选择[69]。一项研究显示支气管袖状切除术从 40% 增加到

了 65%。同样，1980 年以来，周围型肿瘤的肺段切除率也从 26% 增加到 60%[70]。5%～20% 的典型类癌和 30%～70% 非典型类癌发生淋巴结转移；因此，建议在切除时对纵隔淋巴结进行完整的采样或清扫[29]。支气管肺类癌切除术后复发并不常见，尤其是典型类癌。对复发模式的研究表明，绝大多数复发是远处转移（局部复发：10%～13%，远处转移：74%～78%）[36, 64, 70-72]。这突出了这样一个事实：虽然是惰性的肿瘤，但类癌仍然具有转移的潜力。

**2. 周围型肿瘤**

周围型类癌组织学表现为不典型的可能性更

表 104-7　典型和非典型支气管肺类癌的生存率、复发模式和死亡原因

| 作　者 | 例数 | 生存率 (%) | | 复发率 (%) | | 死亡率 (%) | |
| --- | --- | --- | --- | --- | --- | --- | --- |
| | | 5 年 | 10 年 | 局 部 | 远 处 | 其 他 | 复 发 |
| 典型 | | | | | | | |
| Garcia-Yuste 等[15] | 569 | 97 | 92 | 0.88 | 1.58 | 65 | 35 |
| Rea 等[23] | 174 | 97 | 93 | 0 | 3.4 | NR | NR |
| Cardillo 等[63] | 121 | 99 | — | 1.6a | | 83 | 17 |
| Mezzetti 等[25] | 88 | 92 | 90 | 11a | | — | 7 |
| Daddi 等[32] | 79 | 96 | 92 | NR | NR | NR | NR |
| Filosso 等[35] | 75 | 97 | 93 | 5.5a | | (89)b | (11)b |
| Travis 等[7] | 51 | 87 | 87 | NR | NR | NR | NR |
| 总计 | 1157 | 95 | 91 | 5.5 | | 74 | 26 |
| 非典型 | | | | | | | |
| Garcia-Yuste 等[15] | 92 | 78 | 67 | 3.26 | 16.3 | 25 | 75 |
| Rea 等[23] | 78 | 78 | 64 | 0 | 17.9 | — | — |
| Cardillo 等[63] | 42 | 70 | — | –26a | | 33 | 67 |
| Mezzetti 等[25] | 10 | 71 | 60 | –50a | | | 30 |
| Daddi 等[32] | 8 | 87 | 60 | NR | NR | NR | NR |
| Filosso 等[35] | 38 | 77 | 53 | 19.5a | | (89)b | (11)b |
| Travis 等[7] | 62 | 56 | 35 | NR | NR | NR | NR |
| 总计 | 330 | 75 | 56 | 24 | | 29 | 57 |

a. 局部和远处复发合并；b. 典型和非典型类癌合并；NR. 没有报告

高。由于经胸活检的成功率低，冰冻切片也无法准确区分典型类癌和非典型类癌，因此有人主张可以直接进行肺叶切除手术。周围型典型类癌的切除范围仍然是一个值得讨论的问题，因为它们的恶性潜能很低，一些人认为进行有限的切除就足够了，但在欧洲胸外科协会（ESTS）2012 年的一项调查中，88% 的外科医生认为对肺储备充足的患者首选肺段切除或肺叶切除术进行解剖切除，相比之下，只有 11% 的医生认为楔形切除术是一种恰当的手术选择 [73]。尽管，一度认为有必要进行更彻底的肺切除术，一项包括非典型类癌在内的倾向性匹配分析发现，切除的范围并不影响总的生存率 [74]。ESTS 调查的 95% 的受访者表示，应尽可能避免进行全肺切除术 [73]。术中纵隔分期应符合其他 NSCLC 的标准。对于典型的类癌，即使存在淋巴结转移，进行完全切除和纵隔淋巴结清扫也就足够了，但是对于非典型类癌和 $N_1$ 或 $N_2$ 累及的患者应考虑进行辅助化疗。

### 3. 中央型

中央型且淋巴结阴性肿瘤很可能是典型类癌，因此强烈推荐进行肺实质保留手术，尤其这些患者通常是年轻且可以长期生存期的患者 [75]。肺实质保留切除术（支气管袖式切除术和肺叶袖式切除术）显示出与肺叶切除术和全肺切除术相当的存活率；标准切除术在 5 年、10 年和 15 年生存率分别为 91%、89% 和 78%，与之相对应的是保守切除的 95%、95% 和 88% [30, 36, 76, 77]。大多数人建议通过术中冰冻来明确足够的手术边缘 [20, 64]，但几乎没有证据说明多少才是足够的切缘。有人建议留出 0.5mm 的距离，但缺乏后续数据证实 [67]。通常对于典型类癌，术中切缘冰冻阴性就足够了，但对于非典型类癌，证据表明切缘应至少 ≥ 1cm [78]。

中央型类癌及纵隔淋巴结受累患者的治疗更具挑战性。对于典型类癌，与周围型肿瘤相似，完整切除和纵隔淋巴结清扫就足够了。一般不推荐辅助放疗或化疗，因为生存率 > 90% [15]。但对于有淋巴结受累的中央型不典型类癌的理想治疗方法尚不明确。一些人主张更广泛的切除（肺叶切除和全肺切除）以减少局部复发的风险。这些患者应该在开始治疗前接受转移瘤相关的检查。放射治疗的作用尚未明确，但研究表明，化疗的应答率在非典型类癌和 NSCLC 之中是相似的 [79]。尽管没有共识，由于非典型类癌及 N+ 患者中存在远处复发的高风险，这些病例使用新辅助化疗或辅助化疗被认为是可以获益的。

### （五）特殊情况

#### 1. 典型类癌的支气管内切除术

尽管支气管内切除术以前是为不能耐受标准切除术的患者保留的，但一些研究已经证实这是支气管内典型类癌患者的合理选择。支气管内切除的患者的选择很重要，因为许多被认为是支气管内癌的类癌可以累及气道外的区域。然而，选择合适的患者，最初的支气管镜治疗能够在约 45% 的患者中完全根除肿瘤 [80, 81]。间隔时间为 7~10 年后其复发率约为 5%，幸运的是，这些患者大多还可以再次选择手术切除 [81]。支气管内切除术后 10 年的总生存率和无病生存率分别为 84% 和 94% [82]。冷冻疗法也可以作为有效的支气管内辅助治疗来降低复发率 [83]。在精心选择的患者中，内镜下切除支气管内类癌似乎是一个可行的选择，但是建议使用功能强大的影像学检查以排除腔外或淋巴结扩散。对于那些远端发生肺炎或严重感染的近端阻塞性肿瘤患者，可以进行支气管内切除术以打通道并清除感染，为下一步手术治疗做准备 [14]。

#### 2. 微小癌

微小癌是指直径 < 5mm 的类癌肿瘤，可在 7%~10% 的支气管肺类癌患者中发现。在老年女性中更为常见，典型类癌或非典型类癌均有可能 [45, 84]。尽管发现生存率相对较差（5 年生存率为 60%），但具有微小癌的患者特别是老年女性患者不应被认为已出现转移 [45]。治疗原发性类癌和额外的微小癌手术切除仍是首选。

### （六）转移性和不可切除性类癌

已有各种各样的治疗策略被用于治疗包括肺在内的不同来源的转移性类癌。其中包括：手术切除、射频消融、肝移植、生物活性剂（生长抑素类似物和干扰素）、标准化疗、靶向药物（依维莫司、舒尼替尼和贝伐珠单抗）[85]，以及使用多种同位素的靶向放疗[86]。化疗方案通常与用于 SCLC 的方案相似，应答率为 20%～30%[79, 87, 88]。最近对 RADIANT-2 研究的分析显示，依维莫司联合奥曲肽组的中位无进展生存期为 13.6 个月，而单用奥曲肽组的中位无进展生存期为 5.6 个月（HR 0.72；95%CI 0.31～1.68）[89]。尽管这项研究很小，但它是检查 BP 类癌系统治疗的最大试验之一。

肽受体放射性核素疗法是一种有前途的新技术，它依赖于神经内分泌肿瘤表面上 SSTR 的存在，同位素标记的放射性肽可以定位到 SSTR 上。放射性肽可以直接递送至肿瘤细胞内[90]。2004 年报道了两项 I / II 期研究的结果，其中包括一小部分（11 例）BP 类癌。Y– 奥曲肽治疗结束后[91]，1 例部分缓解，8 例病情稳定；在最近的 1109 例接受[91]Y– 奥曲肽治疗的患者中，84 例有支气管肺类癌，支气管肺类癌组的客观疗效为 28.6%[92]。

由于标准放射疗法（RT）几乎总是与其他疗法结合使用，因此其价值尚不清楚。尽管如此，接受化疗和胸部放疗[79, 88]的患者中有 14%～25% 的患者有所改善，在接受转移部位放疗的患者中则为 11%（1/9）[88]。

转移性支气管肺类癌治疗方案的多样性证明了一个事实，即没有发现一种治疗方案明显优于其他治疗方案。局部晚期或转移性支气管肺类癌患者应考虑化疗或放疗。由多学科小组决定的治疗方案可能最有用，还需要进一步的随机试验，但仍难以解决这一问题。

### （七）随访

由于支气管肺类癌具有惰性肿瘤的特性，因此需要长期随访。典型类癌和非典型类癌的复发率分别按 10 年和 5 年来统计[15, 30, 35–36, 64, 93]。目前尚不清楚早期发现是否能在复发方面取得更好的结果。在某些情况下，它可以使患者治愈[48]，但通常只能做到姑息治疗。姑息疗法的生存期为 2～3 年[35, 79]。

因此，一般建议患者接受至少 20 年的疾病复发监测。对于典型类癌，监测间隔可以延长。但对于非典型类癌，建议进行更密切的监测，这与非小细胞肺癌术后随访更相似。应进行详细的病史和体格检查，寻找远处复发的证据和胸部 X 线片。肝脏、纵隔和腹部淋巴结、肺、皮肤和骨转移均需要评估。在初步检查中发现的任何可疑区域都应进行 CT 或 PET 随访。由于大多数复发是远处复发的，支气管镜检查通常是不必要的。

## 三、总结

支气管肺类癌是一组表现良好的肿瘤。它们是惰性肿瘤，但绝不是良性肿瘤。根据临床和影像学特征，许多患者无须活检就可以做出支气管肺类癌的推定诊断。然而，如有必要，经支气管镜行支气管内活检是安全的，出血风险低。

类癌的组织学分类已被 WHO 不断完善。类癌的组织学表现会改变治疗策略。典型类癌具有更好的生存率和更低的复发率。临床上为 $N_0$ 的中央或周围肿瘤很可能是典型类癌，不需要进一步的影像或侵入性检查。在临床上分期考虑为 $N_1$ 或 $N_2$ 阳性的患者中，由于是非典型类癌的可能性更高，纵隔镜检查和转移检查被认为是必要的。

手术切除是主要的治疗方法，在典型类癌和非典型类癌中都有很好的生存率。只要可以达到 $R_0$ 切除，没有证据表明亚肺叶切除术或其他保留肺实质的手术选择不如肺叶切除术或全肺切除术。对于非典型类癌且患有 $pN_2$ 的患者，应该以多学科的方式讨论辅助治疗或新辅助治疗。局部晚期或转移性疾病的治疗需要进一步研究，但是存在有希望的治疗方案。鉴于支气管肺类癌的惰性特质，必须进行很长一段时间（20 年）的随访。

Richard S. D'Agostino　著

陈　椿　徐　驰　郑斌　译

支气管树黏膜下的浆液腺和黏液腺与大、小涎腺相似，可产生形态学和生物学上类似的肿瘤。以往由于误导及过时的支气管腺瘤理念，腺样囊性癌、黏液表皮样癌、上皮 – 肌上皮癌、多形性腺瘤、腺泡细胞癌和嗜酸细胞瘤被划分在类癌中。与真正的腺瘤不同的是，腺样囊性癌、黏液表皮样癌、上皮 – 肌上皮癌和腺泡细胞癌是恶性病变。尽管它们的生长速度缓慢，但在某些情况下其生物学行为具有侵袭性，最终仍可能发生局部侵袭和淋巴结转移。多形性腺瘤和嗜酸细胞瘤可表现为良性或恶性的特性。2015 年 WHO 将肺肿瘤[82]中的黏液表皮样癌、腺样囊性癌、上皮 – 肌上皮癌和多形性腺瘤按组织学归类于"涎腺型肿瘤"。

肺部这些非类癌性的、涎腺型的肿瘤并不常见，在肺原发性肿瘤中占比在 2% 以下。

## 一、腺样囊性癌

腺样囊性癌，以往称为圆柱瘤，最常发生于唾液腺。其他少见的原发部位包括肺、乳腺、皮肤、子宫颈、食管和前列腺。

### （一）病理学

大多数肺腺样囊性癌发生在气管和主支气管的中央。这些不常见的肿瘤占所有原发性气管恶性肿瘤的 25%～50%。Dalton 和 Gatling[1] 及 Inoue 等[2] 报道了周围型腺样囊性癌的病例，并指出这种情况的发生率大约为 10%。然而，周围型病灶更可能是来自胸部以外原发灶的转移。初次发现时，很少会出现同步的血行转移。但是，Maziak 等[3] 及 Prommeger 和 Salzer[4] 分别报道了 44% 和 55% 的患者发生晚期异时血行转移。肉眼观察，腺样囊性癌呈白色、粉红色或浅褐色，呈息肉样或环状。尽管有可能发生溃疡，但被覆黏膜通常是完整的。最常见的是腔内播散。黏膜下层和神经周围的浸润也很常见的，并且会向近心端和远心端延伸相当大的距离（图 105-1）。

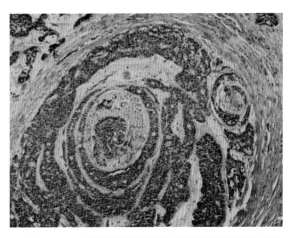

▲ 图 105–1　腺样囊性癌的神经周围浸润是该肿瘤的特点，也是向纵隔侵犯的途径（图片由 **Bruce Tronic** 提供）

腺样囊性癌无论其原发部位在哪里，在组织学上都是相似的。可分为以下 3 种类型：筛状、管状和实体。筛状或圆柱状亚型是经典的类型（图 105-2）。小圆形或多面体细胞的巢和柱状排列成筛状，围绕着充满 PAS 阳性物质的腺腔。管状结构由包含与周围基质分离的中央导管的多边形细胞组成索状结构。在形态学上，实体型或基底细胞型分化最差，由成片具有明显核分裂的小立方细胞组成，偶尔也有较大的多边形细胞簇。单个肿瘤可以表现出多种形态（图 105-3）。Nomori 等[5] 发现，与其他类型的腺样囊性癌相比，具有

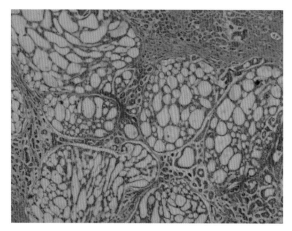

▲ 图 105-2　腺样囊性癌，典型的筛状或圆柱状

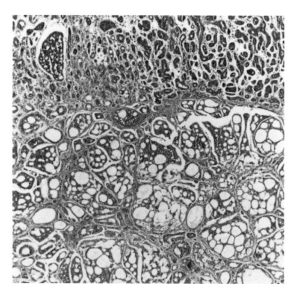

▲ 图 105-3　支气管黏膜下层的腺样囊性癌。肿瘤在完整的纤毛上皮下呈基底样生长。在更深的区域显示了经典的筛状结构

实性成分的肿瘤的临床过程更具侵袭性，常与远处转移有关。然而，Albers 等[6] 发现组织学分级是一个不确定的预后因素。Moran[7] 指出腺样囊性癌的免疫组化表现为以肌上皮细胞增殖为主。肿瘤细胞呈广谱角蛋白、低分子角蛋白、波形蛋白和肌动蛋白抗体染色阳性。S-100 蛋白的表达不定。胶质纤维酸性蛋白染色通常为阴性。最近的发现可用于鉴别腺样囊性癌和多形性腺瘤，多形性腺瘤也是一种具有显著肌上皮成分的肿瘤。尽管腺样囊性癌的组织病理学特征通常很独特，可以通过常规的光镜进行诊断，但这种肿瘤可能与腺癌混淆，特别是当面对小的活检标本时。在这种情况下，肌上皮细胞免疫表型的表现支持腺样囊性癌的诊断。Lin 等[8] 发现 9 例气管支气管腺样囊性癌患者中有 8 例的 p53、HER-2/neu 和 COX-2 生物标记物阴性。1 例 HER-2/neu 阳性患者术后 4 年发生远处转移。Albers 等[6] 注意到他们系列中的 13 个肿瘤的 c-kit 蛋白（CD117，一种Ⅲ型酪氨酸激酶受体）均呈阳性染色，但组织学分级与 Ki-679（一种细胞增殖标志物活性）之间没有相关性。

（二）临床特征

腺样囊性癌通常发生在 40—50 岁的患者中，但在 18—82 岁的人群中也有报道。男性和女性发病率几乎相同，男性略高。发病率与烟草使用或环境毒素没有明确关联。由于肿瘤多为中央型，且通常在胸部 X 线上表现不明显，因此大多数肿瘤只有在产生症状后才能被发现。患者通常表现为以下一种或多种症状：呼吸困难、咳嗽、咯血、喘息、声音嘶哑、喘鸣或反复肺炎。在某些情况下，严重的气管或主支气管阻塞发生较早，并可能危及生命。然而，在许多情况下，尽管出现了广泛的黏膜下及腔外扩散，但腔内肿瘤仍相对较小。这种模式，加上肿瘤缓慢生长的特性，可能会产生隐蔽的临床表现。从症状的出现到诊断的确定，可能需要几个月至几年的时间间隔。Gaissert 等[9] 指出，诊断前平均症状持续时

间为 24 个月。有些患者因误诊为哮喘或慢性阻塞性肺病而进行了长时间的治疗。体格检查可显示由于肺叶或全肺完全阻塞导致的呼吸音减弱或消失、主支气管部分阻塞引起的喘息或气管受累引起的喘鸣，但也可能是阴性的体征。周围腺病和杵状指不是腺样囊性癌的特征。

### （三）放射影像学特征

由于大多数肿瘤是中央型的，胸部 X 线看起来可能是正常的，但也可以表现为肺叶或全肺不张，或也可能表现为肺门或纵隔的肿物。偶尔会出现气道轮廓的细微变化，特别是胸内气管的病变。另外，颈部气管内的肿物也很容易在颈部 X 线片中被发现（图 105-4）。计算机断层扫（CT）能准确地分辨管腔内和管腔外肿瘤，并有助于发现肺或胸膜的转移灶。然而，由于部分容积效应作用，单排螺旋 CT 扫描往往会低估了气道侵犯的纵向范围。据报道，由于能够在不同的解剖断面成像且具有不同的加权像，磁共振成像在判断黏膜下浸润和纵隔受累的程度方面优于单排螺旋 CT[10, 11]。现在，具有多平面图像重建的多排螺旋 CT 是首选的影像检查。它可以快速获取图像，并且在判断肿瘤的纵向和横向范围方面有优势[12]。然而，多排螺旋 CT 不能很好地预测神经和纵隔脂肪的侵犯。Campistron 等[13] 在 2008 年报道了 1 例支气管腺样囊性癌，通过正电子发射断层扫描（18FDG PET/CT）检测考虑肝脏转移并经组织学证实，因此建议在最初的分期时可以考虑使用 18FDG PET/CT。涎腺肿瘤与其他惰性肺部肿瘤（例如类癌和分化良好的腺癌）相似，因为它们显示出 18FDG 的可变摄取。然而，ElNayal 等[14] 指出 FDG 的摄取程度与淋巴结受累的存在密切相关。

### （四）诊断

由于腺样囊性癌通常被正常支气管上皮所覆盖，除非被覆的呼吸道上皮被侵犯，否则痰细胞学检查通常是无效的。除了一些周围型病变的特殊情况，这些肿瘤均可以在支气管镜检查下发现，并通过黏膜活检确定诊断。典型的支气管镜表现为部分或完全阻塞气道的宽基底息肉样肿块（图 105-5）。或者，肿瘤可能表现为弥漫性黏膜下浸润，导致管腔变形和阻塞。尽管 Attar 等[15]

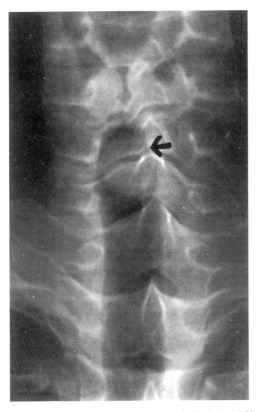

▲ 图 105-4　前后位颈部 X 线片显示气管内肿块（箭）。活检证实为腺样囊性癌

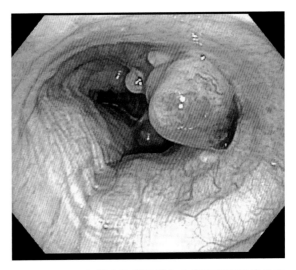

▲ 图 105-5　气管和隆嵴远端息肉样腺样囊性癌的支气管镜下表现（图片由 **Daniel Raymond, Cleveland Clinic Foundation** 提供）

报道了在某些患者中行气管镜活检后出现较明显的出血，但与腺样囊性癌相比，类癌和黏液表皮样癌的出血似乎更多。气管腔内的大肿瘤要小心，因为器械操作可能会导致肿瘤肿胀、出血或分泌物而出现急性气道梗阻。在这种情况下，硬质气管镜可提供更大程度的控制，也可用于掏出肿瘤。这些情况最好在全身麻醉并与麻醉师密切配合下进行处理。气管受累的程度应通过肉眼和经黏膜活检彻底评估，以确定可用于重建的气管长度。

### （五）治疗

对于可切除的患者治疗方式首选手术切除，气道支架和放射治疗不应作为初始治疗手段。Gaissert 等 [9] 报道约 75% 的患者可以进行手术切除。手术切除禁忌多源于累及气道的长度和局部侵犯的严重程度。黏膜下和神经周围浸润通常延伸到肿瘤边界之外，这一点需要重视。切缘的术中冰冻切片检查应常规进行，以确保彻底的切除肿瘤。Conlan 等 [16]、Grillo 和 Mathisen [17] 及 Gaissert 等 [9] 均发现，肿瘤扩散至肺门和纵隔淋巴结的患者仍有长期生存可能。在气管切除的病例中，Grillo 和 Mathisen [17] 强调应清扫肿瘤附近的淋巴结并对远处的淋巴结进行采样，但应避免广泛的清扫，因为这可能会危及吻合口愈合。他们还指出，在某些情况下，宁可切缘出现镜下阳性也要避免切除范围过大导致缝合处张力过大。当考虑会出现气管切缘明显阳性或气管受累长度过大导致难以安全重建时，则不应行手术治疗。累及叶支气管的肿瘤通常可以通过肺叶切除术处理。然而主支气管黏膜下侵犯的肿瘤，有可能需要行全肺切除术。支气管部位出现腺样囊性癌已被证实出现淋巴结转移的可能性较大，需要在术中行广泛的淋巴结清扫术 [18]。广泛的气管或隆嵴受累呈现更复杂的情况。Gaissert 等 [9] 报道在 40 年的研究期间，在 101 名患者中有 41 名患者进行了隆嵴手术，围术期死亡率为 16%。尽管近年来围术期死亡率降低了，但必须谨慎考虑手术的风险，因为手术之外的其他治疗方法也可使肿瘤得到长期有效的缓解。Grillo 和 Mathisen [17]、Pearson 等 [19]、Perelman 等 [20] 也分享了他们丰富的经验。支气管袖状叶切除术和气管及隆嵴切除术的技术将在其他章节讨论。Wurtz 等 [21] 报道了 5 例腺样囊性癌和 1 例黏液表皮样癌，均采用主动脉同种异体移植替代气管和隆嵴。尽管这些较大肿瘤中的 83% 实现了镜下阴性的完全切除，但有 5 例出现了明显的并发症。由于镜下边缘阳性可以用更传统的治疗方法进行有效的治疗，气管置换术需要进一步完善后再考虑应用于治疗这类型的肿瘤。

大多数腺样囊性癌对放射治疗敏感，所以放疗是病灶广泛不能切除和无法接受手术的患者的主要治疗方法。Fields 等 [22] 指出，仅接受放疗的患者中，60Gy 或更高的放射剂量与完全缓解率显著相关，目前常规剂量为 55～65Gy。腔内高剂量近距离放疗是另一种姑息疗法。Harms [23]、Carvalho 等 [24] 报道，尽管有些患者出现晚期气管炎和狭窄而需要使用气管支架，但高剂量近距离放射疗法作为外部放疗的补充，可以控制原发肿瘤。考虑到许多进行手术的患者肉眼切缘或镜下切缘阳性，现在常规使用外部放疗作为手术的辅助手段。Gaissert 及同事 [9] 在手术后6～8 周开始采用 45～65Gy 的剂量进行放疗。关于术前新辅助放疗的经验有限 [19, 25]。对于某些无法切除或复发的患者，通过钕：钇 - 铝 - 石榴石（Nd：YAG）激光消融术（伴有或不伴有气道支架置入术）可缓解病情 [26, 27]。纤维支气管镜和（或）硬质气管镜可有效治疗肿瘤，但大多数临床医生更倾向于后者，因为这样更容易切除肿瘤，快速控制出血并在需要时保护对侧气道。激光和放疗经常联合使用以减轻与腺样囊性癌相关的症状，并可能与延长生存期有关 [6, 28]。对于严重的近端气道阻塞患者在放疗前应考虑激光消融，因为在此情况下直接放疗可能会产生足以引起窒息的组织水肿。由于这些肿瘤发病率低，关于肺腺样囊性癌全身化疗有效性的可靠资料很少。对已发表的涉及全身任何部位的原发性或转移性腺样囊性癌化疗资料的系统回顾表明，顺铂和蒽环类药物联合治疗可能对缓解病情有一定作用[29]。

### （六）预后

由于腺样囊性癌生长缓慢，带瘤长期生存并不罕见。完整切除后许多年仍可发生局部复发。如前所述，单纯的姑息治疗有可能获得长期无症状生存。Carter 和 Eggleston[30] 汇总了包括根治性治疗和姑息治疗的患者在内的几项研究结果，并指出 5 年、10 年和 20 年生存率分别为 85%、55% 和 20%。对中央型腺样囊性癌术后的患者（大部分接受辅助放疗）的研究得出良好的结果。Perelman 和 Koroleva[25] 报道指出 5 年生存率为 66%，15 年生存率为 56%。Maziak 等[3] 报道了 32 例接受一期手术切除的患者的 5 年生存率为 79%，10 年生存率为 51%。其中 26 名患者接受了辅助放射治疗。仅接受放射治疗的 6 名无法切除的患者平均生存期为 6 年。这些研究人员发现，接受完全切除的患者与不完全切除的患者相比，10 年生存率增加的趋势在统计学上并不显著（69% vs. 39%）。Webb 等[31] 指出，在 19 名包含复发的患者中，其 10 年生存率为 30%；Kanematsu 和 colleagues[32] 报道，11 例接受手术切除的患者的 5 年和 10 年局部无复发生存率分别为 91% 和 76%。该组包括 6 例镜下肿瘤残留的患者，其中 5 例接受了术后放射治疗。Zhao 等[18] 报道了 82 例手术切除的患者，5 年和 10 年的总生存率分别为 91% 和 56%。重要的是，他们发现肿瘤发生在支气管而非气管的患者中，发生淋巴结转移的可能性更大，无病生存率较低。Grillo 和 Mathisen[17] 报道，在他们为期 27 年的研究期间，接受手术的 60 位患者中只有 7 位（12%）死于肿瘤。Gaissert 等[9] 对该经验的更新中表明完全切除的患者 5 年和 10 年生存率分别为 52% 和 29%，而不能切除的患者只有 33% 和 10%。Logistic 多因素分析证实完整切除和阴性切缘及未发生淋巴结转移与较高的 10 年生存率相关。

## 二、黏液表皮样癌

黏液表皮样癌由 Smetana 等首次报道[33]，是一种罕见的病变，仅占所有肺肿瘤的 0.2%，但它是肺部最常见的涎腺型肿瘤。它是儿童中第二常见的原发性恶性上皮性肺肿瘤。其在形态上类似于唾液腺的黏液表皮样肿瘤。

### （一）病理学

支气管黏液表皮样癌与其他涎腺肿瘤一样，根据其组织学表现分为高级别或低级别病变。大多数黏液表皮样癌发生在隆嵴以远，通常是主支气管，但偶尔出现在叶或肺段支气管中。与腺样囊性癌不同，气管受累并不常见。大多数肿瘤表现为支气管腔内息肉样肿块，但没有明显的腔外成分。高级别恶性肿瘤通常与支气管壁穿透和浸润性增生有关。

组织学上，黏液表皮样癌由透明的非黏液分泌柱状细胞和黏液丰富的杯状细胞（图 105-6）与基底细胞、过渡细胞和表皮样细胞混合而成。16 例对支气管黏液表皮样肿瘤的超微结构和免疫组化的研究[34] 证明其是以无肌上皮成分的导管单位起源的。虽然低度恶性肿瘤具有囊实混合的组织学特征，但通常以囊性成分为主。尽管可以看到轻度的细胞学异型，但核分裂很少见。细支气

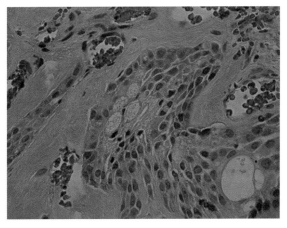

▲ 图 105-6 低级别的黏液表皮样癌。鳞状细胞癌巢具有局灶腺腔和胞质黏蛋白滴（图片由 Bruce Tronic 提供）

管黏膜下层的侵袭是常见的，但延伸至肺实质中是罕见的。高级别肿瘤通常表现为实性生长，但仍可见实性和囊性混合生长或主要为腺性的生长模式（图 105-7）。细胞异型性、核分裂活性、坏死区域和从一种细胞类型到另一种细胞类型的突然转变是其特征。高分化的黏液表皮样癌有时难以与肺腺鳞癌鉴别。Klacsmann 和 collagues[35] 提出了几种用于鉴别的诊断标准。如 Barsky 等[36] 所报道的临床上表现为侵袭性的具有低级别组织学特征的黏液表皮样肿瘤的罕见报告，使得诊断更加混乱。Shilo 等[37] 发现 6 例伴有强烈的淋巴浆细胞浸润的低级别肺黏液表皮样癌。他们指出，这种组织学变异可能与低级别淋巴瘤相混淆。6 例肿瘤均为 CK7 阳性，TTF-1、CK20 阴性。

## （二）临床特征

尽管一些研究者认为男女发病率类似，但 Turnbull 等[38]、Vadasz 和 Egervary[39] 指出男性发病率是女性的 2～3 倍。在已发表的研究中，患者的平均年龄分布为 35—53 岁，患者的最低和最高年龄分别为 3 岁和 78 岁。Yousem 和 Hochholzer[40] 发现 50% 以上的低级别病变发生在年龄 < 30 岁的年轻患者身上，而高级别肿瘤多见于 30 岁以上人群。与腺样囊性癌一样，其

与吸烟史或环境毒素接触史没有明显的关系。大多数患者表现为咳嗽、呼吸困难、气喘、咯血或阻塞性肺炎。症状平均持续时间为 8～18 个月，但有些个别报道了症状持续多年。偶有患者无症状。疼痛、体重减轻等提示肿瘤更具侵袭性或扩散性。体格检查结果可能是正常的，也可能存在部分或全部气道阻塞的迹象。

## （三）放射影像学特征

黏液表皮样癌的影像学表现与腺样囊性癌相似。胸部 X 线检查的结果可以是正常的，也可能表现为伴或不伴有近端肿块阻塞主支气管、叶支气管或段支气管的征象。然而，一个清晰的局限性或分叶的管腔内肿块一般可以通过 CT 扫描识别出来（图 105-8），这也有可能表现为慢性阻塞性区域的破坏（图 105-9）。CT 扫描对评估高级别肿瘤的局部浸润和淋巴结转移情况也有一定价值，黏液表皮样癌很少表现为孤立的周围型肺结节或肿块。高分辨率 CT 扫描表现为明显的强化，其在组织学上似乎与肿瘤较密集的血管化黏蛋白产生区相关[41]。用 18F-FDG PET 检测肺黏液表皮样癌也有一定的临床意义[42, 43]。

## （四）诊断

与腺样囊性肿瘤一样，黏液表皮样癌的诊断大多是通过支气管镜活检。病变通常被正常的呼吸道黏膜所覆盖，支气管刷检通常无法诊断。肿瘤为软的、边界清楚的息肉样肿块，通常有一个

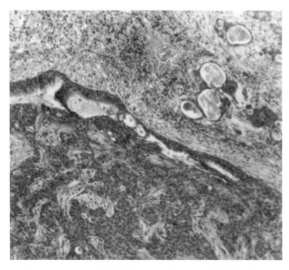

▲ 图 105-7　高级别黏液表皮样癌，呈鳞状细胞实性巢状，伴腺体成分和黏液分泌灶（右上）

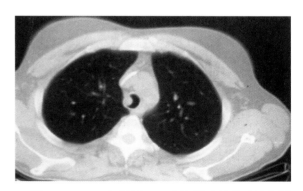

▲ 图 105-8　CT 扫描显示一个边界清楚的肿块起源于气管侧壁，没有明显的腔外成分。活检证实为低级别黏液表皮样癌

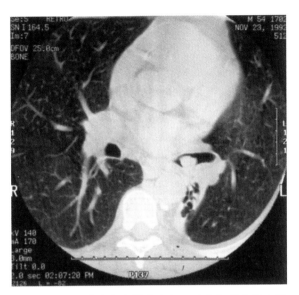

▲ 图 105-9　黏液表皮样癌呈左下叶支气管内息肉样肿块，并向远端主支气管延伸，但未侵犯远端主支气管。下叶破坏和萎缩

小的基底。Conlan 等 [16] 报道了 12 例患者中 2 例活检后出血，但均无须特殊处理。

### （五）治疗

大多数低级别肿瘤要么是局限性，要么是侵袭性较弱的。完整切除病变是最好的治疗选择，通常选择支气管成形术来尽可能多地保留正常肺组织，同时进行肺门及纵隔淋巴结采样。在低度恶性肿瘤中，转移到肺门或纵隔淋巴结是不常见的。高级别病变的患者也应接受手术切除治疗，但高达 50% 的病例可显示肺门和纵隔淋巴结受累。偶尔会有低级别肿瘤患者在切除后发现镜下切缘呈阳性。这些患者的术后处理及预后尚未明确。疾病复发与高级别的肿瘤相关，其中部分患者成功地再次手术切除 [40, 44, 45]。

放射治疗作为主要疗法或术后辅助治疗的地位尚不明确。在具有高级别组织学表现和（或）淋巴结转移的情况下，它通常被用作术后辅助治疗。然而，Turnbull [38] 及 Heitmiller 等 [44] 指出，放射治疗在改变高级别肿瘤的病程方面可能无效。与腺样囊性癌一样，关于其化疗疗效的资料有限。最近的研究 [46] 表明，40% 的肺黏液表皮样癌存在 EGFR 突变，提示这些肿瘤可能是酪氨酸激酶抑制药的靶点。对于减轻某些患者的阻塞症状可以考虑支气管内激光和近距离放射治疗，但这些方法在黏液表皮样癌中的临床经验很少。

### （六）预后

接受完整切除的低级别肿瘤患者有望获得疾病治愈。与此相反，Turnbull [38]、Heitmiller [44]、Leonardi 等 [47] 均报道了高级别黏液表皮样癌 11～28 个月的死亡率为 100%。同样，Vadasz 和 Egervary [39] 发现在 29 例高级别肿瘤患者中 5 年生存率为 31%，其中 5 例纵隔淋巴结转移患者均在 5 年内死亡。Gaissert 等 [48] 发现 12 例接受手术切除的患者 10 年生存率为 83%，但其中 2 例未接受手术切除的患者都在 5 年内死亡。对于术后镜下支气管切缘阳性的低级别肿瘤患者，其预后一般。辅助治疗在这一组中的作用尚不明确。定期放射学和支气管镜检查可发现局部复发。

### （七）上皮 – 肌上皮癌

原发性肺上皮 – 肌上皮癌是一种极为罕见的低度恶性肿瘤，仅在近 20 年才被认为是一个独立的病种 [49]。它在过去曾先后被称为"腺肌上皮瘤""上皮 – 肌上皮瘤"和"由上皮细胞和肌上皮细胞组成的恶性混合瘤"。文献中仅描述了不到 40 例。绝大部分患者为中年人，但据报道，1 名患者的年龄只有 7 岁 [50]。典型的患者会出现咳嗽、呼吸困难或肺炎。与其他涎腺来源的肺肿瘤一样，在明确诊断之前，患者可能会被误认为患有哮喘。其似乎没有任何性别偏好，与烟草或环境毒素接触史没有明显的关系。

胸部 X 线的表现通常是正常的，特别是在无阻塞或部分阻塞性病变的情况下。计算机断层扫描通常表现为位于肺叶或主干支气管的支气管腔内肿块。同时也有位于气管和周围肺组织的报道 [51, 52]。当遇到周围型肺上皮 – 肌上皮癌时，由于高达 25% 的原发性唾液腺肿瘤可出现远处转移，且可发生在最初诊断后 10 年或更长时间，所以必须考虑唾液腺转移肿瘤的可能性。支气管镜下表现为息肉样支气管内肿块，大小通常为

15～50mm，颜色为白色 / 棕褐色至灰色，呈凝胶状至固体。典型的病变表现为边界清楚，无包膜，上覆完整的支气管黏膜上皮。Nguyen 等[53]、Fulford 等[54] 等已经阐明了这些肿瘤的组织学和免疫组织化学。在显微镜下，这些肿瘤由两群细胞组成，内层为导管上皮细胞，外层为肌上皮细胞。上皮细胞呈角蛋白和上皮膜抗原阳性，肌动蛋白和 S-100 阴性。肌上皮细胞呈 S-100 蛋白、平滑肌肌动蛋白和波形蛋白染色强阳性。有人认为，肌上皮成分可能驱动这些肿瘤的生物学行为[55]。Song 等[56] 报道了他们的 5 例患者，他们注意到只有 1 例转移性疾病患者表现为以肌上皮分化为主。

这些肿瘤可以通过完整手术切除进行治疗，对大多数患者来说肺叶切除术是有效的。中央部位的肿瘤可能需要进行全肺切除。仅 1 例患者发生支气管旁淋巴结转移伴淋巴管和神经浸润[53]，但该患者的长期预后尚不清楚。唾液腺上皮 - 肌上皮癌可表现为晚期局部复发和罕见的远处转移疾病。原发性肺上皮 - 肌上皮癌的长期预后尚不清楚，因为在报道的病例中，该肿瘤罕见且随访时间短。

### 三、多形性腺瘤

多形性腺瘤又称涎腺型混合瘤，在肺和气管支气管树中少见，Payne 等[57] 首次报道了 2 例起源于支气管腺体的支气管多形性腺瘤的病例。从那以后，只遇到了少数病例[58-61]。尽管有 1 名 8 岁的患者，但年龄通常为 35—74 岁。其没有明显的性别偏好。支气管阻塞的症状，如咳嗽、呼吸困难和喘息是最常见的，但有些患者有发热、体重减轻和胸腔积液。其他患者无症状，病变多为偶然发现的。胸部 X 线可表现为肺部肿块、阻塞性肺不张或肺炎，或相关胸腔积液。报道的肿瘤大小为 2～16cm。大体上看，这些肿瘤质软，呈胶状，呈灰白色黏液样外观。大多数实质性肿瘤的界限很清楚。支气管腔内肿瘤表现为息肉样肿块，伴有一定程度的支气管阻塞。

组织学上表现为双相肿瘤，由不同比例的

上皮和基质成分构成（图 105-10）。Moran 等[58] 已经识别出 3 种不同的组织学模式：①具有显著腺体成分和软骨黏液样基质的“典型”混合瘤；②在黏液样背景下具有少量腺体结构和主要的肌上皮细胞实体成分的实性变异型；③明显的恶性肿瘤细胞学特征，肌上皮细胞小梁伴随显著的黏液样背景。免疫组织化学方面，上皮和肌上皮成分可与 S-100、AE1/AE3 和细胞角蛋白抗体发生反应，肌上皮细胞可与波形蛋白和肌特异性肌动蛋白抗体发生反应[58, 61]。两者对高分子量角蛋白和 TTF-1 都有反应[62]。

因为这些肿瘤可以是良性或恶性的，所以必须进行仔细的组织病理学评估。治疗目标是完全手术切除。报道的大多数病例接受了肺叶切除术、双叶切除术或全肺切除术。有良性组织学特征的小范围和完全切除病灶的患者预后良好。然而，具有大的浸润性病变和恶性肿瘤组织学特征的患者往往出现复发和（或）转移。原发性或复发性良性多形性腺瘤癌变已有报道[63]。

### 四、腺泡细胞癌

Fechner 等[64] 首先报道了组织学和超微结构与涎腺腺泡细胞癌相同的原发性肺肿瘤。从那以后，报道的这一肿瘤的其他案例不到 20 个。这些肿瘤通常发生于成人，但报道的患者年龄范围为 4—75 岁。没有明显的性别倾向。这些病变

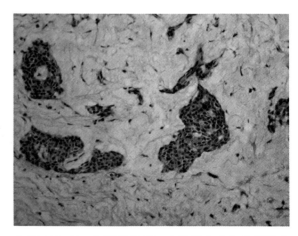

▲ 图 105-10　多形性腺瘤。良性肌上皮细胞巢嵌在黏液样基质中（图片由 Bruce Tronic 提供）

可表现为支气管内或气管内肿块或周围型肺结节，大小为 1~4.5cm。表现的症状取决于肿瘤的大小和位置。支气管腔内病变可产生支气管阻塞症状，如咳嗽或喘息。周围型病变可能完全无症状，并偶然在影像学上被发现。大体上看，这些肿瘤通常边界清楚，无包膜，呈棕褐色或黄色。

组织学上，腺泡细胞癌有 4 种不同的生长模式，即实体型、腺泡型、微囊型和乳头状囊型（图 105-11）。此外，还观察到嗜酸细胞、透明细胞和空泡细胞群。在对 5 例肺腺泡细胞癌的详细病理分析中，Moran 等[65] 发现，这些病变被低分子量角蛋白和广谱角蛋白抗体及上皮膜抗原抗体染色后呈阳性。波形蛋白、S-100 蛋白、嗜铬素和溶菌酶均呈阴性。电镜下可见丰富的腺泡型分泌细胞的酶原型胞质颗粒。这些超微结构和免疫组化特征可用于区分肺腺泡细胞癌与其他形态相似的原发性和转移性肺肿瘤。罕见的类癌和腺泡细胞癌的病例报道[66, 67] 表明神经内分泌和腺泡成分可能有一个共同的干细胞来源。

大多数报道的病例都是行一期手术切除，包括肺段切除术、肺叶切除术、双叶切除术和气管切除术。治疗结果很好，因为没有报道有患者死于该病变。Ansari 及其同事[68] 报道内镜下激光肿瘤消融以改善气管切除术前的气道通畅性。Horowitz 和 Kronenberg[69] 报道了 1 例经支气管

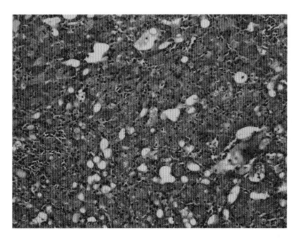

▲ 图 105-11　腺泡细胞癌呈实性生长（图片由 Bruce Tronic 提供）

镜切除的气管腺泡细胞癌，肿瘤基底电凝处理。这个患者随访了 8 年，没有复发的迹象。Ukoha 等[70] 报道了 1 例原发性肺腺泡细胞癌转移到叶间淋巴结的病例。患者接受了肺叶切除术 + 纵隔淋巴结清扫术及辅助放射治疗，术后 20 个月无复发。Chuah 等[71] 报道了第 2 个这样的患者，伴有肺门淋巴结转移，最初用肺叶切除术治疗，在切除 20 个月后出现椎旁沟转移。

### 嗜酸细胞瘤

嗜酸细胞瘤是所有涎腺型肺肿瘤中最少见的，只有少数病例被证实。肿瘤由嗜酸性粒细胞组成，嗜酸性粒细胞胞浆丰富，细胞核相对较小。光镜下，多种细胞器可使细胞质呈现嗜酸性颗粒状，真正的嗜酸细胞瘤由线粒体明显增生作为唯一超微结构标准定义。线粒体增生的原因尚不清楚。嗜酸细胞通常存在于成熟器官中，形成腺体导管和腺泡内上皮的一部分。在唾液腺、甲状腺、口腔黏膜、乳腺、气管、肾脏、胃肠道及其他部位也有发现。根据 Hamperl 的说法[72]，嗜酸细胞是上皮细胞的一种特殊化生转化，其数量随着个体年龄的增长而增加。Tashiro 等[73] 证明了其可对细胞角蛋白和波形蛋白产生免疫反应，但对 α- 肌动蛋白无免疫反应。嗜酸细胞瘤与嗜酸细胞类癌不同，后者含有嗜酸细胞癌和类癌细胞 2 种成分，电镜下可见神经分泌颗粒。

Fechner 和 Bentinck[74] 报道了第 1 例经电镜证实的肺嗜酸细胞瘤真实案例。随后孤立的肺嗜酸细胞瘤病例已被其他人所报道[75-80]。这些患者的年龄为 16—68 岁，大多数是男性。症状有咳嗽、肺炎或胸部不适。1 个患者的肿瘤是通过影像学偶然被发现的。胸部 X 线可表现为边界清楚的实质性肿块或位于阻塞支气管远端的浸润区。这些肿瘤呈黄褐色或红棕色。患者接受局部切除或肺叶切除术治疗，没有关于复发的报道。Nielsen[81] 报道了唯一 1 例呈浸润性生长和支气管旁淋巴结镜下转移的支气管嗜酸细胞瘤病例，患者接受了肺叶切除术，2 年后仍没有复发。

# 第 106 章
# 肺良性肿瘤
## Benign Tumors of the Lung

Virginia R. Litle　Ghulam Abba　著

邱镇斌　钟文昭　译

　　肺良性肿瘤可来源于肺实质或是支气管的任何一种细胞，但发病率低。据 Martini 和 Beattie 报道 [1]，在 Memorial Sloan-Kettering 医院，在已切除的肺肿瘤中，良性者少于 1%。Chan 等 [2] 指出可能仅有不到 5% 的肺原发肿瘤属于良性。此外，在 20 世纪 60—70 年代的文献中，大部分所谓腺瘤其实是我们现在称为类癌或圆柱瘤的肿瘤，也称腺样囊性癌。专业术语的改变也导致了我们现在难以评估统计这些较早年代发表的文献。因此，由于这 2 种肿瘤归类于恶性肿瘤，我们并未在此章节中对这 2 种肿瘤进行讨论。

　　迄今为止，肺良性肿瘤尚无统一的分类标准。因此，作者主要根据世界卫生组织（World Health Organization，WHO）肿瘤的分类标准中由 Travis 领导的肺组和 Fletcher 领导的软组织组分别撰写的章节对肺良性肿瘤进行详细的分类（表 106–1 和表 106–2）[3, 4]。由于肺错构瘤是良性肿瘤中最常见的类型，我们将首先对其进行详细讨论，然后再根据孤立性和多发性肺良性肿瘤的 2 个分类表的顺序讨论其余的类型。

　　本章节中提及的良性肿瘤，部分可能会出现复发或者远处转移，其中包括多形性腺瘤、肌上皮瘤、腺肌上皮瘤、孤立性纤维瘤、炎性肌纤维母细胞瘤及良性转移性平滑肌瘤。

## 一、历史视角

　　回顾历史文献，肺错构瘤无疑是最为常见的肺良性肿瘤。Steele [5] 曾经报道了一项纳入 887 例已切除肺结节的综述。在他的文章中，结节可被分为以下几类，包括肉芽肿（53.4%）、恶性肿瘤（35.6%）、错构瘤（7.3%）、杂瘤（2.5%），以及胸膜或胸壁肿瘤（1%）。不久之后，Aletras 等 [6] 对 16 例"良性"肺肿瘤进行讨论，包括 8 例腺瘤（90% 类癌和 10% 多形性腺瘤）、5 例错构瘤、1 例神经鞘瘤、1 例动静脉瘘及 1 例纤维瘤（可能为孤立性纤维瘤）。Arrigoni 等 [7] 则报道了 Mayo 诊所的 130 例肺良性肿瘤，包括错构瘤（76.9%）、良性纤维间皮瘤（可能为孤立性纤维瘤）（12.3%）、黄色瘤和炎性假瘤（5.4%）及其他（5.4%）。

　　以上研究之后，多项肺良性肿瘤的研究结果也相继面世。相似的，错构瘤依然是报道中最为常见的肺良性肿瘤。1974—1988 年，Mistudomi 等 [8] 在 721 例开胸手术中切除了 36 例良性肿瘤或肿瘤样病变。包括错构瘤（58%）、炎性假瘤（25%）和硬化性血管瘤（16%）。此外，Otani 团队 [9] 介绍，根据他们对于肺良性肿瘤治疗的经验，发病率较高的包括错构瘤（54%）、硬化性血管瘤（18%）、支气管源性囊肿（13.6%）、平滑肌瘤（9%）和腺瘤（4.5%）。总而言之，错

**表 106-1　肺良性孤立性肿瘤**

| | |
|---|---|
| **上皮肿瘤**<br>• 乳头瘤<br>　– 鳞状细胞乳头状瘤（外生型或内翻型）<br>　– 腺性乳头状瘤<br>　– 混合性鳞状细胞和腺性乳头状瘤<br>• 腺瘤<br>　– 肺泡腺瘤<br>　– 乳头状腺瘤（Ⅱ型肺泡细胞腺瘤或 Clara 细胞腺瘤）<br>　– 涎腺类腺瘤<br>　　◆ 多形性腺瘤<br>　　◆ 黏液腺腺瘤<br>　　◆ 嗜酸细胞瘤<br>　　◆ 肌上皮瘤和腺肌上皮瘤<br>　– 黏液囊性瘤<br>**软组织瘤**<br>• 脂肪细胞类<br>　– 血管肌脂瘤<br>　– 脂肪瘤<br>• 成纤维细胞类 / 肌成纤维细胞类<br>　– 纤维黏液瘤<br>　– 炎性纤维息肉<br>　– 炎性成纤维细胞瘤（炎性假瘤）<br>　– 孤立性纤维瘤（局限性纤维间皮瘤）<br>• 平滑肌类<br>　– 平滑肌瘤 | • 周细胞性<br>　– 血管球瘤<br>• 血管性<br>　– 血管瘤<br>　– 淋巴病变（孤立性肺内淋巴管瘤）<br>• 软骨性<br>　– 软骨瘤<br>　– 骨化<br>　– 骨瘤<br>• 周围神经鞘膜及其相关病变<br>　– 颗粒细胞瘤<br>　– 脑膜瘤<br>　– 神经纤维瘤<br>　– 施万细胞瘤<br>　– 砂样黑色素施万细胞瘤<br>• 副神经性<br>　– 副神经瘤<br>　– 神经节细胞性副神经节瘤<br>**其他肿瘤**<br>• 透明细胞瘤（糖瘤）<br>• 错构瘤<br>• 髓脂瘤<br>• 结节状淀粉样变<br>• 硬化性血管瘤<br>• 畸胎瘤<br>• 胸腺瘤 |

引自 Fletcher CDM, Unni KK, Mertens F, eds. *World Health Organization Classification of Tumours. Pathology and Genetics of Tumours of Soft Tissue and Bone*. Lyon: IARC Press; 2002: 10; Travis WD, Brambilla E, Müller-Hermelink HK, Harris CC. *World Health Organization Classification of Tumours. Pathology and Genetics of Tumours of the Lung, Pleura, Thymus and Heart*. Lyon: IARC Press; 2004: 10.

**表 106-2　肺良性多发性肿瘤**

| |
|---|
| **多发性肿瘤**<br>• 良性转移性平滑肌瘤<br>• 囊性纤维组织细胞瘤（转移性皮肤纤维瘤）<br>• 肺毛细血管病<br>• 肺透明变性肉芽肿<br>• 肺淋巴管平滑肌瘤病 |

引自 Fletcher CDM, Unni KK, Mertens F, eds. *World Health Organization Classification of Tumours. Pathology and Genetics of Tumours of Soft Tissue and Bone*. Lyon: IARC Press; 2002:10; Travis WD, Brambilla E, Müller-Hermelink HK, Harris CC. *World Health Organization Classification of Tumours. Pathology and Genetics of Tumours of the Lung, Pleura, Thymus and Heart*. Lyon: IARC Press; 2004:10.

构瘤是最为常见的肺良性肿瘤。Allen[10] 在关于罕见肺良性肿瘤的综述中也认可错构瘤发病率最高[11]。在一项纳入术前考虑恶性而术后病理为良性的研究中，65% 为肉芽肿，12% 为错构瘤，10% 为肺炎，4% 为纤维瘤及 9% 其他良性病变[11]。其他良性病变包括脓肿、曲菌球、淀粉样变、支气管源性囊肿、类癌、透明细胞瘤、炎性假瘤、脑膜瘤、间皮增生、坏死和类风湿结节。同样的，肺错构瘤仍然是发病率最高的良性肿瘤。

## 二、错构瘤

肺错构瘤是一种良性肿瘤，主要是由软骨样或软骨黏液样组织及其他不同比例的间质成分构成，包括脂肪、黏液纤维结缔组织、平滑肌和骨等（图 106-1）。正常呼吸上皮细胞之间出现的裂隙代表着间充质细胞的扩张性生长。2015年 WHO 关于肺、胸膜、胸腺和心脏肿瘤的分类标准中，将在肺脏发生的错构瘤归类为肺错构瘤[12]。与不被认为是肿瘤的身体其他部位的错构瘤相反，多项遗传学研究明确表明肺错构瘤是一种真正的肿瘤，因此，肺错构瘤有一个国际肿瘤疾病分类代码。

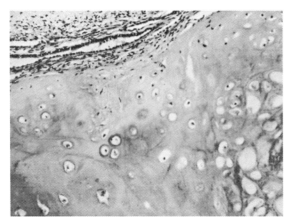

▲ 图 106-1　显微镜镜下的错构瘤。可见软骨细胞为优势细胞

### （一）临床特征

肺错构瘤是最常见的肺良性肿瘤，占所有孤立性肺结节的 4%～7%。男性较女性多见，比例为 2：1～3：1；可发生于任何年龄段，其中，50—70 岁为高发年龄段[13]。临床上，通常为无症状和偶然发现的，但也可有咯血、咳嗽、胸闷及反复呼吸道感染等表现。典型表现为孤立性、体积小、边界清晰的周围型结节，但也可为中央型或支气管内。Le Roux[14] 报道了 27 例错构瘤，支气管内错构瘤的发生率为 8%。然而，Gjevre 等[13] 在 Mayo 诊所就诊的 215 例错构瘤中，仅有 1.4% 发生于支气管内。因此，支气管内错构瘤的真实发病率无疑介于两者之间。各肺叶的发生率基本一致[15]。缓慢生长型并不罕见，但倍增时间显著低于恶性结节。Hansen 等报道[16]，错构瘤的平均增长速度为 3.2±2.6mm/ 年。

在他们一项样本量为 89 例的研究中，40 例接受细针穿刺，敏感性达到 85%。75 例（84%）接受了手术治疗，15 例进行随访。在 4 年的随访期内，这 15 例错构瘤的直径年均增长（3.2±2.6）mm。

### （二）影像学

肺错构瘤在 X 线片上常表现为孤立性、周围型、边界清楚光滑或者轻度分叶的肺结节。10%～30% 的可伴有钙化，高达 50% 结节可伴有为脂肪密度影，约有 19% 的错构瘤可同时出现上述两种表现[17]。伴有脂肪密度的结节基本可以确诊为错构瘤，因此，活检或者手术并非必要。综上所述，除非另有证明，否则 CT 上直径＜ 4cm 的周围性结节伴爆米花样钙化和脂肪可诊断为肺错构瘤（图 106-2）[18]。

当结节在 CT 影像上未表现出钙化或脂肪密度时，磁共振成像（MRI）可能是一种有诊断价值的工具。MRI（尤其是 $T_2$ 加权像）对肺错构瘤中常见的裂隙样结构具有独特的敏感性[19]。

通常，除非远端肺实质出现提示支气管阻塞的病变（如肺不张、阻塞性肺炎或者脓肿形成），否则，我们难以在影像学上识别到支气管内错构瘤[13]。

### （三）病理学

肉眼上，错构瘤表面呈灰色分叶状或隆起，灰色切面上出现的砂黄色区域便是钙化点。在显微镜下，错构瘤常由分叶的成熟软骨和包括脂肪组织、平滑肌、骨和纤维血管及纤维结缔样组织等的其他间充质成分组成[20]。软骨小叶之间常有由呼吸上皮填充的裂隙样间隙。基因层面，肺错构瘤具有高频的 t（3;12）（q27～28;q14～15）易位，导致高迁移率家族蛋白 *HMGA2* 和 *LPP* 基因发生融合。*HMGA2-LPP* 融合基因通常由 *HMGA2* 基因的 1～3 外显子和 *LPP* 基因的 9～11 外显子构成，且似乎在所有出现易位的肿瘤均会表达[21-24]。

### （四）诊断

如果存在上述特异的影像学特征，肺错构瘤

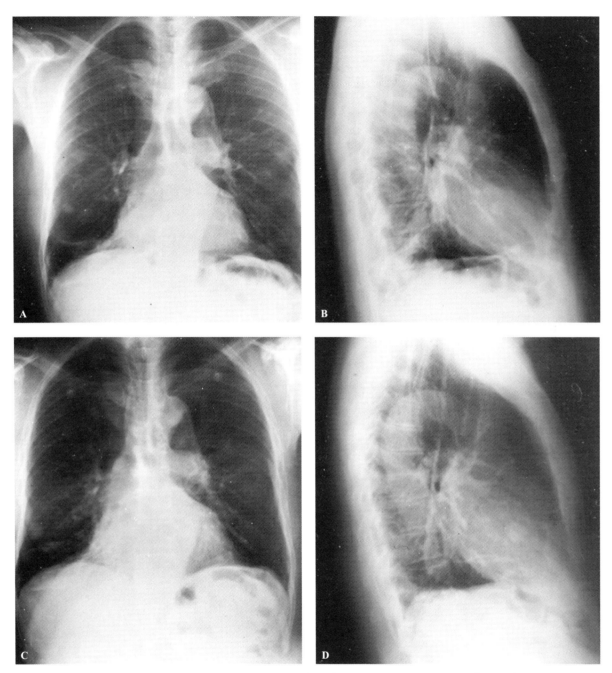

▲ 图 106-2　**A.** 位于左侧主动脉节之上的钙化病变的后前位胸部 X 线片；**B.** 位于左上肺前段的病变的侧位胸部 X 线片；**C. CT** 扫描可见肿块内钙化；**D.** 增强 CT 可见肿块内爆米花样钙化，是错构瘤的典型征象

的诊断便基本可以成立，而且针对此类结节，定期随访即可。但当不排除恶性时，组织学检查则是必不可少的选择。

对于周围型肺结节，CT 引导下的细针穿刺（fine needle aspiration，FNA）无疑是获得组织学诊断的最佳选择，诊断准确率可达 85%[25]。典型的细针活检用 Giemsa 染色法或 Wright 染色法会

显示异染的纤维黏液组织，或低柱状上皮的碎片。其中，当抽吸物出现破碎软骨组织时，即可诊断为错构瘤。近来，尽管准确性不如 CT 引导下的 FNA，支气管镜引导下的经支气管活检已经被证明是经皮活检的可替代方案[26]。除了 FNA，可使用导航支气管镜进行芯针活检、钳子活检和刷检。如果 CT 显示有通向结节的可接近的小气

道，则导航支气管镜检查的成功率要高得多。

支气管内超声（endobronchial ultrasound，EBUS）则是另外一种可用于评估气管 - 支气管树附近病变的方法[27]。EBUS 发现的钙化可能有助于诊断。此外，EBUS 引导下的经气管细针穿刺活检也可获得组织活检[28]。

支气管镜下表现和支气管内结节活检通常是诊断所必需的。为评估支气管镜内病变，软性或刚性支气管镜检查均适用于肺部症状的患者，这些病变通常表现为光滑、肉质、带蒂、息肉状肿块，外观常为棕黄色或粉红色（图 106-3）[29]。同时，支气管镜下手术也可用于诊断甚至治疗（图 106-4）。

### （五）治疗

因为错构瘤缓慢生长的生物学特点，如果经过细针穿刺确诊，或 CT、MRI 等影像学高度可疑，那么除非有异常情况，否则并不需要进一步

的干预，建议每年进行一次的低剂量胸部 CT 扫描随访即可。

通过电视辅助胸腔镜手术（video-assisted thoracoscopic surgery，VATS）或者机器人辅助进行的病灶切除既是诊断也是治疗的方式。由于大多数病例为周围型小病灶，可以简单进行楔形切除术完整切除。既往多项研究也表明，楔形切除术后的复发风险非常低[13, 15, 16, 25, 30, 31]。对于位置较为深入的结节，尽管楔形切除也是可行的，但是 VATS 下术者难以通过手触定位，可采取支气管镜引导下注射亚甲蓝，精准定位至脏胸膜，以便于术中观察[32]。此外，术前经皮行 CT 引导下的线圈或钩丝置入，也有助于术中识别和切除病灶[33]。当然，VATS 和机器人辅助的肺段或亚肺段切除术对于位置更深的结节是一个更好的选择。当且仅当中央型的结节才有必要行肺叶切除，或者，可能需要进行保留肌肉的胸廓切开术

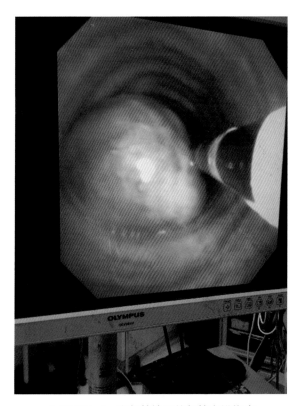

▲ 图 106-3　支气管镜下的气管内错构瘤

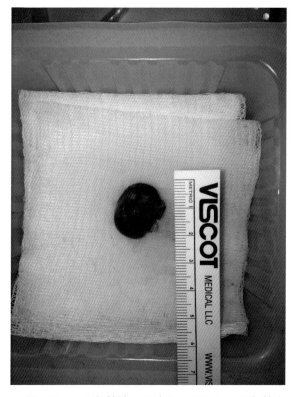

▲ 图 106-4　支气管镜下切除的，直径 2cm 的气管内错构瘤

和触诊辅助切除术。

对于支气管内型错构瘤，支气管镜下切除无疑是首选的手术方式。在一项纳入 135 例肺错构瘤的回顾性研究中，Kim 等 [34] 在对其中 15 名支气管内型错构瘤采用了支气管镜下切除的治疗方式后得出结论：支气管镜下介入治疗是安全和值得首选的方式。Mondello 等 [35] 则通过软支气管镜结合电灼套圈切除支气管内型错构瘤，他们认为相比硬支气管镜，软支气管镜在灵活性和放大倍数上更具优势。Lee 等 [36] 则采取了支气管镜下冷消融的方法切除支气管内型错构瘤。此外，电灼或氩离子凝固器也有人进行过尝试 [37]。还有多个研究采用了 Nd：YAG（neodymium：yttrium-aluminum-garnet，钕：钇铝石榴石）激光来处理包括错构瘤在内的支气管内病变。大多数病变经过支气管内治疗后都能获得治愈，复发率极低。而对于复发的病例，可以重复予以激光消融和切除 [38]。

对于无法完全切除的支气管内病变，可能需要选择支气管袖状切除术和支气管成形术 [39, 40]。当明确支气管内肿瘤为良性性质时，可根据不同患者的情况，采取个体化的手术方案，包括支气管成形术、袖状切除术、支气管切除加重建术或支气管横向切除术等。

### （六）错构瘤的恶变

尽管既往曾有数篇报道提及错构瘤可出现恶变，但是目前并没有证据支持错构瘤具有恶变发展过程。然而，错构瘤与恶性病变的研究热点是错构瘤可能与同时或异时性支气管肺癌相关。

Karasik 等 [31] 报道，错构瘤患者罹患支气管肺癌（同时或异时）的风险是正常人的 6.3 倍，说明两者之间存在某种病因学关系。然而，Van Den Bosch 等 [41] 则认为这种联系基本上属于巧合，因为他们在 154 例错构瘤中只发现了 6 例同时性和 5 例异时性肺癌（发病率 7%）。而 Ribet 等 [42] 则认同 Karasik 的观点，在他们的队列中出现了 3 例支气管肺癌，比正常预期例数高出 6.6 倍。

在近期的一项研究中，作者分析了肺错构瘤和生存预后的关系 [43]。他们分析了 61 例经细针穿刺证实的肺错构瘤患者，其中 41 例在长达 5 年的随访中没有出现新的症状或者恶性转化。他们认为，错构瘤患者的定期随访策略是安全可行的。总而言之，目前并没有明确的证据表明肺错构瘤具有恶性转化的能力，与肺癌也没有明确的相关性。因此，对于无症状错构瘤，定期随访观察安全可行。

## 三、其他良性肿瘤

在讨论了最为常见的错构瘤后，后文将主要集中讨论表 106-1 和表 106-2 中罗列的其他肺良性肿瘤。表 106-3 展示的主要是起源于支气管内的肿瘤。这类上皮源性和软组织源性的肿瘤与杂瘤类似，发病率极低。其中许多肿瘤可能位于支气管内或肺外周，但通常更倾向于这 2 个部位中的一个。患者的症状一般取决于支气管是否受到肿瘤刺激或支气管是否被腔内病变阻塞。而位于外周的肿瘤通常不会有任何症状。

**表 106-3　可位于支气管内的肺孤立性肿瘤**

**上皮肿瘤**
- 乳头状瘤
  - 鳞状细胞乳头状瘤
  - 腺性乳头状瘤
  - 混合鳞状细胞和腺性乳头状瘤
- 腺瘤
  - 多形性腺瘤
  - 黏液腺瘤

**软组织肿瘤**
- 脂肪细胞类
  - 脂肪瘤
- 成纤维细胞类 / 肌成纤维细胞类
  - 炎性成纤维细胞瘤（炎性假瘤）
  - 炎性纤维息肉
- 软骨性
  - 软骨瘤
- 周围神经鞘膜及其相关病变
  - 颗粒细胞瘤
  - 神经纤维瘤
- 副神经性
  - 神经节细胞性副神经节瘤

## 四、上皮肿瘤

### （一）乳头状瘤

肺乳头状瘤是一个比较模糊的概念，因为多发性鳞状乳头状瘤可发生于喉部、上呼吸道甚至有时可以累及肺，此外，虽然既往研究曾指出，复发性呼吸道鳞状乳头状病（recurrent respiratory papillomatosis，RRP）多发于咽喉部，而孤立性鳞状乳头状瘤的起病位置主要是气管支气管树和肺部，但是偶尔也可在咽喉部发现孤立性鳞状乳头状瘤或在气管支气管树发现 RRP。

Derkay 和 Wiatrak[44] 研究发现，上呼吸道乳头状瘤常在感染了人乳头状瘤病毒（human papillomaviruses，HPV）6 型和 11 型后起病。鳞状乳头状瘤可能复发且可能累及气管支气管树和肺部。一旦鳞状乳头状瘤出现复发，即可诊断为 RRP。根据起病年龄，RRP 可以分为 2 种类型，即青少年起病型和成年起病型，青年起病型一般起病于青少年期，但也可早到 1 岁时起病。而成年型的起病高峰年龄段是 30—50 岁。因此，肺鳞状乳头状瘤应该是独立于 RRP 的一种疾病。

#### 1. 鳞状乳头状瘤

乳头状瘤是一种良性的上皮肿瘤，由乳头状鳞状上皮的多个复叶构成。通常来说，它会有 1 个纤细的纤维血管核心。大部分乳头瘤都是外生型的，但也有内翻型的。内翻型乳头状瘤向下生长至基质下，因此被称为内翻型而非外生型。

Flieder 等[45] 利用他们自己的 14 例和文献报道中的 27 例病例，全面回顾了孤立性肺乳头状瘤，包括鳞状、腺状和混合性乳头状瘤。他们一共总结了 27 例鳞状乳头状瘤，包括 5 例他们自己的，患者起病年龄为 28—74 岁，中位年龄 54 岁；其中 23 例男性和 4 例女性；6 例有吸烟史。他们的 5 例患者出现呕血、反复肺炎和气喘等症状，其中有 3 例可以在影像学上看到异常，包括 1 例为肺门部肿块，2 例为阻塞性肺炎和支气管扩张。在这 27 例病例中，左右肺的发病率基本一致，肿瘤直径为 0.7～9cm。显微镜下，结节主要由树枝状和乳头状的结缔组织交错成支架，角化或者非角化的鳞状上皮附着在支架之上。其中有 1 例患者 HPV6 和 11 型阳性，但是 16、18、31、33 和 51 型阴性。另外还有 2 例接受了检测，但是上诉亚型均为阴性。5 例患者在 3 个月～16 年的随访期内均存活良好。

HPV 可能是这种肿瘤最常见的病因。Popper 等[46] 发现了 HPV 11 亚型和 6 亚型与良性乳头状瘤关系密切，另外，16 亚型或 18 亚型，有时与 31 亚型、33 亚型或 35 亚型在进展为鳞癌的乳头状瘤中可以被检测到。Katial 等[47] 则报道了 1 例 HPV 6 亚型和 11 亚型阳性，16 亚型、18 亚型、31 亚型、33 亚型和 35 亚型为阴性的支气管内膜鳞状乳头状瘤。Kawaguchi 等[48] 报道了 1 例位于右上肺叶的孤立性乳头状瘤为 HPV11 亚型阳性。Lam 等[49] 发现了 1 例气管非典型鳞状乳头状瘤携带有 HPV 6b。

Iwata[50] 曾经报道了 1 例有趣的病例，右下肺叶的内翻型 Schneiderian 乳头状瘤。我们知道，内翻型乳头状瘤极少发生于肺内，此外，这例病例同时伴有血清癌胚抗原（carcinoembryonic，CEA）和鳞状细胞癌相关抗原异常升高，但在切除肿瘤后，2 项指标又几乎恢复至正常水平。遗憾的是，他们没有对此病例进行 HPV 6 亚型、11 亚型、16 亚型和 18 亚型的检测。

对于前述的各种病变通常是在支气管镜下进行切除治疗，或者在某些情况下，支气管切开或袖状切除也必不可少。只有在病变远端产生不可逆转的实质性损伤时，才会考虑手术切除病变肺组织。但是，对于乳头瘤的治疗策略，Miura 等[51] 也指出，如果没有出现恶变，相比手术，保守治疗应该是医生的首选。他们建议，假如病变局限于某个小区域，可以采用如 Nd：YAG 或者更经济的氩离子凝固术等进行光动力学治疗[52]。此外，冷冻疗法也曾成功治愈气管乳头状瘤[53]。即便如此，密切随访对于这些患者来说依然至关重要。

### 2. 腺性乳头状瘤

腺性乳头状瘤是一种良性乳头状肿瘤，由纤毛或非纤毛柱状细胞构成，也被称为柱状细胞乳头状瘤。据 Flieder 等[54] 报道，这类肿瘤是一种极其罕见的支气管内肿瘤，中位发病年龄是 68 岁，男女发病率基本相等。患者可能会出现支气管阻塞性症状，如气喘或者咯血等。肿瘤在镜下表现为厚厚一层树枝状基质上覆盖着一层腺上皮。尽管这是一种良性肿瘤，但在不完全切除的情况下可能会复发。

### 3. 混合性鳞状细胞和腺性乳头状瘤

混合性鳞状细胞和腺性乳头状瘤是一种由鳞状上皮和腺上皮混合构成的一种良性肿瘤，也就是 Colby 等[55] 描述的所谓移行细胞乳头状瘤。这种肿瘤极其罕见，世界上有文献报道的仅有 18 例[56]。这种肿瘤的中位发病年龄是 64 岁，且对性别没有偏好。患者可能会有阻塞性症状。在组织学上，可以看到纤维血管核同时由鳞状上皮和腺上皮覆盖。完整切除后可治愈[54, 56]。

### （二）腺瘤

#### 1. 肺泡腺瘤

肺泡腺瘤是一种边界清楚的周围型良性肿瘤。有时会被误诊为淋巴管瘤。Yousem 和 Hochholzer[57] 曾报道了 6 例肺泡腺瘤，他们大多是女性，年龄为 45—74 岁。大部分结节是在常规的胸部 X 线检查中偶然发现的。除了 1 名患者失访之外，其余 5 名患者在 12 个月的随访期结束时全部存活。据 Fujimoto 等[58] 的描述，它在影像学上表现为周围型边界清楚的孤立性结节。MRI 提示结节通常会有 1 个伴有液化和薄边缘强化的囊性间隙。Cavazza 和 Hartman 等[59, 60] 也发现了肺泡腺瘤内存在囊性结构。Halldorsson 等[61] 报道病灶在正电子发射断层扫描（PET）中不会有摄取。肿瘤平均直径约 2cm，容易从周围临近肺实质中切除。在组织学检查中，肿瘤通常是由 1 层低立方上皮细胞及其下层的结缔组织基质构成，该结缔组织基质多为黏液性的。Cavazza 等[59]

发现结节中还存在脂肪组织和能被 S-100 染色的间充质细胞。Halldorsson 等[61] 曾对肺泡腺瘤的上皮细胞进行免疫染色，发现角蛋白 CK7 和 CK20 及甲状腺转录因子 1（TTF1）呈阳性。此外，Saito 等[62] 也曾报道了一例肺泡腺瘤。

Bohm 团队[63] 和 Oliveira 团队[64] 曾各自报道了 1 例肺泡腺瘤，他们都认为它是一种独特的肺肿瘤。Burke 团队[65] 在回顾了 17 例病例并对其全部进行免疫组化染色后认为，肺泡腺瘤是一种由肺泡上皮（主要是 II 型肺泡上皮细胞）和间充质组织、成纤维细胞或成纤维细胞样细胞组成。Oliveira 等[64] 认为，病变可能来源于原始间充质细胞，并可分化为 II 型肺泡上皮细胞。然而，Bohm 等[63] 则有截然相反的看法，他们认为肿瘤为同时起源于 II 型肺泡上皮细胞和间充质细胞的良性增生。Cavazza 等[59] 对肺泡腺瘤上皮和间充质成分进行了微卫星分析后发现，肿瘤主要是上皮细胞发生改变而不是间充质成分。这些发现表明了肿瘤是起源于上皮细胞的。

#### 2. 乳头状腺瘤（II 型肺泡细胞腺瘤或 Clara 细胞腺瘤）

乳头状腺瘤是一种罕见的乳头状肿瘤，被认为是起源于一种可分化为 II 型肺泡细胞、Clara 细胞或者呼吸道纤毛上皮细胞的多功能干细胞。乳头状腺瘤又被称为 Clara 细胞腺瘤、细支气管乳头状瘤、细支气管腺瘤、II 型肺泡细胞腺瘤或 II 型肺泡细胞乳头状瘤。回顾文献，Spencer 等曾报道过 2 例。Fantone 和 Noguchi 等发现乳头状腺瘤具有向 II 型肺泡细胞（板层小体）和 Clara 细胞（膜板、电子致密小体）分化的超微结构。其他的包括 Hegg、Sanchez-Jimenez、Fukuda, Mori 及 Dessy 等[69-73] 都曾报道过这类病例。

这种肿瘤可发生在 2 月龄的婴儿，也可见于 60 岁的老年人。男女发病率基本一致，患者通常没有症状，大多在体检时发现。大体上，肿瘤通常表现为界限清晰的白色结节。显微镜下，可见乳头状结构伴有明显的纤维血管核心，以基底核、胞质嗜酸的立方上皮细胞为主的上皮细胞排列在纤维血管核之上。Sheppard 等 [74] 指出，这些上皮细胞 TTF-1 免疫染色阳性。通过超微结构鉴定，可发现 Clara 细胞和 II 型肺泡细胞。主要鉴别诊断应考虑肺泡腺瘤、乳头状支气管肺泡癌、硬化性血管瘤的乳头状变异、类癌的乳头状变异及转移癌。手术切除可治愈，术后患者可存活 2～10 年。Mori 等 [72] 结合形态学和 12 维聚类分析，发现有一些乳头状腺瘤细胞和 II 型肺泡细胞腺癌很相似，但是这些患者在 3 年内没有出现任何复发迹象。但是，Dessy 等 [73] 曾经发现了 2 例具有浸润性特征的病例。此外，他们还在已发表文献中发现了另外 2 例类似有浸润性特征。因此，他们将这类肿瘤修改命名为恶性潜能不明确的周围型乳头状瘤。

### 3. 涎腺类腺瘤：多形性腺瘤

多形性腺瘤是一种可向上皮和结缔组织分化的良性肿瘤。在这些肿瘤中可见腺体和肌上皮细胞定位在软骨基质上，因此也被称为良性混合瘤。起源于多形性腺瘤的癌属于癌前多形性腺瘤。Jin 与 Park、Ang，及 Tanigaki 等 [75-77] 都曾发表过多形性腺瘤的病例报告。

Sakamoto 等 [78] 曾结合已报道过的 6 例和他们自己发现的 1 例肺内多形性腺瘤进行回顾分析。这组患者的年龄为 47—74 岁，性别分布均衡，临床表现包括肺部炎症和咳嗽。Moran 团队 [79] 也曾描述过包括 2 例恶性案例在内的 8 例多形性腺瘤。他们总结发现，发现时肿瘤的体积、局部浸润的程度、有丝分裂的活动度是最为可靠的预后因素。而在 Moran [80] 总结的 16 例多形性腺瘤中，大多数为女性患者，发病年龄为 35—74 岁。Hara 等 [81] 总结了这类肿瘤的影像学表现。肿瘤在胸部 CT 影像上表现为界限清楚、部分分叶状、不伴钙化的结节影，增强扫描显示强化不均匀。MRI 扫描时，肿瘤通常在 $T_1$ 加权图像表现为低至中等信号强度，在 $T_2$ 加权图像上则表现为不均匀的中等信号强度。肿瘤可发生于支气管内或肺实质中，在各肺叶和肺段的发病率基本一致。显微镜下，多形性腺瘤没有像涎腺肿瘤那样

典型的软骨基质。治疗上一般选择手术切除。同时，因为有部分结节似乎具备复发和远处转移的能力，而且难以在组织学上鉴别诊断，术后需要对患者进行长期随访。

气管多形性腺瘤也有报道。大部分都是像 Kim，Baghai-Wadji 及 Aribas 等一样的个案报道 [82-84]。上述 3 名患者的年龄为 8—42 岁，且都曾因呼吸困难被考虑诊断为哮喘。2 例位于气管，1 例病变累计隆嵴和右主支气管。其中 2 例的最大径为 1.5～2cm。镜下可见软骨黏液基质中混有腺体组织。手术切除是首选治疗方案。与肺多形性腺瘤相似，由于部分结节可能出现复发和转移，因此术后也应长期随访。

### 4. 涎腺类腺瘤：黏液腺腺瘤

黏液腺腺瘤是一种极其罕见的支气管良性外生性肿瘤，起源于支气管的黏液腺。肿瘤的构成肯定包括有囊状腺体，位于支气管内软骨板表面，而且可以看到一些正常的支气管浆液性腺体。这种肿瘤也被称为黏液腺囊腺瘤、支气管囊腺瘤、起源于黏液腺的支气管腺瘤、黏液腺细胞腺瘤、多腺瘤、腺瘤性息肉和黏液腺类腺瘤。

Weinberger、Gilman、Weiss 和 Ingram、Kroe 和 Pitcoc、Emory 及 Edward 和 Matthews 等 [85-90] 都曾报道过这种病例。Englang 和 Hochholzer [91] 曾报道过 10 例病例，患者年龄为 25—67 岁。既往报道中，这类肿瘤在男性的发病率是女性的 2 倍，但是这些作者发现女性发病率稍高于男性。症状主要有咳嗽、发热、反复肺炎和咯血等。胸部 X 线上可以看到阻塞性肺炎、阻塞性肺不张，偶尔还可看到孤立性周围性结节。Kwon 等 [92] 总结了 2 例患者的 CT 影像特点，肿瘤边界清楚，伴有提示肿瘤位于气管腔内的空气半月征或毗邻支气管的征象。肿瘤发生于左右叶的概率基本一致，更多见于中叶或者下叶的主支气管。大体上，肿瘤直径为 0.8～6.8cm。在支气管腔内，肿瘤通常会被一层薄膜覆盖，且很容易从支气管中分离出来。切面通常可见伴有黏液的囊腔。

在内镜下，肿瘤通常表现为紧实的肿块，表

面覆盖有完整的上皮细胞（图106-5）。组织学上，它们由许多小的充满黏液的囊腔组成，囊腔周围有分化良好的黏液上皮（图106-6）。主要与低级别黏液表皮类癌鉴别诊断。虽然这类肿瘤很少表现为带蒂结节，但是正如Ishida等[93]报道那样，它们可以通过刮除、冷冻治疗或激光消融在内镜下完全切除。当且仅当远端肺组织被完全损害或者内镜下难以完全切除时，才可选择开胸手术治疗。总的来说，无论选择内镜下或手术，只要能够完整切除，这种肿瘤就能被永久治愈。

### 5. 涎腺类腺瘤：嗜酸细胞瘤

嗜酸细胞瘤是一种由嗜酸细胞构成的极度罕见的良性支气管外生性肿瘤。也被称为嗜氧性腺瘤或者嗜酸细胞腺瘤。肺嗜酸细胞瘤曾见

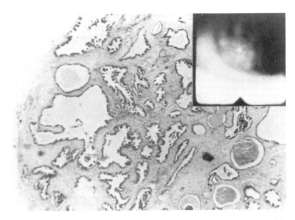

▲ 图106-5 黏液腺瘤的低倍显微镜图。插图为内镜下的黏液腺瘤

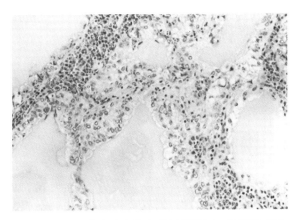

▲ 图106-6 黏液腺瘤的高倍显微镜图，可见肿瘤由柱状黏液细胞内衬的直径不同的囊腔构成。慢性炎症反应将细管分离

Fechner和Bentinck[94]系统描述过。现在也可查阅到多例肺或气管嗜酸细胞瘤病例报告[95-101]。

上述提及病例中患者年龄为16—75岁，略以男性为主。大部分患者不伴有任何症状，但部分患者诉有咳嗽、咯血、胸痛和呼吸困难等症状。尽管Laforga和Aranda报道的病例有多个病灶，但一般胸部X线片可看到阻塞性肺炎伴浸润性或孤立性周围病变。孤立性结节可随机出现在任何肺叶。大体上，肿瘤界限清晰，最大径为1.5～3.5cm。肿瘤切面可为黄褐色、红棕色乃至粉红色。显微镜下，肿瘤细胞为卵圆形，细胞核小而均匀，嗜酸性胞质中可见大量细颗粒。电子显微镜显示线粒体增生活跃。治疗首选手术切除病灶。

### 6. 涎腺类腺瘤：肌上皮瘤和腺肌上皮瘤

命名混乱的缘故导致我们对这种肿瘤的认识显得很杂乱无章。Yousem和Nicholson[102]认为腺肌上皮瘤、肌上皮瘤、上皮－肌上皮瘤、表膜上皮癌，未经证实的具有恶性潜力的上皮－肌上皮瘤和由上皮和肌上皮细胞组成的恶性混合瘤都是上皮－肌上皮癌的同义词，是一种低级别癌。另外在本章节的最后部分，我们将会谈及Chang等[103]报道过的肺细胞腺肌上皮瘤。

肌上皮细胞是一种排列在腺体上皮细胞和基底膜之间的一层扁平细胞。通常来说，这种细胞存在于唾液腺中，且具备一定的收缩力。在较早的认识中，肌上皮瘤被认为是一种良性肿瘤。Kilpatrick和Limon[104]也认为其是一种低级别恶性肿瘤，且将其与副脊索瘤和软组织混合瘤同属一类。在本章节中讨论这类肿瘤也因为它传统上被认为是一种良性肿瘤。

Strickler等曾经描述过1例肺肌上皮瘤，而Tsuji和Pelosi等曾称之为腺肌上皮瘤，或者，Pelosi等更喜欢称呼它为未经证实的潜在恶性的肺上皮－肌上皮瘤（pulmonary epithelial-myo-epithelial tumor of unproven malignant potential, PEMTUMP）[105-107]。他们更喜欢这个命名的原因是因为目前这种肿瘤被视为良性的。

由 Strickler 等[105] 报道的肌上皮瘤是一名 60 余岁男性患者在胸部 X 线检查时意外发现的。在大体上，病灶最大径约 3.3cm，边界清晰，表面呈棕 – 黄 – 白三色。在显微镜下，可见其主要由 S-100 和肌动蛋白免疫染色阳性而非角蛋白阳性的梭形细胞组成。电子显微镜下可见肿瘤包含有如肌丝一致的细丝。Cagirici 等[108] 曾报道 1 例 54 岁女性的肌上皮瘤病例。患者主要表现有劳力性呼吸困难、咳嗽及间歇性胸膜炎样胸痛。胸部 X 线可见左下叶有 1 个直径 2cm 左右的周围性肿块。肉眼可见肿瘤呈灰白色，边界清楚。显微镜下，其主要由均匀的梭形细胞组成，S-100 和平滑肌肌动蛋白阳性，而结蛋白、突触素及 CD34 均为阴性。患者接受楔形切除之后的 2 年随访期内未再复发。

Pelosi 等报道了 1 例并总结回顾了世界范围内文献报道的其他 6 例 PEMTUMP，其中 1 例为 Tsuji 等所报道[106, 107]。患者的年龄为 47—66 岁，肿瘤直径为 1.3～16cm，且随机分布于双肺各叶，切面呈棕、黄、白三色。影像上通常表现为实性结节。在显微镜下通常可见肿瘤由腺体（上皮细胞）和梭形细胞（肌上皮细胞）组成。上皮细胞的角蛋白染色强阳性而 S-100 弱阳性。相反的，肌上皮细胞的 S-100 和肌动蛋白染色较强，而角蛋白较弱。总的来说，大部分患者能遵嘱随访，其中最长随访期为 36 个月。目前尚不清楚是否有患者死于此病。手术似乎是有效的治疗手段，但随访观察应该是首选建议。

Chang 等[103] 详细描述了 5 例肺细胞性腺肌上皮瘤。他们认为这是一种具有上皮、肌上皮、细胞分化的肿瘤。他们的 5 例患者均为女性，年龄范围为 52—63 岁。其中 3 例患者病史可及。2 例为胸部 X 线检查偶然发现的无症状肺部结节，另外 1 名患者主诉有胸痛和呼吸困难。肿瘤在各叶的发病率基本一致，直径为 0.8～2.6cm。显微镜下，全部 5 例均可见形态接近小口径气道的双层腺体结构。上皮细胞的角蛋白、上皮细胞膜抗原（epithelial membrane antigen，EMA）和

TTF-1 免疫染色均呈阳性。相反的，肌上皮细胞的平滑肌肌动蛋白、S-100 和 p63 为阳性而角蛋白为阴性。治疗上还是首选手术。虽然其中 1 例双肺多发结节的仅仅随访了 5 个月，但长达 6.5 年的随访期未见任何一例出现复发。

### （三）黏液囊性瘤

根据 Colby 等[55] 的定义，黏液囊性瘤是一种"内壁附有分化良好，可能为良性柱状黏液上皮细胞的单房性囊性结节"。Sambrook Gowar 首次报道了这种肿瘤，随后 Dail、Kragel、Dixon 及 Roux 等也对此进行过汇报[109-114]。Graeme-Cook、Mark 和 Dail 则更深入地描述了这一肿瘤。无论男女都可发病，且通常多见于 50—70 岁的烟民。大部分都是日常胸部 X 线检查发现的无症状性肿物。

肉眼下，肿瘤通常为充满透明胶状物的单房囊性肿物。在显微镜下可见纤维囊壁内附黏液上皮细胞。偶尔，囊壁会变薄，导致囊液渗到相邻肺实质中。因为肿瘤的某些区域可能为交界性恶性肿瘤或腺癌，因此，检查时不能忽略囊肿的任何一处细节。完整切除肿块可以治愈，预后良好。

Mann 等[115] 报道了 1 例交界性恶性黏液性囊性肿瘤在切除 4 年后出现局部复发。因此，他们建议，无论哪一种组织学检查证实存在具备乃至是早期的恶变特征的黏液性囊性肿瘤，应选择肺叶切除术，而不是局限性切除。

## 五、软组织肿瘤

### （一）脂肪细胞血管平滑肌瘤

脂肪组织血管平滑肌瘤是一种由血管、脂肪组织和平滑肌等构成的良性肿瘤。Marcheix 和等[116] 曾经报道：一位 63 岁无症状的老年女性患者，胸部 X 线检查发现右下肺可见结节影。进一步 CT 检查，结节密度似脂肪，未见钙化，强化不明显，同时，PET 扫描提示结节高代谢。显微镜下，肿瘤为微囊化，主要由成熟脂肪组织

及厚壁血管核平滑肌细胞构成，可被结蛋白和HMB-45 抗体染色。患者既往没有结节性硬化病或淋巴管平滑肌瘤（lymphangioleiomyomatosis，LAM）等病史。血管平滑肌瘤是新被认为属于血管周围类上皮细胞肿瘤家族的一员（perivascular epithelioid cell tumor family，PEComas），这是一种平滑肌和黑色素细胞标志物均阳性的间质源性肿瘤[117]。可能与结节性硬化相关，可为良性但也为恶性。

### （二）脂肪瘤

脂肪瘤是一种由成熟脂肪组织构成的良性肿瘤，可出现在支气管腔内或肺实质中。脂肪瘤最多见于气管支气管树管壁（80%），可导致致命性气道阻塞[118]。Bango 和 Yokozaki 等[119-120] 强烈建议使用 CT 扫描来评估肺部受累范围。治疗上尽管局限性支气管切除或袖状切除术是治愈性手术，但是支气管镜下激光汽化也是一种不错的治疗策略。

Muraoka 等[121] 曾经回顾过日本文献报道过的 64 例支气管内脂肪瘤。其中 50 名为男性，其余 14 名为女性，中位年龄是 60 岁。约 75% 患者诉有痰多、咳嗽、咯血、发热和呼吸困难等症状。肿瘤最大径为 0.3～6.5cm。在显微镜下可以看到肿瘤主要由成熟脂肪组织构成，57.9% 的患者接受了包括全肺切除术、肺叶切除术、双肺切除术和支气管切除术等方案在内的手术治疗。剩余 42% 的患者则采取了 Nd：YAG 激光、电切，或两者兼具的内镜下治疗方案。他们建议，只要有条件，内镜下切除应该为首选治疗方案。

Civi 等[122] 则报道了 1 例并总结归纳了世界范围内的其他 8 例已报道的周围型脂肪瘤。男性患者较多，为 7 人，患者年龄为 44—71 岁。其中仅有 1 名患者未诉任何症状，其余 8 位则诉有痰多、咳嗽、发热、咯血、胸痛、呼吸困难、气喘及右臂麻痹等症状。肉眼上可见肿瘤最大径为 1.3～7.8cm。显微镜下检查时，肿瘤应为成熟脂肪组织构成，但是在他们报道的病例中偶尔可见

到带有多性核的巨细胞，类似于多形性脂肪瘤见到的爆米花样巨细胞。手术切除可治愈。

### （三）成纤维细胞/肌成纤维细胞性肺微囊性纤维瘤

肺微囊性纤维瘤被认为是一种由黏液样结缔组织伴微囊形成的肺良性肿瘤。肺部唯一已知的黏液肿瘤是肺错构瘤的黏液样变体。Shilo 等[123] 曾经报道过 3 例病例。其中 2 位男性和 1 位女性患者，年龄为 45—65 岁。3 人都诉有不适，但都为偶然发现的，而且在诊断时都没有发现有肺外原发表现。胸部 X 线片可见结节影。肉眼可见肿瘤为棕褐色，最长径为 1～2.3cm。显微镜下可见肿瘤由星状细胞构成，并有微囊性结构形成，未见有丝分裂或坏死。免疫染色，波形蛋白阳性而角蛋白、TTF-1 和其他多种标记物为阴性。在 18～72 个月的随访期内，患者均存活且未复发。治疗首选手术切除。

### （四）炎性纤维息肉

炎性纤维息肉，也称支气管内炎性息肉，是指从支气管上皮表面凸出的组织肿物，大部分由结缔组织构成，表面覆盖有一层柱状上皮细胞，中间可见鳞状化生区域。息肉的蒂通常是由疏松结缔组织和毛细血管组成，伴有浆细胞、淋巴细胞和嗜酸性细胞浸润。这些征象有时会导致与恶性肿瘤或与支气管纤维上皮息肉难以鉴别[124]。罕见情况下，息肉可为多发。患者可能会表现有阻塞性症状，如气喘或反复感染。Dincer 等[125] 指出，息肉的病因可能是异物吸入、长时间机械通气、哮喘、慢性鼻窦炎，或慢性烟雾吸入及分枝杆菌感染等。尽管在儿童也可见报道，但是该病主要见于成人。Arguelles 和 Blanco[126] 报道过 1 例既往有哮喘病史的 10 岁儿童患有支气管内多发息肉。Robert 等[127] 则报道了 1 例既往有支气管囊性纤维化的女孩因支气管内多发息肉在 12 岁时接受了手术治疗。另外，McShane 团队[128] 曾报道了 3 例婴儿和 1 例 12 岁儿童的支气管内息肉病例。所有 3 名婴儿都曾接受过气

管插管，因此 McShane 等推测息肉是因为气管内插管或反复抽吸所致。12 岁的患者则没有插管史。

在成年患者中，部分支气管内息肉可继发于多种疾病。一些不常见的原因如有 Nishi 等[129]报道过的继发于结核病，考虑继发于结核病时，可通过特殊染色进行确诊；相似的还可见 Asano 等[130]报道过 1 例女性患者伴有弥散性胞内分枝杆菌。而 Naber 等[131]曾报道过 1 例肺移植术后患者感染巨细胞病毒后继发支气管内息肉，这种病毒可通过免疫组化染色确诊。

### （五）炎性肌成纤维细胞瘤（炎性假瘤）

Coffin 和 Fletcher 在 WHO 肿瘤分类标准中将炎性肌成纤维细胞瘤定义为伴有多种组织学表现的中间性（很少转移）软组织肿瘤[132]。炎性肌成纤维细胞瘤应该是目前被最为广泛接受的名称，但是炎性假瘤仍被广泛应用。其他的同义词有浆细胞肉芽肿、纤维组织细胞瘤、纤维黄瘤、组织细胞瘤、黄瘤、黄纤维瘤、黄色肉芽肿、肥大细胞肉芽肿、假肉瘤性肌成纤维细胞瘤，以及一个不准确的硬化性血管瘤等。肺纤维组织细胞瘤被认为是炎性肌成纤维细胞瘤。Moran 和 Suster[133]曾使用炎性假瘤作为这种肿瘤的名称对其进行综述。因为通常来说，这种肿瘤被认为是一种良性肿瘤，因此，我们在本章节对其进行讨论。最初，它被认为是一种在炎症反应或者感染事件后的反应性纤维组织细胞增生。Gomez-Roman 等[134]在炎性假瘤中发现人类疱疹病毒 -8（human Herpesvirus-8，HHV-8），推测 HHV-8 可能是炎性假瘤发生的病因。目前，基于以下几个原因，有学者认为其为一种恶性肿瘤。Melloni 等[135]指出，这种肿瘤具有局部侵袭，复发及远处转移等恶性行为。此外，肿瘤细胞还存在基因层面的异常，例如，间变性淋巴激酶（anaplastic lymphoma kinase，ALK）基因在 2p23 号染色体的重排导致 ALK-1 蛋白的过表达；ROS-1 基因融合也曾见报道，因此遗传细胞学研究可能有助于对其进一步分类[136]。

含有多种不同组织的形态特点也给诊断和分类带来了争议。Matsubara 等[137]假设肿瘤起源于一种机化的肺泡内肺炎，同时描述了其 3 种组织学形态，包括：①机化性肺炎型；②纤维组织细胞瘤型；③淋巴浆细胞型。随后，Colby 等[55]根据组织学不同将炎性假瘤分类两大类：①纤维组织细胞型；②浆细胞性肉芽肿。而最近，Coffin 和 Fletcher[132]将其组织学形态分为三大类：①紧密型梭形细胞型；②低细胞纤维型；③类瘢痕型。考虑到肿瘤多组织形态的特点，很难在术前通过支气管活检、肺穿刺活检或 FNA 等做出诊断。

Melloni、Coffin、Sakurai 和 Kobashi 等[135,138-140]都报道过一系列的炎性肌成纤维细胞瘤。全部研究都讨论到了影像学特征，但只有 Kim 等[141]集中研究了肿瘤 CT 影像学特征。而在全部文章中，最有意思的应属 Coffin 等[138]的工作，他们报道了 59 例组织学非典型的或临床表现恶性的炎性肌成纤维细胞肿瘤病例。59 例患者可被分为以下各组：典型组织形态组（5 例），肺典型组织形态组（21 例），局部复发组（27 例），以及转移组（6例）。肿瘤原发于以下部位，64% 为腹腔和盆腔，22% 为肺脏，8% 为头颈部及 5% 为四肢。患者年龄为 3 周龄—74 岁，平均 13.2 岁，中位年龄 11 岁。

Agron 等[142]总结道，炎性肌成纤维细胞瘤在胸部 X 线片上多为下叶的孤立性、周围型、边缘锐利的肿块。Kim 等[141]则关注了肿瘤在 CT 影像上的表现，他们发现肿瘤可根据位置分为以下 4 种，气管型、支气管型、中央型和周围型。所有肿瘤边界清楚，可为圆形至卵圆形。部分肿瘤可轻度强化，其中大部分为均匀强化，少部分为不均匀强化。1 名患者出现瘤内钙化。

Coffin 等[138]对炎性成纤维细胞瘤的肉眼形态进行总结，可见肿瘤为边界清楚的孤立性或多发性结节，切面为白色到棕褐色，少数可见出血和坏死。肿瘤大小为 1.2～22cm，平均 7.8cm。

显微镜下，其中 16 例呈典型改变（3 例原位，8 例复发，3 例转移）。肿瘤典型的形态学表现可见梭形细胞和包括浆细胞；巨噬细胞；淋巴细胞和嗜酸性细胞在内的炎症细胞。不典型形态则包括细胞过多、坏死、大量的大神经节样细胞、细胞和核多形态、间变性巨细胞及非典型分裂等。Yousem 等 [143] 发现肺部炎性肌细胞瘤免疫组化可见波形蛋白和平滑肌肌动蛋白免疫组化阳性，而结蛋白很少阳性。大约 40% 的肿瘤接受了 ALK-1 染色，没有进行肌源蛋白、CD117（cKit）及 S-100 染色。

### （六）孤立性纤维瘤（纤维瘤和局限性纤维间皮瘤）

孤立性纤维瘤是可能是起源于成纤维细胞的间质肿瘤。Guillon 等 [144] 在 WHO 分类中认为其为一种罕见转移的中间性肿瘤。通常为胸膜肿瘤，零星可见肺部病例报道。Colby 和等则更倾向于称之为肺内局限性纤维瘤，其他也有人将其命名为局限性间质瘤、纤维间质瘤、孤立性纤维间质瘤胸膜纤维瘤、浆膜下纤维瘤和间皮下纤维瘤等。这类肿瘤在纵隔间质瘤章节（第 172 章）会有更深入的讨论。

Fridlington、Sagawa、Baliga 和 Patsios 等 [145-148] 都曾做过肺内孤立性纤维瘤病例报道。在这些已报道的病例中，患者年龄为 42—72 岁，1 名患者出现症状性低血糖和双手杵状指及面部粗糙等表现。所有患者的胸部 X 线片结果表明结节对任一肺叶有特殊偏好。CT 影像上可见肿瘤为一边界清楚、软组织密度、伴强化明显的结节影。

大体上，肿瘤最大径为 1.2～20cm，边界清楚。切面多为粉白色，伴有轮状纹理。显微镜下可见肿瘤由梭形细胞构成的细胞和低细胞区域构成，组织学外观与胸膜局限性纤维瘤相似（见第 65 章）。免疫组化染色通常可见 CD34 和波形蛋白阳性，CD99 和 bcl-2 部分阳性。治疗上首选手术切除病灶。Fridlingtong 等 [145] 所报道的病例在

手术切除病灶后低血糖和皮肤改变等症状均好转和消失。大部分患者手术切除后可治愈，但是这种肿瘤在极少数情况下可发生转移，因此患者术后应长期随访复查 [149]。

### （七）平滑肌瘤

平滑肌瘤一种良性的平滑肌肿瘤。大约占肺良性肿瘤的 2%。它们可发病于气管、支气管或者肺实质内（表 106-4）。气管支气管内和肺实质内发病率基本一致 [7, 150-152]。多见于青年和中年人，女性比男性高发。在既往曾接受子宫平滑肌瘤的女性患者中，很难（不是不可能）区分真正的肺平滑肌瘤和转移自原发子宫平滑肌瘤的良性转移性平滑肌瘤，因此，细致的随访很有必要。

表 106-4　下呼吸道平滑肌瘤

| 位　置 | 病例数 | 比例（%） |
|---|---|---|
| 气管 | 12 | 17.6 |
| 支气管 | 22 | 32.3 |
| 肺实质 | 34 | 50.0 |

经 BMJ Publishing Group 许可，引自 White SH, Ibrahim NB, Forrester-Wood CP, et al. Leiomyomas of the lower respiratory tract. *Thorax* 1985; 40: 306–311.

在肺实质出现的孤立性肿块直径大小不一。Gotti 等 [153] 曾报道了 1 例多房性肿块，且与一个占据左侧胸膜上 1/3 的巨大带蒂囊肿密切相关。他们还注意到其他关于"平滑肌瘤"与囊肿形成相关的报道，但大部分患者都是平滑肌瘤病患者（见本章"多发良性肿瘤"）。Ko 等 [154] 报道了第 1 例位于左主支气管近隆嵴部的钙化支气管内平滑肌瘤，患者为 65 岁老年男性，诉有咳嗽、咳痰和发热。肿瘤与平滑肌一致，由梭形细胞构成，免疫组化染色可见结蛋白和平滑肌肌动蛋白阳性。患者在接受激光手术切除病灶后康复。Bilgin 等 [155] 也报道过 1 例子宫完好的 43 岁女性气管内平滑肌瘤。她主诉咳嗽和进行性痰多 2 年，接受了右下叶姑息性切除。

手术切除是治疗的首选策略。在远端没有出现损坏性病变的支气管内结节，激光切除肿瘤也是可选方案。Archambeaud-Mouveroux 及其同事[156]曾在内镜下使用 Nd：YAG 激光成功切下一个良性支气管内平滑肌瘤。不使用激光切除支气管内病变也能取得满意的效果[157]，而在一些支气管内病变可能更适合进行袖状切除[158]。周围性病变则通过 VATS 进行切除即可[159]。

## （八）周细胞血管球瘤

据 Marchevsky 的说法，血管球瘤起源于一种特殊的动静脉分流，Suquet-Hoyer 管的细胞[160]。它们通常位于手指或脚趾的甲床，主要参与体温调控。在罕见的情况下，这些肿瘤可以在肺内以孤立性结节的形式被发现。Yilmaz 等[161]与 Zhang 和 Englang 等[162]曾各自报道过肺血管球瘤。Koss 和 Gaetner 等[163, 164]曾做过一项总共 7 例的病例报道。其中 6 例男性 1 例女性，大多数情况下他们都没有任何症状。大部分病灶位于左主支气管，其中有 1 例位于左肺实质。胸部 X 线检查时，可见肺血管球瘤表现为孤立性肺结节。Ueno 等[165]描述过 1 例病例的 CT 和 MRI 影像表现。在平扫 CT 上，他们见到一个界限清楚，不伴钙化或者脂肪密度的肿块。在注射对比剂之后，肿块边缘强化明显而中心强化不明显。MRI 扫描时，$T_1$ 加权相上可见肿块显现与骨骼相等的信号，而在 $T_2$ 加权相可见相对较高的信号。然而，肿块的中央部分无论在 $T_1$ 加权还是 $T_2$ 加权都表现为高信号。

这种肿瘤主要需要与血管外皮细胞瘤、类癌、副神经节瘤和平滑肌肿瘤等相鉴别。上述 7 位患者都接受了手术治疗。除了 2 位患者失访外，其余 5 位患者在 6 个月～5 年的随访期内，均未见复发或死亡。

## （九）血管海绵状血管瘤

海绵状血管瘤是一种肺内极其罕见的良性血管瘤。因此，查阅到的文献大多为个案报道。在某些情况下，海绵状血管瘤可以是多发的。

Galliani 等[166]接诊过一位患有肺海绵状血管瘤的 10 周大女婴，他们强调这种病灶是一种真正的动静脉畸形，应考虑遗传性出血性毛细血管扩张症（Rendu-Osler-Weber 病）。Silverman 等[167]研究了肺静脉畸形患者的 MRI 图像，总结道若用他们的诊断标准，MRI 成像是评估这些病变的一种绝佳的非侵入性方式。

Maeda 和 Sirmali[168-172]都报道过孤立性海绵状血管瘤，而其他人报道的案例主要为多发性。多发性病灶的影像学表现与转移瘤非常相似。Maeda 和 Sirmali[168, 169]所报道的案例都是 54 岁无症状的男性病例，而其他人的病例都诉有咯血症状。其中 1 例无症状患者，CT 扫描可见左肺门有一个分界不清，伴有钙化，4cm×3cm 的肿块，而另外 1 例则在左上肺叶可见一边界清楚，4cm×3cm 的肿块影。病灶都经过手术切除，在镜下，2 个标本都可见扩张的血管。Kobayashi 团队[170]及 Fine 和 Whitney[171]各报道了 1 例 15 岁和 84 岁的多发性海绵状血管瘤。

## （十）淋巴病变

肺部和胸腔罕见淋巴病变。根据最近对这一主题进行综述的 Faul 等[173]的定义，其可被分为 4 种基本类型（表 106-5）：①淋巴管瘤；②淋巴管扩张；③淋巴管瘤病；④淋巴管发育不良，以及一些没有列在表中的其他类别。孤立性肺内淋巴管瘤的发生率极低。病灶通常是一个小的周围性结节，也可以是弥漫性的[174]。然而，HRCT 下通常可见病灶为带有光滑边界的囊性病变。这种肿瘤，一般来说，不会有任何临床症状表现，但是偶尔也有例外，Kim 等[175]和 Lee 等人[176]就各曾报道过 1 例儿童和婴儿患者因呼吸困难而就诊。Holden 则报道过 1 例患者诉有呕血[177]。另外，这种囊性病变发展到一定程度有机会导致气胸。显微镜下，如 Langston 和 Askin[178]描述的，肿物由良性表型的相邻的淋巴结间隙构成。在过去的几年内（1994 到 2003 年），Takemura、Takahara、Wilson 及 Nagayasu

等[179-182] 都曾做过小样本病例报道。局限但完整切除病灶后，患者预后十分不错。

**表 106-5　肺淋巴系统病变**

**淋巴管瘤**
- 毛细管状
- 海绵状
- 囊状

**淋巴管扩张**
- 原发性（遗传性）
- 继发性

**淋巴管瘤病**
- 单一器官受累（如弥漫性肺淋巴管瘤病）
- 多个器官受累
- 淋巴发育不良综合征
- 其他淋巴性病变

改编自 Faul JL, Berry GJ, Colby TV, et al. Thoracic lymphang-iomas, lymphangiectasis, lymphangiomatosis, and lymphatic dysplasia syndrome. *Am J Respir Crit Care Med* 2000; 161(3 Pt 1):1037–1046.

Faul 等[173] 撰写的文章中，作者们明确了另外 3 种定义。肺淋巴管扩张征可以原发也可以继发，原发类型通常见于新生儿，可导致严重的致命性呼吸衰竭[183]。继发类型可能是因淋巴引流不畅和淋巴液过度产生所导致的病理生理结局。淋巴管瘤病表现为多发淋巴管瘤，患者脏胸膜在镜下可见扩张的毛细血管网。这种疾病通常发生于儿童晚期，而且男女发病率基本一致，一旦累及肺部，患者预后不佳。淋巴管发育不良综合征包括了原发性淋巴水肿综合征、先天性乳糜胸、特发性积液及黄甲综合征。这种淋巴管发育不良在女性中要比男性中更常见。淋巴管发育不良在存在原发性淋巴水肿的同时，皮下脂肪可见明显的纤维间隔。临床上，患者可出现反复胸部感染、胸腔积液和支气管扩张。患者的预后主要取决于支气管扩张的严重程度。

### （十一）软骨性肺软骨瘤

软骨瘤是一种由成熟透明软骨构成的良性肿瘤。在肺部，软骨瘤有 2 种类型。一种是肺错构瘤，通常包含软骨、脂肪、结缔组织及平滑肌，这在本章一开始我们就已经有所讨论。另外一种

就是与 Carney 三联征密切相关的肺软骨瘤。据 Wick 和 Mills 等的看法，是否存在第 3 种类型肺软骨瘤仍具有一定争议[184]。

Carney 三联征不可与 Carney 综合征相混淆。Carney 等[185] 所描述的 Carney 综合征也可被称为 LAMB 综合征（雀斑、心房黏液瘤、皮肤黏液瘤和蓝痣）或者 NAME 综合征（痣、心房黏液瘤、黏液样神经纤维瘤和雀斑）。Carney 等[185] 所描述的主要症状有：①单发或者多发心脏黏液瘤；②全身皮肤或黏膜多发的黏液瘤；③黏液样乳房纤维瘤病；④多发性雀斑；⑤罕见的内分泌肿瘤。由于最开始的定义，Carney[186] 认为砂样黑色素神经鞘膜瘤也属于 Carney 综合征。Simansky 等[187] 曾经报道过这种肿瘤发生于肺内，因此，我们选择在周围神经鞘膜瘤及其相关病变的章节对其进行讨论。

Carney 等[188-191] 系统描述了 Carney 三联征，包括肺软骨瘤、功能性肾上腺外副神经节瘤及胃肠间质瘤。这种三联征通常发生在 30 岁以下的女性，而且可表现为多发性。一些患者仅表现有 3 种肿瘤中的 2 种，因此即便只有 2 种肿瘤出现也可以诊断为 Carney 三联征。在 1999 年，Carney 曾报道过在三联征之外的其他肿瘤也可以出现，包括无功能性肾上腺皮质腺瘤、食管平滑肌瘤及食管和小肠等胃肠道肿瘤。Scopi 等[192] 认为三联征不以家族为遗传方式。

在 2002 年，Carne 和 Stratakis[193] 描述了一种与 Carney 三联征不同的副神经节瘤和胃肠间质瘤的家族综合征。这种新的综合征不存在肺软骨瘤和女性发病优势的特征。相反的，它存在常染色体显性遗传和以副神经节瘤为优势瘤体的特点。

Rodriguez 等[194] 回顾了 41 例 Carney 三联征的肺软骨瘤的病理特点，并与 123 例肺错构瘤进行比较。Carney 三联征组的患者平均年龄为 24.8 岁，女性患者占优。多为多发性，且可见中央型和周围型[195]。相反，肺错构瘤组的患者平均年龄是 58.9 岁，大多数是男性，通常为孤立性，同

样也可以是中央型和周围型。肉眼下，肺软骨瘤边界清楚或略有突起，切面可为灰色或白色。显微镜下，Carney 三联征的肺软骨瘤几乎由黏液样改变的软骨构成，通常有钙化或者骨化，通过纤维包膜与周围肺组织隔离开来。另外，肺错构瘤则含有几种不同的组织成分，包括脂肪组织、平滑肌、纤维黏液样间质，以及包埋的上皮细胞。

### （十二）骨性骨瘤

骨瘤是通常是见于颅骨的一种骨良性肿瘤。Markert 等[196] 报道过 1 例既往接受过骨髓移植的多发性骨髓瘤的 39 岁男性患者。在骨髓移植 2 年多后，患者出现复发。在第 2 次骨髓移植准备阶段时，胸部 X 线片发现在右上肺可见一边界清楚的肿瘤。组织活检发现肿瘤主要由成熟的板层骨小梁构成，另外可见脂肪和纤维组织，以及骨小梁之间的细支气管，外周可见完整的纤维组织包膜。因此，作者推测，肿瘤的出现可能与之前的骨髓移植存在一定相关性，且是骨外骨瘤的一种表现。

### （十三）周围神经鞘膜瘤及其相关病变

#### 1. 颗粒细胞瘤（成肌细胞瘤）

颗粒细胞瘤是一种罕见的良性肿瘤，由胞浆可见嗜酸性颗粒的大细胞构成。也被称为颗粒细胞成肌细胞瘤、颗粒细胞神经鞘瘤及颗粒细胞神经鞘膜瘤。部分肿瘤起源于支气管内，可导致阻塞性症状，并致远端肺不张[197, 198]。Lui 等[199] 对支气管内颗粒细胞瘤进行了综述。Deavers 等[200] 则回顾了 20 例病例。他们的患者年龄为 20—57 岁，男女占比基本一致。接近 50% 的患者是偶然发现的，而其他患者则多因为继发了包括阻塞性肺炎和肺不张而就诊，咯血症状也可能出现。胸部 X 线片上可见肺叶浸润、硬币样病变及肺叶不张等表现。一些患者则是也因为其他疾病而发现该病。75% 的患者表现为孤立性病变。另外 15% 的患者则是在多发性皮肤肿瘤外，肺部出现孤立性病灶。

大体上，肿瘤最大径为 0.3～5.0cm，通常位于支气管内，但偶尔可见于肺实质中。切面可为棕白色、粉红色或者黄色。通常分界清晰但没有包膜。显微镜下，肿瘤主要由胞质可见大量粉红色颗粒的大细胞构成。免疫组化染色可见 S-100 阳性。Cutlan 和 Eltorky[201] 曾经报道过与恶性肿瘤相关的 3 例颗粒细胞瘤（黏液表皮样癌、鳞状细胞癌和腺癌）。

治疗上，除了少数与恶性肿瘤相关的病例，主要为保守性切除。完整切除病灶可以达到治愈，但是病变可能会复发。无症状的患者可以密切随访。Epstein 和 Mohsenifar[202] 曾使用 Nd：YAG 激光对阻塞性颗粒细胞瘤进行治疗，取得不错的效果，提示在特定的情况下，这种治疗模式也是可行的。支气管镜下氩气消融也已有人尝试过[52]。但手术切除病灶及其他受损的肺组织仍然是不可或缺的。

#### 2. 肺脑膜瘤

脑膜瘤是起源于脑膜（蛛网膜）上皮细胞。肺实质脑膜瘤可以是原发或继发。大部分以个案形式报道[203-206]。Spinelli 等[207] 曾推测这种肿瘤可能起源肺中发现的脑膜上皮样结节。

肺脑膜瘤多见于 24—74 岁的女性，通常为胸部影像学检查偶然发现的无症状肺部结节。但 Meirelles 等[206] 曾经报道过 1 例被 PET 误诊为恶性肿瘤的高代谢肺脑膜瘤。大体上，肿瘤一般为边界清楚的圆形结节，颜色可呈灰到白色，大小为 1.7～6.0cm。如 Ueno 和 de Perrot 等[165, 208] 报道的，这种肿瘤罕见多发。显微镜下，肿瘤由富含砂样小体的脑膜上皮细胞构成。通过电子显微镜，可以见到肿瘤含交错的细胞膜和桥粒。免疫组化染色可见波形蛋白阳性反应，EMA 染色可变阳性，但角蛋白、S-100 和神经元特异性烯醇化酶都是阴性。颅内脑膜瘤孕激素受体免疫组化阳性，但是肺内病灶并没有这一特点。Moran 等[209] 总结道，波形蛋白和 EMA 是诊断这种肿瘤可靠的标记物。手术治疗预后很好。不幸的是，原发肺脑膜瘤可为恶性肿瘤，Erlandson 和 Prayson 及 Farver 两个团队就曾各报道过 1 例[210, 211]。第 1 例患者的预后尚不清楚，而 Prayson 和 Farver 报道的患者经历了迅速恶化的过程，并在 5 个月内先后出现了局部和远处转移。在 Cesario 等[204] 回顾的病例中，恶性发生率非常低，仅为 6.8%。

从颅脑转移到肺的脑膜瘤也曾有报道[212-215]。因此，一旦诊断为肺脑膜瘤，必须评估颅内是否存在原发病灶。

### 3. 神经纤维瘤

神经纤维瘤是神经鞘膜良性肿瘤，由施万细胞、周围神经样细胞及成纤维细胞构成。神经纤维瘤是罕见的气管肿瘤，而主要发生于支气管内。在最近的一篇综述中，Hsu 等[216] 回顾了其他 23 例气管支气管神经纤维瘤。患者年龄为 8—64 岁，男女患者比例约为 2∶1。主要表现为阻塞性症状，都接受了手术治疗。Willman 等[217] 报道了 1 例 I 型神经纤维瘤病相关的病例。Batori 等[218] 则报道了 1 例肺内病变。选择手术切除或者内镜下介入治疗取决于肿瘤的范围和位置。Suzuki 等[219] 汇报过 2 例通过 Nd∶YAG 激光消融的气管支气管神经纤维瘤。

### 4. 施万细胞瘤

施万细胞瘤是一种良性神经源性肿瘤，基本由施万细胞构成。也被称为神经鞘瘤（neurilemoma 和 neurinoma）[220]。神经源性肿瘤由于其退行性变的特征，使得诊断分类存在一定难度。在这种情况下，S-100 特殊染色可能会有所帮助，因为神经源性肿瘤 S-100 染色为阳性反应。Righini 等[22] 曾报道过 1 例原发息肉样气管施万细胞瘤的 51 岁女性患者，她主要症状有咳嗽和呼吸困难。在接受气管部分切除和吻合术的 3 年后，她的生活质量保持良好。

### 5. 砂样黑色素施万细胞瘤

Simansky 等[187] 曾报道了肺部发生的砂样黑色素神经鞘瘤。这种肿瘤可能是 Carney 综合征的一部分，并在前文曾提及（肺软骨瘤）。这些作者在文献回顾中错误地列出了 25 例这种肿瘤。进一步复查，所有病例均为非黑色素性（见"施万细胞瘤"）。

砂样黑色素施万细胞瘤最多见于胸腔肋脊角区，起源于神经源性结构。正如 Simansky 等[187] 的前述病例一样，它可能与黏液瘤、皮肤色素沉着和内分泌功能异常活跃有关。行免疫组化染色，可见 S-100 蛋白、波形蛋白和 HMB-45 阳性，而嗜铬粒蛋白、突触素和角蛋白则不存在于肿瘤细胞中。通过手术切除病灶即可治愈。

### 6. 副神经节性肺副神经节瘤

副神经节瘤是一种起源于神经外胚层的副神经节组织的肿瘤。这种肿瘤通常是良性的，但也曾有恶性案例报道。肿瘤一般根据其所在位置进行命名，同义词包括有化学感受器瘤、颈动脉窦瘤、颈静脉球瘤、颈动脉体瘤、主动脉体瘤。Aubertine 和 Flieder[222] 曾做过 1 例病例报道，并在文中审慎地回顾了过去可能被认为是类癌的案例。他们指出这种肿瘤的命名比较混乱，而且这类病变不应与肺微小化学感受器瘤相混淆，现在应该称之为微脑膜上皮结节。显微镜下可见血管包绕着胞质丰富的卵圆形肿瘤细胞。细胞免疫组化染色可见嗜铬粒蛋白 A 和突触素阳性，而角蛋白阴性，支持细胞的 S-100 为阳性。在术后 1 年，患者依旧存活良好。

肺副神经节瘤虽然其组织学特征属于良性病变，但有小概率会转移到区域淋巴结，因此会被认为是恶性的[223-225]。VATS 下切除病灶后进行辅助放疗被认为是治愈的手段[226]。

### 7. 肺节细胞性副神经节瘤

节细胞性副神经节瘤是一种主要发生于十二指肠的罕见肿瘤。一般它由 3 种类型细胞构成：①节细胞样细胞；②神经内分泌细胞；③施万细胞。其被认为是一种增生性或者肿瘤性增殖。除了出现淋巴转移的病变，几乎所有发病于十二指肠的都是良性病变。Hironaka 团队[227] 和 Kee 团队[228] 分别报道了第 1 例和第 2 例出现在肺部的病例，2 例病例都是支气管内病变，而且都引起了阻塞性症状，Kee 团队报道[228] 的病例是一位 75 岁男性患者，诉有右前胸痛。胸部 X 线片发现右中叶和下叶膨胀不全。进一步 CT 检查提示 1 个 1.5cm 的支气管内肿块几乎完全堵塞中间支干下部的气管，最后患者接受了右中下肺叶切除术，未发现有淋巴结累及。大体上肿瘤为最长径约 1.6cm 的黄色息肉样肿物。显微镜下，肿瘤包含了前述的 3 种细胞类型。第 1 种是圆形的内分泌细胞，细胞核呈椭圆形，染色质呈点状，胞质呈嗜酸性，细胞呈器官样结构排列。第 2 种是一个巨大的神经节样细胞。第 3 种是纺锤形细胞（施万细胞）。行免疫组织化学染色，内分泌细胞的细胞角蛋白（CAM5.2）、突触素和嗜铬粒蛋白为阳性。神经节样细胞为神经丝蛋白阳性。梭形细胞则为 S-100 和神经丝蛋白为阳性。免疫组化的结果与各类细胞一致。内分泌细胞的 α- 人绒毛膜促性腺激素（alpha-human chorionic gonadotropin，α-hCG）、降钙素和生长抑素染色都为阳性。神经节样细胞的生长抑素也为阳性。手术切除为治疗首选。

## 六、杂瘤

### （一）肺透明细胞瘤（糖瘤）

Nicholson[229] 定义肺透明细胞瘤（糖瘤）为可能起源于血管周围上皮样细胞的良性肿瘤。Liebow 和 Castleman[230] 第一次报道了这类肿瘤并在随后系统地报道了一系列共 12 个病例。大部分患者都在 40—60 岁起病，男女发病率基本一致。患者通常没有任何症状，仅在胸部 X 线检查时偶然发现肺部病灶。而 Santana、Kavunkal 等曾报道过 1 例患者表现有咯血症状，Gora-Gebka 等则报道过 1 例出现全身症状的病例[231-233]。病灶在胸部 X 线片或 CT 图像通常表现为边界清楚的结节。大体上，肿瘤表面呈灰红色，与周围分界清楚。显微镜下可见肿瘤由胞质透明的细胞构成。这种细胞含有糖原，PAS 染色呈紫色，淀粉酶处理后颜色消失。典型的免疫组化染色结果是 S-100 和 HMB-45 阳性而细胞角蛋白（CK）7 阴性。Adachi 等[234] 曾报道过 1 例 CD1a 染色阳性的病例，提示肿瘤可能起源于朗格汉斯细胞。手术切除为治愈手段。

Leong 和 Meredith[235] 强调了从无数可出现于肺部的恶性"透明细胞"肿瘤鉴别出这类良性病灶的必要性，如转移性肾透明细胞癌和原发的肺恶性透明细胞癌。同时，上述作者认为免疫组化特征在区分这类肿瘤扮演着最重要的角色（表 106-6）。

### （二）肺髓脂瘤

髓脂瘤是一种多见于肾上腺的良性肿瘤，由成熟脂肪组织和造血细胞（髓系、红系、巨核细胞及偶尔可见淋巴组织）构成，可罕见原发于肺实质。Sato 等[236] 发表过一项个案报道合并文献综述的文章。他们的总结提示，患者年龄为 45—81 岁，平均 60 岁，且其中男性患者较多。患者全部表现为无症状性肺部结节。肿瘤随机分布在肺各叶，其中仅 1 例最大径 > 2.5cm。肉眼观察可见肿瘤切面呈黄到棕色。显微镜下可见肿瘤由成熟脂肪组织和具备正常三系的造血细胞构成。诊断通常选择 FNA。除了出现症状或者肿瘤生长迅速者选择保守手术治疗外，一般手术切除病灶效果良好。

### （三）结节状淀粉样变

结节状淀粉样变是一种细胞外蛋白原纤维沉积。Abbas 指出尽管淀粉样变具有特殊的形

**表 106-6 常见肺透明细胞瘤的免疫表型**

| | CK | VIM | Chgn | HMB45 | S-100 |
|---|---|---|---|---|---|
| 糖瘤 | - | + | - | + | + |
| 透明细胞癌 | + | ± | - | - | - |
| 透明细胞类癌 | + | - | + | - | - |
| 肾细胞癌 | + | + | - | - | ± |

CK. 广谱细胞角蛋白；VIM. 波形蛋白；Chgn. 嗜铬粒蛋白；HMB45. 黑素小体相关蛋白；S-100. S-100 蛋白
经许可转载，引自 Leong AS-Y, Meredith DJ. Clear cell tumors of the lung. In Corrin B, eds. *Pathology of Lung Tumors*. New York: Churchill Livingstone; 1997:159. © 1997 Elsevier 版权所有

态，但是其并非由 1 种，而是至少 15 种蛋白构成[237]。最常见的 3 种类型包括：①淀粉样轻链（amyloid light chain，AL），来自细胞质且包含免疫球蛋白轻链；②淀粉样相关蛋白（amyloid-associated，AA），是由肝脏合成的一种独特的非免疫球蛋白；③ Aβ（Abeta）淀粉样蛋白，发现于阿尔兹海默症的脑部病灶中。另外一种比较少见的类型是淀粉样甲状腺素转运蛋白（amyloid transthyretin，ATTR），发现于老年系统样淀粉样病中。

Gillmore 和 Hawkins 将呼吸系统淀粉样变分为 4 类：咽喉型、气管支气管型、肺实质结节状型及弥漫性肺泡间型（表 106-7[238]）。结节状淀粉样变是我们本节的重点讨论类型，它被认为是一种淀粉样蛋白浆细胞局部产物或者系统性淀粉样病患者的局灶性沉积。最近，Kawashima、Niepolski、Pitz、Calatayud 及 Suzuki 等报道了一系列的案例[219, 239-242]。Higuchi 等[243]从日本文献中收集了 34 例并补充了他们自己的 1 例原发性结节状肺部淀粉样变，其中 16 例为单发结节，

另外 19 例多发性。病变可出现于青年到老年人，但倾向高发于 60—80 岁，男女发病率基本一致。患者通常没有表现出任何症状，主要由胸部 X 线检查偶然发现。手术切除病灶被认为是治愈的手段。多发性骨髓瘤（multiple myeloma，MM）似乎与这类疾病相关性不大，但是这些患者应该评估是否存在 MM。

在组织学上，肿瘤由可能表示外周淋巴浆细胞浸润和多核巨细胞的致密嗜酸性物质组成。刚果红染色可将这种物质染为红色。在偏振光下，刚果红染色可能表现为苹果绿双折射。应该尝试鉴别这种蛋白是 AA 或是 AL。Lim 和 Dacic 等[244, 245]就结节状淀粉样变和淋巴瘤之间的关系进行了一些研究。Lim 等总结道黏膜相关淋巴组织（marginal-zone lymphomas of the mucosa-associated lymphoid tissue，MALT）型边缘区淋巴瘤被发现与结节状淀粉样变存在相关性。Dacic 等[245]描述用于鉴别结节状淀粉样变和恶性淋巴结的组织学和免疫组化特点。淋巴瘤可以通过淋巴细胞的淋巴追踪、胸膜浸润和浆细胞片状肿块

表 106-7　呼吸道淀粉样综合征

| 淀粉样类型 | 淀粉样变的分布（影像学 ± 支气管镜） | 临床特征 |
| --- | --- | --- |
| AL | 咽喉 | 结节状或弥漫性浸润型 |
| | | 一般为局限性，有时可延伸至气管支气管树，与局灶性克隆性免疫细胞[a]发育不良相关 |
| | 气管支气管 | 结节状或者弥漫性浸润型。淀粉样沉积通常局限于呼吸道，与局灶性克隆性免疫细胞发育不良有关 |
| | 肺实质结节 | 孤立性或者多发性，通常沉积于呼吸道，与局灶性克隆性免疫细胞发育不良有关 |
| | 弥漫性肺泡间隔 | |
| | 胸腔内淋巴瘤病 | 通常表现为症状性 AL 淀粉样病 |
| ATTR、AA、其他 | 实质性弥漫性肺泡间隔 | 通常在偶然的组织学检查时发现。出现明显临床症状和影像学异常极其罕见 |

a. 免疫细胞是淋巴系统中能与抗原反应产生抗体或参与细胞介导反应的任何细胞

AL. 淀粉样蛋白轻链；ATTR. 转甲状腺素相关淀粉样变；AA. 淀粉样蛋白相关

经 BMJ Publishing Group 许可，转载自 Gillmore JD, Hawkins PN. Amyloidosis and the respiratory tract. *Thorax* 1999; 54: 444-451.

来鉴别。

免疫组织化学显示，淋巴瘤具有轻链限制的 B 细胞群体。确诊后，定期随访或者手术切除病灶都是可选的方案。Ross 和 Magro[246] 建议 AL 结节状淀粉样变应该采取手术切除，并评估是否存在肺外病变。

### （四）硬化性血管瘤

硬化性血管瘤是一种组织起源尚不明确的肺部良性肿瘤。这种肿瘤被认为起源于血管，因此得名硬化性血管瘤。同义词包括肺细胞瘤和乳头状肺细胞瘤。Yoo 等[247] 推测这 2 种见于肿瘤的细胞类型可能来源于一种原始的呼吸道上皮细胞，然后分化为分化程度较高或者较低的 II 型肺泡上皮细胞。

这种肿瘤由 Liebow 和 Hubbell 首次提及[248]。在 1956 年 Hubbell 回顾了首例病例之后，Katzenstein 等[249] 报道了 51 例病例。这些作者指出患者年龄范围为 15—69 岁，平均为 42 岁。84% 为女性患者。这种肿瘤更多见于亚裔人群，尤其是日本人。大部分（78%）的患者没有任何症状。少数患者诉有咯血、胸部隐痛或者两者都有。胸部 X 线片上，硬化性血管瘤为多见于双肺的下肺叶之一的肺部结节（图 106-7）。Sugio 和 Iyoda 等分别回顾性报道了另外 10 例和 26 例具有与 Katzenstein 等报道相似临床表现的病例[249-251]。超过 95% 为周围型孤立性病变。在对其中 100 个肿瘤的回顾分析中，Devouassoux-Shisheboran 等发现 4 个位于胸膜，1 个位于支气管内膜和纵隔[252]。

肉眼观察可见硬化性血管瘤与周围分界清楚，切面呈黄白斑驳。在组织学上，这些肿瘤包含了 4 种结构，而且 4 种结构可以随意组合。这 4 种结构包括：①乳头状；②硬化型；③实性型；④出血型。肿瘤含有 2 种类型细胞，分别是：①表面的立方细胞；②间质中的圆形（多角形）细胞，偶尔可见其中有钙化。一些与肺微小瘤存在相关性，但是未见与类癌相关的报道。在所有

已报道的硬化性血管瘤中（可能至多 200 例），10 位（2%）患者出现单发或多发支气管或肺门淋巴结转移。Katakura 等[253] 总结了这些转移性

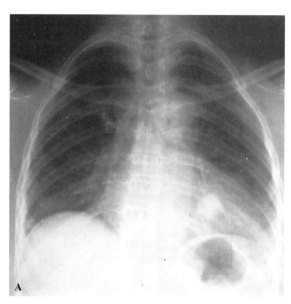

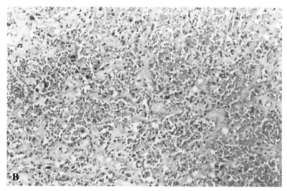

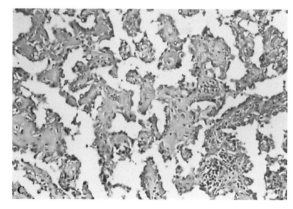

▲ 图 106-7 A. 胸部 X 线片。63 岁女性，无症状，发现左下肺野肿块超过 5 年，最近发现有所增大。病灶切除后病理提示为硬化性血管瘤。B. 低倍显微镜下的硬化性血管瘤。致密的实性区域内可见典型的多形性细胞；C. 高倍显微镜下照片显示以立方细胞内衬的显微血管为核心的乳头区域

病例后发现，即使出现了转移，但是患者预后似乎也很好。当同时出现上述 2 种转移时，应该进行淋巴结清扫。

### （五）畸胎瘤

畸胎瘤是一种起源于超过一种生殖细胞系的良性肿瘤。它们通常起源于纵隔，出现在肺内的十分罕见。该病可见于 10 岁儿童到 68 岁老年人。患者一般表现由胸痛、发热、咳嗽、咯血、消瘦、肺炎及支气管扩张等非特异性症状。肿瘤中发现毛发是畸胎瘤的重要证据。在胸部 X 线片上，肿瘤通常表现为一个分叶状的肿块，但可能会有些区域出现空洞或者实变。CT 扫描可显示高脂肪密度影和点状钙化不连续的软组织区域。肿瘤切面可见一囊腔内充满黄色的皮脂物质。显微镜下可以见到皮肤、脂肪和神经组织等，手术切除后预后十分不错。

### （六）原发性肺胸腺瘤

肺胸腺瘤是一种与纵隔胸腺瘤相同的肺内肿瘤，被认为起源于肺内异位定植的胸腺组织。Myers 等[254] 对该疾病进行回顾综述，并发现共 25 例肺内胸腺瘤。患者的中位年龄为 50 岁，范围为 14—77 岁，男女发病率几乎一致。大部分患者是胸部 X 线片检查偶然发现的无症状性肺部病变。在 25 位患者中，9 位患者诉有咯血、反复肺炎和胸痛等症状。4 名患者患有副肿瘤综合征，包括重症肌无力和 Good 综合征（低丙种免疫球蛋白合并胸腺瘤）。病变基本上非常平均地出现在各个肺叶上。大部分为周围性孤立性病灶，但有少数几例为多灶性，以及一些位于肺门部。肿瘤大小为 1.2~12.8cm。

大体上，肺内胸腺瘤可以是实性或是囊性的，而且可呈多种颜色。显微镜下，肿瘤可能有宽大的胶原带，由淡染的上皮细胞和淋巴细胞混合构成。Martini 和 Beattie[1] 使用不同的免疫组化研究来确定他们 8 个病例中 6 个病例的上皮细胞的性质[255]。这些细胞的角蛋白和 EMA 为阳性而波形蛋白，结蛋白、肌动蛋白和 S-100 蛋白都是阴性。患者在接受手术治疗后预后良好。Myers 等[254] 认为患者应该采用手术治疗，对于一些不完全切除的病例，放疗可能会产生一些作用。出现副肿瘤症状的患者预后相较于其他人要差一些。由于存在远期的局部复发风险，应对患者进行长期随访。

### （七）多发性良性肿瘤

#### 1. 良性转移性平滑肌瘤

良性转移性平滑肌瘤是良性表现的肺内孤立性或多发性平滑肌瘤的专业名称。这些肺内结节被认为是从子宫平滑肌瘤转移而来。结节可能源于：①子宫平滑肌瘤肺转移；②转移性低级别平滑肌肉瘤；③原发性肺平滑肌瘤。Patton 等[256] 测量了肺部病灶和子宫平滑肌端粒的长度，发现肺部结节是由良性表现的子宫平滑肌瘤克隆来源的。Nucci 等[257] 对转移性平滑肌瘤进行了细胞基因分析，发现了其存在一致的染色体变异。因此，他们的结论是，这些肿瘤是一种起源于子宫平滑肌瘤，基因上截然不同的实体。

Pitts 等[258] 对转移性平滑肌瘤进行了综述。发现这种肿瘤通常发生在因子宫肌瘤而进行子宫手术的女性中，并且可能发生在手术后数年。大部分患者都是因其他原因进行胸部 X 线片检查时偶然发现无症状性肺部结节。Abramson 等[259] 认为肿瘤的影像学特征是胸部 X 线片上可见许多清晰的、随机分布的肺结节。CT 扫面显示，肿瘤随机分布于各肺叶，最大径为 0.1~4.2cm。肉眼下可见肿瘤具备坚固的白色外形，与周围分界清楚。组织学检查提示肿瘤由具有卵圆形细胞核与嗜酸性细胞质的梭形细胞构成。这些细胞通常呈交错排列的束状结构，其中可能有被包裹的呼吸上皮细胞。雌激素和孕激素受体及结蛋白和钙结合蛋白免疫染色结果为阳性。

由于肿瘤表达雌激素和孕激素受体，因此可能可以结合激素、手术及化疗 3 种手段来治疗。Jacobson 等[260] 用一种促黄体生成素释放激素类似物戈舍瑞林治疗了一名患者，之后血气分析和胸部 X 线片提示治疗后有所改善。另外，卵巢切除后病灶出现消退。Säynäjäkangas 等 [261] 对一名患者使用他莫昔芬进行治疗，通过 CT 检查可以发现患者原有病灶没有变大，也没有新病灶出现。

**2. 囊性纤维组织细胞瘤（转移性皮肤纤维瘤）**

囊性纤维组织细胞瘤是一种罕见的肺梭形细胞增生。Osborn 和 Gu 等 [262, 263] 都对此主题进行了综述。这种病变被认为是皮肤纤维瘤（细胞纤维组织细胞瘤）的肺内转移。Joseph 等 [264] 首次描述了 2 例肺内囊性纤维组织细胞瘤。Gu 等 [263] 从文献中总结了 13 例病例。患者年龄为 19—65 岁，平均 36 岁。其中，以男性患者为主。他们主诉各不相同，症状多样，包括咯血、肺炎、气胸、呼吸困难及疲乏等，但其中一些人没有任何症状。大部分患者都有皮肤纤维瘤病史，从切除皮肤病灶到肺内病变出现的时间为 1.5～23 年。胸部 X 线片可见双侧多发结节样影，其中部分可见囊性变。显微镜下可见由立方上皮细胞及其下的梭形细胞呈层状排列于扩张程度不等的气腔表面。这种疾病的发展缓慢，是一种惰性疾病，大部分患者在确诊后的 1～20 年带瘤存活良好。

**3. 肺毛细血管瘤病**

Yi [265] 对肺毛细血管瘤病进行了回顾总结，并且将其定义为肺泡间隔、支气管和静脉壁、胸膜，甚至区域淋巴结中的毛细血管增生，并且该定义得到 Tron 等 [266] 的认同。目前对这种毛细血管增生的自然过程知之甚少，可能是反应性增生、错构瘤性质的或肿瘤性的。该病可见于 6—71 岁各年龄段，且男女发病率基本一致。临床症状包括进行性呼吸短促、胸膜炎性胸痛及频繁的咯血。最后，这些患者可能出现肺心病或者肺动脉压力升高的症状。根据 El-Gabaly 等 [267] 的研究，这种病变在胸部 X 线片上可能表现为弥漫性双肺网状结节样。CT 扫描可见增大的肺动脉和双肺多发边界不清的小结节影。组织学检查可见肺泡壁、小叶间隔及支气管周围和血管周围结缔组织中毛细血管样内皮内衬的血管增生。治疗一般需要进行双肺移植或者心肺联合移植。Faber 等 [268] 曾为一名患者进行了双肺移植。Assaad 等 [269] 在病灶中发现了血小板衍生生长因子（platelet-derived growth factor，PDGF）–β 基因和 PDGF 受体 –β 基因的过度表达。

**4. 肺透明变性肉芽肿**

肺透明变性肉芽肿是一种包含有致密透明结缔组织的良性肿瘤。其病因学不清晰，但是肿瘤的发生与感染、肿瘤性病变、自身免疫性疾病、硬化性纵隔炎及腹膜后纤维化等疾病存在一定相关性。目前大多数关于该病的文献都为单个案例报道 [270-272]。

纳入该病案例数最多的 2 篇文章分别是 Engleman 等首次报道的队列和 Yousem 和 Hochholzer [273, 274] 做的研究。尽管 Na 等 [276] 描述了一例孤立性的案例，但是该病一般表现为多发性 [275]。该病可见于 19—77 岁各年龄段，中位发病年龄是 44 岁。男女发病率基本一致。患者可以是无症状或者诉有咳嗽、气促、胸痛或者消瘦。胸部 X 线片上一般可以见多双肺多发、边界不清的肺部结节或者肿块。病变为结节状，最长径可为数毫米到 15cm 不等。肉眼观察可见结节表面为白色，与周围边界清楚。显微镜下，可见肿瘤含有致密胶原带，周围可见淋巴浆细胞浸润。手术切除病灶即可治愈。

## （八）肺淋巴管平滑肌瘤病

肺淋巴管平滑肌瘤病（pulmonary lymphangioleiomyomatosis，LAM）最初见于 Lutenbacher 报道的一名患有结节性硬化的女性患者（图 106-8）[277]。Cohen 等 [278] 发现 LAM 可以 2 种形式起病：散发的（S-LAM）或者结节性硬化相关（TCS-LAM）。

LAM 和结节性硬化是因 2 个肿瘤抑制基因（*TCS1* 和 *TCS2*）的突变联系起来的。结节性硬化是一种常染色体显性神经皮肤疾病，患者有精神发育迟缓、癫痫、甲下纤维瘤、血管纤维瘤和皮肤上的沙格雷斑块。

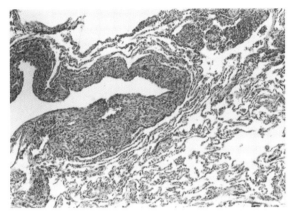

▲ 图106-8　淋巴管平滑肌瘤患者肺切片的显微图。注意未成熟的肌肉细胞随机堆积在肺泡壁及小支气管和血管周围

### 1. 患病率

据 Johnson[279] 估计，散发性淋巴管平滑肌瘤病（S-LAM）在普通人群中的患病率约为百万分之一。相反，大约40%患有结节性硬化症（TSC-LAM）的成年女性有 LAM 的症状。

### 2. 发病机制

LAM 确切的发病机制尚不清楚，但是在最近几年里，已有数条线索有望解答导致该病发生的机制。根据 Goncharova 和 Krymskaya[280] 的说法，可能是由于胚系或者基因突变导致肿瘤抑制基因结节性硬化复合体 1 和 2（TCS1 和 TCS2）功能缺失而发病。这些基因属于信号转导通路。这种疾病被认为是通过二次打击机制所发展而来。第一次打击来自于 TSC1 或者 TSC2 的突变，而第二次打击则是因 TSC1 或 TSC2 蛋白功能丢失所致的杂合性缺失。2 个基因都是雷帕霉素（mTOR）/p70 S6 激酶（S6K1）信号通路的靶向负调因子。由 TSC1（错构瘤蛋白）或者 TSC2（结节素）编码的蛋白的缺失似乎导致是介导激活 LAM 细胞增殖信号通路的原因。

### 3. 临床特征

据 Taylor 等[281] 的研究，LAM 特点是患者多为育龄女性患者。Cohen 等[278] 指出患有呼吸困难的高龄女性（＞40 岁）应该考虑到 LAM 的可能性。Ryu 团队[282] 报道了登记在国家心脏、

肺和血液研究所（NHLBI）LAM 登记处的 230 名女性患者的临床特征。全不 39 名患者中，196 人（85.2%）为散发性的（S-LAM），34 人（14.8%）为结节性硬化相关性（TSC-LAM）。两组患者的平均年龄是 44.5 岁。大约 40% 的患者已绝经，87% 为白人。患者就诊的原因主要有：①自发性气胸（35.8%）；②其他肺部症状（呼吸困难或气喘）（28.4%）；③异常胸部 X 线片（19.7%）；④胸腔积液（2.6%）；⑤肾血管平滑肌脂肪瘤（3.9%）。实验室检查包括全血常规、包含肝酶的血生化及尿常规等检查均无异常。Young 等提出血清血管内皮生长因子 –D（VEGF-D）水平升高可能有助于诊断 S-LAM[283]。据 Glassberg[284] 描述，肺功能检查提示患者存在限制性和阻塞性通气功能复合改变，包括有总肺活量增加、残气量增加及 1 秒末用力呼气量减少。此外，一氧化碳弥散量下降，动脉血气分析可见低氧血症不伴高碳酸血症。

### 4. 影像学表现

Bearz 等[285] 指出影像学表现是诊断 LAM 的重要证据。早期胸部 X 线片可见肺底弥漫性轻度膨胀伴线状阴影。随后，由一个网状结节影进展为蜂窝状影。在 CT 扫描上，肺部可见大量薄壁囊肿，HRCT（High-Resolution，HRCT）扫描对诊断非常有帮助。Swensen 和 Müller 等描述了病变在 CT 上的表现。HRCT 可见许多大小不等的囊肿，周围环绕着正常的肺实质[286, 287]。囊肿的大小通常为 0.2～2cm，但也可能大到 6cm。Müller 等指出，通常囊肿越小，疾病就越轻[287]。病肺可见囊肿平均分布于各肺叶，但偶尔下叶似乎会受累较严重。

### 5. 病理学

肉眼可见晚期 LAM 的肺呈多灶性蜂窝状囊腔改变。显微镜下，Taveire-DaSilva 等[288] 发现肺可见多灶性囊腔及 2 种形成肺部结节的 LAM 细胞大量增殖。一种细胞为梭形，而另一种为圆形或者上皮样。免疫组化显示，2 种细胞都可见平滑肌抗原，如结蛋白和平滑肌肌动蛋白。圆形细

胞则可见 HMB45 阳性。此外，免疫组化染色同时可见雌激素和孕激素受体阳性。扩张的肺泡或者囊腔通常可见含铁血黄素巨噬细胞。除了肺囊性破坏之外，LAM 细胞的生长会导致气道和淋巴管堵塞，最终形成囊性淋巴腔隙。这种肺破坏性改变最终会导致肺功能的丧失。

### 6. 治疗

LAM 患者，无论是肺部病变或者是其他并发症，如气胸、乳糜胸及肾血管平滑肌瘤都需要进行治疗处理。临床观察发现，绝经前女性若患有此病，口服避孕药、妊娠、月经初期，以及组织存在雌激素和孕激素受体都会导致病情加重，表明激素可能在疾病的进展中扮演着重要的角色。Juvet 等 [289] 指出这些发现已经为许多以激素为基础的治疗方案的面世提供了思路，且目前最常见的治疗方案是使用黄体酮。但他们同时也指出目前并没有确切的证据表明这种方法是有效的，因为在一些报道中有效而一些则无效。他莫昔芬已有报道用于此病，但是似乎导致了某些患者病情恶化。肺移植是在所有方案无效之后最终的选择。但 Chen 等 [290] 曾报道过 1 例患者进行肺移植后出现 LAM 复发。

正如病理机制一节所描述的那样，雷帕霉素（西罗莫司）可能可以抑制信号通路转导，并且阻止或者限制 LAM 细胞的增殖。Bissler 等 [291] 描述了使用雷帕霉素用于治疗肺部病变和血管平滑肌瘤的过程。经过治疗后，可见血管平滑肌脂肪瘤体积减小，肺功能有所改善。FEV$_1$ 和 FVC 均有改善，但总肺活量和一氧化碳弥散量无明显变化。因此，肺功能的下降可以用 mTOR 抑制药（如雷帕霉素）稳定；然而，对于功能恶化的患者，应考虑进行肺移植。不幸的是，据报道，肺移植一段时间后，移植肺中可能会再次出现 LAM [292]。

Moses 等 [293] 描述了多西环素在肺治疗中的使用。他们将肺实质的破坏归因于基质金属蛋白酶（MMP）的存在，MMP 可引起组织的蛋白水解，且在尿液中可以检测到 MMP 的存在。而多西环素是一种基质金属蛋白酶抑制药。他们报道了一位患有 LAM 的 66 岁女性，在服用该药后肺功能改善，同时尿 MMP 下降。

对于并发症的处理，当患者第一次发生气胸时，应进行胸膜固定术治疗，因为可能会反复发生气胸 [294]。乳糜胸应该通过胸膜间隙堵塞或者结扎胸导管来进行治疗。Johnson [279] 建议肾血管平滑肌瘤应该根据大小制订随访计划 [279]。这些肿瘤可能会导致对于患者来说是严重并发症的自发性腹膜出血。

最后，应该建议这些患者放弃妊娠，因为妊娠可能会加重肺部病变，导致出现气胸或者乳糜性胸腔积液。同时，由于存在气胸、呼吸困难和胸痛等风险，不建议患者乘坐飞机。Pollock-Barziy 等 [295] 强调应根据患者的情况制订个体化的旅行计划。

# 第 107 章
# 罕见肺原发恶性肿瘤
## Uncommon Primary Malignant Tumors of the Lung

Sebastián Defranchi　Carlos Vigliano　著

邱镇斌　钟文昭　译

世界卫生组织（World Health Organization，WHO）在 2015 年更新了肺、胸膜和心脏肿瘤分类标准[1]。在这一最新版本中，大部分罕见肺原发恶性肿瘤可被分为以下几类：①上皮肿瘤；②间质肿瘤；③淋巴组织细胞肿瘤；④异位起源的肿瘤（表 107-1）。在切除的标本中使用免疫组织化学方法对肺癌进行全面分类和基因图谱分析，是新分类中引入的 2 个最重要的变化。

在 Mayo 诊所一项 11 年的回顾性研究（1980—1990 年）里的 80 种罕见肺肿瘤中，Miller 和 Allen 报道其中 41% 为非霍奇金淋巴瘤，20% 为癌肉瘤，15% 为黏液上皮样癌（这些肿瘤在第 20 章已讨论），以及 18% 是肉瘤；其余的是恶性黑色素瘤或母细胞瘤。在这个系列中，主要特征是患者中位年龄为 60 岁，手术为主要治疗选择（79%），以及 5 年生存率为 39%[2]。

## 一、上皮肿瘤

### （一）肉瘤样癌

肉瘤样癌是代表一组含有肉瘤成分的非小细胞肺癌的总称。2015 年 WHO 分类标准中 5 种肉瘤样癌为：①多形性癌；②梭形细胞癌；③巨细胞癌；④癌肉瘤；⑤肺母细胞瘤。

通常，这些肿瘤的病理诊断极具挑战性，甚至不推荐选择小活检或者细针细胞学以进行病理诊断。应特别注意的是，诊断多形性癌、梭形细

**表 107-1　罕见肺原发恶性肿瘤**

**上皮肿瘤**
- 肉瘤样癌
  - 多形性癌
  - 梭形细胞癌
  - 巨细胞癌
  - 癌肉瘤
  - 肺母细胞瘤
- 其他及未分类癌
  - 淋巴上皮瘤样癌
  - NUT 癌

**间叶性肿瘤**
- 恶性 PEC 瘤
  - 上皮样血管内皮瘤
  - 胸膜肺母细胞瘤
  - 滑膜肉瘤
  - 肺动脉内膜肉瘤
  - 肺黏液样肉瘤伴 EWSR1-CREB1 易位
  - 肌上皮癌
  - 其他间叶性肿瘤

**淋巴组织细胞瘤**
- 黏膜相关淋巴组织结外边缘区淋巴瘤（MALT 淋巴瘤）
- 弥漫性大 B 细胞淋巴瘤
- 血管内大 B 细胞淋巴瘤

**异源性肿瘤**
- 肺内型胸腺瘤
- 黑色素瘤

胞癌和巨细胞癌都应该基于完整手术标本的组织学评估。

Nakajima 等[3] 描述了 37 例已切除的肉瘤样

癌的免疫组化特点。在这一系列里，大部分肉瘤样癌是多形性、梭形和巨细胞癌。所有的标本均存在 1 种或者 2 种细胞角蛋白（CAM5.2 或 AE1/AE3）阳性，65% 的标本上皮膜抗原阳性（epithelial membrane antigen，EMA）。89% 标本的肉瘤样成分波形蛋白为阳性。超过病理 I 期和可见淋巴结受累为预后差的因素。

建议肉瘤样癌进行分子检测。已知的基因异常已经被选用于检测。例如，可见腺癌分化的多形性癌应该检测上皮生长因子受体（epidermal growth factor receptor，EGFR）突变和 ALK-MET 重排。相反的，达到 38% 的肉瘤样癌可见 k-ras 突变[4]。

在一项纳入 75 名患者的队列里，68 例为多形性癌，7 例仅表现梭形细胞和巨细胞混合，10 例单纯有梭形细胞，及 3 例仅有巨细胞。剩下的 4 名患者，3 例为癌肉瘤，1 例为肺母细胞瘤[5]。

肉瘤样癌更多见于男性吸烟者，平均诊断年龄与非小细胞癌相近，为 62 岁[6]。这些肿瘤通常会导致咳嗽、呼吸困难，偶见咯血；胸壁累及并不常见。由于它们都是侵袭性肿瘤，预后非常差，且与疾病累及的范围显著相关（图 107-1）。

在 MD 安德森癌症中心的一项纳入 63 名肉瘤样癌患者的报道里，5 年生存率仅为 24.5%[6]。作者在 63 名非小细胞肺癌（non-small cell lung cancer，NSCLC）和 63 名肉瘤样癌患者之间进行了倾向性匹配，后者包括多形性、梭形细胞和巨细胞癌亚型。他们发现，相似分期的 NSCLC 患者的生存率明显更高。肉瘤样癌患者的中位生存率为 14.4 个月，而非小细胞肺癌患者的中位生存率为 80.3 个月。在多变量分析中，肉瘤样癌患者表现出较高的病理 T 分期。III 期肿瘤患者 5 年后无生存者。

1. 多形性癌

根据新版 WHO 分类标准，多形性癌是含有至少 10% 梭形细胞和（或）巨细胞的低分化腺癌、鳞状细胞癌或未分化的非小细胞癌（Non-small cell carcinoma，NSCC），或仅含有梭形细胞和巨细胞的癌[1]。值得一提的是，新版 WHO 分类标准使用 NSCC 一词描述在形态学或免疫组织化学上没有明显鳞状细胞癌或腺癌分化迹象的癌症[1]。

Ro[7]、Fishback[8]、Change[9]、Rossi[5]、Raveglia[10] 和 Chen[11] 及其同事已经分别回顾性描述了 12 例、78 例、16 例、58 例、20 例和 26 例多形性癌（表 107-2）。但并不是所有的序列都是同质的，因为大多数包括梭形细胞癌、巨细胞癌，或两者兼有。在更早的报道里，肉瘤样成分被视作恶性纤维组织细胞癌（malignant fibrous histiocytoma，MFH）样模式（图 107-2 和图 107-3）。

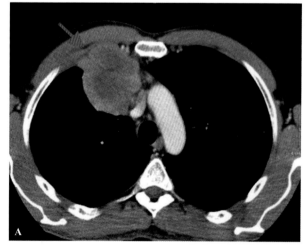
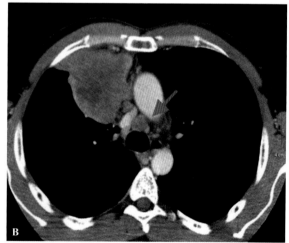

▲ 图 107-1 多形性癌
A. 肋间可见胸壁侵犯；B. 4R 组淋巴结受累

表 107-2 不同队列多形性癌的组织学构成

| 第一作者 | 年 份 | 病例数 | 癌类型 | | | | |
| --- | --- | --- | --- | --- | --- | --- | --- |
| | | | SQ | 腺癌 | 大细胞癌 | 其 他 | S/G |
| Ro 等[7] | 1992 | 12 | 3 | 4 | 3 | 2 | 0 |
| Fishback 等[8] | 1994 | 78 | 6 | 18 | 35 | 2 | 17 |
| Nakajima 等[3] | 1999 | 37 | 8 | 19 | 5 | 5 | 34 |
| Chang 等[9] | 2001 | 16 | 4 | 9 | 0 | 3 | 0 |
| Rossi 等[5] | 2003 | 58 | 12 | 14 | 18 | 7 | 7 |
| Raveglia 等[10] | 2004 | 20 | 2 | 2 | 2 | 0 | 14 |
| Yuki 等[15] | 2007 | 45 | 8 | 25 | 12 | 0 | 11 |

SQ. 鳞状细胞癌；S/G. 梭形 / 巨细胞癌

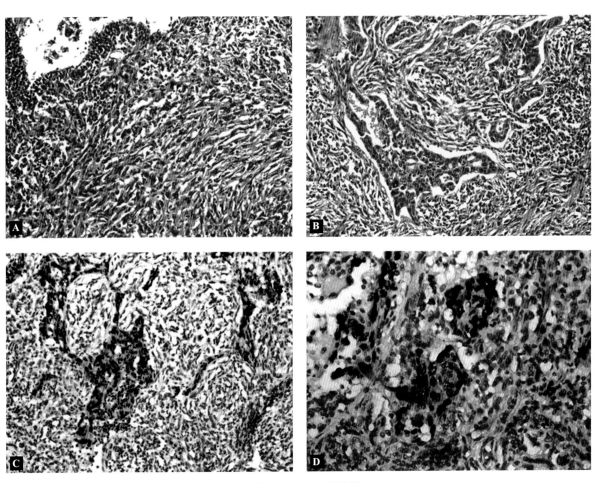

▲ 图 107-2 肉瘤样癌

A. 肉瘤样癌浸润支气管壁；B. 双相多形性癌，表现为明显的癌性成分与梭形细胞肉瘤样成分混合（HE，200×）；C. 癌组织细胞角蛋白 7 免疫组化染色阳性；D. 肿瘤细胞 TTF-1 细胞核免疫染色阳性（400×）

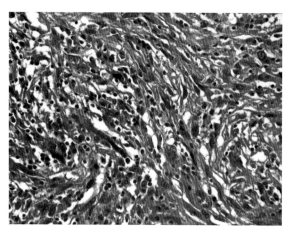

▲ 图 107-3　由梭形细胞型组成的肉瘤样癌，呈非典型梭形细胞束状结构（HE，400×）

通常，非小细胞癌成分与肿瘤体积关系不大。在这种情况下，每一种癌成分的表达率可能会有所不同，最常见的是腺癌（表 107-2）。

肿瘤的基质可以是纤维或黏液样组织。肿瘤内常见坏死区域。免疫组化染色可见细胞角蛋白局灶阳性，波形蛋白弥漫阳性（图 107-2）。Rossi 等[5] 通过甲状腺转录因子 -1（thyroid transcription factor-1，TTF-1）和 CK7 来验证这些肿瘤的肺源性。他们发现全部 20 个标本，55% 可见 TTF-1 阳性，70%CK 染色阳性；所有标本表面活性蛋白 A 染色均为阴性[5]。

Change 等[12] 研究肺多形性癌 *EGFR* 突变的意义。发现多达 24% 的多形性癌患者伴有 *EGFR* 突变阳性。在 Kaire 等[13] 的研究中，多形性癌和腺癌成分的突变集中在 19 和 21 外显子。然而，吉非替尼（一种酪氨酸激酶抑制药）治疗后只有短期的有效应答反应。在这一队列里，可见 Ki-67 指数较高（中位值为 67%），提示肿瘤增殖活跃。

多形性癌中男性患者较女性多见；多在 60—80 岁起病，且多见于长期重度吸烟者。发现肿瘤时，大多数患者已出现症状（胸痛、咳嗽或者咯血）[8]。多形性癌多见于上肺，右肺多于左肺。可以出现于支气管内，但大多数表现为起源于肺实质的实性肿块。Change 等报道了肿瘤也可表

现为空腔状。肿瘤在 CT 可表现为结节或更多见的为超过 10cm 的肿物，多伴有代表坏死的中心低密度区[14]。在 PET/CT 扫描中，它们表现为高代谢性肿块，标准化摄取值（standardized uptake value，SUV）峰值可高达 26[13]。

淋巴结受累、胸壁和纵隔侵犯是这些肿瘤常见的特征。因此，大部分患者就诊时已经是Ⅲ期[3,6,8]，即需要扩大切除范围以达到 $R_0$ 切除[14]。

Yuki 等[15] 在他们 45 例的队列里观察到，$pN_1$ 受累见于 11.1% 的患者，$pN_2$ 受累患者占了 26.7%。在没有出现淋巴结受累的 28 名患者中，16 名可见血管侵犯。术后出现远处转移也很常见。

在可能的情况下，手术切除应该是治疗首选；在一项纳入 60 名患者的回顾性研究中，相比 $R_1$ 切除，接受 $R_0$ 切除患者的生存期显著延长[14]。该队列的 3 年和 5 年生存率分别是 47.7% 和 25.6%。$R_0$ 切除和无淋巴结转移的患者生存率显著更优。Kaira 等的研究中，接受肺叶切除的患者的中位生存时间是 8.5 个月，而没有接受手术的患者并未达到中位生存期[13]。标准解剖策略和扩大性胸壁、支气管和纵隔切除已经有见报道。解剖切除合并纵隔淋巴结清扫应优先于较小的切除作为选择的策略。然而，应该注意的是，只有少数患者会出现可通过小范围肺切除治疗的小病灶。

有人建议术后应该进行辅助化疗，但是并没有证据支持。Chang 等[12] 的队列中，平均生存期为 5 个月。该队列大部分患者死于早期远处转移（骨、脑、肾上腺，甚至如食管、空肠、直肠或者肾脏等少见的部位）。Raveglia 等[10] 报道他们的患者中超过 2/3 在 1 年内去世，而且在余下的 6 人中仅有 2 人的生存期分别超过了 32 和 21 个月。在这一系列的患者中，8 人的生存期超过了 5 年。单因素分析中，肿瘤超过 5cm，病例分期高于Ⅰ期及出现转移或者淋巴结受累都是生存期降低的危险因素。

Bae 等[16] 对 13 名患者进行了姑息性化疗和回顾性而分析。患者接受了已知对 NSCLC 有效

的化疗药物。没有患者对治疗产生应答，而且通常在二线药物治疗后仍出现进展，接受化疗后的中位生存期仅为 5 个月[16]，与 Chang 等报道一致[13]。

### 2. 梭形细胞癌

在肉瘤样癌的这种变体中，梭形细胞为主要构成部分，与多形性癌的梭形细胞成分相同。然而，没有特定的模式可以用于描述它[1]。免疫组化结果显示其细胞角蛋白阳性，电子显微镜鉴别的上皮分化成分都可确定梭形细胞的上皮源性。

一些多形性肺癌的患者队列包括了小部分纯梭形细胞癌患者[3, 5, 8, 10]。组织学上，Rossi 等[5]发现一些细胞呈"雪茄形"排列成长束状；在另一些病例中，肿瘤细胞更细长，细胞核不典型，长束状生长，呈人字形图案[5]。前述的 2 种细胞形态分别代表平滑肌肉瘤和纤维肉瘤。第 3 种模式是由均匀的梭形细胞与淋巴细胞、浆细胞和嗜酸性粒细胞混合而成。这种模式则提示炎性假瘤或者滤泡性树突状细胞肉瘤。Raveglia 等[10]和 Rossi 等[5]都证明了混合的巨细胞可以存在于这些肿瘤中，但纯梭形细胞（肉瘤样）或纯巨细胞的肿瘤确实存在。Fishback 等[8]和 Rossi 等[5]分别报道了 7 例和 10 例纯梭形细胞癌。肿瘤行免疫组化染色，梭形细胞通常可见细胞角蛋白为阳性，Ro[7]的研究队列中近 75% 病例和 Ravaglia[10]的研究队列中 100% 病例均可见该特点。梭形细胞的波形蛋白也是阳性。此外，Rossi 等[5]发现超过 50% 的肿瘤 TTF-1 这一提示肺源性的标志物都是阳性的。最后，70% 的病例 CK7 是阳性的，CK7 在包括肺的多种上皮中强表达。

梭形细胞癌最常见于中年人（45—65 岁），男性，吸烟者高发，多位于肺外周。一些肿瘤可能累及支气管，40% 的病例可以累及支气管内膜。上叶比下叶多发。

咳嗽和咯血是已报道的患者中最常见的症状。在 Rossi 的队列[5]里，10 位患者中有 8 位是Ⅰ期患者。其他的则被划分为ⅡB和ⅢA期。

手术完整切除和纵隔淋巴结清扫是治疗的选择策略。术前或者术后的放疗和（或）化疗的价值尚不清楚。肿瘤的侵袭能力很强，且大部分患者在根治性治疗后的几个月内会出现复发（图107-4）。然而，部分患者术后也实现了长期生存。在 Ro 等[7]的队列中有 14% 的患者被记录到了这一点。提示可能长期存活的唯一重要特征是在治疗时疾病处于Ⅰ期阶段。

### 3. 巨细胞癌

巨细胞癌几乎全部由巨细胞构成，伴有未分化的癌成分[1]。纯巨细胞癌由巨大的、怪异的、多形性和多核的肿瘤巨细胞构成的。镜下可见病变粘连严重，炎症细胞尤其是中性粒细胞浸润。这种炎症细胞浸润表明对肿瘤有强烈的局部免疫反应。然而，其行为非常具有侵袭性。

程序性死亡 -1（programmed death-1，PD-1）是 T 细胞和巨噬细胞上发现的一种膜受体。一旦这些细胞被激活，PD-1 就会调节它们的活动。PD-1 受体配体［称为程序性死亡配体 -1（PD-L1）］过表达的肿瘤被认为通过过早激活 T 细胞和巨噬细胞的 PD-1 来逃避免疫介导的反应，从而诱导细胞死亡。Velcheti 等[17]发现 13 例肉瘤样癌中有 9 例 PD-L1 表达阳性（69.2%）；队列中的 10例是巨细胞癌，其中 6 例（60%）表达 PD-L1。PD-L1 的表达水平显著高于 NSCLC。

Fishback 等[8]在较早前报道了 3 例巨细胞癌。Rossi 等[5]记录了另外 3 例。这些肿瘤侵袭性非常高，进展非常快。

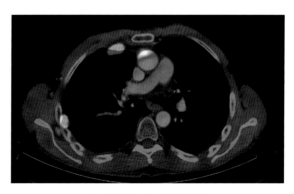

▲ 图 107-4　多形性癌
PET/CT 显示术后胸膜和胸壁复发

#### 4. 癌肉瘤

癌肉瘤是一种含有恶性上皮成分（通常是鳞状细胞癌或腺癌）和分化的肉瘤成分的恶性肿瘤。肉瘤成分应该是已分化的特定异种间充质组织，如骨、软骨或横纹肌，但不包括成纤维细胞。该定义的目的是为了区分癌肉瘤和梭形细胞瘤。癌肉瘤被认为是起源于癌的肉瘤样变转化[18]；它们被认为是克隆性肿瘤[1]。

最常见的症状是咳嗽和咯血。胸痛、发热和乏力等也可出现。Meade 等[19]描述了 1 例合并肺性骨关节病的患者。周围型病变可能无症状。在可能的情况下，建议采取手术切除[2]。

Nappi 等[20]回顾了 21 例癌肉瘤和梭形细胞癌。他们注意到，这 2 种肿瘤都倾向于表现为侵袭性，其中 20 名患者在 2 年内死亡，只有 1 名患者在 21 个月时还没有出现复发。区域淋巴结转移或者远处气管转移，尤其是脑部，都是常见的复发模式。然而，在大部分的队列里，大多数患者在手术之后 1 年内死亡[21-24]。16%～23%的患者可以存活 5 年或者更久。然而，在 Miller 和 Allen 报道的队列里[2]，5 年生存率仅为 6%。Koss 等研究了 66 例癌肉瘤。患者平均年龄为 65 岁，男女比例为 7.25∶1[25]。肿瘤多起源于上肺，且多数病例最大径＞ 7cm；主要（62%）位于气管内或中央，剩余 38% 位于外周。5 年生存率为 21.3%；只有肿瘤＞ 6cm 与生存呈负相关关系[25]。相似的发现也可见于其他队列，中位生存时间为 1 年[26]。

#### 5. 肺母细胞瘤

肺母细胞瘤是一种由类似于分化良好的胎儿腺癌的上皮成分和原始间充质基质构成的双相肿瘤。虽然不需要在诊断报告中提及，但是在病灶中可见到骨肉瘤、软骨肉瘤或者横纹肌肉瘤等成分[1]。Barnard[27]报道了第一例肺母细胞瘤，并将其命名为"胚胎瘤"。Spencer[28]在回顾学习了 Barnard 报道的病例，并对自己的 3 例病例进行了总结，将其重新命名为"肺母细胞瘤"。

在肺母细胞瘤中发现的上皮成分是低级别胚胎型腺癌，可见其由具有小而均匀的细胞核的假复层柱状细胞排列形成小管结构。腺细胞在局部可呈现多形性。间充质成分则多为高核质比的卵圆形细胞。它们倾向于在嵌入周围黏液基质的成纤维细胞样细胞中分化[1]。免疫组化结果可见上皮成分中 CK7、细胞角蛋白 AE1/AE3、癌胚抗原和 TTF-1 呈弥漫性阳性。嗜铬粒素 A、突触素、Clara 细胞抗原、波形蛋白和多肽激素这些蛋白则在局部可见阳性。而间充质成分中，波形蛋白和肌肉 - 特异肌动蛋白呈弥漫阳性。而细胞角蛋白 AE1/AE3 则仅为局灶阳性[1, 29]。

Larsen 和 Sorensen 描述了恶性腺体和成人肉瘤或胚胎间质的病理特点[30]。Bodner 和 Koss[31]研究了 9 个肺母细胞瘤 p53 基因的突变情况，在 9 个肺母细胞瘤中发现了 5 个（42%）伴有突变，而且在肺母细胞瘤中，上皮和间质成分都找到了该突变，表明 2 种成分共同起源于单个细胞克隆。

Macher-Goeppinger 等[32]对 5 例肺母细胞瘤的 EGFR、HER2、c-KIT 和 β-catenin 的表达情况及 EGFR, c-KIT, k-ras 和 β-catenin 基因（CTNNB1）等 5 个基因的突变进行了研究。在所有 PB 患者中都看到了 EGFR 的表达，但是其中仅有 1 例患者伴有基因突变。此外，c-KIT 和 HER-2 并未见表达及 k-ras 和 c-KIT 基因都未见突变。然而，所有患者的 β-catenin（CTNNB1）基因都出现突变[32]。既往已有人报道通过免疫组化实验发现了 β-catenin 异常的核 / 胞质定位[33]。CTNNB1 的激活突变被发现也与在发育过程中调节细胞决定、分化和器官发生的 Wnt 通路具有一定相关性[34]。在其他一些病例报道中也提及了肿瘤 PD-L1 高表达的现象，提示我们可选择免疫检查点抑制药进行治疗[35]。

Larsen 和 Sorensen[30]对肺母细胞瘤这一专题进行了综述，并报道了一共 156 例病例，最后估计其发病率占所有肺肿瘤的 5%。男女发病率比例接近 2∶1，中位年龄为 40 岁[30]。最常见的临床症状是咳嗽、咯血和呼吸困难。在大部分患者的胸部 X 线片上可以看到单侧肺肿块随机出现在肺部任何位置。此外，肿瘤可位于肺门或者外周部，甚至有些可同时累及前述 2 个位置[30]。临床实验室检查结果无任何特异性。6 例进行痰细胞学检查的结果也都为阴性。而支气管镜和细针穿刺对肿瘤确诊的帮助则因人而异[30]。

这种双相肿瘤的直径范围为 2cm～27cm，平均为 10.2cm。肿瘤的最大径 < 5cm 的患者预后要显著好于肿瘤体积较大的群体。在一项病例报道中，患者进行了 PET/CT 检查，病灶的 $SUV_{max}$ 为 22.1[29]。2002 年，Zaida 等[36] 在威尔士的一个区域医疗中心历经 11 年发现了 3 例肺母细胞瘤。全部 3 位都是晚期患者。其中 2 人仅接受了化疗或放疗；2 人在 1 年内死亡。第 3 名患者为左下肺的 ⅢB 期肺母细胞瘤，患者接受新辅助化疗后进行了手术，术后又进行了辅助化疗巩固。随访至第 32 个月，患者没有出现任何复发。因此作者建议将联合强化化疗和手术切除列为治疗的选择[36]。

### （二）其他和未分类的癌

#### 1. 淋巴上皮瘤样癌

第 1 例肺淋巴上皮瘤样癌是由 Begin 等报道的[37]。这是一种特征为存在低分化癌并伴有明显的淋巴细胞浸润的恶性肿瘤；Epstein-Barr 病毒（Epstein-Barr virus，EBV）被认为在肿瘤的发生发展中扮演着重要的作用[1]。大部分已发表的关于肺淋巴上皮瘤样癌的病例主要发生于亚裔，尤其是来自中国东南地区的人群。Han 等[38] 在华南连续性回顾了 3663 例肺癌，发现了 32 例满足淋巴上皮瘤样癌诊断标准的病例。他们对这 32 例病例连同 19 例非淋巴上皮瘤样癌进行了原位杂交和免疫组化检测 EBV 编码的小非多腺苷酸 RNA（EBV-encoded small nonpoly adenylated RNA，EBER），EBER 位于肿瘤上皮成分的细胞核中。在这 32 个病例中，30 例（94%）EBER 为阳性，而相反的，19 例对照全部为阴性[38]。因此，他们认为 EBV 感染可能在肺淋巴上皮瘤样癌的发生发展中扮演极其重要的角色[38]。

Chang 等[39] 在另外 23 例患者也发现了相似的结果，对 EBV 可能在这种肿瘤的起源扮演重要角色的结论也表示认可。这些作者也观察到肿瘤表达 bcl-2，这可能为受感染细胞的生长创造了优势环境[39]。潜膜蛋白 –1（latent membrane protein-1，LMP1）、p53 和 C-erb-B-2 在这些肿瘤中表达量极低。

显微镜下所见包括肿瘤细胞呈合胞体生长模式、大泡状核、突出的核仁，以及明显的淋巴细胞浸润。肿瘤细胞呈细胞角蛋白 AE1/AE2、CK5/7、p40 和 p63 阳性，提示为鳞状细胞起源。淋巴样细胞是 CD3+ T 细胞和 CD20 B 细胞[39]。

大部分肺病灶表现为孤立性肿块；如 Frank 等[40] 报道的病例一样，偶然可见淋巴结转移。Wökel 等[41] 回顾了已发表的 30 个病例，注意到这些患者的淋巴结转移率达到 25%。他们也指出血行转移并不常见，而且一旦发生，最常见的转移部位就是骨骼系统。

以前，对这种不常见的肿瘤的常用治疗手段就是手术切除。Curcio[42]、Frank[40]、Chang[39] 及他们的同事在手术切除后增加了辅助化疗。添加辅助化疗的基本原理是基于 Al-Sarraf 等[43] 的研究，他们报道了局部晚期鼻咽癌的化疗与放射治疗相比的优越性，其生长方式类似于肺的淋巴上皮瘤样癌，也伴有淋巴细胞浸润。对此，Chang 等[39] 建议使用吉西他滨和顺铂。对于早期肺部肿瘤，单纯手术已经能够取得令人满意的短期生存率，但是远期生存率仍未知。相似的，接受手术切除的肺淋巴上皮瘤样癌的辅助化疗价值究竟如何，也是一个未知数。Han 等[4] 随后比较了 32 例肺淋巴上皮瘤样癌和 84 例肺非淋巴上皮瘤样癌的远期生存率。他们发现 Ⅱ、Ⅲ 和 Ⅳ 期肺淋巴上皮瘤样癌比典型的 NSCLC 有更好的预后[44]。

#### 2. NUT 癌

睾丸核蛋白（nuclear protein of the testis，NUT）中线癌（nuclear protein of the testis middle carcinomas，NMC）是一种以 NUT 基因染色体

重排为特征的上皮性肿瘤。*NUTM1* 位于染色体 15q14，可易位至不同基因上。最常见的易位发生在 19q13.1 染色体的 *BRD4* 基因[45]。

NMC 是一种新近定义的肿瘤。1999 年一名因喉痛就诊的 12 岁女孩是关于 NMC 最初的报道之一。随着症状的进展，在会厌上发现了一个溃疡型肿物。由于不寻常的临床表现和活检物的病理特征，作者进行了肿瘤细胞基因分析并发现 15 和 19 染色体之间存在易位[46]。

NMC 非常罕见。它可起源于身体的任何位置，但是最常见于头、颈和纵隔[47]。病理上，NMC 表现为未分化癌或者可能表现为显著的鳞状分化[1]。基于 NUT 蛋白过表达的免疫组化结果即可确诊。Sholl 等[48] 报道了最大的 NMC 患者队列，一共 9 位。患者平均年龄为 41 岁，且大部分患者都诉有不适。吸烟史与患者的发病并未见显著联系。肿瘤位于中央，倾向于下叶和右肺。所有肿物的直径至少为 5cm，且伴有肺门和纵隔淋巴结累及。骨转移是常见的征象。此外，PET/CT 上可见代谢摄取显著增高[28]。

中等大小的上皮样细胞单形性增生，核浆比高，少量且苍白的细胞质是其突出的病理特征。此外，免疫组化显示 p63 呈弥漫性阳性[1, 48]。

由于患者就诊时已为局部晚期甚至已经为 $M_{1b}$，因此已经丧失手术切除的机会。尽管进行了化疗或者放疗，但是患者预后仍非常差。所有患者在 5 个月内去世[48]。

## 二、间叶肿瘤

### （一）恶性血管周上皮样细胞癌（恶性 PEC 瘤）

在最新一版的 WHO 肺肿瘤分类中，PEC 瘤（perivascular epithelioid cell tumor）作为一个单独的类别包括在间叶肿瘤分类下[1]。PEC 瘤是一种起源于血管周上皮样细胞（PEC）的间质肿瘤。PEC 瘤包括以下 3 种分类：①淋巴管平滑肌瘤病（lymphangioleiomyomatosis，LAM）现在被认为是具备侵袭和转移潜能的一种克隆性破坏性疾病；②包括透明细胞瘤（糖瘤）在内的良性 PEC 瘤；③ PEC 瘤的恶变体。恶性 PEC 瘤是极度罕见的，仅有数篇文献报道[49-52]。

它们通常为位于肺外周的圆形肺结节或肿块，增强扫描可见显著强化，至少部分原因是肿瘤丰富的血管。在 1 篇病例报道中提及 1 例双肺转移 PEC 瘤可见中度 SUV 摄取增高[53]。

镜下可见肿瘤细胞透明至颗粒状的细胞质和中心圆形至椭圆形的细胞核。异型性即使存在，也是轻度的；免疫组化显示，肿瘤表达肌源性和黑素细胞标志物，如 HMB45、HMSA-1、Melana/Mart1、微眼炎转录因子（MitF）和肌动蛋白[54]。其对波形蛋白的免疫原性通常不明显[54]。如果可行，手术切除病灶是治疗的首选。

### （二）上皮样血管内皮肉瘤

上皮样血管内皮肉瘤是一种可发生于肺脏、肝脏、骨、软组织和其他位置的低级别硬化性血管肉瘤。其临床表现介于血管瘤和血管肉瘤之间。这种血管病变是由 Dail 和 Liebow[55] 在 1975 年首次描述的。随后，Dail 等[56] 回顾了另外 19 个病例，并最初将其命名为血管内支气管肺泡肿瘤（intravascular bronchioloalveolar tumor，IVBAT）。Weiss 和 Enzinger[57] 描述了 41 例发生于软组织的同一种肿瘤，提出了"上皮样血管内皮瘤"（epithelioid hemangioendothelioma，PHE）一词，并被广泛接受。Weiss 等[58] 发表一篇内容涵盖软组织、肺、肝和骨病变的综述。之后，多篇病例报道也陆续见于各杂志。Wenish 和 Lulay[59] 报道，在肺部，这些肿瘤见于 4—70 岁的患者中，其中 1/3 的患者年龄在 30 岁以下。女性发病率是男性的 4 倍之多。大部分患者都没有临床症状或诉有干咳。影像学上，PHE 可表现为孤立性肺结节或更常见的多发结节[60]。Ross 等[61] 注意到胸部 X 线片和 CT 扫描可见双肺野大量小结节影（直径 < 1cm）。PET/CT 的代谢活性则表现不一。根据 Moran 和 Suster 的研究[62]，这些肿瘤存在以息肉样形式填充肺泡的倾向，其

特征是圆形至椭圆形的上皮内皮样细胞大量增殖，嵌入至透明基质中，可见细胞核为卵圆形，胞浆丰富。此外，免疫组化提示这些细胞的内皮标记物均为阳性，包括 CD34、CD31 和Ⅷ因子。核 Fil-1 蛋白、表达于内皮细胞，最近也被认为有助于诊断 PHE[63]。电子显微镜下 Weibel-Palade 小体不常见。

该病确诊后的平均生存期是 4.6 年。Cronin 和 Arenberg[64] 研究发现淋巴结转移并不常见，发生率仅为 9%。相反地，远处转移则更常见，在 Bagan 等[60] 报道的 31 例中有 39% 的发生率。在这一队列中，6 例为肝受累，3 例为骨受累，2 例脑转移及 1 例转移至小肠[60]。Kitaichi 等[65] 回顾了 21 例上皮样血管瘤并发现 3 个亚组的患者预后不佳。这些患者为胸膜受累，或肿瘤存在梭形细胞成分，或者出现胸膜炎伴有胸膜外肿瘤细胞。Bagan 等[60] 总结了自己 5 例病例，并回顾研究了 75 例在英格兰和法国文献中报道的病例。这些患者的数据基本与刚才叙述的相同。然而，他们将患者分为 2 组：①胸部存在孤立性或多发性结节的无症状患者；②由于血管内皮细胞增殖导致的肺泡出血、咯血、血胸或者贫血的有症状患者。第 1 组患者预后比较令人满意，中位生存期是 18 个月，但是第 2 组的患者生存期显著缩短。在所有的负性预后因子中，咯血和血胸是最不好的，呼吸衰竭是最常见的死亡原因[60]。

治疗方案的选择应该根据肺部病变累及的范围及是否存在远处转移，尤其是肝脏是否受累。多中心起源的可能性在诊断时也应该考虑到，因为血管内皮瘤可以同时发生在肺和肝脏。当仅为单个或少数结节时，应考虑手术切除。Lerut 等[66] 曾报道，经过严格挑选的患者经肝移植治疗后效果良好。Bagan 等[60] 曾建议对经过高度选择的双肺广泛性受累的患者进行肺移植。同一作者[60] 曾对使用各类药物用于控制肿瘤进行过简单的讨论。干扰素 α2a、硫唑嘌呤、类固醇、卡铂和依托泊苷等药物已经有所尝试，但其结果因人而异且不可预测。如前所述，肺功能不全死亡

是这种疾病的常见病因，远处转移疾病也可能是相对常见的原因。

2011 年，Lau 等报道国际血管内皮瘤、上皮样血管内皮瘤和相关血管疾病支持小组（International Hemangioendothelioma, Epithelioid Hemangioendothelioma, and Related Vascular Disorders Support Group, HEARD）的一项内部研究[67]。总体上，研究一共纳入了 206 名患者，确诊时中位年龄为 38 岁。肝脏是最常受累的器官（99 人），随后是肺脏（89 人）；5 年生存率是 73%。男性和年龄超过 55 岁的患者预后较差。与其他研究一样，咯血和胸腔积液显著影响存活率[67]。

### （三）胸膜肺母细胞瘤

Priest 等[68] 总结了 50 例肺母细胞瘤病例，其中包括 Manivel 等[69] 曾报道的 11 例。基于病变的性质，他们将肺母细胞瘤分为 3 大类，囊性（Ⅰ型）、囊性和实性共存（Ⅱ型）及实性（Ⅲ型）。他们的患者年龄为新生儿至 12 岁。他们发现，每一种类型往往发生在不同的年龄。Ⅰ型（7 例）平均年龄 10 月龄。Ⅱ型（24 例患者）平均年龄 34 月龄。Ⅲ型（19 例）平均年龄 44 月龄[68]。总体而言，共 24 个男孩和 26 个女孩。他们出现的症状有呼吸窘迫、发热、胸或腹痛和乏力等。肉眼可见肿瘤直径为 2～28cm，重量不超过 1kg[68]。囊性到实性不等，表面呈灰色，质软。显微镜下，可见Ⅰ型肿瘤由薄壁分隔开的多房囊腔构成，壁上可见呼吸道黏膜附着排列，皮下可见圆形至梭形的未成熟细胞，其中一部分细胞具有横纹肌母细胞的形态特点。在某些情况下，肿瘤中未见梭形细胞，被认为是退化型Ⅰ型肿瘤或Ⅰr 型肿瘤。Ⅱ型和Ⅲ型肿瘤具有混合的肉瘤成分和融合成分。横纹肌母细胞和软骨母细胞可见于肉瘤区[68]。免疫组化见肿瘤细胞可对波形蛋白产生反应，横纹肌母细胞表达结蛋白，这有助于鉴别Ⅰ型肿瘤。软骨分化区可见 S100 阳性。在肿瘤周围的呼吸道黏膜中发现了细胞角蛋白和 TTF-1

的表达[1]。

Indolfi 等[70]描述了另外 11 例胸膜肺母细胞瘤。其中 7 名男孩，4 名女孩，大部分患儿的年龄＜5 岁，中位年龄是 32 月龄。最常见的症状是呼吸窘迫。治疗上都选择了手术切除后多予以化疗辅助，而很少使用放疗。最常见的复发部位是胸部，中枢神经系统和骨头是最常见的转移部位[70]。排除中枢神经浸润建议使用 MRI 检查。

已知胸膜肺母细胞瘤中高达 40% 的病例有明确的遗传基础，这被称为胸膜肺母细胞家族肿瘤和异性增生综合征或 DICER1 综合征。DICER1 综合征的患者出现睾丸、卵巢、肺和甲状腺肿瘤的风险更高[1]。

Priest 等[68]一项涉及 50 例患者的研究的最近一次随访结果显示，26 例未出现复发，23 例已经因病去世，1 例出现复发。虽然从统计学上看似乎没有一种类型具备生存优势，但数据似乎表明 I 型肿瘤患者可能比 II 型或 III 型肿瘤患者有生存优势。总的 2 年生存率是 72%，I 型、II 型和 III 型的 2 年生存率分别是 80%、73% 和 48%[68]。大多数病例推荐积极的治疗计划，包括手术，如果可行的话，术后用异环磷酰胺、长春新碱、放线菌素 D 和多柔比星进行化疗。然而，尽管辅助治疗具有一定获益，这种肿瘤仍然是儿童早期的侵袭性肿瘤，预后较差[71]。

### （四）滑膜肉瘤

Hartel 等在 2007 年报道了 60 例诊断为原发性肺和纵隔滑膜肉瘤的病例[72]。滑膜肉瘤已经被分为单相性和双相性；单相亚型的特点是肿瘤中只有细长的梭形细胞排列成致密的细胞束，而双相亚型还可见有上皮成分。Tornkvist 等[73]在滑膜肉瘤中观察到一种独特的染色体易位。T（X；18）（p 11.2；q 11.2）这种易位导致了 18 号染色体上的 *SYT* 基因和 X 染色体上的 *SSX* 基因发生融合，这种融合被称为 *SYT-SSX* 融合。

在 Hartel 的报道[72]中，发现了 *SYT/SSX1* 和 *SYT/SSX2* 2 种亚型。在他们的报道中，平均确诊年龄是 42 岁（29 例男性和 27 例女性）；治疗包括解剖性和楔形切除。几乎 50% 的患者在 5 年内死亡。CT 扫描可见以胸膜为基础的肿瘤均匀或不均匀强化；胸腔积液是常见的征象。MRI 检查通常可见 3 个征象：亮、暗和灰，分别代表肿瘤、出血和坏死。肿瘤平均直径是 7.5cm。88% 为单相型，12% 为双相型。密集的细胞、交织的束状纤维、透明的间质是显微镜下最常见的 3 个特征[72]。92% 的患者存在 t（X；18）染色体易位，*SSYT/SSX1* 融合亚型见于 58% 的患者，*SYT/SSX2* 融合亚型见于其他 42% 的患者[72]。*SYT/SSX1* 见于较年轻的患者，而且预后较 *SYT/SSX2* 亚型差。相反，年龄较小（＜25 岁）、肿瘤＜5cm 和无低分化病变被认为是积极的预后因素[74]。

Zeren[75]、Essary[76] 和他们的同事们分别报道了 25 例和 12 例形态似单相滑膜肉瘤的原发性肺肉瘤。在 2 项研究中，女性患者人数稍高于男性患者，肿瘤的中位直径是 4.2cm[75, 76]。Zeren 的研究中患者年龄范围为 30—50 岁，而 Essary 的研究则是 20—72 岁[75, 76]。患者的临床表现包括有胸痛、咳嗽、呼吸困难和咯血。无论是位于周围还是中央，肿瘤与周围的边界清楚，但没有包膜，均具有单相性滑膜肉瘤的组织学和超微结构特征[75]。

Okamoto 等描述了 11 例患有肺滑膜肉瘤患者的免疫组化和分子特点[77]。所有病例至少表达了一个上皮细胞标志，包括 AE1/ 或 AE3、CAM5.2 或 EMA，这些可见于单个细胞或细胞簇。此外，S-100 局灶或弥漫阳性表达于 83% 的病例，而 bcl-2 阳性见于 72% 的患者。α-SMA 和结蛋白在所有病例中都是阴性。11 例中有 2 例的 β– 连接蛋白弥漫性阳性，而其他病例为局灶阳性或者中等表达。在细胞质和（或）细胞核中也观察到异常表达。在 Okamoto 的所有病例中，均可扩增出融合基因：9 例鉴定出 *SYT/SSX1*，2 例鉴定出 *SYT/SSX2*。

对于所有患者，都建议将手术切除作为治疗的选择。这种罕见肿瘤患者的预后尚不清楚，但以目前证据推测，预后不佳。

### （五）肺动脉内膜肉瘤

肺动脉干肉瘤是发生在肺动脉内的原发性病变，或者如 Mandelstramm[78] 所描述的，起源于心脏的肺动脉瓣。根据 Wacker 等[79]、Bleisch 和 Kraus[80]、Baker 和 Goodwin[81]、Goldblum 和 Rice[82]、Emmert-Buck[83]、Nonomura[84] 及其同事的综述，未分化肉瘤、平滑肌肉瘤和纤维肉瘤构成了这些血管内肿瘤的大多数细胞类型，但也包括多形性横纹肌肉瘤和上皮样血管肉瘤。Burke 和 Virmani[85] 根据免疫组织化学的结果得出结论，认为大多数肺动脉肉瘤来源于具有肌成纤维细胞分化的内膜细胞。Ko 等[86] 及 Leone 等[87] 曾报道过肺静脉平滑肌肉瘤（图 107-5）。

大血管肉瘤可能在血管树内播散，或者可能侵袭至血管外周围的肺实质。这种肿瘤可发病于任何年龄。在一些已报道的病例队列里，患者的年龄范围为 20—80 岁，平均为 50 岁[79,80,84,85]。女性稍稍比男性更容易患这种大血管肉瘤。常见的症状有咳嗽、咯血和心悸。由于这些症状与肺栓塞的症状相似，因此这些患者在确诊前接受肺栓塞治疗并不少见。无高凝状态、红细胞沉降率升高、贫血和体重减轻，这些都表明 PA 肉瘤的诊断通常是在症状出现几个月后才成立。肺动脉高压伴血管近端扩张是一种恒定的特征；继发右心衰竭为这种疾病的晚期表现[93]。数

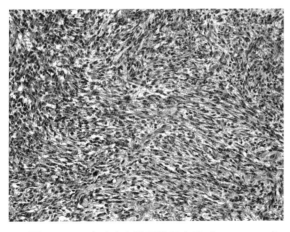

▲ 图 107-5　肺动脉内膜平滑肌肉瘤（HE，100×）

位作者[88, 89] 对 PA 肉瘤的影像学特征进行总结报道，肿瘤通常包括肺门周围分叶状肿块，血管造影可观察到的肺动脉内多发性缺损。CT 和 MRI 可能有助于确定疾病的程度。事实上，CT 扫描通常显示出血和肿瘤并存的高密度影，密度不均匀。肺动脉内存在特征性的不规则肿块，起源于肺动脉瓣并向远端延伸至肺血管系统[90]（图 107-6）。Mader 等[91] 认为 MRI 应该是这些患者首选的影像检查方式，因为 MRI 不仅是无创的，还可以清晰显示心脏、心包、纵隔和肺脏。此外，MRI 还可以显示病变累及的范围和位置。Cox 等也认同这一观点，并且认为病变的影像学表现相当有特点[92]。Parish 等[93] 进一步讨论了 9 例病例的 CT 和 MRI 的影像特征后，建议经食管超声心动图可能有助于评估肺动脉干肉瘤。Simpson 和 Mendelson 认为包括螺旋 CT 和 MRI 等新的成像方式有助于诊断[94]。在已报道的 3 例患者中，注射钆可使 PA 肉瘤增强成像，这对于区分 PA 与 PE 非常有用，并且在 PET/CT 上可见肿瘤的葡萄糖摄取增加。

治疗方法是手术切除病灶，数位作者曾报道了成功切除病灶的经历[95, 96]。Kruger 等[97] 报道称术后辅助治疗可以延长生存期。

Blackmon 等[98] 回顾了文献的 77 例病例，并增加了他们自己的 8 例病例，他们的患者通过胸骨正中切口和体外循环进行了手术切除。需要同种异体肺动脉置换术、瓣膜置换术和全肺切除术的患者分别有 5 例、3 例和 5 例。8 名患者的中位生存期为 71 个月，5 年生存率为 72%。当他们的系列与文献中的 77 例患者相结合时，中位生存期和 5 年生存率分别为 36.5 个月和 49.2%。对于那些不能实现肿瘤完全切除的患者，生存率显著下降[98]。出于这个原因，Blackmon 等，建议如果患者有良好的心肺储备，即没有胸部以外的疾病，术前在影像学评估可以切除病灶，以及可耐受全肺切除术者，必要时可考虑根治性手术。对于那些化疗后稳定足以等待切除的患者，他们推荐可进行化疗（多柔比星和异环磷酰胺 2

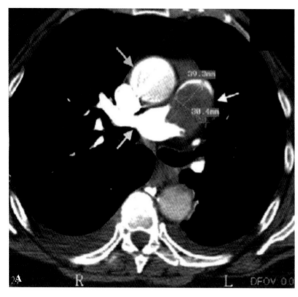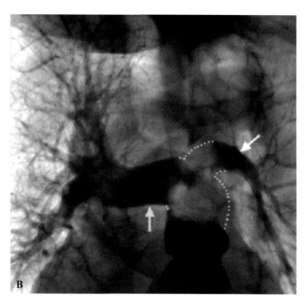

▲ 图 107-6　肺动脉平滑肌肉瘤

A. CT 血管造影可见肺动脉干充盈缺损（白箭），黄箭表示右肺动脉，浅蓝箭表示升主动脉；B. PA 血管造影可见充盈缺损

个周期），多学科治疗模式提高了存活率 [98]。

　　Mussot 等报道了 31 例接受肺动脉内膜剥脱术的手术患者中位生存期为 17 个月，30d 死亡率是 13% [90]。另一篇由 Wong 等 [99] 发表的论文则指出与未进行手术的患者相比，肺动脉内膜剥脱术并没有提高 14 例手术患者的生存率。术后死亡有 3 例。所有在手术后存活的患者的症状都有所改善。20 例患者的中位总生存期为 17 个月。他们确实发现那些术后接受辅助化疗和放疗的患者存活率有提高的趋势 [99]。

　　Genoni 等描述了 4 例接受手术治疗的肺动脉干肉瘤患者的治疗经过 [100]。其中 1 例接受了肺动脉干血栓内膜剥脱术，术后进行了辅助放疗，该患者术后 3 年未出现复发。1 例则在手术后出现了远处转移。进行化疗后，转移灶消失而且在 1 年后患者仍存活。另外 2 位患者则在术后 2 个月内离世。1 例死于肿瘤累及下腔静脉，另 1 例死于脑转移。Mayer 等报道了另外 7 例肺动脉肉瘤的术后结果 [101]。没有患者死于围术期。其中 4 例由于出现转移或者复发在 19 个月内死亡；2 例尽管已经出现肺转移，但分别在术后 21 个月和 35 个月时仍存活。1 例则在术后 62 个月时仍存活并且没有复发 [101]。

### （六）肺黏液样肉瘤伴 *EWSR1-CREB1* 易位

　　肺黏液样肉瘤伴 *EWSR1-CREB1* 易位是一种新近报道的罕见肺部肿瘤 [102]。复发性融合基因 *EWSR1-CREB1* 是其一种独特的病理特征 [102]。Thway 等报道了包括 10 例的病例报告，患者平均年龄为 45 岁，大部分在就诊时已有症状 [102]。所有肿瘤都侵犯了肺实质，且大部分都存在支气管内成分，肿瘤直径通常可达 4cm，且存在分叶结构。显微镜下可见黏液间质内的多角形、梭形或星状细胞索，类似于骨外黏液样软骨肉瘤。细胞异形性为轻度至中度。每 2mm$^2$ 的范围内可见 5～32 个有丝分裂 [1]。多达 50% 的病例存在坏死的倾向 [1]。

　　肿瘤仅波形蛋白的免疫反应阳性；EMA 仅局灶性阳性。在 Thway 队列中，进行逆转录聚合酶链反应和直接测序检测的 9 例中有 7 例发现 *EWSR1-CREB1* 融合基因。完全切除的患者在最近一次随访中未出现复发或转移。

### （七）肌上皮癌

　　肌上皮肿瘤以支气管内肿物起病，可导致支

气管症状。这是一种非常罕见的肿瘤，报道的病例不足 15 例。瘤细胞为上皮样或梭形，细胞核均匀，胞质透明或呈嗜酸性[1]。治疗上是根据累及的范围进行手术切除。

### （八）其他间叶肿瘤

其他发生在肺部的间叶肿瘤，与发生在身体任何其他部位的相应肿瘤相似，被归类为软组织肿瘤[1]。事实上，原始间充质细胞存在于人体的每一个器官中。在肺脏，间质来源的肿瘤可能来自支气管或血管壁的间质成分，也可能来自肺实质的间隙。这些肿瘤通常向肺实质扩张侵袭，但偶尔也可侵袭支气管腔。在只有在罕见情况下，它们才会侵袭和突破支气管上皮层。因此，肿瘤不会产生脱落细胞，也是不常用支气管灌洗液进行细胞学诊断的原因。大体上，肿瘤通常表现为肺实质中边界清楚的包裹性肿块。它们通常以局部浸润进行播散。周围性病变可能会侵袭相邻的胸膜和胸壁；极少数肿瘤会形成空洞。它们可通过循环系统发生转移，很少发生淋巴浸润。正如 Watson 和 Anlyan[103] 强调的，转移到远处的器官通常是疾病的晚期表现。显微镜下，这些肿瘤呈现出广泛的细胞分化。

原发性肺肉瘤几乎可见于任何年龄，男女发病率一致。Fadhli 等[104] 报道患者的年龄范围为 4—83 岁。肿瘤在各肺叶的分布基本一致。大部分患者都是在胸部影像学检查时偶然发现的无症状性肺部占位。有症状的患者最常见的不适有胸痛、咳嗽、呼吸困难和咯血。而发热、乏力、厌食和体重减轻通常是这种疾病的晚期表现。在胸部 X 线片上，肿瘤通常表现为肺门或肺周围实质内明显分界的孤立性肿块。据 Martini 等[105] 报道，这些肿瘤的直径为 1～15cm，平均直径为 6～7cm。周围性肿瘤侵袭胸壁的程度可能与胸腔积液的量有一定的联系。肿瘤阻塞支气管（发生率约 15%）可能会导致远端肺实质发生病变[105]。

Keel 等[106] 曾报道了一项纳入 26 例原发性肺肉瘤的研究。这些肿瘤分别是：7 例 MFH（27%），

6 例滑膜肉瘤（23%），3 例恶性外周神经鞘膜瘤（12%），3 例平滑肌肉瘤（12%），2 例纤维肉瘤（8%）及 1 例上皮样血管内皮瘤（4%）。患者的年龄为 18—75 岁，平均 48 岁。肿瘤的直径为 0.9cm 到填充满一侧胸腔。肿瘤基本平均分布于双肺，1 例为双侧，2 例起于肺动脉内，还有 1 例未说明位置。在随后 Bacha 等[107] 进行的另外一项纳入 23 人的研究中，其中 3 例不可切除。相反的，另外 13 例接受了手术治疗，手术方式包括有肺叶切除术、双肺叶切除术、袖状切除术，以及 1 例隆嵴切除和 1 例胸壁切除、4 例进行了根治性肺切除术、3 例在体外循环的支持下进行了扩大切除[107]。术后，11 例接受了化疗，8 例进行了放疗[107]。在 2～183 个月，平均 48 个月的随访期内，22 例资料可用[107]。总体上，14 例仍处于疾病缓解状态，2 例疾病复发，但是仍在世，6 例因病去世，以及 1 例死于手术并发症。患者的生存期与肿瘤的大小和分级并不相关，但与切除的完全性相关。因此，这些作者总结，肺肉瘤如果接受了完全性切除，生存预后是可预期的。

在另外一项原发性肺肉瘤的研究中，Magne 等[108] 报告了 9 位患者——4 男 5 女，年龄为 35—73 岁，平均 63 岁。常见的症状是胸痛（4 例）和呼吸困难（4 例）。所有患者都接受了手术治疗，其中 3 例为不完全切除。肿瘤大小为 2～15cm；其中 4 例 MSH，3 例平滑肌肉瘤及 1 例纤维肉瘤和 1 例黏液样脂肪肉瘤。5 位患者术后接受了辅助化疗（含蒽环素和异环磷酰胺）及 3 位接受了辅助放疗。中位总生存为 36 个月。3 位非完全切除的患者的中位生存期是 47 个月。2 例接受了 2 次手术以控制复发，且 2 人都获得了满意的长期生存（分别是 58 个月和 83 个月）[108]。对于切除后复发的患者来说，这种良好的长期存活率强调了对这些患者进行密切随访的重要性。重要的预后因素是低度恶性、肿瘤体积小、初次完全切除。

#### 1. 肺纤维肉瘤

综合 Guccion 和 Rosen[109] 及 Nascimento 等[110]

的报道，总共有 22 例原发性肺纤维肉瘤。年龄范围为 23—69 岁，平均为 47 岁。其中 16 位（72%）男性和 6 位（27%）女性患者。这种偏倚可能存在的原因是其中一项研究来自武装部队病理研究所。这些纤维肉瘤可以起病于支气管内或肺实质中。支气管内肿瘤基本上都伴有不同程度的症状，症状可以从无到胸痛、咳嗽、咯血及呼吸短促[109, 110]。而 McLigeyo 等[111] 曾报道 1 例 50 岁的女性纤维肉瘤患者，表现为低血糖症和肥厚性肺性骨关节病。在前述的患者队列中，大部分患者进行了手术治疗[109, 110]。少数几位术后辅助放疗和化疗。在 Guccion 和 Rosen 等[109] 的队列里，除了数位失联患者，大部分可随访的患者均死于该病。支气管内病变的患者似乎生存期更长。在 Nascimento 等[110] 报道的 9 位患者中，7 位在疾病治疗后的 3 个月～18 年内去世，以及 2 位在治疗后的 7 年和 18 年后仍存活。存活 18 年的患者为支气管内病变。而存活 7 年的患者则在肺实质有 1 个肿瘤。

肺纤维肉瘤罕见于儿童。Kuhnen 等[112] 描述了 1 例新生儿肺梭形细胞瘤，并认为其为纤维肉瘤。对于这样的病变，手术切除被认为是预后的有利因素。Picard 等[113] 为 1 名 8 岁男孩进行了左上叶袖状切除，患儿在术后 2 年仍存活良好。Goldthorn 等[114] 描述了 1 例空洞型纤维肉瘤的 11 岁女孩术后进行了辅助化疗后获得了 36 个月的无病生存期。Picard 等[113] 在他们关于支气管肺纤维肉瘤的综述中提及了至少 28 例儿童病例；6 例为新生儿，而其他为 1 月龄—9 岁的儿童。男女孩及双肺的发病率均基本一致。根据 Hancock 等[115] 的研究，这些肿瘤占儿童肺肿瘤病例的 9.6%。在儿童中，肿瘤属于低级别的，预后相对令人满意，早期存活率约为 78%。完全手术切除是首选的手术方式。放疗和化疗的作用尚不清楚。

### 2. 肺平滑肌肉瘤

Guccion 和 Rosen[109]、Nascimento 等[110] 及 Moran 等[116] 一共报道了 41 例肺平滑肌肉瘤。患者年龄范围为新生儿至 91 岁，平均为 51 岁。其中男性 29 人，女性 12 人，性别比是 2.4∶1。患者的症状从无到咳嗽、胸痛、呼吸困难和咯血。病变在胸部 X 线片上通常表现为孤立性均匀密度影，边缘锐利分叶。Lillo-Gil 等[117] 还在一些平滑肌肉瘤中观察到空洞征象。肿瘤随机分布于双肺各叶。肉眼见平滑肌肉瘤可位于支气管内、肺实质或胸膜下，边界清楚，坚固，呈灰白色，可能存在坏死或出血区域。显微镜下，可见肿瘤肿瘤由梭形细胞和呈直角相交的宽束纤维构成。远处转移见于肺部，肾上腺受累也不罕见（图 107-7 和图 107-8）。

Moran 等[116] 将肺平滑肌肉瘤分为低度、中度和高度恶性 3 大类。低度恶性肿瘤可见发达的束状结构。细胞核为"雪茄状"，无太多异型性，胞质嗜酸性，每 10 个高倍镜视野（high power fields，HPF）可见 1～3 个有丝分裂。中度恶性肿瘤中仍可见较为完好的束状结构，细胞数增多，且多见不典型的深染细胞核，有丝分裂增多至 3～8 个 /HPF。出血和坏死不明显。高度恶性肿瘤可见更多的实性细胞增殖和更少的束状结构。肿瘤细胞特点是明显的多形性，核大而深染，核仁突出。有丝分裂增加至 8～12 个 /HPF，明显可见出血和坏死。免疫组化染色可见大部分肿瘤细胞（75%）表达平滑肌肌动蛋白[116]。

治疗一般选择手术切除肿瘤。Shimizu 等[118] 切除了原发肺平滑肌肉瘤和一处肝脏转移灶。然而如此激进的干预方式是否得当仍存在争议。3 例累及心脏或大血管的肺平滑肌肉瘤在体外循环的支持下进行了完全性切除[119]。全部 3 例患者都能耐受这样的手术方式，并分别在术后 15、61 和 216 个月的随访期内均未出现任何疾病相关事件[119]。同样的，当仔细应用选择标准和肿瘤被完全性切除后，其他肺部肉瘤患者对根治性手术的反应都很好，然而，当需要全肺切除时，死亡率可高达 22%[119]。在本队列中获得的结果与使用体外循环支持下为广泛淋巴结转移非小细胞

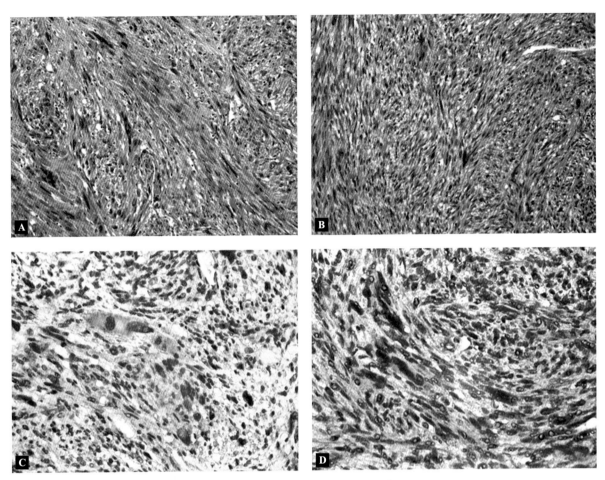

▲ 图 107-7　原发性肺平滑肌肉瘤

A 和 B. 肿瘤细胞增殖呈束状生长。细胞呈雪茄状细胞核，胞浆嗜酸性。C. 胞浆平滑肌肌动蛋白阳性；D. 胞浆平滑肌肌动蛋白强阳性

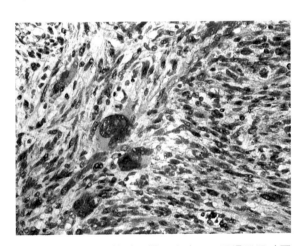

▲ 图 107-8　原发性肺平滑肌肉瘤可见平滑肌肌动蛋白阳性（高倍镜视野，400×）

肺癌进行手术后令人沮丧的结果形成强烈对比，在同一篇报道中 3 例这样的患者术后生存期分别仅为 4 个月、6 个月和 26 个月。Byrne[120] 和

Park[121] 及其同事，以及其他人都曾报道了这种方法的不同结果。因此，正确选择合适的患者是成果的关键。

　　一般而言，该病预后很差，尽管少数患者可存活超过 10 年，但大多数患者都死于此病[119]。Muscolino 等[122] 曾报道 2 例低度恶性支气管平滑肌肉瘤患者成功切除病变后获得长期生存（7 年）。这项报道的结果验证并支持了 Moran 等[116] 关于肿瘤的分级是决定患者预后较为重要因素之一的结论。

### 3. 肺横纹肌肉瘤

　　横纹肌肉瘤是一种骨骼肌恶性肿瘤，可发生于不同年龄组和性别。大部分病例见于婴儿或 1.5—14 岁的儿童，但 Przygodzki 等[123] 曾报道 3 例年龄为 57—78 岁的病例，Comin 等[124]

曾报道一位 62 岁的肺横纹肌肉瘤患者。肺横纹肌症状取决于病变是支气管内还是肺实质。根据 D'Agostino 等[125] 的研究，许多发生在儿童中的横纹肌肉瘤与囊性腺瘤性畸形有关。胸部 X 线片通常在肿块中可见囊腔。CT 扫描显示的软组织影可能为囊性。病理上，肿瘤表面呈灰红色，伴有出血和坏死区。显微镜下，细胞可呈束状重塑或随机分布。细胞核深染，可见核仁，胞质呈嗜酸性。胞质内的交叉条纹可用磷钨酸苏木素染色显示。肿瘤细胞的结蛋白、肌动蛋白（HHF-35），肌节肌动蛋白、肌钙蛋白 –T 和波形蛋白免疫组化染色通常为阳性。治疗通常选用手术治疗，而根据 Schiabeti 的研究[126]，辅助治疗的模式通常为联合化疗和放疗。McDermott 等[127] 指出这些患者容易发生脑转移。Comin 等[124] 的患者接受了左肺全切术，并进行了辅助放疗，治疗后 9 个月时仍为无病生存状态。在较年轻的人群中，大约 1/3 的患者死亡或带病生存，大约 2/3 的患者在不同的随访期间都为无病状态。Noda 等[128] 注意到血清神经元特异性烯醇化酶有助于检测肺泡型横纹肌肉瘤患者的转移和复发。

#### 4. 恶性纤维组织细胞瘤

恶性纤维组织细胞瘤（malignant fibrous histiocytoma，MFH）通常见于成人四肢或腹膜后，不常见于于肺部，且比肺纤维肉瘤和平滑肌肉瘤更少见。Yousen 和 Hocholzer[129] 回顾了他们从武装部队病理研究所的档案中确定的 22 个病例。Mcdonnell 等[130] 报道了 1 例肺 MFH 并回顾学习了文献中其他 15 例。Halyard 等[131] 报道了 4 例，并回顾了英文文献已报道的 49 例。在前述 3 个报道中患者的年龄范围为 18—80 岁，平均为 55 岁。其中男性轻微占优，最常见的临床症状时咳嗽、胸痛、消瘦和咯血[131]。低血糖和肥厚性肺骨性关节病也见于少数病例。Hermann 等[132] 报道了 1 例 57 岁男性患者，该患者患有与此肿瘤相关的自发性低血糖，患者的胰岛素生长因子 2（IGF-2）水平明显升高，以及与低水平的生长激

素和 IGF-1 相关的、被抑制的胰岛素和 C 肽。在切除肿瘤之后，胰岛素和 C 肽恢复至正常水平，以及 IGF-1/IGF-2 比值上升至正常参照范围。在大多数情况下，胸部影像可见病灶通常为体积较大的实性非空洞性肿块，肿块中钙化并不常见。肿瘤似乎随机分布于双肺。显微镜下，大部分肿瘤为片状（多形性），少数为黏液样或炎性。中国山阳的 Tian 等[133] 报道了 11 年间在他们医院胸科见过的 7 例病例。报道的结果在所有方面都与上述报道中的结果相似。

此类肿瘤的主要治疗方法是完全性手术切除，然后进行放射治疗或化疗（如果有临床指征）。Saga 等[134] 则建议对于大范围病灶进行新辅助和辅助化疗（如顺铂和长春新碱）。诊断时已为晚期、肿瘤向胸壁或纵隔侵犯、胸腔外转移，或不完全切除是该病预后较差的因素。在 Halyard 等[131] 的报道中，有 8 名患者在接受或不接受辅助治疗的手术切除后存活了 5 年以上，生存率为 15%。Lane 等[135] 报道了相似的存活率，在手术切除肿瘤 48 个月后，7 例患者的存活率为 14%（1 例）。

#### 5. 肺软骨肉瘤

Morgan 和 Salama[136] 报道了 1 例极其罕见的肿瘤——肺软骨肉瘤，并进行了文献回顾。8 名确诊为原发性肺软骨肉瘤的患者年龄为 23—73 岁，平均年龄为 46 岁，男女间发病率一致。Colby 等[137] 指出仅有少于 20 例的肺软骨肉瘤已被报道。患者的症状按照发生频率排列分别是咳嗽、胸痛和呼吸困难。肿瘤似乎多见于左肺。影像学上，肿瘤为孤立性肿块，瘤中可见钙化或骨化区。但 Parker 等[138] 描述过 1 例患者的病灶在 CT 和 MRI 影像与支气管囊肿的征象相似，难以鉴别。

大部分患者的预后很差。如 Morgenroth[139] 和 Hayashi[140] 等所说，局部复发和远处转移很常见。Huang 等[141] 曾报道成功切除肺间叶软骨肉瘤的经历，并总结了病灶的免疫组化特点：肿瘤所有成分的波形蛋白呈弥漫性阳性，S-100 仅见

于软骨区。而细胞角蛋白、EMA 和白细胞共同抗原和一组神经内分泌标记物都为阴性。在文献中我们唯一能找到的另 1 例肺间叶软骨肉瘤病例是 Kurotaki 等[142] 报道的。

#### 6. 肺骨肉瘤

原发性肺骨肉瘤是一种罕见肿瘤。Loose 等[143] 报道了 2 例并从文献中检索到其他 9 例。根据他们的经验，考虑为骨外骨肉瘤的病变应该满足以下标准：①肿瘤必须由单一的肉瘤组织构成，并排除恶性混合性间叶瘤的可能性；②骨样或骨必须由肉瘤构成；③必须排除原发性骨肿瘤[143]。患者年龄为 35—83 岁，平均为 61 岁；男女发病率一致，左右肺发病的概率基本一致，最常见的临床症状是胸痛。尽管预后很差，但在可能的情况下还是应该切除病灶。在该病例队列中，7 人死于该病，2 人死于其他疾病，以及 3 例分别在 2~14 个月的随访期内仍然存活[143]。在 20 世纪 90 年代早期，有另外数例骨肉瘤病例见于文献中。Peterson[144] 报道了 1 例肺部巨大肿块的 70 岁女性患者。骨扫描见肺部存在异常区域而骨骼中未见。肺叶切除后，根据标本，病变被诊断为骨肉瘤。Connolly 等[145] 描述了 1 例胸部 X 线片上可见肺部致密钙化病灶的 93 岁男性患者，细针穿刺活检证实为骨肉瘤。该患者最终于家中离世，家属拒绝了尸检。Bhall 等[146] 描述了 1 例胸部存在巨大空洞性病灶的 58 岁男性患者，其病灶被认为是脓肿。CT 扫描可见不规则、部分腔壁增厚的空洞性病灶。在 3 周之后的复查中可见钙化点增多，空洞增大。患者在接受引流和抗生素治疗后未见好转。最后尸检结果提示病变为骨肉瘤。Chapman 等[147] 报道了另外 1 例 33 岁的女性肺骨肉瘤患者。在全肺切术后进行了辅助化疗和放疗，最终术后 42 个月后因全身广泛转移离世。肿瘤可见 bcl-2（一种抗凋亡蛋白）和 cyclin D1（驱动细胞从细胞周期的 $G_1$ 期进入 S 期）过表达。这 2 种标志物都与化疗耐药相关。此外，肿瘤表现出比骨骼骨肉瘤更高水平的基因组畸变。

#### 7. 肺脂肪肉瘤

原发性脂肪肉瘤是发生于肺部罕见的肉瘤之一。Krygier 等[148] 描述了 1 例患有多形性脂肪肉瘤的患者，尽管该患者进行了积极的治疗，但其疾病的病程发展迅速，并最终导致患者死亡。这些作者还注意到文献中报道的其他 11 例肺原发性脂肪肉瘤。根据 Hochberg 和 Crastnopol 等[149] 的报道，最常见的脂肪肉瘤类型是黏液瘤。最成功的治疗方法是在可能的情况下进行完全手术切除。

#### 8. 神经源性肉瘤

神经源性肉瘤是施万细胞恶性增殖所致。描述这种病变的其他同义词包括有恶性施万细胞瘤和神经纤维肉瘤。Roviaro 等[150] 描述了 1 例原发性肺恶性施万细胞瘤病例，患者为 27 岁男性，诉有消瘦和胸痛。胸部影像可见右下肺野一边界清楚的巨大肿块。组织学上，肿瘤由片状和条索状的未成熟梭形细胞构成；镜下常见有丝分裂像，部分细胞趋向于形成类似于神经纤维瘤的网形束状结构。最终诊断为恶性施万细胞瘤。肿瘤在手术切除后不久就出现复发，且导致患者在手术 4 个月后去世。第 2 例患者是 Rowlands 等[151] 报道的。一位 27 岁男青年被诊断为右上叶支气管黑色素性神经鞘膜瘤。患者接受了袖状切除，镜下组织学检查可见肿瘤具备黑色素性神经鞘膜瘤的特征。Antoni A 和 B 型均可见，不同成熟程度的黑素小体数量不一。有丝分裂象稀疏。患者出现了脑转移，并在最初诊断后 14 个月死亡。

McCluggage 和 Bharucha[152] 随后报道了另外 2 个病例，并做了文献回顾。他们的患者年龄分别为 34 岁和 45 岁；一男一女。2 人都出现呼吸困难和胸痛。肉眼检查，肿瘤直径分别为 8cm 和 10cm。其中 1 例肿瘤的切面呈漩涡状的白色包裹性肿块。另 1 例切面也是白色的，但存在坏死区。镜下可见较小的肿瘤呈良性形态，有纤维包膜和不规则波状细胞核的梭形细胞。较大的肿瘤可见高度细胞性坏死。它有多形细胞和多核巨细胞，核分裂像易辨认。免疫组化染色可见两肿瘤均为局灶性 S-100 蛋白阳性，波形蛋白弥漫性阳性。癌胚抗原、结蛋白、角蛋白及 CAM5.2 均为阴性。2 名患者都切除了肿瘤，但随后都出现了远处转移。

### 9. 原发性肺神经节神经母细胞瘤

肺原发神经节神经母细胞瘤非常罕见。在英文文献中仅有数篇病例报道。Cooney[153] 报道了第 1 个病例，患者为 47 岁男中年，诉有咳嗽，胸部 X 线片可见右下肺直径约 5cm 的肿物，中下肺叶切除术移除了病灶。手术标本可见肿瘤毗邻支气管，但未侵犯至支气管内。显微镜下可见肿瘤有一层纤维包膜，包裹着成熟的神经节瘤组织，组织中包含原始神经母细胞瘤中央核心，及其外周包绕的成熟和未成熟神经节细胞。肿瘤血管浸润明显。Conney 认为肿瘤起源于后肺丛的交感神经。据报道，患者在手术后 2.5 年后仍保持良好的生活质量[153]。

另外 2 个原发性肺神经节神经母细胞瘤病例是由 Hochholzer 等[154] 记录的。2 名患者都是成年女性，2 个肿瘤是从相邻支气管延伸而来。第 1 名患者年龄是 38 岁，以晚期多发内分泌（MEN）综合征的症状和体征起病。血生化检查也支持这一诊断。影像检查见右肺下肺门 3cm 肿物，以及 2 个周围性结节。患者在入院数天后就去世，尸检结果提示肺门周围的肿物为神经节神经母细胞瘤，且直接侵犯到相邻的肺门淋巴结，但支气管内未见侵犯。其中 1 个周围性肿物是类癌肿瘤岛，另外 1 个为转移性胰岛细胞瘤。此外，胰腺尾部胰岛细胞瘤、甲状旁腺肿瘤和垂体囊性肿瘤也都可见。甲状腺为正常的。第 2 名患者年龄为 20 岁，没有任何症状，但影像学检查可见左上肺叶肿物影。患者接受了左上肺叶切除术。标本检查可见肿物大小约 5cm×5cm，组织学上为典型的神经节神经母细胞瘤，且侵犯至支气管腔内。未见淋巴结累及。免疫组织化学染色显示神经丝蛋白和 S-100 蛋白

为局灶性阳性，神经元特异性烯醇化酶为弥漫性阳性。嗜铬粒蛋白、角蛋白和胶质纤维酸性蛋白染色均为阴性。手术后 1 年，患者无转移或局部复发。

虽然最终的预后结果尚不清晰，但到目前为止，原发性肺神经母细胞瘤的恶性潜能似乎很低。手术切除是首选的治疗方法。

### 10. 肺原发性恶性"蝾螈"瘤

伴有横纹肌肉母细胞分化的恶性神经源性肿瘤称为蝾螈瘤（外胚间叶瘤）。蝾螈瘤常见于软组织，但罕见于肺部。在胸部，这种肿瘤更多见于纵隔。Moran 等[155] 曾描述过 2 例起源于肺部的此类肿瘤。1 例为 3 岁儿童，另 1 例为 53 岁中年男性。2 名患者肺内可见巨大肿物，且都表现明显的呼吸困难。2 人都接受了全肺切除。肿瘤的特征是丰富的黏液间质中有不典型的梭形细胞增殖。存在灶性横纹肌母细胞分化区，以大细胞为特征，偶见胞浆横纹。免疫组织化学显示，非典型梭形细胞的 S-100 蛋白局灶性阳性，横纹肌母细胞区的结蛋白和肌红蛋白强阳性反应。该儿童因肿瘤进展迅速，确诊后不久即离世；关于这名男子的预后信息暂未见报道。

### 11. 恶性间叶瘤

恶性间叶瘤是一种含有除了纤维组织外的 2 种或多种细胞元素的肉瘤。Domizio 等[156] 报道了 1 例 4 岁男童因囊肿引起的病例。男孩在 6 月龄时经胸部 X 线检查，诊断为右下叶肺囊肿，有厌食、反复干咳和盗汗的临床病史。血常规检查提示贫血、红细胞沉降率升高。入院时，胸部 X 线显示右半胸致密，右中肺野气液平，纵隔向左移位。他接受了右下肺叶切除术。肉眼检查，肺叶被坏死的肿瘤取代。活体外缘由黄灰色胶状结节组成，中央可见坏死区。光镜下，肿瘤由大的间变性细胞和大量多核巨细胞组成。可见横纹肌肉瘤和软骨肉瘤成分。囊性病变区可见上皮细胞排列的多个囊性间隙。患者接受了化疗和放射治疗，短期随访时未见进展。

## 三、淋巴组织细胞肿瘤

2015 年 WHO 肺部肿瘤分类标准中，将所谓的淋巴组织细胞肿瘤设立为单独的一类。包括 3 种肺部恶性肿瘤：黏膜相关淋巴组织结外边缘区淋巴瘤（extranodal marginal zone lymphoma of mucosa-associated lymphoid tissue，MALT 淋巴瘤）、弥漫性大 B 细胞淋巴瘤和血管内大 B 细胞淋巴瘤。

### （一）黏膜相关淋巴组织结外边缘区淋巴瘤（MALT 淋巴瘤）

根据 Koss[157] 的研究，大部分起源于肺部的非霍奇金淋巴瘤都是低级别的，且都来源于 B 细胞。它们被认为起源于由支气管黏膜内的淋巴组织组成的 MALT。支气管 MALT 被认为是因如吸烟、自身免疫性疾病或感染导致的慢性气道炎症的结果。该系统被认为在处理吸入性抗原时扮演重要作用。在各个病例系列中，低度恶性淋巴瘤在原发性肺淋巴瘤中占多数（50%～70%）。肺 MALT 淋巴瘤是一种低级别、生长缓慢的肿瘤，通常病程缓慢。在不同队列中，长期存活率都非常好，10 年存活率高达 50%[158, 159]。

这些病变是由反应性滤泡周围的小淋巴细胞和浆细胞样淋巴细胞增生所致。支气管或细支气管上皮淋巴细胞浸润是 MALT 淋巴瘤的特征，称为淋巴上皮病变。通常表现为反应性滤泡增生。肿瘤细胞为单克隆 B 淋巴细胞，CD20 或 CD79a 染色阳性，CD10、CD23 和 Bcl-6 为阴性。它们的 Bcl-2 也呈阳性。Ki-67 通常低于 20%。一旦通过组织活检确诊，就应该进行 CT 或 PET/CT 检查排除身体其他地方的结节病变。同时建议做骨髓活检以排除骨髓受累[160]。在诊断时或在诊断后最初的 3 个月内，如果出现如上所述的克隆性淋巴细胞性肺增生，则原发性肺淋巴瘤得以最终确诊。

最常见的基因变异是易位，其中，t（11;18）（q21；q21）见于大约 1/3 的病例，随后是 t（14；

18）（p32；q21）。这些肿瘤可能存在重链基因重排。上诉 2 种易位都会影响 MALT1 基因。而受这些易位影响的细胞途径是 NF-κB 途径。

一般报道中肺原发淋巴瘤的分期是采用 Ann Arbor 肺淋巴瘤分析系统，在表 107-3 有详细描述[158]。

**表 107-3　Ann Arbor 肺淋巴瘤分期系统**

| |
| --- |
| Ⅰ E 期：仅累及肺，可为双侧 |
| Ⅱ 1E 期：累及肺和肺门淋巴结 |
| Ⅱ 2E 期：累及肺和纵隔淋巴结 |
| Ⅱ 2EW 期：累及肺和胸壁或膈肌 |
| Ⅲ期：累及肺和膈肌以下的淋巴结 |
| Ⅳ期：弥漫性淋巴瘤 |

Mayo 诊所的 Ferraro 等于 2000 年报道了 48 例接受某种胸部手术的原发性非霍奇金淋巴瘤患者[158]。其中 MALT 淋巴瘤患者占 73%。患者的年龄为 15—85 岁（平均为 61.8 岁），且其中 56% 为女性。62% 的患者诉有症状，包括咳嗽、乏力，以及最常见的消瘦。肺部浸润或肺部肿块是最常见的 X 线表现。支气管镜检查诊断肺淋巴瘤的成功率很低（18%），这一发现也得到了其他论文的支持。40% 的患者可能实现了 R0 切除。其余的患者接受了活检或被发现有广泛的不可切除的胸部疾病。大多数患者为 ⅠE 期，54% 的患者接受了术后化疗。

Kurtin 等发现他们的患者中 29% 患有自身免疫性疾病。此外，他们检查了 50 名患者中的 28 名，发现有 12 名患者（43%）患有单克隆 γ 球蛋白病[162]。

King 等描述了 24 例肺 MALT 淋巴瘤患者的影像特点[163]。24 人中 19 人（79%）为多灶性病变，4 人为孤立性病变（17%），1 人为肺弥漫浸润性病变（4%）。相关的高分辨率 CT（high-resolution CT，HRCT）扫描可见支气管充气征、气道扩张、血管造影征阳性和病变边缘可见磨玻璃影。其他征象包括支气管血管周围增厚、肺门和纵隔淋巴结增大，以及胸腔积液或胸膜增厚（图 107-9）。高达 50% 的患者未表现出任何症状，仅在影像学检查时偶然发现肺 MALT 淋巴瘤。

原发 MALT 淋巴瘤的预后良好。Koss 等[164] 报道的 5 年生存率是 70%。Miller 和 Allen 在他们纳入 22 例肺小细胞淋巴瘤的队列中记录到 86% 的 5 年生存率[2]。Kennedy 等[165] 报道，他们 12 名患者的中位生存期是 9.75 年。Fiche 等的队列中，小细胞淋巴瘤患者 5 年生存率是 93.6%，10 年生存率是 60%[166]。据 Ferraro 等报道，不考虑治疗方式的情况下，1 年、5 年和 10 年的真实生存率分别是 91%、68% 和 53%[158]。一项回顾 SEER 数据库（Surveillance Epidemiology and End-Results，SEER）中 326 名患者的研究提示，他们的中位总生存期为 112 个月和 7.5 年的疾病特异性生存率为 85%[167]。

治疗选择包括初诊时观察、手术、化疗、放疗或者各种方式的组合。麻省总医院的 Graham 等记录了一个原发性肺淋巴瘤队列（primary pulmonary lymphomas，PPL）[168]。18 名患者中大部分（78%）为 MALT 淋巴瘤，其中 2 例进展为高度恶性的大细胞淋巴瘤。若可实现完全切除，被认为是根治性治疗，无须进一步辅助治疗[168]。否则，一旦没有完全切除，治疗上应该增加辅助化疗。可以使用利妥昔单抗、氯氨丁腈、环磷酰胺、长春新碱和泼尼松龙（CVP）等药物。对于复发的患者，可以选用更积极的治疗方案，如环磷酰胺、多柔比星、长春新碱和泼尼松（CHOP），或多柔比星、博莱霉素、长春新碱和达卡巴嗪（ABVD）。单纯放疗也可用于不完全切除后或治疗复发[168]。

Zinizani 等使用含氟达拉滨和米托蒽醌的方案治疗 17 例经活检证实的肺 MALT 淋巴瘤，82.3% 的患者完全缓解（completed response，CR）。因此作者主张将该方案作为治疗肺 MALT 淋巴瘤的一线治疗方案[169]。相似的，Kim 等报道了 8 例接受单药氯氨丁腈或 CVP 联合方案治疗的患者有很高的客观缓解率（objective response rate，ORR）[161]。

虽然暂无指南明确说明手术在肺 MALT 淋巴瘤中的作用，但在许多情况下都优先选择手术治疗，比如 Mayo 诊所或麻省总医院的系列报道。在许多情况下，由于非手术组织样本的诊断率较低，需采用侵入性诊断方法，因此外科手术在该病的诊断和治疗中起着非常重要的作用。Ferraro 等建议任何可切除的肺部病灶都应该这样处理，并进行完整的肺叶切除和纵隔淋巴结清扫以获得准确分期。对于不能切除的病变，保留手术（如果可能的话，微创）作为获得组织活检的方式。然而，作者不建议进行如全肺切除的广泛切除来治疗肺 MALT 淋巴瘤，因为切除的范围并不能提高患者的存活率[158]。

高达 50% 的病例会复发，淋巴结是最常见的复发部位。虽然手术可以考虑用来治疗复发，但化疗在这种情况下应该是首选的。

### （二）弥漫大 B 细胞淋巴瘤

弥漫性大 B 细胞淋巴瘤（diffuse large B-cell lymphoma，DLBCL）是一种较少见的原发性肺淋巴瘤。它是一种由 B 细胞的弥漫性增生组成的淋巴瘤，细胞核大小等于或超过巨噬细胞核的大小，或超过正常淋巴细胞大小的 2 倍。肿瘤性 B 细胞表达 CD20 和 CD79a。

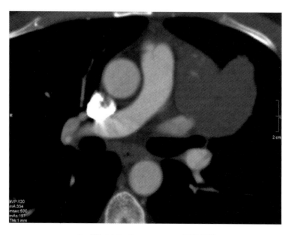

▲ 图 107-9　MALT 淋巴结
CT 扫描显示左上叶肿物，需要切除左上肺叶。病理显示为 MALT B 细胞淋巴瘤

Toh 和 Ang[170] 报道的 18 例 PPL 的队列中，2 例为大细胞淋巴瘤。在一个相似的队列中，Tamura 等[171] 发现 24 例中 3 例为大细胞淋巴瘤。Kim 等报道的 24 例 PPL 中，9 例诊断为 DLBCL[161]。

大细胞淋巴瘤患者通常在 50—70 岁起病。男性和女性发病率几乎相等，患者通常都诉有症状，包括有咳嗽、胸痛、呼吸困难、发热和消瘦。虽然在其他各叶，甚至全肺可见受累，但肿瘤倾向于发生于上叶。胸部 X 线片可见如 MALT 淋巴瘤患者的浸润性或结节性病变。组织学检查可见肿瘤由核大、核仁突出的细胞构成。肺门淋巴结经常可见受累。胸壁和胸膜受累也较常见。混合（大和小）细胞类型可能会发生空化。确诊后，首选的治疗方法是化疗结合放疗。此外，尽管化疗是首选的治疗方案，但有时会进行手术以帮助确诊[158, 161]。

在 Kurtin 等的报道中，9 名患者中 8 名接受了不同方案的化疗[162]。这类大细胞肿瘤比 MALT 淋巴瘤更具侵袭性，因此其预后也相应较差。然而，因为报道的病例较少，肺 DLBCL 的生存数据尚不明确。

尽管常见完全缓解，但复发并不少见[161]。L'Hoste 等报道他们患者的远期复发率是 53%。复发可发生于初次治疗后的数月内或多年后[172]。Cordier 等报道他们 9 名患者在第 4 年末没有 1 人存活[173]。总体而言，如 Kim 等研究[161] 所示，患者生存率生存期不如 MALT 淋巴瘤那么长。Kurtin 等估计大细胞淋巴患者的 1 年、3 年和 5 年的总生存率为 77.8%；10 年生存率为 51.9%[162]。

尽管对适当的治疗有初步反应，但同时患有艾滋病和原发性大细胞淋巴瘤患者的预后较差，先前或同时存在的机会性感染对这些患者尤其有害。Ray 等[174] 描述了 1986—1996 年的 12 例 AIDS 相关性 PPL。患者年龄范围为 32—56 岁，平均为 38 岁。男女比例为 11 : 1。症状有咳嗽、呼吸困难及胸痛等，大部分患者诉有 B 症状，如发热、消瘦或夜间盗汗。从人类免疫缺陷病毒（human immunodeficiency virus，HIV）血清阳性到发现淋巴瘤的平均时间为 5 年。这些患者接受了各种化疗方案的治疗。中位生存期为 4 个月，12 例患者均在 17 个月内死亡。这份报道同时还提示 EBV 与这些淋巴瘤的发病机制有关[174]。

### （三）血管内大 B 细胞淋巴瘤

血管内大 B 细胞淋巴瘤（intravascular large B cell lymphoma，ILBCL）是节外 DLBCL 的一种侵袭性亚型。这类肿瘤的特点是淋巴瘤细胞位于血管内，尤其是毛细血管内[1]。血管内发现的肿瘤性淋巴细胞为大细胞，胞核呈泡状、核仁突出。有丝分裂像常见。肿瘤细胞表达 CD29、CD79a 等 B 细胞标志物。它可以表现为弥漫性肺部疾病，患者可伴有低氧血症或肺动脉高压。其他形式的影像学表现有磨玻璃影。治疗方法是化疗。据报道利妥昔单抗是一种有效的药物，但预后较差[1]。

B 细胞型以外的肺淋巴瘤的真实发病率尚不清楚。用免疫组织化学方法进行免疫表型在确定起源谱系方面具有一定价值的。为了区分反应性过程和 T 细胞恶性疾病，T 细胞的单克隆性需通过 TCR 基因重排来证明。与肺 B 细胞淋巴瘤相比，肺非 B 细胞淋巴瘤的患者预后更差（图 107–10）。

## 四、异源性肿瘤

### （一）肺内型胸腺瘤

肺内型胸腺瘤是发生在肺部的上皮性肿瘤，与胸腺中的相应肿瘤相似[1]。它们被认为起源于肺中的异位胸腺组织。他们可能会出现呼吸道症状，或被发现为偶发的肺结节或肿块。副肿瘤综合征如重症肌无力可见于肺内型胸腺瘤患者。当肿瘤位于肺部时，手术切除是首选的治疗方法[1]。

### （二）肺原发性黑色素瘤

在 Mayo 诊所，Miller 和 Allen[2] 回顾了 10

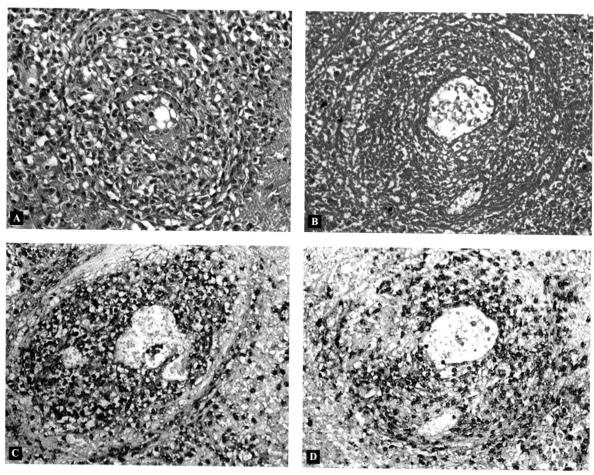

▲ 图 107-10　血管中心性 T 细胞淋巴瘤
A. 肿瘤细胞血管中心性浸润（HE）；B. 吉姆萨染色；C 和 D. 弥漫性 CD3 阳性细胞

年间的 80 名罕见肺部肿瘤的患者。仅有 3 人患有肺黑色素瘤，占他们 10 134 例肺癌的 0.03%。Jennings 等 [175] 描述了 1 例下呼吸道原发性恶性黑色素瘤，并总结了文献中其他 19 个病例。他们利用以下标准排除了其他可能的原发部位：①以前没有切除过的皮肤病变，特别是色素沉着；②没有切除过眼部肿瘤，也没有摘除眼部肿瘤；③单发肿瘤；④肿瘤的形态特征与原发肿瘤相符；⑤切除时其他器官没有明显的黑色素瘤；⑥尸检结果显示，在其他地方，特别是皮肤或眼睛，没有发现原发性黑色素瘤。所有病例都需要进行原发性黑色素瘤和含有黑色素的类癌的鉴别诊断。对此，这 2 种肿瘤之间的免疫组织化学和超微结构的差异（表 107-4）在鉴别诊断时可能有帮助（图 107-11）。Jennings 等 [175] 报道的 20

个患者的年龄为 20—80 岁，且男女疾病发病率几乎相等。其中 4 名患者的黑色素瘤发生在气管或气管隆嵴，而在其余 16 名患者中，黑色素瘤发生在涉及任何一个肺叶的支气管部位。虽然发生在支气管的黑色素瘤在临床上表现为原发性肺癌并导致支气管阻塞，但其中许多患者的临床症状、体征和影像学特征未见描述。Marchevsky[176] 指出，支气管黑色素瘤在形态上与皮肤和黏膜黑色素瘤相似。肺黑色素瘤中 S-100 蛋白、MelanA 和 HMB-45 的免疫组化结果均为阳性，但神经内分泌标志物为阴性，这有助于将它们与类癌的鉴别。Wilson 和 Moran[177] 还描述了 7 例原发性肺黑色素瘤的免疫组织化学结果。他们发现这些肿瘤对 S-100、HMB-45 和波形蛋白呈阳性反应，而对细胞角蛋白、CAM 5.2（一种角蛋白）和嗜

表 107-4 肺原发性黑色素瘤与含黑色素类癌的鉴别

| 原发性黑色素瘤 | | 含黑色素类癌 |
| --- | --- | --- |
| **超微结构** | | |
| 胞质细胞器 | | 丰富的线粒体 |
| 光滑内质网 | | 桥粒 |
| **含色素体** | | |
| 无神经分泌颗粒 | | 存在神经分泌颗粒 |
| **免疫组化特征** | | |
| +++ | S-100 蛋白 | ± |
| − | 神经元特异性烯醇化酶 | +++ |
| − | 降钙素 | +++ |
| − | 角蛋白 | + |
| − | 上皮膜抗原 | + |
| − | 嗜铬粒蛋白 A | ++ |
| +++ | HMB-45 | NR |

±. 阳性或阴性；+++. 强阳性；++. 中度阳性；+. 阳性；NR. 未记录

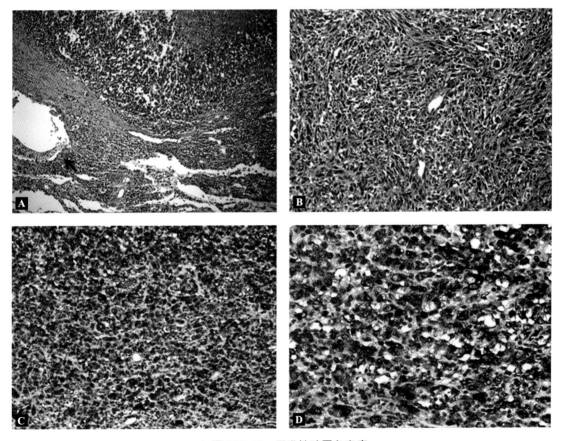

▲ 图 107-11 原发性肺黑色素瘤

A. 大细胞肿瘤性增生，胞质丰富，可见嗜酸性的细小颗粒；支气管壁用箭标出（HE，100×）；B. 可见明显的细胞异型性和巨大核仁（HE，200×）；C. Melan A 弥散阳性（200×）；D. Melan A 弥散阳性（400×）

铬粒蛋白呈阴性反应。如果接诊到黑色素瘤患者，且未能发现同时或先前原发病变的病史或证据，在可能的情况下，应该对病灶进行切除。在文献报道的病例中，所采取的治疗方法从无治疗到全肺切除不等。其中 8 名患者死于该病，6 名患者在长达 11 年内未复发，另外 2 名患者在随访第 12 个月和第 19 个月时均未复发。Ost 等描述了另外一类肺黑色素瘤，并得出结论，无论淋巴结是否受累，积极的手术切除能提供最好的长期存活率 [178]。

# 第 108 章
# 肺转移瘤
## Pulmonary Metastases

Paul E. Y. Van Schil　Willem Adriaan den Hengst　Mark S. Allen　Joe B. Putnam　Jr.　著

谭锋维　译

肺转移瘤是指来自胸部或胸部以外的原发性肿瘤的肺转移。它们是全身性疾病的局部表现，且继发淋巴结受累可能也预示不良的预后。目前尚无大型随机临床试验证实手术切除肺转移瘤会给患者带来生存获益[1]，因此外科手术在肺转移瘤治疗中的作用仍存在争议。另外，与保守治疗或其他治疗相比，外科手术是最有可能获得最佳生存时间的治疗方式，但这仅仅是由于选择偏倚还是真正的生存获益仍然有待研究。对于肿瘤患者，实现完全切除往往可实现最佳的总体生存期和无病生存期，但对于肺转移瘤患者，只有少部分人能达到此疗效。文献报道，对于可切除的肺转移瘤患者，可以获得 30%～50% 的 5 年生存率[2]。然而，很多患者术后会出现胸腔内复发，这表明在术中未切除的微小转移瘤将决定长期的预后。

由于目前仍缺乏高级别证据，因此每个肺转移瘤患者的病情都应该在一个经验丰富的多学科团队中进行讨论，并应根据患者个人情况确定最佳的可用治疗方法。不同病例中根据情况应用手术治疗、放疗或者综合治疗。与原发性肺癌相比，肺转移瘤患者可能发生在更加年轻的人群中，因此，人们正在努力改善这些患者的长期预后，并开发新的综合治疗方式。

本章一开始简述肺转移瘤外科手术的历史，然后介绍病理学、症状学、诊断学和特定的治疗方式，主要侧重于外科手术技术及其结果。随后，对成人和儿童原发肿瘤的特殊组织学类型及复发性肺转移瘤进行讨论。最后分析预后因素，并讨论了有前景的新治疗策略。

## 一、历史背景

第 1 例文献记载的肺转移瘤病例可追溯至 1786 年，在 John Hunter 病例手册中有所描述[3]。原发癌是股骨的恶性肿瘤，患者在截肢后仅 7 周就死于广泛的肺部沉积。Tudor Edwards 在 1927 年报道了 1 例小腿肉瘤肺转移患者的亚肺叶切除术[4]。该患者曾于 6 年前在伦敦皇家布兰普顿医院进行了截肢手术。Barney 和 Churchill 曾报道了 1 个著名的病例——肺转移瘤切除术后的第一个长期生存者，而该患者患有转移性肾细胞癌[5]。在局部控制原发肿瘤灶而行肾切除术后，患者于 1933 年进行了肺转移灶的切除术，最终患者生存了 23 年以后因为其他原因去世。Alexander 和 Haight 综述了第一个关于癌和肉瘤肺转移灶切除术的大型研究，该研究一共有 25 例患者[6]。他们得出的结论是，可以耐受切除并且没有其他明显转移灶的患者可以接受肺转移灶切除术。Mannix 于 1953 年首次报道了胫骨软骨瘤患者多发肺转移的切除术[7]。术前胸部 X 线片上仅发现 1 个结节。早在 1965 年，N. Tomford 就已发表了一项包含 205 例接受肺转移瘤切除术患者的研究报道[8]。令人惊讶的是他报道的 5 年生存率为 30.3%，与目前的结果相似。

直到 1971 年 Martini 等描述了切除多发肺转移瘤的价值及多次切除术（多次序贯手术）在治疗骨肉瘤中的相关生存优势之前，很少有人尝试多次或重复切除肺转移瘤[9]。许多人已经提出了选择标准，然而，Putnam 和 Roth 指出，不可切除性可能是唯一的排除标准[10]。如 Pastorino 及其同事所述，在对许多原发性肿瘤的肺部单发或多发转移瘤切除之后，患者可以获得 20%～40% 的长期生存率[2]。

尸检研究表明，约有 1/3 的癌症患者有肺转移灶，而其中一小部分有仅局限于肺部的转移灶。Potter 及其同事表示，成骨和软组织肉瘤的转移通常只发生在肺部[11]。黑色素瘤、乳腺和结肠等其他实体器官肿瘤的患者有孤立肺转移灶较少见，但是这些孤立转移灶可能代表这些肿瘤生物学行为更良好，治疗也更容易。尽管没有高级别证据，在没有胸腔外转移的情况下，孤立、可切除肺转移灶的患者应进行彻底切除以延长生存期。即使存在胸腔外转移的情况（例如结直肠癌患者同步肝肺转移），某些个性化治疗患者进行完全切除也可能获得生存优势。能使患者受益的切除转移灶数目上限尚未确定，然而，在切除前影像学检查确定的转移灶数目越多，或在术中触诊的转移灶数目越多，则存在微小转移且病变无法切除的可能性越大（图 108-1），而其复发亦可能出现较早且具有潜在侵袭性。多学科评估和选择有效的全身治疗理论上可治疗微转移性疾病，比立即手术切除可以更好提高总体生存率。尽管如此，仍可能需要局部控制迅速扩大的孤立性转移。多发转移的进展将不可避免地减少肺功能储备，可能导致呼吸困难和呼吸功能不全。

## 二、病理

恶性肿瘤可通过血行性、淋巴性、气源性或者直接侵袭的方式转移。潜在的肿瘤生物学和宿主抵抗性决定了扩散机制、转移位置和生长程

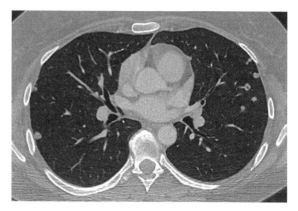

▲ 图 108-1　结直肠癌患者多发性转移性结节
由于弥漫性肺部受累，该患者被认为无法手术

度。血行转移最常见于肺、肝、脑和骨骼的毛细血管床中。转移到肺实质的肿瘤细胞团块被捕获或黏附在毛细血管内皮。接下来发生了一个复杂的肿瘤 - 宿主相互反应，大多数肿瘤栓子死亡，然而，一些肿瘤细胞可能穿过内皮细胞并开始生长。肿瘤细胞可能通过淋巴管传播，并在肺实质内占据不同的位置，或者扩散到整个肺（例如，乳腺癌或其他转移性腺癌的淋巴管扩散）（图 108-2）。根据原发肿瘤组织学类型（通常与腺癌或鳞状细胞癌的原发性肿瘤有关），转移可能发生在引流肺叶、肺门或纵隔的淋巴结，并且往往预后不良。随着转移瘤的生长，转移灶可直接侵袭周围其他结构。因此，建议切除肺转移灶和其邻近结构。Putnam 等指出，如果可以在切缘阴性的情况下完全切除转移灶，则扩大切除可能会获得局部控制和生存获益[12]。最后，肿瘤可能发

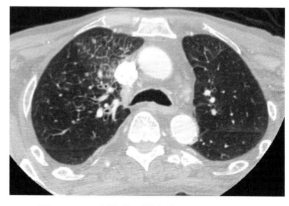

▲ 图 108-2　癌性淋巴管炎患者，右侧最为明显

生从肺内一个部位到另一个部位的气源性扩散，而且最近的数据表明这种机制可能未被充分认识。在原发性肺腺癌中，这被描述为"气腔播散（spread through alveolar spaces）"或"STAS"[13]。影像学特征有助于区分气源性扩散、血行性和淋巴性转移[14]。还应该认识到，许多肿瘤在很大程度上具有异质性，因此，对于某个特定的肿瘤，可能会发生克隆进化并且导致具有新的获得性遗传改变和突变的亚克隆群体产生，最终导致"同一种肿瘤"具有不同的转移潜能[15]。Chen及其同事评估了 EGFR 突变异质性，发现多发性肺结节患者的不一致率最高，这可能解释了此肿瘤对酪氨酸激酶抑制药的不同反应[16]。Sardari Nia 等论证了原发肿瘤和远处转移之间可能存在不同的生长方式[17]，使情况更加复杂。在一项针对24名肾透明细胞癌肺转移患者的研究中，在33%的病例中检测到一种非血管生成性的肺泡生长模式，直接使用局部血管，因此可能解释了患者对"抗血管生成治疗"的抗性。

### 三、症状

肺转移瘤很少出现症状，因此，转移瘤的诊断通常是原发肿瘤切除后通过随访影像学检查获得的。肺转移瘤患者很少需要缓解疼痛，因为壁胸膜很少被实质转移累及。在肿瘤切除前必须区分是基于胸膜的转移还是基于实质的转移。很少（＜5%）的肺转移瘤患者出现呼吸困难、疼痛、咳嗽或咯血症状。Bocklage 及其同事指出，患有血管肉瘤肺转移的患者会出现上述症状，可能持续几周至几个月[18]。在周围性肉瘤转移的患者中，因周围肺实质的破坏而发展为气胸的情况极其罕见。Srinivas 和 Varadhachary 建议对伴有气胸的原发恶性肿瘤患者进行肺转移评估[19]。

### 四、诊断

如 Snyder 和 Pugatch 所述，在影像学检查中，肺转移瘤可表现为单发或多发结节，界限清楚或弥漫性阴影，粟粒状或团块状[20]。尽管如此，肺结节患者的影像学表现是非特异性的，可以表示一系列的良性或恶性疾病谱。对于这一类患者，外科医生必须考虑其他更为局部的相关诊断（如组织胞浆菌病、结核病）和其他恶性疾病（如肺癌）。对于转移性疾病尚没有能确定诊断的影像学标准，但是，在一个患有恶性肿瘤的患者肺上发现多发的、边界清晰的、小的周围性结节极有可能是转移性疾病。Fleischner 学会发布了肺部实性小结节处理的具体指南，最近还发布了非实性病变的评估指南[21, 22]。Patel 及其同事描述了一种实用的算法，用于诊断和处理孤立性肺结节[23, 24]。

在欧洲胸外科医生学会（European Society of Thoracic Surgeons，ESTS）建立的肺转移瘤切除术项目中，提出了肺转移患者的影像学检查要求[25]。由于其高灵敏度，计算机断层扫描（CT）被认为是评估肺结节的标准成像方式，建议进行3～5mm 重建厚度的螺旋 CT 扫描，并且应在肺转移瘤切除术的4周内进行。如果有条件，可以使用正电子发射断层扫描（PET），主要推荐用来检测胸腔外转移灶，尤其是在原发肿瘤高摄取氟脱氧葡萄糖（fluorodeoxyglucose，FDG）同位素的情况下。在10%～15%的患者中，可以检测到胸腔外受累，这将改变治疗策略。在 Internullo 及其同事于2008年发布的 ESTS 成员当前临床实践的调查中，螺旋 CT 最为常用（74%），而 PET 扫描作为补充检查的使用比例不到50%[26]。

胸部的高分辨率 CT 检查可以分辨直径2～3mm 的肺部结节，实际上也可能会出现这种大小的转移灶，但是肉芽肿等感染后的病理变化或者其他肺实质改变也可能产生这些小的无法确定性质的病变。在有些国家，组织胞浆菌病引起的肉芽肿性疾病很普遍，影像学上显示的病变大小、数量、位置等物理和影像学特点与临床相关的性必须加以考虑。

Parsons 等在2项研究中评估了胸部 CT 用来检测肺转移瘤的精确性[27, 28]。在最近的一项研究中，53名患者进行了60次肺转移瘤切除术，有足够的临床病史和有关螺旋 CT 的重点资料。术前螺旋 CT 在 19% 的病例中完全正确，这意味着没有漏诊转移灶或假阳性病变。总共有 46% 病例的 CT 检查漏诊了转移灶。Althagafi 及其同事进行了相似的研究，他们报道了 215 例肺转移瘤的切除手术，均采用开胸术，并仔细进行了肺大体触诊以确定转移灶[29]。他们将术前 CT 上发现的结节数量与病理报告上的最终病变数量进行了比较，在 36% 的病例中发现了同侧的、影像学阴性的恶性肺转移灶，其中间叶组织肿瘤的发生率最高。这些研究表明，当最终目标是完全切除所有可检测到的肺转移灶时，仍然需要通过开放手术进行人工肺部触诊。肺转移瘤切除工作组也主张这一观点[25]。

磁共振成像（MRI）在识别肺转移瘤方面可能与 CT 一样敏感，但它增加的额外信息很少，正如 Feuerstein 和 Wyttenbach 及其同事所观察到的那样[30, 31]。MRI 不是评估局限于肺实质的肺转移瘤患者的常规推荐方法，但是可以为 CT 提供补充信息，以帮助计划的除涉及后纵隔、神经或大血管的转移瘤，正如 Wyttenbach 及其同事所建议的[31]。

Franzius 及其同事通过检测恶性骨肿瘤的肺转移灶将 FDG-PET 与胸部螺旋 CT 进行了比较[32]。FDG-PET 的敏感性为 50%，特异性为 98%，精确度为 87%，与之相比较的胸部螺旋 CT 的敏感性、特异性和精确度分别为 75%、100% 和 94%。作者得出结论，在检测原发性骨肿瘤的肺转移灶方面，胸部螺旋 CT 优于 FDG-PET。

Fortes 及其同事进行的一项研究包含了 84 名患者及 106 次手术，其中 68% 的患者至少 1 个结节为 PET 阳性的[33]。所有结节的真阳性率是 66.6%，假阴性率为 33.3%。Veronesi 及其同事指出，在来自各种肿瘤的肺转移患者体内，FDG-PET 摄取葡萄糖和血管生成是独立的生物学特征，这可能作为未来的抗血管生成疗法的证据[34]。

良性肉芽肿性疾病可能和转移很相似，但对于先前诊断为恶性肿瘤的患者，新发生的，及多发的结节很可能是转移灶。细针穿刺或胸腔镜下楔形切除术可能有助于高危患者的肺结节诊断或分期（图 108-3）。临床 I 期或 II 期原发性非小细胞肺癌（non-small cell Lung cancer，NSCLC）可能与孤立的转移没有区别，特别是如果原发肿瘤是鳞状细胞癌或腺癌。对于这 2 种特殊的组织学类型或不能排除原发的患者，在患者有足够肺功能储备的前提下，建议选择肺叶切除术和系统性纵隔淋巴结清扫术。对于癌性淋巴管扩散和存在呼吸困难的患者，可能需要进行活检以区分肿瘤和感染。

尽管胸部螺旋 CT 被认为是标准检查方案，但外科医生必须个性化地选择放射线成像或扫描技术，以提供治疗计划所需的必要而完整的临床信息。Woodard 及其同事提出了可能影响外科医生进行影像学检查选择的几个因素[35]。这些因素包括①确定肺结节或转移灶的大小、位置和特征；②区分孤立的鳞状细胞癌（腺癌）转移灶和原发性 NSCLC；③评估胸腔外转移疾病（经血播散至其他部位、转移至局部淋巴结或者其他肿瘤）；④评估局部侵袭的潜能。

### 转移性或原发性支气管癌

肉瘤或其他特殊的非肺部肿瘤的肺转移很容易诊断，而乳腺癌或结肠癌的孤立性肺转移、头颈部原发肿瘤的鳞状细胞癌转移却更难与原发性肺癌区分。肺结节 ≥ 2 个的患者可被认为存在转

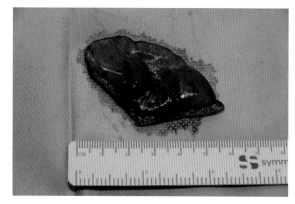

▲ 图 108-3　可疑结直肠癌肺转移患者行楔形切除术
病理示肺内淋巴结

移性肿瘤。治疗方案是相似的，对于没有双侧对称倾向的肿瘤（如组织学为非肉瘤），单侧入路可能是最佳选择。

从历史上看，使用光学显微镜对原发性肿瘤及肺结节进行比较是确定肺结节或肿瘤起源的唯一方法。而 Herrera 及其同事研究的电子显微镜观察特定的分子遗传学特征可以更准确地识别这些肿瘤的起源[36]。如 Ghoneim 及其同事所述，单克隆抗体可能有助于区分原发性支气管腺癌和结肠癌肺转移[37]。Girard 及其同事表示，全面的组织学评估可能有助于区分多发性肺疾病的原发灶和转移性疾病[38]。

为了确定新发肺结节的性质，Lefor 及其同事为治疗后出现可疑结节的头颈部鳞癌患者开发了算法[39]。为了更好地指导后续治疗，他们研究了转移灶和原发性肺癌的特征。然而，由于恶性肿瘤的基因型不稳定，目前尚无确切的分子技术将转移灶和原发肿瘤区分开来。而在这些情况下，临床判断很有用。

## 五、肺转移瘤的治疗

大多数肺转移瘤患者有多发的转移灶，或是不可切除的胸膜或肺转移。对于这些患者，治疗的目的是系统地控制疾病和减轻症状。尽管目前经常使用放疗或者化疗，但由于患者不一致的反应性，治疗很少能够达到控制或者治愈疾病的目的。以化疗为基础治疗"系统性转移瘤"，以手术切除为"挽救"治疗可能比单独手术切除获得更好的预后。如果原发肿瘤得到控制并且转移仅局限于肺部，则可以考虑切除所有肉眼可见和可触及的转移灶。尽管目前尚没有对照试验提供高级别证据，但完全切除孤立的肺转移灶通常可提高生存率（不论原发肿瘤是何种组织学类型）。一项针对结直肠癌肺转移患者的随机试验目前正在进行中，该试验将患者随机分为手术组和保守治疗组，要求存在多发转移灶或正处于一个短暂的无瘤间歇期（disease-free interval，DFI）内[40]。

### （一）化学治疗

化疗尚不是可切除的肺转移瘤的常规治疗方案。然而，除仅有 1 个或很少几个转移灶，或在一个较长的无瘤间歇期的患者以外，隐匿性微小转移可能是普遍存在的。例如在肉瘤中，人们可以通过多种方式实现对原发肿瘤的控制，然而，与没有隐匿性微小转移的患者相比，在控制原发性疾病时因存在微小转移而导致的肺转移会使患者的生存期缩短。即使进行多次切除，完全根除所有的微小转移灶也可能无法实现。使用化疗或其他靶向治疗辅助控制微小转移灶对于全身控制是有价值的，亦可强化手术切除的局部控制效果。当采用手术切除作为肺转移瘤化疗后的补救治疗时，作为传统衡量方法的切除后生存期（post-resection survival）和切除后无病生存期（post-resection disease-free survival）可能存在不足。一个对生存期更加合适的衡量方法应该包括"从影像学诊断转移瘤开始的生存期"。化疗的持续时间、患者应答反应程度、原发恶性肿瘤的组织学类型及患者的身体状况均会影响手术切除的时机和可能的长期预后。

在过去的几十年中，骨肉瘤患者的生存率已从 20% 提高至 60%～70%，保肢手术取代了截肢手术，而且已经建立了使用多种药物的新辅助化疗方案。Skinner、Goorin、Pastorino 及其同事的研究显示，与仅通过手术治疗原发性骨肉瘤相比，通过手术切除+辅助化疗治疗的原发性骨肉瘤患者的肺转移发生率显著下降[41-43]。Hirota 及其同事发现越来越多的新药物正在被纳入化疗策略[44]。尽管如此，Ferguson 及其同事证实，对于这些患者，复发仍然是一个重要问题[45]。在他们的报道中，37 例患者在接受卡铂诱导治疗后进行了切除和术后多药化疗，没有患者获得完全缓解，仅局限于肺部转移的患者比有远处骨转移的患者生存期长。只通过切除补救治疗肺转移瘤的生存率仅为约 30%。如 Marina 和 Pastorino 及其同事所述，采用手术切除联合化疗的补救治疗方案可能有效延长骨肉瘤肺转移患者的生存期[46,47]。然而，临床需要更加有效的系统治疗。

术前化疗（大剂量甲氨蝶呤、顺铂、多柔比星和异环磷酰胺）联合手术治疗和其他术后化疗的效果已经被检验。Goorin 及其同事发现，尽管存在显著的骨髓抑制、感染和肾毒性，依托泊苷联合大剂量异环磷酰胺作为骨肉瘤肺转移患者的诱导方案仍是有效的[48]。Bacci 及其同事指出，有 16 例患者进行了化疗，随后同时切除了原发性和转移性肿瘤[49]。其中 15 例患者完成了完全切除术。然而，5 例患者在几个月内因无法检测到的转移性疾病死亡。生存期与化疗在原发性和转移性肿瘤中的效果（坏死）密切相关。与既往结果相比，综合治疗（化疗后进行补救性手术治疗）可延长生存期。

最近，Salah 和 Toubasi 报道了 25 例转移性骨肉瘤患者，这些患者在切除肺转移灶后获得完全缓解[50]，大多数患者接受了围术期化疗，5 年总体生存率为 30%。在单因素分析中，不利预后因素包括软骨母细胞亚型、化疗后坏死率＜90%、在新辅助或辅助化疗期间发现转移及脏胸膜浸润。在多因素分析中，仅软骨母细胞亚型是显著的预后不良因素[50]。

单靠化疗可能存在不足。Jaffe 及其同事研究了化疗在 31 例骨肉瘤患者治疗中的作用[51]。仅有 3 例患者通过单独化疗被治愈，与此同时 4 例患者接受了手术切除，在切除的肿块中未发现存活的肿瘤组织。在人们发现新的疗法来更好地治疗骨肉瘤之前，仍需要联合化疗和局部治疗（手术切除）。Glasser 和他的同事注意到，在对 279 例 II 期骨肉瘤患者的研究中，化疗的组织学反应（坏死的百分率）是唯一独立的提高生存率的预测因素[52]。

既往结果基于的是化疗在原发性肉瘤治疗中的效果，如何将其在转移瘤的术前诱导化疗中有效应用仍是一个未知数。Lanza 及其同事检测了软组织肉瘤转移瘤对术前化疗的应答反应[53]。患者接受化疗的效果被归类为完全缓解、部分缓解、无缓解和进展。无法仅根据对化疗的应答反应来预测生存率。

最佳治疗策略可能是联合全身和局部治疗，尤其是对于那些患有复发性肺转移瘤的患者。治疗原发性软组织肉瘤的有活性的化疗药物非常有限。根据 Benjamin 和 Patel 及他们的同事的研究，多柔比星和异环磷酰胺是治疗软组织肉瘤的 2 种最具活性的化学药物，并且具有正向的量效反应特征[54,55]。在使得化疗反应最大化后，切除肺转移瘤可增强局部和全身控制效果，从而改善总体生存期（OS）和无病生存期（DFS）。这种治疗方法似乎显示了超过单独手术或单独化疗所能达到的收益。多柔比星和异环磷酰胺已经以剂量强化的方式使用，进而提高了反应率、缩短了进展时间，并改善了生存期（特别是对高危的原发性肢体软组织肉瘤患者）。这种来自软组织肉瘤的肺转移瘤治疗方案与其他恶性肿瘤来源的治疗方案具有相似的生存获益。切除前对化疗有生物学反应的患者，在切除后接受相同的化疗方案可能会有一定的益处。较新的不基于多柔比星的治疗方案包括：吉西他滨和多西他赛、异环磷酰胺和依托泊苷，最后是环磷酰胺和拓扑替康[56]。66 例高级别肢体及躯干软组织肉瘤患者接受围术期化疗，89% 的患者为阴性切缘[57]。远期 5 年无复发生存率为 64%。最近的一篇综述总结道，对于有复发可能性的局部软组织肉瘤患者，应强烈考虑全身治疗[56]。这样，诱导化疗反应的评估可能成为个体化后续治疗的依据。

还有一些可能表明对各种化疗药物的有效或无效的其他特征。Dhaini 及其同事评估了人类 P450 同工酶，特别是 CYP3A4/5，它有助于致癌物和化疗药物的代谢和解毒[58]。作者发现，与无转移性的肿瘤患者相比，具有远处转移的患者在原发性肿瘤活检标本中更可能具有 CYP3A4/5 的高表达（$P=0.0004$）。作者得出的结论是，这种高表达水平的人类细胞色素 P450 同工酶可能是预测原发性骨肉瘤患者转移或生存较短的标志。而 Dickens 及其同事则指出，环加氧酶 II（COX-II）

的水平与原发性或转移性疾病及生存率无关[59]。

推荐的做法是对于具有软组织肉瘤并伴有胸部高分辨 CT 下 1 个或 2 个孤立的肺部病变且具有长 DFI 的患者，可以立即进行手术。对于有 2 个以上病变的患者，化疗（多柔比星和异环磷酰胺）可用于评估肿瘤的生物学反应。当达到最大反应时，可以进行切除，然后再进行行术后化疗。对于最初无法切除的转移，化疗可能提供一个充分缩小肿瘤的机会，而后手术切除，此后可考虑进行术后化疗。如果化疗不成功，可以考虑通过手术来缓解症状。对于临终患者，如果化疗仅产生微小的反应或没有变化，可以考虑利用手术来局部控制转移。偶然情况下，转移灶可能会生长得十分巨大，压迫心脏和纵隔（"肿瘤胸"或"肿瘤填塞"），而产生与张力性气胸或血胸相同的后果。这种情况需要紧急手术干预，而化疗往往无效。可能需要积极的切除手术，但实际上进行的并不多。

## （二）放射治疗

尽管最初使用放射疗法来缓解晚期转移（如广泛的胸膜受累和骨转移）的症状，但在过去的 10 年中，已经引入了新的先进技术，可以精确应用大剂量射线分次照射寡转移灶。目前，类似于脑立体定向放疗技术已应用于原发性肺癌和肺转移瘤的治疗[60]。由于是大剂量射线精确照射肿瘤，这项技术也被称为"消融"放射治疗。然而，在下叶基底段的特定区域，控制呼吸过程中肿瘤的运动至关重要。目前已经开发了多种方法来实现此目的，如屏气、腹部压缩设备、呼吸门控和肿瘤追踪系统。

在最近的一篇综述中，Shultz 及其同事讨论了立体定向放射治疗在肺寡转移灶和寡转移肺癌治疗中的作用[60]。据报道，对于寡转移性疾病，1 年局部控制率为 70%～95%，而 1 年或 2 年无进展生存率则为 25%～70%。但是，由于大多数研究病例都包括异质性原发性肿瘤，因此无法提出整体建议。使用不同的放疗计划会导致结果差

异很大。准确的肿瘤反应评估很困难，但对于外科手术治疗的病例系列研究表明，转移灶的数目和 DFI 似乎更为重要。

在将这些新的技术应用于肺实质肿瘤时，仍然存在一些问题：如并没有总是获取肿瘤精确的组织学类型，这限制了结果的有效性，不能进行彻底的淋巴结评估，并且没有精确定义反应标准[61]。由于放疗在照射场中引起炎症反应，因此很难确定反应标准，尤其是在使用 PET 扫描来判断肿瘤的反应时。因此，目前在可以完全切除的情况下，转移灶切除仍被视为标准治疗选择。立体定向放疗和其他局部治疗方式（如射频消融）主要适用于功能或技术上无法切除的患者、先前切除而后复发的患者、切除不完全或切缘阳性的患者[60]。在某些接受立体定向放疗后复发或进展的局部转移的患者中，可以考虑所谓的"挽救"手术治疗[62]。

## （三）手术

一些患者有可切除肺转移灶且无胸腔外转移，这些人无论肿瘤组织学如何，完全切除转移灶通常都可以改善远期生存。甚至在经过高度选择患者中（如胸廓外转移得到控制或切除的患者），也可以考虑切除孤立的肺转移灶，以清除所有已知的病灶。例如，患有结肠直肠癌的患者，该患者先前已经切除了肝转移，现在被发现患有肺转移。在这些患者中，胸外科医生可能会利用结肠肿瘤的生物学优势（结肠肿瘤向肝脏和肺转移往往有限）。与具有不可切除转移的患者相比，切除肺转移灶后，这些患者的远期生存得到了提高。由于没有可用的随机对照试验，这些结果也可能部分由于患者是高度选择的，尽管如此，手术还是清楚地显现了生存优势[1]。

## （四）手术切除患者的选择

具有孤立肺转移灶的患者可以进行切除。McCormack、Mountain、Pastorino 及其同事，以及 Putnam 和 Roth 的研究已经提出了临床标准，以识别和选择能从肺转移灶切除术获益的患者[2, 10, 63, 64]

（表 108-1）。然而，大多数患者因为下列 1 项或者多项原因无法从手术中获益：①广泛侵袭性肿瘤；②在控制其原发肿瘤与发现肺转移之间只有短暂的 DFI；③转移灶快速生长。

对于考虑进行切除的患者，需要进行体格检查、影像学检查和生理评估以估计切除范围并确定手术是否可以安全进行。在双侧病变或先前手术后复发转移的患者中，需要特别强调心脏和肺部评估。对于术前化疗的患者或预期发生肺功能损害的患者，需要进行一系列肺功能检查。这些测试包括肺活量测定（含和不含支气管扩张药）、一氧化碳弥散量（$DL_{CO}$）和耗氧量测试（$V_{O2}$）。还可能需要超声心动图和运动负荷测试。

在手术室，最近的胸部 CT 扫描图像会被展示在显著位置。支气管镜检查后，放置一个双腔气管导管，用于输入麻醉气体。对靶肺放气，仔细触诊。鉴别所有可疑的结节，然后将其切除。每个结节的切缘应保证为正常组织。结节不应该"脱壳"（即从肺中剜除——译者注），因为有活力的肿瘤细胞会残留在切除区域的周围。应该保留足够切缘，即使切缘阴性，显微镜下仍可能有肿瘤细胞残留。Higashiyama 及其同事对 51 例肺转移瘤患者进行了研究，使用术中灌洗细胞学技术对手术切缘进行了前瞻性评估[65]。他们发现尽管有正常组织切缘，但仍有 11% 的患者切缘细胞学检查为阳性，随后，他们切除了额外的组织。尽管大体上切缘是阴性的，某些患者仍可能存在

局部微转移。这可能会造成之后的局部复发。通常情况下，切缘是否足够仅由外科医生决定。手术切除后，结节周围的肺实质变形，从而给病理医生以切缘阳性或切缘较近的假象。在使用机械缝合装置的情况下，病理医生通常会在评估"钉合"的实质切缘之前去掉吻合钉线。对于病理医生来说，重要的是要注意切除的机械吻合线的宽度并将其包括在病理报告中。淋巴结转移预后较差。

2001 年初，Loehe 等在一项前瞻性研究中证实，在不累及纵隔淋巴结的情况下，接受肺转移瘤切除术的患者生存率有提高的趋势[66]。2004 年，Ercan 及其同事报道了 70 例肺转移瘤切除术中进行纵隔淋巴结清扫术的经验[67]。他们发现 28.6% 的患者有纵隔淋巴结的转移，而且其是预后不良（无淋巴结转移者 3 年生存率为 69%，淋巴结转移者为 38%）的一个重要的因素。Szöke 等报道了 24 例结肠直肠癌肺转移患者接受肺转移灶切除术的病例，其中 33.3% 的患者被发现纵隔淋巴结阳性[68]。肺中央型转移的纵隔淋巴结阳性率（62.5%）高于周围型转移的纵隔淋巴结阳性率（18.8%）。肺转移瘤切除工作组建议进行系统的淋巴结清扫术，并指出纵隔镜检查可能使肺转移患者分期更加准确[69]。

对于有生存获益的可切除的转移灶，其数目是否有限制？在 Pastorino 及其同事报道的大型回顾性数据库中，只有 1 处转移的患者和多于 1 处转移的患者之间存在显著的生存差异[2]。其他试图解决这个问题的作者包括 Putnam、Girard、Robert 和他们的同事[70, 71, 72]。通常情况下，仅应将胸外科医生所定义的不可切除性视为切除的绝对禁忌证。随着转移数目的增加，隐匿性微转移灶出现的可能性也增加，反映了肿瘤的生物学行为更具有侵袭性。尽管外科医生可以通过视诊和触诊根除所有可识别的转移灶，但外科医生通常无法识别或根除微转移灶。转移数量过多（但仍然可以"切除"）的患者的肿瘤生物学特性不会因切除而改变。最好可以组成一个所有可能参与

表 108-1　肺转移瘤的切除

**肺转移瘤切除的标准**
- 与转移一致的肺结节
- 原发肿瘤得到控制
- 手术计划可切除所有结节
- 预计术后有足够的肺功能储备
- 无胸腔外转移

**部分或完全切除肺转移瘤的其他适应证**
- 需要建立诊断
- 化疗之后清除残留结节
- 获取组织以进行肿瘤标志物或免疫组织化学研究
- 减轻肿瘤负荷

治疗的多学科中心，通过讨论来实现手术机械切除的优势和控制微转移病灶需求之间的平衡。

全肺切除术尽管很少应用于肺转移瘤患者的治疗，但据报道在高度选择患者中可以获得长期生存，5 年生存率可以达到 20%～45%[73, 74]。肺切除术后进行肺转移瘤切除术甚至也可能获得外科治疗相似的效果[75]。Putnam、Grunenwald 及其同事曾描述可考虑采用全肺切除术对"肿瘤胸"产生的纵隔压迫进行机械减压[12, 76]。

### （五）手术技术和切口

外科手术切除方式包括：单侧保留肌肉的前外侧或后外侧胸廓切开术、分期双侧胸廓劈开术、正中胸骨切开术、双侧前路胸廓切开术与横向胸骨切开术（翻盖式切口）和微创手术技术，微创手术技术包括电视辅助胸腔镜手术（VATS）和机器人手术。

Johnston 和 Roth 及其同事表示：对于有双侧肺转移的患者，选择胸骨正中劈开术或分期双侧胸廓切开术可以更安全地进行探查[77, 78]。如果所有的转移灶均能被切除，切口的选择不影响生存期。不同的手术方法均有其独特的优点和缺点，对于系统性淋巴结清扫亦是如此（表108-2）。

先前提到的由 Internullo 等发表的针对 ESTS成员当前临床实践的调查中，已经谈到了手术方法的选择[26]。在临床上为单侧疾病的情况下，分别有 36.3%、28.8%、1.4% 的医生更优先选择前外侧胸廓切开术、胸腔镜手术（VATS）和胸骨切开术。如果临床上出现双侧疾病，则最常使用分期双侧胸廓切开术（66.2%），其次是胸骨劈开术（16.9%）和同期双侧序贯胸廓切开术（19.3%）。

肉瘤和单侧结节患者经常在术中发现多发和双侧转移。术前单侧肉瘤转移的患者中38%～60% 可能发生双侧转移。正中胸骨劈开术或者分期双侧胸廓切开术与完全切除后的生存率相似。

尽管有先前这些讨论，但对于某些患有单侧疾病的病例，双侧探查并非必需。高分辨率CT 或集成式 PET/CT 扫描可能有助于此决定。Younes 及其同事评估了同侧开胸术在单肺转移患

**表 108-2　各种外科切除术的优缺点**

| 手术方式 | 优　点 | 缺　点 | 淋巴结切除 |
|---|---|---|---|
| 胸骨正中劈开术 | • 单切口可进行双侧胸腔探查<br>• 患者不适少 | • 后侧和内侧（近肺门处）病变切除困难<br>• 肥胖、充血性心力衰竭或慢性阻塞性肺疾病（胸椎前后径增大）的患者难以显露左下叶 | • 淋巴结采样（双侧）<br>• 可行，但某些区域和椎旁区域难以到达 |
| 横向胸骨切开术或翻盖式 | • 单切口可进行双侧胸腔探查<br>• 可以更好地显露左右两侧胸廓的各个层面<br>• 左右两侧肺门和左下叶入路 | • 切口较大<br>• 患者不适 | • 系统性淋巴结清扫术（双侧）<br>• 可探查所有淋巴结区域 |
| 后外侧胸廓切开术 | • 标准入路（切口较短和前外侧入路）<br>• 充分显露半胸的结构 | • 患者不适<br>• 一次手术可能仅能探查半侧胸腔<br>• 对于双侧转移患者需要二次手术 | • 系统性淋巴结清扫术（单侧）<br>• 可以达到所有同侧的淋巴结区域 |
| 电视辅助胸腔镜手术（VATS） | • 免疫抑制程度小<br>• 可视化程度极好<br>• 脏胸膜转移灶显露极好<br>• 可鉴别无法切除的转移灶、胸膜外疾病或者胸膜赘生物等 | • 无法完全评估肺实质中的转移<br>• 晚期胸壁切口复发<br>• 无法识别看不见的隐匿性结节 | • 淋巴结采样（单侧）<br>• 肺门后和隆嵴下等区域难以到达 |

者中对侧无病生存和整体生存的作用[79]。他们指出，对侧肺复发的患者与入院时有双侧转移的患者相比，生存率没有显著差异。他们建议推迟对侧胸廓切开术，因为这并不影响生存期。同样，肺转移瘤切除工作组也不赞成在胸部 CT 扫描中发现单侧疾病时进行常规的双侧手术探查[80]。

### （六）激光辅助切除

由 Kodama、Bran-scheid、Miyamoto、Landreneau、Mineo、Rolle 及其同事所描述，激光辅助肺切除术使用钕钇铝石榴石（Nd：YAG）激光器，可能为肺转移灶的切除提供了一种有效手段[81-86]。使用激光可能增加肺实质的保留，减少了肺部变形。Bovie 电灼术可以在使残存肺组织变形最小的情况下去除转移瘤（电灼切除术），从而保留肺实质。如果发生漏气，可通过缺损实质缝合或使用纤维蛋白胶修补。激光切除术的缺点可能包括手术时间较长和术后漏气持续时间延长。目前已经开发了新的激光技术。Rolle 及其同事描述了一种特定波长的 1318nm Nd：YAG 激光，可以更好、更精确地切开肺实质并同时给肺组织止血、密封[86]。该技术可以实现 5mm 切缘破坏距离。

在 Mineo 及其同事进行的一项前瞻性随机试验中，研究了 45 例患者使用 Nd：YAG 激光切除肺转移灶的情况[85]。作者发现使用激光可以减少住院时间、漏气和组织损失；但是，激光手术尚无生存优势。

Osei-Agyemang 及其同事报道了回顾性病例研究，一共 301 例患者接受了肺转移的手术，其中使用 Nd：YAG 激光治疗的患者占 20.6%[87]。尽管在激光组中切除的病灶数量更多，但在长期存活率方面没有观察到差异。

激光切除肺转移瘤在肿瘤学上与其他技术相同，并且有保留肺组织和最大限度地减少手术相关创伤的优势。另外，如果转移灶已经被消除，或者切缘被破坏，则不可能进行完整而深入的病理学检查，并且不能对切缘进行评估。

### （七）胸骨正中劈开术和翻盖式切口

对于正中胸骨劈开术切口，患者需仰卧位，充分显露前胸，上至颈部，下至脐部，两侧至腋前线。将胸骨纵向劈开。分离两侧肺韧带，完全游离肺部。依次对肺进行萎陷和触诊。鉴别并切除转移灶，然后对萎陷肺重新通气。萎陷的右肺仅附着于肺门结构，可完全进入视野。由于心脏在上方，左下叶的显露可能比其他肺叶更为困难。如果对心包进行适当的轻柔牵拉，左下叶可以很容易地显露出来并进入手术视野。可以使用各种技术使术野更好地显露，例如，将萎陷的肺门之后垫高以抬高肺实质，或是使用乳内动脉牵开器显露基底段肿瘤及肺门后左下肺叶肿块。在某些情况下，可以使用电视胸腔镜来扩大视野。正中胸骨劈开术的相对禁忌证包括肥胖、慢性阻塞性肺疾病、偏瘫（特别是左侧）和心脏肥大。如果患者的转移灶累及左侧肺门或者左下肺叶的后侧和内侧部分，选择分期双侧胸廓切开术将优于胸骨正中劈开术。在这种情况下，选择胸骨正中劈开术可能会降低切除的完整性并损害肺实质，或是需要比其他术式更大的肺切除范围。

如 Bains 及其同事所述，横向胸骨切开术或"翻盖式切口"是对正中胸骨劈开切口的一种改良[88]。最初，这种入路是从隆嵴手术发展起来的，后来被重新发现并用于序贯式双侧单肺移植手术。在乳房或胸肌下行曲线切口，抬高胸肌以进入双侧第四肋间隙，然后从这里进入胸腔并将切口从两侧延伸至胸骨。切口最外侧的部分向上弯曲朝向腋窝。最后，用吉格利锯（Gigli）或摆动锯将胸骨在第四肋间隙水平切开。在两侧各放置一个胸腔牵开器，打开胸腔，充分显露左右胸腔、肺门和纵隔（图 108-4）。这种方法的优点包括更好地显露左肺门后方和左下叶，还可以进行扩大淋巴结清扫术。缺点包括切口较大和疼痛。尽管目前人们在胸骨髓内插入克氏针有助于胸骨复位和愈合，但胸骨重建和恢复稳定性均有困难。

### （八）胸廓切开术

胸廓切开术是肺癌的经典手术方法。与胸骨劈开术相比，分离背阔肌的后外侧胸廓切开术和保留背阔肌的前外侧胸廓切开术可以更好地显露左侧肺门内侧和后侧附近的转移灶，进行同侧的系统性淋巴结清扫也更加容易。此外，对于有较大转移灶的患者，后外侧开胸手术可以快速地切除病灶，并较大程度的保留肺实质。外科医生通常仅在半个胸腔内手术。尽管具有可行性，但在同一患者的同一次手术中很少进行双侧连续性胸廓切开术。

此外还可以考虑腋下垂直胸廓切开术。Margaritora 及其同事分享了他们分期腋下开胸的经验[89]。住院时间短，为 3.2d，手术创伤和术后疼痛均最小化，分期手术的间隔期为 24d。

同样也可以使用 D'Amato 及其同事介绍的双侧前路胸廓切开术[90]。电视辅助的双侧小切口胸廓切开术是胸部其他外科手术方法的一种替代选择。

### （九）电视辅助和机器人胸腔镜手术

使用高分辨率视频成像的 VATS 切除术有助于对转移灶进行诊断、分期和切除。然而通常情况下，根据转移灶大小不同，仅肺表面或者外部 10%～20% 的区域才能够在胸腔镜下鉴别，所以这种术式的用途有限。这种技术可能无法检测到肺实质内的转移灶。在一份早期的报道中，Landreneau 及其同事对 61 位患者进行了 85 次胸腔镜下肺切除术，这些患者的并发症发生率很低而且死亡率为零[91]。病变很小（＜3cm），而且位于肺实质的外 1/3。在这项研究中，通过胸腔镜切除了 18 位患者的转移灶，这些患者完全通过 VATS 进行手术。正如 McCormack 及其同事所述，胸腔镜可以很容易地用于转移性疾病的诊断，但是它在转移性疾病根治性治疗中的应用具有争议性。在一项研究中，McCormack 及其同事对 VATS 切除术治疗肺转移瘤进行了前瞻性评估[92]。研究者对患者进行了 CT 筛查，并对所有患者进行了 VATS。在相同麻醉条件下，再对患者施行胸廓切开术或正中胸骨劈开术。作者发现，胸廓切开术中发现的结节数量比 VATS 手术发现的结节数量多。该研究的局限性是纳入了有多处转移或者既往肉瘤组织学的患者，并使用较老的 CT 扫描进行筛查。Mutsaerts 及其同事在荷兰进行了类似的研究[93]。通过胸部 CT 评估的 28 例患者接受了 VATS 肺转移瘤切除术，然后又进行了确诊的胸廓切开术。如果孤立性病灶＜3cm，并且位于 CT 扫描的肺周边部，VATS

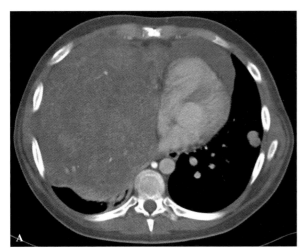
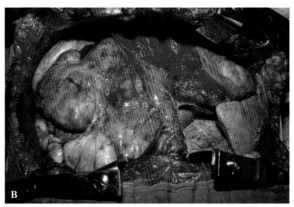

▲ 图 108-4　A. 21 岁，生殖细胞瘤，左侧肺转移；B. 患者对化疗无反应，行翻盖式切口进行挽救性手术以切除纵隔肿瘤及肺转移灶

的准确性最高。如果在 CT 扫描中发现 1 个以上肺部病变，则 4/5 的病例可在胸廓切开术期间通过触诊发现其他病变。Eckardt 和 Licht 最近进行了一项观察者盲法研究，同样证实了这一点 [94]。在 89 例患者中，胸部 CT 扫描显示了 140 个可疑结节。通过 VATS，可以将 87% 的病灶定位，而在胸廓切开术中发现了额外的 67 个结节，其中 22 个（33%）为转移灶。

Landreneau 及其同事记录了他们对 80 例结直肠癌肺转移患者进行胸腔镜下肺转移灶切除的经验 [95]。其中 60 例患者切除了 1 个病变，20 例患者切除了 2 个或多个病变。5 年总生存率为 30.8%。作者指出所有在 CT 上发现的病灶都必须在胸腔镜下进行鉴别，否则应放弃微创手术方法。如果病变的位置无法完全切除，则需要进行胸廓切开术。Nakajima 及其同事的报道指出，准确、高分辨率的 CT 检查对于选择使用微创技术的患者至关重要 [96]。Lin 及其同事还指出，这些结果与既往胸廓切开术的结果相似 [97]。高分辨螺旋 CT 扫描对于选择患者至关重要。此外，当术前病变尚未被明确或手术切缘受损时，建议改用开放手术。

为了平衡触诊肺实质和使胸腔镜检查创伤最小化之间的需要，Mineo 和他的同事回顾评估了经剑突触诊双肺在 VATS 治疗肺转移瘤中的作用 [98]。74 例患者中有 65 例进行了双侧触诊，确定了 23 个影像学上未发现的恶性病变。作者建议将此技术视为一种混合技术，既能最大限度地减少胸部创伤，又同时触诊肺实质。

目前，VATS 被提倡用于高度选择的肺转移患者的诊断、分期和转移灶的切除，要求患者在胸部螺旋 CT 上仅有 1 个孤立结节并且组织学类型为非肉瘤型。肉瘤肺转移患者经常（40%～60%）会有隐匿性转移灶，这类患者最好采用开胸术进行触诊并切除。如今，借助高分辨率 CT，我们可以发现 3～4mm 的转移灶。在无其他转移的情况下，对于 1～2 个与转移相适应的病灶，可以行 VATS 切除；然而，术中触诊不可能确定隐匿性转移灶。患者和医生需要考虑总体病程，充分权衡此种术式的风险和收益。对于患有实体腺癌和鳞状细胞癌的孤立性肺转移患者，必须仔细全面考虑以排除原发性肺癌，因为原发性肺癌需要进行肺叶切除术和系统性纵隔淋巴结清扫术才能获得最佳预后。VATS 的并发症可能包括未切除所有转移灶、切缘阳性或切除转移灶时胸膜播散等 [99-101]。

近来已经引入了机器人手术技术，结合高度灵活的机器人手臂，机器人手术可提供极佳的三维可视手术视野，并通过微创技术实现了精确的手术。然而，目前尚无比较研究，其对切除肺转移灶的真正贡献尚待确定。

必须定期对所有患者进行随访，因为复发的可能性会长期存在。

## 六、肺转移瘤切除术的结果

由于目前尚无大型的前瞻性对照试验，肺转移瘤切除术的结果需要对一些可能会影响术后生存期的关键因素进行严谨的分析。结果分析应基于对单一原发性组织学（乳腺、结肠、黑色素瘤）或相似组织学（如软组织肉瘤）的回顾或研究，并且需要有足够的患者数量。需要评估预后因素（单独和联合）对肺转移瘤患者切除术后生存的影响，这些预后因素还能帮助临床描述适合行肺转移瘤切除的患者。术前，需要评估患者的年龄、性别、组织学类型、分级、原发肿瘤位置、原发肿瘤分期、原发肿瘤切除和转移灶出现之间的 DFI、术前放射学检查确定的结节数目、单侧或双侧转移、肿瘤倍增时间（tumor doubling time，TDT）和同时性或异时性转移等因素。术后，在选择要切除肺转移灶的患者时，还应考虑切除的范围和完整性、切除技术、淋巴结转移、转移灶的数量和位置、再次切除、开胸术后无病生存期及总体生存期。

基于国际肺转移瘤登记处的数据，Pastorino 及其同事回顾分析了肺转移瘤切除术的远期结果[2]。该国际登记处成立于1991年，收集了欧洲、美国和加拿大的5206例肺转移瘤治疗的病历资料。目前为止，它仍然是最大的数据库。作者以回顾性的、一致的、可控的方式比较了各种临床特征。其中，88%的患者接受了完全的切除。2383例患者切除了孤立的转移灶，2726例患者切除了多处病变。上皮来源的最为常见（2260例），其次为肉瘤来源（2173例），接着是生殖细胞来源（363例）和黑色素瘤来源（328例）。中位随访期为46个月，5年精确生存率为36%，10年为26%，15年为22%。对于不完全切除患者，5年精确生存率为15%。多因素分析显示了几个有利的预后指标：可切除的转移灶、生殖细胞肿瘤、DFI ≥ 36个月和孤立的转移灶。在这项国际和多机构的研究中，总手术死亡率为1%，不完全切除后的死亡率为2.4%，完全切除后的死亡率为0.8%。

最常施行的术式为单侧胸廓切开术（占患者的58%）。双侧胸腔探查时，施行双侧同时或分期胸廓切开术（11%）或者正中胸骨劈开术（27%）。仅有2%的患者施行了胸腔镜手术。其中，67%的患者行楔形切除术，9%的患者进行了肺段切除术，21%的患者进行了肺叶或双肺叶

切除术，4%进行了全肺切除术。仅有26%的患者转移灶≥ 4个，9%的患者转移灶≥ 10个，3%的患者转移灶≥ 20个。在切除的多发肺转移瘤中，常见的有肉瘤（64%）、生殖细胞肿瘤（57%）、上皮细胞肿瘤（43%）和黑色素瘤（39%）。纵隔淋巴结转移很少见，但是也仅有少数患者进行了正式的淋巴结清扫术。总体而言，3%的患者进行非计划二次手术，15%的患者进行了2次手术，4%的患者进行了3次手术，1%的患者进行了4次或更多次手术，单个患者的最大切除术次数为7次。

作者提出了一个根据预后将患者分组的系统。此系统包含3个参数：①可切除性；②DFI；③转移灶数目。在可切除病灶的患者中，DFI < 36个月和多处转移是独立的危险因素。因此，对于可切除病灶的患者，临床上可以分为3个组：第I组，无危险因素，DFI ≥ 36个月，单发转移；第II组，1个危险因素，DFI < 36个月或多发转移；第III组，2个危险因素，DFI < 36个月且多发转移。第IV组包括所有不能切除的患者。作者指出，第I组中位生存期为61个月，第II组中位生存期为34个月，第III组为24个月，第IV组为14个月（图108-5）。该模型适用于上皮肿瘤、

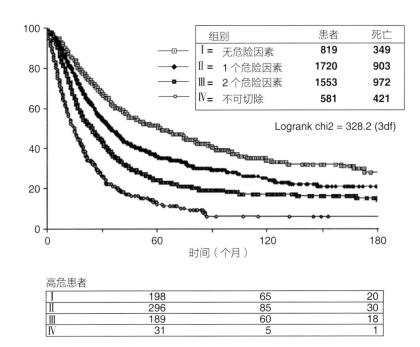

| 组别 | | 患者 | 死亡 |
|---|---|---|---|
| I = | 无危险因素 | 819 | 349 |
| II = | 1个危险因素 | 1720 | 903 |
| III = | 2个危险因素 | 1553 | 972 |
| IV= | 不可切除 | 581 | 421 |

Logrank chi2 = 328.2 (3df)

时间（个月）

高危患者

| | | | |
|---|---|---|---|
| I | 198 | 65 | 20 |
| II | 296 | 85 | 30 |
| III | 189 | 60 | 18 |
| IV | 31 | 5 | 1 |

◀ 图108-5　Pastorino及其同事发表的5206例病例的回顾性分析确定了4个预后组的生存率[2]：第I组，可切除，无危险因素（DFI ≥ 36个月且单发转移）；第II组，可切除，1个危险因素（DFI < 36个月或多发转移）；第III组，可切除，2个危险因素（DFI < 36个月且多发转移）；第IV组，不可切除

经许可转载，引自 Pastorino U, Buyse M, Friedel G, et al. Long-term results of lung metastasectomy: prognostic analyses based on 5206 cases. *J Thorac Cardiovasc Surg 1997*; 113(1): 37–49. © 1997 The American Association for Thoracic Surgery 版权所有

软组织肉瘤和黑色素瘤。

国际肺转移瘤登记处的价值在于其大量收集患者临床特征。这些临床可识别的特征可以重新检验和分析各种假设。这个国际登记处的局限性在于其没有考虑这些转移瘤的生物学行为具有可变性。转移灶可变的生物学行为可以由肿瘤的分子生物学特点解释。这个临床数据库已经被用来评估各种组织来源的肺转移瘤切除的价值，以及肺转移瘤临床和分子学特征，未来这些特征有助于为转移瘤患者选择最佳的治疗措施。

Casiraghi 及其同事报道了另一项较新的大型单中心回顾性研究[102]。总计在 575 例患者中进行了 708 次肺转移瘤切除术。平均 DFI 为 46.6 个月。97% 的患者进行了开放性手术切除。完全切除的患者 5 年总体生存率为 46%。多因素分析显示，完全切除、生殖细胞肿瘤和 DFI ≥ 36 个月是与生存相关的显著阳性预测因素。转移灶数目、转移灶切除术施行的数目和存在淋巴结转移并不显著与生存率相关。然而，应该指出的是，只有 50% 的患者进行了淋巴结评估。

## （一）肺转移瘤扩大切除术

在所有接受肺转移瘤切除术的患者中，< 3% 的患者需要行扩大切除术。全肺切除或其他肺转移瘤的扩大切除可能在高度选择的患者中安全进行（图 108-6）。如 Putnam 及其同事所述，在少数患者中进行全肺切除术或肺转移瘤整块切除（包括胸壁或其他胸腔结构，如膈肌、心包、上腔静脉）可以获得良好效果[12]。19 例患者接受了全肺切除术，还有 19 例患者接受了其他扩大切除术。5 年精确生存率为 25%。死亡通常发生在全肺切除术患者中，这些患者通常因为肺转移瘤经历了多次楔形切除术，死亡率为 5%。

Spaggiari 及其同事在法国进行了一项研究，42 例患者在 10 年接受了肺转移瘤的治疗：其中 29 例患者因肉瘤行全肺切除术，12 例患者因癌行手术，另外 1 例因脂肪瘤行手术[103]。所有的转移灶均为中央型。有 2 例患者术后死亡，4 例

患者出现严重并发症，5 名（12%）患者出现对侧肺的复发。中位生存期仅为 6.3 个月，5 年生存率为 16%。鉴于肺转移瘤手术的标准手术死亡率< 1%，因此在选择中央型较大转移灶患者的手术计划时，应将全肺切除术的死亡率考虑在内。尽管因肺转移瘤而行全肺切除术的死亡率与其他组织学类型的死亡率相一致，但仅 16% 的 5 年生存率提示人们，还需制订严格的术前选择标准。作者建议，DFI 较长的年轻患者及癌胚抗原（CEA）水平（对于患有结直肠癌转移的患者）正常的年轻患者应考虑行全肺切除术。

Koong 及其同事通过对国际肺转移瘤登记处数据的回顾性研究，探讨了全肺切除术在转移瘤治疗中的价值[74]。1962—1994 年，登记的 5296 名患者中有 133 名（2.6%）因肺转移瘤接受了全肺切除术。其中 84% 的患者接受了完全切除，30d 死亡率为 3.6%，5 年生存率为 20%。对于不完全切除的患者，围术期死亡率为 19%，大多数患者存活不超过 5 年。作者确定了以下有利的预后因素：①单发转移；②纵隔淋巴结阴性；③完全切除（R0）。作者得出结论，全肺切除术可安全进行，并有足够的长期生存率。

这些研究表明，全肺切除术很少用于治疗肺转移瘤。以上所有研究均表明对于高度选择的患者群体，尽管手术结果令人鼓舞，但全肺切除术仅应在极少数情况下用作肺转移性疾病的手术治疗。只有在大多数（即使不是全部）的预后因素是有利的前提下，才应推荐行全肺切除术。

较大或者生长迅速的转移瘤可能会压迫纵隔，位置特殊的转移瘤可能压迫甚至侵犯心脏结构和（或）大血管。使用体外循环或其他心血管外科手术技术可能切除这些转移灶，减轻症状，并提供治愈的可能。Vaporciyan 及其同事回顾了转移性非心脏原发性恶性肿瘤的体外循环切除的单中心经验[104]。其中，下腔静脉肿瘤患者被排除在外。由于肿瘤直接累及心脏和大血管，9 名肉瘤患者需要进行体外循环，死亡率为 11%。在 11 例行根治性切除术的患者中，有 10 例患者的

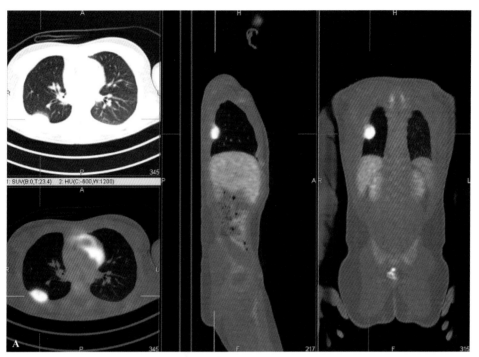

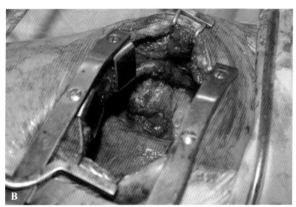
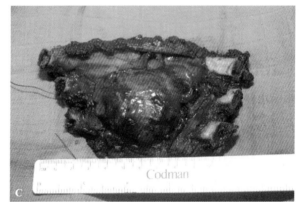

▲ 图108-6 21岁未分化脑肿瘤患者，PET/CT扫描显示1个较大胸壁转移灶（A），需要切除胸壁（B和C）

转移灶完全切除。在高度选择的患者中可考虑使用体外循环，特别是在预期可完全切除的情况下。

肉瘤通过肺静脉延伸至心房的情况极少见，但也可以通过肺切除（全肺切除术并且从左心房切除肿瘤）安全地治疗。术中可以仔细触诊受累的静脉，但过度粗暴的操作可能导致肿瘤栓塞。如Heslin和Shuman及其同事所指出的，需要体外心肺支持才能完整、安全地切除转移灶[105, 106]。

（二）骨肉瘤

Goorin及其同事和Huth、Eilber报道称，骨

肉瘤的肺转移可发生在多达80%的患者中，这部分患者无论是否接受辅助化疗，都会在原发性肿瘤治疗后复发[42, 107]。胸部CT通常用于识别有可能发生转移的患者，但胸部CT的阳性预测价值可能有限。正如Picci及其同事所描述的，外科医生往往可以发现2倍数量的结节（根据术前胸部CT判断）[108]。对于单发转移患者可以将手术切除作为初始治疗，对于肺转移瘤患者可以将化疗后手术切除作为补救治疗，在选择最佳的治疗策略时也可考虑多次行胸廓切开术（图108-7）。

Meyer及其同事报道指出，由于骨肉瘤的肺转移通常为单发的，因此手术切除可以显

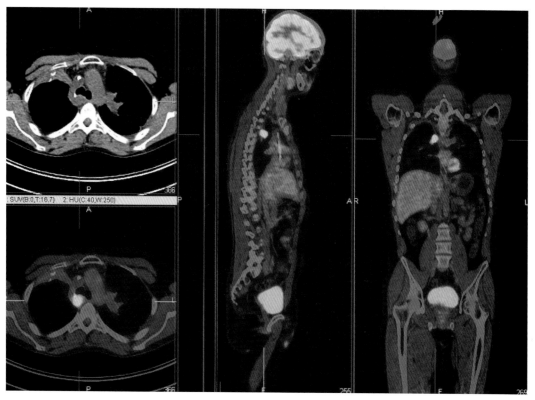

▲ 图 108-7　胫骨骨肉瘤患者接受了若干次肺转移治疗，在随访期间，在右主支气管的后侧发现了新的转移灶，通过胸骨切开术切除，随后进行放射治疗

著提高患者无病生存期和长期生存 [109]。根据 Snyder、Belli 及其同事的报道，5 年生存率可能高达 40% [110, 111]。无论患者肺转移瘤确诊在何时间，患者均将获益。Tsuchiya 及其同事在日本一项研究中指出，更长的 DFI 与较高的 5 年生存率相关 [112]。尽管如此，对于初次就诊、术前化疗或术后化疗期间发现的肺转移的患者，从发现肺转移开始的 2 年生存率为 24%～33%。化疗完成后确诊的肺转移瘤患者 2 年总体生存率为 40%，5 年生存率为 31%。然而，在一项小型研究中，Yonemoto 及其同事评估了 117 例四肢骨肉瘤患者，其中 9 名患者出现肺转移 [113]。其中接受化疗并积极进行手术的患者 5 年生存率为 64%。

Treasure 等提出了一种更为关键的观点，他们对泰晤士癌症登记处关于骨和软组织肉瘤的报告结果进行了系统的回顾 [114]。他们分析了 1980—2006 年进行的共 1357 例肺转移瘤手术，其中 43% 的患者进行了二次转移瘤切除术。首

次肉瘤肺转移灶切除术的 5 年生存率为 34%，其中软组织肉瘤肺转移灶切除术的 5 年生存率为 25%。转移灶数目越少，DFI 越长，患者预后越好。这些数据得出的存活率高于那些未经选择的登记数据所观测到的存活率。然而，作者得出的结论没有足够的证据将其归因于转移瘤切除术本身 [114]。

Carter、Jaffe、Putnam 及其同事评估了骨肉瘤肺转移患者的生存率和预后因素 [115-117]。在一项美国国立卫生研究院的系列研究中，Putnam 及其同事评估了 80 例四肢骨肉瘤患者 [117]。其中，43 例患者发生了肺转移，5 年生存率为 40%。他们分析了各种预后因素，其中，3 个或更少的结节、较长的 DFI、可切除的转移灶、确定和切除的转移灶数量少与开胸手术后更长的生存期有关。如果术前影像学上发现结节数目多于 16 个，则不可能进行手术切除。多因素分析没有发现任何因素组合比术前影像学上确定的结节数

目更具预测性。Heij 及其同事报道了 40 例儿童骨肉瘤病例，并证明不完全切除、缺乏原发性肿瘤控制及治疗过程中转移灶的生长和进展都是阴性的预后因素[118]。令人惊讶的是，对于可切除的患者，转移灶的数目、DFI、单侧或双侧转移、术前或术后的辅助治疗，以及进行开胸手术的次数都不是显著的预后因素。

Mizuno 及其同事报道了 52 例患者的 58 次肺转移瘤切除术的回顾性病例研究，完全切除率为 92%[119]。其中，59% 的患者进行了 VATS 手术。中位随访时间为 33 个月，5 年生存率为 50.9%，在 36 例（62%）患者中观察到首次转移灶切除术后复发，其中 20 名患者接受了二次切除手术，5 年生存率为 49.7%。在多因素分析中，完全切除和转移性结节的数目是显著的预后因素[119]。

如 Belli 及其同事所述，化疗可以预防或治疗不适合手术的微转移性疾病[111]。Bacci、Goorin 和 Ferrari 及其同事提出，大多数四肢骨肉瘤患者可采用新辅助化疗和保肢治疗[48, 120, 121]。另外，在局部控制后（通常采用保肢手术）接受辅助化疗的患者将表现出不同的全身复发模式。同样，Goorin 及其同事也没有发现这种治疗方法会降低无事件生存率[122]。所有患者均接受了 44 周的联合化疗，他们还指出，与立即手术相比，术前化疗（10 周）不能改善无事件生存率。Voute 及其同事建议，骨肉瘤患者应积极进行联合化疗，例如顺铂和多柔比星，或顺铂、异环磷酰胺和多柔比星[123]。Miniero 及其同事建议，对于转移性骨肉瘤的患者，特别是那些不能通过常规化疗治愈的患者，大剂量化学疗法和自体外周血干细胞移植可能是一种有前景的治疗方案[124]。

Ferguson 及其同事指出，化疗有助于治疗新诊断的转移性骨肉瘤[45]。然而，由于转移灶内的钙化基质，其对化疗的反应可能难以评估。

一项最近的研究评估了多种模式下肺转移灶完全切除术后生存率的预测因素[50]。常见的做法是在肺转移瘤切除术之前给予由顺铂和多柔比

星或异环磷酰胺组成的多药化疗方案，并在术后进行辅助化疗。在一个 62 例转移性骨肉瘤患者队列中，有 25 例在切除肺转移灶后达到了完全缓解。5 年总体生存率和无病生存率分别为 30% 和 21%。在单因素分析中，软骨母细胞亚型、化疗后原发肿瘤坏死 < 90%、化疗过程中检测到的转移灶及脏胸膜浸润是不良预后因素；在多因素分析中，仅软骨母细胞亚型仍为显著的不良预后因素。

### （三）软组织肉瘤

Hoos 及其同事报道，软组织肉瘤包含间充质结缔组织起源的非骨化性恶性肿瘤家族，可转移至肺[125]。Potter 及其同事证明，与骨肉瘤一样，其局部复发很常见（20%），转移主要发生在肺部，如图 108-8 所示[11]。

Billingsley 及其同事在 Memorial Sloan-Kettering 癌症中心对 994 例原发性四肢软组织肉瘤患者进行了多因素分析，其中 230 例患者复发[126]。在复发的病例之中，73%（273 例中的 169 例）的复发最初出现在肺部。转移瘤复发之后的中位生存期为 11.6 个月。多因素分析确定了转移性疾病的切除、DFI、存在局部复发及年龄 > 50 岁是显著的预后指标。原发肿瘤的特征与肺转移瘤切除术后的生存率无关。通常情况下，DFI > 6 个月且转移 ≤ 3 个，则 5 年总体生存率较高。

在一项欧洲癌症研究和治疗组织（EORTC）的软组织和骨肉瘤小组的回顾性研究中，van Geel 及其同事指出，肺转移灶完全切除术后的 5 年总生存率为 38%[127]。与没有这些特征的患者相比，切缘阴性、年龄较小（< 40 岁）和低级别肿瘤（1 级或 2 级）与生存期的改善有关。

Jablons 及其同事在国家癌症研究所治疗的软组织肉瘤肺转移的患者中发现，提高生存率的重要术前预测因素包括：TDT > 20d、术前影像学上 < 4 个结节和 DFI > 12 个月[128]。结合所有 3 个预测因素，将会提高对生存率的预测能力，

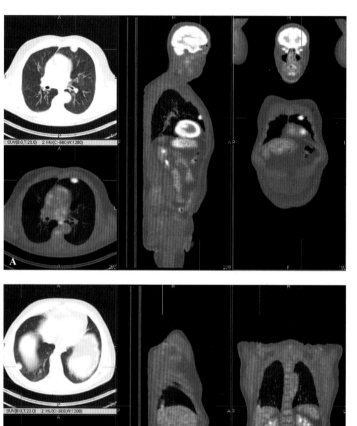

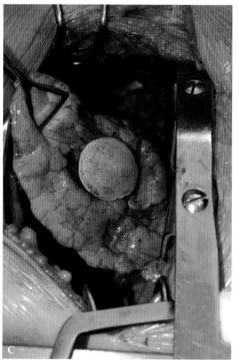

▲ 图 108-8　**A 和 B.** 左腿黏液纤维肉瘤双侧肺转移灶与胸壁紧密接触；**C.** 转移瘤采用分期胸廓切开联合单肺通气手术治疗，没有侵犯胸壁

这些患者对肺转移瘤切除术有最佳反应（即术后生存时间较长）。Casson 及其同事对 58 例完全切除转移灶的患者随访至死亡或至少 5 年，评估这些患者 5 年生存率的决定因素 [129]。有利的预后因素包括 TDT > 40d、单侧疾病、术前影像学上发现 3 个或更少结节、切除的转移灶≤ 2 个及肿瘤组织学（恶性纤维组织细胞瘤中位生存期为 33 个月，其他类型肿瘤患者为 17 个月）。多因素分析显示，结节数量（至少 4 个）是最显著的不良预后指标。肿瘤组织学（恶性纤维组织细胞瘤）的加入提高了该模型的预测能力。5 年生存率为 25%（58 名患者中 15 名患者存活至少 5 年）。

与具有不可切除转移的患者相比，复发性软组织肉瘤肺转移灶的切除与切除后生存期的提高相关。Pogrebniak 及其同事评估了 43 位经历过 2 次或更多次转移瘤切除的患者 [130]。31 例（72%）完全切除患者的中位生存期为 25 个月，而不完全切除或者不可切除的患者的中位生存期仅有 10 个月。更长的 DFI（≥ 18 个月）也与较长的无病生存期相关。与开始时孤立肺转移瘤患者相比较，复发性肺转移瘤切除的患者中，年龄的增加，以及女性与疾病死亡相关。Casson 及其同事指出，在 39 例成人软组织肉瘤复发肺转移患者中，可切除的患者和仅有 1 个转移灶的患者可以获得最高的术后生存率[129]。

全身化疗作为转移性软组织肉瘤的单一治疗模式的效果仍然很差。根据 Weh 和 Elias 及其同事的报道，中位生存期为 13～16 个月[131, 132]。辅助化疗的作用尚未得到证实，但可以考虑应用于复发风险高的局部软组织肉瘤患者中[56]。Woll 及其同事报道了一项有 351 例患者的研究，患者在接受高级别肉瘤切除术后被随机分为两组，一组接受多柔比星和异环磷酰胺的辅助化疗方案，另一组没有额外化疗[133]。这项研究没有证明辅助化疗能够获得生存受益。然而，患者人群具有相当的异质性，作者还指出，未来的研究应该着眼于分级为 $G_3$ 的较大肢体肉瘤患者。对于化疗敏感的肿瘤患者，新辅助化疗可能被认为是评估化疗反应和提高无复发生存率的治疗手段[56]。Look Hong 及其同事发表了一个 66 例软组织肉瘤患者队列的研究，这些患者接受了新辅助化疗方案，其中包括美司那、多柔比星、异环磷酰胺和达卡巴嗪（MAID 方案），然后进行手术切除和术后化疗（伴或不伴放疗）[57]。89% 的患者手术切缘为阴性。5 年总体生存率和疾病特异性生存率分别为 86% 和 89%。

软组织肉瘤是罕见的肿瘤，建议在病例量大的中心进行多学科治疗，以确定最佳的分期和治疗方法。

### （四）结直肠肿瘤

结直肠癌转移通常发生在局部或区域淋巴结，或是通过门静脉系统转移至肝脏。此外，结直肠癌转移最初也可能以肺转移的形式发生。

结直肠癌肺转移的切除标准与其他原发肿瘤没有区别。这些标准包括①原发肿瘤已得到充分治疗；②所有转移灶均可被完全切除；③心肺功能评估可耐受手术；④如果存在肺外转移灶，也可以被完全根除。结直肠癌同时性转移的手术切除既可以同时进行，也可以分期进行。目前尚未明确结直肠癌肺转移灶切除的确切的生存优势，但一项目前正在进行的随机试验将进一步评

估切除术的作用[40]。本试验将会更好地了解肺转移瘤切除术的适应证和预后。

结直肠癌的单发肺转移与原发性 NSCLC 之间的区别通常是通过组织学和特定标志物确定的。转移瘤和原发性肺癌各自特定的分子标志物有助于将它们区分开来[38]。如果可能，应考虑将转移灶完全切除。血清 CEA 的筛查可能对所有先前诊断为结直肠癌的患者有所帮助。尽管 TTF-1 和 SP-A 是 NSCLC 的良好标志物，但是仍然需要更好的结直肠癌肺转移的标志物。Barbareschi 及其同事对核转录因子 CDX-2 进行了评估[134]。该因子在正常上皮和大多数结直肠腺癌中表达，他们发现此因子是结直肠癌肺转移的敏感且特异性标志物。在 90 例原发性和转移性结直肠癌标本中，有 88 例发现了 CD 转录因子，而在原发性 NSCLC 中未发现。

结直肠癌肺转移患者可以安全地接受切除手术，可以实现低并发症发病率、低死亡率和长期生存。在一项 Mayo 诊所的大型研究中，McAfee 及其同事统计了 139 例接受切除术的结直肠癌肺转移的患者，其手术死亡率为 1.4%[135]。5 年总体生存率为 30.5%，中位随访时间为 7 年。孤立性肺转移患者和术前 CEA ＜ 4.0ng/ml 患者的开胸术后生存率高于其他患者。一个有趣的现象是，较长的 DFI 和转移灶直径＜ 3cm 与生存率提高无关。Higashiyama 及其同事描述了开胸术前血清 CEA 水平与生存率之间的密切相关性[136]。那些开胸术前血清 CEA 水平高的患者更有可能存在胸外转移。作者建议对开胸术前血清 CEA 水平高的患者进行胸腔外转移的评估。

Gonzalez 及其同事对结直肠癌肺转移患者切除术后生存的预后因素进行了系统综述，他们纳入了 2000—2011 年发表的 25 项研究，每个研究至少包括 40 例患者[137]。这项系统综述一共分析了 2925 例患者。显著的不良预后因素包括：较短的 DFI、多发肺转移、肺门或纵隔淋巴结阳性、开胸术前 CEA 水平高。相比之下，既往肝转移切除病史并非显著的不良预后因素。

Salah 及其同事对 927 名患者进行的 1112 次转移瘤切除术进行了汇总分析，这些患者是从 1983—2008 年的 8 项研究中提取出来的[138]。首次术后的 5 年生存率为 54.3%。多因素分析确定了 3 个不良预后因素：DFI < 36 个月、多发肺转移、CEA 水平升高。在该分析中，围术期化疗和既往肝转移灶切除并不是显著的不良预后因素。

还有学者研究了其他生存预后因素。Goi 及其同事通过 42 个病例，研究了黏附分子 CD44 变异体 9 的作用及其与结直肠癌肺转移的关系[139]。总体生存率为 35%。CD44 变异体 9 水平高的患者（转移率为 88%）的肺转移率高于 CD44 变异体 9 水平正常的患者（转移率仅为 42%）。

肺转移可能发生在肝转移灶切除之后，在这些患者之中，肺转移灶的完全切除可能与生存率的提高有关。Labow 及其同事指出，切除组患者的 3 年生存率为 60%，而未切除组为 31%[140]。这项研究的患者符合肺转移瘤切除的标准，并且没有并发的肺外转移。在一项法国研究中，Regnard 及其同事的检查了 43 例曾完全切除肝转移并随后发展为肺转移的患者[141]。中位生存时间为 19 个月，5 年生存率估测为 11%。CEA > 5ng/ml 的患者与 CEA 水平正常（< 5ng/ml，$P$=0.0018）的患者相比，生存率明显降低。Ike 及其同事建议，对这类患者的随访应包括影像学检查和血清 CEA 监测[142]。对于无法完全切除或因疾病无法切除而被拒绝手术的患者，生存率更差。在所有结直肠癌转移的患者中，肺或者肝转移灶能被完全切除的患者仅占很小的比例，并且这类患者的肿瘤"生物学"特征最为有利。外科医生可以利用患者的这一肿瘤生物学特征。随着肺和肝转移灶先后被完全切除，患者的生存率将得以提高。

在最近发表的一项汇总分析中，Salah 及其同事分析了 1983—2009 年进行的 5 项研究中的 146 例患者，这些患者都是在切除了肝转移灶后接受了肺转移灶切除术[143]。从进行肺转移灶切除术开始计算的 5 年总体生存率和无复发生存率分别为 54.4% 和 29.3%。在多因素分析中，胸部淋巴结阳性被证明是显著的不良预后因素，其危险比为 4.9。

为了评估结直肠癌肺部寡转移患者反复切除转移的预后因素，Salah 及其同事筛选了 1983—2008 年手术的 148 例患者[144]。第二次转移灶切除术的手术死亡率为 0.7%，随后的转移灶切除术的手术死亡率为 2.7%。从第二次转移灶切除术开始计算的 5 年总体生存率为 57.9%。独立的不良预后因素是 > 2 个转移性结节和最大结节的最大直径 ≥ 3cm。

化疗已经成为转移性结直肠癌的重要治疗方式。对于晚期疾病，广泛使用 FOLFOX（氟尿嘧啶、亚叶酸钙和奥沙利铂）或者 FOLFIRI（氟尿嘧啶、亚叶酸钙和奥沙利铂）化疗方案，总体中位生存期为 14.7~20.0 个月[145-147]。对于部分选择的患者，再加入西妥昔单抗，总体中位生存期可增加至 23.5 个月[147]。

如果考虑进行外科手术切除肝转移灶，则推荐在围术期联合 FOLFOX 化疗方案[145]。然而，最佳的治疗方案尚未确定。

在接受肺转移瘤切除术的患者中，新辅助或辅助化疗的作用尚不清楚，因为目前尚无令人信服的证据支持其在日常实践中使用。因此，每一位结直肠癌肺转移的患者都应该在一个包含胸外科医生的多学科肿瘤团队内讨论，以确定最佳的治疗策略。

### （五）乳腺癌

转移性乳腺癌已经被定义为一个全身性疾病，转移可发生在全身多个部位[148]。治疗通常是全身性的，包括化疗、内分泌治疗、姑息治疗或其他疗法。尽管证据水平比较低，但对于一小部分患者，可以考虑切除孤立性的肺转移灶[149]。与其他原发肿瘤一样，有利的预后因素包括较少的转移灶和较长的 DFI[148]。Patanaphan 及其同事报道了 145 例转移性乳腺癌患者（558 例中的 145 例，占 26%），转移的主要部位是骨（51%）、肺（17%）、脑（16%）和肝（6%）[150]。肺转移患者的总体中位生存期为 12 个月，这些患者大多接受了姑息性化疗、放疗或者放化疗。Lanza 及其同事研究了 44 位有乳腺癌病史的女性，这些女性因新的肺部病变而接受了肺切除术[151]。7 例患者被排除，其中 3 例为良性结节，4 例为不可切除的转移。在 37 例可切除的患者中，5 年精确生存率为 50%。DFI > 12 个月预示着更长的中位生存期（82 个月）和 5 年生存率（57%），相比之下，DFI < 12 个月则预后不良（中位生存期为 15 个月，5 年生存率为 0%，$P$=0.004）。雌激素受体阳性与开胸术后更长的生存期相关（$P$=0.098）。其他有利的预后因素包括原发肿瘤的雌激素受体阳性（3 年生存率为 61%），而原发肿瘤雌激素受体阴性患者的 3 年生存率为 38%。Bathe 与合著者描述了肝和肺转移瘤消融后远处复发的部位[152]。他们建议，对内脏转移具有显著活性的辅助化疗可能会提高生存率。根据 Friedel 及其同事的研究，切除孤立的转移灶可获得 35% 的 5 年生存率，而切除 ≥ 5 个转移灶后的 5 年生存率为 0%[153]。Simpson 及其同事们指出，选择合适患者可以使 5 年生存率提高至 62%[154]。

Staren 及其同事评估了 33 例接受乳腺癌肺转移灶切除术的患者，并将结果与 30 例主要接受全身化疗和激素治疗的患者进行了比较[155]。完全切除转移灶的患者比接受药物治疗的患者具有更长的中位生存期，尤其是转移灶为单个结节时（中位生存期分别为 58 个月和 34 个月）。接受手术切除的患者的 5 年生存率为 36%，而仅接受药物治疗的患者为 11%。Bodzin 及其同事的综述[26]也证实了这些发现。Friedel 及其同事回顾了 467 例乳腺癌孤立性肺转移患者的切除结果[156]。5 年生存率为 38%，作者指出 DFI ≥ 36 个月与 45% 的 5 年生存率具有相关性。尽管数据无统计学意义，但单发转移患者的预后优于多发转移患者。

### （六）睾丸肿瘤

非精原细胞性睾丸肿瘤可通过胸部 X 线片或胸部 CT 新发现的肺结节来诊断[157, 158]。转移性睾丸精原细胞瘤最常见的特征是纵隔淋巴结肿大，高分辨率胸部 CT 可对其进行最好的评估[159]。

这种肿瘤对化疗极其敏感，这也是主要的治疗方式。手术目的是清除残余或新发转移灶，或用于诊断。在这样的病变中，不仅持续存在肿瘤组织，而且还可出现肿瘤坏死成分或向成熟畸胎瘤转化，而成熟的畸胎瘤同样可生长到相当大的体积。特异性的肿瘤标志物对评估肿瘤的化疗反应十分重要。当结节的大小不再减小时，肿瘤对化疗的反应达到最大化。大多数患者（69%）需要进行腹膜后淋巴结清扫术，而仅 18% 的患者需要进行胸廓切开术。Kulkarni、Carsky 及其同事评估了 80 例经化疗和后续手术治疗的生殖细胞肿瘤肺转移的患者[160, 161]。在这个研究中，35%（28 例）的患者在化疗后完全缓解，45%（36 例）的患者部分缓解，并且之后切除了残余的转移灶。化疗后残余灶在腹部的有 17 例，在肺部的有 15 例，腹部和肺部均存在的有 4 例；36 例患者中，有 27 例（75%）在化疗和手术之后完全缓解。Carter 及其同事指出，广泛的肺转移（不可切除的转移）是最终治疗失败的预兆[162]。相反，Gels 及其同事报道，在化疗和切除残余的腹膜后及肺部转移灶后，其 10 年生存率为 82.2%[163]。而且手术切除后的并发症发生率极低。

Liu 及其同事历时 28 年评估了肺转移瘤切除术在睾丸生殖细胞肿瘤治疗中的作用[164]。典型的患者相对年轻，中位年龄为 27 岁。大多数患者的术前肿瘤标志物均正常，而且多发转移的患者占大多数。大约 50% 的患者都是同时性转移，通常情况下，完全切除转移灶是可能的。而且大多数患者已经接受了化疗。44% 的患者存在有活性的转移灶，其余均为无活性的肿瘤组织（成熟畸胎瘤、纤维化或坏死等）。25% 的患者在切除肺转移灶之后出现了其他部位的转移。5 年总生存率为 68%，1985 年后确诊的患者生存率为 82%。作者指出，肺外转移，以及切除标本中存在有活性的肿瘤组织是不良的预后指标。如果患者出现以下情况：肺实质以外的转移、肿瘤标志物升高或有活性的肿瘤组织，则患者预后较差。肺实质切除不仅切除了所有可识别的疾病，而且还为化疗治疗效果提供了衡量标准。

Schnorrer 及其同事研究了 28 例由生殖细胞或睾丸肿瘤引起肺转移的患者资料，这些患者使用了博莱霉素、依托泊苷和顺铂进行化疗[165]。21 例患者（75%）达到了总体完全缓解；其中，11 例患者仅化疗后即可达到完全缓解。12 例具有标准血清标记物的患者必须切除残余肿块。另外，建议切除残余肿块以进行组织学检查，并且可能改变随后的治疗方案。这项研究中的总体治愈率为 89.3%。

在一项包含 215 名患者的多中心研究中，Steyerberg 及其同事评估了预测残余肺肿块成分（坏死、成熟畸胎瘤或癌）的可能性[166]。坏死（54%）和成熟畸胎瘤（33%）占大多数，但癌也占了 13%。作者建议在行胸廓切开术前进行腹膜后淋巴结清扫术，因为在腹膜后淋巴结清扫术中发现的病理学类型是开胸手术病理的有力预测指标。

### （七）妇科肿瘤

Niwa、Anderson、Chauveinc、Shiromizu、Bouros 和他们的同事等多位作者都探讨了肺切除术及其他治疗方案在治疗转移性子宫和宫颈恶性肿瘤中的作用[167-171]。Fuller 和来自麻省总医院的同事回顾了 40 年来治疗妇科癌症肺部转移患者的经验[172]。5 年生存率为 36%，病变的直径＜4cm 和 DFI ＞ 36 个月与较长生存期具有相关性。Shiromizu 及其同事证实，较小的转移灶（平均2.8cm）、较少的转移灶（1～3 个）和无淋巴结转移是重要的有利预后因素[171]。

在 Anraku 及其同事报道的一系列 133 例子宫恶性肿瘤患者中，鳞状细胞癌、宫颈腺癌和子宫内膜癌患者的 5 年生存率分别为 47%、40% 和76%[173]。Leitao 及其同事回顾性研究了 41 例复发性子宫平滑肌肉瘤患者，其中 18 例发生远处

转移，17 例发生局部复发，6 例既有局部也有远处转移[174]。13 例患者接受了胸部转移灶切除术。作者指出，DFI 和完全切除是提高生存率的预后因素。Kumar 和同事回顾了 97 例转移性妊娠滋养细胞疾病患者，化疗是首选的治疗方法[175]。对于孤立性肺转移患者，选择性进行胸廓切开术可以缩短治疗时间，并需要进一步的积极化疗。诊断后的 2 年总体生存率为 65%。DFI ＜ 1 年与不良预后相关。Barter 及其同事研究了 1969—1984 年的 2116 例原发性宫颈恶性肿瘤患者，发现 88 例（占 4.16%）患者的肺部病变与转移一致[176]。仅使用化疗预后较差，中位生存期为 8个月，并且 88 例中只有 2 例患者实现长期生存。Imachi 及其同事发现，在 817 例宫颈癌患者中，有 50 例（6.1%）出现了肺转移；这些患者中有81% 有局部复发或其他转移，并进行了化疗[177]。作者建议对于没有胸外转移的肺转移患者可以考虑手术治疗。

Fuller、Seki 及其合作的研究者还描述了子宫颈鳞状细胞癌的肺转移切除[172, 178]。尽管目前还没有针对转移性疾病患者的标准化疗方案，化疗在子宫内膜癌治疗中的作用正在发生变化。Niwa 及其同事报道了接受紫杉醇和卡铂化疗的患者[167]。在接受 6 个周期化疗后，多发性肺转移灶消失或者留下瘢痕，两组患者分别获得了28 个月和 7 个月的无病生存期。

### （八）肾细胞癌

目前已有多项研究探讨了肾细胞癌肺转移瘤切除的价值。最近几项研究证明了切除转移性肾细胞癌的安全性和有效性。Pfannschmidt 及其同事指出，肺转移瘤完全切除、无原发肿瘤的复发、无胸外转移的患者 5 年生存率为 36.9%[179]。完全切除的患者的 5 年生存率为 41.5%，与此相对，不完全切除的 5 年生存率为 22.1%。多因素分析得出结论：肺转移灶的数目、转移灶区域淋巴结受累、DFI 长短是生存期的总体预测指标。Piltz、Friedel 及其同事、Fischer 和 Schmid 也证

实了类似的发现[180-182]。

Schott 及其同事报道了 938 例肾癌患者，其中 39 例（4.1%）在肾切除术后出现肺转移[183]。与其他患者相比，病灶直径 < 2cm 且局限于一个部位的患者的生存期和 DFI 均较长。美国国家癌症研究所的 Pogrebniak 及其同事报道了 23 例接受了肾细胞癌肺转移瘤切除术的患者，其中 18 例患者曾进行了基于白介素 –2 的免疫治疗[184]。接受切除术的患者（23 例中的 15 例，占 65%）比未接受切除手术的患者具有更长的生存期（P=0.02），前者中位生存期达到 49 个月，后者的中位生存期为 16 个月。术后生存期不取决于 CT 上看到的结节数目、切除的结节数目和 DFI。正如 Fourquier、van der Poel 及其同事所述，完全切除是与 5 年生存率相关的最重要因素[185, 186]。Murthy 及其同事证实，转移性结节数目多且大、淋巴结转移数目增加、DFI 缩短和术前用力肺活量减少是不良预后因素[187]。

### （九）黑色素瘤

黑色素瘤的整体生物学行为无法预测。除了转移至其他区域（淋巴）或内脏部位以外，亦可发生肺转移，并且肺转移的总体长期生存率较低。如图 108–9 所示，在一个罕见的孤立性肺转移患者中，手术切除可能与长期生存相关[188, 189]。5 年生存率为 4.5%～25%。根据 Barth 及其同事的报道，在一个 1521 例 IV 期黑色素瘤患者队列中，其 5 年生存率仅为 4%（中位生存期为 8.3 个月）[190]。PET 扫描能有效地筛查潜在孤立性肺转移患者的胸外转移情况。Dalrymple-Hay 及其同事指出，影像学检查显示为孤立性肺转移的患者在接受切除术后的 5 年生存率为 22.1%，而那些术前进行过 PET 扫描的患者的 5 年生存率明显更好[191]。正如在 Pastorino 的回顾性数据库中所观察到的那样，如果黑色素瘤肺转移患者在接受切除术之后复发，往往会有不适合外科手术切除的胸外复发灶[2]。Allen 和 Coit 发现：早期复发（1 年以内）、多处转移和转移灶切除不完全的患者

生存期较差[192]。

Gorenstein 及其同事评估了 56 例经组织学证实为黑色素瘤肺转移的患者。切除术后 5 年总体生存率为 25%[193]。原发性黑色素瘤早期患者及以肺转移为首发转移灶的患者，切除后的生存期比其他患者更长。原发肿瘤的位置、组织学类型、厚度、Clark 分级、淋巴结转移、转移倍增时间和原发肿瘤的切除类型与切除后生存期的改善无关。

Lewis 和 Harpole 在 7564 名黑色素瘤患者中评估了 945 名发生肺转移的患者[194, 195]。在这些患者中，大多数患者都出现了单侧、多发转移。生存期的多变量预后因素包括完全切除、DFI、化疗、≤ 2 个转移灶、淋巴结阴性和组织学类型。所有 7564 例患者的 5 年生存率为 4%，而切除肺转移灶的患者 5 年生存率为 20%。

### （十）鳞状细胞癌

上呼吸消化道鳞状细胞癌可发生在 1 个或多个区域。对于肺外患有原发性鳞状细胞癌的患者，可能会发生肺转移或单独的原发性肺癌。Nibu 及其同事强调，可以切除肺继发性肿瘤，从而获得生存优势[196]。他们发现，头颈部原发性肿瘤转移至肺而行完全切除术的患者，其 5 年总生存率达到 32%，孤立的肺结节与生存改善相关。Finley 及其同事描述了与头颈部鳞状细胞癌肺转移患者生存改善相关的因素[197]，包括完全切除、原发肿瘤得到控制、头颈部原发肿瘤处于早期、胸部影像学检查仅发现 1 个小结节，以及原发灶切除后的较长的 DFI（> 2 年）。完全切除所有恶性病灶后，5 年生存率为 29%。结节的数目与生存率没有显著相关，但是，在 8 例结节数量 > 1 个的患者中，中位生存期为 2 年，并且没有 5 年生存者。因此，原发性头颈部鳞状细胞癌多发肺转移灶切除术的优势尚不完全清楚，目前尚没有前瞻性随机试验提供证据。

在治疗身体其他部位的原发性鳞状细胞癌后，影像学检查显示出现孤立的肺部病灶时，肺

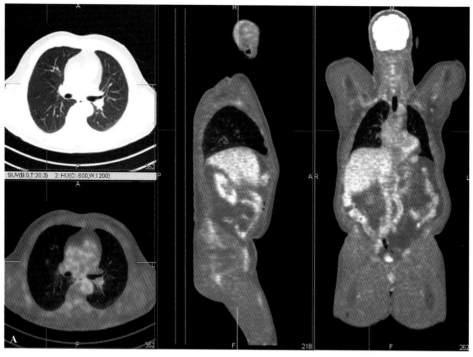

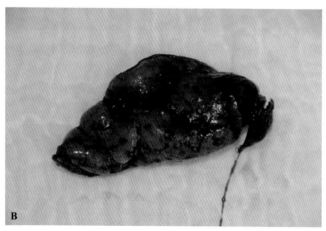

▲ 图 108-9　右肩胛骨黑色素瘤病史

A. 随访中 PET/CT 扫描发现多个胸部结节；B. 除了 1 个肺转移灶外，还发现了多个非转移性玻璃样结节

部病灶的起源仍然值得怀疑。病变可能为单发转移、原发性支气管肺癌或良性病变。对于先前诊断为 NSCLC 的患者，如果组织学相似且在原发疾病切除的 2 年之内，则考虑是转移灶；如果在原发疾病切除的 2 年之外，则考虑是一个新的原发性疾病。对于这种孤立病变的推荐治疗方法是支气管镜检查、胸腔探查和切除活检。如果确定为鳞状细胞癌，特别是当病变可能为第二原发肺部肿瘤时，则应进行肺叶切除术和系统的纵隔淋巴结清扫术。对于肺功能不佳的患者，可能需要进行亚肺叶切除术 [198]。

Lefor 及其同事试图将头颈部原发癌与随后发生的肺转移或第二原发肺癌联系起来 [39]。他们使用的算法考虑了 DFI、组织学、放射学检查结果、肺部病变的特征，以及与纵隔淋巴结病的鉴别。作者建议将不确定的病灶视为原发性肺癌来治疗（如肺叶切除术和纵隔淋巴结清扫术），因为这可以使疾病的局部控制效果最佳，并可能达到治愈的目的。Leong 及其同事提出了一种区分头颈部鳞状细胞癌肺转移和原发性肺鳞状细胞癌的方法[199]。在 16 例患者中，将染色体臂 3p 和 9p 位点的缺失与原发头颈部鳞状细胞癌和单发肺鳞状细胞癌进行比较。相似（一致）的缺失模式提示存在转移；然而，3 名患者的肿瘤有不同的（不一致的）缺失模式，表明为单个原发性肿瘤。作者建议将微卫星分析应用于患有多个肿瘤的患者，以进一步明确起源部位。这些研究可能会影响后续治疗。

### （十一）儿童肿瘤

儿童时期的原发性肿瘤，如肝癌、神经母细胞瘤、肝母细胞瘤、骨肉瘤、尤文肉瘤和横纹肌肉瘤，通常会扩散到肺部；然而，除骨肉瘤外，其他部位的转移性疾病也很常见。化疗仍然是儿童多部位转移性疾病的主要治疗方式。肺切除术可以用作肺转移瘤的初始或者补救性治疗方案、可以记录肺内转移的情况、评估肿瘤对化疗的反应或残余肿瘤的生存能力，提高转移灶可切除病例的术后生存。

#### 1. 肝母细胞瘤

如 Uchiyama、Karnak 和 Perilongo 及其同事所述，约 44% 的肝母细胞瘤患者可能存在肺部转移[200-202]。对于肝母细胞瘤患者，提高生存率需要采取多学科的治疗方案，包括切除肝脏中的肝母细胞瘤、联合化疗（基于顺铂）和切除孤立的肺转移灶。尽管尚无明确的手术方法或切除肺转移灶的指南，但已发现切除肺转移灶是一种安全的方法，对患者的预后有积极影响[203]。

Katzenstein、Nishimura 及其合作者推荐联合化疗[204, 205]。Perilongo 及其同事描述了一项前瞻性的单臂研究，即术前对肝母细胞瘤转移患者使用顺铂和多柔比星联合化疗，然后进行手术切除和 2 个疗程的辅助化疗[202]。在这项由国际儿科肿瘤学会进行的研究中，154 名患者中有 31 名出现了转移，5 年总体生存率为 57%。作者推荐上述治疗策略用于这些儿童的全身和局部控制。国际儿科肿瘤学会也报道了 40 名肝细胞癌儿童病例的队列，这项研究由 Czauderna 及其同事发

布[206]。在这些患者中，有 31% 发现了转移，与患肝母细胞瘤的儿童相比，其生存期更差。

#### 2. 肾母细胞瘤（Wilms 瘤）

Macklis 及其同事在文献中记录，Wilms 瘤可能在诊断时已经出现肺转移，也可能在初始治疗后出现肺部转移复发[207]。Wilimas 及其同事指出，使用胸部 CT 进行早期诊断可以在多达 36% 的患者中发现肺部转移[208]。de Kraker、di Lorenzo、Fuchs 及其同事强调，对于 Wilms 瘤儿童，肺转移灶可被安全地切除（如图 108-10）[203, 209, 210]。Green 及其同事描述了一项包含 211 例肾母细胞瘤患者的研究，这些患者的初始复发在肺部，与化疗和全肺放疗相比，肺转移灶切除术没有生存优势[211]。肾母细胞瘤可以应用包含手术、放疗和化疗的联合治疗方案。Godzinski 及其同事指出，采用这种方案治疗肺转移的 4 年无病生存率可达到 83%[212]。

#### 3. 尤文肉瘤（Ewing 肉瘤）

尤文肉瘤在儿童中最常转移至肺部，并且可以按照 Bacci 和 Fuchs 所描述的方法进行切除[203, 213]。Lanza 及其同事研究了尤文肉瘤肺转移灶可切除的患者[214]。与经过探查发现转移灶不可切除的患者（没有患者生存超过 22 个月，中位生存期为 12 个月）相比，这些患者获得了更长的生存期（5 年精确生存率为 15%，中位生存期为 28 个月，$P=0.0047$）。转移灶数量≤ 4 个的患者生存率高于 > 4 个的患者。Spunt、Dunst 及其同事认为，肺部放疗可能有助于延长生存期[215, 216]。Spunt 及其同事指出 5 年生存率为 37.3%[215]。欧盟尤文肉瘤研究合作组报告了 114 例尤文肉瘤患者，这些患者接受了围术期化疗和局部治疗以治疗原发性肿瘤[217]。75 例患者接受了全肺放射治疗（15～18Gy），其中有 63% 的患者首次复发累及肺部。Paulussen 及其同事报道指出，不良的危险因素包括原发肿瘤对化学疗法反应差、双侧转移和没有进行肺部放疗[217, 218]。

#### 4. 骨肉瘤

骨肉瘤最常转移至肺部，而且转移灶可以

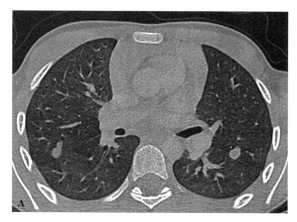 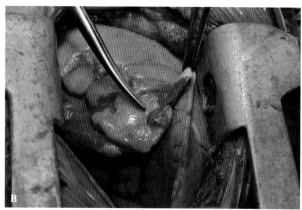

▲ 图 108-10　患者 10 岁，既往因 Wilms 瘤行肾切除术

A. 胸部 CT 显示双侧肺转移；B. 在全身化疗之前，行分期胸廓切开术切除转移灶

被切除并获得生存优势（参见本章之前对骨肉瘤的讨论）。La Quagli、Bacci、Hirano 及其同事指出，切除骨肉瘤的肺转移灶与术后生存期的延长有关 [49, 219, 220]。辅助治疗也可能是有价值的（例如，Goorin 及其同事提出的化疗方案和 Burgers、Whelan 及其同事提出的肺部放疗方案），特别是对微转移 [48, 221, 222]。Snyder 及其同事表示切除后 5 年生存率可能高达 39% [110]。La Quaglia 发现，80% 的无远处转移的患者通过包括化疗在内的治疗获得了长期生存，而 1970 年前只有 20% [219]。

在 39 例单发肺转移患者的回顾性研究中，复发性骨肉瘤在初次诊断后的中位复发时间为 2.5 年 [223]。诊断时的中位年龄为 14.6 岁。所有病例均接受了转移灶切除术，其中 31% 还接受了化疗；10 年的复发后无事件生存率和总体生存率为 33% 和 53%。在这组特定的患者中，化疗没有额外的生存获益。

Kaste 及其同事回顾了 32 例同时发生原发部位和肺部转移的患者 [224]。仅 1 例患者发生了孤立骨转移而无肺转移。胸部 CT 可用来鉴别是否存在同步性肺转移。作者指出，结节的数量和累及肺叶的数量是生存率的预后因素。

### （十二）复发性肺转移瘤

如果肺转移瘤在首次完全切除后复发，则可以重复切除（1 次或多次）（图 108-7）。可以通过与表 108-1 相同的标准选择患者。在 Pastorino 的回顾性国际数据库中，对既往转移灶切除术后复发的患者单独进行了分析 [2]。在结直肠癌或肉瘤的患者中，大多数患者胸腔内有单个或多个复发转移灶，而黑色素瘤患者在大多数情况下为胸腔外复发。总体来说，第 2 次肺转移灶切除术后的 5 年生存率仍为 44%，但这些患者是经过高度选择的、肿瘤具有良好生物学行为的患者。Kandioler 及其同事报道了 35 例因肺转移而再次接受手术的患者 [225]。5 年和 10 年生存率分别为 48% 和 28%，其中 DFI > 1 年是有利的预后因素。无论是上皮癌、骨肉瘤还是软组织肉瘤，都没有与组织学相关的生存优势。

有多项研究回顾了多次进行切除手术治疗复发性肺转移瘤的结果。Rizzoni 及其同事描述了 29 例来自软组织肉瘤的复发性肺转移，并切除了 2 个或多个。Rizzoni 和他的同事们描述了 29 例软组织肉瘤复发性肺转移的患者，这些患者都经历了 2 次或 2 次以上的肺转移灶切除术 [226]。肿瘤生物学良好（转移灶可切除、TDT 更长、结节数 ≤ 3 个和 DFI ≥ 6 个月）的患者生存期更长。没有患者在围术期死亡，并发症发生率为 7.5%，中位生存期为 14.5 个月，5 年总体生存率为 22%。对于转移灶可切除的患者，中位生存期为 24 个月。Casson 及其同事在 39 名成人软组织肉瘤患者中证实了这些发现 [129]。34 例患者的转移瘤可以切除，中位生存期为 28 个月，5 年生存率大约为 32%；转移灶不可切除的患者的中位生存期为 7 个月。孤立的复发性肺转移瘤在手术切除后的中位生存期为 65 个月，而对于那些结节数 ≥2 个的患者，中位生存期为 14 个月（P=0.01）。Weiser 及其同事回顾了完全切除肺转移瘤后复发的患者 [227]。再次切除术后（开胸手术）疾病特异性生存期为 42.8 个月（估测 5 年生存率为 36%）。作者指出与预后良好相关的 3 个独立的预后因素：① 1 或 2 个结节；②大小 < 2cm；③原发肿瘤组织学为低级别。没有良好预后因素的患者中位疾病特异性生存期为 10 个月。作者认为，再次探查和切除来源于肉瘤的复发性肺转移可能有助于提高生存率。预后不良的患者生存期较差，应考虑采用替代疗法或试验性疗法。在 Casiraghi 及其同事的报道中，转移瘤切除手术施行的次数在统计学上并不影响长期生存 [102]。

肺转移瘤的重复切除可以能够挽救一部分肉瘤组织样的儿童患者。这些儿童肉瘤包括骨肉瘤、非横纹肌肉瘤样软组织肉瘤和尤文肉瘤。在国家癌症研究所，Temeck 及其同事描述了 70 名在 1965—1995 年经历了至少 1 次再次手术的患者 [228]。其中 36 例患者为骨肉瘤，占大多数。单楔形切除是最常进行的手术（占 84%）。作者指出，完全切除是最重要和有利的预后因素。与不完全切除的患者相比，完全切除的患者存活率提高。中位生存为 2.3 年。可切除患者的中位生存期为 5.6 年，而不可切除患者的中位生存期为 0.7 年（P < 0.0001）。从这篇文章中作者得出结论：对于病变少、DFI 较长且能够获得完全切除的患者，应采取积极的手术方法，可能延长生存期。

## 七、预后指标

人们通过对不同肿瘤的回顾性研究寻找提高生存率的预后因素，以确定哪些患者将受益于肺转移瘤切除术。这些预后指标是临床的、生物学的和分子学的标准，描述了转移灶和患者之间的生物学相互作用，以及它们与生存期延长的关系。这些预后指标可用于确定哪些患者最有可能受益于肺转移瘤切除术。

对异质性肿瘤肺转移患者群体的预后指标进行分析，结果表明转移瘤可切除的患者生存期延长。完全切除、较长的 DFI、较长的 TDT、转移灶数目少或孤立的转移是与切除后生存期延长相关的预后指标。应研究相同原发肿瘤患者的预后指标，以确定其与切除后生存率的关系。来自不同原发性肿瘤的肺转移特征并不相同，其后续生存率也存在很大差异。对来自同一原发灶的预后指标进行研究后，可得出与术后生存相关的最精确信息。年龄和性别通常不会影响胸廓切开术后的生存率，因此通常不应该将其视为预后因素。

### （一）完全切除

对于患有肺转移瘤的患者，完全切除与开胸术后生存率的提高具有相关性。如果肺转移灶不能被完全切除，则开胸术后生存率要低于可完全切除的患者。Pastorino 及其同事发布的国际登记处中清楚地显示了这一点，表明完全切除是主要的预后因素 [2]。然而，与肺癌相比，在进行肺转移瘤切除术时，没有精确的标准来定义完全切除（R_0）、显微镜下不完全切除（R_1）、肉眼上不完全切除（R_2）或者不确定的切除。

### （二）原发肿瘤的位置和分期

切除后的生存率通常不受原发肿瘤特定解剖位置的影响。晚期原发肿瘤患者的切除后生存率与早期肿瘤患者的生存率通常没有区别。尽管起始 / 早期阶段可能表明了肿瘤的生物学侵袭性，但对孤立的肺转移患者的后续生存几乎没有影响。

### （三）无瘤间歇期

无瘤间歇期（DFI）是从原发肿瘤切除开始至检测到肺部（或者其他部位）转移为止的时间间隔。一个较短的 DFI 可能预示着肿瘤侵袭性更强，预后不良，通常发生多发转移并且生长迅速。一个较长的 DFI 可能代表了生物学上侵袭性较弱的肿瘤，并且与更长的术后生存期相关。DFI 也可以定义为肺转移灶切除与肺（或其他部位）转移复发之间的时间间隔。> 12 个月的 DFI 与较高的高生存率相关。Pastorino 及其同事表示，在国际转移瘤登记处的数据中，DFI > 36 个月是独立预后指标。

### （四）术前影像学检查确定的结节数目

由于其高灵敏度，高分辨率 CT 是目前怀疑有肺转移瘤患者的首选检查。然而，如同在本章前面"诊断"一节讨论的，高分辨率 CT 的特异性较低，因为结节可能不是转移瘤。理论上讲，较早发现和治疗转移瘤可提高生存率。肺转移的偏向性（单侧或双侧）并不直接影响切除后的生存期，结节数目是更加精确的预后指标。

### （五）切除转移灶的数目

切除的转移灶数目可能与 DFS 和总体生存期有关。需要完全切除转移灶，并且通常情况下，切除的转移灶数目超过了术前影像学检查发现的结节总数。在术中仔细触诊肺实质，将发现比术前检查怀疑的结节数更多的结节，尤其是在骨或软组织肉瘤患者中。这些结节可能是良性或恶性的，必须切除才能在组织学上确定。如先前在"诊断"一节中所讨论的，并非所有术前胸部影像学检查发现的结节都是恶性的。

### （六）肿瘤倍增时间

肿瘤倍增时间（TDT）基于 Collins 及其同事的原始观察结果，而 Joseph 及其同事将其应用于肺转移瘤的研究[229-231]。TDT 已被用于多种类型肿瘤的分析，并通过在相似的检查项目（如系列胸部 X 线片）中对相同的转移瘤来测量计算，这些检查至少相隔 10～14d。选择生长最快的结节，在半对数纸上绘制出变化的肺转移瘤直径，可以轻松计算 TDT。然而也可能会出现绘图错误。可以使用数学公式来精确计算 TDT 如下所示。

TDT= 时间 ×0.231/ln（第 2 次测量的直径 / 第 1 次测量的直径）

其中时间是第 1 次测量直径和第 2 次测量直径之间的天数差，ln 是自然对数。

TDT 的计算中可能会出现错误，因为并非所有转移灶都以相同的速率生长。肿瘤结节之间的不同生长速率可能反映了原发肿瘤转移瘤的异质性。TDT 可能间接揭示转移瘤潜在的生物学特性，因此可能会影响患者的术后生存期。

肺转移瘤开始时呈指数生长，随着大小的增加，生长速率逐渐降低。Laird 描述了生长动力学，该动力学考虑了 TDT 随时间的逐渐减少以及转移灶随时间逐渐增大[232]。很难确定具体的生长速率，因为经典的 X 线成像技术只能将三维结构显示为二维图像。如 Belshi、Eggli 等所述，计算肿瘤体积可以更好地描述特定患者的 TDT[233, 234]。另外，在几周内测得的生长速率仅代表转移瘤生命周期中的某一短暂时期。尽管此生长速率被认定是线性的，但它可能并不总是遵循这种模式，并且 TDT 仅反映了所测量时间段内的生长速率。Vogel 及其同事还描述了体积评估，以更精确测量评估化疗后的反应[235]。

### （七）支气管内或淋巴结转移

肺转移瘤累及纵隔淋巴结的情况可能被低估，因为并非所有的研究都进行了相同的淋巴结清扫术。如先前在"手术切除患者的选择"一节中所述，肺门或纵隔淋巴结受累预后较差。Udelsman 及其同事指出，成人软组织肉瘤支气管内转移患者在切除术后生存期较短[236]。在所有 11 例存在支气管内转移的患者中，7 例患者术后生存期 ≤ 6 个月。

### （八）预后因素的多变量分析

使用多变量分析可以更准确地预测术后生存期和更好地选择患者。可以将单独的预后变量组合起来以提高对生存期的预测价值。Jablons 及其同事发现，软组织肉瘤肺转移患者的 DFI、性别、可切除性和位置是胸廓切开术后生存期的最佳预测指标[128]。Putnam 及其同事指出，DFI > 12 个月、TDT > 20d、术前全肺断层扫描成像结节 ≤ 4 个作为多变量预后指标是软组织肉瘤肺转移患者胸廓切开术后生存的最佳预测指标[70]。Roth 及其同事比较了成骨肉瘤和软组织肉瘤患者的预后指标[237]。结合 TDT、术前肺 CT 的转移灶数目和 DFI 可提高任何单一指标或双指标的预测能力。Pastorino 及其同事在国际登记处发表的多因素分析显示，不完全切除、DFI < 36 个月、> 1 个肺转移灶，以及黑色素瘤等特定的组织学类型是重要的预后不良指标[2]。

## 八、新的治疗策略

某些患者的肺转移灶为孤立性可切除，这些肿瘤往往呈现独特而偶然的肿瘤生物学特性（指生长相对缓慢——译者注），胸外科医生应该对此充分利用。尽管目前有更完善更具侵入性的切除技术、更强的患者选择、不断发展的多学科团队，但只有少数孤立性肺转移患者接受了切除。更好的治疗方案必须包括对宏观疾病及隐匿性或微观疾病的治疗。

目前已经提出了各种策略来更有效地治疗孤立性肺转移患者。全身（静脉）化疗已在特定的组织学背景下进行了讨论。新的实验性技术包括分子标志物的鉴定，这些分子标志物可用于鉴定转移灶及其起源器官，以及它们对全身化疗的潜在反应性。识别这些特征可能有助于研究特定基因替代治疗策略，或有助于研究针对某些遗传产物的化疗方案。可以通过多种途径完成定向局部给药，包括吸入、化学栓塞、隔离单肺或双肺灌注或输注。近年来，针对多种通路的综合杀伤概念似乎是一种有前途的治疗方法，也可能用于肺转移[238]。

### （一）靶向治疗的分子特性

根据 Zhou 和同事最近的报道，在骨肉瘤患者中已经发现了与肺转移相关的分子事件[239]。Iwamuka 和 Agarwal 在最近的一篇综述指出，MDM2 基因（鼠 p53 结合蛋白的人类同源基因）的扩增可通过失活该蛋白并失调或增强肿瘤生长

来调节 p53 蛋白功能[240]。Ladanyi 及其同事注意到，在原发性骨肉瘤中没有检测到 MDM2 基因扩增，相比之下，在 14% 的转移瘤患者中存在 MDM2 基因扩增[241]。MDM2 的扩增可能与骨肉瘤的转移和肿瘤进展有关。然而，Sugano 和同事发现转移性结直肠癌中 MDM2 基因扩增减少，表明 MDM2 基因的确切功能仍未完全了解[242]。

Hernandez-Rodriguez 及其同事发现，Ki-67 活性的改变与较差的生存率和肿瘤进展相关[243]。他们对 38 例患者进行了免疫组织化学分析，其中表达 Ki-67 的 17 例患者中有 15 例发生了肺转移，并具有较高的死亡率。作者建议使用 Ki-67 作为骨肉瘤患者肺转移的预后分子标志。Matsumoto 及其同事的一项研究进一步证明了这一点，他们的研究表明，联合使用血管内皮生长因子 A（VEGF-A）和 Ki-67 可以预测骨肉瘤转移的预后[244]。在研究结束时，所有 VEGF-A 和 Ki-67 表达阴性的患者均存活，而 VEGF-A 和 Ki-67 表达阳性的患者均在 5 年内死亡。

KAI1/CD82 的表达下降与不良预后和转移有关。Arihiro 和 Inai 回顾了 KAI1 的作用及其与转移和预后的关系[212]。至少 67% 的良性骨肿瘤和 36% 的骨肉瘤表达这种转移抑制基因，在 4 例骨肉瘤肺转移患者中仅有 1 例 KAI1/CD82 表达阳性。Tang 及其同事报道了转移性黑色素瘤患者的 KAI1/CD82 表达明显下降，表明它是黑色素瘤患者的预后标志物[245]。在许多其他类型的肿瘤（如前列腺癌、乳腺癌和卵巢癌）中也发现了 KAI1/CD82 表达下降。

Pollock 及其同事指出，在软组织肉瘤中，p53 基因（一种抑癌基因）的突变可能导致细胞生长不受控制[246]。恢复正常 p53（"野生型"）表达水平的软组织肉瘤可能提供更多的细胞生长控制，甚至可控制程序性细胞死亡（凋亡）。在一项体外研究中，将野生型 p53 导入带有突变 p53 基因的软组织肉瘤可改变肿瘤的恶性潜能。转导后，转染的细胞表达野生型 p53，减少细胞增殖并在软琼脂中减少集落形成，而且在严重联合免

疫缺陷小鼠中肿瘤形成减少[246]。在体外和小鼠体内恢复野生型 *p53* 基因功能的能力，这可能最终被认为是未来治疗软组织肉瘤患者的方法。

基因转移的目标可能包括化疗耐药肿瘤或转移性更强的肿瘤。Scotlandi 及其同事指出，*MDR1* 基因产物 P– 糖蛋白（一种多药转运蛋白）的过表达是化疗后骨肉瘤患者预后不良的重要预测指标[247]。Asai 及其同事开发了一种具有高度肺转移倾向的骨肉瘤啮齿动物模型[248]。在这种转移性肿瘤模型中，基质金属蛋白酶 2（MMP-2）活性增加，而且 *VEGF* 基因的 mRNA 也增加。如前所述，VEGF-A 和 *Ki-67* 的表达共同增加对骨肉瘤患者的生存率具有负面影响[244]。

P– 糖蛋白过度表达的肿瘤患者可对化疗药物产生耐药性。在这些患者中，MDR 表型并不是从一开始就具有侵袭性（即更具转移性）；然而，与 P– 糖蛋白过度表达相关的 MDR 表型患者预后较差，这与细胞对细胞毒性药物的反应不足有关。Kumta 和同事推荐的多柔比星敏感性试验可能比 P– 糖蛋白更能决定化疗反应性的改善和随后的临床结果[249]。Abolhoda 和其他研究人员发现，多柔比星耐药的一个潜在机制可能在于给药后调控 MDR1 RNA 水平的能力[250]。

Beech 及其同事提出，胰岛素样生长因子（IGF）活性的减弱也可以提高生存率[251]。IGF-1 受体的激活降低了对多柔比星的全身反应。体外研究表明，IGF-1 受体的激活可增强肿瘤对多柔比星的抵抗力。如 Olmos 及其同事所报道，抑制 IGF-1 受体激活可能是常规化疗的有效辅助手段[252]。

Onda 及其同事的研究表明，*erbB-2* 基因表达增加或基因扩增与骨肉瘤患者的生存不良有关[253]。在本研究中，有 42% 的骨肉瘤患者发生了转移，并且转移灶表达 *erbB-2*，这与早期肺转移的发生和较差的生存率相关。因此，*ErbB-2* 可能会促进肿瘤生长并促进转移发生，作者建议将 *erbB-2* 视为骨肉瘤患者的预后因素。Seto 及其同事已经建立了小鼠骨肉瘤细胞"自杀基因治疗"

模型[254]。然而，原发肿瘤与骨肉瘤转移灶之间可能存在差异。Akatsuka 及其同事检查了骨肉瘤患者中 *erbB-2* 与生存期之间的关系[255]。41 例四肢骨肉瘤患者均接受了切除和化疗，61% 的患者具有 *erbB-2* 基因高水平的表达。表达水平较高的患者的 DFS 和总生存期均有改善，而表达水平低的患者预后较差。

目前已提出将其他基因产物转移到肺转移瘤中。Benjamin 及其同事们已经提出了用静脉注射大剂量的 Ad-OC-E1 来治疗肺转移瘤的方案，这种方案适用于已经用尽了所有更有效化疗方案的患者[256]。腺病毒载体 Ad-OC-E1a（OCaP1）包含鼠骨钙素（OC）启动子，可以调节腺病毒 E1a 蛋白的产生。

### （二）局部化疗

Putnam、Van Schil 及其同事指出，新型给药系统可增加肺组织中的药物浓度，使这种治疗的全身作用和毒性最小化，从而增强化疗的治疗效果[257, 258]。在许多患者中，外科手术是唯一的治疗，或是获得最大化疗反应后的补救治疗，化疗的全身毒性可能会限制给予个别患者的化疗剂量。局部给药使全身给药最小化，从而预防全身毒性；这项技术能够在短时间内显著增加药物输送到肺部的量。文献报道了几种实现高效局部化疗的技术，其中隔离肺灌注、选择性肺动脉灌注和化疗栓塞是进行最深入的研究。

Weksler 及其同事对一类啮齿类动物进行了临床前研究，这种啮齿类动物经过甲基胆蒽诱导产生同基因肉瘤并且发生试验性肺转移，这项研究结果表明：化疗可以局部给药，并且能在肺部组织达到明显高于全身给药的药物浓度[259, 260]。局部给药几乎没有全身毒性。在本模型中，多柔比星的单肺灌注是安全有效的。对大鼠进行了简单的显微外科手术，在左侧胸廓切开术后，将肺动脉和静脉分离并夹紧；在注射多柔比星前先冲洗肺，输注时间超过 10min；然后，在药物被冲洗出来之前，去除套管并且恢复循环。255mg/L 的灌注浓度引起的毒性要低于以 75mg/m² 的全身给药剂量产生的毒性。提取率为 58%，多柔比星的肺组织浓度比全身剂量高 25 倍。这项技术是有效的。10 只接受 320mg/L 治疗的动物中，有 9 只完全清除了移植的甲基胆蒽诱导的肉瘤组织所产生的肺转移灶。也可使用其他化疗药物，包括 Van Putte 及其同事使用的左旋苯丙氨酸氮芥和吉西他滨、Schrump 及其同事使用的紫杉醇[261-263]。Den Hengst、Hendriks 及其同事表示，目前为止，在动物模型中，只有左旋苯丙氨酸氮芥能够有效抵抗肉瘤和腺癌的肺转移[264-266]。

Pass、Johnston 及其同事对肺灌注的初步临床研究显示，尽管临床肿瘤反应不一，单肺组织中的药物浓度较高[267, 268]。Johnston 及其同事已经将多柔比星持续单肺灌注视为一种安全的试验性方法，并将其应用于临床[268]。正常肺和肿瘤中的药物浓度通常随着药物剂量的增加而增加。8 例患者中有 2 例患有严重并发症：1 例患者在肺灌注 4d 后出现肺炎和胸骨裂开，另一例出现呼吸衰竭。4 例肉瘤患者均没有达到客观缓解。使用循环泵连续灌注在理论上有一定的优点，但在机制上可能比较复杂。

Pass 及其同事使用单侧隔离肺灌注技术治疗不可切除性肺转移瘤患者，灌注使用了肿瘤坏死因子 α、干扰素 α 和中度热疗技术[267]。该方法没有院内死亡案例，15 名患者中有 3 名患者在短期内（＜6 个月）结节变小。Schroder 等报道了4 例肉瘤肺转移患者，均接受了高温隔离肺（41℃）顺铂（70mg/m²）灌注治疗[269]。没有发现全身毒性；1 例患者出现了非心源性肺水肿，全身顺铂水平持续较低。在 I 期研究中，Burt 及其同事研究了剂量递增的多柔比星隔离肺灌注的作用[270]。作者指出，肺部药物浓度与给药浓度相关。没有发现心脏和全身毒性，药物在血液中含量减少或者无法检测。1 例患者在接受 80mg/m² 多柔比星后没有进行肺部通气和灌注。尽管患者在一段时间病趋于稳定，但未观察到部分或完全缓解。作者确定了这种隔离肺灌注模型的最大耐

受剂量为 40mg/m²。Putnam 及其同事也指出了类似的发现[258]。

Ratto 及其同事介绍了将肺转移瘤切除与隔离肺灌注结合起来的概念，将隔离肺灌注技术作为额外或辅助治疗方案[271]。在一个 6 例患者的队列中，在灌注循环中加入铂类药物是可行和安全的。Hendriks 及其同事报道了一项 I 期试验，该试验将左旋苯丙氨酸氮芥与肺转移灶切除术联合使用[272]。在该试验后，设定最大耐受剂量为左旋苯丙氨酸氮芥 45mg，灌注温度为42℃。在 I 期试验结束之后，进行了扩大试验，Grootenboers 及其同事报道了该试验并得出的结论是，在 37℃的灌注温度下，最大耐受剂量为左旋苯丙氨酸氮芥 45mg[273]。Den Hengst 及其同事报道了这两项试验的长期随访（总共 23 例患者）结果，用左旋苯丙氨酸氮芥单独进行肺灌注对肺功能没有长期负面影响，也没有长期的肺毒性[274]。因此，该技术被用作可切除性肺转移瘤的辅助治疗手段，以降低手术肺的局部复发率。迄今为止，只有一项使用隔离肺左旋苯丙氨酸氮芥灌注治疗可切除性肺转移瘤的 II 期临床试验发表。在这项由 Den Hengst 及其同事报道的多中心试验中，左旋苯丙氨酸氮芥肺灌注与肺转移瘤切除术相结合，可治疗骨肉瘤、软组织肉瘤和结直肠癌的肺转移[275]。在 37℃的灌注温度下给予 45mg 的左旋苯丙氨酸氮芥，灌注时间为30min，然后冲洗 5min。该研究总共包括 50 例患者，其中 30 例患有结直肠癌，一共 12 名患者进行了双侧灌注。没有发生围术期死亡和短期内的复发。中位随访期为 24 个月，有 18 例患者死亡（2 例因无关原因死亡），30 例患者复发。3 年总体生存率和无病生存率分别为（57±9%）和（36±8%）。表 108-3 提供了结直肠癌和肉瘤患者的生存数据。该试验显示在手术肺内的复发率为 23%，低于 Pastorino 及其同事报道的48%～66%[2]。这一发现表明，隔离肺灌注可能是未来肺转移瘤联合治疗的有价值的工具。

尽管隔离肺灌注技术富有前景，但它仍然是

一种有创技术，必须与胸廓切开术和单肺通气技术相结合。因此，目前正在探索侵入性较小的技术。选择性肺动脉灌注是一种通过微创技术进行大剂量化疗的血管内技术。通过这种方式，该操作可以重复使用，也可以用于不能耐受单肺通气或最初无法手术的肺转移瘤患者。为了增强化疗药物的局部吸收，在肺动脉中充起一个气球阻塞血流。到目前为止，仅有相关的动物研究发表。Furrer、Krueger 及其同事在猪模型中将此技术与多柔比星一起使用，显示出与隔离肺灌注技术相似的肺部浓度水平 [276, 277]。Van Putte 及其同事在啮齿动物模型和猪模型中均使用了吉西他滨，结果显示的肺部吉西他滨浓度水平较高 [278, 279]。Den Hengst 及其同事报道了在患有肺肉瘤转移的啮齿动物模型中使用左旋苯丙氨酸氮芥进行选择性肺动脉灌注 [264]。在这项研究中，作者比较了选择性灌注、隔离肺灌注和左旋苯丙氨酸氮芥的全身性注射。他们发现选择性肺动脉灌注和隔离肺灌注同等有效，在达到较高的肺部左旋苯丙氨酸氮芥浓度水平，以及消除肺转移灶和改善生存率方面均优于静脉全身应用。

作为另外一种可选择的技术，Schneider 及其同事已在动物模型中研究了载有卡铂的可降解淀粉微球的化疗栓塞技术 [280, 281]。在治疗的降解阶段，可降解微球的使用可提高肺实质中的药物浓度。Vogl 及其同事对 52 例无法切除的肺转移患者采用了姑息性化疗栓塞术 [282]。在肺动脉球囊导管的引导下，用脂肪碘、丝裂霉素和微球选择性地向肿瘤滋养动脉内注射。患者接受了 2～10 个疗程的重复治疗，治疗耐受良好，无任何重大不良反应或并发症。其中有 16 例患者达到了部分缓解，11 例患者病情稳定，25 例患者病情进展。尚无关于该技术随访的研究报道。

Brooks 和合著者描述了使用疱疹病毒因子在体内有效传递基因产物的方法 [283]。他们证实，在大鼠肉瘤肺转移模型中进行这种治疗可以减轻肿瘤负担。

### （三）吸入治疗

吸入疗法或吸入化疗药物、基因产物或其他生物化合物（如白介素 –2）已被许多人积极研究，如 Huland 及其同事所述，主要用于转移性肾细胞癌和转移性黑色素瘤的治疗 [284]。Shingu 及其同事在小鼠模型中，Hershey 及其同事在犬模型中发现：气管内滴注巨噬细胞活化脂肽 –2 可作为针对乳腺腺癌的免疫治疗剂 [285, 286]。在 Koshkina 和同事们建立的小鼠模型中，雾化脂质体包裹紫杉醇对减小肾细胞癌肺转移灶有效 [287]。Jia 及其同事已经建立了一个小鼠模型，经鼻给予 IL-2 基因有效治疗骨肉瘤肺转移 [288]。他们使用一种多

表 108-3　根据病理诊断的生存数据

| | 3 年 OS | 4 年 OS | MST[a] | 3 年 DFS | 4 年 DFS | 中位 TTP[a] | 3 年 PPFS | 4 年 PPFS | 中位 TTLPP[a] |
|---|---|---|---|---|---|---|---|---|---|
| 所有患者 | 57%±9% | 49%±11% | 44（95% CI 30～18） | 36%±8% | 36%±8% | 16（95% CI 7～25） | 79%±6% | 63%±15% | NR |
| CRC | 62%±13% | 62%±13% | NR | 41%±11% | 41%±11% | 21（95% CI 2～40） | 72%±8% | 72%±8% | NR |
| 肉瘤 | 48%±12% | 32%±15% | 30（95% CI 8～51） | 27%±10% | 27%±10% | 8（95% CI 6～10） | 90%±7% | 45%±32% | 44（95% CI 11～77） |

经许可转载，引自 den Hengst WA, Hendriks JM, Balduyck B, et al. Phase Ⅱ multicenter clinical trial of pulmonary metastasectomy and isolated lung perfusion with melphalan in patients with resectable lung metastases. *J Thorac Oncol* 2014; 9(10): 1547–1553. © 2014 International Association for the Study of Lung Cancer 版权所有 . a. 个月；CRC. 结直肠癌；NR. 未获得；OS. 总体生存率；DFS. 无病生存率；MST. 中位生存期；TTP. 疾病进展时间；PPFS. 肺部无进展生存率；TTLPP. 肺局部进展时间

阳离子 DNA 载体——聚乙烯亚胺（PEI），传递基因产物。接受治疗的小鼠比未接受治疗的小鼠肺转移灶更少、更小。作者指出，使用这种方式可使肿瘤区域具有高浓度药物，并观察到了最小的全身毒性反应。Enk 和他的同事发现，用 IL-2 吸入疗法治疗黑素瘤肺转移患者是安全的，并且可以进行同步化疗[289]。Skubitz、Anderson 报道，IL-2 雾化脂质体也具有良好的耐受性[290]。Posch 及其同事使用低剂量 IL-2 吸入，用来预防肺部黑色素转移瘤在切除后复发[291]。在中位随访期 25.7 个月后，以这种方式治疗的 5 例患者均未发生肺内复发。Guma 及其同事发现，用气雾剂 IL-2 联合自然杀伤细胞治疗骨肉瘤肺转移的小鼠生存期有所延长[292]。Gordon 和 Kleinerman 报道，使用吸入型吉西他滨可导致 Fas 表达上调，从而诱导小鼠模型肺部的骨肉瘤转移瘤的凋亡[293]。

### （四）生物调节剂

脂质体包裹的胞壁酰三肽（L-MTP-E）激活巨噬细胞，使其具有杀灭肿瘤作用。这种策略对化疗耐药肿瘤患者可能有价值。治疗后，血浆细胞因子水平升高，单核细胞介导的细胞毒性也增加。Kleinerman 及其同事指出，L-MTP-E 疗法在治疗上可能有效[294, 295]。在 Meyers 及其同事的一份报道中，使用 L-MTP-E 作为补充治疗可降低转移性骨肉瘤患者复发和死亡的风险[296]。

Whitmore 及其同事对 DOTAP［胆固醇脂质体、硫酸鱼精蛋白和质粒 DNA 构建（LPD）］的研究表明，单独使用脂蛋白复合物和 LPD 均可增强抗肿瘤活性[297]。其作用机制是一种全身性的促炎性细胞因子反应。

### （五）射频消融

射频消融术（radiofrequency ablation，RFA）提供了对肿瘤或其他组织的可控热破坏，最近发表的几篇综述中对此进行了讨论。RFA 已被应用于 Curley 所描述的恶性肝脏肿瘤，Finelli、Matin 及其同事所描述的肾脏肿瘤，Dupuy、Zhu

及其同事所描述的肺肿瘤[298-301]。在临床前模型中，我们检验了使用间质热疗（RFA）治疗肺肿瘤的安全性和有效性，这种模型可以对正常的肺实质造成损伤。这些损伤的病变受空气、血流和支气管传导热损失的影响。目前，RFA 技术在局部控制肺转移瘤方面仍然处于试验性阶段。如 Steinke 及其同事所述，RFA 在肺转移瘤治疗中的局限性包括：对血管或支气管结构的潜在损伤、必须除去产生的热量、无法控制或消融所有存活的肿瘤[302]。通常，消融无法获得精确的组织学，且难以评估肿瘤的反应。RFA 的替代技术是利用电磁波进行微波消融，从而导致凝固坏死[303]。

由于肺转移瘤具有持续的可变性，它们可能很难被携带消融尖的粗针穿透。Yan 及其同事报道了 55 名因结直肠癌肺转移而接受 RFA 的"非手术"患者[304]。入选标准包括：< 7 个结节（30 例为单发结节）、支气管或肺血管附近无结节，且原发癌必须得到控制。从原发癌到肺 RFA 的中位间隔期为 25 个月，只有 4 例患者的表现状态较差。平均年龄为 62 岁，每位患者经消融的肺转移灶的中位数为 2 个。24% 的患者进行了重复 RFA。42% 的患者发生并发症，其中 16 例为气胸，9 例需要胸腔置管引流。经过 24 个月的随访，在 55 名患者中有 21 名表现出局部进展。2 年总体生存率仅为 34%，并且肺门病变或病变 > 3cm 的患者在 24 个月内全部死亡。

Vogl 及其同事对 80 位患者的 130 个病变进行了微波消融[303]。73% 的病例成功消融。对于 < 3cm 的病灶，成功率为 82%，而对于 > 3cm 的病变，成功率仅为 25%。对于周围型病灶，消融在 80% 的病例中被证明是成功的，而位于中央的结节则为 50%。2 年生存率为 75%。

Hiraki 及其同事对 27 例结直肠癌肺转移患者的 49 个转移灶进行了经皮射频消融治疗[305]。其中，CT 引导技术在 41 次 RFA 中得以应用，其中有 20 例（49%）发生气胸，但仅 3 例（7.3%）需要进行胸腔置管引流。3 年有效率为 56%，

3 年总体生存率为 48%。Schneider 及其同事进行了一项有趣的研究，对 32 例患者应用双极或多极 RFA，然后进行开胸手术切除病灶 [306]。同时进行楔形切除术或肺叶切除术与纵隔淋巴结清扫术。38% 为完全坏死，50% 有散在的活性肿瘤组织，13% 为未完全消融（即消融和残余病灶＞ 20%）。目前发现 RFA 在技术层面上是可行的并且安全的，但是由于残留的有活性的肿瘤细胞比率很高，其治疗理念受到质疑。

Palussiere 及其同事尝试用单次射频消融治疗 67 例双侧肺病变 [307]。40 名患者（60%）由于气胸不能进行单次治疗。最终，单次治疗用于 27 例患者（40%），治疗了 66 处肺转移灶。气胸的总发病率为 67%，肿瘤进展的中位时间为 9.5 个月，中位总体生存期为 26 个月。

当应用 RFA 或立体定向放疗技术时，通常没有对恶性肿瘤的组织学进行确认，并且没有淋巴结取样，因此也没有精确的肿瘤分期。这导致了辅助治疗的患者选择标准很不明确。使用经皮技术，不能触诊肺实质以确保不存在其他病变。尽管可以改善生存期和缓解症状，但正如 Van Schil 所讨论的，在可手术患者中使用这些技术仍存在争议 [62]。目前尚没有将这些技术与经典外科切除术直接进行比较的随机研究。由于尚无明确使用这些技术完全切除的定义，因此，在获得随机试验的证据之前，应将其使用仅限于功能上无法手术的患者。此外还应注意，在大多数情况下，在非切除疗法之后进行的补救性手术对胸外科医生而言是一项重大挑战（即会大大增加手术难度——译者注）[62]。需要进一步的前瞻性研究来确定非切除术治疗后补救性手术的确切结果和长期结果。

# 第 109 章
# 免疫低下宿主的肺部恶性肿瘤
## Pulmonary Malignancies in the Immunocompromised Host

David S. Schrump　著

谭锋维　译

## 一、概述

癌症免疫监视的概念最初是由 Ehrlich 在 1909 年提出 [1]，随后由 Burnett 完善，他提出"遗传物质改变必定在体细胞中普遍存在，而这些变化中的一部分将促进细胞向恶性肿瘤转化。作为应对，机体有必要进化出相应的机制来消除或灭活这种潜在危险的突变细胞，并且该机制具有免疫学特性" [2]。最近，人们提出了免疫编辑的概念来解释这一选择过程，通过这种选择过程，最初未被免疫监视消除的多能癌细胞与宿主免疫系统建立了动态平衡，其中产生的免疫耐受性克隆，最终逃脱休眠，从而导致恶性肿瘤的临床表现 [3, 4]。

令人信服的实验结果及临床观察均支持癌症免疫监视和免疫编辑的概念。例如，患有严重的联合免疫缺陷的小鼠表现出明显更高的自发性肿瘤倾向，并且对致癌物诱发的恶性肿瘤的易感性相应增加 [5, 6]。当分别把在野生型小鼠及缺乏 T 和 B 细胞的 RAG-2 缺陷型小鼠中建立的经化学诱导的肉瘤接种至 RAG-2 缺陷型小鼠时，肉瘤组织以相同的速度生长 [5, 6]。大多数来源于 RAG-2 缺陷小鼠的肉瘤组织在接种到野生型小鼠时被排斥，然而，由于先前的免疫选择，当来源于野生型小鼠的肉瘤接种到其他野生型小鼠时，几乎所有的肉瘤都会侵袭性生长 [7]。

原发性免疫缺陷或因感染、器官移植而导致免疫抑制的患者，因病毒制剂或环境暴露而诱发各种癌症的风险显著增加 [4]。这些观察结果及最近的临床试验表明，传统观点中不被视为具有免疫原性的恶性肿瘤（包括肺癌）患者对免疫检查点抑制剂产生了令人印象深刻且持久的反应 [8, 9]，这为癌症免疫监测和人体免疫编辑提供了有力证据。本章将重点介绍因人类免疫缺陷病毒（immunodeficiency virus，HIV）感染而导致免疫功能低下的人群，以及在造血细胞或实体器官移植后被药物抑制免疫的患者所发生的肺部恶性肿瘤。

## 二、人类免疫缺陷病毒 / 获得性免疫缺陷综合征

30 年前发现的人类免疫缺陷病毒（HIV）是获得性免疫缺陷综合征（AIDS）的病原体。自 HIV 流行以来，大约有 7100 万人被 9 种主要的病毒遗传变体感染，这些遗传变体对抗逆转录病毒药物展现出不同的敏感性，并且有近 3400 万人死于该疾病 [10]（http://www.who.int/gho/hiv/en/）。2014 年，全球估计有 3700 万人携带 HIV 病毒。目前，全世界 15—49 岁的成人中有 0.8% 携带 HIV 病毒，而该疾病的负担在国家和地区之间存在很大差异。撒哈拉以南的非洲仍然是受影响最严重的地区，几乎每 20 个成人中就有

1 人携带 HIV 病毒；该地区的 HIV 病毒感染者约占全世界感染者的 70%（http：//www.unaids.org/sites/default/files/media_asset/20150714_FS_MDG6_Report_en.pdf）。

高效抗逆转录病毒治疗（highly active anti-retroviral therapy，HAART）的引入已大大改变了 HIV/AIDS 的临床进程 [11]。从本质上说，这些药物已将 HIV/AIDS 从一种普遍致命的疾病转变为一种慢性疾病。当前，接受 HAART 疗法的 HIV 病毒携带者 / 艾滋病患者（people living with HIV/AIDS，PLWHA）的预期寿命已与 HIV 病毒阴性的个体相当 [12]。然而，尽管接受了 HAART 疗法，HIV 病毒仍可持续破坏宿主的固有免疫和适应性免疫系统，这可以从炎症介质的异常表达、淋巴样细胞增殖和凋亡的失调，以及肠道和肺部持续的低水平逆转录病毒复制得到证明 [10]。

HARRT 疗法的推广使得包括卡波西肉瘤（Kaposi sarcoma，KS）和非霍奇金淋巴瘤（non-Hodgkin lymphoma，NHL）在内的艾滋病定义性癌症（AIDS-defining cancers，ADC）稳步下降，而非艾滋病定义性癌症（non-AIDS-defining cancers，NADC）则有所增加，如肛门和肝细胞肿瘤及肺癌 [13]。目前，NADC 占 HIV 感染患者所有恶性肿瘤的 50% 以上 [14]。尽管部分与衰老有关，但 PLWHA 中 NADC 的风险增加还归因于 HIV 介导的免疫缺陷伴同步的免疫激活 / 炎症（类似于年龄相关的免疫衰老）及非 HIV 癌症危险因素（例如，吸烟、致癌病毒感染，以及不确定的环境和遗传因素的相结合）[10, 15, 16]。

### （一）艾滋病定义性癌症

#### 1. 卡波西肉瘤

在将要描述的第 1 个 ADC 中，KS 不是真正的肉瘤，而是由潜伏的人类疱疹病毒 8〔human herpesvirus 8，HHV8；卡波西肉瘤疱疹病毒（KSHV）〕共感染和慢性炎症诱导的多中心血管增生梭形细胞瘤 [17, 18]。KS 可分为 4 种类型的，即经典型、流行型、移植相关型和 AIDS 相关

型。在 PLWHA 中，淋巴管内皮细胞的系统性免疫激活和 HHV8 感染促进了多种生长因子及促炎和促血管生成细胞因子的表达，这些因子促进了肿瘤的恶性转化 [18-20]。尽管 KS 的发病率伴随 HAART 疗法的引入下降了 2/3（每千名患者每年 4.9～15.2 例），但该疾病仍然是世界范围内与 HIV 感染相关的第二常见的肿瘤，同时，由于撒哈拉以南的非洲地区 HHV8 的高血清感染率及 HAART 疗法的应用受限 [21]，KS 是这一地区最为常见的 AIDS 相关的肿瘤 [18, 20]。在发达国家中，KS 主要见于先前未确诊的 HIV 病毒感染者或仅最近才开始使用 HAART 疗法的患者 [22]。

KS 通常累及皮肤、鼻咽、淋巴结和内脏器官，尤其是胃肠道和肺。大约 50% 的 KS 患者有胃肠道受累，并且在诊断时通常没有症状。绝大多数（85%～95%）肺部受累的 KS 与皮肤受累同时出现；然而，多达 15% 的肺部 KS 患者可以没有皮肤受累 [19, 23]。尽管偶尔无症状，但大多数情况下肺部 KS 患者会出现支气管痉挛、呼吸困难，以及伴或不伴发热的咳嗽 [20, 23]。典型的肺部 KS 患者的影像学特征包括弥漫性双侧结节、支气管血管增厚、伴有支气管充气征的假性肺泡肿块、火焰样浸润和胸腔积液 [11, 24, 25]。在机会性感染患者中也可以看到这样的浸润。镓 - 铊放射性核素扫描可能有助于区分肺部 KS 与感染，因为 KS 病变不会吸收镓，但会吸收铊 [26]。这些肺实质的表现通常与气管分叉处的支气管内红紫色病变有关，但也并不总是如此 [27]。在这种情况下，支气管镜检查可用于确诊。近 50% 的患者在支气管肺泡灌洗液中可找到肺泡出血的证据。胸腔积液分析通常无法用于诊断，这是因为大多数与肺部 KS 相关的胸腔积液是继发感染造成的 [11]。未检测到支气管内病变的患者需要对肺实质病变进行活检。通过组织学观察到梭形细胞瘤的证据可确定诊断，该梭形细胞瘤的内皮细胞表面标志物及细胞内 HHV8 潜伏期相关核抗原（LANA）呈阳性 [18]。

肺部 KS 可能会快速进展，特别是在免疫

严重受损的患者中[20]。肺部 KS 的初始治疗包括给予 HAART 疗法来减轻炎症、抑制 HIV 复制及增强对 HHV8 的免疫反应（如果尚未开始 HAART）[20, 28]。有症状且快速进展的 KS 患者需要化疗[29]。抗病毒药物（如更昔洛韦）无效，因为它们只能治疗 HHV8 感染的裂解期，而不是潜伏期。聚乙二醇化脂质体多柔比星或脂质体柔红霉素是一线药物；紫杉醇与全身毒性增加有关，常用于蒽环类药物治疗后的复发[18]。依据最近对 6 项随机试验和 3 项观察性研究的综述分析，应用脂质体多柔比星，脂质体柔红霉素或紫杉醇治疗的患者结局无明显差异[30]。在无法使用 HAART、脂质体药物制剂和紫杉醇的地区，治疗可基于多柔比星、博来霉素和长春新碱（ABV）进行[31]。对于复发性疾病，也可考虑使用多种免疫调节药物，包括干扰素 α、白介素 –12、沙利度胺和来那度胺，以及 VEGF 信号转导抑制药[18–20]。

在 HAART 之前的时代，KS 患者的中位生存期为 2～6 个月，生存期与疾病程度、CD4 细胞计数和全身性疾病及 B 组症状相关[20]。在 HAART 时代，KS 患者的生存率提高了；目前，生存期主要取决于肿瘤的受累程度和全身性疾病，而不是免疫抑制的程度[19]。然而，对于肺部 KS 患者，特别是那些表现出免疫重建炎症综合征（IRIS）的患者，其预后仍然很差[11]，这种疾病的特点是在抗逆转录病毒疗法期间免疫恢复的情况下临床表现恶化[32, 33]。在 HAART 时代，HIV 感染的肺部 KS 患者的总体生存率为 49%，相比之下，患有 KS 但无肺部受累的 PLWHA 的总体生存率为 82%[34]。

### 2. 非霍奇金淋巴瘤

作为前 HAART 时代的主要 ADC 之一，NHL 的发病率在 HAART 时代显著下降（从 6.2% 下降至 3.2%）[35]。NHL 包含 T 细胞和 B 细胞肿瘤；PLWHA 中大多数 NHL 是 B 细胞肿瘤，最常见的是弥漫大 B 细胞淋巴瘤（diffuse large B-cell lymphomas，DLBCL）或 Burkitt 淋巴瘤[20]。在 PLWHA 中可以看到 2 种主要类型的 DLBCL[36]。

在轻度免疫抑制的患者中，常可见到生发中心型 DLBCL。在组织学上，这些肿瘤具有生发中心表型；这些肿瘤中约有 30% 与 Epstein-Barr 病毒（EBV）感染有关[20]。肿瘤细胞不表达 LMP1，但通常显示 BCL6 的重排[37]。免疫母细胞 DLBCL 通常见于进展期免疫抑制患者。这些淋巴瘤呈现非生发中心的 B 细胞活化表型；其中 90% 的病例与 EBV 感染有关，且淋巴瘤细胞表达 LMP1 和 EBNA2[20, 37]。引入 HAART 疗法后，免疫母细胞型 NHL 在 PLWHA 中的发生率显著降低[11]。

作为肺中最常被视为起源于肺外疾病的表现之一的 NHL[11, 38]，偶尔也可表现为原发性肺淋巴瘤（primary pulmonary lymphoma，PPL；定义为在诊断时及随后 3 个月内，肺是淋巴瘤实质性疾病的唯一部位，伴或不伴肺门疾病）[39]。与 HIV 阴性患者的 PPL 倾向于是低级别 B 细胞肿瘤不同[40]，PLWHA 中 PPL 通常是具有潜在 EBV 感染的高级别 B 细胞淋巴瘤[11, 41]。与 KS 的发病机制相似，慢性免疫抑制导致的免疫监视减弱和 HIV 感染引起的系统性炎症增加促进了 PLWHA 中 NHL 的发展[20]。

HIV 感染的 NHL 患者通常表现为胸膜或肺部炎症性疾病，常有咳嗽、呼吸困难、呼吸急促和多种 B 组症状[11]。CT 扫描主要表现为靠近肺底的弥漫性双侧肺结节（通常无肺门 / 纵隔淋巴结肿大）和胸腔积液[42]。血清和胸腔积液乳酸脱氢酶（LDH）水平通常升高。可以通过经支气管或经皮活检或胸腔积液的细胞学评估来明确诊断[38]。PLWHA 中肺 DLBCL 的标准治疗方法包括环磷酰胺、多柔比星、长春新碱和泼尼松（CHOP 方案），或者再加上利妥昔单抗（CHOP-R 方案），或 CHOP-R 和依托泊苷组成的 EPOCH-R 方案。在 HAART 时代，PLWHA 合并 DLBCL 的预后与 HIV 阴性的 DLBCL 患者相似，治疗反应率为 50%～70%，总体生存率为 56%～67%[20]。自体造血干细胞移植可考虑用于治疗 HIV 病毒感染得到控制的复发性 DLBCL 患者[43]。

原发性渗出性淋巴瘤（primary effusion lymphomas，PEL）是罕见的 B 细胞 NHL，可表现为胸腔积液（60%～90%）、心包积液（最高 30%）或腹腔积液（30%～60%），不伴明显的肿块形成[44, 45]。通常，这些肿瘤中的 B 细胞同时感染 HHV8 和 EBV[36]，并表现出介于多发性骨髓瘤和 EBV 相关免疫母细胞性淋巴瘤之间的基因表达特征[46, 47]。由于 PEL 的发生率很低（PLWHA 中所有淋巴瘤的 1%～4%），因此尚未建立治疗标准。一旦确诊，则应尽早启用 HAART。与 PLWHA 中的其他 NHL 相比，PEL 对标准化疗药物的反应不佳。目前，合并 HIV 感染的 PEL 患者的预后很差；中位生存期为 2～9 个月，接受 CHOP 或相关方案治疗的患者的 2 年总体生存率约为 36%[45]。最近的研究表明，包括蛋白酶体抑制药、硼替佐米和西罗莫司（m-TOR 信号通路的一种抑制剂）在内的靶向药物，以及如西多福韦和更昔洛韦的抗病毒药物，可以改善 PEL 患者的生存率[18, 20, 48]。

### （二）非 AIDS 定义性癌症

#### 1. 多中心型 Castleman 病（Multicentric Castleman Disease，MCD）

尽管本身不是 NADC[49]，但 Castleman 病是 PLHA 中经常观察到的淋巴增生性疾病[23]。Castleman 病根据组织学标准分为 2 种类型[36]。浆细胞型通常是多中心的，其特征是浆细胞增殖伴淋巴结结构的保留。透明血管型是单中心的，其组织学特征是生发中心异常和血管透明化[23, 36]。多中心型 Castleman 病（浆细胞型）通常见于 PLWHA[20]。来自淋巴结套区的免疫母细胞含有 HHV8，我们认为 MCD 是这些细胞中 HHV8 感染裂解期的表现[36]。大多数合并 HIV 感染的 MCD 患者同时患有 KS[20]，且 MCD 可显著增加罹患 NHL 的风险[50]。患者通常表现为疲劳、发热、脾大和淋巴结肿大。1/3 的病例有肺部受累[20]。在影像学上，MCD 患者的肺部表现为伴或不伴胸腔积液的间质性肺炎及肺门/纵隔淋巴结肿大；常见的 CT 表现包括弥漫性网状结节性间质浸润、叶间隔和支气管周围血管增厚及胸腔积液[51]。症状的严重程度和总体预后似乎与促炎性细胞因子（如白介素）的系统性升高和外周血 HHV8 水平升高相关[52-54]。MCD 与 HIV 病毒载量或 CD4 细胞计数之间缺乏关联[55]。支气管镜不是必要检查。通过淋巴结活检的组织学检查可明确诊断[56]。

与 KS 发病率降低相反，MCD 的发病率在 HAART 时代有所增加[57]。这些发现表明免疫抑制者倾向于发生 KS，而不是 MCD。目前，针对 HHV8 相关的 MCD 尚无治疗标准[18]。治疗应以 HAART 纠正免疫缺陷、抑制淋巴细胞增殖、控制 HHV8 感染为重点[23, 56]。HAART 疗法应尽早启动。典型的治疗方案包括 CHOP 或 ABV 及免疫调节剂，以及针对 IL-6 或 CD20 的抗体（分别为阿替珠单抗和利妥昔单抗）[20, 58]。最近的研究表明，仅使用利妥昔单抗即可促进大多数合并 HIV 感染的 MCD 患者的临床和影像学改善，并降低这些患者的 NHL 风险[59]。单独使用利妥昔单抗可能加重 KS[56]；因此，对于同时伴有 KS 和 MCD 且体力活动状态（performance status，PS）良好的患者，R-CHOP 可能是一个更好的选择。在 HAART 时代，合并 HIV 感染的 MCD 患者的生存率已显著提高，最新数据表明自 2005 年起，5 年生存率达 77%[60]。

#### 2. 肺癌

PLWHA 群体的癌症风险模式似乎与接受实体器官移植（solid organ transplants，SOT）的个体相似[61]。这些观察结果表明免疫抑制者易患 NADC，包括目前在 PLWHA 中最常见、最致命的 NADC 之一——肺癌。尽管有这些观察结果，但当前的研究始终未能证明免疫缺陷严重程度与 PLWHA 中肺癌风险之间存在关联。缺乏前瞻性收集的数据和可比较的对照组限制了各类研究中影响肺癌风险的混杂变量的调整。Shiels 等[62] 对包括 625 716 名 HIV 感染者的 18 项研究进行了 Meta 分析，结果显示肺癌标准化发病率（standardized incidence ratio，SIR）为 2.6（95%CI 2.1~3.1）。Hou 等[63] 对 65 项基于人群的研究进行了深入分析，研究了 HIV 感染患者中肺癌的发生率和风险。尽管没有中文文章符合纳入标准，但分析包括了来自五大洲的研究，包括欧洲、北美洲、澳洲、亚洲和非洲。美国的 SIR 或调整的发病率比（incidence rate ratios，IRR）为 0.7~6.9，欧洲为 1.5~3.4，非洲为 5.0。女性和年轻患者罹患肺癌的风险较高，而男性和老年患者患肺癌的风险更高。一项退伍军人管理局队列研究（Veterans Administration Cohort study，VACS）纳入了 37 294 名 HIV 病毒感染者和 75 750 名未感染者，该研究表明，在控制了年龄、性别、种族/民族、吸烟、既往细菌性肺炎和慢性阻塞性肺病之后，HIV 感染与肺癌风险增加 1.7 倍（95%CI 1.5~1.9）相关[64]。

在一项以丹麦人群为基础的前瞻性队列研究中，5053 名 HIV 阳性患者与 50 530 名 HIV 阴性患者进行了比较。PLWHA 中的调整 IRR 为 2.38（95%CI 1.61~3.53）[65]。这些患者的父母患肺癌的风险也增加（父亲和母亲的 IRR 分别为 1.31 和 1.35），这表明遗传变异参与 PLWHA 的肺癌发展。另一项包含 2495 名静脉吸毒者（IV drug users，IVDU）的前瞻性研究表明，在调整了年龄、性别和平均每天吸烟量后，HIV 感染与肺癌风险增加 2.3 倍有关[66]。

HIV 感染患者肺癌风险的增加可能与吸烟有关，在这一群体中，肺癌风险增加 2~3 倍；40%~70% 的 HIV 感染者吸烟或曾经吸烟[15, 67]。慢性炎症[15] 似乎也是一个重要的促进因素；在转基因小鼠模型中，在没有炎症的情况下，HIV 感染不会诱发肺癌[68]。其他导致 PLWHA 患肺癌风险增加的因素包括复发性肺炎[69]，以及 HIV 驱动的肺气肿/COPD[15, 67, 70]。

如果伴随免疫监视功能丧失的免疫失调导致 HIV 感染者易于发生肺癌，那么肺癌风险应与免疫抑制的程度和持续时间相关；并且通过药物干预降低系统 HIV 负荷，促进免疫功能重建则可

降低 PLWHA 人群的肺癌风险[16, 32, 71]。许多研究已经探讨了这些问题，但结果却相互矛盾（参见 Almodovar[10]、Dubrow 等[16] 和 Sigel 等[70] 的综述）。例如，Frish 等[72] 观察到，在诊断出 AIDS 时肺癌风险最高（相对风险度为 10），而在遥远的 AIDS 前期（＞25 个月）中观察到的风险最低，表明免疫缺陷参与 PLWHA 中的肺癌发展。与这些发现一致的是，Silverberg 等[73] 观察到，如果 CD4 细胞计数低于 200/μL，则 HIV 感染者患肺癌的相对风险度会大大增加。相反，一项更新的来自瑞士的 HIV 队列研究显示，在调整吸烟因素之后，肺癌风险与 CD4 计数、病毒载量，以及 AIDS 相关的肺部疾病诊断史无关[74]。

Patel 及其同事[75] 分析了两项大型前瞻性研究的数据，这两项研究包括美国 13 个地区的 54 780 例 HIV 阳性患者。他们比较了 1992—2003 年的肺癌发病率，发现了 140 例肺癌（总的 SIR 为 3.3）。前 HAART 时代的 SIR 为 3.5，而 HAART 早期和晚期时代分别为 3.8 和 3.6。在另一项研究中，将巴尔的摩的 5238 名 HIV 感染者与 SEER 数据库中的对照组（底特律）相比，Engels 及其同事[76] 观察到肺癌发病率的上升经历了 3 个时期，分别对应于前 HAART 时代（1989—1994 年）、HAART 早期时代（1995—1999 年）和 HAART 晚期时代（2000—2003 年）；SIR 分别为 1.7、5.2 和 5.3（$P=0.02$）。

其他研究得出了相反的结果。1980—2002 年，对美国 6 个州 375 933 例患者的分析表明，与前 HAART 时代相比，HAART 时代的肺癌发病率有所下降（1996—2002 年 SIR 为 3.3；1990—1995 年 SIR 为 2.6）[77]。Hleyhel 等[78] 评估了 3 个时期（1997—2000 年、2001—2004 年及 2005—2009 年）法国 85 504 名 HIV 感染者中 NADC 的风险，在联合抗逆转录病毒疗法（combined antiretroviral therapy，cART）时代肺癌的风险有所降低。经治疗的 CD4+ 细胞恢复的患者的肺癌风险与普通人群接近。Robbins 等[79] 通过分析 SEER 登记处数据观察到，与对照组相比，HIV

感染者肺癌发病率高出 52%。在最近的一项涉及 1996—2009 年 86 620 名 HIV 感染者和 196 987 名对照者的研究中，Silverberg 等[80]估计截至 75 岁，HIV 感染者肺癌的累积发病率仅为未感染者的 1.2 倍（3.4%；95%CI 3.1～3.7 vs. 2.8%；95% CI 2.5～3.0）。他们的模型没有预测肺癌累积发病率的每日趋势；但是，在 HIV 感染患者中观察到肺癌的风险比（hazard rate，HR）呈下降趋势，这与未感染对照组的预测趋势相似。作者得出结论，这些发现与总体人口中吸烟减少的趋势相一致。因此，这些和其他研究 HIV 和肺癌风险的研究结果之间的差异可能与如下因素有关：时代和患者群体的差异，其他原因导致死亡的比率下降，老龄化人口发生肺癌风险增加，以及在经 HAART 治疗而 CD4 细胞计数正常的个体中可能持续存在免疫监视的细微缺陷[15, 32]。尽管某些抗逆转录病毒药物是潜在的诱变剂，但迄今为止，在 PLWHA 中特定药物与肺癌风险之间没有一致的关联性。

被确诊为肺癌的 HIV 感染患者的平均年龄为 38—57 岁，而非 HIV 感染患者的平均确诊年龄为 70 岁。尽管这些发现表明 PLWHA 中恶性肿瘤的发展更快，但差异的出现主要是由于 HIV 人群相对于未感染对照人群的年龄差异，而不是 PLWHA 中的过早衰老[15]。最近一项针对 HIV 感染者和人口统计学匹配的 HIV（−）个体的前瞻性退伍军人老龄化队列研究表明，HIV 感染者和未感染者在诊断包括肺癌在内的一些主要疾病的年龄上没有显著差异[81]。PLWHA 中的大多数肺癌是腺癌，这些病例中高达 85% 被诊断时为高龄状态。因此，PLWHA 肺癌患病率的增加不能归因于监测的增加，因为 HIV 阳性患者的分期分布与 HIV 阴性个体相似。

已有多项研究对合并 HIV 感染的肺癌患者的预后进行了探讨。Bearz 及其同事[82]评估了 68 例 HIV 感染的肺癌患者；其中 34 例患者在前 HAART 时代诊断，另外 34 例患者在 HAART 时代诊断。前 HAART 时代诊断的患者 PS 明显较差；前 HAART 时代有 47% 的患者接受了伴或不伴放疗的化疗，而 HAART 时代，79.4% 的患者接受了伴或不伴放疗的化疗（P=0.004）。前 HAART 时代的中位总体生存期为 3.8 个月，而 HAART 时代为 7 个月（P=0.01）。在一项回顾性队列研究中，Hooker 及其同事[83]对 1985—2009 年在约翰霍普金斯大学医院进行肺癌切除术的 22 名 HIV 感染患者和 2430 名 HIV 感染状态不明的患者进行了对比分析，结果显示 30d 死亡率在 HIV 感染者和 HIV 感染状态不明者之间没有差别。但是，与对照组相比，接受手术的 HIV 患者的生存率明显降低。此外，CD4 细胞计数低于 200/μL 的患者生存较差。最近的研究证实，在 HAART 时代，HIV 感染的肺癌患者的生存率有所提高主要归因于 PS 的改善和接受分期治疗的策略。一项最近的 Dat'AIDS 队列包括 52 例患者（Ⅲ / Ⅳ 期占 90%）的回顾性研究显示患者中位总生存期为 12 个月[84]。在多变量分析中，CD4 细胞计数 ≥ 200/μl、PS 评分 < 2 和 HAART 疗法的应用与生存率的提升显著相关。目前，肺癌的预后与抗逆转录病毒药物［蛋白酶抑制药、核苷逆转录酶（reverse transcriptase，RT）抑制药、非核苷 RT 抑制药］种类之间未表现出一致的关联。然而，在接受化疗的患者中，蛋白酶抑制药与 4 级血液学毒性显著相关[84]。

Rengan 等[85]从 SEER 登记处数据库中选定了在 2000 年 1 月至 2005 年 12 月确诊的 322 例 HIV 感染和 71 976 例非 HIV 感染的 NSCLC 患者。研究者观察到，HIV 感染患者和对照组患者的分期相关生存期无显著差异。接受手术的合并 HIV 感染的 Ⅰ 期或 Ⅱ 期肺癌患者的中位生存期为 50 个月（95%CI 42.0 至无法估计），而对照组为 58 个月（95%CI 57.0～60.0，P=0.88）。Siegel 等[86]使用与医疗保险索赔相关的 SEER 登记处数据，确定了 267 位 HIV 感染的肺癌患者和 1428 位未感染 HIV 的肺癌患者。就诊时的分期或接受适当分期治疗的患者百分比没有差异。但是，与类似分期的对照患者相比，HIV 感染患者的肺癌特异性生存期明显较差。作者推测，与 Rengan 及其同事[85]的研究结果的差异是由于在两项研究中使用了不同的算法来识别 HIV 感染，以及在 Rengan 的研究中，部分被怀疑感染了 HIV 病毒的个体最终被发现没有感染这种疾病。

其他几项研究也报道了尽管对恶性肿瘤进行了适当的治疗，但 HIV 感染患者的肺癌死亡率仍有所增加。Marcus 等[87]报道，与对照组相比，HIV 患者肺癌特异性死亡率的 HR 为 1.3。Coghill 等[88]在一项针对 6 个州的癌症和 HIV 相关注册研究中观察到，在对癌症治疗因素进行调整后，HIV 感染仍与包括肺癌在内的多个 NADC 的癌症特异性死亡率增加相关（肺癌死亡率的 HR 为 1.28；95%CI 1.14～1.44）。尽管有这些临床发现，但目前尚无分子证据表明 HIV 感染易患更具侵袭性的肺癌。

Suneja 等[89]使用国家癌症数据库评估了 2003—2011 年美国诊断出的 3045 名 HIV 感染的癌症患者与 1 087 648 名 HIV 未感染患者的预后。在接受癌症诊断时，有 88% 的 HIV（+）患者先前曾诊断过 AIDS，其 $CD4^+$ 细胞中位数为 144/μl。肺癌的调整后比值比（odds ratio，OR）为 2.18（95%CI 1.80～2.64）。静脉吸毒者、老年患者、黑人及 CD4 细胞计数低于中位数的人更有可能无法获得标准治疗。感染 HIV 的患者在癌症诊断时更有可能发生疾病播散，这可能影响 PS 或合并症，使他们成为不适合治疗的对象；此外，社会经济地位和保险问题可能限制 HIV 感染者获得医疗保健。即使分析仅限于可能接受标准治疗的局限性癌症患者，HIV 感染也与肺癌的标准治疗缺乏关联（OR=2.43；95%CI 1.46～4.03）。

最近，这些研究者将分析范围扩大到包括 10 265 名 HIV 感染的癌症患者和 2 219 232 名 HIV 未感染的癌症患者[90]。合并 HIV 感染的患者更可能无法接受包括肺癌在内的各种恶性肿瘤的治疗（肺癌调整后的 OR 为 2.46；95%CI 2.19～2.76，P＜0.001）。这些差异并非归因于 HIV 感染患者的并发症评分较高。值得注意的

是，大约 65% 的 HIV 感染者有医疗补助、医疗保险或没有保险，而近 75% 的 HIV 未感染者有私人保险。缺乏癌症治疗的预测因素包括黑人、医疗保险和医疗补助或没有保险。但是，仅保险问题不能完全解释上述差异，因为与具有私人保险的 HIV 阴性肺癌患者相比，具有私人保险的 HIV 感染的肺癌患者接受癌症治疗的可能性要低得多（23% vs. 10%，调整后 OR 为 2.47；95%CI 1.89～3.22，P＜0.001）。癌症治疗中的这些差异似乎是由于多种复杂因素造成的，包括：将 HIV 感染患者排除在试验性研究之外，因此在这些个体中药物疗效的直接证据十分有限；缺乏标准的治疗指南；HAART 药物与化疗药物之间可能存在严重的药物相互作用[91, 92]；同时治疗 HIV/AIDS 和肺癌的综合复杂性；医生不愿为感染 HIV 的患者提供潜在毒性疗法；以及可获得医疗保健的途径[90]。

HIV 感染者的肺癌风险和肺癌死亡风险增加，似乎并不能完全归咎于吸烟，这表明这些患者应纳入肺癌筛查计划[93]。然而，值得关注的是，在一些研究中，PLWHA 人群中的肺部疾病与肺癌风险增加有关，这可能会导致这些患者出现更多的假阳性结果和接受不必要的干预措施。Sigel 等[94]在一项于 2009—2012 年开展的多中心 HIV 相关肺气肿的检查（examinations of HIV associated lung emphysema，EXHALE）中，通过 CT 扫描在 160 例 HIV 感染患者和 139 例未感染个体中评估了肺部偶发结节。根据美国国家肺筛查试验（National Lung Screening Trial，NLST）标准，HIV 感染状态并没有改变 CT 扫描呈阳性的比例（HIV 感染者为 29%，未感染者为 24%；P=0.3）。但是，$CD4^+$ 细胞计数低于 200/μL 的 HIV 感染患者明显更有可能出现阳性扫描结果。尽管有这些发现，在 HIV 感染者和未感染者中，异常扫描触发的评估没有明显不同。

Makinson 等[95]于 2011 年 2 月至 2012 年 6 月在法国进行了一项多中心研究，涉及 442 名 40 岁以上的 HIV 阳性患者，并且要求患者吸烟史

满足 20 包 / 年以上，CD4 T 淋巴细胞最低点低于 300/dl。所有患者均接受了一轮 CT 扫描。这些患者的中位年龄为 49 岁；男性占 84%，中位烟草暴露程度为 30 包 / 年。CD4 T 细胞计数的中位最低点为 168/dl，表明先前存在明显的免疫抑制状态。90 例患者（21%）的扫描结果为阳性，其中 15 例（17%）接受了有创性诊断操作。初筛时有 9 例（2%）被诊断为 NSCLC，其中 6 例（66%）为早期癌症。另外有 1 名患者在 CT 筛查后发展为 Ⅳ 期小细胞肺癌（SCLC）。在 55 岁以下的患者中发现了 8 例肺癌。

这项法国研究的发现与美国 NLST 随机试验[96] 的结果相比具有优势，该研究招募了烟草暴露水平较高的患者（所有患者的暴露量均 ≥ 30 包/年）。在初次扫描中，27.3% 观察到阳性结果，并且有 4.2% 的患者进行了手术。肺癌的患病率为 1.1%；CT 扫描发现的 292 例肺癌中有 158 例（58%）是 Ⅰ 期肿瘤。

Hulbert 等[97] 在 2006—2013 年进行了一项前瞻性试验，他们对 224 名 HIV 感染者进行了 CT 筛查。入组标准包括年龄 ≥ 25 岁、烟草暴露水平 ≥ 20 包 / 年及 HIV 感染。患者接受了基线 CT 扫描，并且还进行了额外 3 次年度扫描。作者使用了国际早期肺癌行动计划（International-Early Lung Cancer Action Project，I-ELCAP）的修订版和 NLST 标准来定义可疑结节。在 678 人 / 年中仅观察到 1 例肺癌事件。值得注意的是，由于失访或不符合纳入标准，只有 30%～50% 的符合条件的人完成了随后的年度扫描。这项研究表明，对于城市内的 HIV 感染人群，低剂量 CT 筛查肺癌可能难以有效实施。然而，考虑到 HIV 感染、吸烟、肺癌风险，以及死亡率之间的关联，在 PLWHA 中进行 CT 筛查肺癌应该成为更大的前瞻性临床试验的重点。

### （三）造血细胞和实体器官移植

#### 1. 移植后淋巴增殖性疾病

移植后淋巴增殖性疾病（post-transplant lymphoproliferative disorders，PTLD）包含了一系列疾病，是同种异体造血干细胞和实体器官移植后死亡率最高的并发症之一[98, 99]。大多数 PTLD（约 80%）与原发性 EBV 感染或 EBV 再激活，以及医源性免疫抑制导致的抗病毒免疫功能受损有关。EBV 血清学阴性的受者发生 PTLD 的风险明显增高（10～76 倍）[98, 100, 101]；因此，由于儿童受者中原发性 EBV 感染的发生率较高，PTLD 在儿童受者中的发病率较高[102]。在接受异体造血干细胞移植（allo-hematopoietic cell transplantation，allo-HCT）的患者中，有 0.5%～2.5% 的患者出现 PTLD，最常见于移植后 2～6 个月发病[103, 104]。相比之下，PTLD 的发病率在小肠移植受者中高达 20%，在肺移植受者中约 10%、在心脏移植受者约 6%，在肝脏或肾脏移植受者中约 3%，这些患者的中位发病时间为移植后 30～40 个月[99, 102, 105-107]。EBV 阴性的 PTLD 通常在移植后 50～60 个月出现，且多为侵袭性更强的恶性肿瘤[98, 108, 109]。目前，PTLD 是导致成人 SOT 受者中癌症相关死亡的最常见原因[98]。绝大多数 PTLD 都来源于受者自身的细胞[110]。

在 allo-HCT 的受者中发生 PTLD 的显著危险因素包括供者产品 T 细胞耗竭、年龄 > 50 岁、EBV 血清学、HLA 失配，以及移植物抗宿主病的严重程度[98, 99, 111]。而在 SOT 的受者中 PTLD 的危险因素与 EBV 感染、移植年龄、移植器官种类、免疫抑制的强度和持续时间有关；其他危险因素包括巨细胞病毒（cytomegalovirus，CMV）、HHV8 和丙型肝炎病毒感染等[98, 99]。移植后的第 1 年内 PTLD 的发生率较高，特别是心脏和肺移植的受者[112]。

根据世界卫生组织的标准，目前将 PTLD 分为 4 个主要组织学类别[113]。早期病变通常出现在移植后的第 1 年，其特征是多克隆性浆细胞增生或传染性单核细胞样淋巴样增生，淋巴结结构存在。多形性 PTLD 表现为多克隆淋巴样细胞增生导致的淋巴结结构破坏或结外肿块。单形性 PTLD（最常见的 PTLD 类型）主要包括单克隆增生的 T 细胞或 B 细胞淋巴瘤，其中最常见的是 DLBCL。经典霍奇金淋巴瘤是最不常见的 PTLD 类型，通常在移植后期出现，且在组织学上与经典霍奇金淋巴瘤相同[98]。

移植后 PTLD 的发病时间可能与疾病表现和预后有关。例如，在肺移植后 1 年内发病的 PTLD 往往出现在胸腔内，累及移植物或纵隔淋巴结，全身播散较少；这些恶性肿瘤多为多形性，且降低免疫抑制水平（reduction of immunosuppression，RIS）通常对其有效。相反，在肺移植后期出现的 PTLD 则往往表现为胃肠道受累和更多的全身性疾病；这些肿瘤更多的是单形性的，并且对 RIS 反应较差[114, 115]。研究证实，早期 PTLD 通常与 EBV 血清阴性受者原发性 EBV 感染有关，多为 CD20 阳性且移植物累及率更高[116]。

PTLD 的症状和影像学表现与受累器官有关，可能包括发热、盗汗、呼吸困难 / 咳嗽、淋巴结肿大、腹部不适及神经功能损害等[98, 99]。胸部 X 线片和 CT 扫描常表现为实质浸润和结节，伴纵隔或腹膜后淋巴结肿大[98, 99, 114]。肺移植受者中超过 70% 的 PTLD 表现为胸内疾病，其中 50% 表现为孤立性肺结节[112, 114, 117-119]。FDG-PET 扫描可用于发现疾病的系统受累[120]。诊断需要依靠手术切除标本或者穿刺活检，以明确组织分型、免疫分型、细胞遗传学分型，以及 EBV RNA 序列的荧光原位杂交（fluorescence in-situ hybridization，FISH）分析；其他诊断研究还包括 EBV、HIV 和肝炎病毒的血清学证据[98]。

PTLD 的治疗包括 RIS（仅在早期 PTLD 中可能有效[121, 122]）。抗病毒药物，例如静脉注射更昔洛韦或口服缬更昔洛韦通常对 EBV 血清阳性的受者无效，尽管一些专家使用它们来减少 B 淋巴细胞的重新感染[123]。其他疗法包括利妥昔单抗单剂或联合化疗（即 CHOP 或 EPOCH），以及采用经基因工程改造的特异性识别 EBV 抗原的 T 细胞的过继免疫疗法[80, 98, 121, 124]。

由于 PTLD 的死亡率较高，许多移植中心会监测受者的 EBV 载量，根据病毒 DNA 拷贝数和 EBV 状况积极启动治疗[121]。此类测定法利用血清、血浆或 PBMC 作为 DNA 的来源，因此在监测 EBV 感染的裂解期和潜伏期方面可能有所不同[99, 111, 123]。尽管尚未建立标准化的监测和干预标准，但大多数移植中心会监测 EBV 载量，并对 EBV 载量增加且血清阴性的 SOT 患者进行早期干预。若 EBV 血清阳性患者出现 EBV 载量增加，且伴有发热、淋巴结病、肝脾大、LDH 升高或结外受累，移植中心也会对其积极干预。对于年龄 > 50 岁的 allo-HCT 受者、接受 T 细胞耗竭疗法的患者，或 HLA 错配移植物的受者，也可以开始抢先治疗。

积极监测 EBV 载量，调整免疫抑制药用量和开始化疗很可能有助于降低 PTLD 的发病率。我们应该加强与治疗反应及患者生存率相关的危险因素的研究[125, 126]。一项近期研究表明，基于 5 个变量（年龄 > 60 岁、肿瘤分期、PS、结外受累和血清 LDH），以及移植类型和对利妥昔单抗单剂治疗反应的国际预后指数可准确地将快速增长的淋巴瘤患者分为高危组和低危组；值得注意的是，对利妥昔单抗单剂治疗无反应的胸部器官移植受者在随后的基于 CHOP 的治疗后，具有很高的疾病进展的风险和死亡率[127]。

心脏和（或）肺移植的患者中的 PTLD 可能特别具有挑战性。Kumarasinghe 等[128] 对 1984 年 1 月至 2001 年 12 月在同一机构接受心脏和肺移植手术，且在 1984 年 1 月至 2013 年 12 月被诊断为 PTLD 的所有患者进行了回顾性研究。在 1490 名接受心脏或心肺移植的患者中，有 70 例（4.7%）患有 PTLD，包括 763 例心脏移植中的 41 例（5.3%）受者，709 例肺移植中的 22 名（3.1%）受者，79 例心肺移植中的 6 名（7.6%）受者及 14 例心肾移植中的 1 例（7.1%）受者。移植时的中位年龄为 42 岁，诊断为 PTLD 的中位年龄为 50 岁。值得注意的是，PTLD 的发生率从 1984—1990 年的 7.2% 下降至 2006—2010 年的 1.99%，作者将这一现象归因于减少细胞裂解剂［如抗胸腺细胞球蛋白（antithymocyte globulin，ATG）］的使用、监测的改善，以及移植术后预防性抗病毒治疗。

在 31% 的患者中观察到了早期 PTLD；所有 PTLD 中约有 75% 是单形性 DLBCL。所有患者最初都接受 RIS 治疗，1/3 的患者接受了抗病毒治疗，36% 的人完全缓解（complete response，CR）。接受利妥昔单抗的患者 CR 率为 50%，而 22% 无反应。接受非利妥昔单抗化疗的患者 CR 率为 40%，另外 40% 对治疗无反应。总体 CR 率为 46%；PTLD 患者的 5 年总体生存率为 29%。利妥昔单抗治疗组患者的生存率为 51%，而非利妥昔单抗组为 26%；但由于患者人数少，这种差异在统计学上不显著。PTLD 患者的 5 年和 10 年生存率显著低于非 PTLD 的患者（60% vs. 68%；34% vs. 51%；$P=0.0029$）。多变量分析显示，在治疗的 1～3 个月内，骨髓受累、低白蛋白血症和无反应与低生存率有关。

在上述研究中观察到的 PTLD 患者的高死亡率与其他单机构研究的结果一致。Muchtar 等[129]在 1997—2012 年的 338 例肺或心肺移植患者中鉴定出 9 例 PTLD（2.7%；95%CI 0.94%～4.38）。在另一家医院移植的另 1 例患者被转到作者所在的机构进行 PTLD 治疗。从移植到 PTLD 的中位时间为 41 个月。3 例患者为早期 PTLD。所有患者最初均接受 RIS 治疗，并接受另一种治疗方案，通常是联合利妥昔单抗的化疗或非利妥昔单抗化疗。1 例患者进行了肺移植的楔形切除。8 例（80%）患者完全缓解，而 2 例（20%）患者疾病进展。中位随访 17 个月，有 8 例患者（包括 7 例完全缓解者）死于慢性排斥（$n=5$）、疾病进展（$n=1$）、治疗相关毒性（$n=1$）或第二原发性恶性肿瘤（$n=1$）。PTLD 诊断后 2 年总体生存率为 34%（95%CI 9%～62%）。Wudihikarn 等[118]报道了 1985—2008 年 32 例肺或心肺移植后发生 PTLD 的患者的中位生存期为 10 个月，死亡率为 75%。Kremer 等[117]报道了 1991—2011 年肺移植后发展为 PTLD 的 35 例患者的中位生存期为 18.6

个月。与 Kumarasinghe 及其同事的发现一致，在研究期间 PTLD 的发病率急剧下降。这些发现及 PTLD 的预防、检测和治疗方面的进展[99, 121, 123]表明，与这些肿瘤相关的死亡率也可能在未来下降。

在最近的一篇使用器官共享联合网络（United Network for Organ Sharing，UNOS）数据库的分析报告中，Hayes 等[130]在 2006—2013 年的 14 487 例接受心脏移植的患者中观察到 120 例 PTLD（0.83%）。与没有发生 PTLD 的患者相比，发展为 PTLD 的患者的生存期明显较差（HR 4.95；95%CI 3.7～6.5）。倾向评分匹配证实了 PTLD 患者的生存率较未发展为 PTLD 的患者差（HR 2.667；95%CI 1.04～6.82；$P=0.040$）。这些数据共同表明，尽管胸部器官移植后 PTLD 的发生率降低，但 PTLD 的致死率极高，应尽可能予以预防并在诊断时积极治疗。

**2. 卡波西肉瘤**

KS 在接受造血细胞移植的患者中很少见[131]，在 SOT 的受者中更常见[132]，这可能是由于后者为了防止排斥反应所需的免疫抑制药剂量更大。尽管在 SOT 受者中 KS 的总体发生率很低，但 KS 在这些个体的绝对风险比正常人群高 200 倍[17, 133]。移植受者体内 KS 的总体风险往往反映了全世界 HHV8 感染的流行情况[133]。通常，SOT 后发生 KS 的危险因素包括移植年龄的增长、HLA 错配（尤其是 HLA-A 和 HLA-B 等位基因）、免疫抑制药的强弱及男性[134-136]。80% 的 KS 发生在移植前血清学阳性的患者中[137]。卡氏肺孢菌等机会性感染可能会增加移植后 KS 的风险[137]。KS 基本上与所有免疫抑制药物有关，包括 ATG、皮质类固醇、嘌呤合成抑制药，尤其是钙调神经磷酸酶抑制药，它们似乎缩短了 KS 出现的时间[137, 138]。高达 90% 的移植后 KS 有皮肤表现，KS 也可能影响淋巴结（20%）、胃肠道（50%）和肺（20%）[133]。肺部受累往往发生在疾病晚期，通常表现为进行性呼吸困难、缺氧和低碳酸血症，伴有或不伴有胸腔积液的弥漫性双侧间质浸润[139]。在 HIV 相关肺部 KS 中观察到的火焰样实质浸润尚未在移植患者中发现。与 AIS 相关性 KS 一样，通过组织活检可以诊断移植相关性 KS。目前，抗 KS 抗体的血清学测定或定量测定 HHV8 病毒 DNA 载量的定量聚合酶链反应（polymerase chain reaction，PCR）似乎与疾病负担相关，但还不足以用于常规监测 KS 或预测移植受者中 KS 的发生[133, 140]。

Mbulaiteye 等[134] 从 1993—2003 年在美国 234 127 名 SOT 受者中确诊了 65 例 KS 病例。大多数病例发生在移植后 2 年内；风险增加与受者的年龄、男性、西班牙裔受者、非美国公民，以及 HLA-A 和 HLA-B 不匹配有关。KS 风险和特定的免疫抑制方案之间无关联。在另一项研究中，Piselli 等[141] 在意大利进行了一项大型队列研究，他们对 SOT 受者人群中的 KS 进行了风险评估，共纳入了 33 621 例患者；KS 的主要危险因素包括男性、移植时的年龄及同种异体肺移植的受者。

KS 的治疗包括在防止同种异体移植排斥的同时尽可能减少免疫抑制[133]。逐渐减少免疫抑制后，约有 20% 的 KS 患者得到缓解[134]。通常，疾病的皮肤和内脏部位倾向于同时发生反应。接受钙调神经磷酸酶抑制药的患者应改用西罗莫司，这是一种哺乳动物雷帕霉素（mTOR）信号靶蛋白抑制药，具有免疫抑制作用和抗肿瘤活性作用[142, 143]。对这些干预措施无反应的患者，尤其是那些进行性肺或胸膜受累的患者，应考虑使用脂质体多柔比星、脂质体柔红霉素或紫杉醇进行化疗；与 HIV 相关性 KS 类似，抗病毒药物在移植后的 KS 中无效[133]。最近的研究表明，在免疫抑制的 KS 患者中，HHV8 特异性细胞免疫反应受损[144]，这为开发疫苗以提高这些患者对 HHV8 的免疫力提供了支持证据。

1993—2003 年，移植后伴有内脏累及的 KS 中死亡率高达 56%[134]，对于疾病的诊断和治疗进展很可能在更加现代的今天已经得到改善；但是，目前还没有这种数据。然而，在胸部器官移植受者中，肺部受累的 KS 可能特别具有挑战性。Sleiman 等[145] 报道了 1 例累及受者气管和支气管但未累及移植肺的 KS 病例，疾病表现在降低免疫抑制后完全逆转。Sahseberg-Studer 等[146] 报道了 1 例累及皮肤和移植物的 KS 病例，是 1 名 HHV8 血清阳性患者接受了来自血清阴性供者的肺，患者在移植 8 个月后死亡。最近，Sathy 等[147] 观察到 2 例 HHV8 血清阳性受者接受血清阴性供者双肺移植的 KS 病例，1 名患者 KS 累及双肺，而另 1 名患者累及皮肤和内脏（肺和胸膜）。尽管进行了 RIS 并开始化疗，但这 2 个病例均迅速进展并导致患者死亡。Patel 等[148] 报道了他们在心脏移植受者中观察到合并 KS 和 MCD 的经验，尽管他们积极地控制了免疫抑制，并开始使用抗病毒药物和利妥昔单抗，但患者最终还是死亡。

### 3. 肺癌

在造血细胞移植患者的所有晚期死亡中，继发性实体恶性肿瘤占 5%～10%，移植第 5 年后的风险稳步上升[149]。这些患者继发恶性肿瘤的危险因素包括移植时的年龄、遗传易感性（如 Fanconi 贫血）、全身照射、慢性移植物抗宿主病和免疫抑制治疗[150, 151]。与对照组相比，包括口腔、唾液腺、食管、肝脏和生殖系统在内的各种肿瘤在接受 allo-HCT 的人群中更为常见，而肺癌在这些人群中则相当少见[152, 153]。Erhardt 等[150] 在同种异体骨髓移植的 23 471 名受者中的 146 例实体恶性肿瘤中仅观察到 4 例肺癌；这些患者的中位生存期仅 3 个月。

SOT 后的药物免疫抑制作用会产生类似 HIV 样状态，这与各种恶性肿瘤的风险增加相关。使用来自移植癌症匹配研究的数据，将美国移植登记处与 14 个地区和州的癌症登记处关联起来，Hall 等[154] 使用 SEER 数据库中的病例估计了相对于非移植患者癌症而言，移植后 2 个时期（1987—1999 年和 2000—2008 年）的癌症累积风险。第二阶段的 5 年累积发病率较高（4.4% vs. 4.25；$P=0.006$），这是因为竞争事件（如移植失败、再次移植或死亡）的风险降低了。在移植患者中，结肠癌、肺癌和肾癌的 5 年累积风险较高。在一项大型队列研究中，Engels 等[132]使用 1987—2008 年美国移植受者科学登记处和 13 个地区或州癌症登记处的数据，评估了美国 SOT 患者的癌症风险范围。在此期间，总共进行了 175 732 次 SOT（肾脏 58%；肝脏 225；心脏 10%；肺 4%）。总体癌症风险升高，SIR 值为 2.10（95%CI 2.06～2.14）。所有移植后肺癌的患病风险均增高（SIR 1.97；95%CI 1.86～2.08），且在肺移植受者中肺癌风险最高（SIR 6.13）。其他 SOT（包括肾、肝脏和心脏）受者的肺癌风险也有所增加（SIR 分别为 1.46、1.95 和 2.67）。最近的分析表明，SRTR 癌症数据总体上并不完整。因此，该数据库可能低估了移植患者的真实癌症发病率[155]。

使用美国器官获取移植网络 / 器官共享网络数据库（该数据库包含 1999—2008 年 193 905 名接受器官移植的患者），Sampaio 等[156] 发现接受肾脏、肝脏、心脏和肺移植的患者肺癌发生率分别为 1.12%、2.18%、3.24% 和 5.94%；在肺移植受者中，肺癌的发生率超过 PTLD 的发生率（5.72%）。Shields 等[157] 使用将美国癌症登记处与移植和 HIV 登记处关联起来的研究，评估了 1996—2010 年诊断出的 15 种癌症类型的数据；在 450 万例癌症病例中，有 8411 例在 PLWHA 中确诊，而在 640 万例癌症病例中，有 7322 例发生在移植患者中。相对于非免疫抑制患者，PLWHA 倾向于诊断为晚期肺癌（OR 1.13），而移植患者倾向于诊断为早期肿瘤（OR 0.54），这可能是源于监测的加强。

肺移植受者患肺癌的风险增加似乎主要归因于与吸烟相关的疾病，例如导致移植的 COPD 和肺气肿。大多数肺癌发生在其残存的自体肺中；但是，某些癌症，尤其是那些在移植后 6 个月内诊断出的癌症，可能是由于外植肺部发生了隐匿性癌症所致[158]。癌症偶尔会发生在移植器官中。Chen 等[159] 使用 Y 染色体 FISH 技术评

估了在性别不匹配的肾脏或心脏移植患者中发生的 6 例 NSCLC 的起源，所有的癌症都来自受者细胞。Dickson 等[160] 观察到，在移植后平均 52 个月的时候，在接受单肺移植的 131 例患者中有 9 例（6.9%）患有肺癌，而在接受双肺移植的患者中，有 0 例（0%）诊断出肺癌。所有的肿瘤都出现在自体肺中。9 例肿瘤中有 6 例是鳞状细胞癌，5 年总体生存率为 25%。多变量分析表明，单肺移植与双肺移植是移植后肺癌的重要危险因素（RR 5.31；95%CI 4.01～7.02，$P < 0.0001$）；吸烟史和移植年龄均不是重要的危险因素。在另一项研究中，Minai 等[161] 从 1990—2006 年在克利夫兰诊所接受肺移植的 520 人中发现了 13 例肺癌，这些肺癌来自 12 名（2.3%）患者。从移植到肺癌诊断的时间为 119（21～416）周。11 例患有 COPD，所有患者都有超过 30 包 / 年的吸烟史。13 例癌症中有 11 例发生在自体肺中。2 例异时癌症发生在肺移植的供者身上，该供者有 50 包 / 年的烟草暴露史。12 例患者中有 8 例患有 Ⅳ 期肺癌，其中 1 例无法手术切除。3 例患者(包括 1 例移植肺中异时原发性癌）接受了肺叶切除术，其中 1 例术后死亡。由于移植肺中的第 2 个原发灶无法切除，该患者最终死于疾病。12 例患者 2 年总生存率为 17%。

Yserbyt 等[162] 检查了 2000 年 1 月至 2011 年 6 月 494 例接受肺和心肺移植的患者中诊断出的肺癌的发生率和临床结局。101 名单肺移植受者中有 9 名（8.9%），而 393 名双肺移植受者中有 4 名（1.0%）发生了肺癌，平均在移植后 41 ± 27 个月。所有人都有吸烟史。9 名患者在诊断时受有局部晚期疾病或转移性疾病。早期肿瘤患者的中位生存期为 21 个月，而局部晚期疾病或转移性疾病患者的中位生存期为 6 个月。

尽管单中心研究表明发生肺癌的 SOT 患者生存率很差，但这些患者在当下的分期特异性结局尚未明确。使用与医疗保险相关的 SEER 登记处数据，Sigel 等[163] 确定了 597 例 65 岁以上的肺癌患者，这些患者以前曾接受过肾脏、肝脏、

心脏或肺移植，并将这些患者的结果与 114 410 名无移植史的肺癌患者进行了比较。移植患者在诊断时处于早期阶段（$P=0.002$），更可能患有鳞状细胞癌（$P=0.02$）。与对照相比，非肺 SOT 的病史与总体生存不良有关（$P < 0.05$），考虑到竞争性死因后，患有肺癌的肺移植受者的生存率与没有进行过肺移植的配对患者无差异。这些最新发现表明，药物免疫抑制本身并不会显著影响 NSCLC 的临床进展，并且如果可能的话，肺移植患者应接受针对其恶性肿瘤的特定分期的标准治疗。

在心脏移植患者中也发现了类似的趋势。Dorent 及其同事[164]发现，1982—1998 年，接受心脏移植的患者在移植后 16 年肺癌发病率为 2.2%。在 756 例心脏移植患者中鉴定出 14 例肺癌病例。吸烟是与肺癌风险相关的唯一变量。13 例患有 NSCLC，而 1 例患有 SCLC。13 例 NSCLC 患者中有 8 例接受了手术，其中 7 例在诊断后（$52 \pm 31$）个月仍然生存。免疫抑制对肺癌患者的生存没有明显影响。

Rinaldi 及其同事[165]研究了 1985—1998 年，在意大利的一家机构中例接受心脏移植的 475 患者中发生肺癌的 12 个病例。多变量分析显示免疫抑制治疗对肺癌风险无影响。但是，移植时年龄越小，患这种肿瘤的风险越高。肺癌患者的死亡率为 83%。在另一项单中心回顾性研究中，Bagan 等[166]报道了他们的手术经验，其中有 25 位心脏移植患者在移植后中位 88 个月时，被诊断出患有肺癌。所有患者都有明确的吸烟史。手术包括 23 例肺叶切除术和 2 例楔形切除术；术后并发症发生率为 28%（主要与感染相关），3 例患者死亡。18 名 I 期患者的中位生存期为 58.6 个月，而 II 期或更高期别患者的中位生存期为 13.5 个月。这些数据表明，在心脏移植患者中进行早期肺癌手术是可行的。

在另一项回顾性研究中，Mohammadi 及其同事[167]在 829 例心脏移植患者中鉴定出 19 例肺癌，并将这些患者的结果与病例匹配的对照组进行了比较。从移植到肺癌诊断的中位时间为（$68.8 \pm 42.4$）个月。吸烟史是确定的肺癌的唯一危险因素。14 例无症状，通过常规胸部 X 线成像（10 例）或 CT 扫描（4 例）发现癌症；其余 5 名患者具有临床症状。所有肺癌患者均为男性。不出所料，在最初由胸部 X 线发现或有症状的肺癌患者中，存在癌灶更大和淋巴结转移的趋势。大多数胸部 X 线成像和有症状的患者因癌症去世，而所有通过 CT 扫描发现的癌症患者都还存活，随访时间为 10～85 个月。这些作者主张常规使用胸部 CT 扫描监测心脏移植受者。

Bruschi 等[168]在 1985—2006 年的 660 例接受心脏移植的患者中，鉴定出 22 例肺癌（3.3%），平均诊断时间为移植后（$73.7 \pm 30$）个月；91% 的肺癌患者是男性。11 例（50%）患有 III / IV 期肺癌。10 例患者接受了手术（9 例肺叶切除和 1 例楔形切除），中位生存时间为 70.4 个月，5 年总体生存率为 56%，而不能手术的患者的 1 年生存率为 33%。作者由此得出结论，接受早期 NSCLC 手术的心脏移植患者的生存率是可以接受的，并主张使用 CT 筛查来早期监测心脏移植受者中的肺癌。

Crespo 等[169]从 1984—2008 年，在西班牙进行过心脏移植的 4357 名患者中发现了 102 例（2%）肺癌；这些癌症在移植后平均 6.4 年被诊断出。心脏移植时，肺癌的发病率随年龄的增长而增加，男性和移植前有吸烟史的患者，肺癌的发病率更高。在 28 例可手术病例中，21 例进行了根治性手术治疗，这些患者的 2 年生存率为 70%，而不可手术患者的 2 年生存率为 16%。

在最近的一项研究中，Maio 及其同事[170]评估了以色列佩恩国际移植肿瘤登记处（1980—2007 年）的 633 例器官移植受者与 SEER 登记处（1988—2004 年）的 1 282 984 例患者的癌症发生率和预后；这些恶性肿瘤中有 179 例（25%）是 NSCLC，包括 I 期 30 例（17%），II 期 15 例（8%），III 期 29 例（16%）和IV期 105 例（59%）；

这些患者中有 48 位（28%）以前曾接受过心脏或肺移植，而其余患者则是肝脏或肾脏移植受者。除了移植队列中 Ⅱ 期患者的生存率比相应对照组差（可能是由于人数少）之外，肺癌移植患者的分期特异性生存率与相应对照组没有差异。值得注意的是，移植队列中 74% 的患者出现了局部晚期或远处转移。这些发现及最新的 I-ELCAP 和 NLST 数据，支持使用低剂量 CT 扫描对 SOT 受者进行监测，尤其是那些具有其他肺癌危险因素的受者。

## 三、结论

HAART 疗法已将 HIV 感染从一种致命的疾病转变为慢性疾病。相应地，如 KS 和 NHL 的 ADC 的发生率降低了，而包括肺癌在内的 NADC 的发生率提高了。目前尚不清楚，受控制的 HIV 感染和减少的系统性炎症是否会独立于吸烟而影响肺癌风险，而吸烟是导致 PLWHA 肺癌患病率增加的主要风险因素。有必要进行进一步的研究来确定现代 HIV 感染者的肺癌风险和死亡率。目前应着力于减少吸烟，从而减少 PLWHA

中衰老个体的肺癌发生率和死亡率，因为这类人群更易发生恶性肿瘤。关于合并 HIV 感染的肺癌的分子特征的研究正在进行；此类分析有望明确导致 HIV 相关性肺癌的新机制，以及这些肿瘤的潜在治疗靶点。进一步的工作应集中在减少 HIV 感染的肺癌患者获得治疗的差异上。

免疫抑制的研究进展及 PTLD 和 KS 的早期检测和治疗的进展已使得移植患者中这些潜在致命性并发症的发生率降低。SOT 的受者，特别是胸部器官移植受者患肺癌的风险增加，可能是由于吸烟和免疫抑制所致。可以考虑双肺移植作为降低肺癌风险的一种措施。但是，鉴于器官供应有限，这可能并不可行。因此，应将 SOT 受者及 PLWHA 纳入前瞻性试验，或使用低剂量 CT 扫描和 I-ELCAP 或 NLST 评分常规监测肺癌的发生。

PLWHA 和移植受者的癌症风险模式相似的事实强烈表明，这些患者的肺癌在某种程度上是免疫监控不足的结果。HIV 感染和器官移植对恶性肿瘤的免疫监视和免疫编辑的相对影响是目前实验室和临床研究的重点。

# 第十七篇　胸部创伤
## Thoracic Trauma

# 第 110 章
# 胸壁、胸膜、膈肌及肺的钝性伤和穿透伤
## Blunt and Penetrating Injuries of the Chest Wall, Pleura, Diaphragm, and Lungs

Hao Pan　Scott B. Johnson　著

李　新　译

## 一、概述

胸部外伤的发病率和死亡率高，其结果往往是致命性的。众所周知，创伤是 40 岁以下青壮年人群的主要死亡原因[1]。根据涵盖 805 家医疗机构的美国外科学会（American College of Surgeons，ACS）国家创伤数据库（NTDB）统计，在 2012 年与创伤有关的死亡达 34 622 人。胸部外伤仅次于头部外伤，是造成外伤死亡的最常见原因之一。绝大多数胸部损伤通常可以通过相对简单的操作来治疗[2]。机动车碰撞造成的钝伤占胸部损伤的 70%～80%。Kulsretha 研究表明，在 level Ⅰ 创伤中心住院的 1359 名患者中，48.7% 的患者出现肋骨骨折；2.1% 的患者出现连枷胸；5.4% 的患者出现胸骨骨折 / 脱位；20.4% 的患者出现气胸和（或）血胸。在他们 9.4% 的总死亡率中，非心胸损伤占总死亡率的 36.7%[3]。

胸外科医生的介入通常是为了解决特定的损伤或处理问题。任何胸部创伤都必须在患者总体情况下进行评估，因为医生的注意力很容易转移到更明显的损伤上，而忽略了细微的，甚至可能更致命的损伤（如头部严重受伤的患者）。涉及这种情况重症患者，需要多个科室商讨后决定优先进行哪方面的影像学检查。必须记住，胸部外伤必须遵守由高级创伤生命支持（advanced trauma life support，ATLS）方法初步评价和再次评价后确定的基本治疗原则[4]。与所有遭受过严重创伤的患者一样，如果要达到成功的结果，就必须在诊断和治疗方面采取精心、彻底和周到的方法。

## 二、需要即刻处理的致命情况

在初步检查时，按照 ATLS 的方法，要以高效和迅速的方式对气道、呼吸和循环的情况进行即刻评估并使其稳定[4]。到达急诊室（emergency department，ED）后，首要目标是识别和处理任何危及生命的伤情。很多时候，这些救命的主要操作是在没有临床检查或影像学支持的情况下进行的。接下来的再次检查要以系统的方式确定有无其他伤害。在接诊胸部损伤时，应特别注意颈

部静脉、胸壁的外观 / 运动、触诊、叩诊和呼吸音。由于创伤患者的严重性，胸部创伤是否救治成功取决于诊疗医生对致命损伤的高度警惕、及时识别和积极处理。

只有一小部分创伤患者需要进行急诊室开胸手术（emergency department thoracotomy，EDT），即在急诊室为极危重的患者进行开胸手术，或尝试暂时性止血措施，以便为进一步去手术室处理伤情争取时间。目前执行 EDT 的适应证包括严重的穿透性或钝性损伤、短期内出现的生命体征（signs of life，SOL）丧失和持续性和（或）严重失血性休克 [5]。在许多情况下，血流动力学不稳定的原因并不清楚。因此，在胸腔引流的指导下，高度怀疑和急诊超声检查结果可能是床边开胸手术的唯一依据 [6]。

当需要 EDT 时，外科医生应牢记适应证（表 110-1 和表 110-2）、损伤机制（mechanism of injury，MOI）和影像学检查结果，来指导手术的切口和术中的探查。Rhee 及其同事公开报道了 25 年来关于钝性和穿透性损伤 EDT 后死亡率的数据 [7]。他们检索了 24 项研究中 4620 名接受 EDT 的患者，相关的总生存率为 7.4%。研究者发现影响预后的主要因素是 MOI、大损伤部位（location of major injury，LOMI）和是否存在 SOL。其中穿透性损伤和钝性损伤的生存率分别为 8.8% 和 1.4%，单纯性胸部损伤的生存率为

10.7%，而多发性损伤的生存率仅为 0.7%。单纯穿透性心脏损伤的存活率最高，为 19.4%。生命体征（SOL）存在与否至关重要：存在时生存率为 11.5%，不存在时仅为 2.6%。在野外没有生命体征，生存率仅为 1.2%。总之，尽管生存率相对较低，但仍应对适当的患者进行 EDT，特别是那些胸部孤立性、穿透性伤口的生命体征消失者。

## 三、出血

血胸仅次于肋骨骨折，是胸部创伤患者中最常见的表现，约占 25%。在血流动力学不稳定的危及生命的情况下，放置胸腔引流管是一种快速、有效且可以辅助诊断的方法。胸腔置管术不仅可以诊断出血，而且有助于漏气的诊断和治疗。胸壁、肺实质、胸内大血管、心脏和膈肌均可出血。如果出现临床指征或血流动力学不稳定，胸腔置管可在无任何影像检查的情况下进行。最常用的是 24-Fr 或 28-Fr 胸腔引流管。开胸探查的一般公认指征是在放置胸腔引流管时即刻引流出 1500ml，这种情况被认为是大量血胸，或在置管后 4h 持续引流 250ml/h。在放置胸腔引流管后出血逐渐减少，少量血胸或中量血胸可以保守处理。如果患者出现血流动力学不稳定，并且怀疑出血有胸内来源，无论什么时候都应考虑紧急开胸手术，而不考虑胸腔置管引流。胸腔置管术后应作胸部 X 线检查，以确保正确的位置和胸膜腔是否排空。

## 四、心脏大血管损伤

文献中出现的 EDT 指征标准不一，有的比较模糊，而有的相当具体。因此，美国急救医生协会和美国急性冠脉综合征创伤委员会就院前创伤性心肺骤停时停止或终止复苏的指南发表了联合立场声明 [8]。这些方法（图 110-1）的可靠性已得到充分证明，因为依据它们可以预测死亡率和根据院前生理状态有可能挽救的患者 [9, 10]。施行 EDT 的目的是及时排出心脏压塞物、控制出血、能够进行直视下的心脏按压、间断钳夹降

#### 表 110-1　急诊开胸手术指征

- 伴生命体征消失的急性心脏压塞
- 严重的胸腔内出血
- 对复苏措施没有任何反应的情况

#### 表 110-2　紧急开胸手术适应证

- 初始胸腔引流＞ 1500ml 或＞ 250ml/h 且持续超过 4h
- 大量的不能排空的血胸
- 心脏压塞
- 胸壁缺损伴通气障碍
- 大量漏气，肺膨胀不全
- 大血管损伤伴血流动力学不稳定

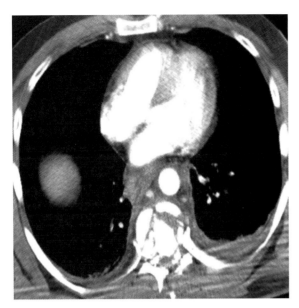

▲ 图 110-1　机动车碰撞（MVC）患者胸椎椎体粉碎的轴位 CT 图像

主动脉以重新分配血流量，以及控制膈下的出血[11]。间断钳夹降主动脉虽然有助于将所需的血液流向身体更关键的部位，但操作有可能比较困难，且操作不当会造成更大的伤害。所以，如果间断钳夹降主动脉很困难或很耗时，要及时放弃。及时清除胸腔和心脏压塞物后，用吻合器、钳子或手动按压控制住肺脏的大量出血，治疗心脏的损伤。在一定的压力下，纵隔内的空气也会导致压塞，如果处理不当，压塞也可能致命[12]。

## 五、大量漏气

大量漏气这种潜在致死性损伤相对少见，在 2.5%～8% 的钝性胸外伤患者中存在[13-15]。但是，如果存在皮下气肿、胸腔置管术后持续性大量漏气和持续性气胸，临床医生应警惕严重的气管支气管损伤（tracheobronchial injury，TBI）。随着多探头计算机断层扫描（MDCT）的出现，TBI 的诊断变得更加容易。如果不能迅速诊断，TBI 可能会导致死亡或终身残疾[13]。大量空气通过裂伤肺泄漏可导致通气不足和低氧血症。一般损伤越靠近主气管，失代偿就越严重。当空气沿着支气管和肺血管进入纵隔、进入颈部和面部的皮下组织时，就会产生皮下气肿，气肿的严重程度与

损伤的严重程度相关。

当皮下气肿或纵隔气肿快速发展、出现纵隔炎症状，或由于损伤本身而导致机械通气困难时，应考虑高度警惕 TBI 并紧急开胸[16]。当面对急诊室的失代偿患者，经典的左侧入路 EDT 可能是疑似右侧 TBI 的次佳选择[16]。因此，任何紧急的外科手术都要直接针对疑似受伤的部位。气道管理可能需要选择性地通过单腔或双腔气管导管经支气管内插管进入远端未受损伤的支气管。对于严重受伤的患者来说，为了维持氧合而进行的换管和单肺通气是一个不小的挑战。Lee 及其同事针对大量漏气的情况，在诱导和换管前，应用支气管栓来维持呼吸的稳定[17]。如果进行开胸手术和外科修复，这种隔离操作也可以维持单肺通气[6, 18]。大量漏气患者的低通气会使呼吸机的管理复杂化。在标准机械通气失败的患者中，持续振荡疗法和气道压力释放通气（airway pressure release ventilation，APRV）在减少气压伤和改善氧合及通气方面可能是有效的[19]。APRV 允许患者在整个呼吸周期内"过度呼吸"，从而降低患者"对抗呼吸机"造成气压伤的可能性。此外，持续的高气道压力会增加肺泡复张，从而防止肺实质性损伤的严重缺氧患者的分流。严重 TBI 应在基本检查完成、患者病情稳定后立即进行手术修复。

## 六、诊断

影像学检查已成为创伤评估的一个组成部分。胸部影像学检查是最常用的初步检查方法，通常在医生进行查体初步评估病情后进行。床边超声（US）已在急诊室常规使用[20]，它有助于心包积液、气胸和腹水的诊断。在大多数情况下，它取代了诊断性腹腔灌洗（diagnostic peritoneal lavage，DPL；译者认为应该是诊断性腹腔穿刺）。如果患者血流动力学保持稳定，计算机断层扫描（CT）可以更详细地评估损伤。

诊断性影像学在胸部创伤患者的损伤鉴别和治疗中起着关键作用，现代影像学已经彻底

改变了以往在情况不明下的治疗方法和临床终点。从这些检查中获得的信息不仅有助于个体化治疗，而且还可以确定总体预后和结果。胸部 X 线（chest X-ray，CXR）比较简便和快速，通常作为首选，它可为进一步检查提供基础数据，帮助识别可能导致不稳定的主要胸内异常。目前，MDCT 在各大创伤中心的使用频率越来越高，并成为创伤诊断方法的一部分[21-23]。CT 可以快速完成，在评估主动脉、肺、气道、骨骼和膈肌损伤等方面提供有价值的数据。磁共振成像（MRI）在初步评估疑似胸部创伤患者中的作用有限。与 CT 相似，接受 MRI 检查的患者必须是稳定的，但 MRI 检查需要更多的时间来完成，而创伤患者的紧急情况和某些金属植入物会成为 MRI 检查的禁忌。不过，对于血流动力学稳定的患者，磁共振成像对脊柱和膈肌损伤的评估会起到特别的作用[24, 25]。其他成像方法包括超声心动图、血管造影、支气管镜和电视辅助胸腔镜手术（VATS），其中 VATS 可以同时完成诊断和治疗。

## （一）胸部 X 线片

便携式 CXR 是最合适的初始影像学检查手段，因为它是一种简便快速的方法。ACS 的 ATLS 指南也包括 CXR 作为创伤检查的常规辅助手段。大多数危及生命的或严重的损伤可以根据临床查体和 CXR 进行检查和治疗。理想的情况下，CXR 应尽可能在患者直立位时获得，因为仰卧位和呼气伪影的结合，以及近光距离的放大效应可能会使纵隔看起来比实际更宽。CXR 具有 98% 的阴性预测值，因此在正常情况下非常有用。将 CXR 作为一种筛查检查很重要，但是它很难诊断任何一种特定的损伤。虽然直立位 CXR 仍然是常规的基础影像学检查之一，但它有几个局限性（如常被忽略的膈肌损伤的诊断）。既往存在的膈膨升、一侧膈肌瘫痪，可能被误诊为急性膈肌损伤。尽管 CXR 是一种非常有用检查，但越来越多的文献表明，如果查体完全正常，CXR 是不必要的[26, 27]。

## （二）胸部 CT

CT 是诊断钝性胸部损伤的一种高度敏感的影像学方法，在显示肺挫伤、气胸和血胸方面明显优于 CXR。现代 MDCT 可以通过矢状位和冠状位重建获得明确的胸壁及主要胸内脏器的细节，并有助于制订手术策略。CT 成像可以改变大量疑似胸部创伤患者的初始治疗。它还被证明可以检测出意外的伤害和异常，从而改变创伤患者的治疗方法和提高生存率[28-30]。从历史上看，CT 在筛选严重胸主动脉损伤方面非常有用。研究表明，如果 CT 显示纵隔腔正常，没有血肿，主动脉周围有正常脂肪垫，那么 CT 对主动脉损伤有 100% 的阴性预测值[31-33]。

CT 对检测心包积血、任何原因的血胸、头臂血管损伤、气胸、肋骨骨折、肺挫伤及胸骨骨折非常有用[34]。还可用于检测由肺损伤、TBI、食管破裂或医源性损伤（气压伤或气管插管损伤）引起的纵隔气肿。在与 CXR 比较的研究中，65% 的患者 CT 显示严重损伤，而 CXR 上未见损伤。这些损伤包括肺挫伤、气胸、血胸、膈肌破裂、异物和胸骨骨折[23, 35]。即使在没有疑似胸部创伤的患者中，腹部 CT（通常包括胸部的下半部分）也能显示胸内损伤，这一发现将促使对胸部的进一步检查[36]。系统地查看整个 CT 图像序列也很重要，这样就不会漏掉毫无征兆的损伤，这有助于识别其他应优先考虑和解决的损伤（图 110-1 和图 110-2）。

随着高分辨率 CT 的出现，损伤的诊断有了很大的提高。CT 已被证明有助于诊断肺挫伤的范围和识别急性肺衰竭的高危人群[37-40]。基于 CT 成像和格拉斯哥昏迷量表（GCS）的几种评分系统，可以预测机械通气、急性呼吸窘迫综合征（ARDS）、肺炎、重症监护室住院时间（LOS）延长和（或）死亡的发生[39, 40]。

三维 CT 在胸骨骨折的诊断和严重程度的判定中也显示出很大的作用[41]。轴位、冠状位和矢状位 CT 重建可以可靠地诊断传统方法难以诊

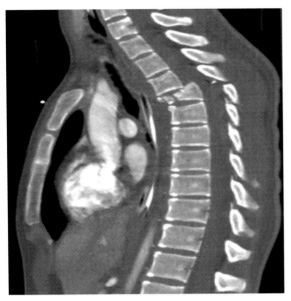

▲ 图 110-2　胸椎椎体骨折移位患者的矢状位 CT 图像

断的疾病，如穿透性膈肌损伤，其敏感性和特异性分别为 82%～87% 和 72%～99%[42, 43]。包括快速多层 CT 扫描仪等技术的进步，现在已经产生了新的评价方法，可能将床旁 CT 扫描纳入辅助检查[44]。CT 改变了 83% 的胸部创伤患者的治疗方式[45]。

（三）超声

床旁超声现在已经成为常规检查，它有助于心包积液、气胸和腹水的诊断。在大多数情况下，它可取代 DPL。随着分辨率的提高，床旁胸部超声比 CXR 更敏感，可用于成人钝性胸部创伤气胸的检测[46]。空气分离肺脏和胸膜时，超声下可看到"平流层征"，且无肺滑动，可诊断为气胸[47,48]。除了辅助诊断外，超声还可以辅助定位管路和导管的放置。

经胸超声心动图（transthoracic echocardiogram，TTE）已成为诊断外伤性心包积液的一种有效的无创筛查方法。即便是初学者也可以生成精确的图像并量化射血分数，达到紧急心胸外科评估的一致性标准[49]。虽然剑突下心包窗被认为是心脏压塞诊断的金标准，但传统的二维超声心动图也可以检测出心包内多于 50ml 的血液，同时还提供了血流动力学参数和心脏结构的细

节[50, 51]。Lopez 等的研究结果表明，经胸超声心动图（TTE）可检测并鉴别心包积血和其他心包积液[52]。因为 TTE 是一种可以在 ED 中进行的快速检查，它可以缩短诊断时间，促进早期治疗干预，从而提高生存率[53, 54]。恰当地应用超声检查，可以减少一些不必要的诊疗措施[55]。此外，TTE 已被证明可识别与压塞无关的心源性血流动力学不稳定[56]。TTE 还提供快速、可重复和多系统的评估，以指导胸部损伤的诊断和治疗。其产生的解剖和血流动力学信息可以匹配或超过现有测试的速度和效用，如 CXR 或中心静脉压测定[57]。因此，TTE 是一种非常有用的辅助检查方法和持续评估工具，可用于评估穿透性和钝性胸部损伤。

（四）支气管镜

支气管镜检查是一种高效的诊断和治疗手段。支气管镜检查的适应证包括疑似支气管阻塞、异物、TBI、大咯血、持续性漏气 / 皮下气肿、中毒性吸入 / 烧伤、膜性气管萎缩等。操作可以使用标准空心金属（刚性）支气管镜或纤维支气管镜。硬支气管镜检查通常在全身麻醉下进行，常用于清除大气道中的肿瘤、异物、血块等大块阻塞性病变。另外，即使是未插管的患者，也可以在床边进行灵活的支气管镜检查。支气管镜检查有助于保护气道和引导气管插管的放置。在检查疑似损伤和发现损伤时，需要检查完整的支气管树，以避免遗漏损伤。

支气管镜检查是诊断包括 TBI 在内的多种胸部创伤的金标准。虽然检查发现可能是细微的或非特异性的，但它也可以为手术提供有价值的信息[58]。大咯血时进行支气管镜检查可显示与肺挫伤有关的出血，并指示放置双腔气管插管或球囊导管进行压塞。单肺叶或肺段的出血也可以用支气管栓控制[59]。支气管镜检查塌陷的肺、肺叶或肺段时，可以清除堵塞的分泌物、脓痰或黏液[60]。

当临床怀疑有 TBI 或上呼吸道损伤时，将气

管内插管向后拉至支气管镜上方，观察上段气管和声门下气管也很有用。这样做是为了安全地保持呼吸道通畅，另外关键是如果需要重新插管，所有人员和器械都可以随时使用。在胸部急性损伤，特别是钝性损伤的情况下，连续的支气管镜也得到了很好的应用。进行支气管镜检查的决定应取决于临床判断，但在有指征的情况下，应在创伤时随时考虑应用。由于进行支气管镜检查的风险很小，临床医生比较容易掌握，一般来说，如果医生想进行支气管镜检查，就可以进行。

## 七、胸腔镜手术

自从先进的视频技术和光学技术出现以来，胸腔镜逐渐成为胸部手术的重要工具。随着新的技术进步，以及外科医生对微创手术的日益熟悉，胸腔镜变得越来越受欢迎，应用范围也越来越广泛。自 1946 年以来，胸外科医生一直试图将胸腔镜检查对胸部损伤的程度降至最低[61-63]。然而，直到 1993 年，Ochsner 和 hisgroup 才报道使用现代胸腔镜[64]。最近的 Meta 分析发现，与开胸手术相比，胸腔镜是一种较好的治疗血流动力学稳定的胸部创伤患者的方法，可改善围术期结局，减少并发症[65]。胸腔镜被推荐用于胸部创伤后的各种目的治疗，如出血止血、血胸清除、肺裂伤修补、楔形肺切除、膈裂伤修补、漏气控制、异物清除和脓胸切除。胸腔镜的禁忌证包括胸膜腔闭塞、不能耐受单肺通气、血流动力学不稳定、失血性休克和危及生命的胸部损伤。大多数报道提倡创伤后尽早（5d 内）使用胸腔镜，因为如果延迟使用胸腔镜可能会增加手术的困难[66]。

与择期胸部手术的随机对照研究相似，在对胸部损伤的急症手术中，胸腔镜与开胸手术相比，胸腔镜的一些优点包括患者恢复快、缩短住院时间和减轻疼痛。胸腔镜和开胸手术的并发症都包括感染、肺不张和肺炎，两者的围术期死亡率没有明显差异。与胸腔引流术相比，早期胸腔镜手术可降低钝性胸部创伤血胸患者的住院时间和费用[67]。

## 八、各论

### （一）创伤性窒息

创伤性窒息或"Perthes 综合征"是由胸部或上腹部的突发或严重压迫伤引起的，多数与继发于挤压伤的严重钝器伤有关。自动车库门下的儿童被挤压就是一个典型的例子[68]。创伤性窒息的真实发生率尚不清楚，零散的病例报道涉及年龄较大者或非常年轻者[69, 70]。通常通过损伤机制和体格检查诊断。一般来说，临床表现是由于静脉压力过高引起。特征性体征包括结膜出血、面部 / 颈部发绀和视网膜水肿引起的暂时性视力丧失[71, 72]。在损伤后最初几小时，面部和上胸部瘀点会很明显。神经后遗症很常见，被认为继发于缺氧损伤，以及可能的脑水肿和出血。确切的病理生理学被认为是由于对纵隔的挤压性损伤，导致高压血流从右心房回流到无瓣膜的无名静脉和颈静脉系统。此外，突然的反射性吸气会使声门封闭，封闭的声门可能会一过性地增高胸内压力。这导致无瓣膜的颈面部静脉系统突然而迅速的静脉高压。

在幸存者中，创伤性窒息通常是自限性的，建议给予支持性治疗。创伤性窒息的特殊治疗是基于降低颅内压的生理技术，包括床头抬高和氧疗。可能需要优先治疗其他严重相关损伤。通常包括头部损伤、肺挫伤、腹部钝性损伤、肋骨骨折、臂神经和桡神经损伤、血胸和气胸[73]。大多数死亡通常是因为其他相关损伤及其并发症，但也可能与长时间的压迫直接相关，这种压迫导致了由呼吸暂停和缺氧引起的不可逆的严重神经损伤。未死于最初损伤的创伤性窒息患者，出院后的长期预后一般良好。Lee 等对创伤性窒息患者进行了平均 4.4 年的随访，结果表明尽管前期损伤严重，但未发现长期残疾，所有患者均重返工作或学校[74]。长期生存者未出现发绀、瘀点、肿胀或神经后遗症。

### （二）纵隔和皮下气肿

上呼吸道、气管支气管树、食管或肺实质的

创伤都可导致纵隔和皮下气肿。通过体格检查、CXR 或 CT，可发现这些损伤。一般来说，气肿的严重程度与创伤的严重程度直接相关。空气沿着支气管和肺血管进入纵隔，并可能迁移到颈部和面部的皮下空间，有时从躯干延伸到腹股沟韧带和外生殖器。根据临床表现或放射学检查，如果发现气肿有任何恶化迹象，建议及时地应用支气管镜和食管镜作进一步的检查。在皮肤上做切口的减压方法很少应用。

### （三）气胸

气胸通常是胸膜腔钝性或穿透性损伤的结果。当脏胸膜或纵隔胸膜破裂，空气进入胸膜腔，就会发生气胸。外伤原因通常是继发于刀伤、射弹伤或肋骨骨折。对于穿透性胸部创伤，空气可以通过胸壁由外部进入胸膜腔，也可以通过气管支气管树脏胸膜进入胸膜腔。在钝性创伤中，如果脏胸膜被肋骨骨折刺破或被肺泡破裂撕裂，都会发生气胸。一旦肺泡破裂，空气进入胸膜腔，并/或将脏胸膜向纵隔方向推挤。医源性的气胸占很大比例。最常见的原因是胸腔穿刺，其次是锁骨下静脉穿刺和正压通气[75]。医源性气胸可引起严重的病情，甚至导致死亡[76]。创伤后气胸可能会在对严重损伤患者的初步评估中漏诊。因此，在进行二次评估时，应尽早进行 CXR 检查。对于外伤性气胸中，建议使用胸腔引流管，即便是少量，尤其是正压通气引起呼吸生理变化的情况下[77]。

所有类型的气胸都可能发展为张力性气胸，其发病率为自发性气胸的 1%～3%。张力气胸是一种快速进展的情况，因此，必须要早期识别，当怀疑有临床症状时，应立即减压。张力性气胸是一种临床诊断，可表现为严重呼吸窘迫、颈静脉扩张、气管偏离张力侧、呼吸音消失和患侧叩诊呈鼓音（图 110-3）。当同侧肺塌陷时，压力增加导致纵隔向对侧移位，压迫对侧肺，并影响静脉回流至右心房。张力性气胸一旦确诊，应及时治疗，不能因为等待放射学检查证实而延误。立

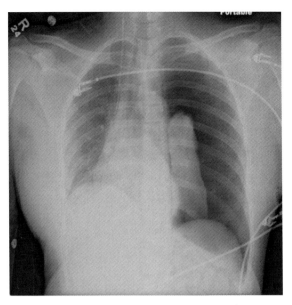

▲ 图 110-3　张力性气胸，左肺完全塌陷，纵隔向右侧移位

即释放胸腔内过高的张力，是避免循环衰竭和可能死亡的关键。

张力性气胸可以通过将针头插入胸膜腔，使胸膜内的压力与大气平衡来完成立刻缓解。一般是在第二肋间隙（ICS）锁骨中线（通过触摸 Louis 角来识别），插入一根 14 号或 16 号长针。这种暂时性的措施缓解了下肺的压迫和重要纵隔结构的扭曲，如上腔静脉和下腔静脉，使静脉血更好地回流到心脏。虽然这种措施只是将张力性气胸转变为开放的、非张力性气胸，但可以使血液立即回到心脏，最终防止循环衰竭。

开放性气胸由胸膜腔和大气之间的创伤伤口引起，如果伤口直径接近气管直径的 2/3，可能会导致"吸吮性胸部伤口"。这种情况最常见于被物体刺伤或被枪击的患者。这是一种威胁生命的紧急情况，因为空气在进入胸腔时，会先进入胸膜腔，导致胸内负压丧失。开放性气胸结果导致同侧肺塌陷，纵隔移位导致对侧肺无效通气，导致严重的通气不足。这种创伤通常与其他破坏性的胸内损伤有关，应在损伤现场临时使用"三通敷料"，以改善胸壁的漏气。这包括在三面贴上一层塑料薄膜，让第四面保持密封，以期形成单向瓣膜敷料。理论上，这将允许空气流出，在

防止空气进入胸膜腔的同时，有可能使肺复张。到达急诊室后，将胸腔引流管放置在远离胸壁损伤部位的地方，以重新使肺部扩张，同时伤口上要覆盖一层不透水的敷料加压包扎。大多数伤口需要手术清创和异物清除。伤口的闭合可以通过缝合周围的组织来完成。然而，大的缺损修复需要旋转或游离的肌皮瓣来填充，一般使用胸大肌、背阔肌或腹直肌皮瓣。也可使用合成材料如 MARLEX、Gore Tex 或甲基丙烯酸甲酯，但在污染的伤口使用可能会造成继发感染。

对于胸壁创伤患者，在全身麻醉下突然出现病情恶化时，应警惕高张力性气胸，尤其是当需要增加最大吸气压力时[77, 78]。有些医生会常规地给肋骨骨折的多发伤患者进行胸腔闭式引流，即使没有明确的气胸证据和进展的张力性气胸证据。虽然这种激进性策略是不必要的，但仔细地监测和积极地处理是必要的，以防患者的心肺功能状态恶化。

### （四）血胸

血胸是胸外伤中仅次于肋骨骨折的第二常见并发症，发生率约为 25%。血胸常伴有穿透性胸部损伤或伴骨性损伤的胸壁钝性损伤。检查时，患者呼吸音降低，伤侧叩诊浊音，且伴有呼吸困难和呼吸急促。根据失血量的不同，还可能伴有血流动力学休克。严重血胸的主要原因是肺裂伤或损伤肋间血管或胸内动脉出血。少于 300ml 的血胸，CXR 不能显示。外科医生可以通过超声检查对受伤的患者进行初步评估，其结果在血胸检测的准确性方面与 CXR 相当，这提升了诊断和治疗的速度[79-81]。在进行检查时，让患者处于轻微的反向 Trendelenburg 体位，有助于识别较少的血胸，否则很容易漏诊。当 CXR 或超声检查均无法确诊或量化血胸时，更常用的办法是进行 CT 检查[82]。少量血胸通常在几天内自行吸收。大量血胸被定义为胸膜腔内积聚超过 1500ml 的血液，更常见于左侧，继发于主动脉破裂（钝性损伤）或肺门或大血管损伤（穿透性损伤）。大量血胸可导致血流动力学不稳定，包括低血压和循环衰竭。颈静脉可能会变平或扩张，这取决于失血量和胸内压之间的平衡。气管伴随纵隔向健侧偏移。

胸腔内的积血要完全排出。急诊室发现的胸内出血应采用胸腔闭式引流术。采用 24-Fr 或 28-Fr 胸腔引流管放置在腋中线前的第五或第六肋间。没有明确的证据表明胸腔引流管的大小会影响引流的效果、并发症的发生率（包括残留血胸），需要额外的导管引流或侵入性治疗[83]。此外，引流管大小似乎不会影响患者引流部位的不适感。放置胸腔引流管术后应常规进行 CXR，以检查引流管位置并确保胸膜腔已充分排空。

根据胸腔引流量何时进行胸腔探查是一个有争议的问题。ATLS 普遍接受的标准是在放置胸导管时初始引流 1500ml，或在接下来的 4h 内持续引流 250ml/h。如果患者在任何时候出现血流动力学不稳定，并且怀疑是胸内出血引起的，则无论引流量如何，都应进行紧急胸腔探查止血。在胸腔引流术后不持续出血的中量血胸（500～1500ml），通常可以继续闭式引流保守地处理。由于肺血管压力低和肺内组织凝血活酶浓度高，肺实质损伤造成的出血通常会自行停止[84]。如果急诊开胸，需要充分地暴露整个伤侧胸腔。

血胸残留与脓胸和肺炎的高发病率有关。因此，应考虑开放式引流，以降低脓胸的风险，并防止形成包裹压缩肺的纤维板。在大多数情况下，如果出血已经停止，开放性引流是可选择性的。胸腔镜只能在稳定的患者中使用，当其他检查失败时，胸腔镜可用于排空胸腔积液和探查持续出血。然而，如果胸腔镜探查不理想，外科医生应该毫不犹豫地改用开放性开胸术进行暴露或引流。Coselli 及其同事介绍了 14 300 例钝性或穿透性胸部创伤患者的胸腔出血经验，其中 1.1% 发生有机化血胸或脓胸残留：接受早期引流的 25.2% 患者，无死亡，平均住院日仅为 10d[85]。然而，当发生脓胸时，死亡率增加至 9.5%，平均住院日为 37.9d。

胸腔镜可作为有血胸残留的稳定患者的主要治疗方法，因为它有相对较高的成功率，而且如果需要的话，可以随时进行开胸手术。可能需要不止一种方法。一项大型前瞻性多中心 AAST 研究发现，26.5% 的胸腔镜手术患者需要二次手术，5.4% 的患者需要三次手术，20.4% 的患者最终需要开胸手术[86]。胸内出血的来源包括肋间血管、胸内动脉、肺实质、主要肺血管、心脏和（或）大血管。外伤后残留血胸中，脓胸发生率为 26.8%。脓胸发生的独立预测因素包括肋骨骨折、损伤严重程度评分（injnry severity score，ISS）为 25 或更高，以及需要其他的排出积血的干预措施[87, 88]。

### （五）肋骨骨折

肋骨骨折很常见，常与其他损伤有关。肋骨骨折本身通常会引起一些小问题；然而，它们往往是更严重损伤的标志。肺挫伤常伴肋骨骨折，可能更具临床意义。回顾 NTDB 显示，诊断为 1 根或多根肋骨骨折的患者，13% 出现了与胸壁相关的严重并发症和需要机械通气。肋骨骨折患者的总死亡率为 10%，且与患者年龄无关，每增加 1 根肋骨骨折的死亡率显著增加（$P < 0.02$）。单根肋骨骨折的死亡率为 5.8% 而 5 根肋骨骨折上升至 10%。此外，6 根、7 根和 8 根或更多肋骨骨折的死亡率显著增加，分别为 11.4%、15% 和 34.4%。在发展为肺炎、ARDS、气胸、吸入性肺炎和脓胸时也有同样的结果[89]。

硬膜外镇痛在肋骨骨折患者中的应用仍有争议。在一项前瞻性随机对照试验中，Bulger 及其同事将 3 根或 3 根以上肋骨骨折的患者随机分为硬膜外镇痛组和静脉注射阿片类镇痛组。两组在平均年龄、ISS、胸部简化损伤量表和肋骨骨折的平均数方面具有可比性。硬膜外镇痛组的肺炎发生率和机械通气持续时间明显降低[90]。然而，Carrier 等对成人外伤性肋骨骨折患者硬膜外镇痛的随机对照试验进行了系统回顾和 Meta 分析，

发现与其他镇痛方式相比，硬膜外镇痛对死亡率、重症监护室（ICU）住院时间或总体住院时间没有显著的益处。但是，他们观察到使用胸段硬膜外镇痛和局部麻醉药确实有减少机械通气持续时间的趋势[91]。最近的一项多中心前瞻性包含 5043 名患者的研究发现，创伤中心更倾向于给肋骨骨折患者放置硬膜外导管，并且硬膜外导管的放置与 3 根或更多根肋骨骨折的钝性胸外伤患者的死亡率显著降低相关[92]。多项研究支持在严重胸壁损伤中更积极地使用持续硬膜外镇痛以改善预后[93-95]。

肋骨骨折的治疗基本上是支持性的，其原则是适当的液体、有效的痰液清除和积极的镇痛。未良好控制的疼痛可能需要胸壁夹板固定和导致慢性换气不足。必须给予充分的镇痛，这样有利于患者早期活动，努力深吸气和咳嗽，以避免继发性的并发症。对于不能清除分泌物的患者，应进行肺部理疗、经鼻气管吸痰和快速支气管镜检查。肋骨骨折引起的疼痛很难处理，因为在恰当的镇痛和过度麻醉之间存在微妙的平衡，特别是在使用口服或静脉麻醉药时。当出现问题时，临床医生可以采用其他几种方法，包括硬膜外镇痛、肋间神经阻滞、神经导管内镇痛，甚至是经皮神经电刺激。肋间神经阻滞需要反复给药，每次给药都有气胸的风险；但这可以通过放置带有缓释储液罐的留置式镇痛泵来避免。Truitt 等发现连续肋间神经阻滞放置于胸外棘突旁间隙能明显改善肋骨骨折患者的肺功能，能良好镇痛和缩短住院时间[96]。急性疼痛期之后，可过渡到口服药镇痛和抗炎药为主的经皮镇痛。

分析肋骨骨折的情况和位置时，应特别考虑患者的年龄。有人认为，儿童发生肋骨骨折，应该警惕临床可能的非意外创伤（non-accidental trauma，NAT）。Barsness 等发现，在 3 岁以下的儿童中，肋骨骨折作为 NAT 指标的阳性预测值为 95%[97]。值得注意的是，在心肺复苏（CPR）后，儿童肋骨骨折相对较轻。在 Maguire 等的一项研究中，923 名接受心肺复苏术的儿童中，只

有 3 名儿童发生肋骨骨折，所有骨折都在前部肋骨（2 个锁骨中线和 1 个肋软骨）[98]。他们对文献的系统回顾发现，医疗和非医疗人员进行的心肺复苏术不会造成儿童肋骨后部的骨折。

老年人肋骨骨折与死亡率增加有关是公认的，而且骨折的数目越多，预后越差。有一项研究进一步指出，应扩大"老年人"的范畴，因为年龄超过 45 岁、肋骨骨折超过 4 处的患者受到的伤害更为严重，而且与年轻人组相比，出现不良后果的风险显著增加[99]。年龄与并发症之间存在近线性关系，钝性胸部创伤合并肋骨骨折的老年患者的发病率和死亡率大约是年轻患者的 2 倍[100]。Battle 等系统地回顾了截至 2010 年的 29 篇文章，发现钝性胸壁创伤患者的死亡危险因素是年龄 ≥ 65 岁、≥ 3 处的肋骨骨折，以及既往存在疾病，尤其是心肺疾病[101]。损伤后肺炎的发生发展也是增加死亡率的重要危险因素。因此，人们普遍认为老年人胸部钝性损伤合并肋骨骨折的预后比年轻人差[102]。

肋骨骨折的位置和形态也很重要。有研究表明，左侧肋骨骨折多合并脾损伤，右侧肋骨骨折多合并肝损伤。虽然单纯肋骨骨折的相关血管损伤发生率仅为 3%，但历史数据表明，含第一肋骨的多处肋骨骨折相关血管损伤发生率为 24%[103]。Mayo 诊所的最新数据，1894 名有第 1 和（或）第 2 肋骨骨折的患者进行了胸部 CT 血管造影检查，随机选取了其中的 185 名与无肋骨骨折的患者进行了比较[104]。这是一个设计合理的回顾性随机队列研究，他们确定平扫 CT 上未发现肋骨骨折与大血管损伤风险增高相关。因此，先前被认可的"第一肋骨和第二肋骨骨折应该进一步评估以排除主动脉损伤"的理论可能是不正确的。不过，最好用强化 CT 来研究肋骨骨折和纵隔增宽、上肢脉搏消失、锁骨下沟骨折、臂丛神经损伤及血肿的关系，而不是锁骨下动脉和主动脉弓动脉造影。损伤发生时，胸腔一过性的严重变形，尖锐、锯齿状的肋骨骨折导致了胸部脏器的穿透性损伤。在高动能的损伤机制时，

如行人与机动车辆导致的胸腔畸形，应高度警惕二次穿透性心脏和胸主动脉损伤[105-107]。据文献报道，有肋骨断端刺破主动脉导致猝死的病例。因此，一些人主张对左侧有多处锯齿状肋骨骨折的患者应进行早期手术[108, 109]。

### （六）连枷胸

胸壁不稳定是由多个相邻肋骨骨折和（或）肋软骨连接断裂引起的，因此在呼吸过程中胸壁的这一部分可以独立运动。连枷胸的严格定义是在 2 个或多个位置至少有 4 个连续的骨折；然而，功能性定义是足以损害呼吸动力学的胸壁功能不全。胸壁部分游离于其他胸廓骨，导致反常的胸壁运动。胸腔向外扩张吸气产生的负压被连枷节的向内运动抵消，导致肺活量（VC）降低和无效通气。连枷胸和肺挫伤一起，导致了 ARDS 的发生发展。连枷胸的主要死亡率和发病率可归因于由此产生的低通气 / 缺氧。

产生连枷胸所需的力取决于肋骨的顺应性，老年患者可能因低能量冲击而遭受严重的胸部损伤，而在一项研究中，即使在严重胸部创伤后，也只有 0.95% 的儿童出现连枷胸[110]。文献报道，高达 9.3% 的肋骨骨折和 6% 的钝器伤表现为连枷胸[111]。肺挫伤常见于连枷胸，可致同侧肺不同部位的氧交换明显减少。

早期和积极干预是连枷胸的治疗基本原则。充分的镇痛对患者的康复至关重要，有助于恢复正常的呼吸力学。早期机械通气支持提供正压仍然是衡量所有其他治疗形式的金标准。1956 年，Avery 等发明了这种治疗方法，称为"内部气压固定"[112]。正压通气迫使连枷节与胸壁的其余部分同时上升和下降。但是，延长机械通气与肺炎的发生和较差的预后有关。未机械通气的患者可以从湿化空气、激励性肺活量锻炼的积极性肺理疗、深呼吸和咳嗽（每小时几次）、支气管镜及时清除分泌物（无法自行清除者）的使用中获益。未插管的患者在接受持续的镇痛治疗和积极的肺部治疗的同时，应密切观察病情变化。最近

对来自 NTDB 的 3467 例连枷胸患者的回顾表明，99% 以上的患者接受了非手术治疗，只有 8% 的患者接受了硬膜外镇痛治疗[113]。考虑到连枷胸患者的高发病率和死亡率，文章作者推荐了其他治疗方法，包括更一致地使用硬膜外导管进行镇痛和（或）手术内固定。

对于浮动胸壁的治疗仍存在争议。然而，在过去的几年中，关于连枷节段手术固定的文献不断增加（图 110-4）。在一组选择的连枷胸患者中，手术内固定与更快的通气、更短的 ICU 住院时间、更低的住院费用和更快的肺功能恢复有关[114]。内固定的基本指征包括持续性疼痛、严重的胸壁不稳定、肺功能进行性下降，或尽管有最佳的机械和药物管理，仍无法脱离呼吸机支持。对于连枷胸的开放性固定也适用于其他

合并伤的开胸手术。对 538 例患者进行 Meta 分析，发现在手术内固定的情况下，连枷胸患者的机械通气时间明显缩短，呼吸困难、死亡率、肺炎发生率和气管切开造口术的时间明显缩短[115]。2013 年的一项随机研究比较了手术内固定和目前最佳的呼吸机支持，发现手术组的 ICU 住院时间和机械通气要求显著缩短，3 个月时的肺活量测定和 6 个月时的生活质量没有差异[116]。另一项研究发现，在 77.8% 接受内固定的手术组患者中，通气支持平均持续 3.1d，而非手术组为 7.2d。手术组的死亡率为 11.1%，而非手术组的死亡率为 27%[111]。

Lardinois 等的一项前瞻性研究，报道了10 年来对严重连枷胸进行手术固定并在 6 个月时评估其肺功能测试的经验[117]。他们发现手术组 VC 和 $FEV_1$ 明显更好。TLC 实 / 预值显著高

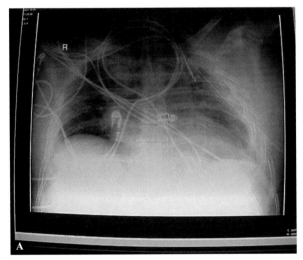

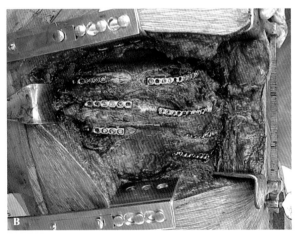

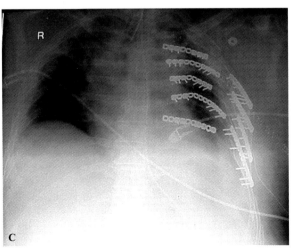

▲ 图 110-4　A. CXR 显示左侧连枷胸；B. 术中照片显示手术内固定；C. CXR 显示连枷胸固定成功

于 0.85，提示有效预防了限制性肺功能受损。另一项前瞻性随机研究也发现，术后 1 个月及之后，手术固定组的用力肺活量（FVC）改善百分比较高[118]。这项研究还发现手术组医疗费用降低，这受到越来越多的关注。Bhatnagar 及其同事进一步证实了这一点，他们证明了连枷胸肋骨切开复位内固定是一种成效比较高的治疗方法[119]。他们发现，手术固定不仅对患者临床结果有显著改善，而且是最具成效比的策略，平均每位患者节省 8400 美元。接受调查时，大多数外科医生认为，对于选定的患者，肋骨和胸骨骨折修复是有意义的。但是，只有小部分医生有实施此手术的经验[120]。虽然已发表的关于外科固定术的文献迅速增长，但这项技术对大多数外科医生来说仍然有一定困难。有人预测，随着外科手术的障碍被克服，胸腔镜手术固定将成为未来治疗的标准[120,121]。

据历史报道，20 世纪 70 年代中期，连枷胸的死亡率为 30%～40%；在现代，这一比率已降至 16%[113]。然而，连枷胸仍然会导致较高的严重并发症发病率，包括肺炎、长时间呼吸衰竭、LOS、ARDS 和败血症。以连枷胸为表现的头部损伤有特殊的预后。合并头部损伤的连枷胸患者需要更长的通气支持，需要更长的 ICU 住院时间，与没有头部损伤的患者相比，几乎所有类型的头部损伤患者预后都要差[113]。肋骨骨折患者也经历了相当长的恢复期，在 70d 的恢复过程中无法进行工作或日常活动[122]。最常见的是，60% 的患者表现为长期的胸壁疼痛或畸形，20%～60% 的患者不能重返全职工作岗位[123,124]。

### （七）肺挫伤

肺挫伤常见于钝性胸壁损伤后，可严重影响通气 / 血流比和导致严重的左向右分流。肺挫伤的死亡率为 10%～25%。肺实质损伤导致出血和间质水肿，这被认为是由肺泡拉伸、肺实质撕裂和冲击力的结合引起的。临床症状表现为包括低氧血症和高碳酸血症的呼吸窘迫，在损伤后

12～24h 出现，并在 72h 左右趋于高峰[125]。合并肋骨骨折的肺损伤通常表现为弥漫性损伤，而肋骨骨折和连枷胸与肺的局部损伤有关。低氧血症虽然是非特异性的，但却是肺挫伤最常见的临床表现。一般情况下，典型的 CXR 表现仍然是诊断的主要依据。典型的影像学表现通常显示为一个不按照肺段或肺叶解剖分布的局灶性或弥漫性的病变。在伤后 48h 内，肺挫伤影像学表现平均延后 6h，最晚的要到伤后 48h 才表现出来。但是，CT 扫描几乎可以在伤后立即发现肺挫伤的存在[126-129]。此外，3D CT 重建可以帮助评估受损肺的总体积[38, 130]。

肺挫伤通常导致机械通气时间延长[39, 102, 131]。有研究表明，当肺挫伤占总肺容量的 28% 或更多时，大多数患者将需要机械通气；但是，当受损肺容积 ≤ 18% 时，不太可能需要机械通气支持[102, 132]。治疗的基本原则包括处理所有相关的肋骨骨折、充分的镇痛、积极的肺部理疗，以及限制液体的使用。在毛细血管通透性受损的情况下，高血容量可加重液体向肺泡腔的外渗，并加重肺实变。即便是复苏过程中也应避免过多的晶体液的输注，因为这可能导致分泌物增多、心输出量减低和分流。实际上，在这些患者的液体管理是比较难以平衡的，需要良好的临床判断能力。通常是以支持性治疗为主。类固醇和预防性抗生素通常不用于治疗较轻的肺挫伤。密切的呼吸监测和及时的临床检查很重要，因为呼吸衰竭通常发生在损伤后的最初几小时内。合并伤情在确诊和处理后，伤者应及时转移到监护病床继续观察。

肺部清理可以通过多种方法来实现，包括鼻气管吸引、胸部物理治疗和体位引流。这样可以减少肺不张，有助于清除支气管分泌物。如果患者不能充分清除分泌物，选择性支气管镜检查是有帮助的。肺挫伤的支持性治疗与连枷胸和肋骨骨折患者基本相同，这些损伤通常是同时发生的。机械通气可以减少肺水肿和提高健肺的功能，进而减少分流和改善低氧血症。让肺挫伤患者处于非依赖性体位也可以改善氧合，特别是对

其他措施无效的患者[133]。呼气末正压（positive end expiratory pressure，PEEP）可用于克服肺泡的塌陷。但是，PEEP的大小应滴定式调整，以确保足够的氧合。因为当压力升高时，过量的PEEP实际上可能会使分流恶化，从而传递到气体交换的毛细血管水平。应特别注意避免PEEP过大而造成的肺泡二次扩张或过度扩张，这会扩大损伤的范围。

肺不张导致的感染性肺炎，可加重受伤几天后的缺氧。呋塞米有助于肺挫伤患者的液体平衡管理，除利尿作用外，还可能有其他益处[134]。ARDS可使肺挫伤复杂化，发生率占5%～20%；长期的肺功能不全是常见的后遗症[125, 135, 136]。在肺挫伤后的前6个月，90%的患者受呼吸困难的影响。此外，在损伤后4年内，肺功能储备能力下降，大多数患者CT上可显示出细微的改变[136]。

### （八）肺内血肿

周围肺实质内的出血、肺血肿可能很难与肺挫伤区分开来。血肿通常在损伤后24～48h内发展成有明显边缘的孤立"肿块"。CT扫描有助于区分挫伤和血肿。在大多数情况下，血肿本身不干扰气体交换，并可以很快被重吸收。这种血肿一般不会继发感染而发展为需要引流的脓肿。

### （九）胸骨骨折

胸骨骨折已被证明会降低骨性胸廓的稳定性[137]。一个大型的一级创伤中心在10年的时间里，胸骨骨折的发生率为0.33%[138]。最常见的受伤机制是机动车碰撞（68%），其次是汽车对行人的碰撞（18%）。在死亡前接受过胸部按压的医学尸检病例中，有14%～26%的病例出现胸骨骨折[139, 140]。胸骨骨折患者常见的相关损伤有：肋骨骨折占49.6%～57.8%；肺挫伤占33.7%；心脏挫伤占3.6%～8%；胸主动脉损伤占4%；心脏撕裂伤占2.4%[138, 141]。骨折通常是横断的，一般位于胸骨的上部和中部。点压痛、肿胀和畸形的临床表现有助于确诊。胸部创伤时骨骼影像学诊断的金标准是CT，CT一般可以识别胸骨骨折，而

侧位CXR则会漏诊[142, 143]。MRI检查在诊断胸骨骨折中的作用不大，但对于病情稳定的患者，它可用于胸骨骨折的进一步研究。MRI特别适用于识别继发性的骨髓炎或急性纵隔炎，并评估胸锁关节或其他纵隔结构的受累情况[144, 145]。参与正面碰撞的老年患者（年龄>55岁）、安全带佩戴者和前排座椅车辆乘员承受相关伤害的风险最大[138, 141, 146]。最近一项对20年来42 000例因创伤住院患者的研究表明，所有患者中胸骨骨折的发生率为0.64%[147]。在这一系列研究中，91%的患者系上了安全带，而在最近几年的研究中，涉及的汽车明显老化，没有配备安全气囊。18%的患者遭受多器官损伤，其中11.2%在现场死亡，2.3%在医院死亡。

胸骨骨折患者更严重的并发症及死亡通常与相关损伤有关，如连枷胸、头部损伤、肺或心脏挫伤[148]。有一些早期的观察研究描述了骨折形态、移位及位置，其中通过骨折位置可以获得有关伴随损伤的重要信息[149, 150]。胸骨骨折时，心肌损伤常见；但其临床意义和是否有必要对血流动力学稳定的患者进行后续检测有待商榷。许多研究者试图评估这些检测的作用及接收这些患者进行观察的常规做法。有明确的证据表明，TTE和肌酸激酶测定在评估孤立性胸骨骨折中，特别是在心电图（ECG）和CXR正常的情况下，可能没有作用[151, 152]。

胸骨骨折发生潜在的心脏和主动脉损伤比较罕见，但因为其具有高致死率，所以在最初的胸部CT扫描中应进行筛查。许多研究关注了在没有附加损伤和心电图正常的单纯胸骨骨折上，这种情况预后良好[153, 154]。与这些发现一致，单纯胸骨骨折可以通过休息和镇痛来治疗，因为胸骨骨折的诊断不是发病率或死亡率的独立预测因素。单纯胸骨骨折接受不同治疗方法的指征仍然是一个值得关注的领域[155]。在排除严重损伤后，只要满足以下标准，大多数患者可以观察或安全出院：①损伤不是高速撞击；②骨折没有严重移位；③没有临床上重要的相关损伤；④不需要强

效的止痛药[138]。最近的研究表明，对于单纯胸骨骨折的患者，常规需要入院观察，即使有证据表明这是不必要的[156, 157]。

胸骨骨折通常采取保守的治疗，主要包括有效的镇痛和肺部分泌物的排出[151, 158]。通过保守治疗，一般可以痊愈。尚缺乏统一的胸骨固定手术适应证，但应个性化地判断。目前胸骨手术内固定的公认标准包括：①严重移位的骨折；②剧痛；③不稳定的胸骨损伤肺或心功能；④胸骨因假性关节不连续[157,159]。手术技术包括使用钢板或钢丝内固定，一般通过正中切口。胸骨固定术常为非急诊方式进行。考虑到胸骨骨折后对胸椎稳定性的潜在影响，积极的胸骨固定修复胸廓在理论上得到了支持。然而，除了缺乏证明最佳治疗方法的随机试验外，外科医生们在何时及是否对这些损伤进行手术上仍然缺乏共识。只有一小部分患者（2%）实际接受了胸骨固定[160]。

### （十）严重肺实质裂伤

钝性损伤造成的严重肺裂伤比较罕见，它们通常与脏胸膜破裂有关，并可能导致较高的死亡率和并发症发病率。来自受损肺泡和肺循环的出血可导致休克（由于胸腔内出血）和窒息（血液灌满气道）[161]。失血性休克定义为入院时收缩压低于 80mmHg 和（或）2h 内经胸腔引流管失血 1000ml 或更多，预后明显变差[162]。

大多数肺裂伤最初采用胸腔引流治疗，当出现大咯血或持续漏气时，则应进行支气管镜检查。伤及 1 个或部分肺叶的出血可以用支气管栓来控制[59, 161, 163]。急诊室复苏需要团队协作。必要时，需要进行急诊室前外侧开胸，来控制肺门的出血及心脏按压。进行容量复苏和最大通气支持要同时进行。可能存在严重的通气/灌注不匹配和严重的左向右分流。综合分析血流动力学状态、肺扩张情况、漏气量、胸腔引流管引流量及影像学检查结果来决定最初的治疗和是否需要手术治疗[164, 165]。

手术的目的是止血、修复和防止漏气，以及

切除无法恢复的肺组织。首选的切口是侧方或后侧方开胸术，有时需要进行胸骨横切口或甚至蛤壳切口来获得充分的暴露[163]。最初的步骤是通过手或手指的压力来控制同侧肺门的出血。其他方法可能包括交叉钳夹[166,167]或使用止血带[168]。必要时需心包内分离肺门血管。应用腔镜吻合器是同时快速控制漏气和出血的最有效方法，并可保留最多肺功能[163, 164, 166]。控制肺实质出血的关键技术是牵引切开或非解剖性肺切除[166,169, 170]。对于有大量出血的肺部穿透性伤口，可以进行牵引切开以暴露罪犯血管（图 110-5），然后通过缝合来控制局部出血或气道漏气。据报道，肺牵引切开止血术后的死亡率为 0%～17%[166, 169, 171–173]。当局部修复损伤的措施失败或不可行时，需要非解剖性的肺楔形切除术或肺叶切除术来控制出血。近肺门的损伤可能需要大范围的切除，甚至包括全肺切除术；然而，死亡率与切除的肺组织数量成正比[169]。在一级创伤中心进行的 15 年回顾性研究发现，肺修补术的死亡率为 23.9%；牵引切开术的死亡率为 9.1%；楔形切除术的死亡率为 20%；肺叶切除术的死亡率为 35%；全肺切除术死亡率高达 69.7%[174]。并发症包括 ARDS、肺炎、脓胸、缝合肺组织缺血、再出血和支气管胸膜瘘[169, 175]。

### （十一）中心肺和肺门损伤

外伤性肺损伤后肺叶切除术或肺切除术的高死亡率是应首先尝试小范围手术的原因，但是损伤的部位可能会妨碍非解剖性的外科治疗。外伤性肺切除术后，外周血管阻力升高（如失血性休克）加上心排血量突然增加到对侧通常会导致较差的耐受性[176, 177]。不幸的是，肺切除有时可能是唯一的选择。在这种情况下，应尽快完成。失血、休克和终端器官功能不全都被证明是死亡率的独立预测因子[162, 178, 179]。

中心肺实质和（或）肺门损伤患者死亡率高，常出现严重的失代偿性生理状态[176, 177, 180]。肺叶切除术有时能控制损伤；但如果不能很快控制罪

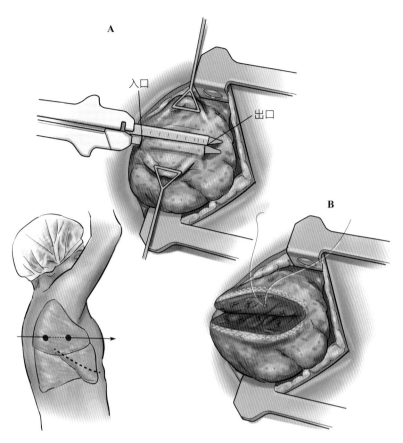

▲ 图 110-5　**A.** 使用外科吻合器和肺叶钳分离肺实质从而显露出血点；**B.** 缝合活动性出血或漏气

犯血管，则可以考虑最后一种方法即进行全肺切除术。然而，全肺切除具有 60% 以上的极高死亡率，因此不应轻举妄动[174, 178]。这种高死亡率被认为是多种原因造成的，如急性右心衰竭、休克引起的血栓素释放和其他白细胞对肺循环的影响[181,182]。值得注意的是，吸入一氧化氮被发现是一种有益的血管扩张药，用于治疗肺脏切除术后的严重 ARDS 和肺水肿[183, 184]。

### （十二）空气栓塞

在严重的胸部创伤，特别是肺门穿透伤，可能会导致空气栓塞。空气栓塞可分为静脉栓塞和动脉栓塞。静脉空气栓塞最常见的原因是通过外周静脉系统。一般相对大量的静脉空气通常可以耐受，致死量通常必须接近 5～8ml/kg。肺门穿透伤可能导致动脉空气栓塞。1974 年，Thomas 和 Stevens 在 8 例枪伤和刺伤病例中首次报道了空气栓塞[185]。动脉（或全身）空气栓塞的原因多见于肺门，肺门的主要血管靠近气道，两者之间的损伤可能导致支气管 – 肺静脉沟通。与体静脉空气栓塞相比，即使少量的空气进入左心也可能致命，导致心室颤动和癫痫，进而继发血流动力学不稳定。

空气栓塞很难诊断，它通常表现为严重的循环衰竭、脑血管事件，或猝死。临床医生必须警惕细微的表现，对于无心电活动的患者，临床上应怀疑其诊断。有几种诊断工具（TTE、多普勒、CT）可检测心内和脑内空气，但并不是确诊所必需[186]。在这种情况下，气管内压的处理至关重要，因为气体很容易从肺静脉系统进入全身循环。患者应接受 100% 的氧气，以便更快地吸收氧气溶解度增加引起的气体栓塞[187]。笑气可增加气泡尺寸，应避免使用。也应避免低血容量，以降低有利于空气进入肺静脉系统的压力梯度。尽管进行了积极的治疗和及时的诊断，61 例系统性空气栓塞患者中，钝性损伤组和穿透性损伤组的死亡率分别为 80% 和 48%。受伤的肺使空气不断进入冠状动脉、脑动脉和（或）其他全身动脉 [188, 189]。

### （十三）气管支气管损伤

气管支气管损伤（TBI）在诊断、护理和最终治疗各方面都是一个挑战。由于这些患者中有很大一部分（30%～80%）会在到达医院之前死亡，因此很难确定真实的发病率 [190]。根据尸检报告，估计 2.5%～3.2% 的外伤死亡患者可能与 TBI 有关 [13, 191]。超过 80% 的 TBI 发生在距隆嵴 2.5cm 内 [58, 191, 192]。大多数 TBI 患者有一定程度的呼吸困难，这些患者经常需要紧急措施来保护和控制气道。及时的诊断和快速的手术干预可以挽救这些潜在的致命伤。有或无支气管镜引导的经口气管插管是最常用的方法。简单地实现充分通气可能需要一定的创造力，颈椎损伤或开放性颈部创伤的患者可以通过开放性伤口插管，以便在必要时固定气道 [58]。

常见的症状包括呼吸困难、声音变化、吞咽困难、声音嘶哑和疼痛 [19, 193]。TBI 住院患者的初始体征可能很轻微，体检结果可能包括轻微的颈部瘀伤、擦伤或导致呼吸急促的血肿、皮下气肿、不能发声、颈部伤口有气泡，和（或）甲状软骨的畸形 [194]。大量的空气泄漏和经引流术后肺仍不能复张时高度提示存在 TBI [195]。虽然气胸和纵隔气肿是非特异性的，但气管正常轮廓的破坏和气管内气囊的过度扩张实际上是病理学改变 [196]。支气管镜检查是鉴别气管、支气管损伤的必要手段，也是诊断气管、支气管损伤的金标准，也有助于指导最佳手术入路 [19, 193, 194]。多层螺旋 CT 多平面重建（MPR）和三维重建能显著提高诊断准确率至 94%～100%，有助于指导最佳手术入路 [196, 197]。随着技术的发展，有人认为支气管镜检查可能是一种验证性的检查，只有在多平面重建 CT 不确定存在 TBI 时才需要进行 [197]。支气管镜检查与胸部 CT、多平面重建和气道三维重建是确诊的首选方法 [194]。

在钝性伤中，导致 TBI 的机制被认为是以下 3 种不同的病因之一：①由于突发性胸腔压迫，气道压力对关闭的声门迅速增加，导致气管穿孔或主支气管破裂。这一机制可能解释了钝性腹部损伤后，膈肌突然移位后的 TBI；②胸部承受的前后巨大压力迫使肺部向两侧移位，并因挤压伤导致隆嵴附近的中心气道结构扩张和破裂；③在环状软骨或隆嵴交界处的气管固定部分受到快速的剪切力，导致气管活动部分破裂 [198]。由于这些解剖学的考虑，钝性创伤导致的 TBI 中 80% 以上源于距离隆嵴 2.5cm 的范围内 [192]。只有 30% 的病例在受伤后 24h 内确诊。一般情况下，诊断只有在肺衰竭和败血症开始后才能确定。

尽管大多数 TBI 的外科治疗被认为是标准的治疗，但仍可在谨慎选择的部分患者中考虑保守治疗。单纯的气管膜性损伤似乎更适合保守的治疗方法 [199]。一般来说，保守治疗的先决条件是裂伤小（< 2cm），裂伤远端可以通气。尽管可以考虑保守治疗，但对于有症状的软骨损伤和快速进展的皮下或纵隔气肿（纵隔炎的迹象或与损伤本身有关的机械通气困难），都应进行 TBI 的外科治疗 [16]。目前报道的 TBI 患者保守治疗率为 33.3%～94.4% [200]。气道管理需要将单腔或双腔气管插管跨过损伤的支气管插入未受损伤的支气管。这些操作不仅可以促进单肺通气以改善氧合，还可以为暴露和外科修复提供隔离通气 [18]。此外，TBI 患者的气道支持压力应最小化，以避免再发气管破裂和（或）加重现有裂伤 [19]。

自 Shaw 及其同事的初次报道以来，TBI 应尽快进行一期修复 [13, 194, 201-203]。双腔气管内插管是固定气道的首选方法（如有可能），但有时支气管栓可能是唯一的选择。必须事先与麻醉师就气道管理问题进行认真和彻底的沟通。此外，无论损伤是钝性损伤还是穿透性损伤，均应首先考虑手术入路。颈段气管、胸段气管和主支气管的损伤的手术入路各有不同。颈段气管损伤的修复大多可通过颈部切口进行。对于高位纵隔气管损伤或怀疑有大血管损伤的患者，胸骨正中切口是首选方法。当损伤与单侧气胸有关时，在术前诊断为支气管损伤时，选择侧方后外侧切口。对于低位纵隔气管损伤，经右后外侧胸廓切开入路通常可提供良好的暴露[19]。右后外侧胸廓切开术（通常通过第三或第四肋间）可良好地暴露近端和中部气管。通过第五肋间的手术通常能很好地暴露远端气管和隆嵴。出于心脏、主动脉和其他解剖因素的考虑，左主支气管近端实际上通过右胸切口更容易暴露。

大多数患者可以使用针对损伤的个体化手术技术对其TBI进行一期修复[58]。创伤边缘清创后，一期修复可以通过简单的间断或连续缝合技术完成。要用可吸收的缝线进行缝合，并在管腔外面打结，以避免形成瘢痕疙瘩[204, 205]。缝合线可以用胸膜、心包、纵隔脂肪、肋间肌或旋转肌瓣作为垫片（如有必要）[5, 195, 206]。当选择间断缝合方法或毗邻的食管有损伤时，这可能特别有用。当主支气管断裂时，肺叶切除术可能比一期修复术更为可取，因为清创后闭合支气管残端正常组织有利于愈合。对于主支气管的裂伤，首选一期修复，而不是肺切除，因为执行紧急肺切除术的死亡率较高[176, 177, 207]。气管损伤应首先修复。如果存在气管前损伤且伤口小于气道周长的50%和（或）仅涉及2个软骨环，则可通过伤口进行气管切开[208]。

有时，气管的受伤部分是无法修复的。在这种情况下，可能需要切除损伤部分并进行一期吻合。气管切除和重建的原则，包括①考虑到气管血供来源于两侧，应在气管前后进行游离；②不应切除超过50%的气管（约8～10个气管环）；③可以通过减张操作尽量减少吻合口的张力，包括下肺韧带的切断、肺心包的游离、颈椎屈曲和舌骨及喉的游离[209-211]。其中颈椎屈曲是最简单的，而且也许是最有效的[19, 58]。将患者的下巴和前胸部缝到一起有助于减少术后早期的吻合口张力，但不应缝得太紧。邻近结构如颈内动脉、颈静脉、颈椎和食管的相关损伤在这些患者中并不少见，如果发现，应仔细探查并适当地治疗。

根据合并其他损伤的严重程度和TBI直接导致的气道并发症，手术治疗可以立即实施，也可以延期进行。虽然延迟修复的效果可能不如早期修复，但仍是可行的，即使在伤后1个月，也可以类似的方式进行治疗。未经治疗的TBI的晚期并发症并不少见，包括支气管狭窄、迁延不愈的肺炎和支气管扩张[18]。

外伤性TBI的死亡率已从1950年前的36%和1966年的30%下降至2001年的9%[18, 19, 192]。外科技术的进步、对常见合并损伤的理解及治疗技术的提高，促进了这一进步。如果得到早期修复，90%的TBI患者远期疗效良好[212]。在Reece和Shatney的一系列研究中，作者认为早期修复提供了最好的远期疗效，67%的接受气管一期修复的患者与接受支架或气管切开术的患者相比，有显著的优越性[213]。据估计TBI患者中有40%～100%存在严重的合并伤，这对患者的预后有重要影响[214]。因此，TBI后的主要发病率和死亡率主要受合并伤的影响。长期并发症包括气道狭窄和由喉及喉返神经损伤引起的发声问题[13, 215]。

### （十四）气管插管损伤

医源性TBI的发生率大约是每20 000～75 000次选择性经口气管插管中发生1次，在紧急情况下增加到15%。经皮气管切开术后TBI的发生率为0.2%～0.7%[16, 216]。损伤后的发现时间变化较大，术中发现17%～25%，82.4%的患者延后发现（插管后长达10d）[217, 218]。插管后损伤的特点是隐匿的，而且发病死亡率很高。诊断需要基于高度的怀疑。皮下气肿是最常见的临床表现，其次是纵隔气肿、气胸、呼吸困难/呼吸窘迫和咯血。通常可通过支气管镜检查来确诊，可以明确损伤的确切位置和程度，还有助于制订治疗方案，必要时可用于重新定位气道通路。

损伤通常是纵向的，最常见于缺少软骨支持的气管膜性部。文献中描述了导致气道医源性损伤的几个危险因素，可分为机械性操作不当和解剖变异。机械性操作不当包括多次强行插管、缺乏卫生专业人员的经验、使用超长的气管插管器或插管针、过度充气、管尖位置不正确、在不放松气囊的情况下调整插管及气管插管型号不合适[218-221]。解剖因素包括先天性气管异常、气管膜性部薄弱、慢性支气管炎和气管支气管树的其他炎症性病变、改变气管位置的疾病（纵隔占位、淋巴结或肿瘤），以及长期使用类固醇和高龄[13,218,222]。

尚未就医源性 TBI 的管理达成共识。传统上，早期手术修复是主要的治疗方法；然而，无论损伤的病因、大小或部位如何，保守治疗都被证明是有效的。Minambresa 及其同事报道了 71 例插管后损伤的患者，他们接受了保守治疗，死亡率为 14.5%[218]。有些人主张保守治疗，包括抗生素治疗和在裂伤长度＜ 1～3cm 时的支持治疗[217,218]。这个决定很大程度上取决于局部损伤程度、通气功能的保留程度和隔离损伤的能力。但是，如果皮下气肿和（或）原发性纵隔气肿、纵隔炎或呼吸困难进展迅速，建议手术治疗。根据损伤部位的不同，可以采用领式切口、开胸或部分胸骨切开术。气管膜性部的修复为经气管入路的方法（图 110-6）[223-226]。通过横向（原文中为 longitudinally）切开气管前壁来完成膜性部的修补。气管两侧边缘纵向收缩，修复膜性撕裂伤，

再由两侧向中间缝合前壁。在合并食管损伤的情况下，这种方法也可以暴露并修复，并可以在缝合气管之前在食管和气管之间放置肌肉组织。

### （十五）肩胛骨和锁骨骨折

肩胛骨骨折是相对罕见的损伤，常见于严重的钝器损伤，特别是机动车辆事故。造成这些损伤能量很大，所以 80%～90% 会有合并损伤。在肩胛骨骨折的情况下，死亡率通常约为 10%[227-229]。在肩胛骨骨折的情况下，肋骨骨折更为常见，伴随着 ISS 的增加和损伤评分增加[229]。合并臂丛神经损伤是常见的，因此应进行详细的神经血管检查。对于肩胛骨骨折的治疗和手术指征缺乏共识。非手术治疗包括肩部固定和随后的早期运动训练。Jones 及其同事发现，所有肩胛骨骨折患者在采取非手术治疗后都愈合了，他们在恢复工作、疼痛或并发症方面没有发现差异[230]。然而，其他人记录了移位肩胛骨骨折的非手术治疗后功能不良的结果。由于其复杂的解剖结构、必要的手术入路和骨折类型，手术治疗不被推荐。然而，当肩胛盂肱关节功能受损，骨折延伸至盂颈和体，或肩胛颈或骨折移位超过 20mm 时，可能需要切开复位和内固定[230,231]。

与肩胛骨骨折相比，锁骨骨折是相对常见的，通常是孤立的损伤，不与较高的 ISS 有关。对于大多数锁骨骨折，固定结合适当的镇痛治疗通常有效。手术修复一般没有必要，如在严重移位时可采用[232]。但是，在青少年中，早期固定移位的锁骨中段骨折可以缩短愈合时间，降低并发症的发生率[233]。上悬吊肩关节复合体的双重破坏（通常称为"浮肩"损伤）包括锁骨中段和肩胛颈 / 体骨折，同时伴有关节盂骨脱离。多年来，对这种损伤的治疗存在争议。然而，最近的研究表明，仅接受锁骨骨折手术固定的患者的临床和功能结果有显著的改善[234]。锁骨骨折时锁骨下血管或臂丛神经的损伤罕见。

### （十六）肩胛胸分离

肩胛胸分离是一种罕见但毁灭性的损伤，通

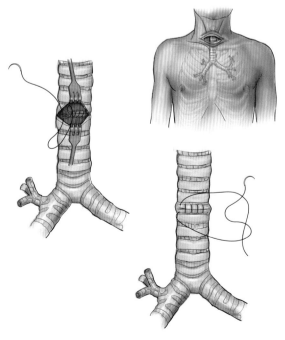

▲ 图 110-6　经气管前壁腔内修复气管膜性损伤

常是肩肢带受到高能损伤的结果。至少 50% 的报道病例是摩托车事故造成的[235]。当从摩托车上摔下来时，骑手可能会反射性地抓住把手，猛烈的离心力使肩锁关节移位并撕裂肩肢带肌肉组织[236]。根据 MOI、体格检查和放射学检查结果，鉴定这种损伤需要较多的临床经验。了解事故现场的详细情况可能会有帮助。应仔细评估手臂和肩部肌肉骨骼、神经和血管结构的损伤程度。临床上，患者通常表现为大量软组织肿胀、肩关节不稳、压痛、脉搏消失、无力和上肢麻木。损伤的肌肉骨骼部分通常包括肩锁关节分离、移位的锁骨骨折和（或）胸锁关节撕裂[237]。88% 的患者合并有血管损伤，94% 的患者出现严重的神经损伤[237]。当怀疑有血管损伤时，锁骨下动脉、腋下动脉和肱动脉造影有助于评估血管结构，特别是在患者上肢无脉搏时[235,238,239]。

肩胛胸分离的诊断可通过内 / 后 CXR 进行，肩胛骨的侧向移位是特征性的表现[235]。Damschen和后来 Zelle 根据临床表现描述了一个分类系统：Ⅰ 型是肌肉骨骼损伤；Ⅱ A 型是肌肉骨骼损伤和血管损伤；Ⅱ B 型是伴有神经损伤的肌肉骨骼损伤；Ⅲ 型是伴有神经和血管损伤的肌肉骨骼损伤；Ⅳ 型是完全的神经、血管和肌肉骨骼撕脱伤，预后不良[240,241]。这种"连枷状肢体"在 52% 的患者中有报道，通常导致 21% 的患者早期截肢，总死亡率为 10%[237]。总之，这种损伤的患者总体预后较差，主要来自合并损伤。治疗包括动脉和静脉结扎止血、矫形固定和选择性肘部以上截肢。如果存在臂丛撕脱，肘部以上截肢可保留有用的肢体。早期截肢与更快的重返工作岗位和更好的疼痛缓解相关，而延迟截肢与肌红蛋白尿、高钾血症、血管血栓形成和连枷肢体压力性溃疡的风险增加有关[235]。肢体恢复的总体预后较差。

### （十七）膈肌破裂

膈肌损伤可分为急性和迟发性两大类。后者包括那些最初被漏诊，而在出院后才被发现的情况。膈肌破裂的原因取决于地理位置：穿透性损伤在蒙特利尔和南非是最常见的，在发达国家，钝性创伤是最主要的原因[242-244]。几乎所有的膈肌破裂患者都会合并多处损伤，这些合并伤往往会掩盖膈肌破裂的症状和体征，而导致漏诊。膈肌破裂的总发生率为 0.36%～3%，其中 69% 严重创伤存活者，是在入院后发现的[245-247]。如果膈肌损伤被漏诊，1 个或多个腹腔脏器最终会疝入胸腔。膈疝会导致组织缺血，显著增加发病率和潜在的死亡率。腹部持续的正压和胸部持续的负压会使膈肌伤口逐渐扩大，腹腔脏器越来越多的疝入胸腔。

### （十八）膈肌钝性损伤

Hanna 和 Okada 指出，导致膈肌破裂的典型机制是机动车事故、老年人跌倒、机动车与行人碰撞和挤压伤[244,247]。文献报道的钝性膈肌损伤情况不一；但是，大多数损伤出现在左膈（65%～86%），其余损伤在右膈（14%～35%）和双侧（1.5%）（约 5% 未分类）[248-250]。腹部钝性损伤增加了腹腔和胸腔之间的压力，这可能导致剪切和膈肌撕脱，常见于中央腱较大的撕裂（通常大于穿透性损伤引起的缺损）[251]。腹内压的突然升高导致较大撕裂产生，空腔脏器进而疝入胸膜腔。右侧膈肌与肝脏毗邻，钝性创伤可以得到缓冲[252]。右侧膈肌破裂主要与高速的钝伤有关[243]。右侧膈肌损伤通常位于中央腱的后外侧，但心包或膈中央也可能撕裂。钝性损伤后急性破裂疝的发生率比穿透性损伤后高 66%。左侧最常见的疝出器官是胃、脾、小肠和较为罕见的结肠（图 110-7）。在右侧，肝脏阻挡了大部分空腔脏器的疝出。然而，当右侧发生疝时，通常累及肝脏，而结肠为第二常见受累脏器（图 110-8）[253]。右侧膈肌破裂常伴有血管损伤，尤其是腔静脉和肝静脉。

因为缺乏临床症状和体征，无内脏损伤或疝的膈肌破裂很难被发现。只有少数患者出现呼吸窘迫、心脏异常、气管偏曲和（或）胸部有肠鸣音。超过 95% 的患者有合并损伤，许多患者出现

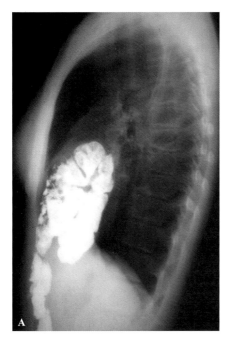
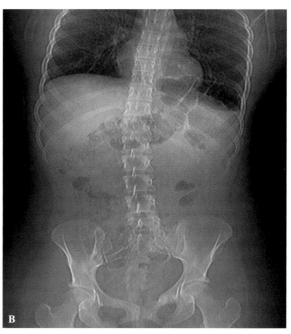

▲ 图 110-7　机动车碰撞 8 个月后延迟出现的左膈肌破裂

A. 钡剂灌肠显示结肠疝入胸腔；B.X 线片显示结肠突出到左胸

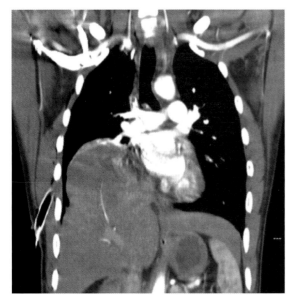

▲ 图 110-8　冠状位 CT 图像显示右膈巨大破裂，肝脏疝入右胸

低血容量休克、败血症或创伤性脑损伤。横膈膜钝性损伤患者的 ISS 中值通常＞ 40 [243, 244, 246, 250, 254]。在创伤患者的初步评估中，广泛采用容易获得的 FAST 检查，被一些文献所推荐用于膈肌损伤的评估 [255-257]。横膈膜不动或异常的运动表示可能存在破裂。在因其他危及生命的损伤而需要紧急

探查的患者中，膈肌破裂的诊断通常是在彻底检查时发现的。尽管诊断率有所提高，但最初的漏诊率仍为 20%～40% [255]。

常规的 CXR 可以提醒临床医生对膈肌损伤的诊断，在没有疝的情况下，敏感度为 30%～62%，在有疝的情况下，敏感度可高达 94% [256, 258-260]。常见征象包括胸腔内可见腹部脏器，有或没有膈肌局部收缩的迹象（领口征），鼻胃管出现在胸腔内，一侧膈肌抬高＞ 4cm（左大于右），膈缘扭曲 [261]。疝囊可见软组织混合影，胸腔内可见含气内脏，这些是膈肌破裂的特征性表现。胸腔下半部可见 1 个或多个气液平面，纵隔向健侧移位。侧位像出现突出于膈上的圆形阴影，有助于诊断右侧膈肌破裂。常出现气胸和血胸等需要鉴别诊断的表现。CXR 的诊断价值是有争议的。Bealand 等称 CXR 在鉴别创伤性膈肌损伤时，一般不具有诊断价值。他们较低的低漏诊率是因为对严重损伤的患者采取的激进手术治疗，其中剖腹探查术作为常规完整评估的一部分 [246]。因此，CXR 可作为创伤患者初始检查。但是，如果怀疑有膈肌损伤，则不能依靠其作为诊断依据。

对于不需要急诊探查的患者，可通过上消化道或下消化道的钡剂造影进行确诊。腹部和胸部CT是评价膈肌损伤的一个非常有用和可靠的工具[256, 262, 263]。Killeen及其同事发现，CT对于诊断左侧膈肌损伤的敏感性为78%，特异性为100%；对于右侧膈肌损伤，敏感性为50%，特异性为100%[263]。CT表现为横膈膜不连续、横膈膜增厚和"领口征"，即胃或结肠通过撕裂处时的缩窄[264]。当诊断仍不明确时，磁共振成像可能是有帮助的，但MRI检查的目的往往是为了显示膈肌破裂的细致影像。由于MRI相对较长的检查时间和易产生伪影，在大多数急性创伤情况下并不适用。但MRI对某些患者，特别是对于诊断迟发性膈肌破裂是有帮助的[256]。虽然MRI检查时间长，费用更高昂，但$T_1$加权的矢状位磁共振图像可以完整清晰地显示膈肌情况[265, 266]。磁共振成像可能最有助于鉴别慢性膈肌破裂和疝出与膈膨出及单纯麻痹性膈抬高。

考虑到呼吸和循环系统的损害，膈肌破裂应迅速修复。此外，由于腹腔内正压与胸腔内负压，很容易形成肠梗阻、嵌顿和坏死。而且，相对容易修复的小裂口会随着时间的推移而扩大，导致胸腔内的粘连，进而需要侵入性更大的修补方法。治疗膈肌损伤的手术选择包括腹腔镜、胸腔镜、剖腹术和开胸术。虽然侧开胸能使膈肌得到最好的暴露，但这种手术方式对每个患者来说应该是个体化的。急性膈肌损伤最好通过腹部进行治疗，因为89%以上的患者有合并的腹腔内损伤或大出血，而大出血通常来自于撕裂的腹部器官[246, 248]。此外，在急性情况下，胸腔内的粘连通常不是问题，这可以减少腹部脏器的疝入。而在迟发性膈肌破裂的患者，疝入的腹部脏器和胸腔内脏器之间可能会形成粘连，需要经胸入路减少粘连。如果没有腹部探查的指征，进行经胸廓开腹探查术可以作为一种方法来降低迟发性创伤性膈疝的发生率。探查手术的过程中可能会需要改变手术方式，所以术前手术室和患者都应做好准备。胸腔镜和腹腔镜探查在诊断膈肌撕裂方面

取得了成功，其灵敏度和特异性均为100%；而且在左侧急性膈肌损伤的修复方面也显示出了有效性[267-269]。当所有脏器损伤都完成修复后，用8号不可吸收丝线间断缝合来关闭膈肌裂口[247, 250]。急性膈肌钝性裂伤通常不需要置入补片等假体材料。

膈裂伤很少引起死亡，钝性膈肌损伤的死亡率为14%～40.5%，通常是因为合并损伤所致[243, 246, 248, 250, 252, 270]。在最近对105名患者的报道中，Hanna等发现钝性和穿透性膈破裂的死亡率均为18%[244]。在这组患者中，需要在损伤后几天内反复评估，以鉴别是否需要剖腹手术。高ISS、合并头部创伤和肋骨骨折的患者死亡率增加。Shah等发现，急性诊断组的死亡率为17%，而未手术组的大多数发病率是由肺部并发症引起的[248]。他们进一步阐述了最终诊断依赖于更高的疑诊，对胸腹联合伤或多发伤患者要仔细检查，在手术探查要仔细检查膈肌。

### （十九）穿透性膈损伤

穿透性膈肌损伤通常是由下胸部的刺伤或枪伤引起的。Hanna、Okada和Demetriades在其各自的一系列穿透伤中描述，刺伤是74.2%～94%的损伤原因，其余的是枪伤[244, 247, 271]。钝性和穿透性膈损伤之间有几个明显区别。与钝性损伤相比，穿透性损伤引起的膈肌缺损通常要小得多。Hanna等发现，钝性损伤引起的膈肌破裂的平均尺寸为10.6cm，而穿透性损伤引起的膈肌破裂的平均尺寸为3.1cm[244]。另一项研究发现，多达84%的穿透性损伤导致破裂＜2cm，钝性损伤常导致＞2cm的破损，且＞10cm的为多见[272]。此外，穿透性损伤更容易发生迟发性膈疝。在急性情况下，穿透性损伤更多的合并腹部实质脏器的损伤。

在没有膈疝的情况下，膈肌损伤没有可用于诊断的特征性体征。早期诊断的关键是高度怀疑，尤其是位于乳头线以下，但在上腹部、侧面或背部的穿透损伤。子弹伤者，要充分评估和探查弹道，胸部受伤的患者如果存在腹部症状，则强烈提示存在膈肌损伤，反之亦然。手术探查仍

然是诊断穿透性膈肌损伤的金标准 [43, 268]。对膈肌表面进行仔细的观察和触摸对于发现穿透性膈肌损伤非常重要 [247]。膈肌损伤的漏诊往往是因为没有形成膈疝而未进行膈肌探查。

在该篇报道作者的研究机构的 93 例穿透伤患者中，只有 57% 的病例 CXR 表现异常 [273]。在另一项仅涉及穿透伤的大型研究中，Demetriades 等发现，CXR 对空腔脏器疝入胸腔的诊断准确率为 74%，而对那些简单的无膈疝的膈肌损伤的诊断准确率只有 6%。胃肠道造影对空腔脏器疝的诊断率为 100%。最近的研究详细介绍了 CT 成像用于鉴别穿透性膈肌损伤的作用，报道了 94% 的敏感性和接近 100% 的特异性 [43]。在经过手术验证后，MDCT 对诊断穿透性膈肌损伤有 90% 以上的阳性率。一些作者主张，对于所有有可能引起膈肌损伤的贯穿性损伤，无论是否有症状，都应进行彻底细致的检查 [273]。诊断性腹腔镜检查具有 100% 特异性、87.5% 敏感性和 96.8% 阴性诊断价值 [274-276]，诊断性胸腔镜检查结果分别为 90%、100% 和 100% [277-279]。

与钝性膈肌损伤相似，在处理穿透伤时，经腹部入路的手术方式也一直受到青睐，因为它可以准确检查和容易复位疝出的腹部器官，进一步检查膈肌和修复相关的内脏损伤。但当需要同时修补膈上和膈下损伤时，剖腹和开胸都是必要的。Okada 等通过对胸部和腹部严重损伤患者的快速检查和胸腔引流管出血情况的反复评估来确定优先选择哪种手术入路。手术入路选择要以怀疑的损伤部位及其严重程度为基础，但无论哪种入路都应做到能对膈肌彻底探查。膈肌损伤一旦确定，可以通过胸腔镜安全有效地修复 [279-281]。膈肌穿透性损伤由于伤口较小，很容易进行一期修复 [268]。

膈肌损伤很少是创伤患者死亡的原因。Hanna 等总结了 13 年的创伤性膈肌损伤，发现总死亡率为 18.1% [244] 这些患者的主要死因中，创伤性脑损伤占 31.6%，出血性休克占 68.4%。膈肌钝性损伤和穿透性损伤的死亡率无显著差异。在死亡的患者中，100% 有需要手术干预的合并损伤，而幸存者中只有 74.4% 的有需要手术。同样的，Symbas 等发现在 185 例穿透性损伤患者中，合并其他器官损伤导致高发病率和高死亡率，其中死亡率为 2.2% [252]。与死亡风险增加相关的变量包括 ISS 高、出现空腔脏器损伤、年龄较大 [244]。

### （二十）迟发性膈疝

膈肌损伤相对容易漏诊，尤其是在临床上不严格遵循原则或没有充分探察时。迟发性膈疝可出现在损伤发生后的 3 个月至 40 年的任何时间 [243, 282]。理论上，迟发性坏死膈肌破裂可发生在损伤后数天。当胸腔内压由于拔除胸引管而变为负值时，会导致这种情况 [283]。膈疝延迟诊断的可能原因包括膈肌缺损仅在疝发生后才出现临床症状，或在因其他原因进行放射学检查时偶然发现。Hanna 等统计了膈肌损伤的确诊时间：入院后 6h 内为 90.5%；入院后 6h 后至出院前为 6.7%；远期诊断（4 个月至 3 年）为 2.7% [244] 与穿透伤相比，钝性损伤导致的膈肌损伤更容易漏诊。这可能是因为有穿透性创伤的患者更多地接受手术探查。钝性外伤引起的迟发疝，疝内容物往往含有多个脏器。Symbas 报道，胃最多见，其次是结肠、小肠、大网膜，脾脏可通过左侧膈肌缺损疝出，而结肠和肝脏通常通过右侧撕裂的膈肌疝出 [252]。

迟发性膈疝常见的主诉是进行性胸痛、腹痛、呼吸困难、咳嗽和部分或完全性肠梗阻 [284]。较大的疝容易因为影响同侧肺的通气功能，降低 VC 而导致呼吸系统症状。疝内容物为结肠或胃的较小疝，可能导致部分或完全性梗阻，甚至发展为绞窄，一旦发生绞窄，则预后不良。以往，确诊的方法是口服钡剂或钡灌肠。目前，通过轴位、矢状位和冠状位的重建螺旋 CT，诊断膈疝的敏感性可达到 73%，特异性为 90% [285]。对于准确诊断迟发性创伤性膈疝，必须有较高的警惕性。患者的病史，特别是外伤史和时间，对病情的严重程度起着关键的作用。有些患者即使有过创伤，但也可能记不清，所以在问诊时需要反复地确认。

基于患者的临床表现和症状，在影像学的

支持下，可择期进行诊断性胸腔镜检查手术。手术原则一般包括疝复位、膈肌缺损修补、胸膜腔引流。迟发性膈疝的修复往往在技术上具有挑战性，因为胸腔粘连较重，疝出的器官会更难复位。为了更好地修复膈肌、保证器官的完整性和在腹腔粘连时把脏器复位，有时必须增加腹部切口进行辅助。膈肌缺损的修复一般是用不可吸收的缝线来直接缝合，但对于时间较长的且较大的迟发性疝，需要植入生物和（或）永久性的补片[268]。胸腔镜和腹腔镜联合修复被认为是可行和有效的[286-288]。Matthews 等建议，食管裂孔附近的撕裂伤最好通过开放入路进行修复[289]。这主要是因为在食管裂孔前方超过 10cm、靠近心包的膈肌裂伤在腔镜下无法进行安全确切的缝合。择期膈疝修补术的并发症发病率和死亡率通常与其他大手术相同，但这些风险可能因疝的解剖、内容物的性质、累及程度和手术是否及时而有很大的不同。择期疝修复的死亡率很低，但绞窄引起的缺血性肠坏死的死亡率可能高达 80%[290]。Hegarty 等对 25 名有急性表现的迟发性疝气患者的研究也证实了这一风险的增加。在发生空腔脏器坏疽和穿孔的患者中，死亡率从 20% 呈指数级地增加至 80%[291]。因此，大多数的膈疝一旦确诊，即便没有症状也应进行手术修复。

### （二十一）ECMO 在胸部外伤中的应用

体外膜氧合（ECMO）是目前公认的治疗创伤相关 ARDS 的重要辅助手段。它的益处包括复温、纠正酸碱异常，并在必要时提供氧气和循环支持。最初，在多发性创伤的情况下，因为存在某些无法控制的出血，ECMO 被认为是相对禁忌的，但是现在越来越多的文献支持在创伤患者中应用。由于 ECMO 高昂的成本及其几乎无限期维持生命支持的能力，必须要认真评估适应证，审慎地上机，同时还要提前考虑到撤机的终点。对于病情不可逆转的严重创伤患者，应该避免尝试性抢救。

如果应用得当，ECMO 对各年龄段（儿童、

成人、老年人）的人群都有好处[292-294]。患者的 ECMO 支持可通过静脉 - 静脉（VV）单根双腔导管（AvalonR，Fa. Maquet，Rastatt，Germany）——管腔末端位于上腔静脉和下腔静脉，其中一个腔回收脱氧血，第二个腔回输氧合血液并通过三尖瓣返回体内[295]。将已经氧合的血输送到肺，可以减少机械通气的应用和降低呼吸机支持的压力，以促进肺的康复。可以在经食管心血管超声和（或）透视引导下，在床边进行置管，位置一般选择右颈内静脉。超声多普勒评估有助于确认三尖瓣附近的回流情况，从而最大限度地减少氧合血和脱氧血的混合。这种模式的缺点在于，当出现泵衰竭时，它不能提供心脏收缩力的支持。但是，在没有泵衰竭的情况下，这种模式不需要放置动脉插管，具有需要抗凝力度要求小、出血风险小的优势。此外，开发更小的、专业化的 ECMO 系统可以减少甚至不需要抗凝，从而降低出血风险[296]。使用单腔肝素涂层套管的 VV-ECMO 模式及使用较低的抗凝方案时，出血并发症可大大降低。如果出现出血并发症，一般可以通过保守治疗解决。在德国一项回顾 ECMO 数据库注册的研究中，Ried 等报道了 26 名平均 ISS 评分为 59 分的创伤患者，他们接受了平均 6d 的 VV- ECMO 治疗，住院死亡率为 19%，大约是相同的 ISS 而未应用患者的 1/3[297]。很显然，考虑到需要巨大的资源配置，ECMO 的应用必须要保证患者群体的高选择性。据报道，ECMO 已被用作抢救性治疗的方法，即便存在出凝血问题或可能发展为颅内出血的脑损伤的情况下。在 Biderman 等研究中，他们报道了对于不能接受肝素抗凝的患者，可以预防性的维持高血流量（4～5L/min）。虽然这一研究的患者样本量较小，但其生存率达到 60%[298]。这表明，只要建立并遵循成熟的血流动力学原则，ECMO 可作为抢救办法应用于严重 DIC 或活动性出血患者[296, 298]。尽管尚不存在明确的、循证的纳入和排除标准，但在高度选择的创伤相关 ARDS 患者中使用 ECMO 似乎是有益的。

# 第 111 章
## 气压伤与吸入性损伤
## Barotrauma and Inhalation Injuries

Brittany A. Zwischenberger　　Joseph B. Zwischenberger　著

李　新　译

气压伤（barotrauma）是指由于肺泡压升高或过度充气而导致的肺泡受损。气压伤可出现在机械通气患者和非机械通气患者中，前者可由呼吸机相关肺损伤（ventilator-induced lung injury，VILI）导致，后者包括深海潜水员等人群。

吸入性损伤（inhalation injuries）的常见病因有吸烟、腐蚀性吸入剂、溺水、炎症、感染、气道阻塞、过度膨胀或外部压力。

气压伤和吸入性损伤均会导致肺实质性损害、肺炎，以及液体渗出或漏出，从而致使肺的气体交换障碍和肺顺应性下降。

## 一、气压伤

### （一）概述

气压伤是由含气腔体与其周围的液体及身体组织之间的压力差引起的肺损伤。气压伤可出现在肺泡压力突然变化的人体中，例如潜水或飞行中压力突然地变化。以往，气压伤也常被用于描述正压机械通气对肺的有害影响，但呼吸机相关肺损伤（VILI）应是更为合适的术语。VILI 主要定义了肺泡的病理变化，特别是由于正压通气导致的肺泡内皮和上皮通透性的变化和炎症反应[1]。VILI 是气压伤（压力）、容量伤（过度扩张）、生物伤（炎症）及肺炎（肺不张）的最终结果。正压通气可导致肺顺应性下降和气体交换功能障碍，从而加速成人呼吸窘迫综合征（adult

respiratory distress syndrome，ARDS）的发生发展。本章将重点介绍 VILI 的发病机制、临床表现及治疗。

### （二）非机械通气的气压伤

正常（非机械）通气的个体（如潜水员）所造成的气压伤是由波义尔定律（boyle law）定义，该定律指出在定量恒温下，理想气体的体积与其压强成反比。例如，当潜水员在下潜时，压力增加，气体体积减小且肺泡被压缩，这可能导致毛细管破坏[2]。同时，肺泡压升高会使气体进入肺毛细血管并产生气体栓子。相反，随着潜水员的上浮，压力下降，肺泡中的气体量增加。如果患者呼气不充分或出现空气潴留征（air-trapping），肺泡将过度膨胀甚至破裂引起毛细血管损伤。非机械通气患者气压伤的治疗方法是在高压氧舱中重新加压以平衡气体与组织间的压力。

### （三）呼吸机相关肺损伤的早期研究

人工呼吸最早可以追溯到公元 177 年，在 18 世纪人们注意到了正压通气潜在的不良反应[3]。VILI 的描述始于 1939 年，当时 Macklin 证明了肺泡压力的突然增加所产生的压力差足以破坏肺泡壁结构。这种破坏发生在肺泡壁和血管鞘的连接处，并且空气沿着支气管血管鞘的疏松结缔组织进入胸膜腔、腹膜腔、纵隔或皮下组织[4, 5]。VILI 的临床表现为气胸、纵隔气肿、皮下气肿和气腹，为肺泡破裂所致。Fowler[6] 首先报道了正常受试者和基础肺部疾病患者均存在的肺通气分布不均的现象。Mead 等[7] 提出了描述肺泡相互依赖性的理论模型，施加在相邻膨胀或塌陷肺泡上的压力可导致过高的跨肺压（transpulmonary pressures）。Greenfield 等[8] 在犬模型研究中发现，正压通气可引起肺泡表面活性物质的功能障碍（surfactant dysfunction）。Gattinoni 等[9] 提出了 "婴儿肺" 的概念，报道了在肺顺应性下降及肺不张患者中，参与肺部气体交换的功能性肺泡减少的现象。

### （四）关于 VILI 的基础研究

"呼吸机肺" 最初被认为由气压伤直接导致的结果。随着对 VILI 研究的不断深入，由正压通气所引起的其他额外损伤逐渐被认识，包括容积伤（volutrauma）、肺不张伤（atelectrauma）和生物学伤（biotrauma）都被证实[10]，如图 111-1 所示。

Webb 和 Tierney 等[11] 证明了正压通气造成的肺损伤并不仅仅限于空气泄露（air leak）。肺功能正常的大鼠在无呼气末正压通气（positive end-expiratory pressure，PEEP）的情况下，以 14、30 或 45cmH_2O 的吸气峰压（peak inspiratory pressure，PIP）进行通气，而当 PEEP 为 10cmH_2O 时，其 PIP 为 30 或 45cmH_2O。高压（30 或 45cmH_2O）通气会导致血管周围水肿，而在较高的气道压力（> 45cmH_2O）且无 PEEP 下通气，会导致严重的肺损伤（肺水肿、严重缺氧），大鼠在 35min 内死亡。研究表明，PIP 为 14cmH_2O 是肺损伤最小化的相关因素，PEEP 可在高正压通气中防止肺泡水肿，起到保护作用。Webb 和 Tierney 等讨论了有关充气肺泡的 "过度扩张" 问题，并提出了对患者机械通气模式的改进：避免高压通气的同时，要专注于 PEEP 支持下的低频通气。

Dreyfuss 等[12] 通过给大鼠佩戴胸腹结合器来限制胸壁的活动度，调整呼吸机参数，研究了容积伤在 VILI 中的作用机制。无论气道压如何，高潮气量通气的大鼠均会出现严重的肺损伤，并伴有肺水肿、肺泡 - 毛细血管通透性增加及结构改变；相反，低潮气量通气则不会出现上述改变。这项研究的焦点从气压伤（由于气道压力造

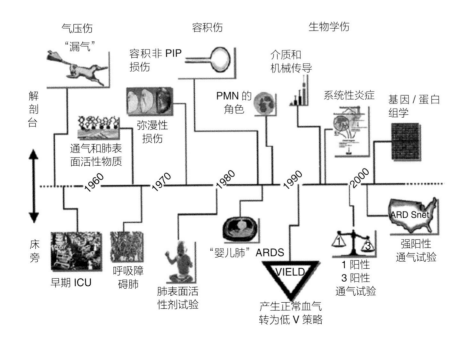

▲ 图 111-1　重大基础实验和临床研究的时间轴可以帮助我们了解呼吸机诱发的肺损伤机制及呼吸机支持的变化情况
引自 Tremblay LN and Slutsky AS. Ventilator-induced lung injury:From the bench to the beside.*Intensive Care Med* 2006;32:24-33.

成的损伤）转向了容积伤（由于肺容量造成的损伤）。

Muscedere 等在 PEEP 对肺损伤大鼠中的作用的研究中着重强调了肺不张伤[13]，PEEP 高于或低于吸气压力 – 容积曲线的拐点时，给大鼠低潮气量（5～6ml/kg）通气，在 PEEP 低于拐点时，肺泡顺应性急剧下降。从而得出结论，PEEP 值低于拐点的通气可能导致远端小气道塌陷并降低肺顺应性。因此，由于呼气末肺容量不足或不张伤引起的肺泡反复膨胀和萎缩促进了 VILI 的形成。

生物学损伤是 VILI 的另一个组成部分。Kawano 等[14] 发现在给中性粒细胞缺少的兔子通气时，其肺损伤程度较小。而且，中性粒细胞再输注后出现肺功能障碍，提示 VILI 至少部分是由免疫细胞介导的。Tremblay 等[15] 研究不同的通气参数下，在大鼠支气管肺泡灌洗液中还发现了其他炎症介质，如 TNF-α、IL-6 和 IL-10 等。

牵张激活离子通道信号转导通路，即整合素受体，可以改变基因表达或肺泡的细胞结构。Parker 等[16, 17] 用钆（Gd）抑制大鼠的内皮牵张激活离子通道（stretch-activated channels, SAC），证明了抑制酪氨酸激酶可减轻肺损伤，而抑制磷酸酪氨酸激酶可增加肺的 VILI 易感性。因此，呼吸机引起的肺泡压升高可激活分子和细胞介导的微血管通透性增高，从而导致 VILI 的形成[18]。

动物试验中还发现了 VILI 的其他诱因，年龄、肺泡表面活性物质功能障碍、误吸，以及潜在的肺部疾病均是 VILI 的易感因素[19-21]。

正压通气的不良反应不仅局限于肺。与低潮气量（10ml/kg，PIP 15～20cmH$_2$O）相比，接受高潮气量（50～70ml/kg，PIP 50cmH$_2$O）的羊因多器官功能衰竭所致的死亡率有所增加[22]。诸多学者证实，外周循环中的炎症介质（TNF-α、IL-6）、大肠杆菌和脂多糖（LPS）证明了 VILI 通过细菌的移位促进了系统性炎症[23-25]。

### （五）关于 VILI 的临床研究

20 世纪 80 年代，计算机轴向断层扫描（computerized axial tomography，CAT）技术在临床上的广泛应用极大地改变了我们对 ARDS 的理解。在 CAT 上，ARDS 患者的肺野是不均一的，在病变相关部分表现为致密影，而在非病变相关部分则表现为通气过度而充气的肺。Gattinoni 等[9, 26] 研究了不同 PEEP 水平（5cmH$_2$O、10cmH$_2$O、15cmH$_2$O）进行通气的急性肺损伤患者的肺顺应性、肺容量及 CAT 上的肺部影像学表现，研究正常通气、通气不足和未通气下的肺组织，得出结论认为通气优先流向正常的充气肺，印证了"婴儿肺"的概念（图 111–2）。

使用低水平呼吸机压力和容量以控制肺损伤通常会导致 CO$_2$ 滞留。在 1984 年 Darioli 和 Perret[27] 首次提出"允许性高碳酸血症（permissive hypercapnia）"的概念：在患者存在轻度呼吸性酸中毒时允许较高的 PCO$_2$，以避免呼吸机引起的气压伤。现已证实应用呼吸机纠正哮喘患者的低氧血症时，允许性高碳酸血症可带来较好的预后。随后，Hicklin 等[28] 通过回顾性研究，证明了在实施"保护性"通气策略后，如果潮气量为 4～7ml/kg，PIP ＜ 40cmH$_2$O 或 ＜ 30cmH$_2$O，死亡率可降低 60%。

Amato 等的前瞻性随机对照试验结果显示，采用低通气量 / 高 PEEP 策略（潮气量 ＜ 6ml/kg、PIP ＜ 40cmH$_2$O、PEEP 15～20cmH$_2$O、允许的高碳酸血症和目标平台压 ＜ 30cmH$_2$O）组机械通气的撤机率更高（$P$ ＜ 0.005）[29, 30]，有显著的生存优势（$P$ ＜ 0.001）。另外三项前瞻性随机试验发表了阴性结果，多中心、前瞻性随机试验 ARDSNet 证实相比于"传统"通气模式（12ml/kg 和平台压 ＜ 50cmH$_2$O），低潮气量（6ml/kg，基于预测体重）和平台压 ≤ 30cmH$_2$O 提高了 22% 的生存率[31]。

最后，临床研究也证实了生物学损伤的存在，并发现与接受肺保护通气模式（潮气量 7ml/kg，PEEP 15cmH$_2$O）相比，接受"传统"通气模式（潮气量 11ml/kg，PEEP 6cmH$_2$O）的患者，其支气管灌洗液和血浆中炎症标志物有所增加[32]。

PEEP: 5cmH$_2$O　　　　　PEEP: 10cmH$_2$O　　　　　PEEP: 15cmH$_2$O

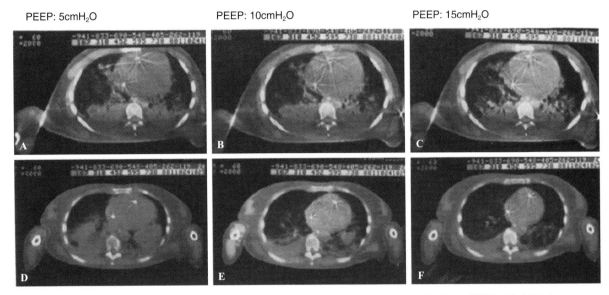

▲ 图 111-2　CT 扫描显示了正常通气、通气不足和未通气的肺组织，并印证了"婴儿肺"的概念

经 Springer 许可转载，引自 Gattinoni L,Mascheroni D,Torresin A,et al.Morphological response to positive and expiratory pressure in acute respiratoy failure.Computerized tomography study.Intensive care Med 1986;12:137-142. © Springer-verlay 1986 版权所有

### （六）病理生理学

正压通气会导致肺顺应性下降和气体交换功能障碍。本节讨论正压通气对 VILI 的 5 种不同影响：气压伤、容量伤、肺不张伤、生物学损伤和全身（肺外）表现。

#### 1. 气压伤、容积伤

高气道压引起的气压伤和高潮气量引起的容积伤，两者密切相关，并共同反映出经肺压力对肺的机械损伤。这种损伤是由于"肺部高通气量"所致。当空气流量为零（即吸气末）时，使肺部膨胀的力就是跨肺压。当压力克服表面张力（P$_{表面}$）、肺实质（P$_{实质}$）和胸壁（P$_{胸膜}$）时，肺泡就会扩张。跨肺压公式如下所示。

$$P_{（跨肺）} = P_{（表面+实质）} - P_{（胸膜）}$$

例如，潜水员在水面以下 10m 处，胸壁会承受一个额外的压力（1034cmH$_2$O），必须有足够的气道压力来克服外力使胸部扩张[33]。所以，氧气罐必须提供一个额外的大气压力，以保证足够的空气流量和适当的跨肺压来维持氧合。虽然此时气道压力异常升高，但潮气量仍在正常水平。但如果潜水员在高气道压力时上浮，胸膜压会快速下降，肺泡承受的压力会导致病理性变化。

与此类似，吹小号的人气道压力高达 150cmH$_2$O，呼吸肌同时维持了较高的胸膜压力（140cmH$_2$O）来平衡[34]，这样产生的跨肺压为 +10cmH$_2$O（图 111-3）。

根据 Dreyfuss 等[12] 的研究，胸壁受限（胸廓狭窄）的大鼠可耐受较高的气道压力，不出现肺损伤。而胸壁可自由扩张（无束缚）的大鼠，由于胸膜压力相对较低，高气道压产生的高跨肺压可致大鼠肺损伤。因此，即便气道压力和胸膜压力异常升高，也可以维持正常的跨肺压。跨肺压是作用在肺泡上的力或压力的总和，高的跨肺压可导致 VILI。

气压伤和容积伤造成的损伤具有不可预测性，例如，潜在的肺部疾病会改变肺部的顺应性。ARDS 患者 CT 检查显示的"婴儿肺"征象，强调了呼吸顺应性与正常充气组织和未充气组织的比值关系，而且 ARDS 的肺功能更差[9, 35]。同样，PEEP 的影响也具有不可预测性。尽管 PEEP 可以使功能较差且未充气的肺泡工作，但它可能因过度扩张而伤害功能尚正常的肺泡。Gattinoni 提出的"婴儿肺"强调了低潮气量通气在临床应用中的重要地位。

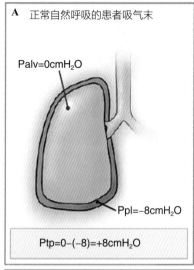

A 正常自然呼吸的患者吸气末

Palv=0cmH₂O

Ppl=-8cmH₂O

Ptp=0-(-8)=+8cmH₂O

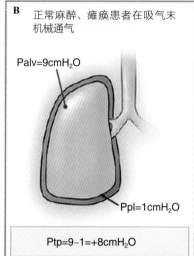

B 正常麻醉、瘫痪患者在吸气末机械通气

Palv=9cmH₂O

Ppl=1cmH₂O

Ptp=9-1=+8cmH₂O

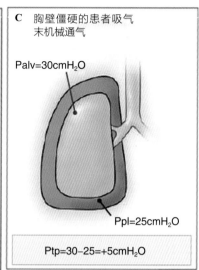

C 胸壁僵硬的患者吸气末机械通气

Palv=30cmH₂O

Ppl=25cmH₂O

Ptp=30-25=+5cmH₂O

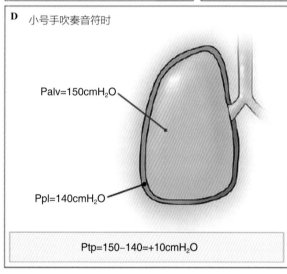

D 小号手吹奏音符时

Palv=150cmH₂O

Ppl=140cmH₂O

Ptp=150-140=+10cmH₂O

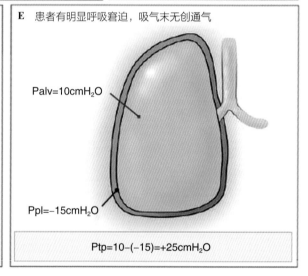

E 患者有明显呼吸窘迫，吸气末无创通气

Palv=10cmH₂O

Ppl=-15cmH₂O

Ptp=10-(-15)=+25cmH₂O

▲ 图 111-3　**A.** 显示了具有正常肺功能的患者自主呼吸的吸气末状态；肺泡压力（**alveolar pressure，Palv**）为 **0**，胸膜压力（**pleural pressure，Ppl**）为 **-8cmH₂O**，从而产生 **+8cmH₂O** 的跨肺压（**transpulmonary pressure，Ptp**）；**B.** 显示患者在全麻和正压通气下，肺部使用与 A 组相同的潮气量，同样采用 **Palv 9cmH₂O**、**Ppl 1cmH₂O**，则 **Ptp** 为 **+8cmH₂O**；**C.** 显示了严重肥胖、大量腹水或胸腔积液伴胸壁顺应性差患者的呼气末状态。在这类患者中，呼吸机施加的大部分压力将用于扩张胸壁而非肺部，因此高平台压可伴有高 **Ppl**，伴随肺膨胀的 **Ptp** 可能不会增加；**D.** 显示音乐家演奏小号时，气道压力高达 **150cmH₂O**，但是，由于呼吸肌产生的正 **Ppl**，跨肺压不会超过正常值；**E.** 显示患有明显呼吸困难的患者正在接受机械通气，该机械通气模式需要呼吸肌的主动收缩促发辅助呼吸（例如无创通气或压力支持通气）。在这种情况下，即使气道压力仅为 **10cmH₂O**，也会导致高 **Ptp**

经许可转载，引自 Slutsky AS, Ranieri VM.Ventilator-induced lung injury. *Nev Eng J Med* 2013; 369: 2126–2136. © 2013 Massachust Medical Society 版权所有

### 2. 生物学损伤

在显微镜下，正压通气施加在肺组织上的机械力，可破坏细胞并促进局部炎症反应和全身性炎症反应（systemic inflammatory state，SIRS）[36, 37]。有学者提出两种由呼吸机引起的炎症反应的机制。一是，正压通气会直接损伤细胞，破坏细胞壁[38]。二是，正压通气引起肺泡周期性的塌陷和膨胀，可诱导肺泡细胞产生炎性细胞因子[39]。

### 3. 不张伤

不张伤是指由于肺泡的周期性复张及肺泡表面活性物质功能障碍，从而导致肺泡上皮脱落、透明膜形成和肺水肿。这种形式的肺部损伤突显了

由通气量不足或"低肺通气量"所带来的问题[40]。在"低肺通气量"中，潮气量在压力 – 容积曲线的下拐点下方开始并在其上方结束（图 111-4）。

　　Laplace 定律指出，稳定肺泡的压力与气液界面处的表面张力直接相关，而与肺泡半径成反比。可推断出，对于体积较大的肺泡，需要较小的压力来增加其体积；而塌陷的肺泡则相反（图 111-5）。

　　同样的道理，吹开瘪的气球需要很大的压力，但是一旦气球膨胀，则可用更小的压力来使

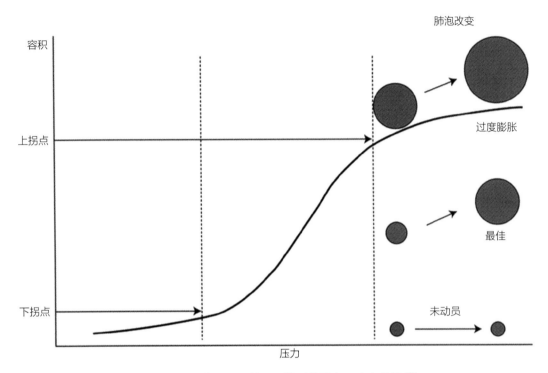

▲ 图 111-4　在呼吸机管理下检测的压力 – 容积曲线[41]

经 Oxford University Press 许可转载，引自 Soni N, Williams P. Positive pressure ventilation: what is the real cost? *Br J Anaesth* 2008; 101: 446-457.

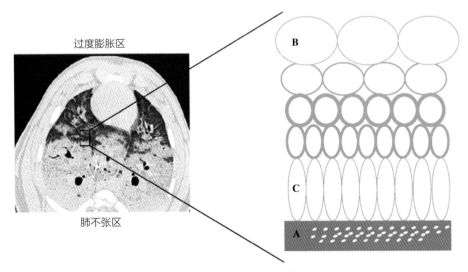

▲ 图 111-5　肺不张伤

塌陷和合并的肺泡（A）与过度膨胀的肺泡（B）之间的界面是不稳定的。根据环境条件，该区域易于周期性循环膨胀和塌陷，并且肺泡（C）的局部不对称伸展与肺萎陷区域直接相对[42]（经许可转载，引自 Pinhu L, Whitehead T, Evans T, et al. Ventilator-associated lung injury, *Lanlet* 2003; 361: 332-340. © 2003 Elsevier 版权所有 ）

气球继续膨胀。肺泡表面活性物质减少了克服肺泡表面张力所需的力。患有表面活性物质功能障碍（包括 SP-B 缺乏症）的患者需要更大的力[33]。同样，需要更大的压力来保持肺泡膨胀，但肺泡更容易塌陷。临床医生面临的挑战是保证足够的肺泡进行足够的气体交换，同时避免已经开放的较高顺应性的肺泡过度膨胀。

### （七）临床表现

VILI 可导致种种不良后果[30, 31, 43, 44]。如上所述，在显微镜下，VILI 会导致肺实质损伤，并伴有肺水肿、透明膜形成，以及诱发局部炎症反应[33]，VILI 还可以诱导 SIRS。大体观上，气压伤 / 容积伤引起的肺泡破裂进而引起的漏气表现为气胸、纵隔气肿、皮下气肿和气腹。这种空气泄漏很少会引起气胸加剧、心脏压塞或空气栓塞。

由于 VILI 的临床表现不一，治疗也不能像"保护性"呼吸机策略那样单一。机械通气引起的伤害是正压强度和持续时间的乘积，表现形式是患者需要机械通气的基础生理和疾病的乘积。VILI 的治疗是一个不断发展的过程，没有"一刀切"的治疗方案。以下是目前预防和管理 VILI 的治疗方案。

### （八）治疗方案

采用肺保护呼吸机通气可以提供支持治疗。气胸由胸腔闭式引流术治疗。纵隔气肿、皮下气肿和气腹通常认为是恶化的表现。重要的是，VILI 的最佳治疗方法是预防。

#### 1."保护性"通气

(1) 低潮气量通气：与传统的通气量（12～13ml/kg）相比，使用低潮气量通气（6～9ml/kg）的 ARDS 患者其死亡率降低了 22%～32%[31, 45]。ARDSNet 将低潮气量通气作为重症监护的护理标准，采用 6ml/kg 的潮气量，其主要目标是维持平台压 < 30cmH$_2$O 和允许性高碳酸血症[31]。

ARDSNet 呼吸机标准的应用要根据纳入标准和排除标准。纳入标准包括急性肺损伤（P/F < 350）和 ARDS（P/F < 200）的患者，排

除标准为患者患有严重的慢性呼吸系统疾病、病理性肥胖、烧伤、高碳酸血症或缺氧的禁忌证（即颅内压升高）或预计 6 个月死亡率超过 50%。

目标平台压 < 30cmH$_2$O 在胸壁顺应性降低的患者中具有局限性，最常见的原因是肥胖[46]。重要的是，平台压可能无法充分预测跨肺压、胸壁或实际的肺膨胀。食管测压法可测量胸膜压力和间接测量跨肺压，可为胸壁顺应性降低的患者提供更合适的潮气量和气道压的支持。

(2) 高 PEEP：对于已经发现的肺不张和肺萎缩[9, 47]，在压力 - 容积曲线上拐点上方给出的 PEEP 可能会改善肺顺应性，并使 VILI 对肺泡的重复复张伤害最小化[13]。

最佳提供 PEEP 的方式尚有争议，但最近的研究表明，较高的 PEEP 可以提高患者生存率[48-51]。对 3 个试验（1136 例患者）的 Meta 分析显示，接受较高 PEEP 的 ARDS 患者可有较高的生存率；相反，低水平的 PEEP 对无 ARDS 的患者无益，而高水平的 PEEP 则会使这些患者受到损害[51]。

肺复张通气旨在通过施加一段较长时间的正压通气（例如 35cmH$_2$O 的压力持续 30s）来使肺萎陷区域复张，但该通气模式尚存争议[52]。ARDS 临床试验网络的一项前瞻性随机研究报道了肺复张通气可带来的不同治疗益处，不良反应包括低血压[53]。15min 肺复张通气后，动脉氧合指数在最初（2min 以内）改善不明显。该研究的局限性在使用高 PEEP，这可能降低了增加肺复张的潜力。

(3) 高频振荡通气：高频振荡通气（high-frequency oscillatory ventilation，HFOV）是另一种通气模式，可在小潮气量下每分钟进行快速呼吸，因此可保持相对恒定的气道压力。理论上可最大限度地增加肺泡复张和充氧量并最小化潮气量，降低 VILI 的风险，可作为一种肺保护通气模式。尽管 HFOV 可以增加治疗的成功率，但其对生存率的影响尚不清楚[54, 55]。

目前，HFOV 还没有被用作 ARDS 的一线

治疗方案。两项大型随机试验（OSCILLATE 和 OSCAR）分别发现，与低潮气量通气相比，HFOV 增加死亡率或对死亡率无影响[56, 57]。OSCILLATE 试验还强调了用 HFOV 治疗的患者对镇静药和血管活性药物的需求量增加。

目前 HFOV 可以作为一种常用的治疗模式，但应用时要基于具体病情，因人而异。

2. 辅助治疗

(1) 俯卧位：对于肺保护通气策略难治的患者可以适当增加辅助治疗。俯卧位可能会使 VILI 的伤害最小化，并提出了三种可能机制：第一，俯卧位使跨肺压分布更加均匀；第二，使处于过度扩张风险的肺泡得到休息；第三，改善不良的肺通气 – 血流灌注比[38]。最近的一项前瞻性、随机对照试验 PROSEVA 表明，与仰卧位（死亡率 33%）相比，俯卧位在重度 ARD（P/F < 150mmHg）中的早期应用可提高生存率（28d 死亡率 16%）[58]。尽管如此，俯卧位的地位尚存争议，对 VILI 患者是否实施尚无定论。

(2) 体外生命支持：包括体外膜氧合（extracorporeal membrane oxygenation，ECMO）和体外 $CO_2$ 清除（ECCO2R）在内的体外生命支持（extracorporeal life support，ECLS）在 ARDS 中一直作为抢救的方法。当前，ECLS 的应用逐渐广泛化。CESAR 试验表明，与常规治疗相比，严重但潜在可逆的呼吸衰竭患者接受 ECMO 情况下，6 个月生存率有所提高[59]。ECMO 在保持气体交换的同时可以让肺部脱离正压通气，从而最大限度地减少了 VILI 风险。

接受 ECMO 治疗的 VILI 患者可以在超防护呼吸机压力下接受正压机械通气。最常见的呼吸机设置为 PEEP 10cmH2O，呼吸频率 10 次呼吸 /min，平均气道压在 16cmH2O 左右。选项包括极低潮气量和 PEEP（分别为 2～3ml/kg 和 4～5cmH2O）的"完全休息策略"和采用较高 PEEP（15～20cmH2O）的"开放肺策略"。最近的一项多中心回顾性观察研究得出的结论是，与多变量分析中较低的 PEEP（10～12cmH2O）相比，ECMO 前 3 天较高水平的 PEEP（> 12cmH2O）与较低的死亡率相关（P=0.0006）[60]。Goligher 等在对两项随机对照试验的后期分析中，确定了一个通气患者亚组，即"PEEP 应答者"[49, 50, 61]。PEEP 应答者显示，随着 PEEP 的增加，氧合改善，而死亡率提高，表明"一刀切"的通气策略可能不合适。下一步应该研究"工作"的肺泡和"休息"的肺泡，哪种会恢复得更快。

最近，Hoopes 等报道了使用移动 ECMO 技术改善了小部分 ARDS 患者的预后。静脉 – 静脉（尤其是使用双腔导管通路）和静脉 – 动脉 ECMO 均允许患者下床活动[62–64]。移动 ECMO 具有许多实际优势和理论优势，使用 ECMO 时，患者可进行日常口腔卫生、正常咳嗽和深呼吸以帮助分泌物管理，并且可与医务人员及家人进行语言交流。此外，患者下床活动可促进呼吸功能、膈肌和大肌肉群的调节。还可以改善患者的血液循环，减少褥疮、深静脉血栓、肺栓塞的发生，以及改善虚弱的体质。移动 ECMO 减少炎症介质的产生，降低肺炎、肠瘀滞、发热和尿路感染的发生率。虽然具有上述种种优点，但移动 ECMO 的风险受益比仍然需要更多的验证。

移动 ECMO 可用于正在考虑或等待肺移植的患者。Hoopes 等已将移动 ECMO 作为标准治疗方法，用于等待供者进行肺移植的患者[65, 66]，这种方法可稳定患者病情并接受调理。虽然这种方法的风险收益比和成本都还需关注，但早期结果非常好[67]。ECMO 作为成熟稳定的技术，在肺移植前应用，可为鉴别诊断、观察治疗反应，以及患者家庭的决定争取足够的时间，以便确定进一步的治疗策略，所以称它为决策桥梁。当然，心肺衰竭的患者，在应用移动 ECMO 时可以正常行走活动及参加社交活动，他们预后的改善有很多其他因素的作用，所以仍需要更多的经验来支持现有的治疗推荐。

图 111–6 中的流程图概述了体外生命支持组织（Extracorporeal Dife Support Organization，ELSO）对设备配置的最新建议。

选择 ECLS 支持级别 / 配置

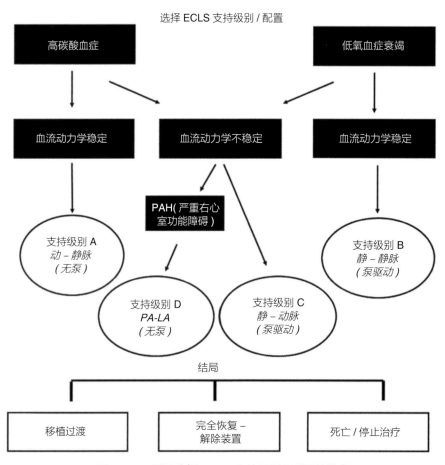

▲ 图 111-6　用于选择 ECLS 支持级别和配置的流程

经许可转载，引自 Keshavjee S, Cypel M.Extracorporeal Life support pre and post luny transplantion. In: Annich GM, Lynch WR, Maclaren G, Wilson JM, Bartlett RH, eds. ECM. Extracorporeal Cardiopulmorlary Support in Critical care，4th ed. Ann Arbor, MI: ELSO; 2012: 413.

(3) 药理学：神经肌肉阻滞可能通过减轻"呼吸机抵抗"患者的痛苦来减少 VILI[68, 69]。抗炎药可能会干扰 VILI 的炎症级联反应[70]。最近研究发现向患有急性肺损伤的大鼠静脉内注射间充质干细胞可改善全身性氧合和肺顺应性，并减少肺部炎症和组织学的肺损伤[71]。

（九）未来

当前研究的重点在个体化呼吸机设置。ARDSNet 协议描述了一种通用的通气方法，该方法采用预设的潮气量（基于理想体重）、平台压和 PEEP，但没有考虑到肺和胸壁的顺应性。临床医生可以根据测量的食管内压、间接胸膜压和跨肺压，通过调整呼吸机参数来适应患者的胸

壁力学[46, 72]。

ECMO 的使用正在迅速增长，并且使用指征正在放宽。Hoopes 为 ECMO 提出了 3 个标准：①适应证：所有由于呼吸机支持导致的急性肺损伤患者；②禁忌证：不可恢复性疾病；③以"治疗失败"作为衡量治疗结果的唯一质量评估和性能改善指标（only quality assessment and performance improvement, QAPI）[73]。上述标准可能被认为是宽松的，但早期结果表明，早期应用 ECMO 支持可能会大大改善患者生存期、降低住院时间及总体费用。长期卧床、镇静、机械插管和非生理正压通气会加重肺损伤；因此，如前所述，ECMO 为拔管和下床活动提供了一条途

径。患者必须是预计可以康复的，而不可恢复性疾病是 ECMO 的重要禁忌证。

患者管理也在不断发展。机械通气患者的 ECMO 可能会增加并发症发病率，因此在 ECMO 期间，我们建议尽早（24h 内）拔除气管插管。当已经耐受或出血时，应禁止或限制抗凝血。最后，重要的是在开始 ECMO 之前要制订安全的撤机策略。

越来越多的证据表明，新型的机械通气方式（如神经调节的通气辅助）是可行的，并且可以改善患者的生理状况和呼吸机之间的相互作用，虽然有关临床结果的数据有限，但仍有支持作用。由于常规治疗方法没有优化，所以 ECMO 应该早期应用，而不应该在经过所有常规治疗"失败"后再应用[74]。

#### （十）预测结果

是否对严重 ARDS 患者实施 ECMO 是一个具有挑战性的决定，需要权衡在严重患者中取得良好结果的可能性与采用稀缺和资源密集型措施的相关成本（时间、劳动力、专业知识和设备）。RESP（呼吸 ECMO 生存预测）评分是一种预后指标，可能有助于临床决策。RESP 分数根据 ELSO 注册中心的数据得出，可以预测发生严重 ARDS 患者采用 ECMO 后的生存率[75]。该评分的实际临床应用性尚不确定，它可以预测已经启动 ECMO 患者的生存率，但对于尚未接受 ECMO 治疗的患者，不能预测 ECMO 启动是否会显著改善生存率[76]。

### 二、吸入性损伤

烟雾、溺水、吸入性肺炎、炎症及气道阻塞等可能导致吸入性损伤。

#### （一）概述

吸入性损伤是一个非特定术语，用于描述由于吸入热或化学刺激物而对呼吸系统造成的损伤。吸入性损伤有较高的发病率和死亡率[76-79]。皮肤灼伤加吸入性损伤的患者的死亡率为 27%～35%，

而仅皮肤灼伤的患者的死亡率为 4%～14%。换句话说，患有吸入性损伤的烧伤患者其死亡率至少翻倍。Shirani 等[80] 证明了随着烧伤面积的增加，吸入性损伤的发生率增加，吸入性损伤及合并肺炎的吸入性损伤导致死亡率增加。吸入性损伤发病率因地区和研究机构而异，有报道描述了 7%～20% 的烧伤患者有吸入损伤[76, 77, 80]。年龄、烧伤面积百分比（total body surface area，TBSA）和 $PaO_2/FiO_2$ 比是吸入性损伤患者死亡的独立危险因素[71, 81]。由于缺乏统一的诊断标准、严重程度的分级及用于描述结果的通用术语，所以阻碍了系统性治疗措施和研究方法的发展。重症监护的进步提高了烧伤患者的生存率；尽管与 VILI 相似，但是吸入性损伤的治疗主要以支持性为主[80]。

#### （二）分类

吸入损伤大致可分为直接热损伤、吸入性化学刺激物损伤和因吸入有毒气体引起的全身系统性损伤[82]。直接热损伤一般仅限于上气道结构，但爆炸伤和蒸汽吸入除外。直接的热损伤是上呼吸道暴露于高温的结果。由于吸入物质的化学成分，吸入的化学物质会对呼吸道造成局部刺激。全身系统性损伤是由于吸入了具有全身毒性作用的气体引起的，如一氧化碳或氰化物。

#### （三）临床表现

由直接热损伤引起的上呼吸道损伤表现为舌、会厌、杓状会厌皱襞的严重肿胀，并伴有阻塞[83]。持续的液体复苏会加重呼吸道水肿，所以需要对患者的呼吸状况进行动态检查。如果预计会影响气道，则应考虑对患者进行插管以保护气道。

吸入的化学刺激物破坏气道的上皮和毛细血管内皮细胞，会导致下呼吸道损伤，表现为气管支气管炎。黏液纤毛传输功能受到破坏，因此细菌清除率降低。肺泡表面活性物质的损失可导致肺不张。随后发生局部炎症反应，肺部形成弥漫性炎症渗出和支气管水肿。由于炎症、水肿和痉

挛，患者会出现气道阻塞。呼吸道上皮坏死使患者细菌性肺炎感染率增加。

吸入性损伤的临床表现是由致病物质的理化性质所决定的，同时受吸入的烟雾量和既往存在的肺部疾病影响。

### （四）病理生理学

吸入 150℃ 或更高温度的空气会造成直接热损伤。大部分呼吸道热交换在上呼吸道进行，从而保护下呼吸道（声门下结构）免受极端热量的影响。

燃烧释放出大量有害化学物质，这些化学物质可进入呼吸道并造成呼吸道损伤。肺脏起初是由于吸入不完全的氧化物而受损，最重要的是醛、硫和氮的氧化物。燃烧进一步可以释放出其他许多对机体有害的化学物质。普通家用物品和家用建筑材料的燃烧都会造成吸入损伤。隔热材料、衣服和许多纺织物燃烧产生的氨气，可与水结合形成氢氧化铵，氢氧化铵是一种碱，可引起液化坏死。其他燃烧产生的有害气体包括氯化氢（从塑料中释放）、醛（由木材释放）、二氧化氮（由纤维素释放）和碳酰氯（由聚氯乙烯释放），它们可导致肺水肿和疼痛。

### （五）诊断

吸入性损伤的诊断标准尚不统一，通常因机构而异。根据临床表现，结合有害物质吸入史，可明确诊断。接触史的特征在于损害机制（如火焰、电、蒸汽）、吸入物的性质（房屋火灾）和程度（暴露持续时间）。体格检查时，可以发现有面部烧伤或鼻毛灼烧、痰液含有碳末或呼吸困难的体征（如喘鸣音）。进一步诊断的检查方法包括支气管镜检查和 133 Xe 扫描。根据 Endorf 和 Gamelli 提出的简化损伤标准（AIS），可以对支气管镜检查结果进行分级（表 111-1）[84]。

根据支气管镜标准评估，损伤程度较高的患者的总生存率较差[84]。根据机构的不同，吸入性损伤的诊断可能基于需要进行插管和机械通气、支气管镜检查或核医学扫描（133 Xe 肺扫描）。需要注意的是，呼吸功能损害可能会在 24h 之后才显现出来。不同接触史的患者会导致不同的病理生理结果。与气管镜检查相对应，已经开发出一种通过 CT 成像（RADS 评分）对吸入性损伤进行严重程度评分的系统，其中正常（0 分）、肺间质纹理增多（1 分）、磨玻璃影（2 分）和肺实变（3 分）可以与临床相结合，研究结果可以更好地指导治疗[85]。

#### 1. 一氧化碳（CO）中毒的诊断

如果怀疑是 CO 吸入，需抽取血样来测定血清中的 CO 含量。一旦 CO 水平达到或超过 70/100 万(ppm)，症状将会非常明显，包括恶心、头晕和意识障碍，此时需要立即进行氧疗。若患者可自主呼吸，则使用氧气面罩；否则，应使用机械通气辅助呼吸。如果 CO 暴露时间过长，则应使用高压氧舱。高压氧舱的压力是大气压的 2 倍，可以迅速增加血液中的氧气含量[86]。

#### 2. 氰化物中毒的诊断

许多常见物质的燃烧产物都含有氰化物，几乎所有结构性建筑的火灾都会释放出氰化物。虽然吸入氰化物造成的损伤是可以治疗的，但需要早期快速诊断[87]。患者若出现器官快速衰竭或癫

**表 111-1 吸入性损伤的支气管检查分级**

| | |
|---|---|
| 0 级（无损伤） | 未见碳末沉积物，黏膜无红斑、水肿、支气管炎或阻塞表现 |
| 1 级（轻度损伤） | 黏膜轻度或斑块状红斑、近端或远端支气管中的可见碳末沉积物（符合 1 条或多条） |
| 2 级（中度损伤） | 黏膜中度红斑、碳末沉积物、支气管黏液溢，伴有或不伴有支气管损害（符合 1 条或多条） |
| 3 级（重度损伤） | 黏膜严重炎症且易碎、大量碳末沉积物、支气管炎、支气管阻塞（符合 1 条或多条） |
| 4 级（大面积损伤） | 黏膜脱落、坏死、管腔闭塞（符合 1 条或多条） |

痫发作，且伴有代谢性酸中毒或耗氧量下降应考虑氰化物中毒。为了确定是否发生氰化物中毒，需要进行多种测试，包括通过协同血氧测定法测定羧基血红蛋白（HbCO）水平，通过红外光谱法测定红细胞氰化物的浓度及心电图。氰化物毒性的特征是动脉血氧分压正常和静脉血氧分压异常高，从而导致动静脉血氧差降低（< 10%）。高阴离子间隙的代谢性酸中毒是氰化物中毒的标志[88]。氰化物中毒发生在细胞水平，仅靠氧合是不够的。

### （六）治疗

临床分级系统（0～4级）的发展，以及如CAT扫描分级（0～3级）的方法的使用，可对吸入性损伤进行更细致的评估，并增加预测预后的能力。支持性呼吸机使用仍然是吸入性损伤的主要治疗方式。渐进式积极治疗模式被广泛采用，但目前缺乏循证医学的支持。这些治疗方式包括支气管扩张药、黏液溶解药、吸入抗凝血药、非常规呼吸机方式、俯卧位、体外膜氧合（ECMO）和非卧床方式[89, 90]。这些疗法在特定的患者人群中显示出显著的疗效。但每种方法均取决于患者的选择、并发症、多器官功能障碍、患者依从性和主要诊断。随着吸入性损伤分子机制研究的深入，新的治疗方法不断增多。炎症介质的吸入和系统修饰及肺泡组织反应在实验模型中显示出希望。

未来不太可能制订出"一刀切"的治疗方案。当前的治疗建议集中在支持治疗上。只有低潮气量的通气策略在患者中显示了有循证医学证据的疗效。实际上，所有的深入治疗都限于特定的患者人群。必须对特定的诊断方式、患者选择，以及成本/风险/收益关系进行分层，才能选择应用进一步的治疗方式。所有疗法都有共同的需求，即需要选择适当的患者。未来治疗方案将由疗效、安全性和功效模型决定。

# 第 112 章
## 急性呼吸窘迫综合征
### Acute Respiratory Distress Syndrome

Ronson J. Madathil　Aaron M. Cheng　Michael S. Mulligan　著

董思远　李培文　李文雅　译

在过去的 200 年里，我们对肺损伤及炎症与呼吸功能不全关系的认识逐步深入。早在 1819 年，在 René Laennec 的"肺部疾病与间接听诊"一文中就对在严重疾病情况下，"特发性肺水肿"及"炎症与水肿的密切关系"两个问题进行了探讨[1]。到了 1892 年，Osler 在他的经典教科书《医学的原则与实践：医疗从业者和学生用书》[2] 里指出，创伤尤其是肺部创伤后的患者极易发生肺炎，Litten 称其为"挫伤性肺炎"。随着世界大战的到来，大量由创伤引起呼吸功能不全的病例出现。在 1913 年的第一次世界大战中，Pasteur[3] 描述了"急性大面积肺不张"的特征，并认为其与创伤关系密切。在 1945 年的第二次世界大战中，两位随军医生 Majors Burford 与 Burbank[4] 在 Pasteur 的工作基础上，对"创伤性湿肺"的特征进行了深入阐述，其特点不仅包括"过量的肺间质与肺泡内积液"，还包括"对积液的排出困难"。在越南战争期间，在军事和民用医疗领域，包括"休克肺""湿肺""僵硬肺""Da Nang 肺""泵肺"及"灌注后肺"在内的许多名词用于描述这一由循环衰竭引起的复苏后肺功能不全现象[5]。1967 年，Ashbaugh 及其同事[6] 最终将这一由于"肺泡不稳定"引起的以"肺顺应性下降""难治性发绀"及"微小肺不张"为特征的现象定义为"呼吸窘迫综合征"。1971 年，Petty 和 Ashbaugh[7] 将这一现象重新定义为"成

人呼吸窘迫综合征"，并对其基本临床特征和处理原则进行了阐述，其中一些原则至今仍然适用。在 1994 年，美国 – 欧洲共识会议（American-European Consensus Conference，AECC）进一步明确了该综合征儿童患者的定义与诊断标准，至此"急性呼吸窘迫综合征"这一名称被应用于临床实践[8]。

## 一、急性呼吸窘迫综合征的定义

2012 年，柏林会议重新对 ARDS 进行了定义。本章对两种定义（AECC 和柏林会议）均进行了阐述，AECC 会议不仅对 ARDS 诊断标准进行了定义，还定义了急性肺损伤（acute lung injury，ALI）的标准：即达到了 ARDS 的诊断标准，但是缺氧情况较轻：200mmHg ≤氧合指数 ≤ 300mmHg（氧合指数 = 动脉氧分压 / 吸入氧浓度）。除了缺氧之外，急性肺损伤和急性呼吸窘迫综合征的其他诊断标准还包括急性发作、胸部 X 线提示双侧肺渗出性改变、肺动脉楔压≤ 18mmHg，以及缺乏明确的左房压力增高的临床体征（表 112–1）[8]。

经过 18 年的临床实践证明，尽管 1994 年 AECC 制订的标准在临床和科研领域被广泛应用，并提高了对该疾病诊治效果，但该标准在一些方面仍然不够完善。例如，对急性发作时间的定义比较模糊、水肿缺乏明确的诊断标准、氧合

指数的计算受到不同通气设备的影响，以及X线检查结果的判定受到医生主观因素影响。以上因素促使我们需要重新对急性呼吸窘迫综合征进行定义（表112-2）[9]。

2012年柏林会议对急性呼吸窘迫综合征定义的主要改变是剔除了肺动脉楔压≤18mmHg这一诊断标准，不再采用急性肺损伤这一说法，并在通气设备标准化基础上，以缺氧程度为标准重新制订了"轻－中－重"分级。因此，在持续气道正压通气（CPAP）或呼气末正压通气压力≥5cmH₂O情况下，轻度急性呼吸窘迫综合征标准为氧合指数200～300mmHg；中度为

100～200mmHg；重度为＜100mmHg。此外，"急性"定义为1周以内，胸部影像学检查包括CT，并且只有在没有急性呼吸窘迫综合征危险因素情况下，才进行超声检查去排除心源性的肺功能不全（表112-3和表112-4）。也应考虑其他参数如无效腔通气及肺的顺应性等，用于协助诊断急性呼吸窘迫综合征，但是，发现这些参数在经过体重校对后并不能对诊断起到帮助，故仅应用氧合指数进行急性呼吸窘迫综合征的诊断[9]。

## 二、急性呼吸窘迫综合征的流行病学

需要注意的是，目前许多关于急性呼吸窘迫

### 表112-1　急性肺损伤和急性呼吸窘迫综合征

|  | 发作时间 | 缺氧情况 | 胸部X线检查 | 评估心源性诱因 |
|---|---|---|---|---|
| 急性肺损伤 | 急性 | 氧合指数≤300mmHg，无论呼气末正压为多少 | 双肺渗出改变 | 肺动脉楔压≤18mmHg，以及缺乏明确的左心房压力增高的临床体征 |
| 急性呼吸窘迫综合征 | 急性 | 氧合指数≤200mmHg，无论呼气末正压为多少 | 双肺渗出改变 | 肺动脉楔压≤18mmHg，以及缺乏明确的左心房压力增高的临床体征 |

引自 Berhard GR, Artigas A, Brighan KL, et al. The American-European Consensus Conference on ARDS. Definitions, mechanisms, relevant outcomes, and clinical trial coordination. *Am J Respir Crit Care Med* 1994; 149: 818–824.

### 表112-2　AECC 的局限性和柏林方案的解决措施

|  | AECC 标准 | AECC 局限性 | 解决措施 |
|---|---|---|---|
| 发作时间 | 急性发作 | 未对"急性"进行定义 | 对"急性"的时间窗进行了定义 |
| 急性肺损伤的定义 | 所有氧合指数≤300mmHg的患者 | 对氧合指数为201～300mmHg的患者解释模糊，引起急性肺损伤和急性呼吸窘迫综合征的混淆 | 去除了急性肺损伤的定义，代之以轻度、中度及重度进行分级 |
| 氧合指数 | 氧合指数≤300mmHg，而无论是否应用PEEP | 由于未对不同患者应用PEEP进行标准化，造成误差 | 对应用PEEP标准进行标准化 |
| 胸部X线检查 | 胸部X线示双侧肺渗出 | 受医生主观因素影响较大 | 设立了客观的胸部X线诊断标准 |
| 肺动脉楔压 | 肺动脉楔压≤18mmHg，以及缺乏明确的左心房压力增高的临床体征 | 高肺动脉楔压和急性呼吸窘迫综合征可能同时存在；肺动脉楔压和左心房压力的测量受到主观因素的影响 | 去除了以肺动脉楔压作为诊断标准；水肿不是引起呼吸衰竭原发因素；设立了水肿的临床诊断标准 |
| 危险因素 | 无 | 无 | 明确了ARDS的危险因素，当危险因素不存在时，需要除外水肿 |

PEEP. 呼气末正压通气

经许可思转载，引自 The ARDS Definition Task Force. Acute respiratory distress syndrome: The Berlin definition.*JAMA* 2012; 307(23): 2526–2533.© 2012 American Medical Association 版权所有

表 112-3　急性呼吸窘迫综合征的危险因素

| 直接因素 | 间接因素 |
|---|---|
| • 肺炎<br>• 吸入胃内容物<br>• 吸入性损伤<br>• 肺挫伤<br>• 肺血管炎<br>• 溺水 | • 非肺部相关的败血症<br>• 非肺部重度创伤<br>• 胰腺炎<br>• 重度烧伤<br>• 非心源性休克<br>• 药物过量<br>• 多次输血或输血相关性急性肺损伤 |

经许可转载，引自 The ARDS Definition Task Force. Acute respiratory distress syndrome: the Berlin definition. *JAMA* 2012; 307(23): 2526–2533. © 2012 American Medical Association 版权所有

综合征发病率的数据是根据 1994 年 AECC 的急性肺损伤和急性呼吸窘迫综合征定义而来的。根据新的柏林标准，在脑部损伤后急性呼吸窘迫综合征的发病率由 21% 上升至 25%[10]。更多的流行病学数据可能会根据新的柏林标准而发生改变。

一项基于人口的多中心前瞻性队列研究表明，2005 年美国急性肺损伤有 190 600 例，其中 74 500 人死亡，共计 360 万住院日，经过年龄因素校对后，发病率为 86.2/10 万，病死率为 38.5%。ALI 的发病率随年龄增长而增加，从 15—19 岁人群中的 16/10 万上升至 75—84 岁的 306/10 万。而且随着年龄增长，病死率也随之增加，从 15—19 岁人群中的 24% 上升至 85 岁以上人群的 60%[11]。

ARDS 在美国之外的发生率低于美国国内，据报道，欧洲的发病率为 7.1%，其中全因呼吸衰竭患者占 15.8%，机械通气患者占 16.1%[12]。ALI 的 ICU 病死率为 22.6%，院内病死率为 32.7%，ARDS 的 ICU 病死率为 49.4%，院内病死率为 57.9%[13]。在澳大利亚，ALI 年发病率是 34/10 万，病死率为 28%[12]。

## 三、急性呼吸窘迫综合征的病理生理学

在健康组织中，各种力的精细平衡控制着毛细血管、间质和引流淋巴管中液体和蛋白质交换，以维持器官的最佳功能状态。1896 年，Starling[14] 提出，流体在毛细血管内的流量受静水力和膨胀力的不平衡控制（分别为 $P_{静水力}$ 和 $P_{膨胀力}$）。尽管 Starling 在他的原著中从未描述过这些力之间的数学关系（后来由 Iverson 和 Johansen 于 1929 年完成），今天使用的方程式仍然以 Starling 的名字命名[15]。稳定状态下理想的半透膜上的流体流动与力的关系如下简化的 Starling 方程所示。

$$J_v = K_f \times (\Delta P_{静水力} - \Delta P_{膨胀力})（公式 112-1）$$

其中，$J_v$ 是毛细血管内的净流量（按照惯例，正数表示从毛细血管腔流出的净流量，负数表示流入毛细血管腔的净流量）；$K_f$ 是过滤系数，它是内皮膜（Lp）的通透性和液体流动的表面积

表 112-4　急性呼吸窘迫综合征的柏林定义

| 时间 | 1 周以内的已有病情恶化或出现新的呼吸系统症状 |
|---|---|
| 胸部影像 a | 双侧肺部模糊影像，不能完全解释为积液、肺不张或结节 |
| 水肿来源 | 呼吸衰竭不能完全解释为心力衰竭或体内液体过多，如无其他危险因素，需要客观评估（如超声心动图）以排除静水性水肿 |
| 氧合指数 b<br>　轻度<br>　中度<br>　重度 | PEEP/CPAP ≥ 5cmH₂O 情况下，氧合指数 200~300mmHg<br>PEEP/CPAP ≥ 5cmH₂O 情况下，氧合指数 100~200mmHg<br>PEEP/CPAP ≥ 5cmH₂O 情况下，氧合指数 < 100mmHg |

a. 指肺 X 线或 CT 检查
b. 当海拔高度大于 1000m 时，修正系数计算如下：$PaO_2/FiO_2 \times$（大气压 /760）
PEEP. 呼气末正压通气；CPAP. 持续气道正压通气
经许可转载，引自 The ARDS definition Task Force. Acute respiratory distress syndrome: the Berlin definition. *JAMA* 2012; 307(23): 2526–2533. © 2012 American Medical Association 版权所有

（A）的乘积。通过对公式 112-1 进行改进得到了公式 112-2，其中毛细血管静水压和间质渗透压的作用是将流体引出毛细血管腔，毛细血管渗透压和组织静水压的作用则是将液体引到毛细血管管腔。

$$J_v = L_p A \times \left[ (P_c - P_i) - \sigma(\pi_c - \pi_i) \right],$$
$$0 \leqslant \sigma \leqslant 1 \qquad (\text{公式 112-2})$$

其中 $P_c$ 和 $P_i$ 分别为毛细血管和组织静水压力，$\pi_c$ 和 $\pi_i$ 分别为毛细血管和组织渗透压，$\sigma$ 是毛细管膜对蛋白质的反射系数（如果蛋白质完全渗透则为 0，如果蛋白质完全不可渗透则为 1）[15]。

原始模型旨在描述如图 112-1 所示的毛细血管 - 组织 - 淋巴系统。它假定毛细血管内壁是由理想化的均一的单层内皮细胞覆盖，反射系数接近 1，绝大部分蛋白质保留在毛细血管管腔内，间质内存在的是几乎没有蛋白质的超滤液。该模型还假设，在毛细管的近端（动脉端），净过滤梯度的方向朝向远心端，并且压力沿毛细管的流动的方向逐渐下降；相反，净过滤梯度在毛细管的远端（静脉端）的方向与前者相反，在梯度压力驱动下，液体回流至心脏方向。通过这种反滤过和淋巴液清除机制可防止间质中液体过多积聚，从而防止组织水肿[15,16]。但进一步的测量和研究表明，传统模型的许多假设前提都过于理想化，如该公式假定的单层细胞模型难以应用于毛细血管、间质和淋巴管之间复杂的结构，以及彼此之间的相互作用中，尤其是在不同器官组织类型和组织状态（如组织肿胀）的情况下[17-23]。

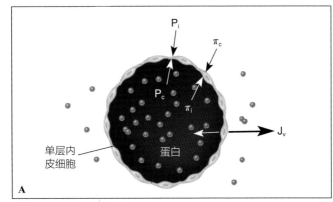

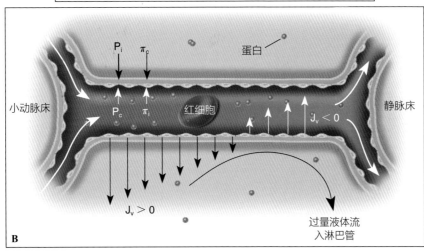

▲ 图 112-1　经典的 Starling 毛细血管 - 间质 - 淋巴系统模型

$J_v$ 是毛细血管内净流量（按照惯例，正数表示从毛细血管腔流出的净流量，负数表示流入毛细血管腔的净流量）；$P_c$ 和 $P_i$ 分别为毛细血管和组织间静水压力，$\pi_c$ 和 $\pi_i$ 分别为毛细血管和组织间渗透压；A. 经典 Starling 模型的毛细血管横断面；B. 经典的 Starling 毛细血管 - 间质 - 淋巴系统模型展示净流量的方向毛细血管的内壁并非由均匀的单层细胞覆盖，其表面覆盖糖萼，形成了由糖胺聚糖（glycosaminoylycan，GAG）和其他糖蛋白（如唾液酸）构成的 60～750nm 厚的水合凝胶层，起过滤的屏障功能（图 112-2）。糖萼在管腔内形成的突起（"毛簇"）可以根据血浆中蛋白和电荷大小起到分子筛的作用，并且仍然对水和氧气及其他营养代谢产物的小分子具有渗透性[17]。内皮细胞被细胞间的缝隙分隔开，这些缝隙可以通过连接链使其部分或几乎完全封闭，这进一步加强了整个屏障的选择功能[17-18]。这种选择功能根据毛细管所在的组织类型而有所不同。因此，毛细血管反射系数并不像经典模型中所假设的那样恒定为接近 1，而是有组织特异性（如肾脏、肺、脑等）和受到环境影响（如炎症、变异）的，通过毛细血管平滑肌的自动调节控制着毛细血管与间质之间的过滤，从而使间质内并非完全不含蛋白质[19]。

相反，已有研究证明人体中近 50% 的白蛋白存在于血管外，并且测量到的间质的压力是血浆压力的 30%～60%[20, 21]。间质不仅仅是几乎没有蛋白质的血浆超滤液，还是三相的动态系统：自由流动的流体相、由聚阴离子 GAG 组成的凝胶相和胶原蛋白基质[19, 21]。间质白蛋白仅以液相存在，其浓度由毛细血管中的水和白蛋白的流量控制。凝胶相中的糖胺聚糖与钠离子结合，产生促进毛细血管渗透的净渗透效应。胶原蛋白基质提供了相反的静水压力。在这些力与毛细血管中各种力的联合作用下，在大多数毛细血管床中都会发生净过滤[18]。这与传统模型中过滤反转假说不同。为了防止水肿的发生，从毛细血管到间质的液体和蛋白质主要通过淋巴回流返回到血管内（图 112-3）[18, 21]。

原始模型和 Starling 方程式均不能够精确地描述这个复杂的系统。研究者提出了新的更为复杂的数学模型来解释这些新的发现。Facchini 及其同事提出了一个新的模型，其中毛细血管细胞壁为第一层，糖萼为第二层，$J_v$ 为净流量，$J_s$ 为溶质即蛋白质，公式如下所示。

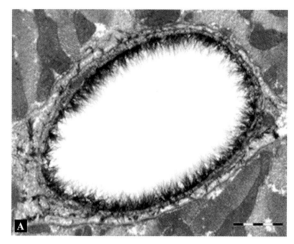

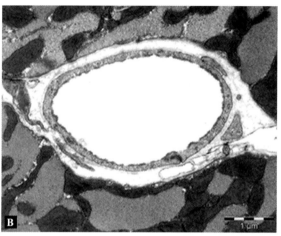

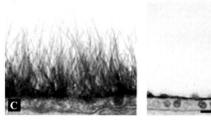

▲ 图 112-2　A. 正常大鼠毛细血管横截面的电子显微照片；B. 透明质酸酶处理后去除糖萼层的毛细血管；C. 正常毛细血管壁，有完整的糖萼（左）和无糖萼（右）。值得注意的是，毛细血管管壁厚度的很大一部分实际上是糖萼，而不是内皮细胞层

引自 van den Berg BM, Vink H, Spaan JA. The endothelial glycocalyx protects against myocardial edema. *Circ Res* 2003; 92(6): 592–594. doi: 10.1161/01.RES.0000065917.53950.75.

$$J_v = \int_0^{2\pi} q_v(r)(r+\xi)d\theta = -2\Pi(r+\xi)_p\left(\frac{dp}{dr} - \sigma\frac{d\Pi}{dr}\right) \quad \text{（公式112-3）}$$

$$J_s = \int_0^{2\pi} q_s(r)(r+\xi)d\theta = -2\pi(r+\xi)\Pi\left[_p(\sigma-1)\frac{dp}{dr} + (_p\sigma -_d)\frac{d\Pi}{dr}\right]$$

$$\text{（公式112-4）}$$

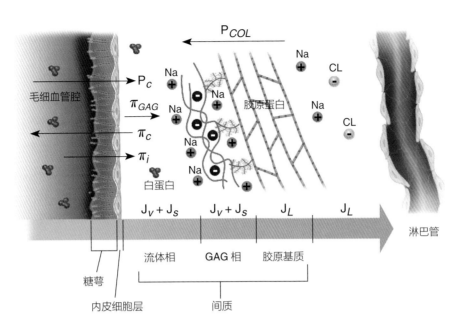

▲ 图 112-3 最新的毛细血管 - 糖萼 - 三相间质淋巴模型

$J_v$. 毛细血管内净流量；$J_s$. 毛细血管溶质净流量；$J_L$. 净淋巴流量；$P_c$. 毛细血管静水压；$P_{COL}$. 间质胶原基质静水压；$\pi_c$. 毛细血管膨胀压；$\pi_i$. 间质游离液相膨胀压；$\pi_{GAG}$. 凝胶相间质糖胺聚糖（GAG）膨胀压。完整的新的毛细血管 - 间质 - 淋巴模型。在稳定状态下，净淋巴流量（$J_L$）必须等于净毛细血管流量（$J_v+J_s$），以防止水肿发生。间质由三个不同的相构成，它们有各自的作用力：自由流动的流体相、由聚阴离子糖胺聚糖（GAG）组成的凝胶相和胶原基质

　　虽然该公式的整体形式仍与原始公式类似（公式 112-2）[17]，但新公式考虑了更多的因素。即便如此，该公式也并非万能，必须针对具体的组织类型和组织状态[15]。淋巴回流和组织压力的增加通过降低朝向组织的渗透压，可使肺部在较低压力下避免发生水肿[24]。如果肺毛细血管压力急剧增加，则淋巴系统难以快速清除这些进入间质的液体，肺毛细血管压力在 18mmHg 时便开始形成水肿。但肺毛细血管压力在缓慢增加的情况下（如慢性心力衰竭），由于淋巴系统有充足时间来适应增加的压力，直到肺毛细血管压力 > 25mmHg 时才可能出现水肿[25]。此外，肺泡毛细血管比其他毛细血管对蛋白质的渗透性更高[15, 26]，这在慢性低白蛋白血症等前水肿状态中具有保护作用，其中蛋白通透性增加使得管腔和间质白蛋白浓度达到平衡，即使在低蛋白血症足以引起周围性水肿的情况下，也不易引起肺水肿[27]。但在急性晶体给药的情况下，间质与血管中的白蛋白几乎没有时间达到平衡，因此，这

种情况下肺水肿更容易发生。

　　在 ARDS 患者中，这些系统失去了平衡。特别是糖萼在肺毛细血管中的功能被破坏，并导致如下病理生理改变：中性粒细胞黏附增加、蛋白质和液体渗透性增加、NO 信号转导及血管舒张功能障碍（图 112-4）[28,29]。糖萼是循环中的中性粒细胞与肺内皮细胞和间质之间的天然屏障。对感染性休克等炎症性疾病患者进行的研究表明，如果血浆中循环 GAG 片段的浓度较高，提示糖萼降解。有研究表明糖萼降解与内皮肝素酶的激活有关，后者通过作用于硫酸肝素（糖萼 GAG 的主要成分）引起糖萼降解，导致屏障被破坏，肺内皮表面黏附分子（如 ICAM-1、VCAM-1）暴露，循环中活化的中性粒细胞的黏附性增强并促进其外渗[28]。

　　与身体其他部位毛细血管床不同，在肺毛细血管床中，糖萼 GAG 似乎不充当血液和蛋白质的被动屏障[28]。非 GAG 组分（如唾液酸）的降解导致肺内皮对蛋白和液体渗透性增加。尽管使用特定的神经氨酸酶降解唾液酸能够增强屏障的

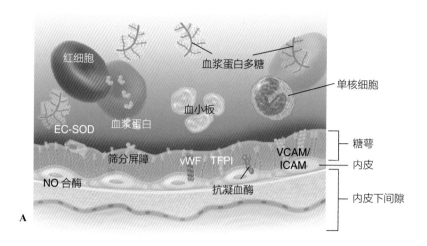

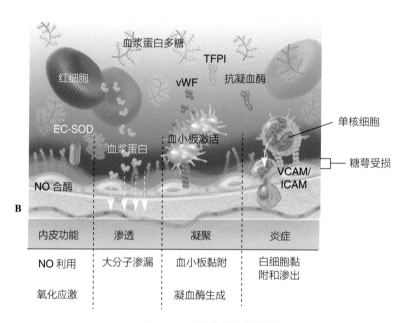

▲ 图 112-4　糖萼损伤的影响

A. 正常情况下的糖萼；B. 应激状态下的糖萼（如败血症、ARDS、缺血再灌注损伤等）

功能，但这是否是与它们的结构效应或信号转导的改变相关尚不清楚 [28, 29]。因此，事实上糖萼并没有充当蛋白质和血液的被动屏障。

糖萼在 ARDS 中 NO 的信号转导和血管舒张功能的调节中也起到了一定作用。糖萼中的硫酸肝素和透明质酸 GAG 在血管管腔剪切力的转换中发挥了关键作用 [28, 29]。体外研究表明，在血管血流 / 剪切力增加的情况下，NO 依赖性的血管渗透性增加。这种效应在使用肝素酶 – Ⅲ 治疗后消失了，表明糖萼的硫酸肝素可作为内皮细胞的

血管压力传感器。尽管如此，ARDS 所见的特征性间质性水肿、蛋白渗漏和最终肺顺应性降低至少部分归因于在炎症状态下糖萼的降解 [28, 29]。

自 Starling 模型建立以来，人们对肺血管生理功能的认识逐渐加深，血管床比原先设想的更复杂。我们未来可能根据引流淋巴管、三相间质、糖萼及三者与血管内皮相互作用的关系来设计 ARDS 的治疗靶点。减轻对糖萼的损伤和恢复其功能可能减弱 ARDS 的病理表现。例如基础科学已经开发了能与肺内皮糖萼结合的仿生

聚合物，可以通过增强糖萼屏障功能以降低渗透性蛋白质和液体进入肺间质[30,31]。这可能应用于那些败血症、创伤、肺切除术甚至肺移植等具有ARDS风险的患者的治疗。由于供者肺部的淋巴管与受者的淋巴管并不直接相连，缺血/再灌注损伤引起的增多的液体和蛋白只能回流到肺血管。因此，这些尚处于实验阶段治疗方法在临床应用之前，使用血管加压药以应对全身血压下降，而非采取传统的积极容量复苏策略可能是最好的方法。

## 四、急性呼吸窘迫综合征的处理

ARDS患者处理的主要原则是：为患者提供充分的肺部支持与保护，以最大限度地减少医源性伤害，并防止其对其他器官系统造成进一步的损害，同时纠正引起疾病的根本原因和驱动因素。该原则的理论基础是，在临床实践中，仅观察到少数ARDS患者死于呼吸衰竭，而大多数患者死于原发或继发疾病，如败血症和多系统器官衰竭等并发症[32-34]。Ashbaugh及其同事[6]最初提出"呼吸窘迫综合征"一词时，ARDS患者的病死率约为50%。但由于各项观察性研究和随机研究之间的差异，准确的病死率尚不清楚。从那时起，ARDS的病死率总体上一直在下降[35]，但下降具体原因尚不清楚，可能是随着人们对该疾病认识的加深，而采取了各种改进的治疗措施。

### （一）通气策略

有关常规呼吸机管理的详细信息，请参见第41章。事实证明，在ARDS患者中，采用常规通气管理策略往往难以应对综合征的发展。虽然有些研究支持在ARDS处理中使用负压通气[36]，但绝大多数研究和经验是关于正压通气的。由于正压通气是非生理性的[37-39]，使得ARDS患者的肺部特别容易受到机械通气本身造成的伤害[40]，ARDS呼吸机管理策略的重点是最大限度地减少呼吸机对肺部的不利影响，同时，提供充足的氧气。呼吸机相关的重大肺部有害效应见表112-5。

这种由机械通气导致的损伤被称为呼吸机相关性肺损伤（VALI）[57-59]，但是在临床上通常无法与ARDS区别开来（除非存在气压损伤），它在ARDS患者中出现时可能使预后更差[60,61]。

早期持续应用低潮气量通气（low tidal volume ventilation，LTVV）的策略确实可以改善ARDS患者的预后，也称为保护性肺通气（lung protective ventilation，LPV）。这种方法的基本原理是使用较小的潮气量以减少肺泡过度扩张，从而降低VALI。2000年，发表了ARDSnet（ARMA）试验的研究结果，该研究纳入了861例需要机械通气治疗的ARDS患者，分别给予不同的初始潮气量：常规组潮气量为12ml/kg预测体重（PBW），而LTVV组给予了为6ml/kg PBW。然后调整潮气量保持平台压低于一定水平（常规组 ≤ 50cmH$_2$O，LTVV组 ≤ 30cmH$_2$O）。LTVV组的病死率低于常规组（31.0% vs. 39.8%，$P < 0.007$）[62]。此外，与常规通气相比，LTVV组脱离呼吸机的天数更多（12d vs. 10d，$P < 0.007$），并且在28d天时有更

**表 112-5 机械通气的有害效应**

| |
| --- |
| **氧中毒**：高氧血症会导致吸收性肺不张及产生氧自由基（ROS），引起从气管支气管炎到弥漫性肺泡损伤（DAD）等不同程度的损伤，从组织学上与ARDS无法区分[41-43] |
| **气压伤**：由于肺泡压与支气管血管鞘压差过大而肺泡破裂导致的严重肺漏气［气胸、纵隔气肿、气腹和（或）皮下气肿][44,45] |
| **肺容积伤**：肺泡过度扩张导致肺泡劳损。呼吸机输出的气体量过大导致过度的吸气末肺泡扩张，可导致水肿和DAD[46,47] |
| **肺萎陷伤/周期性肺不张**：在呼吸机作用下反复肺泡塌陷和再膨胀可导致细胞因子释放，进而引起炎症和水肿[48-50] |
| **生物性损伤**：肺部释放的炎症因子引起炎症、水肿及DAD。这是正压通气的主要结果，也是上述机械通气有害效应的"最终共同途径"或次要结果[51,52]。在ARDS患者出现毛细血管通透性增加和异常的情况下，这些炎症因子可能进入全身循环，从而导致ARDS患者出现多系统器官衰竭[53-56] |

高的脱离呼吸概率（65.7% vs. 55.0%，$P < 0.001$）[62]，一些其他研究也得到了相同的结论[63, 64]。

一项纳入超过 480 名患者的队列研究结果表明，若想使 LTVV 策略的获益最大化，必须严格遵守该策略。该研究初始分析表明，初始潮气量增加 1ml/kg PBW 可使病死率增加 23%（校正后的 HR 1.23；95%CI 1.06～1.44；$P=0.008$），并且初始潮气量每增加 1ml/kg PBW 病死率增加 15%（调整后的 HR 1.15；95%CI 1.02～1.29；$P=0.019$）[65]。此外，与不遵守 LTVV 策略组相比，50% 遵守 LTVV 策略组的患者，其 2 年病死率的预估绝对风险降低（ARR）4.0%（0.8%～7.2%，$P=0.012$），完全遵守 LTVV 策略组患者病死率降低 7.8%（1.6%～14.0%，$P=0.011$）[66]。在 ICU，早期实施 LTVV 策略，能够增加患者依从性[67]。

可以通过正压通气的容量控制模式或压力控制模式来实现 LTVV。一般而言，假设患者肺的力学参数在每次呼吸中都保持稳定，则容量控制模式能产生稳定的气道压力，而压力控制模式则产生稳定的潮气量。实际工作中，使用容量控制模式，仔细监测气道压力并由临床医生设定所需的潮气量，可能最容易达到目标 LTVV。但是，也可以使用压力控制模式通过调整压力以达到 6ml/kg PBW 潮气量。最终理想的模式最好由患者对该模式的反应情况、临床医生的习惯，以及所应用的通气模式综合决定。

为了进一步降低 VALI 发生概率，LTVV 策略可以与呼气末正压通气（PEEP）相结合，即开放性肺通气（open lung ventilation, OLV）策略。LTVV 有助于减少肺泡过度扩张，结合 PEEP 的目的是减少周期性不张的肺泡数量，从而保持更稳定的"开放性肺"。Volutrauma 和 Atelectrauma 对 VALI 有着较为深入的研究[68]，他们研究发现采用 OLV 通气策略可以降低肺不张发生概率。巴西一项多中心试验将 53 例 ARDS 患者随机分配到常规通气组及 OLV 组。常规通气组潮气量为 12ml/kg PBW，尽可能应用最低的 PEEP，并维持 $PaCO_2$ 为 35～38mmHg。OLV 组潮气量为

6ml/kg PBW，PEEP 值的设定应高于静态肺压力 – 容积曲线下方的反折点，通气压力小于 $PEEP+20cmH_2O$，优先使用压力控制模式，在必要时允许 $PaCO_2$ 升高以维持该治疗策略［即容许性高碳酸血症（PHC）］。结果显示 OLV 组的 28d 死亡率较低（38% vs. 71%，$P < 0.001$），气压伤的发生率较低（66% vs. 29%，$P < 0.005$），PEEP 和平均气道压力较高（分别为 7% 和 42%，$P < 0.02$）[69]。在西班牙进行的另一项多中心随机对照研究中，有 103 名 ARDS 患者被随机分配至常规通气组（潮气量 9～11ml/kg PBW，PEEP > $5cmH_2O$）及 OLV 组（潮气量 5～8ml/kg PBW，第 1 天的 PEEP 值应设定在压力 – 容积曲线返折点上方 2cm 处）。由于达到了该项目预先设定的目标，因此提早终止了该研究。OLV 组的所有结果均优于常规通气组：ICU 病死率（32% vs. 53.3%，$P < 0.040$），医院内病死率（34% vs. 55.5%，$P < 0.041$），28d 时脱离呼吸机天数（10.90 vs. 6.02，$P < 0.008$），以及其他器官衰竭次数（0.3 vs. 1.2，$P < 0.001$）[70]。虽然 OLV 似乎是一种优于传统通气的策略，但这些研究仍无法解释的是，给予此类患者较高的 PEEP 是否能够降低病死率，或者证明病死率的降低完全来自 LTVV 而与 PEEP 无关。

为了解决这个问题，三项大型多中心随机对照试验采用了 LTVV 通气策略，同时观察给予不同 PEEP 对 ARDS 患者治疗效果。三项试验为低潮气量和增加呼气末容积以消除肺损伤试验（ALVEOLI 试验）[71]，呼气压力试验（ExPress 试验）[72] 和肺开放通气研究试验（LOVS 试验）[73]。尽管 ExPress 试验显示了使用高 PEEP 的 OLV 策略与低 PEEP 的 LTVV 策略相比，无呼吸机天数（7d vs. 3d，$P=0.04$）和无器官衰竭天数（6d vs. 2d，$P=0.04$）均有优势[74]，但这些研究均未显示出与 LTVV 相比，OLV 可以降低病死率。然而，当把这些研究的数据进行 Meta 分析后发现，使用个体患者分析方法来分析柏林定义的中度或重度 ARDS 患者群体（即 $PaO_2 < 200mmHg$ 的患者），

采用 OLV 对比采用 LTVV 策略（34.1% vs. 39.1%，$P=0.049$）的死亡率有所降低，以及 28d 内脱离呼吸机天数也有所降低（12d vs. 7d，$P < 0.004$）[75]。因此，与 LTVV 相比，在中度至重度 ARDS 患者中，在病死率及并发症方面 OLV 明显优于 LTVV。

从 Ashbaugh 时起，就提出了在 ARDS 患者中应用 PEEP 治疗的想法[6]。目前有两种方法可以增加呼气末肺容积（EELV）。理想情况下，应用 PEEP 可将 EELV 提升，重新张开萎陷的肺部并，防止再次萎陷。对于这部分患者，EELV 的升高是由于已经开放的肺泡的通透性增加所导致的，但这又有可能造成肺泡过度扩张及容量性创伤[68]。问题的关键是如何确定哪些患者会对应用 PEEP 产生有益的反应，哪些患者不会。一项研究表明，ARDS 患者中可重新张开肺泡的数量存在很大的差异，为 0%～> 50%[76]。各种关于 OLV 的研究尝试使用不同的方法确定最佳 PEEP，但到目前为止，还没有一个能够对患者进行有效的评估及确定最佳 PEEP 的方法[74, 77, 78]。这也是导致该类患者病死率降低并不明显的原因之一[79]。鉴于 ARDS 患者病情差异较大，如何个体化地根据患者病情找到一个确定最佳 PEEP 的方法是目前亟须解决的问题。

我们尝试多种方法来确定 ARDS 患者最佳 PEEP 值[80]：多次压力 - 容积曲线分析[60, 81–85]、呼吸前后氮测量[86, 87]、经食管肺压力测量[74, 77–79, 88,89]、肺部超声[80] 和滴定 PEEP 的氧合反应[78,79, 82, 90,91]。此外，也探索了应用 CT 扫描确定最佳 PEEP 的方法[90]，尽管其提供了最直接的方法来评估肺复张性（通过视觉分析），但结果显示肺复张性和 CT 扫描得出的 PEEP 并无关联。换句话说，要克服压力并扩张胸廓，不同患者需要不同的 PEEP 来维持整个肺开放［（16.8 ± 4）$cmH_2O$ vs.（16.6 ± 5.6）$cmH_2O$，$P=1$］[92]。

鉴于有证据表明高 PEEP 能使某些 ARDS 患者获益，因此，找到能在床旁应用的简便方法来评估肺的复张性是必要的。尽管各种方法都合理

地建立在肺生理学的基础上，并且每种方法都有一定的数据支持，但上述方法均未能脱颖而出作为"正确"选择理想 PEEP 的临床方法。很明显，在找到理想方法之前，需要进行更多的研究。理想的方法应该是一种针对不同患者情况来确定最佳 PEEP 的个体化方法，理想的 PEEP 不仅可以避免肺不张，提高患者的依从性，而且还能达到最大的氧合效果和最低的无效腔通气，而不会对肺部造成损伤和对血流动力学造成影响。实际上也可能根本不存在"最佳 PEEP"[93]。基于当前对肺部生理学和 ARDS 病理生理学的了解，以及有关各种通气和 PEEP 的数据，一种合理的能够兼顾良好的氧合效果，较稳定的血流动力学及避免周期性肺不张的初始呼吸机设置应该是：在轻度 ARDS 中使用低 PEEP（5～10$cmH_2O$）的 LTVV 策略，在中度 ARDS 中使用中度 PEEP（10～15$cmH_2O$）的 LTVV 策略，以及重度患者中采用高 PEEP（15～20$cmH_2O$）的 LTVV 策略[94,95]。

## （二）容许性高碳酸血症

ARDS 患者呼吸机管理的重点是最大限度地减少机械通气对肺部造成的损害，并提供充足的氧气。鉴于 LTVV 策略取得了良好的治疗效果，因此掌握如何应对使用 LTVV 策略后产生的肺部生理改变就显得非常重要。LTVV 策略中较低的潮气量常见的后果之一是分钟通气量的减少，导致 $PaCO_2$ 的增加（高碳酸血症）及 pH 的降低（酸血症）。$PaCO_2$ 和 pH 可以在一定程度上独立管理，接受这种医源性高碳酸血症状态及酸血症，以换取较低肺泡压力及减少肺泡过度扩张的保护性通气策略，被称为容许性高碳酸血症（permissive hypercapnia, PHC）[96, 97]。

为了减轻高碳酸血症和酸血症的程度，应将呼吸机设定为自动 PEEP 以限制最高呼吸频率[98]。除此之外，还应尽量减少无效通气，吸气及呼气管道都应在合理的范围内尽量缩短，应用具有加热功能的加湿器来代替热湿交换器[99, 100]。如果

采取了这些干预措施，而 $PaCO_2$ 仍然继续上升，我们需要控制 $PaCO_2$ 的上升速度，不应使其上升过快。理想情况下，应控制 $PaCO_2$ 上升速度低于 10mmHg/h，在 $PaCO_2$ > 80mmHg 的情况下，上升速度应控制在更低的水平，这将有利于人体启动细胞内外各种调节机制来适应这种情况[101]。在这些系统的调节下，人体具备耐受高达 373mmHg $PaCO_2$ 的能力，而无严重不良后果[102]。

对于是否应该纠正酸血症，如果需要，应该如何纠正，尚无共识。有趣的是，在 ARMA 试验中显示，LTVV 通气策略可使平台压维持在 < 30cmH$_2$O 的水平，第 1 天时，通过碳酸氢钠的输注和通气频率的增加，患者的 pH 已纠正至 7.38[82]，然而另外三项证实 LTVV 无益处的试验显示：第 1 天患者的 pH 分别为 7.29[103]、7.28[104] 和 7.34[105] 这表明不是必须将 pH 值严格纠正至正常水平[106]。不将 pH 调至正常的原因包括：患者可能从高碳酸血症引起的酸中毒中获益，以及可能由于纠正酸中毒而对患者造成新的伤害[107, 108]。应用碳酸氢钠治疗酸中毒会加重高碳酸血症并增加细胞内酸度[109]，而且即使应用大量碳酸氢钠对血清 pH 的改善也并不显著，因此并不建议使用碳酸氢钠进行治疗[94, 110-112]。使用除碳酸氢钠以外的其他药物，如 Carbicarb 或三羟甲基氨基甲烷（THAM 或氨三醇）可以缓解此类问题，因为此类药物中和酸性的同时并不产生额外的二氧化碳[113, 114]。因此，我们的目标是，优先使用 Carbicarb 或 THAM 将 pH 保持在 7.15～7.20，并在必要时使用碳酸氢钠[109]。

有大量数据表明，中度高碳酸血症（通常独立于酸血症）通过直接减轻机械通气引起的炎症和呼吸机相关肺损伤来减轻肺缺血再灌注损伤，在早期肺炎和败血症的患者中对肺起到保护作用，并且可以减轻肺动脉高压患者的肺血管重塑，抑制多种病理状态下肺泡毛细血管通透性的增加[99]。尽管有这些潜在的益处，但高碳酸血症也有一些危害。数据显示，它可能会在损伤后减慢肺上皮细胞修复，增加细菌传播速度，使败血

症中的中性粒细胞受损，加重肺动脉高压，导致右心室功能障碍并降低肺泡液清除率[115]。但是，在 ARDS 的情况下，尚无临床试验证实 PHC 会使该类患者获益。ARMA 试验的另一个结果表明，在常规通气组中，高碳酸血症性酸中毒可减少 ARDS 患者的 28d 病死率，而在控制并发症和肺损伤程度的 LTVV 组则无差异[116]。因为 PHC 组同时给予具有保护效果的 LTVV 通气策略，所以目前尚无法确定 PHC 是否会使 ARDS 患者获益。

### （三）神经肌肉阻滞药的应用

ARDS 患者经常发生自主呼吸与呼吸机的对抗，导致二氧化碳的产生增加及氧合减少。虽然已证实神经肌肉阻滞药可以改善 ARDS 患者的氧合作用[109]，但它同样还导致重症患者的呼吸乏力[117]。是否应该应用此类药物尚无定论，一项 Meta 分析表明，短期输注苯磺酸顺沙曲库铵（< 48h）能够降低 28d 死亡风险、ICU 死亡风险及出院时死亡的风险。在 LTVV 治疗的中度至重度成人 ARDS 患者中应用该类药物能够降低气压伤的风险，且不增加患者的机械通气时间及 ICU 相关并发症的发生概率[118]。

### （四）液体管理策略

由于 ARDS 中存在淋巴引流受损和血管通透性增加，在包括血容量异常等任何静水压力增加的情况下，ARDS 患者更有可能发展为肺水肿。考虑到这一点，建议采用一种保守的液体管理策略来减少 ARDS 患者肺水肿的发生。

ARDSnet 小组进行的液体和导管治疗试验（FACTT）证实了这一假设。1000 名 ARDS 患者随机分为两组，使用中心静脉压（CVP）或 PAOP 确定容量状态，分别给予不同的治疗方案：液体保守组（目标 CVP < 4mmHg 或 PAOP < 8mmHg）和一个液体自由组（目标 CVP 为 10～14mmHg 或 PAOP 14～18mmHg），期限为 7d。比较了 7d 的累积液体，液体保守组 7d 内的累积液体平衡为（-136 ± 491）ml，液体自由组

为（6992±502）ml（$P < 0.001$）。尽管 60d 的病死率没有显著差异，但保守组与自由组相比，在开始的 7d 内，肺功能开始得到改善，肺损伤评分降低。在开始的 28d 内，保守组脱离呼吸机的天数 [（14.6±0.5）vs.（12.1±0.5），$P < 0.001$] 和脱离 ICU 的天数 [（13.4±0.4）vs.（11.2±0.4），$P < 0.001$] 均优于自由组，而且，在研究期间休克的发生或在最初 60d 使用透析的概率并没有增加（10% vs. 14%，$P=0.06$）[119]。保守液体管理的 FACTT 方案很复杂。因此，创立了简化的 FACTT Lite 方案，通过回顾性研究发现，尽管与 FACTT 的液体保守方案相比，其累积的液体量更大，但它具有相同的临床效果和安全性[120]。

从 ARDS 的角度来看，将 CVP 控制在 4mmHg 或 PAOP 控制在 8mmHg 以下是一个合理的目标，但在实际临床治疗中，保证终末器官的有效灌注更加重要。在应用 FACTT 方案进行液体管理时，保守组的平均 CVP 和 PAOP 仍远高于设定的目标，表明即使在进行试验时也难以实现这些目标[121]。另一个可能改善液体平衡的辅助手段是使用白蛋白代替晶体，特别是与呋塞米联合使用。现有数据表明，使用白蛋白似乎可以改善早期 ARDS 患者（$< 72h$）的氧合及液体平衡，但病死率没有变化[115, 122]。

### （五）俯卧位治疗

几十年来，俯卧位的机械通气一直被用作仰卧位的替代疗法，以改善肺疾病患者尤其是 ARDS 患者的氧合状况。但这种效果产生的机制尚不确定，可能是多因素的。最重要的机制可能是俯卧位改善了气体交换，降低了胸腔和腹腔内容物对肺的挤压，改善了肺灌注，从而改善 V/Q 匹配并降低分流[123-128]。2013 年，一项招募了 466 名重度 ARDS 患者的多中心前瞻性随机对照试验，将患者分为仰卧位和俯卧位两组，最开始的 12～24h 对纳入俯卧位的患者进行至少 16h 的俯卧位训练。俯卧位组的 28d 死亡率低于仰卧位组（16.0% vs. 32.8%，$P < 0.001$），危险比 0.39

（95%CI 0.25～0.63）。未调整的 90d 死亡率也是俯卧位组较低（23.6% vs. 41.0%，$P < 0.001$），危险比为 0.44（95%CI 0.29～0.67）。除了仰卧位组心搏骤停的发生率较高外，其他并发症发生率两组之间的差异并不显著[129]。

另一项 2015 年的 Meta 分析（包括上述 2013 年的研究）发现，与仰卧位相比，俯卧位具有降低 ARDS 患者死亡率的趋势（41% vs. 47%，RR 0.90，95%CI 0.82～0.98，$P=0.02$）。由于纳入的研究具有中等偏高的异质性，因此，未发现该效应具有统计学意义（$I^2$ 61%，$P=0.01$）。亚组分析表明俯卧位能够降低 LPV 死亡率（RR 0.73，95%CI 0.62～0.86，$P=0.0002$），以及降低了俯卧位持续时间 $> 12h$ 的死亡率（RR 0.75，95%CI 0.65～0.87，$P < 0.0001$），该项结果纳入的研究异质性较低（$I^2$ 46%，$P=0.12$）。研究还发现，俯卧位与心脏事件或呼吸机相关性肺炎的增加无关，但与褥疮（RR 1.23，95%CI 1.07～1.41）和气管内插管脱位的发生率增加相关（RR 1.33，95%CI 1.02～1.74）。作者的结论是，在进行其他有创治疗方法之前，应尝试俯卧位治疗，因为俯卧位治疗带来的严重并发症较少[130]。另一项 2015 年的 Meta 分析同样证实俯卧位治疗并不能降低死亡率（OR 0.76，95%CI 0.54～1.06，$P=0.11$，$I^2$ 63%）[131]。在能够处理俯卧位治疗带来并发症的医院，可以应用该方法治疗 ARDS；但是，在广泛开展俯卧位治疗 ARDS 前，还需要进行其他随机对照研究以确认该方法能够使该类患者获益。

### （六）肺血管扩张药的应用

ARDS 患者中，由于肺泡单位的功能丧失常存在通气 - 灌注增加不匹配。吸入的肺血管扩张药（如一氧化氮、前列环素）能够选择性地扩张血管，并通过改善通气良好的肺泡而改善通气 - 灌注匹配，进而起到改善氧合的作用。另外一个优点是，这些药物的半衰期非常短，这使其仅在肺部发挥作用，并且避免了如低血压等全身性不良反应。

但对 ARDS 患者是否应吸入一氧化氮进行治疗是有争议的，一些随机临床试验和 Meta 分析对该问题进行了研究[132]。但这些研究均未显示出在 ARDS 患者中使用一氧化氮可降低死亡率，只能够短期内改善患者缺氧状态。此外，不止一项 Meta 分析表明，使用一氧化氮可导致肾功能损伤[133,134]。2014 年以来的各项研究均表明，无论是轻度还是中度 ARDS，一氧化氮均不能降低成人或儿童 ARDS 患者的死亡率（RR 1.12，95%CI 0.89～1.42；$P$=0.33；$n$=740，7 次试验，$I^2$ 0%），同样，也不能降低严重 ARDS 患者死亡率（RR 1.01，95%CI 0.78～1.32；$P$=0.93；$n$=329，6 次试验，$I^2$ 0%）[135]。

与一氧化氮类似，ARDS 患者中应用前列环素虽然可以改善氧合并降低肺动脉压，但并不能降低死亡率或改善预后[121]。因此，不建议在 ARDS 患者中常规使用吸入性肺血管扩张药，但可以将其临时用于难治性严重缺氧的患者的治疗。

### （七）体外治疗技术

早在 20 世纪 60 年代，就有人建议将体外治疗技术作为呼吸衰竭治疗方法的一种补充[136, 137]。早期关于体外治疗技术治疗 ARDS 的结果并不令人满意，这可能是由多种原因造成的，其中最重要的原因是 ECMO 设备相关的出血并发症，以及并非应用真正的保护肺功能的机械通气策略（LTVV 之前的时代）[138-140]。尽管如此，基于这一证据，在临床研究之外，并不建议在 ARDS 的治疗中常规使用 ECMO。

2009 年，公布了针对严重成人呼吸衰竭（CESAR）进行常规通气及 ECMO 的治疗结果。这是一项英国的多中心随机对照试验，纳入了 180 名患者，其中 LTVV 组 90 名患者，LTVV-ECMO 组 90 名患者。LTVV-ECMO 组的 90 名患者中，有 68 名患者（75%）接受了 ECMO。结果表明，与 LTVV 组相比，LTVV-ECMO 组

的 6 个月无残障生存期更好（63% vs. 47%，RR 0.69，95%CI 0.05～0.97，$P$=0.03）。在 6 个月的随访中，进行 ECMO 治疗的患者获得了 0.03 质量调整生命年（QALY）的受益，寿命模型预测 ECMO 的每质量调整生命年的成本为 19 252 英镑（19 000 美元）。有研究者建议，将 Murray 评分 > 3.0 分或 pH < 7.20 的严重但有潜在可逆性呼吸衰竭的成人患者转移到能够开展 ECMO 的中心进行治疗，这样能够显著提高无严重残障生存率[141]。

同年，甲型 $H_1N_1$ 流感大流行，导致严重 ARDS 患者的数量急剧增加。其促使对严重的难治性低氧血症患者使用 ECMO 作为抢救疗法，但这次结合了保护性通气策略。国内和国际来源的数据表明，患有严重低氧血症的患者尽早使用 ECMO 可以获得较好的治疗效果[142-144]。这些结果与 CESAR 试验的结论相一致，因此许多专家建议将 ECMO 至少作为一种抢救疗法纳入 ARDS 的治疗手段中[9, 68, 145-146]。2015 年，研究人员系统地回顾了有关 ECMO 应用的相关试验。然而，由于 2000 年之后机械通气和 ECMO 技术的显著进步，各项研究之间有较大的异质性，无法汇总研究数据，进行 Meta 分析。虽然该研究表明，在急性呼吸衰竭患者中使用 ECMO，可以获得一定治疗效果，但仍然没有得出死亡率明显下降的结论[147]。

1978 年出现了一种名为体外二氧化碳去除技术（$ECCO_2R$）的治疗方法，以解决低频正压通气（LFPPV）带来的高碳酸血症，该技术被认为可在保持潮气量为 10～15ml/kg 情况下，通过将呼吸频率降低至 1～2 次呼吸 /min 来减少气压伤[133]。尽管 LTVV 已经取代了 LFPPV，但 $ECCO_2R$ 仍然是解决 LTVV 伴随的高碳酸血症的有效手段。ARDSNet 数据库的回顾性分析表明：$ECCO_2R$ 的应用使得更大超保护潮气量（< 4～6ml/kg PBW）的机械通气变为可能，这样可以将平台压降至 30cmH2O 以下，从而使患者获益[148]。与 ECMO 一样，$ECCO_2R$ 已经开发

出了具有更低灌注量和更高效气体交换的新一代设备。与 ECMO 相比，$ECCO_2R$ 仅仅需要较低的流速（300～1000ml/min 与 3000～5000ml/min）就能够去除 $CO_2$ [80]。这使得应用更小的插管和设备变为可能，并且使 $ECCO_2R$ 能够像连续肾脏替代疗法（CRRT）一样，应用范围更加广泛，而不仅仅只限于去除过多液体和有害物质。目前关于 $ECCO_2R$ 治疗 ARDS 的研究并不是很多，但有较好的应用前景。2009 年的一项前瞻性队列研究表明，采用 6ml/kg PBW 的 LTVV 策略治疗 72h 后，ARDS 患者的持续平台压为 28～30$cmH_2O$，在潮气量减少至 4ml/kg PBW 后，其平台压有所降低，但难治性高碳酸血症在使用 $ECCO_2R$ 72h 后，$PaCO_2$ 有所下降［从（73.6±11.1）mmHg 降至（47.2±8.6）mmHg，$P < 0.001$］，且足以使动脉 pH 正常化［从（7.20±0.02）升至（7.38±0.04），$P < 0.001$］。这使得继续使用 3.7～4.6ml/kg 超保护性潮气量以维持降低的平台压变为可能，该组中还观察到肺细胞因子浓度降低 [149]。

此后，一项针对 79 名患者使用 $ECCO_2R$ 超保护性 LTTV 策略（3ml/kg PBW）或标准 LTTV 策略（6ml/kg PBW）的随机对照试验结果显示，与对照组相比，重度 ARDS 组患者 60d 无呼吸机天数明显改善［（40.9±12.8）d vs.（28.2±16.4）d，$P=0.033$］，镇痛药和镇静药的使用显著减少，IL-6 水平显著降低，且自主呼吸比例增加。值得注意的是，该研究由于注册的限制，纳入患者并没有达到预先设计的样本量，这可能不利于得到 28d 或 60d 内减少机械通气时间或重症监护和住院时间的阳性结果。因此，需要进行亚组分析 [150]。

在严重急性呼吸窘迫综合征中，由于难治性缺氧和（或）高碳酸血症伴酸中毒，常常导致终末器官灌注受损，$ECCO_2R$ 和 ECMO 是比较有效的治疗方法。在较轻的病例中，尚不确定 $ECCO_2R$ 或 ECMO 的应用是否能够使该类患者获得比传统方法更大的益处。由于体外治疗技术常常需要和其他治疗方法相结合（如早期下床活动

和减少镇静 / 镇痛药物的使用），这就使排除其他干扰因素而专门针对这一问题进行临床疗效的研究变得较为困难。且由于这些治疗方法对医护人员的技术水平及协作能力要求较高，故这些技术只能在水平较高的医疗中心开展。

## 五、ARDS 患者的预后

ARDS 的幸存者中，在出院时常存在一些并发症。原因有两点：一是引起 ARDS 的病因可能仍然存在，如创伤仍在恢复期，二是较长的 ICU/住院时间所致。尽管肺部是 ARDS 的主要发病部位，人体其他主要器官同样受到影响。

ARDS 幸存者中常常发生神经系统并发症。几乎神经认知功能的所有方面都受到影响，如记忆力（短期和长期）、注意力、视觉空间能力及语言能力。据报道，ARDS 患者出院后早期神经认知功能障碍的发生率为 40%～100%，在 12 个月时仍然存在 34%～78% [151-153]。在精神系统并发症中，最常见的是焦虑、抑郁和 PTSD。据报道，至少发生一种精神疾病并发症的比率为 62%～66%，其中 42% 的 ARDS 幸存患者中有 2 种或 2 种以上的精神系统并发症 [50, 154]。

ARDS 对幸存者生理功能有着较为深远的影响。在一项研究中，生理功能受损的发生率在 2 年时为 66% [52]。而且，这种生理功能受损会持续较长的时间，一项前瞻性队列研究对纳入的 109 名患者进行了 6min 步行试验测试：呼吸功能在 1 年时只能恢复到预测值的 66%，在 5 年时为预测值的 76% [155]。

尽管 ARDS 累及的主要器官是肺，但大多数患者通常能够获得较好的呼吸功能恢复。一项研究表明，出院时约 80% 患者有换气功能的降低，20% 患者有通气性功能障碍，20% 患者有限制性通气功能障碍 [156]。在 6 个月时，肺活量通常能恢复到正常值的 80%，并且在 5 年时，弥散能力也恢复正常 [53, 54, 157]。多数患者不需要长期吸氧治疗 [54]。

总体而言，ARDS 患者出院后经常需要针

对并发症进行后续治疗。一项研究表明，出院后 1 年内死亡率高于住院死亡率（分别为 41% 和 24%，$P < 0.0001$）。在存在并发症、高龄及出院后进入非专业机构进一步治疗的患者中，死亡率更高[158]。此外，另一项研究表明，经过一段时间的适应或工作的再培训后，ARDS 患者中有 77% 能够重返工作，其中 94% 患者继续从事原来的工作[53]。对于在 ARDS 发生之前有良好的肺功能储备的患者，通常能够较为快速地获得康复。

Sandra Starnes　Julian Guitron　著

李培文　董思远　李文雅　译

## 一、呼吸道异物

吸入异物是一种严重的，并可能引起致死的疾病。1897 年，被认为是支气管镜之父的德国耳鼻喉学家 Gustav Killian 首次实施呼吸道异物取出术。他用硬质食管镜将一块猪骨头从右主支气管取出 [1]。另一名耳鼻喉学家 Chevalier Jackson 在 20 世纪早期发明了带照明的硬质支气管镜和几种支气管活检钳。他建立了支气管异物治疗的基本原则，其中大部分原则沿用至今 [2]。数十年后，即 20 世纪 60 年代，Shigeto Ikeda 发明了软式支气管镜 [3, 4]。

呼吸道异物可发生于任何年龄段；但在儿童中发病率最高。虽然大部分文献报道主要关注于儿童气管异物的诊治，其实大部分的处理原则同样适用于成人。诊断及时，深思熟路后制订的一套逐步治疗计划，该计划需能应对常见的治疗挑战，有最有经验的人员可用，以上这些都是成功诊治的关键所在。

### （一）流行病学和病因学

高达 75% 的气管异物病例发生于 3 岁以下的幼童 [5, 6]。这个年龄组的高发病率，反映了儿童在说话、跑步或玩耍时趋向于用嘴探索世界。此外，这个时期的儿童后牙发育尚不完全，同时吞咽和气道的神经肌肉保护机制也不成熟。男童占大约 60% 的儿童病例 [5]。吸入异物的种类因国

家而异，主要受饮食习惯和传统影响。有机物占 68%～86%，坚果和果核是最常见的异物 [5, 7]。

成人异物吸入的文献报道数量极其稀少，而且多数文献报道的病例数也很少。年龄在 48—65 岁的男性患者占到总体患者的 60%～69% [8-10]。一些危险因素，如神经功能受损、酗酒和牙齿治疗，对大部分气管异物但绝非全部的病例适用。有机异物占 59%～84%，其中骨头是最常见的异物 [8-10]。

### （二）临床体征和症状

呼吸道异物最常见的表现，先是窒息发作，然后是咳嗽和呼吸困难。这 3 个阶段的症状主要是来自于呼吸运动。当在异物吸入后，患者会立即出现剧烈的咳嗽、窒息感和作呕感。异物阻塞气流或喉痉挛可以引起急性呼吸道阻塞。如果患者能够从第一阶段存活而异物依然存在，那么将进入病程不定的第二阶段。在第二阶段，异物滞留，反射疲劳，即时反射症状减弱。因此这个阶段最容易出现问题。许多患者在此阶段延误了诊断或被忽略了。在第二阶段，因为患者缺少临床体征和症状，临床医生会错误认为患者没有异常，同时极少考虑气管异物的可能性。在第三阶段，长期气管异物滞留会导致气道阻塞、腐蚀或感染。体征包括发热、咳嗽和咯血。并发症包括肺不张、肺炎或肺脓肿。

60%～76% 的儿童都有窒息史 [11-13]；但是，家长可能忽视这一重要的症状，甚至在气管异物

被取出后也没有明确的印象。稍大一些的儿童有时会拒绝承认有过这段窒息症状，因为害怕被家长责备。尽管如此，6%～9% 的儿童会表现出严重的呼吸困难 [12, 13]。

目前临床上对有哮喘或喘鸣症状的儿童予以抗生素和激素治疗，而这可能掩盖残存气管异物所引起的临床体征和症状。应用这些药物后，症状的消除并不总是能证明疾病诊断明确。事实上，喘息的消失或者肺炎暂时消退可能仅仅意味着患者对气管异物的反应被临时控制了。完成治疗后，症状再次出现时，内科医生应该提高警惕，患者有可能吸入异物的可能性。

有异物误吸（窒息发作）病史的成人较少（38%～55%），这可能是因为成人的气道更粗大，严重的呼吸窘迫更罕见 [8, 10]。成人患者常表现为并发症症状，例如肺不张、反复发作的肺炎、慢性咳嗽或者咯血。有时直到行纤维支气管镜检查时才发现气管内异物。

在儿童病例中，异物发生在右侧支气管的概率是 52%～58%，在左侧支气管的概率是 33%～40%，气管的概率为 5%～7% [5, 11, 14]。在成人病例中，异物发生在右主支气管的概率是 67%～76%，在左主支气管的概率是 16%～32%，在气管的病例极其罕见 [8, 10]。

### （三）诊断

对于病情稳定的患者，当怀疑有气管异物时，胸部 X 线片（CXR）是标准的初步检查方法。仅有 8%～16% 的气管异物是不透 X 线的 [5]。能够间接提示气管异物的表现包括如下：空气潴留、肺不张或炎症浸润。无论儿童或成人，13%～29% 患者的胸部 X 线片可能无明显异常，而在后续的诊断中才发现有气管异物 [5, 10, 14]。吸气相或呼气相的影像对于诊断空气潴留有帮助。Jackson [15] 描述了可透 X 线的气管异物的病理生理改变。起初，异物构成了一个旁通活瓣，允许气体的进出。在此阶段，影像学检查可为正常表现。随着异物周围的支气管壁逐渐水肿，单向活瓣形成。在吸气时，支气管扩张允许气体进入。而在呼气时，支气管收缩，异物周围间隙被封闭，气体无法排出。最终导致空气潴留（阻塞性肺气肿）。影像学的表现，当单向活瓣形成，吸气相的影像是正常的，然而呼气相时，受累的肺叶表现为过度充气状态，同时纵隔偏向对侧（图 113-1）。如果因为儿童呼吸急促或无法配合，

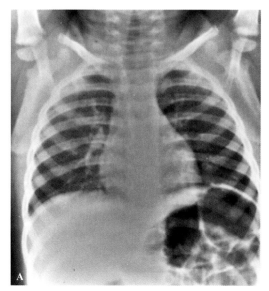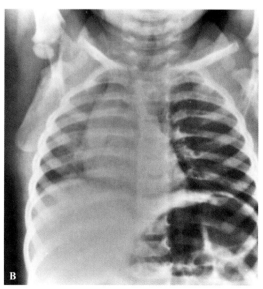

▲ 图 113-1　A. 吸气相前后位胸部 X 线片；B. 呼气相前后位胸部 X 线片。注意左肺野潴留的气体影，病因是左主支气管内 1 粒花生米阻塞

无法行吸气相和呼气相的影像检查，那么侧卧位的胸部 X 线片或荧光纤维支气管镜可能会检查到空气潴留。最后，当支气管黏膜水肿到同时阻塞吸气和呼气时，在影像学上将表现为阻塞性肺不张。这种并发症较晚，一般需要数天或数周时间。

许多文献评价了气管异物各种诊断方法的敏感性和特异性，以避免对没有气管异物的患者行不必要的纤维支气管镜检查。Heyer[1] 汇总了 160 名怀疑有气管异物的儿童患者（其中 122 名儿童被证实确实存在气管异物）的临床、影像学和实验室检查结果，并对这些结果的预测性能进行评估。在所有患者中，74% 的患者胸部 X 线片提示有异常，其中 86% 被确诊为气管异物，37% 被证明无气管异物。多因素分析结果显示风险预测因子如下：胸部 X 线片提示局部过度通气，有过呛咳或窒息病史，白细胞数量 > 10 000/μl。所有具有以上 3 种风险因素的患者，支气管镜检查均确诊为气管异物，相比之下，没有上述症状或病史的患者中，只有 16% 患者被确诊为气管异物。

胸部 CT 配合（或不配合）虚拟纤维支气管镜广泛应用于成人检查，同样也已应用于儿童。在一项包含 1024 名气管异物误吸的儿童患者中，

141 名（14%）患者胸部 X 线片表现正常。这些患者再行胸部 CT 检查，提示 89% 患者异常[12]。少数系列研究发现，对可疑有气管异物的儿童行肺 CT 检查，如果 CT 结果为阴性，则可基本排除气管异物的可能性；然而，假阳性的可能高达 30%[16,17]。在大部分病例中，对于儿童患者 CT 检查是没有必要的，仔细的判断能够减少不必要的辐射暴露。

### （四）治疗

对于儿童和成人来说，吸入异物很少表现为紧急突发事件。声门上的、声门的和气管的异物会更容易引起急性突发事件，并伴有严重的呼吸窘迫。这些患者可能逐渐成为完全的气道阻塞，必须当成呼吸道急症处理。支气管异物多数情况下不会导致急症，除非病变完全阻塞一侧主支气管，造成低氧血症。这类患者也必须送到手术室立即行气管异物吸出术。对于病情稳定的患者，在计划和治疗手段准备充分后，同时对可能发生的并发症做好应急准备后，理想的治疗是立即行内镜清除阻塞物。治疗计划准备不充分，又缺少有经验的人员或没有合适的器械都会导致救治失败，增加并发症的风险（图 113-2）。如果病

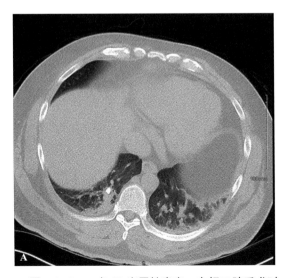 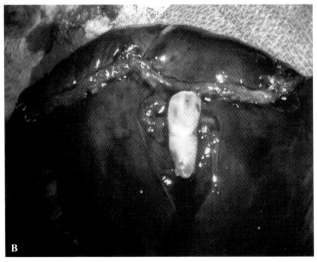

▲ 图 113-2 一名 39 岁男性患者，在行口腔手术时，误吸一颗牙齿。耳鼻喉医生和呼吸科医生分别尝试取出异物，但均未成功。导致牙齿被推到远端气道。最后通过荧光纤维支气管镜的引导，利用胸腔镜楔形切除肺叶将牙齿取出

A. 肺 CT 显示牙齿在远端气道停留固定；B. 术中图片显示楔形切除的肺叶标本，以及从肺叶中取出的牙齿

情没有立即危及生命，治疗措施应当尽量全面而细致。Great Ormond Street 医院进行了一项研究，共有 151 名儿童行气管镜治疗，同样的治疗团队对这些儿童进行治疗，结果显示，对比当天治疗和第 2 天治疗，并发症没有显著差异[18]。

### 1. 干豆子和豌豆

相对于其他大多数的气管异物而言，干豆子和豌豆具有独特的特点。当支气管被干豆子堵塞超过 24h，豆子会吸收水分并膨胀，甚至会导致豆子表面破裂（图 113-3）。随着豆子膨胀，气道狭窄越来越明显，豆子和支气管壁的空间逐渐变小，活检钳无法通过，想要取出豌豆极其困难。这种情况下，冷冻探针会很有用处，我们将在本章后面进行深入讨论。多数在农场长大的孩子，在小时候会被教育不要在储存干豆子或豌豆的谷仓附近玩耍，目的是防止窒息发生。

### 2. 术前准备

当异物吸入后并没有造成急症时，外科医生应该向患者或家属收集尽可能多的信息，以便在进手术室前准备好必需的器械和相关人员。了解

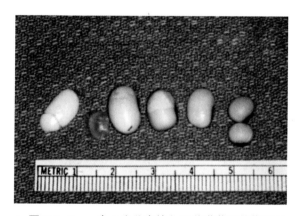

▲ 图 113-3 一个 8 岁儿童掉入了装满黄豆的拖拉机中；他被完全淹没于黄豆中，并吸入了许多黄豆。图中左侧的 4 粒黄豆是吸入气道中的，右侧的 2 粒是他的父亲带过来作为对比的。这些黄豆从地里收割后含有 13% 的水分，而从患儿气道中取出的豆子的尺寸是其 2 倍大。尽管术前出现了发绀，但该患儿恢复良好，并无后遗症

经许可转载，引自 Holinger LD. Foreign bodies of the airway and esophagus. In: Holinger LD, Lusk RP, Green CG, eds. *Pediatric Laryngology and Bronchoesophagology*. Philadelphia, PA: Lippincott—Raven; 1997: 236.

异物的性质对手术非常有帮助。大多数成人可以明确地描述物体的性质。对于儿童，家长可能知道或只是猜测异物是什么。如果不会有太长耽搁的话，家长应返回家中取一份异物相似物。如果这种方法行不通，可以让家长画出尽可能准确的物体形状。尽可能弄清楚异物是有机物还是无机物，异物大小、形状，或是有无边缘，这些对治疗都会很有帮助。如果能获得一份异物相似物，下一步应试验用哪种支气管和活检钳最适合取出异物。与护士和麻醉医生的沟通是必要的。在任何气道操作前，外科医生必须花时间与麻醉医生讨论下一步的治疗操作，以期麻醉管理和气道操作方案一致。与治疗组的成员讨论取出异物的每一项步骤，让他或她清晰地明白在治疗过程中承担的角色。

### 3. 器械

一套齐全的支气管是必备的，并且要功能完好（图 113-4）。由于缺少器械而造成异物取出失败或是患者死亡是不能接受的托词。如果没有全套的硬质支气管镜和异物取出钳，那么就不要尝试异物取出术。硬质气管镜有不同的型号和长度（成人直径为 7~14mm，儿童直径为 2.5~6mm）。总体的原则是选择既能够够到异物，同时长度最短和直径最宽的支气管镜。理想情况下，应同时准备 2 套可视喉镜和 2 套可视支气管镜。如果其

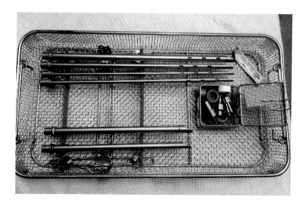

▲ 图 113-4 硬质支气管镜设备

为了便于组装，不同直径的内镜用不同颜色标识，请注意，主气管镜较短，没有侧孔，而支气管镜有侧孔，当远端开口位于主支气管内时，有部分开口用于空气流通，支气管镜可以通气

中一个灯光失灵或是活检钳卡在气管镜内，那么可以立即使用备用的器械。带光源的气管镜可用来放大观察物体。一个可视活检钳会非常有帮助。许多其他设备，如钳取活检钳和吸引管，应该在吸取异物时准备好。

以作者的经验来看，软式冷冻探针已经成为一种非常有用的异物取出设备。冷冻取出术是指通过软式冷冻探针，将异物和周围的分泌物一起冷冻，并整体移出气道的方法。可以通过这种技术移除有机异物和部分无机物，将在本章后续内容中进行讨论。

### 4. 麻醉

对于儿童，术前应尽量避免镇静。应该由家长、麻醉医生和护理人员帮助儿童保持冷静，避免因为哭闹造成异物移位。

在全身麻醉下行异物取出术时，有几点应特殊注意。在有可能造成窒息的操作的情况下，最好保留自主呼吸。如果患者已经完全麻痹，那么他/她将只能依靠封闭良好的气道进行通气和氧合。如果使用硬质支气管镜操作，那么只有部分气腔密闭，允许患者进行少许气体交换，从而形成一个安全网，尤其是在气道短暂消失的情况下。上呼吸道的诱导是至关重要的，普遍的做法是指导患者通过口鼻同时吸入利多卡因，用利多卡因雾化手术区域。在插入支气管镜前，应在喉部和气管局部喷洒4%利多卡因。我们的经验是用低剂量作用时间短的麻醉药物，然后插入硬质的支气管镜。当进入气道后，应尽力创造合适的密封环境，以便给患者进行通气。利多卡因也可以通过支气管镜给药，以减少患者咳嗽。应当尽量避免使用正压通气，因为这样会使异物被推向远端支气管。吸入性药物可以间断地通过硬质支气管镜给药，并以短效的静脉麻醉药物辅助。在吸取异物的过程中，应当给予100%纯氧吸入。在进行异物取出的过程中，如果因为支气管镜刺激引起气道高反应而无法自主呼吸，那么在给予患者低潮气量通气时，可以给予短效去极化肌松药物。

### 5. 技术

硬质支气管镜比较适合气管异物取出术，尤其是对儿童。纤维支气管可以先探查异物所在的位置。对于颈部无法活动的患者或者颈部周围有其他物体的时候，纤维支气管镜也同样有效。纤维支气管镜较多用于成人异物取出术，概率为56%～100%[8, 10, 19]。

当支气管镜插入气管，建立通气后，应与麻醉医生进行细致沟通，以便决定在异物取出的过程中，通气是否需要调整。如果可能的话，也可以应用喷气式通气，因为它可以通过开放的纤维支气管镜系统，与异物取出过程同步进行。整个支气管树应该全面检查，因为9%患者可能存在多个异物[20]。当检查患侧支气管时，应吸除所有分泌物，以保证气道能发挥最佳功能。当接近异物时，应缓慢接近，避免骑跨异物或改变异物位置。同时应当避免将异物推向远端支气管。吸引主要是将异物周围的分泌物吸除，而一般不用于吸取异物。

内镜医生应避免一发现异物就想立即钳取异物的冲动。在试着取出异物时，应当仔细研究异物的大小、形状和位置、可能看不见的部分与周围组织结构的关系。从影像学检查结果可以估计异物表面的形态，内镜医生应警惕可能有尖锐的部分穿透黏膜进入纵隔。当确定好最有利于钳取异物的位置后，活检钳可以深入气管镜。所有的操作动作既要轻柔又要仔细。活检钳不断深入，直到轻轻触碰到异物；如果需要的话，可以将支气管镜稍微退回一点，使活检钳张开。活检钳张开到其尖端越过异物的横径，然后夹闭活检钳。纤维支气管镜的镜头抵住异物，用右手牢牢地控制住活检钳，左手控制纤维支气管镜的进退。左手的大拇指紧紧地夹住活检钳，掌控好活检钳与纤维支气管镜的关系，以达到三者在吸取异物时成为一个有机的整体。纤维支气管镜能够保持声带开放，直到异物从声门移除。在移除出声门前，旋转异物至矢状位，因为这样才能获得喉部的最大腔径。

当异物被从气管和支气管移除后，再次插入喉镜，然后使用支气管镜进行第二次检查。吸出残留的分泌物，重新检查一遍整个支气管，确保没有残渣留下或其他物体残留，同时检查有无明显的气道损伤。必要的情况下可以切除肉芽组织，出血可以应用局部的血管收缩药物进行控制。

在少数情况下，球型异物无法移除，可以将球囊导管润滑，然后通过纤维支气管镜远端到达物体周围。球囊充气后向外牵拉，使物体向近端移动，以便移除异物。有时需要行临时的气管切开，以防异物无法通过声门。这种情况在儿童中更为常见。如果异物无法移除，那就需要行开胸手术。异物长时间滞留需要行肺叶切除术，慢性梗阻会导致毁损肺。

目前已经发展了取尖状物体的特殊技术。第一步是确定尖端的位置。首先将尖端被游离出来，然后用纤维支气管镜套住。完成这项动作需要将物体推向远端，使尖端显露，然后使纤维支气管镜覆盖在尖端上，而不是将物体拉入纤维支气管镜中。长且带尖的物体经常尖端向上。即使是尖端先进入气管时也是这样。尖端会与黏膜接触，异物调转，尖端在后，异物继续向前滑动（图 113-5）。

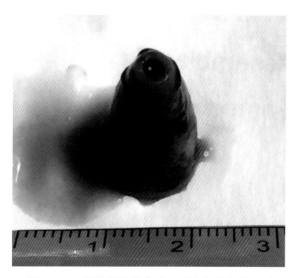

▲ 图 113-5　钢笔帽卡在右肺下叶支气管长达 10 年，期间只有几次肺炎发作。在墨水盒的尖端有一个开口，允许空气和分泌物流出

对于长的带尖的物体，操作技术是沿着支气管靠近物体的长轴。双翼荧光显微镜的应用对这种情况有所帮助。磁铁也可以用来吸取异物。气管支气管树中的大头钉、指甲和大头异物通过向内旋转方法释放、包裹和去除，这种方法同样适用于图钉和带顶头的细针。侧抓钳可以从尖端夹住异物。像拧开红酒瓶塞那样顺时针旋转，固定住这点，使异物的柄与活检钳的长轴在一条线上。然后纤维支气管镜将尖端套入其镜筒内，准备移出异物。如果无法套入尖端，移除异物时应尖端在后。可旋转钳能够旋转尖端，将其拽出。荧光纤维支气管镜可以用于取出肺上叶不透过 X 线的物体、位于肺外周的细针，以及锋利或形状不规则的物体，如假牙套。为了准确定位，必须尽快行荧光纤维支气管镜检查；此项检查需要在有 X 线影像学设备的房间内进行。这项技术看上去简单，但是危险性很大，因为荧光纤维支气管镜无法显现出活检钳和异物之间的组织。

当异物被移到接近咽喉部，两侧声带的压力可能会将异物从活检钳上挤掉。这样可能导致气道完全堵塞，所以必须进行快速有效的处置。需要立即重新建立起气道的畅通性，可通过移开异物或是将异物推向远端支气管，使健侧肺进行良好的通气。气管中的异物消失也可能是异物移到健侧支气管中。这种情况下，由于组织水肿或肉芽阻塞，先前梗阻的肺叶仅有少量空气通过。因为有功能的健侧肺被完全堵塞，所以这样会造成急症。异物必须立即被移除或者重新移到对侧支气管。如果无法看到异物，重新进镜可能就会找到；有时在声门下，或在口腔中、咽喉部、鼻咽部。

一旦重新定位异物，需要重新钳取和移除。"异物脱落"的原因可能来源于活检钳或者异物本身。活检钳的因素包括错误地操作活检钳，活检钳的型号没有选择正确，活检钳本身的质量问题，和活检钳角度调节不佳等。异物本身有 3 个原因能够导致脱落：异物本身的角度问题（解决方法：在声门旋转 90°）；夹取异物不够牢固（解决方法：将异物收入纤维支气管镜的末端鞘内，用左侧大拇指锁住活检钳）；异物本身比喉部空间大（解决方法：将异物弄成小碎片或通过气管切开取出）。

气管异物如果是有机物质，那么用冷冻探针取出会很适合。早期应用冷冻探针取出异物的经验是取不宜钳取的异物，如黏液栓和血块。踩下冷冻探针的踏板持续5~10s，使冷冻探针能够凝固目标异物，然后将异物整体移除。有机物异物如鸡骨头能够被冷冻黏附，然而只有极少的无机物体可以被冷冻黏附（图113-6）[21]。应特别注意受累气道的黏膜。冷冻黏附不要累及正常组织，因为当移除异物时，会将正常黏膜撕扯掉。根据我们的经验，用纤维支气管镜经由硬质纤维支气管镜能够准确地到达异物的中心部位，一旦异物冷冻完成，纤维支气管镜就可以退到硬质纤维支气管镜中，然后纤维支气管镜和硬质支气管镜一起退出气道。探针与异物在纤维支气管镜中仍然结合在一起，在体外后将其放入生理盐水中融化，由助手评价异物的完整性，内镜医生则注意保护气道的安全性。

### （五）术后治疗

在行内镜下取出异物后，患者一般要求住院观察一晚。抗生素只有在术前被诊断为肺炎时才予以应用。在术后第1天，如果患者无发热，并且肺部呼吸音清，那么患者允许出院。但是，如果患者仍然有发热或者有持续肺炎体征或症状，胸部X线片和合适的治疗措施应该予以实施。

### （六）预后和并发症

支气管镜取出异物的成功率为93.7%~99.7%[13, 14, 22]。气管造口术发生率＜0.01%，原因要么是因为异物太大无法从咽喉部取出，要么是因为咽部水肿[13]。据报道死亡率可达0.21%~

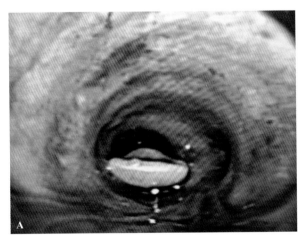
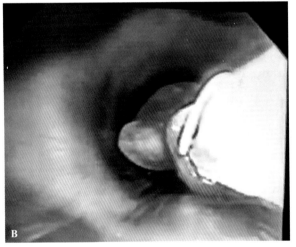
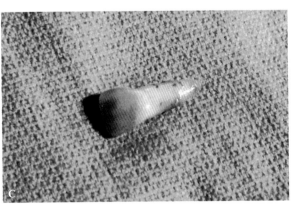

▲ 图113-6　**A.** 门牙在中间段支气管，几小时后被移除；**B.** 经过几次各种活检钳和导管尝试取出异物，但是均以失败告终，最后应用纤维冷冻探针取出异物。图片显示探针和冷冻的牙齿一起进入硬质支气管镜。冷冻的牙齿、纤维支气管镜和硬质支气管镜一起移出气道。**C.** 低温冷冻后的门牙

0.8%[5, 13, 14]。一项大型研究收集了中国 1985—2007 年，共 1428 名儿童气管异物病例，通过硬质纤维支气管镜取出异物的成功率达 99.7%。4 名患者行气管造口术，1 名患者行开胸探查术。死亡率为 0.21%，死亡原因是缺氧。其中 2 例因为误吸干豌豆导致死亡[14]。

术中并发症包括钳取异物失败，因而转为气管造口或是开胸取异物，其他并发症包括气道损伤、出血和低氧血症。术后并发症包括喉头水肿、支气管痉挛、出血、肺不张、肺炎和气胸。一项回顾性分析，包含了 504 名行异物取出术的成人和儿童，研究结果显示共有 42 例发生并发症。曾在外院尝试异物取出术和操作时间更长的患者并发症发生率更高[23]。

外伤性喉炎和喉头水肿的治疗需床头抬高、雾化、消旋肾上腺素和大剂量的皮质类固醇治疗。如果预计可能出现喉头水肿，皮质类固醇治疗应在进手术室前予以应用。喉头水肿的发生率与支气管在喉部的操作时间、操作所带来的创伤成正比例，并与纤维支气管镜型号的大小与喉头的大小是否匹配相关。为了预防喉部水肿，直径小的纤维支气管镜很容易通过喉部，因而更愿意被采用，但是当有正压通气时，可能会有漏气。

在试验移除异物失败后，避免反复进行内镜操作，应等到喉部症状缓解；3～7d 对于喉部缓解就足够了。如果患者已在外院尝试取异物，那么这段等待时期是明智的选择。当然，有严重呼吸堵塞症状的患者除外。

如果最初因为气管肉芽组织出血和化脓性支气管炎而造成内镜取异物失败，那么患者应当给予 3d 静脉注射和雾化地塞米松治疗，同时静脉应用抗生素。这些治疗可以在再次行内镜取出术前缓解损伤的肉芽组织。

## 二、食管异物

### （一）流行病学和病因学

理论上，消化道异物常见，并且具有潜在的严重危险。大部分消化道异物滞留在食管。尽管死亡患者很少，但是其实食管异物能够引起的致病率却最高，因为它有可能引起穿孔和相关纵隔炎。食管异物滞留超过 24h 可以引起并发症的概率最高，所有食管异物都应视为急症。食管异物可以被分为无机异物或"真性食管异物"和有机异物，如食物团堵塞。

食管异物可以发生于任何年龄，平均年龄为 34—50 岁。发病年龄呈现双峰分布，在儿童，平均年龄在 4 岁左右；在成人，年龄分布在 50—60 岁，男性患者稍多，占 56%～63%[24-32]。成人食管异物最常见的病因是食物团，其中以肉食最为常见，其次是骨头。儿童最常见的是无机物或称为"真性食管异物"，最常见的异物是硬币[24, 27, 30-32]。造成食管异物的危险因素包括以下因素：智力障碍、酒精中毒，或者潜在的精神问题。此外，牙齿全部脱落的患者也是食管异物高发人群，假牙就是异物来源。潜在的病理因素包括食管狭窄、运动障碍、恶性肿瘤，或有食管手术病史，这些因素均可引起食物团阻塞。然而，这些病理因素的发病率在不同的研究中差异较大，为 6%～50%[24,25, 27,28, 30, 32,33]。越来越多学者认为嗜酸性食管炎是与食管异物有关的潜在性病理因素，尤其是食物团阻塞。嗜酸性食管炎的诊断指南是由美国胃肠协会定义的：食管功能紊乱，在高倍镜下 > 15 个嗜酸性细胞，对质子泵抑制药治疗无效或 pH 异常[34]。食管异物患者中嗜酸性食管炎的发病率并不明确，因为大多数患者在发生食管异物时并不会对食管进行活检。一项纳入 548 名患者的研究显示，9% 的患者有嗜酸性食管炎，12% 的患者有食物阻塞；然而，只有 27% 的患者做了内镜检查并行活检。与嗜酸性食管炎发病相关的因素包括男性、年龄小、白人，嗜酸性食管炎是食管异物阻塞复发最强的预后因素[27]。

食管异物滞留的位置与吞下的食管异物类型、患者年龄和既往所患疾病有关。上段食管，尤其是环咽肌水平，是最常发生的位置（60%～80%），特别是在儿童中[25, 28, 33]。

## （二）临床体征和症状

典型的食管异物症状包括吞咽困难和吞咽痛。吞咽痛可能是由于异物刺激产生持续的炎症刺激引起的，也可能提示异物通过后所引起的严重黏膜损伤。其他症状包括胸痛、唾液过度分泌、反流和呕吐。如果分泌的唾液无法咽下表明食管完全性梗阻，需要紧急治疗。继发于食管阻塞，同时伴有异物误吸或食管异物压迫气管，均会引起呼吸系统症状，包括咳嗽、呼吸困难或喘鸣。除了需关注食管异物的性质和吞入时间，还应详细询问病史，包括食管异常疾病，如吞咽困难、既往发生食管异物事件、食管或口咽手术、腐蚀性损伤或做过食管扩张术。这些信息有助于医生评价可能潜在的病理学因素和梗阻的程度。

查体时，稍大一点儿的儿童和成人可能会指出吞咽下的异物，而且指出哪一块区域不舒服，但是很少有患者能够准确地确定梗阻的平面。如果梗阻平面位于近环咽肌区，患者有可能准确地指出梗阻的位置。而如果患者指出异物感在胸骨中下段，那么表明异物在食管的可能性大于在会厌的可能性。如果异物感在胸骨切迹上方附近，那么异物可能滞留在会厌或食管。如果颈部出现捻发音、握雪感或是红斑，应特别注意，因为这表明可能出现咽部或是颈部食管穿孔。在食管胃连接部穿孔可能会导致远端的食管裂孔疝伴腹膜炎，而不是胸腔感染。因此，全面的腹部查体应检查是否有腹膜炎体征或肠梗阻体征，这两种症状下应该避免内镜操作。

## （三）诊断

影像学检查应先从颈部和胸部 X 线片检查开始，可以对大多数人造异物和牛排骨头定位，同时评价纵隔或腹腔的游离气体。然而，鸡骨头、鱼骨头、塑料、木头或是大多数玻璃是不吸收 X 线的。前后位和侧位像应该同时拍摄，这样可以区分是食管异物还是气管异物。应避免使用钡剂或是水溶性对比剂。口服对比剂会使患者在行内镜检查过程中造成误吸，同时也会使内镜下异物取出更加困难。此外，高渗性的泛影葡胺如果被误吸，会增加肺水肿的风险。对于有症状的患者，即使影像学检查结果正常，也不能除外内镜检查的必要性。有一种情况下，口服对比剂会有帮助，即检查和影像学怀疑有食管穿孔时。对于 X 线片上不显影的异物，CT 检查会有意义，同时对穿孔的诊断更为有利（图 113-7）。结合既

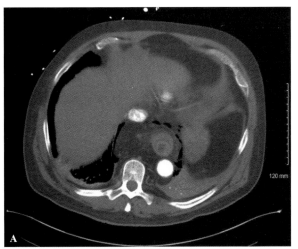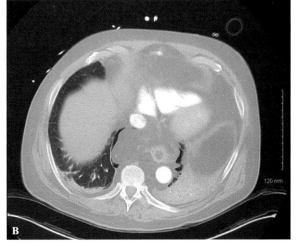

▲ 图 113-7　一名 67 岁男性患者诊断为食物阻塞。在外院行内镜检查，发现食物团完全阻塞食管管腔。尝试移除食物团，考虑有食管破裂的可能性。CT 提示纵隔内食管周围有大量积气。远端食管有食物堵塞。内镜检查提示食管胃连接部有阻塞的食物团。食物团最终被取出，放置食管支架

A. 纵隔窗显示远端食管有堵塞的食物团；B. 肺窗提示纵隔气肿

往的临床病史和（或）持续的症状，即使影像学检查结果为阴性，内镜检查也是必要的。

### （四）治疗

因为许多异物可能自行通过食管下行，因此堵塞食管的异物应该及时取出。某些情况下推荐使用急诊内镜检查，如严重的食管堵塞、盘状异物和锋利的异物滞留在食管中[35]。在其他情况下，如果患者没有严重的症状，可考虑其他治疗方式。但是，异物不能滞留在食管内超过 24h，因为这样会增加并发症发病率[35]。评估患者气道状态也很重要，如果近端气道出现梗阻，则可能需要气管插管。

如果想检查近端喉咽部和环咽肌肉区堵塞物，可以应用硬质食管镜或直视喉镜。纤维内镜用以检查中段和下段食管阻塞物，可以在镇静或全身麻醉下操作。应准备好多种器械用于取出异物，如鼠牙样或鳄鱼口样活检钳、切除息肉用的套圈、篮网、短的和长的套管、异物保护套等（图 113-8）。如果有可能，在行内镜取异物前，应该用相似物体进行模拟，在体外模拟取异物。对于锋利的异物，套圈和活检钳最有用，而回收网和篮网对小的、钝的物体最适合。使用套

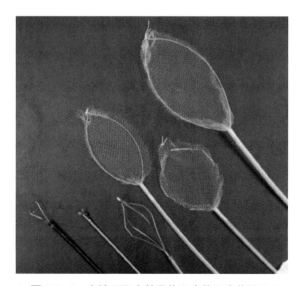

▲ 图 113-8 内镜下取食管异物和食物阻塞物的工具
从左到右为三脚架回收装置、鼠牙活检钳、息肉回收篮网、Roth 网（标准卵圆形、八角形、巨大形）

管有几点好处：气道保护；有多个异物或是需要分块取出异物时，重复多次插入内镜变得更容易；在移除锋利的物体时，可以保护食管黏膜（图 113-9）。食管插管加套管有造成下咽部损伤的风险。如果堵塞物位于近端，插入套管可能会非常困难。此外，套管经过食管上段的括约肌，会干扰空气通畅，使食管腔的可视化更加困难。短的套管可以用于气道保护，保护上段食管和咽部，而长的套管可以给远端食管和下段食管括约肌提供额外的支撑保护。但是长的套管使用起来更加笨拙，在取出胃内锋利异物时，长套管更加有优势。保护罩比套管更好用一些，患者也更舒适一些；这些器械经常用于保护下段食管括约肌，在取出胃部异物时用处很大。

#### 1. 无机"真性"异物

硬币是最常见的被吞入消化道的人造异物，尤其是儿童患者。喉镜或内镜下取出是最常用的方法。对于食管内有硬币的无症状患者，可以考虑进行一段时间的观察，患者不会有特殊病理改变，很多患者的硬币可以自行滑落[35]。一项收集 168 名 21 岁以下无症状患者的研究发现，根据堵塞的位置不同，异物自行滑落的比率不同：如果异物在近端 1/3 食管，14% 可以自行滑落；在中间 1/3 段食管，43% 可以自行滑落；在远端 1/3 段食管，67% 可以自行滑落[36]。考虑到 24h 后，并发症的发病率增高，取出异物的时间不要超过 18h。一旦硬币已经到达胃部，它经常会自行排出，这种状况可以通过一系列的 X 线片予以确定。

锋利的异物具有特殊挑战性，其可以是无机物或有机物，如骨头，可以通过活检钳或者套圈取出。为了减少黏膜撕裂的风险，应夹取锋利异物的尾端，使锋利的一端置于后方。另外，应该采用套管或者保护罩。虽然大多数锋利的异物能够平安无事地通过消化道，但是，考虑到并发症的高风险，食管中锋利的异物应该紧急移除。如果锋利的异物位于胃或十二指肠近端，应该尝试内镜下取出[35]。

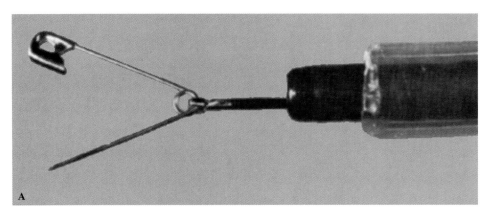

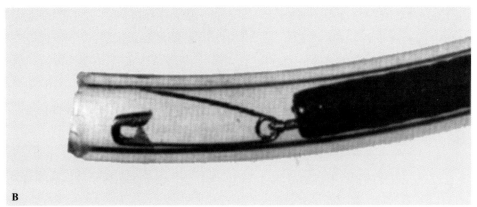

▲ 图 113-9　**A.** 取出张开的别针的技术；**B.** 显示用套管取出别针时，需将有尖端的一头留在尾部

圆盘状或纽扣电池通常能够自行通过食管，当然也有报道从碱性电池中漏出高浓度氢氧化钾造成溶解性坏死和穿孔。食管损伤也可能来自于压力引起的坏死或低电压烧灼引起的坏死。鉴于上述风险，推荐急诊内镜下取出所有位于食管的电池[35]。推荐使用篮网或是网兜。应当避免使用鼠牙样活检钳或抓取钳，因为有戳破电池的风险，导致腐蚀性内容物的泄漏。如果一个电池已经掉入胃中，对于已在胃中停留 48h 或直径＞ 2cm 的电池，可暂时不用行内镜下取出。

用塑料或避孕套包裹的可卡因经常但不总是能够在 X 线片或 CT 上显影。因为可卡因破裂或泄漏会有致命的危险，不建议内镜下取出[35]。一般建议采用保守治疗，如果有梗阻症状，外包装破裂，或异物停滞不前，则采用手术方式取出。

**2. 有机异物**

如之前所讨论的，食物团或骨头是成人食管异物最常见的病因。这些患者表现为在吞咽一团食物后的几分钟至几小时后，胸部出现异物感。患者可能有不同程度的食管堵塞症状，颈部或胸部出现疼痛加重，伴随大量唾液分泌。对于那些无法咽下自己唾液的患者或是有严重症状的患者，建议进行急诊治疗。虽然中度症状经常自行缓解，但是内镜治疗建议在 24h 内进行，以减少并发症的发生。

经常可以通过内镜成功取出食管异物。可以采用多种方式。活检钳、套圈或是网兜均可以成功取出异物。也可以将食物团推入胃中。最好能看到食管团远端是否有梗阻性病变，如肿瘤或者狭窄，以减少穿孔的风险。在某些病例中，将食物团打碎成小块，有助于移除或是推入胃中。当食物团无法完全用网回收时，就有必要插入各种导管，如前面讨论的套管。

对于有潜在狭窄的患者，如果内镜下黏膜没有较大损伤，那么同期行食管扩张是安全的。考虑到嗜酸性食管炎是引起食物堵塞的重要病因，虽然没有明确的病理表现，但是也应将此诊断纳入考虑，尤其是那些反复出现食物梗阻的患者。典型的内镜下特征是有波纹或环状的黏膜、纵向沟壑、白色渗出物、食管管腔变小和水肿（图113-10）。在成年患者中，多发的同心圆黏膜环和纵向沟壑是最常见的内镜下特征。黏膜质脆或是"皱纸"样食管，类似念珠菌感染样黏膜渗出的改变比较少见，但是确实是更加典型的食管体征。即使内镜下没有明显的异常改变，嗜酸性食管炎也可能存在，因此对于临床怀疑的病例，应强调黏膜活检的重要性。鉴于食管嗜酸性细胞分布不均匀，从近端至远端食管最少取 5 个活检部位[34]。因为对患有嗜酸性食管炎的患者进行食管扩张可能导致更高的食管穿孔率，所以应首选尝试药物治疗[34]。成人的治疗通常在局部使用类固醇激素，而对于儿童，有效的治疗是消除食物过敏原。

有研究探索了几种非有创性食管梗阻治疗方法，成功率差异较大。不建议使用蛋白水解酶，如木瓜蛋白酶（"嫩肉粉"），因为可能会引起潜在的致命并发症，如穿孔甚至死亡[35]。胰高血糖素可以舒缓平滑肌，包括食管下段括约肌，使食物团自行通过。通常使用的剂量是静脉注射1mg。由于胰高血糖素安全性高、无创，内镜下治疗前先尝试这种药物是可行的；但是，据报道，成功率较低[24]。

**3. 结果和并发症**

内镜治疗的成功率为 93%～99%[30, 32, 37,38]。如果内镜下取异物失败，还有其他几种方法。通常情况下，第一次尝试应在胃肠镇静下尝试。在这样的病例中，胸外科医生利用纤维或硬质内镜在全身麻醉下取异物，通常能够成功。1% 的病例需要外科手术取异物[28]。该方式死亡率较低，

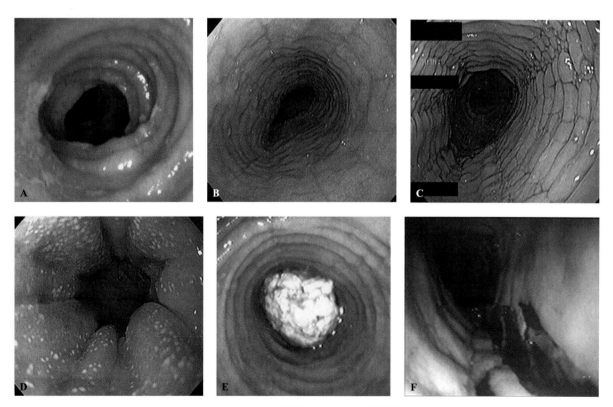

▲ 图 113-10　嗜酸性食管炎内镜下特征

A. 同心圆黏膜环伴有管腔狭窄；B. 纵向的线形沟壑；C. 黏膜水肿和纵向沟壑；D. 点状的白色分泌物代表嗜酸性小脓肿的形成，与念珠菌感染食管炎相似；E. 一名嗜酸性食管炎患者伴有食物堵塞；F. 一名嗜酸性食管炎患者在行食管扩张时产生的食管线性撕裂

大部分文献报道死亡率为零[28, 30]。

　　上述治疗方式的并发症包括黏膜撕裂和出血，可以通过保守治疗治愈。据报道穿孔率为1%～4%，经常出现在硬质食管镜操作中[37-38]。如果能够早期发现，利用覆膜食管支架可以成功治疗大多数病例。如果有胸腔积液，一定要做好充分的胸膜腔引流。在支架植入后，患者应定期行食管造影检查，以确定瘘口是否愈合。患者出院后需要进食软食，支架在6～8周后取出。若患者患有严重的纵隔感染，或败血症体征，则有必要行外科手术修补和充分引流。

# 第 114 章
## 食管的钝挫伤及穿透伤
### Blunt and Penetrating Injuries of the Esophagus

Tracey Dechert    Virginia R. Litle    著

孙艺华    译

与许多医学领域一样，食管损伤的首次描述可追溯到古代。一篇名为"一例穿透食管的喉部开放伤"的病例报告写于 4000～5000 年前的古埃及，是《艾德温·史密斯纸草书》(*Edwin Smith PaPyrus*) 中的众多病例报告之一[1]。近代历史中，第 1 篇关于钝挫伤后气管食管瘘的报道发表于 1936 年。数年后，第 1 篇关于利用引流成功处理食管穿孔的案例于 1947 年发表[2, 3]。

食管损伤并不常见，在非医源性损伤的患者中只占 0.14%～1%[4, 5]。食管损伤通常是由于穿透性创伤造成的一种罕见损伤，但即使在有着大量穿透伤病例的最繁忙的城市创伤中心，其发生率也仅 2～9 例 / 年[6-10]。虽然总体发生率低，但食管穿透伤的致病率及死亡率较高，尤其值得关注的是胸段食管的穿透伤。近期一个基于国家创伤数据库的分析研究了来自 107 个中心的 227 名患者，他们的总体死亡率达 44%，其中 92% 的患者在 24h 内死亡，绝大多数死于相关的严重创伤[11]。影响食管相关并发症的重要因素包括年龄及腹部 / 盆腔简化损伤评分 > 3 分。唯一一个显著的死亡率预测因素是损伤严重程度评分，而食管相关并发症对死亡率的影响并不显著。胸部受枪伤的年轻黑人男性是风险最高的人群，该亚组的并发症率达 46%，死亡率为 20%[5]。

Sheely 及其同事发表了一项包含超过 700 名颈部穿透伤患者的 22 年经验汇报，其中 39 名患者 (5.6%) 患有颈段食管损伤[12]。值得注意的是，这 39 名患者共计有 55 处合并伤，而气管是最常见的合并损伤结构。其他更小样本的颈部贯穿性枪伤的研究也报道了食管损伤的发生率低。在一项包含 34 例颈部贯穿性枪伤的研究中，有 2 例 (6%) 患者出现了食管损伤[13]。在几年后发表的一项对 97 名患者的类似研究中，6% 患者有呼吸消化道损伤[14]。在一项检查胸部受枪伤的患者的较大研究中，作者报道在 1961 名患者中，胸段食管损伤的发生率为 0.7%[15]。

贯穿性食管损伤最常出现于颈段食管[16, 17]。一篇关于食管贯穿伤的研究报道有 45/77 (58%) 的患者为颈段食管损伤，而枪伤是最常见的原因，发生于 75% 伤者中[16]。在宾夕法尼亚大学接受治疗的 559 名食管穿孔的患者中，仅 9% 是由于创伤导致的。在这些创伤导致的食管穿孔病例中，颈段食管的穿透性损伤是最常见的部位及原因[18]。相似的研究结果见于美国创伤外科协会发布的一项多中心研究[17]。2001 年，该组织开展了一项包含 34 个机构的 10.5 年的回顾性研究，纳入了 405 例诊断患有食管穿透伤的患者，发现子弹及枪伤是其中最主要的创伤原因 (78.8%)，刀刺伤位列第二 (18.5%)。颈段食管也是该研究中最常见的损伤部位 (56.5%)，胸段食管占 17%，腹部食管的损伤比例最低 (17%)，另有 3.5% 患者为合并多部位的食管损伤。

胸部钝挫伤造成的食管损伤极为罕见，发生率仅 0.1%～0.001%[19]。造成钝挫伤的原因可包括摩托车事故甚至哈姆立克急救法（Heimlich maneuver）造成的伤害。在所有造成食管穿孔的原因中，外伤性食管破裂占 4%～14%[20, 21]。然而，这些食管穿孔及破裂通常是由于诊断性或治疗性操作导致的医源性损伤，或是由于穿透性外伤，而不是钝挫伤导致的[22]。与穿透伤相似，颈段食管的钝挫伤也比胸段食管更常见[19]。有一些导致胸段食管钝挫伤非常罕见的原因。胸段食管位于后纵隔深部的保护性位置，且缺乏周围组织的约束从而具有一定的活动度。另外，胸段食管受到人体胸壁的刚性防护，造成胸段食管钝挫伤的外力往往非常高以至于绝大多数患者来不及接受救治就死于其他相关的创伤。

食管钝挫伤往往伴有上腹部的创伤，在这种情况下，如自发性食管破裂（Boerhaave syndrome），食管穿孔往往发生在最薄弱的部位[23]。施加于上腹部的外力使得胃内容物快速回流至食管，造成食管线性撕裂及胃内容物漏入胸膜腔或纵隔。远端食管撕裂及胃内容物的溢出往往发生于左侧（图 114-1），且因合并了纵隔感染（图 114-2A）及左侧胸膜腔感染（图 114-2B）

而变得复杂，如胸部 CT 所示。穿孔也可发生在食管被夹于胸骨及胸椎之间，并且伴有胸椎骨折或压迫时[24, 25]。另一种闭合性创伤造成食管损伤的潜在机制见于食管供血中断造成的缺血及继发的穿孔中。这种机制在受到减速牵引力的伤者中是可能发生的[25]。

在一项分析 1 年内创伤入院的 3606 位患

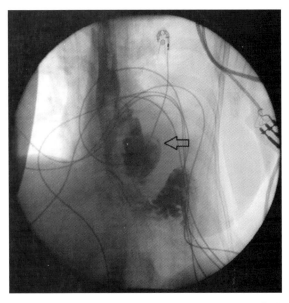

▲ 图 114-1　从鼻胃管注射对比剂后观察到泛影葡胺从食管远端的穿孔处外渗（箭）

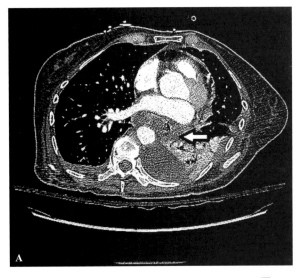

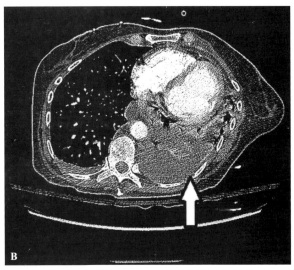

▲ 图 114-2　胸部 CT
A. 纵隔积气和积液（箭）；B. 远端食管钝挫伤后左侧胸腔积液

者的回顾性研究中，Beal 发现有 5 名食管钝挫伤患者，估计其在主要钝挫伤中的发生率为 0.001%[19]。一项伴随的 Meta 分析发现，自 1900 年以来，报道病例总数为 96 例。最常见的创伤原因是机动车碰撞，82% 病例的穿孔部位为颈段及上胸段食管。

鉴于创伤后食管损伤发生率低，以及早期食管损伤复杂的、非特异性的症状体征，对所有外伤患者必须高度警惕食管损伤的风险——尤其是颈部、胸部、腹部遭受穿透伤或严重钝挫伤的患者。更为重要的是，延迟诊断往往会导致并发症及死亡率的增加[17, 26-28]。

食管损伤患者的临床表现取决于很多因素——损伤的机制、部位及大小，感染的严重程度，创伤发生至发现的时间长短，是否合并严重的相关创伤[29]。缺乏特异性的症状使得诊断难度增加，而在怀疑食管损伤时必须注意到几类临床现象。钝挫伤的患者若在无肋骨骨折的情况下出现左侧血胸或气胸，必须考虑到食管损伤。枪伤穿透纵隔的患者，如果发现伤口轨迹或子弹、碎片靠近食管，应怀疑食管损伤。外伤患者表现出与其明显创伤不符的休克症状，可能有未确诊的食管损伤。

食管损伤的患者可能出现一系列症状，其中疼痛是最常见的一种。由于损伤部位的不同，疼痛的特点各有差异。颈段食管损伤者的疼痛剧烈程度较轻，但常伴有颈部疼痛及僵硬。而胸段食管损伤者，其患侧的疼痛往往比较剧烈。对于腹部食管损伤，食管前壁的损伤可能导致上腹部持续性锐痛，而后壁的穿孔可能导致放射至背部的上腹部钝痛。在一项包含了 50 年内所有原因导致的食管损伤病例的研究中发现，疼痛是最为常见的症状，有 71% 患者都表示存在疼痛[30]。其他常见症状体征包括发热（51%）、呼吸困难（24%）和捻发感（22%）。

损伤机制，连同特异性的临床症状及体征，可作为食管损伤的诊断依据。在一项对比强制性及选择性探查颈部穿透伤的研究中，Meyer 及其同事指出，在 120 名患者中，68% 颈段食管损伤可以仅通过临床依据获得确诊[29]。另一项研究指出，在枪伤及刺伤的患者中，分别有 100% 及 50% 的比例表现出提示食管损伤的症状体征[31]。

然而，许多有食管损伤机制的患者因遭受中度或重度创伤，造成他们在创伤中心时往往已经气管插管，详细询问病史症状及体格检查因插管和镇静而无法进行。呼吸困难、咯血、喘鸣音、上腹部压痛等临床症状在呼吸道、大血管、中枢神经系统等重要部位的损伤也极易出现，容易进一步混淆诊断[18]。因为这些常见的症状可以归因于其他更明显的外伤，导致食管损伤可能被忽略。考虑到食管周围有大血管及其他纵隔重要结构，医生可能会立即关注到其他潜在危及生命的创伤，造成对食管损伤的忽视或延误诊断。

影像学诊断是所有严重钝挫伤患者和许多躯干穿透性创伤患者在早期检查 - 复苏阶段的标准处理。除了病史及体格检查中的发现，胸部 X 线初步检查的异常可能引起对食管损伤的怀疑。食管穿孔最常见的胸部影像学异常是左侧胸腔积液（占病例的 66%）及颈部或纵隔气肿（60%）（图 114-3）[32]。常规影像学检查中可发现的其他异常包括气胸或气腹，这取决于外伤的穿孔部位及时间。在标准的胸部 X 线片中可能发现鼻胃管位于食管外。值得注意的是，虽然胸部 X 线片可提示 90% 的食管穿孔病例，但损伤发生之后立即检查，其结果往往是正常的[33]。Han 及其同事报道，损伤发生至少 1h 后，纵隔气肿才在影像学上表现出来，而胸腔积液和纵隔增宽在伤后数小时才会出现[33]。

## 评估及处理

食管创伤性损伤的处置遵循与医源性损伤或自发性食管破裂（Boerhaave syndrome）类似的治疗原则。创伤性损伤的挑战是，由于大血管、心脏、肺和气道的相关严重损伤，患者状况往往不太稳定。表 114-1 概述了疑似食管损伤的处理原则。

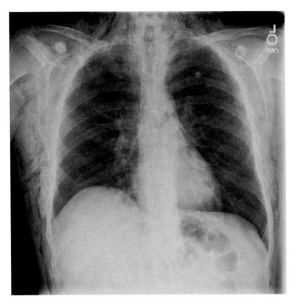

▲ 图 114-3　胸部 X 线片显示在胸部钝挫伤后出现纵隔积气及大量皮下气肿

表 114-1　创伤性食管穿孔的处理原则

- 液体复苏

- 覆盖革兰阴性杆菌、革兰阳性球菌、厌氧菌和真菌的广谱抗生素

- 明确损伤部位
  - 口服泛影葡胺
  - 口服稀释钡剂
  - 胸部及腹部 CT
  - 上消化道柔性内镜

- 引流
  - 封闭式抽吸
  - 胸膜腔造口术

- 营养
  - 肠内营养
  - 肠外营养

钝挫性颈部外伤较为罕见，但与刀刺或枪伤导致的颈部穿透伤一样，其处理包括使用内镜对食管进行检查。一旦确诊食管创伤，推荐行左颈部探查以便对创伤部位进行引流及修复。完成对感染组织的清创后，在一期用 4-0 缝线对内层行连续或间断缝合，并用 3-0 丝线间断缝合外层。虽然推荐对与之类似的食管切除术后颈段食管吻合口瘘进行食管放置支架治疗，但是并没有证据支持在颈段食管创伤后放置支架[34]。食管支架的风险可能包括对声门产生压迫、支架位移、组织生长后移除支架造成二次损伤。目前缺乏关于颈部食管损伤后放置支架的报道，这可能反映了颈段食管钝挫伤较为罕见，以及探查、修复、引流的早期处理策略目前已获得接受。颈段食管穿透伤时推荐行颈部探查以便控制感染、进行清创及一期缝合，并且通常留置引流管。

胸段食管钝挫伤及穿透伤的处理原则一般遵循表 114-1。需要行上消化道内镜来精确定位损伤位置，对于柔性光纤内镜会加剧损伤的担忧尚未得到证实。对引流液可自发回流到食管的血流动力学稳定的患者，应密切观察还是使用临时的全覆膜自膨胀支架尚存在争议（图 114-4）。对有左胸脓肿表现的患者，建议行开胸、清创、损伤修复、组织支撑和引流处理。对腹腔内穿孔者，宜开腹手术伴修补、引流、胃造口减压和留置空肠营养管。食管转流术联合颈段食管切除及胃造口术可用于严重供血障碍无法一期修复或控制感染者。在多发损伤和血流动力学不稳定性的情况下，不建议进行一期食管切除术，如果无法达到修复、引流和控制感染的目标，也可以行食管转流术。

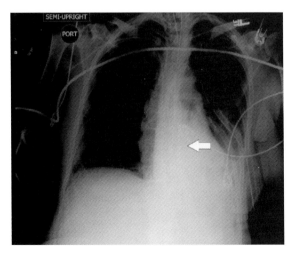

▲ 图 114-4　自膨胀式金属支架（箭）覆盖了食管远端钝挫伤穿孔部位

# 第 115 章
# 食管穿孔
## Esophageal Perforation

Raja Mahidhara　Richard K. Freeman　著

孙艺华　译

## 一、概述

食管穿孔是相对罕见的临床急症，有很高的并发症率和死亡率。由于其症状可能与其他疾病相似，例如心肌梗死、主动脉夹层、肺炎、气胸、肺栓塞、消化不良综合征或急腹症，因此通常会导致诊断和治疗的延迟。易发生食管穿孔的患者常有食管基础病变，可能使修复过程和并发症复杂化，增加围术期的风险。食管缺乏浆膜层导致穿孔的修复具有技术挑战性。在炎症和感染的情况下更是如此，据经验丰富的中心报道，修复后瘘的发生率接近 20%[1, 2]。尽管在抗生素治疗、外科重症监护和影像学技术方面取得了进步，但即使对于最有经验的胸外科医生，食管穿孔患者的治疗仍然是一个挑战（表 115-1）。

食管穿孔的最佳治疗方式取决于部位、出现时机和潜在的食管基础病变。在没有严重的远端梗阻性病变（如不可扩张的消化道狭窄、末期失弛缓症或恶性肿瘤）的情况下，食管穿孔的标准治疗方法是一期修复。然而，在过去的 10 年中，内镜和微创相结合的治疗策略满足了基本管理原则，并避免了在危重病患群体中大创伤手术所增加的额外负担，已成为部分患者的一种替代疗法[3, 4]。

### 病因学

食管穿孔常见于食管的解剖和病理狭窄部位。3 个生理解剖狭窄区分别为：环咽肌水平、左主支气管附近的主动脉弓处和胃食管连接处。其他潜在的食管原有基础病变相关因素包括狭窄、溃疡或恶性肿瘤，并且可能发生在食管的任何部位。在一项对超过 1100 例患者的病例回顾中，颈部食管穿孔占 23.3%，胸部食管穿孔占 66.1%，腹部食管穿孔占 10.2%[5]。

内镜或超声心动图引起的医源性损伤占食管穿孔的 54%～59%。食管镜检查后的总穿孔率为 0.03%。在介入手术后，包括硬化治疗、曲张静脉结扎、冷冻治疗、射频消融或扩张，尤其是在治疗性黏膜内膜切除术后，这种风险会增加 100 倍，达 16%。自发性穿孔占食管穿孔的 15%～20%，并且在胸腔和腹部的发生率一致。异物摄入（10%～12%）、创伤（9%～12%）、术中损伤（1%）和恶性肿瘤（1%）的食管穿孔发生率较低[6]。

## 二、诊断

因为没有特异性体征或症状，食管穿孔的诊

#### 表 115-1　食管穿孔处理的基本原则

- 高度怀疑并迅速评估
- 血流动力学复苏
- 抗生素治疗
- 穿孔部位的控制
- 解除远端梗阻
- 感染部位的引流
- 肠内营养

断始于高度怀疑。食管穿孔的临床表现特征与穿孔的原因和部位相关。在适当的临床背景下，有器械使用史、腐蚀剂或异物摄入史、呕吐或外伤史的患者，需提高警惕。

最常见的症状是疼痛（70%）、发热（44%）、呼吸困难（26%）和皮下气肿（25%）[7]。颈部穿孔可能表现为无法吞咽唾液分泌物、吞咽困难、吞咽痛和或颈部僵硬。胸部食管穿孔可能伴有胸膜炎、胸中部或胸骨下疼痛，而腹部食管穿孔可能伴有与急腹症相关的一系列症状。

胸部 X 线可能表现出纵隔变宽、纵隔气肿、皮下气肿、胸腔积液或气胸。然而，在多达 1/3 的患者中没有发现这些异常[8]。CT 扫描经常用于评估胸部情况和（或）疼痛。与食管穿孔有关的症状包括但不限于纵隔气肿、食管扩张、口服对比剂外溢、胸腔积液、腹水和液气胸（图 115-1）。通常在诊断食管穿孔前进行胸腔穿刺术，可能会抽出混浊的胸膜积液，其淀粉酶含量高、pH 低（< 6.0）或含有未消化食物颗粒。有多重微生物感染的胸膜积液高度怀疑是由食管穿孔引起的。

食管的直接评估首先从造影检查开始。对于可疑穿孔患者的初步筛查应使用水溶性对比剂如泛影葡胺，或非离子对比剂如碘海醇，因为这类对比剂如果外溢到纵隔、胸膜腔或腹膜腔，会被迅速吸收。但是，对于颈部和胸部食管穿孔，此类对比剂的阳性预测值分别为 50% 和 75%～80%[9]。因此，使用水溶性对比剂或非离子对比剂进行食管造影时，如果未发现溢出，应立即使用钡剂造影，其对诊断食管穿孔的准确率大于 90%。对有吸入性肺炎风险的患者应避免使用水溶性对比剂，可用钡的稀溶液代替。溢出到纵隔腔的钡剂并不会使清创手术变得复杂[10]。

对于血流动力学不稳定或不能吞咽的患者，在手术麻醉下行纤维食管内镜检查的敏感性为 100%，特异性为 83%（图 115-2）[11]。外科医生还可以通过内镜检查评估损伤程度并考虑腔内治疗方案。在有指征时，可以进行经皮内镜下胃造口术。

## 三、非手术疗法

应该注意的是，单独观察应与非手术治疗区分开。单独观察仅适用于由于明显延迟的穿孔诊断或潜在的并发症而不太可能接受任何手术干预的垂死患者。Cameron 等[12]首先描述了非手术治疗的标准，治疗了通过食管造影发现有内容物漏出的 7 位患者。随着临床经验的进一步积累，对这些标准进行了修改（表 115-2）[13, 14]。

患者需严格禁食，并使用胃肠外营养和静脉

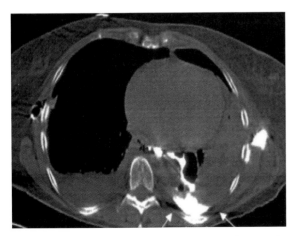

▲ 图 115-1　食管穿孔伴纵隔炎和胸腔积液的 CT 扫描图像

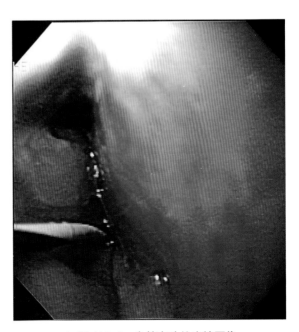

▲ 图 115-2　食管穿孔的内镜图像

**表 115-2　非手术治疗成功的相关因素**

- 短期内穿孔
- 局限性穿孔（未广泛扩散到胸膜或腹膜间隙）
- 食管造影显示迅速引流回食管腔
- 穿孔远端无恶性肿瘤、阻塞或狭窄
- 无败血症迹象
- 症状轻微

注射抗生素 5～7d，然后重复行食管造影。一旦发现任何临床恶化迹象，应立即进行手术干预。据报道，在严格挑选的符合上述严格纳入标准的病例中，80%～90% 病例成功地进行了非手术治疗[13, 14]。

## 四、手术修复

### （一）一期修复

某些通用原则适用于任何解剖部位的食管穿孔，包括清理所有失活组织，切开食管肌层以显露黏膜损伤的近端和远端，以及穿孔的双层修复。可吸收 4-0 缝线间断缝合黏膜层，而肌层使用不可吸收缝线间断缝合。此外还报道了一种替代性的闭合技术[15]。即尽量避免食管变窄，尤其是长距离的纵向修复。这可能需要在对面食管壁上进行肌切开术，使肌层无张力闭合和（或）修复。

必须在手术时解决远端梗阻以减少修复后形成瘘的可能[16]。在手术野内，由外科医生的手指引导 Maloney 扩张器扩张狭窄部位。也可在荧光透视下，通过导丝使用 Savary 扩张器。

对于已确诊或怀疑贲门失弛缓症的患者，修补穿孔时应考虑进行 Heller 肌切开术。肌切开术应在与穿孔部位对面（180°）的食管壁上进行。进行 Heller 肌切开术之后应该仔细考虑是否进行完全或部分的胃底折叠术。在这种情况下，很少有关于患者的基线食管运动能力和吞咽功能的可靠信息。因此，胃底折叠术可能会导致未确诊食管运动障碍的患者发生功能性梗阻，从而使一期修复面临风险。

当诊断延迟超过 24h，或液体和残渣的外泄造成大量腔外污染时，则可以通过在缝合处使用

带血管蒂皮瓣来增强修复的完整性。胸部最常用的旋转皮瓣是肋间肌。其他的选择包括前锯肌、背阔肌、心包脂肪垫或膈肌。颈部的带状肌肉可用于颈部食管穿孔的修补。网膜、小肠的分支（浆膜补片）或部分胃底（Thal 补片）可用于腹部食管穿孔。

根据受伤部位，在颈部、胸膜腔、纵隔和腹部放置引流管。在初次手术时应制订肠内营养计划。可以在内镜下通过损伤部位和幽门直接放置鼻肠喂养管。大多数机构都可以通过经皮内镜或介入性胃造口术将胃管延长至幽门以下。如果今后需将胃做成管状胃，必须注意远离胃大弯和胃网膜右动脉。如果认为这是不安全的或不可能的，则需进行手术胃造口术和（或）空肠造口术。

### （二）颈部食管穿孔

颈部食管穿孔通常采用经颈一期修复。患者平卧，肩部外展，颈部拉伸且头部偏向右侧。在左侧胸锁乳突肌的前缘从环状软骨到胸骨切迹做一个斜切口。颈动脉鞘向外侧牵开，而喉和气管向内侧牵开。如果使用自动牵开器，应避免过大的张力，以避免损伤喉返神经。切断甲状腺中静脉与肩胛舌骨肌。钝性分离椎前间隙，游离食管并将其置于手术野。损伤后早期，如果没有发生严重的炎症，气管食管沟的钝性分离能进一步游离食管并置于手术野。在观察到损伤部位后，进行肌切开术显露损伤范围，并按前述方法修复黏膜。根据需要可游离带状肌包埋破损位置。在纵隔腔内放置闭合的引流管，有些人主张使用 Penrose 引流管被动引流以避免缝合处的负压。用可吸收缝线间断缝合性疏松地颈阔肌，再缝合皮肤。

如果穿孔的部位或范围不清晰，则仅进行引流即可达到可接受的结果。如果存在高度污染或软组织坏死的情况，则可用闭式引流或开放引流。这种情况下，应进行细致的影像监测以识别感染蔓延至纵隔内的情况。

### （三）胸部食管穿孔

胸食管穿孔的部位决定了手术方法。右侧开

胸可以很好地处理中段食管的损伤。靠近气管隆嵴的损伤通过第4肋间切口进胸可获得最佳显露，而隆嵴以远的损伤最好通过第5或第6肋间切口进胸。胃食管交界处附近的食管损伤常经左侧第6肋间后外侧切口进胸。

在进入胸腔之前，可以取后方带蒂的肋间肌肌皮瓣作为进行一期修复的潜在支撑物。游离肺表面的脏胸膜。分离下肺韧带且切开后纵隔胸膜。隆嵴旁的食管损伤可以通过切断奇静脉进行显露。如前所述，行纵隔清创、定位穿孔并修复。可以在外科医生的引导下将鼻胃管放入胃中。充分冲洗胸腔并放置胸腔引流管。

### （四）腹部食管穿孔

首选上腹部正中切口修复腹腔内食管穿孔。如果体型过大或必须处理其他病理问题，可以扩大切口或双侧肋下切口。切断肝左三角韧带，肝左叶向内侧牵开以显露膈肌食管裂孔。切开胃肝韧带和胃结肠韧带，打开小网膜囊。切断胃短动静脉以游离胃底部。在切开横隔膜角的腹膜层时注意避免肌肉受伤。切断食管韧带，环绕环形游离胃食管连接处，将贲门和食管下段拉入手术野。纵隔下端食管的钝性分离有助于对该空间进行清创，并更好地显露损伤。穿孔的识别、显露和修复如上所述。应同时处理远端梗阻。对于有反流症状或有严重反流症状（如溃疡或狭窄）的患者，可以考虑进行胃底折叠术和修补膈肌裂孔。然而，须注意避免造成医源性梗阻。

### （五）食管切除术和转流手术

在远端梗阻或终末期食管疾病无法修复时，禁忌对食管穿孔行一期修复，例如恶性肿瘤、乙状结肠型食管的贲门失弛缓症，以及因反流性疾病导致的消化道狭窄。传统的手术选择包括食管切除术或转流和引流术。

食管切除术可以经胸入路或经食管裂孔入路。经食管裂孔入路的优点是避免了开胸手术的额外并发症，在颈部的吻合避免了将吻合口放在有炎症的手术区域，可通过非手术方式很好地处理吻合口瘘，且术后吞咽功能良好。经胸入路的优点是胸腔内吻合口的张力较小，并且可以更有效地解决其他胸腔病理问题，包括纵隔胸膜剥离和纵隔引流。尽管这种方法具有潜在的严重并发症，但Orringer指出，已存在食管疾病的患者接受保守治疗的并发症要比接受食管切除术患者的并发症多，因为食管切除术消除了败血症和潜在疾病的根源[17]。

当患者病情不稳定、由于缺损的大小和周围组织的脆性，或者存在不能同时有效治疗的食管疾病而无法进行修复时，则可使用转流和引流术。转流的原则包括控制和引流腔外污染，通过颈段食管造口术进行食管的近端转流，以及通过胃造口术和空肠造口术进行胃转流营养。如果可能，应切除胸腔内食管，但若患者血流动力学不稳定则不予切除。

尽管已经描述了许多食管转流的方法，但常需要行开胸手术以切除食管并进行纵隔的清创和引流。在穿孔的近端横切食管并尽可能留长一些食管，而穿孔的远端在胃食管交界处。还进行了胃造口术和空肠造口术。

如一期修复部分所述，近端转流需显露并隔离颈部食管。钝性和环形分离食管，并在胸腔入口处用Penrose引流管环绕食管，注意避免损伤气管食管沟内的喉返神经。食管应尽可能向远侧游离。作者在纵隔镜下钝性分离左主支气管下方至隆嵴下间隙的食管。将食管环放入手术野中，行侧端或末端食管造口术。

对于末端食管造口术，食管应尽可能远地横切。如果经颈入路，则在锁骨和胸大肌前方制作皮下隧道，通向胸部的平坦部分，利于放置造口并保持食管长度。如果经胸入路，则可将食管远端通过肋间切口至锁骨下前胸壁。

通常在6个月后重建经口营养的消化道。通常使用残胃、结肠或空肠经胸骨后途径重建。这些步骤可能会导致严重的并发症和死亡率，且常会导致术后功能达不到患者的期望[18]。

### （六）腔内治疗食管穿孔

治疗食管瘘的理想方法应是在达到先前所述的传统治疗目标的同时，将治疗对患者的负面影响降至最低。但是，这种治疗模式的主要组成部分已经缺失：出现了一种简单、可靠的、可以密封较大穿孔且无须开胸手术和（或）剖腹术的方法。得益于生物材料的进步，在过去的 10 年中开发了一系列食管支架，它们的特征包括：易于置入，满足食管扩张的最低需求及在食管腔内形成封堵。

食管支架治疗食管穿孔或食管瘘的进展始于手术修复风险极高或之前手术修复失败的患者。我们发现，该技术可使 95% 的瘘无须进一步手术即可被封堵[19]。根据这些结果，我们与其他人对急性医源性和自发性穿孔，以及食管穿孔并伴食管或胃恶性肿瘤的患者进行了食管支架置入的评估，并发现了类似的结果。

作者目前的方法是在手术室中，在全身麻醉和透视检查后通过纤维食管镜将食管支架放置在食管穿孔或食管瘘的地方（图 115-2）。该方法采用在长度和直径上偏大的支架。这对支架移动和相对快速地封堵瘘的能力产生了有益的影响。

通过电视辅助胸腔镜、腹腔镜或影像下引导经皮穿刺引流术，也可对感染区域进行充分引流。20%～60% 患者在放置支架时需要同时采取这些操作。在手术室内，当患者被麻醉时，应该规划进行肠内营养的方法。

支架置入后至少 24h 或患者能够进行检查时，通过食管对比造影确认瘘是否被封堵（图 115-3）。在没有持续瘘的情况下，开始口服饮食。

所有患者需在足够长的时间后移除食管支架，以使瘘口愈合。并为有任何全身感染指征的每一位患者提供个性化的治疗方案。在手术室全身麻醉下移除支架。在移除支架之前和之后进行纤维食管镜检查，并在恢复口服饮食之前进行食管造影。

与最初的一批患者相比，作者的经验使得

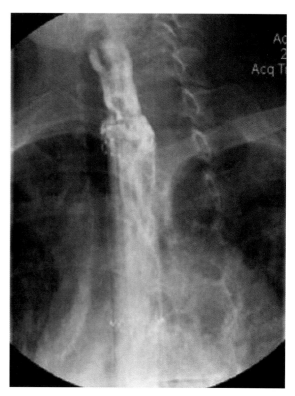

▲ 图 115-3　食管支架封堵穿孔的胸部 X 线片

近期的患者更早地移除了支架。这是因为对封堵后瘘口如何愈合有了更好的了解：支架黏附在相邻组织上形成水密封口，随后组织向内生长和修复。有一些与留置食管支架相关的严重并发症的报道，包括气管食管瘘、主动脉食管瘘和支架移位导致的肠梗阻，也促使作者常规考虑在 10～14d 后取出支架[20]。

与所有外科手术一样，成功取决于术后管理。对于急性穿孔或瘘，食管支架的放置没有区别。胸外科医生应指导这些患者的护理，就像他们进行了手术修复一样。这不仅对确保支架治疗失败的患者能及时接受手术干预，而且对于识别和及时治疗胸腔内或腹腔内所有相关区域的感染也至关重要。

类似地，尽管与接受传统手术修复相比，放置食管支架的患者有更好的耐受性，但这些患者经常发生全身性炎症反应和（或）败血症，因此需保持同样的警惕。治疗包括在重症监护环境中进行适当的液体复苏、抗生素治疗和心肺支持。该过程不可或缺的一部分是在放置支架时规划肠内营养的途径。如果患者没有其他形式的肠内通道并且未接受食管切除术，我们更希望在食管支架放置前进行经皮内镜下胃造口术。可在开始的24h内进行重力引流，之后无须使用鼻胃管喂食。

## 五、治疗选择

放置食管支架作为急性穿孔或瘘的治疗方法已极大地改变了我们和世界上其他外科医生的做法。现在，我们将放置支架视为几乎所有此类患者的初始治疗（图115-4）。需注意的例外情况包括：颈部食管穿孔，横贯胃食管连接处的穿孔，长度超过6cm的食管损伤，在另一手术中发现的食管损伤，或在因相关损伤而需立即行开胸手术的患者。食管支架放置术似乎也是食管穿孔但手术修复失败患者的最佳疗法[21]。如Keeling等[22]所述，在严重炎症的情况下，也可以放置食管支架以加强手术修复。只要支架能缓解穿孔的任何远端阻塞，就不应将恶性区域的穿孔视为放置支架的禁忌证。

最近发表了一项关于手术修复或支架置入术治疗急性食管穿孔患者的倾向匹配比较研究。这项研究发现，食管支架放置术治疗急性食管穿孔似乎与手术修复一样有效。然而，与传统的外科手术修复相比，放置支架可缩短住院时间，降低并发症与成本（表115-3）。

## 六、结局

有关食管穿孔的大多数数据均来自患者数目较少的单一机构。虽然很难根据个别报道的结果得出结论，但当前和历史时期进行的数例研究报道对该疾病的自然史及其最佳治疗方法提供了依据。

## 七、并发症

手术干预后的早期并发症主要与修复部位的瘘有关。总体而言，大约20%病例的一期修复会失败[1, 2]。从诊断到修复之间的时间间隔及是否用肌肉加强修复似乎是成功修复的重要因素。Wright等[23]对28位患者进行了强化一期修复，整体的修复后瘘发生率为28%。在亚组分析

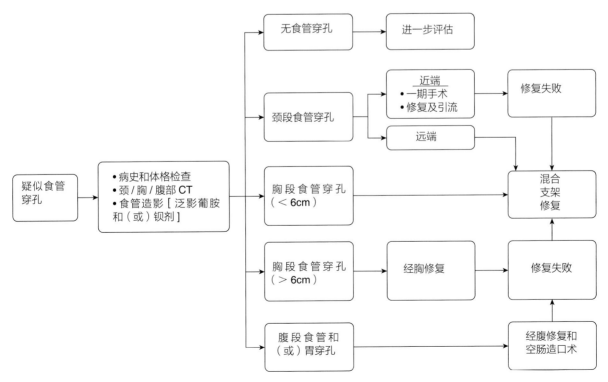

▲ 图115-4　食管穿孔的治疗流程图

表 115–3　两组治疗队列的结果对比

| | 手术修复（n=30） | 支架修复（n=30） | P |
|---|---|---|---|
| ICU 住院时间（平均天数） | 4±3 | 2±1 | 0.001 |
| 总住院时间（平均天数） | 11±7 | 6±3 | 0.0007 |
| 口服摄入（平均天数） | 8±7 | 3±2 | 0.0004 |
| 初次修复后瘘的发生 | 6（20%） | 5（17%） | 1 |
| 再次手术修复 | 4（13%） | 1（3%） | 0.35 |
| 支架移位 | | 4（13%） | |
| 并发症 | 13（43%） | 4（17%） | 0.02 |
| 死亡率 | 2（7%） | 1（3%） | 1 |
| 再次入院 | 5（17%） | 2（7%） | 0.4 |
| 吞咽困难 | 8（27%） | 2（7%） | 0.08 |

中，24h 内出现症状的患者的修复后瘘的发生率为 13.3%，这些瘘都已被控制，不需要进一步的手术治疗。相比之下，在 24h 后出现症状的患者的修复后瘘的发生率为 67%。

因食管穿孔行食管切除术的术后吻合口瘘发生率较低。在 25 例由于严重的食管病变而穿孔并接受了经食管裂孔食管切除术的患者中，瘘的发生率仅为 4%[17]。Altorjay 及其同事[24] 还报道了 27 例接受经胸食管切除术的患者，吻合口瘘发生率仅为 7%。

延迟治疗似乎也增加了食管穿孔后并发症的总体风险。在 Linden 及其同事[25] 的近期研究中，在 24h 内接受治疗的患者中有 20% 发生了明显的并发症，而 24h 后接受治疗的患者的并发症发生率为 61%。在诊断和治疗延迟的患者中更容易出现肺炎、脓胸、呼吸衰竭、脓肿和败血症等其他并发症。

食管穿孔修复后的吞咽功能的数据有限。Iannettoni 等[26] 报道了在 42 例患者中，超过 50% 的患者在手术修复食管穿孔后出现吞咽困难，需要扩张。类似的，Sawyer 等[27] 报道了 2/3

的患者在修复后需要扩张。与传统的手术修复相比，支架放置可能会降低修复后狭窄和吞咽困难的发生率。

## 八、死亡率

据报道，食管穿孔后的总死亡率为 12%～22%[5,6,23,28]。穿孔的部位和原因、潜在食管疾病、诊断延迟和治疗方法都是影响并发症和死亡率的因素。据报道，颈部食管穿孔的死亡率最低，为 6%。胸部食管穿孔的死亡率为 11%～27%，而腹腔内食管穿孔的死亡率为 13%～21%。

死亡率也因穿孔的病因而异。自发性穿孔的死亡率最高，为 14%～36%。从统计学上讲，这高于因医源性伤害（14%～19%）或创伤（7%～14%）所致穿孔的死亡率。食管自发穿孔的死亡率的升高似乎与患者的并发症、诊断和治疗延迟，以及脓毒症发生率较高有关[3]。不同损伤部位之间的死亡率差异可能与病因、检测、修复难易和污染程度的差异总和有关。

传统上认为，症状、诊断和治疗之间的时间间隔不仅是影响食管穿孔患者死亡率的重要因素，而且也是食管穿孔一期修复成功与否的重要因素。出现症状后超过 24h 的延迟治疗可能是穿孔后死亡率最重要的决定因素。如果在出现症状后的 24h 内开始治疗，死亡率为 7%～14%；而不论其位置或病因，如果间隔时间超过 24h，则死亡率会上升至 20%～35%[5,6,23,28]。

从系列病例中比较不同的手术和非手术干预时，死亡率的解释是有限的。在对超过 700 名患者的汇总分析中，近 50% 的患者接受了一期修复，死亡率为 12%。行食管切除术患者的死亡率为 17%，而仅进行转流和引流术患者的死亡率分别高出 24% 和 36%。18% 病例非手术治疗不成功[5]。

在过去 10 年中，已将放置食管支架作为食管穿孔的首选治疗方法，并且得到越来越多的报道。通过微创技术对腹腔、胸腔和纵隔进行引流，符合源头控制、引流和肠内营养的标准。对 7 个系列的包括 159 名患者的分析显示，总死亡率为 14%[29]。对 2000 年以来的 75 项研究进行 Meta 分析，一期修复的总死亡率为 9.5%，食管切除术的死亡率为 13.8%，其他干预措施（转流或 T 形管修复）为 20.0%，食管支架置入为 7.35%[30]。

## 九、总结

食管穿孔是一种相对罕见的胸外科急症，具有较严重的并发症和较高的死亡率。治疗原则包括及时评估、血流动力学复苏、抗生素治疗、穿孔部位的控制、感染区域的引流和肠内营养。尽管结局差异似乎部分取决于穿孔的病因和部位，但从穿孔 24h 内修复与穿孔后 24h 后修复的患者之间的显著结果差异可以看出，及时诊断和治疗对于限制并发症和死亡率至关重要。

胸外科医生可采用几种治疗策略来处理食管穿孔。非手术治疗仅在那些满足严格纳入标准的高度选择的患者中可能会成功。另一方面，食管切除术最常用于那些因无法治疗的潜在食管疾病所致穿孔的患者。食管转流术适用于手术或内镜治疗穿孔失败而又不适合进行食管切除术的患者。

尽可能进行一期修复一直是食管穿孔处理的金标准。成功修复的基本原则包括完全显露损伤、两层间断缝合、减轻远端梗阻和带蒂组织的加固。在过去的 10 年中，越来越多的证据表明，在特定情况下，可回收食管覆膜支架进行腔内治疗可能是一期修复的合理替代。

# 第十八篇 统计分析和医疗决策
## Understanding Statistical Analysis and Medical Decision Making

## 第 116 章
## 外科医生的统计分析和医疗决策
### Statistics and Medical Decision Making for the Surgeon

Mark K. Ferguson　著

胡　牧　译

## 一、概述

外科决策是一种艺术，它源于训练和经验，同样也源于医学证据。我们今天所理解的决策需要平衡手术的风险和潜在的获益，并且应该在医疗建议中考虑到患者的期望和意愿。在 20 世纪中后期之前，单个医生很少能积累足够的临床的操作和数据用于指导医疗决策。从最早的有记录的医疗行为直到 20 世纪，经验一直主导着实践。

只有在最近的胸外科史中，我们才有高质量的证据来指导我们在一些高度选择性的领域中的临床实践。例如，尽管自希波克拉底时代以来就认识到脓胸的治疗可以挽救生命，但直到第一次世界大战期间 [1-3] 建立脓胸委员会才开始对脓胸的治疗进行正式研究。尽管 Morriston Davies 在 1912 年 [4] 使用解剖技术证明了进行肺叶切除术的可行性，大约 21 年后 [5]，Graham 成功开展了 1 例全肺切除术，余下的半个世纪的时间里，肺切除术的技术变化很大。在 Davies 提出肺叶切除的 70 年后，由肺癌研究小组（Lung Cancer Study Group）发起了一项针对肺叶切除与亚肺叶切除术进行肺癌治疗的随机试验，这是首批严格评估下外科手术治疗的临床试验之一 [6]。尽管在 1913 年证明了食管癌切除术的可行性 [7]，但是直到近一个世纪以后，才对该病进行了手术方法的随机试验 [8-10]。

胸外科中用于外科判断的证据积累缓慢。从 20 世纪 50 年代人们开始认识到并发症和器官功能（尤其是心肺功能）在评估手术患者中的重要性。在确定哪些患者适合进行肺结核手术时，Gaensler 的早期工作是分析单位时间内每一次呼出的肺气体的分数，这对于最终决策至关重要 [11, 12]。类似的关于弥散能力的研究工作比人们普遍认为该值是评估肺部手术的危险因子的时间早了 30 多年 [13, 14]。运动能力即同时评估心肺功能，在此后不久就被认为是评估手术风险的更全面的工具，最近被接受作为一项指标用来评估肺切除的候选者 [15, 16]。

数十年来，确定风险因素的过程日趋复杂，超出了单纯的生理数据（图 116-1）。在 21 世

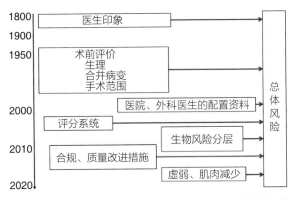

▲ 图 116-1 随着时间的推移，外科手术风险估算的复杂度不断提高

纪初，有关医院规模、手术量、外科医生量和基础设施的信息被认为对手术风险影响至关重要[17, 18]。同样，外科医生的培训、临床模式和手术量，增加了影响手术结果的因素数量[19-23]。从基因和分子层面对炎症反应、愈合和免疫功能进行鉴定，进一步加深了我们的理解，并能为降低风险提供指导[24-28]。最近，虚弱和肌肉减少被认为是术后不良预后的重要因素[29-31]。

自 20 世纪 90 年代以来，使用此类数据的风险评分系统发展迅速，同时大型数据库可以用来分析。现在，风险评分已被整合到国家数据库中，用于风险评估，与患者及其家人的知情讨论，以及对机构和外科医生的绩效进行基准测试。胸外科医生协会（STS）已为肺切除术制订了风险评分[32]，同样欧洲胸外科医生学会（Euroscore）[33]和法国胸科协会的 Epithor 评分也已制订[34]。还有一些风险评分即使未接受国家医学会正式批准但仍然在使用，包括经修订的胸外科手术心脏风险指数（ThRCRI）[35]、食管切除术后肺部并发症风险评分[36]，以及预测肺叶切除术后再入重症监护病房的可能性的风险分数[37]等等。

最精确的预测分数来自于单一机构或单一外科医生的数据库，并且通常不是很通用。最广泛适用的预测分数是从大型数据库生成的。但是，这样的评分缺乏适应高度特定患者特征的能力，因此对于评估患者群体最有用，而不是单个患者。对单个患者应该用经过验证的风险评分，可

能会帮助评估该患者的总体风险，但对于某一个确定特定风险的评价可能并不理想。手术判断仍然是评估总体风险和特定不良事件发生概率的主要方法。判断最好是基于知识和经验的积累。

越来越多的关于结果和风险的信息可供给外科医生使用来制订决策。本章将讨论如何分别或共同使用这些元素，以及在使用中的一些陷阱。

## 二、循证医学

在临床手术的大部分历史中，外科医生的经验是风险评估的关键。报道的有限数据通常是基于单机构或单个外科医生的，存在许多偏倚。许多成长中的外科医生通过教学医院和圆形剧场手术观摩学到了知识，例如 19 世纪末的 Billroth 和 Kocher 及 20 世纪初的 Murphy（图 116-2）[38]。随着数据收集、分析及报道标准的不断提高，外科医生开始权衡已发表的结果，并作为与个人经验和专家意见同等重要的因素用到他们的评估当中。在 20 世纪末和 21 世纪初，已发表的报道激增，给临床外科医生带来了挑战。即使精细分科和专业化越来越普遍，但要跟上当前的文献依然困难。幸运的是，20 世纪 70 年代首先在教育研究中普及的 Meta 分析技术可用于评估临床医学研究的成果[39]。这些技术可帮助整合信息，以

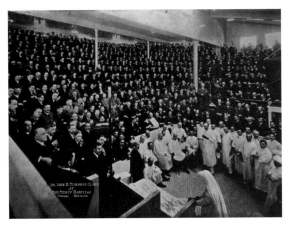

▲ 图 116-2 一个 20 世纪早期外科手术圆形剧场的例子，在该剧场中，学习者有时进行数以十计或数以百计的观察，并进行现场操作［由美国国家医学图书馆提供（http://resource.nlm.nih.gov/101433151）］

帮助临床医生理解经常存在不同结果的大量出版物。该方法学构成了 Cochrane 合作的基础，Cochrane 合作是宝贵的资源，可帮助医生在临床实践中利用基于证据的结论[40]。

证据量只是使已发布数据易于整合的一个因素。另一个重要因素是证据的质量。自 20 世纪 80 年代以来，已经有大量的方法来评估质量，其中最流行的方法是 GRADE 系统[41]。该系统将证据质量分为 4 个级别（表 116-1）。最高质量的证据通常来自大型随机对照试验、Meta 分析和设计精良的回顾性分析，并表明报道的风险和结果接近实际风险和结果的可能性。在 20 世纪 80 年代，一系列报道评估了医学证据的使用，并发现了临床实践中的重大差异，以及临床实践与已发表的证据缺乏一致性，例如关于冠状动脉造影术的报道[42]。这些发现有助于人们更严格地使用公开证据来对待医疗实践。

Eddy 等最初在 20 世纪 80 年代末到 90 年代初开发了一种循证医学的推荐模型[43, 44]。循证医学的两个要素是对证据的准确评估和评估之后在医疗决策中的应用，这个应用通过他们的推荐级别来进行[41]。使用以下标准将推荐分为强和弱：积极结果与消极结果之间的平衡；证据的质量；价值和偏好；费用。

### 指导原则和护理标准

基于循证医学的技术，许多组织开发旨在指导医生处理常见问题的信息。这些通常采用指南的形式，指南是基于医学证据的临床实践的非约束性建议，并通过正式的共识程序制订。由专业组织制订的胸科专业指南的例子包括：由国家综合癌症网络（NCCN）[45]、美国胸外科协会（AATS）[46]和 STS 发表的指南[47]。其他指南由非正式组织制订，这些小组旨在为单一主题制订指南，例如那些患有高级别不典型增生的 Barrett 食管的治疗[48]或具有低级别不典型增生的 Barrett 食管的治疗[49]，或能更好地预测食管切除术后的不良预后[50]。

相比之下，由期望的实践准则所组成的标准是被人们所接受的。从医学法律的角度来看，护理标准是指在特定的临床情况下，合理谨慎的从业人员应遵循的做法。标准可能来自多种来源，包括地方政府、个体医院和专业协会。临床外科手术的标准通常是非常基本的，例如在执行手术之前必须获得知情同意和禁止游医手术。指南是参考性的，而标准是强制性的。临床实践中，并非始终确保遵守指南。

例如，外科医生与内科肿瘤医生相比，相对不熟悉癌症护理指南，不经常使用指南来帮助决策[51]。实际上，指南对执业外科医生非常有用，尤其是在外科医生评估复杂或陌生的情况时。但是，应避免一味地遵循它们。做出手术决定的时候应该为个别患者留有余地，主要应基于患者的风险、价值和意愿。

## 三、风险评估

当外科医生使用针对特定手术的指标评估风险，然后将该评估应用于单个患者时，该外科医

### 表 116-1　根据 GRADE[41] 对证据水平分级

| 证据级别 | 描　　述 | 解　　释 |
| --- | --- | --- |
| 质量高 | 作者非常有信心，认为所提出的估计值非常接近真实值 | 进一步研究完全改变所提出结论的可能性很小 |
| 质量适中 | 作者对所提出的估算值接近真实值充满信心，但也可能与实际值相差甚远 | 进一步研究可能会完全改变结论 |
| 质量低 | 作者对效果估计没有信心，其真实价值可能有很大不同 | 进一步研究可能会完全改变现有的结论 |
| 质量很低 | 作者对估计没有信心，真实价值可能与估计有很大出入 | 新研究很可能会完全改变提出的结论 |

生便需要将手术的艺术与科学结合在一起。成功的外科医生使用科学、判断力和患者偏好来平衡预期结果与预期风险。风险评估包括对特定风险因素的理解及它们如何影响结果，对预测评分的理解及它们是否及如何应用于个体患者，以及外科医生的经验。风险评估的典型要素包括生理评估、并发症评估、技术挑战、癌症分期、可能的并发症、对生活质量的影响、总体预期寿命，以及患者对可能干预的接受程度。应该理解与外科医生和患者有关的因素对后续决策的影响。患者对结局的偏好通常与外科医生的倾向不符[52]。实际上，面对手术的患者和临床医生关注点并不一致，最有代表性的就是良好手术结局的标准——长期生活质量（表116-2）。

风险评估应该是一种有意识的行为，而不是靠死记硬背或凭直觉来完成。有时，对常见问题的评估是如此反复和习惯，以至于它们是在不知不觉中进行的。避免这种误区很重要，因为可能会遗漏与每个患者的风险状况有关的关键要素。明确说明风险评估的关键要素，并与患者和外科小组讨论，可能有助于实现正确的风险评估。电子病历中清单的使用和要素的创建可能有助于加强

表 116-2　外科医生和患者对结果的看法

| 外科医生观点 | 患者观点 |
|---|---|
| $R_0$ 切除 | 手术程度不重要 |
| 低死亡率 | 只要有可能恢复，就可以接受包括肺炎在内的并发症，需要进行治疗性支气管镜检查及需要最多1个月的呼吸机支持 |
| 无死亡率 | 疼痛控制很重要 |
| 住院时间短 | 住院时间不太重要 |
| 无再住院 | 大大降低的活动水平不可接受 |
| 无慢性术后疼痛 | 担心需要长期吸氧 |
| 改善目标临床状况 | 生活质量是首要重点 |

有意识的评估。风险评估中最重要的是医生的判断，这是基于对相关因素进行仔细评估后得出的结果（图116-3）。

## 四、临床决策

### （一）外科医生角度

外科医生的任务是平衡预期的风险和预期的治疗结果，以优化患者的整体状况。通常是在与患者及其家属协商的基础上进行的，同时了解患

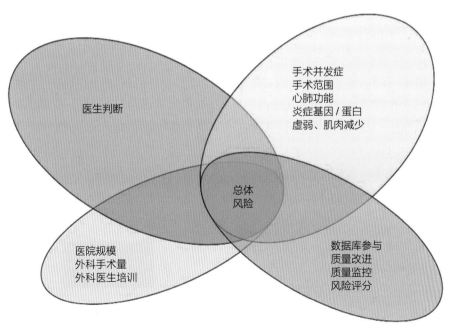

▲ 图 116-3　风险评估的重叠部分

者的病情和意愿。但是，外科医生与患者之间沟通的问题常常掩盖了患者的理解和意愿。除其他因素外，这些问题可能与社会、文化、种族、教育和关系的差异有关。

传统上，外科医生采取家长式的方式进行决策。从历史上看，许多患者都接受这种方法，对挑战外科医生的权威、知识、经验和信心感到不舒服。对医生的态度的改变出现在 20 世纪后期和 21 世纪初，对经验主义的信任逐渐消失，取而代之的是各种新的态度，这些态度包括聪明的质疑、怀疑和不信任等。在这种充满挑战的环境中，外科医生只有在总结事实，描述公认的治疗指南，向患者及其家属展示影像学及其他分期和术前测试的结果并解释其建议的理由时表现最佳。

外科医生的决策可能会受到外部因素的影响，包括现在可以作为结果公开报道的指标。1989 年在纽约州引入强制性报告之后，在该地区、州和国家范围内都随之铺开。它触发了心脏外科医生行为的改变，对该专业领域的士气产生了负面影响，这可能导致心胸外科医生在一个要求公开报告的州接受培训之后，寻求在其他州就业[53]。更重要的是，外科医生，尤其是那些过手术后患者高于平均死亡率的外科医生，似乎降低了他们对高危患者进行手术的频率，这可能限制了病情较重的患者获得治疗的机会[54, 55]。

许多因素可能会无意识地（也许是不适当地）影响外科医生的判断。对于不常进行的手术，外科医生倾向依赖于已公布的结果信息，而无法考虑并发症的可能性。相反，如果外科医生已经进行了多次手术，他们往往会依靠他们的经验来判断风险，这样造成依赖于相对较小的样本量评估并发症的风险。在手术决定之前发生的患者不良反应也很重要，因为这些事件往往会使外科医生的决定变得更加保守[56]。有趣的是，当经历过良好结果的经验时，一个人的自然倾向是在决策中变得不那么保守，从而导致总体结果恶化。这可能是手术中经常观察到的零死亡率悖论的部分解释[57]。

外科医生对风险的态度也可能对决策产生重

要影响。过度自负的外科医生很有信心，可以用有限的数据轻松地做出决策，并且不会经常对这些决策进行猜测。这些特性对于提供高质量的外科护理可能不是最佳的。与再手术和再入院率增加相关的一个因素包括"男子气概"的态度，这占了概率变化的近 20%[58]。外科医生关注的其他态度包括冲动行为、自信心增强，以及反权威的观点。在对人格类型进行评估时，风险承受能力与思维、外向性格和感知力有关[59]。风险规避与感觉、内向性格和判断能力相关。了解这些先天或后天特征可以帮助外科医生了解其决策行为。

### （二）患者角度

可以说，决策过程中最重要的声音是患者的声音。越来越多的患者开始对自己的医疗保健决定承担更多责任，尤其是在涉及重大风险的大手术等干预措施方面。过去一直以外科医生家长式作风来做这种决策，现在逐渐让患者更好地理解和参与决策过程[60]。患者及其家属对给予他们的诊断、治疗程序和外科医生越来越了解，他们的问题变得更多，因此往往能更好地了解情况。互联网、社交媒体和公共报告系统使信息（无论是否精确）变得更加丰富和可获取。

许多因素会影响患者有效参与决策过程的能力，包括文化、种族、性别、宗教信仰、教育程度和智力、数字能力和认知能力的差异[61-65]。外科医生对这些因素给决策过程中带来的挑战的理解可以增强患者的体验。这就要求使用适合患者教育程度的语言，应避免对手术并发症或手术结局做出与宗教信仰或基于文化的神话传说相关的假设，并使用清晰的例子来说明预期的结果或发生并发症的风险，而不是简单地说明经常被误解的百分比。花费适当的时间对患者进行教育，以便他们对有关其健康问题和潜在治疗计划的假设和目标有基本的认知，从而使患者及其家人能够更有效地参与其医疗保健决策当中。使用视频、信息手册或医生团队和患者社区的建议可以帮助节省时间并减少在医患接触过程中的误解。有时可以图形化地说明要考虑的不同因素及其潜在结果，从而与患者产生共鸣[66]。决策辅助工具在帮助医生和患者理解患者的价值观和意愿，以及提高患者对医疗决策的满意度方面都非常有用。除肺移植外，目前尚无此类工具可用于常见的胸科疾病或手术[67]。

当为严重疾病提供治疗选择时，患者有时会做出非直觉且潜在有害的决定。一项在健康人群中进行的实验，要求个体在非侵袭性癌症的治疗组或观察组之间进行选择[68]。在某个案例下，未经治疗癌症的 5 年死亡率为 5%，由做手术引起的死亡风险为 10%，其中 65% 的参与者选择接受手术。部分解释可能是由于缺乏受试者的数据。然而，另一个可能的解释是，面对潜在致命的疾病，个体有追求积极治疗的冲动，无论该治疗是否有益。与患者讨论治疗方案时应牢记这种趋势。

### （三）共同决策

共同决策是医生和患者及患者家属和可能的社区成员在选择治疗方案中互相平衡的过程。在必须做出重大决定时，让患者和患者的支持体系参与其中对于以患者为中心的护理至关重要。很多时候，只有一种合乎逻辑的治疗选择，例如对败血症使用抗生素。但是，在大多数情况下，有不止一种合理的治疗选择。共同决策的过程要求双方共享信息[69]。外科医生将其治疗选择、可能带来的益处及潜在风险告知患者。患者将其观念和偏好告知外科医生。让患者参与其中可以提升制订决策这个过程的价值，并有助于使患者的利益与成功的外科手术指标保持一致（表 116-3）[70]。医生通常支持共同决策，但是实施此流程并不容易。患者有时不愿参加，外科医生必须学会避开自己的权威并更好地沟通，并且需要开发出一种系统，能够提供额外资源和时间来满足做出成功共享决策的需求。

## 五、利用公开证据进行医疗决策

确定风险且与患者沟通的关键是如何理解已

表 116-3　以手术为中心与以患者为中心的质量和安全性指标[70]

| 以手术为中心 | 以患者为中心 |
| --- | --- |
| 摆脱并发症 | 尊重患者的观念、偏好和表达的需求 |
| 身体舒适，包括疼痛管理 | 协调和综合护理 |
| 住院时间短 | 为患者和家人提供清楚、高质量的信息和教育 |
| 出院回家 | 身体舒适，包括疼痛管理 |
| 免于再次入院 | 情感上的支持，以及对恐惧和焦虑的缓解 |
| 快速手术康复并恢复正常活动 | 酌情让家人和朋友参与 |
| 维持或改善生活质量 | 持续性，包括通过护理现场 |
| 治愈疾病或延长寿命 | 获得护理 |

发表的结果。这需要统计学方法及其报道的基础知识。外科医生应该理解统计信息，因为此类知识对于确定试验设计、分析和结果报告是否正确至关重要。一篇关于医学文献质量的评论总结道，"……几乎没有期刊文章在报道可用数据并为其推论提供适度有力的支持方面是科学合理的[71]。"另一篇评论指出，在超过 25% 的期刊文章中，即使使用最简单的统计数据，也存在错误[72]。

临床医生在阅读临床论文时应考虑的典型问题包括：问题是否正确提出？是否有足够的患者来解决这个问题？结论真的是正面 / 负面吗？是否有试验偏倚的证据？作者有没有考虑这些发现是否还有其他解释？了解科学报告的关键要素对于解释报告的结果至关重要。该出版物应具体说明或描述试验设计、研究方法、分析和报告中的关键要素（表 116-4）。

## 六、外科研究的统计分析

下一节将对外科医生应熟悉的且临床医学中常用的统计技术进行基本的描述。该信息是从临床医生的角度进行构架的，并尽可能用非技术性语言进行描述。术语在表中以供参考（表 116-5）。

**表 116-4　已发表的临床研究论文中应包括的要素[73]**

**研究设计**
- 研究的理由
- 特定问题或假设
- 回顾性、前瞻性
- 观察性、干预性
- 临床试验类型
  - 1 期、2 期、3 期

**研究方法**
- 研究时间段
- 纳入 / 排除标准
- 受试者来源
- 样本量的理论依据（功效计算）
- 若可以则通过 https: //clinicaltrials.gov/ 进行的有关研究注册的声明

**数据分析**
- 进行了特定测试
- 除最常见的测试外，所有测试的方法学包括基本假设
- 用于分析的软件
- 如何管理缺失数据的陈述
- 陈述要报告的参数（中位数、范围或四分位数等、均值和标准差等）

**结果报告**
- CONSORT 图（如果适用）
- 所有人群特征汇总（如适用）、亚组人群特征
- 与假设或中心问题相关的分析结果
- 比较报告中的 P 值（使用 NS 表示没有显著性意义或不适用）
- 如线性回归或简单相关性之类的关系应用散点图呈现
- 生存曲线应具有用于较小研究的审查指标并且应包括处于风险中的患者数量
- 分类数据应以计数和百分比形式表示
- 顺序变量不应以均值和标准差形式报告偏差，而应以计数和百分比表示
- 应完整报告回归模型，以便模型中考虑到的所有协变量是清晰可见的

**（一）报告群体特征**

群体特征通常作为临床报告中的第一个数据集包括在内。如果研究中包括多个组，则应将每个组及整个研究人群的特征显示出来。对于分类数据，应列出患者或事件的数量及其相关百分比；列出百分比而不说明其数量是不合适的。对于连续数据，报告均值和标准差也是合适的，除非数据偏斜（不按钟形曲线分布）在这种情况下，

报告中位数及第 25 和第 75 位百分位数可以更好地显示数据。常规变量应描述为计数和百分比，而不是均值和标准差。

**（二）试验设计方面的考虑**

出于多种原因，了解临床研究设计的方法很重要。在本节中，重点是确定达到可靠结论所需的样本量。这一元素如果设计得有缺陷，常常会导致无法得出有意义的结果，或者导致错误的结论，即使研究的所有其他方面都设计得很好。要了解的关键要素是效能（power）、样本量（sample size）和效应量（effect size）[74]。在许多临床研究中，重要的是确定假阳性结果或 I 型错误的可能性（$\alpha$），这种错误发生在统计学意义显示存在但其实不存在时。同样重要的是确定假阴性结果或 II 型错误的可能性（$\beta$），这种错误发生在统计学意义显示不存在但其实确实存在时。最后，效应量的大小或两组之间结果差异的大小必须从先前的研究中估算或得出。这些值有助于估计所需的样本量，这对于确定一项研究是否可以招募足够的患者有至关重要的意义，同时对预算也至关重要，并且对于了解现有数据库是否足够大以得出结论也非常重要。

显著的统计学标准用 $\alpha$ 表示，它表示当两组结果没有显著性差异时显示出显著性差异的可能性。最常见的是将 $\alpha$ 设置为 0.05（出现假阳性结果的机会为 5%），但有时会使用 0.01 或更小的值。在大多数研究中，我们希望 II 型错误（$\beta$；或假阴性结果）的风险很小。因此用（$1-\beta$）补充称为测试的效能，通常将其设置为 80%。根据所提出的临床问题，效应量大小可能会有很大差异。例如，非小细胞肺癌完全切除后术后辅助化疗的 IALT 试验，是根据 5% 的效应大小或者两组之间的结局差异（将 5 年生存率从 50% 提高到 55%）设计的[34]。根据 $\alpha$、$\beta$ 和效应量大小确定样本大小；较大的样本量可提供更大的统计功效。在辅助化疗研究中，将 $\alpha$ 设置为 0.05，将 $1-\beta$ 设置为 0.90，这使得该研究的样本量为 3300

表 116–5　常用统计术语和定义

| 术　语 | 定　义 |
| --- | --- |
| 分类数据 | 分配给一种有限或固定数量的值或类别的数据 |
| 序数数据 | 分配给已排序类别且类别之间距离未知的数据 |
| 连续数据 | 可以取任何数值的数据 |
| 正态分布 | 当根据数据的递增值和这些值的频率绘制图表时，均围绕中心值（钟形曲线）对称，均值、中位数和模式均相等 |
| 验证强度（power） | 当备择假设为真时，接受备择假设而不是原假设的概率。它受样本大小、所关注效应的级别大小及统计显著性阈值的选择所影响 |
| 效应量（effective size） | 量化统计结果强度的量度，有助于理解其实质意义而非统计意义 |
| 原假设 | 表示两组之间没有区别的默认声明或初始假设 |
| I 类错误 | 错误地拒绝了真实的原假设（"假阳性"结论） |
| II 类错误 | 错误地接受了虚假的原假设（"假阴性"结论） |
| 统计学意义 | 数值阈值（显著性水平, $\alpha$），低于该阈值时，原假设为假，通常设置为 5% |
| 相关系数 | 度量（$r$）两个变量之间线性关系的强度和方向；范围为 $-1 \sim 1$ |
| 决定系数 | 表示为 $r^2$；它代表因自变量引起的因变量变化的比例；范围为 $0 \sim 1$ |
| 线性回归 | 对因变量（$Y$）和自变量（$X$）之间的线性关系进行建模的方法 |
| 多变量回归 | 一种用于识别和量化多个因素对单个目标结果产生唯一影响的方法 |
| 卡方检验（$\chi^2$ 检验） | 对 $A \times B$ 表中分类变量的分布进行评估，以评价未达到预期分布的程度 |
| Fisher 精确检验 | 对 $2 \times 2$ 表中分类变量的分布进行评估，以评价未达到预期分布的程度 |
| 倾向评分 | 接受干预的概率取决于确定干预的协变量 |
| $t$ 检验 | 一种确定两组值是否具有不同平均值的方法 |
| 方差分析（ANOVA） | 一种比较两组以上值的均值的方法 |
| 标准差 | 衡量一组正态分布值的偏离程度 |
| 比值比 | 一种相对的效果量度，可以将干预组与安慰剂/对照组进行比较。分子是干预组中某事件的概率，分母是安慰剂/对照组，产生比值比 |
| 相对风险 | 干预组或受影响组中某事件的概率与安慰剂组中该事件的概率之比 |
| 置信区间 | 从数据集中计算出的估计值范围，该范围很可能包括相似数据集中的未知值。区间的置信度水平决定置信区间包含未知数的可能性；置信度水平的常见选择是 0.90、0.95 和 0.99 |
| Kaplan-Meier 方法 | 一种根据生命周期数据生成生存曲线的统计方法，通常用于评估干预后一定时间内患者存活的比例 |
| Log rank 检验 | 比较两组群体生存曲线的方法 |
| Cox 风险比例 | 一种评估多个变量对与时间相关事件（如生存模型）的影响的方法 |
| 风险比（hazard ratio） | 干预组（分子）和安慰剂/对照组（分母）的死亡率或其他与时间相关的事件的风险率之比 |
| 质量调整生命年（QALY） | 一种衡量生活质量和生存数量的措施。疾病的负担程度估算为完全健康的百分比，再乘以生存时间。一个 QALY 是身体健康生存 1 年 |
| 增量成本效益比（ICER） | 两种干预措施之间的成本差异除以其有效性差异。一种衡量干预措施成本效益的方法 |

| 术　语 | 定　义 |
|---|---|
| 决策分析 | 一个研究和一组统计方法，用于正式概述和量化重要决策和影响决策的结果 |
| 受试者工作特征曲线（ROC 曲线）分析 | 一种说明二元分类性能的方法。用于更改创建二元分类（ROC）分析的阈值，并从绘制观察数据中取得真阳性率和假阳性率 |
| 拔靴法（Bootstrapping 法） | 一种从数据集中进行迭代随机抽样的方法，该方法具有替换性，从而能够为数据集的参数分配精度 |
| Meta 分析 | 通过组合所有类似试验或实验的结果来提高研究可靠性的技术 |

名患者。

### （三）确定变量是否相关

评估一个临床变量与另一临床变量之间的关系，或评估结果与临床变量之间的关系通常是很有意义的。例如，确定年龄增长与手术死亡率增加之间的关系可能有助于给患者的选择提供信息。还有其他原因去确定这种关系，包括在执行多变量分析时相关变量的混杂性质，这使得回归系数不稳定且难以解释。简单地确定两个变量之间或一个变量与结果之间的关系不是很有意义，广泛地寻找关系是不可取的。通常，数据分析应以假设为依据，而不要事后进行。同样重要的是要了解，尽管变量与感兴趣的结果相关，但这并不意味着因果关系。因此，陈述 "X 的变化导致 Y 的变化" 意味着因果关系。更可取的说法是 "X 的变化与 Y 的变化相关"。因果关系可以从临床角度推断，但从统计角度来看是不能暗示出来的。

确定连续变量相关性的方法包括相关系数的计算和回归分析。皮尔逊相关系数（r）是 2 个连续变量之间线性关系的量度，表示为介于 –1 和 1 之间的值。值越接近 1，则 2 个变量之间的线性关系就越大。越接近 –1，2 个变量之间的反比关系越大。该测试不需要了解或假设这两个变量如何相关，例如，一个变量是否独立，或另一个变量是否相关。如果变量是相关的但不是线性关系，则相关系数可能接近零，但不是真实关系的可靠指标，检查散点图可能有助于评估这一点 [75]。

简单回归分析评估响应变量（因变量、非独立变量）和预测变量（自变量、独立变量）之间的关系。此方法评估 2 个变量之间关系的方向、大小和统计显著性。与相关性一样，线性回归仅对具有线性关系的变量有用（图 116-4）。该方法允许基于自变量的已知值来计算因变量的期望值。确定系数（$R^2$）是自变量对因变量变化程度的量度。在 2 个变量具有高度相关性（如 r=0.90）的数据集中，自变量对因变量的变化程度影响也很高（在本例中为 81%）。用来检查 2 个变量之间关系的非线性回归，可以通过多种其他数学关系来计算，也可以使用 2 个或多个自变量来执行多元回归。

评估分类变量之间的潜在关系需要统计方法，如卡方检验（$\chi^2$ 检验）和 Fisher 精确检验。卡方检验假设 2 个或多个变量的特征是独立正态分布的，该检验可用于评估此假设。例如，如果要评估人群中的 2 个变量，如吸烟史和肺癌死亡率，有吸烟史的人的肺癌死亡率要比不吸烟者高得多，从而证明了这 2 个变量的这种关系（缺乏独立性）（图 116-5）[76]。相比之下，检查肥胖患病率与吸烟状况相关性可能不会在分布上显示出重要差异（图 116-6）[76]。Fisher 精确检验解决了类似问题，但仅限于 2×2 矩阵，更适用于矩阵中某些单元格数量较少的数据集。

### （四）从大型数据集创建对比群组

临床报告中最常见的挑战是在检查具有不同特征的组之间的结局时所产生。随机试验通过建立可能在最重要方面可比的组来简化对治疗效果的评估。相比之下，回顾性研究和观察性研究经常涉及两组之间完全不同的比较。这可能是由

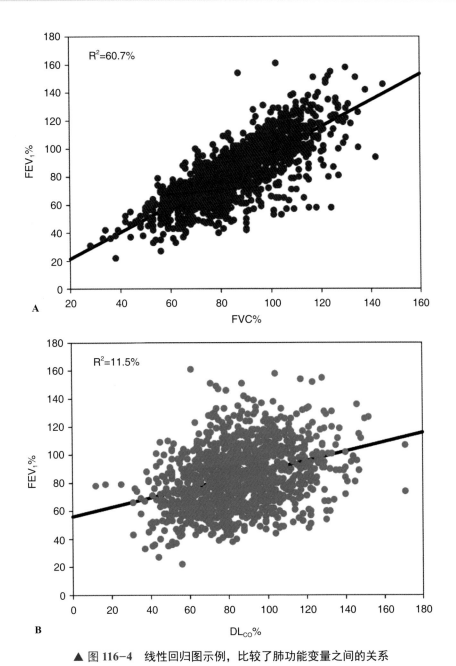

▲ 图116-4　线性回归图示例，比较了肺功能变量之间的关系

在第1秒用力呼气量（FEV₁%）和用力肺活量（FVC%；A）之间存在较高的决定系数（$R^2$）。相比之下，FEV₁% 和扩散能力之间的决定系数（DL$_{CO}$%；B）很小

于干预时间段的变化，患者选择或治疗分配的偏倚，临床管理或外科医生培训的不同，组之间的基线特征不同所致。控制这些差异对于在组之间进行公平地比较至关重要。

用来应对这些挑战的方法包括使用"最近邻"法对患者进行性别和年龄的匹配或其他一些重要的临床变量匹配。尽管这些方法可能有用，但它们经常会偏向治疗组，并且没有纳入足够多的临床变量来创建2个真正相似的组。更好的替代方法是使用倾向评分来匹配，它根据临床变量与结果变量的关联程度对临床变量进行加权[77, 78]，选择有可能预测结果或影响治疗选择的协变量。在此过程中必须假设两个关键要素：为估计倾向得分而选择的协变量包含与结果相关的所有信息，以及患者接受任何一种治疗方案的可能性都是现实的。估计每个患者的倾向得分，

40—70 岁男性肺癌死亡率

| | 目前吸烟者 | 从不吸烟者 | 总计 |
|---|---|---|---|
| 死亡率 | 5630（3827 预计） | 147（1950 预计） | 5777 |
| 生存率 | 11 121（12 924 预计） | 8389（6585 预计） | 19 510 |
| 总计 | 16 751 | 8536 | 25 287 |

$\chi^2 = 3261.988$，DF=1，$P < 0.0001$

▲ 图 116-5　吸烟史的分布和肺癌死亡率的卡方分析表明两者之间有很显著的统计学关系

引自 Hjellvik V, Selmer R, Gjessing HK, et al. Body mass index, smoking, and risk of death between 40 and 70 years of age in a Norwegian cohort of 32 727 women and 33 475 men. *Eur J Epidemiol* 2013; 28: 35–43.

男性肥胖发生率与吸烟状况的相关性

| | 目前吸烟者 | 从不吸烟者 | 总计 |
|---|---|---|---|
| 不伴肥胖 | 15 804（15 781 总计） | 947（969 总计） | 16 751 |
| 肥胖 | 8020（8042 总计） | 516（494 总计） | 8536 |
| 总计 | 23 824 | 1463 | 25 287 |

$\chi^2 = 1.591$，DF=1，$P = 0.207$

▲ 图 116-6　对肥胖症的分布和肺癌死亡率进行卡方分析，表明两者之间没有很显著的统计学关系

引自 Hjellvik V, Selmer R, Gjessing HK, et al. Body mass index, smoking, and risk of death between 40 and 70 years of age in a Norwegian cohort of 32 727 women and 33 475 men. *Eur J Epidemiol* 2013; 28: 35–43.

它代表分配所研究的特定治疗的概率。然后，基于这些分数，通常使用最近邻或其他统计技术，将每组的患者（“对照”和“治疗”）彼此匹配。由于一组中的某些患者在另一组中没有匹配项，因此生成组的数量通常比原始组少得多。在进行疗效效应量和统计学显著性分析之前，必须对每个匹配组的临床特征进行比较，以验证患者群是否相似（表 116-6）[79]。

### （五）组之间主要结果的对比

患者的严重结局（一个分类变量）可通过其与其他分类变量（如术后并发症和死亡的发生率）、序数变量（如食管手术后吞咽困难评分的变化），以及连续变量（如因干预措施而改变的生理变量）的关系来评估。对于每种类型的变量，可以使用各种统计检验来评估干预的效果。如前所述，分类变量通常使用 $\chi^2$ 检验或 Fisher 精确检验进行比较。

连续变量根据其是否按正态分布来进行分类。正态分布的特征是，从总体中为该变量抽取的诸多随机样本的均值将分布为钟形曲线。即使被抽样的总体似乎有偏斜，这也可能是正确的。具有正态分布表示可以确定平均值和标准差，进而可以计算置信区间（CI）。正态分布连续变量的参数检验包括 $t$ 检验和方差分析（ANOVA）。当人群不符合正态分布时，适合使用非参数检验。其中包括 Spearman 相关系数检验，以及用于比较 2 种独立均值的 Mann-Whitney 检验和用于比较 > 2 种独立均值的 Kruskal-Wallis 检验。

通过 $t$ 检验根据分类自变量来评估连续因变量时（如术后用力肺活量）会有 2 种情况（如 VATS 与开放手术）。$t$ 检验检查两组的总体均值是否不同。如果各因变量的均值不相关（在这种情况下，患者接受 VATS 手术或开放手术，使每个组彼此独立不影响），则应采用两样本 $t$ 检验。如果各因变量的值相关，例如在同一患者组中比较术前和术后功能，则执行配对 $t$ 检验。配对 $t$ 检验通常比两样本 $t$ 检验更有效，因为消除了组间的差异。例如，如果斐波纳契数列的前 12 位数字列在两列（1、2、3、5、8、13…）中，第一列以 1 开头，另一列以 0 开头，则对于每列，未配对和配对 $t$ 检验的均值（31.3，19.3）和标准差（44.5，27.5）均相同，但是，这两个测试的 $P$ 值存在很大差异（0.437，0.032）。

用具有超过两种类型的分类自变量（如种族群体或 BMI 类别）检验连续因变量（术后生活能力）的值时可以通过多重 $t$ 检验( multiple t-tests）进行。但是，进行多个比较的过程（具有 3 个类别的自变量需要进行 3 个比较：A 与 B、B 与 C、A 与 C）纯粹是偶然地增加了确定统计学上显著性结果的可能性。这种类型的多重比较需要调整 $P$ 值，因为显著的统计学意义是基于比较的数量。

表 116-6　使用接受开放手术或微创（VATS）肺叶切除术[79]患者特征获得可比较组的倾向得分匹配示例

| 变　量 | 未配对 | | | 配　对 | | |
| --- | --- | --- | --- | --- | --- | --- |
| | 开放手术 (*n*=26 050) | VATS (*n*=2721) | *P* 值 | 开放手术 (*n*=2721) | VATS (*n*=2721) | *P* 值 |
| 男性 | 69.30% | 58.20% | < 0.0001 | 57.60% | 58.20% | NS |
| 部位 | | | < 0.0001 | | | NS |
| RUL | 35.60% | 32.10% | | 35.80% | 32.10% | |
| RML | 6.10% | 9.20% | | 7.00% | 9.20% | |
| RLL | 16.30% | 17.40% | | 16.60% | 17.40% | |
| LUL | 24.60% | 21.90% | | 23.90% | 21.90% | |
| LLL | 16.50% | 17.40% | | 15.40% | 17.40% | |
| 非必需手术 | 98.90% | 99.70% | < 0.0001 | 99.20% | 99.70% | NS |
| ECOG PS | | | < 0.0001 | | | NS |
| 0 | 45.50% | 57.70% | | 59.20% | 57.70% | |
| 1 | 39.00% | 32.40% | | 31.60% | 32.40% | |
| ≥ 2 | 8.30% | 5.70% | | 5.50% | 5.70% | |
| 心力衰竭 | 0.70% | 1.10% | 0.035 | 0.90% | 1.10% | NS |
| 糖尿病 | 2.20% | 3.90% | < 0.0001 | 3.30% | 3.90% | NS |
| 诱导化疗 | 11.10% | 4.40% | < 0.0001 | 5.10% | 4.40% | NS |

VATS. 电视胸腔镜手术；NS. 无统计学意义；RUL. 右上叶；RML. 右中叶；RLL. 右下叶；LUL. 左上叶；LLL. 左下叶；ECOG PS. 东部合作肿瘤小组的状态评分

在此示例中，将所述显著性阈值（0.05）除以组（3）之间的比较次数，以得出针对该情况的新的显著性阈值（0.0167）[Bonferroni 校正；校正因子为 x（x-1）/2，其中 x 是比较次数]。阈值调整失败可能会导致 I 类错误（请参见前面）。

在进行多次比较之前，使用更全面的测试（如 ANOVA）来研究数据集非常有用。ANOVA 是一种结合组内和组间的差异比较组间均值的方法。如果方差分析在组之间没有产生显著差异，则多重 *t* 检验将不会在组之间产生显著差异。如果方差分析确实产生了显著的值，则可以使用配对比较来确定哪些组之间存在差异。或者，可以考虑使用结合了多重比较的自动单步程序，如 Tukey-Kramer 方法。

对于进行大量比较的情况，Bonferroni 校正和类似技术可能会过于保守。在这种情况下，许多研究人员现在使用计算机化的重采样方法，该方法需要进行成百上千次的递归测试，从而有助于消除 I 类错误的可能性。示例包括拔靴法（bootstrapping 法）和 Monte Carlo 模拟法（请参阅下文）。

在将 1 个或 2 个变量从连续变量转换为分类变量后，便可以评估这 2 个连续变量的结果。此过程增加了统计效能，尤其是对于较小的数据集，但会增加保真度。例如，将 BMI 作为一个连续的独立变量来评估其与肺切除术后肺部并发症的关系，则可发现一条复杂的曲线，表明在极端 BMI 情况下风险增加（图 116-7）[80]。相反，使用 BMI

进行分类，将患者分为 ≤ 25（正常和体重不足）或 > 25（超重和肥胖），则未能显示出与体重过轻或Ⅲ型肥胖相关的风险增加。进行转换时，理想情况下应基于所关注的公布过的临床阈值，以及预设的数学描述符（如中值）或由受试者工作特性曲线（ROC）分析确定的值（请参阅下文）。

再者，可以使用回归技术对连续变量进行评估，该技术已在上一节中进行了介绍。这样的技术可以包括线性或非线性方程，以获得两个连续变量的最佳拟合线。由于大多数生物过程均未严格符合预期，因此通常会在个体比较中产生预测误差。这些误差称为残差，表示观察值与预测值之间的距离。该过程的目标是使残差之和最小。绘制残差图通常有助于识别预测误差最集中的位置，这有助于研究人员了解变量之间的相互作用。

### （六）识别与短期结果相关的因素

在考虑临床决策时，评估特定临床因素与重大术后结果（如手术并发症、住院时间或再次干预的需求）之间的关联通常是有用的。描述临床参数与结果之间关系的一种方法是比值比（OR）。OR 是对效应大小的一种度量，通常用于表示逻辑回归分析的结果。例如，肺叶切除术后，肾衰竭的患者（暴露组）与肾功能正常的患者（未暴露组）相比，术后肺部并发症的 OR 值，肾功能不全患者肺部并发症的 OR 为 1.53 [81]。请注意，OR 并不意味着与结局相关的临床因素具有致病作用，它表示之间仅存在统计学联系。它最常用于病例对照研究中。OR 的统计显著性要求了解值的分布，通常以 95%CI 表示，CI 定义为：CI = log（RR）± SE × zα，其中 SE 是标准误差，zα 为所选显著性水平的标准评分。

评估不同人群中临床参数发生率的另一种方法是风险比（RR），即一个人群（暴露组 / 干预组）与另一人群（未暴露组 / 对比组）的相对风险。该方法可以应用于二分类结果，并且最适合于预期发生频率较低的事件。RR=1 表示两组之间的风险没有差异。RR < 1 表示该事件在暴露组中

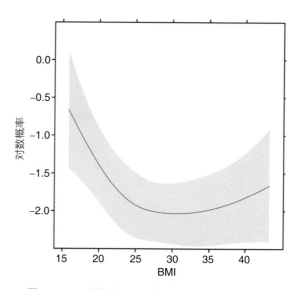

▲ 图 116-7　当使用 BMI 作为连续变量时，BMI 与肺切除术后肺部并发症的复杂关系显而易见。将 BMI 分为正常或体重不足与体重超重或肥胖则可能无法识别这种关系

经 European Association for Cardiothoracic Surgery 许可转载，引自 Ferguson MK, Im HK, Watson S, et al. Association of body mass index and outcomes after major lung resection. Eur J Cardiothorac Surg 2014; 45: e94-e99.

发生的可能性比未暴露组低，而 RR > 1 表示该事件在暴露组中发生的可能性比未暴露组高。与流行病学研究一样，RR 最适合用于随机对照试验和计算大样本量的结果。

在临床文献中，OR 和 RR 之间经常存在混淆。两者在数学上相关。RR 是一种更直观的度量，在 RR 为 1.5 时，表明研究人群的预测事件发生率比对照组高 50%。非统计人员更难以理解 OR，并且 OR 不能解释为事件风险增加 50%。比起 RR 来，OR 通常可以体现更具有吸引力（更大）的效应大小，因此有时被选择用来表达结果。但是，在大多数情况下，除了用于案例参考研究外，使用 RR 更准确，尤其是在表达逻辑回归分析的结果时 [82, 83]。

### （七）比较不同组之间的生存率

生存分析用于评估事件发生的时间，例如死亡的时间、再次手术的时间或疾病复发的时间。生存情况通常无法被直接观察到：事件无法实时

记录，或者在进行分析时，患者通常还没有经历事件（events）。这些原因要求"删除"某些数据。当研究对象在分析数据时尚未经历事件，或事件在未指定时间但在已知日期之后发生，或研究对象失访时，要求删除这些数据。当事件在已知日期之前发生但实际日期未知时，将保留数据的删失。通常使用 Kaplan-Meier 方法评估生存期。

Kaplan-Meier 方法是一种非参数法，可以通过图示逐步显示生存情况。该图以事件（死亡、复发、检查）为标志，导致该曲线在垂直方向上下降，在此之间，曲线的水平段表示假定生存期固定的时间段（图 116-8）。

为了评估两组之间生存的潜在差异，可以使用对数秩检验（log rank test）比较不同的 Kaplan-Meier 生存曲线。该测试比较了两组或更多组之间的生存时间分布。$\chi^2$ 分布用于评估差异的统计学意义。请注意，治疗组的治疗和时间是影响此分析结果的唯一变量。要确定与时间相关的结果中可能涉及的其他因素，需要进行 Cox 比例风险建模（请参阅下文）。

### （八）识别与生存相关的因素

作为临床决策的一部分，了解哪些临床因素会影响长期预后通常会很有帮助。对于恶性肿瘤，癌症分期和可切除性大小通常与生存期有关。其他有助于确定生存期的因素可能并不直观。探索临床变量是否影响生存期的一种方法是 Cox 风险比例模型。在此技术中，协变量指定数量的更改与结果发生率的增加 / 减少有关。例如，在完全切除非小细胞肺癌后，辅助术后化疗的使用可使 5 年生存率提高 4.1%。与对照组相比，化疗组的死亡率风险比为 0.86（95%CI 0.76～0.98；$P < 0.03$）[84]。图 116-9[85] 给出了一个比较多个类别生存率的示例。临床因素不必是分类的或二元的——结果可能与连续变量有关，这通常会体现在风险函数的对数变化率中。

Cox 分析的结果通常表示为风险比（HR）。风险比是与目标结果或事件相关的 2 个解释变量

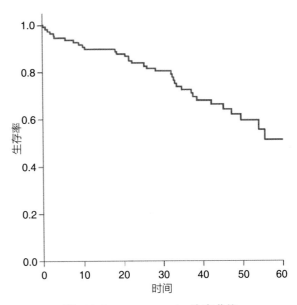

**图 116-8 Kaplan-Meier 生存曲线**
描述了病理 I 期非小细胞肺癌切除后的结局

的风险率之比。在一个虚构的示例中，如果开放性肺叶切除术后的长期死亡率是 VATS 肺叶切除术后的长期死亡率的 2 倍，那么开放性肺叶切除术的 HR 为 2。

Cox 风险比例建模的效用取决于风险比例假设，该假设规定一个患者的风险必须与另一个患者的风险成比例。使用 Cox 建模时，应常规测试此假设；一种简单的方法是目测检查所讨论的生存曲线，以确认曲线之间的距离随时间恒定。如果生存曲线交叉，则显然违反了该假设。通常需要根据与结果相关的其他已知协变量来调整模型，以便确定所关注的协变量是否与结果独立相关。

### （九）成本效益分析

在分析竞争性干预措施的结果时，不仅要了解临床有效性的差异，还要了解每种方法的相对成本（对个人、机构、医疗体系、社会等）。确定感兴趣的特定结果，并列出每种干预措施的相对成本。成本效益以比率表示，分母代表健康结果（如生命年的收益），分子则表示与健康收益相关的成本。表示结果的常用方法是使用每质量调整生命年（QALY）的成本，其中，所获得的

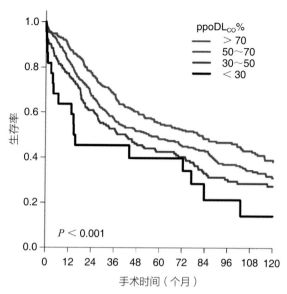

▲ 图 116-9 对比使用 K-M 生存曲线和使用 Cox 风险比例模型评估术后预测的扩散能力（ppoDL_{CO}%）的结果

引自 Ferguson MK, Watson S, Johnson E, et al. Predicted postoperative lung function is associated with all-cause long-term mortality after major lung resection for cancer. *Eur J Cardiothoracic Surg* 2014; 45: 660–664.

生命年根据该时间段内的生活质量进行调整，等级为 0（死亡）至 1（完美健康）。干预措施是否具有成本效益，有时取决于增量成本效益比（in-cremental cost-effectiveness ratio, ICER）。从社会的角度来看，可接受的 ICER 的典型阈值是每 QALY 50 000 美元。作为参考，ICER 用于接受医疗的例子包括：乳腺癌筛查 31 000 美元[86]；通过粪便潜血测试筛查结肠癌 11 000 美元[87]；用计算机断层扫描筛查肺癌 81 000 美元[88]；心脏移植 100 000 美元[89]；肺移植 175 000 美元[90]。

尽管这类分析的概念很简单，但数据收集和分析却提出了重要的挑战。其中包括成本的准确定位（医疗、患者下班时间、家庭聚会时间等），分析的时间范围及分析中各个时间范围内生活质量的准确估算。费用还必须针对其发生的时间范围进行调整，通常使用如消费者价格指数或特定于医疗保健成本的类似价格指数之类的因素进行调整。全国肺部筛查试验（NLST）提供了一个有指导意义的示例，说明了在基本假设仅

略微改变时结果如何变化：使用不同的增量成本和增量 QALY 产生的 ICER 为每获得的 QALY 32 000～615 000 美元[88]。

（十）结果建模

对于某些医生而言，OR 或 ICER 的概念是抽象的，可能难以应用于特定的临床情况。决策分析技术通常用于提供更具体的方法来说明潜在结果的收益和成本。结果建模包含管理选项，并从已发表的文献中估计推测出来结果的可能性。该过程通常使用图示（如图表和决策树）方式表示。对于特定患者群体的特定临床问题，典型的决策树包括两个或多个治疗选择。然后确定每个治疗选择的结果并分配概率。可以将成本分配给不同的干预措施，并且可以将获得的生命年和生活质量之类的值分配给结果。

使用概率、成本和值来运行模型，从而使每种治疗都具有可与其他治疗进行比较的结果指标。这可以帮助临床医生选择具有最佳结果的治疗方法。一个简单的决策分析树的例子（图 116-10）说明了对 Barrett 食管伴有高度不典型增生的患者进行治疗的选择。

决策树可能很简单，但是要更准确地体现临床情况，可能需要创建非常复杂的决策树。采用特定技术捕获复杂的真实世界研究的结果，而不是简单地定义结果，通常会很有用。例如，接受复杂治疗并经过较长恢复期的患者会经历一系列健康状况，从健康状况（在临床问题发展之前）到死亡（极端情况下，是由于治疗相关并发症、临床问题本身、无关的问题等），以及介于两者之间的各种健康状态。从一种健康状态到另一种健康状态的过渡通常是非线性的（图 116-11）。作为决策分析的一项功能，捕获健康状态及个体如何在健康状态之间进行转换的信息的过程称为 Markov 建模。

通过创建事件和疾病状态的值的范围而不是提供点的估计，可以完成更复杂的建模。运行模型时，可以从指定范围内随机选择每个变

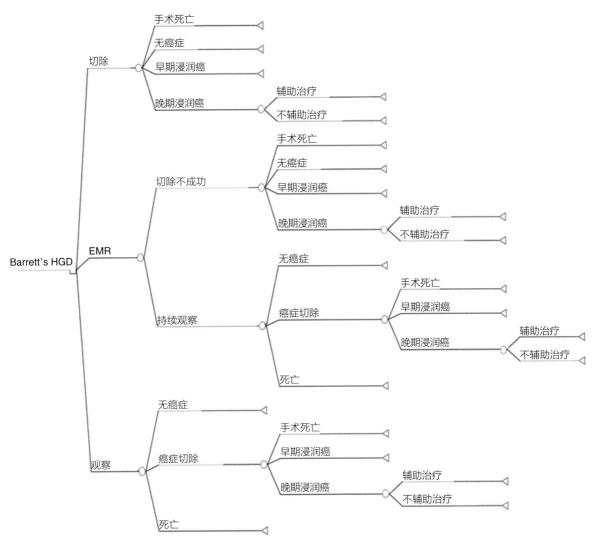

▲ 图 116-10 对 Barrett 食管伴有高度不典型增生的患者（**Barrett's HGD**）确定理想治疗的决策树。治疗选项包括内镜检查、食管切除或内镜下黏膜切除（**EMR**）。节点（绿色圆圈）处的分支表示可能的结果

量的值。此过程的多次迭代（通常成千上万次）提供了一系列可能的结果，这些结果可能更准确地反映出生物和人类行为的可变性（图 116-12）。这种概率建模的一种形式是 Monte Carlo 模拟方法（Monte Carlo simulation method），该方法通常与 Markov 建模一起用于临床结果研究。

（十一）测试有效性

对于临床医生而言，在对患者作决策时，评估预测算法或临床测试的有效性通常会很有用。例如，实验室值与目标诊断的相关程度如何，以及风险评分预测不良结果发生率的准确性如何。评估二分类指标性能的常用方法是 ROC 分析，

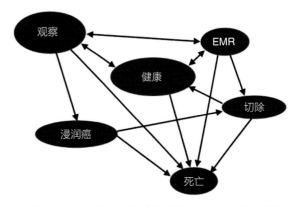

▲ 图 116-11 从一种临床状态到另一种临床状态的转换是非线性的，反映了患者经历的典型变化，并用于 **Markov** 模型。临床状态代表在图 **116-10** 中所示的 **Barrett** 食管伴有高度不典型增生患者可能出现的结果

EMR. 内镜下黏膜切除

例如，一个采用区分值（cutoff 值）将正常值与异常值分开的实验室检验。这通过绘制真阳性率（敏感性）和假阳性率（1- 特异性）的相对图形来表示检验的性能，因为检验的区分值会变化。结果图呈曲线形状，与代表随机选择结果的假想线分开；如果曲线向上和向左延伸，则预测变量的结果要好于随机猜测（图 116-13）。曲线与完美区分点之间的最大距离（使灵敏度 + 特异性值最大化）可用于选择最佳的 cutoff 值。曲线下的面积（AUC；C 统计）也可以计算出来，并且可以被解释为检验精度的近似值（图 116-14）[91]。通常，AUC 选择 0.8 或更高，用于确定测试有效的阈值。与使用 95%CI 相比，AUC 的差异可用于区分一个分类模型和另一个分类模型在预测结果方面的效用。

通常通过开发预测算法，并将患者的特征插入算法中同时计算风险评分，来帮助临床医生评估单个患者发生事件的可能性。风险评分通常由大型数据集生成，这些数据集可能代表也可能不代表单个患者的情况。使用各种不同人群对预测算法进行验证可用于评估其通用性[35, 91-

94]。使用新数据集验证算法的一种方法是 Hosmer-Lemeshow 检验（图 116-15）。将新数据集中每个类别患者的预期结局发生率与每个类别所观察到的结果发生率进行比较；结果之间没有显著统计学意义，表明该算法可有效区分患者组之间结果发生的频率，并且能够准确预测每组患者的结果发生率[91]。

## （十二）从重复样本数据中做出推论

有时，通过重复采样方法（如 bootstrapping）对单个数据集进行多次评估是有用的，以便从这些数据进行推断。例子包括 CI 的计算，多变量分析中所使用的变量的选择，以及模型构建的验证[95]。为了进行 bootstrapping，从数据集中取样以创建多个新数据集，每个数据集代表一个新样本。通常通过替换进行抽样（从原始样本中选出的个体有资格在创建新样本时再次被选中；样本大小可以与原始样本一样大）；在特殊情况下，使用的样本可以不更换（个体只能从原始样本中被选择 1 次），但必然会导致样本量变小。根据所执行的分析，可以进行数百次或数千次重复采

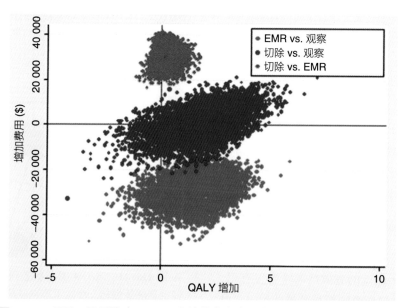

▲ 图 116-12　如图 116-10 所示，用于治疗 Barrett 食管伴有高度不典型增生的患者的概率模型示例。不是对结果的点估计，而是每个治疗选项的可能结果范围由云表示

EMR. 内镜下黏膜切除；QALY. 质量调整生命年

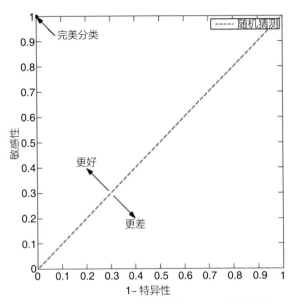

▲ 图 116-13　受试者工作特征曲线中展示的重要标志

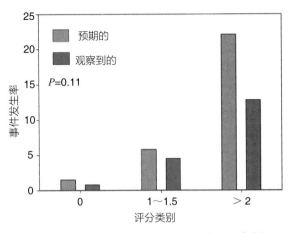

▲ 图 116-15　**Hosmer-Lemeshow** 测试的 1 个例子，比较预期和观察到的事件发生率，以验证肺切除后支气管胸膜瘘的预测评分

经 European Association for Cardiothoraic surgery 许可转载，引自 Ferguson MK, Celauro AD, Vigneswaran WT. Validation of a modified scoring system for cardiovascular risk associated with major lung resection. *EurJ Cardiothorac Surg* 2012; 41: 598-602.

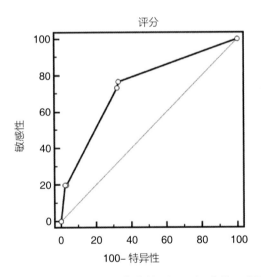

▲ 图 116-14　受试者工作曲线（ROC）曲线可用于胸腔镜肺切除术后长时间漏气的预测评分

经 European Association for Cardiothoraic surgery 许可转载，引自 Ferguson MK, Celauro AD, Vigneswaran WT. Validation of a modified scoring system for cardiovascular risk associated with major lung resection. *EurJ Cardiothorac Surg* 2012; 41: 598-602.

样（图 116-16）[95]。然后对每个样本进行统计分析，生成一系列结果，这些结果接近初始样本中结果的"真实"分布。

## （十三）从多重研究中整合结果

我们通常遇到已发表的研究没有定论的情况。有时误差范围太大而无法达到统计学上的显著性，或者可能给出了明确的结论，但样本量太小或不能代表总体。在这种情况下，进行 Meta 分析以评估多个概念上相似的研究结果可能非常有用。Meta 分析可汇总结果的估计值，从而提高任何结论的统计效力，还可以识别不同研究结果之间的异常值。了解高质量 Meta 分析的特征有助于判断结果的实用性。

Meta 分析的过程应适当地构建以帮助确保结果的准确。首先是对困难或问题的陈述。然后进行结构化的文献检索，理想情况下利用受过培训的专业人员的专业技能。根据预先建立的标准选择一些研究，这些条件包括研究规模、结构和质量。Meta 回归分析的统计方法根据所选研究中提取出数据的质量和类型来进行选择。结果通常以森林图形式报告，该图是以图形表示个别研究的效果强度（以代表个别研究的正方形的大小表示），同时还有表示效果的相关 CI 线

（图 116-17）[96]。这些线的绘制是相对于无效线而言的。汇总效果由菱形图标标识，其横向范围指示 CI。同时还报告了研究的异质性（I²），表明了不同研究之间效果的程度有所不同。

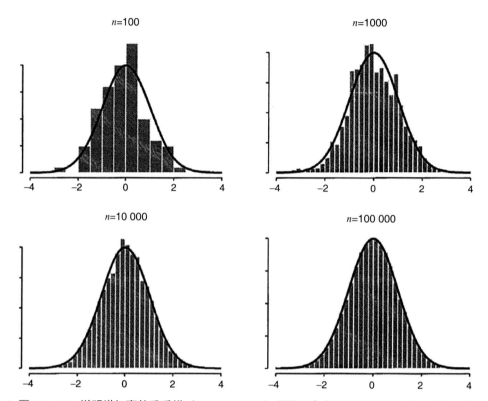

▲ 图 116-16　说明增加事件重采样（**bootstrapping**）的数量如何可以逐步接近样本的基础分布

经许可转载，引自 Grunkemeier GL，WuY. Bootstrap resampling methods：something for nothing? *Ann Thorac Surg* 2004；77：1142-1144.© 2004 The Society of Thoracic Suryeons 版权所有

| Study or Subgroup | VATS Events | Total | Open Events | Total | Weight | Risk Ratio M-H, Fixed, 95% CI | Risk Ratio M-H, Fixed, 95% CI |
|---|---|---|---|---|---|---|---|
| Berry et al. | 6 | 173 | 11 | 167 | 59.8% | 0.53 [0.20, 1.39] | |
| Lau et al. | 4 | 49 | 5 | 35 | 31.2% | 0.57 [0.17, 1.98] | |
| Kachare et al. | 1 | 59 | 1 | 11 | 9.0% | 0.19 [0.01, 2.76] | |
| Total (95% CI) | | 281 | | 213 | 100.0% | 0.51 [0.24, 1.06] | |
| Total events | 11 | | 17 | | | | |

Heterogeneity: Chi² = 0.57, df = 2, (P = 0.75); I² = 0%
Test for overall effect: Z = 1.80 (P = 0.07)

0.02　0.1　1　10　50
Favors VATS　Favors Open

▲ 图 116-17　该森林图标识了各个研究的效应大小（正方形）和置信区间（水平线），以及汇总效应（菱形）。还报道了异质性（I²）

引自 Zhang R，Ferguson MK. Video-assisted versus open lobectomy in patients with compromised lung function：a literature review and meta-analysis. *PLoS One* 2015；10：e0124512.

# 第 117 章

# 普通胸外科临床实践指南
## Clinical Practice Guidelines in General Thoracic Surgery

Robert E. Merritt 著

胡 牧 译

## 概述

近年来，胸外科医生协会（STS）基于循证医学构建了许多实践指南，这些指南来自于对当前已发表的各种主题研究的全面回顾。临床实践指南旨在为胸外科医生提供在胸外科中各种临床问题处理方法的指南[1]。临床实践指南可以定义为共识性声明，其中包括为改善患者预后而提供的基于证据的建议。在大多数情况下，由专家小组对文献进行系统性回顾，并根据从临床研究中获得的支持性临床数据的质量和强度来确定管理方案的收益。实践指南推荐的强度与临床数据的强度直接相关。通常，最严格的临床指南建议直接与精心设计的随机临床试验相关。除了 STS 之外，美国胸外科协会（AATS）、美国胸科医生学院（ACCP）和国家综合癌症网络（NCCN）还发布了与胸腔疾病管理相关的临床实践指南，如肺癌。本章将回顾普通胸外科现行的临床实践指南。

### （一）临床实践指南撰写方法

临床实践指南的范围和需要解决的具体问题必须由临床专家小组明确界定，这些专家小组的目的是审查当前已发表的研究成果。文献检索策略应包括对 PubMed / MEDLINE、EMBASE、AMED 和 Cochrane 数据库的检索。在收录相关文章之前，需要对其进行严格的审核和验证。

AGREE Ⅱ 是一种被开发用来评估和验证临床实践指南的整体质量的工具[2]。AGREE Ⅱ 评估临床指南的偏倚、外部验证和临床实践的可行性。

临床指南应评估每个临床建议的有效性。推荐的强度与支持临床指南的已发表文献的证据质量直接相关。推荐、分析、开发和评估的分级（GRADE）系统提供了一个框架，可用于确定支持单个临床指南的证据的强度和质量[3]。IA 级代表强烈推荐和高质量的证据，证据来自设计良好的随机对照临床试验。1B 级代表强烈推荐，但是证据来自方法有缺陷且结果不准确的随机对照临床试验。1C 级代表强烈推荐，但证据等级较低，多来自于观察性研究或有严重缺陷的随机对照临床试验。2A 级表示弱推荐，但有着从精心设计的随机对照临床试验中获得的高质量证据。2B 级表示弱推荐，证据质量中等，例如设计不良的随机对照临床试验和不准确的结果。最后，2C 级表示弱推荐，证据质量较差且多来自于观察性研究。

### （二）现行的胸外科临床实践指南

#### 1. 食管癌的诊断和分期

食管癌是世界上最致命的癌症之一。据估计每年诊断出 16 640 例病例，死亡 14500 例[4]。但是治疗取得了进步，总体的 5 年生存率为 15%。STS 的循证外科和普通胸外科工作人员组成了一个工作组，对食管癌的诊断和分期进行系统地评估[5]。食管癌的诊断和分期的执行摘要如下所示。

(1) 软式内镜活检是诊断食管癌的主要方法（Ⅰ级推荐：证据等级 B）。

(2) 对于早期食管癌，胸腹部 CT 是分期的可选检查（Ⅰ级推荐：证据等级 B）。

(3) 对于局部食管癌，胸腹部 CT 是临床分期的推荐检查（Ⅰ级推荐：证据等级 B）。

(4) 对于局部食管癌，正电子发射断层扫描（PET）是分期的推荐检查（Ⅰ级推荐：证据等级 B）。

(5) 对于早期食管癌，正电子发射断层扫描（PET）是临床分期的可选检查（ⅡB 级推荐：证据等级 B）。

(6) 在没有转移性疾病的情况下，推荐使用内镜超声检查以提高临床分期的准确性（ⅡA 级推荐：证据等级 B）。

(7) 当通过内镜超声检查发现疾病仅限于黏膜层或黏膜下层时，应考虑将内镜下黏膜切除术（EMR）作为小的、离散结节或不典型增生区域的诊断 / 分期工具（ⅡA 级推荐：证据等级 B）。

(8) Siewert 分类中Ⅲ型的局部晚期（T₃/T₄）食管胃结合部腺癌（贲门浸润），推荐进行腹腔镜检查以提高分期的准确性（ⅡB 级推荐：证据等级 C）。

**2. Barrett 食管伴高度不典型增生的处理**

Barrett 食管伴高度不典型增生的治疗仍存在争议。先前的治疗标准是食管切除术；然而，内镜消融治疗在 Barrett 食管伴高度不典型增生的治疗中变得越来越普遍。内镜治疗使得食管切除术变得不必要，它包括内镜监测、黏膜消融和内镜黏膜切除术。STS 的 Barrett 食管治疗指南分为四个主要部分：①内镜监测；②黏膜消融；③内镜下黏膜切除术；④食管切除术 [6]。

内镜监测显然是合理的，因为由化生发展为腺癌是普遍接受的食管癌变的范例 [7]。进行监测以较早地检测到 Barrett 食管向食管癌发展的进展。目前尚无比较 Barrett 食管内镜活检方法的随机临床试验。然而，在 Barrett 区段内的 4 个象限中每 1~2cm 进行活检已成为标准 [8]。有报道描述对 Barrett 食管伴高度不典型增生进行内镜检查的频率是每 3~6 个月 1 次 [7, 9]。

**3. 黏膜消融治疗和内镜黏膜消融术**

光动力疗法和射频消融是用于 Barrett 食管伴有高度不典型增生的最常见的内镜消融疗法。STS 的建议如下所示

(1) 小黏膜内癌的高危患者经内镜下黏膜切除术后，使用光动力疗法治疗残留肠上皮化生的证据级别为Ⅲ级（B）。

(2) 对于食管切除术高风险患者，应考虑采用光动力疗法来根除高度不典型增生（Ⅲ类推荐：证据级别 B）。

(3) 射频消融可考虑用于治疗 Barrett 肠化生的患者（Ⅲ类推荐：证据级别 B）。

(4) 射频消融可能对高度不典型增生有效。但是，还需要进一步的临床试验（Ⅲ类推荐：证据级别 B）。

(5) 使用内镜下黏膜切除术切除食管黏膜结节是合理的，这些结节本质上应是小的、扁平的或多体的，并且侵袭程度不深于黏膜下层。由于 Barrett 食管的多灶性，通常需要进行一定程度的黏膜消融术以确保彻底根除疾病（Ⅲ类推荐：证据级别 B）。

Barrett 食管伴高度不典型增生的最佳治疗仍存在争议。内镜检查需要严格遵守既定的活检方案和专业的组织学诊断。黏膜消融疗法适合高危患者，包括光动力疗法和射频消融。内镜下黏膜切除术可用于评估 Barrett 区段内的结节。食管切除术在治疗经验丰富的中心仍被明确认为是处理高度不典型增生和黏膜内腺癌的标准方法。对于高度不典型增生，采用消融治疗和内镜下黏膜切除术需要进一步的临床研究。

**4. 食管癌多模式管理实践指南**

STS 循证手术团队包含了基于临床分期的食管癌管理临床指南 [10]。近年来，多学科疗法已成为局部晚期食管癌的标准方法。下面列出了实践指南建议的摘要。

(1) 新辅助治疗后，可以安全地进行手术切

除的无转移患者应接受食管切除术（Ⅰ级推荐：证据等级A）。

(2) 具有潜在可治愈的局部晚期食管癌的患者应在多学科环境中进行治疗（Ⅰ级推荐：证据等级B）。

(3) 建议在新辅助治疗后、切除术前再进行分期，以排除远处转移性疾病（Ⅰ级推荐：证据等级B）。

(4) 使用内镜超声对残留的局部疾病进行再分期是不准确的，可以省略（ⅡA级推荐：证据级别B）。

(5) 建议在新辅助治疗后进行正电子发射断层扫描以重新分期，以检测远处转移性疾病（ⅡA级推荐：证据水平B）。

(6) 局部晚期食管腺癌患者术前新辅助治疗单独使用含铂双药化疗是有益的（ⅡA级推荐：证据级别A）。

(7) 对于局部晚期鳞状细胞癌，应使用新辅助放化疗；对于局部晚期腺癌，应采用新辅助化疗或新辅助放化疗。与单独手术切除相比，多模式疗法更具有优势（ⅡA级推荐：证据级别A）。

(8) 如果腺癌患者病理标本显示区域淋巴结疾病，则未接受新辅助治疗的患者应考虑进行辅助放化疗（ⅡA级推荐：证据级别B）。

(9) 不建议在切除前将放疗作为单一疗法（Ⅲ级推荐：证据级别A）。

**5. 普胸外科手术患者心房颤动的预防和治疗**

在进行了肺切除或食管切除术的患者中，有12%~44%的患者发生心房颤动[11]。尽管有大量关于普胸外科患者心房颤动管理的文献，但尚无实践指南。STS循证外科工作人员从大量的文献回顾中提出了实践建议[11]。美国胸外科协会还发布了预防和管理围术期心房颤动和心房扑动的临床指南[12]。STS临床指南建议如下所示。

(1) 一般胸外科手术前服用β受体阻滞药的患者在术后应继续应用β受体阻滞药（Ⅰ级推荐：证据等级B）。

(2) 血流动力学稳定且症状上可接受的术后心房颤动患者应接受持续约24h的心率控制试验（Ⅰ级推荐：证据等级B）。

(3) 在没有中度至重度慢性阻塞性肺病或活动性支气管痉挛的情况下，建议将选择性β₁受体阻滞药作为控制心率的初始药物（Ⅰ级推荐：证据等级B）。

(4) 在中度至重度慢性肺部疾病或活动性支气管痉挛存在时应首先使用地尔硫䓬（Ⅰ级推荐：证据等级B）。

(5) 血流动力学稳定但症状不佳的心房颤动患者应进行化学心脏复律，如果化学心脏复律失败，则应进行心脏电复律（Ⅰ级推荐：证据等级C）。

(6) 根据严格的给药方案，预防性应用胺碘酮是合理的，以减少一般胸外科手术（不包括肺切除术）后心房颤动的发生率。对于接受肺叶切除术的患者，建议的剂量是在手术后的前24h内连续输注1050mg，然后每天口服400mg，共6d（Ⅲ级推荐：证据级别B）。

(7) 大多数接受肺叶切除术且术前未使用β受体阻滞药的患者，使用地尔硫䓬进行预防是合理的。应调整剂量以避免低血压（Ⅲ级推荐：证据级别B）。

(8) 补充镁来增强其他药物的预防作用是合理的（Ⅲ级推荐：证据级别B）。

(9) 对于卒中危险因素少于2个的患者，以及被认为不适合使用华法林且术后反复或持续心房颤动超过48h的患者，如果无阿司匹林禁忌，则每天使用325mg阿司匹林是合理的（Ⅲ级推荐：证据级别A）。

(10) 对于具有2个或更多卒中危险因素（年龄＞75岁、高血压、心室功能受损、先前卒中或短暂性脑缺血发作）的患者，其术后反复或持续心房颤动超过48h，如果没有其他禁忌，抗凝治疗是合理的（Ⅲ级推荐：证据级别A）。

**6. 肺癌筛查指南**

在美国，肺癌是癌症相关死亡的主要原因，每年有159 000例死亡[13]。大多数肺癌病例都处于晚期，尽管进行了治疗性干预，但总生存率仍然很低。早期诊断发现肺癌能给患者带来生存获益，因为其可以通过具有潜在治愈性的手术切除病灶。国家肺癌筛查试验的结果支持使用低剂量计算机断层扫描来筛查肺癌高危人群[14]。NCCN 于 2011 年发布了肺癌筛查的临床实践指南[15]。对于年龄为 55—80 岁且有 30 包 / 年或以上吸烟史的患者，建议使用低剂量计算机断层扫描。该证据水平为 1B，证据来自多项评估低剂量计算机断层扫描筛查肺癌高风险组患者的随机临床试验。NCCN 指南还建议对 50 岁或 50 岁以上，有 20 包 / 年或以上吸烟史，并且有一种额外的危险因素（例如肺癌家族史和氡暴露）的患者进行低剂量计算机断层扫描肺癌筛查。这是 2A 级建议，因为证据来自非随机临床研究和观察性数据。不建议在低危人群中进行常规肺癌筛查，这些人群包括年龄 < 50 岁且吸烟史 < 20 年的吸烟者（2A 级推荐）。

### 7. Ⅰ期和Ⅱ期非小细胞肺癌临床实践指南

Ⅰ期和Ⅱ期非小细胞肺癌（NSCLC）的外科治疗一直在不断发展。争论的焦点集中在术中淋巴结分期（淋巴结取样与清扫），亚肺叶切除在较小肿瘤中的作用，以及如机器人技术和视频辅助技术等微创技术在解剖学切除中的应用。术后化疗和放疗的使用也已包括在早期肺癌治疗的实践指南中。ACCP 已为Ⅰ期和Ⅱ期 NSCLC 的治疗制订了临床实践指南[16]。该指南的摘要如下所示。

(1) 对于临床Ⅰ期和Ⅱ期非小细胞肺癌且无手术禁忌证的患者，建议手术切除（推荐等级 1A）。

(2) 对于Ⅰ期和Ⅱ期 NSCLC 患者，在医学上适合手术切除，则建议行肺叶切除或更大范围的切除，而不是行亚肺叶切除（楔形切除或节段切除）（推荐等级 1A）。

(3) 对于完全切除的ⅠA 期 NSCLC 患者，不建议使用辅助化疗（推荐等级 1A）。

(4) 对于完全切除的Ⅱ期 NSCLC 且身体状况（PS 评分）较好的患者，建议使用铂类辅助化疗（推荐等级 1A）。

(5) 对于临床Ⅰ期和Ⅱ期 NSCLC 的患者，建议由具有肺癌专业知识的胸外科肿瘤医生进行评估，即使考虑使用非手术治疗（推荐等级 1B）。

(6) 对于Ⅰ期非小细胞肺癌患者，可能耐受手术干预，但由于肺功能减弱不接受肺叶切除术的，建议进行亚肺叶切除（推荐等级 1B）。

(7) 经验丰富的外科医生使用胸腔镜手术（VATS），是开胸手术可接受的替代方法（推荐等级 1B）。

(8) 术中应进行系统的纵隔淋巴结取样或清扫，以进行准确的病理分期（推荐等级 1B）。

(9) 对于病灶居中或局部晚期的肺癌患者，为了完全切除，与全肺切除术相比首选袖式肺叶切除术（推荐等级 1B）。

(10) 对于 $N_1$ 淋巴结转移的患者，与全肺切除术相比，袖式肺叶切除术更能实现完全切除（推荐等级 1B）。

(11) 对于完全切除的 $I_B$ 期 NSCLC 期患者，不建议使用辅助化疗（推荐等级 1B）。

(12) 对于不适合外科手术或拒绝手术的Ⅰ期和Ⅱ期 NSCLC 患者，建议采用剂量分割的根治性放疗（推荐等级 1B）。

(13) 对于完全切除的 $I_A$ 和 $I_B$ NSCLC 期患者，术后放疗会降低生存率，因此不建议使用（推荐等级 1B）。

### （三）结论

STS、AATS、ACCP 和 NCCN 已针对食管癌 Barrett 食管、心房颤动、早期肺癌的分期和诊断，以及小剂量计算机断层扫描进行肺癌筛查制订了一系列临床实践指南。这些指南旨在提供基于证据的临床建议，并不是为了成为临床强制条款。胸外科医生在接受该指南作为当前治疗标准之前，必须仔细评估支持该临床指南的文献的质量。这些指南应作为参考点，以协助胸外科医生在各种复杂疾病过程的外科治疗中进行临床决策。临床实践指南对当前的文献，以及胸外科、肿瘤学、放射学、胃肠病学和肺病学专家联盟的观点进行了全面地回顾。

# 第 118 章
## 大型国家数据库的基本原理和应用
### Rationale for and Use of Large National Databases

Yinin Hu　Varun Puri　Benjamin D. Kozower　著

茅　腾　陈天翔　译

## 一、概述

从 20 世纪后期至今，医学界见证了从单一机构对数百名至数千名患者进行综合分析的 Cochrane Meta 分析，最终到国家层面对临床数据库中数万名患者信息分析的转变。其中，由于冠状动脉旁路移植术（CABG）曾经是最常见且最昂贵的外科手术之一，心胸外科数据库一直是临床数据库应用领域的领导者。外科医生、医院、保险公司、政府和其他利益相关者都使用不同的数据源来衡量 CABG 的结果，并比较数据提供者之间结果的差异。胸外科医生协会（STS）国家数据库是一个强大的、经过风险校正的数据库。其创建于 1989 年，旨在提高心胸外科的医疗质量和患者安全。目前，STS 数据库已被其他专科、政府和消费者团体及第三方付费者公认为临床数据分析注册数据库金标准。

虽然对大量患者信息的大数据分析的重要性目前已得到公认，但这一点在 20 世纪 70 年代前并未得到广泛认可。Lindberg 认为临床病史存储机制的研发并将其整合到医院系统中是最复杂的医疗创新之一[1]。然而，即使是如此复杂的系统也不足以满足现在循证医学的需求。临床样本量对辨别两个或多个临床特征之间联系的统计学的重要性不言而喻，因此，对于不常见的特征和不太显著的疗效，单中心病历记录可能无法为有意义的研究提供足够的证据。此外，对单一机构数据的依赖不可避免地会影响结论的普适性。

Frawley 等将数据库定义为逻辑上集成的数据集合，以方便信息的存储、修改和检索[2]。他们描述了从数据库中提取信息的两个重要过程：构建一个有意义的模型，以及简明而有效地描述该模型。基于计算机的数据库最早出现于 20 世纪 50 年代，当时医生将患者的病历输入中央计算机进行处理。在 20 世纪 60 年代，由于计算机之间可通过电话线路进行通信，这使多个站点的数据同时处理成为可能。至 20 世纪 80 年代，微型计算机的出现使数据存储量大规模扩展。20 世纪 90 年代，随着计算机的普及，电子病历（eleotronic medical records，EMR）悄然进入临床实践。进入 21 世纪，信息学和编码的进步推动了 EMR 数据的自动收集功能发展，目前相关技术还在不断进展中[3]。

## 二、分类

如果医疗数据库最初是为了用户的直接目的而构建的，则认为该数据库是一级数据库；如果数据来自其他一级数据库，而研究目标与数据收集没有直接联系，则认为是二级数据[4]。例如，医院的 EMR 被认为是一级数据库，因为在患者治疗期间，临床医生和其他医疗机构均使用该数据库。像 STS 数据库，它使用专业的人员对 EMR

数据进行梳理，以便为质控和研究积累临床数据，这即是二级数据库的一个例子。

根据使用的目的不同，数据库可以进一步分为临床、医疗管理、生物监护、医学知识和其他子类别。概括地说，临床数据库主要用于详细记录患者的治疗情况；医疗管理数据库的主要目标是为所提供的临床服务安排付款结算。生物监测数据库旨在跟踪某些临床特征的流行病学数据，例如，记录药物不良事件或潜在传染病的流行时间。医学知识数据库则收集各种来源的数据，包括教科书和其他出版物，以便信息交流和医学探索[3]。本章将重点介绍临床和医疗管理数据库，以提高医疗质量，并为医疗决策提供证据。

Michalski 等描述了临床数据库的两个主要目的：①通过描述性分析来识别特征和趋势；②通过预测性分析得出分类规则[5]。这些数据库的特点是包含大量临床相关的数据，通常是为了方便检索和分析临床问题而设计的。这样的数据库可以专门用于特定疾病、特定治疗或特定人群，其数据来源可以包括是单中心，也可以是国际多中心。它们甚至可以专门为某一研究目的而设计，在这种情况下，数据通常是从其他一级数据库中提取出来以解决一个或多个临床相关的问题。由于临床数据库的用途极为广泛，每个数据库中包含信息的详细程度和广度差别很大。通常情况下，它们是根据临床决策设计的，因此包含了关于患者病史、并发症、实验室检验结果、功能检测结果等信息。

医疗管理数据库是患者和医疗机构之间的交易记录，其数据来源于提交给公共或私人保险机构的医疗记录。虽然这些数据库不是为临床目的设计的，但它们也有优点，例如它们是匿名的（因此不需要患者的授权）、便宜、广泛适用、与成本结构相关，并且通常包含非常大的病例样本。但是，管理数据库的主要目的是保险报销，因此也有一定缺陷。报销的疾病通常根据国际疾病分类（ICD-CM）编码系统进行分类。不在报销范围内的诊断、操作和医疗事件往往不会

被充分地记录下来。例如，由于儿科免疫接种可能在普通门诊完成，它们可能在管理数据库中被低估。慢性疾病和并发症往往被低估，因为每个提供者的信息通常被一个偿付诊断分类。一个常见的情况是，医疗机构提供的账单诊断可能不是就诊的主要原因，而是可获得的最高医疗补偿的诊断代码[6]。不同类型数据库的特点可能大不相同；表 118-1 简要概述了各种临床和行政管理数据库的特点、优点和缺点。

## 三、国家数据库的意义

### （一）质量改进

利用多机构的数据来促进患者医疗质量的提高源于 19 世纪下半叶。1860 年，Florence Nightingale 在国际统计大会中积极主张收集医院统计数据，以进行结果的比较性评估。这一提议其后在 1963 年被扩展到外科手术结果统计中[7]。1986 年美国医疗经济管理局公布了在院死亡率数据，这是另一项医疗透明度进步的里程碑事件。该机构也是医疗保险和医疗补助中心的前身[8]。这份早期报告促进了随后几项举措的问世，包括 STS、退伍军人管理局和各州组织等机构的相关举措。从一开始，这些数据库就在结果分析、风险调整和资源利用中显示了重要的作用。

从 19 世纪 80 年代后期开始，公众对医疗数据透明度的要求进一步促进了数据库结果报告的改进。1991 年，《新闻周刊》起诉纽约州卫生部门，要求获得与个别外科医生相关的冠状动脉搭桥术（CABG）的数据。这项运动得到了纽约最高法院的支持，它规定公众有权获得这些临床信息[9]。其后，纽约州研究了公布心脏手术结果数据对医疗质量的影响。结果表明，公开报告 CABG 数据可使风险校正后的 CABG 死亡率降低 41%[10]。在一项研究有关心肌梗死和心力衰竭的死亡率与公开报告的相关性研究中，Tu 及其同事发现公开报告与 30d 心肌梗死死亡率的降低有关，但并未显著影响对措施的依从性[11]。目前还不清楚这些关联究竟是源于公开报道的激励，还是仅仅是

表 118-1　管理数据库和临床数据库的分类

| | 单中心 | | 多中心 | |
|---|---|---|---|---|
| | 研究数据库 | 医院数据库 | 管理数据库 | 国家临床数据库 |
| **特性** | | | | |
| 目的 | 研究 | 质量/研究/报销 | 报销 | 质量/研究 |
| 来源 | 个人调查人员 | 医院 | 公共 | 临床协会 |
| 支持 | 私人/公共 | 私人 | 公共 | 公共/临床协会 |
| **数据的质量** | | | | |
| 全面性 | ++ | +++ | −− | ++ |
| 完整性 | +++ | + | ++ | ++ |
| 数据的准确性 | +++ | +++ | − | ++ |
| 潜在的偏差 | − | +++ | | + |
| **患者** | | | | |
| 样本大小 | −−− | −− | +++ | ++ |
| 罕见的疾病 | +++ | −−− | ++ | + |
| 异质性 | −− | + | +++ | |
| 普遍性 | −−− | − | +++ | |
| **实用性** | | | | |
| 可访问性 | ++ | +++ | +++ | − |
| 独立性 | ++ | +++ | ++ | − |
| 成本 | −−− | ++ | + | + |

+. 优点；−. 缺点

机构在信息公开压力下反馈结果受影响。与纽约相似，新英格兰北部在死亡率下降方面也有类似的趋势[12]。与纽约不同的是，新英格兰为医疗机构建立了一套保密的反馈报告体系，并制订了促进最佳实践推广的合作机制。Guru 等的工作也印证了上述结果，他们注意到，在安大略省进行保密报告后，CABG 术后死亡率下降了 29%，而随后公开报告结果并没有使死亡率进一步下降[13]。

到目前为止，还没有一个全国性的系统来报告美国所有医院及外科医生的心胸外科手术结果数据。相比之下，英国的心脏手术网站（http://heartsurgery.healthcarecommission.org.uk）覆盖了所有的公共心脏专科和近 200 名独立外科医生的数据。

因此，美国 37 个州和哥伦比亚特区要求在州一级系统上对住院患者的治疗结果数据进行公开[14]。这些报告包括实际的死亡率或临床治疗结果分类，如"高于预期"或"低于预期"。加利福尼亚和新泽西等州通过分析 STS 数据库得出报告，而其他州可能仅使用管理数据库。这些州级公开报告的影响是巨大的。在纽约，表现最好的医生的患者的死亡率大约是表现最差的医生的患者死亡率的 50%，而死亡率高的外科医生比死亡率低的外科医生更有可能提前退休或退出医疗行业[15]。

对早期公开临床结果报告的主要批评之一是对患者的风险校正不足。早期评估 CABG 患者病情严重程度的方法不能充分反映患者的并发症情况或生理指标，如射血分数、紧急手术或对主动脉内球囊反搏的需求情况[16]。从那时起，STS 数据库经历了 16 次巨大进步，目前在 STS 数据库中，可以通过一个使用贝叶斯定理的 24 变量算法来调整 CABG 患者的风险[17]。由于缺乏入院登记的信息，利用医疗管理数据库进行风险校正则存在一定问题。因此，管理者专门为管理数据库而设计了两种常见的并发症指标是 Charlson 和 Elixhauser 指数（表 118-2）[18,19]。Elixhauser 是两者中较新的一个，它是专为完全没有入院即登记的数据库设计的。由于这两种方法都忽略了一些临床相关的慢性疾病，因此后续又进行了很多修改[20, 21]。在对管理数据库比较研究的系统回顾中，Sharabiani 等总结了几种常见的风险适应指标的预测性能，特别指出，他们发现指标预测能力的差异主要取决于预测结果是短期还是长期的死亡率[22]。

医疗管理数据库和临床数据库均可用于资源利用方面的研究。临床数据库可以用来研究干预措施的疗效情况，而国家管理数据库则可以为决策分析提供可靠的医疗记录和有较广泛适用性的成本模型。例如，术后早期再入院常常被视为医疗质量不佳的指标，并且因为其是可以减少卫生保健费用的潜在目标而受到越来越多的审查[23]。通过医疗保险提供者分析和审查（MEDPAR）文件，Shih 评估了 1210 家医院 CABG 术后再入院数据的可靠性[24]。他们的结论是，只有少数医院有足够的病例量使再入院率成为一个有意义和可靠的质量指标，作者反对使用再入院率作为心脏手术质量指标。Medicare 管理数据库还证明了在风险调整后，肺癌肺叶切除术后再入院率并没有差异[25]。总之，这类研究对美国国家政策层面的决策有潜在意义，并可能影响目前和未来卫生保健资金分配。

## （二）研究

大型国家数据库在促进临床研究方面的作用十分重要。这些资源为利用现有的数据进行大规模、以人群为基础的研究提供了机会，并避免了

表 118-2　Charlson 和 Elixhauser 并发症指数比较

| 系统 | Charlson（权重） | Elixhauser |
|---|---|---|
| 心血管 | • 心肌梗死（1）<br>• 充血性心力衰竭（1）<br>• 周围血管疾病（1） | • 充血性心力衰竭<br>• 周围血管疾病<br>• 心律失常<br>• 瓣膜病<br>• 高血压<br>• 凝血障碍<br>• 失血性贫血<br>• 营养缺乏性贫血 |
| 肺 | • 慢性肺部疾病（1） | • 慢性肺病<br>• 肺循环障碍 |
| GI / HPB | • 溃疡（1）<br>• 轻度肝病（1）<br>• 中度 / 重度肝病（3） | • 消化性溃疡，不包括出血<br>• 肝脏疾病 |
| 代谢 | • 糖尿病（1）<br>• 终末器官损害型糖尿病（2） | • 糖尿病不伴并发症<br>• 糖尿病伴并发症<br>• 甲状腺功能减退<br>• 肥胖<br>• 体重减低 |
| GU | • 中 / 重度肾病（2） | • 肾衰竭<br>• 体液 / 电解质紊乱 |
| 神经系统 | • 脑血管病（1）<br>• 偏瘫（2）<br>• 痴呆（1） | • 瘫痪<br>• 其他神经系统疾病 |
| 肿瘤 | • 任何肿瘤（2）<br>• 淋巴瘤（2）<br>• 转移性实体瘤（6）<br>• 白血病（2） | • 无转移性实体瘤<br>• 淋巴瘤<br>• 转移性癌 |
| 其他 | • 结缔组织病（1）<br>• 艾滋病（6） | • 艾滋病<br>• 类风湿关节炎 / 胶原血管疾病<br>• 酗酒<br>• 药物滥用<br>• 精神病<br>• 抑郁 |

其他流行病学研究的局限性，如失访和退出。由于数据库研究常常从多机构的临床记录中提取，并由第三方进行匿名化，因此数据库研究通常不受机构审查的限制。国家数据库最大的优势是其庞大的样本容量，它支持从描述性研究到预后建

模、倾向匹配和队列研究等多种的研究形式[26]。

大规模数据库对罕见疾病的研究尤为重要。在美国，罕见病指患病率低于1/20万的疾病[27]。1983年的《罕见病药物法》提出应公开推广针对罕见病治疗方法的研究。从该法律的激励政策中受益的疾病包括很多罕见肺病的治疗方法，如治疗肺动脉高压的埃波前列醇、治疗囊性纤维化肺病假单胞菌感染的妥布霉素和预防围术期出血的抑肽酶。数据管理协调中心（DMCC）与罕见病研究工作密不可分，它主要开发用于收集、存储和分析众多机构的罕见病数据的数据管理系统[28]。国际罕见病患者登记注册数据库的建立是对罕见病研究的巨大推动。这些注册数据库将有助于制订研究假设，为临床试验招募受试者，并检验最新的治疗措施的效果[29]。

大型国家数据库（尤其是管理数据库）的一个重要的优点是，它们可以获取患者的长期生存结果。而单机构注册和队列研究则需前瞻性随访，除花费较高外还有相当高的失访和无应答率。而MEDPAR等数据库通常会追踪患者长期的临床记录。例如，出院后30d内，各部门的登记处通常会对术后结果进行跟踪。很多患者，特别是大规模的心胸外科中心的患者通常会被转到与手术医院不同的医院随诊。在最近一项利用监测、流行病学和最终结果–医疗保险（SEER-Medicare）数据库的研究中，我们发现，超过1/4的肺切除术后再入院的患者并没有到最初进行手术的医院住院[25]。

这些再入院数据可能会被某些临床数据库遗漏，因为这些数据库通常只专注于对最初手术医院的结果记录。Fernandez等最近利用同一数据库研究显示食管切除术后早期再入院和长期生存之间的联系，即借助了部门记录甚至STS数据库中无法获得的纵向随访结果数据[30]。

## 四、局限性和缺陷

### （一）伦理缺陷

利用大型国家数据库进行质量监测或研究同样存在局限性和潜在的缺陷。除了在同行评议的研究中经常提到数据库的局限性，使用国家数据库进行质量监测的社会影响可能同样带来问题。纽约州卫生局建立了心脏手术报告系统，这是第一个专门针对医生手术死亡率的报告，它引起了人们对风险因素分析工具的内在一致性的高度关注[31]。因为死亡率报告是经过风险校正的，医疗提供者可以通过将患者的并发症和手术复杂性升级来"玩弄系统"，操纵向公众报告的结果。更令人担忧的是，对高风险患者无理由拒绝治疗和采用其他风险规避策略。Omoigui及其同事注意到，在纽约州引入"公共报告卡"之后，从纽约转到克利夫兰诊所的高危病例有所增加[32]。调查研究显示，医生对高危患者进行手术的意愿降低，另外，将这部分人群转诊给外科医生的难度也增加了[33, 34]。然而，并不是所有的研究都有相同的结果。例如，Hannan及其同事发现，在有公开报告的州，高危患者的比例要高于没有公开报告的州[35]。尚不清楚这一发现是由于公开报告的地区真正没有风险规避还是存在上调编码级别策略所致。

### （二）数据质量

在研究中使用大型数据库有几个注意事项。国家数据库的获取通常是昂贵的，数据的数量和结构非常繁复，因此通常需要由训练有素的统计学家进行解释和分析。国家数据库间的数据质量也各不相同。因为管理数据库是为了支持计费和索赔，所以非计费所需的数据可能被排除在外，而且不同的临床实体常常被分组在一个代码下。尽管该数据库也强制要求报告一些独立于计费需要的质量数据，但随着医疗保险和医疗补助服务中心（CMS）的逐步发展，越来越多的数据可能会被排除在管理数据库之外[6]。因此，在不久的将来，管理数据库中记录的慢性病患病率、再入院率等数据可能并不能反映真正的疾病情况。对于临床数据库，最重要的是知道它们是否被审核，以及在解释研究结果时它们的准确率是多少。

上调编码级别以获得更高的财政或质量激励的行为也影响研究的可靠性。为了增加医院报销比例而提高疾病编码级别被称为"编码蠕变"。1999 年，Psaty 及其同事研究了 485 名出院诊断为心力衰竭的患者，发现超过 1/3 的患者没有临床证据来支持该诊断[36]。他们的结论是，仅由于对心力衰竭上调编码级别每年就要多花费联邦医保 9.93 亿美元。上调编码级别也可能被用来操纵对医疗质量的审查。Siregar 及其同事使用 EuroSCORE 风险校正模型对荷兰各地的心脏手术患者进行了前瞻性研究，以评估上调编码级别对医疗质量的潜在影响。他们发现只要对高危患者的 EuroSCORE 评分增加 1.1 倍，就会极大地影响医疗服务提供者的治疗质量[37]。

为了验证信息的可靠性，许多研究仔细检查了数据库之间、数据库与医疗记录之间的一致性。这些研究发现，医疗管理数据的准确性因医疗服务或诊断的客观性而异。在针对"并发症筛查程序"（通过从出院记录中提取数据来筛查医院内并发症的系统）有效性的研究中，McCarthy 及其同事发现，筛查出的并发症中有 9%~37% 没有实质性的临床记录，包括术后肺炎（20%）、术后深静脉血栓形成（33%）和伤口感染（37%）。Quan 及其同事详细查看了加拿大 3 家医院的 1200 张医疗图表，以评估基于 ICD-9 编码的现行管理数据库的有效性，他们发现大操作（胆囊切除术、阑尾切除术、结肠切除术等）的一致性很高。但是只有不到 50% 的小操作（X 线片、计算机断层扫描、冠状动脉造影、气管插管等）在医疗管理数据库和详细审查之间的一致性超过 50%[38]。在一项关于癌症的 Medicare 和 SEER 数据的比较研究中，Cooper 等发现，大手术诊断的一致性高（≥ 85%），而活检和局部切除的一致性低（≤ 50%）。在化疗和放疗的记录方面，甚至还有更大的不一致率[39]。总的来说，这些研究表明，医疗管理数据库对于主要的医疗干预和事件，如大手术、再入院和死亡率，可能是可靠的，但对于并发症和非主要治疗的记录则不可靠。

### （三）方法学的缺陷

在研究中使用大样本量患者的方法也存在潜在的缺陷。Daly 等发现显著性水平（$P$ 值）、最小的临床意义差异和统计能力之间的相互关联性是生物统计学的基本原理[40]。正如一个小的临床研究虽然可能无法显示统计学意义，但在治疗结果上却有可测量的差异，一个大样本的研究可能产生统计学意义上的结果，但在临床观察效果上的差异是没有意义的。在一项使用国家癌症数据库（NCDB）对 5 万多名甲状腺癌患者的研究中，Bilimoria 及其同事发现，≥ 1cm 的甲状腺乳头状癌应该进行全甲状腺切除，而不是甲状腺叶切除，以获得生存率的改善（$P=0.04$）。虽然肺叶切除术的危险比为 1.31，但 5 年绝对风险差 < 1%，10 年的绝对风险差 < 3%[41]。当我们在做样本量数以万计的回顾研究时，任何具有显著性（$P≈0.05$）边缘水平的结果都应该引起对绝对风险差异的临床意义的谨慎思考。

另一种常见的有缺陷的方法是进行数据驱动的统计分析，而不是假设驱动的统计分析。这种策略也被称为"数据挖掘"或"钓鱼"，它利用了许多读者对统计意义的盲目相信（$P < 0.05$）。如果在原假设下观察到的数据不太可能，则根据统计推理逻辑应对原假设拒绝。然而，通过增加被测试假设的数量，研究者增加了目击罕见事件的可能性，因此增加了犯第 I 类错误的可能性。从实践的角度来看，如果一个研究者调查了 20 个与结果相关的变量，其中 1 个很可能是纯粹偶然的（5% 或 $P=0.05$）事件。一个用来调整这类错误比较经典的方法是使用一个较低的 $P$ 值计算，如 Bonferroni 校正（为了测试一组数据上的 n 个假设，测试每一个假设的显著性水平 1/n 倍）[42]。更好的方法则是进行假设驱动的研究，通过测试有临床意义的假设来避免不必要的研究。

## 五、主要国家医疗管理数据库总结

本节总结了几个常用的国家医疗管理数据库

的特点，并提供了使用每个数据库进行心胸疾病研究的示例。表118-3提供了每个数据库的特性摘要。

### （一）MEDPAR

#### 1. 特点

MEDPAR文件包含了医疗保险受益人在认证医院和有经验的护理机构的服务索保数据[43]。治疗相关数据不包括在内。MEDPAR的每一项记录代表1个住院患者的数据。数据包括患者的人口学特征、诊断代码、手术和住院日期。死亡情况可从最近一次住院患者出院后进行长达3年的跟踪。记录还包括提供每项服务的场所。MEDPAR自20世纪80年代以来一直用于医学研究；它目前的文件包括1999—2013年的数据。有效数据的获取需要得到研究数据辅助中心和CMS的审查。

#### 2. 研究案例

Welke等对STS的国家心脏数据库（NCD）和MEDPAR进行了比较研究[44]。他们使用ICD-9编码在MEDPAR A文件中确定了1993—2001年接受心脏手术的医疗保险受益人，并对同期NCD中的患者样本进行了比较。在两个数据库匹配的医院中，MEDPAR中年龄65岁以上的患者比例更小（可能是由于Medicare支持的医疗费用的增长）。MEDPAR比NCD编码中并发症比例更低。两个数据库CABG年住院死亡率相似，大多数医院的差异不到1%。然而，术后死亡率（住院和30d死亡率）在MEDPAR数据库中更高，主要是由于其可以获得住院超过术后30d患者在院死亡率的能力。

MEDPAR可被用于研究胸外科手术的质量和成本。利用1998—1999年的数据，Goodney

表118-3 主要胸外科相关数据库

| | 类型 | 覆盖范围 | 疾病 | 患者数据 | 病理学数据 | 治疗 | 结果[a] | 研究内容 |
|---|---|---|---|---|---|---|---|---|
| MEDPAR | 管理 | 医疗保险住院患者 | 所有 | • 人口学统计资料 | • 诊断代码 | • 住院时间<br>• 手术<br>• 设施<br>• 总费用 | 3年 | • 成本效益<br>• 长期结局 |
| SEER | 管理 | 区域性（28%国家级） | 癌症 | • 人口学统计资料 | • 诊断代码<br>• 肿瘤分期<br>• 病理类型<br>• 多原发 | • 手术<br>• 化疗/放疗 | • 生存<br>• 复发情况<br>• 死亡原因 | • 流行病学<br>• 预测模型 |
| NIS | 管理 | 所有住院患者 | 所有 | • 人口学统计资料<br>• 并发症 | • 诊断代码 | • 医院特征<br>• 住院时间<br>• 总费用 | • 出院状态 | • 成本效益<br>• 短期结局<br>• 医疗服务情况 |
| NCDB | 管理 | 认证单位（70%国家级） | 癌症 | • 人口学统计资料 | • 诊断代码<br>• 肿瘤分期<br>• 组织学 | • 癌症治疗详情 | • 长期 | • 长期结局 |
| NSQIP | 临床 | >500个机构<br>8d采样周期 | 所有 | • 口学统计资料<br>• 并发症 | • 诊断代码 | • 手术治疗详情 | • 30d死亡率和并发症率 | • 医疗质量<br>• 围术期结局 |
| STS-GTSD | 临床 | >230个机构 | 胸外科 | • 人口学统计资料<br>• 生理学检测<br>• 并发症 | • 诊断代码<br>• 肿瘤分期<br>• 组织学 | • 手术治疗详情 | • 30d死亡率和并发症率 | • 医疗质量<br>• 围术期结局 |

a. 大多数具有长期结果的数据库也保留了短期结果测量

等将行肺切除术的外科医生分为 3 类，即普通外科医生、心胸外科医生和胸外专科医生。普外科医生校正后的手术死亡率为 7.6%，而心胸外科和胸外专科医生的校正后手术死亡率分别为 5.6% 和 5.8%。对于大手术量医院（每年手术 > 45 例）的分析，该显著性差异仍然存在 [45]。在一项成本分析研究中，Cipriano 等通过医疗保险系统找到了 6 万多名肺癌患者，以估计不同治疗阶段的成本。门诊费用则来自多种来源，包括国家索赔历史、门诊标准病历和医疗设备档案，住院患者费用完全来自 MEDPAR [46]。

### （二）SEER

#### 1. 特点

SEER 项目由美国国家癌症研究所赞助，纳入多个以人群为基础的肿瘤信息登记处，这些登记处收集美国特定地区所有癌症病例的信息。数据按事件情况组织，包括患者人口统计资料、诊断日期、癌症特征、提供的治疗、生存状态随访和死亡原因。需要注意的是，SEER 缺乏筛查和诊断模式，以及患者并存疾病和长期疾病状态。此外，首次癌症诊断后 4 个月以上的治疗未被记录 [47]。资料收集始于 1973 年，其范围已逐步扩大；然而，即使是最新的登记（SEER 18）也只包括 28% 的美国人口 [48]。早期的注册（SEER 9）只覆盖了一小部分患者，但有更久的可用数据。SEER 9 开始采用了多原发标准化发病率（MP-SIR）方法，能够进行多原发分析，提供了在流行病学上将 2 种癌症联系起来并得出病因推断的能力。1991 年，SEER 通过与 MEDPAR 数据的联系，使结果研究的相关性显著增强。可以通过社会保险号码、姓名、性别和出生日期进行患者匹配 [49]。

#### 2. 研究案例

在最初的非关联模式时，SEER 为疾病发病率和预后的流行病学研究进行了结构优化。Hamid 及其同事利用 SEER 研究了亚太海岛上非小细胞肺癌（NSCLC）患者的生存结局。在评估了 2004—2010 年超过 15 万的病例后，该研究小组得出结论，与非西班牙裔白人相比，亚太地区的岛民更早被诊断，更有可能接受手术治疗，在 I 期、II 期和 IV 期疾病中有更高的生存率 [50]。为研究肿瘤大小对非小细胞肺癌生存时间的影响，Zhang 及其同事使用 SEER 衍生的风险因子模型（包括人口统计学、组织学和原发肿瘤扩散）来预测总体生存期。在 16 个按肿瘤侵犯情况和淋巴结状态分类的亚组中，有 15 个发现肿瘤大小对多变量分析下的总体生存率有显著的预测作用 [51]。

在与 MEDPAR 数据关联后，SEER 提供了获取癌症术后结果的平台。在两项关于 NSCLC 肺切除结果的研究中，我们的研究小组发现，90 天的死亡率是 30 天的两倍，30 天内再次入院可能使随后的死亡率增加 6 倍 [25, 52]。Fernandez 及其同事使用 SEER-Medicare 数据发现食管癌术后再入院率不仅对早期预后有影响，而且对长期生存也有影响 [30]。

### （三）全国住院患者样本

#### 1. 特点

全国住院患者样本库（Nationwide Inpatient Sarnple，NIS）是作为医疗成本和利用项目的一部分开发的，该项目由医疗研究和质量局赞助。美国最大的公共支付住院患者医疗数据库 NIS 在 2012 年被重新设计，根据出院人数而不是所住医院来组织 [53]。NIS 内的数据来源于参与医院的 20% 出院患者样本，按医院特征（如教学 / 非教学、区域和农村 / 城市）进行分层。与 SEER 不同，NIS 代表了超过 95% 的美国人口。与 MEDPAR 不同，该数据库没有州和医院标识数据，因此限制了其在医疗质量研究方面的应用。NIS 数据包括患者统计资料、诊断、所行操作、医院特征、总费用、出院情况、住院时间和并发症情况。

#### 2. 研究案例

我们课题组于 2012 年开展的一项研究突出了 NIS 数据库在胸外科手术研究中的综合

性。通过比较 3 个数据库 [NIS、STS 的普胸数据库（GTDB）和国家手术质量计划项目数据库（NSQIP）] 中的食管切除术，我们发现 GTDB 和 NSQIP 仅代表全国总切除量的一小部分[54]。因为 NIS 有很广泛的采样范围，所以使用这个数据库进行成本评估的结论也是适用性最强的。Gopaldas 等使用 2004 年和 2006 年 NIS 数据库来比较胸腔镜手术和开放肺叶切除术的效果和住院费用。作者指出，尽管 VATS 组术中并发症发生率较高，两组临床结局及住院费用并无显著区别[55]。

NIS 也可以进行对医疗服务趋势的研究。Al-Refaie 等利用 NIS 中的低手术量医院的数据，研究了在低手术量医院接受癌症手术的患者人群。研究小组发现，少数族裔、非私人保险、更多并发症的患者更有可能在小手术量医院接受复杂的癌症手术（包括食管切除和肺切除）[56]。在 2001—2012 年的一项全国出院调查中，Ford 等注意到虽然肺癌的住院率下降了，但平均住院费用却增加了。与此同时，年龄校正的慢性阻塞性肺疾病的住院率没有变化。这些发现表明，尽管有广泛的禁烟努力，与吸烟有关的疾病的医疗负担并没有减轻[57]。

### （四）国家癌症数据库

#### 1. 特点

国家癌症数据库（national cancer data base，NCDB）成立于 1989 年，由美国外科医生学会和美国癌症学会联合发起。与 SEER 不同的是，SEER 的覆盖范围是基于地域的，NCDB 只收集来自 1500 家癌症委员会认可的机构的医院注册数据。这些数据代表了全国大约 70% 的癌症病例[58]。更重要的是，这些数据包括所有癌症患者，而不仅仅是 NSQIP 或 STS 数据库中接受手术的患者。资料由认证的中心进行标准化的数据录入，包括患者的人口统计资料、癌症分期、组织学、治疗和结果。由于 NCDB 最初的目的是评估患者管理质量并比较癌症治疗结果，因此它非常适合研究癌症治疗实践概况、生存报告和医

疗质量研究。目前，NCDB 只对美国外科医生学会的成员开放。为了获得访问权限，研究人员必须申请一个参与者用户文件（PUF），其中包含无身份信息的患者级别数据，这些数据不包括医院或医疗提供者信息。NCDB 也有系统的流程来确保去除身份信息，因此，患者地区数据非常广泛（新英格兰、中大西洋等），没有提供具体的日期项，每个被认证的中心都有唯一的中心标识符。

#### 2. 研究案例

虽然 NCDB 比 SEER 包含更多的事件案例，但它并不一定代表最普遍的人群。在 1992 年对这两个数据库的乳腺癌、结肠直肠癌、肺癌和前列腺癌病例的比较中，NCDB 包含的肺癌病例数几乎是 SEER 的 6 倍。NCDB 在肺癌的具体信息方面也更为完整。然而，SEER 的数据在所有癌症类型西班牙裔患者的数据更为完整，而且还包括了更大比例的亚裔美国人和美国印第安患者信息[59]。

NCDB 数据最常见的用途是比较针对特定疾病亚群的不同癌症治疗的长期结果[60, 61]。Mikell 及其同事研究了接受过化疗的 $N_2$ 期 NSCLC 患者，以评估与生存相关的因素。在多变量 Cox 风险分析下，术后放疗可提高总生存率[60, 61]。在此，NCDB 数据具有持续分期、长期结果和综合治疗的完整记录的独特优势得到了有效体现[62]。NCDB 也比 SEER 包含更全面的外科数据。Hancock 及其同事利用数据库中手术切缘状态的记录来研究辅助治疗对 NSCLC 患者的影响，他们得出结论，辅助化疗和放疗均可改善切缘阳性患者的预后，且与肿瘤分期无关[63]。

### （五）国家外科质量改进计划数据库

#### 1. 特点

国家外科质量改进计划数据库（national surgical quality improvement program，NSQIP）诞生于退伍军人事务部（VA）医疗系统的国家退伍军人事务手术风险研究。直到 1999 年它才开始

收集非退伍军人医院的数据。在对 18 家临终关怀医院进行初步试点研究后，该项目于 2004 年扩展到更多的医院，现在也对所有满足最低参与要求的私营医院开放。在这些要求中，包括需要雇用一名或多名经过培训的专门的外科临床审查员来处理临床数据，例如患者的危险因素和 30d 的死亡率和并发症率。数据质量是通过定期审查来验证的[64]。与其他数据库不同，NSQIP 以 8d 为周期对每个中心内的手术病例进行连续采样。抽样方案也根据手术类型和医疗中心案例数量而有所不同。NSQIP 最初的目标是提高手术质量，它允许每个参与机构将其风险校正死亡率和并发症率与其他 NSQIP 医院的均值进行比较。与 NCDB 一样，NSQIP 的研究数据也可以通过系统去身份标识的 PUF 获得。

### 2. 研究案例

2014 年 Lucas 和 Pawlik 研究了 NSQIP 跟踪和改善手术结果的能力，他们评估了包括食管切除术在内的多种手术方法。术后死亡率从 1.1%（直肠切除）至 4.3%（肝切除）不等；术后并发症的发病率也有很大差异。2006—2011 年，食管癌切除术后并发症的风险调整率下降（OR 0.87），但围术期死亡率有上升趋势。重要的是，该数据集在 6 年的时间里只捕获了 83 例食管癌切除术后死亡，这表明了 NSQIP 相对于其他数据库在数据量上存在短板[65]。Etzioni 及其同事研究了 2009—2013 年 113 所研究型医院的风险校正并发症和死亡率，大约 50% 的住院治疗是通过 NSQIP 参与的。与非 NSQIP 医院相比，NSQIP 医院的风险调整死亡率和并发症发生率无显著差异[66]。作者的结论是，目前还没有证据表明 NSQIP 报告系统导致了广泛的质量改进。

尽管 NSQIP 相对于 NCDB 和 NIS 的样本量较小，但由于其在患者并发症、手术信息、术后短期并发症和死亡率方面的详尽记录，NSQIP 非常适合用于风险因素建模。Mungo 及其同事根据体重指数对接受肺切除的患者进行分层，以探索肥胖和术后结果之间的关系。肥胖患者的手术时间较正常体重患者更长，风险调整后 30d 的死亡率严重的发病率和平均住院时间两组间无显著性差异[67]。NSQIP 也可以记录手术方法的差异。对经裂孔食管切除与 Ivor-Lewis 食管切除术进行比较，Papenfuss 及其同事发现后者食管切除术的手术时间更长，术后输血的需要增加，术后再次手术的次数也更多。然而，严重并发症和 30d 死亡率在两组之间没有差异[68]。

### （六）胸外科医生学会数据库

#### 1. 特点

胸外科医生学会数据库（Society of Thoracic Surgeons，STS）通常被认为是心胸外科国家临床旗舰库，由 3 个专业数据库组成，即成人心脏外科数据库（ACSD）、普通胸外科数据库（GTDB）和先天性心脏外科数据库（CHSD）。最悠久、规模最大的 ACSD 源于 STS 对 1986 年卫生保健筹资管理局关于医院死亡率的综合报告的方法的关注[69]。ACSD 最初于 1989 年提供给 STS 成员[70]，现在已经覆盖了美国 95% 以上的心脏手术中心。ACSD 的特征是详细的临床数据（包括并发症、并存治疗和生理参数）、常见心脏手术的风险校正质量指标和住院 30d 的结果。ACSD 参与者的自愿公众报告始于 2010 年。GTDB 直到 2002 年才正式开展。截至 2013 年，GTDB 包括 800 多名心胸外科和普通外科医生。与心脏手术相比，常规胸部手术的手术量相对较小，因此报告期基于 3 年的窗口期，结果每半年向 GTDB 成员提供一次。与 ACSD 一样，GTDB 生成基于人口学信息、并发症和生理参数的风险调整模型，并关注住院时间、死亡率和发病率等短期终点[71,72]。尽管 CHSD 是 3 个数据库中最小的一个，但它是跟踪儿童先天性心脏病结局的最大数据库，拥有 109 家参与的医院和 300 多名外科医生[73]。鉴于可以行先天性心脏治疗的医院规模更小，地理分布更分散，CHSD 在医学和外科专家的合作中发挥了重要作用，采用了共同的命名法，并开发了标准化的质量评估工具。STS 的一个重要特点是，个别院校负责数据收集和报告过程。由于自主报告费时费力，这构成了对所有外科医生，尤其是小手术量机构完成病例报告的主要障碍之一。

Duke 临床研究所（DCRI）自 1999 年以来一直是 STS 数据库的数据仓库。对处理原始 STS 数据文件感兴趣的研究人员必须与 DCRI 合作，以获得注册数据专业知识、统计分析和项目管理资格。STS 数据库是具有住院 /30d 随访信息的手术数据库。最近，这些数据库已与医疗保险文件联系起来，以提供长期结果，这些结果将为比较有效性研究、预测建模工作和患者决策提供参考[74]。使用 STS 数据的详细信息可在 http://www.sts.org/qualityresearch-patientsafety/research/publications-andresearch/access-datas-nationaldatabase 上找到。

### 2. 研究案例

STS-GTDB 的准确性优于大多数其他外科数据库。2011 年，一家独立公司审查了 GTDB 报告中随机选择的 5% 的肺叶切除记录的准确性。在 10 个站点和 559 个案例中，一致率和总体数据准确性都接近 95%[75]。成人和先天性数据库的数据正确率也为 95%。虽然 GTDB 中的数据质量看起来是可靠的，但是通用性常受到质疑。Welke 及其同事报道说，参与 NCD（STS-ACSD 的前身）的医院更有可能是更大的、非盈利的学术机构，记录更高病例数量，总体死亡率较低[44]。我们报道 GTDB 的食管癌切除术后住院死亡率为 3.2%，NSQIP 为 2.6%，NIS 为 6.1%。相比 NSQIP 和 NIS，GTDB 的平均住院时间也比这两个数据库都低[54]。围术期死亡率定义为出院前或手术后 30d 内的死亡，据报道在 GTDB 数据库内的死亡率为 2.2%[71]，而在 SEER-medicare 的围术期死亡率为 4.1%[52]。

尽管担心数据的普遍性，但 GTDB 提供了，可以使用高度精确的数据研究临床详细问题的独特机会。例如，Taylor 及其同事通过 GTDB 数据库确定了边缘肺功能患者，并评估了癌症肺叶切除后的并发症和生存率。经其他因素调整后，发现边缘肺功能不能作为主要并发症或早期死亡的独立预测因素[76]。该小组的结论是，对于精心选择的边缘肺功能患者，肺叶切除术仍然是治疗 NSCLC 可行的手术选择。为了研究临床分期的准确性，Crabtree 及其同事研究了 $T_2 N_0$ 期食管癌患者，并通过手术确定了癌的上升分期和下降分期的比率。该研究小组发现，26% 的患者在手术中处于下降分期，而近 50% 的患者在手术中处于上升分期。由于 $T_2 N_0$ 是诱导治疗的阈值，本研究认为术前临床分期的准确性有待进一步提高[77]。

## 六、结论

大型国家数据库为质量监测、报告和研究提供了独特的平台。虽然不同的系统有不同的优势，但与单一机构数据库相比，它的优势在于患者样本量、罕见疾病的积累和可普及性。在进行研究时，调查人员必须注意所使用数据库的相对优点和缺点。管理数据库包含有用的成本数据、长期的跟踪调查和相对完整的少部分变量。专门的临床数据库为每个患者或手术提供了更多的细节，但可能无法获得长期的结果，并且通用性有限。尽管如此，作为一种相对较新的、不断发展的工具，大型国家数据库对我们了解手术结果、提高医疗质量有至关重要的作用。

# 第 119 章
## 国际疾病分类 –10：对未来临床研究和报告的影响
## ICD-10: Implications for Future Clinical Research and Reporting

Melanie A. Edwards  Keith S. Naunheim  著

茅　腾　成兴华　译

## 一、疾病分类系统的历史

对人类疾病进行系统化分类的第一次努力来自于 Francois Bossier De Lacroix，他出版了一份包含 2400 多种疾病在内的 10 种主要疾病类别的有关疾病分类的著作 [1]。随后 William Cullen 所著的《卫理公会概要》和 John Graunt 所著的《伦敦死亡清单》两本著作也对人类疾病进行了系统化的分类，不过，他们的研究主要是基于地区性疾病的定性分类（图 119-1）。1837 年，英格兰和威尔士总登记处任命 William Farr 对各类疾病进行官方监督并进行系统分类 [2]，他一生致力于疾病的定性标准化，而且努力使疾病定量标准化，他强调流行病学和统计分析的重要性，并且希望世界各国能够合作建立疾病分类的国际标准。经过他的不懈努力，最终在 1855 年的巴黎国际统计大会上取得了卓有成效的进展。大会通过了一份包含有 139 个标题的疾病分类清单，希望它能成为描述人类所有疾病的全球标准。这也是疾病分类第一次向国际标准化迈进所取得的成功。

目前，大多数国家都在使用的国际疾病分类（ICD）系统起源于 1891 年的维也纳，当时巴黎

市统计局局长 Jacques Bertillon 代表国际统计研究所（其前身为国际统计大会）负责更新疾病分类方案，其在 1983 年芝加哥年度会议上提出了一份新的疾病分类系统办法，在随后的几年中，多个城市、地区和国家零星地采用了该新系统进行疾病分类。1900 年，法国召集了第一次关于国

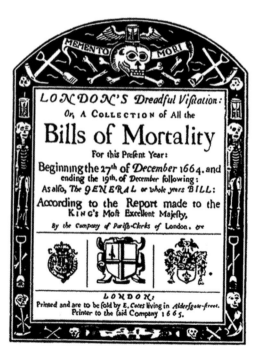

▲ 图 119-1　John Graunt 所著的《伦敦死亡清单》的标题页，其中编目了伦敦每年的死亡案例

际死因清单的会议，目的是实现疾病分类的国际标准化，来自 26 个国家的代表参加了会议。会议商定并通过了包括 179 组疾病在内的详细分类方案，从而基本上成为 ICD-1 系统。大会计划每10 年对该系统进行一次修订［在 1909 年（ICD-2）、1920 年（ICD-3）、1929 年（ICD-4）和 1938 年（ICD-5）均进行了修订］。1946 年，ICD 分类系统的更新工作被委托给世界卫生组织（WHO）临时委员会。WHO 不仅使分类方案现代化，而且还试图确定发病率和死亡率统计数据的制表和出版结构，以便能够进行死亡率的国际比较与分析，这一修订版现在被认为是 ICD-6。紧随其后的是在 1955 年（ICD-7）和 1965 年（ICD-8）修订的版本。1975 年，在日内瓦开始了对 ICD-9 的修订，旨在通过将先前只有 3 位数的疾病定义系统扩大到 4 位和 5 位，为那些希望在系统表格中使用更多细节的国家提供更多信息。这不仅可以对潜在疾病进行分类，还可以对该疾病在特定器官或部位进行分类。这一分类系统于 1977 年被最终确定，并于 1979 年在美国正式使用[1]。

但随着医学知识和技术的持续快速发展，对 ICD-9 过时的批评不绝于耳。1989 年，ICD-10 修订版开始实施，并开始被世界各国采纳。然而，美国直至 20 世纪末仍在使用 ICD-9 系统。

## 二、ICD 更新的基本原则

虽然 ICD-10 分类系统已经被提出至少 20 年，但是在美国，大多数医疗保健参与者，包括医保提供方、医院和第三方付费者都在抵制这个新的系统。2013 年，联邦政府通过联邦医疗保险和医疗补助服务中心（CMS）强制要求所有医疗机构在 2014 年要全面完成 ICD-10 的使用。在经历了许多动荡和公众批评之后，这一过程又被推迟了1 年，但最终在 2015 年 10 月 1 日实现。CMS 为此次升级提供的基本原理与之前的升级的相同，例如，由于知识和技术的进步，现存的 ICD 系统不再能够准确地描述医学实践等。ICD-9 只能够提供有限和概括的数据，但这在临床诊断和医院诊疗方面经常被证明是不准确的。公共卫生界的学者认为，更新到 ICD-10 将提供必要的精细度和特异性，以确保诊断和程序编码的准确性。

## 三、ICD 更新过程中的方法学变化

ICD-10 报告的这种更大的精细度和特异性是该分类系统大规模重新设计的结果。与 ICD-9一样，ICD-10 由两个独立的分类系统组成，即诊断代码系统（ICD-10-CM）和医院手术操作编码（ICD-10-PCS）。目前共有 27 个国家使用 ICD-10-CM 诊断分类系统；包括整个北美、中国、日本、澳大利亚 / 新西兰、所有西欧和北欧国家，以及大约 50% 的南美国家。ICD-10-PCS 编码系统仅在美国使用，主要用于医疗报销用途。表 119–1概述了新旧分类系统在诊断和医院程序编码方面的主要区别。

新的、更复杂的 ICD-10 分类方法具备精细度显著增加的特征。该系统包括对疾病部位（手臂、腿部、躯干）、偏侧（左、右）和损伤的进展阶段（最初遭遇、随后遭遇、后遗症）进行编码的能力。此外，ICD-10 还规定根据伤害的性质（碰撞、烧伤、撕裂伤、咬伤等）、伤害的诱

**表 119–1　ICD-9 和 ICD-10 方法学的比较**

| ICD-9-CM（诊断代码） | ICD-10-CM（诊断代码） |
| --- | --- |
| 3～5 位数 | 3～7 位数 |
| 小数点位于第 3 位数之后 | 小数点位于第 3 位数之后 |
| 第 1 位数是字母或数字 | 第 1 位数均为字母 |
| 2～5 位数为数字 | 第 2 位数为数字 |
| | 3～7 位数为字母或数字 |
| **ICD-9-PCS（手术操作代码）** | **ICD-10-PCS（手术操作代码）** |
| 3～4 位数 | 7 位数 |
| 均为数字 | 小数点位于第 3 位数之后 |
| 第 1 位数为字母或数字 | 每位数均可为字母或数字 |
| 小数点位于第 2 位数之后 | 没有小数点 |

因（如虎鲸、蜘蛛、姻亲、军用水上船只等）和伤害发生的地点（游泳池、地下室、歌剧院、车道等）对各种因果关系进行分类。这种精细度的激增也导致了代码数量的极大增加。各类编码的排列组合导致诊断代码的绝对数从大约 14 000 个选项增加到超过 68 000 个选项，而潜在的医院程序编码也从 3800 个增加至 72 000 多个。数量和复杂度的显著增加使得人们很难在两个 ICD 系统之间寻找对应的诊断代码。例如，存在至少 225 个将单个 ICD-9 代码映射到 50 个或更多的 ICD-10 代码的示例，以及 119 个以上将一个 ICD-9 代码映射到 100 个或更多的 ICD-10 代码的复杂情况[3]。

## 四、ICD-10 的优势

ICD-10 的支持者认为，这种新的编码方案增加了数字位数，提供了能够描述 21 世纪医学科学所必需的精细度和特异性。ICD-10 的特异性能够满足对各种复杂疾病的编码，即使这种疾病过程的复杂性非常出人意料（图 119-2）。随着新系统对各种具体发病原因和具体诊疗过程编码识别能力的提高，它也使得将来增加诊断和诊疗过程代码成为可能。这样的扩展在 ICD-9 系统中是不可能的，因为 ICD-9 系统仅限于五位数。

这种新的精细度和特异性的预期好处是能够使医疗保健系统的许多方面得到改进。由于大多数其他国家已经在使用 ICD-10 系统，这使包括

在鲨鱼袭击中受伤的 ICD-10 编码

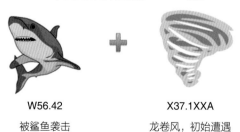

W56.42

被鲨鱼袭击

X37.1XXA

龙卷风，初始遭遇

▲ 图 119-2　在鲨鱼袭击中被从天而降的鲨鱼击中时所受伤害的相应诊断代码

质量指标改进、公共卫生监测、质量和生产力的组织建模，以及疾病发病率和结果的国际比较等方面的效果得到了很大的提升。新的方法也被认为对医疗报销领域的健全和发展提供了好处，因为编码准确性的提高会导致较少的索赔拒绝，消除索赔裁决的需要，并减少医疗欺诈的机会。

但是，除了所有这些预期的优势之外，有人提出，疾病分类精确性的提高将极大地改善和促进基于 ICD 系统的研究。支持者认为，ICD-10 将提高社会衡量新医疗技术和过程的结果、疗效和成本的能力。例如，对吸烟、不良饮食习惯和缺乏锻炼等行为风险进行编码的 ICD-10 可能被证明是与临床预后相关的重要因素。建议对更具体的并发症进行详细的编码，如 "E11.51 2 型糖尿病循环并发症伴糖尿病周围血管病变无坏疽"，一旦纳入风险算法，也可能带来更好的风险调整和临床决策。

## 五、ICD-10 潜在的劣势

ICD-10 系统中诊断代码和诊疗过程代码数量及复杂性的显著增加给医护群体带来了巨大的工作量。例如，关于糖尿病及其相关病因和并发症的代码就多达 340 个。这些主要是根据糖尿病类型（1 型、2 型、药源性、疾病、妊娠诱导性和其他）、控制的程度（低血糖、高血糖、酮症酸中毒）、受影响的器官系统（眼、神经系统、肾脏、皮肤、血管、胃肠），以及在每种情况下出现的多种并发症［眼增殖性视网膜病变、非增殖性视网膜病变（轻、中、重度）、黄斑水肿、白内障，或者是其中的组合］。全科医生也在谴责这种编码的数量和复杂性，因为他们经常需要照顾患 4～5 种慢性病的患者，每一种慢性病的编码都有类似的特异性。这样的诊疗过程需要在计算机终端上增加成倍的时间和精力用于文档工作，从而导致用于患者治疗的时间更少。事实上，最近的一项研究发现，临床治疗的时间每增加 1h，就需另外花费 2h 来完成电子健康记录（EHR）和文书工作[4]。

在心胸外科（CT）领域，仅慢性稳定型心肌缺血就有60个不同的代码，涉及病理生理（动脉瘤、冠状动脉瘤、冠状动脉夹层、动脉粥样硬化）、血管类型（天然或自体移植物）、移植物类型（动脉或静脉）、症状（有／无心绞痛）、血管活动（有／无痉挛）和特定患者（移植心脏与天然心脏）等的排列。此外，目前的EHR系统强制要求医生在住院期间的多个时间点（包括入院时间、诊疗过程执行和出院时间）对编码进行录入，否则临床诊疗过程（入院、手术报告、出院）将无法继续。因此，为了诊疗过程的连续性，医生被迫输入诊断条目。在当今时代，医生整天都在不断地忙碌，许多人对他们不仅要充当护理员，而且还要充当数据录入员的现状感到不满。大多数医生，无论是住院医生还是外科医生，应当只将一般诊断代码（"糖尿病"或"慢性心肌缺血"）录入电脑，而不是花费时间和精力在逐屏浏览ICD-10代码以寻找目录中的最合适的细节代码（这种代码可能高达上百种），并将这些代码输入到许许多多图表中。复杂的操作过程也使信息输入的准确性和实用性受到质疑。

ICD-10系统的支持者可能会反驳说，可以由在医院或诊所工作的专业编码人员在患者出院时做出适当的纠正，但前提是这些编码人员应具备相关医学知识和经验来区分同一疾病的不同类型。大多数专业的编码人员没有能力区分不同类型的糖尿病视网膜病变的细微差别，以及无法在视网膜检查中识别是否存在黄斑水肿和黄斑水肿严重程度。在教学医院，这个问题变得更加复杂，住院医生和实习医生新建的病程记录中，大多都包含诊断和医疗意见，由于这部分医生的经验相对缺乏，可能会导致部分诊断和诊疗过程的录入是错误或者无效的。但是，在许多情况下，负责输入ICD-10信息的非医疗编码人员可能会记录和编码这样的"诊断"。ICD-10系统与任何其他数据分类系统一样；精细度越高越复杂，那么输入错误的机会就越大。

事实上，我们不能将ICD-10视为一个可以单独判断的系统，我们应当把它作为一个复杂的数据输入／分析模型的一部分进行评估，该模型应包括ICD-10模式本身、所有迭代的数据输入平台（HER）和所有负责数据输入的人员。只有适当识别、解释临床信息，然后分配正确的代码，才能从对ICD-10数据的分析中收集到有效的信息和结论；这些任务中的任何一项不当或失败都会导致后续分析的失败。失败可能是由于分类方案（ICD-10）的复杂性、数据输入平台的限制或由于负责输入正确数据的人员的错误造成的。引用一句古老的计算机程序员格言——"错误的输入必然导致错误的输出"。这似乎是ICD-10系统的一个主要弱点，这也是它与许多其他公共行政数据库所共有的缺陷。出于这个原因，许多临床医生建议临床注册数据库应该成为未来临床研究的基础。

## 六、行政数据库与临床数据库

事实证明，高质量的临床数据库比行政数据库更适合于临床研究，它们的主要优势包括以下方面。

1. 标准定义：在临床数据库中，对于充血性心力衰竭、肾功能不全或肺炎等并发症和终点有特定的定义。这保证具有医学背景的数据管理员在编码时的准确性。这种定义模式在大多数行政数据库中很少见，其结果是共病和（或）并发症将以高度可变的准确性和（或）一致性进行编码。

2. 结构化数据：ICD 10中的大部分合并症和并发症的编码将通过将这些细节从自由文本条目中提取到医疗记录中来执行。这需要一些解释和判断，以便可以将自由文本"翻译"成没有预先设计到数据库结构中的数据端点和元素。

3. 经过临床培训的数据管理员：大多数在临床登记处管理数据的人员都有医学背景，能够理解医疗技术／术语的细微差别。此外，他们还接受了根据特定定义分配诊断和结果的规则方面的培训。机构编码员虽然在编码术语方面训练有素，但通常没有医学背景，且无法根据图表中可能与实际患者的病情相关或不相关的关键字来分配诊断和结果。

4. 经过验证的数据：定期对高质量的临床数据库进行准确性审查，而这在行政数据库中很少发生，在医院电子病历系统中几乎从未发生过。

这样的差异会对研究结果产生重大影响吗？Shahian 等 [5] 在接受冠状动脉旁路移植术（CABG）的患者中将验证的临床数据库登记的结果与同期的行政数据库进行了比较。作者证明，CABG 手术的量有 27% 的差异，行政数据库对医院死亡率的估计高出 40%。这篇文章和许多类似的文章建议，对仅从使用行政数据库分析得出的结论应该持保留态度。人们不禁提出疑问，ICD-10 在那些目前使用它的国家中的精确度如何？

## 七、ICD-10 的准确性：早期结果

在美国，ICD-10 只使用了 1 年，所以目前没有客观或明确的结果来说明其在美国使用的准确性。但是，关于这个问题的主观观点似乎并不令人鼓舞。美国健康信息管理协会（AHIMA）对 400 名随机选择的编码专业人员进行调查，其中 156 人做出了回应。这项调查就 ICD-10 是否带来了预期的编码准确性改善征求了意见。不幸的是，88% 的受访者认为它没有改善（61% 没有变化，27% 恶化），而只有 11% 的受访者认为准确性有所提高。许多 ICD-10 的支持者建议，有了新的系统和计算机化的编码工具，编码器的效率也会提高。AHIMA 的调查还询问了程序员的效率，68% 的程序员认为效率受到了影响，26% 的人报告没有变化，只有 6% 的人认为有所提高 [6]。

为了获得有关 ICD-10 性能的精确度和准确度的客观数据，我们有必要向已经使用了 10 年或更长时间该系统的不同国家或地区寻求帮助。最好的报告结果来自捷克共和国，那里的研究人员尝试使用 ICD-10 在他们的国家医院登记数据库中识别卒中和短暂性脑缺血发作的患者数量（I60

蛛网膜下腔出血、I61 脑出血、I63 脑梗死、I64 卒中未特指为出血或梗死、G45 短暂性脑缺血发作）。ICD-10 代码与由 2 名临床审查员独立审查的出院摘要进行了比较。结果显示，对于 5 个单独的 ICD-10 代码，诊断准确率为 1%～92%（平均 82%），其中 I64（卒中未特指为出血或梗死）的准确率最低，准确率为 1%，G45（短暂性脑缺血发作）的准确率为 49%。最准确的编码是 I60（蛛网膜下腔出血）和 I61（脑内出血），这两种编码的准确率都达到了 91% [7]。

加拿大报告的结果则更为糟糕，他们对 1001 名重症监护病房患者进行了 ICD-10 脓毒症编码评估，但其中只有 604 人有脓毒症记录。尽管 ICD-10 分类系统的特异性高达 99%，但敏感性仅为 46%，这表明仅利用 ICD-10 信息会漏掉 50% 以上的脓毒症病例。作者因此提出了一种 ICD-10 编码的算法，它被证明能够将敏感度提高到 72%，但这使特异度降低到 85% [8]。

类似的 ICD-10 分析还包括了来自法国的关于急性冠脉综合征 [9]、丹麦的关于结肠癌 [10]，以及泰国的涉及并发症识别 [11] 的报道，在每个国家，ICD-10 编码在高比例的病例中被证明是明显不准确的。在许多情况下，作者报道说，可以利用多个 ICD10 代码来设计算法和模型，并且这样的算法通常提高结果的敏感性，但总是以降低特异性为代价。然而，这些文章中报道的原始代码匹配和算法模型都不能接近胸外科协会国家临床数据库（David Shahian, Personal Communication）报道的 96% 的准确率。

所有上述文献表明，尽管 ICD 系统的精细度和特异性增加了，但无论采用什么编码模型或算法，它都不会被证明具有足够的准确性来执行高质量的临床研究。使用标准定义、临床数据管理器和结构化数据（通过审计验证准确性）的临床数据库很可能是在可预见的未来进行临床查询的最佳工具。分析这种严格收集的临床数据的结果可以而且应该用于临床决策，但这一主张不能用于 ICD-10。

## 八、基于ICD-10的研究机会

有许多类型的研究，包括一些定性和定量的研究，则可以使用ICD分类系统进行，包括流行病学、社会学、经济学、人口学和临床研究。心胸外科医生可以，也应当参与所有这些不同类型的研究工作，但大多数都应以临床研究为主。重要的是，所有研究人员必须要明白，在美国，虽然ICD-9分类系统最初是出于临床目的而构思和使用的，但在20世纪后半叶已经演变成一个行政数据库，主要用途是作为第三方付款人和医院报销文书的凭证。心胸外科领域的临床研究几乎没有是基于ICD分类系统的。

新的ICD-10系统也将主要用于报销和管理任务，但它在精细度和特异性方面的"改进"也是为了增加其临床实用价值。也就是说，研究人员必须记住，它仍然是一个行政数据库，而不是一个真正的临床数据库。如上所述，其固有缺点包括将其集成到专为管理而不是临床查询而设计的电子病历中，并且数据由未受过医学培训的人员和（或）医务人员输入，通常在所有情况下提供详细和具体的编码信息的时间有限。这与临床数据库中的情况有很大不同，这种差异可能会对基于ICD-10方法学的研究项目的结果的实用性和有效性产生深远的影响。

近年来，医疗保健也未能幸免于"大数据"的爆炸性增长，拥有更多的信息（例如ICD-10可以提供的信息）将带来更明智的决策、更高的质量和整体更好的患者护理，这似乎是一种直觉。然而，所有与医疗领域以外的"大数据"相关的批评，也都与医疗领域内的"大数据"相关。首先也是最重要的是，"大数据"在检测相关性方面很好，但在识别因果关系方面通常很差。另一个缺点是可用于分析的数据量惊人，这很容易导致识别出一些仅仅是由于随机机会而没有临床实用价值的相关性。

其次，数据中存在的任何固有偏差都将不可避免地导致分析得出错误或不准确的结论。由于ICD分类系统已演变为事实上的报销工具，根据其中输入的数据，通常有数千亿美元易手。因此，很有可能存在某种形式的"上调编码"来提高报销额度。这种系统的数据更改将导致不准确的编码，并且一旦进行分析，显然不会得到完全准确的结论。

考虑到行政数据库的固有缺点，ICD-10可能对那些没有完善的临床数据库的地区的临床研究有一定的价值。研究人员将需要严格评估ICD-10数据能够在多大程度上适合于回答在设计研究时提出的临床问题。它可能最适合作为最初的调查资源，用来检查不太常见疾病的过程的患病率，或者发现与疾病相关的人口统计学特征的变化。在这种情况下，可以利用流行病学数据来准备和应对突发公共卫生事件。此外，由于ICD-10系统具有扩展和适应新的诊断和程序代码的能力，随着新技术的引入，可能会将与该技术相关的临床数据与成本和资源利用数据联系起来。从理论上讲，这不仅可以跟踪利用率，而且可以评估新诊疗方法或技术的有效性。

## 九、未来改进

ICD-10改善卫生保健提供的承诺只能通过利用该系统的优势，同时严格评估其局限性并重新设计我们的卫生信息系统来解决这些局限性才能实现。亟待解决的两个最重要的问题是由于缺乏系统互相操作性而导致的数据采集困难和对数据有效性及准确性质疑。

管理人员和研究人员应该被允许访问各自医疗系统内的中央化EHR电子病历系统，这可以简化对数据的访问，以提高数据质量和进行有效的临床研究。拥有全国性数据库将扩大此类调查的影响和研究相关性，但目前这一理想离实现还很遥远。由于成本和隐私问题，以及其他管理方面的问题，重新配置系统以提高对系统或区域内ICD-10派生数据的可访问性通常是不切实际的。因为目前有着超过100个可用的EHR电子病历系统，且均有专有设计，它们几乎没有一个是相互兼容的。即使是使用同一品牌的系统软件的医院，也常常因为使用不同的版本而无法交换信息。因此，有用的医疗数据的全部内容分散于全国数十万个地点。除非有更好的办法解决电子病历系统互通的问题，否则 ICD-10 在区域和国家的临床和政策决策中的潜力将永远不会实现。

同样，如上所述，在输入 EHR 病历系统的 ICD-10 数据的准确性和有效性方面存在系统性的缺陷。在当前迭代中，数据质量是一个主要限制。除非在确保 ICD-10 数据准确性的输入过程方面对卫生信息系统进行投资，否则无法实现 ICD-10 的最佳值。一个国际小组已经为 ICD-10 在临床研究中的使用提出了一套方法学研究。在目前的 13 项提案中，有一项前瞻性研究，拟将对标准病历输入（ICD-10 编码的大部分来源）与独立临床医生的实时评估进行比较，从而量化作为数据源的病历的准确性[12]。作者还建议在国内和国际上发展医院内部的一致性保障措施（例如，禁止对女性进行前列腺切除术编码），以及数据定义标准化。其他措施，如加强编码员教育和提高编码员培训标准以减少编码的可变性和执行定期审查等，都是可以显著提高 ICD-10 数据用于临床研究的有效性的干预措施[12]。

如果这些问题得到充分解决，人们将有希望产生一个更准确、更方便使用和更容易获得的系统，这将是解决卫生保健中的流行病、社会、人口和经济问题的宝贵工具。然而，即便如此，一个改进的系统在需要极其精确的临床分析来做出有效医疗决策的领域也可能被证明是不够的。在这种情况下，临床注册数据库仍将是实现高质量患者医疗决策的最佳资源。

# 第 120 章
# 胸外科医疗质量提高的工具和资源
## Instruments and Resources for Quality Improvement in Thoracic Surgery

Farhood Farjah    Douglas E. Wood    著

茅 腾 罗继壮 译

## 概述

长期以来，外科医生们不断努力引领着质量提高（quality improvement，QI）工作，然而，医疗体系却在不断地反对它。医学博士 Ernest Amory Codman[1] 的故事为美国医学的双重性提供了一个极好的案例研究。大约 100 年前，Codman 是当时麻省总医院的一名外科医生，他系统地记录了患者的基本特征、诊断、治疗及 1 年后的治疗结局。他是第一批开展有关发病率与死亡率会议的人士。Codman 大胆地向他的同辈人及行政人员提出了一项计划，用于评估外科医生的能力，在提出计划后，他失去了特权。随后，他建立了自己的医院，帮助建立了美国外科医生学院（ACS）和医院标准化项目，这一项目后来发展成为联合委员会。然而，1 个世纪后，与之有竞争利益的全体医疗相关人员并未重视质量提高。

当然，贯彻 QI 最大的障碍之一便是缺乏对其公认的定义。1990 年，医学研究所（IOM）为医疗质量提出了如下定义："为个人和群体所提供的，与目前专业知识相一致的医疗服务可提高预期医疗效果的程度"[2]。约 10 年后，IOM 总结了 6 大目标，这 6 个目标为：安全、有效、以患者为中心、及时、效率和公平。尽管费尽心思努力去定义它，衡量和提高质量的任务依旧极具挑战性，有时甚至难以达到。

胸外科医生追求 QI 的首要动力是出现比预期更糟糕的效果，以及在医疗实践中出现令人费解的情况。例如，一全国性研究表明，只有少数接受手术的肺癌患者接受了侵袭性纵隔淋巴结分期，多数接受纵隔镜检查的患者没有进行淋巴结活检[3]。医生们也观察到不同医院和外科医生间所记录的肺切除术后短期及长期随访结果的差异性[4-12]。手术治疗的肺癌患者医疗差异，也被记录在册[13-16]。这些观察已经推动了胸腔手术的 QI 方案，以减少医疗中不必要的决策失误，以期提高治疗效果。

本章的目的在于总结治疗质量衡量、核定和提高的基本原则，以及介绍几个关于胸腔手术质量提高的案例。

### （一）质量估量

医学博士 Avedis Donabedian 提出了一套用于评估医疗服务的模型，包含了结构、过程和结果[17]。这一理论框架在学习医疗服务、衡量质量和贯彻 QI 干预方面，得到了普遍运用。本部分将介绍具体定义、案例结构和结果，并从评估和执行的角度，强调每一方面的优缺点。

### 1. 过程

医疗过程指的是一项为患者提供或是为了患者的利益而开展的，与医疗有关的诊疗活动。换言之，过程描述了诊断学、治疗学和（或）支持性措施的运用。胸腔手术的具体例子包括利用正电子发射断层扫描（PET）进行肺癌分期[18-22]或为治疗重度肺气肿（LVRS）进行肺减容手术[23]。医疗过程相对容易评估，不受病例组合的影响，可作为衡量长期结果的替代品，并且从外科医生的角度来看是可行的。医疗过程的缺点在于它们得到了随机试验证据支持的结果，几乎没有一个固定的因果关系；治疗策略是否恰当难以评估，因为标准（患者有适应证却无禁忌证）难以衡量；并且还要考虑患者的依从性和医学伦理。

### 2. 结构

医疗结构指的是在特定条件下患者接受的治疗方案。它综合了医院设施、装备、医疗人员、赔偿政策、社会政治和文化特点。具体到胸外科手术，主要体现在医院、外科医生数量[4-6]和医生专长[7-10]。其特征是易于评估但是难以改变。

### 3. 结果

结果是指医疗服务对患者、人群、医疗保健系统和社会的影响。以患者为中心的结果对患者是最重要的，例如肺癌或食管癌术后生存情况、健康相关生活质量（HRQOL）、复发情况、疼痛评估、功能状态等。由患者报告（如 HRQOL）的调查结果叫作患者报告结果，使用标准化或有效的方案（如问卷调查或采访）估量。关于以患者为中心的结果和患者报告结果的区别，如肿瘤复发，复发只能由病理检查确定，因此并不是患者报告结果。因为医疗服务也影响群体而不仅仅是患者，所以从任何基于结果分析的角度（如患者、外科医生、医疗体系、社会）去理解它是非常重要的。肺癌患者肺部分切除术的效果通常是根据总生存期来判定，然而，安全性通常是根据发病率和死亡率来判定。通过结果判断的其他概念包括资源利用［如住院时间（LOS）、再入院］、花费、HRQOL、患者满意度和价值（例如健康收益除去花费）。判定结果的优点在于它们是质量评估最容易操作的方法，因为它们代表着底线。在一些案例中，如住院患者发生死亡事件，则治疗结果容易评估。反之，治疗效果评估较为困难。例如，生存评估需要时间和相关费用来完成完整的随访，HRQOL 也需要经验证的方法、患者的配合和一定资源来完成数据收集。结果评估的另一个缺点是它们需要对病例组合的变化进行统计调整，并区分信号和噪声。为风险调整收集额外临床变量和雇用统计人员的额外负担是昂贵的。此外，外科医生、医院和其他利益相关者必须"认同"风险调整策略的充分性，然后才能使用这些信息来改变医疗服务。

### （二）质量认证

质量认证是指评估一家医院和（或）外科医生能否提供高质量的医疗服务。当使用医疗结构来衡量质量时，需要判断服务提供者是否具备提供高质量服务所需的基本条件（如高容量、由董事会认证的胸外科医生配备人员）。同时，医生个人的表现会与医院或已确立的基准相比较。表现变化［如过程利用和（或）结果］可能由三种因素引起，即偶然性、病例组合和不同医疗服务[24]。在 QI 设定中，统计数据的作用是降低偶然性因素的影响并解释案例组合的变化。

### 1. 偶然性

一例与食管切除术相关的结果解释了偶然性如何使质量评估复杂化。根据胸外科医生协会普通胸外科数据库（STS-GTSD）中资料，食管切除术的平均围术期死亡率为 2.7%[25]。设想一家医院，1 年内做了 50 台食管切除手术，围术期患者零死亡。尽管如此，偶发事件依然会影响我们做出这家医院手术效果很高的结论。基于"三原则"（$100 \times 3/n$）[26]估算了一个 95% 置信区间的上限，这家医院手术后死亡率会高达 6%（$100 \times 3/50$）。换言之，一个 0% 的死亡率可能简单地代表着这个中心有一个幸运年，而不能反映它真正的表现。需要通过更多的案例排除这家医院提供的医疗服务质量是高（零死亡）还是低（死亡率高出平均值的 2 倍）。

信噪比受诊疗量和不良事件发生率（如手术死亡率）影响。对包括心血管、骨科和高风险肿瘤手术在内的 7 项手术的分析表明，只有冠状动脉旁路移植术（CABG）的施行频率足以区分信号（如质量）和噪声（如偶然性），但是事件发生率很低[27]，而且只有 3 年的数据收集。尽管肺部分切除术和食管切除术的事件发生率更高，但因样本量太低，不足以区分医生的质量水平。使用贝叶斯方法可降低偶然性事件对结果评估的影响[28, 29]。该方法已经被几家组织用于评估质量，包括 STS-GTSD[10]、美国外科医生学院的国家手术质量提高计划（ACS-NSQIP）[30]和医疗服务。

### 2. 复杂病例

复杂病例指的是一些医院和外科医生收治病情较重的患者，治疗结果受病情复杂程度的影响，会受到不公正的判断。毫无疑问，病情较重的患者有更糟糕的结果。然而，不同中心的收治复杂病例的数量难以评估。在医院胸部手术中，没有系统地描述病例复杂程度对质量结局的影响。对纽约和宾夕法尼亚州获得的心脏手术情况报告的一项具有启发性的研究表明，相对于使用未调整的结果，风险调整对医院排名没有影响[31]。尽管这些发现并未得到有经验的心胸外科医生的认同，但是，考虑这些因素是非常重要的。追求风险调整的结果会增加数据收集的负担和花费。使用 ACS-NSQIP 数据，调查者已表明在没有影响业绩排名有效性的情况下，可以将为风险调整而收集的变量的数量最小化[32]。目前，为确保提供者"支持"和参与系统的 QI，使用临床注册数据进行风险调整仍然是黄金标准。现阶段，STS-GTSDACS-NSQIP 都使用统计技术来调整各中心病例组合中的潜在差异[11, 30, 33]。

### （三）质量提高

质量评估和认证要求一种干预措施来改变医疗服务和结果。当使用医疗结构性指标来判断医疗质量时，通常被普遍推荐的干预措施是基于先前决定的标准（如高容量的食管切除术医院）向特定的中心或提供者进行医疗的区域化 – 集中化。或者，在衡量个人绩效（即流程利用率和风险调整结果）时，通常推荐的干预措施是"扬帆起航"，着眼于"让所有的船都漂浮起来"，即一系列广泛的干预措施，旨在不限制特定中心或提供者的情况下，减轻次优的医疗服务和结果。本节概述了不同 QI 干预措施的利弊。

### 1. 胸腔手术医疗区域化

Harold Luft 博士建议将胸腔手术进行医疗区域化评估。因为量和短期结果之间存在联系。这一建议在 21 世纪之交由 John D. Birkmeyer 博士重新提出，当时他证明了外科医生的数量和接受高风险手术（包括肺切除和食管切除）的患者短期结果之间存在联系[4-5]。大约同时，其他调查者表明，医院更大的手术量与肺癌患者更高的长期生存有关[6]。这些观察结果与 LeapFrog 集团的努力相一致，该集团为雇主联盟，倡导更高质量医疗。LeapFrog 的意义在于，即使没有可强制执行的卫生政策，这个强大的以雇主为基础的联盟也可以将患者引导到更大容量的中心进行这些手术。尽管这些研究没有促使任何联邦卫生政策的出现，但医院开始报告并推销他们对 LeapFrog 指标的遵守情况。

在这些广受关注的大量研究结果发表后不久，大量证据表明胸腔手术专业化与肺癌患者更好的短期和长期结果之间存在联系[8-10]。最近的一项研究表明，与普通外科医生相比，胸腔外科医生提供的医疗可以降低食管癌切除术的死亡率和"抢救失败"[34]。所有的调查都表明这些联系与量和（或）其他医院特征无关（如教学现状、床位大小）。基于外科专业的区域化评估是对基于医院特色的区域化的一种替代。

区域化为较差医疗结果提供了一个相对快速的解决方法，然而它具有争议性，同时有潜在的局限性。随后的研究表明，数量 – 结果关系对统计和建模技术非常敏感[35-37]。其他人批评了数量 – 结果研究，因为它们使用的是行政数据库，其用于风险调整的临床变量数量有限。虽然这不是研究的重点，但是，一项 STS-GTSD 调查并未发现数量和结果之间的关系，该调查使用可靠的临床注册数据进行风险调整，以评估发病率和死亡率的替代方法 [33]。另一矛盾是，其他证据表明区域化可能恶化人口层面的结果。对接受过包括肺切除在内的高风险手术的医疗保险受益人的采访显示，50% 的人不会更换医院，即使附近有一个比医院死亡率低 1% 的替代中心 [38]。这些发现提出存在这一可能，即区域化可能会导致患者，尤其是那些住在农村地区或远离高质量医疗中心或医疗服务提供者的患者，他们"被迫"在长途跋涉接受医疗或不接受任何治疗间做出选择。其他研究人员发现，小容量中心更普遍地照顾边缘患者，并认为，区域化政策如果没有明确提到照顾这些患者的计划，实际上可能会增加医疗方面的差距 [39]。基于容量转诊的另一个问题是不确定医院和外科医生是否有能力容纳大量涌入的患者。此外，在临床医生和医院层面，区域化存在许多政治障碍。胸腔手术是一项重要的财政来源。许多外科医生和医院不可能愿意放弃这一收入来源，至少在美国（US）的主要收费服务模式下是这样。一些人表明，医疗改革可能会改变这种观点 [40]。

在十多年宝贵的时间里，在政治和市场力量的推动下，人们得以评估以量为基础的区域化对结果的影响。两项全国性研究表明，随着时间的推移，更多的患者被更大容量的中心治疗。同时，包括肺和食管切除在内的一些手术的死亡率也在不断改善 [41,42]。对于肺切除，随着时间的推移，结果的改善不能归因于医疗转向更大容量的中心，因为所有医院的手术死亡率都在下降。对于食管癌切除术，一研究表明，随时间的推移，将医疗转移到更大容量的中心可能会带来更好的结果 [41]，但另一项研究没有发现这种关系 [42]。基于专业的区域化的潜在影响，在近期并没有得到评估。一项更早的调查显示，1992—2002 年，由普通外科医生照顾的患者比例仅下降

了不到 5% [9]。自发的以专业为基础的区域化的影响尚未可知，但不可能非常重要，这还是因为医院和外科医生不愿意放弃收费服务模式下的收入。总之，支持胸部肿瘤术后医疗区域化的现有证据是有争议的，尽管区域化还没有以有组织的方式实施。

成功的区域化要求在多方利益相关者和监测系统的支持下实施可执行的卫生政策，以便监测集中医疗可能产生的任何非计划中的后果。器官移植是美国区域化医疗的一个例子。由于器官的供求之间存在着巨大的差异，因此制定了法律以确保安全和公平地分配、供应和移植器官。登记参与是强制性的，并允许跟踪移植和非移植患者。移植中心被要求参与 QI 活动，并接受各种审核员的随机现场检查。中心和机构的结果会报道出来，并向公众公开。美国另一个区域化的例子是严重肺气肿的肺减容手术（LVRS）。医疗保险和医疗补助服务中心（CMS）与国家健康、肺和血液研究所合作进行了一项 LVRS 与严重肺气肿药物治疗的多中心随机试验 [23]。一部分患者受益于 LVRS，因此 CMS 制订的政策将 LVRS 的报销限制在参与试验或肺移植中心的中心和外科医生。这两个来自终末期肺病的例子证明了美国区域化医疗的复杂性。

### 2. 提高标准

提高标准是在多方面改善结果，并且代表了在胸腔手术 QI 方面的大部分实际的努力。它的动力是相信在所有情况下都可以实现最佳的医疗服务和达到最佳的结果；然而，提高标准并不一定意味着在所有情况下都能获得最佳的医疗和实现最佳的结果。这种信念和假设暗示了需要一个反馈回路，在这个回路中，标准被确定，遵守被判定，绩效基准数据被返回给医院和（或）外科医生，并采取行动来提高绩效。大多数 QI 干预并不能解决反馈回路的所有问题。此外，反馈循环的几个组成部分需要重要的假设，例如，标准和基准可以用多方利益相关者的方式来定义且达成一致，并且存在一条明确的行动线来弥补欠佳

的绩效。出于这些原因，许多人认为，提高标准是一种"软弱的干预"。尽管如此，提高标准更有可能被最广泛的利益相关者所接受，因此最有可能投入到现实世界。

提高标准的一个例子是编纂最佳实践和定义质量指标。医生们共同努力出版实践指南，例子包括了美国国立综合癌症网络（NCCN）、美国胸内科医生协会（ACCP）、STS 和美国胸外科协会（AATS）。国家质量论坛（NQF）是一个非盈利的会员制组织，由许多不同的利益相关者领导，包括医院和卫生系统的管理者、商业领袖、医生、支付者和卫生政策专家。这些组织审查现有证据并寻求基于共识的建议。最佳实践和已定义的质量指标的编纂促进了过程、结构和结果的估量，但是这样做对质量的影响在很大程度上是未知的。一项全国性关于肺癌患者治疗的短暂趋势的研究报道称，早期肺癌患者的切除率稳步下降，这不能用年龄和（或）并发症的增加来解释[43]。人们难以理解这一结果，因为它与 NCCN 和 ACCP 在研究期间促进实践指南的传播相一致，而促进指南的传播预计将增加切除率。不幸的是，数据来源的局限更加让人们难以理解，为什么切除率在下降。安大略的临床医生和管理者的一项定性研究公布了，在实现与指导方针一致的肺癌治疗时遇到的障碍，该障碍包括缺乏临床行政领导的组织支持、在大社区试验结果的普遍性的不确定性，以及医患动态[44]。这些例子突出了最佳实践编纂，以及将质量评估定义为一种独立的提高标准的方法的一些挑战。

另一个关于提高标准方法的例子是使用国家数据库的基准绩效反馈。STS-GTSD 是反馈给进行普通胸外科手术的医院的主要机制。尽管所测量的并发症并不仅限于胸腔手术患者，ACS-NSQIP 也为医院肺和食管手术提供反馈。参与者自愿参加 STS-GTSD 和 ACS-NSQIP。STS-GTSD 的影响还没有被评估，但是在 STS 成人心脏数据库中的一份分析显示，在 STS 数据库实施后的 10 年里，观察到的预期死亡率稳步提

高[45]。相比之下，最近，两项备受关注的研究公布了 ACS-NSQIP 对普通患者和血管手术患者的影响[46, 47]。这两项研究的关键发现是，无论是否参与国家数据库，所有医院的结果都随时间推移而改善，而且参与 ACS-NSQIP 与改善结果或降低医疗成本无关。后面的这些研究强调了为什么单独的绩效反馈可能不足以影响 QI。

随着心脏外科手术的发展，提高胸腔手术质量的区域性方案，正迅速成为另一种提高胸腔科手术质量的手段。在心脏手术中，实行区域协作的想法首先在新英格兰实行，随后在华盛顿、密歇根州、弗吉尼亚州、阿拉巴马州和明尼苏达州实行[48-54]。在新英格兰进行的一项前期／后期研究显示，死亡率在下降[48]；而对阿拉巴马州的死亡率进行的一项前期／后期调查显示，与其他州和全国的估计相比，随着时间的推移，死亡率有了更大的改善[51]。区域性 QI 方案的优势在于，它能吸引利益相关者去克服挑战，抓住在当地有意义的机会。尽管在一个共同的市场中存在竞争，但强烈的社区意识、协作意识和合作意识是必要的。例如，在密歇根州，乳内动脉（IMA）使用率、站点访问和外科医生之间信息共享，这三者的反馈与 IMA 使用率的增加相关，且其水平高于 STS 报道的全国水平。由于区域性心脏手术 QI 方案的成功，类似的区域性方案也在胸腔手术中得到发展。华盛顿和密歇根这 2 个州，目前在普通胸腔手术中有 QI 的区域合作伙伴[12, 55]。几个卫生系统——普罗维顿斯卫生和服务[56]与天主教卫生方案（Bahirathan Krishnadasan 个人交流），也正在发展区域性的 QI 项目，以衡量基于证据的、共识驱动的指标，并反馈绩效和系统层面的支持，以推动医疗服务的变化。另一个名为医疗方案明确的肺癌（本章后面将更深入地讨论）的项目是在国家层面上开发的，并在单个医院层面实施。

通过公开报道以实现透明是另一个试图提高标准的例子。心脏外科的领导者们已将促进患者自主权的道德责任作为寻求公开报告质量措施的

主要原因[57]。质量公开是否确实提高了质量仍然是一个持续关注的领域。纽约州 CABG 的结果数据公开后，风险调整死亡率下降[58]。然而，在邻近的马萨诸塞州，尽管没有全州范围地公开结果报告，但经风险调整的死亡率，也出现了类似的下降[59]。此外，纽约结果的明显改善，可能一部分是由于高危患者迁出了该州。一项对纽约外科医生的调查显示，近 1/3 的医生因为公开报道[60]而拒绝对某些患者进行手术；一项关于转诊模式和复杂病例的研究显示，从纽约州到克利夫兰诊所的高危患者有所增加[61]。最后，重要的是，要考虑患者是否会使用这些信息来做出医疗决定。对接受高风险手术的医疗保险受益者的一项调查报道显示，他们决定在何处接受治疗的最重要因素是外科医生和医院的声誉；相对而言，医院数据是最不重要的因素。类似地，2008 年，凯瑟家族基金会的一项研究报告称，大多数患者会选择他们熟悉的医院，而不是评级较高的医院[62]。总的来说，公开报道对质量和结果的影响仍然是模糊的。最近开发了一种用于自愿公开报告胸腔手术结果的综合指标，但该指标尚未被实施[63]。

## （四）实际考虑

### 1. 非预期后果

QI 应被视为一种医疗干预手段，它与诊断试验、药物和（或）手术没有什么不同，同样有成效、风险、替代方法和成本。"不伤害"原则，正如它在胸腔手术治疗中有价值一样，在 QI 方面同样有意义。幸运的是，目前没有证据表明目前的 QI 方案在胸腔手术中造成了伤害，但是有一些担忧强调了 QI 的重要性。

### 2. 改善一个结果可能会引起另一结果的恶化

试图改善一种结果可能自相矛盾地导致另一个结果的恶化。例如，多年来，人们一直热衷于将减少住院时间（LOS）作为增加外科手术治疗价值的一种手段。随着时间的推移，LOS 的平均值下降，而再入院率上升[64, 65]。使用了两个独立的数据来源的两个调查小组得出了相似的结

论，即 LOS 和再入院率之间呈 U 形关系[65, 66]。换言之，超过一个 LOS 阈值（该阈值在一项研究中为 4d，在另一项研究中为 5d），随着 LOS 的增长，再入院率也在上升，这可能是相关的；因为患者病情更加严重导致住院时间更长，同时病情更加严重，也使得患者频繁再住院。然而，在这个阈值以下，随着住院时间的减少，再入院率增加。这些观察结果，为大多数经验丰富的胸腔外科医生，对于他们已经知道的事情，提供了实验证据——如果你太早把患者推出医院，他们会再次住院。这些发现表明，试图减少平均住院时间，超过一个"最佳"点，可能会在无意中增加再入院。从 2015 年开始，CMS 开始限制急性心肌梗死（AMI）、充血性心力衰竭、肺炎、慢性阻塞性肺疾病急性发作、选择性全髋关节或膝关节置换术这几种病的患者在治疗后意外再入院的报销。这一政策可以遏制缩短住院时间的企图。同时跟踪再入院率的监测系统给积极尝试缩短平均住院时间的外科医生和医院带来了好处。住院时间和再入院是否确实是一种质量评估方法，这是一个有争议的问题，但它们的 U 型关系提供了一个简单的例子，说明一种情况的改善可能会导致另一种情况的恶化。通过测量所有相关和相互作用的结果，可以弥补 QI 的这种局限性，但是这样做会增加数据收集和分析的成本。

### 3. 提高质量评估而不是质量

提高表观绩效而非质量的一种方法是玩弄系统。编码升级或"编码蠕变"，是指提供者不适当地记录风险因素。系统地这样做很可能会导致，外科医生的或医院的患者的病情看起来比实际情况更重（带来更高风险）。病情明显加重的后果是预期死亡率上升。如果实际死亡率保持不变，那么看起来，观察到的预期死亡率有所改善。可以理解的是，如果外科医生和医院在后来意识到绩效监控，并且他们曾经一直是并发症情况的糟糕记录者，那么他们自然会有动力去改善他们的记录。另一种玩弄系统的方法是简单地对高风险患者不进行手术，并将他们转移到其他医

院、州或地区，就像纽约州采用公共报道后的情况一样[60, 61]。这里描述的玩弄类型可以通过两种方式进行补救。定期和随机的数据准确性和有效性审查，可以阻止不适当和（或）过度的升级。对患者、医疗和结果的全国监测系统可以监测外科医生、医院和卫生系统的风险规避情况。

另一种改进质量指标但不提高质量的方法是通过使用替代指标。替代测量在可行性、费用和时间等方面优于直接测量。然而，在科学界，它们也可能导致错误的推论。一个经典的例子是测量室性早搏（PVC）频率作为在急性心肌梗死（AMI）情况下，猝死和与心脏相关死亡率的替代指标。许多研究表明，抗心律失常药氟卡胺，能有效抑制室性早搏（PVC）。不幸的是，心律失常抑制试验表明，氟卡胺也通过未知的机制显著增加了早期死亡的风险[67]。这和其他的例子已经促使联邦药物管理局对药物试验中替代疗效的指标进行更高水平的审查[68]。同样，在 QI 中，替代指标可能导致错误的推断。例如，在 STS 普通胸科数据库的早期阶段，研究人员开发了一种高质量的指标，即延长的 LOS 超过 14d，作为肺切除术后主要发病率和死亡率的替代衡量指标[33]。这样做的动机是为了让事件发生的频率足够高，以便能够进行稳定的绩效比较，从而排除偶然的可能性（请参阅前面的讨论）。虽然出发点是好的，但有一种怀疑是，可能许多重要的术后不良事件实际上被延长的 LOS 指标忽略了。随后的一项单一机构研究显示，延长的 LOS 漏掉了 80% 的术后住院并发症，其中绝大多数需要额外的住院治疗[69]。这一发现与另一项全国性研究结合，表明在缺乏绩效衡量的情况下，随着时间的推移，长期住院率不断下降[65]；这增加了一种可能性，即长期住院率的明显改善可能并不能反映更好的医疗质量。换句话说，未知因素正在降低 LOS 延长患者的比例，但这些患者中的大多数可能仍然经历了相当严重的并发症，需要额外的住院治疗。替代指标的潜在缺点，可以通过简单地避免使用它

们或在开发和验证期间扩展更高级别的审查来补救。

### 4. 可持续性

正如生活中的其他活动一样，QI 也受到可持续性的威胁。两个具体的威胁是负担和相关性。

参与 QI 需要大量的时间和资源。例如，外科医生和医院必须至少留出时间来检查 QI 报告，他们制订改善护理和结果的项目，然后将其付诸实践。需要大量的时间和精力来协调定期地方会议，并参加区域或国家会议。当有大量质量不同的信息来源和大量"需要回答的人"时，这种时间负担就被放大了。在某些情况下，临床医生自己提取原始的临床数据并输入登记处，但在大多数情况下，需要图表摘要和数据输入人员来完成这项任务。这些人员的薪水和福利，以及数据供应商和国家数据库的费用产生了财务负担。例如，据估计，参加 ACS- NSQIP 的费用每年超过 10 万美元[24]。个别医院承担了这些费用。时间和费用是 QI 工作可持续性的重大障碍。

许多人认为，因为并发症导致医疗费用增加，QI 应自行买单；然而，卫生经济学家和思想领袖，基于传统经济学并不适用于医疗，对这一观念提出了不同观点[40]。具体而言，医疗服务的"购买者"与"提供者"之间存在信息不对称。此外，第三方支付者和雇主扭曲了传统上被定义为买方和卖方的关系，产生了买方、卖方、供应商和医疗接受者。最后，低质量医疗的成本通常会转移。例如，并发症特别糟糕的一年和高昂的费用可能会转化为下一年受益者更高的保险费。随着医疗改革的推进，负责任的医疗机构似乎将承担起低质量医疗的重担，从而有动力追求 QI。退伍军人事务管理局和卫生保健组织就是这样的例子，它们的支付人是卫生保健的提供者，并受到激励来提高质量。当然，这些提供医疗服务的系统是否能提供更好的医疗服务，人们对此仍有争议。虽然卫生经济学远远超出了这一章的范围，但重要的是要认识到，医院（和外科医生）是否应该单独投资于 QI 还远远不

清楚。

有几种方法可以减轻 QI 对提供者和卫生系统的负担。专家可以尝试合并 QI 工作，以消除数据收集和分析中的冗余。国家数据库可以资助一些研究，设法在不影响模型性能的情况下，尽量减少风险调整所需变量的数量（即简化风险模型的开发和验证）。评估和分析可以围绕实践指南和结果提出的标准，以及多个利益相关者、非营利组织确定的质量指标进行。为了进一步减少数据收集和分析的负担，可能选择按顺序而不是并行处理质量差距问题——换句话说，在循环的基础上评估一组有限的过程和结果措施。区域合作可以加速解决质量差距，并寻求与当地社区相关的指标。最后，QI 的案例应该考虑许多角度，这自然来源于许多不同的利益相关者——患者、医生、其他提供者、医院、保险公司和雇主。从历史上看，QI 是由外科医生驱动的，这并不奇怪，它是以外科医生为中心的。扩展质量指标以吸引许多利益相关者的尝试，将增加 QI 项目的参与机会和财务支持。

### （五）胸腔手术质量提高方案

#### 1. 胸外科医生协会

胸外科医生协会（STS）是一个专业组织，致力于提高心胸外科医生的能力，通过教育、研究和宣传，提供最高质量的患者治疗。STS 提高质量的四种具体方式是：①定义结构、过程和结果评估；②维护国家反馈绩效数据库；③制订和传播实践指南；④支持国家其他 QI 工作。

STS 确定的质量指标已经通过或正在接受国家质量论坛的审核。参与一个普通胸外手术的国家系统数据库，是医疗结构的一个指标。医疗过程措施包括，记录肺切除和食管切除的临床分期和体能状态。肺切除术的结果评估，包括风险调整后的 LOS > 14d[33] 和风险调整后的发病率和死亡率。对于食管癌切除术，结果的评估标准是风险调整后的发病率和死亡率[25]。虽然 STS 尚未公开报道胸外科手术结果，但最近，为此目的的

开发了一种发病率和死亡率的综合测量方法[63]。

STS 普通胸外科数据库（STS– GTSD）是一个全国性的临床登记系统，任何从事普通胸外科的外科医生均可参与［即普通胸外科医生、心脏外科医生、普通外科医生科和（或）血管外科医生］。2002—2008 年，全国接受肺切除术的患者中，STS-GTSD 的信息仅占 8%，尽管信息占据比不大[70]，但这段时间代表着该数据库的早期实施。9 年来，参与中心的数量从不到 20 个增加至200 多个[70]。最近的评估显示，25%～50% 的肺切除手术现在已被 STS-GTSD 记录，每 6 个月生成一个报告并发送到每个参与站点。该报告包括关于患者特征、手术过程、手术量、结果的汇总信息，当然还有前面描述的质量指标。最近，对随机站点进行了独立审查，结果显示 95% 的准确率，没有故意遗漏或作弊的证据[71]。在进行这项审查之前，对 STS-GTSD 的一项重要批评是，这个自愿数据库的有效性不确定。这次审查驳斥了这些担忧。由于 STS-GTSD 参与的自愿性质，该系统的参与者的结果似乎比整个国家参与者的结果好，这并不奇怪[70]。更多的国家参与预计将为 QI 带来更多的机会。

STS 也发布普通胸腔手术的实践指南。可用的主题包括食管癌患者的诊断和分期[72]，食管癌的多种治疗方法和食管胃交界处[3] 及 Barrett 食管高度不典型增生的处理[73]。循证外科的工作人员的任务是确定主题，对文献进行详尽的检查，并提出基于共识的建议。

最后，STS 也已经支持了国家其他的 QI 方案。明智的选择是美国内科学委员会（ABIM）基金会的一项方案，旨在从根本上促进提供者和患者之间关于基于证据的实践、避免重复测试、免于伤害和必要性的对话。2002 年出版并随后得到130 个医学专业认可的《医生宪章》，通过 ABIM基金会的资助"付诸实施"。每个专业的任务是使用以下标准：创建一个"患者和提供者应该质疑的事情"列表，仅限于专业范围内的项目；有证据支持；应要求提供完整的文件和公开资料；

频繁订购/价格昂贵；外行人容易理解和可衡量的/可操作的。来自成人心脏和血管外科、普通胸外科和循证外科的 STS 工作组主席被要求帮助制订明智选择的专业具体草案建议。对美国 STS 成员进行了一项调查，以获取成员对这些草案项目的反馈。同时，对文献进行了系统的回顾。向 STS 执行委员会总共提交了 8 份证据陈述，结果批准了 5 份专业且具体的建议[74]。其中两项建议是针对普通胸外科的，它们是：无心脏病史和功能状态良好的患者，在非心脏胸腔手术前不需要术前压力测试；对于怀疑或经活组织检查验证实为 I 期非小细胞肺癌的患者，在没有神经系统症状的情况下，不需要在确定治疗前进行脑成像。

**2. 医疗方案明确的肺癌**

医疗方案明确的肺癌（ProvenCare Lung Cancer）是一项全国性发展的 QI 方案，旨在以量身定制的方式在当地机构推广[75]。这一想法源于 2005 年 Geisinger 健康系统，该系统是一个综合的医疗服务提供系统，被开发用于减轻 CABG 患者治疗的变异性。基于可靠性科学（标准化、防错和故障模式重新设计）的原则，对临床工作流程进行了重新设计，建立了有效的反馈机制，并从管理者和提供者等方面寻求多方利益相关者的制度承诺。干预成功导致了类似的项目运用于经皮冠状动脉介入、全髋关节置换、白内障手术。虽然在这一综合卫生系统中取得了成功，但这种干预的普遍性尚未得到评价。

2009 年，Geisinger 卫生系统和美国外科学会癌症委员会合作举办首次会议，与来自各种医院环境（例如学术和社区医院、电子和纸质医疗记录、个人和团体实践）的代表进行了治疗肺癌的肺切除术的会谈。目的是在这些地方发展、实施和评估医疗方案明确的肺癌，以证明在 Geisinger 卫生系统之外，针对不同疾病人群使用这种 QI 模型的可行性和价值。医疗方案明确的肺癌，其标准组成是一份患者参与合同和一份包含 38 个重点治疗过程的清单，内容涵盖从最初到术后门诊的医疗要素。这些治疗过程是根据专家的共识和公布的证据选择的。然后，每个系统负责确定医生支持者、地方机构利益相关者的参与、反馈系统的实施和纠正不合规的机制。最终，12 个中心参与了医疗方案明确的肺癌研究。这 12 个中心也都参加了 STS-GTSD，STS-GTSD 将最终允许对风险调整后的结果进行术前/术后比较。2010—2012 年，所有中心对检查表的总体遵从性，从约 40% 上升至 90%（未公开的数据）。这些初步结果表明，一个全国性发展的 QI 项目可以通过地方性修改成功地实施，以确保可靠的胸部肿瘤外科手术治疗。未来的计划是将这一模式从以外科手术为基础扩展到以疾病为基础的 QI 干预，以确保为从肺癌筛查到治疗后监测的整个癌症连续过程提供可靠的医疗服务。

**（六）未来方向**

毫无疑问，预测胸腔手术 QI 的未来是困难的，但通过在我们的领域已经有变化的迹象来看，有两个大方向值得考虑。

一个新的方向是以疾病为基础的 QI。也许实现 QI 的最简单方法是考虑分母。分母将包括所有确诊或疑似非小细胞肺癌的患者，而不是仅包括已手术的肺癌患者。这种 QI 的方法在两个方面有影响。通过在癌症治疗连续过程中朝着"最好的"靠近，更多的个体获得了 QI 的潜在好处。癌症治疗连续过程的一个简单概念是预防、筛查、诊断/分期、治疗和生存/临终关怀。治疗连续过程的更"好的"方面有一个较大的分母。例如，多达 9400 万以前或现在的吸烟者有资格接受戒烟和肺癌筛查，而每年只有 24 万被诊断为肺癌[76]。大约有 60 000 人（约 25%）进行了切除。确保高质量的、基于证据的预防和筛查，可能比确保高质量的治疗惠及更多的人。另一个基于疾病的 QI 的可能更重要的方式，是揭示严重偏离最佳的治疗。怀疑或确诊非小细胞肺癌的患者应进行严格的治疗前分期。大多数人认为，被误认为患有晚期疾病而缺乏根治性切除术的病情过高的患者，便是严重偏离了最佳治疗。仅对外科患者进行评估，无法了解有多少患者被不适当地剥夺了最佳治疗。向"最好"发展，评估一个更大的分母，其中包括疑似或确诊的潜在可切除的肺癌患者，这使 QI 方案充分发挥其对个人和普通人群的积极影响的潜力。医疗方案明确的肺癌目前正在制订一套质量指标和干预措施，将处理从诊断到治疗和临终关怀的整个肺癌诊疗连续过程。很明显，胸外科的领导者们已经把 QI 导向了一种以疾病为基础的模式，而不是以治疗为基础的模式。

QI 的另一个新方向是采用以证据为基础的 QI 干预。正如本章所述，大多数 QI 方案并没有高水平的证据来支持它们。大多数依赖于专家意见和观察数据，这些数据存在比较不充分和（或）混杂变量调整的局限。不幸的是，越来越多的证据表明，QI 的作用不会影响结果，有些情况下可能会产生意想不到的后果 [77]。在一个可持续发展受到威胁的时代，利益相关者，尤其是那些进行金融投资的人、外科医生和其他投入宝贵时间的提供者，可能会越来越多地要求，在采取 QI 的方案之前提供更高层次的证据。幸运的是，大量有效的方法回应了这种需求。具体地说，集群式随机试验特别适合检测关于 QI 计划优于常规医疗的假设。在一分组随机试验中，医院或卫生系统被随机分配到干预组，而不是患者组。这种方法避免了在同一医疗系统内中对部分（但不是所有）患者应用 QI 的挑战、困惑和担忧。当人们坚信 QI 对患者有益，因此可能有道德原因导致某个地区不想停止干预时，仍然有机会评估 QI 方案的作用。分组阶梯式试验设计允许所有医院或卫生系统最终采用 QI 干预，但每个医院或系统在采用的时间上是随机的 [78]。这种研究设计在不否认患者和提供者干预的前提下，关于 QI 干预对患者结果的影响，提出了有力的推论。胸外科医生有机会得出最高水平的证据来支持他们的 QI 方案，就像他们已经得出高水平的证据来支持他们的临床干预一样。

# 第三部分
# 食 管
## The Esophagus

# 第十九篇 食管的结构
## Structure of the Esophagus

## 第121章
# 上呼吸消化道的胚胎学
## Embryology of the Aerodigestive Tract

Steven J. Mentzer 著

施贵冬 陈龙奇 译

在成人中，气管与食管前后并行。气管膜部和食管的纵行肌肉存在一个可分离的潜在空间。密切接近反映了其共同的胚胎学关系，但分离又反映了不同的功能和形态。

气管是通气的主要管道，其前部形成软骨环，后部形成纵向平滑肌。通过鼻腔和鼻甲的空气被加热和加湿，调节后的空气穿过内衬有纤毛的假复层柱状上皮和黏液层的气管腔，这些结构显然有助于捕获颗粒并促进黏液纤毛将其清除。

相比之下，食物从口咽通过咀嚼和唾液酶的作用然后进入食管。吞咽动作确保食团经过中间的气管开口，经下咽进入食管。食管的环行和纵行平滑肌有助于食管蠕动，并将食团推入胃中。食管上皮层的特征是角质化复层鳞状上皮，显然是为了保护近端的胃肠道。

尽管各自的功能不同，食管和气管有共同的胚胎学起源。妊娠第3～4周在人类胚胎发育过程中是一个显著生长、分化的阶段。在这个发育阶段的初期，食管只是前肠的始端，是一个简单的内胚层上皮管，周围被间充质包围。到妊娠第4周，前肠腹侧出现气管芽。气管芽长入腹间质。

当气管芽伸长时，前肠区域和腹侧气管芽通过分隔和伸长的动态过程分开。

## 一、食管胚胎学

妊娠第4～5周，前肠日趋成熟和伸长。食管的近端和远端部分变长，形成了一个连接咽部和扩张的胃原基的独立管道。妊娠的第6周，周围的中胚层形成了环形肌肉。纵向肌肉在妊娠第9周后开始形成。食管下段周围的内脏间充质似乎负责食管下段远端的独特的平滑肌解剖结构和功能、下段食管括约肌和贲门。到妊娠第7周时，食管达到8～10cm[1]并保持到出生。

食管的血液供应和神经支配也反映了其早期发育。食管的血液供应主要来源于第4鳃弓，第4鳃弓演变产生锁骨下动脉和主动脉。锁骨下动脉的分支，包括甲状腺下动脉，供应颈段食管。主动脉的分支供应胸段食管。神经嵴细胞以波状迁移形成肠神经丛。食管的副交感神经由迷走神经提供，交感神经由胸交感神经和腹腔神经丛提供。

虽然中胚层贡献了食管壁的组成部分，内胚

层则负责食管的上皮和黏膜下腺的生成。在发育的初始阶段，食管衬里是分层的柱状上皮细胞。在发育过程中，内衬的柱状上皮变成长方体和有纤毛的上皮细胞。只有在出生后，食管才会获得复层的鳞状上皮。

## 二、食管闭锁和气管食管瘘

腹内侧憩室发育后，原始前肠分化为食管和气管。气管食管分隔和伸长的过程主要与两种先天性畸形有关，即食管闭锁和气管食管瘘（TEF）。尽管食管闭锁和 TEF 可能作为单独的先天畸形而存在，但绝大多数患者是两种畸形合并出现（图 121-1）。

食管闭锁而无气管瘘的发生率占先天性气管食管疾病的 5%～10%。食管闭锁通常包括近端食管盲袋和膈肌附近的远端食管残余物。可能是由于生长方向错误而导致一段较长的食管缺失。当初次修复失败或缺损无法恢复食管连续性时，食管闭锁的重建需要置入移植物，通常是胃、结肠或小肠的间置[2]。

在所有气管食管瘘的患者中，气管与主支气管的连接是完好的。除了存在一个明显的气道空腔，瘘管处的气管仍然可能有结构异常，例如气管软化和正常纤毛上皮的丢失。这些先天性问题通常导致出生后的并发症。

与食管闭锁相反，所有 TEF 均涉及食管与气管之间相通的瘘管，但这个瘘管可能发生在食管的不同节段。涉及食管盲端近端囊袋与气管连通的食管远端节段（大体分型 C 型）是最常见的 TEF，约占先天性 TEF 的 85%。在这种类型，正压通气导致无效的肺部扩张和上消化道过度扩张。

TEF 的其他类型不太常见。食管近端闭锁合并 TEF 约占 5%，无食管闭锁的 TEF 占 4%，而食管闭锁伴两个囊袋瘘（H 型瘘管）约占 TEF 的 1%。各种类型的 TEF 被认为是早期（第 3～4 周）的胚胎学分隔气管和食管的发育失败的结果。

## 三、VACTERL 联合畸形

先天性气管食管疾病患者中约有 25%～35% 合并有其他的先天性异常。最常见的是心脏畸形（35%）、泌尿生殖道畸形（25%）、胃肠道畸形（25%）和骨骼畸形（15%）。任何这些畸形的共同出现揭示着椎体、肛门、心脏、气管、食管、肾和四肢先天性异常之间存在关联（联合畸形）。这些畸形的程度是非随机性的说法存在争议，最近的研究表明这些联合畸形可能是由于中胚层细胞发生缺陷所致。

## 四、食管狭窄和食管蹼

其他食管疾病的先天性起源存在争议。食管狭窄和食管蹼最常见于发生在食管中段和下段，常到成年时才被诊断。因为食管狭窄和食管蹼可因后天因素引起，所以目前尚不清楚这些疾病中有多少是先天性的。不管它们的发展起源，食管狭窄和食管蹼比较罕见，且与其他先天性异常无明显关系。

## 五、肺的胚胎学

在肺的早期发育阶段，妊娠第 3～4 周，气管食管中隔加深，气管和食管逐渐分离。尽管对分离的机制尚不十分了解，但分离失败会导致多

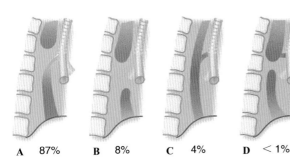

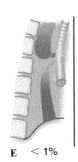

| A 87% | B 8% | C 4% | D ＜1% | E ＜1% |

◀ 图 121-1 食管闭锁和气管食管瘘 5 个最常见类型示意图

经许可，转载自 Herbst JJ. Gastrointestinal tract. In: Behrman RE, Kleigman RM, Nelson WE, et al., eds. *Nelson Textbook* of *Pediatrics*. 14th ed. Philadelphia, PA: WB Saunders; 1992:942. © 1992 Elsevier 版权所有

种发育异常，包括喉裂、气管食管瘘、食管闭锁和气管闭锁。

前肠的腹侧出芽突起形成肺原基。在第 26～28 天，腹侧气管芽分裂形成两个上皮内衬肺芽。随着这些肺芽延伸到周围间质，芽形成左右主支气管，最后形成左肺和右肺。妊娠 32 天将形成 5 个肺叶，在妊娠 36 天后所有的段支气管形成[3]。

组织学上，肺的胚胎期（25～35 天）和假腺期（35 天～16 周）发育阶段的特征是原始气管导管的精细分化。周围的间充质中出现原始气道形似组织学上的腺体，因此被称为"假腺期"。棒状细胞和杯状细胞存在于近端气道中。

气道分支系统的形成反映了强健的发育过程。内胚层的肺芽以分叉成两支的形式在周围的中胚层里逐渐生长；也就是说，将单个支气管分为两个相对相等的子分支的分支系统。有时，母支气管会以三分法的方式分为 3 个子分支。与其他物种相比，人的上支气管树是气道直径和分支角度最对称的气管树之一[4]。这种分支系统通常被称为两支/三支。相反，啮齿动物具有不对称的分支模式，称为单支系统。气道几何形状上物种差异的原因尚不清楚，但这些差异对吸入疗法和空气传播毒理学的动物模型具有实际意义。

肺内支气管的分支模式是引人注目的发育过程。从气管到肺泡，气道形成一个逐级分层的连续体。前 15 级分支气道由传导性气道组成，随后的 8 级分支混合了传导性气道与含有气体交换单元的肺泡[5]。尽管有些分支不规则，每一级气道的直径和长度的逐渐减小都非常相似。这种所谓的"自相似性"反映了肺内的分形关系和优化设计的填充空间支气管树的外观[6]。

支气管树很少有发育异常，反映了其发育上的精雕细琢。右上肺叶的支气管开口异常是较常见异常之一，它不是从右主支气管开口，而是从气管远端开口。因为有蹄类动物的气管远端存在小孔的顶叶，此异常俗称"猪支气管"。气管支气管开口的发生率为 0.1%～2%[3]。

肺中气道的分支模式被称为分支形态学，因为其复杂性和可重复性，是一个令人瞩目的发育过程。气道分支形态发育特别有趣，因为它可以发生在体外培养组织中。多年来，人们已经知道上皮肺芽和周围的间充质之间的相互作用调节分支形态发育。最近，分子研究表明，互惠的上皮 - 间质相互作用与一系列信号分子有关。每一个信号分子似乎都受到负性调节因子、响应阈值和位置依赖性的影响[7]。

分子家族，包括成纤维细胞生长因子（Fgf）、骨骼形态发生蛋白（Bmp）和音猬因子（Shh）似乎是分支形态发生中重要的信号通路。现在看来，人类肺中至少前 15 至 16 级分支在基因水平受到与生俱来的严格的分子调控[8]。最后的 8 级分支，包括包含肺泡和肺气体交换的表面，似乎更是对周围肺的解剖和功能的适应性发育，所以不足为奇的是这些外围气道似乎是成年肺生长过程中的重塑区域[9]。

妊娠 16—24 周是肺发育的微管阶段，肺的形态出现明显的变化。假腺期时周围间充质组织明显减少，出现了气道之间的原始间隔，同时变薄的间质中出现血管。逐渐变薄的间质中出现含有血管的薄间隔就形成了"管状"外观。

在妊娠的 24～36 周，原始气腔扩张和其隔垫的进一步变薄，表现出人肺特征的"囊状"气腔。囊状气腔周围的远端肺组织被称为肺的原发间隔（图 121-2A）[10]。肺的微管状和囊状阶段与在发育中的气腔管远端出现 I 型和 II 型细胞有关。

初级气道的成熟和变薄与肺内液体增加一致。在妊娠中期，肺内的液体由肺上皮产生。由于此时声门闭合，液体保留在肺内，并通过产生气管腔与羊膜腔之间的正压梯度来维持肺扩张[11]。

机械流体膨胀对肺部微管状和囊状阶段发育形态学变化的调节作用有多大仍然是未知的，但液体减少（羊水过少）会导致肺发育不全。相反，气管阻塞，如通过气管结扎可增加肺部扩张。

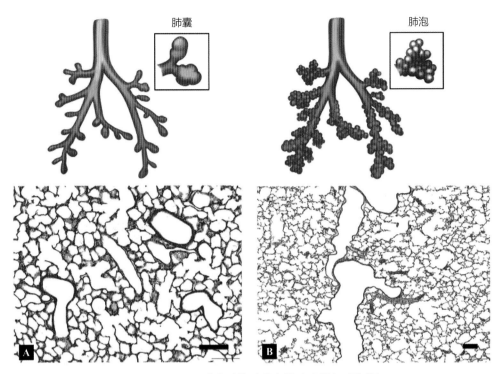

▲ 图 121-2 哺乳动物肺发育的肺囊期与肺泡期

A. 肺囊期特点是气腔大、间隔厚，为原始间隔期；B. 肺泡期，即所谓的继发间隔在远端气腔内继续分化为肺泡壁。图为大鼠肺发育的组织学标本。比例尺 =100μm

经许可转载，引自 Valenzuela CD, Wagner WL, Bennett RD, et al. Extracellular assembly of the elastin cable line element in the developing lung. *Anat Rec*; 2017; 300(9):1670-1679. © 2017 by John Wiley Sons, Inc 版权所有

Adzick 及其同事[12]的实验研究表明，气管结扎，可促进肺扩张、肺干重，以及分支形态发生和肺血管生长。

　　胎儿的呼吸动作是另外对肺发育产生机械和潜在适应性影响的机制。除了液体性膨胀，在哺乳物（如人类和绵羊）中，也观察到妊娠中胎儿的呼吸运动。人类，胎儿的呼吸运动在孕晚期较明显。缺乏胎儿呼吸运动是人类胎儿肺部生长发育失败的主要机制[13]。在动物实验中，高位颈髓横断或双侧膈神经横断导致肺发育不良。虽然胎儿呼吸运动影响肺发育的精确功能尚不清楚，但是胎儿呼吸运动显然与液体膨胀的作用叠加共同影响着肺发育。

　　另一种与肺部功能受损有关的临床情况是先天性膈疝（CDH）。先天性膈疝最常发生于左侧胸腹裂孔（Bochdalek 孔）。人口研究发现其出生患病率为 3.3/10 000[14]。CDH 是围产期发病率和

死亡率的一个重要因素。CDH 的 1 年死亡率为45%，死因主要是肺发育不全和肺动脉高压[15]。

　　正常的肺发育适应期停止导致的临床状况称为支气管肺发育不良（BPD）。BPD 的两个主要病理特征是肺泡发育不全和微血管成熟度改变[16]。缺少成熟的内含气体交换毛细血管的肺泡壁，将导致缺氧和呼吸功能不全的临床表现。BPD 的组织学表现似乎是肺泡期之前的肺囊期。

　　肺泡期（妊娠 36～38 周）涉及肺泡壁的形成或原始隔的分隔（图 121-2B）。肺发育的肺泡阶段可以概念化为由宽阔的原始气道向被许多小房间围绕的狭窄气道的转变。这些房间的壁是从主隔垫"抬起"的隔板。分隔物形成肺泡壁，被称为第二隔膜。第二隔膜似乎通过复杂的弹性蛋白和胶原蛋白网络系统从原始隔中形成[17]。在呼吸道的远端弹性蛋白 / 胶原蛋白网络是螺旋形的，似乎不仅在肺部发育中很重要，在肺部重塑和再

生中也很重要。

肺部继续发育产生气道的近端 – 远端分化模式。在近端气道中，杆状细胞和杯状细胞构成肺内膜。远端气道则由 Ⅰ 型和 Ⅱ 型肺细胞构成。虽然细胞类型之间的关系仍然未知，各种不同的特定因素似乎会影响细胞表型和细胞分化。祖细胞和干细胞促进肺发育和气道构成的潜在作用是一个研究热点。

肺中一个有趣区域是明显参与细胞重建的近端气道的柱状上皮与远端气道的鳞状上皮的交界处。这个区域称为支气管肺泡导管连接处（BADJ），似乎在肺受伤后会积极参与气道重构。在动物模型中，常见的伤害模型是服用萘。气管的自我更新和重建被归因于"支气管肺泡干细胞"（BASC）。直接影响远端气道和 BADJ 的肺部伤害是"煤矿工人肺"或尘肺病[18]。最近，越来越多的学者认为 BADJ 在不吸烟人群中与微浸润性腺癌的增长有关[19]。

在临产期，最常见先天性肺部病变常在产前超声检查时发现。最常见的诊断是先天性囊性腺瘤样畸形（CAM）、支气管肺隔离症。较少见的病变包括先天性肺气肿和支气管囊肿[20]。

## 六、囊性腺瘤样畸形

先天性囊性腺瘤样畸形的组织学特征是远端肺泡多囊性扩张区域和次级肺泡间隔缺失。多囊区与正常近端气道相通。通常，这些区域有正常血液供应。患者畸形体积比越大的情况下胎儿水肿的危险就更大。但是，大多数患者没有症状且预后良好。在无症状患者中，手术建议在患者出生后 3~6 个月进行，有助于降低感染风险，促进肺代偿性生长。

## 七、肺隔离症

根据定义，肺隔离症是孤立于正常肺组织的区域。肺隔离症一般分为两种：叶内型（15%）和叶外型（85%）。叶内型与其他正常肺组织同在胸膜内，常有慢性感染。通常，叶内型肺隔离症发生于下叶的内基底段和后基底段，血供来自于下肺韧带内增粗的动脉，并通过肺静脉回流。相反，叶外型肺隔离症被单独包裹在胸膜中并且完全与周围的肺组织隔离。这种叶外型隔离症在大多数情况下位于下胸部，其通常由膈下腹主动脉产生的异常粗动脉供血，回流通常是通过体静脉回流至右心房、腔静脉或奇静脉。在产后表现出叶外型隔离症的儿童可能还有其他发育异常，如先天性隔疝。

## 八、先天性肺气肿

先天性肺气肿通常由肺叶过度充气，导致血流动力学改变和呼吸功能损害相关的纵隔移位而建立诊断。过度充气的病因可以是内在原因和外在原因。内在原因为支气管异常、黏膜生长或间质高顺应性导致的气体滞留。气体滞留的外在原因包括来自血管或肺畸形的压迫。新生儿出现呼吸窘迫和张力性气胸表现必须考虑先天性肺气肿。

## 九、支气管囊肿

支气管囊肿通常是大小不一的充满黏液或液体的单房囊肿。这种囊肿被笼统地定义为前肠囊肿，衬有假复层的有纤毛的柱状呼吸上皮，通常含有软骨。支气管囊肿可能出现在胸腔的任何地方，但最常位于纵隔内。支气管囊肿通常无症状，但大的囊肿可能压迫胸腔内结构并出现相应症状，通常单纯手术切除治疗。

Thomas J. Watson　著

顾一敏　陈龙奇　译

## 一、概述

食管是承接咽喉至胃的肌性管道，以上下两个括约肌作为分界。其主要功能是运输经口的食物、液体和唾液，同时防止胃内容物反流是其固有功能。不同于其他部位的胃肠道，尚未发现食管具有内分泌、外分泌、免疫、消化、吸收或促分泌的功能。

食管作为咽喉部的延续，成人食管长度一般为 20～30cm，并止于胃的贲门。当头部处于正常解剖位并且颈部处于自然屈曲，咽喉部与食管的移行起自甲状软骨下缘相当于第 6 颈椎下缘水平（图 122-1）。

食管经上后纵隔沿着脊柱椎体前缘下降，然

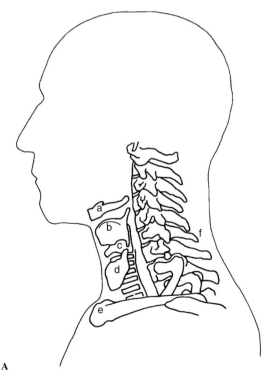
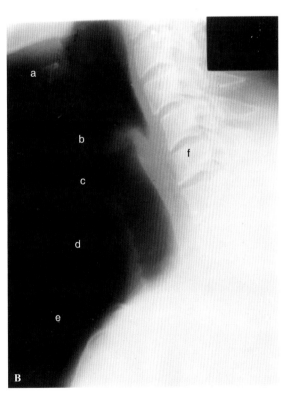

▲ 图 122-1　A. 颈部食管的局部解剖关系：舌骨（a）、甲状软骨（b）、环状软骨（c）、甲状腺（d）、胸锁关节（e）、第 6 颈椎（f）；B. 侧位 X 线片所见

后穿过膈肌进入腹部，终止于胃食管结合部并相对于第 11 胸椎水平。食管上端通常坚实的固定于甲状软骨，下端固定于膈肌。颈部的屈伸动作或吞咽运动会使这些固定点向头侧移动一个椎体的距离。食管在颈根部起始于中线偏左，在第 5 胸椎水平再次逐渐越过正中线，最终倾斜向左穿过膈肌上的食管裂孔。食管大体方向是垂直的行径途中形成几个弯曲。食管反映着与其对应的颈胸椎体的曲度。

## 二、食管的影像学、内镜和测压解剖学

从影像学上看，食管的外观与它的正常解剖结构相一致。在前后位的 X 线片上，食管位于中线，在颈根部和胸上段向左偏移。它在胸中段靠近气管分叉处又回到中线（图 122-2A）。在胸下段，食管在穿过膈肌进入腹腔时再次向左偏移。

在侧位 X 线上，食管跟随脊柱后弯，除了胸下段，因为在那里它向前弯曲以穿过食管裂孔（图 122-2B）。这条曲线向后弯曲及其末端偏向左前方在硬质食管内镜检查的诊断和治疗中具有特别重要的意义。检查时，患者的体位应该让颈椎和胸椎充分伸展，这样才能安全地操纵硬质内

镜通过末端的弧形。由于这些解剖结构，在硬质内镜检查中，远端的食管是医源性食管穿孔的第二常见部位，第一常见部位是环咽肌水平的狭窄的食管入口。

在食管镜或食管对比造影中常见的正常食管解剖性狭窄有 3 个区域。最上的狭窄是由咽和食管近端解剖交界的环咽肌引起的。食管最窄处的平均管腔直径为 1.5cm，是医源性穿孔最常见的部位。左主支气管跨越主动脉弓导致食管前壁和左侧壁凹陷，形成了食管第二狭窄，平均管腔直径为 1.6cm。食管最远处的狭窄是在食管裂孔处，是由生理性的食管下括约肌引起的。此处的管腔直径变化很大，这取决于食团通过食管时的正常扩张，测量范围为 1.6～2.5cm。

自然、静息状态下食管的形状取决于它的毗邻结构及其穿过的体腔。在钡剂食管造影评估时，颈段食管因周围结构压迫而扁平；胸段食管由于胸腔内负压，因此形状更加圆润；由于腹内正压，腹段食管再次扁平。在膈肌水平稍上方，食管展现出明显的扩张，这可能是由于食管下括约肌施加的抗反流阻力及相对缺乏周围器官支撑所致。

内镜检查中获得的测量结果（图 122-3）

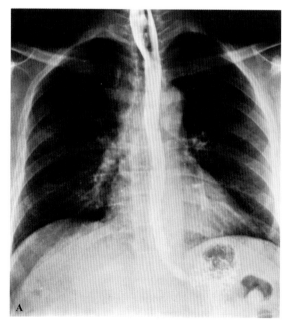
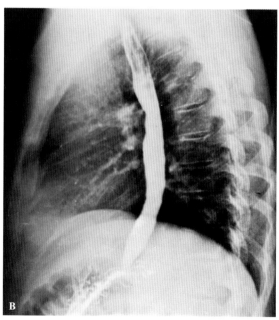

▲ 图 122-2　钡剂食管造影
A. 前后位；B. 侧位

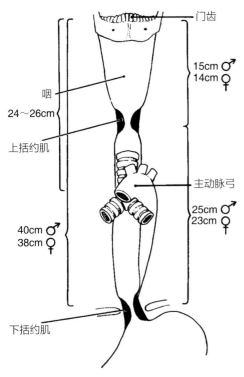

▲ 图 122-3 成人食管内镜下的重要临床测量值

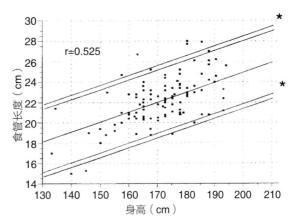

▲ 图 122-4 人体身高与食管长度的列线图

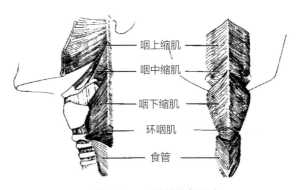

▲ 图 122-5 咽的外部肌肉

显示，从门齿到胃部顶端的平均距离，男性为38～40cm，女性则短2cm。在儿童这个距离相对较短，出生时为18cm，3岁时为22cm，10岁时为27cm。在男性，从环咽肌到胃食管结合部的食管长度为23～30cm，平均25cm。女性的这一范围在20～26cm，平均为23cm。门齿到环咽肌的距离男性为15cm，女性为14cm。主动脉弓切迹和气管分叉距离门齿24～26cm。当计划食管手术时，参考门齿来定位管腔内肿瘤、狭窄或其他病理是很有帮助的，也有助于指导经右胸或左胸入路，避免主动脉弓的干扰。

食管长度可通过压力测量来确定。食管上括约肌底部与食管下括约肌顶部之间的距离代表食管体的长度，并随个人身高变化而变化（图122-4）。

## 三、食管的解剖关系

### （一）食管与下咽部的关系

食管是咽和胃之间的管道。咽部肌肉组织由3块相互重叠的宽阔、平展、扇形的缩肌组成（图122-5）。咽上缩肌主要起自翼突内侧板，咽中缩肌起自舌骨，咽下缩肌起自甲状软骨和环状软骨。这些肌肉为双侧起源，在后正中线的相应部位交汇，形成后中缝。

食管的上口为环咽肌所包绕。这块肌肉起源于环状软骨的两侧，形成一个连续的横肌带，在后中缝没有中断。这一肌纤维上与咽下缩肌和下与颈段食管内环肌不可分离地融合在一起。环咽肌可以理解为咽下收缩肌的向下延伸。因此，咽下缩肌有两部分，即上部或甲状腺后部为斜肌，下部或环状软骨后部为横肌。同一肌肉的这两部分功能相当不同，上部以推进的方式将吞下的食团从咽部运送至食管，下部作为食管上括约肌。

### （二）颈段食管与颈部结构及筋膜平面的关系

颈部食管长约5cm，位于气管和甲状腺大部的后方，脊柱和颈长肌的前方。食管与这些结构由疏松的结缔组织连接。在两侧，食管与颈总动脉鞘和甲状腺部分腺叶相邻。

食管从后方的第 6 颈椎体与前方的胸骨上切迹到第 1 胸椎与第 2 胸椎间隙水平，沿着气管与脊柱之间下降。喉返神经位于左右两侧的气管食管沟内。由于颈段食管轻度向左侧偏移，左侧返神经距离食管相比右侧喉返神经更近，后者围绕右侧锁骨下动脉有更多的神经分支。

前有气管前筋膜、后有椎前后筋膜和两侧有颈动脉鞘共同组成了颈筋膜平面，并在颈部形成了两个潜在的间隙：一个是包含甲状腺、喉、气管咽的食管旁间隙，另一个是食管后间隙（图 122-6）。后者是一个从颅底到上纵隔的连续空间，由于颈部的感染可能扩散到纵隔，因此具有特殊的临床重要性。

（三）胸段食管与纵隔结构的关系

食管的胸段长约 20cm，近端位于气管和脊柱之间的上纵隔，靠近中线稍偏左。从胸廓入口到气管分叉，胸段食管与气管后壁、椎前筋膜关系密切。在气管分叉以上，食管位于主动脉弓的右后方，之后在后纵隔沿降主动脉右侧下降。主动脉弓的这种解剖位置可能会在食管造影或上消化道内镜检查中引起左侧食管壁的切迹压痕。在这个点的下方，由于气管下段被主动脉推向右侧，食管跨越气管分叉处和左侧主支气管（图 122-7）。此点以下，食管沿隆嵴下淋巴结的后缘下行，然后向下至毗邻左心房的心包后方，最终到达膈肌裂孔（图 122-8）。

除了在第 4 胸椎处，奇静脉在食管表面向前转弯汇入上腔静脉，胸段食管的右侧面被壁胸膜完全覆盖。食管左侧面的近端前有左锁骨下动脉覆盖，后有壁胸膜覆盖。远端食管位于胸降主动

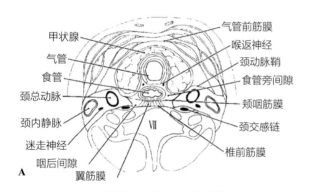
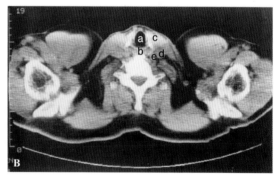

▲ 图 122-6　A. 颈部甲状腺峡部水平横断面；B. CT 所见，从上往下：气管（a）、食管（b）、甲状腺左叶（c）、颈内静脉（d）、颈总动脉（e）

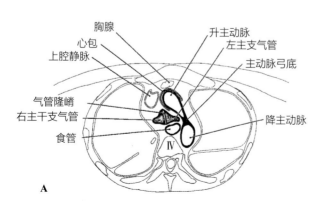
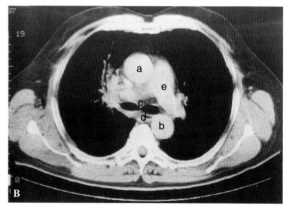

▲ 122-7　A. 胸部气管分叉平面横断面；B.CT 所见：升主动脉（a）、降主动脉（b）、气管隆嵴（c）、食管（d）、肺动脉（e）

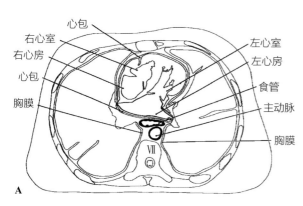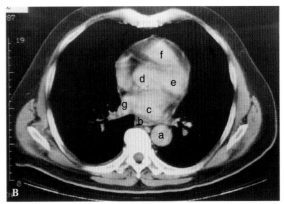

▲ 图 122-8  **A.** 胸部左心房中部平面横断面；**B.CT** 所见：主动脉（**a**）、食管（**b**）、左心房（**c**）、右心房（**d**）、左心室（**e**）、右心室（**f**）、肺静脉（**g**）

脉的右侧，后者在第 8 胸椎水平与食管分离。此处以下食管的左侧仅由纵隔壁胸膜覆盖。由于缺乏周围结构支持，食管远端左侧是 Boerhaave 综合征中常见的食管穿孔部位。从气管分叉向下，迷走神经和食管神经丛均位于食管肌层壁内。

胸段食管与气管、左主支气管、心包、膈肌前半部分、脊柱、颈长肌、右主动脉肋间动脉、胸导管、半奇静脉和后面的胸主动脉远端毗邻。下腔静脉虽然不与食管附着，但在食管的右前方。胸导管于主动脉后、脊柱前、右膈脚下方穿过裂孔。在胸部胸导管位于食管的背侧，走行于右侧的奇静脉和左侧的降主动脉之间。从第 4 和第 5 胸椎向上，胸导管逐渐向左侧延伸，走行于食管和左侧壁胸膜之间，位于主动脉弓和锁骨下动脉胸内部分背侧。在颈部，离开食管向侧方在左锁骨下静脉和左颈内静脉交界处注入静脉系统。

**（四）下段食管与食管裂孔及胃的关系**

构成膈脚的肌肉纤维由前三块或四块腰椎前外侧表面的腱束及其中间的纤维软骨形成（图 122-9）。右膈脚比左膈脚长而粗，其纤维的下延形成了 Treitz 韧带。腹主动脉位于膈肌裂孔的底部，就在椎体前方。腹腔干和肠系膜上动脉从腹主动脉上段发出，将左、右膈脚的肌束分开。在许多情况下，一个界限清楚的正中弓状韧带连接着腹主动脉前面的两条膈脚，位于腹腔动脉上

方。这个韧带通常是一个界限清楚的韧带结构，但是并非总是如此。

食管裂孔的解剖结构变异很大。最常见的变异表现为右膈脚裂孔的左右边缘同时形成。当它上升时，右膈脚分成浅和深肌肉层，分别形成食管裂孔肌环的右缘和左缘。左膈脚垂直上升至裂孔的左缘。然而，这种结构只在约 1/2 的个体中发现，而且有许多交替的解剖结构共存。

当食管穿过膈肌裂孔时，它被膈食管膜包围，膈食管膜是一种纤维弹性韧带，起源于膈下筋膜，是腹壁横筋膜的延续（图 122-10）。膈食管膜在食管裂孔的下缘处分成一个坚固细长的升叶，呈帐篷状围绕着食管的末端，又分成一个短薄的降叶，与脏腹膜、胃浆膜融合。膜

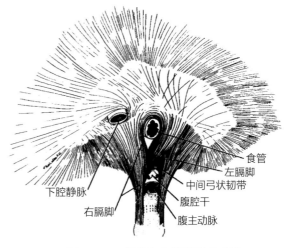

▲ 图 122-9  膈肌和食管裂孔下面观

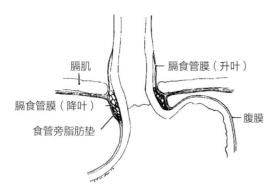

▲ 图 122-10　膈食管膜的结构及附属装置

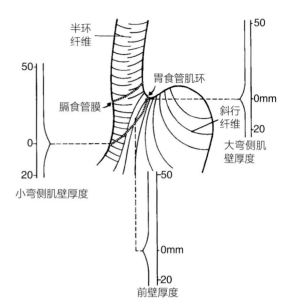

▲ 图 122-11　贲门内部肌纤维构造及厚度

上叶环绕在食管裂孔上方 1～2cm 处。在膜上叶和贲门之间的脂肪组织环中穿插着膜下叶的纤维。这些纤维与食管远端 2cm 富有弹性的外膜和胃的贲门相融合，构成了受腹部正压环境影响的腹段食管。

食管腹段长约 1.25cm，与肝左叶的后面毗邻。这部分形似圆锥，它的基部位于胃的上口，即贲门窦。只有食管的前面和左侧由腹膜覆盖。在胃食管结合部，食管外纵行肌与相应的胃纵行肌相连。内环形肌与起于胃底的内斜行肌纤维交织，最终被其取代（图 122-11）。就在上膈食管膜嵌入的远端，胃肌壁逐渐变厚，这是由于进入胃小弯侧的食管环形肌和胃大弯侧的胃斜行肌的密度增加所致。由于肌肉最厚处呈斜线，其近端更靠近胃大弯侧而离小弯侧较远。两侧肌肉也不对称，在胃大弯侧要厚一些。这种非对称斜肌增厚的生理学机制被认为有助于抗反流机制。在这一区域中，经压力测量确定的食管下段高压区是原位的，高压区的长度与增厚的长度相似。贲门作为抗反流屏障的其他解剖因素包括：胃食管结合部"玫瑰花结样黏膜皱襞"的结构，下段食管和胃底之间的锐角和膈食管膜及其食管裂孔上的附属装置。

## 四、食管的肌组织

食管上端 2～6cm 只有横纹肌纤维，越往远端方向，平滑肌纤维逐渐增多，如在距上端 4～8cm 处，或在食管上 1/3 与下 2/3 交界处，平滑肌通常占食管肌组织质量的 50%。从这一点向下，平滑肌逐渐完全取代横纹肌。由于大多数具有临床意义的食管运动障碍疾病只涉及平滑肌，因此其对食管功能的影响主要在食管下 2/3。此外，当需要行食管肌层切开术时，通常只需切到这个范围。

食管的肌组织可分为外纵层和内环层。纵行肌纤维起源于食管环肌腱，该腱起自前方的环状软骨背侧上缘。两束肌肉初始分离然后在环状软骨下约 3cm 的食管后壁中线汇合（图 122-5）。从这一点开始，一层纵行肌纤维覆盖了整个食管的环周。位于食管近端的这种纵行肌纤维结构在后壁留下了一个只有环形肌纤维覆盖 V 形的区域。在食管的上 1/3，纵行肌层的侧面比腹或背面厚。在食管的下 2/3，纵向肌更加均匀，整体厚度向远端逐渐变薄。纵向肌纤维的行进是一个伸长的螺旋，随下降向左旋转 1/4 周（90º）。

食管的环形肌比外层的纵行肌厚。只有在离体的、自然回缩的食管才能看到这些水平的环形肌。在体内，它们的运动轨迹是椭圆形的，呈螺旋状，方向随食管的高度而变化。在颈部，椭圆的最高点是背部。在上胸部，最高点在右侧。而在心脏后方，最高点在腹部。在腹部，纤维几乎是水平的。纵行和环行肌的排列使食管的蠕动呈蠕虫状，而区别于节段性、连续性挤压。因此，严重的食管运动异常在钡剂造影上呈螺旋状的"瓶塞钻"征。

## 五、食管的动脉血供

颈段食管的主要血液供应来自甲状腺下动脉及一些来自颈总动脉、锁骨下动脉和颈浅动脉的小分支。胸段食管接受来自支气管的血液供应，75% 的人有一个右侧分支和一个或两个左侧分支。通常，两条食管分支直接起自远端胸主动脉。上支通常较短，起源于第 6 或第 7 胸椎水平。下支较长，起源于第 8 或第 9 胸椎水平。腹段食管的血液供应主要来自胃左动脉和膈下动脉的食管分支（图 122-12）。动脉进入食管壁后呈 T 形分布纵向吻合，在肌层和黏膜下层形成壁内血管网。由于这种丰富的侧支网络，食管可以从胃游离到主动脉弓的水平，而不必担心血供离断和缺血性坏死。然而，对于曾行过甲状腺切除手术并结扎靠近食管支起源的甲状腺下动脉的患者，在广泛游离食管时应谨慎。

## 六、食管的静脉回流

来自食管毛细血管的血液流入黏膜下静脉丛，然后流入食管周围静脉丛，形成了食管静脉起源。在颈部，食管静脉流入甲状腺下静脉；在胸部，流入支气管静脉、奇静脉或半奇静脉；在腹部，流入冠状静脉（图 122-13）。食管和胃的黏膜下静脉网络相连续，在门静脉阻塞患者中，这种交通是门静脉血液通过奇静脉系统回流至上腔静脉的重要侧支循环。

## 七、食管的神经支配

咽缩肌接受来自位于咽中缩肌后外侧面的咽丛的分支支配。这个神经丛是由迷走神经的咽部分支构成的，有一小部分来自第 9 和第 11 脑神经（图 122-14）。食管的全部副交感神经由迷走神经支配。

环咽肌和颈段食管的迷走神经来自于双侧喉返神经的分支。右喉返神经在右锁骨下动脉的下缘水平自迷走神经发出，左喉返神经则起自主动脉弓下缘水平。它们各自围绕着相应血管转向后方，并在食管气管间沟上行，发出分支。损伤这

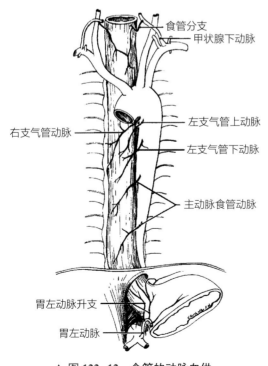

▲ 图 122-12 食管的动脉血供

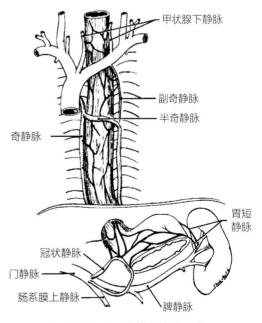

▲ 图 122-13 食管的静脉回流

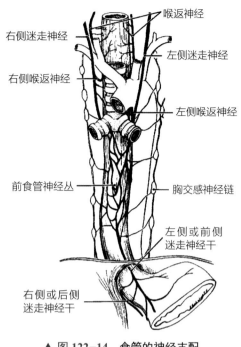

▲ 图 122-14 食管的神经支配

右侧迷走神经
右侧喉返神经
前食管神经丛
左侧或前侧
迷走神经干
右侧或后侧
迷走神经干
喉返神经
左侧迷走神经
左侧喉返神经
胸交感神经链

些神经不仅会影响声带的功能，还会影响环咽肌的功能和颈段食管的运动，导致吞咽时容易出现误吸。

胸上段食管的迷走神经来于于左侧喉返神经的分支，也来于于两条迷走神经在上纵隔下行时的直接分支。胸下段食管由直接位于食管前、后壁的食管神经丛支配。这个神经丛是由两侧迷走神经行经肺门后转向中间到达食管的神经纤维组成。食管神经丛也有来自胸交感神经链的神经纤维。左侧迷走神经在食管神经丛前分叉，形成两个分支：第一个分支穿过食管神经丛，构成腹部迷走神经前干或左干的主要部分；第二支环绕食管左侧壁，与食管后丛相连，形成腹部迷走神经后干或右干。由于食管神经丛中左、右迷走神经纤维的相互缠绕，腹部迷走神经左前干和右后干都含有原始左右迷走神经的纤维。迷走神经左前干平均在距膈上 5.13cm 处汇聚成为单一神经，而迷走神经右后干的这一距离为 3.7cm。

支配食管的节前交感神经纤维起源于脊髓第 4~6 节段，终止于颈胸交感神经节。咽部神经丛通过迷走神经接收来自颈上神经节的交感神经纤维。节后纤维通过与颈、胸交感神经链分离的神经分支到达食管：一些直接到达食管壁，另一些加入迷走神经干。因此，迷走神经进入颈部可含有大量节后交感神经纤维。食管远端也直接接收来自腹腔神经节的交感神经纤维。这些纤维通过胃左动脉和膈动脉周围的神经丛到达食管。

来自食管末端的内脏痛觉传入纤维在胸段脊髓的前 4 节段没有突触，而是共用交感神经和迷走神经通路。这些通路也被心脏的内脏感觉传入纤维占据，这就解释了食管和心脏之间症状上重叠现象。

## 八、食管的淋巴引流

食管的淋巴解剖及其引流详见第 123 章。

# 第 123 章
# 食管的淋巴引流
## Lymphatic Drainage of the Esophagus

Thomas L. Bauer II　Mark J. Krasna　著

尚启新　陈龙奇　译

## 一、概述

胸外科医生在对食管癌分期和规划食管癌切除术时，了解食管丰富的淋巴引流非常有意义。本章将回顾与食管、食管癌分期，以及淋巴转移相关的解剖和有关治疗。这也是了解食管癌根治性切除和放疗的基础。

## 二、解剖学

Sakata 在 1903 年首次描述了食管通过丰富的

淋巴管网络在食管壁内有纵向丰富的淋巴引流[1]。食管黏膜下纵向淋巴管网倾向将食管上 1/3 部分向上引流，食管下 1/3 部分向下引流[2]。源自食管黏膜下层的淋巴管网收集相应分支淋巴引流并间断穿透食管固有肌层引流至相应的区域淋巴结（图 123-1）[3]，它们能够通过长度不等的横向、纵向的管路穿过食管壁。但是，这种生理现象很难确认，炎症或肿瘤浸润引起的淋巴阻塞很可能会改变这种生理现象。因此，目前很难确定任何疾病状态下的淋巴真实流动方向。

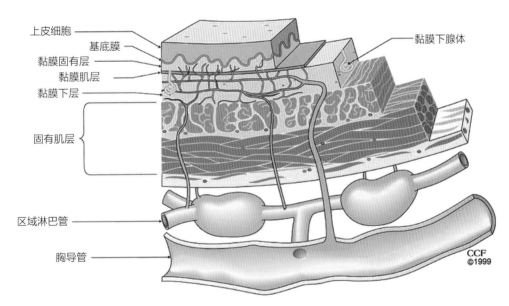

上皮细胞　基底膜　黏膜固有层　黏膜肌层　黏膜下层　固有肌层　黏膜下腺体　区域淋巴管　胸导管

▲ 图 123-1　食管的淋巴解剖

淋巴管进入食管黏膜上皮基底层的正下方，并注入食管黏膜固有层及黏膜肌层。食管黏膜下层有丰富的沿食管纵向延伸的相互连接的淋巴管网络。这些淋巴管间断穿过食管固有肌层引流至相应的区域淋巴结或直接注入胸导管（经 Cleveland Clinic Foundation 许可转载）

### 三、淋巴结解剖与定位

淋巴结定位的标准化有助于与食管癌治疗有关的临床试验、研究和交流的开展。最常用的淋巴结定位是日本淋巴结定位系统[4]，该系统起源于胃癌淋巴结定位系统，是 Casson 等[5]基于肺癌淋巴结定位系统（图 123-2）中首次提出的。而肺癌淋巴结定位系统已被美国癌症联合委员会（American Joint Committee on Cancer，AJCC）采用于食管癌的分期中。因此，本章集中讨论当前的第 7 版 AJCC 分期系统。区域淋巴结定位采用了 Naruke 和他的同事最初描述的用于肺癌治疗的纵隔淋巴结 1～9 级分组[6]。而对于食管癌分期，修改了一些淋巴结组，包括气管分叉以上的食管旁淋巴结 3P（后纵隔），第 8 组淋巴结被分为中段食管旁和下段食管旁淋巴结。图 123-2 中

展示了第 15 至 20 组的淋巴结分布。

喉返神经（RLN）旁淋巴结是一组由颈根部向上纵隔延续的淋巴结。其作用尚不清楚，但一些学者证明该组淋巴结可以提示是需对胸上中段食管鳞癌进行三野淋巴结清扫术[7, 8]。也有其他研究表明，阳性淋巴结的数目比是否发生喉返神经旁淋巴结转移更有意义[9]。尽管三野淋巴结清扫术在西方并未广泛接受，但是最近的研究数据表明，也许应该更加关注颈部淋巴结情况，而不是肿瘤原发灶的位置[11]。

Nagaraja 等[12]通过 Meta 分析评估了前哨淋巴结在食管癌治疗中的应用。总体的阳性检测率为 93%，其中阴性预测值为 77%。淋巴结跳跃转移率高达 50%～60%，从而支持前哨淋巴结定位及淋巴结扩大清扫术在食管癌治疗中的潜在作用[13]。

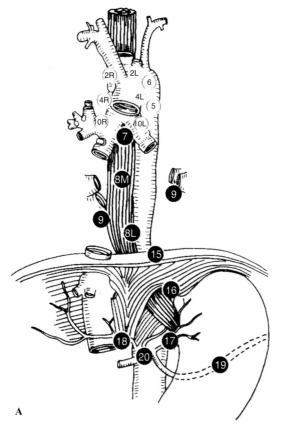

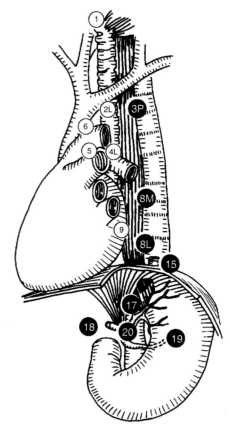

▲ 图 123-2　美国癌症联合委员会食管分期，淋巴结命名

经许可转载，引自 Casson AG, Rusch VW,Ginsberg RJ, et al. Lymph node mapping of esophageal cancer. *Ann Thorac Surg* 1994; 58(5): 1569–1570, © 1994 The Society of Thoracic Surgeons 版权所有

**食管癌分期中的区域淋巴结分组，从食管前（A）和侧（B）面观**

| 1 | 锁骨上淋巴结 | 位于胸骨上切迹与锁骨上 |
|---|---|---|
| 2R | 右上气管旁淋巴结 | 位于气管与无名动脉根部交角与肺尖之间 |
| 2L | 左上气管旁淋巴结 | 位于主动脉弓顶与肺尖之间 |
| 3P | 后纵隔淋巴结 | 位于气管分叉之上，也称上段食管旁淋巴结 |
| 4R | 右下气管旁淋巴结 | 位于气管与无名动脉根部交角与奇静脉头端之间 |
| 4L | 左下气管旁淋巴结 | 位于主动脉弓顶部与隆峰之间 |
| 5 | 主肺动脉窗淋巴结 | 位于主动脉弓下、主动脉旁及动脉导管侧面 |
| 6 | 前纵隔淋巴结 | 位于升主动脉和无名动脉前方 |
| 7 | 隆峰下淋巴结 | 位于气管分叉的根部 |
| 8M | 中段食管旁淋巴结 | 位于气管隆峰至下肺静脉根部之间 |
| 8L | 下段食管旁淋巴结 | 位于下肺静脉根部与食管胃交界之间 |
| 9 | 下肺韧带淋巴结 | 位于下肺韧带内 |
| 10R | 右气管支气管淋巴结 | 位于奇静脉头端与右上叶支气管起始部之间 |
| 10L | 左气管支气管淋巴结 | 位于隆峰与左上叶支气管起始部之间 |
| 15 | 膈肌淋巴结 | 位于膈肌顶部并且与膈肌邻近或位于膈脚后方 |
| 16 | 贲门周围淋巴结 | 紧邻胃食管交界部 |
| 17 | 胃左淋巴结 | 位于胃左动脉走行区 |
| 18 | 肝总淋巴结 | 位于肝总动脉走行区 |
| 19 | 脾淋巴结 | 位于脾动脉走行区 |
| 20 | 腹腔淋巴结 | 位于腹腔动脉干根部 |

▲ 图 123-2（续）　美国癌症联合委员会食管分期，淋巴结命名

## 四、食管癌转移方式的临床意义

在不同研究中，食管癌的淋巴结转移率为 45%～70%[10, 11, 14, 15]。肿瘤浸润的深度为淋巴结转移的最大预测指标，但肿瘤位置和组织学类型也是影响因素。标准化的淋巴结定位有助于医生了解淋巴结解剖界限并进行适当的手术切除。

### （一）T 分期

肿瘤浸润越广泛，发生淋巴结转移的可能性越大。Rice 等[14]证明食管壁浸润或 T 分期是发生淋巴结转移的重要预测指标。Merkow 等[17]发现，美国国家癌症数据库中，有 5% 的 $T_{1a}$ 期食管癌患者具有淋巴结转移。$T_1$、$T_2$、$T_3$ 和 $T_4$ 期的食管癌发生淋巴结转移的可能性分别增加 1 倍 6 倍、23 倍和 35 倍（表 123-1）。其他学者也有类似的发现[16]。

### （二）肿瘤位置

无论肿瘤位于食管中段还是食管远端，大多数西方外科医师实施相同的淋巴结清扫术。相比于 IvorLewis 手术（胸腔内淋巴结清扫术）与 McKeown 手术［胸腔内和（或）颈部淋巴结清扫术］，目前仍有经膈肌裂孔食管癌切除术（有限胸腔内淋巴结清扫）的支持者。这些术式的选择往往更多地基于外科医生个人偏好而不是根

表 123-1　不同 T 分期食管癌患者的淋巴结转移率

| T 分期 | $N_1$ 患者百分比 | $N_1$ 患者相比于 $T_1$ 患者的比值比 |
| --- | --- | --- |
| $T_1$ | 10.8% | 1 |
| $T_{1a}$ | 2.6% | 1 |
| $T_{1b}$ | 22.2% | 1 |
| $T_2$ | 43.2% | 6 |
| $T_3$ | 77.2% | 23 |
| $T_4$ | 66.7% | 35 |

经许可转载，引自 Rice TW, Zuccaro G Jr, Adelstein DJ, et al. Esophageal carcinoma: depth of tumor invasion is predictive of regional lymph node status. *Ann Thorac Surg* 1998; 65:787-792. © 1998 The Society of Thoracic Surgeons 版权所有

据肿瘤的位置。随着微创食管癌切除术数量的增加，经膈肌裂孔途径的食管癌切除术的数量可能会减少，并最终代之以微创手术，包括微创胸腔内淋巴结清扫术。同样，这种选择也很可能是基于外科医生的偏好而不是根据肿瘤的位置。

图 123-3 显示了在 $T_1$ 期食管癌的不同组织学类型和不同的肿瘤位置下的淋巴结转移模式。食管癌不管在哪种组织学类型和肿瘤位置下都可以发生颈、胸部及腹部淋巴结转移。Lerut 等对 174 例食管癌患者（96 例腺癌，78 例鳞癌）进行食管癌切除术及三野淋巴结清扫术。通过对颈部淋巴结的清扫，共有 12% 的患者的出现 TNM 分期的跃期。尽管如此，目前对于颈部淋巴结清扫术在食管下段腺癌中的作用仍待研究[11]。

### （三）组织学

食管鳞癌和腺癌在病因、流行病学、转移潜力、治疗反应和肿瘤进展方面存在差异[17]。在 $T_1$ 期的肿瘤中，10% 的食管黏膜内鳞癌患者和 50% 的食管黏膜下鳞癌患者中存在淋巴结转移。但是，对于腺癌，黏膜内肿瘤很少发生淋巴结转移，黏膜下腺癌淋巴结转移率为 13%～44%[14, 19-20]。

Stein 等[21] 报道了早期食管癌切除术后的淋巴结转移发生率。对于食管鳞癌，$T_{1a}$ 期中有 2/26 的患者（7.7%）淋巴结转移，107 例 $T_{1b}$ 期

肿瘤中有 39 名患者存在淋巴结转移（36.4%）。在食管腺癌中，$T_{1a}$ 期中 0/70 的患者发生淋巴结转移，而 87 例 $T_{1b}$ 期患者中有 18 例（21%）发生了淋巴结转移。

## 五、新视野

### （一）术前分期

最新的 NCCN 指南建议对食管癌患者进行胸部和腹部静脉和口服造影对比 CT 扫描，如果没有肿瘤转移的证据，则建议使用 PET/CT 和超声内镜（EUS）对食管癌患者进行充分的术前分期。此外 PET/CT 也被 NCCN 指南及 STS 最新推出的进行诱导治疗后再分期的指南中推荐[21]。经超声内镜引导下的可见淋巴结细针穿刺（FNA）后正确分期的食管癌患者有助于术前放化疗的实施，从而提高患者的生存率。

### （二）淋巴结清扫范围

尽管诱导治疗后，可见的淋巴结数目减少，但充分的淋巴结清扫术仍很重要[22]。Altorki 等[23] 的研究表明在没有接受诱导治疗的患者中，清扫更多的淋巴结可以提高食管癌患者的生存率。Peyre 等[24] 使用 Cox 回归模型证明，淋巴结清扫的最佳数目为 23 枚。

NCCN 指南 2015 第 2 版建议：根据 Risk 等[18] 基于国际食管癌协作项目组（WECC）的资料分

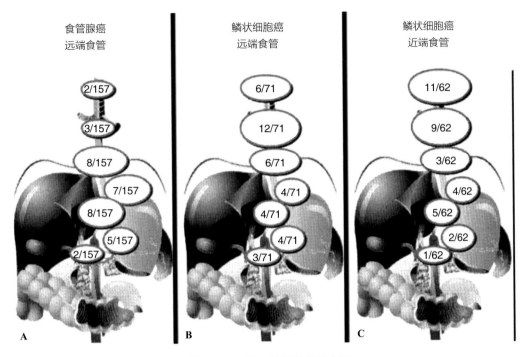

食管腺癌
远端食管

鳞状细胞癌
远端食管

鳞状细胞癌
近端食管

▲ 图 123-3　淋巴结转移的分布图

淋巴结转移的分布显示为在特定区域有阳性淋巴结的患者数量与该组患者总数的关系。所有患者均为 $pT_{1a}$ 期或 $pT_{1b}$ 期。A. 早期腺癌的患者（除两例患者以外其余患者肿瘤均位于气管分叉水平以下）；B. 位于气管分叉水平以下的早期食管鳞癌患者；C. 位于气管分叉水平及以上的早期食管鳞癌患者。在淋巴结转移不止一个部位的患者中，所有的转移部位都已标识出来

引自 Stein HJ. Early esophageal cancer: Pattern of lymphatic spread and prognostic factors for long-term survival after surgical resection. Ann Surg 2005;242:566-573.

析，应当清扫至少 15 枚区域淋巴结，以便对尚未进行术前放化疗的患者进行充分分期。此外他们的研究还表明，原位食管癌患者与淋巴结清扫范围之间没有联系。少于 6 枚阳性淋巴结的食管癌患者可从更广泛的淋巴结清扫术中受益。他们进一步确定了在 $N_0M_0$ 的食管腺癌和鳞癌患者中基于 T 分期水平的最佳淋巴结清扫个数。通过使用衡量变量重要性（VIMP），依据国际食管癌协作项目组资料，Risk 及其同事计算了在不同肿瘤组织学类型和不同肿瘤浸润深度下最佳的淋巴结清扫个数（表 123-2）。

（三）淋巴结的微分期

标准的淋巴结评估通过苏木精 - 伊红染色法进行。已有多种免疫组织化学染色方法可显示出更高的阳性淋巴结检测率。

Tanabe 等 [25] 用 AE1/AE3 免疫组化染色法研究了淋巴结与浅表食管鳞癌之间关系。在 78 例患者中，34 例淋巴结没有检测到癌细胞，但利用免疫组化（IHC）和 HE 染色法却分别在其 12 例和 34 例患者中检测到了相应癌细胞。Heeren 等 [26] 研究了 148 例食管胃交界部癌患者，通过 HE 染色法将 60 例患者确定为 $N_0$ 期，但 AE1/AE3 免疫组化染色法却发现其中有 30% 的患者有淋巴结转移从而发生 N 分期的跃期。

表 123-2　基于 T 分期的最佳淋巴结清扫个数 [18]

|  | 食管腺癌 | 食管鳞癌 |
| --- | --- | --- |
| Tis | 无关联 | 无关联 |
| $T_1$ | 10 | 12 |
| $T_2$ | 15 | 22 |
| $T_{3/4}$ | 31 | 42 |

### （四）分期系统的修订

目前，淋巴结的 AJCC 分期将 $N_0$ 列为无区域淋巴结转移。$N_1$ 为存在 1～2 枚区域淋巴结转移；$N_2$ 为存在 3～6 枚区域淋巴结转移；$N_3$ 为存在 ≥ 7 枚区域淋巴结转移 [27]。

最后，在治疗开始之前就了解淋巴结转移的情况将可能对放疗区域进行微调。同样，它也可以帮助外科医师在术前讨论对患者是否应该进行更彻底的食管癌切除或更广泛的淋巴结清扫术。

## 六、结论

了解淋巴结与食管癌的关系可以对复杂的患者进行准确的分期和治疗。用 CT/PET 和 EUS 结合 FNA 来正确评估是否存在淋巴结转移，可根据患者的具体分期和肿瘤位置定制治疗方案。尽管现存许多手术方法，微创手术在较大的食管癌中心日益普及为标准的治疗手段。最后，淋巴结清扫的范围会影响患者的生存。食管外科医生应在这一领域进行更深入的研究，并尽力完成本章所述的完全的淋巴结清扫术。

# 第 124 章
# 食管的解剖、生理和病理生理学研究
## Anatomy, Physiology, and Physiologic Studies of the Esophagus

Siva Raja　Prashanthi N. Thota　Sudish C. Murthy　著

周建丰　袁　勇　译

对于一个空腔脏器来说，食管是一个十分复杂的器官，它能独自将食物和唾液从咽部单向运送到胃，并且它十分薄弱的解剖结构掩盖了它在消化道起始部所起的重要作用。虽然超声内镜能辨别出 5 个不同的分层，但这在一定程度上夸大了相对原始的食管结构。尽管有一些相当烦琐的命名（图 124-1），但食管基本上有 3 个重要的解剖分层：①黏膜层，由复层鳞状上皮细胞和深部的腺体组成；②黏膜下层，是介于黏膜层和肌层之间的网状组织层，淋巴管和血管通过它进出黏

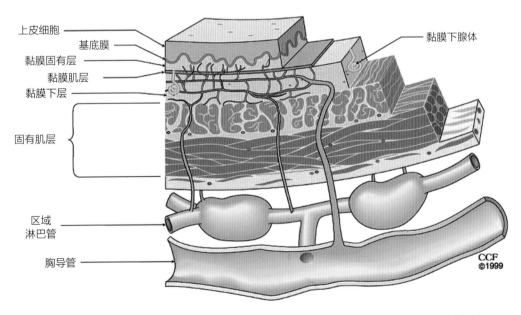

上皮细胞
基底膜
黏膜固有层
黏膜肌层
黏膜下层
固有肌层
区域淋巴管
胸导管
黏膜下腺体
CCF ©1999

▲ 图 124-1　食管结构（包括淋巴引流）示意（© Cleveland Clinic Foundation 版权所有）

膜层；③肌层（固有层），一层致密的肌肉组织，分为内层较厚的环行肌和外层较薄的纵行肌层。这些肌肉成分随着食管向远端行进而变化，在颈部以骨骼肌为主，而当食管通过胸部时又逐渐转变为平滑肌。然而食管没有浆膜层覆盖，使其相对容易发生自发性穿孔。

然而食管必须单向推进食物，并常常显著扩张以允许食团通过[1]。入口（食管上括约肌，UES）和出口（食管下括约肌，LES）都受到由开始吞咽而引起的且与时间相关的舒张和收缩的严格调控。最后，食管还必须保护其免受胃食管反流的损害。以上就是它的结构和功能的协调之美。

根据解剖和生理学上的观点，食管可分为两段：颈段和胸段。两者之间的功能差异似乎难以区分，尽管随着食管下行，它的肌肉组成成分有所不同，但整个器官的蠕动似乎是无缝结合的。然而，基于受影响的食管解剖节段及其特殊的淋巴引流方式，疾病的临床表现存在细微差异。

当考虑到食管的生理及其紊乱时，最好将食管看作是由 3 种解剖成分组成：UES、食管体和 LES。绝大多数良性食管疾病都是以一个或多个这些病灶功能紊乱为核心。这 3 个区域在解剖上对应着颈段、胸段和腹部食管，因此，与每一区域周围独特的环境互相作用，可以改变（甚至加重）疾病的临床表现。

## 一、食管上括约肌

虽然有一些独特的解剖特征存在，但 UES 并不是由任何独特的解剖特征来定义的。它主要被认为是一个将咽部和食管区分开的高压区。同样，它是食物进入食管的守门员，也是防止吞咽的食物从食管下方反流的最后堡垒。

它部分由环咽肌组成，这些肌肉可能是这个区域所测高压的主要来源[2, 3]。然而，UES 的高压区约是环咽肌压力范围的 3 倍，这表明了其他结构对高压的形成也有重要作用[4, 5]。研究指出，UES 中存在紧张性收缩的成分，并在 UES

的静息节律中起着重要作用，因为去神经的 UES 仍然保持着增高的闭合压力[6]。一些学者提出了 UES 中存在重要的被动弹性成分的观点，并得到了动物研究的支持[6, 7]。

目前最合理的解释是 UES 是骨骼肌、软骨和腱膜组织的混合体[8]。这种奇怪的结构大概解释了 UES 不对称的几何形状和对其进行精确的解剖分类的固有困难。因为 UES 被认为是单一骨骼肌成分，所以它的神经支配起源于脑干的疑核[9]。

当收缩时，UES 明显维持着一个将咽部和食管分开的压力屏障。有趣的是，UES 的节律受体位与食管内容物（如反流物）的体积、组成成分和速度的影响[8]。反流的气液混合物引起食管压力变化率加快有利于 UES 的舒张，这似乎与其在嗳气和呕吐时发挥作用的促进因子有关[8, 10]。

众所周知，UES 舒张发生在吞咽开始时。紧随其后 UES 发生再收缩，压力大概达到静息压的 2 倍，随后 UES 的收缩会减弱，并使 UES 的节律在不久后回归到基线水平。然后，这种收缩波作为主要的蠕动波继续沿食管下行[2]。

## 二、食管体

食管体被认为是 UES 和 LES 之间的区域。除了肌肉类型由骨骼肌逐渐变化为平滑肌外，整个食管体全长的管腔结构是相似的。这与吞咽一旦开始便从自主到不自主行为的转变一致。实际上，因为食管体没有明确的调节功能，所以它的唯一功能是将食团向远端推动。

一旦吞咽开始，一种虽然不恒定但相对有序的蠕动波便产生了。令人惊讶的是，蠕动波的速度是变化的，在吞咽后相对较慢，而在食管体中部时进一步减缓，仅仅在传向 LES 时加速，之后又再次减速[2]。实际上并不是所有的起始蠕动波都是完整的，因为在正常情况下，干性吞咽会导致 1/3 的蠕动波缺失[2]。尽管如此，适当的起始吞咽应该使正常的蠕动波在约 10s 内通过食管体全长。

继发蠕动现象指的是非吞咽引起的蠕动波。引起其产生的的刺激被认为是食管扩张或激惹。用测压法测得的继发蠕动的波幅与原发性蠕动难以区分。这可能是一种类似于管家的功能，也许可以清除管腔内的反流物和唾液[2]。

蠕动的神经控制是复杂的。骨骼肌成分受脑干吞咽中枢的管辖，并且这被认为是神经输入的唯一来源[11]。疑核的低级运动神经元有序的分级激活影响食管骨骼肌的蠕动。

食管体的平滑肌的蠕动的调节要复杂得多。可能有两种截然不同的机制发挥作用。首先，似乎存在一种局部（周围）神经机制。这个壁内机制似乎用某种方式来负责局部控制，这种方式与在小肠观察到的方式类似，它的蠕动波的是由管腔扩张引起的。然而，确切的原因有点复杂。因为存在一种奇怪的收缩抑制，而非以直接电刺激为特点的兴奋。在刺激停止之后迅速出现反弹收缩，并且有食管在扩张之后的收缩而引发这种反弹收缩现象的临床支持[11, 12]。这提示局部抑制性神经与部分食管的平滑肌蠕动有关[11]。

平滑肌收缩也受中枢神经控制。当认识到颈部迷走神经切断后可以消除平滑肌蠕动时，这一点就变得明显了[11]。然而，中枢刺激的方式和骨骼肌的控制方式并不完全相同。肌间丛神经元不

协调，不连续的同步激活（而不是有组织、有层次地传入），虽然很重要，但仍可能使蠕动处于局部神经网的初级控制下[11]。

最后，一氧化氮（NO）促进了控制蠕动和食管的运动功能的兴奋性和抑制性信号复杂相互作用。这种分子似乎是最重要的抑制性神经递质。据推测，兴奋性和抑制性通路均通往肌间神经丛，并且在蠕动过程中，抑制性肌间神经元首先被激活，然后很快形成蠕动波[11]。有趣的是，NO 合成酶抑制药似乎能加快蠕动波的传播速度[11, 13]。当考虑到诸如贲门失迟缓症之类的疾病时，对抑制性通路的认识是至关重要的。

## 三、食管下括约肌

LES 最初被认为是食管远端的一个模糊的区域。几乎没有容易辨认的特征来区分这个区域，并且缺乏解剖标志物也导致了对其描述的困难。早期的定义认为，LES 仅仅是一个位于胃食管连接处上方并在吞咽时松弛的高压区域[14, 15]。值得庆幸的是，因为解剖学、形态学和功能分析学使我们对该区域的理解更加清晰，所以我们现在对 LES 有了更好地认识（图 124-2）。

人们主要重视 LES 的生理功能，除非需要解释异常功能，否则对解剖的关注就显得不那么重要了。至今，很难确定是什么精确的机制控制

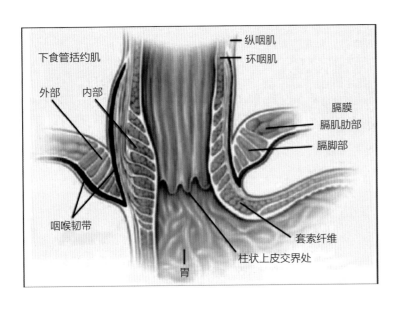

◀ 图 124-2 食管下括约肌的解剖

和调节 LES 的静息节律的基线水平。在过去的 10 年中，通过迷走神经调节的神经机制已经不受推崇。取而代之的是调控 LES 基础节律的肌源性基础这一概念，它依赖于局部环境中大量激素和神经递质[11]。

一旦吞咽开始，不管静息节律如何，存在一个中枢控制因素，这个因素允许 LES 适当地发生时间相关性的舒张，来使蠕动波传播到胃。在吞咽时，来自迷走神经背侧运动核（DMN）的尾侧和腹侧神经通路首先激活抑制性神经元。这同时抑制了整个食管。因为这种抑制性信号相比于食管近端，在较远端的部分持续时间更长，因此似乎有一个随着该器官距离变化的抑制持续时间的梯度存在。随着抑制减弱，从器官的起始部开始，腹侧 DMN 的兴奋性神经元依次激活，从而引起食管收缩和食团的推进[11]。

在吞咽起始后的几秒内 LES 便开始舒张，并且持续时间非常长（约 5min）。局部节后神经元释放 NO 作为主要的抑制因子。除此之外，LES 也可发生孤立舒张。这被认为是只涉及抑制性而不涉及兴奋性神经通路的血管迷走反射。这种反射对于嗳气和呕吐非常重要，可由胃的扩张诱发。

最后，除了 LES 的平滑肌成分，横膈裂孔可能对于静息节律和舒张的形成也有一定影响。人们对于这种解剖结构作为抗反流屏障的一部分到底有多重要尚存在争议。膈肌夹塞作用已经在研究中，并且一些研究结果表明了横膈裂孔的骨骼肌纤维包裹着 LES 形成了一个外部的 LES[11, 16]。然而，具体的机制目前尚不完全清楚。最后，His 角（食管进入胃的角度）长期以来被认为是在 LES 的抗反流机制的一个强力的机械屏障，但对这种益处的具体机制仍然知之甚少。

## 四、生理和病理

只有当考虑到影响食管的疾病过程时，对食管生理的论述才有意义。为此，良性获得性的食管病理主要分为两大类：抗反流能力的损害（胃食管反流性疾病，GERD）或者运动功能紊乱（食管动力障碍性疾病）。因此，进一步研究有助于深入了解上述类别的生理和病理状态的检测方法，对任何关于食管正常功能和功能障碍的讨论中都是必要的。具体地说，我们现在将讨论 pH 测试和食管测压，因为它们适用于检测食管的抗反流能力和运动功能。熟悉这些指标的独特的生理评估方法有助于更深入地理解食管外科生理（表 124-1）。

## 五、胃食管反流性疾病

LES 的主要功能是防止胃内容物的反流，包括胃的酸性环境。由于解剖或者功能上的原因，

表 124-1　食管的外科生理

| | 食管上括约肌（UES） | 食管体 | 食管下括约肌（LES） |
| --- | --- | --- | --- |
| 部位 | 颈部食管 | 胸部食管 | 食管裂孔 |
| 肌肉类型 | 骨骼肌 | 骨骼肌逐渐转变为平滑肌 | 平滑肌（骨骼肌组成外括约肌） |
| 神经支配 | 中枢神经和弹性回缩 | 外周和中枢神经 | 外周和中枢神经 |
| 静息节律 | 有 | 无 | 有 |
| 经典动力障碍疾病 | 高张力：<br>Zenker 憩室 | 高张力：<br>Jackhammer 食管<br>Ⅲ型贲门失弛缓症 | 高张力：Ⅰ～Ⅲ型贲门失弛缓症、膈上憩室<br>低张力：GERD |

作为 LES 的特征的高压区的丧失，会导致食管异常地暴露于酸性环境。异常的酸暴露被认为是 LES 张力丧失、食管蠕动丧失或由于胃轻瘫引起的胃内压升高的结果。这被称作 GERD，是美国的一种常见病。GERD 的典型症状包括胃灼热和反酸。GERD 的不典型或食管外症状包括胸痛、声嘶、反复的咽喉痛、龋齿、支气管痉挛、喘息、慢性咳嗽或反复的胸部感染。不幸的是，贲门失弛缓症、胆石症、胃炎、胃十二指肠溃疡和冠心病等疾病都会引起类似 GERD 的症状。因此，仅以症状为基础诊断 GERD 既不敏感也不特异。

诊断 GERD 的经典方法是通过钡剂造影发现反流或通过酸灌注或 Bernstein 测试来重现反流症状[17]。胃镜检查常用于有反流症状的患者中，虽然发现腐蚀性食管炎具有很高的特异性，但对轻度反流它也缺乏敏感性[18]。然而，很多 GERD 患者，特别是有呼吸系统表现者，并不存在食管炎。随着强效抑酸药的引入，另一种常见的做法是用质子泵抑制药治疗有反流症状的患者；如果症状改善，可拟诊为 GERD。所有的上述检测方法都缺乏可靠地检测异常的食管酸暴露和 GERD 的敏感性。因此，单纯依靠这些检测已经导致许多患者和外科医生走上药物和手术治疗无效之路。

诊断 GERD 最可靠的检测方法是通过 24h 动态 pH 监测记录到食管的酸暴露增加。这项技术让临床医生能够定量食管酸暴露和在酸暴露超过正常值上限时诊断反流疾病。因此，24h pH 监测已成为诊断胃食管反流最敏感和特异的检测方法，并且是目前的"金标准"[19]。它可用标准的经鼻导管检测或用安装监测装置后无须导管的新型的无线系统检测。

## 六、24h 食管 pH 监测

仅仅在患者的症状是由反流性疾病引起时，抗反流治疗才能成功。腹腔镜胃底折叠术后预后的多因素分析表明，24h pH 异常预示着最佳的预

后[20]。该分析中其他重要的预后良好的预测因素是存在典型的反流症状和术前使用抑酸药后症状有实质性的改善。当患者有这 3 种对他们有利的因素时，97.4% 的患者会获得良好或极好的预后。监测食管 pH 的目的是检测食管对反流性酸性胃内容物暴露有所增加。

需要强调的是，24h 食管 pH 监测仅仅是测量食管胃酸暴露的一种方式。为了定义异常暴露，首先需在一组无症状志愿者中确定正常暴露。正常情况下，胃的 pH 为 1~2，而食管腔内 pH 为 4~7。连续测量食管 pH < 4 已成为确定反流发生的最常用的临界值。1974 年，Johnson 和 DeMeeser[21] 用下列方式报道了 24h pH 监测的结果：①累计反流时间，表示为占总监测时间的百分比；②直立位监测时间百分比；③仰卧位监测时间百分比；④反流发生频率，表示为每 24h 反流发生数；⑤反流发生持续时间，表示为超过 5min 的反流发生数；⑥最长反流时长（以 min 为单位）。这个报道确定了 24h pH 记录的 6 个组成部分，它们可以用来专门分析。如果这 6 个部分的综合分 > 14.72 分，则被认为是异常的。

### 研究表现

重要的是使检测方法标准化，以使所有患者都以同样的方式进行检测。并应该鼓励患者在研究期间像他们平常一样积极。在研究之前，所有影响胃的 pH 或食管运动性的药物都应该停用。虽然各机构间有些缺乏共识，但我们建议在检测前 7d 停用质子泵抑制药，48h 停用 $H_2$ 受体拮抗药及促动力药物和 6h 停用抗酸药。

## 七、导管和无导管系统

传统上，24h pH 检测是通过一个经鼻导管进行，在检测过程中，导管会留在适当的位置。这个位置是在测压引导下计算出的，位于 LES 上 5cm 的位置。然而，尽管导管尺寸很小，许多患者仍然难以耐受整整 24h。因此，在发达国家，

无导管系统（Bravo® 探针、OMOM® 探针）基本取代了老式的经鼻导管。该设备可通过内镜置于 LES 上 5cm。该系统使用一个包含 pH 探针、发射器和电池的胶囊，所有的这些都在一个小装置里，该装置通过特别的探针黏附在食管黏膜上（图 124-3）。该装置将 pH 数据传输到佩戴在固定带上的存储设备。一般来说，胶囊在几天后脱落，并通过胃肠道排出体外。此外，它还能收集和分析 48～96h 的 pH 数据。除了提高患者对活动的耐受性和依从性的明显优势外，额外的时间（48～96h vs. 24h）增加了检测的敏感性。此外，患者能在治疗前和治疗后进行检测来观察疗效。其缺点是费用高，可能导致的胸痛和传感器的过早脱落[22]。

### pH 检测

要求患者在 pH 检测期间做好记录，记录用餐时间和他们所出现的任何症状。患者在两餐之间只能喝水，并且每次喝水都必须写在记录里。为了消除结果的假阳性，酸性食品如碳酸饮料一般是禁止的。虽然在尽可能接近生理条件下评估患者是重要的，但避免已知的加剧反流从而可能影响检验结果的情况，这可能是更谨慎的做法。这些情况包括剧烈运动、饮酒和吸烟。正常的 pH 检测如图 124-4 所示。

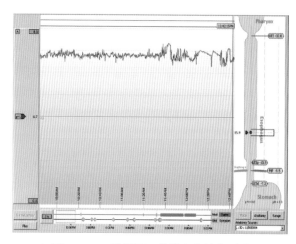

▲ 图 124-4　酸暴露正常的患者的典型结果

## 八、GERD 的 pH 检测结果

在疾病早期，除进食和胃扩张的应激期外，括约肌功能正常。对这些患者的 pH 追踪通常显示反流的频繁发作主要局限于餐后站立时期（图 124-5）。双位性反流，即在直立和仰卧位都发生的反流，与更严重的食管疾病相关，往往提示 LES 的功能严重受损。然而，单纯的仰卧位反流罕见。在 24h pH 追踪中，间歇性的、持久的反流提示食管廓清能力延迟，特别是当反流发生在直立位时。

## 九、GERD 及其特殊情形

在某些特定情况下，24h 食管 pH 监测有助

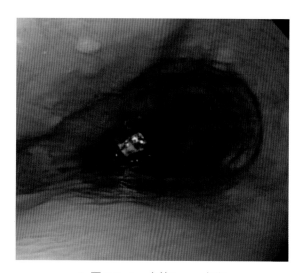

▲ 图 124-3　食管 Bravo 探针

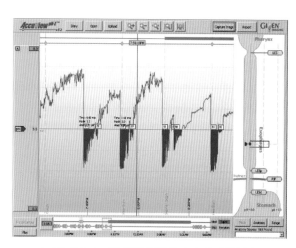

▲ 图 124-5　酸暴露异常的患者的典型结果

于判定反流是否是患者症状的潜在原因。这些情况包括对不明原因的胸痛、反复性肺部感染和成人发作哮喘的患者进行检测。

## 十、反流和原因不明的胸痛

多达10%的GERD病患者以胸痛为唯一症状。此外，运动会引起反流，患者可能出现运动相关性胸痛，这进一步混淆了病因。考虑到心脏疾病是引起胸痛的原因，这些患者在考虑胸痛症状是食管原因所致之前常常进行了大量的心脏评估。当心脏相关的病因被排除后，近50%的不明原因胸痛的患者在pH检测中发现食管酸暴露增加[23]。除了反流，食管动力障碍也能产生胸痛，这也许是"食管跛行"的结果。其他的研究使用动态运动监测显示，一些患者的非心源性胸痛发作之前，食管收缩的频率显著增加，这些收缩大多是同时发生、双峰或多峰、高振幅（＞180mmHg）或长时间持续（＞7s）的[24]。

## 十一、反流和呼吸系统症状

反流一直被认为是呼吸道症状的一个潜在原因。1892年，William Osler爵士指出，他的哮喘患者如果在晚餐而非午餐大量进食，病情常常会恶化。一项24h pH监测研究表明，在哮喘患者中，80%的患者有不依赖于支气管扩张药使用的异常反流[25]。在任何哮喘患者中，令人困惑的是反流是哮喘的病因或仅仅是一个偶然的发现。尚不清楚在1300万～1500万美国哮喘患者中，有多大比例是由反流而诱发或加重的哮喘，以及哪些患者应该进行详细的反流检测。然而，已经确立了一些高度提示反流是气道症状的病因的临床表现，符合一项或多项表现的哮喘患者应该进行食管反流疾病的评估。这些临床表现包括反复发生的肺炎，特别是中肺野的肺炎、非吸烟人群发生的无明显过敏诱因的严重支气管 - 肺疾病、在儿童晚期或成人发生的支气管哮喘、在大量进食或者饮酒后哮喘症状加重、夜间哮喘和难以控制的哮喘。可能和反流引起的喉部刺激有关的

症状包括慢性清嗓、反复声音嘶哑或者频繁的咽喉痛。

在除了呼吸道症状外，还表现一种或多种典型的反流症状（胃灼热、反酸或吞咽困难）的患者中，反流和呼吸系统症状的潜在关系很少被忽视。然而，许多患者仅仅表现为呼吸道症状，如间歇性喘息、慢性咳嗽、清嗓、夜间窒息、呼吸暂停、声音嘶哑、喉炎或者反复发生的肺炎。在这些患者中，和GERD的潜在关系常常被忽视，需要高度怀疑才能做出诊断。在这一人群中，24或48h pH监测的客观检测方法有助于支持他们的呼吸道症状和GERD的相关性。

仅记录有呼吸道症状的患者的24h pH监测发现的异常食管酸暴露，不足以得出反流是呼吸道症状的病因的结论。在一些患者中，存在引起呼吸道症状的其他病因，如鼻窦炎、鼻后滴漏或者过敏性原因，虽然反流可加剧呼吸道症状，但它可能不是唯一的原因。此外，呼吸系统疾病本身也可能诱发或者加剧反流。明确呼吸事件和食管反流发作之间的关系可帮助区分有反流和呼吸道症状的患者，在这些患者中，纠正反流可能会减轻部分或大部分呼吸道症状。最好通过动态食管pH监测来确定这种关系。一项对128例GERD和气道相关症状患者腹腔镜抗反流手术后的研究表明，60%的患者呼吸道症状得到解决或改善。在同一群体中，＞90%患者的典型的症状如胃灼热或反酸得到改善。这强调了GERD的呼吸道症状与GERD的手术干预之间的有所联系[26]。

最后，最近的一个热点领域是在终末期肺疾病如COPD、肺间质纤维化和肺移植后群体的患者中[27]。我们的工作是在识别移植前GERD作为肺移植手术后移植器官功能早期恶化的预测因子[28]。此外，在Duke大学的一项经验回顾中，和其他所有患者相比，在肺移植前或移植后早期进行了抗反流手术的患者改善了移植器官的功能并且提高了患者的生存率[29]。这些发现证实了胃食管反流和慢性肺疾病的重要关系，并建议对等待肺移植的终末期肺疾病患者应进行pH检测来

评估病情。

## 十二、胆汁反流

胃十二指肠反流已被视为一个独立的临床疾病。检测或诊断胃十二指肠反流依赖于内镜发现胃炎、胃或食管取样发现胆盐和核医学放射性核素扫描。利用阻抗技术的研究已经最终证明，通过质子泵抑制药的有效抑酸治疗仅仅将反流物的性质由酸性改变为弱酸性或碱性，但反流事件发生的总次数并没有改变[30]。胃十二指肠反流常常是偶发的，因此，这些测试缺乏敏感性。目前检测酸性和非或弱酸性反流事件的最佳方法是结合 pH 和阻抗测试。在进行质子泵抑制药治疗的患者中，弱酸反流在引起持续症状中的重要性越来越被重视，事实上，只有抗反流手术才能可靠地消除酸性和非或弱酸性反流事件[31, 32]。

## 十三、食管测压的发展史

食管测压是评估食管体及其毗邻的括约肌的蠕动功能的金标准。这个概念发展于 20 世纪 50 年代，并局限于研究实验室，直到 20 世纪 70 年代中期发展出由水灌注导管、气压泵和压力传感器组成的水灌注测压系统[14, 33, 34]。早期的测压系统有很多缺点，包括压力传感器间隔过宽和 LES 相对传感器向起始部运动造成的对 LES 舒张时评估不准确。为了解决后一个问题，1976 年引入了一个 6cm 长的凹型套管传感器[35]。传统的导管每 3～5cm 才有一个压力传感器，并需要牵拉操作和反复重新定位来获得数据。在 20 世纪 90 年代，通过每 1cm 长导管就有一个感受器来增加压力感受器的数量，高分辨率食管测压（HREM）应运而生，它使得括约肌和食管全长的同步测压成为可能[36]。这导致了食管压力地形图（EPT）的发展，这是一种使用复杂的计算机算法简化了海量测压数据后的可视化显示。EPT 图用 x 轴代表时间而用 y 轴代表食管的位置，较暖色代表高压而较冷色代表低压[37]。

目前，主要存在两种类型可用的测压管：①连接一个外置换能器、水泵和一个数据记录器的水灌注导管；②内置的微型换能器的固态导管。后者对快速的压力变化敏感，因此对于评估 UES 比水灌注导管更有用。由于数据采集方便和诊断准确性高，HREM 逐渐取代了传统测压方法来评估食管的功能。更进一步的发展是三维 HREM，它提供一个数字生成的食管三维图像，当评估具有不对称的肌肉结构的 UES 时可能特别有用[38]。

## 十四、HREM 高分辨食管测压技术

测压前，建议患者至少禁食 6h，并避免服用改变食管运动能力的药物，如咖啡因、钙通道阻滞药、硝酸盐类药、促动力药、洛哌丁胺、α 受体拮抗药、阿片受体激动药或拮抗药、抗胆碱能药和三环类抗抑郁药。在获得患者同意后，测压导管经鼻插入并放置来记录喉咽到胃的压力，且至少有 3 个感受器在胃中。标准方案包括 30s 不吞咽的基线记录，然后以仰卧位间隔 20～30s 吞咽 5ml 水 10 次。HREM 数据显示为 EPT 或 Clouse 图，这是一个描绘从咽部到胃的食管压力幅度的三维图像，而不是线形图。

### （一）HREM-EPT 图的组成成分

解剖括约肌：在 EPT 图中，UES 和 LES 分别地显示为食管近端和远端高压区。

食管体：蠕动由被 3 个压力槽（近、中和远）分隔的连续收缩组成。第 1 个收缩节段是近端食管的骨骼肌成分，而第 4 个收缩节段是 LES。第 2 和第 3 可收缩节段包含大部分食管体。图 124-6 描绘了一次正常吞咽的 EPT 图。

过渡区：相当于从外在控制的骨骼肌过渡到内在支配的平滑肌的近端压力槽。

呼吸反转点：吸气时食管胃底连接处（EGJ）的压力比呼气时低的位置。这是由胸内环境向腹内环境的转变点。

等压线：在压力图上，压力等于某一特定值的一条线，例如，20mmHg 等压线包括压力超过

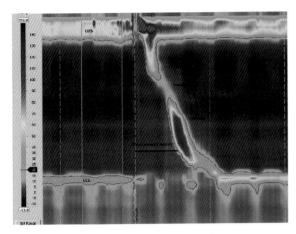

▲ 图 124-6　正常食管压力地形图

20mmHg 而不包括压力较小的区域。

食团内压力：这相当于异常压力增加到 ＞ 30mmHg。如果它从 UES 延伸到 EGJ（当为贲门失迟缓症 Ⅱ 型）则为"全食管增压"，如果它从收缩的起始部延伸到 EGJ 则为"区域化增压"，如果它被限制在 LES 和 CD 之间并伴食管裂孔疝则为"EGJ 增压"。

### （二）Chichago 分类

HREM 和 EPT 的出现导致了评测食管动力障碍的新指标和参数的发展，并形成了 Chicago 分类的基础，该分类还在不断更新（最新为第 3 版）[39-41]。除上述参数外，在 Chicago 分类中使用的其他指标如下。

1. 完整松弛压力（IRP）：上括约肌舒张 10s 中，舒张 4s（连续或不连续）的最小 EGJ 压的中位值。正常的上限 ＜ 15mmHg。

2. 远端收缩积分（DCI）：测量远端食管收缩时蠕动强度。DCI 是远端食管平均收缩幅度 × 远端食管长度 × 收缩持续时间的乘积。

3. 收缩减速点（CDP）：远端食管蠕动波减速的拐点。它位于 LES 上端边缘 3cm 内。它标志着 X 线透视下食管蠕动廓清转为膈壶腹部排空。

4. 远端潜伏期（DL）：UES 舒张至 CDP 的间隔时间。正常情况下 ＞ 4.5s。

5. 蠕动中断：超过 5cm 或 20mmHg 等压线的中断被认为是异常的，然而少于 3cm 的中断可以在正常的受试者中出现。

6. 收缩力速度（CFV）：在 30mmHg 等压线上在近端压力槽和 CDP 之间的食管体蠕动速度。正常速度高达 8cm/s。快速收缩伴正常潜伏期的临床意义尚不清楚。

7. EGJ 形态：LES 和膈脚（CD）共同形成了 EDJ 压。EGJ 取决于 LES 和 CD 的相对位置，最佳检查位置是在吸气时，EGJ 可分为以下形态类型（图 124-7）。

(1) Ⅰ 型：在 LES 和 CD 完全重叠，没有分离。

(2) Ⅱ 型：最小但可辨别的 LES-CD 分离，但双峰之间的最低压力仍为正。这代表介于正常和裂孔疝之间的中间状态。

(3) Ⅲ 型：LES 和 CD 之间分离超过 2cm。Ⅲ_A 的呼吸反转点靠近 CD；Ⅲ_B 的呼吸反转点靠近 LES。

8. EGJ 功能：胃食管连接处收缩积分（EGJ-CI）是一种新的测量方法，被视为评估 EGJ 抗反流屏障功能的一种手段。和食管体的 DCI 相似，EGJ 的上下边缘被装上 DCI 工具盒。这个盒子的持续时间是 3 个连续的呼吸周期，临界等压线设置为高于胃压力 2mmHg。然后用 DCI 工具算出的值（以 mmHg·s·cm 为单位）除以 3 个呼吸周期的持续时间（以 s 为单位），得到 EGJ-CI 的单位 mmHg·cm。低于 13 则认为 EGJ-CI 有缺陷。EGI-CI 缺陷的患者相比于 ECJ-CI 正常的患者更常有 pH- 阻抗监测的阳性结果或者内镜下食管黏膜病变（分别 $P < 0.05$ 和 $P < 0.05$）。EGJ-CI 5mmHg·cm 的临界值可识别 pH- 阻抗检测下的 GERD（敏感度 89%，特异度 63%）[42]。

9. UES 评估：由于 UES 收缩快、解剖复杂和直径不对称，其评估富有挑战性，最好用 HREM 固态导管检测[43]。评估参数有 UES 基础压、UES 舒张时间、UES 舒张期最低压、UES 与咽部收缩的协调性、咽部收缩幅度和食团内压。然而，这些值并未标准化，并且它对于评估口咽部吞咽困难的患者也有所帮助。

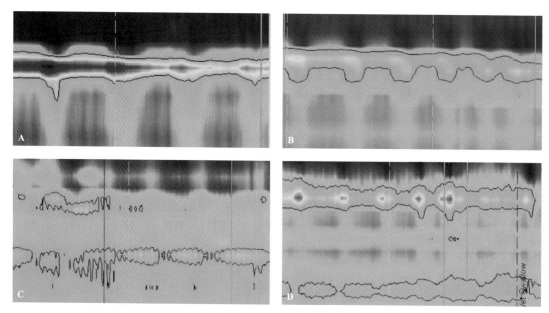

▲ 图 124-7  **EGJ 形态类型**

A. LES 和 CD 完全重叠；B. 最小 LES-CD 分离；C. Ⅲ_A：呼吸反转点靠近 CD；D. Ⅲ_B：呼吸反转点靠近 LES

## 十五、用 CHICAGO 标准诊断食管动力障碍性疾病的流程

食管动力的诊断以评估 EGJ 开始。第一步是确保导管已通过膈下，可通过呼吸反转点证明。有时，导管尖端不通过膈下，而是盘绕在大的裂孔疝囊内。在这些情况下，LES 仍可被测量。LES 舒张则用 LES-IRP 评估。超过 15mmHg 的中位值压力被视为异常舒张。

当 100% 蠕动停止时，一个更低的 10mmHg 的临界值被用来诊断贲门失迟缓症 Ⅰ 型。如果在两次或以上吞咽时全食管增压超过 30mmHg，而不管 LES-IRP 如何，均可诊断失迟缓 Ⅱ 型[41]。失迟缓 Ⅲ 型以缺少正常蠕动和超过 20% 的吞咽过早收缩为特征。当 LES-IRP 的中位值升高并有充分的证据显示有蠕动，但不满足失迟缓 Ⅰ 至 Ⅲ 型的诊断标准时，则诊断为 EGJ 流出道梗阻（图 124-8）。

根据表 124-2 和图 124-9 中列出的标准，对每次吞咽进行评估，并将其分为正常、失败、弱、过度收缩或过早收缩。

任何增压模式都在报道中作了进一步的解释。

这些发现都适用于 Chichago 分类中的测压诊断分类标准，如表 124-3 所示。

**方案的变化**

**1. 直立位**

食管测压通常在仰卧位进行，以消除重力对食团输送的影响[44]。直立位更符合生理状态，并且更容易被存在反流和高误吸风险的患者耐受。直立位明显的变化是 CFV 更慢，DCI 更高，并且有更短的过渡区。直立位检测的正常值已经被确立[45]。

**2. 固体食团**

固体食团相比于吞咽少量液体更容易导致食管动力障碍，并可能增加吞咽障碍患者食管动力障碍的诊断率。固体食团相对于吞咽液体可见到更慢的 CFV，更长的 DL 和更强的 DCI[46]。在一项研究中，7/18（39%）的患者在试验餐期间或之后的 HRM 检测改变了诊断，这个诊断进一步改变了临床治疗。大多数患者对针对症状原因的特定治疗反应良好。在试验餐期间的 HRM 测量对于临床相关的功能障碍更敏感、并能鉴定症

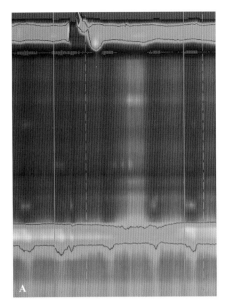
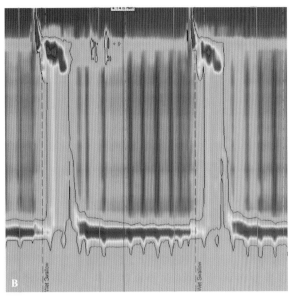
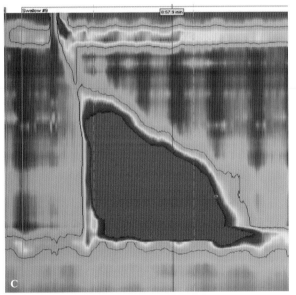
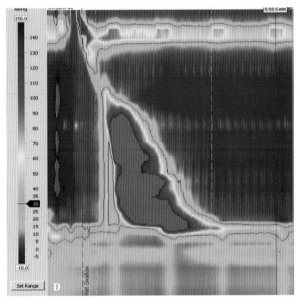

▲ 图 124-8 贲门失弛缓症类型
A. I 型；B. II 型；C. III 型；D. 食管胃底连接处流出道梗阻

状的原因和根据 2 年随访的临床结果指导有效的治疗[47]。

### 3. 多次快速吞咽评估蠕动储备力

多次快速吞咽（MRS）可作为评估无效食管运动的蠕动储备的补充试验。MRS 由 5 次吞咽 2ml 水组成，每次吞咽间隔 2～3s，在此期间蠕动活动被抑制。紧随其后的是增强的收缩。在胃底折叠术前对 GERD 患者进行的一项队列研究中，将 MRS 后增强收缩的 DCI 与提前的 10 个测试吞咽的平均 DCI 进行了比较。DCI 比值（MRS 后的 DCI 值 /10 次吞咽的平均 DCI 值）在 64% 的无胃底折叠术后吞咽困难的患者、44% 的早期吞咽困难患者和 11% 的胃底折叠术后晚期吞咽困难患者中＞ 1（$P < 0.02$）。DCI 比值＞ 0.85 时，预测术后晚期吞咽困难的敏感度为 67%，特异度为 64%[48]。

### 4. 24h 动态食管测压

24h 动态测压在 1985 年首次报道用于评估

**表 124-2　食管收缩的描述**

| 收缩力 | |
|---|---|
| 收缩失败 | DCI < 100mmHg·s·cm |
| 弱收缩 | DCI > 100mmHg·s·cm, 但 < 450mmHg·s·cm |
| 无效收缩 | 收缩失败或弱收缩 |
| 正常收缩 | DCI > 450mmHg·s·cm, 但 < 8000mmHg·s·cm |
| 过度收缩 | DCI ≥ 8000mmHg·s·cm |
| **收缩模式** | |
| 过早收缩 | DL < 4.5s |
| 节段收缩 | 在 20mmHg 等压线上明显中断（长度 > 5cm），并 DCI > 450mmHg·s·cm |
| 完整收缩 | 没有达到以上诊断标准 |
| **食团内压力模式（参考大气的 30mmHg 等压线）** | |
| 全食管增压 | 从 UES 到 EGJ 均增压 > 30mmHg |
| 区域化食管增压 | 从收缩的起始部到 EGJ 增压 > 30mmHg |
| EGJ 增压 | 增压被限制在 LES 和 CD 之间，并伴食管裂孔疝 |
| 正常 | 没有 > 30mmHg 的食团增压 |

DCI. 远端收缩积分；DL. 远端潜伏期；UES. 食管上括约肌；EGJ. 食管胃底连接处；LES. 食管下括约肌；CD. 膈脚

非心源性胸痛的患者的食管动力障碍[49]。相比于标准测压，动态食管测压改变了大量有原发性食管动力障碍症状的患者的诊断[50]。在非梗阻性吞咽困难的患者中，进餐期间缺乏正常的蠕动收缩。而在非心源性胸痛的患者中，动态运动性监测显示异常运动活动，表现为同步、双峰和三峰、高振幅和长时间收缩的频率增加，之后立即出现胸痛。在 GERD 的患者中，动态运动性监测显示随着食管黏膜的损伤加重，食管体的收缩力减弱，损害了食管体的廓清功能。在最近一项对 59 名进行了 24h 阻抗和动态 HREM 的非心源性胸痛的患者的研究中，37.3% 患者的症状可以通过 pH- 阻抗的监测的异常来解释，而 6.8% 则通过动态测压来解释[51]。单纯用 Chicago 分类标准

第 3 版的 HREM，在动态测压中没有发现任何 4 名食管痉挛患者中的任何 1 例。然而，考虑到其他异常，如同步（快速）或重复收缩，HREM 对诊断食管痉挛有 75% 的敏感性和 98.2% 的特异性。因此，在非心源性胸痛的患者中，24h 动态测压额外诊断率较低。

(1) 阻抗测试：与标准测压相比，具有阻抗测试的食管测压可以同时评估收缩和食团的廓清与方向，即要么顺行要么逆行。阻抗测量通过导管上的成对金属环的交流电的电阻的变化实现。HREM 阻抗导管有 12～18 对阻抗测量环和 32～36 个压力传感器。如果食团进入最近端的传感器并完全通过最远端的传感器，则阻抗检测到的吞咽被认为是完整的（图 124-10A）。如果超过 30% 的液体吞咽（图 124-10B），或超过 40% 的黏性吞咽出现不完全输送，则认为阻抗异常。所有有严重运动异常的患者，如贲门失弛缓症和硬皮病，阻抗监测都是异常的，但在食管动力无效或弥漫性食管痉挛的患者中，约有 1/2 出现异常[52]。在一项对 576 名连续接受测压和阻抗检查的患者的研究中，158 名测压正常但阻抗异常的患者更有可能出现吞咽困难[53]。黏性、液体或混合型吞咽的食团输送异常的发生率分别为 60%、19% 和 21%。因此，在非梗阻性吞咽困难和测压正常的患者中，阻抗测试将识别食团输送受损的患者亚组。具有阻抗的食管测压已经用于评估慢性打嗝、疑似反刍综合征和疑似咽气症的患者[54-55]。

(2) 阻抗平面测定术/内翻转技术阻抗平面测定术：这是一种测量食管横截面积来反映其扩张程度和用于评估食管的扩张性和敏感性的技术。这项技术已被用于研究嗜酸性食管炎的食管僵硬度，并可评估功能性胸痛患者的内脏痛觉过敏[56, 57]。功能性管腔成像探头（EndoFLIP, Crospon Ltd, Galway, Ireland）用于提供实时和动态的 EGJ 扩张信息，基于横截面面积和压力测量，可将其可视化为不同直径的圆柱体（图 124-11）。使用这种技术，Kwiatek 等研究表明 GERD 患者的 EGJ

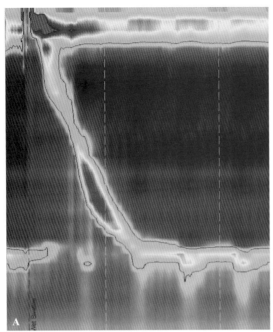
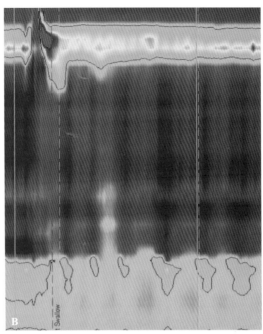
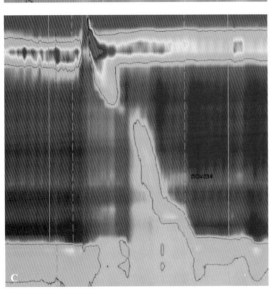
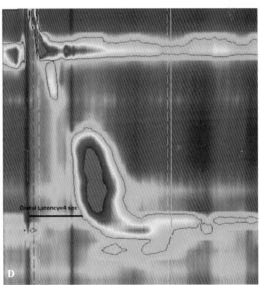
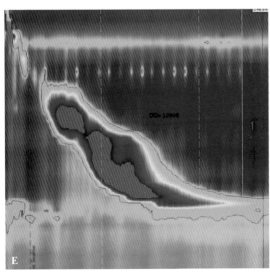

▲ 图 124-9 吞咽类型

A. 正常吞咽；B. 吞咽失败；C. 弱吞咽；D. 过早吞咽；
E. 过度收缩吞咽

表 124-3 **Chicago 分类第 3 版**

| 贲门失弛缓症和 EGJ 流出道梗阻障碍 | 标 准 |
| --- | --- |
| 贲门失弛缓症 I 型（经典贲门失弛缓症） | • IRP 中位值增高（>15mmHg）<br>• 100% 无蠕动（DCI < 100mmHg·s·cm）<br>• 过早收缩并 DCI < 450mmHg·s·cm 也符合无蠕动标准 |
| 贲门失弛缓症 II 型（全食管增压） | • IRP 中位值增高（>15mmHg），100% 无蠕动（DCI < 100mmHg·s·cm），≥ 20% 的吞咽为全食管增压 |
| 贲门失弛缓症 III 型（痉挛性贲门失弛缓） | • IRP 中位值增高（>15mmHg），无正常蠕动，≥ 20% 的吞咽为过早收缩（痉挛性），DCI > 450mmHg·s·cm<br>• 可能混合有全食管增压 |
| **主要食管动力障碍（在正常受试者中不会遇到）** | |
| 失蠕动 | • IRP 中位值正常，100% 无蠕动<br>• IRP 处于临界值且伴全食管增压应考虑贲门失弛缓症<br>• 过早收缩收缩并 DCI < 450mmHg·s·cm 也符合无蠕动标准 |
| 远端食管痉挛 | • IRP 中位值正常，20% 的吞咽为过早收缩（痉挛性），DCI > 450mmHg·s·cm，可出现正常蠕动 |
| 高动力食管（Jackhammer 食管） | • 至少 2 次吞咽 DCI > 8000mmHg·s·cm<br>• 高动力可能涉及，甚至局限于 LES |
| **次要食管动力障碍** | |
| 无效食管动力（IEM） | • ≥ 50% 无效吞咽<br>• 无效吞咽包括失败蠕动和弱蠕动（DCI < 450mmHg·s·cm）<br>• 多次重复蠕动评估可有助于确定蠕动储备 |
| 节段蠕动 | • ≥ 50% 节段收缩，DCI > 450mmHg·s·cm |
| **正常食管动力** | • 不符合以上任一诊断标准 |

IRP. 完整松弛压力；DCI. 远端收缩积分；LES. 食管下括约肌

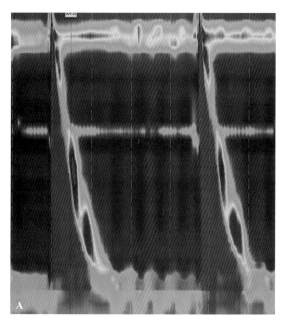 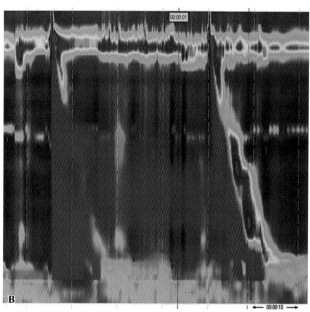

▲ 图 124-10　阻抗图像

A. 正常食团输送；B. 不完整食团输送

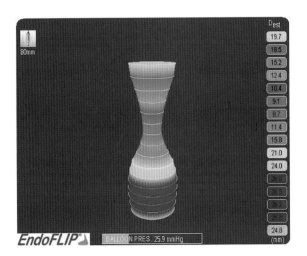

▲ 图 124-11 Endoflip® 图

的扩张性是对照组的 2～3 倍，在胃底折叠术后恢复正常[58]。它还可以在术中用于评估贲门失弛缓症患者括约肌切开术的妥善性[59]，并在胃底折叠术中作为智能探条评估包裹的紧密性[60]。

它用于指导贲门失弛缓症患者对初始治疗反应不佳的进一步治疗[61]。内翻转技术还可以提供关于 UES 可塑性的信息，而不再需要 X 线透视[62]。到目前为止，阻抗平面测定术已经被证明是一种有用的研究工具，但在其临床应用这一点上还不确定。

## 十六、总结

食管的解剖学和生理学是复杂的，在病理性功能障碍的背景下进行检查可以更好地理解它们。食管动力障碍性疾病和胃食管反流病是较常见的疾病，常常可以在同一患者中共存。这篇简短的论述旨在提供在接下来的章节中更好地深入理解探索 GERD 和食管动力障碍性疾病（如贲门失弛缓症）的基础。

# 第 125 章
# 食管的影像学评估
## Radiologic Evaluation of the Esophagus

Beatrice Aramini  Frank D'Ovidio  著

栾思源  袁 勇  译

自 21 世纪以来，影像技术是评估食管疾病患者的重要环节。虽然食管钡剂造影在很多医疗机构中已被内镜和测压所取代，它仍然是评估患者食管相关症状，特别是吞咽困难的一项必要工具[1]。电视荧光透视检查是证实各种咽和食管功能性及结构性病变的主要技术。这种技术简单且经济有效，可以在患者饮用硫酸钡悬液时，结合数字 X 线摄影来显示具有吞咽困难和吞咽痛等典型表现的食管病变。

由于内镜的普遍应用，钡剂食管造影逐渐被很多医疗机构所弃用。这导致许多近期接受放射科培训的人员，在如何恰当操作和解读该项检查上没有获得充分的训练。而且在过去 25 年，一些胃肠放射科医师为了与内镜竞争，强调了钡剂食管造影对黏膜的检查，对于消化科医师和食管外科医师来说，这项检查其他的一些重要价值则被弱化了[1]。

除了传统钡剂食管造影，其他许多成像技术目前同样可以用于评估食管情况。恰当检查项目的选择需要一个基于临床信息的制订方案，包括症状的特征和持续时间；它们与合并的系统性疾病的关系；或病史中任何涉及食管的手术、诊断和治疗措施等。本章节概述了用于诊断和鉴别诊断各种影响到食管的功能性或器质性疾病的影像学方法。

## 一、放射成像检查方法

### （一）普通胸部 X 线片

正常情况下，除非由于病理过程导致管腔内残留气体或食物，食管在 X 线照射下是不可见的。原因之一是食管在静息期内处于塌陷状态。食管上括约肌和食管下括约肌（LES）通过维持紧张性收缩来阻止气体抽吸和胃内容物反流进入食管。

食管 X 线片的最佳检查体位是右前斜俯卧位（RAO）或左后斜位（LPO）。另外，直立和仰卧位下的斜位、前后位（AP）和后前位（PA）视角都有较高参考价值。在最大吸气时进行成像是最常使用的。此外，在 Müller（用力呼气后，在封闭口鼻或声门的情况下尝试吸气，使胸腔和肺内负压远低于大气压）和 Valsalva 试验下的图像可能具有其适用性；Müller 试验尤其适用于静脉曲张，Valsalva 试验尤其适用于疝。某些情况可能需要使用特殊体位，如通过 Trendelenburg 体位或屈曲位证实食管裂孔疝或反流。然而，当食管腔潴留了异常气体、液体或食物残渣，或存有咽下的不透射线物体时，标准后前位或侧位胸部 X 线片可能为潜在病理学诊断提供重要线索。

在胸部 X 线片中，胃底部正常积气缺失下的弥漫性纵隔扩大可能是食管扩张的表现，扩张食管内通常含有气体、食物或分泌物构成的泡沫混合物。这些特征高度提示失弛缓症，但也有可能见于消化道狭窄或胃食管连接部的浸润性肿瘤。食管癌同样有可能在胸部 X 线片上表现为一个软组织肿物影，可使食管胸膜条纹增粗，或形成气管压痕和肺转移。此外，颈胸部 X 线片在诊断食管异物和可疑性食管穿孔中可以发挥重要作用[2, 3]。

### （二）钡剂单对比食管造影

食管钡剂检查需要放射科医师提供定制的、灵活的方案[4-6]。咽和食管通过一种叫作硫酸钡的悬液在 X 射线下进行显影，硫酸钡悬液被认为是使食管腔不透明的标准对比剂。钡是白色干燥的、质地类似粉笔的惰性金属粉末，加水混合后制成性状黏稠，形似奶昔的可饮用液体（图 125-1 至图 125-4）。钡是 X 射线吸收剂，在 X 线摄片上显示为白色。它由超细化硫酸钡在水中形成的胶体悬液组成。市面上有各种不同密度和黏度的产品可供选择。它们通常含有调味剂和化学添加剂，如氢氧化铝、山梨醇、甲基纤维素等，从而使成像更为清晰。吞咽钡剂时，液体覆盖咽内壁和食管内壁，因此吞咽动作、内壁层，以及这些器官的大小和形状都在 X 线摄片中可见（图 125-1）。

一次食管钡剂造影可以单独进行，或作为上消化道造影的一部分：食管、胃和十二指肠（小肠的第一部分）。

检查过程分为 3 个阶段：①食管最大扩张时的检查；②食管黏膜检查；③常规动力学检查，

尤其在用力呼吸活动期间[7-10]。

食管的影像学检查在荧光镜检下进行观察，在传统单对比食管成像中，患者首先在直立位下进行检查，然后在连续吞咽硫酸钡溶液相对稀释混合物（单位体积重量占比 40%～80%）的同时，在斜卧位下进行检查。

借此我们可以获得充分扩张下的食管图像，包括呼吸运动暂停期间的胃食管部图像，这一部位的视角可以突出任何可能存在的食管裂孔疝或 Schatzki 环。对于婴幼儿，奶瓶可用于口服非离子等渗碘对比剂，但如果怀疑食管闭锁或气管食管瘘（TEF），则推荐使用通过软饲管进行的控制滴注法。

不透明食管腔的管状形态均匀，其蠕动具有重复性，这使得透视检查法能够准确地分析食管运动和结构变化。此外，观察得到的生理性或病理性表现，可以数字化永久存储并常规提取。连续性动态记录是评估咽和食管动力学的首选检查。食管蠕动及动力学失调的透视检查应在患者的斜俯卧位下进行。这种水平放置的体位可以消除对比剂通过食管时重力对其的干扰，把食管从胸椎旁突出出来，从而获得更好的可见度。在医

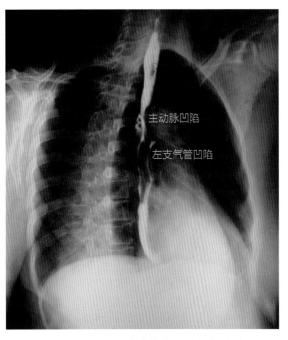

▲ 图 125-1　正常食管的 X 线钡剂造影

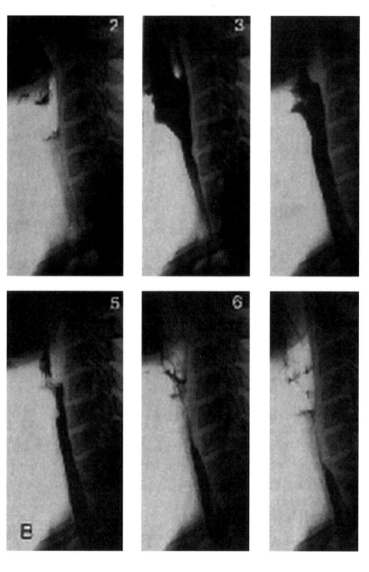

◀ 图 125-2　下咽和食管颈段在吞咽过程的 X 线成像

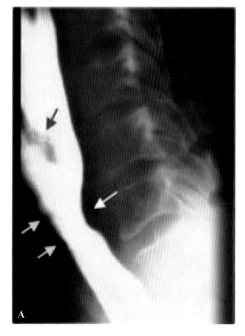

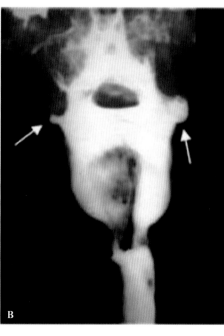

◀ 图 125-3　下咽的主要细节

A. 侧位片显示会厌（红箭）、环状软骨后压迹（黄箭）、环咽肌压迹（白箭）；B. 前后位片显示小的咽侧囊（白箭）

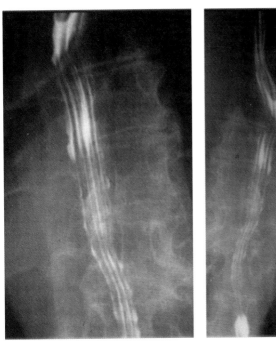

▲ 图 125-4　食管黏膜：薄层、平行、均一的正常黏膜褶皱

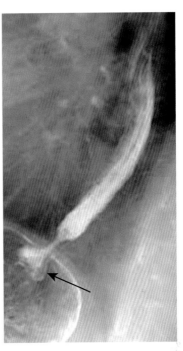

▲ 图 125-5　壶腹和前庭段的典型黏膜表现

生指导下，患者一次吞咽大量钡剂。被触发的初始蠕动波表现为一个截断管腔的收缩，以每秒 2~4cm 的速度向远端传播。对于健康成年人，试剂通过 20~24cm 长的食管，共需 6~8s。但对于食管动力学失调患者，钡剂通常会出现明显的滞留和延迟排空。相关的影像学表现包括吞咽后蠕动波发生率和蠕动幅度的降低、无法向远端传播以及重复的非推进波的出现，这通常被称为第三收缩。

X 线钡剂造影的应用有助于咽和食管的可见性和各种特征性研究，尤其是位于食管下端的膈壶腹；位于食管远端的前庭；以及胃食管连接部。

1. 膈壶腹

膈壶腹是当食管处于完全不透明状态时，胸段食管下端的生理性扩张。它通常见于患者吞咽几大口黏稠的钡剂后，最大吸气状态下拍摄的右前斜位片（图 125-5）[7]。

膈壶腹是一种梨状结构，其最上端有一个狭窄部（尖端），且上限非常多变（图 125-5）。其基底部类似于三角形的底部。这种现象可能发生

于略微过长的食管，在食管裂孔处膈壶腹的底部平铺于膈肌之上。膈壶腹底部在右前俯斜位下位于膈肌穹窿上 0~2cm 范围内，与深吸气下食管裂孔的位置密切相关。

膈壶腹的大小随着钡剂黏稠度、吞咽量和食管压力的变化而变化。老年患者和餐后患者的膈壶腹通常更大、更易呈球状。蠕动波可能会改变膈壶腹的大小，主要由于钡剂挤压收缩的前庭，或钡剂逆流。当前庭打开时，膈壶腹迅速排空，在胸段食管内通常没有任何残留（图 125-6）。

由于膈壶腹进行性缩小，黏稠的钡剂可能需要大量二次蠕动收缩。膈壶腹总是位于食管裂孔上方，它实际上是一段由于钡剂积累而形成的扩张食管，位于前庭收缩水平之上[7]。

2. 前庭

前庭是正常收缩的食管远端部分。虽然前庭通常位于食管裂孔内，但它有时会成为食管腹段的一部分。其位置随呼吸运动而改变，在深吸气下主要位于腹腔内。它的上下界处于膈食管膜的上下两个连接部之间。在除了一层薄层钡剂外基本为排空状态的食管内，前庭部的黏膜表现几乎

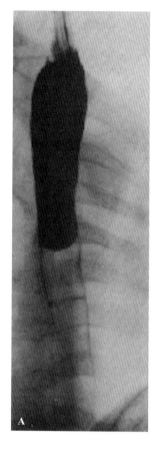
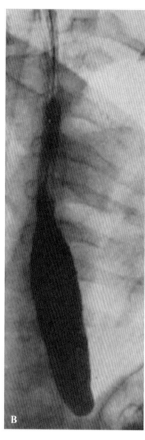
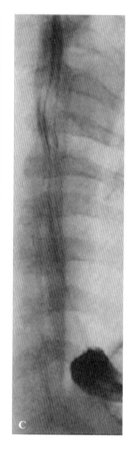

◀图 125-6　吞咽后 3 个不同阶段的右前斜位正常食管造影

A. 吞咽后食管立即填满，表现为一不透射线的柱状影；B. 显示为跟随在钡柱后的蠕动波并使食管腔消失；C. 仅剩少量钡剂覆盖于黏膜

不会出现任何变化，与胸段食管相比偶尔会有褶皱粗化和整体轻微狭窄的改变（尤其在深吸气时）[2,6]。

当患者饮下钡剂使其充盈整个食管时，前庭打开且无法与食管其他部位进行区分。然而，食管裂孔水平偶尔可以见于一个狭窄的固定区域，主要由于其大小的局限性。若患者停止饮下钡剂并进行深呼吸，前庭则会收缩且膈壶腹形成于收缩的前庭区域之上[3]。

随着膈壶腹的排空，前庭逐渐充满钡剂，这时偶尔可以看到先后两个生理性扩张的出现，中间有一小段时间间隔，分别对应了排空的膈壶腹和充盈的前庭部。前庭内还可能出现短暂的钡剂存留，在吸气相或呼气相形成小扩张囊袋。这种钡剂存留位于胃食管连接部之上并与其相邻，因此可以与膈壶腹或小食管裂孔疝内的钡剂存留进行区分[6]。

### 3. 胃食管连接部

胃食管连接部位于 Lerche 贲门括约肌水平，邻近膈食管膜下连接部[11]。若胃没有被钡剂和空气充分填满，胃食管连接部可以在俯卧位右前斜位片上被轻松发现。胃底在右前斜位下通常充满空气，这可以作为前庭部最大可视化的气钡双重显影参考。位于胃食管连接部的前庭下部的舒张和收缩偶尔可能表现为一个大小多变的圆环[11, 12]。胃黏膜疝入食管下段和食管套叠被称为顺行性脱垂[13]。

据 Ott[14]、Aksglaede 及其同事[7] 报道，与贲门失弛缓性食管体扩张不同，胡桃夹样食管和弥漫性食管痉挛均表现为反复的高振幅收缩，引起吞咽困难和胸骨后绞痛。Ott[15]、Richter[16] 及其同事指出，在这种情况下还应注意，食管的功能性和器质性异常是非心源性胸痛的常见来源，钡剂食管造影对此可以提供正确的诊断。

### （三）水溶性碘剂食管造影

水溶性碘剂，如胃影葡胺（Bracco Diagnostics，

Princeton，NJ）或泛影葡胺（Amersham Health，Princeton，NJ），已用于疑似食管穿孔和吻合口漏的病例。这些含水对比剂外渗到纵隔软组织和胸膜或腹膜后容易被吸收，但很少能清楚地显影缺损的解剖结构。Foley[17] 和 Buecker[12] 及其同事的研究表明，钡造影比碘对比剂更能诊断食管黏膜撕裂和透壁穿孔。这些研究人员指出，25%～50% 的食管穿孔在使用水溶性试剂进行初步评估时无法被识别或显示不充分，因为它们的低密度和向周围组织的快速扩散破坏了理想的黏膜覆盖和腔外渗漏的可视化。此外，将此类碘化高渗溶液吸入肺部可能导致肺水肿和化学性肺炎，特别是在食管蠕动障碍或食管梗阻患者中。Brick 及其同事[6]，以及 Ghahremani[18] 指出，非离子型低渗透压性对比剂，如碘海醇（Amersham Health，Princeton，NJ）或碘帕醇（Bracco Diagnostics，Princeton，NJ），也许可以安全使用。最近，口服食管对比剂后再行胸部 CT 食管检查的应用还存在一些争议。

### （四）双重对比食管造影

双重对比食管造影能够准确显示黏膜异常，黏膜异常通常是炎症或肿瘤形成过程的特征。患者首先摄入一种泡腾剂，然后迅速在直立、左后斜位下吞下高密度的钡剂，以获得食管的双对比图像。为达到这个目的，可以同时利用摄入的泡腾剂（如柠檬酸盐颗粒）释放的二氧化碳与吞咽的空气。这就像一个射线可透的腔内气体收集器，扩大管腔并提供食管内侧面的详细图像。当原本柔软的食管壁被最大限度地拉伸时，任何狭窄或坚硬的区域也能被更好地识别。

正常食管的双对比成像通常可显示光滑、无特征的黏膜，以及界限清晰的管壁（图125-7）。当存在食管塌陷或扩张食管的轻度食管炎时，可见食管的纵向皱褶。食管横纹，即所谓的"猫纹状食管"，见于反流性疾病患者，这是由纵向的黏膜肌层收缩引起的。有些患者出现黏膜下腺体扩张，当钡剂灌满时，在食管上可出现多个小的

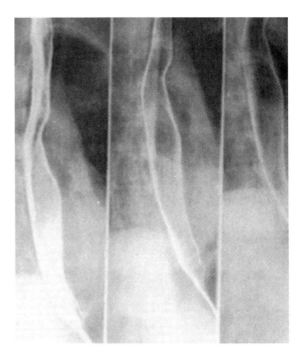

▲ 图125-7　正常双重对比食管造影

外囊，形似溃疡。

然后将患者置于横卧位，右侧向下，对贲门和胃底进行双对比检查。贲门常可由三或四星状皱褶来识别，这些皱褶呈放射状向胃食管连接部的中心点辐射，也称为贲门"玫瑰花结"[19]。

双对比检查阶段完成后，患者被置于俯卧右前斜位，并间断吞下低密度钡悬浮液以进行食管动力学评估。在 2 次或超过 5 次独立吞咽后发现的异常蠕动可认定为食管动力学障碍[20]。然后，患者迅速吞下低密度钡悬浮液，使食管扩张到理想状态，以排除在双对比检查中可能遗漏的环或狭窄。最后，患者由仰卧位转为右侧位，以评估自发性胃食管反流或 Valsalva 试验引起的反流。

对反流症状患者进行钡剂检查不仅是为了记录食管裂孔疝或胃食管反流的存在，更为了检测反流的形态学后遗症，包括反流性食管炎、消化性狭窄、巴雷特食管和食管腺癌。

### （五）固体药丸试验

细微区域的狭窄和有症状的下食管环可以通过使用商用的直径 12.5mm 的钡片或预先确定大小的棉花软糖来评估。Ott 等[21] 和 Ghahremani

等报道，这能够更为精确地测量变窄的管腔及其功能意义。

### （六）透视成像吞咽实验

在过去的 20 年里，放射影像学与测压法逐步结合，用于研究与下食管括约肌和胃食管反流病（GERD）患者蠕动异常相关的吞咽异常[23-27]。其他成像技术，如闪烁成像技术已被用于食管疾病中食团运动的可视化和量化[28, 29]。计算机断层扫描技术用于研究健康受试者吞咽食团时液体和气体成分的分布及运动[30]。此外，现在可以通过腔内阻抗来检测气体从胃到食管的流动，以评估气体和液体在一过性下食管括约肌松弛期间的回流[31, 32]。

电视透视吞咽检查是评估口咽吞咽障碍的性质和程度的最常用技术。这项检查是用视频或数字化格式的荧光镜捕获的，可以对口咽吞咽过程进行详细分析。电视透视吞咽检查不能诊断吞咽障碍的病因，但可以明确口咽吞咽功能障碍的细节，并根据这些发现帮助指导有关吞咽行为治疗的决策。

该检查通常使用视频成像专用座椅。然而，为了提升速度，若患者能够安全站立，有时检查是在患者直立位下进行的。当患者有低血压、急性卒中、脊髓损伤或其他骨骼缺陷等情况时，直立位检查可能会被弃用。在这种情况下，也可以将患者置于侧卧位或患者具有代表性的进食体位。

只要有可能，患者应尽量坐直。所有的检查都从侧视图开始，在此视角下最易观察患者呼吸，然后以前 - 后视角结束，以评估吞咽对称性和声带功能。患者做元音（啊）发音时对声带运动的观察常作为本检查的终点。

通过透视检查，解剖结构和标志可以在静态且没有对比的情况下进行识别。

标准流程是在患者可忍受范围内，摄入混合了不同浓度液体及不同大小食物的不透射线物质（通常为钡）。典型方案采用稀液、浓液（果茶）、浓浆和固体（全麦饼干），并涂上浓浆作为我们的标准用药，但在任何特殊情况及患者或工作人员要求下，方案的选择是可以改变的。食管检查最终由放射科医生决断。

### （七）食管运动障碍的放射影像学表现

#### 1. 贲门失弛缓症

贲门失弛缓症是运动性吞咽困难的常见原因之一，涉及食管下 2/3（平滑肌段）。尽管该疾病早在 300 多年前就首次被报道，其确切的发病机制至今仍是个谜。它可能是由壁内肌间丛神经元的变性引起的。这会导致下食管括约肌松弛功能受损，食管收缩的蠕动序列丢失，出现吞咽困难、胸痛和反流的症状[33, 34]

根据定义，评估食管运动功能是诊断贲门失弛缓症的关键。钡剂食管造影和食管胃十二指肠镜检查（EGD）（图 125-8）是在贲门失弛缓症诊断和治疗中对测压法的补充。

然而，单凭 EGD 和钡剂食管造影均不足以准确诊断贲门失弛缓症。EGD 可能仅能够在 1/3 的失弛缓症患者中帮助诊断，而食管造影可能在多达 1/3 的患者中不能提供诊断[35]。因此，在怀疑患有贲门失弛缓症的患者中，EGD 或食管造影的"正常"发现应当被视为进一步进行食管动

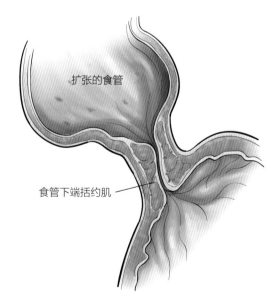

扩张的食管

食管下端括约肌

▲ 图 125-8　典型贲门失弛缓症的食管大体形态

力学检查的提示。然而，在具有经典内镜和（或）食管造影表现的患者中，食管动力检查可以则作为确诊的依据。

失弛缓症典型的特征包括食管扩张，蠕动暂停，直立位食管排空障碍，以及胃食管连接部的对称性锥形结构（鸟喙征）。蠕动暂停可导致仰卧位下钡剂无法从食管中完全排空，进而出现钡剂积存[36]。在直立状态下，残留的食物和唾液会在钡柱顶部形成不均一的气 – 液平面[37]。这种直立的姿势也可以用来评估钡排空。健康受试者应在 1～2min 内排空 150～250ml 的钡剂。多数贲门失弛缓症患者在 5min 后食管内仍有钡剂残留。在疾病早期，食管可能会出现程度很小的扩张，

随着胃食管连接部远端逐渐变细，可能会被误认为是消化性狭窄（图 125-9A）。然而，通过对食管蠕动的详细透视检查，总能发现同步收缩和食管初级蠕动波未能排空钡剂的证据[36, 38]。随着病情的进展，食管扩张程度一般增加至 3～8cm，有时食管远端呈偏向左侧的"乙"字型（图 125-9B）。在慢性终末期病例中，食管严重扩张（＞9cm），称为"特发性巨食管"，可能形似一个内含粪便的乙状结肠（残余食物中的不均匀钡）（图 125-9C）。在典型的贲门失弛缓症中，食管远端有平滑的锥形，形似鸟喙（图 125-9B）。失弛缓症的传统诊断标准是：胃食管连接部舒张功能受损，缺乏正常蠕动收缩的传播，缺乏肿瘤、

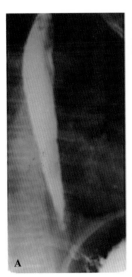
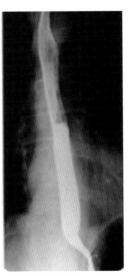
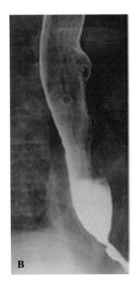
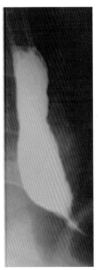

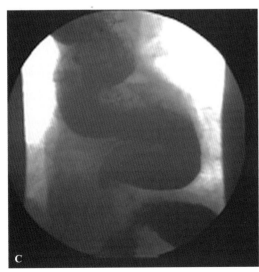

▲ 图 125-9 贲门失弛缓症亚型的影像学表现

A. 早期贲门失弛缓症患者的初次食管造影，无食管扩张；B. 患者经过 2 年的非手术治疗。与治疗前相比，具有显著的食管扩张和气 – 液平面；C. 终末期乙状结肠或巨食管性贲门失弛缓症

［引自 Motility-online（May 2006）| doi10.1038/gimo53.］

狭窄等异常结构的相关证据[35, 39]。

然而，失弛缓症的影像学分类已被拿来与食管测压相对比，这是诊断大部分具有典型下食管括约肌松弛不全或食管体蠕动障碍患者的关键。没有哪种疾病的诊断比失弛缓症更能受益于高分辨测压法的发展。2008 年，Pandolfino 等发现了失弛缓症食管体收缩性的 3 种不同测压类型：①无显著食管增压；②快速传播的分区食管增压，位于食管远端或食管全长；③痉挛性收缩引起的快速传播的食管增压。尽管这 3 种亚型都有胃食管结合部舒张功能受损和蠕动障碍，但它们各自代表了一种不同的病理生理情况，并可能解释了一些治疗中观察到的不同反应。

若通过测压发现食管蠕动障碍和下食管括约肌舒张功能不全，且不伴机械性梗阻证据，在适当情况下可以证实失弛缓症的诊断[39]。

2. 弥漫性食管痉挛

弥漫性痉挛是一种食管神经肌肉运动障碍，其特征是胸骨后疼痛或吞咽困难或两者兼有（图 125-10）[41, 42]。

通常认为弥漫性食管痉挛在钡剂检查下具有食管原发性蠕动的间歇性缺失或减弱的特征，同时伴有管腔闭塞性非蠕动性收缩，并将食管分隔开，形成典型的螺旋状外观[43, 46]。

吞咽动作诱导的食管收缩可能形成食管腔低压、高压或正常压力。下食管括约肌通常处于松弛状态，尽管患者可能存在轻度的下食管括约肌弛缓功能障碍。依赖恰当的技术，并以发现运动障碍为目的（使用足量对比剂对患者在卧位下进行检查，并对多次吞咽过程进行影像或视频记录），通常会发现弥漫性痉挛患者的异常表现。在一些患者中，若在疼痛发作时进行常规检查，可能会获得显著异常的结果[47]。

**3. 高压性蠕动、单纯性下食管括约肌高压和高收缩性下食管括约肌**

钡剂检查中对弥漫性食管痉挛的经典描述包

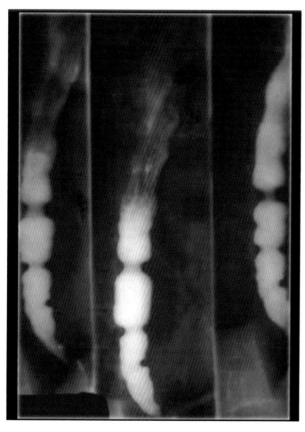

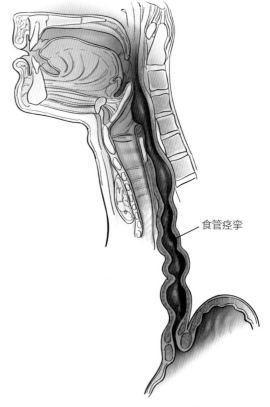

食管痉挛

▲ 图 125-10　弥漫性食管痉挛

括重复性、同步性、管腔闭塞性非蠕动性收缩的出现，这些收缩将食管分隔开，形成独特的螺旋状外观[43-45]。

放射影像学报告为患者提供了相对详细的食管动力学评估。原发性蠕动可间歇性缺失或减弱。在放射影像学上，蠕动减弱被定义为条带状蠕动波在穿过食管过程中的延迟传播或变异性中断，通常与蠕动波到达胃食管连接部时食管内钡剂的不完全排空有关。相反，蠕动缺失在放射影像学上定义为食管内完全没有条带状蠕动波。Ott等提出[20]，在通常情况下，若患者在俯卧右前斜位下分两次或超过5次吞咽低密度钡剂后，在荧光透视检查中观察到异常蠕动波或食管蠕动缺失，则考虑食管蠕动存在异常。任何非蠕动性收缩力度均可划分为轻度、中度或重度（如管腔闭塞或接近闭塞）。

然而，高压性蠕动（也称"胡桃夹食管"）、单纯性下食管括约肌高压和下食管括约肌过度收缩的诊断（图125-11）需要综合考量影像学发现和测压结果。其他技术（内镜、腔内pH测量等）可应用于其他病情的检查，如器质性梗阻或反流。应该强调的是，高压性蠕动和单纯性下食管括约肌高压均可表现为测压结果异常，且并不能预测其功能性后遗症。事实上，这些测压异常

可能是与压力相关的一过性表现（包括与食管插管相关的压力）。单纯性下食管括约肌高压和下食管括约肌过度收缩可能具有与高压性蠕动相似的病理生理特征[46]。

**4. 食管硬皮病**

食管硬皮病是一种结缔组织病变，可导致食管平滑肌萎缩，进而造成LES张力不足和食管蠕动缺失（图125-12）。是最重要的继发性食管动力失调疾病之一[47]。

钡剂检查可能显示正常的条带状蠕动波，蠕动波可排空食管上部，但传播至主动脉弓处停止。这归因于组成食管上1/3的横纹肌。在较低的食管下2/3，横纹肌收缩无力且不协调，并最终发展为蠕动障碍。卧位时，钡在扩张的无张力食管内保持静止。与失弛缓症不同的是，当患者坐直时，钡剂很容易通过广泛扩张且功能失调的LES。相关表现包括裂孔疝、反流性食管炎和消化性狭窄。它是影响食管的最重要的继发性运动障碍之一。

**5. 食管静脉曲张**

食管静脉曲张可分为"上行性"或"下行性"两类（图125-13）。前者是由门静脉高压引起的，门静脉系统压力增高，通过扩张的食管侧枝向上传递至上腔静脉。与此相反，后者是由上腔静脉

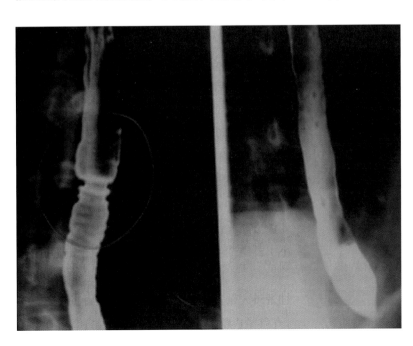

◀ 图 125-11　高收缩性下食管括约肌

阻塞并经扩张的食管侧支循环丛向下传入门静脉系统和下腔静脉引起的[48]。

通过使用薄层钡剂技术，食管静脉曲张的影像学表现由 Wolf[49] 在其 1928 年的论文 *"Die Erkennug von osophagus varizen im rontgenbilde"* 和 *"Radiographic detection of esophageal varices"* 中首次描述。1931 年，Schatzki 通过改进体位选择和物理操作来优化成像，为现代荧光透视法检测食管静脉曲张奠定了基础。

钡剂吞咽检查并不是一项敏感的检查，且必须密切关注钡剂的使用量和食管扩张的程度。这些图像可能仅对 50% 的食管静脉曲张检测有所帮助。1993 年，Ginai AZ[50] 等定义了用于评价钡剂吞咽后静脉曲张的 3 个参数。

(1) 长度：静脉曲张的长度在 X 线片上以厘米为测量单位。以食管静脉曲张的最高可见水平为近端界限，略高于 EGJ 的水平为远端界限。

(2) 宽度：在以毫米为测量单位的 X 线片上，以黏膜皱褶的最大宽度代表静脉曲张的宽度。

(3) 曲折度：在评估这个参数时，一定程度的主观性是无法避免的。褶皱的弯曲度定义为：无弯曲（﹣）、轻度弯曲（＋）、中度弯曲（＋＋）和重度弯曲（＋＋＋）。

然而，当下更精密的计算机断层扫描成像（CT）、磁共振成像（MRI）、磁共振血管造影（MRA）和超声内镜（EUS）在评估门静脉高压和食管静脉曲张中起着重要的作用[51-55]。

6. 食管憩室

食管憩室是食管内壁薄弱部分向外突出的小

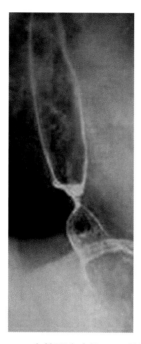

▲ 图 125-12　食管硬皮病伴 3cm 长的裂孔疝
（图片由 Dr F.I. Habib 提供）

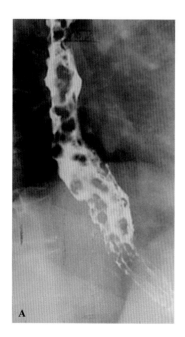

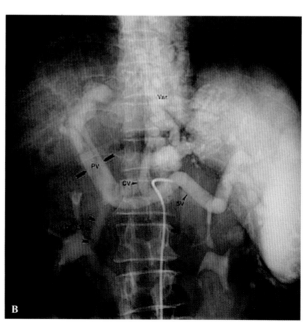

◀ 图 125-13　A. 食管造影中的多发静脉曲张；B. 是门静脉海绵状变性的血管造影表现，通过冠状静脉（CV）和脾静脉（SV）的血流逆转而产生食管静脉曲张（Var）

袋。这种口袋状结构可以出现在咽喉和胃之间食管内壁的任何地方[56]。

食管憩室（胸膜憩室）按其在食管内的位置分为[57]以下3种。

(1) Zenker 憩室（咽食管）是食管最常见的憩室类型。Zenker 憩室通常位于咽后部，食管上方（图 125-14）。

(2) 中胸憩室，位于胸中部（图 125-15）。

(3) 膈憩室，位于横膈膜之上（图 125-16）。

咽部和食管憩室的诊断方法包括钡剂检查、上消化道内镜检查、食管测压和 CT 扫描，或上述方法的任意组合。CT 扫描尤其有助于评估牵引性憩室，因为它提供了纵隔相邻解剖结构的清晰影像。口咽部吞咽困难的鉴别诊断包括医源性因素，如气管切开、颈部手术、喉切除和恶性肿瘤。

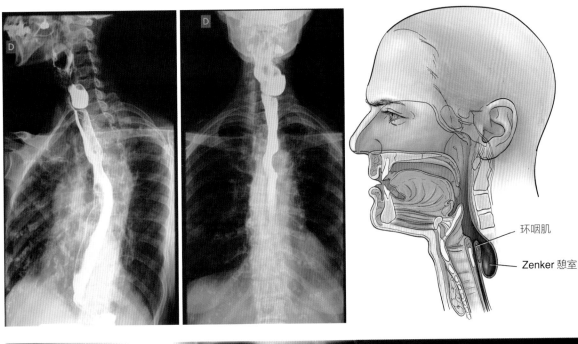

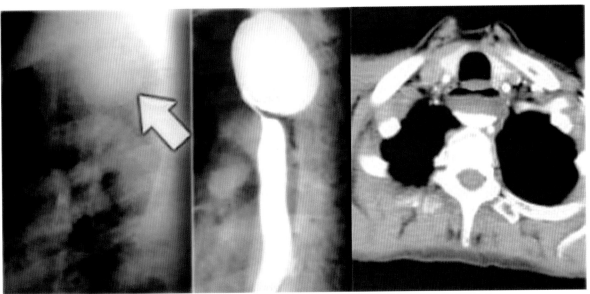

▲ 图 125-14　**Zenker 憩室的胸部 X 线片、钡剂检查及 CT 检查**
食管造影显示对比剂集合于环咽肌正上方的中线后端，向外侧突出，通常在左侧，尾端增大（箭）

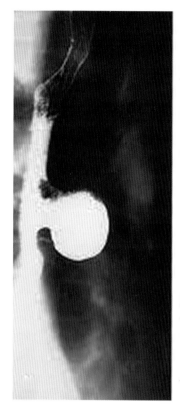
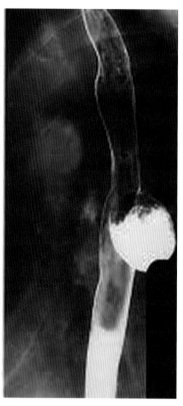
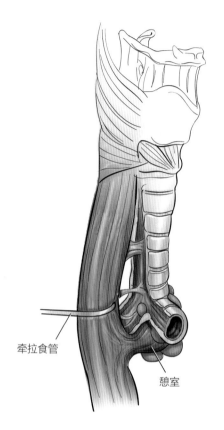

牵拉食管

憩室

▲ 图 125-15　胸腔中部憩室

钡剂检查对各种憩室疾病的诊断有很大帮助。Zenker 憩室是一种易在颈部看到的咽部外膨大（图 125-14）。中胸或牵引性憩室通常是位于气管分叉附近的小的宽口囊袋（图 125-15）。另外，膈膜上憩室表现为一个大的球状囊袋，常伴有食管异常收缩，如图 125-16 所示。

**7. 食管裂孔疝**

食管裂孔疝是指胃的各个部分（很少是其他脏器）通过食管裂孔突入胸腔（图 125-17）[30]。

根据 Johnson 的观点 [31]，在呼吸运动中，用力压迫上腹部，同时在呼气末施加最大的力量，可以充分显露食管裂孔疝。Hafter [58] 建议在完全呼气时采用俯卧右前斜位，通过大喊或使用枕头对腹部进行加压。Wolf [59] 也推荐俯卧右前斜位。也可以使用 Trendelenburg 体位，在完全吸气 / 呼气时进行成像，或使用 Valsalva 试验。检查过程可能需要腹部加压。患者在右前斜位时可同时尝试俯卧 Trendelenbrug 体位，且桌子向头侧倾斜 45°。

食管裂孔疝主要有两种类型，即滑脱型（Ⅰ型）和食管旁疝（Ⅱ型）[60]。

Poppel 等 [61] 描述了滑动裂孔疝的 3 种亚型：①同心短食管，其中 EGJ 位于疝囊的顶端，疝是

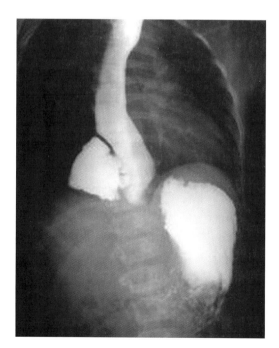

▲ 图 125-16　膈上憩室

对称的；②反常性短食管，EGJ 向上移位，疝出的胃偏向一侧；③食管过长，食管较长且置于疝出的胃的一侧 [60]。当前，我们发现了另外两种类型，如合并滑动和食管旁，也称为 Ⅲ 型，固定型也称为 Ⅳ 型 [62]。

随着前庭段的上移进展到胃疝阶段，与上连接部相对应的缺口逐渐消失并成为膈壶腹的一部分。膈食管膜的下连接点变得更加突出。前庭段的尺寸减小。然而，在扩张阶段，3 个囊袋可能分别代表膈壶腹、前庭和实际的疝。

在 X 线片上还有可能出现下面几种附加表现（图 125-18 和图 125-19）：①若食管裂孔没有过于宽大，则在其上方的疝囊底部较为平坦；②食管裂孔上方疝段钡剂淤积；③疝囊内无蠕动波；④与光滑的梨状膈壶腹相比，囊袋形状不规则；⑤囊袋内可见胃黏膜皱褶；⑥ EGJ 位于横膈膜；⑦胃黏膜皱襞经食管裂孔向上牵拉；⑧疝囊逆向充填；⑨胃底较小 [60]。

最近，GEJ 与胃褶皱的位置关系被纳入到食管裂孔疝的放射影像学分类中（图 125-20）[63]。正常 EGJ 位于横膈膜之下，His 角顶端；在滑动型食管裂孔疝中，当患者处于俯卧位并全身紧绷时，EGJ 与部分胃底一起上移至食管裂孔之上，而当患者处于直立位时，则回落入腹腔。在食管裂孔功能不全中，食管在直立位下被拉直，His 角变宽，且 EGJ 位于横膈膜裂孔水平（裂孔凹陷），食管腹段消失。在同心型裂孔疝中，食管在直立位下被拉直，EGJ 位于横膈膜之上，胃底贲门皱褶呈现"帐篷形"表现。

在短食管患者中，食管在直立位下笔直且僵

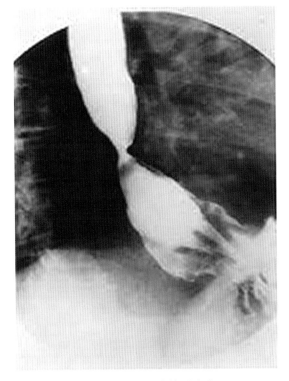

▲ 图 125-17　食管裂孔疝

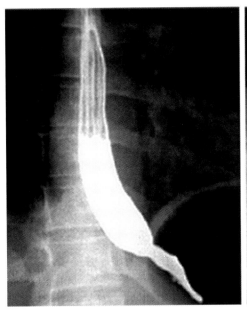

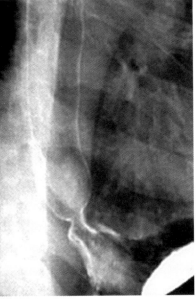

◀ 图 125-18　滑 动 性 食 管裂孔疝

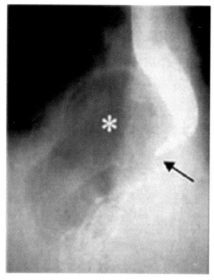
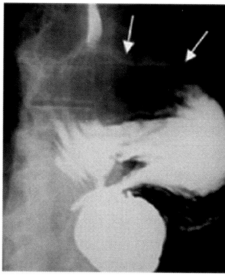

◀ 图 125-19 食管周围裂孔疝

左图为充满气体的胃底（星号）通过裂孔突出，但胃食管齐界部（箭）位于横膈膜下。右图是食管裂孔疝，伴胸腔内胃的大部分发生"倒置"，具有更大的曲率（箭）向上翻转

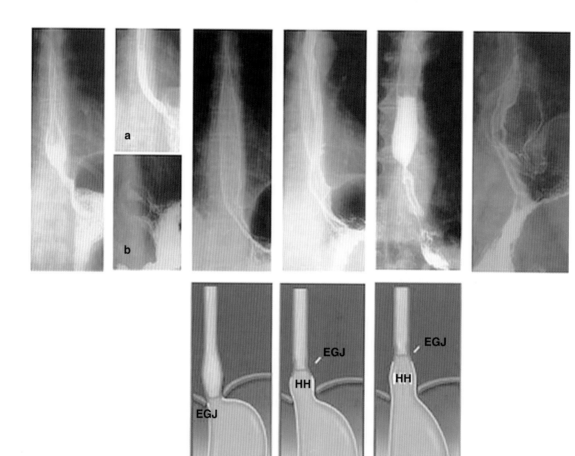

| 正常<br>EG<br>交界 | 滑动食管<br>裂孔疝 | 裂孔功能不全 | 同心食管裂孔疝 | 短食管 | 巨大嵌顿性裂孔疝 |

▲ 图 125-20 胃食管交界部（EGJ）裂孔疝的影像学分类

吞钡。黑色轮廓是食管壁；白色轮廓是胃壁。HH. 食管裂孔疝；EGJ. 胃食管交界部

经 Springer 许可转载 [64]，引自 Mattioli S, D'Ovidio F, Pilotti V, et al. Hiatus hernia and intrathoracic migration of esophagogastric junction in gastroesophageal reflux disease. *Dig Dis Sci* 2003;48:1823–1831. © 2003 Plenum Publishing Corporation 版权所有

硬，EGJ 固定于横膈膜上方较远位置，可伴有狭窄，位于胸部的胃呈现"漏斗或钟形"表现。

在巨大嵌顿性胃裂孔疝中，大部分胃在直立位下固定于胸腔内，经裂孔部分呈瓶颈样表现。食管笔直或弯曲。

#### 8. 反流性食管炎

反流性食管炎是目前为止最常见的食管炎性疾病。这种疾病在单对比食管成像中的特征为皱褶增厚、边缘性溃疡和弥散性降低，即便这些表现仅见于进展期患者。双对比食管造影诊断反流性食管炎有接近 90% 的敏感度，是诊断可疑 GERD 患者的一种影像学技术选择。

早期反流性食管炎可能表现为黏膜微小结节状或颗粒状外观，其周边部由于黏膜水肿和炎症导致不易被射线穿透而淡化（图 125-21）[64, 65]。

对于进展期反流性食管炎，钡剂检查可能发现食管远端的浅溃疡和糜烂。溃疡可呈点状、线状或星状，常与周围的光晕、辐射状皱襞或邻近食管壁的囊泡有关（图 125-22）[65]。

#### 9. Barrett 食管

Barrett 食管以慢性胃食管反流和反流性食管炎引起的食管远端进行性柱状上皮化生为特征（图 125-23）。当存在食管裂孔疝或胃食管反流时，食管中部狭窄或溃疡高度提示 Barrett 食管。然而，在所有 Barrett 食管患者中，仅 5%~10% 的患者具有典型影像学表现[66, 67]。其他 Barrett 食管的常见表现，如反流性食管炎和消化性狭窄，常出现在无 Barrett 食管的单纯性反流性疾病患者中。因此，许多研究者的传统观点认为食管造影对 Barrett 食管的诊断价值有限，但也有研究者认为双对比食管造影对有反流症状的 Barrett 食管患者是一种有效的影像学检查[68]。然而，许多人由于患有食管炎或食管远端消化性狭窄而具有中度风险发生 Barrett 食管，这些患者应基于症状严重程度、年龄和整体健康水平接受内镜检查。

### （八）感染性食管炎

#### 1. 念珠菌性食管炎

白色念珠菌是感染性食管炎最常见的致病菌。这种机会性感染通常发生于免疫功能不全者，尤其是获得性免疫缺陷综合征（AIDS）患者。由于念珠菌的表面特性，单对比钡剂造影对其检

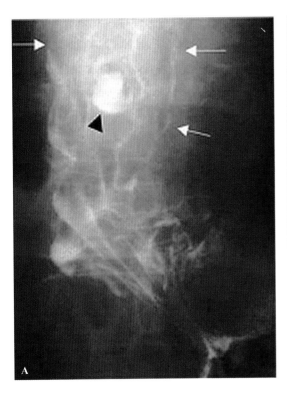

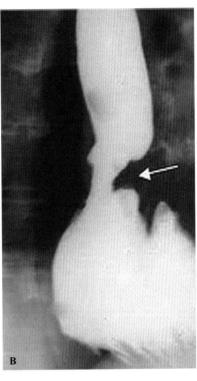

◀ 图 125-21　A. 空气对比食管造影显示食管黏膜皱襞较厚（箭）和 GERD 导致的溃疡（箭头）；B. 单对比食管造影示狭窄（箭）和滑动型裂孔疝

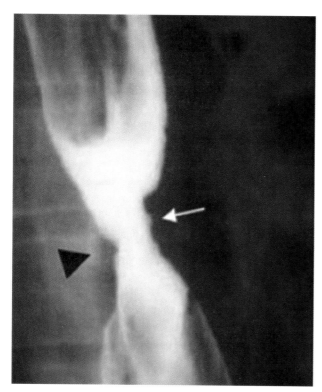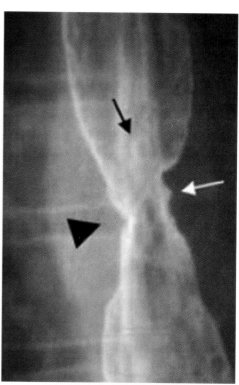

▲ 图 125-22　GERD 导致的位于左侧的不规则狭窄（箭头）和侵蚀（箭）

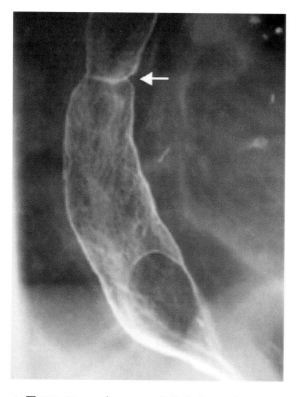

▲ 图 125-23　一名 Barrett 食管患者。网状黏膜是 Barrett 柱状上皮化生的特征性表现，尤其是伴有相关的网状（箭）狭窄

测价值有限。相反，双对比钡剂造影诊断念珠菌性食管炎的敏感度可达 90%[69, 70]，这主要是因为该技术能够显示黏膜斑块（图 125-24）。

**2. 疱疹性食管炎**

单纯疱疹病毒是感染性食管炎的另一个原因。多数此类疾病患者存在免疫缺陷，但疱疹食管炎可能偶尔发生于其他健康人群，表现为一种急性、自限性疾病[71]。

在双对比检查中，食管小囊泡破裂形成分散的、穿孔的黏膜溃疡可能与这种感染有关[72, 73]。溃疡可呈点状、星状或火山状外观，周围常有放射状水肿丘（图 125-25）。

**3. 巨细胞病毒性食管炎**

巨细胞病毒性食管炎是感染性食管炎的又一原因，主要见于艾滋病患者（图 125-26）。在双对比检查中 CMV 食管炎的主要特征是一个或多个巨大的扁平溃疡，长度在几厘米以上[73]。

溃疡可呈卵圆形或菱形，溃疡边缘常为薄层放射状水肿黏膜。

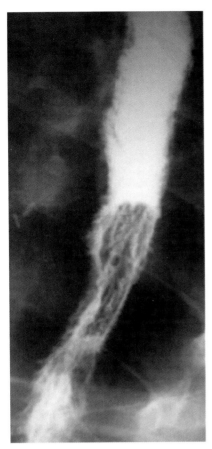

▲ 图 125-24 钡剂检查显示免疫缺陷患者有大量白色念珠菌引起的微小糜烂和小斑块

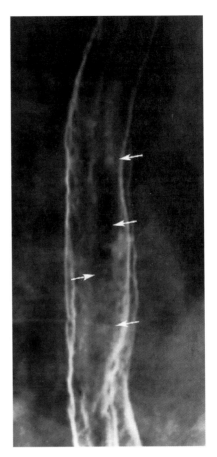

▲ 图 125-25 感染性食管炎中的疱疹性食管炎

双对比食管造影显示正常背景黏膜上食管中段小而离散的溃疡（箭）。注意溃疡周围的射线可透性水肿。在适当的临床环境下，这一表现高度提示疱疹性食管炎，因为念珠菌病的溃疡几乎总是在弥漫性斑块形成的背景下发生

#### 4. 药源性食管炎

在美国，四环素及其衍生物多西环素是引起药源性食管炎最常见的两种药物，其他药物还包括氯奥他西姆、奎尼丁、阿司匹林或其他非甾体抗炎药和阿仑膦酸盐（图 125-27）[74]。受此影响的患者通常在睡前服用这些药物，且不喝或仅喝少量水。药物与食管黏膜的长期接触可引起局灶性接触性食管炎。放射影像学检查结果取决于药物的性质。四环素和多西环素与食管上部和中部的浅表性小溃疡的发生有关，这与单纯疱疹性食管炎很难区分[75, 76]。

#### 5. 原发性嗜伊红性食管炎

原发性嗜伊红性食管炎是一种越来越常见的食管炎性疾病，主要发生于长期吞咽困难或复发性食团嵌顿的青年男性，常与遗传性过敏史和外周嗜酸性粒细胞相关（图 125-28）[77]。若内镜活

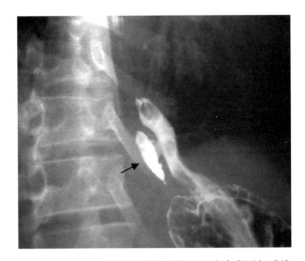

▲ 图 125-26 1 例艾滋病患者因巨细胞病毒引起感染性食管炎

如此巨大的溃疡（箭）也可能仅仅是由艾滋病病毒引起的

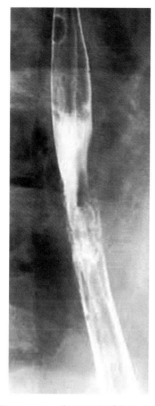

▲ 图 125-27　多西环素诱导性食管炎

检样本在每个高倍镜视野下超过 20 个嗜酸性粒细胞则可确诊[77, 78]。

在钡剂检查中，节段性食管狭窄的出现可能提示原发性嗜伊红性食管炎的诊断，有时与特征性的环状压迹有关，并形成一个所谓的"环状食管"[79]。

**6. 放射性食管炎**

纵隔所接受的放射剂量超过 5000cGy 则可能导致严重的食管损伤。可能表现为溃疡或颗粒状黏膜以及食管扩张能力下降，主要由于被照射节段的水肿和炎症[80]。

**7. 化学腐蚀性食管炎**

意外或故意摄入碱液或其他腐蚀性物质可导致严重的食管损伤，其特征是明显的食管炎和狭窄形成（图 125-29）。考虑到食管穿孔的风险，应使用水溶性对比剂。这些检查可能会发现受损食管出现明显的水肿、痉挛和溃疡，某些情况下可能会出现食管破裂（图 125-29）[81]。

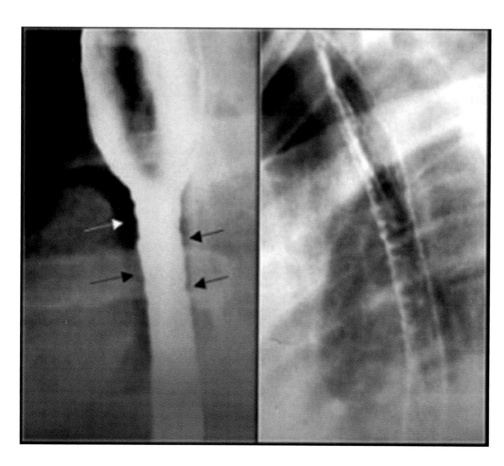

◀ 图 125-28　1 例嗜酸性食管炎患者弥漫性远端狭窄和波纹状边缘（箭）是嗜酸性食管炎的特征

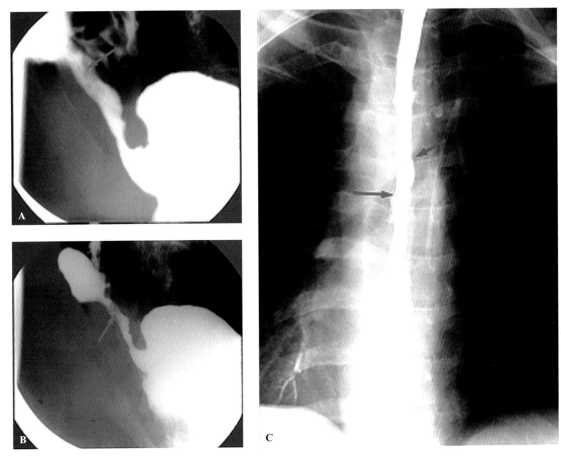

▲ 图 125-29  **A 和 B.** 因摄入碱液而引起的食管远端黏膜溃疡（箭）；**C.** 食管不规则狭窄伴溃疡（箭）

#### 8. 瘘管

食管气管瘘最常见的原因是晚期食管癌直接侵犯气管支气管（图 125-30）。据报道，在所有食管癌患者中，有 5%～10% 的患者存在这种瘘管，通常在接受放射治疗后发生[82]。

食管气管瘘的其他原因包括食管支架置入、外伤、异物和手术。

受影响的患者通常在吞咽时出现剧烈的咳嗽和窒息。当临床怀疑食管气管瘘时，应使用钡剂代替水溶性对比剂，因为如果存在瘘，高渗性对比剂可能导致严重的肺水肿[82]。

#### 9. 食管穿孔

如果不接受治疗，胸段食管穿孔可能导致暴发性纵隔炎，死亡率接近 100%[82]。食管穿孔最常见的原因是内镜检查，占比高达 75%[82]，其他原因包括异物、食物嵌顿、锐性及钝性创伤、食管扩张、和食管腔内压力骤增导致的自发性食管穿孔（Boerhaave 综合征）。CT 检查中纵隔积气的出现高度提示食管穿孔；然而，CT 对穿孔的定位是不可靠的。

食管造影通常应用于可疑食管穿孔患者。某些患者可能表现为对比剂自由漏入纵隔内（图 125-31）。

### 二、肿瘤

#### （一）良性肿瘤

食管良性肿瘤和囊胞较为少见，尤其对比于其他食管病变，如癌和反流性食管炎[83]。

#### 1. 平滑肌瘤

平滑肌瘤是一种少见的良性食管新生物，其临床病程是慢性无痛的。症状类似于食管癌。食管内镜检查和 EUS 是主要诊断方法。若平滑肌

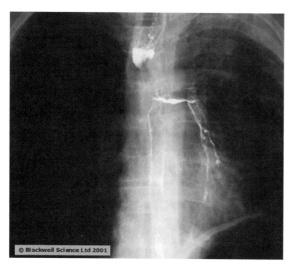

▲ 图 125-30　水溶性吞咽检查显示位于主动脉弓水平处的狭窄导致的食管梗阻，部分对比剂经瘘管进入左侧支气管树。这一机制需要气管吸入对比剂后进行分辨。患者还患有左侧膈神经麻痹

经 John Wiley & Sons许可转载，引自John Wiley & Sons, Inc. from Vallance R. *An Atlas of Diagnostic Radiology in Gastroenterology*. Oxford: Blackwell Science; 1998, permission conveyed through Copyright Clearance Center, Inc.

瘤较大或出现症状则应手术治疗，小的无症状的病变可以定期随访并重复进行内镜检查[83-86]。

平滑肌瘤很少出现在颈段，超过 80% 出现在食管胸段主动脉弓水平以下。约 40% 位于食管中 1/3，48% 位于食管下 1/3[83-84]。

Schatzki 和 Hawes[87] 详细描述了食管平滑肌瘤在钡剂 X 线检查中的特征，并由其他放射科医师进一步补充完善。

壁内平滑肌瘤在其剖面可产生一个平滑的半月形缺损，其具有完整的黏膜和清晰的边界。肿瘤近端和远端与正常食管壁交界处的锐角虽然不能确诊，但具有一定的特异性。通常约有半数肿瘤突入管腔。从正面看肿瘤表面的黏膜皱褶会消失，但可能出现在对面的食管壁上，这种现象称作涂片效应。钡柱可能在肿瘤水平出现分裂或分叉。

常规病变很少出现钡剂通过延迟或近端扩张（图 125-32）。更大的肿瘤，尤其是位于食管下

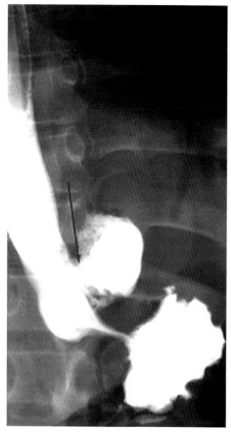
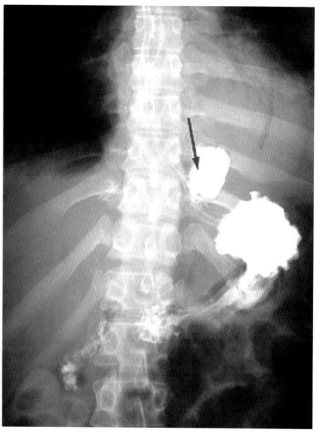

▲ 图 125-31　食管造影图像显示了 1 例自发性食管穿孔患者从食管远端渗出的对比剂（箭表示外渗点）

段或贲门的肿瘤，可能导致食管腔明显扁平，在某一平面表现为狭窄，而在相反的平面表现为增宽。食管胃平滑肌瘤可见明显的不规则、畸形和成角（图125-33）[86]。

**2. 息肉**

息肉是异常突出于食管黏膜的组织肿物（上皮细胞分泌和吸收的保护层）（图125-34）。食管息肉是一种罕见病，影响总体人群的0.5%。食管是连接口和胃的肌性管道（图125-34）。多数息肉为良性，但某些可发生恶变。

**（二）恶性肿瘤**

在美国，食管癌约占所有癌症的1%，占所有胃肠道肿瘤的7%[88]。肿瘤早期扩散的发生主要由于食管没有浆膜层包裹，因此没有解剖屏障阻止癌症快速传播至纵隔。食管癌患者通常表现为吞咽困难，但这种表现出现较晚，发生于肿瘤侵犯食管壁、食管周围淋巴结或其他纵隔结构之后。

双对比食管造影对食管癌的检测灵敏度大于95%[89]，可与内镜下获得的毛刷和活检标本的95%～100%灵敏度相媲美[90]。早期食管癌通常＜3.5cm的小突起病变。

这些肿瘤在双对比检查中表现为斑块样病变（常伴有扁平的中央型溃疡）（图125-35），轮廓光滑或略呈分叶状的无蒂息肉，或食管壁局灶性不规则[91]。

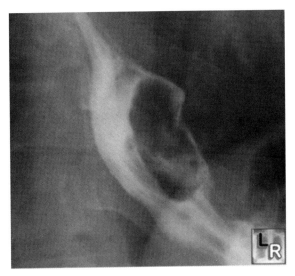

▲ 图 125-32 食管平滑肌瘤

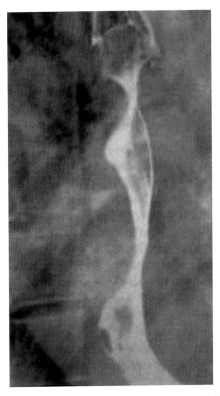

▲ 图 125-33 胸部钡剂造影显示一长段环状软组织肿物包绕食管

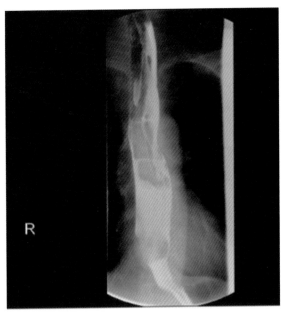

▲ 图 125-34 食管息肉的影像学表现

钡剂检查显示食管扩大，伴有大的腔内充盈缺损，腔内不规则钡剂充盈

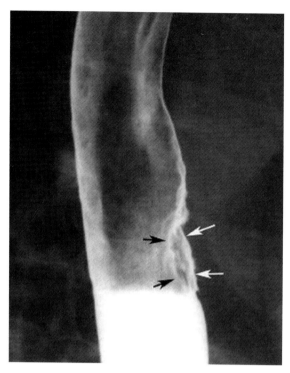

▲ 图 125-35　直立 LPO 位下的双对比食管造影点成像显示早期食管癌以斑块样病变（黑箭）为特征，伴食管中段左外侧壁中央型扁平状溃疡（白箭）

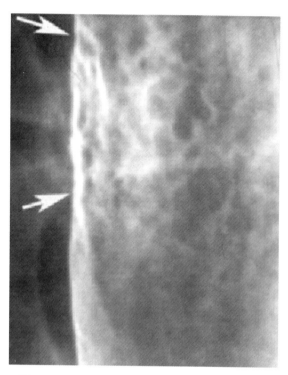

▲ 图 125-36　直立 LPO 位下的双对比食管造影点成像显示食管中段癌表现为向表面扩散的局灶性黏膜结节（箭），不伴有分散性肿物。注意结节彼此融合，形成一个病变融合区

### 1. 腺癌

早期腺癌也可表现为局部区域的胃壁变平或原有消化道狭窄内的不规则改变[91]。表面扩散癌是早期食管癌的另一种形式，其特征是边界模糊的结节或斑块，彼此合并，形成一个病变融合区（图 125-36）[91, 92]。

进展期食管癌在钡剂检查中通常表现为浸润性、息肉样、溃疡性病变，偶见曲张样病变[90]。浸润性癌表现为不规则管腔狭窄，伴黏膜结节或溃疡，以及突然出现的搁板样边界（图 125-37）。息肉样癌表现为分叶状管腔内肿物或息肉样溃疡性肿物（图 125-38）。原发性溃疡型癌呈巨大新月样溃疡，周围环绕有射线可透的肿瘤[93]。最后，曲张样癌是那些肿瘤扩散至黏膜下层产生的增厚的、曲张的、纵向的病变（图 125-39），形似食管静脉曲张[94]。然而，曲张样肿瘤的形态是固定的，而食管静脉曲张在荧光透视下的大小和形状是变化的。此外，食管静脉曲张很少引起吞咽困难，因为他们质软且可以压缩。因此，通

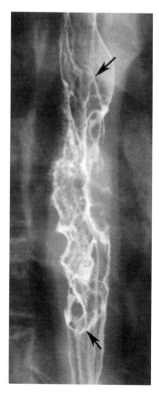

▲ 图 125-37　直立 LPO 位下的双对比食管造影点成像显示食管中段晚期浸润性癌表现为不规则狭窄区域，伴黏膜结节、溃疡和搁板样边界（箭）

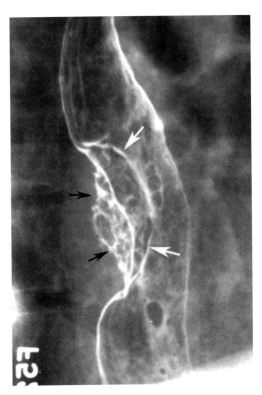

▲ 图 125-38 直立 LPO 位下的双对比食管造影点成像显示晚期食管癌表现为右侧食管远端后侧壁息肉样肿物（白箭）伴大面积溃疡（黑箭）（邻近肿物的小圆形缺损为气泡）

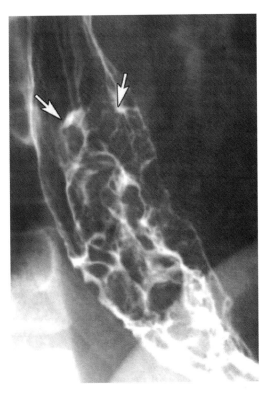

▲ 图 125-39 直立 LPO 位下的双对比食管造影点成像显示静脉曲张样癌表现为食管远端黏膜下分叶状病变，可能会被误认为是静脉曲张。然而，该病变在透视下呈现固定的外观，并与正常食管近端（箭）有明显的界限

常可以根据临床和放射影像学的发现来区分这些疾病。

#### 2. 鳞状细胞癌

食管鳞状细胞癌和腺癌通过钡剂检查进行鉴别是不可靠的。然而，鳞状细胞癌倾向于累及食管上端或中段（图 125-40），而腺癌主要位于食管的远端。腺癌还具有其他不同于鳞状细胞癌的显著特征，可以侵犯贲门或胃底，并且占累及胃食管连接部的恶性肿瘤的 50%[95, 96]。

### 三、其他评估食管的成像技术

#### （一）计算机体层摄影

虽然 CT 在评估食管恶性肿瘤中有明确的作用，但其在非恶性疾病中的应用仍处于发展阶段。荧光透视食管造影和内镜是食管良性病变最常用的检查，可提供高质量黏膜图像。

CT 可用于评估食管疾病胸部并发症[97]。对

于非特异性胸痛的食管癌患者，它是一种实用的一线成像工具。此外，食管良性疾病可偶然发现于胸部 CT 中。CT 的缺点包括无法显示黏膜细节，食管未获得充分扩张，以及某些表现的非特异性，如食管壁增厚[97]。

在正常食管的 CT 图像中，食管周围脂肪表现为一交界面，介于食管和邻近血管、贲门以及结缔组织之间。颈段食管靠近中线，位于气管后方且偶尔形成压迹。食管内通常不含气体。食管走行进入胸腔后，位于气管后方偏左，且食管气管脂肪垫通常较薄。继续向下，食管位置靠近左主支气管后壁、胸部降主动脉和胸椎。肿瘤、肿大的淋巴结和动脉瘤都可以转移并侵犯食管。

约 65% 的正常人可见少量食管内气体。据 Megibow[98] 报道，气液平面、液体充盈的管腔，或管腔直径＞ 10mm 的出现通常表明食管梗阻或严重的食管蠕动障碍。虽然食管塌陷状态下的横

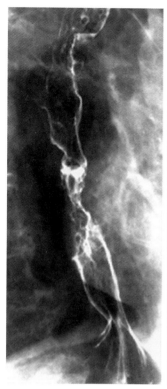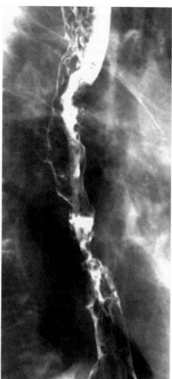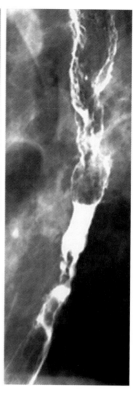

◀ 图 125-40　食管造影显示鳞状细胞癌伴 Schatzi 环及其近端的充盈缺损

截面直径没有标准值，但扩张食管的管壁厚度不应超过 3m。

1. 食管良性疾病

（1）重复囊肿：食管是胃肠道重复囊肿第二大好发部位 [99]。多数患者没有相关症状，通常表现为胸部 X 线片意外发现的纵隔肿物。CT 中常显示为均一的、界限清晰的、薄壁的不连通囊肿，位置毗邻食管（图 125-41 和图 125-42）。出血、感染等并发症可导致高密度内容物和管壁增厚。鉴别诊断包括支气管囊肿、淋巴管瘤，以及神经管原肠囊肿。

（2）异物：异物是急诊科经常遭遇的问题，尤其发生于儿童、老年人，以及学习障碍患者。食团和硬币分别是成年人和儿童人群中最常见的异物 [100, 101]，其他常见异物包括鱼和鸡骨及假牙。初步影像学检查包括颈部、胸部、腹部 X 线片，用于识别不透射线异物及其潜在并发症。然而，CT 可以提供更确切的定位。CT 表现取决于异物类型（图 125-43）。嵌顿位置包括食管颈段、胃食管连接部及陈旧性狭窄位置。CT 尤其适用于 X

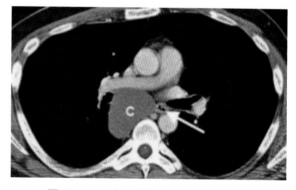

▲ 图 125-41　食管重复囊肿（C），箭示食管

线摄片可能无法检测的可透射线异物，以及下咽部和食管颈段潜在内镜视野盲点的评估。CT 还适用于评估潜在并发症，如食管穿孔和纵隔炎。

（3）食管损伤和穿孔：CT 被认为是食管急症的首选影像学检查 [99, 100]。CT 显示的食管壁增厚及缺损，以及食管旁液体和气体是提示食管穿孔的征象。由于食管包裹于纵隔内，食管液体的渗漏可能局限于穿孔位点附近。

食管造影是显示食管损伤的首选技术。虽然食管造影更适用于检测渗漏位置，但 CT 可以检

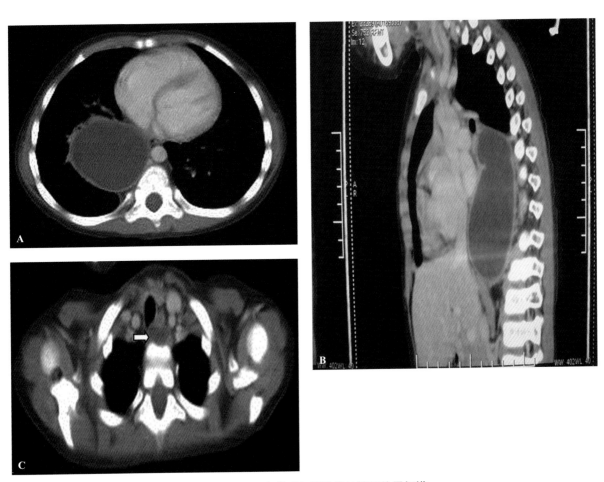

▲ 图 125-42  食管重复囊肿的计算机体层扫描

大囊肿的横切面（A）和矢状面（B）；小囊肿横切面（C）（白箭）

引自 Zhefeng Zhang, Feng Jin, Hao Wu, et al. Double esophageal duplication cysts, with ectopic gastric mucosa: a case report. *J Cardiothorac Surg* 2013;8:221.

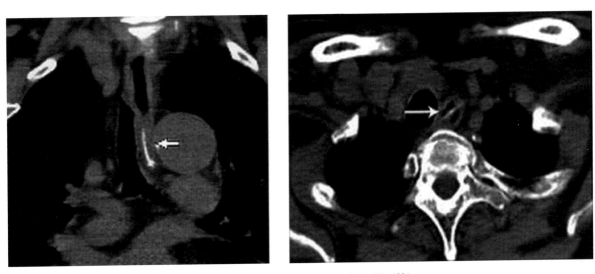

▲ 图 125-43  胸部 CT 下显示的鱼骨（箭）

引自 Venkatesh SH, Venkatanarasimha Karaddi NK. CT findings of accidental fish bone ingestion and its complications. *Diagn Interv Radiol*. 2016;22(2):156–160.

测到少量纵隔气体，在恰当的临床环境下，可提示食管穿孔的存在[100-103]。CT 对于食管造影呈阴性或难以进行的患者尤其有用。CT 还可用于检查穿透性损伤患者，评估其他纵隔结构和肺，并排除不典型症状患者的非食管原因[104]。

CT 表现因损伤的严重程度而异，部分撕裂在 CT 上常表现为隐匿性[96]。

有时，黏膜损伤部位会出现细微表现，如食管壁增厚、腔外空气或出血。壁内血肿和夹层等少见的损伤形式，通常在数天或数周内消退。

血肿内可见同心性或偏心性食管壁增厚，伴壁内容物密度增加[105]。壁内夹层表现为伴有黏膜下空气或对比剂的黏膜瓣。全层穿孔的表现包括对比剂泄漏、食管壁缺损、食管周围积液（图 125-44）和纵隔积气（图 125-45）[106, 107]。纵隔受累可表现为脂肪滞留和炎性软组织、积液和脓肿（图 125-46）。胸膜肺受累以胸腔积液、脓胸、气胸、肺实变、脓肿或胸膜肺瘘为特征。

（4）瘘：瘘可以是先天性的，也可以是后天形成的[108]。CT 的出现使诊断性成像发生了革命性的变化，许多作者主张在食管闭锁 / 食管气管瘘（TEF）患者的术前评估中使用 CT 扫描，因为它是一种快速、无创的检查，可以精确地描述食管气管瘘的解剖结构，并准确地评估临近结构[109-116]。它还可以利用三维图像描述两个食管囊袋与 TEF

的空间关系[109-116]。这些解剖因素在许多情况下可能影响这些患者的死亡率和远期发病率，并指导术前和术后策略。

CT 表现取决于瘘管连通类型。瘘管本身可以被看作是一个含有空气或对比剂的管道。间接征象通常更为常见，例如食管胸膜瘘胸膜腔内的对比剂、气体和水。CT 也可用于评估瘘管的胸部并发症（图 125-47 和图 125-48）。

（5）食管憩室：如前文所述，憩室可根据其位置（咽食管交界处、食管中远端）、受力（推力和牵引力）或构成外囊壁的层数（真、假、壁内）来分类（图 125-49）。真性憩室包含食管壁的所有层，假性憩室包含黏膜和黏膜下层（图 125-50 和图 125-51）。

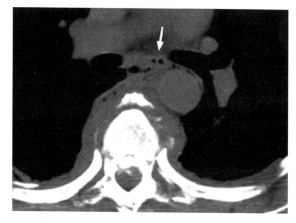

▲ 图 125-45　CT 显示食管周围渗出及气体（箭）

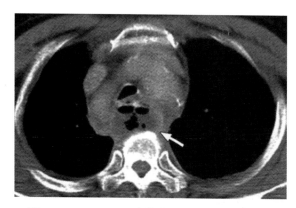

▲ 图 125-44　CT 显示食管胸段周围积液及气体（箭）
引自 Wu CH, Chen CM, Chen CC, et al. Esophagography after pneumomediastinum without CT findings of esophageal perforation: is it necessary? *Am J Roentgenol* 2013;201:977-984.

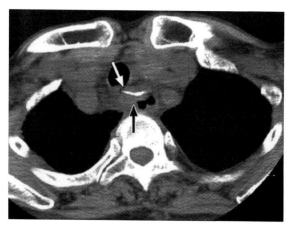

▲ 图 125-46　CT 显示鱼骨（白箭）导致的食管损伤，伴食管周围渗出及积气（黑箭）

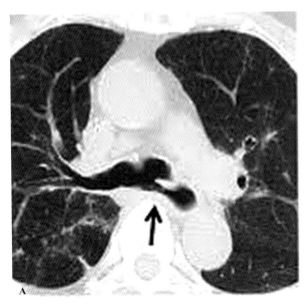
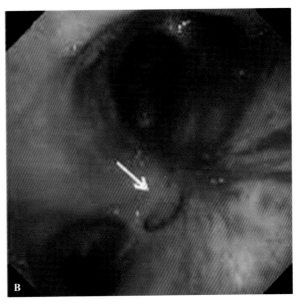

▲ 图 125-47 A. CT 显示气管食管瘘（箭）；B. 气管食管瘘的内镜图像（箭）

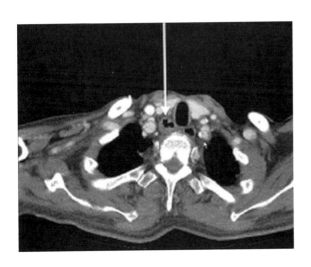

◀ 图 125-48 胸部横断面 CT 扫描下的下颈部区域食管，箭指向食管气管连通部位

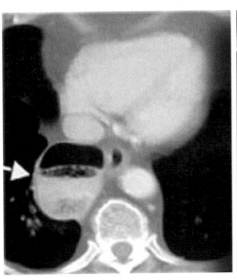
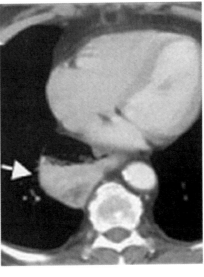

◀ 图 125-49 膈 上 憩 室 CT 表现

CT 显示一个大憩室（箭），向右侧横膈膜上方延伸

引自 Rajesh U, Naware SS. Large Epiphrenic Diverticulum of Esophagus. *Med J Armed Forces India* 2008; 64(3): 291-292.

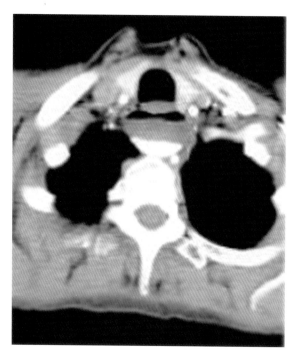

▲ 图 125-50　Zenker 憩室的 CT 表现

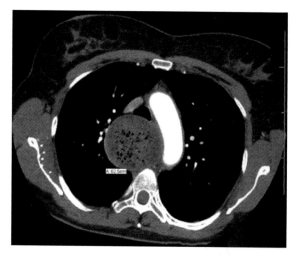

▲ 图 125-51　轴位 CT 图像显示贲门失弛缓症患者食管明显扩张

　　(6) 贲门失弛缓症：贲门失弛缓症越来越多地被偶然发现于 CT 扫描中（图 125-52）。非复杂性失弛缓症患者表现为充满液体/食物碎片的扩张薄壁食管。总体而言，CT 在直接评估贲门失弛缓症患者方面作用不大，但在评估常见并发症方面很有用处。应对食管壁进行详细评估，以识别任何可能提示恶性肿瘤的增厚病灶区域。应检查肺部是否有吸入性证据。

　　(7) 食管裂孔疝：对于患者可疑有扭转性食管周围疝的紧急情况，CT 扫描也许能够发挥用处 [117]。在大多数病例中，疝部位和胸腔内任何疝出的器官都能清楚地显示出来。矢状位、冠状位和三维重建图像的多层螺旋 CT 增强了其对裂孔疝的诊断敏感性 [118]。如果发生肠梗阻和绞窄性肠梗阻，可观察到胸腔和腹腔内的肠段扩张伴气 - 液平面。经口服 CT 对比增强扫描，可清楚地观察到胃底或 GEJ 通过裂孔向头端移位。

　　**2. 良性肿瘤**

　　良性肿瘤占所有食管肿瘤的 1/5，包括鳞状乳头状瘤、胃肠道间质瘤（GIST），纤维血管息肉，以及其他间质肿瘤，如纤维瘤、神经纤维瘤

和血管瘤 [119]。GIST 是最常见的良性食管黏膜下肿瘤 [120, 121]。这些肿瘤通常无症状，但可伴有吞咽困难。在 CT 上，GIST 通常为意外发现，或因纵隔肿物进行检查时被查出。CT 可显示毗邻食管的境界清晰、质地均一的软组织肿块（图 125-53）。仅凭 CT 表现很难区分 GIST 与其他食管良恶性肿瘤 [122]。

　　平滑肌瘤：尽管相对罕见，食管平滑肌瘤仍是最常见的食管良性肿瘤。在 7459 例尸检中，Moersch 和 Harrington [123] 仅发现了 44 例食管良性肿瘤。

　　然而，在这之中有 32 例（73%）是平滑肌瘤。在通过手术或尸检获取的 103 例食管良性肿瘤中，Totten 等 [83] 发现了 46 例（45%）平滑肌瘤。根据 CT 图像所示，食管平滑肌瘤是边缘光滑、圆形或卵圆形的肿物，肌层变薄，位于食管壁内或管壁偏心位（图 125-54）。周围纵隔脂肪通常未被破坏 [122, 124]。据 Carillas 等报道 [125]，增强扫描显示食管肿瘤密度均匀或分散性降低，即使服用对比剂也会出现同样的特征性表现。这些发现与子宫肌瘤形成对比，后者由于钙化、透明和囊性变、感染及坏死而表现出可识别的强化和均一性 [125]。这种强化程度的差异可能由于食管肿瘤具有相对较小的血管供应。

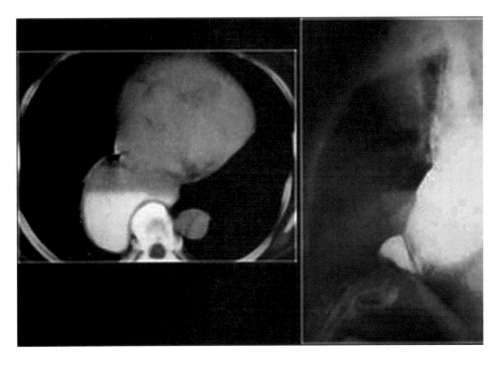

◀图 125-52 左侧
是另一个失弛缓症
患者

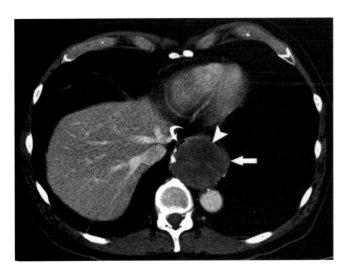

◀图 125-53 食管胃肠道间质瘤的 CT 表现

增强 CT 轴位图像显示食管下段低密度的边界清楚且
轻度强化的腔内肿块（箭）。注意肿块内细微的低密
度坏死区（箭头），可见食管腔受压，内有少量口服
对比剂（弯箭）

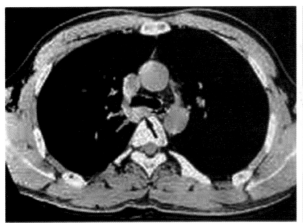
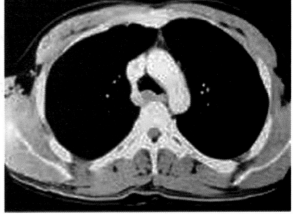

▲ 图 125-54 1 例 47 岁男性患者的食管平滑肌瘤，不伴明显症状

### 3. 恶性肿瘤

病理分析证实为恶性肿瘤后，建议选择 CT 作为初步影像学检查，以排除不可切除或远距转移性疾病[126]。食管扩张时，正常食管壁通常 < 3mm[127]，任何厚度 > 5mm 的管壁都被认为是不正常的[128]。食管壁不均匀增厚是食管癌的主要但非特异性 CT 表现（图 125-55 和图 125-56）。CT 在确定食管壁肿瘤浸润的确切深度方面具有局限性。在大多数对照研究中，CT 评估 T 分期的准确性低于内镜超声（EUS）[129, 130]。CT 无法有效

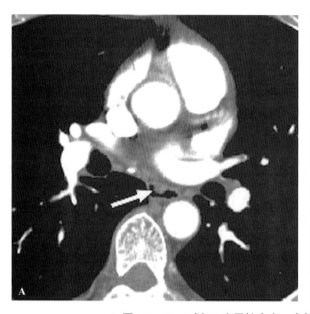
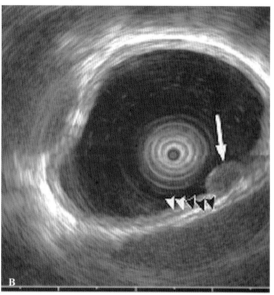

▲ 图 125-55　1 例 52 岁男性患者，食管中段鳞状细胞癌 $T_1 N_0 M_0$（Ⅰ期）

A. 左侧上肺静脉造影增强扫描显示一个小的结节状突起（箭）；B. 超声内镜图像清楚地显示了息肉样病变（箭），并累及至第二层（低回声）黏膜深部。注意正常的食管壁高回声和低回声交替的结构（箭头）。第一层是高回声，代表气泡与表面黏膜之间的交界面，第二层（低回声）代表固有层和黏膜肌层，第三层（高回声）代表黏膜下层，第四层（低回声）代表固有肌层，第五层（高回声）代表浆膜和周围组织之间的交界面

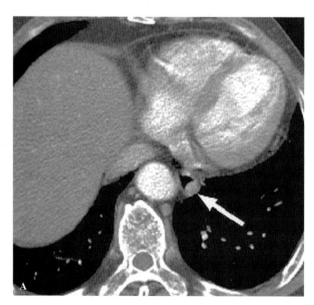
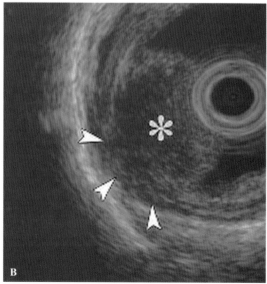

▲ 图 125-56　1 例 61 岁男性患者食管下段鳞状细胞癌 $T_2 N_0 M_0$（Ⅱ_A 期）

A. 左心室 CT 增强扫描显示食管偏心位结节状病变（箭）；B. 超声内镜图像显示了一个壁结节（＊）侵入食管壁第四层（低回声）（固有肌层）（箭头）

区分 $T_1$、$T_2$ 和 $T_3$ 期疾病（图 125-57 和图 125-58），但 T 分期的不同对于是否使用新辅助放化疗的评估非常重要[131]。食管癌和邻近结构之间脂肪垫的完好提示排除 $T_4$ 期疾病，这是 CT 在确定 T 分期中发挥的最重要的角色（图 125-59）[132]。

CT 评估局部侵犯的标准，包括①肿瘤和邻近结构间脂肪垫的缺失；②其他纵隔结构出现移位或压迹。主动脉与肿瘤夹角大于等于 90°[133]，或食管、主动脉和脊柱构成的邻近原发肿瘤的三角形脂肪区域的消失，提示主动脉侵犯（图 125-60）[134]。气管支气管瘘或肿瘤扩张进入气道腔是提示气管支气管侵犯的确切征象。气管支气管移位，或气

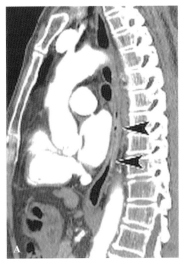
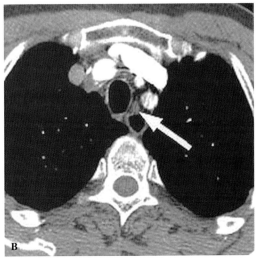
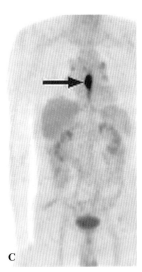

▲ 图 125-57　1 例 64 岁男性患者食管中段鳞状细胞癌 $T_3 N_1 M_0$（Ⅲ期）。轴位 CT 未见明显的食管异常
A. 矢状位重建的 CT 图像清楚地显示了左心房水平的食管壁增厚程度（箭头）；B. 左侧无名静脉水平的轴位 CT 扫描显示左上气管旁淋巴结直径 5mm（箭），随后证实为转移性淋巴结；C. 冠状位 PET 扫描显示原发肿瘤内 FDG 摄取增强（箭）。左侧气管旁区（cf B）未见淋巴结（假阴性表现）

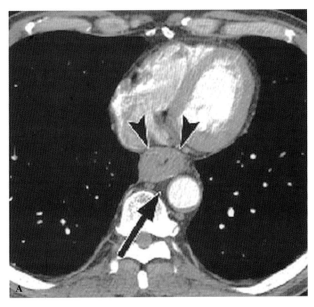
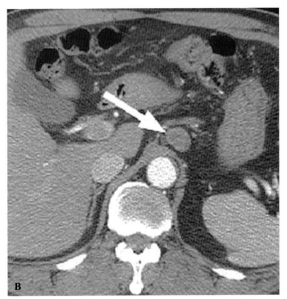

▲ 图 125-58　1 例 66 岁男性患者食管中下段鳞状细胞癌 $T_3 N_1 M_0$（Ⅲ期）
A. 左心室水平轴位 CT 显示弥漫性食管壁增厚。脂肪垫（箭头）介于肿物和心脏之间，与原发肿瘤相邻的食管、主动脉和脊柱形成了三角形脂肪区域（箭），其结果与 $T_3$ 期疾病一致；B. 轴位 CT 显示淋巴结肿大（箭）

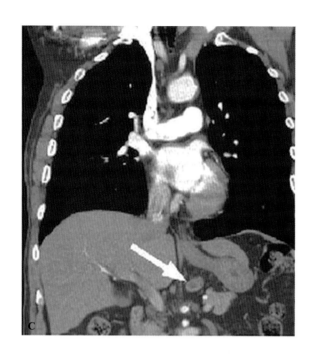

◀ 图 125-58（续） **1 例 66 岁男性患者食管中下段鳞状细胞癌 $T_3N_1M_0$（Ⅲ期）**
C. 冠状位 CT 扫描显示淋巴结（箭）定位于胃左区（提示 $N_1$ 病变），而不是腹腔区（$M_{1a}$ 病变）。注意淋巴结在腹腔动脉起点的头侧，可在腹腔干分支附近，而不是腹腔动脉附近发现

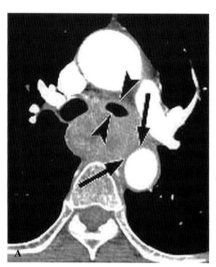
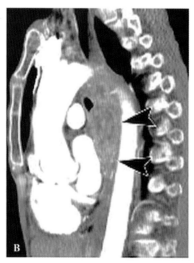
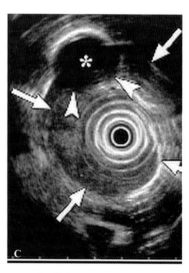

▲ 图 125-59 **1 例 61 岁男性患者食管中段鳞状细胞癌 $T_4N_1M_0$（Ⅲ期）**
A. 主支气管平面的 CT 增强扫描显示有明显的食管壁增厚，肿瘤累及食管周围脂肪。注意左主支气管（箭头）的弥漫性管壁增厚和狭窄。食管和胸主动脉之间的正常脂肪平面缺失（箭）提示主动脉侵犯。B. 矢状面 CT 图像显示食管肿物和胸主动脉之间的交界面变宽（箭头）。C. 超声内镜图像显示了食管肿物（箭）和胸主动脉（＊）间的交界面（箭头）缺失，这一表现也提示了主动脉侵犯

管支气管后壁受肿瘤压迫出现压迹，同样被证实可以准确预测气管支气管侵犯（图 125-60）[133, 135]。若观察到心包增厚、心包积液或心脏出现压迹伴心包脂肪垫缺失时，应怀疑心包侵犯。

随着多层螺旋 CT 的出现，以及三维成像技术的显著进展，CT 对食管癌 T 分期评估的价值已经有所提高。

食管癌的微观传播范围常常远超过其宏观界限。在 CT 中，通过多平面重组图像估计肿瘤长度比仅靠轴向扫描获得的图像更加准确（图 125-57）。多平面重组图像同样可用于评估胃食管连接部的食管癌，而仅使用轴向扫描是难以完成的（图 125-60）。

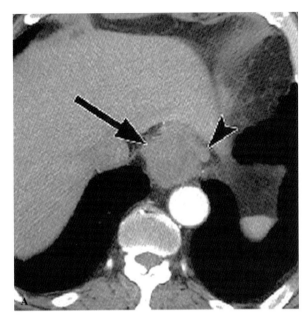

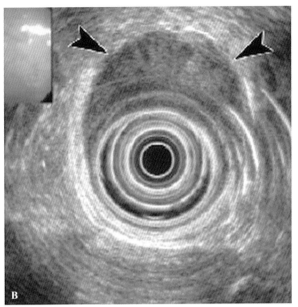

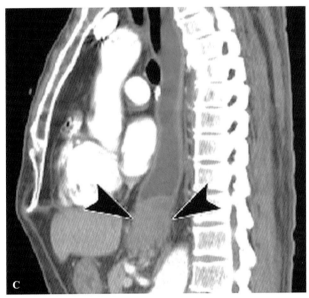

▲ 图 125-60　1 例 61 岁男性患者胸部食管下段鳞状细胞癌 $T_3 N_0 M_0$（ⅡA 期），伴胃食管连接部受累

A. 在裂孔以上的轴向 CT 扫描显示了一个累及食管下段的肿物，伴食管周围脂肪浸润（箭）。食管周围淋巴结（箭头）也被标示出，这一发现后来被证实是良性的。B. 超声内镜图像显示，肿物已浸润食管壁全层，并侵及外膜（箭头）;C. 矢状面 CT 扫描清晰地显示了食管下段、胃食管连接部和部分心脏（箭头）受到肿瘤侵犯

### （二）PET 和 CT/PET

当前使用的术前分期诊断技术的准确度存在不足，如 CT。侵入性检查通常可得到更好的疾病分期评估[136]。在 20 世纪 90 年代中叶，人们开始评估正电子发射成像（PET）在食管癌和胃癌分期中的应用。在过去几年里，使用 PET/CT 扫描评估肿瘤患者已经迅速替代了传统 PET。尽管 PET/CT 应用于食管癌和胃癌的相关数据仍然有限，这两种方法的组合有望改善阅片准确度，并因此为癌症患者带来更好的临床管理[137, 138]。

然而，CT 检测早期（$T_1$ 和 $T_2$）肿瘤具有局限性，且难以从良性原因导致的食管壁增厚中鉴别恶性病变。在许多患病后持续出现体重显著下降的食管癌患者中，CT 的准确度还因纵隔脂肪量的减少而受到限制。另外，若肿瘤极为贴近搏动的主动脉或心脏，可导致局部体积平均化，这会影响对肿瘤局部范围的准确评估[139]。FDG-PET 可早期检测 CT 尚无法发现的食管癌，但 PET 确定肿瘤经食管壁扩散或临近组织侵犯的能力有所不足。这一局限性主要由于 PET 与解剖成像方法相比具有更差的分辨率，且对正常解

剖结构轮廓的成像能力不足。原发部位 FDG 摄取不均一的图像，特别是当其边缘不规则时，提示肿瘤向周围软组织局部扩张。一些研究者已经指出 FDG-PET 检测原发性食管癌具有比 CT 更高的敏感度（83%～100% vs. 67%～92%）（图125–61）[140-148]。唯一的例外是一项使用部分环形 PET 扫描仪的研究，该扫描仪没有对图像进行衰减校正，结果发现 PET 的灵敏度低于 CT（84% vs. 97%）[149]。在大多数研究中，小 $T_1$ 病变患者的 PET 结果呈假阴性。正常食管对 FDG 的生理性摄取也可能是检测小的或高分化肿瘤的限制之一。

PET/CT 提供了不断增长的肿瘤分期信息，改变了 1/3 患者的临床管理，并对食管癌的分期有很强的预后分层。应将 PET/CT 纳入食管癌患者分期的常规临床实践。经 PET/CT 诊断的局部晚期患者具有相对较高的存活率，这表明这些患者可能受益于更积极和更恰当的多模式治疗。

虽然 PET 扫描被批准用于食管癌的分期和再分期，但它可能不是评估放化疗后患者的最佳选择。该结论来自于胃肠道肿瘤研讨会中的一项研究[150]。PET 被广泛用于评估食管癌患者对化疗和放化疗的反应。几项研究表明，该成像技术可用来检测转移性疾病的新发部位。然而，很少有研究关注辐射对治疗后扫描产生的影响，以及 PET 成像是否过分强调了大量的非恶性异常，而对这些异常的评估可能会导致治疗延迟或不必要

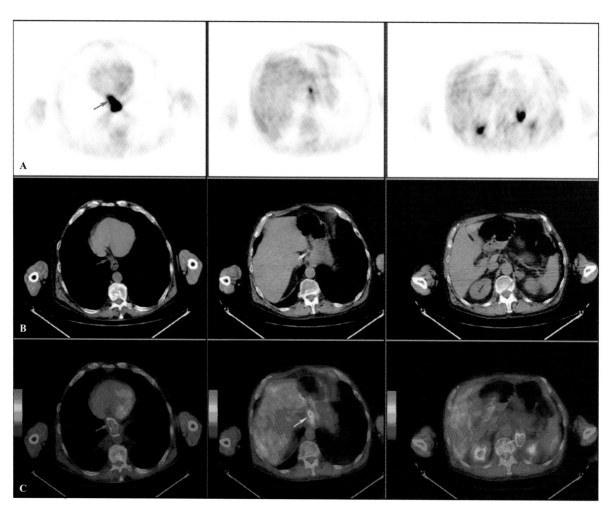

▲ 图 125–61　接受初步分期的食管下段癌患者的 PET（A）、配准 CT（B），以及融合后 PET/CT（C）图像
PET/CT 显示了食管周围（红箭）和胃左结节（黄箭）的 $^{18}$F-FDG 活性增强，该表现在先前的专用 CT 分期中并不会被考虑为病理性增大。左侧肾上腺病变在 CT 上无法确定其病因，但其 $^{18}$F-FDG 摄取强化与远处转移（橙箭）相符。患者避免了接受计划性根治性手术，并接受了姑息治疗。左侧肾上腺病变在多次摄影中进展性增大，证实该部位出现了远处转移

的并发症。

（三）食管内镜超声成像

EUS 是一种内镜检查技术，可提供黏膜、黏膜下及周围结构的高精确度成像[151]。它常被用于胃肠道恶性肿瘤，如食管癌、胃癌、胰腺癌和直肠癌的术前分期，由有经验的医师进行操作时，其准确率可分别达到 90%、88% 和 90%[152-156]。在预测新辅助治疗后的治疗反应方面，EUS 具有重要的作用。

对于食管癌的局部分期，EUS 和 EUS-FNA 是最准确的方法，应该用于那些适合手术治疗，且其他影像学技术（CT、PET）未发现转移的患者的局部分期。在繁忙的胸外科工作中，必须将 EUS 作为分期辅助手段。

目前使用的超声内镜在不同的超声频率（5MHz、7.5MHz、12MHz 和 20MHz）下工作，可以将食管壁可视化为一个五层结构，第一层高回声：浅表黏膜；第二层低回声：深黏膜；第三层高回声：黏膜下层；第四层低回声：固有肌层；第五层高回声：外膜[157]。根据这些特征，EUS 可以评估肿瘤浸润到管壁层的程度，进而确定肿瘤的分期（T 分期）[157]。

然而，专用超声内镜无法显示黏膜肌层（图 125–62）[158, 159]。高频小探头（20MHz）可以提供更详细的成像，显示出食管壁的 9 层（第一层和第二层：浅表黏膜，分别为高回声和低回声；第三层：固有层，高回声；第四层：黏膜肌层，低回声；第五层：黏膜下层，高回声；第六层、第七层和第八层：分别为低回声、高回声和低回声，固有肌层的内环行肌层和外纵行肌层，以及肌间结缔组织；第九层：外膜，高回声）[158, 159]。评估浅表病变和考虑非手术治疗选择时，黏膜肌层的可视化是很重要的。然而，如果黏膜肌层被肿瘤累及，则多达 10% 的患者可能存在淋巴结转移，因此若以治愈为目的，不应选择 EMR 治疗（图 125–63）[160, 161]。

EUS 和 EUS-FNA 主要被诟病于对执行检查的操作人员的依赖。已有多项研究探讨了食管癌 EUS 分期在观察者间和观察者内的一致性程度[162-164]。

综上所述，在缺乏经验的内镜医师中，肿瘤分期、经验程度以及技术因素（球囊过度膨胀、斜位扫描、更高扫描频率的不当使用）被认为是导致错误的主要原因[160, 163, 165]。

（四）磁共振成像

食管 MRI 成像会受到呼吸及心脏运动的影

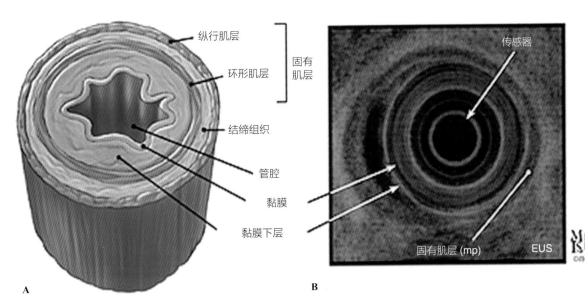

▲ 图 125–62　A. 食管壁的正常解剖；B. 内镜超声（EUS）图像

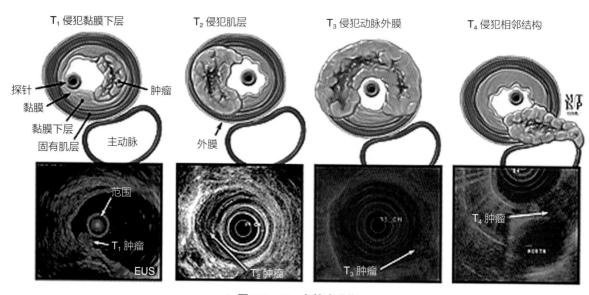

▲ 图 125-63　食管癌分期

从 $T_1$ 期进展至 $T_4$ 期及相应的内镜超声图像

响。由于胸腔的表面线圈产生的呼吸伪影难以评估，食管通常成像于体线圈内。可以通过呼吸补偿和单次屏气脉冲序列来最小化呼吸伪影的影响。另外，Semelka 等在 Semelka 教材 *Abdominal and Pelvic MRI* 中指出[166]，心脏门控和梯度瞬间消除有助于减少大血管和心脏搏动的伪影。空间选择性预饱和脉冲自旋回波序列可减少血流伪影。

在 $T_1$ 加权成像上，食管表现为低信号强度结构，与高信号强度的脂肪形成对比。在 $T_2$ 加权像上，食管肌壁信号强度低，而腔内内容物信号强度高。根据 Semelka 等的研究[166]，食管肌壁在静脉注射钆二乙基三胺五乙酸（Gd-DTPA）后会出现一定程度的增强。

MRI 虽然不是食管成像的主要手段，但可以作为 CT 的替代技术，是一种重要的辅助成像方法。

综上所述，钡剂食管造影在使用双对比技术检测病变时具有最佳的敏感性。这种技术要求患者能够直立，但对于身体虚弱的患者来说，这可能是不现实的。对于较大的梗阻性病变，可能无法使用空气对比技术，也无法在梗阻远端进行详细的黏膜检查。

CT 用于诊断的一个显著局限性涉及淋巴结的特征。在 CT 扫描中，尺寸标准被用来确定可能的转移受累；然而，淋巴结可能因为感染或炎症的原因而发生肿大。相反，亚厘米级的淋巴结可能会有转移性肿瘤。

超声检查高度依赖于操作者。使用标准 Olympus 超声内镜（直径 13mm）开展的 EUS 的局限性包括传感器无法通过恶性肿瘤形成的狭窄。这一限制导致了检查的不充分，据 Massari 等[165]报道，40% 的患者存在这种情况。然而，使用专用的直径 8mm 的食管探头进行 EUS 检查，可以在大多数患者中完成检查。

对于 PET，分辨率和成本仍然是主要的限制。肿瘤代谢的亚厘米病灶可能无法被检测到。

# 第 126 章
# 食管内镜
## Endoscopy of the Esophagus

Donna E. Maziak　Farid M. Shamji　著

肖　鑫　袁　勇　译

## 一、概述

较于消化道的其他部位，食管疾病的临床难题相对较少。相对而言，其结构较简单，食管长23～25cm，是起自咽续于胃的一条肌性空心管，在食管两端各有特定功能的括约肌，在近端有一个解剖括约肌，在远端有一个生理括约肌。对食管的检查，可以通过 X 线钡剂造影检查、胃镜检查、高分辨食管测压、24h 食管 pH 监测或 24h 食管 pH 阻抗监测。

食管的生理功能相对简单，它通过主动蠕动在 6～8s 内将食物推向胃部，而不仅仅靠重力的作用。当存在以下疾病时食物运输会受到阻碍，如贲门失弛缓症、无效食管运动（IEM）或糖尿病自主神经病变等神经肌肉机制异常，食管壁的病变包括结缔组织疾病、嗜酸细胞性食管炎（EoE）、慢性反流性食管炎和消化道狭窄、食管裂孔疝、良性和恶性肿瘤、腐蚀性物质食入、胸廓入口或中后纵隔肿物的压迫。

来自食管的症状感受是很明显的。胃灼热是一种强烈的、令人不适的胸骨后烧灼感，持续数秒至数分钟，往往是由于胃液反流的腐蚀作用。严重胸骨后疼痛可能由冠心病引起致，但也可能是由胃内容物反流、继发性食管痉挛或原发性食管运动功能亢进障碍引起的食管下段扩张引起的。吞咽困难是一种感受明显且不能忽视的症状。不论年轻人或老年人，这都是不祥的预兆，通常会提示癌症。此外，食管裂孔疝、EoE 和贲门失弛缓症可能是导致吞咽困难的良性病因。

## 二、食管疾病的临床表现

出现以下三种症状常提示食管疾病：病理性反流障碍导致严重频繁的胃灼热症状；非典型胸骨后疼痛且难于与典型心绞痛相鉴别；吞咽困难的症状。所以在进一步治疗前需要详细了解临床病史。我们无法对食管进行查体，即使近端和远端也无法用手查体，因为整个食管除了位于颈部后纵隔到气管的 2cm 和位于上腹部经膈的食管裂孔的 2cm 外，其余部分位于心脏后方的后纵隔。在正确治疗之前，需要根据临床病史和具体检查来明确诊断。要进行的检查必须支持临床诊断。经过详细的病史问诊和钡剂影像学检查，通常可以明确诊断。然后常需要食管内镜来检查食管内部。食管功能的评估需要高分辨食管测压、24h 食管 pH 监测、24h 食管 pH 阻抗监测，或使用 Bravo 无线 PH 胶囊检测系统进行食管 24～96h 反流监测。

## 三、内镜的简史及应用

内镜检查（EGD）被广泛用于食管、胃和小肠疾病的诊断和治疗。2009 年，在美国进行了约 700 万次内镜检查，耗资 123 亿美元[1]。在 21 世纪的前 10 年内，EGD 的使用率增加了 50%。在这样的背景下，EGD 的适应证和应用范围是否在不断扩大，带来的有创伤害是否增加还不得而知。

### （一）硬式食管内镜

我们现在所知的仪器和技术是 1881 年 Johann von Mikulicz（继他的导师 Billroth 之后最杰出的外科医生）和 J. Leiter（仪器制造商）所创造出来的[2]。其成果继承于 1865 年 A. Kussmaul 的研究，为了研究如何吞剑，他设计修改了其初始器械以使之进入胃[3]。1881 年 Johann von Mikulicz 认识到，足够的耐心、适当的技巧和最小的压力而不是过度用力，对于避免咽喉括约肌的损伤至关重要。Mikulicz 在内镜检查时所做的临床研究很好地说明了他的能力和临床洞察力。他观察到了食管的生理特性，以及病理特性如异物、癌症、由肺疾病、纵隔淋巴结转移，甚至降主动脉瘤引起的外压性食管梗阻等。

### （二）软式食管内镜

内镜 "endoscopy" 一词源自希腊语，意为内 "endo" 和窥 "skopien"。1957 年，Basil Hirschowitz 开发了光纤内镜并使用了首台原型机来观察自己的胃内部，这归功于伦敦帝国理工学院的 Hopkins 和 Kapany 致力于光纤的发展，和 Basil Hirschowitz、Marvin Pollard、C.Wilbur Peters 和 Larry Curtis（密歇根大学安阿伯分校）设计和完善玻璃纤维[4]。直到 1960 年 10 月，首台纤维内镜模型机被开发出来并被临床认可使用。直到 1968 年后，它才完善为尖端可控，并具有适当的通道用于抽吸和滴入空气或水，以利于胃的冲洗并保持镜片的清洁和活检。足够的长度、柔韧性和满意的可视范围使其广泛应用成为现实。内镜技术的进步提高了食管黏膜疾病的诊断准确性（图 126-1）。

### （三）经皮内镜胃造瘘术

早在 1803 年研究消化的 Jacob Helm 和 1822

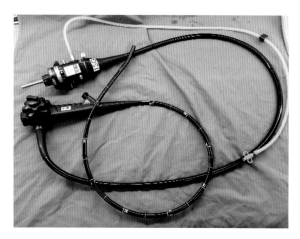

▲ 图 126-1　软式食管内镜

年研究胃液分泌的 William Beaumont 共同报道自发性或外源穿透性损伤后出现的 "胃 - 皮瘘"[5]。在 1849 年 Charles Sedillot 首次成功完成治疗性胃造瘘术，用于营养支持或解决胃输出襻梗阻[6]。它即刻成为一种广泛应用且有效的手术，但是在前期应用中其发病率和死亡率很高。1980 年，Jeffrey Ponsky 和 Michael Gauderer 在儿童患者中开发了经皮 "无切口" 胃造瘘术[7]。从那时起，它对于住院患者，需要进行头颈手术以治疗癌症的患者以及患有吞咽无力的严重神经疾病的患者中是安全有效的手术。

### （四）超声内镜

超声内镜（EUS）利用了超声换能器和探测器的原理，该原理基于对蝙蝠在夜间飞行而没有撞到障碍物的研究（L. Spallanzani 在 1794 年进行的研究指出其制导系统是听觉而不是视觉），和压电效应（Pierre 和 Jacques Curie 于 1880 年在石英晶体上的振荡电流实验，产生了声波）[8]。基于 George Ludwig 对胆囊结石的实验观察，John J. Wild 成功地完成了对肠道壁层的研究[9]。为了定量分析血流和组织特性，R Uchida 和 Hiroki Watanabe 对多普勒超声设计了内部探针[10, 11]。当前的 EUS 设备支持脉冲和彩色多普勒功能以及对黏膜下肿瘤和纵隔淋巴结的细针穿刺活检。可以明确食管癌 T 分期（壁浸润深度）和 N 分期，这在制订术前诱导治疗标准方案中非常重要。

### （五）胶囊内镜

2001 年，胶囊内镜（VCE）首次在临床应用于治疗小肠疾病。2004 年，食管胶囊内镜应用于临床[12]。胶囊由一个摄像机，带有传感器的传感系统，数据记录器和电池组成，外部有计算机工作站接收数据。食管胶囊内镜主要适用于筛查 Barrett 食管和食管静脉曲张。但是，食管胶囊内镜的诊断灵敏度差异很大，在 Barrett 食管中为60%～100%，糜烂性食管炎则为 50%～89%。

## 四、食管内镜检查前的必要条件

对任何外科医师、耳鼻喉科医师、胃肠科医师来说，必须要详细地问诊临床病史，并结合影像学检查以做出准确的判断，掌握合适的内镜检查技巧以及具有耐心，并且充分了解食管疾病本身。这样才能对食管、胃及十二指肠靠近 Vater 壶腹的第一、第二部分进行安全有效的内镜检查。内镜检查有多种用途，如疾病确诊，内镜下黏膜切除术（EMR）治疗化生和增生异常的 Barrett 上皮，评估药物和手术治疗的效果，贲门失弛缓症中行肉毒杆菌毒素注射、气囊扩张或经口内镜下肌切开术（POEM），异物的清除，良性狭窄的扩张，食管支架的植入。

在进行内镜检查前一定首先要对口腔和口咽进行彻底的检查，应排除炎性、肿瘤性病变或神经系统的病因。对颈部（有无甲状腺肿或淋巴结肿大）、胸部和腹部（有无上腹部肿物）的临床检查也同样重要。由于食管的位置和走行，无法对其查体。食管作为下咽的延续，起始于颈部环状软骨，相当于第 6 颈椎水平，向下通过颈部气管后的胸腔入口，然后是胸部气管后及心脏后纵隔，最后穿过膈肌裂孔。内镜检查之前必须行全面影像学检查。胸部 X 线检查以寻找肺或纵隔肿物、食管扩张及吸入性肺炎的证据；胸部和上腹部的增强 CT，用于详细评估食管及其在纵隔中的局部解剖结构和关系，消化道钡剂造影，对胚胎前肠衍生物 - 食管、胃和十二指肠近端进行解剖学评估。以上检查用于指导安全的内镜检查，并最大限度地减少吸入性肺炎和食管穿孔的风险。

## 五、食管内镜检查的强制性程序

可以明确的是接受内镜检查的患者，承担的风险必须最小，并且对于负责治疗患者的医疗机构是可以承受的。医师有责任遵守行业准则并参与质量改进计划。

医师要在食管内镜检查方面接受正确的诊断和治疗培训。为此，必须了解内镜的工作原理和一般原理。医生必须具有通过患者病史和体格检查结果进行术前临床评估的知识，以最大限度地降低不良后果的风险。术中镇静剂的使用和药理学的知识也很重要。进行内镜检查的医生要确保患者准备充分，以提高操作的安全性和成功率。内镜检查中应避免的不良事件如低氧血症、血流动力学不稳定、误吸和食管穿孔。应做到安全至上，对患者的风险应降至最低。

使用内镜检查的医师必须对以下技术充分了解和使用：活检钳、用于食管狭窄的不同类型的扩张器、安全的气囊扩张和肉毒杆菌毒素注射的技术、不同类型的支架以及植入和取出的技术。更高级的内镜检查技术包括经皮内镜胃造瘘术（PEG）、POEM、EMR、EUS 及各种新兴技术。

## 六、内镜在评估食管疾病的应用

需要进行食管内镜检查明确诊断的临床疾病如下。

### （一）病理性胃食管反流病

胃内容物如胃酸、胃蛋白酶、胆汁和结合胆汁盐因体位和频繁进食而自发地反流到食管，对食管黏膜鳞状上皮细胞造成慢性损害，可能导致溃疡性食管炎、食管狭窄、形成代表 Barrett 食管的特殊肠化生。现在 Barrett 食管引起了人们的极大关注，因为其恶变为腺癌的风险显著增加。Barrett 食管并发症包括消化性溃疡穿孔和出血，从低度到高度异型增生的转化，原位癌，最后可形成浸润性腺癌。肠化生的起源细胞未知。胃液反流引起化生的机制以及为何在部分而非全部 GERD 患者中发生这种现象的原因尚不清楚。反流的胃酸使鳞状上皮细胞变得可渗透时，由结合的胆汁盐渗透到黏膜深层中诱导转录因子 CDX2，被认为在促进肠化生中起重要作用。

Barrett 食管是由慢性胃食管反流疾病引起的获得性疾病。公认的是，它与食管腺癌的发生密切相关。在北美、欧洲和澳大利亚，其发病率持续上升。有研究报道，其发病率在 1975—2001 年间增加了 6 倍，同时死亡率从每百万 2 人增加到 15 万人。临床检查发现晚期时，其 5 年生存率很低。因此，需要在所有高危人群中记录这种癌前肠上皮化生，并寻找异型增生恶变和早期黏膜腺癌证据，高危人群包括早年就长期存在反流症状且年龄超过 50 岁的白人肥胖男性患者、发生反流的持续时间增加、夜间反流加重。

钡剂或内镜检查发现的异常组织需要通过食管黏膜活检确诊，确诊 Barrett 食管的有无以及是否恶变是治疗的必要条件，这只有在仔细的内镜检查下应用筛查或监测方案（如布拉格分类系统）来实现；以 C 代表全周型化生黏膜的长度和 M 代表化生黏膜的最大长度，并根据 Seattle 程序进行随机和针对性的黏膜活检。如果仅为化生，则每两年在 4 个象限内间隔 2cm 进行活检，如果在 Barrett 上皮中发现低度异型增生，则应每年在 4 个象限内每隔 1cm 进行 1 次活检[13, 14]。为了提高治愈率，必须在癌细胞侵犯黏膜下层，并在转移到淋巴管和静脉丛前，早期发现恶变。因此，在内镜检查时注意细节变得至关重要。首先，一名在常规和高级内镜技术方面受训良好的医师，需认真地按照既有的内镜准则记录异常黏膜情况，并准确地标记黏膜活检标本。然后，病理科医师用专业知识来进行病理学解释和指导。病理学在化生和增生性 Barrett 食管治疗中十分重要。最后，由胃肠科医生来完成患者的全部治疗（图 126-2）。

现在可以使用几种先进的食管内镜诊断技术进行成像和治疗 Barrett 食管，因此有必要了解这些技术的应用。常规的食管白光内镜检查在 Barrett 食管早期癌前病变、异型增生和原位癌中具有局限性，漏检率很高。如果要治疗食管癌，这在现代是不可接受的。

已经开发出两种不同类型的电子增强内镜成像技术，用于检测、明确性质和确诊早期癌前病变。优点是能够进行实时"光学活检"。一种类型是通过窄带成像（NBI），自发荧光成像（AFI）和内镜三峰成像（ETMI）进行广域增强成像。第二种类型是通过共聚焦激光内镜（CLE），光学相干断层扫描（OCT），接触光显微镜（CLM）和体积激光内镜（Nvision VLE）进行高分辨率成像。学习这些技术需要通过专门的内镜训练。

**1. 广域增强成像**

（1）窄带成像：该技术由 Gone 及其同事[15]于 1999 年在奥林巴斯公司和日本国家癌症中心合作开发。使用特殊滤光器代替染料将带宽由白光（415～540nm）变窄为蓝绿色光（415～540nm），从而显示黏膜表面微细结构和黏膜下血管，能够检测与 Barrett 上皮异常增生和黏膜内癌发展相关的新生血管的早期变化。NBI 对肿瘤的检测具有很高的灵敏度（94%～100%）和特异度（75%～99%）。通过该技术，每位患者取检数量更少，标准分辨率内镜每例平均取检 8.5 个样本，而具有 NBI 的内镜每例取检平均 4.7 个样本。

（2）自发荧光成像：AFI 内镜检查能够提高 Barrett 上皮异型增生变化的诊断率。该技术利用荧光发射的差异来区分不同的组织类型。这取决于入射的短波蓝光（390～470nm）与内源性组织"荧光团（基质）"之间的相互作用，从而产生波长更长的荧光，并由内镜和处理器捕获。产生的光信号取决于被激发的组织的结构和组成，瘤变会改变基质的组成，导致荧光变弱显示为红色图像，而正常组织会发出绿色荧光，AFI 内镜检查的灵敏度为 91%，特异度为 43%[16]。

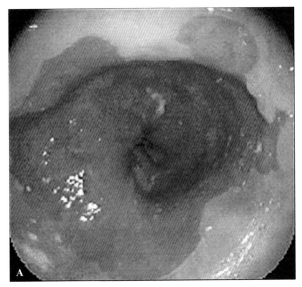

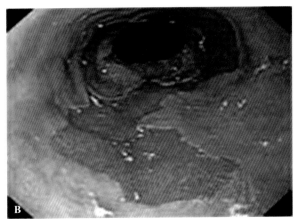

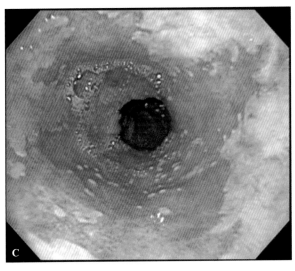

▲ 图 126-2　应用布拉格分类，所有图像表示 C2M5，全周型化生黏膜为 2cm 和自胃食管交界处最大化生长度为 5cm

（3）内镜三峰成像：ETMI 将高清白光内镜检查（HD-WLE）与带有 NBI 和 AFI 的虚拟化学内镜检查相结合，用于检测 Barrett 上皮细胞的高度异型增生和早期癌变。Curvers 及其同事[17] 在 2010 年报道了，使用 ETMI 与普通内镜相比，目标检测率更高（65% vs. 45%），但瘤变的检测率相似（84% vs. 72%）。不过，它的缺点就是假阳性更多（71% vs. 53%）。ETMI 检查的总时间为 20min，而 HD-WLE 为 12min。

2. 高分辨率成像

（1）共聚焦激光内镜检查：一种是内镜式的 Pentax（pCLE），另一种是探头式的 Mauna Kea Tech（pCLE），可进行实时亚细胞成像，提高了内镜检查食管黏膜和组织病理的特异度[18]。可以观察黏膜深层结构。具有代替常规活检的优点。它的重点在于同一平面上使用光源和检测系统提高空间分辨率，并避免其他平面的光散射污染。通过静脉推对比剂（10% 溶液的荧光素 1.0～5.0ml）激发荧光分子成像。CLE 与 NBI 结合用于检测 Barrett 食管中的细微黏膜异常和局部病变以及病理组织，敏感性度特异度都很高，并且对肿瘤性病变的检测更加准确；Barrett 上皮的异型增生的敏感度和特异度分别为 98%、94%，对于瘤变的敏感度和特异度分别为 93%、98%。

（2）光学相干断层扫描：OCT 基于类似干涉测量和超声波的原理，使用近红外光在体内产生高分辨率的食管黏膜图像[19]。且不使用对比剂，非接触性。其穿透深度达 2mm，并提供 2～4μm 的空间分辨率和横截面成像，但无法快速大面积成像。由于在不同深度层面的背散射光的强度，其临床应用受到限制。其敏感度为 68%，特异度为 82%，阳性预测值为 53%，阴性预测值为 89%。

(3) Nvision——容积激光显微内镜：VLE-Fourier 域干涉仪比传统 OCT（时域干涉仪）快 100 倍[20]。VLE 具有高分辨率、横断面和实时的组织成像：分辨率为 7μm，成像深度为 3mm，在不到 90s 的时间内完成了大于 10 000mm³ 的体积成像。光学探头可进行长度超过 6cm 长的体积扫描（周向和纵向）。

(4) 细胞内镜：这需要先使用黏液溶解剂 N–乙酰半胱氨酸清洁黏膜表面，再喷染色剂 0.5% 亚甲蓝（MB），最后过 2min 清水冲洗黏膜[21]。MB 与吸收性上皮细胞结合，Barrett 化生肠上皮细胞能被染色。在 Barrett 上皮中，两个关注的方面是鉴定肠上皮（阳性染色）和通过阴性染色检测异型增生。目的是获得靶向黏膜活检。Barrett 食管的数据有限，不能支持广泛使用，因为与四象限活检相比，MB 染色的异型增生检出率相似。MB 有助于鉴别明显或可能的短段 Barrett 食管。

### （二）Barrett 食管的筛查和监测

Barrett 上皮化生是由慢性胃食管反流所引起的。反流的胃液由胃酸、胃蛋白酶、胆汁酸和结合胆汁盐组成。正是 Barrett 食管黏膜恶变的难以预测性，其继发的食管腺癌令人担忧。内镜检查是必要的，而且必须进行黏膜活检，以病理学确诊始于胃食管交界处（EGJ）至近端食管黏膜的异常上皮。Barrett 食管的特点是活检黏膜中病理证实存在杯状细胞。正确的内镜检查是按照西雅图协议对黏膜进行四象限活检，对化生的 Barrett 食管黏膜每隔 1cm 活检，对异型增生的 Barrett 食管黏膜每隔 2cm 取检 2mm 组织。在每个级别上的每个活检部位均应分别进行标记[14]。为了便于将来参考，使用布拉格分类 C（表示化生的周

向范围）和 M（表示化生的最大限度）来记录[13]。Barrett 食管筛查的频率，指南根据化生，低度异型增生，高度异型增生和原位癌进行了定义。内镜监视法是内镜下切除异型增生的 Barrett 食管黏膜的公认方法，用于检测黏膜内和浸润性黏膜下腺癌，这在食管腺癌的 T 分期和一线治疗无淋巴扩散的黏膜腺癌中都很重要。内镜下黏膜切除术（EMR）又分为局灶性内镜下黏膜切除术，多环内镜下黏膜切除术（MBM），扩大内镜下黏膜切除术（w-EMR）和全层 Barrett 食管黏膜切除（CBE-EMR）。EMR 的优点是可以切除异型增生上皮或黏膜内腺癌和明确病灶的 T 分期。缺点是有出血，穿孔，狭窄形成的风险，这很可能与内镜医师缺乏专业知识和不注意细节有关。从病理学角度讲，良好的预后因素是病灶＜ 2cm，分化良好的癌，仅限于黏膜的病变（m 型）及无血管和淋巴管浸润。

根据上皮化生、低度异型增生、高度异型增生和原位癌，定义了 Barrett 食管筛查频率的指南。色素内镜，用于靶向活检的增强型内镜成像以及 VCE 在筛查方面都有很好的应用。

根据内镜下浅表癌的形态学分型，局限于黏膜或黏膜下层（$T_0$）的癌，在 2002 年巴黎的联合会议上被采纳，被称为巴黎分型（Paris Classification）[22]（图 126-3 和图 126-4）（表 126-1）。

### （三）Barrett 食管异型增生的内镜消融治疗

BE 的内镜治疗包括黏膜消融 [ 光动力治疗（PDT），多极电凝，氩等离子体凝结器（APC），射频，液氮或二氧化碳冷冻治疗 ]，以及黏膜切除 [ 内镜下黏膜切除术（EMR）或黏膜下剥离术（ESD）]。EMR 通常用于短段异型增生 BE，浅表食管原位癌以及食管鳞状细胞癌。消融技术通常仅用于异型增生黏膜。

氩血浆凝固仪（APC）最初是作为止血设备而开发的，现已被用于消融 Barrett 食管黏膜。一些研究者证实了其应用。当电流施加到病变部位时，医师应避免探头嵌入黏膜以防食管穿孔。当

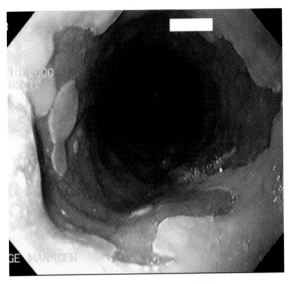

▲ 图 126-3　**Barrett 食管**

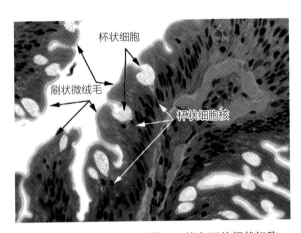

▲ 图 126-4　**Barrett 食管 HE 染色下的杯状细胞**

表 126-1　巴黎分型

| 形态学表现 | 分　期 |
| --- | --- |
| 隆起型 | |
| 　带蒂型 | $0 \sim I_p$ |
| 　无蒂型 | $0 \sim I_s$ |
| 浅表型 | |
| 　浅表隆起型 | $0 \sim II_a$ |
| 　浅表平坦型 | $0 \sim II_b$ |
| 　浅表凹陷型 | $0 \sim II_c$ |
| 凹陷型 | $0 \sim III$ |

使用 80～90W 的高输出功率时，穿孔和狭窄形成的风险会增加。尽管在治疗高度异型典型增生的 Barrett 食管中已有很好的预后，但该技术在治

疗黏膜内癌无效。

用于治疗早期食管癌的光动力疗法（PDT）始于 1961 年。它需要使用光敏药物 Photofrin Ⅱ（2mg/kg），该光敏药物会被特定波长的光（630nm 波长红光）激活 48h，使药物有足够的时间浓缩到肿瘤组织中。PDT 的缺点是光敏性皮炎、严重的胸痛、胸腔积液、房颤和食管狭窄的并发症以及无法对黏膜病变分期。

内镜黏膜切除术（EMR）现在已广泛用于 Barrett 食管黏膜上皮细胞发展为异型增生和早期黏膜内癌。该手术需要极佳的内镜检查技术和对肿瘤手术的理解。在日本前沿学者认识到该手术安全易行，并且当癌症位于浅表上皮内或局限于黏膜前 2/3 时，其血管浸润和淋巴扩散极少发生后，EMR 的应用有所增加。当疾病完全在外黏膜时，5 年生存率接近 100%[23]。只有当癌症渗透到黏膜后 1/3 时，血管浸润或淋巴转移在 25% 的患者中才发生。随着癌变侵犯到黏膜下层，5 年生存率降低到 55%～59%。重要的不仅是学习和掌握不同的 EMR 技术，而且内镜医师每次都必须严格遵循行业准则的操作要求，详细了解操作细节。在大多数情况下，EMR 用于分期，作为后续治疗或最终治疗的开头。适合 EMR 治疗且效果良好的浅表食管癌的特征是癌变＜ 2.0cm，渗透肌层黏膜表面，高分化癌，并且形态是息肉状、凸起或平坦的。术后应最大限度度地抑制胃酸分泌并保持监测。用于病理检查的黏膜平均直径为约 1cm，而留下的黏膜缺损的直径为 2～3cm，EMR 术后基本不会形成食管狭窄。

内镜黏膜下剥离术（ESD）较 EMR 的优势在于，它可以切除整个肿瘤组织，而不必担心切除的边缘残余癌组织，提高了早期癌症的治愈率 [24]。ESD 要求技术精湛，首先于病灶边缘 3mm 进行电凝标记，然后用特定溶液（可用不同类型）于标记点注射形成黏膜下水泡，再在黏膜下平面进行仔细的解剖。解剖过程可能非常耗时，最多需要 2h，并且可以使用几种"刀"。针式切开刀和末端绝缘手术刀（IT 刀）都具有方便使用的优点，且不会增加食管穿孔的风险。黏膜下剥离至固有肌层表面。

公认的是，对于早期食管癌的患者，内镜治疗是食管切除术的可行替代方案。完整的分期是通过评估癌在食管壁的侵犯深度，最好通过 EMR 或 ESD 来完成。完全切除黏膜后，由两名病理学家对标本单独进行侵犯深度诊断。侵犯肌层黏膜以外的癌症，其淋巴转移的风险增加，食管切除术是最好的后续治疗措施。

### （四）吞咽困难

吞咽困难是一个不能忽视的特征性症状。如果症状在短时间内逐渐加重并导致体重减轻，这在中老年人中常常提示癌症。嵌顿性裂孔疝、贲门失弛缓症、硬皮病和 EoE 是吞咽困难的一些良性病因。观察患者进食或饮水情况可能会提供重要的诊断线索。食管高度梗阻的典型表现是害怕食物离开嘴而引起的兔状下颚运动。间歇性吞咽困难、刚吞咽未消化的食物和唾液反流、体重减轻，以及一些细微表现，如通过嗳气迫使阻塞的食物通过紧张的下食管括约肌（LES），都提示贲门失弛缓症。饱腹感、餐后不适、体位反流和胃灼热表明存在食管裂孔疝和胃食管反流病。如果仔细询问病史并完善影像学检查，然后通过食管镜直接检查食管内部，有针对性的和随机的黏膜活检，通常可以明确诊断。食管功能检查对于确诊贲门失弛缓症、硬皮病、以 EGJ 梗阻为特征的高压性 LES、无效食管运动（IEM）以及硬皮病等胶原血管性疾病是必要的。食管运动异常患者，提示存在贲门失弛缓伴有病理性体重减轻，内镜检查是必需的。在这种情况下，必须要排除继发于胃食管癌的假性贲门失弛缓症。食管测压不能区分经典贲门失弛缓症和假性贲门失弛缓症。

内镜检查可确定潜在的病因，排除恶性和癌前病变，评估治疗措施，并进行扩张。扩张可以立即并且持续缓解症状。消化性狭窄占所有良性狭窄的 80%，但由于质子泵抑制药的使用，发生率一直在减少。目前有多种扩张技术，包括具

有径向和轴向力的加重推压式汞填充钨钻（如 Maloney，Hurst），聚乙烯金属丝引导的扩张器（如 Savary-Gilliard，American）和球囊扩张器（仅施加径向力）。在扩张前后，将类固醇注射到良性狭窄处可改善结局并减少重复扩张的可能。

如果及早发现并联合诱导放化疗，食管癌切除术是治疗食管癌的最佳方式。然而，在这些患者中，经常发生吻合口局部肿瘤复发，引起进行性吞咽困难和食欲不振。通过内镜插入永久性可扩张金属食管支架已成为公认的缓解症状的方法。同样，现在临时性的食管支架植入术通常用于癌症诱导治疗期间的营养支持，以及在食管切除术后吻合口瘘持续封堵 4～6 周。

食管内支架的植入并非不会发生并发症，主要并发症是穿孔、吸入性肺炎、出血、严重疼痛以及损伤到主动脉或近端气道，次要并发症为轻度胸骨后胸痛和胃食管反流疾病。

### （五）术后复发性吞咽困难

对于在食管或胃术后诉有食管相关症状的患者，必须进行内镜检查。对于有症状的患者，必须了解术后前肠解剖结构的改变，因此在进行内镜检查之前应先行钡剂检查，以确定是否需要后续检查。由于减重手术不断增加的并发症、腹腔镜胃底折叠术修复食管裂孔疝的失败和胃食管反流疾病、膈上憩室切除术后瘘的发生、食管切除和胃切除术后的吻合并发症和良性食管疾病的误诊导致非必要手术，这一切使得当今内镜检查的需求不断增加。好的临床思维、对补充检查的认知，以及透彻了解每个特定手术固有的解剖结构改变，这些对准确处理新问题都是必要的。

### （六）食管内支架植入术

对于出现以下 4 种临床表现的患者，内镜下食管支架植入术已成为一种常规治疗手段。

1. 对于无法手术的恶性狭窄患者，应给予减轻吞咽困难，并终生保持营养支持。

2. 作为恶性狭窄患者的临时治疗，在手术切除之前接受诱导治疗的同时保持营养支持。

3. 对于在术后出现吻合并发症（即瘘和狭窄）的患者，作为 4~6 周的临时措施。

4. 对于良性难治性狭窄患者，需要暂时扩张。在这种情况下，使用塑料或全覆盖的金属支架。

食管支架技术的进展使其可以在非全麻下简便安全地植入，目前支架导致的糜烂、穿孔、阻塞和迁移的并发症风险明显降低，使内镜下治疗变得更加可行。这对于因无法手术且预期寿命仅有数月的晚期食管癌患者非常重要，因为食管癌会导致几乎全部的食管梗阻或瘘管进入近端气道，因此支架在患者舒适性和维持营养方面均起到了非常重要的作用。

食管恶性狭窄行支架扩张仅持续缓解吞咽困难 1~2 周，并且必须经常重复扩张，随之穿孔的风险也会增加。使用自膨胀金属覆膜支架（Ultraflex，Boston Scientific）能获得更持久的缓解吞咽困难的效果，但需要镇静，最小的扩张和 X 光透视下准确植入[25]。它具有方便使用的输送系统，可以在远端释放用于远端梗阻或近端释放用于近端梗阻。对于食管下 1/3 和胃食管交界处的阻塞性癌症，首选内置防回流阀的支架，以防止胃食管反流。

因为吸入性肺炎和恶病质，食管近端癌的侵袭和瘘管形成的患者预期生命仅有数周。随着目前食管覆膜支架的进展，食管旁路手术对这类患者将不再是必须的。

### （七）巨大嵌顿性食管裂孔疝

老年患者出现急性胸痛或上腹痛，伴或不伴有呕吐和干呕，呕吐咖啡渣样物或呕血，这在急诊科比较常见，且常提示食管裂孔疝。排除急性冠状动脉综合征或肺栓塞后，患者通常出院，未确诊为食管裂孔疝前，以同样的症状再次入院。类似地，家庭医生可能会听到患者诉吞咽困难，因此未经检查就使用质子泵抑制药和促胃动力药物。有时，巨大食管裂孔疝的患者因未明确的缺铁性贫血而长期补铁治疗，而没有考虑到食管裂孔疝导致胃壁黏膜充血，可能是隐匿性慢性失血的原因。在所有这些临床情况中，仔细的内镜检查都是必不可少的，根据情况急诊或择期内镜检查。如果怀疑患者有食管裂孔疝绞窄，则必须通过内镜检查迅速评估胃疝的情况，以确诊并计划手术治疗。内镜下复位术可用于胃扭转、无法手术修复的患者（图 126-5）。

### （八）经皮内镜下胃造瘘术

为那些进食固体和流质饮食会有误吸风险的患者（常见于神经系统疾病）提供营养支持，经皮内镜下胃造瘘已成为常规手术。可以在局麻下内镜操作，并作为日间手术。经常用于接受头颈部肿瘤手术的患者以提供营养支持。通过空肠延伸管穿过 PEG 管经由幽门进入空肠，可以将 PEG 管延伸到小肠。胃造瘘术也可用于治疗胃扭转，其中造瘘管与胃固定，将胃黏在腹壁上，防止胃扭转。PEG 管也可用于胃或术后引流。

### （九）非典型胸痛

非典型性胸痛是一种常见的主诉，通常难以诊断，因为它可能是由于心脏病或食管疾病引起的。两种疾病都很常见，它们可能同时存在，并且其表现出的症状相似。非典型胸痛通常具有疼痛部位或诱发缓解因素的不确定性，当患者的描述的症状与特定部位表现出的典型症状不同时，医师通常诊断为非典型胸痛。诊断不明确可能会导致不当治疗，而引发严重后果。

胃灼热是胃食管反流疾病的典型症状。这是一种强烈且令人不适的典型胸骨后烧灼感，持续数秒至数分钟。它可能发生在平卧位或站立位，并且经常在饭后出现。通常可使用抑酸剂缓解症状。它也是食管裂孔疝的常见症状，胃灼热的症状是由于胃液（盐酸、胃蛋白酶、胆汁酸和结合胆汁盐）的反流所引起的，而食管鳞状上皮黏膜对此没有保护机制。内镜检查可能无异常，也可能发现与反流相关的食管黏膜损害表现如慢性食管炎、消化道狭窄、食管下段柱状上皮化、Barrett 食管。食管损害严重程度与症状不一致。

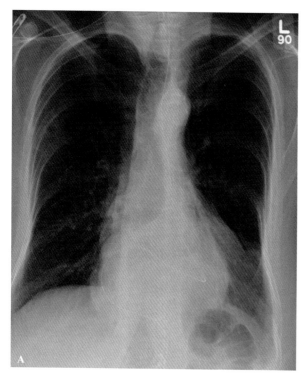
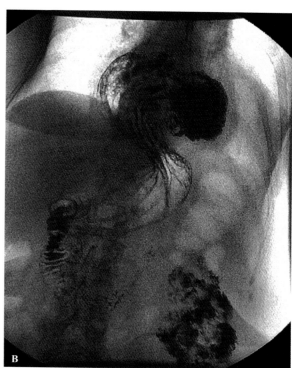

▲ 图 126-5　X 线片（A）和口服造影（B）显示巨大的食管裂孔疝伴扭转

常用于记录疾病严重程度的两种分类系统是 Los Angeles 和 Savary-Miller 分类 [26, 27]。Los Angeles 系统具有以下优势，组内和组间观察者的一致性评价高，并且食管炎的严重程度与 24 小时食管 pH 监测中酸暴露的程度有关。

此外，与缺血性心脏病无关的非典型性胸痛难以评估，且其可能因食管疾病所引起。一种原因是反流性疾病导致消化性食管炎，其他原因是继发性食管痉挛或食管扩张。原发性高收缩性食管运动障碍，以前被描述为胡桃夹子食管或远端食管痉挛，会引起阵发性胸部正中疼痛。通过内镜检查评估后，食管测压和 24 小时食管 pH 监测以确定潜在疾病的性质。

（十）嗜酸性食管炎

嗜酸性食管炎（EoE）的患病率和检出率正在增加，在 1990 年之前很少被发现。其发病机制涉及 IgE 和 T 细胞介导的对吸入性空气过敏源和摄入性食物过敏源的免疫性炎症反应 [28]。这会导致去甲肾上腺素浸润到食管上皮层。诊断前需要排除其他导致食管嗜酸性粒细胞增多的继发原因。

符合诊断标准才能做出此诊断。EoE 是一种临床病理疾病，必须结合临床表现和病理做出诊断。诊断标准包括食管功能障碍、吞咽困难和食物嵌顿的临床表现。内镜检查的特征是食管壁增厚、管腔变窄、纵行沟槽样、狭窄、同心圆状（气管化）。食管黏膜活检的特征是上皮内嗜酸性粒细胞（在峰密度区域大于 15/HPF），嗜酸性微脓肿（定义为 4 个及以上嗜酸细胞灶），上皮内嗜酸性粒细胞聚集（表层聚集），鳞状细胞和上皮内嗜酸性粒细胞表面脱落及嗜酸细胞脱颗粒。

根据指南建议，通过内镜检查特征和黏膜活检明确诊断。应从食管的近端到远端进行 2～4 次黏膜活检，以最大限度地检测出嗜酸性粒细胞增多的可能性。在内镜检查时黏膜撕脱的风险会增加，可能会导致穿孔。如果怀疑是嗜酸性胃肠炎，应进行胃窦和十二指肠黏膜活检（图 126-6）。

（十一）内镜治疗

异物是引起吞咽困难一个常见原因。患者通常会有进食哽咽史，但在儿童或精神病患者中难以询问得到可能病史。在有或没有临床病史的情

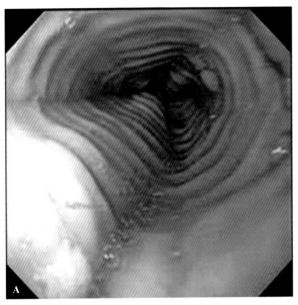
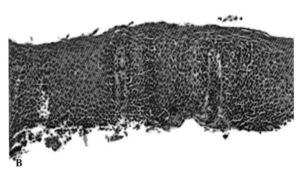

▲ 图 126-6　嗜酸性食管炎

A. 食管气管化；B. HE 染色显示活检黏膜上皮内嗜酸性粒细胞

况下，常见患者于急诊科诉食物梗阻，这表示既往存在食管疾病。急诊行内镜检查以清除异物是必需的。在手术室全身麻醉下使用硬性食管镜检查之前，应首先尝试在镇静下使用柔性食管镜检查。应用不同类型的取物钳。在使用球囊扩张器或推入式扩张器时应仔细谨慎，应使用 X 光透视检查以降低食管穿孔风险。

### （十二）食管腐蚀性烧伤

急诊内镜检查可检查口腔、咽部、喉部和食管管，直至损伤黏膜的最近端，以明确腐蚀性烧伤的程度。之后，视患者的恢复情况决定是否需要再次内镜检查。在 7～10d 后需要再次内镜检查整个食管、胃和十二指肠近端。此后可能需要定期进行治疗性内镜检查以扩张食管狭窄。

摄入碱性液后，食管鳞癌的发病率达 2.3%～6.2%。癌症更常见于食管中段。由于这是一种摄入碱性液的晚期并发症，建议在摄入后数十年内定期内镜检查。

### （十三）食管穿孔

在急诊手术前，应立即通过内镜检查评估自发性或医源性食管穿孔。内镜检查必须明确以下问题，如穿孔的有无、穿孔的位置及大小，以及是否存在其他食管疾病。该检查对于后续治疗方案至关重要，包括急诊手术修复穿孔、切除食管和二期消化道重建、植入临时食管支架 4～6 周。在穿孔的情况下，最好在内镜检查时降低空气注入，以避免胃胀气、张力性纵隔气肿以及张力性气胸。

### （十四）经口内镜下食管肌切开术

对于高压性 LES 所致的贲门失弛缓症的非手术治疗，可以采用气囊扩张或肉毒杆菌毒素注射。不过，气囊扩张仍会存在＜5% 的食管穿孔风险，约 80% 患者可缓解吞咽困难症状。于 LES 内 4 个部位环形注射肉毒杆菌毒素，可缓解吞咽困难症状的患者占 75%～80%，但是效果不持久，需要在 6 个月后再次注射。

4 年前，日本将 POEM 用于贲门失弛缓症的治疗，并随着经验的增加而在全世界流行[29]。在猪模型中，通过黏膜下层用针刀选择性切除固有环形肌束是安全可行的。现在，该技术已越来越多地用于降低 LES 压力。距 LES 近端 14cm 的地方，纵行切开黏膜层 2cm。从切口至 LES 自上而下分离形成黏膜下"隧道"，从食管远端上方 7cm 至贲门下方 2cm 处纵行切开环形肌，然后关闭黏膜切口。初步结果显示疗效良好，并发症发生率低，但要评价长期疗效还为时过早。内镜之所以能够广泛得到应用，得益于正规的内镜检查训练及其在不同情况下的安全使用。

### （十五）胃食管反流病的内镜治疗

腹腔镜下胃底折叠术仍然是成人和儿童胃食管反流疾病外科手术干预的金标准。然而，患者和医师都希望通过侵入性更小的内镜来治疗。当前，有两种设备用于无切口的胃底折叠术。第一个设备是 Esophy X，在内镜直视下 Esophy X 设备插入胃内，释放聚丙烯制成的加固器，围绕胃食管交界处 3～5cm 形成全层折叠，有助于浆膜与浆膜融合 [30]。许多已发表的研究报道了其可能较好的随访结果。

第二个设备是 Stretta，利用射频（RF）治疗胃食管反流疾病 [31, 32]。它使用特定导管和 RF 重塑 LES 和胃贲门的肌肉组织，从而降低组织顺应性和减少一过性 LES 松弛。这将会恢复 LES 的天然屏障功能，并减少了由食管下括约肌一过性松弛引起的自发性反流。多项前瞻性临床试验和随机试验均显示该方法具有较好的安全性和有效性。48 个月的长期随访结果显示，使用质子泵抑制药剂量减少或不用，并且生活质量和症状得到改善。

### （十六）食管憩室

"压力"性憩室通常位于咽部而不是食管，为后天获得的而不是先天性的，并且在老年人中更常见。它们在咽下缩肌的上、下两部分之间的后壁上生长，这个部位管腔狭窄，前侧为环状软骨。在钡剂检查后，才应行内镜检查，以免引起医源性穿孔。在钡剂检查提示充盈缺损时，通过内镜检查可排除的少见并发症是癌。在食管的远端 10cm 处可见膈上"压力"憩室，这是由于食管运动障碍（如贲门失弛缓症或消化性食管狭窄）引起的。内镜是评估治疗的必需检查。

### （十七）食管炎

急性食管炎是吞咽各种有害物质所导致，如异物、腐蚀性酸（凝固性坏死）和碱（液化性坏死）、电池和其他腐蚀性物质如铁（如当儿童认为硫酸亚铁片是糖果而误服）。在严重的情况下，食管发生炎症并伴有黏膜坏死，如果患者存活下来，就会形成食管狭窄。

慢性食管炎常由胃食管反流病和食管裂孔疝引起，因为食管黏膜由鳞状上皮细胞构成的，不能承受反流胃液的腐蚀作用。慢性食管炎还伴随胆汁和结合胆汁盐的反流。

抗生素和免疫抑制可能导致吞咽困难，尤其是那些因长期患病、癌症化疗、长期使用皮质类固醇和艾滋病而身体虚弱的患者。这常见于念珠菌感染（鹅口疮）患者，如口腔和咽部。

### （十八）反复性误吸性肺炎

因误吸引起反复性肺炎要考虑食管相关疾病。口服水溶性对比剂（Omnipaque）后应进行内镜检查。要明确是否存在以下食管疾病，如咽食管憩室、环咽肌功能障碍如线粒体肌病、遗传性眼咽肌型营养不良、贲门失弛缓、食管狭窄，以及因消化性溃疡所致的胃出口梗阻或食管癌切除术后所致的顽固性幽门痉挛。

### （十九）呕血和黑便

以下疾病出现可出现呕血和黑便，包括肝硬化合并食管静脉曲张和门静脉高压症、糜烂性食管炎、Barrett 食管溃疡、胸腔内胃和消化性溃疡，需要急诊内镜检查。在内镜检查排除了以上疾病后，有必要考虑其他致病因素，如主动脉手术或动脉瘤并发主动脉十二指肠瘘。在内镜下可无创治疗静脉曲张破裂出血和消化性溃疡。

### （二十）消化不良

消化不良被定义为与进食相关的上腹部或胸下部的疼痛或其他症状（除外吞咽困难）。许多常见病因会引起消化不良。尽管没有被证实，但人们通常会归咎于不卫生的饮食习惯或不规律的生活方式。胃炎和消化性溃疡最可能是病因，但有时检查未发现器质性病因，其症状可能由心身病导致。消化不良的原因很多，只有上消化道的疾病能够通过内镜检查诊断，如食管炎、食管裂孔疝、反流性疾病或肠扭转、肿瘤、消化性溃疡和胃炎。

### （二十一）食管癌

通过胃镜黏膜活检可诊断食管恶性肿瘤的比例为 96%。狭窄和肿瘤阻塞可能会影响整个食管腔的检查，在这些情况下可以刷检。超细内镜可能适用于这个情况。早期癌可以通过以下技术检查，诸如彩色内镜，窄带成像内镜，共聚焦显微内镜，光谱内镜和放大内镜等。

通过 EUS 和细针穿刺结合断层扫描，可以进行详细的分期。EUS 在局部肿瘤和淋巴结分期方面均优于 CT 扫描。EUS 用于新辅助化放疗后重新分期，确定术前化放疗的有效性。

可以通过内镜下切除和消融技术治疗食管黏膜癌。EMR 和 ESD 可以进行针对性的组织切除，和切除大组织样本进行诊断和分期。用于黏膜内癌的消融技术包括 PDT、冷冻疗法、氩等离子凝固术、加热探针疗法、近距离放疗和射频消融。植入可扩张支架可以很好地缓解肿瘤引起的梗阻或覆盖气管食管瘘口。

### 七、结论

从 1881 年 Von Mikulicz 组合形成内镜的 3 个基本组件：电光源，光学系统和管状内镜，到 1957 年 Hirschowitz 引入光纤内镜以来，已经取得了许多进步，内镜从诊断到治疗发生了革命性的变化。

不能忘记，医学既是艺术又是科学。要很好地实践它，就需要医生在智慧、理解和认识疾病等方面都要学习。对微小差异准确、智能地识别和联系是所有成功的医学诊断的必要因素。

食管疾病的治疗要求医生对疾病的病理生理和发病机制有透彻的了解。精通内镜检查是必不可少的，其次是观察力、检测病理变化，以及活检病理与食管功能的关系。胸外科医师必须掌握安全的内镜检查，包括诊断和治疗，并熟悉最新进展，以保持标准治疗并引领其评估和应用。

# 第 127 章
# 食管超声
## Esophageal Ultrasound

J. Shawn Mallery    Rafael Garza-Castillon    Eitan Podgaetz    Rafael Andrade    著

程　良　袁　勇　译

## 一、概述

1980 年，超声内镜（EUS）作为一种影像学工具首次被报道用于消化道的检查[1, 2]。随后 EUS 的适应证迅速扩展到了上消化道和纵隔病变的成像与超声内镜引导的细针抽吸（EUS-FNA）[3-13]，并且在 1996 年 EUS-FNA 被引入用于肺癌的诊断和分期[14]。随着时间的推移，EUS 也逐渐发展成为一种治疗工具，其应用包括 EUS 引导的引流、疏通和局部治疗。除了二维 EUS 成像技术的进步提供了非常好的胃肠道壁和周围结构的图像细节外，前视 EUS、增强 EUS、三维 EUS 同样也是潜在的诊断工具，但目前尚未在临床上广泛应用[2, 15-17]。

本章主要介绍 EUS 在食管癌和其他胸科疾病中的临床应用。

## 二、设备和基本原理

超声（US）的基本概念值得一提，以指导读者阅读本章。

### （一）超声、回声性和多普勒效应

医用 US 利用高频（＞20kHz）声波成像解剖结构。回声性是组织反射声波的能力[3]。高回声性的组织（如骨骼）更容易反射声波，US 的图像会呈现灰色阴影。低回声性的组织含水量高，反射声波的能力小，US 的图像通常是暗的，

甚至是黑色的。组织的不同回声性是 US 成像的基本原理。与空气相比，水的回声性非常低，因此包绕在 US 换能器的充液球囊可以降低 US 探头和消化道管壁之间的回声性，提高图像质量（图 127-1）。

通常情况下，高频 US（如 12～30MHz）组织穿透能力有限，但在即时 US 换能器的帮助下能极好地显示组织细节。高频 EUS 对胃肠道黏膜和壁层成像效果非常好。较低频率的 EUS（如 5～12MHz）具有较深的组织穿透能力，最适合成像离消化道管壁较远的结构和引导穿刺活检。

多普勒效应是由运动引起的声波频率差异所致，在医学 US 影像学中，该效应可用于提供血流的图形图像。EUS 中的多普勒彩色血流成像的主要作用是帮助操作者区分血管和非血管结构。

### （二）基本超声内镜设备

关于 EUS 设备的详细介绍不是本章内容的重点，感兴趣的读者可以参阅其他地方[5]。

EUS 的基本设备部件包括具有视频、抽吸和注射功能的内镜，超声换能器和超声成像控制台。超声换能器可以是专用内镜尖端的一个组成部分，也可以放置作为探针通过标准视频内镜的活检通道。

存在 3 种主要类型的 EUS 成像设备。前两种类型是标准 EUS 内镜，具有集成的 US 换能器结构，用于径向阵列或线性阵列 US 成像。径向

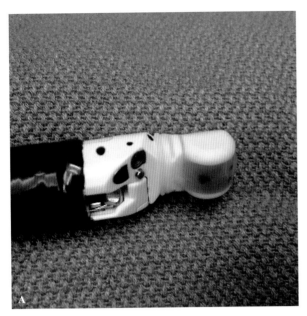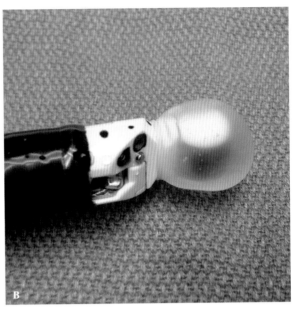

▲ 图 127-1　带有放气球囊（A）和充水球囊的 EUS 镜头（B），以优化图像质量

US 换能器可在轴向平面中提供 360° 视图，即与轴向 CT 扫描中一样垂直于内镜和胃肠道的长轴的横截面图像（图 127-2）。线性 US 换能器在内镜的纵向平面内（沿长轴）提供扇形或楔形图像（图 127-3）。第三种类型的探头是"通过镜头"的径向高频微型探头，通过视频内镜的活检通道进行放置（图 127-4）。常规的影像学成像仅仅是诊断性的，而没有组织采样功能，而线性超声可用于超声引导成像下的组织采样（图 127-5）。

　　穿刺针通过线性 EUS 设备的活检端口留在所成图像平面内，并且其全长可视化为明亮（高回声）的线性结构，它可以被小心地引导至目标

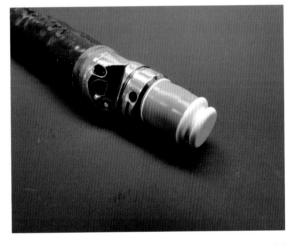

▲ 图 127-2　EUS 镜头的尖端带有径向 US 换能器（橙色），可提供 360° 视图

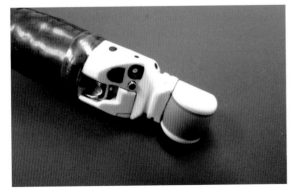

▲ 图 127-3　EUS 镜头的尖端带有线性 US 换能器（橙色），可提供扇形视图

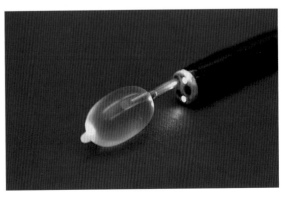

▲ 图 127-4　一种"通过镜头"的径向高频微型探头

组织或器官（图 127-5B）。线性阵列超声内镜有诊断和治疗两种形式，治疗设备具备更大的活检通道，可以放置更大的治疗设备，例如支架；较大的通道直径更适合非纵隔区域使用，如引流积聚的胰液。治疗性超声内镜必不可少的具有较大的外径。所有 EUS 内镜均提供视频内镜可视化功能，但摄像机的方向是倾斜的，而不是标准内镜典型的直视图。因此，设备的通过对操作者来说在某种程度上更具挑战性，操作人员必须非常小心地将超声内镜穿过食管上括约肌，食管狭窄处和狭窄的肿瘤。

绝大多数的内镜检查者既往都是使用径向超声装置进行检查，然后仅在确定需要组织取样的结构时才使用线性装置。然而最近，许多内镜检查者在整个检查过程中一开始就使用线性设备，以节省时间和避免重复检查。

EUS 微型探头被设计成在标准内镜或支气管镜中可通过的工作通道。其可能在评估使用标准超声内镜难以定位的小局部腔内病灶时有用，因为在标准的超声内镜引导下，探头可以直接定位在邻近病变的区域。此外，这些探头利用 12~30MHz 的高频成像（单个探头仅使用一个频率）。微型探针特别适用于评估食管壁内的小结节，如早期癌症或小的上皮下肿瘤。频率越高，对食管壁层次的判断就越精确。虽然微型探头也可能通过狭窄的食管肿瘤成像，但它们的频率较高（因此穿透深度有限），通常无法提供足够的成像深度来确定这些典型的较厚、分期较晚的病变的准确 T 分期。

## 三、技术

根据医生和（或）患者的偏好、并发症及患者对静脉注射镇静剂的敏感性，EUS 检查可在适度的静脉注射镇静、麻醉监护或全身麻醉下进行。通常情况下，患者处于左侧卧位，内镜医师站在床的左侧。然而，当检查在全身麻醉下进行时，尤其是在该情况下进行支气管镜检查时，优选患者仰卧并且在床头进行检查。诊断性内镜检查通常在 EUS 设备通过之前进行，目的是定位任何可能的狭窄部位（斜视超声内镜很难评估狭窄部位）并评估狭窄程度。标准内镜的通过要求管腔直径至少为 15mm，如果难以通过标准内镜则表明不能直接通过超声内镜。在这种情况下，对肿瘤近端部分进行有限的 EUS 检查通常就足以识别 $T_3$ 疾病或淋巴结转移。或者，在这种情况下，使用小口径支气管内 US 设备也可以进行更完整的成像，其可以对整个狭窄的肿瘤及肿瘤远端的纵隔、常见的上腹部淋巴结位置（包括腹

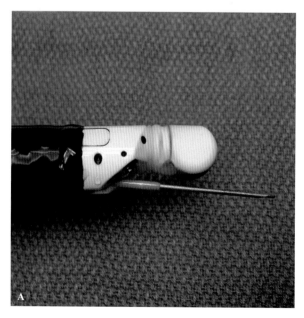

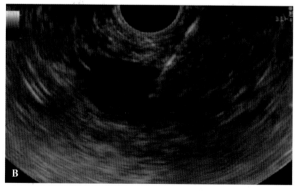

▲ 图 127-5　A. 带有活检针的线性 EUS 镜；B. 左侧肾上腺结节内活检针的 EUS 图像

腔、胃左和肝胃韧带），肝左叶的大部分和左肾上腺进行成像。作者不主张仅以获得完整的 EUS 检查为目而扩张恶性肿瘤的狭窄。只有在出于治疗需要，且操作者经验丰富的情况下，才应在极其谨慎的情况下合理使用最小扩张。扩张不当所导致的食管癌穿孔是一种毁灭性的并发症。

在诊断性内镜检查后，超声内镜可以在直接（但倾斜）的内镜观察下进行移动。然后将内镜推进到胃和（或）十二指肠，并开始超声检查。作者的常规做法是，即使在确诊纵隔疾病的情况下，仍然进行完整的腹部检查。这可能在许多情况下是有价值的，因为在有纵隔恶性肿瘤的情况下，进一步地评估可以确定肝、肾上腺或腹腔淋巴结转移。这些位置都易于进行 EUS 引导的针吸活检。

如前所述，空气具有高回声，因此不能通过空气进行超声成像。为了获得足够优质的成像，必须消除肠壁和换能器之间的空气。这能通过抽吸周围的空气、弯曲内镜使换能器与管壁直接接触和（或）使包绕换能器的充水球囊膨胀来实现的（图 127-1）。然而，这些方式可能导致食管壁层的受压，可能会影响早期食管癌的 T 分期或食管壁内上皮下肿瘤起源壁层的确定。在这种情况下，可通过将水注入食管腔来获得合适的声学界面，从而使食管管壁可视化，而无须用换能器接触管壁。但食管进行注水，尤其是对未插管的患者，应仅在反 Trendelenburg（头高足低）体位时进行，并立即进行口腔吸引，以降低误吸的风险。

（一）径向 EUS

对于径向 EUS，纵隔检查可通过简单缓慢地将超声内镜从食管胃交界处撤退至食管入口来完成。US 的图像方向通常被调整为一个标准的方向，该方向大致类似于轴向 CT 图像，要么使主动脉位于 5 点钟位置，要么使脊柱位于 6 点钟位置。

（二）线性 EUS

对于线性 EUS，通过对超声内镜进行完整

360° 旋转来对食管胃交接部进行完整检查。然后将超声内镜后撤 2～3cm，再次旋转 360°。以这种方式继续成像，直到内镜球囊到达胸腔入口。这样就可以看到主动脉弓和降主动脉，主肺动脉和左肺动脉，奇静脉和奇静脉弓，以及食管旁的淋巴结。这包括第 2R、2L、4L、7、8、9 组的许多淋巴结（由于气管中有空气，有些看不到）。食管壁、主动脉弓和肺动脉之间的三角空间在胃肠道文献中常常被不准确地称为主动脉 – 肺动脉（AP）窗（第 5 组），但实际上是左下气管旁间隙（第 4L 组）。AP 窗口是能够被 EUS 观察到的最接近主动脉弓和肺动脉的最深点。如果两个动脉结构之间有足够的空间，或经肺动脉穿刺，有时可以在 EUS 引导下取样（图 127-6）。第 6 组（主动脉前）的淋巴结可由经验丰富的操作者经主动脉穿刺取样。然而，作者建议不要经主动脉穿刺，因为主动脉是高压的血管。由于介入气管的伪影，前纵隔（包括气管前淋巴结）不可能通过 EUS 进行。而这些结节很容易通过超声支气管镜（EBUS）成像。EUS 和 EBUS 对纵隔可评估区域的重叠和互补。结合 EUS 和 EBUS 可以评估整个中、后纵隔。

（三）EUS 引导组织取样

多家制造商可提供 19～25 号的各种特殊设

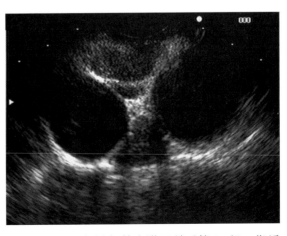

▲ 图 127-6　左侧气管旁淋巴结（第 4L 组，靠近 EUS 换能器，上部）和主肺动脉窗（第 5 组，底部）

主动脉：图像右侧低回声圆。肺动脉：图像左侧低回声圆

计的针头及具备特殊针芯的活检针。这些针头的远端有一个粗糙的表面，以改善超声图像，并在超声检查的视图中显示为一个亮白色的线性结构。这些针头连接在手柄组件上，手柄组件沿着超声内镜的活检通道向下推进（图 127-5A）。通过针吸，目标结构被超声定位在（线性阵列）US 图像的中心附近（图 127-5B），然后在连续的超声显示下，针尖通过食管壁进入目标的结构，并且可在穿刺前就通过多普勒显像排除其间明显的血管。一旦获得样本，针头内容物随后被放到显微镜载玻片上，以便立即进行床旁分析，或被放到合适的样本溶液中（通常是福尔马林，除非淋巴瘤评估需要活细胞或需要培养）。然后进行额外的检查，最好在现场细胞学检查［快速现场评估（ROSE）］的指导下进行适当的检查。取样技术、所选穿刺针的规格和所选针的样式因操作人员而异。操作通常会进行 3～5 次。如果初步的细胞学检查显示细胞数量不足，可以更换针的规格，尝试芯针活检，或对其他部位取样。除了采样囊性结构（典型的胰腺囊肿）外，一般不推荐 EU-FNA 术后预防性使用抗生素。

#### （四）快速现场评估

由经验丰富的细胞病理学家对细胞学标本进行 ROSE，是及时决策并简化患者治疗流程的关键；经验丰富的细胞病理学家对纵隔淋巴结的 ROSE 与 95% 的病例的最终细胞病理学结果一致[18-21]。细胞学评估与操作者的技术同样重要；没有经验丰富的细胞病理学家，就不可能获得必要的诊断准确性以正确指导治疗。

#### （五）EUS 微型探头

微型探头是可以通过标准上消化道可视内窥的工作通道放置的小型径向 EUS 探头（图 127-4）。要检查微小的黏膜病变，微型探头必须前进通过视频内镜的尖端并放置于病变附近（图 127-7）。为了优化图像，必须将空气从腔内吸出，在采取上述预防措施的同时，可能需要在腔内注水。

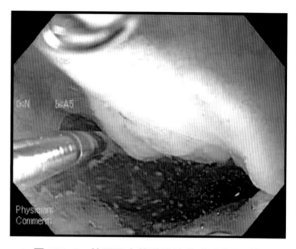

▲ 图 127-7　放置于食管黏膜结节附近的微型探针
食管已部分灌满水以优化成像（床头必须抬高以减少误吸的风险）

### 四、食管疾病的 EUS 评估

#### （一）食管壁的正常解剖

食管壁的解剖层次最好用径向 EUS 评估，尤其是高频径向 EUS。食管壁在标准 7.5MHz 径向 EUS 下成像显示 5 层（图 127-8）。

- 食管腔内液体与浅层黏膜之间的界面（高回声，白色）。
- 深层黏膜包括固有层和黏膜肌层（低回声，暗）。
- 黏膜下层（高回声，白色）。
- 固有肌层（低回声，暗）。
- 外膜或与周围纵隔结构的交界（高回声，白色）。

高频（≥ 20MHz）径向微型探头成像可提供更多细节，并显示九个层面（图 127-9）。

- 管腔内液体与浅层黏膜之间的界面（高回声，白色）。
- 深层黏膜（低回声，黑暗）。
- 黏膜与肌层黏膜之间的界面（高回声，白色）。
- 黏膜肌层（低回声，深色）。
- 黏膜下层（高回声，白色）。
- 内环形肌（低回声，黑色）。

• 食管两层肌肉之间的结缔组织（高回声，白色）。

• 外纵形肌（低回声，黑色）。

• 外膜或与周围纵隔结构的交界（高回声，白色）。

高频微型探头成像可用于分类及评估食管早期黏膜内的肿瘤。

**（二）Barrett 食管伴重度不典型增生 / 原位癌和黏膜内癌**

高频 EUS 在评估 Barrett 食管（BE）的重度不典型增生 / 原位癌（HGD/Tis）和黏膜内癌（IMC/pT$_{1a}$）方面的临床应用受到了挑战，目前内镜下黏膜切除术（EMR）在这些患者中是首选的诊断技术[6, 7]。通过高频 EUS 评估关键内容是判断否存在黏膜下浸润（即 pT$_{1a}$ 与 pT$_{1b}$），因为黏膜下浸润是存在淋巴结转移风险的关键性因素。高频 EUS 在区分不同深度的黏膜和黏膜下浸润中的作用超出了本章的范围，并且在现阶段的临床意义有限。

**（三）EUS 分期 Tis、T$_1$M 食管癌**

uT$_0$（Tis）的超声检查图像表现为仅局限在黏膜内的低回声异常（固有层无浸润，高频 EUS 1～3 层）（图 127–10）。

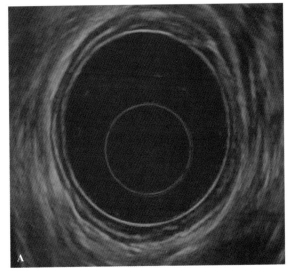
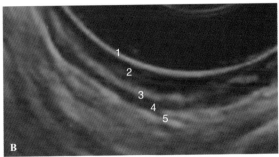

▲ 图 127–8　A. 正常食管黏膜（径向 EUS，7.5MHz）；B. 正常食管黏膜 5 层的放大图

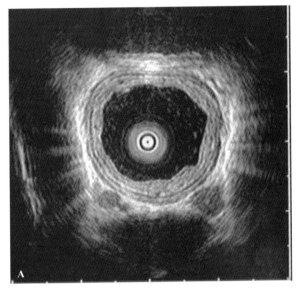
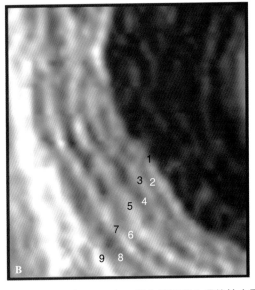

▲ 图 127–9　A. 正常食管黏膜（高频径向 EUS，＞ 20MHz）；B. 高频径向 EUS 上正常食管黏膜 9 层的放大图

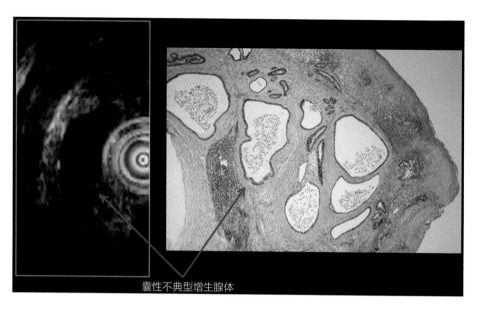

囊性不典型增生腺体

◀ 图 127-10　黏膜内囊肿（右）的高频径向 EUS 图像表现为扩张的腺体伴重度不典型增生（左为匹配的显微照片）

### （四）食管癌

通过 EUS 获得的信息对于正确分期至关重要，故应使用 EUS 对食管癌进行缜密的分期。确定关键的分期信息对指导治疗非常重要。而 EUS 是主要用于食管癌局部分期（即 T 和 N 状态）的工具，尤其是在 Ⅰ～Ⅲ 期疾病中最有价值。但对于化疗或放化疗后的患者，EUS 的用途和准确性有限（表 127-1）。

#### 1. T 分期

EUS 对治疗有重要的指导作用。一般来说，在没有淋巴结转移的情况下，$T_1$ 期（局限于黏膜或黏膜下层）和大多数 $T_2$ 期肿瘤（侵犯固有肌层）的患者可以直接进行内镜治疗（$T_{1a}$）或手术（$T_{1a}$～$T_2$），而 $T_3$ 肿瘤患者应接受制定的多学科治疗[8]。

（1）$T_1$ 期

$T_1$ 期的肿瘤局限于黏膜或黏膜下层，EUS 的主要作用是区分黏膜和黏膜下浸润，因为两者的治疗方案可能不同。EMR 更适合治疗准确的 $T_1$ 期的早期侵袭性病变（见上文）（图 127-11）。

（2）$T_2$ 和 $T_3$ 期

$T_2$ 肿瘤侵及固有肌层（图 127-12），$T_3$ 肿瘤侵及外膜（图 127-13）。在临床实践中，在没有淋巴结转移的情况下，EUS 在 $T_2$ 和 $T_3$ 肿瘤的鉴

表 127-1　EUS 分期对食管癌诊断的准确性

| T 分期（肿瘤） | |
| --- | --- |
| **治疗前** | |
| 总体 | 72%～84%[15-17, 21-24] |
| 表面的肿瘤，HFUS[a] | 73%～80%[10, 11, 25] |
| 结节状 BE，结节状 BE（HFUS） | 64%～79%[13, 26] |
| $T_1mm$ vs. $T_1sm$（HFUS） | 约 20%[22, 25, 27-28] |
| $T_1$ vs. $T_2$（标准 EUS）[b][29, 30] | 50%～60%[27] |
| $T_{3/4}$（标准 EUS） | 74%[15] |
| **治疗后** | |
| 总体 | 29%～50%[31-35] |
| N 分期（淋巴结） | |
| **治疗前** | |
| 仅 EUS | 66%～89%[15, 21, 23-25, 36-39] |
| EUS+FNA | 87%～100%[13, 15, 16, 21, 24, 39-42] |
| **治疗后** | |
| 总体 | 58%～62%[31-35] |

a. HFUS 为高频 US，15～30MHz；b. 分期为 $T_2N_0M_0$ 的患者最低可达 19%～39%
标准 EUS 为 5～12MHz

别中起着非常重要的作用。尽管 $T_3$ 肿瘤的最佳治疗方案仍有待商榷，但 $T_2$ 患者肿瘤倾向于直接手术，而 $T_3$ 肿瘤患者通常采用多学科联合的治疗方案。

(3) $T_4$ 期

EUS 显示肿瘤侵犯相邻的纵隔结构表明是 $T_4$ 期肿瘤。值得一提的是，EUS 可以区分潜在可切除的 $T_4$ 肿瘤 [（$T_{4a}$ 侵袭心包、胸膜、膈肌）]（图 127-14）和不可切除的 $T_4$ 肿瘤 [（$T_{4b}$ 侵袭心脏、大血管、气道等）]（图 127-15）。

2. N 分期

EUS 可以评估食管周围的淋巴结的形状，大小，回声，边界和数量。单独的 EUS 成像用于 N 分期的准确性有限（表 127-1）；EUS 提供的有用的分期信息，必须结合其他临床分期方法（CT、PET）综合考虑。一旦看到了食管周围

的淋巴（纵隔淋巴站，腹腔淋巴结）（图 127-16），操作者必须描述以下特征以帮助指导 N 分期。

① 形状：椭圆形（良性）与圆形（恶性）。

② 大小：10mm（短轴）是纵隔和腹腔淋巴结的正常上限。

③ 回声：异质性伴高回声中心（倾向为良性），均质性和低回声（可能为恶性）。

④ 边界：不清楚的（良性）与清楚的（恶性的）。

⑤ 淋巴结的数目：从 $N_1 \sim N_3$ 的淋巴结分期。

FNA 提高了淋巴结分期诊断的准确性（表 127-1），但 FNA 不适判断肿瘤周围的淋巴结。

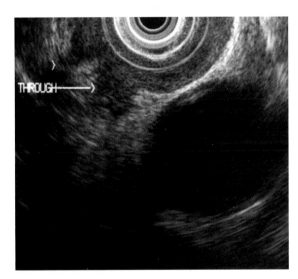

▲ 图 127-13　$T_3$ 肿瘤侵犯食管外膜层进入食管周围脂肪（箭）

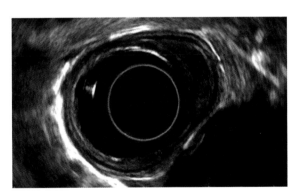

▲ 图 127-11　$T_1$ 肿瘤（2 点钟方向），黏膜下保留高回声

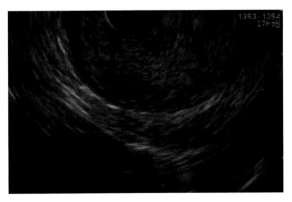

▲ 图 127-12　$T_2$ 肿瘤侵犯固有肌层，但保留外层高回声外膜

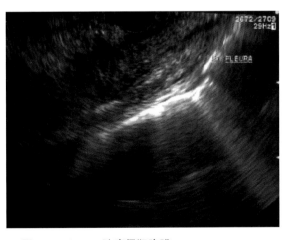

▲ 图 127-14　$T_{4a}$ 肿瘤侵犯胸膜

肿瘤周围的淋巴结可能在细胞病理学上被诊断为恶性的，因为用针穿刺肿瘤会增加假阳性结果的可能性。

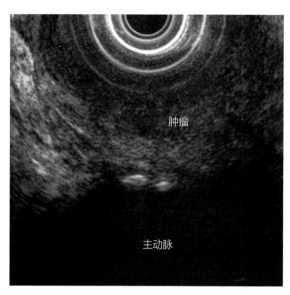

▲ 图 127-15　T$_{4b}$ 肿瘤侵犯了主动脉壁
肿块和主动脉壁之间没有可见的组织平面

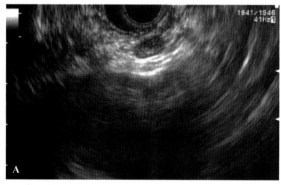

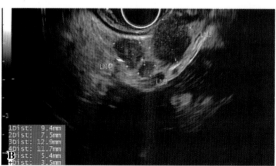

▲ 图 127-16　A. 具有不明确的食管超声内镜（EUS）特征（短轴 < 10mm，椭圆形，边界模糊，但大多为低回声）的单个食管旁淋巴结；B. 具有 EUS 恶性特征的多发食管旁淋巴结（短轴 > 10mm，低回声，圆形，边界清晰）

总之，EUS 下 N 分期的确定需结合临床和放射学检查结果考虑。尽管 EUS 是一种实用的 N 分期工具，但由于其成像的准确性有限，且无法对肿瘤周围淋巴结进行准确采样。因此，临床医生对所有可用分期信息（临床、放射学和 EUS）的综合判断就尤为重要。

3. M 分期

EUS 在评估转移性疾病中的作用非常有限，因为 EUS 只能在食管附近成像。但是，EUS 有助于明确肝脏（图 127-17）、肾上腺（图 127-5B）和胸膜的转移性疾病（图 127-18）。

（五）食管上皮肿瘤的早期评估

食管壁内至黏膜层可能会出现多种肿瘤。这些统称为上皮下肿瘤。术语"黏膜下肿瘤"也经常使用。这意味着起源于食管壁的黏膜下层，但情况也并非总是如此。这些病变在内镜下被识别为突出的肿块，被完全正常的上层黏膜覆盖（图

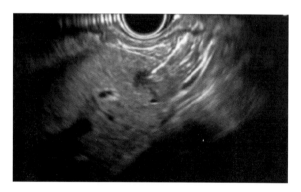

▲ 图 127-17　5mm 肝转移灶（肝左叶）的超声内镜引导的细针抽吸（EUS-FNA）

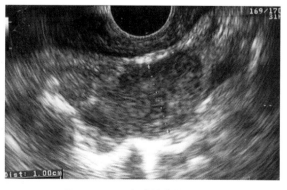

▲ 图 127-18　胸膜转移的 EUS 图像

127-19）。有时可能会出现中央溃疡，而其余大多数黏膜是正常的。这些病变可能是癌前或恶性的，一般建议进一步评估。EUS特别适合此用途。

根据内镜下病变的大小，可以使用标准超声内镜或微型探头进行EUS成像。如前所述，使用超声内镜可能难以定位非常小的病变，而使用微型探头则容易观察到。EUS检查的目标包括3个方面，如确定病变的回声强度（低回声、无回声或高回声），如果可能，确定其起源，并在必要时获得用于细胞学或组织学诊断的材料。无回声病变在超声检查中是完全黑暗的，这通常意味着其内为充满液体的结构/囊肿。这些病变可能出现远端声学增强，更加证实了液体填充的特性。低回声病变呈深灰色，但不全黑。高回声病变是白色的，比周围组织亮。回声和声源层的确定将缩小鉴别诊断的范围，有时也可用于诊断。

### （六）不同壁层起源的潜在病变

#### 1. 第2层，深层黏膜

第2层的深部黏膜病变几乎总是低回声的。食管第2层发现的低回声病变最常见的是平滑肌瘤或胃肠道间质瘤（GIST）。在食管中，平滑肌瘤更为常见，而胃部病变在统计学上最可能是GIST。此外，尽管有时很难确定，但大多数GIST还是来自第4层而不是第2层。需鉴别的疾病还包括颗粒细胞瘤、其他间质瘤，如胃肠道

自主神经瘤（GANT）或神经鞘瘤，或类癌瘤（在食管中不常见）。

无回声病变通常被认为是囊性的，在这种情况下，可能提示是黏液样囊肿或重复性囊肿（图127-20）。重复性囊肿可能有多种超声检查表现，可能位于食管壁内或附近。有时，特别是大的时候，它们可能包含可见的壁层，包括明显的高回声肌壁，该壁层可能与食管壁的第4层相邻。尽管传统上认为平滑肌瘤是低回声的，但平滑肌瘤经常也可能显示完全无回声，并被误认为囊肿（图127-21）。这可以通过进行定向针抽吸（病变是平滑肌瘤的情况下不会塌陷）来鉴别。

第2层的高回声病变非常罕见。这可能提示是脂肪瘤，尽管脂肪瘤在第3层中更为常见。罕见的淋巴瘤也可能导致第2层的高回声增厚，有

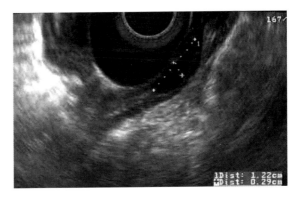

▲ 图127-20　深层黏膜囊肿

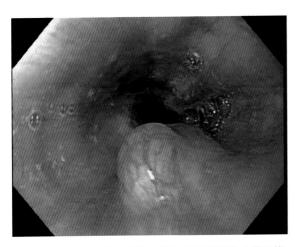

▲ 图127-19　黏膜正常的食管上皮下病变的内镜图像

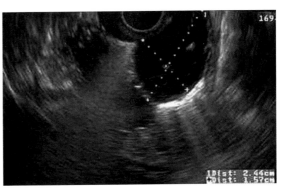

▲ 图127-21　在没有EUS-FNA的情况下无回声的平滑肌瘤可误诊为囊肿

时纤维瘤和肉芽肿也会有这样的表现。

第 2 层中病变的组织采样可以通过几种方法完成。在同一位置重复进行钳取活检（"隧道活检"）通常可以使取样深入到覆盖的黏膜并获得诊断材料。较小的病变可以简单地通过抽吸黏膜切除术内镜下切除。如前所述，较大的病灶可以通过 FNA 或活检取样。

### 2. 第 3 层，黏膜下层

食管黏膜下的低回声病变相对罕见，可能代表颗粒细胞瘤或罕见的类癌和神经源性肿瘤（图 127-22）。

食管黏膜下层高回声病变几乎都是脂肪瘤。淋巴瘤很少有这种表现。

黏膜下层无回声的病变为囊性病变。如前所述，这些可能代表先天性重复性囊肿或黏液样囊肿。

第 3 层的高回声和低回声病变一般不需要组织采样，可以根据超声表现做出合理可靠的诊断。低回声病变可根据第 2 层病变的组织取样来确诊，根据病变的大小，可采用隧道钳活检、黏膜切除或针吸 / 活检。

### 3. 第 4 层，固有肌层

几乎所有在第 4 层中出现的上皮下肿瘤都是间质肿瘤，其中绝大多数是 GIST（图 127-23）。如前所述，大多数平滑肌瘤来自第 2 层而不是第 4 层。但是，这层的起源有时可能难以确定。其他间质性肿瘤（如 GANT）需要与之鉴别诊断。

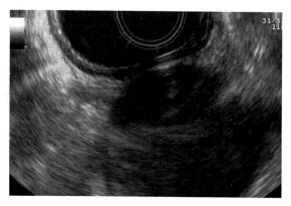

▲ 图 127-22　黏膜下层肿瘤

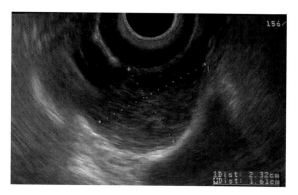

▲ 图 127-23　起源于深层黏膜（第 2 层）的胃肠道间质瘤（GIST）

而罕见的情况下，第 4 层低回声肿瘤可能是由非食管原发病变（如乳腺癌）引起的食管转移。此诊断基于患者先前恶性肿瘤的临床病史、吞咽困难症状的快速进展和肿块形状的不规则 / 锯齿状深缘。

几乎所有的第 4 层病变都是低回声的。高回声病变很罕见，仅可能会出现淋巴瘤、转移瘤或神经源性肿瘤中。

在第 4 层发现病变通常需要组织取样诊断，以鉴别临床上重要的病变，如 GIST 或转移性病变。组织取样诊断需要针吸 / 活检。使用标准方法的 EMR 会导致食管穿孔和瘘，隧道钳活检的阳性率通常较低。虽然通过黏膜下隧道切除这些病变作为较新的内镜技术［内镜下黏膜下剥脱术（ESD）］正在发展中，但它仍未被认为是标准治疗，且超出了本综述的范围。

## 五、适应证

食管超声内镜检查主要是一种诊断工具。然而，在过去的 10 年中，EUS 也逐渐成为一种潜在的治疗工具。

### （一）诊断性 EUS

第一个常识性步骤是确定患者是否在临床上适合接受 EUS，以及 EUS 是否会改变患者的治疗方式。在对患者进行适当的临床评估后，疾病类型和病理过程的解剖位置决定了诊断性 EUS 的适应证。

（二）食管病理学

如特定章节所述，EUS 是诊断和分期各种良性和恶性食管疾病过程的重要工具。尽管诊断每种特定疾病过程的适应证可能有所不同，但总的来说，食管腔应该是通畅的。新辅助或根治性化疗或放化疗后 EUS 的诊断准确性通常较差（请参见结果，表 127–1），并且作者认为，治疗后进行常规 EUS 诊断只会增加患者的评估和治疗的潜在并发症和医疗费用。此外，恶性狭窄的存在还需要 EUS 操作者非常小心，因为过度扩张可能会导致食管穿孔。对于食管癌，即使不能依靠 EUS 获得关于肿瘤的准确信息，也比过度操作引起肿瘤穿孔好。食管癌穿孔所导致的毁灭性后果怎么强调都不为过。

（三）食管外病理

食管超声内镜检查可用于评估与食管紧邻的许多器官和结构的异常。临床医生必须良好的识别这些结构及其与食管的关系，以决定 EUS 评估是否合适。

1. 颈段食管

虽然可以通过 EUS 获得颈、胸段入口血管、甲状腺、气管和脊柱成像，但 EUS 在评估和处理颈段病变过程中几乎没有临床作用。

2. 近端胸段食管

近端胸段食管（在隆嵴上方）可以进行 EUS 影像检查并穿刺食管周围的很多结构。

- 主动脉，主动脉弓起始部和主动脉弓近端。
- 肺动脉。
- 脊柱。
- 奇静脉。
- 胸导管。
- 气管。
- 气管旁淋巴结。
- 主肺动脉窗淋巴结。
- 后纵隔。
- 肺上叶。

可以使用 EUS-FNA 准确评估影响纵隔淋巴结和后纵隔的病变情况。此外，在某些情况下，EUS-FNA 也可用于位于中心的肺部病变的病灶（＞1cm，距食管壁 0～5cm）[43]。EUS 成像对判断病变是否侵犯主要血管也有价值。

3. 远端胸段食管

远端胸段食管（位于隆嵴下方）可以进行 EUS 检查。

- 隆嵴下淋巴结。
- 后纵隔。
- 左心房和左心室。
- 肺动脉。
- 肺静脉。
- 降主动脉。
- 脊柱。
- 肝左叶。
- 下腔静脉和肝静脉。
- 肺下叶。
- 胸膜下腔。

在远胸段食管使用 EUS 遵循的原则与近胸段相同。

4. 腹腔内食管和近端胃

可以通过腹腔内食管和近端胃进行评估的组织结构。

- 肝左叶。
- 主动脉。
- 腹腔干。
- 左肾上腺。
- 肝动脉。
- 脾动脉。
- 胃肝韧带。
- 这些结构内部或周围的淋巴结。

在腹腔内食管和近端胃中，EUS 主要起到对食管或肺部恶性肿瘤的分期作用。而对胃壁，胰腺，胆道系统和脾脏的评估不在本章讨论范围之内。

5. 治疗性 EUS

在过去的 10 年中，EUS 引导下的治疗干预措施逐渐发展起来，并为特定的患者带来了治疗希望（见治疗性 EUS 一节）。

## 六、结果

随着时间的推移，超声内镜设备在不断改进，内镜医师经验的不断积累，对多种疾病的诊断能力也不断提高。EUS 的表现取决于多种因素，包括使用探头的类型和频率、操作人员的经验、所检查病灶的解剖位置、狭窄的存在以及是否有 FNA 作为补充等因素。这是一个取决于操作者水平的检查，需要学习曲线。位于 EUS 尖端的换能器发射各种频率超声波。标准超声内镜探头的频率在 5~12MHz，并以 5 层结构显示食管壁[10, 11]。作为替代，可以通过标准内镜的工作通道引入高频超声（HFUS）探头，其在 15~30MHz 的频率下工作，并将食管显示为 9 层结构[10, 12, 13]。在权衡扫描深度的情况下，高频超声提高了食管壁层的图像分辨率，尤其是在淋巴结的评估方面[11, 22]。

### （一）食管癌

EUS 为食管癌的 T 和 N 期评估提供可靠的依据。它还可以识别其他成像方式遗漏的病变。EUS 对食管癌的诊断性能取决于对 T、N 或 M 期的评估，BE 的存在，肿瘤的位置（食管的上部，中部或下部）以及患者是否接受新辅助治疗（NAT）。正确的分期至关重要，因为它指导进一步的治疗，包括内镜，新辅助，外科或姑息治疗[22]。EUS 对 T 分期的总体诊断准确性取决于一系列因素，但通常准确率范围为 72%~84%[15-17, 21-24]。EUS 与手术之间的时间间隔也有被研究，与作为金标准的病理分期相比，较长的手术等待时间对初始 EUS 分期的准确性产生了不利的影响[36]。

### （二）Barrett 食管和重度不典型增生的肿瘤评估

EUS 已经被用于 Barrett 食管（BE）合并重度不典型增生（HGD）背景下的肿瘤评估。在 BE 中通常观察到的变化是由于慢性炎症和化生

变化引起的。肌肉纤维异常的特征是肌层黏膜（MM）增厚，平滑肌肥大延伸到固有层，纤维化。MM 重复在一些患者中也被观察到[44, 45]。据报道，约 30% 的 HGD 患者的食管切除标本中存在癌。由于黏膜内癌和浸润性癌在治疗方式和预后方面存在根本性的差异，因此，正确的 T 分期和 N 分期对于有无 BE 的患者至关重要[26]。在 BE 和 HGD 背景下，EUS 不能可靠地区分良恶性管壁增厚。此外，即使使用 HFUS，EUS 诊断黏膜下肿物侵袭的敏感性和准确性也较低，特别是当存在结节状 BE 时[6, 13, 22, 26, 37, 46]。在这种情况下，HFUS 的诊断准确率约为 64%~79%[13, 26]。EUS 后的 EMR 提高了 IMC 分期的准确性，尤其是在结节状 BE 存在的情况下[6, 12, 22, 27, 45, 47]。MM 重复和肌纤维异常可能导致 EMR 标本对黏膜内或侵袭性腺癌的诊断错误，也可能导致 EUS 的过度分期[44, 45, 48]。EUS 在 BE 中最重要的应用包括对深部浸润癌的定性和 LN 状态的评估，这可能影响内镜下消融治疗的实施与否[26, 48]。

### （三）黏膜内和早期浸润性食管癌的 T 分期

在浅表食管病变的情况下进行 EUS 可能具有挑战性。用侧视超声内镜进行病变定位可能比较麻烦。充满水的球囊可能会变得过度扩张并压迫病变，进而影响恰当的肿瘤分期[22]。研究表明，仅靠 EUS 不能可靠地区分 $T_1mm$ 和 $T_1sm$ 阶段，据报道区分这两个阶段准确性仅约 20%，而分期过低是最令人关注的问题[22, 25, 27, 28]。这种局限性被认为是由于难以评估继发于肿瘤周围水肿的黏膜下受累（可能导致分期过高）或无法识别 MM 以外的受累（导致分期不足）造成的[11, 27]。据报道，HFUS 用于浅表性癌症的总体准确率约为 73%~80%，尤其是对于位于食管部分的肿瘤，但对食管胃交界处的肿瘤的准确率要低得多[10, 11, 25, 49, 50]。EMR 在早期食管癌中被建议作为 EUS 检查的辅助手段，因为单独进行 EUS 时的准确性较低[27, 37, 38]。HFUS 在 BE 和早期上皮内病变中有限的准确性，使专家们质疑

EUS 的必要性，因为 EMR 更可靠[6, 7]。一般来说，EUS 在非结节性 Barrett 食管中似乎没有作用，因为根据最近的 Meta 分析，EUS 仅改变了 4% 患者的分期[51]。结节性 Barrett 食管患者，EMR 作为诊断工具似乎比 EUS 有更大的作用[6, 7]。此外，在无法手术的患者中，EMR 可能对没有淋巴结转移的黏膜内肿瘤（虽然有一小部分在病理学上有淋巴结转移）有治疗作用。需要继续仔细监视任何残留的 BE 黏膜。标准超声内镜对 $T_1$ 和 $T_2$ 肿瘤的诊断准确率为 50%～60%[27]。而 $cT_2N_0M_0$ 肿瘤是一个颇有争议的亚群；虽然大多数标准 EUS 检查下的该分期的患者接受了适当的治疗，但仍有一部分患者的临床分期偏低[16, 29, 40, 52–54]。$cT_2N_0M_0$ 的 40%～55% 的患者病理标本上有恶性淋巴结累及[53]。在 $T_2N_0M_0$ 肿瘤患者中，发现 EUS 的准确率低至 13%～39%[29, 30]。

### （四）局部晚期食管癌的 T 分期

在晚期疾病中，EUS 对 T 期的准确率估计接近 74%[15]。据报道，30%～45% 的患者下降内镜时需要扩张狭窄部位[15, 55]。如果超声内镜无法通过狭窄，建议中止此操作，这些局部晚期的食管癌患者更适合接受新辅助治疗[11, 23]。尽力通过狭窄时并没有增加诊断率，却增加了穿孔的风险[23]。一些研究者已经观察到微型探头 HFUS 在难以通过的狭窄肿瘤的分期上更可靠[15]。一项研究探讨了尝试扩张食管时肿瘤转移扩散的可能性，但未发现两者间任何相关性[56]。

### （五）食管癌的 N 分期

淋巴结转移的可能性与肿瘤侵犯食管壁的程度有关。黏膜内肿瘤发生淋巴结转移的可能性很低（2%～6%）。侵袭黏膜下层或更深层的肿瘤有较高的淋巴结转移率（20%～50%）[6, 25, 48]。用于确定恶性累及的淋巴结回声特性是低回声结构、边界清晰、圆形轮廓和大小 > 10mm[15, 41, 57]。这些特征已被证明具有累加效应。当所有特征都存在时，预测恶性病变的准确率接近 100%。然而，这 4 个标准都存在的情况不常见[41, 42, 57]。EUS 对于

N 分期的准确率大多为 66%～89%[15, 21, 23–25, 30, 36–39]。微型探头 HFUS 被发现在淋巴结评估中不太可靠[37]。然而，已有研究报道使用微型探针 HFUS 诊断淋巴结受累的准确率为 100%[15]。一些患者的恶性淋巴结受累可能逃过检测，因此诊断效能有待改进。在 EUS 中加入 FNA 已被证明优于仅依靠淋巴结单独的回声特性评估，检查的准确性增加到了 87%～100%，尽管其取决于可疑的淋巴结位置和可及性（取到组织），以及细胞病理学家对标本的及时检查[13, 15, 16, 21, 24, 39–42]。额外的 FNA 的加入也使检查的敏感性从 84.7% 提高至 96.7%。EUS-FNA 对腹腔淋巴结转移情况检测良好，其准确性范围为 85.7%～98%[21, 42]。

### （六）食管癌的 M 分期

EUS 检测转移性疾病的能力相对较差。这可能是由于难以很好评估充满空气的肺和右肝叶外侧段。EUS 通常是在使用正电子发射断层扫描（PET）、计算机断层扫描（CT）或以上方法的结合后，确认没有检测到的转移性疾病后才进行的。EUS 可检测（并与 FNA 确认）最初 CT 扫描未发现的局灶性肝转移，肝转移这种情况很少见，但对治疗和预后有重要影响[38]。

### （七）新辅助治疗前后的分期

在新辅助治疗之前的 EUS 分期并不能可靠地预测哪些患者最终会出现完全的病理缓解[58]。已经有各种各样的研究来确定 EUS 在新辅助治疗后分期的作用，并评估它是否能够区分应答者和无应答者。但结果并不好，病理 T 期和 N 期的评估准确率分别低至 29%～50% 和 58%～62%[31–35]。术前 EUS 判断新辅助治疗后患者的降期效果表现不佳的重要原因被认为是肿瘤的炎症和纤维化[31, 33–35, 38]。尽管有新辅助治疗后分期过低的报道，但新辅助治疗后 EUS 的过度分期率高达 49%，特别是对于病理完全缓解的患者。在观察到 NAT 后，EUS 的过度分期率高达 49%，特别是对于完全病理反应的患者，尽管也有过过低分期的报道[33, 35]。总而言之，EUS 不应常规用于新

辅助治疗后食管癌的再次分期[31–35, 38]。根据肿瘤最大横截面积减少 50% 或更大时，可以更可靠地判断新辅助治疗后的治疗反应，同时也与该情况下患者的生存率有更好的相关性[33, 34, 38]。

### （八）肿瘤的位置

随着肿瘤位置从食管上方向食管胃结合部的改变，EUS 的诊断性能逐渐下降。位于常规位置的食管的肿瘤比位于食管胃结合部附近的肿瘤更好分期[11, 13, 25]。这种差异被认为是由于当肿瘤靠近食管胃结合部时，很难建立一个足够的声学界面[10, 12]。这一发现可能解释了鳞癌较腺癌在检测的准确性上更容易出现无统计学意义的原因[22]。

### （九）超声内镜发现术后早期复发

术后吻合口复发的早期检测可能比较困难，因为其症状可能与良性狭窄或术后运动障碍非常相似。此外，食管层的复发部位可能深至黏膜或壁外，使内镜活检成问题或不可靠。EUS 对于判断吻合口复发是一个有用的工具，其敏感性超过 90%，高于内镜检查或 CT 检查。假阳性结果也确实有发生，纤维化改变是误诊中的重要原因。EUS-FNA 在这种情况下有助于提高特异性。EUS 监测可在无症状的阶段检测到很大比例的复发[38]。

### （十）食管癌超声内镜分期与生存的关系

在各种研究中，EUS 分期信息与生存率之间的关系已经被分析和报道[38, 59]。这些结果表明，在 EUS 引导下发现的进展的 T 或 N 分期（伴有 3 个以上癌旁淋巴结）、腹腔淋巴结的累及，均与生存不佳有关[38, 59]。与未接受 EUS 检查的患者相比，接受 EUS 本身是改善患者 1 年、3 年和 5 年生存率的预测因素[60]。这一发现很可能与患者的更精确的分期有关，这将导致对应分期合适的特异性治疗[60]。接受 EUS 的常见障碍是成本和是否有超声内镜。

#### 1. 良性肿瘤

临床上确诊的食管肿瘤种仅有不到 1% 是良性的，但由于它们是无症状的，它们可能比以前报道的更为常见[61]。这些良性肿瘤包括鳞状乳头状瘤、纤维血管息肉、重复支气管囊肿、颗粒细胞瘤、脂肪瘤、平滑肌瘤和血管瘤等，其中一些病变具有恶变的可能性。平滑肌瘤是最常见的良性食管肿瘤，约占所有良性病例的 70%[61-62]。食管镜检查在识别食管黏膜外良性肿瘤方面有所发展，但仍不是一个很好的分类工具。壁内和食管旁肿瘤很难通过这种技术来区分。在这种临床情况下，EUS 已被证明是必不可少的诊断工具，它具有按起源、大小、边界和回声层等特征对肿瘤进行分类的能力[61]。EUS-FNA 可能无法提供足够的细胞结构信息来区分平滑肌瘤和平滑肌肉瘤。良性食管肿瘤通常是无症状的，当发现它们具有典型的 EUS 特征时，则需要进行 EUS 观察。当它们有症状时需要切除[61]。

#### 2. 胃肠道间质瘤

影响食管的胃肠道间质瘤（GIST）非常少见，约占病例的 1%[21, 63]。由于常规的成像技术和食管镜活检可能不具有很高的准确性，因此正确的诊断具有挑战性。US 有助于确定上皮下肿瘤的位置、超声内镜特征和大小。GIST 表现为低回声外观、内镜和超声检查下正常的黏膜，并且发现其起源于超声内镜第四层的低回声层[21, 64]。GIST 在内镜检查下的特征是不规则的腔外边界，囊性区域，回声灶和大小大于 3cm[64]。有关 EUS 下 GIST 表现的研究主要针对涉及胃部的病变，因为这是最常见的部位。EUS 区分恶性和良性上皮下病变的准确率分别约为 64%、80%[64]。由于缺乏明确的超声内镜特征，鉴别早期小的上皮下病变是困难的。加入 FNA 可能会提高诊断这些上皮下病变的准确性，但存在局限性，这些局限性与这些肿瘤的致密、细胞含量和穿透肿瘤所需的力有关[62, 64]。EUS 和 EUS-FNA 诊断潜在浸润性 GIST 的准确率分别为 78% 和 91%[21]。

#### 3. 肺结节及肿块

EUS-FNA 对于评估食管附近的肺结节和肿块是可靠且安全的[21-43]。对不与食管或中央气道相邻的实质性且位于中心的肺部病变进行活检可能更具挑战性[43]。支气管超声引导下经支气管针穿刺抽吸术（EBUS-TBNA）和 EUS-FNA 可以帮助诊断和取样[43]。EUS-FNA 和 EBUS-TBNA 评估食管或中央气道附近的中心病灶的诊断准确性为 86%～94%。对于那些中心病灶未紧邻气道或食管的患者（图 127-24），EBUS-TBNA 和 EUS-FNA 的诊断准确性为 93.8%，同时并发症发生率也很低[43]。

#### 4. 肺癌的分期

EUS-FNA 是一种对肺癌患者有帮助的诊断和分期工具，与纵隔镜检查和经支气管穿刺抽吸支气管超声检查（EBUS-TBNA）一起，是辅助诊断工具设备的一部分[20]。

纵隔淋巴结的分期仅靠 EUS 的影像是不可靠的[42, 65]，EUS 下准确分期必须 FNA 参与。EUS 可深入纵隔淋巴结（MLN）站 2R、2L、4L、7、8 和 9，左肾上腺和肝脏进行分期。有经验的操作人员也可以通过经肺动脉或经主动脉穿刺（作者不建议穿刺主动脉，因为主动脉是高压血管）取样第 5 组的纵隔淋巴结，有时甚至穿刺

右侧肾上腺（图 127-25）[12,19]。此外，通过测定主动脉或食管的肿瘤侵犯情况，EUS 可以提供肺肿瘤可切除性的信息（图 127-26）。

（1）技术：对于有肺结节，肺肿瘤，纵隔淋巴结肿大或纵隔包块的患者，可以按照本章技术部分所述进行 EUS 检查。另外，EUS 检查可以在进行 EBUS 检查时使用 EBUS 镜进行。作者首先使用 EBUS 检查，然后在使用 EBUS 镜时使用 EUS 以接近所需的纵隔淋巴结。但是，EBUS 镜不适用于经肺动脉穿刺，肾上腺 FNA 或肝脏评估。一般而言，作者仅将 EBUS 镜用于纵隔淋巴结的 EUS 评估。如果预期需要取样肺部病变，肾上腺或肝脏，作者会直接使用 EUS 镜。

（2）结果：对来自 18 份报告的 1201 名 EUS-FNA 分期的 NSCLC 患者进行了系统回顾和 Meta 分析后，发现其合并敏感性为 83%（95%CI 78%～87%），合并特异性为 97%（95%CI 96%～98%）。在 8 项研究中，仅对影像学检查中有纵隔淋巴结异常的患者进行了 EUS-FNA 的诊断性能评估，并评估影像学检查中无纵隔

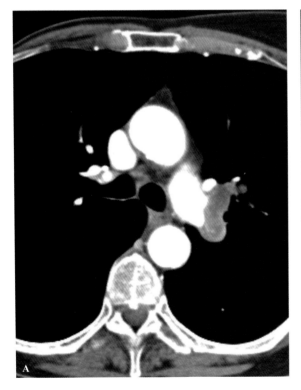

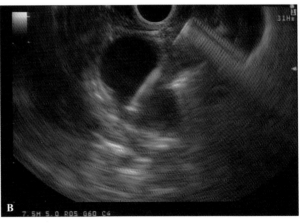

▲ 图 127-24　左上叶肿块
A. CT 扫描；B. 经肺动脉入路的超声内镜引导的细针抽吸

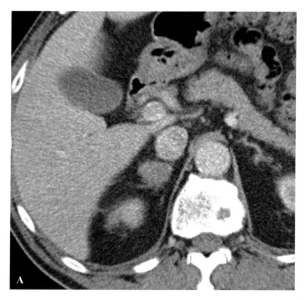

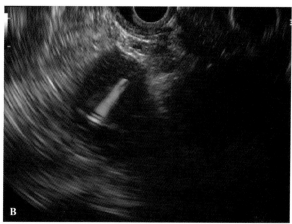

▲ 图 127-25 右侧肾上腺转移

A. CT 扫描显示，十二指肠未出现在病变处。然而，内镜操作可确保安全的细针抽吸窗口；B. 右肾上腺转移的超声内镜引导的细针抽吸（右肾在左上角，下腔静脉位于病变的右侧）

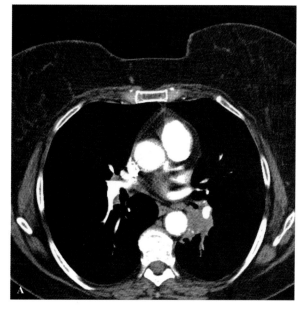

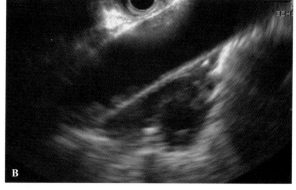

▲ 图 127-26 左下肺叶肺癌

A. CT 扫描不能确定是否有主动脉壁侵犯；B. 食管超声内镜显示肿瘤和主动脉壁之间有一层清晰的层面，在实时成像中，可以看到肿瘤沿着主动脉壁滑动

淋巴结异常患者 EUS-FNA 的情况，其敏感性为 90%（95% CI 84%～94%），特异性为 97%（95% CI 95%～98%）。然而，有 4 篇文章评估了 EUS-FNA 在影像学上对无纵隔淋巴结异常患者的诊断效能，其总敏感性仅为 58%（95% CI 39%～75%）（表 127-2）[65-69]。

根据我们的经验，当通过 EBUS 难以到达

或显示纵隔淋巴结时，EUS 是有帮助的，因为食管的壁比气管支气管树更柔软，气管支气管树内的空气会导致超声内镜波的传输不良。此外，EBUS-TBNA 对患有中央型鳞状细胞癌合并有气管发育不良或原位癌的患者进行纵隔淋巴结检查，可能导致假阳性结果；EUS-FNA 降低了这种风险，但假阳性仍然可能发生[70]。

表 127-2　EUS 在肺部病变和肺癌分期中的诊断性能

| 肺部病变 | |
|---|---|
| EUS（±EBUS） | 86%～94%[21, 43] |
| 纵隔淋巴结 | |
| EUS，敏感性（合并） | 76%～98%[18, 19, 66, 70] |
| EUS，特异性（合并） | 96%～98%[18, 19, 66, 70] |
| EUS + EBUS，敏感性 | 93%[71, 72] |
| EUS + EBUS，阴性预测值 | 97%[71, 72] |
| EUS + Med[a]，敏感性 | 86%[70] |
| EUS + Med[a]，特异性 | 97%[70] |

a. 纵隔镜检查；EUS. 食管超声；EBUS. 支气管内超声

## 七、EUS-FNA 和 EBUS-TBNA

EUS-FNA 和 EBUS-TBNA 的联合在没有皮肤切口的情况下提供了近乎完整的纵隔分期。关于使用 EBUS-FNA 和 EUS-FNA 联合进行 NSCLC 分期的一些小型研究已经发表，报道了极好的敏感性（93%）、阴性预测值（97%）和准确性（99%）[71, 72]。

## 八、EUS-FNA 和纵隔镜检查

在纵隔镜检查中增加 EUS 可通过检测 $N_2/N_3$ 疾病或纵隔受累情况来提高诊断准确性，而在仅接受纵隔镜检查的患者中，高达 16% 的患者可能出现了漏诊[70]。超声内镜和纵隔镜联合检查的敏感性为 86%，特异度为 97%，阴性预测值为 93%，诊断准确率为 93%，优于单独使用任何一种诊断方法[70]。

## 九、用于对纵隔重新分期的 EUS

重复纵隔镜检查是 NSCLC 患者在接受新辅助治疗后需重新进行再次分期的黄金标准。在有经验的中心重复进行纵隔镜检查的诊断性能低于初始纵隔镜检查（NPV 为 79%～85%）[73-77]。

对单独使用 EUS-FNA 进行纵隔再分期的诊断效果在小范围内进行了评估（＜ 30 例），报道的 NPV 为 67%～91.7%[78, 79]。

EUS-FNA 联合 EBUS-TBNA 对 106 例 NSCLC 接受新辅助治疗后的患者重新纵隔再分期的敏感性为 67%、特异性为 96%、阳性预测值（PPV）为 95%、NPV 为 73%、准确性为 81%。EUS-FNA 和 EBUS-TBNA 的组合的诊断性能优于任何一种单独的诊断方法[80]。对于需要在 NAT 后重新分期的 NSCLC 患者，临床医生必须根据各个患者的需要和情况调整诊断方法。

### （一）纵隔囊肿和原发性纵隔肿瘤

纵隔囊肿多由先天性或获得性胸腺囊肿和前肠重复囊肿组成。EUS-FNA 是确定囊性病变和获得病理分析组织的有效工具。进行 EUS-FNA 诊断这些囊性病变时，急性纵隔炎是潜在的并发症。恶性淋巴瘤是纵隔最常见的原发肿瘤，通常可以通过 EUS-FNA 进行取样。然而，在细针所取样本上执行所有必要的检查并不总是可靠的。其他可以用 EUS 诊断的纵隔原发性肿瘤包括神经源性肿瘤（图 127-27）、肾上腺外副神经节瘤、间质瘤和转移性生殖细胞瘤[21]。

### （二）并发症

食管超声内镜的总并发症发生率极低。超声内镜导致的穿孔作为并发症的发生风险较小，但是它是严重的并发症，估计颈段食管穿孔的发生率为 0.03%～0.06%，而 Killian 三角是受伤风险最高的部位。EUS-FNA 的并发症发生率低至 0.5%～2.3%[21, 39, 65, 82]。并发症主要由感染和出血组成，很少见的有穿孔、腹膜炎、纵隔炎、急性门静脉血栓形成和吸入性肺炎[21, 39, 82, 83]。由于手术切除了进针通道以及化疗对组织的影响，使 EUS-FNA 期间肿瘤的播散难以评估[21]。通过超声内镜扩张狭窄性肿瘤会增加穿孔的风险，据报道高达 24%[23]。

## 十、食管癌分期中 EUS-FNA 与 PET 的比较

传统上，食管分期检查需要多种方法，如

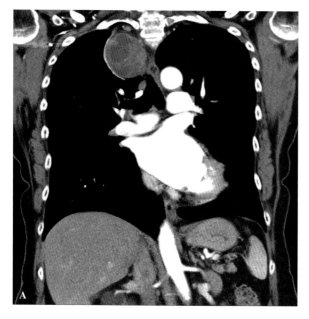

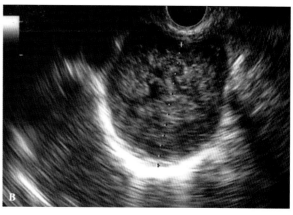

▲ 图 127-27　右心尖部神经鞘瘤
A. CT 扫描；B. EUS

EUS、PET 和 CT。准确的食管癌分期通常需要结合 EUS-FNA 和 PET/CT。

　　Meta 分析显示，EUS-FNA 对局限性病变的初始分期具有较高的敏感性[84]，而 FDG（fluorine-18 fluorodeoxyglucose）–PET/CT 扫描对远处淋巴结或器官转移的分期具有较好的诊断性能[85]。EUS-FNA 联合 PET/CT 的分期准确性优于单独使用这两种方法。

　　放化疗后，PET/CT 的分期准确性优于 EUS，且是一个更好的生存预测指标，因为在这种情况下，EUS 的分期准确性较差（表 127-1）[86, 87]。

　　综上所述，对于局部疾病的初始分期，EUS 比 PET/CT 更敏感，而对于转移性疾病的初始分期，PET/CT 更准确。在化疗或放化疗后的患者中，PET/CT 是主要的重分期和复查手段，而 EUS 的作用非常有限。

## 十一、治疗性 EUS

　　虽然 EUS 是作为一种诊断手段发展起来的，但它已经逐渐成为一种治疗工具。介入性 EUS 已被用于初步评估胰腺疾病的病理学良恶性和其他上腹部疾病。治疗选择包括引流积液或脓肿[88-96]、Rouxen-Y 患者的胃固定术[97]、引导自然孔腔内镜手术（NOTES）[98-100] 或经口内镜下肌层切开术（POEM）[101]、射频消融[102-104]、近距离放射治疗和基准标记放置[105, 106]、治疗剂的注射（如乙醇）[107, 108]、肉毒杆菌毒素 A[109, 110]，免疫疗法[111-115]、溶瘤病毒和高强度聚焦超声（HIFU）[120-125]。这些报道中，只有少数仅涉及食管[101, 109, 110] 或胸内介入的治疗性 EUS[98, 106]。

## 十二、EUS 对胸外科医生的作用

　　胸外科医生在胸外科疾病患者的评估和管理中起着关键的作用。机构环境决定了胸外科医生是否有机会进行 EUS 的培训和实践。在一些情况下中，胸外科医生是胸外科疾病患者进行 EUS 的主要操作人员，而在大多数情况下，胸外科医生很少或没有机会进行 EUS 操作。抛开 EUS 的技术水平来说，对于胸外科医生，准确掌握 EUS 的适应证、结果和局限性对于正确整合 EUS 对患者的治疗是非常重要的。首先要问的问题是谁应该对胸腔疾病患者进行 EUS 检查？答案显然是最熟练的操作者。主要问题是了解如何最好地确保我们的患者得到最高质量的治疗。在作者看来，最好的治疗是把患者放在中心，组成一个团队来优化患者的治疗。要问以下几个关键问题。

1. EUS 是否能为治疗患者提供必需的信息？

2. EUS 检查是评估特定患者的最小侵入性方法吗？

3. 考虑到 FNA 的 NPV 的限制，EUS-FNA 的阴性结果是否可以接受？

4. EUS 是否适合大部分以品质导向为主的患者治疗？

胸外科医师应在解决上述问题方面发挥关键作用。胸外科医师是否是特定环境下的 EUS 操作者是次要的。尽管如此，作者认为，胸外科医师学习和实践 EUS 的价值更多在于超越传统胸外科实践界限。胸外科实践的发展取决于人们有多渴望走出传统既定舒适区。

## 十三、结论 / 总结

食管超声内镜是评估胸腔疾病患者的通用且成熟的诊断工具。治疗性 EUS 在胸腔疾病患者中的作用尚处于早期阶段，但对某些患者而言可能很有前景的。

# 第 128 章
## 食管运动功能失调的手术策略
### Operative Strategies for Esophageal Dysmotility Disorders

Chaitan K. Narsule  Hiran C. Fernando  著

胡 杨 译

## 一、概述

食管运动功能失调会影响到影响任何部分或全部食管的运动功能。这些失调通常表现为非心源性的胸痛，伴或不伴有吞咽困难。随着时间的推移，食管运动功能失调可导致膨出型憩室的形成，如出现于咽和食管连接处的 Zenker 憩室及出现于远端食管的膈上食管憩室。因此，患者也可能会出现如反刍未消化的食物、口臭甚至误吸等情况。

在本章中，我们将介绍传统的和现代的食管运动失调的手术治疗方法。具体的重点将放在贲门失弛缓症和食管憩室（特别是 Zenker 憩室）的治疗上。所有这些疾病的手术都需要进行大量的常规检查，包括内镜检查、食管压力测定、食管钡剂造影，有时还需要 24h 食管 pH 监测。因为没有特定的药物管理加以解决，原发性食管运动失调的药物和非手术治疗方法经历了一个不断试错的时期，包括使用治疗痉挛的药物（如硝酸盐类药、钙通道阻滞药、肉毒素），治疗胃食管

（gastroesophageal，GE）反流的药物（质子泵抑制药或组胺 –2 受体拮抗药），或使用食管气囊扩张术。

## 二、失弛缓症

失弛缓症是最常见的食管运动功能失调。它的特征是食管蠕动停止和食管下括约肌（lower esophageal sphincter，LES）的不完全松弛，这是由于括约肌的收缩失去了抑制，持续处于兴奋状态。最初的症状通常很轻微，持续数年后患者才表现出明显的症状。大多数患者表现为吞咽困难和食物反流。体重减轻、胸痛、胃灼热和咳嗽也与失弛缓症有关。虽然胸部 X 线检查可以表现为在后纵隔看到气 – 液平或者在左上腹膈下区域看不到胃泡影，但是要诊断失弛缓症，最好能做食管钡剂造影显示 GE 连接处的鸟喙影，行食管压力检测显示上述食管及括约肌运动异常，并且行内镜检查排除假性失弛缓症。超声内镜检查是一个很有帮助的辅助检查手段，特别是当与潜在肿瘤相关的假性失弛缓症需要鉴别的时候。在通过

这些检查明确诊断之后，有几种手术干预措施可用于失弛缓症的治疗。

### （一）腹腔镜 Heller 肌层切开术

腹腔镜下 Heller 肌层切开术是失弛缓症的常规手术方式。我们的经验是，首先位于剑突和脐之间中下 1/3 的水平经左右腹直肌鞘各放置一个 12mm 的腹腔镜穿刺鞘（或右侧用 12mm 的 Hasson 穿刺鞘管，左侧使用 5mm 的穿刺鞘管），然后两个 5mm 穿刺鞘管放置在双侧锁骨中线肋缘下的位置。最后一个 5mm 穿刺鞘管放置在右侧腋中线肋缘下，该鞘管可容纳一个灵活的腹腔镜下铰接式三角肝脏牵开器，该牵开器使用外部牵开器装夹系统固定到位，用于向前牵拉肝脏的左外叶，以显露肝胃韧带和腹内食管（图 128-1）。

用腹腔镜电凝剪切开肝胃韧带并将其完全剥离至膈食管裂孔。然后，切开膈食管韧带。如果计划行后路 Toupet 胃底折叠术，那么食管就必须从左右膈脚处完全游离开。此外，通过分离胃短血管来游离胃底是必要的，这样能确保胃底折叠术后没有张力。然而，我们更倾向于进行部分前壁（Dor）胃底折叠术。该手术不需要在食管周围进行环周游离，通常也不需要切断胃短血管。此外，如果在 Heller 肌切开术中发生了小的黏膜穿孔，也可以将其修复，前壁胃底折叠的覆盖也有利于黏膜的修复。不管选择哪种胃底折叠的方法，解剖的关键步骤是游离 GE 交界处的脂肪垫。

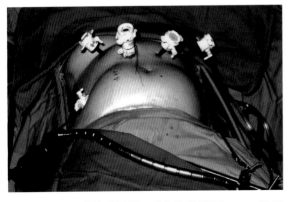

▲ 图 128-1　腔镜孔设置，建立腹腔镜下 Heller 肌切开术

这有助于更清晰的识别 GE 交界处，以利于沿着远端食管至胃进行更充分的肌切开术。

在进行肌层切开术之前，将稀释的肾上腺素溶液注射到 GE 交界处的食管肌肉中。这有助于在两方面降低肌层切开术的难度：①尽量减少可能发生在肌层切开术部位的出血；②肌肉的局部张力，会有助于区分肌肉和黏膜层之间的间隙。无论是电钩还是腹腔镜电凝剪都可以用来切穿肌层，找到间隙。一旦切穿了肌层，肌层切开术往往很容易通过简单地牵拉两侧的肌肉切缘来延长。最复杂的部分是下部，需要将肌层切开术延伸至胃近端肌层。这里的肌纤维较薄，肌层和黏膜层较难区分。分离这个区域的肌肉吊索纤维很重要。

一旦完成了肌层切开术，就要开始进行胃底部分折叠术。对于 Dor 胃底折叠术，需要将胃底拉到切开了肌层的食管前方。第一针缝线缝合胃底部、肌层裂口上缘肌肉和右膈脚顶部。通常使用 2-0 不可吸收缝线。后续的缝线缝合右侧的食管肌层边缘和胃底部。最后用缝线将胃底上缘固定在膈肌裂孔的前缘。这样就完成了 Dor 胃底折叠术。

对于 Toupet 胃底折叠术，应小心保护和保留后迷走神经，游离其后区域形成食管后窗。游离胃短血管后，将最靠近胃短血管的胃底后侧面从食管后窗拉至腹内食管的后方。胃底后部用 2-0 不可吸收缝线缝到膈脚处。如果需要，可以先将膈脚重新拉近，然而通常不需要这么做，因为通常不会有明显的裂孔疝或横膈膜缺失。最后，将食管肌切缘缝到胃底的左右面（图 128-2）。行胃底后部折叠，有利于放置探条或胃镜以最大限度地减轻 GE 交界处狭窄。

我们的经验是在术后第一天就进行钡剂食管造影检查以明确解剖结构，排除食管漏。如果上述都是阴性，患者就可以过渡到饮用流质饮食，进行营养教育，然后安排出院。

Richards 及其同事[1] 在 2004 年的一项前瞻性、随机双盲临床试验中报道了 Heller 肌切

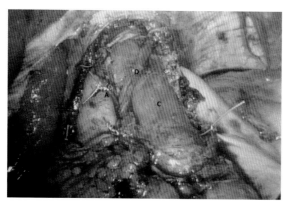

▲ 图 128-2 肌切开术后行 Toupet 胃底折叠术

A. 将胃底缝合至肌切开食管的右侧；B. 将胃底缝合至肌切开食管的左侧；C. 肌切开后的食管黏膜；D. 前迷走神经

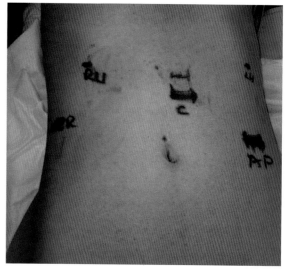

▲ 图 128-3 机器人辅助 Heller 肌切开术的打孔设置

C. 摄像孔；LH. 机器人左臂孔；RH. 机器人右臂孔；LIVER. 三角形肝牵开器孔；AP. 辅助孔

开术加胃底折叠术的使用。研究纳入了 43 例患者，其中 21 例行单独 Heller 肌切开术，22 例行 Heller 肌切开术加 Dor 胃底折叠术。增加 Dor 胃底折叠术后，术后 GE 反流的发生率显著降低（9.1% vs. 47.6% 未行 Dor 胃底折叠术，$P=0.005$）。两者在术后吞咽困难或 LES 压力方面没有明显区别。我们更倾向于在 Heller 肌切开术中增加胃底部分折叠术。

### （二）机器人辅助 Heller 肌切开术

用达芬奇机器人（Intuitive Surgical，Inc.，Sunnyvale，CA）行机器人辅助 Heller 肌切开术可以作为传统的腹腔镜食管肌切开术治疗失弛缓症的备选。我们的穿刺鞘的放置见图 128-3。我们发现将腔镜孔放置在离裂孔稍下方的位置更利于机器人器械在腹腔内的活动性。但是这些腔镜孔也要能很容易的适应标准腹腔镜手术和器械，以利于在需要的时候将机器人手术转为腹腔镜手术。我们在实践中从未中转腹腔镜手术。

在机器人辅助的 Heller 肌切开术中，麻醉诱导及气管插管后，将手术台向患者的右方转 45° 角，以容纳直接放置在患者的头顶和左肩的机器臂。麻醉师依然在手术台头部，但也在患者的右侧。我们的打孔策略如下，第一个 12mm 的孔在左腹直肌鞘与剑突和脐连线的交叉点（根据患者的体质也可以稍微更低点），这是机器人的镜孔。

两个 8mm 的机器人操作孔位于锁骨中线左右肋缘下，如图 128-3。另外有一个 5mm 的孔容纳肝脏牵引器（位于腋前线右肋缘下）及一个标准的 12mm 辅助孔在实施肌切层开术前用于抽吸、牵拉、放置钳夹和注射肾上腺素。这个孔在镜孔和机器人左臂孔的下方（在患者的左腹）。

接下来，机器人手臂对接在孔上。摄像头臂放置于左侧腹直肌鞘的 12mm 孔内。然后机器臂 1 号和 2 号连接到位于锁骨中线左右肋缘下的孔，它们是外科医生的主要操作孔。Heller 肌切开术的方法与腹腔镜手术相同。我们发现，达芬奇机器人腹腔镜下的立体放大效果、三维视图有助于明确区分食管外纵肌层、环形肌层与食管黏膜下层，有利于安全、完整的肌切开术。由于机器人超声刀的活动幅度有限，就只能用机器人电凝钩结合在腹腔镜手术中提到的牵拉器来进行肌切开术。

有几个机构的系列研究比较了机器人辅助 Heller 肌切开术与腹腔镜手术的结果。Horgan 及其同事报道了对三家机构的回顾性分析，在这些机构中，患者接受了机器人辅助（$n=59$）或腹腔镜（$n=62$）Heller 肌切开术治疗失弛缓症[2]。这个研究展现了一条学习曲线，发现在前半部分患者中，与腹腔镜组相比，机器人辅助手术组能显著缩短手术时间（$122 \pm 44$ vs. $141 \pm 49$min，$P < 0.05$），但是对于后面的 30 例患者，两组之间则没有分别。虽然这个研究中不涉及死亡率，但是腹腔镜组的食管穿孔率高于机器人辅助组（16% vs. 0%）。

2005 年，Melvin 及其同事报道了他们累积 4 年在机器人辅助 Heller 肌切开术和部分胃底折叠术方面的经验，取得了良好的结果[3]。104 例患者被纳入，学习曲线显示平均手术时间从研究的前两年的 162.63min 减少到最后两年的 113.50min（$P=0.0001$）。另外，没有一例食管穿孔发生，一例患者中转为开放性手术，没有患者需要再次手术。相似地，Huffman 及其同事报道了他们连续纳入的 61 例进行腹腔镜或机器人辅助 Heller 肌切开术的经验，并随访了超过 6 年[4]。虽然两组都没有手术死亡病例，但与机器人辅助手术相比，腹腔镜手术的食管穿孔发生率更高（8% vs. 0%）。相比于腹腔镜手术，机器人辅助手术的手术时间更长［（$355 \pm 23$）min vs.（$287 \pm 9$）min］。

尽管上述研究都倾向于机器人辅助手术，Shaligram 及其同事却报道了一个比较开放手术、胸腔镜和机器人辅助 Heller 肌切开术的多中心回顾性研究[5]。比较腹腔镜和机器人辅助 Heller 肌切开术的患者后发现两组在死亡率、发病率、重症监护病房入住率、住院时间和 30d 再入院方面没有差异。然而，机器人辅助的肌切开术组的费用明显高于腹腔镜下的肌切开术组（$9415 \pm $5515 vs. $7441 \pm $7897，$P=0.0028$）。

### （三）经口食管肌层切开术

经口食管肌切开术（per-oral esophageal myotomy，POEM）是一种内镜下治疗贲门失弛缓症的方法，于 2008 年首次报道，并迅速成为公认的贲门失弛缓症手术治疗的替代方法。接受这种手术的患者是在手术室和全身麻醉的情况下进行的。

使用标准内镜，并在适当位置放置解剖帽。

然而，胃镜所需要的是二氧化碳而不是空气。另外还需要一些灵活的工具来进行黏膜切开术、建立黏膜下隧道和进行随后的肌层切开术，下文将对此进行描述。常用的器械有三角尖刀（Olympus Waltham，Ma，USA，KD-640-L）、混合刀（ERBE）、注射针（如 Olympus NM-400L-0423）、止血钳（Olympus FD-411UR）。内镜检查前肠后，在离 GE 交界处约 10cm 处，黏膜下注射含有盐水和靛胭脂或亚甲蓝的混合物，此举有助于扩张黏膜下层，为黏膜切开做准备。然后用电刀切开 2cm 的黏膜，并识别出更深的环形肌肉纤维（图 128-4）。接下来，通过钝性剥离、注入二氧化碳气体、水剥离黏膜下层、电切至离 GE 交界处约 2cm 处的贲门处，形成黏膜下隧道（图 128-5）。然后胃镜被缩回到离最初的黏膜切开点 2～4cm 的地方。然后用电灼法从近到远地切开环状肌纤维；纵向肌纤维完整保留（图 128-6）。完成后，进行食管胃镜检查，以保证内镜能顺利通过 GE 交界处，并保证胃近端黏膜在反屈时呈苍白色外观（与剥离的远端界限相对应）。这些都说明已进行了充分的肌切开术。最后，使用内镜夹或 Apollo OverStitch（Apollo Endosurgery Inc.，Austin，TX）夹闭隧道口。随着这项技术在美国的应用越来越广泛，其他组织也开始将其应用于

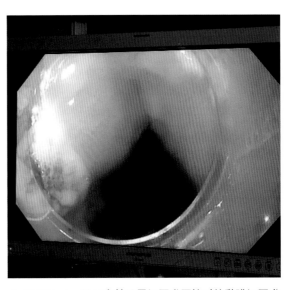

▲ 图 128-4 经口食管肌层切开术开始时的黏膜切开术

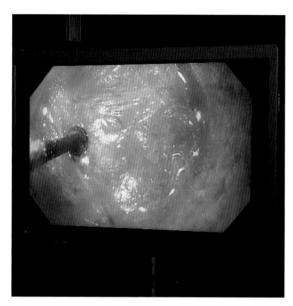

▲ 图 128-5　在经口食管切开术实施过程中建立的黏膜下隧道

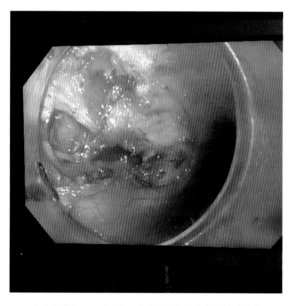

▲ 图 128-6　在经口食管切开术中行肌切开术

治疗食管中段巨大憩室，并在小样本患者中取得了早期成功[6]。

文献中已有比较 POEM 和腹腔镜 Heller 肌切开术的研究。然而，没有一个是随机试验的。Bhayani 和他的同事报道了 101 例患者的经验，他们要么接受腹腔镜下 Heller 肌切开术伴部分胃底折叠术（n=64），要么接受 POEM（n=37）[7]。腹腔镜下肌切开术患者的中位手术时间（149min

vs. 120min，$P < 0.001$）和住院时间（2.2d vs. 1.1d，$P < 0.0001$）比 POEM 更高，但术后并发症的发病率一样。尽管与腹腔镜下肌切开术组相比，POEM 组术后静息压力更高（16mmHg vs. 7.1mmHg，$P=0.006$），但肌切开术后舒张压力和食管远端收缩振幅在两组间无显著差异。此外，Kumagai 及其同事发表了他们的系列病例研究，比较了 42 名接受 POEM 治疗的患者和 41 名接受腹腔镜 Heller 肌切开术的患者[8]。在他们的病例中，经定时钡剂食管造影评估，两组间的食管排空无显著差异。较长的手术时间和较年轻的患者是 POEM 治疗失败的独立预测因素

POEM 技术的一个特别的优点是可以在胸段食管进行长段的肌切开术。这使 POEM 的应用范围扩大，除了治疗贲门失弛缓症外，还可以治疗包括弥漫性食管痉挛和胡桃夹食管等疾病[9]。

### （四）经胸肌层切开术（开放 vs. 胸腔镜）

目前，食管肌层切开术治疗贲门失弛缓症或弥漫性食管痉挛很少通过胸腔入路进行。然而，在一个患者已经经历了一次腹腔镜或开放性腹部手术或当患者有弥漫性食管痉挛药物治疗无效时，通过左胸入路的开放性或胸腔镜手术能有效地缓解患者的症状，并能在不切断膈食管韧带的前提下进行长段的食管肌层切开术。

双腔气管插管，右侧卧位，左肺塌陷。左侧开胸手术是通过第 7 肋间隙进行的。通过游离下肺韧带和向头侧牵拉萎缩的左下肺，纵隔胸膜在食管表面被切开。放置鼻饲管可加快对食管的识别。

对于贲门失弛缓症，需要纵向切开食管肌层（纵向和环形），直至显露黏膜外面。此切口向头端延伸 5~7cm，或至少延伸至食管近端扩张转折点上方 2cm。肌切开术尾端也延伸至 GE 交界处。接下来，轻柔、钝性游离肌肉纤维，显露约 50% 的周径的黏膜以防止复发。

有时，在不经意间可能会切破黏膜。如果发生这种情况，主要处理方式是修复黏膜。然后在

胸腔内注入温盐水，通过鼻饲管注入空气来检查修复情况。对于复杂的黏膜损伤，可在损伤处闭合切开的肌肉，然后在其他地方进行新的肌切开术。对于弥漫性食管痉挛，食管肌切开术可尽量向头端延伸（向上至主动脉弓旁的食管段）。

胸腔镜手术也可以代替开胸手术。在腋前线第7肋间隙放置一个10mm口径的孔，另一个10mm孔在腋中线靠近肋膈隐窝处，可以在腔镜引导下打孔，越低越好。然后在后部肩胛下角以下约4指处放置一个5mm口径的孔，最后一个10mm口径的孔放置在约腋中线第四肋间处。左肺萎陷后向头端牵拉，切开肺下韧带。也可以用胸腔镜扇形牵开器小心地向下牵拉左侧横膈，以显露覆盖在食管上的纵隔胸膜。切开胸膜，游离食管后，使用潘氏引流管环绕牵引食管。在食管肌切开术中，侧方牵拉潘氏引流管可以有助于食管的游离。然后利用电凝钩来完成所需的肌切开术。

## 三、Zenker 憩室

虽然喉附近的食管憩室首次被发现是在1769年[10]，但是在Zenker报道了近30例该病例后，该病例就被命名为Zenker憩室[11]。Zenker憩室是食管黏膜在Killian三角附近膨出食管肌层而形成的假性憩室。Killian三角其近端为咽下缩肌的斜纹肌纤维，远端为环咽肌的水平肌纤维，是喉咽和食管之间的过渡区。该憩室被认为是由环咽肌功能障碍导致其顺应性下降而引起的压力性憩室。这种顺应性下降，反过来，当有食团通过这段消化管会导致更高的腔内压力。这一机制导致了环咽肌近端三角压力性憩室的形成。

与这些病理改变相关的吞咽困难是Zenker憩室的主要症状。其他症状包括食物残渣反流、窒息、口臭、癔球症、吞咽出现异常声音，误吸，以及其他耳、鼻、喉症状。相比年轻患者，这种情况在老年患者中更常见。此外，一些研究人员报道，超过50%的Zenker憩室患者有额外的相关上消化道病变（如胃食管反流、食管裂孔疝等），应在就诊时予以鉴别。

对于有症状的Zenker憩室患者应予以治疗。幸运的是，可以通过开放性或内镜手术来治疗这种疾病。

### （一）Zenker 憩室的开放性手术修复

开放性Zenker憩室切除术一般通过左颈部进行。在麻醉诱导和气管插管后，将头朝向右侧，并小心地垫好所有受压点。左颈部的准备和后仰之后，在左胸锁乳突肌前面开一个切口。切开颈阔肌，胸锁乳突肌向外侧牵拉，显露由内向外走行的肩胛舌骨肌。由于憩室位于肩胛舌骨肌的深处，需将其分开以暴露憩室。接下来，识别颈动脉鞘和舌下神经并将其向外侧牵拉。在颈部带状肌深处显露甲状腺，并将其向内侧牵拉。识别甲状腺中静脉并结扎和游离。此外，如果甲状腺下动脉出现在切口内，并穿过食管，向左侧甲状腺叶下方供血，则可能需要将其结扎并游离以提供合适的食管显露（尽管通常这是不必要的）。

憩室通常位于Killian三角的后部，位于咽缩肌和环咽肌之间。通常憩室主体部分向下延伸至食管后壁和椎前筋膜之间。应游离憩室。憩室的颈部通常位于环状软骨水平，必须小心显露。如果颈部解剖因之前的手术瘢痕或放疗而变得复杂，可放置食管探条可以帮助阐明解剖结构（虽然这不是常规必要的），但必须小心避免探条导致憩室穿孔。当牵拉憩室头部时，可在憩室颈最下侧的下方看到环咽肌的横行肌纤维。

接下来，进行环咽肌切开术。在环咽肌和黏膜之间放入直角钳。在后中线处抬高直角钳，横行肌纤维被切开5～6cm。然后，经过仔细的钝性剥离，环咽肌和食管黏膜分离。黏膜从切开的肌层中膨出。

对于非常小的憩室，在肌切开术后，常常只能看到少量鼓出的黏膜，这可能避免行憩室切除术。对于较大的憩室，通常采用线性吻合器吻合憩室颈来行憩室切除术，虽然有时伴有自限性涎瘘，但操作简便快捷。另外，有些外科医生更喜欢做憩室固定术。在这个过程中，憩室主体被倒置并悬挂在颈椎椎前筋膜上。憩室固定术迫使憩室因为重力引流入食管。如果选择开放术式，作者更倾向于选择憩室切除术，因为其操作简单，并发症发生率极低。

### （二）内镜下经口钉合

内镜下经口钉合是一种治疗患者的 Zenker 憩室的微创替代方法。它的优点包括完全使用自然孔道、避免进行开放手术、可能更短的手术时间，并能减少住院时间。对于无颈部延伸受限、小颌或前牙突出的患者是理想的选择。需要强调的是，小憩室的患者不适合此入路，因为该入路需要内镜下完全切开环咽肌，而小憩室不需要这么做。

患者在全身麻醉下进行该手术。理想情况下，应使用细的气管内插管。患者的颈部过伸。接下来，进行内镜检查，以评估憩室的大小和任何其他相关的食管或胃的病变。当内镜进入胃后，导丝通过内镜进入胃，当内镜退出时将导丝留在胃里。然后，经口放入 Weerda 硬管内镜（Karl Storz，Tuttlingen，德国），以显露真正的食管腔和 Zenker 憩室囊。这样显露后，便可以探测、冲洗和抽吸憩室以清除所有残渣。可以使用一个 5mm 的硬性电视内镜增强 Weerda 内镜的可视化。

为了将肥大的环咽肌（有时称为环咽肌棒）送入切割闭合器，需要在食管真腔与憩室之间的隔膜放置牵引缝线（图 128-7）。我们使用全长 2-0 聚酯 Endo-Stitch（Covidien，Minneapolis，MN）来完成。接下来，使用 30mm 大小的 EndoGIA 切割闭合器（US Surgical，orwalk，CT）进行钉合。在这一过程中，为了确保切割闭合器将吻合钉一直钉到憩室最顶端的部分，铁砧特意被改造缩短了顶端。将吻合器通过硬性内镜插入，砧面朝向憩室（图 128-8）。牵拉牵引缝线以拉长环咽肌棒时，放置吻合器。它是用来从环咽肌棒一直切开到憩室底部的。根据我们的经验，一次钉合通常就足

够了。然而，对于较大的憩室，可根据需要增加钉合次数。然后，取出硬性内镜，进行全纤维内镜检查以确定没有活动性出血、钉合完整和环咽棒被完整切开。拔管后，患者通常住院观察，并在术后第一天进行钡剂食管造影。随后，患者开始饮用透明液体，身体迅速恢复，通常在 1～2d 内出院回家。

现代经口吻合器技术应用于 Zenker 憩室治疗的研究，取得了良好的结果。2007 年，Morse 及其同事报道了一项为期 10 年的回顾性研究，其中 47 例 Zenker 憩室患者接受了开放手术（19 例）或内镜手术（28 例）[12]。28 例患者中有 24 例成功地进行了经口吻合器切除术，其余 4 例患者转为开放入路。值得注意的是，经口吻合器组的手术时间明显少于开放组（1.57h vs. 2.35h）。

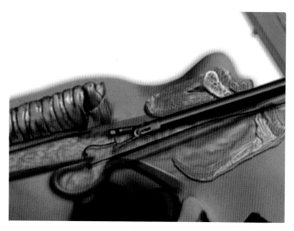

▲ 图 128-7　通过环咽肌棒放置经口 Endo-Stitch

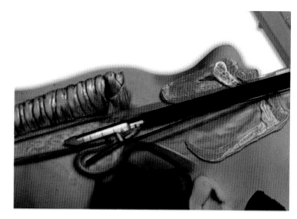

▲ 图 128-8　将切割闭合器放入 Zenker 憩室以进行经口缝合

另外，经口吻合器组和开放组在吞咽困难评分上有相同的改善。

已经有报道不需要使用硬性内镜的方法。Pescarus 及其同事报道了一项 67 个月的回顾性经验，他们使用一个带内镜帽的高分辨率纤维胃镜来进行黏膜切开术，然后在憩室顶端之外进行 5～10mm 的肌切开术，操作全部使用针刀或电钩；黏膜的缝合使用内镜夹[13]。在本病例中，26 例患者接受了纤维内镜肌切开术，在吞咽困难、反流、咳嗽和误吸方面有显著的短期（1 个月）和长期的改善。

此外，症状复发率已在几个研究中被报道。Chiari 及其同事报道了他们对 Zenker 憩室进行的一系列经口钉合术，46 例患者中有 39 例成功治愈[14]。值得注意的是，71.1% 的患者解决了对固体食物的吞咽困难，84.7% 的患者解决了对液体食物的吞咽困难。此外，76.3% 的患者解决了反流的问题。中位随访 11 个月后，92% 的患者仍能解决吞咽困难的问题，89% 的患者仍能解决反流问题。只有 12% 的患者症状复发，需要再次介入治疗。此外，Chang 等分析了他们的一系列涉及 159 例 Zenker 憩室内镜切割闭合器切除术的结果[15]。在这组患者中，98% 的患者症状得到改善或完全缓解，平均住院时间不到 1d，立即恢复饮食，显著并发症的发生率为 2%（无死亡率）。平均随访 32.2 个月，11.8% 的患者症状复发。

## 四、远端食管憩室

食管憩室通常是以解剖位置来描述的罕见疾病。膈上憩室是一种典型的发生在食管末段的压力性憩室，常与潜在的食管运动失调有关。食管中段憩室通常是继发于炎症性疾病的牵拉性憩室。传统上，这些憩室的手术都是开放式的。然而，手术并发症的发病率显著，所以手术干预通常用于那些有明显症状的患者。

随着微创手术治疗其他食管疾病的经验的增加，已有中心报道使用微创手术治疗食管憩室[17, 18]。对于膈上憩室，我们最初的入路与上述腹腔镜食管肌切开术相似。经腹入路显露远端食管及憩室。由于憩室是一种没有肌肉覆盖的黏膜外凸，其位置被用作肌切开术的近端界限，然后向远端延伸至胃。然而，根据我们最初的经验，由于食管渗漏，这种方法被改进了。在我们目前的实践中，显露憩室颈部，然后用腹腔镜吻合器切除憩室。然后在这条钉线上闭合食管肌肉，在憩室对面进行肌切开术。我们还进行了胃底折叠术。

在某些情况下，腹腔镜手术不能安全显露和切除憩室，因此腹腔镜联合右胸腔镜手术可能是必要的。越来越多地，对于较大的憩室和食管中段憩室，我们仅使用右胸腔镜入路（图 128-9）。在第 7 或第 8 肋间隙前端打一个 10mm 的孔，以便进行最初的胸腔镜评估。另一个 10mm 孔位于第 8 肋间隙后端。在背部肩胛骨下角下打一个 5mm 的孔。另一个 5mm 孔打在在摄像头孔上方两个或 3 个肋间隙，最后一个 10mm 孔打得更高，以便使用扇形肺牵开器。手术医生站在患者后方，两名助手站在患者前方。

在憩室上下游离食管，憩室的起始部显露。将 45mm 的切割闭合器置于憩室颈部，用于憩室切除（图 128-10）。放置一个探条有助于在解剖

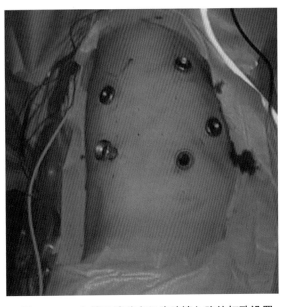

▲ 图 128-9　食管远端憩室经胸腔镜入路的打孔设置

过程中稳定食管，也有助于减少憩室吻合时食管腔的狭窄。憩室切除后，食管肌肉在钉线上重新缝合，在远离钉线处行肌切开术。如有必要，可将进行分期腹腔镜手术，以延长肌切开术至远端和（或）增加胃底折叠术；然而，这在大多数情况下是不必要的。

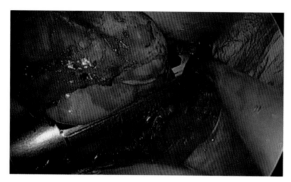

▲ 图 128-10　通过右胸腔镜入路的远端食管憩室切割闭合器憩室切除术

## 五、结论

食管运动失调的治疗在过去的 15 年里经历了重大的演变。在许多医疗中心，传统的开胸或开腹手术已经被微创手术取代。演化还在继续进行，例如，从胸腔镜手术到腹腔镜手术或机器人手术，再到最近的完全内镜手术治疗贲门失弛缓症。即使使用了手术，外科医生也应该仔细评估每个患者，确定诊断，并确定患者是真的有症状，以证明手术修复的合理性。

# 第 129 章
# 反流性疾病的手术治疗方法
## Surgical Techniques for the Treatment of Reflux Disease

Antonios C. Sideris    Yifan A. Zheng    Abby White    Raphael Bueno    著

胡 杨 译

## 一、概述

多达 1/3 的北美人患有胃食管反流病（gastroesophageal reflux disease，GERD）[1]。在微创手术和质子泵抑制药（proton pump inhibitors，PPI）改进药物治疗的时代，疾病负担日益加重，因此确定哪些患者将从手术治疗中获益最大尤为重要。如何定义 GERD 也很重要。美国胃肠病学协会将 GERD 定义为引起"烦恼的症状和（或）并发症"的反流[2]。必须注意避免仅根据无症状的影像学表现诊断反流。GERD 代表一系列疾病，从非处方药和生活方式改变就可以控制的轻微症状到狭窄和恶性肿瘤。GERD 也可能伴有解剖异常，如裂孔疝。

## 二、病理和生理

反流性疾病的病理生理基础在于食管和胃食管交界处（gastroesophageal junction，GEJ）的保护和破坏机制之间的平衡受损，最终导致腐蚀性胃内容物与食管黏膜的接触异常延长。

### （一）保护机制

保护机制可细分为三大类，分别为解剖屏障、食管清除能力和固有黏膜抵抗损伤力。

解剖屏障仍然是对抗 GERD 最重要的防御，它由食管下括约肌（lower esophageal sphincter，LES）和膈肌的外在组成部分组成。LES 不是一个真正的解剖学上的括约肌。相反，它对应于腔内压力升高的功能区，由能延伸到食管最远端 2～4cm，这个区域可以使用腔内测压法来确定。与其他部位相比，该部位有明显的环形肌肉，伴随血管和结缔组织密度增加。LES 的静息压力为 15～30mmHg，分布不均匀，与食管和胃其余部分的腔内压力明显不同。正常情况下，括约肌保持张力性收缩，这是肌肉本身的一种固有特性，通过外部神经支配进一步增强。肌肉收缩是由乙酰胆碱介导的，而一氧化氮被认为介导吞咽后肌肉舒张。静息压力因个体而异，并可能进一步受到多种因素的影响，包括吸气周期、体位变化、食物种类、内源性激素和药物（表 129-1）。

解剖屏障的第二个组成部分是横膈，它由膈脚肌纤维、来自 LES 周围解剖腔室的外部压力和 His 角组成。更具体地说，横膈膜以钳状结构环绕食管。当吸气或单独的腹内压增加时，膈脚纤维沿横膈膜体收缩，引起 LES 压力增加。另外，食管开口斜向横膈膜，在食管与贲门的连接处形成锐角（称为 His 角）。随着腹腔内和胃内压力的增加，胃壁沿 His 角压迫 LES，增加了括约肌的工作效率。此外，膈食管韧带的存在起着支撑 LES 的作用，并在其蠕动的同时保证 LES 的正确位置。最后，贲门的黏膜皱襞作为功能性瓣阀，在括约肌收缩时增强其作用。

防止反流的第二道防线是清除食管腔中的腐

表 129-1 影响下食管括约肌压力的因素

| 因 素 | 增加 LESP | 减少 LESP |
|---|---|---|
| 激素 | 胃泌素、胃动素、P 物质 | 分泌素、缩胆囊素、胰高血糖素、肠抑胃肽、肠血管活性多肽、黄体酮 |
| 神经介质 | 肾上腺素激动药、肾上腺素拮抗药胆碱能激动药 | α 受体拮抗药、β 受体拮抗药、胆碱能拮抗药、5- 羟色胺 |
| 药物 | 甲氧氯普胺、多潘立酮、前列腺素 $F_{2\alpha}$、西沙必利 | 硝酸盐类、钙通道阻滞药、茶碱、吗啡、哌替啶、地西泮、巴比妥 |
| 食物 | 蛋白质 | 脂肪、巧克力、乙醇、胡椒薄荷 |

蚀性物质（酸、胃蛋白酶、胆汁）。正常情况下，吞咽引起初级蠕动波，推动食团通过食管。在没有咽肌收缩的情况下，由于食管远端酸性物质的存在而引起二次蠕动。最后，体位的改变可能影响食管腔清除能力，直立位可通过重力加速清除。通过唾液和其他食管分泌物的缓冲作用（正常唾液分泌约为 1L/d），可进一步增强清除能力。

最后一个障碍是黏膜对组织损伤的固有抵抗力。黏膜防御可分为上皮前防御和上皮防御。上皮前防御主要涉及表面黏液和碳酸氢盐的产生，形成了一层保护层，但食管中缺乏这层保护层。然而，在微观层面上最重要的因素是上皮防御本身，它由紧密的细胞连接组成，能阻碍细胞间氢离子扩散，从而保护细胞免受伤害。最后，有证据表明食管上皮细胞可能通过上调 Na/H 和 Cl/HCO₃ 的表达来对抗 $H^+$。年龄、营养状况、吸烟和饮酒可能对黏膜抵抗损伤的能力产生不利影响。

## （二）损伤机制

GERD 损伤的主要机制可分为三大类，为短暂性 LES 弛缓（tLESR）、LES 功能减退和胃食管器官的解剖功能障碍。tLESR 是由迷走神经刺激，非吞咽诱导的舒张，不伴有食管下段蠕动波。它们允许吞下的气体排出，在很大程度上被认为是正常受试者和 GERD 患者打嗝的生理机制的一部分。事实上，与正常人群相比，两组人群之间的

辨别特征可能只是与胃反流相关的 tLESR 的比例更高 [3]。轻度病例中，tLESR 被认为是主要的罪魁祸首。然而，在严重疾病的发作中，它们仅占约 1/3，而重症患者与 LES 功能减退关系更为明显。在这些重症病例中，反流可能是由腹内压升高引起的张力性开放引起的，也可能是伴发的食管运动减弱后增强的无端反流 [4]。

食管裂孔疝的存在作为反流的一个独立的诱因仍然是有争议的，因为只有一部分食管裂孔疝患者患有 GERD。然而，一旦出现，它会改变 LES 和横膈膜组织的正常结构，如果其他因素同时存在，就会增加反流的易感性。此外，胃的胸内部分可能在 LES 和膈肌之间形成一个不正常的"囊"，一旦 LES 松弛，其内容物就容易反流到食管。值得注意的是，大部分食管裂孔疝患者伴有食管远端运动障碍，这进一步加重了食管裂孔疝的病情。

胃反流的次要原因包括一系列的情况，如 Zollinger-Ellison 综合征、硬皮病和其他结缔组织疾病、胃手术后、胃排空延迟，如特发性或糖尿病性胃轻瘫或胃出口梗阻 [4]。

## 三、手术指征及禁忌证

近年来，GERD 患者手术适应证的范围发生了变化。直到最近，外科治疗最常见的原因一直是难治性疾病进展，主要是由于缺乏有效的药

物。引入和广泛使用质子泵抑制药能很好缓解大多数患者的反流，只有一小部分人出现疾病进展——在非侵蚀性反流疾病中只有 5.9% 的患者 5 年内病情进展。12.1% 洛杉矶（Los Angeles，LA）分级 A/B 级的患者和 19.7%LAC/D 级的患者没有证据出现了 Barrett 食管患者（表 129-2）[5]。

事实上，考虑实施适当医疗护理后疾病进展的罕见性，我们应该高度怀疑存在其他诊断的可能性 [6, 7]。食管炎、狭窄、反复误吸或肺炎等药物治疗无效的 GERD 并发症仍是适宜的手术适应证。

症状性反流是否有发生低级别异生的 Barrett 食管一般可作为抗反流手术的明确指征 [8]。然而，对于反流手术是否可以预防无症状 Barrett 食管的异生进展，目前尚无共识。虽然有许多报告指出 Barrett 食管在手术治疗反流性疾病后会退化 [9]，但迄今为止，手术治疗相对于药物治疗的益处仍不明确 [10]。此外，关于 Barrett 征的新型治疗方式（射频消融术、肌内切除术）与抗反流手术相结合的结果的相关数据很少 [11, 12]。如果选择手术治疗，应根据患者术前的病理变化，在术后继续进行内镜监测 [13]。

目前，大多数寻求手术咨询的患者是那些不遵从医疗管理，不希望长期服药或对 PPIs 不耐受或正在服用其他可能干扰 PPI 的患者。的确，药物成本的上升和需要频繁随访，调整剂量构成了一个挑战，特别是对那些希望最终解决他们问题的年轻和健康的患者。此外，PPI 摄入与氯吡格雷代谢之间的潜在相互作用也引起了人们的极大关注，这可能会增加导致心血管不良反应和胃

肠道出血的并发症。然而，到目前为止还没有找到确切的证据，这个问题仍然存在争议 [14, 15]。临床上其他与 PPI 有相互作用的药物包括安定、苯妥英、卡马西平、HIV 蛋白酶抑制药（增加血浆水平）和华法林（降低 INR）。最后，延长 PPI 使用导致的镁吸收减少可能会干扰和恶化服用地高辛和利尿剂等药物的患者的低镁血症。这些患者应密切监测其镁离子水平。

胃底折叠术的绝对禁忌证很少。大多数禁忌证是严重的并发症使患者不适合做手术。腹腔镜手术的相对禁忌证包括既往多次上腹部手术，而严重缩短的食管和巨大的食管旁疝可能需要改进手术方式。体重指数 ≥ 35 的患者可通过减肥手术（如 Roux-en-Y 手术）获得更好的效果，该手术可达到缓解症状和减轻体重的双重目标，改善并发症；这些益处在 BMI 为 30～35 的患者中变得不那么明显 [13, 16]，在患有 GERD 症状的病态肥胖人群中，另一种减肥手术如袖状胃切除或胃束带是非常不鼓励的。

## 四、术前评估

一个彻底的术前评估，以确定诊断和评估疾病的严重程度，对 GERD 患者的管理是至关重要的。评估从详细的病史和体格检查开始。典型的症状包括胃灼热、吞咽困难或反流，而咳嗽、非过敏性 / 夜间哮喘、声音嘶哑和咽喉痛被认为是非典型症状（表 129-3）。研究表明，手术干预在缓解典型症状方面更为成功（表 129-4）[6, 7, 17-19]。必须评估发病模式（时间、患者体位等）、症状持续时间及既往治疗和对药物治疗的反应。应回

**表 129–2　食管炎洛杉矶分类**

| A 分期 | 一个（或多个）黏膜破裂不超过 5mm，即不延伸到两个黏膜皱褶之间 |
|---|---|
| B 分期 | 一个（或多个）长度超过 5mm 的黏膜破裂，不延伸至两个黏膜皱褶顶部之间 |
| C 分期 | 一个（或多个）黏膜破裂，在两个或多个黏膜皱褶的顶部之间连续，但涉及小于周长的 75% |
| D 分期 | 一个（或多个）黏膜破裂，至少占食管周长的 75% |

经 BMJ Publishing Group Ltd. 许可，引自 Lundell LR, Dent J, Bennett JR, et al. Endoscopic assessment of oesophagitis: clinical and functional correlates and further validation of the Los Angeles classification. *Gut* 1999;45(2):172–180.

**表 129-3　1000 例 GERD 患者每周出现 1 次以上症状的概率**

| 症　状 | 频率（%） |
| --- | --- |
| 胃灼热 | 80 |
| 反流 | 54 |
| 腹痛 | 29 |
| 咳嗽 | 27 |
| 固体食物吞咽困难 | 23 |
| 声嘶 | 21 |
| 嗳气 | 15 |
| 腹胀 | 15 |
| 误吸 | 14 |
| 喘息 | 7 |
| 癔球症 | 4 |

经许可，引自 Yates RB, Oelschlager BK. Surgical treatment of gastroe-sophageal reflux disease. *Surg Clin North Am* 2015;95(3): 527–553. © 2015 Elsevier 版权所有

顾既往的并发症和手术史，特别是在做手术计划描述食管解剖时。

不管进行了多彻底的病史和体格检查，它们不应该被认为是支持诊断 GERD 的足够的证据[20]。进一步评估应完善：①胃镜检查；②传统或高分辨测压法评估食管运动能力；③ 24h pH 监测；④上消化道的解剖成像（表 129–5）。

### （一）解剖学检查

#### 1. 上消化道检查

每一位考虑进行抗反流手术的患者都应进行钡剂食管造影或食管成像。这对于描绘食管的解剖和识别解剖异常，如食管裂孔疝、食管憩室，或解剖狭窄很有必要。食管裂孔疝在仰卧位和直立位的食管造影中的多个视图均可显示，但如果坐位时疝未能减轻，则可能存在食管缩短。

仔细获得的食管成像可能提示食管存在隐匿

**表 129-4　腹腔镜反流手术后气道症状的预测因素**

| 术前症状 / 发现[c] | 改善率 n（%）[a] | 未改善率 n（%）[b] | P 值 | 症　状 | 症状改善率 n（%） | 症状改善患者频率 n（%） |
| --- | --- | --- | --- | --- | --- | --- |
| 胃灼热 | 83（90） | 34（94） | 0.44 | 咳嗽（n=108） | 76（70） | 80（74） |
| 反流 | 41（45） | 17（47） | 0.79 | 声嘶（n=82） | 57（70） | 54（66） |
| 腹痛 | 34（37） | 16（44） | 0.44 | 喘息（n=37） | 25（69） | 25（69） |
| 腹胀 | 43（47） | 19（53） | 0.54 | 喉咙痛（n=41） | 28（68） | 29（70） |
| 主要呼吸症状 | 32（35） | 13（36） | 0.80 | 呼吸困难（n=31） | 15（48） | 20（65） |
| UGI 反流 | 55（60） | 15（16） | 0.36 | | | |
| 裂孔疝（EGD 或 UGI） | 65（71） | 24（67） | 0.66 | | | |
| 食管炎 | 34（37） | 17（47） | 0.29 | | | |
| EGD Barrett 食管 | 10（11） | 3（8） | 0.90 | | | |
| 正常蠕动 | 75（82） | 29（81） | 0.34 | | | |
| 远端食管幅度低 | 5（5） | 4（11） | 0.30 | | | |
| 远端酸暴露异常 | 81（88） | 29（81） | 0.21 | | | |
| 咽部反流 | 5（5） | 1（3） | 0.02 | | | |

UGI. 上胃肠道；EGD. 食管胃十二指肠镜；改善被定义为术前主要气道症状改善体现在频率量表的某个数字上；a. 92 改善；b. 36 未改善；c. 在 LARS 之前出现变量

经 Springer 许可转载，引自 Kaufman JA, Houghland JE, Quiroga E, et al. Long-term outcomes of laparoscopic antreflux surgery for gastroesophageal reflux disease（GERD）–related airway disorder. *Surg Endosc* 2006;20(12):1824–1830. © 2006 Springer Science+Business Media Inc 版权所有

**表 129-5　重要的 GERD 术前评估检查**

| |
|---|
| 1. 上消化道内镜检查 |
| 2. 传统 / 高分辨测压法检查食管运动功能 |
| 3. 24h pH 监测 |
| 4. 上消化的解剖成像 |

性运动失调，如贲门失弛缓症、局限性或弥漫性痉挛或蠕动障碍。它还可以通过显示中度或严重的反流或高至锁骨水平的自发胃内容物逆流来帮助确定诊断。

**2. 食管胃十二指肠镜**

任何考虑手术干预的患者也应进行上消化道内镜检查。它可以为黏膜炎症、Barrett 食管肠上皮化生、食管裂孔疝以及狭窄或其他病变如癌症的存在提供视觉证据。所有患者还应进行活检，因为仅通过检查可能难以发现早期异常。应排除 Barrett 食管伴异型增生的可能，因为这可能改变手术方案为消融术或切除术。GEJ 相对于横膈膜的位置和食管炎 / 狭窄的程度需要注意，因为食管缩短可能需要进行 Collis 胃成形术。术前行食管胃十二指肠镜（Esophagogastroduodenoscopy，EGD）的另一个用途是正确放置 pH 探头或测压导管。

**（二）生理学检查**

**1. 食管内压力检测**

传统的或高分辨的食管测压法是评估 LES 功能和食管蠕动的金标准。很大比例的 GERD 患者可能有 LES 损害（约 60%）或食管运动障碍的测压证据，这些损害随食管炎的严重程度不同而不同（25% 为轻度食管炎，48% 为重度食管炎）[21]。检查的主要目标是：①排除标准胃底折叠术的禁忌证如贲门失弛缓症、弥漫性食管痉挛、胡桃夹食管、LES 高压、硬皮病；②确定食管蠕动波的强度和协调；③来评估 LES 长度、位置和静息和吞咽时的压力。这项测试的结果对于正确的手术计划是至关重要的，因为经历了完全胃底折叠术的患者 LES 的流出阻力中位数增加了 12mmHg，这需要足够的食管收缩力来克服。高分辨测压法

的一个潜在隐患是，它不能准确地估计 LES 的总体和腹腔内长度以及 LES 的位置，从而增加了不准确的 pH 结果的可能性。如果出现低幅或紊乱的食管收缩，应考虑行部分胃底折叠术，甚至选择非手术治疗以避免术后吞咽困难。

**2. 食管内 pH 监测**

24h 的食管 pH 值监测被认为是诊断胃食管反流的"金标准"，对于将患者的症状与反流事件相关联至关重要，尤其是对非侵蚀性 GERD 患者来说。探针的正确定位对测试的准确性至关重要——它应该被放置在距离测压法确定的 LES 上缘 5cm 以上的位置。测量数据用于计算复合反流评分（DeMeester 评分，表 129-6），评分 ≥ 14.7，提示病理性反流（准确率 96%）[24]。将监测期延长至 48h 已证明可使准确度和灵敏度提高 22%[25]。最近，食管诊断咨询小组建议所有的患者，特别是那些正在评估可能会行手术干预的无侵蚀性食管炎患者，应停止抑酸治疗 7d 后进行 pH 测试，以便结果能被正确解读。任何 $H_2$ 受体拮抗药也应在检测前 3d 停用。唯一可以免除的是那些 LA C/D 级食管炎，排除药物性食管炎和贲门失弛缓症的患者[20]。无法耐受停止抑酸的患者可通过食管阻抗测试进行评估，该测试可检测任何类型的反流发作，

**表 129-6　混合反流（DeMeester）评分[22]**

| 组成元素 |
|---|
| 全时 pH ＜ 4 的比例 |
| 直立时 pH ＜ 4 的比例 |
| 仰卧时 pH ＜ 4 的比例 |
| pH ＜ 4 的时间段总数 |
| pH ＜ 4 持续大于 5min 的时间段数 |
| pH ＜ 4 持续时间最长的时间段数 |
| **得分**<br>＜ 14.7 分表示无反流（95% CI） |

引自 Johnson LF, Demeester TR. Twenty-four-hour pH monitoring of the distal esophagus. A quantitative measure of gastroesophageal reflux. *Am J Gastroenterol* 1974;62(4):325-332.

无论 ph 值如何。图 129-1 描述了一种解释结果的有用算法。

### 3. 胃排空检查

偶尔，拟手术患者会抱怨明显的餐后腹胀，腹部胀气，恶心，此时应评估是否有胃轻瘫。另外，在术前 EGD 期间，可能会发现大量残留的食物，从而需要对胃排空障碍进行评估。未确诊的胃轻瘫可导致术后胀气症状和（或）包裹失败。食管诊断咨询小组建议对这一人群选择性地进行胃排空检查（放射性 $^{99m}$Tc 或 $^{111}$In 的核显像），并将监测时间延长至 4h。在正常受试者中，50% 的人液体胃排空在 15～90min 内完成，固体排空 45～100min 内完成。

## 五、手术治疗选择

手术医生需要衡量的主要因素包括三大类：①手术入路（开腹入路 vs. 微创入路、经腹入路 vs. 经胸入路）；②胃底折叠程度（完全或部分）；③是否需要额外的手术，如食管延长手术。

自从 20 世纪 90 年代早期 Dallemagne 的团队引入微创胃底折叠术以来，这项技术已经发展成为标准的治疗。几乎所有患者都首选微创方法，很少有例外，因为它已被证明具有相同的疗效且具有更好的安全性、更短的住院时间，能更快的返回工作岗位[26-42]。开放的手术的主要适应证包括无法安全地完成微创手术，有腹内并发症需要行开放的腹部手术以及偶尔出现的既往胃底折叠术失败需要再次手术的复杂病例。虽然这些情况在专门的机构还是可以行腹腔镜手术[43]。然而，谨慎的外科医生总是为转换为开放手术保持一个较低的门槛，特别是在学习曲线的早期。

目前大多数的胃底折叠术都是经腹进行的。胸廓入路用于极端不安全的腹部，或由于其他原因需要开胸，同时需要进行反流手术。最近，一

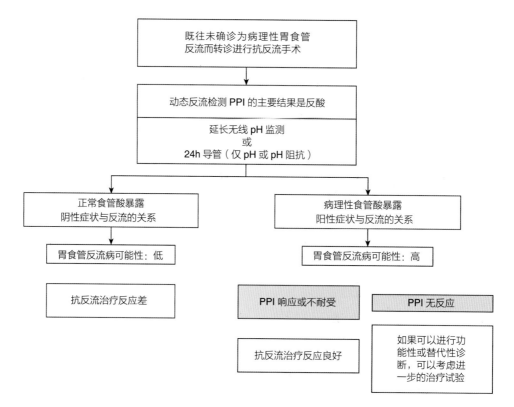

▲ 图 129-1　对患者进行反流手术评估的方法

PPI. 质子泵抑制药

经 Jouranal of the American College of Surgeons 许可转载，引自 Jobe BA, Richter JE, Hoppo T, et al.Preoperative diagnostic workup before antireflux surgery: an evidence and experience-based consensus of the esophageal diagnostic advisory panel. *J Am Coll Surg* 2013;217(4):586–597.

些团队尝试进行机器人辅助的胃底折叠术，并取得了良好的短期效果。但是，在提倡这项技术之前，还需要长期的结果数据[44-46]。

目前，在美国接受治疗的绝大多数患者都经历了完全的（360°）胃底折叠术。相比之下，欧洲的中心通常形部分包裹，通常是通过 Toupet 胃底折叠术完成。几项随机试验未能明确证实哪种方法更优[47-61]。目前的想法是，没有同时出现食管运动障碍的患者从完全的胃底折叠中获益更多，因为它更有效地减少了反流发作的频率。然而，由于较高的流动阻力，它与较高的术后吞咽困难发生率有关；因此，部分包裹可能更适合那些疑似或证实了的食管运动障碍患者。

无论选择何种手术方式，所有的食管外科医生都应该理解和注意的是两种手术的主要目标都是恢复 GEJ 屏障功能和机械功能[62]。必须永久性地修复至少 2cm 的腹腔内食管。已经清楚地表明，食管远端对静息腹内压的抵抗与它的腹部长度成正比。应鼓励充分游离食管；如果游离长度不够，新食管可以通过食管延长手术来构建。

单靠修复腹腔内食管不足以缓解 GERD。因此，GEJ 应进一步加强，以抵抗胃内和腹腔内压力的增加，尤其是在强制性剥离所有膈脚连接后。这种强化是通过在腹部食管下部周围创建一个胃底折叠来实现的，以增加 LES 的静息压力。只有胃底，而不是胃体，应该包括在胃底折叠中，因为只有前者在吞咽时会舒张。如果胃体不经意间被包裹在包囊内，其缺乏舒张可能会阻止食团被推进胃里，导致吞咽困难。最后，膈脚需要充分拉近以避免医源性食管裂孔疝的产生。

在所有的方法中，都要遵循特定的手术步骤来规范和改善手术效果[63, 64]。包括左、右迷走神经的识别和保护，胃底的游离，膈脚的闭合，以及在探条上形成一个短而松软的包裹（表129-7）。

## 六、微创胃底折叠术

### （一）完全胃底折叠术（Nissen）

微创 Nissen 胃底折叠术是目前公认的治疗

**表 129-7　胃底折叠术步骤**

| |
| --- |
| 1. 识别左右迷走神经 |
| 2. 保留迷走神经肝脏支 |
| 3. 通过分离胃短血管来游离胃底 |
| 4. 膈脚闭合 |
| 5. 食管周径校准探条 |
| 6. 短包裹（≤ 2cm） |

标准，也是最常用的抗反流手术。然而，在某些患者中，该手术可能极具挑战性，例如那些患有极度肥胖的患者，相关的器官肥大可能会使视野模糊，或那些以前有过多次上腹部手术的患者，粘连形成改变了层面和组织的一致性。粘连和肥胖也会影响气腹的充分形成。重度慢性阻塞性肺病患者也可能完全不能耐受 $CO_2$ 气腹。最后，在我们的实践中，怀疑或存在缺血性胃病（一种极其罕见的情况）是腹腔镜下胃底折叠术的相对禁忌证（表129-8）。

#### 1. 患者体位和套管放置

手术是在全身麻醉下进行的。围术期适当使用抗生素，放置 Foley 导管进行膀胱减压。例行 EGD 检查以重新评估解剖结构，插入胃管进行胃肠减压。患者的双臂在两侧收拢。手术可采用仰卧位或截石位；我们倾向于后者。为了避免术中滑脱、神经压迫和损伤，必须非常小心地保护患者。主刀医生站在患者的两腿之间，第一个助手站在患者的右边。

**表 129-8　Nissan 胃底折叠术的主要步骤**

| |
| --- |
| 1. 为腹内通道打孔 |
| 2. 裂孔周围解剖，消除任何食管旁裂孔 |
| 3. 分离胃短动脉 |
| 4. 游离食管至纵隔以增加长度 |
| 5. 评估食管长度，必要时延长 |
| 6. 闭合裂孔 |
| 7. 创建一个短的、鞋样松散的包裹 |

在肚脐上开一个 11mm 的切口，通过 Hassan 技术取腹膜通路做摄像孔。或可以尝试光学套管针进入，特别是对既往有腹部手术史的患者。一旦通道打开，通过 $CO_2$ 吹入器建立最大压力 15～19mmHg 的气腹。插入 30° 角或弯端腹腔镜并检查腹腔，特别注意识别套管针或通道相关的损伤。随后，所有孔都在直视下放置（图 129-2）。在锁骨中线左侧肋缘下放置一个 5mm 套管。用 5mm 套管针在左前腋线与摄像孔相同的水平打一个辅助孔。然后在剑突下打一个 11mm 的孔，最后在锁骨中线肋缘下打一个 5mm 孔供肝脏牵开器使用。在打孔期间和打孔之后立即，所有的粘连感染应仔细地游离。然后患者被摆放为陡峭的反向 Trendelenburg 位，为剩下的手术做准备。

### 2. 开始解剖

插入一个支撑肝牵开器，并将肝的左外侧叶从手术区域牵离。助手抓住食管脂肪垫，轻轻地向前、向下和向内地朝向患者的右侧牵拉，另一个抓钳轻轻地向外侧提起胃脾韧带，露出胃短动脉。在 His 角远端 10～15cm，胃网膜血管头端处开始解剖。胃网膜小囊打开后，术者依次游离胃短血管及所有附属组织，直至胃底完全游离。胃底的完全游离对于确保无张力包裹的形成尤为重要。

然后解剖胃肝韧带。助手抓住食管脂肪垫，轻轻地向前、向下、向外侧，朝患者的左侧牵拉。在这个动作中，胃肝韧带被显露出来，并沿

着无血管区域（松弛部）切开，继续头端前进，直到识别出左膈脚。应尽一切努力使膈脚上的腹膜保持在原位。在我们的经验中，这已被证明在修复裂孔的步骤中可大大增加组织的强度。外科医生应注意避免因疏忽切断可能横向穿过解剖路径的异位左肝动脉（有 5% 的患者存在，并向左肝叶提供了大部分的血液灌注）。然而，如果需要，通常将其钝性游离。其他可能在该区域发现的结构包括迷走神经分支应该避免触碰，副肝左动脉，可以随意切断。到达右膈脚后，将膈食管膜的前层分开，显露膈脚。非常轻柔地，在钝性剥离的帮助下，在右膈腿和食管之间放入器械，然后轻轻将远端食管移至左侧。通过其纵向肌肉纤维识别食管，后迷走神经通常在 9 点到 6 点方向走行。然后沿左侧正中弓状韧带在食管裂孔周围钝性解剖。注意避免损伤前迷走神经及其分支。同样方式解剖左侧膈脚，切开膈食管韧带。注意保护迷走神经。随后，利用器械的牵引和反牵引，抬高食管，形成一个巨大的食管后窗。

解剖双侧膈脚，切开膈食管膜，直至膈脚交叉，如果发现裂孔疝，则将疝纳到腹部，切除疝囊。如果胸膜不慎损伤，应及时通知麻醉团队。这种类型的气胸很少需要放置胸腔引流管，可以在术中通过增加气道压力和同时降低气腹压力来控制。应将食管游离至纵隔内 3～5cm，以保证足够的长度。

外科医生继续评估无张力腹部食管的长度。真正的 GEJ 是由食管纵行肌纤维与胃壁肌纤维

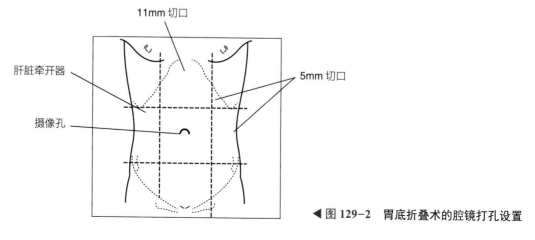

▲ 图 129-2　胃底折叠术的腔镜打孔设置

的特征融合来确定的。静息时，必须有 2～3cm 的腹内食管。如果患者的食管缩短了，可以进行 Collis 胃成形术以避免因食管长度不足而导致 Nissen 手术的失败。

### 3. 裂孔闭合

由于裂孔在解剖过程中常常被加宽，所以即使在一开始并没有发现裂孔疝，我们也会进行裂孔闭合。

使用 Kittner 牵开器轻轻牵拉食管，可见食管裂孔开口。用 0-Ethibond 缝线将膈脚缝在一起的，用 52 Maloney 扩张器校准。我们从尾端开始，逐渐向头端推进，缝线间隔 0.5～0.75cm。通常，3 个简单的间断缝合就足够了。我们倾向于较松的闭合以避免梗阻，方法是在食管后方留出 1～1.5cm 的空间，让食管处于其正常位置。将探条拉回到距门齿处 25cm，直到再次需要校准包裹的松紧。

### 4. 胃底折叠术

食管再次向前牵拉，露出食管后窗。一个网状抓钳通过食管后窗从患者的右侧推进到左侧。根据胃短血管沿线指示，将胃大弯的最顶部抓住并向食管后方和右侧轻轻牵拉。随后，抓住胃大弯前表面最顶端的部分并把它牵引到食管前面和右边。使用 Babcock 钳，将两边一起抓住，探条扩张器再次轻轻地进入胃部。进行"擦鞋"操作，以评估适当的张力和没有多余的包裹。如果胃底被很好地游离，包裹层将保持在那个位置而不会自动收缩。胃短血管应沿包裹的外侧缘排列，说明胃底方向正确，没有扭转。

然后我们用 Maloney 扩张器校准，固定胃底折叠。我们的首选是使用 Endo Stitch 装置完成这部分操作。0 号缝线缝合 2～3 针，从左到右缝合，针距 1cm，形成 2～2.5cm 宽的包裹。最初的缝合是从胃到食管再到胃。最后一针是从胃壁到胃壁。应注意确保所有缝合均在浆膜层，不包含黏膜，以避免黏膜缺血和延迟穿孔。

一旦包好了，就轻轻地将探条取出，麻醉团队在可视引导下引入鼻饲管（nasogastric tube, NGT）。检查腹腔止血情况。在直接目视下，一次缝合腔镜孔，11mm 的切口分层闭合，在 Carter-Thomason 器械的帮助下缝合筋膜层。最后，皮肤闭合，患者在手术室拔管。

### （二）部分胃底折叠术（Toupet）

对于高度可疑以下情况的患者（重度短食管，长期的食管裂孔疝，晚期食管炎）或食管运动障碍的患者，我们更倾向于通过创造一个 270° 的后包裹来进行部分 Toupet 胃底折叠术。

从技术角度来看，除包裹层的形成外，手术的所有步骤都与微创的 Nissen 胃底折叠术相同（见前文）。一旦裂孔完全显露并被切开，胃底完全被游离出来，食管就在 Penrose 引流管或 Kittner 的帮助下向前牵拉，显露食管后窗。一个抓钳从右至左穿过后窗口，抓住胃大弯后部最顶点，并将其带到食管的右侧，一旦松开后，其自动回缩。我们留约 90° 的食管前壁不被包裹，用 3 道或 4 道间断 0 号缝线将包裹的后唇固定在食管前外侧，注意只将浆膜肌层包括在内，而不将黏膜包括在内。右膈脚也用于固定包裹。

## 七、开放性胃底折叠术

除非在非常罕见的情况下，我们总是尽量进行腹腔镜手术，如果不能安全地进行，再转换成开放性手术。在我们的经验中，先行腹腔镜入路的另一个好处是，腹腔内注气可以极大地促进纵隔剥离，尤其是在存在食管周围疝的情况下。

开放性胃底折叠术的核心原则和步骤与微创手术非常相似。不同的是体位，右臂可以伸展或收拢，而左臂则在侧面收拢，以优化人体工程学和进入关键结构。在整个操作过程中，保持反式 Trendelenburg 位。腹膜腔通过上中线切口进入，切口可根据需要延伸至下腹。一旦进入腹部，便进行细致的粘连松解，完成腹部探查，识别正确的标志和平面。将镰状韧带用两条 0 号丝线结扎，分离，切开左侧三角韧带。放置一个固定的拉钩以显露食管裂孔并抬高左肋缘，同时用一个自动固定的可塑牵开器来侧向拉开左肝叶。然后像微创手术那样完成食管和 GEJ 的游离。一旦远端食管的全周都被游离出来，要特别注意识别和保护迷走神经干，术者用一根手指放在食管后面，在食管裂孔处引导潘氏引流管绕过食管。像在腹腔镜下胃底折叠术一样，评估腹内食管的长度：如果在没有过度张力的情况下，静息时不能保证有 2~3cm 的腹内食管长度，就需要进行食管延长手术。

在"擦鞋"操作之后，一个 360° 的包裹就固定下来了。探条被换成了 18Fr NGT。术者应该能够将患者的第 5 根手指放在包裹和食管之间，以证明包裹不太紧。在部分（Toupet）胃底折叠术中，包裹边缘沿食管远端壁的右前方固定。建立一个 2~2.5cm 的 270° 后包裹，这样只剩下 90° 的食管前区没被包裹。然后用间断的 2-0 缝线将后包裹固定在右膈脚上，并将包裹的前叶侧面固定在左膈脚上。

### （一）经胸完全胃底折叠术（Nissen）

经胸 Nissen 可用于伴有其他疾病需要开胸的患者或食管严重缩短的患者。经胸椎入路的食管游离较好操作。然而，开胸手术十分痛苦，在术前应采取疼痛管理和肺部耐力训练。

采用双腔气管内插管，单肺通气使左肺萎陷。患者右侧卧位，并沿第 7 肋间隙行左后外侧开胸。切开覆盖食管的纵隔胸膜，显露食管床。接下来，切开肺下韧带，以保证最佳的显露。食管从隆嵴到裂孔完全游离，注意避免进入右侧胸膜腔。识别两边迷走神经，沿着食管纵向保留。主动脉分支被仔细分离。一旦食管完全游离，在食管周围放置潘氏引流管以辅助手术显露。

评估食管的长度，如有必要，可行食管延长手术（见下文对 Collis 胃成形术的描述）。此外，如果发现裂孔疝，就将其缩小，并仔细地从双侧膈脚分离并切除疝囊。在裂孔处进行膈食管膜的分离，并钝性扩大裂孔。接下来，通过向右侧分离胃肝韧带松弛部和向左侧沿胃脾韧带分离

胃短血管，来游离 GEJ 和胃底。还要进行食管后壁解剖。用 2~4 条永久性缝线牵拉左右膈脚，直到完成胃底折叠术。胃底被牵入左胸。一个 56~60Fr 的探条沿着胃小弯轻轻进入胃部。我们在远端食管周围创建了一个 360° 的松散的 Nissen 胃底折叠。包裹由 2~3 个永久性 2-0 缝线简短缝合固定。每条缝线都在黏膜下，并从胃壁到食管再到胃壁处。取出探条，折叠胃底回到腹部。打结先前放置的膈脚缝合线，关闭裂孔。为了尽量减少术后吞咽困难，手术医生通过用示指来判定裂孔闭合的松紧。放置一个 28Fr 的胸腔引流管，分层闭合开胸切口。

### （二）Belsey-Mark Ⅳ 胃底折叠术

Belsey 经胸入路经过许多修改才成为今天的 Belsy-Mark Ⅳ 型胃底折叠术，通常与 Collis 胃成形术联合进行（图 129-3）胃成形术能使 GEJ 在没有过度张力的情况下回到其膈下的位置。Pearson 和 Henderson[66] 所描述的 Belsey 胃底折叠和 Collis 胃成形术现在被归为接受手术治疗的 GERD 患者的一个特定亚类。由于 Belsey 手术是经胸入路，所以适合：①肥胖患者，因为气腹压力时腹腔镜下腹腔内手术受到限制；②再次手术的患者，因为他们已经有了广泛的腹部手术。Belsey 胃底折叠术是一种部分包裹手术，适用于食管运动异常的患者，因为它不太可能导致术后吞咽困难。

#### 1. 患者体位和手术入路

麻醉诱导和切口前准备与经胸 Nissen 胃底折叠术相似。将患者置于右侧卧位，并在身体的受压垫上软垫。然后将手术床屈曲以增宽左肋间隙。

#### 2. 解剖和游离食管和胃

保留肌肉的开胸术经过第 6 或第 7 肋间隙进行（图 129-3 和图 129-4）。为了更好地显露，可以使用肋骨切割器在后方切掉少许肋骨。用电刀将下肺韧带分开，肺向上牵拉，显露食管。

用潘氏引流管环绕食管周围，用于肺下静

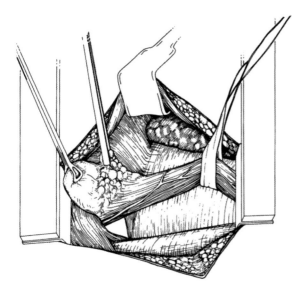

**▲ 图 129-3　通过左后外侧开胸术游离食管和胃**

图示食管、胃食管脂肪垫、胃、膈肌裂孔、主动脉、心包和肺。胃底被 Babcock 钳从裂孔拉入胸腔。镊子在要切除的胃食管交界处的脂肪垫上

经许可转载，引自 Luketich J. *Master Techniques in Surgery: Esophageal Surgery*.Philadelphia, PA: Lippincott Williams & Wilkins; 2014.

脉水平进行环周剥离时轻柔的牵拉食管。识别双侧迷走神经和任何疝囊。如果疝囊存在，则从疝周围切开，分开后进入腹部。然后将膈脚游离解剖。切开胃肝网膜，2～3 条位置最高的胃短血管可能被结扎和游离，以充分游离胃底，使胃能自由地进入胸腔。3～5 条缝线放置在膈脚，以最终关闭扩大的裂孔，但是不打结。从后外侧开始，在迷走神经的左侧，将脂肪垫从 GEJ 上切开。解剖继续向前，小心地游离前迷走神经并结扎任何小血管。

### 3. 包裹的形成

270° 部分包裹是由 3 排水平褥式缝合（mattress sutures）形成的（图 129-5 至图 129-7）。每一排的水平褥式缝线必须跨过对缝的胃成形术钉线。第一排和第二排的缝线形成了胃底折叠及随后的胃底与食管的重合。一排缝线位于食管，另一排位于邻近的胃底。第三排缝合线是通过将未打结的缝针穿过裂孔，然后通过隔膜回来后向上缝合，小心地形成 270° 的包裹。这些缝线没有打结。然后将 GEJ 及其 270° 的胃底折叠置于

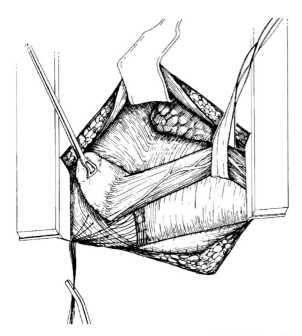

**▲ 图 129-4　经胸腔显露视野显示脂肪垫被移除，并通过放置膈脚缝合线将食管前方回缩以关闭后裂孔**

经许可转载，引自 Luketich J. *Master Techniques in Surgery: Esophageal Surgery*. Philadelphia, PA: Lippincott Williams & Wilkins; 2014.

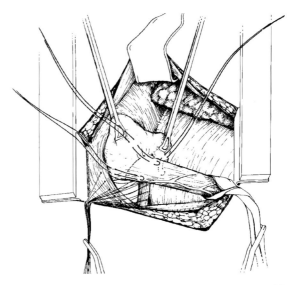

**▲ 图 129-5　Belsey 240° 部分胃底折叠术显示第一排缝合线在胃食管交界处上方 1.5 ～ 2cm 的位置。必须特别注意右外侧缝合的位置，如正文所述**

经许可转载，引自 Luketich J. *Master Techniques in Surgery: Esophageal Surgery*. Philadelphia, PA: Lippincott Williams & Wilkins; 2014.

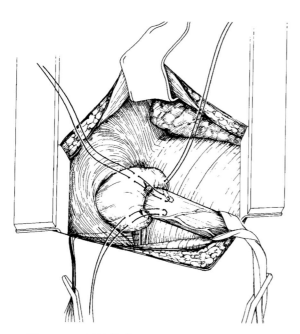

▲ 图 129-6　继续构建 Belsey 240° 部分胃底折叠术，显示第二排缝合线的位置比前一排缝合线高 2cm

经许可转载，引自 Luketich J. *Master Techniques in Surgery: Esophageal Surgery*. Philadelphia, PA: Lippincott Williams & Wilkins; 2014.

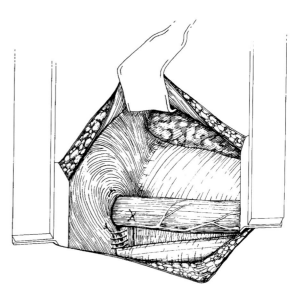

▲ 图 129-7　一个完整的 Belsey 240° 部分胃底折叠术显示绑上之前放置的膈脚缝合线后，右膈脚和左膈脚被拉近。还显示了捆扎固定缝线的位置

经许可转载，引自 Luketich J. *Master Techniques in Surgery: Esophageal Surgery*. Lippincott Williams & Wilkins; 2014.

膈下，并将缝线打结以保持这个位置。先前放置的膈脚缝合线现在打结。闭合扩大的裂孔，但在靠近食管处留一指的空间。在手术视野指导下放置 NGT，冲洗胸腔，放置胸腔引流管。肺再次充气，按标准方式关胸，然后拔除气管插管。

### （三）Collis 胃成形术

Collis 胃成形术常在食管缩短的情况下进行（图 129-8 和图 129-9）。这种手术的基本原理是：腹部食管长度不足已被证明会对包裹层造成不适当的张力，这可能会导致包裹层滑脱、破裂或疝出等失败的发生率更高[67]。短食管的发病机制是多因素的，起因于慢性炎症，最终导致食管纤维化和挛缩，以及大食管裂孔疝导致的外部移位和最终变形[68]。如果在完成食管裂孔解剖后仍怀疑食管长度不足或张力过度，我们就进行这项手术。与此手术相关的吻合线漏的风险更高。与所有的抗反流手术一样，除了在非常罕见的情况下，我们组进行的大部分食管延长手术都是以微创方式完成的。考虑到需要更广泛的解剖，手

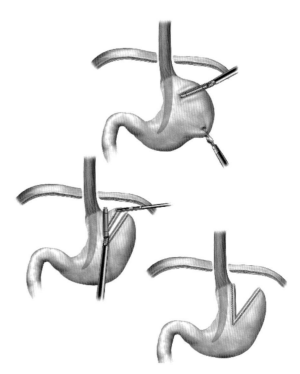

▲ 图 129-8　Collis 胃边缘成形术

引自 Luketich J. *Master Techniques in Surgery: Esophageal Surgery*. Lippincott Williams & Wilkins; 2014.

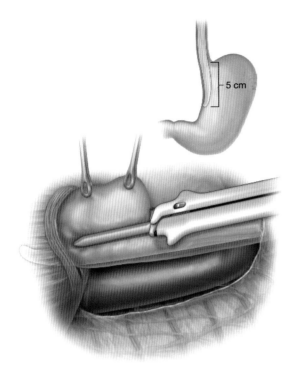

5 cm

▲ 图 129-9　一种用于 Collis-Nissen 手术的功能性延长食管的 Collis 胃成形术。重要的是要牢牢地把吻合器和扩张器压在胃的小弯上，这样胃管（新食管）的直径就不会大于食管的直径

经许可转载，引自 Luketich J. *Master Techniques in Surgery: Esophageal Surgery*. Lippincott Williams & Wilkins; 2014.

术应该由更有经验的医生来完成。对经裂孔纵隔游离来说，彻底了解胸部食管解剖学是至关重要的，牢记食管及周围重要组织的解剖关系，如左右迷走神经，主动脉及其食管分支，左主支气管后膜壁、奇静脉、胸膜、心包。

大多数患者在完全游离后通常可增加 3～4cm 的远端食管长度。胃管被移除，一个 52Fr 探条被小心地推进胃，并沿着胃小弯插入约 10cm 的距离。胃底被两个抓钳抓住并向外侧牵拉，一个位于胃大弯边缘，并尽可能地接近 His 角，另一个要远几厘米。Endo-GIA 吻合器（蓝色钉仓）激发 3 次，楔形切除靠近贲门的胃底部分。如前所述，胃底的其余部分用于进行适当的胃底折叠（Nissen 或 Toupet）。

考虑到严重的食管缩短是这种抗反流手术的主要适应证之一，在进行 Belsey 胃底折叠的患者

中，Collis 胃成形术是非常常见的。麻醉师小心翼翼地把探条放进胃里。牵拉胃底，吻合器穿过贲门和胃底，平行于探条，激发切割闭合器，以增加 4～5cm 的食管长度。不建议延长胃成形术的长度，因为这部分新食管不会有正常的食管蠕动。考虑到线性切割闭合器的质量很好，胃成形术的钉线可以缝合加固，但不必要。

## 八、胃底折叠术失败后的再次手术

伴随失败的胃底折叠术再发的反流症状对患者和外科医生都是一个挑战。对缺乏经验的外科医生来说，上腹部再次手术是一项艰巨的任务，尤其是考虑到增加的裂孔解剖的难度和更高的出血和穿孔风险；适当时应考虑转院到三级医院。如果复发的主要症状是能被 PPI 良好控制的胃灼热感，则可以推迟再做胃底折叠术。如果在出现吞咽困难或反流的患者中确定了一个解剖学上可纠正的病因，再次行抗反流手术可以成为治疗的一部分[69]。由专家完成微创再次胃底折叠术效果良好[43, 70]。

细致、系统的粘连松解至关重要。左肝叶通常与之前包裹的前缘紧密粘连，必须分离以达到适当的裂孔显露。相比于切开胃，切开肝包膜是可以接受的。外科医生应经常重新评估解剖结构，以确保解剖是沿着正确的解剖平面进行的。当在先前的胃底折叠和食管附近解剖时，为了避免食管热损伤，最好进行锐性解剖。一旦解剖被清楚地建立和游离出来，以前胃底折叠必须完全逆转才能恢复正常的解剖结构，也便于完整评估最初失败的根源。裂孔开口可按常规模式修复，如有必要可用生物补片修复。最后，我们再建立一个新的胃底折叠。

### （一）术中并发症

抗反流手术的特定术中并发症包括脾损伤引起的出血、胃或食管穿孔和气胸。术中大量出血在正确的技术步骤下是不常见的，其通常发生于胃左或胃短动脉。据报道，多达 8%～10% 的开

放性抗反流手术存在脾损伤，但微创手术的发生率较低。左上腹大量出血必须及时评估潜在的脾损伤，特别是在胃脾韧带很短和脾脏与胃底非常接近的病例中。如果怀疑有这样的损伤，应开始尝试用直接按压来控制出血。可使用止血药；很少需要脾切除术。然而，如果出血持续，输注超过 2 个单位的红细胞，或患者出现血流动力学不稳定的迹象，应毫不犹豫地进行脾切除术。这可以通过腹腔镜完成，也可能需要转换为开放式手术。

另一种术中并发症是食管穿孔或胃穿孔，其发生率为 0%～4%，受手术类型和术者经验的影响。穿孔在再次手术和经胸修补术中较高。仔细解剖，仔细辨认解剖平面和结构，轻柔地处理组织，对避免这种损伤至关重要，特别是在再手术的情况下。在食管和胃底折叠完成后，以及在关闭切口之前仔细检查食管和胃，可能有助于防止由于未诊断的损伤而出现延迟瘘的诊断。我们通常会在接受再次手术的患者身上留一个引流管来监测瘘的发生。

气胸是一种术中并发症，由解剖食管裂孔和游离食管时破坏胸膜造成。它发生在不到 2% 的手术中。在腹部入路中，考虑到损伤通常局限于胸膜而无肺破坏，因此很少需要放置胸腔引流管。

当术中出现并发症时，将微创的胃底折叠术转为开放式手术可能是必要的。据报道，转化率高达 25%，但在胸腔镜和腹腔镜经验丰富的外科医生手中，转化率通常低于 5%。

### （二）术后护理

手术后，患者需持续静脉输液，需要严格避免因静脉输液过量而导致肺水肿和肠水肿。床头保持在 20°～30° 的高度，NGT 保持负压。给患者静脉注射 PPI 并给予镇痛泵镇痛（patient-controlled anesthesia，PCA）。术后进行胸部 X 光检查以评估气胸和 NGT 的准确位置。然而，在不复杂的病例中，不需使用 NGT。

术后第 1 天，NGT 被拔除，患者开始啜饮透明液体。术后第 1 天或第 2 天可进行吞咽实验以排除渗漏。患者随后可进食透明液体，然后只要耐受，可进展到完全流质饮食。PCA 可以停药，患者服用口服止痛药。鼓励早下床。

患者在术后第 2 天或第 3 天出院，并保持全流质饮食，直到 2 周随访预约。然后在耐受的情况下逐渐改变饮食类型，并建议患者避免某些食物，如面包，这可能导致在胃底折叠水平上的嵌塞。咨询营养学家可以帮助患者学习和坚持术后饮食。

### （三）术后并发症

术后主要并发症有吞咽困难、胀气综合征、胃胀气加重、包裹失败。80% 的患者在术后早期出现轻度吞咽困难。短暂的轻度吞咽困难往往是由于手术部位的局部炎症和水肿，因此是自限性的。只要患者得到足够的水分，他们就能得到预期的控制。

10% 的患者术后 2 年内出现间歇性吞咽困难，而只有 2% 的患者出现严重的虚弱的症状[71, 72]。对于持续性或日益恶化的吞咽困难，必须考虑其他原因，如包裹滑动或过紧或膈脚闭合、食物嵌顿或未确诊的食管运动障碍。如果需要手术治疗，术后吞咽困难可以通过扩张或将 Nissen 转化为部分胃底折叠术来治疗。建议观察期至少为 12 个月，然后再进行另一项手术。

胀气综合征是指不能打嗝或呕吐，导致空气滞留和餐后胃胀等相关不适。创建一个短的、松软的胃底折叠可最小化这种并发症的风险，同时坚持适当的术后饮食，避免碳酸饮料和吞气症。在大多数情况下，这也是一个自限性并发症，但在长期衰弱的病例中，可能需要转换为部分折叠。然而，在进行腹胀再手术之前，必须调查是否存在混杂因素。未确诊的胃轻瘫可能在术前出现，也可能是术中迷走神经损伤的结果。应该进行胃排空试验。在这种情况下，幽门成形术，无论是单独或作为再手术的一部分，都可能是必要的。

上述并发症与开腹手术和微创手术相关，但切口疝更可能发生在开腹手术后。开放手术发展为切口疝的比例高达 26%[40,46]，微创切口疝的可能性只有 1%～4%[40,46,73]。

### （四）结果

每个手术的学习曲线是不同的，估计应该在有经验的外科医生的监督下进行至少 15～30 个胸腔镜／腹腔镜抗反流手术，然后才能尝试独立操作。据报道，在大样本中，死亡率低至 0%～1%，严重的并发症发病率为 2%～10%[40,46]。

开放的 Nissen 胃底折叠术在 10 年控制反流症状方面取得了 90% 的成功[74]。开放的 Belsey-Mark Ⅳ 胃底折叠术在 5 年症状控制上也获得了 85%～95% 的高成功率[75]，其他胃底折叠术已显示出类似的反流缓解率。近年来，这些手术的微创方法已经产生了可与开放方法相媲美的结果[38,76,77]。没有明确的证据表明微创手术在技术上优于开放手术，但由于其潜在的优势，如缩短住院时间和减少术后疼痛，微创抗反流手术是首选的手术方式。

在应用胃底折叠术后，患者的生活质量有了显著的改善或正常化，包括症状的消除[78]。胃底折叠术的成功取决于胃底包裹的松紧度进行适当的校准（如果是 360° 包裹），并倾向于更松的包裹，以避免吞咽困难，同时保持反流控制。然而，复发可能发生在术后早期或晚期。

复发的主要原因是术前准备不当、手术指征错误、手术步骤执行不当。在 10%～20% 的反流复发的胃底折叠术患者中，只有少数患者需要二次抗反流治疗。胃底折叠术失败常与食管裂孔再疝或胃底折叠"滑脱"有关。包裹再疝最常见的原因之一是存在未被识别的短食管，20%～40% 的再手术患者存在这种情况[67,79]。对于新发胸骨下或上腹痛的患者应高度怀疑。"滑动"的胃底折叠通常是由于未意识到错误的将折叠放在贲门周围而不是真正的 GEJ[67]，通常是由于外科医生缺乏经验或缺乏正确的手术技术。这两种情况都需要在仔细的术前评估后再次手术。

第二次手术的成功率降低到 70%～85%，第三次手术的成功率甚至更低[70,80]。大多数 GERD 的复发可以通过抗反流药物控制，而那些需要再次手术的可以通过微创方法进行，而不必考虑初次手术的方法。

# 第130章
## 食管切除术
### Techniques of Esophagectomy

Toni Lerut　著

胡　杨　译

## 一、食管癌手术的里程碑

1913——F.Torek：首次成功的经胸食管切除术[1]。

1913——W.Denk：经食管裂孔切除术的尸体和实验动物研究[2]。

1933——T.Ohsawa：首次报道经胸食管切除和食管胃吻合术[3]。

1933——G. Turner：第一次经裂孔切除术[4]。

1938——W.Adams和D.Phemister：美国第一次一期经胸切除和重建[5]。

1946——I. Lewis：经右胸和剖腹行食管切除和食管胃吻合术[6]。

1976——K.McKeown：三切口食管切除术[7]。

1978——M.Orringer：在西半球推广经裂孔食管切除术[8]。

1992——A.Cushieri：首次报道胸腔镜下食管切除术[9]。

2003——J.Luketich：推广全胸腔镜和腹腔镜食管切除术[10]。

1913年Franz Torek[1]发表了第1例成功的经胸食管切除术的报道。经过消化道没有进行重建，患者仅通过一根连接近端胃造口术的橡皮管接受肠内营养，手术后存活13年。

在接下来的数年里，也有医生进行其他方面的尝试，但大多数都失败了，因为缺乏适当

的技术来在手术中充分地给肺通气。只有在20世纪20年代末Rowbotham[11]和Magill[22]引入安全的经口气管插管后，外科医生才能安全地进行经胸食管切除术等复杂手术。在接下来的数十年里，像Ohsawa[3]、Grey Turner[4]、Adam和Phemister[5]、Sweet[13]、Ivor Lewis[6]、McKeown[7]和Belsey[14]等先驱进一步发展和完善了我们今天使用的外科技术。然而在20世纪70年代，术后死亡率很高。20世纪80—90年代，随着对医疗手术操作的深入理解和探索，以及围术期管理的改善，手术死亡率成功降低到5%以下[15]，目前许多优秀的中心的数据降到了1%～2%。

通过CT扫描、PET扫描和回声内镜检查，更好地判断肿瘤是否具有可手术性，显著减少了不必要的胸腔探查术。改良的外科技术加上诱导治疗的出现有助于提高局部晚期（$T_3$）癌的R0切除率，在许多已发表的研究中可达90%以上。

作为这些进展的结果，在过去数十年中，食管癌患者远期存活率已经显著提高，现在达到35%～45%的5年生存率[16]。

虽然高级别不典型增生和$T_{1a}$癌常采用非手术治疗，即EMR（内镜黏膜切除术）[17]，特别是针对鳞状细胞癌可以采用放化疗治疗[18]，手术仍然是治疗食管癌和胃食管交界处（GEJ）的基石。

## 二、手术原则

食管癌和胃食管癌手术被认为是对消化道最复杂的干预措施之一。事实上，手术切除的复杂性是由食管与气管、主干支气管，以及更远端的心包、主动脉和膈膜的密切解剖关系造成的。由食管引起的恶性肿瘤很容易侵入这些邻近的关键结构，从而使癌症无法切除。此外，淋巴播散发生早，对整体生存有负面影响。不到 5% 的黏膜内肿瘤有淋巴结转移，但 30%~40% 的黏膜下肿瘤和超过 80% 的跨壁肿瘤有淋巴结转移[19]。此外，受累的淋巴结数量随着肿瘤体积的增加而增加[20]。食管壁具有广泛的黏膜下淋巴丛的特征，因而在早期扩散时可以引起"跳跃"转移（即原发性肿瘤附近的淋巴结不受影响，但较远的淋巴有转移）[21]。

肉眼和显微镜下的完全切除（$R_0$）是食管癌切除术的最终目标。因此，在多学科肿瘤委员会上进行最佳的术前分期和个体化的治疗讨论至关重要。在可疑淋巴结（cN+）和（或）跨壁肿瘤进展（$cT_3 \sim cT_4$）的病例中，包括诱导化疗 + 放射治疗在内的多模式治疗方案是目前大多数中心常用的。

虽然淋巴管播散的模式常常难以可靠预测，但食管的近端和中间 1/3 的癌倾向于转移到颈部，并且更多远端肿瘤和 GEJ 的肿瘤倾向于转移到腹腔干周围的淋巴结。如果转移淋巴结被认为是可切除的并且在原发肿瘤区域内，阳性淋巴结疾病不一定是手术的禁忌证。这些可能包括食管远端肿瘤下的腹腔干附近的淋巴结，在食管的中段或近端的肿瘤下的颈部淋巴结。

当预期宏观上无法完全切除时，通常是由于邻近结构的侵犯和（或）不可切除的转移所致，切除是不明智的。食管切除术的绝对禁忌证包括非可切除邻近结构的局部肿瘤浸润（$T_4$）、腹膜播散、累及实体器官的血行转移或非可切除转移淋巴结。

考虑到实现肿瘤完全切除（$R_0$）的难题，以及淋巴播散的早期和有时不可预测的问题，最佳手术方式和手术范围仍然是一个争论的话题。

### （一）手术范围

#### 1. 根治性整块切除术

广泛的整块切除术的概念在 1963 年被报道[22]，但因其相关死亡率超过 20% 而不被普遍接受。Skinnr[23] 和 Akiyama[24] 重新引入了整体切除和广泛淋巴结切除的概念。最终，他们能够将手术死亡率降低到 5%，5 年生存率分别为 18%、42%。根治性整块切除术，与标准切除术不同，其目的在于尽可能广泛地进行肿瘤周围的整块淋巴结切除术，切除后纵隔中部和远端 1/3 的淋巴结[23]。

#### 2. 两野淋巴结清扫术

早期肿瘤通过黏膜下丛向上纵隔和腹部的淋巴播散是日本研究人员发展出精细的两野淋巴结切除术的原因，包括原发性肿瘤的广泛切除和整个后纵隔的淋巴结切除，包括隆嵴下淋巴管及沿左返神经和头臂干的淋巴结。在腹部，包括沿着腹腔干的淋巴结、肝动脉和脾动脉，以及胃小弯和小网膜[24]。

#### 3. 三野淋巴结清扫术

约 20% 的食管远端肿瘤患者有颈部转移[25]。这一发现导致了三野淋巴结清扫的发展。除上述胸腹部淋巴结切除外，该手术还切除了颈部淋巴结，通常包括食管旁淋巴结、颈动脉血管外侧淋巴结和锁骨上淋巴结。

### （二）手术入路

#### 1. 经胸

位于胸内食管的上段和中段的食管肿瘤手术通常通过右胸完成。相反，对于远端肿瘤和 GEJ 肿瘤，左侧入路能够提供最佳显露。双腔气管内插管，术侧肺放气，有利于后纵隔解剖。最常见的经胸入路是 Ivor Lewis（双切口）[6] 和 McKeown（三切口）[7]，两者均为右侧开胸联合剖腹手术的右侧入路术式，以及由 Sweet[13] 和 Belsey[14] 报道的左侧经左胸膈剖腹联合颈部切口术式。

#### 2. 经裂孔

1933 年，Grey Turner 完成了第一次食管裂孔

切除术 [4]。20 世纪 70 年代，日本的 Akiyama[26] 重新引进该术，主要用于下咽癌的外科治疗。Orringer[8] 在西半球引入了这种方法，用于胸段食管癌和 GEJ 癌的外科治疗，以降低术后死亡率，但当时的死亡率仍普遍高于 10%。

### 3. 食管癌微创手术

为了在保留整体切除原则的同时减少食管切除术的生理应激，近 20～30 年来，发展了一种微创食管切除术。第一次胸腔镜切除术的由 Cushieri 在 1992 年完成 [9]，后来 Luketich[10] 推广了全胸腔镜腹腔镜食管切除术。尽管技术进步正在将 MIE 扩展到治疗更晚期的癌症 [28]，最常见的 MIE 指征是 Barrett 的高级别不典型增生或小肿瘤（$T_{1a}$ 或 $T_{1b}$ 无可疑淋巴结）[27]。近年来，医生们机器人食管切除术的兴趣也在增加 [29]。

### （三）争议领域

多年来，关于切除程度和淋巴结切除范围的争议一直存在。那些认为淋巴结受累等同于全身性疾病的人，通常主张通过经食管裂孔途径进行简单的切除和重建 [8]。其他人认为，根治性食管切除术和广泛的（2 个或 3 个区域）淋巴切除术可能以积极的方式影响疾病的自然病程，切除通常通过经胸入路进行 [23]。Hulscher 等 [30] 发表了一项随机试验，比较食管腺癌和 GEJ 经食管有局部切除术与经胸扩大淋巴结清扫术后的结果。尽管总体上没有统计学上的显著差异，但是有一个明显的远期趋势倾向于更广泛的切除，特别是对于远端食管腺癌 [31]。

在这一领域，同样值得商榷的一个话题是，为了保证足够的淋巴结切除，需要切除的淋巴结的最小数目是多少。目前也没有前瞻性随机试验来回答这个问题。有人认为 23 个淋巴结是切除的最佳淋巴结数目 [32]，而世界食管癌协作组织（World Wide Esophageal Cancer Collaboration，WECC）建议 $T_1$ 肿瘤为 10 个淋巴结，$T_2$ 肿瘤为 20 个淋巴结，$T_3$ 肿瘤为 30 个淋巴结 [33]。关于第三个野（颈部淋巴结切除术）的清扫，日本的数据表明 [34]，它可能提供生存优势，尤其是对有隆嵴以上肿瘤的患者。最近，日本的数据得到了 Ye[35] 的 Meta 分析支持。Altorki[36] 报道了鳞状细胞癌患者 5 年生存率为 40%，Lerut[25] 报道了中 1/3 鳞状细胞癌和颈部淋巴结阳性患者三野淋巴结清扫 3 术后 5 年生存率为 28%。

一个更重要的影响可能是医院患者量。越来越多的研究表明，将食管切除术集中到大容量中心具有潜在的益处 [37]。

在本章中，一些公认的专家外科医生详细描述了食管切除术的各种手术方法，反映了他们在食管癌和胃食管癌外科治疗中的个人见解和实践。

# 第一节　经胸食管切除术

Philippe Nafteux　Willy Coosemans　Lieven P. Depypere　Hans Van Veer　Toni Lerut　著

胡　杨　译

## 一、概述

食管癌手术的发展是引人注目的。事实上，从一个手术主要是为了缓解症状，能够有治疗效果几乎被视为一种意外的时代，到今天以手术治疗为目的，为近一半接受治疗的患者提供真正的长期生存机会的时代，这是一段漫长、艰难但值得的旅程。1913 年，在纽约学习和工作的德国裔美国外科医生 Franz Torek 首次成功地进行了经胸食管切除术。他的患者在手术后存活了近 13 年 [1]。虽然肿瘤被成功切除，但患者的生活依赖一个体外重建的食管。随后，其他人基于此进行了进一步的改良和发展：1938 年，Adams 和 Phemister[2] 在芝加哥通过左胸和膈肌切口进行了一期胸内食管胃吻合术的食管切除术。1946 年，Ivor Lewis 定义手术选择哪侧入路应基于能否获得更好的视野显露。他通过左侧胸腹入路切除远端和胃食管交界处（GEJ）肿瘤，而中部及上 1/3 的肿瘤则通过右侧入路并结合剖腹手术 [3]。所有病例均在胸部进行了吻合术：Logan 和后来的 Skinner 和 Demeter 的整体切除术，Akiyama 等 [4, 5]，证明了细致和广泛的二（和三）野淋巴结切除术的重要性，McKeown[6] 在 1976 年描述了一个完整的三切口食管切除术。为了特别减少开胸食管切除术后出现的肺部并发症，McKeown 和 Ivor-Lewis 入路被认为是胸腔镜和腹腔镜微创入路的基础，以及据称有更有利的功能和肿瘤学结果 [7-10] 的胸内或颈部吻合术。

## 二、适应证、优点和缺点

尽管微创食管切除术通常是通过右胸腔镜进行的，但肿瘤的位置对开放手术的最佳入路有着显著的影响。对于隆嵴以上肿瘤和有可疑气管旁淋巴结的隆嵴以下肿瘤，右侧入路是首选入路。

尽管微创切除术也从右侧暴露胸段食管，并重视相同的肿瘤学原理，但对于可能黏附在气管膜部的巨大肿瘤，开放性右侧入路通常优于微创入路，尤其是在放化疗后的挽救手术。在这种情况下，与开放手术中提供的触觉反馈相比，微创食管切除术可能对气管造成更大的损伤风险。

相比之下，左胸腹入路更适合于隆嵴以下的食管肿瘤或 GEJ 肿瘤切除。这种方法有助于全胃切除术后的重建。它还允许在上腹部进行广泛的淋巴结清扫，并允许沿着腹主动脉左侧向下至左髂总动脉进行进一步的清扫。通过这种方法，颈部食管胃吻合术是完全可行的，尽管主动脉上部分的食管只能钝性游离。然而，这种方法无法从胸腔内进行真正的高位气管旁淋巴结切除术，因此，在认为必要时，需要通过颈部入路完成。因此，如果打算进行气管旁淋巴结清扫，最好选择右侧入路。

吻合口的位置不仅取决于肿瘤的位置，而且取决于外科医生的选择。据报道，与胸内吻合术相比，颈部吻合术的瘘更常见，因为吻合术是在离胃管供血血管更远的地方进行的，因此位于无血管区域。然而，根据现有文献，在回顾性研究中，胸颈部吻合术的并发症发生率在发生率、相关发病率和死亡率方面似乎是相当的 [11, 12]，颈部瘘通常可以得到更好的控制，可能会导致较少的败血症，相比之下，在上中纵隔发生吻合口瘘，渗漏流入下胸部。因此，与胸腔内瘘相比，颈部吻合术可以更保守地处理瘘口。

## 三、手术准备

患者在局麻药下，在第 7 胸椎间隙放置硬膜外导管准备手术。右臂桡动脉置管，异丙酚诱导后，开始七氟醚全麻，根据患者的进入侧分别用左右侧双腔气管插管或单腔气管插管。与使用支气管堵塞管相比，双腔导管更为常用，因为导管就位后肺塌陷更快。

接下来，中心静脉置管最好位于右锁骨下静脉。通过这样做，术野不会在左颈或三野淋巴结清扫时双侧颈部切开的情况下受到影响。与颈静脉中心置管相比，锁骨下位置降低了来自手术部位感染定植的风险，因此可能降低了中心静脉管感染的风险 [13]。最后，在手术期间和之后插入导管监测尿量。

左侧或右侧卧位时使用沙袋以稳定其位置。注意通过填充小腿、膝盖和脚来防止褥疮损伤和神经损伤。使患者小腿弯曲，上肢伸直。在左侧腋下，放置棉卷、腋枕，右臂固定在手臂支架中。然后用碘酒溶液消毒右半身。为了减少手术部位感染的发生，应在手术区的皮肤上覆盖切口薄膜。

## 四、技巧

### （一）右侧入路

我们通常提倡三切口入路（McKeown），患者在手术的胸部部分取左侧卧位，在剖腹和颈部切开的时候取仰卧位。一些中心更喜欢双切口入路（Ivor Lewis），将吻合放在胸内，从而省去了颈部切口。

开胸手术是通过第 5 肋间进行的，通过牵拉右肺可以看到整个胸段食管（图 130-1）。松解右下肺韧带（图 130-2），有助于肺的牵拉。结扎和切断奇静脉（图 130-3）后。食管与周围的软组织一起被移动（图 130-4）。

所谓的整体切除，就是包括食管周围组织、胸导管、隆嵴下（图 130-5）和食管旁淋巴结作

为一个整体与食管一起（被切除）。所有的奇静脉分支和主动脉来源的食管动脉必须游离，结扎或剪断。注意不要损坏气道的膜部（图 130-6）。食管的解剖下至食管裂孔，上至颈部。

胸导管在胸腔顶部和横膈膜上方分离。随后将其结扎或剪断（图 130-7）。完成这些步骤后，清扫气管旁淋巴结，首先解剖右侧气管旁区域，切除所有脂肪组织和淋巴组织。沿着右返神经（图 130-8）继续解剖，直至颈部，在这个区域，可以清扫伸入下颈部的头臂干水平的淋巴结。如果这些淋巴结在冰冻切片上被证实有转移，应进行三野淋巴结切除术（即增加颈部野）。同样重要的是，清扫主动脉 - 肺窗和左返神经旁的淋巴结应远离周围这些重要结构，注意不要

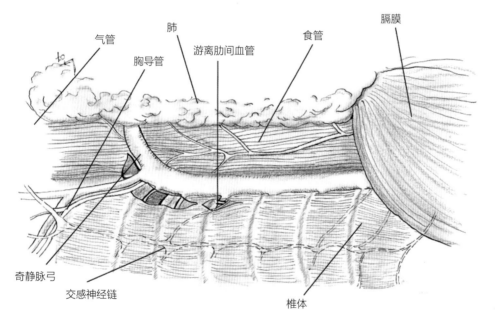

图 130-1　右胸入路的食管

气管　肺　游离肋间血管　食管　膈膜
胸导管
奇静脉弓
交感神经链　椎体

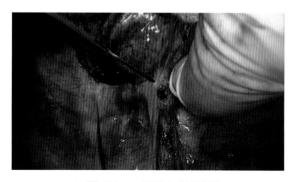

▲ 图 130-2　下肺韧带的游离

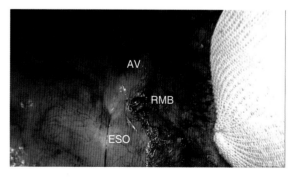

▲ 图 130-3　识别解剖结构，沿肺门切开胸膜
AV. 奇静脉；RMB. 右主支气管；ESO. 食管

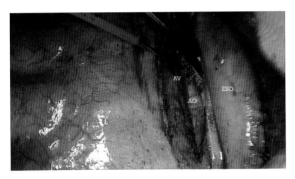

▲ 图 130-4　沿奇静脉游离食管

AV. 奇静脉；AO. 主动脉；ESO. 食管

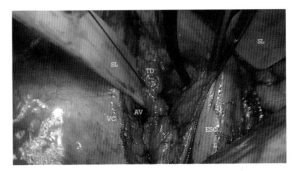

▲ 图 130-7　游离胸导管，在远端夹闭胸导管

AV. 奇静脉；TD. 胸导管；ESO. 食管；VC. 椎体；SL. 吊带

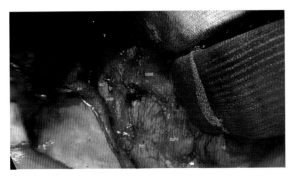

▲ 图 130-5　食管回缩后的气管分叉

AV. 奇静脉；PC. 心包；T. 气管；RMB. 右主支气管；
LMB. 左支气管；SCC. 气管隆嵴下间隙；RIPV. 右下肺静脉；
BC. 左主支气管双腔管气管插管；VC. 椎体

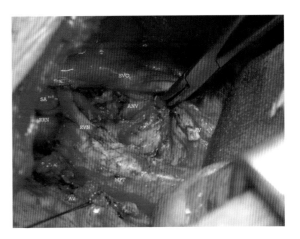

▲ 图 130-8　淋巴结清扫后右侧气管旁腔的空腔视图

AV. 奇静脉；MPT. 气管膜部；RVN. 右迷走神经；SVC. 上腔
静脉；RRN. 右喉返神经；ANV. 无名静脉；SA. 锁骨下动脉

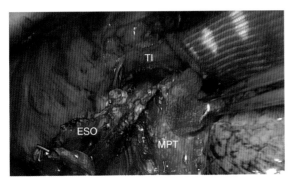

▲ 图 130-6　将食管近端从气管的膜性部分分离出来

MPT. 气管膜部；ESO. 食管；TI. 胸廓入口

损伤它们。在关闭胸腔并使患者仰卧后，根据外科医生的喜好，采用中线或双侧肋缘下切口进行剖腹手术。牵拉左肝叶有助于显露食管裂孔，以完成食管的解剖（图 130-9）。一般使用胃管来恢复消化道连续性。游离胃大弯，切断大网膜和

胃短血管的分支，保留右胃网膜血管。打开小网膜，分离迷走神经的肝支后，继续向食管裂孔方向解剖。切开膈食管韧带，露出腹段食管。如果由于肿瘤的原因，必要时食管裂孔的肌肉边缘也要切除。在靠近幽门的水平切断胃右动脉。清扫胃左动静脉周围的淋巴和脂肪组织，结扎胃左动静脉。使用直线切割闭合器制作直径 4cm 的管胃（图 130-10）。继续清扫腹腔淋巴结，并沿脾动脉进入脾门。右侧肝总动脉表面的淋巴结和软组织全部清除，界限为下腔静脉和门静脉。这相当于所谓的 DⅡ淋巴结清扫术（图 130-11）。

随后缝合 2 针将胃管固定到胃小弯上，以便能将其从颈部拉到纵隔内。

对于 Ivor-Lewis 术式，手术从腹部开始，然

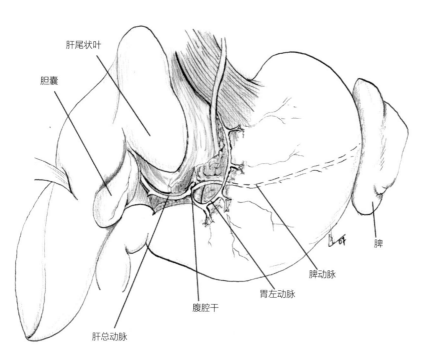

肝尾状叶

胆囊

脾

脾动脉

胃左动脉

腹腔干

肝总动脉

◀ 图 130-9　上腹部视图

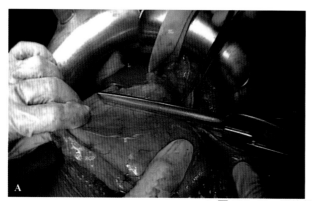

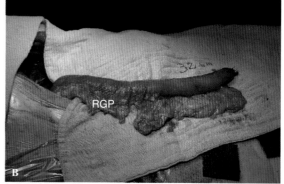

▲ 图 130-10　用线性吻合器创建胃管

S. 胃；RGP. 右侧胃网膜蒂；L. 肝；SL. 腹段食管吊带

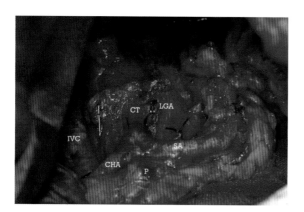

▲ 图 130-11　淋巴结切除术后胃左动脉残端及邻近血管的图像

LGA. 胃左动脉残端；CT. 腹腔干；CHA. 肝总动脉；
SA. 脾动脉；IVC. 下腔静脉；P. 胰

后是胸部解剖，最后在胸部上端吻合。手术切除原则与上面提到的 Mc Keown 术式相似。

（二）左侧入路

胸腹入路（胸膈切开术）对上腹部和纵隔均有良好的显露。适用于食管远端肿瘤及 GEJ。

手术过程中，患者取右侧卧位，左侧髋部稍微向后侧翻，以便腹部显露。后外侧开胸手术通过第六肋间隙延伸至肋缘，并同时从周围切开膈肌（在胸壁上留下 2cm 的膈肌边缘，以便能缝合重新闭合膈肌），从而能保留膈神经支配及相应的膈肌功能。这样就能轻松地从单个切口进入左侧胸腔和上腹腔（图130-12）。

食管从其原先所在的位置，以及周围的软组织和食管旁淋巴结从主动脉弓一直沿降主动脉向下延伸到食管裂孔处（图130-13）。必要时还可将心包整块切除。切开脾脏后方的腹膜皱褶，松解脾脏和胰腺尾部。这极大地显露了左上腹，不仅便于进行淋巴结清扫，还有利于清除周围所有的脂肪组织和腹膜，同时可以更好地显露视野，更安全、完整地切除大体积肿瘤。胃大弯也被充

分松动直到幽门水平。切开胃肝韧带和右胃血管。胃左血管按上述方式分开，胃管成型。

在腹部，淋巴结清扫从脾门开始，沿着脾动脉清扫，直到胃左动脉残端。在腹腔干右侧，清扫肝总动脉周围的淋巴结和软组织，淋巴结清扫的界限是下腔静脉和门静脉。最后，清扫腹腔干淋巴结从而完成 D II 淋巴结清扫（图130-14）。必要时，可在降主动脉左侧和左肾门周围进行更广泛的淋巴结清扫（图130-15）。

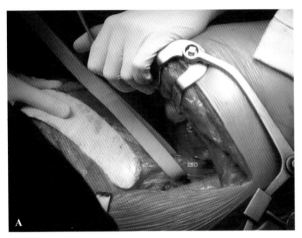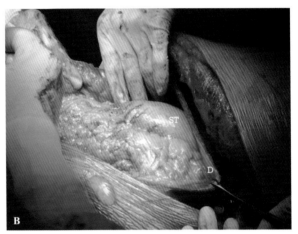

▲ 图 130-12 左胸腹切口

A. 胸部视图；B. 腹部视图；ESO. 食管；ST. 胃；D. 横膈

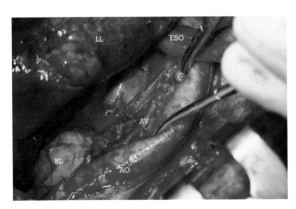

▲ 图 130-13 胸部食管游离；部分右胸膜连同食管整块切除

AO. 降主动脉；AV. 奇静脉；LL. 左肺；RL. 右肺；ESO. 食管

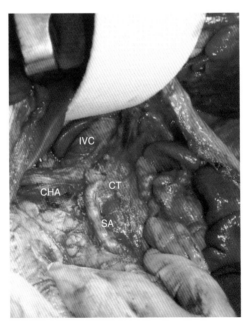

▲ 图 130-14 腹部淋巴结清扫

CT. 腹腔干；SA. 脾动脉；CHA. 肝总动脉；IVC. 下腔静脉

回到胸腔，吻合的位置必须确定下来。吻合可以在胸部，通常在肺下静脉和主动脉弓之间或在颈部。若在颈部，食管必须从主动脉左侧剥离出来，在更近端切除。因此，位于主动脉弓附近的支气管下动脉和食管的一些动脉分支也需要仔细识别和保护。

然后使用钝性剥离（剥离主动脉）将胸段食管从主动脉弓后方剥离。胸膜在主动脉弓上方切开，食管钝性剥离继续向上进入颈部底部。在钝性分离中，需要特别注意不要损伤返神经或气管的膜部。

胸部淋巴结清扫继续在隆嵴下区域进行，也包括肺门淋巴结、主动脉旁和主动脉肺窗淋巴结（图 130-16）。左侧气管旁淋巴结通常从主动脉弓后方和上方切除。从左侧可触诊肿大的头臂结节（即右侧颈胸交界部淋巴结），在判断准确时可行三野淋巴结切除术。

食管在胸腔的顶部被横切，胃管被放置在食管床上，在主动脉弓的后面被提起，然后用两根固定缝线固定在食管残端，通过颈切开术进行进一步的提取。

## 五、吻合

尽管手术技术和围术期管理有了很大的改进，但食管吻合仍被认为是食管切除术的"阿喀琉斯之踵"。事实上，吻合口并发症仍然很常见（吻合口渗漏率为 3%～53%，吻合口狭窄发病率

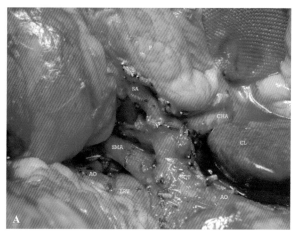
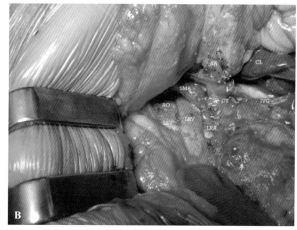

▲ 图 130-15　左侧降主动脉旁更广泛的淋巴结清扫

CL. 肝尾状叶；CHA. 肝总动脉；AO. 主动脉；SA. 脾动脉；P. 胰；SMA. 肠系膜上动脉；LRV. 左肾静脉；SV. 左侧精索静脉；CT. 腹腔干；IVC. 下腔静脉

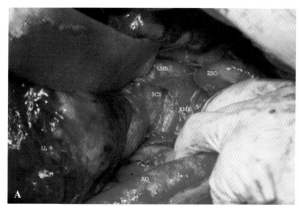
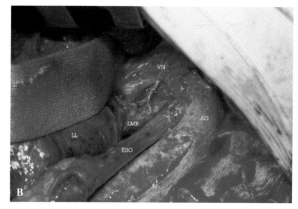

▲ 图 130-16　胸部淋巴结清扫

LMB. 左主支气管；RMB. 右主支气管；ESO. 食管；AO. 主动脉；V. 迷走神经；SCS. 气管隆嵴下间隙；LL. 左肺

为 14.7%～56%）。它对发病率、死亡率、开始经口进食、住院时间和需要重新扩张的影响不应被低估[11, 14-17]。

吻合口并发症的发生与多种因素有关。有些因素与胃食管吻合本身有关，包括食管浆膜缺失，肌纤维以纵行为主，来自右胃网膜动脉单支血管血供造成的胃管缺血。但炎症、休克、低灌注、类固醇使用、营养状况、吸烟和饮酒等全身因素也在这些并发症的发生中起重要作用。

但最重要的是，外科技术仍然至关重要，对完美吻合的追求已经持续了数十年。手法缝合技术（HSA）是最传统、最经济的方法，但与更容易，更快的环状吻合器吻合相比，手法缝合需要更长的时间和更多的专业知识，虽然两种技术的渗漏率没有差异，但根据最近的 Meta 结果，吻合器吻合似乎更容易导致吻合口狭窄[11]。

事实上，这两种吻合方式都是圆形的，直径有限，使其容易形成狭窄。因此，由 Collard 和 Orringer[18, 19] 等开发的较新的技术看起来很有希望。的确，这种半机械吻合术，包括侧食管胃吻合术，形成了一个较大的三角形或水滴状吻合口，其直径几乎增加了一倍，因此能减少吻合口狭窄的形成而不增加渗漏的风险[15, 20]。

在我们的机构，这种半机械吻合，只要情况允许，可能是最受欢迎的颈部吻合技术。相反，环形吻合器吻合更适合于胸腔内吻合。

### （一）颈部吻合

由于患者的体位和铺巾可以进行剖腹和颈部切开术，手术团队可以在腹部手术的同时在胸锁乳突肌的内侧缘切开进行左侧颈部手术。离断颈阔肌、肩胛舌骨肌和甲状腺下动脉后，就可显露颈段食管。已经从胸腔内游离到颈部的食管，就可以被外科医生的手指钩出颈部。同时，胃管被小心地通过膈肌裂孔向上提起，进入后纵隔，最终进入颈部。这个过程要主要注意不要损伤喉返神经。为了防止对管状胃血管蒂的损伤，外科医生应用手引导胃管通过食管裂孔，以防止右侧胃

网膜蒂自胃管撕脱，特别是当采用右侧入路时更应注意。要非常小心地避免胃管在颈部水平轴向扭转。同样重要的是，胸腔入口要预留足够的宽度（约三指），以便在不压迫胃管的情况下自由地进入颈部区域。

标本从颈部切口取出，食管近端与胃管并排放置。如果胃管长度足够（＞5cm 重叠），我们更倾向于采用半机械式改良 Collard 端侧吻合[19]。为避免渗漏，可用另一线性吻合器切除胃管缺血端。如果胃管长度不够进行半机械吻合术，就采用双层手工缝合吻合术。

#### 1. 手工缝合吻合术（图 130-17）

吻合的后排浆肌层是使用不吸收缝线进行的，如 Ti-Cron 3/0 缝线。然后在距浆肌层 1cm 处用电刀沿着缝合线切开食管和胃管。后层包括食管和胃壁的全层，用可吸收缝线缝合，例如 Maxon 3/0 缝线。此时，鼻胃管提前穿过吻合口，食管壁前壁横切后用可吸收缝线吻合，如 Maxon 3/0 缝线，用不可吸收缝线如 Ti-Cron 3/0 缝线缝合外面的浆肌层。有些作者更喜欢使用分层缝合，有些作者更喜欢单层吻合术。一旦吻合术完成，轻轻将食管和胃管从胸腔入口推回到胸腔顶部。

#### 2. 半机械式吻合（图 130-18）

半机械吻合术首先在食管肌壁和胃浆膜层之间以五边形的形式缝 5 针（3/0 不可吸收缝线），顶点位于最深处。然后，在五边形的底部切开胃管及食管的前壁。接下来，在外角使用单丝 3/0 可吸收缝线缝合进行牵引。然后 2 针 4/0 单丝可吸收缝线将五边形的底部连接起来，并使胃和食管壁并成一行。在这些缝合线之间，在约 35mm 的距离内使用一个 45mm 的线性吻合器。这将形成一个 V 形的吻合口后排，以及一个更宽的通道。它大大增加了吻合口的直径，在吻合口愈合时不会因此缩小。这减少了半固态和固态食物的吞咽困难，也降低了重复扩张吻合口的必要，提高了生活质量[20]。

吻合线外侧后壁用单独的 4/0 单丝缝合线加固。现在鼻饲管可以通过吻合口向下推入近端管状

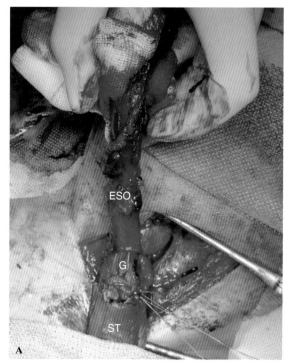

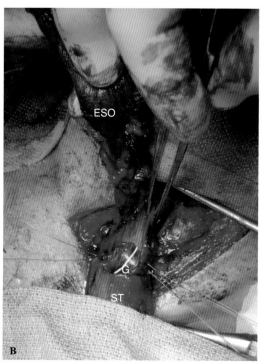

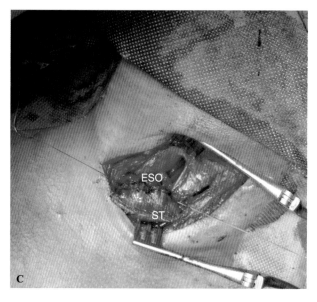

▲ 图 130-17　手工缝合吻合术：吻合术的后几层，从一个角到另一个角连续进行。后浆肌层手术刚刚完成

A. 包括黏膜的全厚度连续缝合；B. 鼻胃管进入管状食管；C. 通过对吻合口前部进行双层缝合完成吻合。然后切除胃小管多余部分

ESO. 食管；ST. 小管化胃；G. 鼻胃管

胃，以便在手术后行胃管减压。然后将吻合口前壁用预先放置的缝线连续双层缝合关闭，内层采用可吸收单丝缝合，外层采用不可吸收缝合。为了完成吻合，用线性吻合器将胃管顶端切除，吻合口外至少留 2cm 长的正常组织。如果不切除这个多余的尖端，则可能会形成一个盲囊，类似于憩室，这可能会潜在地影响食物通过进入胃管。而当切除胃尖端的切缘太靠近吻合口时，吻合口与横吻合器线之

间可能发生坏死。然后用 3/0 不可吸收缝线将吻合器线缝合加固。最后，如上所述，在关闭颈部切口前，将食管和胃管轻轻推回到胸部。

**（二）胸部吻合**

食管胃吻合术有多种方式，包括使用圆形吻合器或手法缝合。

**1. 吻合器吻合**

食管横切，用一根不可吸收的缝线，如

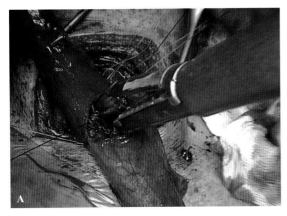

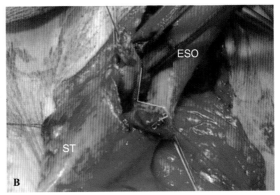

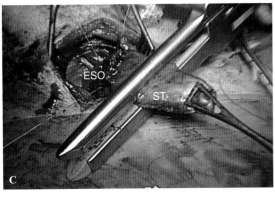

▲ 图 130-18　**A.** 吻合器已经对准胃管和食管的侧壁，以提供更宽的通道；**B.** 线性吻合器发射后食管胃吻合术 V 形后壁的演示；**C.** 用线性吻合器最终缩短胃管顶端

ESO. 食管；ST. 小管化胃

prolene 4/0，穿过黏膜和肌层进行连续荷包缝合。将圆形缝合器的砧头（至少为 25 直径）放入食管，将荷包紧贴在砧头的杆上。在胃管顶部开一个切口，插入圆形吻合器的枪。在胃管的后侧面仔细选择枪管穿孔的位置，远离纵向钉线和胃大弯血管。当然，我们还必须确认，吻合完成后不会有张力。在穿过胃壁后，将枪柄的尖部与砧头连接。然后按常规激发吻合器，并检查吻合圈以确保其

吻合口的完整性。食管肌层和胃的浆膜肌层之间可间断缝合几针不可吸收的缝线，以加强和保护吻合口。然后通过吻合口将鼻饲管推送进管状胃。然后用线性吻合器将胃的开口和胃管的多余部分切除，用连续缝线将吻合器线加固。

**2. 手工缝合**

这种吻合技术与颈部吻合相似。通常用胸膜瓣覆盖吻合口，以保证胸腔不发生吻合口漏。

# 第二节　食管癌扩大切除术

Jeffrey L. Port　Mohamed K. Kamel　Nasser K. Altorki　著

胡　杨　译

## 一、概述

在世界范围内，食管癌是导致癌症死亡的第

六大常见原因。2014 年，美国共有 18 170 例食管癌病例[1]，比过去 20 年增加了 350%。对于大多数患者来说，治疗仍然是一个巨大的挑战，其

总生存率只有 15%[2-5]。尽管化疗、放疗和分子靶向治疗取得了进展，手术切除仍是局限性食管癌治疗的重要组成部分。然而，就淋巴结清扫的范围和首选的手术方式，即开放性（经食管裂孔或经胸）或微创食管切除术（MIE），目前仍存在争议。大多数外科医生在诊断时都将食管癌视为全身性疾病，淋巴结清除仅限于易触及的食管周围和胃周淋巴结。在这种范式中，靠手术治愈肿瘤被视为一种偶然现象，手术的目的本质上是姑息治疗。也难怪，总的来说，无论术前治疗与否，食管癌 5 年生存率保持在 15%～20%。

一些手术团队提倡对食管癌进行更广泛的切除。我们提倡整块食管切除术的概念，即切除食管时包含毗邻的纵隔组织，并伴以纵隔和上腹部腹膜后淋巴结的彻底清扫（二野清扫）。手术范围的进一步扩展包括上纵隔淋巴结清扫和下颈部淋巴结清扫（三野清扫），以消除已知的或隐匿性的局部转移。这些扩大切除的目的是改善疾病控制，从而提高生存率。尽管这些扩大的切除手术的 5 年生存率是令人鼓舞的，但在大多数西欧和美国仍然存在争议[6]。

## 二、术前评估

术前评估的目的是确定组织学诊断，确定局部和远处病变的程度，评估患者的生理状态。影像学评估应包括胸部和腹部的计算机断层扫描（CT）。CT 扫描将确定肿瘤的局部浸润范围，包括向体腔和邻近组织的浸润，并可能提示淋巴结受累，更重要的是，可提示远处转移。吞钡和（或）食管内镜检查，最好由手术医生进行，以记录病变的位置和长度，并应仔细评估胃和十二指肠的相关肿瘤病变或溃疡性疾病。内镜检查时，应注意鉴别肿瘤与环咽肌、鳞柱交界处和膈肌裂孔的关系。同样重要的是要注意 Barrett 食管的存在和病变范围及卫星病变的存在。这些信息非常重要，可能会影响食管切除术的范围和方法。大多数患者还将同时接受内镜超声（EUS）和正电子发射断层扫描（PET）检查。EUS 已被

确立为评估肿瘤浸润深度和区域淋巴结累及程度的重要工具，也应在考虑进行新辅助治疗的患者中加以利用。Lightdale[7] 报道，EUS 诊断 T 分期的准确率为 80%，预测 N 分期的准确率为 70%。此外，经食管细针穿刺抽吸食管周围或胃周淋巴结通常可以在超声引导下进行。PET 扫描似乎增加了检测远处内脏和骨骼转移的灵敏度，并可能在评估诱导治疗后的反应中发挥作用[8, 9]。

支气管镜检查对于评估食管上 1/3 和中 1/3 的肿瘤，声带功能和大气道受累是至关重要的。最后，胸腔镜和腹腔镜已被建议用作评估食管癌分期的方法，因为它们能评估淋巴结受累程度、识别浆膜和腹膜内移植物、识别肝转移以及最重要的能检测 T₄ 期肿瘤。虽然这些微创手术提供了重要的分期信息，超出了目前分期模式所能达到的水平，但它们在整体临床效益方面的影响尚不清楚[10]。

一般情况下，如果术前评估没有发现远处脏器转移的证据，或没有明确的证据显示肿瘤直接侵犯气道或主要血管结构，患者可以考虑进行初次手术切除。广泛淋巴结受累的存在不被认为是扩大切除的禁忌证，除非它明显地超出了拟定的解剖范围。

所有食管癌患者在手术前必须仔细评估他们的心肺功能。目前正在吸烟的患者术前必须至少戒烟两周。当并发症出现时，必须进行最佳管理。鉴于食管癌术后肺部并发症发生率高，术前需要仔细评估肺功能[11]。此外，有明显心脏病史的患者需要进行彻底的心脏评估，包括心脏压力测试。

## 三、麻醉管理

经胸食管切除术患者术后应放置硬膜外导管进行疼痛管理。此外，双腔气管内插管可以实现单肺通气及增强显露。建议使用桡动脉导管持续监测血压。插入两个大口径外周静脉导管，使用 Foley 导管进行尿量监测。

## 四、整块食管切除

由于食管位于狭窄的纵隔深处，系膜缺乏明确的定义，食管癌患者一般不太适合整块切除。1963 年，Logan[12] 报道了 250 例贲门癌整块切除。虽然手术死亡率很高，但获得的 5 年生存率在当时是无与伦比的。1979 年，Skinner[13] 恢复了这种方法，并将其应用于中、下段食管肿瘤，并于1983 年发表了他的第一例该种术式的手术。

手术的基本原则是在一个由食管周围组织构成的宽大包膜内切除含肿瘤的食管，包膜包括胸膜侧面和前方心包（图 130-19）。食管和主动脉之间的淋巴管，包括胸导管，与食管连同周围的纵隔淋巴结整体一起从气管分叉处切除到裂孔。上腹部淋巴结清扫也包括肝总动脉、腹腔干、胃左、胃小弯、裂孔周围和腹膜后淋巴结（图130-20）。三野淋巴结清扫将淋巴结清扫扩大至上纵隔和颈部淋巴结（图 130-21）。虽然该手术在以前有 3 个开放切口，一个右胸切口，然后是腹部切口和颈部切口，但我们目前的做法是利用微创方法来完成整块解剖的目的。

### （一）胸段

通过第 5 肋间隙进行右侧开胸。"第一野"包括中纵隔和下纵隔，上界为气管分叉、下界为食管裂孔、前方为肺门和心包、后方为胸降主动脉和脊柱。首先沿奇静脉主干切开其前方的胸膜，然后向左解剖至主动脉外膜，从而在下纵

隔和中纵隔处游离胸导管（图 130-22 和图 130-23）。胸导管结扎的近端在主动脉裂孔处，远端在主动脉弓水平其向左侧穿行处。奇静脉干和肋间血管保存完好。解剖继续在主动脉前方向左侧胸膜方向进行，从左主支气管水平一直切开至横膈膜（图 130-24 和图 130-25）。这样就完成了后纵隔切除。前路解剖开始于将奇静脉从腔静脉连接处分离。然后，沿着右肺门后部进行分离，将所有淋巴组织包括隆嵴下淋巴结链扫向标本。将

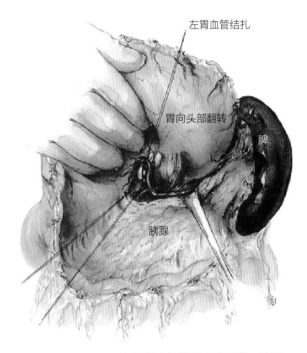

▲ 图 130-20　三野解剖中的纵隔和腹膜淋巴结野

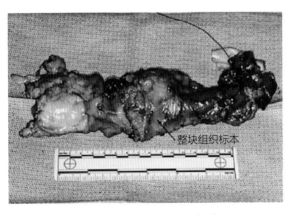

▲ 图 130-19　整块组织标本

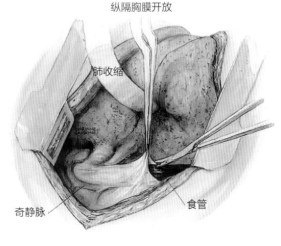

▲ 图 130-21　三野解剖中的颈胸淋巴结野

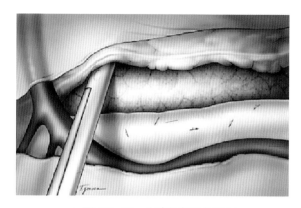

▲ 图 130-22　右胸的整体解剖图

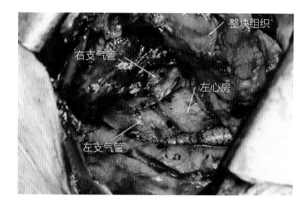

▲ 图 130-25　后纵隔切除术术中照片

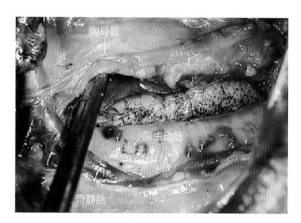

▲ 图 130-23　右胸整体解剖的术中照片

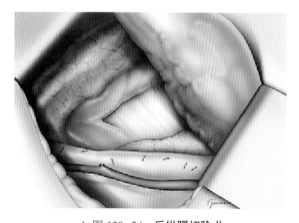

▲ 图 130-24　后纵隔切除术

肿瘤累及食管临近的一块心包与肿瘤标本整块切除。右侧下肺韧带靠近肺切开，将食管从其纵隔床上抬起，显露其与对侧肺韧带的连接并分离，完成食管游离。对于穿过食管裂孔的肿瘤，则沿食管周围环形切除横膈膜。在隆嵴的上方，食管与椎前和气管后附着部分分离，一直分离至颈

部。完整的解剖清除了中、下纵隔的所有淋巴结组织，包括右侧和左侧的食管旁淋巴结、裂孔旁淋巴结、主动脉旁淋巴结、双侧肺门淋巴结和主动脉肺窗淋巴结。标本留在原位，胸腔用胸腔引流关闭。

（二）腹段

患者重新摆体位，以便能同时进行剖腹手术和颈部手术。做上腹部正中切口。全腹探查时应特别注意是否有腹膜、浆膜移植物和肝转移的证据。使用腹部自动牵开器，如 Omni，有利于最大限度地显露视野。从横结肠上方切开网膜，在离胃大弯血管弓几厘米处横切，进入小网膜囊。在分离胃短血管后，沿胰腺上缘切开腹膜后腔。向食管裂孔上方清扫腹膜后淋巴和结缔组织，沿脾动脉内侧清扫至腹腔干分叉处。胃左动脉在其与腹腔起点齐平处被切断，沿肝总动脉表面清扫相应的淋巴结。腹膜后解剖的上界是食管裂孔、外侧界是脾门、内侧是肝总动脉和下腔静脉（图130-26）。最后，在准备管状胃时，将胃小弯和胃左淋巴结归入肿瘤标本中。

（三）颈部

颈部做低位弧形切口，将颈阔肌肌瓣分别向下和向上分开。通过颈鞘内侧进入椎前间隙，食管（先前在胸腔内已完全游离）被牵出颈部切口并切断（图130-27）。标本在腹部被取出。胃从胃底到胃左动脉的第 3 或第 4 分支被横切，这样可以保持整个胃的长度，以便送到颈部。通常还

要行幽门肌切开术。胃管经后纵隔送入颈部（图130-28）。吻合是用单丝可吸收缝线做的连续单层手法缝合。最近，我们进行了 Orringer[14] 等所

描述的混合式吻合器吻合术。任何多余的胃都被送回到腹部，胃管被固定在裂孔上，注意不能损伤胃大弯血管弓。常规放置饲用空肠造瘘管，用于术后早期肠内喂养。

### （四）左侧开胸入路的整块切除（两野）

左侧开胸偶尔用于食管胃交界处癌；食管下段癌行第6肋间隙开胸术（图130-29），特别是对于肥胖患者，这种术式能很好地显露下纵隔，裂孔和上腹部。胸腹切口几乎没有必要。可通过左半侧横隔膜的外周半月形切口进入腹部。横膈膜切口从胸骨后方向前延伸至脾脏后方。需仔细检查胸腔和腹部是否有内脏转移及检查肿瘤的活动度。网膜在无血管区与结肠分离，并小心保留胃网膜血管。沿胰腺上缘清扫所有腹膜后淋巴和结缔组织至食管裂孔。将胃左动、静脉在起始处

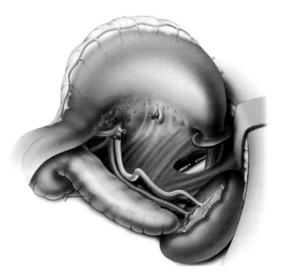

▲ 图 130-26　腹膜内整体解剖图

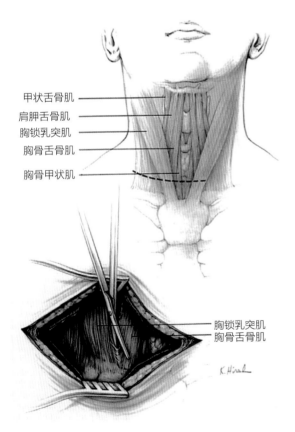

甲状舌骨肌
肩胛舌骨肌
胸锁乳突肌
胸骨舌骨肌
胸骨甲状肌

胸锁乳突肌
胸骨舌骨肌

▲ 图 130-27　颈部食管入路

经许可转载，引自 Skinner DB. *Atlas of Esophageal Surgery.* New York: Churchill Livingstone; 1991:13. © 1991 Elsevier 版权所有

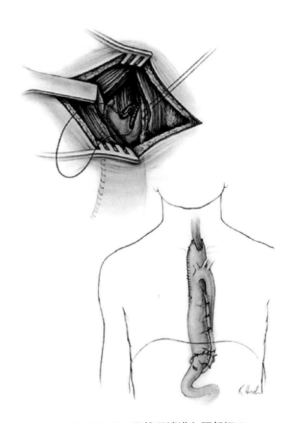

▲ 图 130-28　胃管顶端进入颈部切口

采用连续缝合技术进行吻合

经许可转载，引自 Skinner DB. *Atlas of Esophageal Surgery.* New York: Churchill Livingstone; 1991:61. © 1991 Elsevier 版权所有

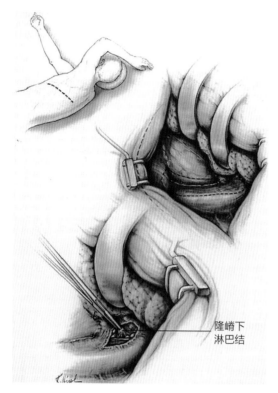

▲ 图 130-29　在不分离肋缘情况下，经左第 6 间隙开胸行整块食管切除术。肺韧带被游离。虚线表示胸膜、心包和膈切口的范围。横隔膜将以半月形的方式从胸壁上被游离

经许可转载，引自 Skinner DB. *Atlas of Esophageal Surgery.* New York: Churchill Livingstone; 1991:23. © 1991 Elsevier 版权所有

解剖并横断。使用电凝沿食管周围环形切除 1 英寸的膈肌。胸导管在通过主动脉裂孔时被识别、结扎和横断。完成腹部部分的手术后，后纵隔清扫首先切开覆盖在从主动脉弓至食管裂孔这一段主动脉的纵隔胸膜。然后沿主动脉外膜进行，将所有食管和支气管食管血管切断。进一步的解剖向背部和右侧进行，使胸导管保留在标本侧。解剖从头部远端的胸主动脉至肿瘤近端 10cm 处。所有的淋巴管都要仔细结扎。胸导管再次在近端结扎并保留在标本中。右胸膜在整个解剖过程中被切开，从而进入右胸膜腔。在前面，左肺韧带在靠近肺的地方被切开，然后沿着左肺门的后方进行分离。心包被切开并进入，切口沿胸膜心包反折向远处延伸至膈肌。切口在右肺下静脉后面进入右侧，止于横隔膜（图 130-30）。解剖继续沿左肺门的后方进行，直至隆嵴下隙以彻底清除所有的淋巴管和结缔组织。此时已切除至食管壁，这是第一次看到食管。左右迷走神经被横断。整个标本从纵隔中抬起，显露出右下肺韧带，将其与右肺分离以完成解剖。在肿瘤两侧 10cm 处切断消化道。可以在主动脉下进行重建，也可以在主动脉弓下方将食管游离并进入颈部。

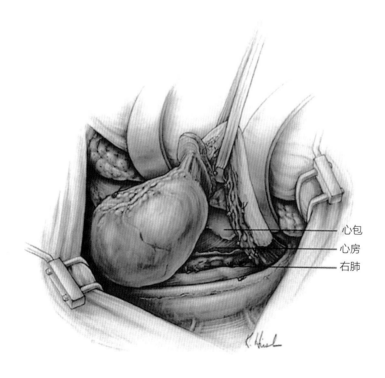

心包
心房
右肺

◀ 图 130-30　食管整体活动度
注意右肺在视野深处可见
经许可转载，引自 Skinner DB. *Atlas of Esophageal Surgery.* New York: Churchill Livingstone; 1991:31. © 1991 Elsevier 版权所有

然后胃管穿过主动脉弓下方，将胃管和食管残端轻轻放入颈部椎前隙，为通过单独的颈部切口进行颈部吻合做准备。用不可吸收的缝线间断缝合将横膈膜重新连接，并将胃管缝合到裂孔处。胸腔切口闭合，双侧胸膜引流。

我们倾向于使用胃大弯做胃管。如果既往曾行胃切除术，胃管不适合做吻合，那一截顺蠕动方向的结肠也可以用作吻合。

### （五）三野清扫

日本外科医生介绍了将胸部食管癌的淋巴结清扫术扩大至包括上纵隔和颈淋巴结（三野淋巴结清扫术）。这是 Isono 等[15]进行大量试验后提出这种式。他的研究表明，高达 40% 的患者在根治性双野食管切除术后在颈部淋巴结发现孤立复发灶。Isono 等[16]报道的一项针对胸腔和腹部食管癌的三野淋巴结清扫术的研究表明，1/3 的患者发生了颈部淋巴结转移，高达 20% 的下 1/3 病变患者存在颈部转移。此外，淋巴结转移的频率随着肿瘤浸润深度的增加而增加，多达 50% 的 $T_1$ 病变患者出现了淋巴结转移。尽管许多研究表明，接受三野淋巴结清扫的患者的生存率得到了改善，但西方外科医生对这种技术的使用仍然相当不愿。这可能是因为其并发症发生率更高（包括喉返神经损伤），同时大家也普遍怀疑，一旦出现淋巴结转移，食管癌是否还能通过手术治愈。

尽管复发的淋巴结位于颈部，但大部分清扫可通过胸部完成。三野淋巴结清扫术从胸腔部分开始，通过颈部弧形切口完成。上纵隔的淋巴结清扫包括纵隔内全程的左右喉返神经旁淋巴结（图 130-21）。但不包括气管前腔静脉后淋巴结。使用"非接触式"技术解剖左喉返神经，并仔细切除其前方的淋巴结。值得注意的是，几乎所有白种人的左喉返神经旁淋巴组织都很少。在右锁骨下动脉基底部靠近其起源处，小心地显露右喉返神经。右侧迷走神经可很好的定位右喉返神经。右喉返神经旁淋巴结链从右喉返神经的起始处开始，并从胸廓入口延伸至颈部，形成了一个连续的整体。经胸内清扫不足剩余的喉返神经旁淋巴结通过颈部切口切除，包括位于颈动脉鞘后侧和外侧的下颈深淋巴结。因此，"三野"包括从上纵隔延伸到下颈的连续的解剖学上不可分割的淋巴结链。

## 五、微创/机器人食管切除术

微创技术的最新进展已可以将腹腔镜，胸腔镜甚至机器人手术应用于整块食管切除术。它们可以独立完成，也可以与开放式手术相结合，即所谓的"杂交"术式。大多数机构都报道了微创食管切除术用于非整块食管切除比较安全，并发症发生率和死亡率也都可以接受[17-20]。淋巴结清扫数等肿瘤学终点也似乎是合理的[21]。最大的系列研究之一来自于匹兹堡大学包含有 1000 多例病例研究。该研究报道上述手术方法的死亡率为 1.6%，并且随着经验的增加，手术时间和并发症都在减少[22]。尽管开放式入路的所有手术和围术期并发症均适用于微创食管切除术（minimally invasive esophagectomy，MIE），但早期 MIE 似乎会增加气道损伤的发生率。已报道的 MIE 的优势是减少了术后疼痛、肺部并发症和住院时间。迄今为止，大多数 MIE 经验都在那些有丰富微创技术和食管手术经验的医疗中心。

我们自己在 MIE 整块切除的经验在淋巴结清扫数量和死亡率方面与开放性手术相似。最初肺部和吻合口并发症的增加主要与没有意识到气道热损伤及内镜抓钳对胃底的损伤有关，已通过适当的技术改造得以纠正。

## 六、术后管理

过去机械通气一直维持到术后第 2 天。目前，随着肺部物理治疗和硬膜外疼痛管理的改善，患者在两野整块切除术后立即拔管。进行三野切除术的患者需要机械通气 24h。根治性切除（两野或三野）术后，由于淋巴管的破坏和胸导管的切除，患者表现出明显的体液隔离。术后第

3 天患者会出现自发多尿。鼓励患者起床行走。鼻饲管通常在手术后第 3 天拔除，而空肠造口术则在术后第 4 天开始。直到引流量低于 200cc/d，才能将胸腔引流管拔除。术后第 5 天或第 6 天患者会接受吞钡检查，以验证吻合口的完整性，随后可开始经口进食。患者出院后，经常需要在晚上补充空肠造口喂养。最终，在手术后 4 周拔管。

## 七、并发症的管理

### （一）吻合口瘘

在常规的钡剂检查中发现的，能回流入食管腔内的小吻合口漏，不需要干预就能愈合。较大吻合口漏则需要床旁打开颈部切口进行引流。在极少数情况下，颈部吻合口漏可进入纵隔和（或）胸膜腔。在这种情况下，则需要进行胸腔闭式引流。除了持续的脓毒症或需要多腔引流外，几乎不需要行开胸手术。在复杂的吻合口漏（大渗漏或进行性脓毒症）中，食管镜检查可能有助于确定管状胃的活力。管状胃坏死的话，应将其切除，行颈部食管造口术，之后再进行重建。

### （二）吻合口狭窄

很多研究都报道有 30%～50% 的患者会在术后 3 个月内出现吻合口狭窄。这种狭窄的扩张可以通过几种方法来完成。我们的首选是内镜球囊扩张术。顽固性狭窄可能需要每月都进行扩张，持续数月，并且偶尔还要在狭窄部位注射类固醇。迄今为止，我们的经验显示放置暂时的食管腔内支架效果并不能让人满意，通常都是因为支架会移动。

### （三）胃排空延迟

临床上明显的胃排空延迟很罕见。胃排空延迟的常见原因包括缺乏幽门引流，狭窄裂孔的阻塞或胸腔内多余的胃。可以尝试进行幽门的球囊扩张术，同时添加促胃肠动力药，如胃复安和红霉素。手术时注意细节，包括进行幽门切开术，避免胸腔内胃管冗余以及将胃管固定在裂孔的边缘，这能大大降低了出现临床显著的胃排空延迟的可能性。

### （四）反流

反流是胃上提术后常见的问题。反流的严重程度似乎会随着吻合的位置而变化。在奇静脉上吻合的反流发生率比在奇静脉下吻合的低。如果吻合是在下纵隔，反流尤其严重。一些保守的措施，如少食多餐，用餐时避免流食，餐后不要躺着，可以缓解症状。

## 八、结果

虽然大多数食管癌患者最终都会出现转移，但在缺乏足够的局部病变控制的情况下，是否能获得良好的长期预后则值得怀疑。通过仔细分析手术切除后的失败模式，发现使用当前可用的治疗方式进行局部控制是不充分的。例如，在一项随机试验中，与手术前进行了各种治疗的患者相比，单独手术的患者局部控制失败率在 30%～40%[23]。美国的一项大型试验比较了手术前进行了化疗的患者和单独手术的患者发现，64% 的单独手术患者报告了局部复发或局部持续性病变[24]。最近，在 CROSS 试验中，患者被随机分配到了单独手术组或手术前进行了放化疗的组中，结果显示有 34% 的单独手术患者报道有局部复发。这些数据表明，目前的切除策略在根除局部病变方面是不够好的，并且极有可能还会影响患者的长期生存。

### （一）整块食管切除术

我们最近报道了 1987—2009 年的 465 例完全切除的食管癌患者的经验[25]。在整个队列中，328 例患者（70%）进行了整块切除（199 例为两野切除，129 例为三野切除）。虽然整块切除组普遍更年轻，但与进行标准食管癌切除术的 137 例（经胸 49 例，经食管 88 例）相比，整体切除组在临床和病理学上疾病都更晚期，也因此诱导治疗的使用率更高，见表 130-1。术后 30 天的整体死亡率为 3.4%，在围术期的发病率和死亡率方面，整体切除与标准切除没有区别，除了整体切除后可能由于处理或切除了心包而导致房颤发生率更高。整体切除后，淋巴结清扫数量也明显增多（中位数 31 vs. 17，$P < 0.001$）。在病理早期（0/Ⅰ）的患者中，整块切除患者与标准手术切除患者的复发率（freedom from recurrence，FFR）和无病生存率（disease-free survival，DFS）差异无统计学意义。然而，病理晚期（Ⅱ/Ⅲ/Ⅳ）的患者中，与标准切除相比，行整块切除的患者 DFS 有显著改善（5 年 DFS：30.8% vs. 18.5%，$P=0.004$）（图 130-31）。相似地，与标准手术切除相比，整块切除能降低 30% 的复发风险，并能延长几乎 12 个月的无复发时间（中位数 32.4 vs. 20.7 个月，HR 0.64，CI 0.43～0.96，$P=0.028$）。

多因素分析显示，调整临床分期（HR 0.61，95%CI 0.43～0.88，$P=0.007$）或病理分期（HR 0.60，95%CI 0.40～0.90，$P=0.014$）后，整块切除是 FFR 的独立预测因素。同样地，在整个队列中，整块切除也是 DFS 的独立预测因素（HR 0.63，95%CI 0.47～0.84，$P=0.002$）（表 130-2），当我们将多因素模型局限于进展期患者时，生存获益还会增加（HR 0.56，95%CI 0.41～0.76，$P < 0.001$）。

### （二）淋巴结清扫程度

尽管越来越多的人对更彻底的淋巴结切除术感兴趣，但有限的淋巴结切除术仍然是国内最常见的手术方式。一项对 SEER 数据库中 5600 多例行食管癌切除术患者的回顾性分析显示，平均淋巴结清扫数量仅为 8 枚[26]。该研究还显示淋

表 130-1　465 例食管整块/标准切除术患者的统计学基本资料、临床、外科和病理特征

| | 整块（$N=328$） | 标准（$N=137$） | $P$ 值 |
|---|---|---|---|
| 男性 | 267（81.4%） | 103（75.2%） | 0.129 |
| 年龄，岁（平均值） | 63 | 68 | < 0.001 |
| 身体状况 | | | |
| 　PS 0 | 173（52.7%） | 70（51.1%） | 0.746 |
| 　PS 1/2 | 155（47.3%） | 67（48.9%） | |
| 临床分期 | | | |
| 　c 分期 0ᵃ/Ⅰ | 33（10.9%） | 49（41.2%） | < 0.001 |
| 　c 分期 Ⅱ/Ⅲ/Ⅳ | 269（89.1%） | 70（58.8%） | |
| 病理分期 | | | |
| 　p 分期 0ᵃ/Ⅰ | 71（21.6%） | 46（33.6%） | 0.007 |
| 　p 分期 Ⅱ/Ⅲ/Ⅳ | 257（78.4%） | 91（66.4%） | |
| 腺癌 | 236（72%） | 105（76.6%） | 0.297 |
| 部位 | | | |
| 　上 1/3 | 11（3.4%） | 3（2%） | 0.281 |
| 　中 1/3 | 55（16.6%） | 16（12%） | |
| 　下 1/3/胃食管交界部 | 262（80%） | 118（86%） | |
| 诱导治疗 | 159（48.5%） | 20（14.6%） | < 0.001 |
| 围术期死亡 | 11（3.4%） | 5（3.6%） | 0.284 |

a. 临床 0 期为术前 Tis 疾病，病理 0 期为诱导治疗后病理完全缓解

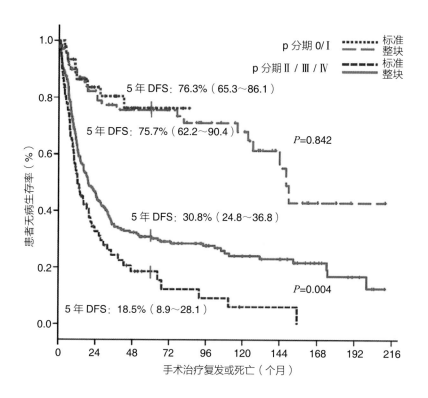

纵坐标：患者无病生存率（%）
横坐标：手术治疗复发或死亡（个月）

p 分期 0/I ······ 标准　—— 整块
p 分期 II / III / IV ---- 标准　—— 整块

5 年 DFS: 76.3%（65.3～86.1）

5 年 DFS: 75.7%（62.2～90.4）

P=0.842

5 年 DFS: 30.8%（24.8～36.8）

P=0.004

5 年 DFS: 18.5%（8.9～28.1）

◀ 图 130-31　整块与标准手术患者的 DFS，按病理分期分层

表 130-2　465 例 $R_0$ 食管切除术患者中 DFS 的预测因子的 Cox 回归多因素分析

| 独立因子 | HR（95%CI） | P 值 |
| --- | --- | --- |
| 年龄 | 1.00（0.99～1.01） | 0.575 |
| 男性 | 1.16（0.85～1.58） | 0.360 |
| 体力状态＞0 | 1.73（1.34～2.23） | ＜0.001 |
| 低分化 | 1.25（0.98～1.60） | 0.069 |
| 鳞状细胞型 | 1.25（0.94～1.67） | 0.120 |
| 诱导治疗 | 1.34（1.02～1.76） | 0.033 |
| 整块切除 | 0.63（0.47～0.84） | 0.002 |
| 进展性病理分期 | 3.16（2.15～4.65） | ＜0.001 |

巴结清扫数超过 30 枚能增加患者的总生存时间。我们回顾性分析了 264 例以食管癌切除术为主要治疗方式的患者，发现在淋巴结阴性的患者中，切除 25 个以上的淋巴结的患者，其死亡风险比切除 ≤ 16 个淋巴结的患者降低了近 50%。这种生存获益也同样出现在淋巴结阳性的患者中[27]。Rizk 等[28]利用全球食管癌协作组织的数据确定了为最大限度地延长生存期而应切除的最佳淋

巴结数目。淋巴结阴性病例应切除的最少淋巴结数为：$pT_1$ 期为 10～12 个，$pT_2$ 期为 15～22 个，$pT_3/T_4$ 期为 31～42 个。对于淋巴结阳性患者，他们建议 $pT_1$ 期切除 10 个，$pT_2$ 期切除 15 个，$pT_3/T_4$ 期切除 29～50 个。

### （三）三野淋巴结清扫

尽管目前的数据显示，颈部和喉返神经旁淋巴结（CRL）转移的发生率很高，但在西方，增加第三野（颈部）清扫的手术很少。我们回顾性分析了 185 例食管中下 1/3 肿瘤患者，通过三野 LN 清扫术探讨与 CRL 淋巴结阳性率相关的因素，从而确定在食管癌切除术中颈淋巴结清扫的适应证[29]。总共 46 例（24.9%）CRL 阳性。有趣的是，超过 80% 的患者术前没有临床证据显示颈部淋巴结受累。绝大多数 CRL 转移患者分期为 $pT_3/T_4$（76%）。值得注意的是，在 9 例（19.6%）鳞癌患者中，CRL 是唯一的淋巴结受累部位。在多因素分析中，CRL 淋巴结浸润的预后因素为：鳞癌（校正 OR 6.04，95%CI 2.21～16.56；$P ＜ 0.0001$）和更高的 pN 分期（校正 OR 16.25，95%CI 5.40～48.87；$P ＜ 0.0001$）。此外，为了探讨可能提示

CRL 淋巴结受累的术前因素，我们建立了一个临床多因素模型（不包括术后病理变量）。并且，鳞状细胞癌可以预测 CRL 淋巴结转移（调整 OR 2.20，95%CI 0.90～5.38；$P=0.083$），CRL 淋巴结受累的风险在进展性临床分期（$cT_3/T_4$ 或 $cN_1-3$，或两者同时存在）中增加了两倍多（调整 OR 2.56；95%CI 0.91～7.16；$P=0.074$）（表 130-3）。虽然本研究的目的不是探讨在淋巴结清扫术中增加第三野的治疗价值，但我们发现 CRL 淋巴结转移患者在三野淋巴结清扫术后 5 年生存率为 25%。与腺癌患者相比，鳞癌患者的结果更乐观（44% vs. 14%）。基于这些结果，CRL 淋巴结清扫在一些局部进展的腺癌患者和大多数鳞癌患者中是合适的。

### （四）诱导治疗后的扩大切除

最近，一些支持诱导放化疗的阳性结果，导致一些人质疑更广泛切除的优势。然而，尽

管 CROSS 试验报道增加术前放化疗相比单独手术来说，能明显降低局部控制失败率（14% vs. 27%；HR 0.50，95%CI 0.29～0.86），但几乎没有证据表明患者不能从整块切除中获益。该试验中的许多患者只进行了经膈肌切除，而没有进行扩大的双野清扫[30]。相反的，Rizzetto 等分析了接受新辅助治疗后进行整块（$n=40$）或经膈肌（$n=18$）食管切除术（$n=18$）的患者。两组患者均接受了新辅助治疗。结果表明，整块切除具有较低的局部复发率（0% vs. 16.6%，$P=0.02$），较高的总体生存率（5 年生存率；51% vs. 22%，$P=0.04$）[31]。尽管该研究不是随机试验，且纳入的患者数量较少，但仍提示，患者即使在接受了诱导放化疗后，仍可从整块切除治疗中获益。

我们回顾了 156 例在诱导化疗后进行食管癌切除术的患者的经验[32]。96 例（63%）患者为在诱导治疗后仍存在淋巴结肿大，大部分患者行整块切除术（$n=87$，91%）。24 例（25%）患者出现喉返神经淋巴结转移，5 例（5%）患者出现腹腔淋巴结转移。阳性淋巴结数量是总生存时间的独立预测因子（HR 1.03/ 个淋巴结，$P=0.09$）（图 130-32）。鉴于诱导化疗或放化疗后高发的持续性局部或非局部淋巴结肿大，且经验丰富的外科

**表 130-3 中 / 下 1/3 食管癌颈、喉返性淋巴结转移的多变量临床预测因素**

| 独立因素 | OR（95%CI） | P 值 |
| --- | --- | --- |
| 鳞状细胞型 | 2.20（0.90～5.38） | 0.08 |
| 中 1/3 | 1.70（0.62～4.7） | 0.31 |
| $cT_3$～$cT_4$ 或 $cN_4$～$cN_3$，或同时有 | 2.56（0.91～7.16） | 0.07 |

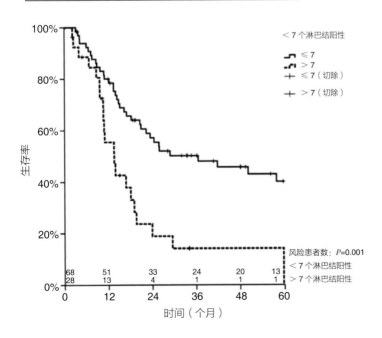

◀ 图 130-32 诱导化疗后持续性淋巴结转移患者的总生存率按切除的阳性淋巴结总数进行分层

医生行整块切除后其围术期并发生发生率低，我们还是鼓励专门的食管中心使用整块切除术，而不需要考虑术前的治疗方式。

### （五）比较整块切除和传统食管切除术的随机试验

Hulscher 及其同事报道了一个单中心随机临床试验，比较经胸整块食管切除术和常规（经膈肌）食管切除术 [33]。虽然两组患者的生存率没有显著的统计学差异，但整块切除的生存率有增加的趋势。5 年总生存率和无病生存率在整块切除组为 39%，而在经膈肌切除组分别为 29% 和 27%。整块切除组的并发症发病率（而非死亡率）明显较高，这与复杂手术通常需要的学习曲线一致。最近，一个更新的研究显示整块切除组并不

能有显著的生存获益。然而，远端食管腺癌患者和数量有限的阳性淋巴结患者似乎能受益于整块切除 [34]。

## 九、结论

我们仍然认为整块切除加三野淋巴结清扫是所有食管癌患者的首选手术。该手术可具有较低的死亡率和合理的发病率。根治性切除可改善肿瘤分期，提高生存率。存活率的提高归功于转移淋巴结的切除和局部复发率的降低。然后，尽管进行根治性外科切除，大多数淋巴结阳性的患者仍会死于全身肿瘤复发。因此，迫切需要开发新的和更有效的系统疗法来治疗这种可怕的疾病。

# 第三节　不开胸的经裂孔食管切除术

James E. Speicher　　Mark D. Iannettoni　著

王文凭　译

## 一、经裂孔食管切除术的历史 [1]

历史上，在 1913 年，Denk [2] 完成了首例报道的经纵隔钝性食管切除术，当时即未开胸，在尸体上使用静脉剥离子完成了食管切除。1933 年，英国外科医生 Turner [3] 报道了首例成功的经裂孔食管癌钝性切除术，患者接受了二期手术，利用胸前区皮瓣管重建了消化道的连续性。随着气管内麻醉技术的发展，经胸直视下的食管切除术成为可能，使得经裂孔食管切除术（transhiatal esophagectomy，THE）应用逐渐减少，仅在一些接受咽喉肿瘤切除，采用胃重建消化道连续性的患者 [4, 5]。随着经胸手术在临床的实际应用，相关的报道也开始出现，包括 Rehn（1898）[6]，

Llobet（1900）[7] 和 Torek（1915）[8] 等。

Ohsawa（1933）[9]，Marshall（1938）[10]，Adams 和 Phemister（1938）[11]，Churchill 和 Sweet（1942）[12] 等报道了最早期的经胸食管癌切除，并完成胸内胃食管吻合的成功案例。Garlock（1946）[13] 和 Carter（1947）[14] 将针对下 1/3 段食管肿瘤的经左胸腹联合切口进行了普及，这种术式 Ohsawa 曾使用过 [9]。在 1946 年，Ivor Lewis [15] 介绍了经右胸和腹部路径的食管癌切除和消化道重建术，该术式相对经左胸路径，改善了上 2/3 段食管的显露，在离断奇静脉和利用降主动脉保护对侧胸膜腔后，可以显露食管全程。Ong [16] 采用经右胸完成中 1/3 段食管癌的切除，

并主张行胃食管颈部吻合。McKeown[17, 18]也支持行颈部胃食管吻合，并介绍了三切口（腹、右胸、颈部）在食管癌切除和胃代食管重建术中的应用。但直到20世纪80年代，经胸腹食管癌切除和胸内胃食管吻合术，仍是最主流术式。

对于经胸食管癌切除和重建手术而言，除了少数文献（Akiyama[19]、Mitchell[20]、Mathisen[21]）报道术后院内死亡率＜5%，对于全世界外科医生，这种术式仍是非常棘手的，在20世纪70至80年代，其术后死亡率平均为33%[24, 25]（文献报道的15%～40%[22, 23]）。从20世纪80至90年代的文献报道看，术后死亡率虽较之前有显著下降，但仍高达13%[26]。几乎在每篇文献报道中，术后胸腹切口的束缚和继发肺不张引起的肺部并发症，胸内吻合口瘘以及继发的纵隔炎和脓毒血症，都是导致术后死亡的主要原因。

在上述背景下，经历了40余年经胸食管癌切除术的发展，1978年，Orringer和Sloan[27]再度考虑到经裂孔的食管癌切除术式（THE），认为其相对于传统开胸手术，因为避免了开胸，可能具有较低的手术风险和术后并发症发生率。通过避免开胸，这种术式可以减少胸腹手术的生理学影响。更进一步，颈部吻合出现吻合口瘘后，瘘口的唾液引流也相对便捷和容易，从而使纵隔炎的发生几乎消除不计。当然，THE术式也因为一些原因被质疑，如违背了外科学充分显露和止血的基本原则，产生的不安全性。对于肿瘤患者，THE术式也无法实现彻底的纵隔淋巴结清扫。1978年之后，一些文献报道介绍了THE术式的早期经验，并探讨了经裂孔与经胸路径的手术指征和相关并发症、死亡率问题。多数文献显示了采用THE术式的早期结果，一定程度上并不能真实反映术者在掌握手术技术，并拥有大量经验和能力的背景下，术后的并发症发生率和死亡率。Katariya（1994）[28]等回顾了1981—1992年间关于THE术式的外科文献报道，共计有1353例患者。其中16篇文献（69.5%）纳入的患者数量不超过50例，此无法真实反映可由更具经验的外科团队所能达到的手术结果。除12例外的所有患者均因罹患肿瘤而接受手术。18例（1.3%）因出血原因转为开胸手术。9例患者（0.67%）出现了气管损伤。最常见的术后并发症为胸部或肺部并发症，文献的作者对并发症进行了分类，包括气胸、胸腔积液、肺炎、脓胸和呼吸衰竭，上述并发症总体发生率接近50%。纳入单一种类的多种并发症分析较为困难。相比较于肺炎、脓胸、呼吸衰竭等延长住院时间的并发症，安置胸腔引流管的需求较低。其他并发症还包括吻合口瘘（15.1%）、临床证实的喉返神经损伤（11.3%）、心律失常、心肌梗死和心脏压塞（11.9%）、非预期的脾脏切除（2.6%）及乳糜胸（0.7%）。

在随后的几十年间，至少有9篇报道THE的文献，以及37篇对比开胸食管切除和THE的文献（表130-4），共计纳入了6300余例患者。

Hulscher[66]近年报道关于THE对比经胸食管癌切除术式的Meta分析，显示经胸手术失血量显著增加（平均1001ml，对比THE术式728ml），并且术后肺部并发症、乳糜胸和伤口感染发生率也明显高于THE术式。经胸手术术后会产生较长的重症监护时间（11.2d，对比THE 9.1d）、较长的术后住院时间（21d，对比THE 17.8d），并且术后总体死亡率也显著高于THE术式（9.2% vs. 5.7%）。但是，THE术后吻合口瘘发生率较高（13.6% vs. 7.2%），声带麻痹发生率也高于经胸手术（9.5% vs. 3.5%）。两种手术3年或5年生存率之间无显著差异。Orringer等[67]在2007年报道了最大样本量的THE手术病例，回顾性分析纳入了30年的2007例患者数据，其中482例（24%）为良性食管疾病，1525例（76%）为食管恶性肿瘤，总体的术后死亡率为3%，尤其是最近1000例患者，其死亡率仅1%。导致开胸的出血发生率小于1%，非预期脾脏切除发生率为2%，气管支气管损伤发生率小于1%，乳糜胸发生率1%，喉返神经损伤发生率5%（最近1000例发生率仅为2%）。吻合口瘘总体发生率为12%，最近1000例患者吻合口瘘发生率为9%。

表 130-4　经裂孔食管切除术文献报道（1993—2003 年）

| 年　代 | 研究者 | 病例数（术后死亡率 %） | |
| --- | --- | --- | --- |
| | | 经裂孔手术 | 经胸手术 |
| 1993 | Goldminc 等 [29] | 32（6.2） | 35（8.6） |
| 1993 | Hagen 等 [30] | 30（NS） | 39（NS） |
| 1993 | Naunheim 等 [31] | 11（18） | 27（18） |
| 1993 | Pac 等 [32] | 118（6.7） | 120（11） |
| 1993 | Tilanus 等 [33] | 141（5） | 152（9） |
| 1993 | Gertsch 等 [34] | 100（3） | |
| 1993 | Vigneswaram 等 [35] | 131（2.3） | |
| 1994 | Bolton 等 [36] | 48（NS） | 31（NS） |
| 1994 | Putnam 等 [37] | 134（6.8） | 221（6.8） |
| 1995 | Berdejo [38] | 21（4.7） | 20（20） |
| 1995 | Bonavina [39] | 85（6） | 168（10.7） |
| 1995 | Horstmann 等 [40] | 46（15） | 41（10） |
| 1995 | Millikan 等 [41] | 67（4.5） | 71（12.7） |
| 1995 | Svanes 等 [42] | 51（0） | 32（4） |
| 1996 | Junginger 和 Dutkowski [43] | 49（6） | 124（8） |
| 1996 | Stark 等 [44] | 32（3.1） | 16（0） |
| 1996 | Beik 等 [45] | 68（8.8） | |
| 1996 | Gupta [46] | 250（6） | |
| 1997 | Chu 等 [47] | 20（10） | 19（5） |
| 1997 | Jacobi 等 [48] | 16（0） | 16（0） |
| 1997 | Thomas 等 [49] | 49（4） | 103（7） |
| 1998 | Pommier 等 [50] | 38（5） | 40（3） |
| 1998 | Dudhat 和 Shinde [51] | 80（7.5） | |
| 1998 | Gillinov 和 Heitmiller [52] | 101（3） | |
| 1999 | Gluch 等 [53] | 65（7） | 33（7） |
| 1999 | Torres 等 [54] | 29（17.2） | 28（7） |
| 1999 | Boyle 等 [55] | 38（8） | 27（19） |
| 2000 | van Sandick 等 [56] | 115（3.5） | |
| 2001 | Orringer 等 [57] | 1085（4） | |
| 2002 | Uravic 等 [58] | 29（20.7） | |
| 2002 | Hulscher 等 [59] | 106（2） | 114（4） |
| 2002 | Rao 等 [60] | 411（11） | |
| 2002 | Averbach 等 [61] | 14（NS） | 16（NS） |
| 2002 | Doty 等 [62] | 91（0） | 4（0） |
| 2002 | de Boer 等 [63] | 26（NS） | 22（NS） |
| 2002 | Bousamra 等 [64] | 43（NS） | 47（NS） |
| 2003 | Rentz 等 [65] | 383（9.9） | 562（10） |
| | 总计 | 4253 | 2128 |

NS. 未提及

## 二、术前评估

在作者的工作单位，几乎所有需行食管切除术的食管良恶性疾病，都可通过 THE 术式完成。对于食管肿瘤患者，如果有内镜证实的气管支气管肿瘤侵犯（不是邻近），则是 THE 手术的禁忌证。明显的肝硬化和门静脉高压，因其可导致严重并发症、愈合困难和大出血，也是 THE 手术的禁忌证。对于胸内食管癌而言，无论何种术式，一旦有远处转移的证据（如活检确诊的肝转移、锁骨下或远处淋巴结转移等），都是手术的禁忌证，因为处于 IV 期的食管癌患者，其平均生存期仅 6 个月，手术本身的风险远超生存获益，这也是晚期患者抢救性手术很少考虑的原因。比较少见的是，部分远期转移患者，合并有穿孔、完全梗阻、局部复发，可能会考虑施行抢救性手术。但随着内镜技术发展，可以一定程度缓解这些问题，也使得抢救性手术的指征越来越窄。对于食管良性疾病的患者，特别是先前有食管穿孔或施行食管肌层切开术，可导致食管黏膜下层和相邻主动脉的粘连。外科医生术中如果通过经裂孔的食管探查触诊，发现存在食管周围粘连，为避免不安全的经裂孔操作，应准备转为开胸手术。

患者在术前门诊的面诊和评估，包括初次就诊，以及接受多方案新辅助放化疗后的再次分期。重度吸烟患者行肺功能测定，有心脏病史或显著相关危险因素的患者行心脏评估。如果手术指征是针对食管癌切除，则标准的实验室检查和肿瘤分期同时进行。如果患者之前曾行胃肠道手术，考虑到结肠代食管的可能，则需要完善钡剂造影。患者采用多学科治疗方案，均行胸部肿瘤多学科讨论。需注意的是，患者必须在手术前戒烟，并在手术当天进行一次尼古丁血检来予以证实。如果患者未停止吸烟，则其手术延迟，直至确认戒烟。

食管癌术前分期随着计算机断层扫描（CT）、内镜超声（EUS）和正电子发射断层扫描（PET）的应用而得到极大的改进和完善，所有这些检测都被认为是食管癌术前评估的基础[68, 69]。术前胸部和上腹部的 CT 扫描，有助于确定肿瘤的局部范围和远处转移情况，但不能作为评价可切除性的可靠指标[70, 71]。CT 显示的食管肿瘤邻近周围器官，并不能证明存在浸润或肿瘤无法切除[72]。PET 扫描是食管癌患者评估中不可或缺的一部分，所有患者在初次分期评估时都应进行 PET 扫描，通常会发现其他检查不易发现的隐匿性转移病灶[73, 74]。EUS 可以区分食管壁 5 层结构的回声，以此精确判断肿瘤的浸润深度（T 分期）。EUS 是判断食管肿瘤浸润深度和邻近器官浸润的最佳手段，并可评估可能影响切除的淋巴结转移情况。在 EUS 时增加细针穿刺活检（FNA）检查可疑的食管旁和腹腔干淋巴结，大大提高了分期的准确性。目前，大多数食管癌患者在切除前接受新辅助化疗和放疗。这适合于任何 $T_3$ 及更晚期肿瘤（部分 $T_2$ 及以上患者），或分期评估时怀疑淋巴结转移，并可耐受综合治疗的患者。在接受新辅助治疗后，患者通常再次行 PET 和 EUS 检查，以评估治疗反应，并记录有无疾病进展或新的转移灶出现。最近一项研究显示，尽管复查增强 CT 对于分期的再次评估，并未显示出任何优势[75]，但可识别一些较大、无症状的肺栓塞病灶，如果术前未予发现，肺栓塞可能对患者生存和手术结果产生影响。在任何再分期评估中，再次行增强 CT 的明显诊断获益应予以考虑。

## 三、麻醉管理

若无禁忌，患者术前常规硬膜外置管。这样可以改善术后疼痛控制，进而改善呼吸动力学，增加活动能力，减少术后并发症[76]。所有接受 THE 手术的患者，均使用桡动脉导管监测动脉血压，以避免外科医生的手插入后纵隔时，因心脏移位而导致的延迟性低血压。外周手臂静脉通常安置双通道大口径静脉导管，如有需要，可以进行快速的容量补充。手术期间患者手臂被垫住并固定在身体的两侧，这样外科医生就可以方便进行颈部、胸部和腹部的操作。术中中心静脉压监测不是常规，但若安置中心静脉置管，应使用右侧静脉，保证左颈部区域用于手术操作。手术使用的是标准的气管内导管，而不是更大的双腔管。如果 THE 术中发生了气管膜部撕裂，则导管可伸入左主支气管维持单肺通气，以处理气管损伤。如果肿瘤与气管或左主支气管关系密切，为保证手术安全，开胸则很有必要，此时可以在更换体位前将气管插管换为双腔管。由于心脏移位导致的一过性低血压可发生在经裂孔操作阶段，此时应减少吸入麻醉药物剂量，并提高吸入氧浓度。THE 手术需要麻醉师和外科医生的密切配合。术中低血压并不意味着要使用血管升压药物，而是应立即告知外科医生，以便外科医生的手可以暂时从纵隔移开。

## 四、手术技巧

患者进入手术室后，处于仰卧的体位。插管和固定所有管线后，安置尿管以监测尿量，患者手臂被固定在身体两侧。患者肩胛骨后方放置肩枕，将颈部后展，并偏向右侧。手术区域皮肤消毒铺巾，显露上中线，整个胸部和左侧颈部，上至耳垂。使用碘伏浸渍的抗菌铺巾覆盖腹部和胸部，颈部除外。手术台尾部安置多臂牵引器系统，方便腹部手术操作。常规使用两根负压吸引管，分别位于手术台头部和下方。THE 手术分 3 个阶段执行：腹部、纵隔和颈部。

### （一）腹部阶段

手术采用脐上正中切口，切口自剑突延至肚脐（图 130-33）。在探查腹腔并排除腹腔转移后，通常会切除剑突以便显露。离断肝三角韧带，以方便显露膈肌食管裂孔，使用腹腔拉钩将肝左叶牵拉至右侧。仔细检查胃，明确有无既往疾病所致的瘢痕、缩短，或近端胃有无肿瘤累及，以保证胃可用于颈部胃食管吻合。

胃网膜右动脉要仔细识别并评估其是否满足胃的血供要求，并在手术全程予以仔细保护。从大网膜无血管区开始，沿大弯侧分离大网膜和胃，在该无血管区，胃网膜右动脉终末支进入胃壁，或与胃网膜左动脉小分支交通。通过此区域进入当网膜后方的小囊，并向上沿胃大弯进行游离，使用能量器械继续离断胃网膜左和胃短血管，注意避免损伤胃壁和邻近的脾脏，胃壁损伤

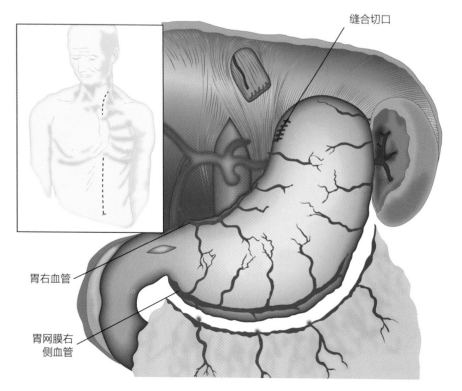

缝合切口

胃右血管

胃网膜右侧血管

◀ 图 130-33 THE 手术采用颈部和脐上腹部正中切口。使用胃作为代食管器管，离断胃左和胃网膜左血管，胃右和胃网膜右血管作为游离胃的血供。使用 Kocher 法行幽门肌层切开术

经许可转载，引自 Orringer MB, Sloan H. Substernal gastric bypass of the excluded esophagus for palliation of esophageal carcinoma. *J Thorac Cardiovasc Surg* 1975;70:836, © 1975 The American Association for Thoracic Surgery 版权所有

可导致迟发坏死。将胃大弯从大网膜和脾脏游离下来后，继续离断食管前方的膈食管膜，显露胃食管交界部。术者手指通过食管裂孔进入后纵隔，评估食管活动性和肿瘤负荷。如果没有继续经裂孔操作的禁忌，则返回大弯侧操作。

继续沿大弯侧向胃远端游离，离断大网膜，术者用手保护胃网膜右动脉并抬举胃，以便牵拉显露。在操作的每一步中，都要小心触诊动脉搏动，游离界面应至少远离血管1.5～2.0cm，以避免不慎损伤血管。我们力争在该解剖过程中可视化胃网膜静脉，以避免损伤，引起静脉阻塞和继发的胃功能衰竭。远端胃方向大网膜的游离直至动脉分支点，在这个分支点，胃十二指肠动脉分为胃网膜右动脉和胰十二指肠上动脉。如果位于患者右侧的助手使用头灯照射术野，将有助于手术操作，使位于患者右侧的术者容易看清肠系膜的血管走行。分离胃后方的粘连，术者手指置于胃窦后部进入胃小弯，将胃轻柔牵拉展开，显露肝胃韧带。肝胃韧带薄弱区切开，向上分离至食管裂孔，最终与先前胃大弯侧游离区域会师。这样就可以显露包含胃左动静脉和胃周淋巴结的脂肪垫。清扫腹腔干周围淋巴结，推向胃侧，并在淋巴结下方离断胃左血管。由胃左动脉发出的变异或副肝左动脉应予以判别。在离断胃左动脉时，如发现有变异的肝左动脉，应予以保留，以保证肝脏血供。胃右血管在游离胃时应注意保护。实施常规的Kocher手法以实现胃最大限度的游离。行幽门肌层切开术，自远端胃2cm开始，通过幽门抵达十二指肠。使用针尖式电刀切开，配合尖嘴蚊式钳，将胃和十二指肠的肌层与黏膜下层分离。如果损伤幽门或十二指肠黏膜，可采用5-0 Prolene线（Ethicon, Inc., Somerville, NJ）缝合修补，并使用临近网膜加强。在幽门附近放置两个金属止血夹，以便于在随后的X线检查中识别。然后开始颈部操作。

## （二）颈部阶段

颈部切口位于左颈部，沿胸锁乳突肌前缘，上至环状软骨下方。切开颈阔肌，将胸锁乳突肌和颈动脉鞘牵拉向外侧，将喉部和甲状腺牵向正中。为避免喉返神经损伤，不应将金属拉钩置于食管气管沟上。离断肩胛舌骨肌后，可通过触及食管腔内的鼻胃管来识别食管。结扎甲状腺下动脉，有时还需结扎甲状腺中静脉。

进一步向后游离至颈动脉鞘近中的椎前筋膜。颈段食管后方的椎前间隙通过术者手指钝性分离，术者手指应保持紧贴食管。使用直角钳分离气管食管之间的层面，来实现气管食管沟的解剖，直角钳要贴着食管游离，避免损伤喉返神经。喉返神经不用常规识别。然后将直角钳置于脊柱前方，向中至食管后方，引导一根Penrose引流管穿过食管周围，悬吊食管。该引流管用于向上方牵拉食管，协助进行上纵隔内胸上段食管的钝性游离（图130-34）。食管以这种方式尽可能游离至纵隔深部，最好达到隆嵴水平。然后转向经裂孔操作部分。

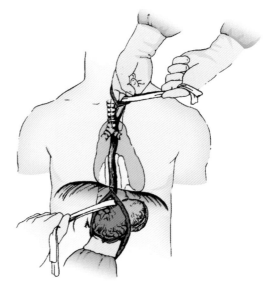

▲ 图130-34 经裂孔食管切除始于中线游离，术者手掌面的手指紧贴食管。环绕食管末端的橡胶引流条牵引，可以帮助游离

经许可转载，引自 Orringer MB. Surgical options for esophageal resection and reconstruction with stomach. In Baue AE et al., eds. *Glenn's Thoracic and Cardiovascular Surgery*, 5th ed. Norwalk, CT: Appleton & Lange; 1991:787.

### （三）经裂孔操作

手术经裂孔操作部分始于肿瘤的再次评估。如果肿瘤位置的食管感觉到可移动，并与邻近结构分离，通过膈肌裂孔抓持肿块并可摇动它，这意味着 THE 手术可行。首先游离食管后方的层面。术者一只手通过裂孔置入，沿椎前筋膜向上推进。另一只手放进颈部切口，沿椎前筋膜向下推进，直至两手相遇。卵圆钳夹持海绵可进入颈部切口，沿椎前筋膜向下推进，直至经下方裂孔向上推进的手可以扪及卵圆钳，卵圆钳可用于上纵隔结构游离过程中的牵拉和固定（图 130-35）。一旦后纵隔空间建立，即通过颈部切口安置一根 28F Argyle 引流管，通过后纵隔进入上腹腔，引流管连接吸引器。这有利于在后续的纵隔操作中维持术野清晰，并有助于在经裂孔直视下对食管旁结构的识别和分离。

前纵隔的游离和后纵隔的操作方式基本一致，术者再次采用手掌面的手指位于食管前方，直到可通过上下切口相遇（图 130-36）。当食管从心包和隆嵴上游离下来时应注意避免损伤气管膜部（图 130-37）。和后纵隔的处理一样，海绵卵圆钳可通过颈部切口协助，直至前纵隔层面游离完成。有时在处理前后纵隔过程中，隆嵴下或主动脉下存在致密组织，需要术者示指和拇指施加压力，离断这些致密组织。但此处术者的判断需经过训练，必要时应考虑转为开胸直视下游离食管。

将一个深部 Deaver 拉钩置于纵隔内，用于牵拉显示食管外仍存在的附带组织。如果可行，

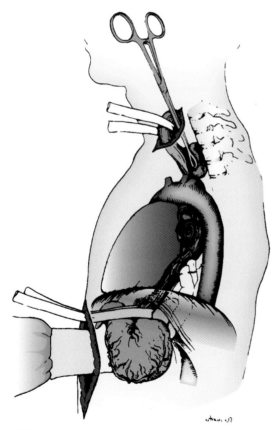

▲ 图 130-35　卵圆钳夹持海绵可进入颈部切口，沿椎前筋膜向下推进，直至经下方裂孔向上推进的手可以扪及卵圆钳

经许可转载，引自 Orringer MB. Surgical options for esophageal resection and reconstruction with stomach. In Baue AE et al., eds. *Glenn's Thoracic and Cardiovascular Surgery*, 5th ed. Norwalk, CT: Appleton & Lange; 1991:787.

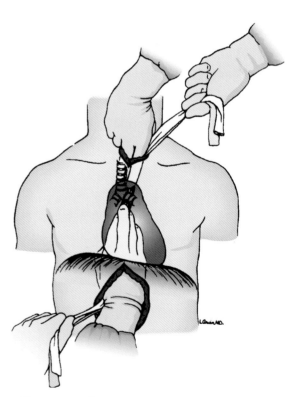

▲ 图 130-36　前纵隔游离是后纵隔的镜像，在食管两端引流管的牵拉下，术者采用手掌面的手指位于食管前方，必须小心避免气管膜部的损伤

经许可转载，引自 Orringer MB. Surgical options for esophageal resection and reconstruction with stomach. In Baue AE, et al., eds. *Glenn's Thoracic and Cardiovascular Surgery*, 5th ed. Norwalk, CT: Appleton & Lange; 1991:787.

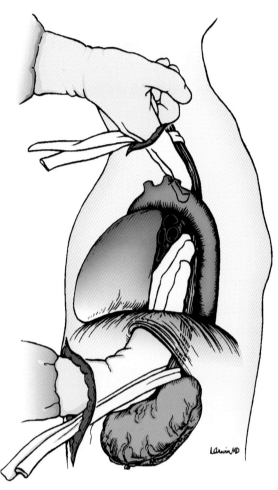

▲ 图 130-37　在游离食管前段的过程中，术者的手应紧贴后方的食管，尽量减少对心脏的移位

经许可转载，引自 Orringer MB. Surgical options for esophageal resection and reconstruction with stomach. In Baue AE, et al., eds. *Glenn's Thoracic and Cardiovascular Surgery*, 5th ed. Norwalk, CT: Appleton & Lange; 1991:787.

可使用能量器械锐性离断。在此过程中清扫任何可见的食管旁或隆嵴下淋巴结。如果能量器械无法达到这些结构，或即使在 Deaver 拉钩牵拉下也无法可见，可采用钝性分离技巧完成处理。术者将右手经裂孔进入食管前方，将食管牵向下方。术者手向上纵隔推进，直至从游离的上段食管周围向相邻结构过渡，并使食管外周附带组织能被完整识别（图 130-38）。术者使用示指和中指，并利用向下的力量，将食管和椎前筋膜分离，食管周围的附带组织也予以撕开（图 130-39）。在此过程中，迷走神经从肺门走向食

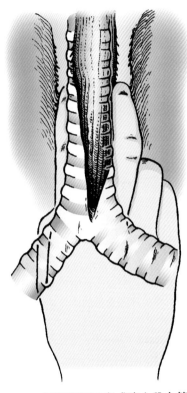

▲ 图 130-38　经颈部切口完成胸上段食管环周游离后，术者右手经裂孔进入，向上推进，抵达上纵隔，感受还未离断的食管旁附带组织

经许可转载，引自 Orringer MB. Transhiatal esophagectomy. In: Dudley H, Pories WJ, Carter D, eds. *Rob and Smith's Operative Surgery*,4th ed. London: Butterworth-Heinemann, 1983:192. © 1983 Elsevier 版权所有

管，神经纤维可能勾绕术者手指，可经裂孔予以识别并离断。

作为另一种上述已描述的食管旁附带组织的切除方式，我们也常以逆向的方式完成此部分游离。一旦食管在直视下尽可能多的完成游离后，将其轻柔向上经颈部切口外拖出数英寸，并使用 GIA 切割缝合器将食管斜行离断（图 130-40）。在胸骨切迹的解剖限制范围内，将食管尽可能在远侧离断，确保有足够长度的颈段食管残端，这将有助于稍后颈部食管胃吻合的施行。食管远侧断端可以送入纵隔，由术者经裂孔的手抓持，轻柔牵拉此段食管，显露剩余的纵隔上侧方附带组织，在直视下予以离断，标本可送入腹腔。将食管送入腹腔后，立即检查后纵隔有无食管床的出血，并对任何大出血进行处理。在准备将胃置入

胸腔之前，使用一大纱布块通过裂孔插入后纵隔，并留在合适位置，填塞压迫处理轻微渗血。同样，使用一窄纱布块通过颈部切口轻柔插入上纵隔，继续保护喉返神经避免损伤。

将胃制作成管状，用于重建消化道。将游离的胃和食管从腹腔提出，并将胃底向上抓持和牵拉。清扫小弯侧自食管方向第二根血管弓平面的区域，含血管的组织由载血管钉仓的切割缝合器处理。然后将胃底向上牵拉，完后进一步裁剪胃小弯侧，依次使用组织厚度匹配钉仓的 GIA 切割缝合器，切缘距离可触及的肿瘤 4~6cm（图 130-41）。每一次击发切割缝合器后，将胃逐步向头端伸展，以使小弯侧的生理弯曲变直，实现胃向上的最大高度。对于食管上段和中段肿瘤，以及需要食管切除的良性疾病，应尽可能少牺牲胃，以保留至胃底的胃黏膜下血管侧支循环。此部分操作需要注意，保证所有胃周淋巴结与标

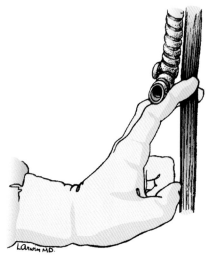

▲ 图 130-39　术者使用示指和中指，并利用向下的力量，将食管和脊柱分离，食管周围的附带组织也予以撕开。向下牵拉伴随食管的迷走神经，经裂孔予以识别并离断

经 Copyright Clearance Center, Inc. 许可转载，引自 Orringer MB. Transhiatal blunt esophagectomy without thoracotomy. In: Cohn LH, ed. *Modern Technics in Surgery—Cardiothoracic Surgery*. Armonk, NY: Futura; 1983:62.

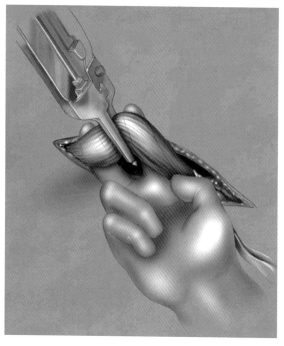

▲ 图 130-40　使用 GIA 切割缝合器将颈段食管斜行离断

经许可转载，引自 Orringer MB. Transhiatal esophagectomy without thoracotomy. *Oper Tech Thorac Cardiovasc Surg* 2005;10:63. © 2005 Elsevier 版权所有

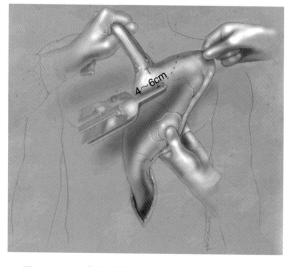

▲ 图 130-41　在经裂孔食管游离完成后，将离断的颈段食管、胃和食管附带组织一起从腹部移至前胸，牵拉胃底，尽量使胃向上可到达颈部。对于远端食管和食管胃交界部肿瘤，使用 GIA 切割缝合器在距离食管胃交界 4~6cm 处切割。对于食管上 1/3 和中 1/3 肿瘤，以及需要食管切除的良性疾病，应尽可能少地牺牲胃，以保留至胃底的胃黏膜下血管侧支循环

经许可转载，引自 Orringer MB. Transhiatal esophagectomy without thoracotomy. Oper Tech Thorac Cardiovasc Surg. 2005；10:63. © 2005 Elsevier 版权所有

本一并切除。切除标本后，通常将淋巴结团块放在台下解剖，并作为单独标本送检，以确保淋巴结的最高数量，利于分期。管胃切缘使用 4-0 Prolene 线连续包埋缝合，缝合时保持管胃牵拉。使用两根缝线，分别用于前半部分和后半部分，避免产生缝线"荷包"效应，影响胃上拉的高度。

现在将经裂孔和颈部切口填入纵隔的纱布块取出，将一根长 Penrose 引流管外接负压引导 Salem Sump 引流管经颈部切口置入，抵达腹腔。关闭负压吸引，使引流管一端位于腹腔，另一端突出颈部切口。把胃放在合适位置，与 Penrse 管缝合两处，注意保持胃的位置。然后，用一只手的指尖轻轻地抓住胃底，引导胃穿过膈肌裂孔，向上到脊柱前方，主动脉弓下方，并进入上纵隔（图 130-42）。在此操作过程中，对 Penrose 管轻柔牵拉，以协助胃的上提，避免扭曲或绕结。然

而，重要的是要避免对胃施加任何张力，以避免损伤，Penrose 管只能协助促进胃的顺利上提，而不应扭曲胃尖。将 Babcock 钳通过颈部切口进入上纵隔，协助胃上提到颈部伤口，直到可用手指抓住胃并轻轻上拉（图 130-43）。此过程中应高度注意避免损伤胃。Babcock 钳不能完全闭合，胃的上提更多依赖于下方推的力量，而不是上边牵拉。在颈部伤口中，一个健康的粉红色、正确定向的胃底，是胃上提后要达到的目标。将湿纱布块置入到胃后方的胸腔入口内，以防止胃回缩到后纵隔。通过裂孔和颈部切口仔细触诊胃的前表面，以确保它在上提过程中未在后纵隔内发生

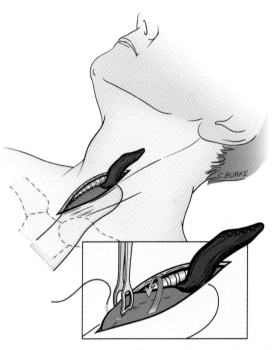

▲ 图 130-43 当胃被适当游离后，将 4～5cm 长度的胃舒展放置在锁骨沿颈椎前筋膜的水平上方，位于食管断端后方，食管断端使用 Allis 钳夹持向上牵拉。胃小弯切缘一侧转向患者右方。使用 Babcock 钳（插图）抓持颈部伤口中的胃前壁，将其从胸腔入口后纵隔显露。将胃壁切缘（虚线）摆向正中。将胃上抬数厘米到颈部伤口中，在钳子远端采用 3-0 心血管丝于浆肌层缝合牵引

经许可转载，引自 Orringer MB, Marshall B, Iannettoni MD. Eliminating the cervical esophagogastric anastomotic leak with a side-to-side stapled anastomosis. *J Thorac Cardiovasc Surg* 2000;119:277. © 2000 The American Association for Thoracic Surgery 版权所有

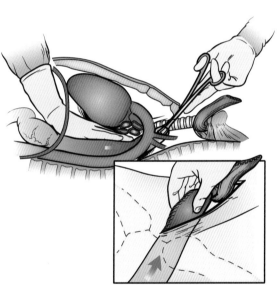

▲ 图 130-42 术者一只手经过裂孔向上，经主动脉弓下进入上纵隔，直到经颈部切口插入的 Babcock 夹钳可抓住胃底尖部。钳夹轻柔施力，而不是完全闭合，将胃底上提到颈部切口，直到术者可以用指尖抓住（插图）。然后，将 4 ～ 6cm 长度的胃上提到颈部切口，主要依靠胸部下方向上推动，而不是从颈部的上方拉动

经许可转载，引自 Orringer MB, Marshall B, Iannettoni MD. Eliminating the cervical esophagogastric anastomotic leak with a side-to-side stapled anastomosis. *J Thorac Cardiovasc Surg* 2000; 119: 277. © 2000 The American Association for Thoracic Surgery 版权所有

扭曲。在一些罕见的情况下，如既往纵隔炎症或放疗引起的纤维化，导致后纵隔狭窄无法容纳胃体，可能需要建立胸骨后隧道，切除胸锁关节，将胃通过胸骨后隧道上提。

颈部胃食管吻合采用 3cm 长、3.5mm 规格的 Endo GIA 切割缝合器进行侧侧吻合，该方式 Orringer 等曾予报道[77]。用电刀尖在靠近胃边缘几厘米处，切开 1.5cm 长的开口（图 130-44）。在选择胃切开的位置时，要考虑到食管的长度，和用于吻合口后方的切缝器钉仓的大小。用无损伤钳抓持近端食管，使用干净 10 号刀片斜行切断食管，使食管前部略长于后半部，方便吻合口的成形（图 130-45）。离断的切缘要作为近端切缘送病检。使用两根 4-0 Vicryl 全层缝合后牵拉：一根缝于食管断端的前壁，另一根缝合胃开口上方和食管断端后方（图 130-46）。放置 Endo GIA

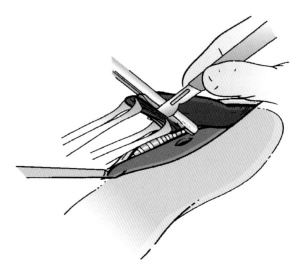

▲ 图 130-45　使用无损伤血管钳抓持食管断端，切除食管断端缝钉切缘，将切下的切缘作为残端送病检。此前切缝器将颈段食管离断成斜行是有目的的，这样可以使吻合时，食管前壁比后壁长

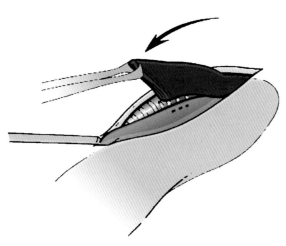

▲ 图 130-44　牵引线将胃前壁提升到手术区域并使用止血钳固定。在胃前壁选定一个点，竖直切开胃壁 **1.5cm**（虚线），这是用电刀电切模式完成。胃壁切开位置必须位于胃底下方足够远，以保证后续能完全插入 **3cm** 长度的钉仓。胃切开的位置还必须考虑到颈段食管的剩余长度，并应认识到，当胃的牵引线最终被移除时，胃将部分向下缩进胸腔入口。因此，在进行吻合术时，应允许颈部食管长度有一定的冗余

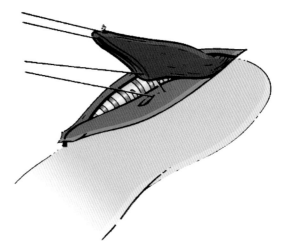

▲ 图 130-46　使用两根 4-0 Vicryl 全层缝合后牵拉：一根缝于食管断端的前壁，另一根缝合胃开口上方中点和食管断端后方

缝合器，将砧座部分置入胃中，将钉仓部分放置到食管腔。向下轻柔牵拉固定线，推进吻合器，确保食管后壁和胃前壁对合整齐（图130-47）。缝合器到位后，予以闭合。从食管到胃，两根间断缝合的4-0 Vicryl"悬吊缝线"分别置于缝合器两侧。击发切割缝合器，建立胃食管吻合口的后半部分（图130-48）。然后，将16F鼻胃管通过吻合口送入胸胃，以便术后胃减压。吻合口前半部分吻合分两层实施（图130-49）。第一层使用4-0 PDS线全层连续缝合，第一针分别开始于两个角，向中间缝合，并在此打结。注意将两端的黏膜层埋

入吻合口，以期黏膜足够对合。第二层采用4-0 PDS线间断垂直褥式内翻缝合（Lembert缝合法）。吻合术完成后，将金属止血夹放置在吻合口的两侧，以便术后对吻合口进行X线定位。手术结束时，颈部吻合口距离上切牙19～20cm，或距食管上括约肌4～5cm（图130-50），幽门肌切开处位于膈裂孔下方2～3cm处。将一根小口径Penrose引流管减去中间几厘米，放置在吻合口区域。引流管通过颈部切口引出，切口使用可吸收线双层松散缝合。皮肤采用尼龙线连续缝合，若发生吻合口痿，可容易将缝线拆掉。

再次检查腹腔和止血。对膈肌裂孔进行检查和缩小，根据需要用3-0丝脚缝合，使其胃侧可松散容纳外科医生的三指。在胃前壁和裂孔边缘缝合1～2针，间断3-0丝四线缝合，以防止

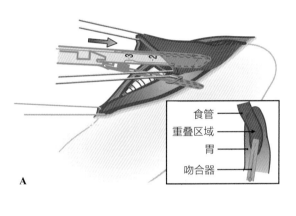

| | |
|---|---|
| 食管 | |
| 重叠区域 | |
| 胃 | |
| 吻合器 | |

**A**

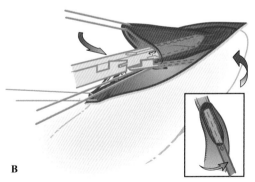

**B**

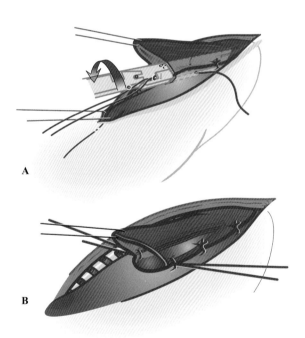

**A**

**B**

▲ 图130-47 **A.** 在吻合口固定线向下的牵拉下，放置**3cm**规格的**Endo GIA**缝合器，将砧座部分（较薄）置入胃中，将钉仓部分（较厚）放置到食管腔；**B.** 推进吻合器进入胃和食管腔，确保食管后壁和胃前壁对合整齐，在推进切缝器的过程中，旋转切缝器，使其朝向患者右耳（插图）

经许可转载，引自Orringer MB, Marshall B, Iannettoni MD. Eliminating the cervical esophagogastric anastomotic leak with a side-toside stapled anastomosis. *J Thorac Cardiovasc Surg* 2000;119:277. © 2000 The American Association for Thoracic Surgery 版权所有

▲ 图130-48 **A.** 关闭切缝器，并接近下颌骨，在击发之前，两根缝在胃前壁和食管的悬吊线，分别放置于两侧；**B.** 当切缝器推进时，食管和胃之间的"共同壁"被切开，形成**3cm**长的侧侧吻合口。两个角的缝合线被置于胃开口的两侧

经许可转载，引自Orringer MB, Marshall B, Iannettoni MD. Eliminating the cervical esophagogastric anastomotic leak with a side-to-side stapled anastomosis. *J Thorac Cardiovasc Surg* 2000;119:277. © 2000 The American Association for Thoracic Surgery 版权所有

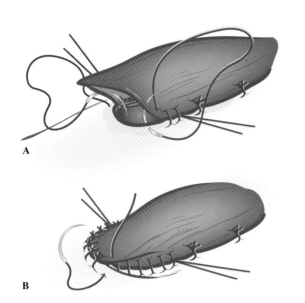

▲ 图 130-49　胃和食管剩下的开口，采用双层缝合

A. 内层为 4-0 可吸收线连续缝合；B. 外层为包埋上段食管前壁

经许可转载，引自 Orringer MB, Marshall B, Iannettoni MD. Eliminating the cervical esophagogastric anastomotic leak with a side-to-side stapled anastomosis. *J Thorac Cardiovasc Surg* 2000; 119: 277. © 2000 The American Association for Thoracic Surgery 版权所有

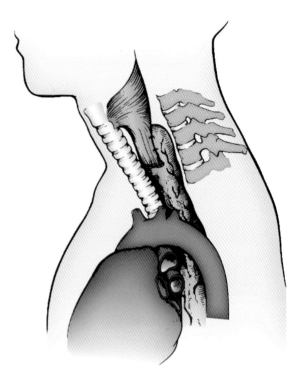

▲ 图 130-50　经裂孔食管切除术和颈部食管胃吻合术后，胸胃在颈部的最终位置。吻合口两侧的缝合线，放置在颈段食管后与相邻胃之间，可减少吻合口的张力。这些前"悬吊"缝线比胃与椎前筋膜之间的缝合线更安全，后者有针头损伤脊柱的风险

经许可转载，引自 MD, Whyte RI, Orringer MB. Catastrophic complications of the cervical esophagogastric anastomosis. *J Thorac Cardiovasc Surg* 1995;110:1493.

腹腔脏器随胸胃疝入胸内 [78, 79]。所有患者均在距 Treitz 韧带约 30cm 处行空肠造瘘术，安置 14F 营养管。采用 Witzel 法，将营养管通过左侧腹壁的穿刺切口取出。围绕营养管，将空肠和腹内壁缝合。逐层关闭腹腔切口。在双侧腋中线乳头平面分别安置胸引管。将鼻胃管常规缝在患者鼻中隔上，防止管道突发的移位。患者在手术室拔管，送麻醉复苏室。

在麻醉复苏室中，安排行床旁胸部 X 线片，以确保不存在未识别的气胸或血胸，鼻胃管的尖端应处于膈裂孔水平上方的位置。对于接受术前肺物理治疗的患者，包括完全戒烟至少 3 周，规律使用呼吸训练仪，以及术后可改善呼吸动力学的硬膜外麻醉，这些患者常规都不需要术后机械通气，或者送重症监护病房。

## 五、胃食管交界癌的经裂孔切除

大多数局限于贲门和近端胃的癌，均可采用经裂孔近端胃部分切除术。通常以这样的方式切除近端胃，使切缘距离肿瘤 4～6cm（图 130-51）。只要胃底的大弯侧被保留，绝大部分情况下都可以上提至颈部，完成颈部胃食管吻合。相比于向远处胃转移，胃食管交界癌有更高的风险，向上经食管黏膜下淋巴管转移。术后胃残端的肿瘤复发很少见，患者罹患远处转移之前也很少再次出现吞咽梗阻的症状。实际上，传统的近端胃切除术对交界癌手术效果不佳，浪费了胃的价值，而这些胃组织可用于代食管及颈部食管胃吻合，同时还要求外科医生必须行胸内吻合，进而面对潜在的并发症风险和挑战。DiMusto 和 Orringer [80] 报道了 1044 例接受了经裂孔食管切除、近端胃部分切除（切缘距肿瘤 4～6cm）和颈部胃食管吻合的远端食管或胃食管交界腺癌患

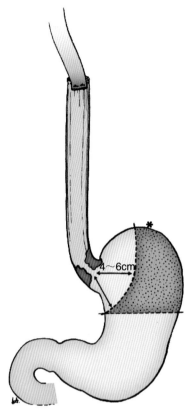

▲ 图 130-51　经裂孔切除胃食管交界肿瘤。胃的切缘沿胃小弯距离肿瘤远端 4 ～ 6cm，保留了胃底最高点（星号），以及部分胃体，而这些区域（点区）在传统的标准胃大部切除术中是要切除的

经许可转载，引自 Orringer MB, Sloan H. Esophagectomy without thoracotomy. *J Thorac Cardiovasc Surg* 1978; 76: 643, © 1978 The American Association for Thoracic Surgery 版权所有

者。其中，仅 20 例（1.9%）术后病理发现胃切缘肿瘤阳性。这 20 名患者中有 80% 死于远处转移，实际上更广泛的胃切除术没有作用。胸胃局部肿瘤复发证实占 20%，但很少产生吞咽梗阻的症状。9 例胃切缘阳性患者经辅助治疗后，生存率和局部肿瘤复发率均无明显改善。总之，肿瘤的治疗结果并未减弱，但患者避免了更广泛的切除和与此相关的并发症。

## 六、颈胸段食管的经胸骨入路

在某些情况下，有必要需要通过标准的颈部切口，将食管远端显露到需要的位置。最常见的情况是颈部短而粗，无法充分显露以完成胃食管吻合。其他一些需要延长显露的情况包括：颈部严重的骨关节炎甚至斜颈，可导致颈部外展和旋转受限；或中上段食管癌与气管膜部粘连但无侵犯。通过上部正中部分胸骨切开术，可方便前方显露颈下区域和胸上段食管，直至隆嵴水平（图 130-52）[81, 82]。标准的颈部切口随中线延伸至胸部柄。切开胸骨切迹，用胸骨锯将胸骨柄劈开。使用一种小型的肋骨撑开器，在将胸柄关节钝性分离后，将其撑开。

如果经颈和裂孔游离食管，提示肿瘤可能与气管粘连，则部分胸骨上切开术可使食管直接显

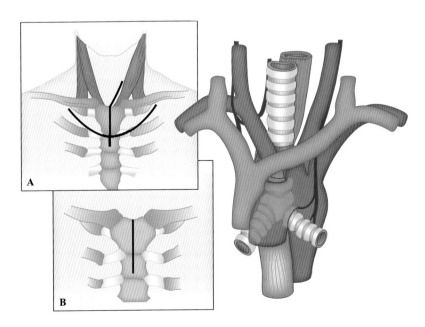

◀ 图 130-52　通过上中部分胸骨切开后显露上纵隔

A. 常规经裂孔食管切除术使用的左颈切口，延伸至前胸壁中线，进行胸骨部分劈开。有时，胸前弯曲的皮肤切口加上皮瓣的上移，可以避免下前颈部的瘢痕；B. 胸骨劈开术从胸骨上切迹延伸至胸骨柄。使用一种小型的肋骨撑开器，置入切开的胸骨两侧缘，以显露颈胸部食管

经许可转载，引自 Orringer MB. Partial median sternotomy: anterior approach to the upper thoracic esophagus. *J Thorac Cardiovasc Surg* 1984;87:124. © 1984 The American Association for Thoracic Surgery 版权所有

示，并将其从气管膜部锐性游离。在将肿瘤从气管游离后，就可以依照上文描述的那样继续进行 THE 手术。

## 七、微创经裂孔食管切除术

近年来，笔者开始开展微创杂交 THE 手术，使用腹腔镜进行腹部和经裂孔操作，体外裁剪管胃，完成标准的颈部切口和胃食管吻合。目标是减少术后疼痛和并发症，同时减少住院时间和保证肿瘤学预后。

患者体位取低截石位，但仍类似于 THE 的标准体位，手臂收起，肩部垫高，颈部后展并偏向右侧。患者下方垫沙袋，易于摆反向 Trendelenburg 体位（即头高脚低位），以完成腹腔镜操作部分。穿刺鞘的放置和腹腔镜下裂孔旁疝手术相似，镜孔处于脐带上位，右肋缘下 2cm 处放置一个 5mm 穿刺鞘，用于肝脏牵拉。主操作孔 12mm 穿刺鞘分别放置于上腹部左右侧，左侧和右中腹部的 5mm 穿刺鞘为辅助操作孔。15mmHg 压力的 $CO_2$ 人工气腹。我们试图在整个切除过程中保持该压力，但在纵隔操作部分可能是一个挑战，因为腹腔与开放的颈部切口相通。腹腔镜下肝牵开器用于提升肝脏左叶，并显露膈肌裂孔。手术开始的步骤和开放式式相似，使用能量器械，从大弯侧胃网膜右动脉终止部位上方开始，推进到左侧膈肌脚，然后进入膈食管膜前方。然后沿着大弯远端继续解剖，确保在手术过程中看到胃网膜动静脉，避免损伤。腹腔镜手术最复杂的部分，是确保尽可能接近胃和十二指肠动脉分支处，同时不损伤胃网膜血管。腹腔镜下显示这一区域要困难得多，特别是当患者有大量腹内脂肪的时候。一方面要求在距离血管分支较远处结束网膜血管的游离，以避免损伤，但另一方面，为了保证胃的长度，尽可能近的安全游离也很重要。继续游离肝胃韧带至右侧膈肌脚，使用切割缝合器血管钉仓离断胃左动脉，注意将所有胃周淋巴结清扫至离断后的标本一侧。完成腹腔镜下的 Kocher 法，以保证胃的最大长度。在

腹腔镜 THE 手术下，幽门部常规注射肉毒素，取代了行幽门肌层切开术。腹腔镜下识别幽门，用 Babcock 钳夹持，在幽门部 3/4 圈行注射，剂量为 200U 肉毒素 +5ml 生理盐水。多项研究证实，幽门内肉毒素注射是防止食管切除术后胃排空障碍的有效方法，可替代幽门肌切开术 [83, 84]。

使用能量器械自食管周围开始，向上推进至纵隔。腹腔镜的优势之一是其视野优于标准的开放术式。淋巴结容易发现，或单独或与标本一起清扫下来。血管由能量器械结扎，减少了出血发生概率。随着手术推进到纵隔，胸膜可能被破坏。这样可导致血流动力学不稳定，尤其在 $CO_2$ 充气的情况下。如果遇到任何血流动力学不稳定，或呼吸影响，应立即安置双侧胸腔闭式引流管。安置引流管后，保持气腹将较为困难，需增大 $CO_2$ 流量，以维持气腹压力使纵隔术野清晰可见的水平。如有必要，可间断夹闭胸引管，以兼顾气腹和血流动力学稳定。或者可行的话，使用诸如 AirSeal 系统（Surgiquest，Milford，CT）的高压穿刺鞘系统，在该部分操作中提供相对稳定的气腹。继续向上游离，纵隔前部分使用钝性分离，以防止能量器械损伤气管膜部和主动脉弓。纵隔内的游离要尽可能远，达到可见食管一周。可在食管前方使用腹腔镜下扇形牵拉器，方便显露。

一旦纵隔解剖尽可能多地完成后，采用标准的颈部切口，并在直视下识别和钝性游离颈段食管。术者手深入颈部切口中，手掌面的手指尽可能直接向下方解剖纵隔。此时将腹腔镜镜头伸入纵隔后方，评估颈部和腹部两个腔隙之间的剩余组织。继续腹腔镜下向上游离纵隔，从颈部切口向下游离，颈部切口可使用纱块钳辅助，直到两个腔隙在食管后方会师。将 Salem Sump 引流管置入后纵隔并拉入腹腔，保持一个干净的术野。一旦这两个腔隙相遇，在颈部切口使用切缝器将食管以标准方法离断。食管远侧断端放入纵隔，从下方抓持。可以通过牵拉纵隔中的两个食管断端，进一步显露上纵隔附带组织，以钝性和锐性

游离相结合的方式将标本从纵隔分离下来。在这个游离过程中，颈部切口可以填塞纱布块，防止 $CO_2$ 充气从颈部切口流失。食管和胃被送入腹腔。然后在腹腔镜下，在 Treitz 韧带远端30cm处，安置空肠造瘘管，并缝合在腹壁。

在脐上行一道3cm切口，将标本从此切口取出。标本的切除和管状胃的成形，与开放手术时一致。此部分操作在体外完成，主要基于两个因素，首先是必须有切口方便将标本取出；再者，合适的管胃裁剪，而不损失其长度至关重要，使管胃能有足够长度可以上提至颈段食管水平。若在腹腔内行管胃制作，很难把胃足够拉直，容易导致管胃的弯曲和缩短。管胃裁剪和包埋后，将其重新放入腹腔，关闭脐上切口，安置 Hassan 穿刺鞘，并经此放入腹腔镜镜头，再次腹腔 $CO_2$ 充气。腹腔镜直视下抓持胃送入后纵隔，并放在合适位置，向上推送，直到经颈部切口可以抓到胃并拖出。手术剩余部分和开放手术一致。笔者目前仅针对部分筛选的患者进行微创 THE 手术，包括腹腔脂肪含量低、无既往腹部手术史，以及清楚判断的可切除肿瘤。新辅助放化疗不是此项技术的禁忌证。手术结果十分不错，手术出血量和术后并发症发生率与开放手术相似。相比于开放手术的2.5h左右，微创手术时间约5h，但随着学习曲线可有改善。术后未发生吻合口瘘，平均住院时间为4d。目前还需积累更多数据，但微创手术对部分患者来说，是可行的治疗方法。

## 八、术后管理方案

标准化的术后护理方案，显示可以改善食管癌患者的手术治疗效果，这个原则也适用于 THE 术后患者[85, 86]。一般情况下，患者在手术室拔管，而不是去 ICU，但最好能去专业的可遥控的胸外病房单元，这里配备有熟悉手术和术后标准护理的有经验的护理人员。所有患者都接受术前硬膜外置管和患者自控麻醉，以实现最佳疼痛控制，并由经验丰富的麻醉小组每天进行监测。允许术后早期活动，希望能手术当天在床边

行走，从术后第1天开始，每天至少在走廊上行走4次。胸腔拔管指征为：引流量为血浆样，每8小时引流量少于200ml，无漏气，胸部 X 线片显示肺完全复张，且无积液或其他问题。绝大部分患者在术后1~2d可拔管。如果怀疑有潜在的胸导管损伤，胸引管可保留至空肠造瘘管管喂。术后第3天开始管喂，初始速度为30ml每小时，并逐渐加量至目标值。硬膜外置管通常在术后第4天拔除，这时拔除了所有胸引管，患者能耐受空肠造瘘管喂养，并能通过造瘘管服用止痛药。鼻胃管于术后第4天拔除，患者于第5天接受上消化道造影检查，以评估是否有瘘或狭窄（图130-53）。如果造影没问题，则拔除颈部的 Penrose 引流管，术后第5天安排患者出院。患者术后保持禁食至少15d，一些回顾性研究显示（也包括我们的研究），这样可以显著降低吻合口瘘的发生率[87-89]。术后3周安排随访，除非病情需要更早进行评估。

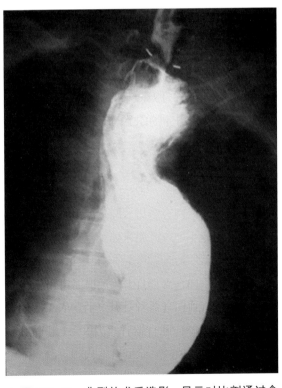

▲ 图 130-53 典型的术后造影，显示对比剂通过食管，充填胃，没有吻合口瘘发生。吻合口水平可见金属夹

## 九、延迟经口进食和吻合口瘘发生率

在 2008 年，笔者所在单位前瞻性改变了患者术后进食的策略，在至少术后 15d 之前，取消了任何进食[87]。这个进食策略的改变适用于所有各种原因行 THE 术后的患者。所有患者都接受了空肠造瘘管的安置，如果合适，在术后第 3 天开始经造瘘管管喂。这一改变是建立在这样的理论基础上，即食物团的张力或胃扩张引起的压力会导致吻合口瘘，而在吻合口愈合过程中，避免任何不必要的经口进食，可以降低瘘发生率。笔者对 2004 年 2 月至 2013 年 11 月期间，所有接受 THE 手术的患者进行了回顾性分析，以评估这一前瞻性策略改变的效果。其中，早期进食组 94 例，延迟进食组 129 例，两组术后所有其他处理相同，所有手术均由同一位高年资外科医生，在同一医疗中心以相同的术式完成。值得注意的是，延迟进食组中的食管腺癌患者，有较高的比例接受了新辅助放化疗。在过去，新辅助治疗被认为会导致更高的吻合口瘘率，虽然新近的研究对此提出了质疑[90-92]。因为新辅助的因素，延迟进食组有潜在的吻合口瘘高发风险。研究组的其他人群资料相似，所有瘘均被记录，无论其发生的时间。

术后结果见表 130-5。延迟进食组与早期进食组吻合口瘘率分别为 3.9% 和 14.8%，差异有统计学意义（$P < 0.01$）。延迟进食组吻合口狭窄率（已知为吻合口瘘相关的后遗结果）[77]为 12.4%，显著低于早期进食组的 27.6%（$P < 0.01$）。一例瘘的患者，在高位颈部吻合后残端为阳性；一例瘘的患者在新辅助治疗时安置了支架，术中支架取出时难度很大，导致了明显的胃损伤。无残端阳性、无异物置入的患者吻合口瘘发生率为 2.3%。延迟进食组平均住院时间为 6.9d，早期口服组为 10.4d（$P < 0.01$）。延迟组患者进入 ICU 的比例也显著下降（9.3% vs. 20.8%；$P < 0.01$）。两组的死亡率和失血量相似。吻合口狭窄率的下降与吻合口瘘发生率下降直接相关，并导致食管切除术后慢性并发症减少。这也使患者早期返回工作和其他活动，改善了患者满意度。通过分析狭窄患者多次扩张的成本，以及接受的平均扩张次数（我们患者群体的狭窄率为 7.7%），我们计算出，若避免了吻合口瘘，仅多次扩张的成本一项，每一例患者就可节省 3233 美元。

我们研究的数据也获得了其他两个中心研究的支持[88, 89]。基于这项研究，在笔者的医疗中心，已将食管术后患者的标准进食策略，永久性地更改为延迟进食。

## 十、术中并发症

术中纵隔出血不常见，但可有多种出血来

表 130-5　早期进食组（术后第 3 天）和延迟进食组（术后第 15 天）的术后结果

| 指标 a | 早期进食组（N=94） | 延迟进食组（N=129） | P 值 |
|---|---|---|---|
| 平均出血量（ml） | 310（200～300） | 276（200～300） | 0.415 |
| 手术死亡率 | 3.0% | 2.3% | 0.693 |
| 住院时间（d） | 10.4（6～11） | 6.9（5～6） | < 0.001 |
| ICU 住院比例 | 20.8% | 9.3% | 0.004 |
| 食管狭窄 | 27.6% | 12.4% | 0.004 |
| 吻合口瘘 | 14.8% | 3.9% | 0.004 |

a. 连续变量以平均值表示（第 25～75 百分位数），分类变量以百分比表示

源。脾或脾血管损伤是 THE 术中腹腔大出血最常见的原因。在纵隔操作时，奇静脉损伤可导致大出血，甚至需开胸止血。主动脉和心脏损伤更为罕见，但具有潜在灾难性，可导致高死亡率。在 THE 最大病例量的报道中，Orringer 等[67] 报道了术中死亡率为 4/2007（0.2%），死于无法控制的纵隔大出血，另有 8/2007（0.4%）的患者失血量过大（ > 4000ml），最常见的原因是奇静脉撕裂。在笔者的报道中[87]，作为上文术后延迟进食研究项目的部分数据，每例患者术中平均失血量约为 300ml。

在颈部操作中，左侧喉返神经损伤是一种已知且可预防的并发症。在操作过程中，避免在气管食管沟放置拉钩极其重要，并确保在气管食管沟后外侧游离。在解剖过程中，为了避免无意中的损伤，不对神经进行常规识别。外科医生的经验和喉返神经损伤的发生率之间存在相关性，发生率在不同文献报道中介于 2%～22%[67, 93, 94]。一般来说，喉返神经损伤是通过术后声嘶来识别的，大多数病例在术后 3～6 个月可康复[67, 94]。如果声嘶症状持续，或出现更严重的并发症，如反复误吸和呼吸窘迫，可考虑行声带中位固定术。

气管膜部损伤发生率约为 1%，是纵隔操作中潜在的重要并发症，特别是中上段食管癌患者，或者上纵隔粘连明显的情况[67, 95]。对这些患者，术前使用支气管镜检查尤其重要，以识别有无膜部肿瘤侵犯，即使没有肿瘤侵犯，在手术操作时也应额外谨慎，避免损伤气管。如果发生气管支气管膜部损伤，必须通过开胸或胸骨部分劈开进行损伤修复。其他潜在的术中并发症，包括脾脏损伤（偶尔导致脾切除）、幽门肌切开术时黏膜损伤（必须识别、修复，并采用网膜加强）、胃或胃网膜右血管损伤（必要时放弃胃作为代食管器官，暂时食管旷置，准备行二期重建）。

## 十一、术后并发症

吻合口瘘和吻合口狭窄的发生率在上文已描述。使用 Orringer 等[77] 所描述的颈部侧侧吻合，

并将患者的经口进食延迟到至少术后 15d，可使吻合口瘘发生率降至 2%～3%。吻合口瘘的典型表现是颈部伤口脓性引流增加，伤口红肿，或不常见的是，在造影时表现为隐匿的瘘口。尽管部分隐匿瘘可采取观察或内镜安置支架治疗，但当化脓或皮下炎症发生时，标准的治疗策略是开放颈部切口，通畅引流脓性分泌物。绝大部分颈部吻合口瘘可采用此方法治疗，很少有病例需要立即手术干预。若发生不常见的胃坏死，则需要切除胃，并建立颈部食管造口。防止胃尖坏死的方法，是严格遵守上文描述的胃保护和解剖技巧，注意保护全程的胃网膜右动静脉，并在吻合前将胃尖置于颈部时仔细评估，确保其保持粉红色和活性。如果胃活性有任何问题，吻合应予延期，并行食管造口[96, 97]。将胃留置，患者在 8～12 周后再次手术，再次评估胃的情况和吻合。笔者病例中有 15 例患者采用此治疗策略，均已完全愈合，无吻合口瘘发生，功能恢复满意，除 1 例患者需要多次选择性扩张[96]。

虽然颈部吻合口瘘很少导致纵隔炎或脓毒血症，但更常见的问题是吻合口狭窄的长期后遗症。60% 的颈部吻合口瘘患者，在之后可发生慢性狭窄和长期吞咽困难[77]。对这些患者通常需要多次扩张，而且扩张的并发症，包括胃穿孔和气管 - 胃瘘，并不罕见。吻合口狭窄的患者，逐次采用 36F、40F、46F 及更大型号的 Maloney 扩张器进行扩张。是否需要再次扩张，主要基于颈部吞咽困难复发，若出现吞咽困难症状，也鼓励患者尽快回院扩张。及早干预对于避免进一步狭窄和瘢痕化至关重要，若进一步恶化，则面临穿孔和气管 - 胃瘘的发生。如果可能需要多次扩张，对于积极的患者可教授其行"自我扩张"技巧[98]。通常，针对颈部吻合口狭窄，球囊扩张的效果不如 Maloney 扩张器。

THE 术后乳糜胸很罕见（1%～3%）[67, 99, 100]，对于大部分患者，推荐进行膈上水平的胸导管结扎。发生乳糜胸的患者，部分可通过保守治疗，进行营养调整，如有可能，可考虑行胸导管

栓塞。其他潜在的术后并发症包括腹腔和伤口感染，以及呼吸系统并发症。虽然在部分下级医疗中心，术后死亡率仍高达 9%，但在较大的医疗中心，由经验丰富的外科医生手术，并采取标准化的术后管理，所报道的死亡率更可接受，介于 0.3%～3%[67, 87, 96]。随机试验和 meta 分析显示，与开胸术式相比，经食管裂孔术后的肺部并发症发生率降低，疼痛减少，住院时间缩短，围术期死亡率降低[90, 101-103]。

## 十二、患者满意度

在 Orringer 2007 例大样本 THE 手术的报道中，89% 的食管良恶性疾病患者表示，他们大体对自己饮食能力的恢复感到满意；87% 的患者表明比 THE 术前感觉情况好转；96% 的患者表示，如果再次面临同样的病情，他们仍会选择 THE 手术[67]。与经胸吻合的患者相比，颈部吻合的患者始终拥有较高的生活质量，以及较高的社会和生理功能评分，这很大程度上是由于颈部吻合术患者较少出现反流相关症状[104]。

## 十三、总结

不开胸的经裂孔食管切除术，是一种可靠、有效的，基于严格原则的食管切除术方式。采用最近的技术进步和术后护理，并发症发生率越来越低，并且吻合口瘘发生率可以降低到极低的水平。大多数患者可以安全地使用该技术进行手术切除，其疗效和肿瘤长期生存率与其他手术方式相当。

# 第四节　保留迷走神经的食管切除术

Steven R. DeMeester　著

王文凭　译

## 一、为何选择保留迷走神经的食管切除术

食管切除术手术大，可改变围术期和术后长期的生理学状态。在手术期间，涉及纵隔和腹部的分离操作，通常导致围术期大量的第三间隙液体移位。这些容积变化经常会引起血流动力学改变，在某些患者中会导致心肺损伤。在这之后，与食管切除术和重建相关的胃肠道改变，通常包括倾倒综合征、腹泻、早期饱腹感和胃食管反流症状。腹腔镜下保留迷走神经的食管切除术，与正式的食管切除相比，可以减少相关的切除。此外，许多食管切除相关的胃肠道改变，是继发于迷走神经的切除，而迷走神经的保留，可以降低倾倒、腹泻症状，以及不同消化道重建类型相关

的早期饱腹感和胃食管反流症状。最后，保留迷走神经的食管切除与胃代食管，其允许保留胃左动脉主干和供应幽门的分支。这可以改善胃近端的灌注，并减少吻合口瘘和狭窄的发生。

## 二、保留迷走神经食管切除术的患者选择

适合保留迷走神经食管切除术的患者，主要包括食管良性疾病，重度不典型增生或食管黏膜内癌（$T_{1a}$）。在过去 10 年间，食管黏膜重度不典型增生，或表浅食管癌的治疗方案发生了变化。这些患者大多采用内镜下切除和消融，并保留器官完整。但是，对于部分食管功能因反流严重受损，以及病变难治或多病灶，这些患者是保留迷走神经食管切除术很好的候选病例。重要的是，

保留迷走神经食管切除术不行淋巴结清扫，因此，仅限于无或非常低风险的淋巴结转移患者，方可考虑这一术式。因此，任何内镜下切除的食管病变，若是早癌，须确认病变仅限于黏膜层。侵犯黏膜下层的食管癌，具有较高的淋巴结转移风险，因此，对这些患者的食管切除术应包括淋巴结清扫[1, 2]。先前的食管或胃手术方式，可增加手术复杂程度，使迷走神经保留不易实现或不可能。然而，即使迷走神经无法保留，剥离食管并避免常规的纵隔操作，仍有围术期的生理优势。

### 三、保留迷走神经食管切除术的类型

保留迷走神经的食管切除术有两种手术类型及两种重建方式。切除食管并保留迷走神经的方式之一为黏膜剥脱术，仅将食管黏膜剥离，原位保留剩余结构。第二种，整段食管剥脱，包括全层食管（黏膜层、黏膜下层、固有肌层）。保留迷走神经的黏膜剥脱术，可适用于贲门失弛缓患者，其扩展的肌性食管，可容纳代食管器官通过。相比之下，对于重度不典型增生或黏膜内癌的患者，重要的是应将食管全层拔脱，避免残留任何病变黏膜。虽然可以接受，但在无 Barrett 病变（继发于慢性反流性黏膜损伤）的晚期反流患者中，黏膜剥离不太可能可行。

保留迷走神经食管切除术后，消化道重建可以使用管胃上拉，或者少数情况下使用结肠间置，与完整的保留有神经支配的胃相接。管胃一般因其简单和可靠而作为首先，但结肠可能提供消化道和生活质量的长期优势[3]。无论哪种方法，都保留了幽门的迷走神经支配，因此没有必要进行幽门成形术，而保留胃肠道的迷走神经支配，可以减少倾倒和腹泻症状[4]。

### 四、保留迷走神经食管切除术的手术技巧

在 20 世纪 80 年代，日本的 Akiyama 教授报道了保留迷走神经食管切除术的手术技巧[5]。我们采用了 Akiyama 的技术，在笔者所在的医疗中

心，实施了 150 多例开放或腹腔镜下的保留迷走神经食管切除术，包括重度不典型增生、黏膜内癌或良性疾病（终末期贲门失弛缓症和反流性疾病）。在早期的实践中，为了验证迷走神经的完整性，我们使用假喂、胰多肽、刚果红染色，以及核医学胃排空检查等方式。更进一步，我们证实了，与标准食管切除加迷走神经切断术相比，接受保留迷走神经的食管切除术患者，术后倾倒和腹泻的发生率显著降低[4, 6]。

保留迷走神经的手术方式类似于经裂孔手术，不同之处是，食管是从直接纵隔拔脱出来的，没有纵隔或经裂孔的游离操作。手术从腹部开始，最小限度地打开裂孔，探查前后迷走干，并使用血管套带环绕。轻柔地将迷走神经牵向患者右侧，从食管胃左侧开始游离脂肪垫，从而使前方的迷走神经可以很清晰的牵向食管右侧。如果不采取这一步骤，在大多数情况下，在随后的步骤中，容易导致迷走神经前部的意外损伤。一旦迷走神经被安全地牵向食管的右侧，就在靠近胃窦正上方的"鸡爪"区，开始高选择性的迷走神经切断术。此步操作很有必要，当胃作为代食管器官，或采用结肠代食管时，可减少胃酸分泌，降低结肠溃疡的潜在风险。沿胃小弯侧行高选择迷走切断术，向上抵达远端食管，在此处分离迷走神经干，该操作可使用 Babcock 钳连续抓持胃小弯，以及使用超声刀游离该区域的血管组织。避免血肿或出血在这一区域至关重要，以防止意外伤害迷走神经远端分支。

此时，将胃食管交界部完全显露，并将"鸡爪"区域上方的胃小弯骨骼化。如果采用胃代食管，则按照标准的手术方式继续游离胃大弯。若采用结肠代食管，则不需要完全游离胃大弯，而是进一步分离网膜与横结肠，离断近端 1～2 支胃短血管和脾胃血管，在左侧膈脚处开窗。这为代结肠建立了一个从小网膜囊到裂孔的通路。如有可能，采用基于左结肠动脉升支的标准方式游离结肠[7]。结肠的必要长度依据左耳垂与剑突前方的距离，使用胶带测量，并在结肠上裁取相同

距离，起点为左结肠血管与结肠交汇点，从此点向近端结肠裁取。结肠被离断后可放置在盆腔备用。

下一步转向颈部操作。食管显露后，在食管周围放置 Penrose 引流管，以协助牵拉术者用手指完成钝性解剖，以游离上纵隔区的食管。插入鼻胃管，使用稀释的 Betadyne 溶液处理食管，以减少稍后食管拔脱时产生的纵隔污染。移除鼻胃管。接着，在胃食管交界部附近行胃切开术，或者使用切割缝合器离断贲门，并在食管断端钉缘开一小口进入食管腔。将标准的静脉剥离器逆行向上送入食管腔，从颈段食管尽可能远端的前壁带出。使用粗线将颈部食管与剥离器出口远端结扎，并在剥离器出来的位置将食管离断。缝扎离断后的食管远侧断端，牢固打结。作者发现某些圈套器可以方便牢固结扎。这是很关键的一步，因为一旦结扎松脱，剥离器将会脱离拔出，导致部分拔脱的食管遗留在纵隔。将剥离器改为大头后，将其从下方拉出，使食管自行倒置。在颈部食管远侧断端保留一根长胶带，非常实用，在食管移除后，可建立一个后纵隔的通路。拔脱出来的食管是内外反置，黏膜层在外层，肌层在内层，这类似于脱袜子的时候的内外反向。通常手术出血很少，仅需要很小的力气拉出食管。拔脱过程中，如遇抵抗，应谨慎小心，若是很大程度的抵抗，应考虑转为经裂孔食管切除。

重要的是，对于 Barrett 食管，重度不典型增生或黏膜内癌的患者，食管全层均需保证被拔脱，没有任何 Barrett 黏膜或肿瘤组织残留。但是对于良性疾病，如贲门失弛缓，仅需将黏膜层拔脱，除了增加颈部食管肌层切开之外，其仍采用同样的拔脱方式，仅将黏膜层环扎，保留食管肌层的完整。仔细将黏膜结扎在剥离子周围，从下方拔脱黏膜，保留肌层在食管原位。这些操作可以顺利通过胃底前部的开口进行。食管黏膜在鳞 - 柱状上皮交界远处离断，并关闭胃开口。

下一步是扩张纵隔通道，防止其对代食管器官的限制。我们使用一个 90ml 球囊的 Foley 导管，球囊用盐水逐步填充，然后将其通过纵隔向上拉出。通常，2～3 次的扩张可建立足够空间的纵隔通路。对于在剥脱时食管口径正常的患者来说，这一点尤为重要。然后，代食管器官可通过后纵隔通道上提。

当胃被上提待吻合时，采用标准方式制作管状胃，保持迷走神经"鸡爪"分支完整。由于胃左动脉主干被保留，仅有部分分支因胃小弯骨骼化而被离断，因此胃的血供甚好。同时保留胃窦部的血管分支，以及保留的胃右和胃网膜右动脉，可为患者提供很好的胃血流灌注。我们采用文献报道的 SPY 法来评估胃血流灌注，一并检测吻合区域是否灌注良好[8]。然后通过后纵隔拉出管胃，并以标准方式实施胃食管吻合。完成颈部吻合后，轻柔地将胃下拉进入腹腔，解除胃的迂曲，同时将胃壁在膈肌角缝合数针，预防腹内脏器疝入纵隔。安置鼻胃管和空肠造瘘管后，手术结束。因为已处理幽门，幽门肌层切开术可不再施行。

当使用结肠代食管，保留迷走神经时，有几个技术要点需注意。首先，几乎整个受神经支配的胃是完整的，只有贲门下面的胃食管交接部被切除。施行胃小弯侧的高选择性迷走切断术，可减少胃酸分泌，并预防结肠 - 胃吻合口溃疡的发生。没有必要胃大弯侧做过多游离，仅需要将胃短血管沿胰十二指肠后方的近端 1～2 支离断，从而在左侧膈肌角附近建立一个 10cm 左右的窗口。将结肠在胃后方通过此窗口送入纵隔，继续沿后纵隔上提。对贲门失弛缓症患者，仅需经胃前方开口拔脱食管黏膜层，保留了整个肌层和食管原位的管状结构，在近裂孔左侧部位，需在此肌性管道上打开足够大小的开口，以方便结肠能顺利经过并上提到颈部。如果食管全层都被剥离，比如重度非典型增生或黏膜内癌，那么这个问题就不存在了，因为食管的肌层已经消失，只有纵隔空间存在。胃结肠采用吻合器或手工端端吻合方式。如果食管肌层被保留，可以拉上来像外鞘一样覆盖吻合口。轻柔地将结肠下拉进入腹腔，解除迂曲，同时将结肠壁在左侧膈肌角缝合几针，预防结肠扭转或腹内脏器疝入纵隔。尤其需要注意的是，应在结肠与裂孔的后侧，靠近左右膈肌角相交的位置进行缝合，因为如果省略这些缝合，疝可能会出现在结肠后方。

结肠在裂孔远端10～15cm离断，注意不要损伤血管弓。然后，使用75mm规格GIA吻合器，在近端胃底后方行胃结肠吻合，并将鼻胃管引导放置到胃中。最后，以标准的方式完成结肠吻合术，注意避免牵拉左结肠血管或供应游离结肠的边缘动脉。典型情况下，这样需将右结肠放置入腹部左上象限。最后，关闭肠系膜缺口，安置空肠造瘘管。

当计划上提胃时，保留迷走的手术方式很方便适合腹腔镜操作。胃游离和高选择性迷走神经切断术，是一种简单的腹腔镜手术。笔者发现，在腹中线打开4cm的切口，并放置一个手操作孔，有助于食管拔脱（通过手操作孔）和随后纵隔的扩张。将代食管器官附带胸引管上提，颈部胃食管采用常规式吻合。与开腹手术相似，应将管胃与左侧膈肌角缝合，以防止胃扭转，或腹腔脏器疝到后纵隔。

## 五、保留迷走神经食管切除的术后结果

由于几乎所有接受保留迷走神经食管切除术的患者，属于良性疾病或可治愈的食管癌，多数患者术后具有长期的生存效果。在一项针对食管切除和结肠代食管手术的逾10年的研究中，我们报道了63例患者中有30例（48%）接受了迷走神经保留手术[3]。与标准食管切除加迷走切除术的患者相比，保留迷走的患者更满意于消化道的舒适性和较轻的早期饱腹感。两组之间在生活质量评分，以及倾倒或腹泻症状频率上无差异。这很可能是由于数年后，对于术后早期出现的倾倒与腹泻症状，大多数患者已学会了如何控制或减少症状发生。在此之前，我们发现保留迷走神经，可以减少食管切除术后早期的体重下降、减少倾倒和腹泻的次数[4]。

## 六、结论

Barrett食管的随访监控方案和应用逐渐广泛的上消化道内镜，导致越来越多的重度不典型增生或早期食管腺癌的患者被发现。对这些患者，内镜切除和消融通常是首选方案，但是对于某些患者，食管切除术仍是更好的选择。在这些患者及已经到达食管切除指征的良性疾病患者中，迷走神经保留提供了食管全切的益处，减少了传统食管切除和迷走切除术相关的并发症发生。手术操作的简便性及全腹腔镜手术的应用，应该是促进医生和患者接受的额外有利因素。

# 第五节 电视辅助和机器人食管切除术

Inderpal S. Sarkaria    Lara Schaheen    James D. Luketich    著

王文凭    译

## 一、概述

微创食管切除术（minimally invasive esophagectomy，MIE），逐渐被广泛接受，用于因食管良恶性疾病需要行食管切除的患者。在较大规模的医疗中心，MIE术后的并发症发生率、死亡率和肿瘤治疗效果，可以媲美甚至优于开放手术。一些全微创或杂交术式逐渐演进和推广，涵盖了从

全胸腹腔镜到不同的术式结合［开腹和腹腔镜和（或）胸部入路］。机器人在外科手术中的引进，产生了更多的手术方式，包括全机器人辅助的微创食管切除术（robotic-assisted minimally invasive esophagectomy，RAMIE），以及一系列机器人辅助和标准胸腹腔镜（或开胸 / 开腹）相结合的手术方式。在这一章，我们将重点介绍全胸腹腔镜 MIE 和 RAMIE。

## 二、微创食管切除术

目前 MIE 的手术方式，主要包括腹腔镜经裂孔入路、胸腹腔镜三切口入路（McKeown）和胸腹腔镜 Ivor Lewis 食管切除术。手术方式的选择很大程度上依赖于术者的偏好，尤其是决定经胸还是经纵隔，其他影响手术方式的因素还包括肿瘤部位、患者身体条件和特定手术相关的并发症等。当食管上段肿瘤，要求行三切口 McKeown 术式时，颈部吻合具有较高的喉返神经损伤发生率，易发生吻合口瘘、吻合口狭窄和咽食管吞咽功能紊乱。相比之下，对于中段或下段食管癌，Ivor Lewis 术式被认为更合适，但可能有较高的吻合口瘘发生率[1]。

在匹茨堡大学医学中心，我们食管癌的微创手术方式也经历了发展演进。最早是改良的三切口 McKeown 术式加颈部胃食管吻合，过渡到 Ivor Lewis 术式加胸内吻合[1-3]（译者注：在西方欧美国家，食管下段腺癌患者较常见，故 Ivor Lewis 是被认为较为合理的选择）。在初期 222 例患者的分析中，最早 8 例患者实施了腹腔镜经裂孔切除，此后很快开展了改良 McKeown 术式（胸腹腔镜游离 + 颈部吻合）。早期经验结果显示，中位住院日为 7d，手术死亡率为 1.4%，相当于甚至优于绝大部分开放手术。术后吻合口瘘发生率（11.7%）和肿瘤分期特异性生存率与开放手术相似。在针对本中心 1011 例接受了择期 MIE 手术的患者（包括 530 例目前首选的 Ivor Lewis 术式）的随访中，手术死亡率为 0.9%，中位住院时间为 8d[1]。

基于我们单中心的经验，以及考虑到这可能不一定适合其他中心，我们开展了一项多中心的前瞻性研究（东部肿瘤协作组二期试验，E2202）。在纳入的 106 例患者中，来自 17 个认证中心的 95 例患者成功接受了三切口 McKeown 或 Ivor Lewis 微创手术[4]。围术期死亡率为 2.9%，ICU 住院时间和总住院时间分别为 2d 和 9d。主要吻合口瘘发生率为 8.6%，这与开放术式相近。中位淋巴结清扫数目为 19 枚，96% 的患者实现了 $R_0$ 切除。术后 3 年生存率为 58.4%，局部复发率仅为 6.7%，这与开放手术的生存和复发率相当。这项里程碑式的研究表明，MIE 在有经验的食管外科医生手中是可行的，在各类医院能实现良好的技术和肿瘤学效果。

在欧洲开展的一项多中心、随机、对照研究，比较了开放和 MIE 手术两组间在肺部并发症发生率上的差异。在该研究中，56 例开放性手术对比 59 例 MIE 手术患者，患者住院期间的肺部并发症发生率分别为 34% 和 12%（$P=0.005$），术后 2 周发生率分别为 29% 和 9%（$P=0.005$），开放手术组高于 MIE 组的 3 倍以上。两组死亡率（3% vs. 2%）和吻合口瘘发生率（12% vs. 7%）相似。这项试验，虽然受限于入组病例较少，但提供了最有力的证据，提示与开胸手术相比，MIE 手术显著降低了并发症发生率，同时实现了相近的肿瘤学效果。

我们目前的首选术式是全腹腔镜胸腔镜（Ivor Lewis）食管切除术，包括彻底的腹腔（腹腔干、胃左血管、脾血管）和纵隔（食管旁和隆嵴下）淋巴结清扫[5]。该术式适用于大多数中 / 远段食管癌、胃食管交界癌伴贲门侵犯、伴重度非典型增生的短至中长度的 Barrett 食管，以及担心胃长度是否够用的情况[6, 7]。如果原发胃癌明显侵犯胃小弯累及胃角切迹，我们更喜欢行全胃切除，同时行 Roux-en-Y 吻合重建。全胸腹腔镜 Ivor Lewis 术对于上 1/3，或中段食管癌明显向上侵犯的患者并不合适，因为这会影响到获得足够安全的近端切缘。下面介绍我们目前的胸腹腔镜

Ivor Lewis 手术技术。

## 三、MIE 的术前评估

计划行食管切除术的患者，术前需仔细评估和分期，包括通过上消化道内镜及活检；内镜超声评估肿瘤侵犯深度和淋巴结情况；正电子发射断层成像结合计算机断层成像（PET/CT）评估转移情况和新辅助治疗的反应程度。对于胃食管交界癌患者，经常采用初步的腹腔镜分期，以进一步界定肿瘤范围，决定最佳的手术时间和合适的手术方式。如果经过探查，决定行新辅助治疗，则安置中心静脉置管，同时考虑实施对任何已存在的恶性梗阻进行扩张。对于处于临界营养状况和巨大肿瘤梗阻的患者，我们可以选择在腹腔镜分期时一并放置营养管（这个比例 < 10%）。对于 $T_3$ 期肿瘤的患者，巨大的局部病灶或临床表现明显的淋巴结转移，应考虑行新辅助放化疗或新辅助化疗。

## 四、MIE 腹腔镜操作

手术当天，由外科医生进行上消化道内镜检查，以评估肿瘤的近端和远端范围。麻醉医生行双腔气管插管，建立静脉通道和监护管线。患者仰卧在手术台，双脚合拢，双臂外展45°，呈明显的反向 Trendelenburg 体位（即头高脚低位）。主刀站在患者右侧，一助站在左侧。

腹腔镜操作孔的设计，要兼顾手术切除的容易度，以及清晰显露裂孔、胃网膜右血管弓、胃左血管区、胃后间隙、幽门等术野，还要方便安置空肠造瘘管（图 130-54）。直视下直接采用 Hasson 法在右正中旁安置 10mm 或 12mm 穿刺鞘进入腹腔，位于从剑突到脐约 2/3 距离处。双侧肋下安置 5mm 穿刺鞘，另在右侧腹部靠近后肋区安置 5mm 穿刺鞘，用于肝脏牵拉器械。左正中旁为镜孔，根据外科医生的习惯，可以使用 5mm 或 10mm 镜头，并以此决定穿刺鞘的大小。在手术过程中，必要时可在脐下右正中旁区域设置切孔，以协助牵拉，这个切孔也可协助安

置空肠造瘘管。如果术者习惯手工缝合，则穿刺鞘可选 5mm 规格，但如果要使用内镜缝合装置，则可能需要 10mm。需要注意的是，患者若腹部突出、体积大，或者既往有腹部手术史，则需要认真考虑腹部切孔位置的确定，乃至于考虑是否选择行微创手术。对于有大范围腹部手术史的患者，我们经常会放置探查孔来协助粘连松解。

我们采用超声刀完成大部分操作。通过肝胃大网膜可见小网膜囊，外科医生要注意识别该区域可能存在的肝左动脉变异支（常见于肝左动脉发自胃左动脉），临时夹闭可疑血管，并观察肝左叶有无缺血表现，可以协助判断离断该动脉的可行性。在大多数情况下，该血管可以被离断，没有严重后果，但有时，这是一个主要的血管，值得为此考虑改变手术方案。游离裂孔并评估膈肌和裂孔周围组织受累情况，包括胸膜和主动脉。在前方上提胃小弯，显露胃后间隙，将胃左血管离断（图 130-55）。清扫整个腹腔干和胃后

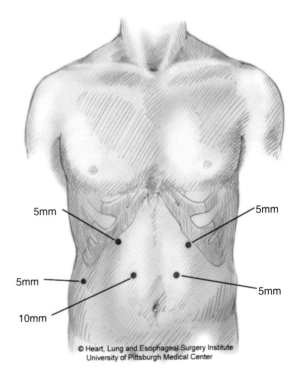

© Heart, Lung and Esophageal Surgery Institute
University of Pittsburgh Medical Center

▲ 图 130-54 腹腔镜切孔设计

10mm 穿刺鞘首先放置在右中腹部，采用开放 Hasson 穿刺鞘插入方法。另一个 5/11mm 的端口（未显示）放置在右下象限，这有助于在幽门成形术和管胃制作时的牵拉

淋巴结，沿肝总动脉和脾动脉，并向裂孔方向推进，游离并抬举所有胃左动脉附带淋巴结及周围组织。将腔镜血管切割缝合器从右正中旁穿刺鞘进入，离断胃左血管。早期离断胃左血管，有利于食管在裂孔部位的游离，尤其是后方区域。

从大网膜进入小网膜囊后，开始游离胃大弯。使用超声刀离断网膜穿通动脉，并非常小心地识别、显示和保护右胃网膜右动脉（图 130-55）。出于使用大网膜加固吻合口的目的，在游离大网膜时，需要建立保留 2~3 支网膜右血管分支的网膜瓣，尤其是针对新辅助治疗的患者。继续沿着胃底游离，将此前分离膈肌时未处理的胃短血管离断。将胃上抬，分离所有胃后间隙的组织和粘连。在整个手术过程中，特别是在管胃制

作时，我们采用"无接触"技术，该技术包括避免不必要的胃抓持操作，仅抓持最终要切除的胃区域，这项技巧很容易实施。继续游离胃到幽门平面。我们游离胃幽门部，直至其可以无张力上提至肝尾叶或右侧膈肌角。我们认为幽门部的游离可以是改良 Kocher 法的部分内容，而不是彻底的 Kocher 操作，后者将幽门部彻底游离是没有必要的。若是食管肿瘤较高，或 Barrett 食管癌侵犯近端的情况，这样需要较长的胃代替食管，则需要多花时间来完成幽门十二指肠的 Kocher 游离，以获取足够的游离长度。

我们几乎对所有患者实施幽门成形术，腹腔镜下行幽门成形术是安全的，在技术熟练的情况下，10min 内可以完成。大部分高年资住院医在

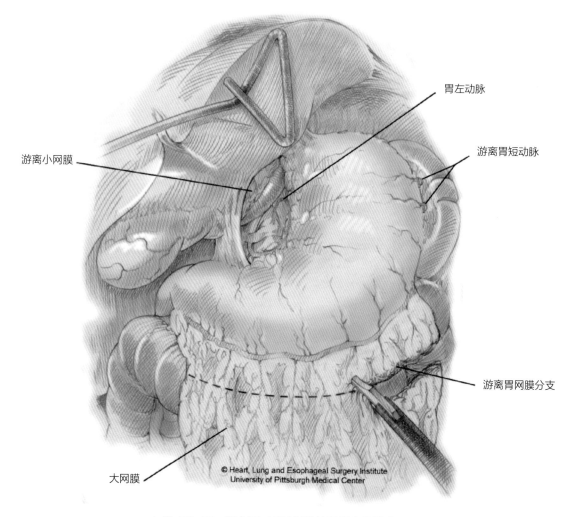

▲ 图 130-55　胃小弯 / 胃后间隙的显露和胃游离

2 个月的轮转结束时，都可以在有经验的食管微创外科医生指导下，完成腹腔镜幽门成形术。首先在幽门两侧分别缝一针固定线，以便牵拉，通常固定线因为结扎了幽门静脉（Mayo 静脉）的分支，似乎可以减少出血。开始施行 Heineke-Mikulicz 幽门成形术，超声刀进入幽门附近的十二指肠，纵向分离幽门肌层，抵达胃窦部。我们使用内镜下缝合装置（Endo Stitch 2.0, US surgical，Norwalk，Connecticut）行幽门切口的横向间断缝合（图 130-56），一般缝合 4～6 针。在腹腔镜操作结束时，我们采用网膜加固幽门切口。

　　管胃宽度约 4cm（图 130-57）。如果此前安置有鼻胃管，一定要记得制作管胃时将鼻胃管退

至远端食管内。轻柔牵拉胃，使胃底向上，胃窦向下，尽可能将胃大弯"拉直"。第一枪切割缝合器从右侧胃角附近的小弯脂肪组织开始，制作管胃需考虑以下要点：①肿瘤大小和侵犯胃小弯的范围；②决定合适的管胃宽度，如果想得到较窄的管胃，可从幽门附近开始裁剪；③患者新辅助放疗的病史，注意放疗对胃的损伤。为了减少出血，可使用血管钉仓来处理胃小弯脂肪和血管，后续使用厚度 4～5mm 的钉仓来处理较厚的胃壁肌层和胃窦。当缝钉继续处理胃体上时，通常需要的钉高度为 4mm。管胃制作时，要考虑几个要点。钉仓厚度的选择并非一成不变，而要考虑实际组织厚度的需求。对部分患者，因为组织厚度和全钉仓闭合的需求，可能需要全部

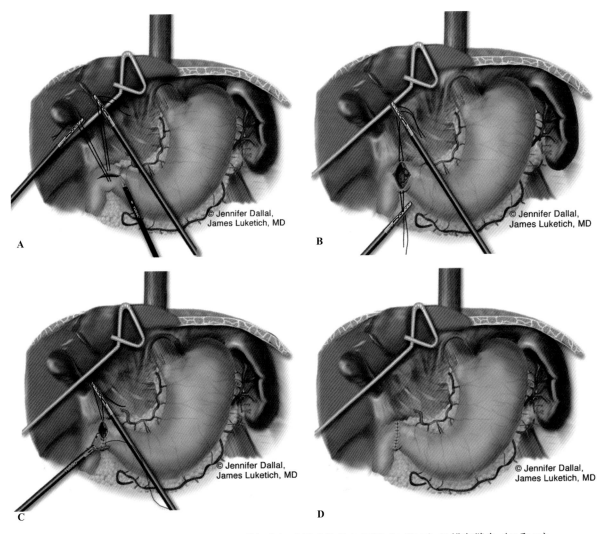

▲ 图 130-56　**Heineke-Mikulicz 法进行幽门成形术的纵向切开（A 和 B）及横向缝合（C 和 D）**

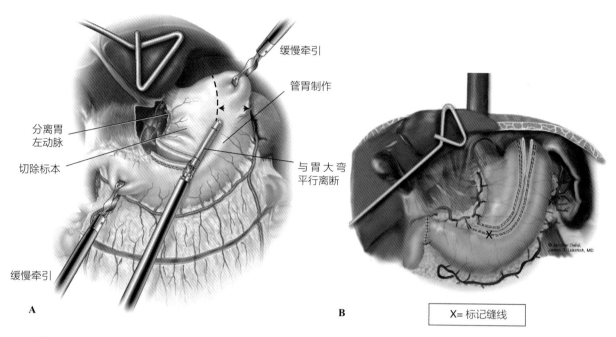

**A**

**B**

X= 标记缝线

▲ 图 130-57　**A.** 制作管胃第一枪使用 **Endo GIA** 血管钉仓，从胃小弯开始，较厚的胃窦部裁剪方法见正文描述。胃窦和胃底分别牵拉向相反的方向，保证管胃制作时足够的张力。**B.** 管胃制作完成，带有完整的胃网膜右血管弓和胃右动脉。标记缝线位于管胃远端（**X** 处）

使用 5mm 钉仓。我们计划沿胃大弯制作一个拉直的管胃，这一点很关键，因此过长的钉仓（如60mm）听起来很不错，但却可能违背了我们想实现的几何学目标。因此，我们更偏向于使用短的 45mm 钉仓，有时甚至是 30mm，平行胃大弯建立一个连续的切缘。将管胃与标本分离，并通过缝线连接。缝合位点保持一致很重要，这关系到管胃在胸腔内的位置摆放，使管胃切缘面向外科医生（右胸 VATS），使胃大弯血管弓和脂肪面向脾脏。管胃正确的位置摆放，有助于保证在管胃上提进入胸腔的安全，避免发生扭转。我们的经验是，将新建管胃的大弯侧缝到标本的小弯切缘。在结束腹部操作之前，我们在食管周围进行360° 的游离，深入胸部距离为 6～10cm，这样做可以协助标本上提入胸，并使后续经 VATS 时上提管胃较为容易。如果注意到膈肌角或胸膜的粘连，我们会将其一起与标本游离，保证切缘阴性，这一点此时需要判断，但更好的是在术前或腹腔镜分期时就做出预判和处理计划。然后，在管胃远端缝一针，此处较宽，可储存胃容积，这一针

缝线将用于标记腹内和胸内胃管之间的界限，以尽量减少胸内管胃的冗余。

在腹腔镜操作最后，安置空肠造瘘管。

## 五、MIE 胸腔镜操作

将患者体位更换为左侧卧位，单肺通气。腋中线 8 肋间安置 10mm 穿刺鞘，作为镜孔，直视下安置剩余的穿刺鞘（图 130-58）。肩胛线（或肩胛角后方）约第 8 或第 9 肋间安置一个 10mm

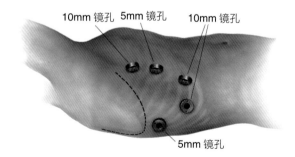

10mm 镜孔　5mm 镜孔　　10mm 镜孔

5mm 镜孔

▲ 图 130-58　胸腔镜切孔设计

经许可转载，引自 Tsai WS, Levy RM, Luketich JD. Technique of minimally invasive Ivor Lewis esophagectomy. *Oper Tech Thorac Cardiovasc Surg* 2009;14:176-192. © 2009 Elsevier 版权所有

穿刺鞘，此孔用于超声刀的使用。另有一个 5mm 的切孔位于肩胛角下方，用于术者左手器械的使用和牵拉。另一个 10mm 切孔位于腋前线 3 或 4 肋间，便于扇形肺叶钳的使用。腋前线 5 肋间为 5mm 辅助切孔，便于吸引器使用。膈肌上缝合一针牵拉线，通过下方单独的切口引出。

游离下肺韧带至下肺静脉水平。将肺向前牵拉，显露后纵隔折返。从心包后侧下方开始游离，若肿瘤体积不大或没有明显炎症，可使用钝性和锐性游离相结合的方式快速完成（译者注：白种人凝血功能不同于东亚人群，西方术者偏好的此种游离方式不一定适合东亚人群，可能引起严重的创面渗血，需注意）。紧贴心包界面游离是实现前 - 中区域整块切除的标志。当术者向上游离时，气道的识别对于避免损伤至关重要，同时一并清扫隆嵴下淋巴结。打开奇静脉上方的纵隔胸膜，并使用血管钉离断奇静脉。

后纵隔胸膜沿食管的走行分离至裂孔水平。我们不常规切除胸导管，对其小心地识别并将其留在手术游离平面后方。使用超声刀游离食管后方，结扎淋巴管和主动脉食管分支。

在奇静脉平面游离迷走神经，尽量减少对喉返神经的牵拉损伤。在奇静脉上方游离时，靠近食管，有助于防止喉返神经损伤。游离裂孔时一并清扫所有的淋巴组织。将标本向上牵拉，并将胸胃上提进入胸腔，保持胸胃正确的位置。将胸胃暂时放于膈肌处，牵拉标本远端，已完成对侧胸膜和气道的深部游离。应注意识别并安全地游离左主支气管和气管。

将食管在奇静脉上方 2～3cm 锐性剪断，胸壁后下方 10mm 切孔扩大为 3～4cm，安置伤口保护装置，用于标本的取出。食管残端常规送冰冻病检。

使用端端环形吻合器（EEA）来实施吻合。EEA 砧头安置在食管远端，并在胸腔镜下采用荷包缝合封闭。小心将管胃上提入胸腔，在管胃远端开口，将 EEA 吻合器从胸壁后下方切口送入胸腔，并进入管胃开口（图 130-59）。吻合器尖头从管胃网膜右血管弓上方刺出，并与砧头扣合，继续推进吻合器及管胃，注意使吻合器与胸胃保持一致，并处于正确的位置，以确保移除吻合器的时候，胃食管吻合呈完整的"甜甜圈"样结构。击发吻合器，吻合完成。直视下将鼻胃管经过吻合口，送入近端胸胃，将胸胃近端多余的管胃使用切割缝合器切除。安置标准的胸腔后 - 尖部引流管和一根额外的较小的吻合口周围引流管（No. 10 Jackson-Pratt drain），胸腔镜操作部分结束。

## 六、MIE 术后管理

术后 5～7d 常规行食管造影，以评估吻合口情况，如果没有吻合口瘘的证据，可嘱患者开始进食。患者带营养管和吻合口周围引流管出院。如果患者进一步进食可，没有延迟性吻合口瘘的表现，可在术后第一次回院复查时，拔除这两根管道。

## 七、机器人辅助微创食管切除术

尽管手术经验在逐渐增加，RAMIE 仍然限于个案或早期的病例报道。手术方式也多样化，采用几种手术方式的联合，如开腹和开胸，标准的微创和机器人辅助入路，机器人主要仅应用于胸部游离。第一例详细介绍全机器人辅助的胸腹腔镜手术，采用的是三切口 McKeown 术式，手术时间 660min，尽管其中有过半时间是非外科相关，但也强调了团队经验积累的重要性[8]。

同一作者记录了最早的一组全机器人辅助三切口食管切除术病例，共 8 例患者[9]。其中有 1 例发生了左主支气管损伤，并在机器人辅助下修补。中位手术时间为 672min，中位淋巴结清扫数目为 18 枚。1 例患者死于肺炎，1 例患者因双侧声带麻痹行气管切开术。该中心随后的一篇报道中，记录了又有 22 例患者接受了全机器人辅助三孔食管切除术，手术时间减少到中位 480min，手术死亡率为 0%[10]。

最早报道的一组采用胸内吻合的病例，共 22

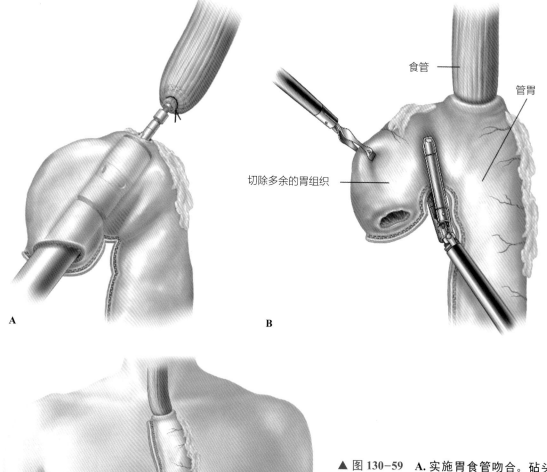

▲ 图 130-59　**A.** 实施胃食管吻合。砧头置于远端食管，双层荷包缝合。**EEA** 吻合器经胃开口进入管胃，与砧头扣合，保持管胃的切缘面向镜头。**B. 开口使用 Endo GIA 封闭，需注意该切缘与吻合口切缘不要距离太近。在吻合口后方的食管床放置 JP 引流管。C. 重建完成**

经许可，引自Shah RD, Levy RM,Luketich JD. Minimally invasive Ivor Lewis esophagectomy. In: Luketich JD, ed. *Master Techniques in Surgery:Esophageal Surgery*. Philadelphia, PA: LippincottWilliams & Wilkins; 2014:273–288.

例，行机器人辅助游离和标准的腹腔镜操作[11]。在发生严重的吻合口并发症后（6 例患者行"杂交"吻合，后壁器械吻合，前壁机器人辅助手工吻合，其中 5 例需再次手术），作者改用了双层手工缝合技术。此后在剩下的 16 例患者中，并发症发生率显著降低，使作者极力推荐这种机器人辅助下的胸内吻合技术。

在纪念 Sloan Kettering 癌症中心，作者报道了接受 RAMIE 的 21 名患者中，有 17 名患者首次采用全机器人辅助胸腹部 Ivor Lewis 手术，以及采用 EEA 行胸内吻合[12]。中位手术时间为 556min，中位淋巴结清扫数目为 20 枚，3 例患者发生了吻合口瘘。重大并发症，有 3 例发生了气道瘘，其中 1 例为术后 30d 出现的 1mm 小瘘口，经支架治疗后很快愈合；2例为术后早期瘘，并导致了其中1例90d内死亡。这种并发症的发生，很可能是术中使用能量器械游离气道时，热量的侧向播散导致了不易识别的气道膜部损伤。尽管这种并发症报道很少，但并不是RAMIE所唯有，在所有MIE手术中（机器人辅助或其他方式），在使用能量器械游离胸内食管时，都应避免与气道接触。此后我们改变了操作方式，在隆嵴下操作时，使用双极电凝（Maryland Bipolar，Intuitive Surgical Inc., Sunnyvale, CA）。在后续的100例RAMIE患者随访，已无此类并发症，手术结果很好，无90d死亡病例[13]。在一项对45例RAMIE手术患者的中期分析中，每15例患者的连续组间比较显示，主要并发症、淋巴结清扫、中转开放率、手术时间（600～370min，最后5名患者的中位手术时间300min）等指标都有了显著改善。

来自同一中心的两篇关于RAMIE的报道结果大部基本一致[14,15]。在一组50例患者中，约有1/2接受了完全机器人辅助Ivor Lewis RAMIE和EEA胸内吻合术，其余的是杂交式术式，手术效果很好，无术后死亡，有一例吻合口瘘，中位淋巴结清扫数目为19枚[15]。在完成20例RAMIE后，平均手术时间由514min降为397min[14]。

目前，还没有前瞻性比较RAMIE和标准腹腔镜，或开放式的研究数据发表。在纪念Sloan Kettering癌症中心，注册了一项前瞻性临床研究（ClinicalTrials.gov：NCT 01558648），对65名RAMIE与108名开放性食管切除术患者，进行了生活质量和结果对比，并对近期结果进行了分析，发现RAMIE明显改善了术后的短期疼痛评分（$P=0.007$）（Sarkaria et al., 会议摘要，欧洲胸外科医师学会，葡萄牙里斯本，2015年）。RAMIE组的出血量（$P=0.001$）、住院时间（$P < 0.0001$）、中位淋巴结清扫数目（$P < 0.0001$）均优于对照组，肺部并发症减少（15% RAMIE组，32%开放组），两组90d死亡率相似（1.5%RAMIE组，3.7%开放组）。

这些数据，显示了RAMIE可作为标准MIE或开放食管切除术的替代。但是，证据水平还较初级，仅有一篇Clark等的Meta分析，结果表明，60例接受RAMIE各种术式的患者，术后并发症发生率为30%，手术死亡率为2.4%，吻合口瘘率为18%[16]。一项前瞻性随机对照试验（a.k.a. ROBOT trial），拟比较RAMIE和开胸食管切除术的并发症与治疗结果，已在荷兰开展（ClinicalTrials.gov: NCT01544790）。

## 八、RAMIE 手术操作

现有的RAMIE手术方式，主要来自匹茨堡大学医学中心开展的MIE及上文描述[12,17]。特定的一些技术差异或改良在下文重点介绍。

## 九、RAMIE 患者体位

患者腹部和胸部操作的模式图见图130-60。机械臂设备位于患者右侧，机械臂塔台在其左侧。我们采用四臂平台，2位外科医生在控制台操控（主刀和培训者），另一个助手在手术台旁。患者的体位和MIE基本是一样的，但患者左臂可以置于身体旁，以避免与机械臂相互干扰。

## 十、RAMIE 手术入路和切孔设计

此前已介绍过，我们采用联合序贯腹部和胸部入路[12]。在腹部操作中，调整手术台以方便机械臂和设备的进入（Da Vinci Surgical Robot，Intuitive Surgical Inc.），使臂直接位于患者的中线上方。中线的镜头切孔最好在脐上方，但距离剑突上参考点不超过23cm。左侧肋下取5mm切孔，用于使用无损伤抓持钳。左侧中腹部锁骨中线为8mm切孔，用于超声刀使用（Harmonic Scalpel，Ethicon Incorporated,Somerville, NJ）。另有一个右外侧5mm肋下切孔，用于放置肝牵开器，以及另外一个8mm锁骨中线右中腹切孔，用于双极无创抓持钳，这个切孔也可以用于镜头的使用，在游离网膜和胃网膜血管弓时，此处镜头可以改善胃大弯一线的术野。切孔整体的布局见图

130-61。为了尽量避免机械臂碰撞，切孔之间保持至少 9~10cm 的距离很关键。

胸腔操作部分，在视频引导下，选择腋后线靠中第 8 肋间安置镜孔。使用二氧化碳充气，可很大程度不必使用膈肌缝合牵拉。将 5mm 的切孔放置在腋后线靠中第 3 肋间，并将一 8mm 的切孔放置在第 5 肋间隙中。另有一个 8mm 切孔在侧边约第 8 或第 9 肋间。直视下，在镜孔与侧边 8mm 切孔之间的膈肌穿刺中线上，安置一个

12mm 切孔。机器臂与切孔的穿刺鞘对接，并且镜头以向下 30° 的角度置于胸内。

RAMIE 基本的操作元素和 MIE 一致，两术式最大的不同是 RAMIE 可以使用机械臂实现术者的自我辅助，因此在胸腹部操作的绝大多数显露需求中，取代了手术台旁的助手（图 130-62）。术者全程的视野和控制，也使得手术的可视化效果与可控性大大增强。可旋转器械的使用，可以实现更精确的缝合，比如幽门成形术的缝合和吻

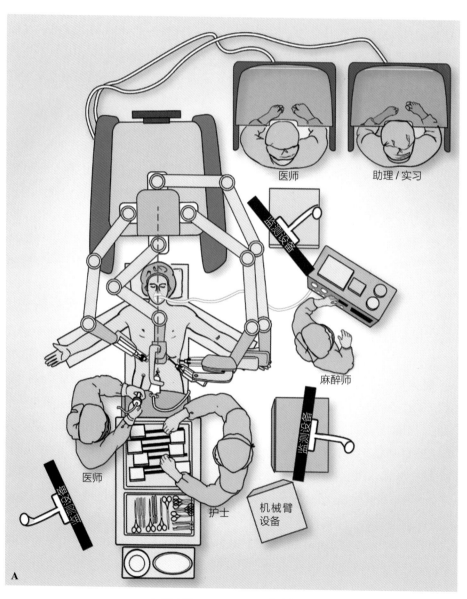

▲ 图 130-60 **RAMIE 患者体位**
术中腹部操作设置（A）

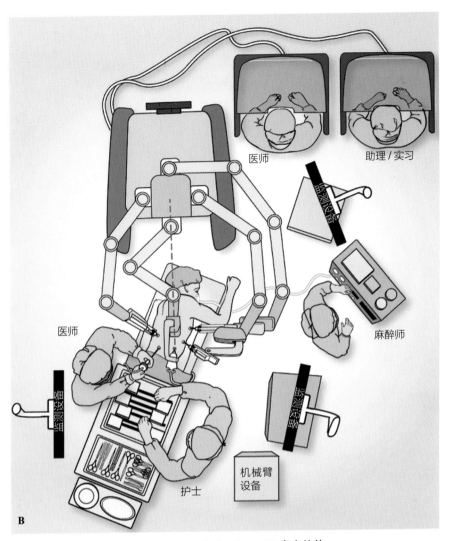

**▲ 图 130-60（续）　RAMIE 患者体位**

术中胸部操作设置（B）

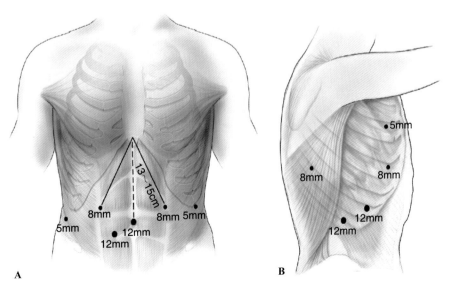

**◀ 图 130-61　RAMIE 切孔整体的布局**

A. 腹部操作；B. 胸部操作

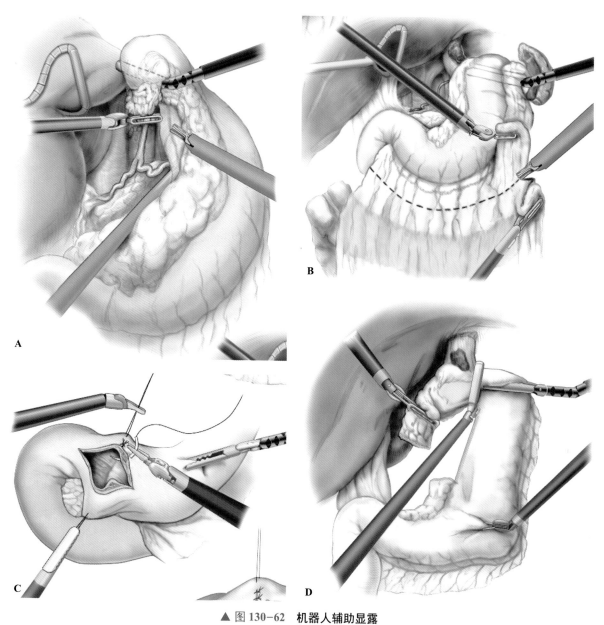

▲ 图 130-62 机器人辅助显露

A. 逆向腹腔干周围游离；B. 胃大弯侧游离；C. 幽门成形术；D. 管胃成形

经 European Association for Cardiothoracic Surgery许可转载，引自 Sarkaria IS, Rizk NP, Finley DJ, et al. Combined thoracoscopic and laparoscopic robotic-assisted minimally invasive esophagectomy using a four-arm platform: experience, technique and cautions during early procedure development. Eur J Cardiothorac Surg 2013;43(5):e107-e115.

合时的荷包缝合（图 130-63）。我们还进一步发现了吲哚青绿近红外荧光显像技术，在机器人平台的使用，可以用于显示血管结构的活动性，如胃网膜血管，并可潜在评估胃的灌注[18]。RAMIE 的潜在劣势包括限制了多区域视野的通用性和范围，以及机械臂碰撞（特别是在从裂孔到胸廓入口的广泛胸内区域）。还有一点需要注意，一旦机械臂对接锁定，除非解除锁定，否则不能移动患者体位。虽然这些缺点可能会随着技术的更新而改善，但目前它们可能仍是阻碍 RAMIE 应用于食管切除术的主要障碍。

## 十一、总结

MIE 正在获得更广泛的接受，越来越多的证据表明，与开放手术相比，MIE 提高了生活质量和围术期结果，同时实现了相当的肿瘤学治疗效果。尽管处于起步阶段，RAMIE 应用也在增长，早期的经验显示其可实现与标准 MIE 旗鼓相当的效果。还需要有更大样本的前瞻性经验来论证，这些技术上的进步（如视野更清晰化、更先进的图像处理、术者控制和器械灵活性），是否转化为显著的临床治疗效果。

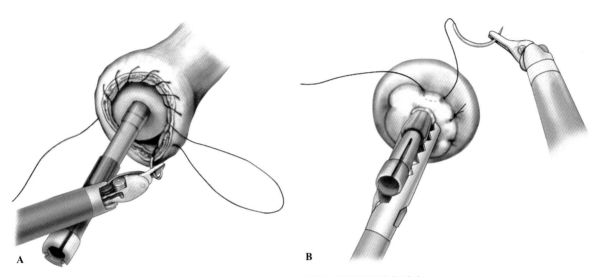

▲ 图 130-63　吻合时机器人辅助下的荷包缝合

A. 包埋砧头的初步缝合；B. 再次缝合为荷包缝合，收拢组织褶皱

经 European Association for Cardiothoracic Surgery 许可转载，引自 Sarkaria IS, Rizk NP, Finley DJ, et al. Combined thoracoscopic and laparoscopic robotic-assisted minimally invasive esophagectomy using a four-arm platform: experience, technique and cautions during early procedure development. *Eur J Cardiothorac Surg* 2013;43(5):e107-e115.

# 第131章
# 代食管器官的可供选择
## Alternative Conduits for Replacement of the Esophagus

Hugh G. Auchincloss　Douglas J. Mathisen　著

王文凭　译

## 一、概述

胃是良恶性食管切除术后重建的首选器官。但是，有一些情况下胃不能使用，这需要胸外科医生考虑其他器官完成消化道完整性的重建，这些器官包括结肠、带蒂空肠和增强灌注空肠。罕见情况下，若无肠管可用，可使用肌皮瓣或皮管。食管替代器官应具有长度足够、术后胃酸反流少、吻合口瘘发生率低等优点。特定的临床情况可能更适合某种替代器官，涉及的重建技术也相差很大。因此，当某一项因素导致需考虑其他代食管器官时，胸外科医生必须精通各种手术方法。食管重建术后的短期和长期效果，与传统胃代食管相比大致相当。

## 二、指征

当胃可用时，很少有其他替代器官用于食管切除术后的重建。一些学者主张，当患者预期长期存活时，可首选使用结肠或空肠间置，比如食管良性疾病或小儿手术。良性疾病包括广泛的病理类型，如食管远端消化性狭窄、长节段腐蚀性狭窄、功能性动力性障碍，或抗反流手术失败等。然而，对于大多数患者，使用其他替代器官，是因为胃不可用。这可能是因为先前的腹部手术、胃本身的疾病，或胃存活性差（如绞窄性的食管旁疝）。或者，患者既往接受食管切除术，出现了胃坏死或顽固性狭窄的并发症。历史上，在无法切除的恶性梗阻的情况下，还使用替代器官绕过食管，将食管留在原位，代食管器官放置在另外的解剖位置。然而，食管支架的广泛供应使得食管旁路手术的需求减少。

我们关于结肠和短段空肠间置用于食管切除术后重建的经验，分别由 Wain[1] 和 Gaissert[2] 发表（表 131-1）。在 80% 以上的患者中，使用短

**表 131-1　麻省总医院短段空肠间置术代食管的指征**

| 诊　断 | 百分比（n=41） |
|---|---|
| 胃食管反流疾病 | 82.5 |
| • 抗反流手术失败 | 50.5 |
| • 无法扩张的食管狭窄 | 21.5 |
| • 贲门失弛缓症治疗的并发症 | 5.0 |
| • 食管动力性疾病肌层切开术的并发症 | 2.5 |
| • 胸内胃食管吻合术的并发症 | 2.5 |
| 食管念珠菌感染伴狭窄 | 5.0 |
| Barrett 食管伴原位癌 | 5.0 |
| 食管切开术后瘘 | 2.5 |
| 食管肿瘤 | 2.5 |
| 食管平滑肌肉瘤 | 2.5 |

经许可转载，引自 Gaissert HA, Mathisen DJ, Grillo HC, et al. Short-segment intestinal interposition of the distal esophagus. *J Thorac Cardiovasc Surg* 1993;106(5):860–866. © 1993 The American Association for Thoracic Surgery 版权所有

节段空肠的适应证与胃食管反流疾病有关，其中大多数患者在术前曾抗反流手术失败。良性病变也是最常见的结肠间置术的指征，特别是针对长节段的腐蚀性狭窄。

### 三、代食管器官的选择

在需要选择代食管器官时，必须考虑几个因素。代食管器官必须具有合适的长度，有一定的抗反流保护机制，具有可靠的血供，且本身无病变。当计划行颈部食管的吻合时，则选择仅限于结肠或增强灌注空肠，带蒂空肠很少有足够长度可以达到成人颈部，以完成无张力的食管空肠吻合。与增强灌注空肠相比，结肠间置技术要求较低，并可提供良好的长期功能效果。然而结肠疾病（包括憩室、功能性动力疾病和动脉粥样硬化血管疾病）较为常见，这可能限制了结肠的使用。相比之下，小肠固有疾病不常见，并且空肠具有虽然多变但丰富的血管弓。增强灌注空肠间置术的主要缺点是手术时间长、操作复杂、需要进行多次微血管吻合。带蒂空肠不存在这一问题，但带蒂空肠仅适用于短段远端食管切除后的替代。若是术中临时需要代食管器官，空肠比结肠更合适一些，因为前者不需要术前肠道准备和血管造影检查。

### 四、术前准备

理想情况下，要在食管切除术前规划代食管器官的使用。所有患者均应接受完整的病史采集和体格检查，并特别注意血管疾病和胃肠疾病。对于有消化道出血、不明腹痛、结肠息肉，或憩室病史的患者，应进一步完善结肠镜检查。肠道造影是一项创伤小的可行的检查方法。便秘或其他功能紊乱的病史，可能会要求进一步的检查，然而，没有证据表明肠道的蠕动直接影响术后的整体功能。

全面评估患者营养状况很关键，尤其对于既往接受食管手术且代食管器官失败的患者。低白蛋白和低铁储备，以及体重减轻和肌肉萎缩的体征，表明患者需要术前营养支持的计划。在可能的情况下，口服补充能量制剂是首选，一些患者可在术前放置肠内营养管并获益。很少需要行肠外营养支持。

所有计划行结肠间置术的患者，术前常规完善肠系膜血管造影。关于这一做法的争论在文献中仍然存在，反对者认为，术中评估肠系膜血管比影像学评估更可靠、更经济。我们认为术前肠系膜血管造影对手术计划的帮助是无法量化的。与血供丰富的胃相比，结肠的血供变化很大，而且通常是稀薄的[3]。肠系膜血管造影术可显示肠系膜下动脉的狭窄，以及左结肠动脉的起源，是来自于结肠中动脉的分叉，或者结肠中动脉左支与结肠左动脉升支之间的不全边缘动脉。这些发现可能会导致外科医生改变方案，选择右结肠作为替代管道，或者完全放弃结肠而选择空肠。提前知晓这些信息，可进一步节省手术中的宝贵时间，并且防止了肠系膜的反复探查和烦琐解剖。计划空肠置入的患者不需要术前血管造影。尽管空肠血供的多变性，但动脉粥样硬化疾病很少累及小肠[4]，因此血管造影对其手术帮助有限。

为了避免术中污染胸腔，结肠代食管术前需行肠道准备。抗生素肠道准备没有必要，反而可能导致肠炎。空肠或结肠代食管术，围术期静脉应用针对皮肤和肠道菌群的抗生素。

### 五、手术技术

结肠或空肠代食管是一种复杂的手术方式，由于其相对频率较低，很少有胸外科医生能够拥有丰富的经验。一般来说，这些手术应在熟悉复杂食管手术的中心进行。

无论指征如何，代食管器官的手术原则是一致的：①谨慎注意代食管器官的血管蒂（包括动脉和静脉）；②代食管器官顺向蠕动，恢复吞咽功能，减少胸内器官冗余；③保持正确位置，实现无张力的近端和远端吻合；④预防反流。所有的食管手术都应该从外科医生的内镜评估开始，以确认病变位置和有无其他疾病。

### （一）麻醉

大多数患者受益于术前安置硬膜外导管，但需要注意的是，覆盖胸部切口的硬膜外置管，不会减轻颈部切口相关的疼痛，并且也可能不会有效缓解腹部切口的疼痛。术中使用硬膜外麻醉，会导致肠蠕动减缓和扩张，应予避免。术中安置动脉插管，用于连续的血压监测，这对代食管器官血管系统的准确评估很有必要，同时由于术中牵拉心脏造成的血流动力学显著改变，也需要连续置管监测。大多数食管切除术需要单肺通气，可以通过双腔气管插管或单腔管加支气管封堵来实现。经裂孔食管切除和长段小肠间置可以不依靠单肺通气实现，但是患者应可耐受单肺通气，以备可能的需求。

### （二）代食管器官的路径

目前长段代食管器官的位置主要有 4 个，即后纵隔、胸骨后、经胸膜和皮下。短节段的间置和胸内吻合术根据手术入路不同，一般是位于后纵隔，胸膜打开后进入左或右侧胸腔。将代食管器官放置在密封的暗袋中，附加吸引，这简化了操纵流程，保护其不受损坏，并可实现正确的定位到预期位置。

### （三）后纵隔

当代食管器官与胸段食管吻合时，切除食管之后的后纵隔食管床是代食管器官放置的首选位置。这也是抵达颈部食管最短最直接的路径，尤其是代食管器官长度有限时。如果选择食管旁路手术，或既往为胃代食管因胃坏死引起明显的纤维化与粘连，则后纵隔路径不可行。当肿瘤无法完整切除时，也需要考虑其他路径安放代食管器官，主要是因为食管床要预留以便术后追加放疗，异位放置可防止放射损伤代食管器官，并可预防肿瘤局部或区域复发压迫代食管器官引起梗阻。

### （四）胸骨后

胸骨后径路通常被认为是颈部食管重建的主要选择，该路径比后纵隔长 5～10cm，弯曲程度相对较高，在胸骨柄和剑突处成角明显。切除锁骨头、第 1 肋和部分胸骨柄，可扩大胸廓入口并减少路径弯曲（图 131-1），我们常规行该方式处理。既往有胸骨切开手术史的患者，往往限制了胸骨后路径的选择；同样，胸骨后安放代食管器官后，也使得以后的胸骨切开手术更复杂。尽管如此，谨慎的胸骨切开仍可以施行，并是更改代食管器官的最佳手术切口。

### （五）经胸膜腔

胸膜腔间隙可替代后纵隔或胸骨后通道。虽然短于胸骨后的途径，但经胸膜腔的路径可影响肺功能，并导致代食管器官排空减弱。与胸骨下径路一样，通常需要扩大胸廓入口以防止代食管器官受压。对于年幼患者，经胸膜腔路径常作为首选。

### （六）经皮下

从美容和功能的角度来看，经皮下路径是不可取的。在没有其他路径选择的罕见情况下，其才作为备选。通常情况下，需要人工推动食物团通过皮下的代食管器官。

### （七）手术显露

手术入路的规划，依赖于手术指征、代食管器官的选择和术者的个人偏向。远端食管切除和短段空肠 / 结肠间置，可选择左侧胸腹联合切口，经第 6 或第 7 肋间隙，并离断肋弓。该切口可以很好显露远端食管、胃、小肠系膜、结肠左曲及结肠中、左动脉，但是无法游离右结肠。胸腹联合切口入路的优点是可更好显露食管裂孔，只需要一个切口，而不需要术中更换患者体位。但其不能向上游离至食管主动脉弓水平，以致使用受限。

长节段的结肠或增强灌注空肠间置术，需要腹部和颈部入路。良性疾病的食管切除术可以通过开腹和左颈部切口进行，食管以经裂孔方式游离。务必注意，将代食管器官非直视下送入食管床时，应避免损伤其血供。这种手术入路避免了开胸相关的并发症和单肺通气的需要。食管肿瘤也可以经

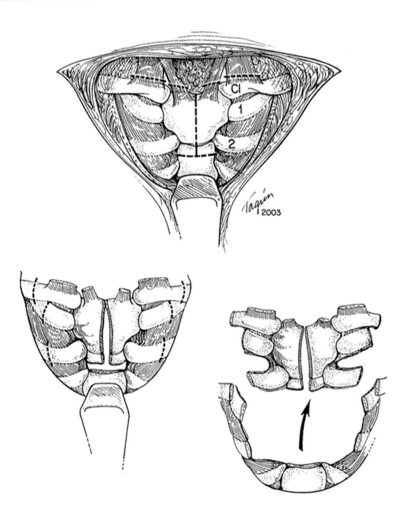

◀ 图 131-1　扩大胸廓入口
经许可转载，引自 Grillo HC. Surgery of the trachea and bronchi. PMPHUSA, 2004.

裂孔切除，但是，多数外科医生提倡经右胸（如McKeown）以确保彻底的胸腔淋巴结清扫。最后，对于食管切除术后并发胃坏死的患者，拟行二次抢救手术时，应开右胸以便切除坏死的器官。手术可分两期完成，一期手术将代食管器官置于胸骨后，二期手术开胸切除坏死的胃。

## 六、代食管器官的准备和放置

### （一）结肠

左右结肠均可作为代食管器官的选择，但一般因为相关边缘动脉的解剖稳定性，左结肠是首选。Wilkins[5] 报道自 1980 年以来，在他的病例中，32 例右半结肠移植中有 5 例发生了肠坏死，68 例左结肠中仅有 2 例发生了肠坏死，这一数据也得到了目前经验的支持。理想的结肠移植段包括横结肠至左曲远端，若需延长，可游离结肠右曲。左结肠的血供来源于左结肠动脉，其近端肠管由边缘动脉灌注（图 131-2）。当采用右结肠移植时，则包括升结肠、横结肠和回肠末端（取决于边缘动脉是否足够）（图 131-3），血管蒂则变为结肠中动脉。

结肠的游离，开始于胃大弯和后腹膜一侧的系膜无血管区，通过光照肠系膜，可识别结肠中、左血管蒂。分别识别结肠中动脉和中静脉，从它们位于肠系膜上动静脉的起始部开始识别，通过仔细回顾术前血管造影，有助于手术操作更容易。最后，在结肠中动脉发出中左分支的地方将其离断，建立起近端肠管的血管弓灌注。若结肠中动脉很早发出分支，应谨慎游离，一旦明确，外科医生应考虑使用右结肠移植，或使用中动脉血管增强灌注的左结肠移植。

使用血管钳处理结肠中动脉和伴行的结肠右

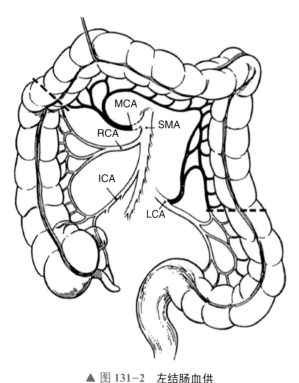

▲ 图 131-2　左结肠血供

SMA. 肠系膜上动脉；MCA. 结肠中动脉；RCA. 右结肠动脉；LCA. 左结肠动脉；ICA. 回结肠动脉

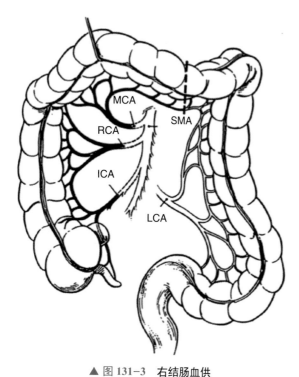

▲ 图 131-3　右结肠血供

SMA. 肠系膜上动脉；MCA. 结肠中动脉；RCA. 右结肠动脉；LCA. 左结肠动脉；ICA. 回结肠动脉

动脉，使移植肠管的血管游离化。现在肠管的血供完全来自左结肠动脉，并可对血供是否充足进行评估。理想情况下，血管搏动可在近端肠管的肠系膜上感受到。至少，离断结肠中动脉前，可探及 Doppler 信号。手术中，应开始就进行肠管的游离，然后再转向游离胃和颈部吻合的准备。如果近端结肠在此期间仍保持良好的灌注状态，则可以有信心地进行离断。

左侧颈部切口位于胸锁乳突肌前缘，显露颈段食管并识别，将食管采用 Penrose 引流管环绕提拉。必须注意避免损伤气管食管沟内走行的喉返神经。充分的胸内食管游离，可以有助于颈段食管的上提，为吻合做准备。将游离的肠管拉入胸腔，安放于规划的位置。如果选择后纵隔路径，则移植结肠从胃后方通过。胸骨后路径更适合选择胃前方位置。食管结肠颈部吻合术已报道有多种方式。采用端端吻合还是端侧吻合，以及手工吻合还是器械吻合，最终取决于外科医生。我们偏向于双层间断缝合技术。吻合最关键的问题是检查血供是否充足。如果顾虑到对吻合部位的压迫，应使用前面所述的方法进行胸廓入口的扩大。吻合完成后，关闭颈部切口，转向腹部操作。颈部伤口可以留置负压引流管，但注意引流管不可直接置于吻合口上，这可能会导致吻合口瘘。

开始腹部操作，将远端结肠从左结肠蒂上方的计划部位离断。使用手工或器械完成结肠之间的吻合，并封闭肠系膜缺损。胃结肠吻合要考虑以下几点。腹腔内保留 10~12cm 的移植结肠段冗余，有助于防止胃酸反流。移植肠管胸内冗余耐受性差，可通过切除远端肠管或采用箱形切除技术来处理（图 131-4）。移植结肠段要缝在裂孔上，防止出现裂孔疝。当使用短节段结肠后纵隔移植时，Wain[1] 等采用食管结肠吻合，并将结肠与胃后方中部区域吻合。当使用长节段结肠胸骨后移植时，则将结肠吻合到胃前部。Demeester[6] 建议除保留迷走神经的食管切除术外，都行近端胃切除，将结肠与胃窦吻合。不论吻合部位和技术，最终的吻合都要避免肠管蒂扭转迂曲。当胃不可用时，远端结肠可与十二指肠吻合，或最好与空肠行 Roux 吻合。

右结肠移植的手术技术基本相似。将右结肠和回肠终末端从腹膜后附着游离，夹闭回结肠动脉和右结肠血管。如果可观察到结肠中血管足够的血供，即可离断回肠终末端，上提到颈部进行吻合。也可以将盲肠和结肠终末端切除，行升结肠 – 食管颈部吻合，这样减少了移植肠管的长度，但避免了吻合时盲肠导致的大小差异性。结肠远端吻合采用前文描述的方法。

（二）带蒂空肠

带蒂空肠对于替代远端食管（尤其是良性食管疾病）非常合适，可以行空肠间置，远端与胃吻合；也可以行 Roux-en-Y 吻合，替代食管和胃。

经左侧胸腹联合切口，显露远端食管、裂孔和腹腔内脏器。首先在食管预期切缘远端，开始游离食管环周。若先前有抗反流手术史，食管裂

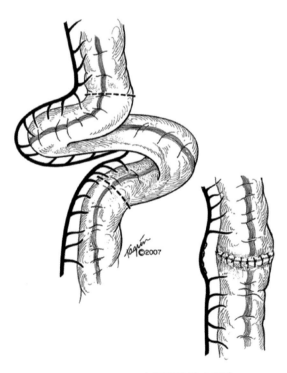

▲ 图 131-4 冗余结肠的箱式切除

经 European Association for Cardiothoracic Surgery 许可转载，引自 de Delva PE, Morse CR, Austen Jr. WG, et al. Surgical management of failed colon interposition.*Eur J Cardiothorac Surg* 2008;34(2):432–437.

孔区域可能存在广泛瘢痕。离断胃短血管，显露胃后部区域，使用线型切割缝合器离断胃贲门。若有抗反流手术遗留的胃底包绕结构，应一并予以切除。对于良性疾病，其胃左动脉和迷走神经可以完整保留。恶性疾病需行完整的淋巴结清扫，若是胃食管交界癌，还需行扩大的胃切除。

移植空肠的制作方式已成常规。选择合适的空肠长度，并对血供进行检查和触诊。典型的带蒂空肠血供，是以肠系膜上动脉的单个空肠分支为基础的。第 1、第 2 支空肠血管，甚至第 3 支空肠血管很短，并向空肠第 4 段提供伴行血供（图 131-5）。将空肠完全脱离这些血供是不明智的。空肠血管弓产生越来越多的末端弯曲，由此产生的几何形状很难协调一致。近端中段空肠是首选移植肠管，尤其是实施 Roux-en-Y 吻合时，整理消化道长度应作为考虑因素（图 131-6）。

选定了空肠移植段位置后，血管钳夹闭所有的伴行血管，并观察 10min。如果灌注良好，则可分别在空肠移植段近远端予以离断。用吻合器或手工缝合恢复空肠完整性。将肠系膜上的腹膜分开，使其伸直。如果远端血管弓存在，也可以分离多一点的近端血管弓，以获得更多的伸直效果，但需要注意不能损伤血供。

在横结肠系膜开口，通过此口沿结肠后方将空肠移植段送到胸腔。移植肠段沿胃后通过食管裂孔进入后纵隔。取顺向蠕动的方位。要小心注意血管蒂，以避免扭转、迂曲或压迫。

我们采用手工双层端 – 侧食管空肠吻合。吻合部位选定在空肠系膜对侧肠管，靠近空肠移植段断端，尽量避免冗余（如"拐杖糖"样缺损），否则可出现食物潴滞和反流（图 131-7）。其他学者也介绍了端 – 端吻合技术。

空肠胃吻合口位于胃后壁，沿胃大弯一侧，距离胃切缘数厘米。这保证了后纵隔最直接的通路，并使腹内空肠移植段冗余数厘米，以便减少反流。少量的胸内冗余可以接受。过度冗余的肠段可以通过切除远端部分处理，注意保留肠系膜的完整，或者在肠段中部行箱式切除（图 131-8），

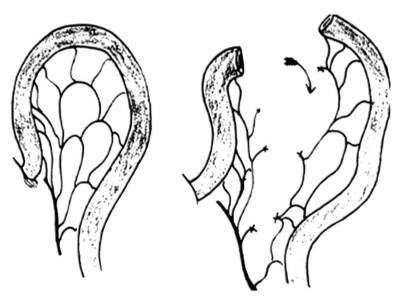

◀ 图 131-5 带蒂空肠移植段的血供

初始的几个分支血管完整保留，供应远端十二指肠

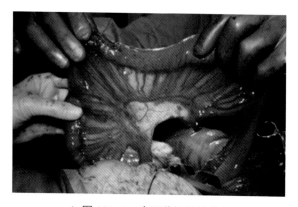

▲ 图 131-6 空肠移植段的准备

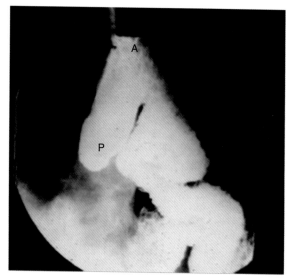

▲ 图 131-7 钡剂造影显示食管-空肠吻合口附近的冗余囊袋（P）

如果采用后一种方法，切除操作应紧贴肠管，避免损伤血管弓。最后，移植段肠管缝于食管裂孔上，防止裂孔疝。

使用 Roux-en-Y 吻合的短节段空肠重建的方式，与空肠间置术的方式基本相同。在距离 Treitz 韧带以远 40cm 处离断空肠，Roux 襻通过横结肠系膜，沿食管裂孔进入胸部。如果胃没有手术切除，通常情况下会将 Roux 襻置于胃后方。通过对肠系膜上附着腹膜的分离，可使 Roux 襻尽量伸直。食管空肠吻合术采用上文同样的方式完成。行空肠-空肠吻合术时，保留 Roux 襻至少 80cm，以防止胆汁反流。关闭肠系膜缺损，防止系膜内疝，Roux 襻需要被固定在食管裂孔。

（三）增强灌注空肠

增强灌注指采用血管吻合技术，将肠系膜血管与颈部血管吻合，增强空肠移植段近端的血流灌注。虽然任何代食管器官，都可以通过下面描述的方式进行增强灌注，但这种做法通常只用于长节段空肠间置。Ascioti[7] 等介绍了与乳内动静脉吻合，偶尔使用大隐静脉搭桥，与颈动静脉分支吻合。

空肠的游离与短节段空肠游离方式相同，不

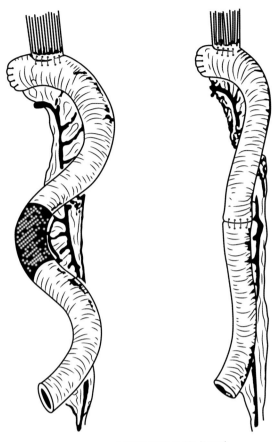

▲ 图 131-8 空肠移植段的箱式切除

同之处在于选择更长的空肠节段。该移植段空肠主要基于 3 个分支，肠系膜上动脉作为蒂的最远端仍保持完整，中间分支被结扎，近端分支将与颈部血管吻合。将空肠节段通过结肠后送入胸腔预定位置。如果可以通过胃后－后纵隔区域，则可行空肠－胃后壁吻合。胸骨后路径往往适合空肠－胃前壁吻合。空肠远端吻合在颈部食管空肠吻合完成后施行，其方式与上文所述的相同。如果胃不可用，则空肠移植段需作为 Roux 襻上提至颈部。

经左颈部切口，切除左锁骨头、第 1 根肋骨和部分胸骨柄，显露颈部食管和颈部血管。食管空肠吻合采用端－侧或端－端方式。静脉－静脉和动脉－动脉血管吻合，由接受过显微血管外科训练的外科医生在手术显微镜下完成。有多种吻合方式被报道，超出了本章篇幅。Blackmon[8] 等报道了"监控瓣"的应用，该方法是使用一节与

肠管分离出的近端空肠，这一节段也接受吻合血管的血供，将其置于外部。术后观察该节段的血供情况，如果出现缺血表现，则可能需再次手术探查。如果患者恢复顺利且无并发症，该"监控瓣"节段可在数天后于床旁切除。也有其他学者质疑"监控瓣"的价值，因为一旦"监控瓣"出现了缺血，则空肠也很难有机会被抢救回来。

## 七、其他注意事项

### （一）幽门排空

幽门排空手术曾经是食管外科的主要内容，但其并没有显示可影响胃排空延迟的发生率，对于其他代食管器官也是如此[9, 10]。我们已常规摒弃了幽门成形术或幽门肌层切开术，对发生术后排空障碍的患者，代之以择期幽门气囊扩张术处理。

### （二）空肠造瘘营养管

空肠造瘘管可以进行早期肠内营养，但有其本身的并发症风险，包括局部伤口并发症、肠套叠和小肠梗阻。我们认为空肠造瘘管的优点仍超过这些风险，特别是在代食管器官重建的情况下。

## 八、术后管理

大多数接受食管切除和代食管器官重建手术的患者，都需实施术后及时的加强护理。首先，要做好液体平衡的管理，既要避免肺部并发症，也要避免使用血管升压药物，这可能影响代食管器官的血供。患者严格禁食至少一周。术中安置鼻肠引流管，用于术后减压，若意外移位，需要有经验的医生再次置管。术中安置的空肠造瘘管，可用于术后早期肠内营养支持，但是，小肠和结肠梗阻是空/结肠间置术后常见的并发症。安全的方式是以较低的水平开始管喂，直到患者排气证实肠道功能恢复后，再增加管喂量。胸腔引流管要保留到肠内营养开始，以预防出现延迟性的乳糜瘘。我们的做法是，术后一周或无并发症恢复后，复查钡剂造影。如果造影显示代食管器官排空顺利，没有瘘和狭窄，则让患者开始进

食流质饮食。几周后进一步拓展到合适的正常饮食。或者，有术者不采用钡剂造影，而是在手术数周后门诊复查时，开始让患者经口进食。

## 九、并发症

早期和晚期并发症在代食管手术后经常发生，术后有 1/2 的患者会发生肺炎、心律失常、喉返神经损伤、伤口感染和小肠梗阻等并发症。尽管如此，大多数主要并发症的死亡率低于 10%，严重的手术相关并发症需要再次手术，包括代食管器官坏死、持续性吻合口瘘、顽固性狭窄、肠道冗余和严重反流，这部分比例小于 20%（表 131-2 和表 131-3）。

### （一）代食管器官坏死

代食管器官坏死很少发生，但若不能及时发现和积极处理，这种并发症会导致严重的残疾或死亡。坏死发生原因几乎都是血管问题。动脉血流不足常可在术中发现，并予以纠正，而静脉的问题可导致延迟性缺血。术后出现不明原因的脓毒血症，应考虑器官坏死，并积极再次手术探查。当无法明确有无坏死时，内镜评估是一个暂时性的可行办法；然而，再次手术探查、切除坏死器官和分期重建是最安全的选择。

### （二）吻合口瘘

吻合口瘘最常发生于食管近端吻合口，常见病因包括吻合口张力过高、轻度血管损害或手术技术的原因。患者表现为伤口引流异常、局部肿胀伴低热和疼痛。重要的是，与食管胃吻合口瘘相比，结肠或空肠的吻合口瘘更倾向表现为温

**表 131-2 空肠间置术后并发症**

| 麻省总医院短段空肠间置术后并发症 | |
|---|---|
| **死亡率：10.5%** | |
| • 代食管器官坏死 | 1 |
| • 心肌梗死 | 1 |
| **主要并发症发生率：31%** | |
| • 肺炎 | 3 |
| • 胃穿孔 | 1 |
| • 截瘫，主动脉–肠道瘘 | 1 |
| • 短暂性喉返神经损伤 | 1 |

患者 $N=41$

经许可转载，引自 Gaissert HA, Mathisen DJ, Grillo HC, et al. Short-segment intestinal interposition of the distal esophagus. J Thorac Cardiovasc Surg 1993;106(5):860–866. © 1993 The American Association for Thoracic Surgery 版权所有

**表 131-3 胃代食管与增强灌注空肠代食管术后并发症[11]**

| 指 标 | 胃代食管<br>（n=31，69%） | 增强灌注空肠代食管<br>（n=14，31%） | P 值 |
|---|---|---|---|
| 外科并发症 | 15（48%） | 7（50%） | |
| • 肺炎 | 7（23%） | 3（21%） | |
| • 心房颤动 | 4（13%） | 1（7%） | |
| • 肾功能不全 | 1（3%） | 1（7%） | 无统计学差异 |
| • 呼吸衰竭 | 1（3%） | 1（7%） | |
| • 尿路感染 | 1（3%） | 0（0%） | |
| • 深静脉血栓 | 1（3%） | 1（7%） | |
| 术后 1 年体重（磅） | 156.8±35.6 | 144.7±26.5 | 无统计学差异 |
| 术后 1 年体重指数 | 23.6±5.5 | 22.6±3.0 | 无统计学差异 |
| 术后 1 年体重减轻比例 | 21.1±22.4 | 22.5±20.0 | 无统计学差异 |
| 术后 1 年体重减轻（磅） | 20.0±20.3 | 20.9±18.4 | 无统计学差异 |
| 住院时间（d） | 10±4（9） | 17±15（12.5） | 0.04 |
| 60d 内发生的瘘 | 7（23%） | 4（29%） | 无统计学差异 |
| 二次手术 | 3（10%） | 1（7%） | 无统计学差异 |

每项指标的患者数量已列出，括号内为对应的患者数量百分比。部分指标以平均值 ± 标准差表示，括号内为中位数

和的病程。通过局部引流、抗生素使用和延迟进食，都可以得到妥善处理。目前覆膜支架已普遍用于胃食管吻合口瘘的治疗，但在其他代食管器官吻合口瘘中并未应用。

### （三）狭窄

吻合口瘘的晚期结果可能是狭窄的形成，狭窄形成也可继发于吻合技术问题，或慢性静脉淤血。大多数狭窄采用内镜扩张效果良好，尽管一次扩张效果不持久，需要多次扩张。很少有严重狭窄需要手术纠正，手术包括狭窄成形术（图 131-9），或完全的狭窄段切除。

### （四）肠管冗余

胸内肠管过长会导致排空不良和机械性阻塞。肠管冗余是长、短节段结肠间置后最常见的二次手术指征（表 131-4）。空肠间置的情况不一样，因为结肠与空肠不同，随着时间的推移，结肠会扩张和拉长。外科解决冗余问题，主要是要移除冗余节段，具体方式包括切除后结肠胃再吻合，或上文介绍的箱式切除方法。

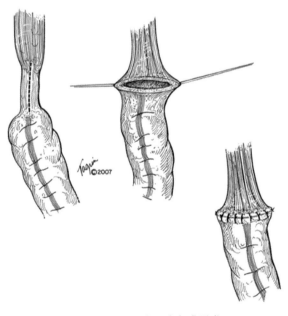

▲ 图 131-9　结肠狭窄成形术

经 European Association for Cardiothoracic Surgery 许可转载，引自 de Delva PE, Morse CR, Austen Jr. WG, et al. Surgical management of failed colon interposition. *Eur J Cardiothorac Surg* 2008;34(2):432-437.

## 十、长期治疗效果

食管切除消化道重建后，让患者回归正常的营养状况，是考量长期效果成功与否的重要指标，基于此点，代食管器官的表现很重要。Blackmon[11]报道了超过80%的增强灌注空肠间置术患者能够恢复正常进食。Gaissert[2]发现，19 例短节段空肠间置术患者，其中 13 例效果良好，3 例可进食，但有轻度的吞咽梗阻或反流。在更长期的随访结果中，Wain[1]报道 50 例结肠间置术患者，11 例可实现完全无限制的进食，33 例因为误吸需调整饮食，但也不需要额外营养补充。这些结果与文献报道的一致，普遍认为代食管器官的功能随着时间的推移而改善。

代食管器官参与蠕动和推进食物团的能力仍然是一个有争议的话题。研究者使用钡剂造影、二代食管测压、核成像和内镜等技术，得出了多方面的结果。这些结果可以概括为代食管器官的排空延迟，其肌肉收缩仍存在，但可能是无序的，而且这些研究结果和临床表现缺乏相关性。我们认为大多数代食管器官都是被动在发挥作用。

表 131-4　结肠间置术后二次手术指征

| 结肠间置功能障碍的病因 | |
| --- | --- |
| 病　因 | 二次手术数量 |
| 肠管冗余 | 13 |
| 难治性狭窄 | 11 |
| 小肠缺损 | 8 |
| 慢性瘘 | 6 |
| 梗阻 | 6 |
| 反流性食管炎 / 结肠炎 | 4 |
| 总计 | 48 |

经 European Association for Cardiothoracic Surgery 许可转载，引自 de Delva PE, Morse CR, Austen WG Jr, et al. Surgical management of failed colon interposition. Eur J Cardiothorac Surg 2008; 34(2): 432-437; discussion 437.

## 十一、皮管

在罕见情况下，无合适的肠管来重建食管缺损。这通常是由于多次尝试用上述替代器管，仍无法恢复消化道连续性所致，使患者遗留下颈部食管开口，生活质量极差。针对这些病例，我们成功设计使用胸大肌皮瓣制作成管道，由乳内动脉穿通支供血，管道内层是远处移植来的皮肤，用以提供上皮组织。手术分期进行，皮管分别吻合到近端的颈部食管和远端的 Roux 襻[13]。相似的技术也应用于桡侧前臂和大腿前外侧皮肤，用来修补咽部和颈段食管缺损。尽管在功能和美容角度，该技术不占优势，但能帮助患者回归完全的经口进食。

## 十二、总结

使用除胃以外的其他器官，进行代食管重建手术，是胸外科医生掌握的有极高价值的医疗技术。由于不同的临床情况和患者因素，可能需要使用结肠、带蒂空肠、增强灌注空肠或皮管，食管外科实践要求胸外科医生熟悉这些手术。这些重建方案可以具有合理的并发症发生率和实现良好的功能，媲美标准的胃代食管手术。

# 第132章
## 经口食管手术
### Per-Oral Esophageal Procedures

Ezra N. Teitelbaum　Nathaniel J. Soper　著

胡伟鹏　译

## 一、概述

自 20 世纪 80 年代末至 90 年代初开始应用腹腔镜和随后的胸腔镜手术以来，胸腹部的手术也因这些技术而变得更加微创。这些微创技术反过来又在减少术后疼痛、患者对镇痛药物的需求、住院时间及伤口并发症等方面带来了更好的结果。通过利用经口柔软内镜进行操作使得尽可能的微创手术达到极致。目前，如胃食管反流症（gastroesophageal reflux disease，GERD）、贲门失弛缓症和食管癌等以往需要开腹手术或开胸手术的各种疾病，通常可以使用无外部切口的内镜下手术进行治疗。这种方法可进一步减少并缓解术后的疼痛，并缩短恢复期。然而将此类技术应用于临床前，其必须经过仔细地评估，但只有在被证明与之前传统的方法一样安全有效且能获得同样的预期效果或取得同样的肿瘤学收益时，才会被广泛应用。本章将讨论目前应用于治疗食管和食管胃交界部（esophagogastric junction，EGJ）疾病的各种经口内镜治疗方法，并将从这些方法的技术部分、现有的数据结果、目前的应用限制和禁忌等方面进行讨论。一般来说，这些内镜技术并不能被认为是开放或腔镜手术的替代术式，而应被视为是外科医生在治疗食管疾病过程中可选择的日益多样化的新技术的一员。只有外科医生对这些新的内镜技术有丰富的经验并能熟练操作，才能有效地为患者对每种方法的优缺点提供咨询，并指导他们做出最适合自己情况的选择。

## 二、经皮内镜下胃造瘘术

尽管其看似为一个简单的手术，但通过开放或腹腔镜放置胃造瘘管常常伴有严重的并发症，以及较高的近期及远期死亡率。这很大程度上是由于患者常患有潜在的疾病，需要长期行肠内喂养或减压。这些疾病包括口咽癌、脑卒中、痴呆、长期机械通气导致的虚弱及转移癌。经皮内镜下胃造瘘术（percutaneous endoscopic gastrostomy，PEG）于 1981 年首次被提出[1]，作为一种灵活的内镜技术，无须开腹即可建立肠内营养通道。PEG 已经发展成为最常见的肠内饲管置入方法，仅在美国每年就有超过 200 000 例[2]。与传统的胃造瘘术相比，PEG 可以明显缩短手术时间并减少医疗费用，但患者额仍然会有严重的并发症和术后死亡率。虽然这些并发症大部分是由于患者虚弱的基础情况导致的，但在进行手术时，常会忽视手术直接导致相关并发症的可能。因此，在给患者行 PEG 之前，必须与患者及家属就其疾病预后、治疗目的、相关风险及患者的获益情况进行详细说明。

### （一）术前评估及适应证

PEG 的适应证包括任何需要肠内喂养、给药或胃减压的患者。还包括各种导致口咽部阻塞的情况，如恶性肿瘤或功能性吞咽困难，最常见的原因是脑卒中或痴呆。因危重症疾病或外伤导致的虚弱及长时间机械通气也是 PEG 的常见适应证。禁忌证包括完全的食管腔阻塞导致内镜无法进入胃内，以及任何其他可能干扰造瘘管经皮肤穿入胃的情况，或其他妨碍胃造瘘口窦道形成的因素等。这些因素包括以前接受过胃手术、胃静脉曲张、腹水等。一般来说既往的上腹部手术亦应被视为放置 PEG 的相对禁忌证，因为上腹部手术后产生的粘连会导致胃前壁与腹壁的直接粘连，从而增加其他器官如横结肠损伤的风险。

### （二）手术技术

安置 PEG 可在清醒镇静或常规全麻下进行，并需要在床旁安置心电监护，可在手术室或内镜室内完成手术，这取决于患者的整体情况及麻醉医师对维持气道通畅所需要的条件。通常需要两位医师完成操作，要求其中的一位能操作内镜，另一位则将器械及饲管穿过腹壁。手术开始时应先进行诊断性上消化道内镜检查，并将胃内充满气体呈饱腹状。下一步，也可能是最为关键的一步，是确定胃的前壁是否与腹壁直接接触，以判断 PEG 管能否顺利置入。也可以使用多种方法来确定，包括一对一触诊、透照法或使用探针[3]。在进行一对一触诊时，位于腹侧的医师应用一根手指将腹壁向下压，内镜医师于内镜下观察胃前壁。内镜下可见胃前壁凹陷呈清晰的手指印。如果在进行手指触诊时查见较大范围的胃前壁凹陷，其他的器官如横结肠可能位于腹壁和胃之间。在应用透照法时，将室内的灯光调暗，将内镜对准胃前壁，观察内镜光透射过腹壁的情况。大多数可弯曲的胃镜在其光源上有一个透照按钮，这就增加了本测试所需的光强度。内镜灯光不能透照过腹壁则表明胃和腹壁之间没有直接接触。最后，可通过将一个小号探针作为标记穿刺腹壁进入胃内，并通过内镜观察穿刺针的位置。这种方法更多地是为了大号针穿过腹壁行解

剖学探查，而不是用来确定这种方法是否安全。值得注意的是，在腹壁较厚的肥胖患者中，这 3 种技术都明显变得尤为困难，其有效性也更加难以判定。

接下来，在内镜直视下，将一根更大的穿刺针经腹壁插入胃内。经穿刺针置入导丝，然后沿内镜放置套圈器于胃内以固定导丝。再经口取出内镜，使导丝的一端经患者的口腔取出，另外一端仍然留置在腹壁。放入 PEG 管的方法主要有两种："拉"（即 Ponsky 技术）和"推"（即 Sachs-Vine 技术）。市面上有许多 PEG 的工具盒，每一种工具盒都是为了应用不同的方法而设计的。在最初的"拉"技术中，PEG 管固定在口腔外的金属丝上（其末端有一个环），然后通过金属丝穿过食管和胃，最后穿过腹壁而固定于合适的位置。而使用"推"的技术时，将 PEG 管通过导丝向前推，直到其末端穿过腹壁，此时将其在内镜下钳抓并牵拉至最终的位置。在一项早期的随机试验中，两种方法的并发症和结果没有差异[4]；然而，最近的一项非随机研究表明，"推"可能导致更高的并发症发生率，包括造瘘管脱位和管腔闭塞[5]。但外科医生应该对这两种技术都很熟悉，并利用他们最熟悉的技术，这取决于可用的工具。

### （三）结果

尽管 PEG 是在内镜下安置的，并未进入腹腔，但是其依然是一个高危险的操作，并常导致相当严重的并发症和高死亡率。最近的一项 Meta 分析发现安置 PEG 后 30d 内的死亡率为 5.5%[6]。虽然目前并不清楚是由于安置 PEG 的过程而导致的这些死亡，还是其仅仅与患者虚弱的状态及基础病情进展有关，许多并发症与操作过程直接相关，包括出血、局部伤口并发症、损伤其他腹腔器官、造瘘管脱落导致的腹膜炎等。因此，在决定哪些患者适合放置 PEG 时必须谨慎，并评估此类操作是否能使每一个患者获得较为长期的收益。

## 三、食管静脉曲张的内镜治疗

食管静脉曲张在肝硬化患者中很常见，多达 1/3 的静脉曲张患者会在病程中的某个时间出现急性出血。静脉曲张出血是一种非常严重的疾病，30d 内的死亡率为 15%～20%[7]。除了进行复苏治疗及纠正凝血障碍，内镜下治疗出血亦是治疗的主要方法。快速有效地于内镜下控制静脉曲张出血极其重要，因为如果不能成功控制静脉曲张出血，唯一可用的挽救性治疗方法是经颈静脉肝内门静脉分流术（TIPS）或肝移植。

### （一）术前评估及手术指征

正如处理任何其他的紧急情况一样，应该系统性的评估和治疗大量消化道出血（Gastrointestinal, GI）的患者，首先应从患者的气道，呼吸及循环开始处理。如果患者出现明显的意识改变或正在呕血，则应行气管插管以保护气道。应给与患者建立较大的液体通路并行容量复苏。在呕血或黑便的患者中，上消化道出血是最可能的病因，然而，便血也可能是由于大量的上消化道出血导致的。经胃管内灌洗可作为诊断出血部位的第一步，即便是在明确有静脉曲张的患者中行灌洗也是安全的。对于肝硬化患者，应考虑静脉曲张是消化道出血的来源，一旦患者病情稳定下来，应尽快行内镜检查。如果怀疑静脉曲张出血，应静脉使用奥曲肽和抗生素。

### （二）手术技术

内镜下控制静脉曲张出血的方法主要有两种：皮圈结扎治疗和硬化剂治疗。这些技术在控制出血方面同样有效；然而，皮圈套扎的导致的并发症较少，所以通常作为首选的治疗方案。如果皮圈套扎不能控制出血，可以尝试硬化剂治疗。这两种技术都是从应用内镜明确诊断开始的。一旦确定出血来源于静脉曲张，就将内镜取出，并将套扎装备安置在镜尖。之前的结扎装置一次只能装载一个套扎带，每次安置后需要再次

取出内镜以重新装载。这需要在食管上段安置外套管，以方便多次放置内镜。然而，最新型号的套扎装置可以装载多达 10 条套扎带，而无须重复放置内镜[8]。

应用皮圈套扎时，应从最远端的静脉曲张开始，并向近端逐步进行，以防止套扎带遮挡内镜视野。为了实现这个目的，应单独结扎每一个静脉曲张并应用套扎器械吸引固定。在将套圈固定于静脉曲张基底部前，应完整充分的吸引固定住每一个静脉曲张，这一点尤为重要。在开始套扎时，出血可能使内镜视野模糊，在 EGJ 水平操作时可能需要在盲视下放置套扎带。其通常较为安全，并可在出血得到控制、视野改善前反复应用。

如果应用套扎带不能充分控制出血，可以尝试内镜下硬化剂治疗，然后采取更多地其他干预措施（如 TIPS）。硬化剂治疗通常是通过应用内镜注射化学硬化剂（如磷酸钠或乙醇胺）。为了减少局部及全身并发症，应注意在操作过程中仅将这些药剂注射到曲张的静脉内，而不是周围的食管组织。由于视野有限，使得在应用硬化剂治疗急性出血时尤为困难，这也是为什么在这种情况下，套扎法作为一线治疗方案的主要原因之一。

### （三）结果

在一项比较内镜下套扎和硬化剂治疗静脉曲张出血的随机对照试验发现，套扎治疗的失败率较低（10% vs. 24%），并发症发病率也较低[9]。因此，对于急性食管静脉曲张出血，内镜下套扎疗法已成为首选的治疗方法。然而，尽管内镜下套扎在控制出血方面具立竿见影的效果，但在静脉出血后存活 2 周的患者中，其在接下来的一年内仍有 14%～39% 的死亡率，这取决于术后是否采取积极的预防措施（如 TIPS），以防止再次出血[10]。这些死亡可能是由于再次出血及静脉曲张引起的，后者本身就是肝功能恶化和肝硬化的标志。

## 四、食管恶性肿瘤的内镜下治疗

目前对于食管腺癌发病机制的理解已有较为深入的理解，其继发于 GERD 引起的食管胃酸暴露而导致食管黏膜上皮化生（即 Barrett 食管），后来发展为食管黏膜上皮异型增生，最终发展为癌症，这积极地促使医生对此类患者开展更为密切的随访。这反过来又为患者在进展为更为晚期的食管癌之前提供了内镜下干预创造了机会。虽然应用其治疗食管恶性肿瘤依然存在一定争议，还需要进一步的长期结果数据来评估，但越来越多的医生采用内镜治疗食管早癌，对于那些除了接受食管癌切除术而没有其他选择的患者而言，内镜下治疗食管早癌可大大降低术后并发症和死亡率。

### （一）术前评估及适应证

上消化道内镜检查是诊断食管早癌的主要手段。GERD 患者出现非典型或"预警"症状（吞咽困难、吞咽痛、消化道出血、无明显原因的体重下降）或对于质子泵抑制药（proton-pump inhibitor, PPI）无反应的患者均应行上消化道内镜检查。在进行内镜检查时，任何可疑的病变和黏膜异常应进行活检，以便于行组织学评估。上消化道内镜检查应包括鳞柱状上皮交界（squamocolumnar junction, SCJ）或"Z 线"，应对任何位于 EGJ 附近的 SCJ 黏膜异常或移位进行活检，以评估 Barrett 食管及黏膜异形增生的情况。对于在活检过程中查见的食管腺癌患者，应对其进行精确的肿瘤分期以制订最有效的治疗策略。食管癌的分期是通过内镜超声（endoscopic ultrasound, EUS）来评估肿瘤的浸润深度及淋巴结大小，以及计算机断层扫描（computed tomography, CT）结合正电子发生断层扫描（positron-emission tomography, PET/CT）来评估肿瘤的远处转移情况。在影像学上没有远处转移或淋巴结转移的患者，可根据其肿瘤的浸润深度或 T 分期决定行内镜下切除还是行食管切除术（表 132-1）。分期为 $T_{1b}$ 肿瘤的淋巴结转移率远远高于 $T_{1a}$ 的肿瘤（16.6% vs. 5%）[11]，因此内镜下治疗食管肿瘤常常仅适用于分期为 $T_{1a}$ 的肿瘤。肿瘤分期为 $T_{1a}$ 的患者，若其组织学上查见淋巴管受侵，或查见肿瘤溃疡，或病灶 > 2cm 时，都应接受食管切除术，这是因为这些情况都是淋巴结转移的危险因素。

### （二）手术技术

内镜下切除食管肿瘤有两种方法，即内镜下黏膜切除（endoscopic mucosal resection, EMR）和内镜黏膜下剥离（endoscopic submucosal dissection, ESD）。本质上 EMR 是一个大范围的黏膜套扎活检。首先在内镜下对病变下方的黏膜下层注射生理盐水。这使得肿瘤与固有肌层之间

**表 132-1　食管癌的 TNM 分期**

| 原发肿瘤（T 分期） | |
| --- | --- |
| $T_x$ | 无法评估原发肿瘤情况 |
| $T_0$ | 无原发肿瘤的证据 |
| Tis | 重度不典型增生 |
| $T_1$<br>$T_{1a}$<br>$T_{1b}$ | 肿瘤侵犯固有层、黏膜肌层或黏膜下层<br>肿瘤侵犯固有层、黏膜肌层<br>肿瘤侵犯黏膜下层 |
| $T_2$ | 肿瘤侵犯食管肌层 |
| $T_3$ | 肿瘤侵犯食管外膜 |
| $T_4$ | 肿瘤侵犯邻近结构 |
| **局部淋巴结（N 分期）** | |
| $N_x$ | 无法评估局部淋巴结情况 |
| $N_0$ | 无局部淋巴结转移 |
| $N_1$ | 1～2 枚局部淋巴结转移 |
| $N_2$ | 3～6 枚局部淋巴结转移 |
| $N_3$ | 7 枚或以上局部淋巴结转移 |
| **远处转移（M 分期）** | |
| $M_0$ | 无远处转移 |
| $M_1$ | 发生远处转移 |

形成明显的间隙，保证肿瘤能完整切除的同时亦能降低食管全层穿孔的风险。然后用内镜圈套环绕肿瘤。内镜末端装有一个透明的盖子，当圈套收紧时，肿瘤可以被吸进去。这有助于将肿瘤所在整片黏膜包括在内。当套圈收紧后，应用电烧灼法将标本与下层分离，并持续吸引，保证在整个操作过程中将标本紧贴于内镜表面（图 132-1）。

ESD 是一种较为复杂的技术，它直接剥离黏膜下层，以便对食管黏膜、黏膜下层甚至固有肌层的肿瘤进行整体切除。由于对食管黏膜侵犯较深的肿瘤往往有着较高的淋巴结转移率，因而内镜下切除此类肿瘤是被禁止的，这使得 ESD 在治疗食管癌中的地位尚未被明确。它可能适合于切除直径 > 2cm，EMR 难以完整切除的局限于黏膜内的肿瘤，尽管内镜下切除这些较大的肿瘤

依然存在争议。

ESD 的第一步是在计划的切除病变的周围用电烧灼标记其范围。然后于黏膜下注射盐水，在黏膜下层制造潜在的空间。之后用内镜电刀在切除的边缘附近切开黏膜，内镜的前端装有透明的解剖帽，其通过先前黏膜切开的部分，经内镜直接置入黏膜下层的空间。然后用电烧灼法对肿瘤进行黏膜下剥离，将黏膜与固有肌层完全分离。完成黏膜下剥离后，切开需切除黏膜的外侧和远端，将整块标本与周围组织分开（图 132-2）。

（三）结果

EMR 和 ESD 的手术并发症发生率均显著低于食管切除术，狭窄率约为 5%，穿孔率小于 1%。只要遵循前面讨论的纳入标准，内镜切除的肿瘤学结果也很好。在对两个大中心的数据进

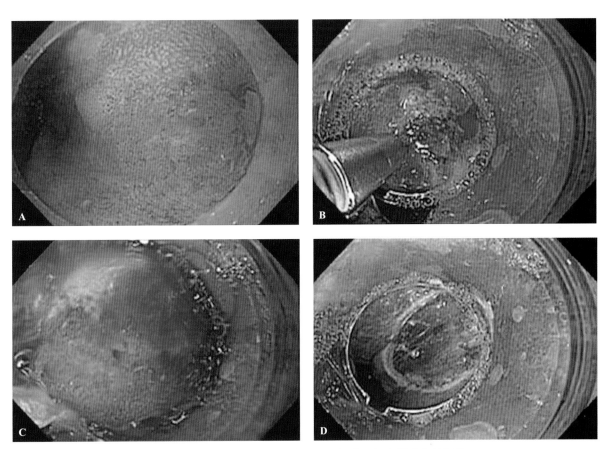

▲ 图 132-1　内镜下黏膜切除（EMR）应用于食管病变的切除

A. 首先确定病变的位置；B. 注射盐水以使病变隆起；C. 使用诱捕烧灼法切除病变；D. 检查切除床是否出血

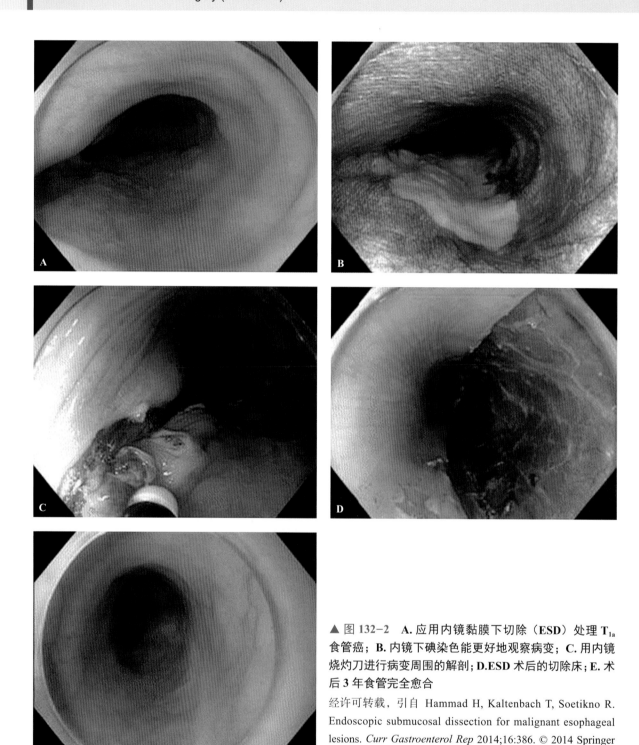

▲ 图 132-2　**A.** 应用内镜黏膜下切除（ESD）处理 $T_{1a}$ 食管癌；**B.** 内镜下碘染色能更好地观察病变；**C.** 用内镜烧灼刀进行病变周围的解剖；**D.**ESD 术后的切除床；**E.** 术后 3 年食管完全愈合

经许可转载，引自 Hammad H, Kaltenbach T, Soetikno R. Endoscopic submucosal dissection for malignant esophageal lesions. *Curr Gastroenterol Rep* 2014;16:386. © 2014 Springer Science+Business Media 版权所有

行比较的研究中，分别比较了两个中心对 $T_{1a}$ 食管癌进行内镜切除和食管切除的患者数据，其完全缓解率分别为 98.7% 和 100% [12]。国家癌症数据库的一项研究强调了仔细选择患者的重要性。该研究显示，与外科食管切除术相比，内镜切除术降低了 30d 死亡率（风险比 0.33），但提高了 5 年死亡率（风险比 1.63）[11]。然而，46% 接受内镜下治疗的患者的肿瘤分期为 $T_{1b}$，这是目前该方法的禁忌证，这可能是这些患者较差的长期生存率的原因。

## 五、经口内镜下食管肌层切开术

经口内镜下食管肌切开术（peroral endoscopic myotomy，POEM）是一种治疗贲门失弛缓症的新型内镜手术，它将传统的食管肌层切开术和更先进的内镜技术结合起来（如 ESD）。通过应用常规的软质内镜及市面上常见的内镜器械，就可以开展 POEM 手术，在没有任何皮肤切口的情况下，完成跨越 EGJ 的限制性肌切开术。Pasricha 和他的同事首先在动物模型中证明了黏膜下隧道技术用于内镜下肌切开术的可行性[13]，而 2008 年 Inoue 及其同事首次在人体临床试验中使用了 POEM[14]。至今，POEM 已在世界各地的中心中开展，迄今为止文献报道中总计有超过 1000 例患者接受了 POEM[15]。虽然初步的手术结果在安全性和对吞咽困难短期的缓解方面显示出广阔的前景，但还是需要进一步的数据来评估手术的长期效果及术后医源性胃食管反流的发生率，在这之后才能将 POEM 作为治疗贲门失弛缓的标准治疗方案。

### （一）术前评估及适应证

贲门失弛缓症是主要的适应证，虽然 POEM 也可应用于其他的药物治疗无效的食管运动障碍性疾病，如胡桃夹食管（jack hammer esophagus）。在手术前，患者应进行全面的检查，包括上消化道内镜检查、食管造影及高分辨率食管测压以明确诊断，并排除可能导致类似症状的任何其他原因，例如来源于 EGJ 恶性肿瘤导致的假性失弛缓症。尽管有相关文献报道，但在具有 S 型食管的患者中开展 POEM 仍然是对技术的巨大挑战，只有经验丰富的外科医生才能尝试在食管解剖较为正常的患者中开展。

### （二）手术技术

进行 POEM 的第一步仍然是行诊断性的上消化道内镜检查，操作前应彻底冲洗食管以清除任何残留的食物残渣。然后用内镜针将含蓝色染料的生理盐水注入食管前壁，形成黏膜下液泡，将黏膜与食管固有肌层分离。之后使用内镜烧灼刀（通常是三角尖刀）在食管黏膜上创建一个纵向的切口，切口位于液泡上方，为进入黏膜下层建立通道。黏膜切开后，内镜经此切口进入黏膜下的间隙。

然后，建立一个纵向的黏膜下隧道，沿着食管一直延伸到胃内，将应用内镜帽下钝性分离和应用电烧灼三角刀的锐性分离联用以清除黏膜下的纤维。在这个过程中，将附加含蓝色染料的盐水溶液依次注入该间隙，以水性钝性分离隧道。隧道构建完成后，应保证其在胃壁上至少延伸 3cm，并需将内镜自隧道内取出后，再次放置于胃腔内，并反转镜头对隧道进行评估。在这个位置观察隧道时，查见被蓝染的黏膜的位置即为隧道的末端。完成隧道构建后，可行肌切开术。通常肌层被切开的起始部距黏膜切开部位的距离 2～3cm，切口在 EGJ 上方大小为 6～8cm，并向下延伸至 EGJ 以远 3cm。在进行 POEM 时，与腹腔镜下行 Heller 肌切开术不同的是，大多数外科医生只对内层的环形肌进行选择性肌切开术。当完成食管肌切开术后，将内镜从隧道取出，并用内镜钛夹夹闭切开的黏膜（图 132-3）。

### （三）结果

目前为止，所有已发表的关于 POEM 结果数据都表明其对于患者症状的缓解及对 EGJ 生理学的改善相当出众，尽管这些研究的样本相对较小，也没有经过长期的随访。POEM 的围术期安全性与腹腔镜下 Heller 肌切开术相似[16]。较为严重的并发症包括食管瘘及有明显症状的气胸，但极为罕见（< 1%）。POEM 术成功的临床标准为患者的吞咽困难、反流和胸痛症状显著缓解（Eckardt 症状评分< 4 分），在 3～12 个月的随访中超过 90% 的患者符合上述标准[17-19]。这些结果也与腹腔镜下 Heller 肌切开及内镜下球囊扩张结果相同。多项研究表明，通过应用食管测压进行评估时，POEM 可显著降低 EGJ 舒张时的压力，并可降低食管造影时潴留的对比剂高度[17, 18]。此外，我们的团队通过应用功能性管

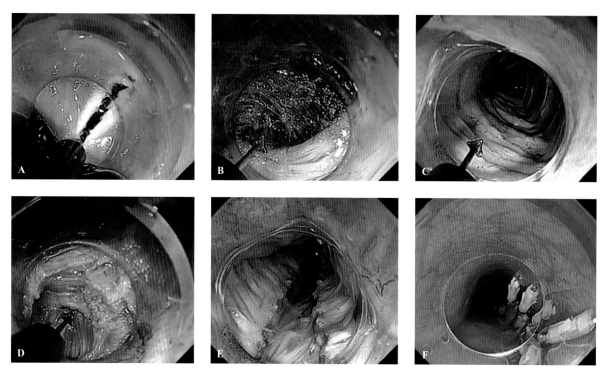

▲ 图 132-3　经口食管肌切开术（POEM）的步骤

A. 从切开食管前壁黏膜开始；B. 内镜通过黏膜切开部位进入黏膜下间隙；C. 形成一条长的黏膜下隧道；D. 纵行切开食管肌层；
E. 纵向肌切开完成；F. 内镜钛夹夹闭切开的黏膜

经 Macmillan Publishers Ltd 许可转载，引自 Bechara R, Ikeda H, Inoue H. Peroral endoscopic myotomy: an evolving treatment for achalasia. *Nat Rev Gastroenterol Hepatol* 2015;12:410–426, © 2015 版权所有

腔成像探头（functional lumen imaging probe, FLIP）检测发现，POEM 显著改善了 EGJ 的顺应性，其对患者症状改善的效果似乎优于腹腔镜下 Heller 肌切开术[20]。

早期对于 POEM 的担忧在于，其会导致术后 GER 高发，因为其并未包括抗反流手术，而腹腔镜下 Heller 肌切开术通常会进行部分胃底折叠。然而目前为止并没有明确的数据反映这一情况。在我们团队完成的 POEM 中，31% 的患者 24h pH 检测提示食管有病理性的胃酸反流[17]，这与近期的关于 Heller 肌切开联合部分胃底折叠术患者的研究结果相似[21]。Bhayani 及其同事[18]通过比较在其中心接受 POEM 和 Heller 肌切开患者的结果，发现两组 GER 的发病率类似（分别为 39% 和 32%）。这一结果可能是由于 POEM 并未切开 His 角或膈食管裂孔。尽管 POEM 术后的长期效果仍然需要进行详细评估，但到目前为止这一技术似乎更有优势，其结合了限制性肌切开

术的长期效果及内镜切除的微创效果。

## 六、内镜下治疗胃食管反流

GERD 是美国最常见的疾病之一，影响 30%～40% 的人口，20% 的患者每周都会出现症状。由于目前最有效的药物治疗方式是应用 PPI 以长期抑制胃酸，GERD 也对整个社会带来的巨大的经济负担[22]。高达 50% 的患者出现 PPI 难以缓解的症状，因而可能需要通过抗反流手术来改善其生活质量[23]。尽管如此，或许是因为担心手术带来的创伤、并发症或不良反应，只有不到 10% 的患者最终寻求于手术治疗[24]。正是在这种情况下，几种内镜治疗方法应运而生。虽然这些方法并没得到广泛的认可或广泛的应用于临床，但是有部分研究的结果展现了其前景，其可能是未来进一步研究和临床发展的主要领域。本节将重点介绍两种内镜下治疗 GERD 的方法，并应用最可靠的数据来支持其应用：应用 Stretta 装置

（Mederi Therapeutics, Greenwich, CT）对 EGJ 进行射频治疗（RFT）应用 EsophyX 装置（Endogastric Solutions, Redmond; WA）行经口无切口胃底折叠术（TIF）。

### 术前评估及适应证

对疑似 GERD 患者的评估首先要对病史进行全面细致的分析。典型症状包括胸骨后上行性烧灼性疼痛，通常发生在进食后。胃酸反流和大量分泌水样唾液也很常见。非典型症状包括非烧灼样胸痛、消化不良、上腹部痛和呼吸系统症状（如喘息、咳嗽和误吸）。所谓的"预警症状"是指应区分恶性肿瘤导致的症状，包括吞咽困难、吞咽痛及无明显诱因的体重下降。我们鼓励在对所有的 GERD 患者进行评估中应用症状评分量表，以便于更客观地测量和评估患者术后的症状。

所有需要接受手术治疗的 GERD 的患者术前都需要行内镜检查，以排除恶性肿瘤的可能，并排除任何可能会导致相同症状的其他病因。应对食管全长进行筛查以评估是否有食管炎、黏膜和黏膜下肿瘤、食管发育不良及狭窄。任何异常病变都应行组织活检以明确其病理诊断。也应对胃和十二指肠进行评估以明确是否有肿块、胃炎和溃疡。对于胃溃疡和十二指肠溃疡患者，应对其病变行活检以评估其恶性程度，对正常胃黏膜进行活检以检查是否有幽门螺杆菌感染，并将内镜反转以评估是否存在食管裂孔疝。

有典型症状或内镜查见反流性食管炎的患者是接受腹腔镜下胃底折叠术的绝对指征。但对于症状不典型或没有食管炎的患者，及那些考虑采用新的内镜技术如 RFT 或 TIF 治疗的患者，应使用 24h 食管 pH 监测来确认病理性食管反流的存在。可以应用经鼻导管测压系统来测量食管 pH（将探头置于距离 EGJ 上方 5cm 处持续 24h）或使用无线胶囊系统（Bravo pH Monitoring, Given Imaging, Yokneam, Israel）来记录 48h 或 72h 内的食管 pH。这些检查通常是在患者停止使用抑酸疗法的前提下进行的，将食管 pH < 4 的时间占检测时间的百分比作为诊断是否存在病理性胃酸反流的主要指标。

尽管仍有争议，我们依然建议对所有考虑接受手术治疗 GERD 的患者行高分辨率食管测压。食管测压可以明确存在哪些影响手术效果的食管运动障碍，术前明确患者食管压力的基线有利于评估那些术后出现吞咽困难或其他症状的患者的情况。食管和胃造影（即食管钡剂，"UGI 系列"）也可用于术前评估，其主要用于评估食管和胃的解剖结构位置以明确是否存在食管裂孔疝。食管裂孔疝是进行此类内镜手术的禁忌证，因此在进行内镜治疗前明确是否有食管裂孔疝是非常重要的。最后，餐后腹胀或恶心的患者应使用胃排空闪烁造影来评估胃轻瘫。

经口内镜下行胃底折叠术的适应证与传统腹腔镜下行胃底折叠的指征类似：具有病理性胃食管反流的客观证据，无法应用抑酸疗法控制的反流症状，或希望停用此类药物的患者。所有患者在决定接受内镜下治疗前都应常规接受 PPI 治疗。与传统手术不同的是，RFT 和 TIF 的主要禁忌证为伴有径向长度 > 2cm 裂孔疝。

## 七、内镜下射频消融（Stretta 手术）

### （一）手术技术

Stretta 手术可以在清醒镇静或全身麻醉的情况下进行。首先应进行上消化道内镜检查以测量到 SCJ 的距离。然后取出内镜，将 Stretta 装置放置于 SCJ 水平。该装置是一种以导管为基础的系统，由一个可充气的球囊组成，球囊通过膨胀将电极针插入食管和胃壁肌层内 1～2mm（图 132-4）。这些电极与射频发射器相连，并能发射低功率射频能量以将组织温度提升至 65～85℃。作用于食管的能量为四级而作用于贲门的能量水平为二级，而通过导管内的持续食管腔内冲洗可防止在此过程中黏膜损伤[25, 26]。完成消融后，须再一次行上消化道内镜检查以评估黏膜损伤情况。应用射频能量使 EGJ 肌肉组织的重塑和增厚。这导致了 EGJ 顺应性的降低和短暂性 LES 松弛的减少，两者都有助于减少病理反流。

## （二）结果

在所有经口内镜下治疗 GERD 的手术中，Stretta 手术在减少食管的胃酸反流和改善患者症状方面的数据最为可靠。在 Perry 及其同事[27] 开展的一项包括了 18 项研究的 Meta 分析中，其结果表明此类手术在减少 GERD 相关症状和改善生活质量方面是有效的，同时其也减少了患者对抑酸药物的依赖。这些研究数据大多来自于 12～48 个月的随访。包括 pH 监测在内的结果汇总显示，手术后食管病理性胃酸暴露率从 10.3% 降至 6.5%；然而，值得注意的是，术后平均为 6.5% 病理性胃酸暴露率仍然较高，多项关于腹腔镜下 Nissen 胃底折叠术治疗 GERD 的研究显示其能明显降低患者胃食管反流发生。4 项随机对照试验比较了 Stretta 手术与药物治疗 GERD 的效果，其中包括一项随机双盲对照研究[28]。在术后 6 个月，61% 的 Stretta 组患者每日 GERD 症状得到改善，而对照组仅有 33% 的患者症状缓解

## 八、经口无切口胃底折叠术（EsophyX 装置）

### （一）手术技术

与 Stretta 不同，使用 EsophyX 装置的 TIF 手术更类似于传统的 GERD 手术，因为它构建的胃底折叠类似于 EGJ 固有瓣膜。TIF 须在全麻下进行，行气管插管，要求肌肉完全松弛。在手术开始时，先行上消化道内镜以评估食管和胃黏膜，并测量到 SCJ 的距离。然后取出内镜，并将 EsophyX 装置安装在内镜上。该装置的功能是在胃底和食管之间置入全层固定的聚丙烯固件（H 型紧固件），以形成约 270° 的胃底折叠。在胃镜监测下，至少有 18 个紧固件排列成多排并被固定于胃底和食管之间（图 132-5）。在紧固件展开后，取出 EsophyX 装置并再次行内镜检查以确认折叠部分的解剖结构并彻底的止血。患者通常需住院观察并给予止痛治疗，一些外科医生会于术后常规性食管造影以明确是否有泄露。患者出院后须继续流质饮食并口服 PPI 治疗 2 周，以实现最佳的愈合，防止溃疡和出血。

### （二）结果

一系列经过 6～24 个月随访的单中心研究结果显示，应用 Esophy 设备的 TIF 手术改善了患者的症状及食管胃酸暴露的情况。关于该手术疗效的最佳数据来自最近的一项随机对照试验[29]。本研究比较了 87 例接受 TIF 治疗后给予 6 个月安慰剂的患者和先接受假内镜手术后给予 6 个月安慰剂的患者。与假手术联合 PPI 组相比，TIF 组中的患者反流症状明显改善（67% vs. 45%，

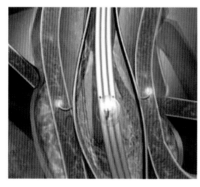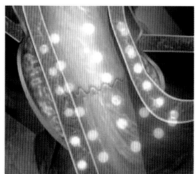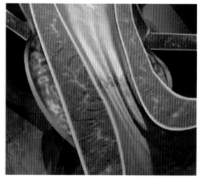

▲ 图 132-4　**Stretta 手术治疗胃食管反流病的示意图**
左侧的图片中，Stretta 设备与电极一起放置于食管胃交界部（EGJ）壁内，以传导射频能量。中间的图像显示了射频消融的位置，右边的图像显示了手术后 EGJ 的重构
经 Springer 许可转载，引自 Auyang ED, Carter P, Rauth T, et al. SAGES clinical spotlight review: endoluminal treatments for gastroesophageal reflux disease (GERD). *Surg Endosc* 2013;27:2658-2672. © 2013 Springer Science+Business Media 版权所有

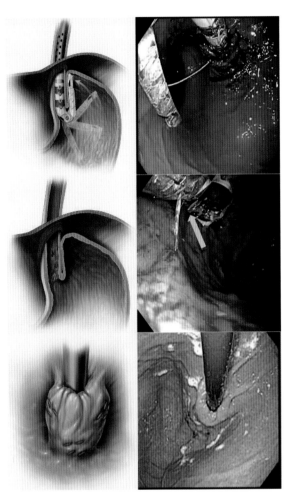

▲ 图 132-5　在进行经口无切口胃底折叠术(TIF)中，利用 EsophyX 装置将聚丙烯紧固件安置于胃底和食管之间，以便于在内镜下实施胃底折叠

经许可转载，引自 Hunter JG, Kahrilas PJ, Bell RC, et al. Efficacy of transoral fundoplication vs omeprazole for treatment of regurgitation in a randomized controlled trial. *Gastroenterology* 2015; 148: 324–333 e5. © 2015 AGA Institute 版权所有

$P < 0.05$）。在对 TIF 术后的患者进行 pH 监测时，其食管酸暴露率明显降低（治疗前 9.3% vs. 治疗后 6.3%，$P < 0.001$），而接受假内镜手术组在停用 PPI 后，其食管酸暴露率无明显变化。再次应该注意的是，尽管 TIF 手术缺失减少了食管的酸暴露，但 TIF 后平均 6.3% 的胃酸暴露率依然高于病理性 GERD 的标准（$> 4.5\%$）。

## 九、结论

如上所述，近年来，软质上消化道内镜在对于疾病的诊断和治疗上有了巨大的发展。随着介入治疗和外科手术向微创领域不断延伸，经口腔的介入治疗必将蓬勃发展。因此，外科医生有责任以学习和批判的态度来评估这些前沿技术。只有亲自深入于此类新技术的创新过程中去，并制订一系列为所有医生认同的手术方式，我们才能为每个患者选择最适合的治疗方案。

# 第 133 章
# 食管支架
## Esophageal Stents

Ory Wiesel　Jon O. Wee　著

胡伟鹏　译

## 一、概述

食管癌是全球第六大癌症相关的死亡原因。再过去的 30 年里，食管癌的发病率持续增加，这主要是因为 GERD 和肥胖症的发病率不断增加。据报道估计，2015 年在美国将有 16 980 人被诊断为食管癌，15 590 人因食管癌死亡 [1]。

由于食管癌易在早期经淋巴管转移并在管腔内生长，这使得早期诊断食管癌较为困难。事实上，在多达 50% 的患者中，由于肿瘤病变较晚，而无法接受手术治疗。此外，患者常常在有一定程度的吞咽困难时才会就医，而此时肿瘤已造成食管腔堵塞。

姑息性治疗食管癌引起的梗阻是研制食管支架的主要原因。对于不能手术切除的食管肿瘤，支架被认为是最好的缓解方法。

尽管早在 120 年前 Charter Symonds 爵士首次报道应用食管腔内植入物治疗恶性食管狭窄，但直到半个世纪后的 1959 年，Celestin 才在开腹手术中应用一根塑料管来治疗恶性狭窄 [2-4]。

在 20 世纪下半叶，由于操作技术和内镜技术的进步使医生能够诊断且更好地治疗管腔内的病变。随着技术的进步，腔内支架在胃肠道和肝胆系统的应用越来越广泛。不断更新换代且种类丰富的支架不断地被引入市场，同时随着食管支架不断被患者接受且更为容易放置，其适应证也

不断地被扩展。

在这一章中，我们将回顾食管支架的发展历史，目前可用的食管支架种类，食管支架在恶性及良性疾病中的应用，患者的选择及支架安置的细节，以及进一步讨论不同支架的差异、支架植入后的常见并发症及支架技术的未来发展。

## 二、食管支架的发展历史

食管恶性狭窄及其导致的吞咽困难是发展能治疗狭窄的新技术的源动力。"Stant（支架）"一词来源于 Charles Stent，他是 19 世纪英国的一位牙医，发明了保持植皮通畅的材料。1845 年，来自于法国充满创新精神的科学家 Leroy d'Etoilles 试图用象牙管穿过食管狭窄，但并没有成功 [5]。1856 年，Charles Symmonds 爵士成功地将直径为 6 英寸的黄杨木质的管道置入患者的食管。他将一根丝线系在黄杨木的近端，并将其缠绕在患者的耳朵上，以防止远端移动。在随后时间里人们探索性地制造了多种支架，第一个塑料支架是在 1955 年由 Coyas 发明 [6]。Celestin 随后在开腹手术中在食管内放置塑料支架。不幸的是，这些置入的假体往往带来严重的并发症甚至导致患者的死亡。第一例内镜下支架置入术是由 Atkinson 在 1970 年首次开展的，他在食管内放置了一个小的（10～12mm）塑料管 [7, 8]。随着技术的发展，膨胀性螺旋支架也随之发展起来。在 20 世纪 80

年代早期，瑞典工程师 Hans Wallstén 设计了一种用于血管腔内治疗的圆柱形编织支架［"wallstent"（网状支架）］；Frimberger 在 1983 年报道了他使用金属膨胀支架治疗食管恶性狭窄的经验；1990 年，一种最初计划用于血管腔内治疗的扩张型金属支架被用于食管狭窄的内镜下治疗[9]。在接下来的 20 年里，利用各种金属及覆膜技术开发出了多种不同特性的可膨胀支架，如自膨胀金属支架（self-expandable metallic stents，SEMS）及自膨胀塑料支架（self-expandable plastic stents，SEPS）[10]。

临床外科医生应该熟知各种支架的类型及其特征，下文将对其进行详述。

## 三、食管支架的原理及类型

目前，刚性支架的应用已较为罕见，目前应用的绝大多数支架都是可膨胀支架。这些支架最初是为血管内治疗而设计的，其在胃肠道及胆道内的使用非常有效。与以前的刚性食管支架相比，它们的易用性和安全性使它们的发病率和死亡率相对较低。

为了选择正确的支架，需要考虑 3 个因素：①支架使用的适应证；②患者特征（预期寿命、肿瘤生物学特征、狭窄部位、食管形状等）；③支架的特征。支架的特性取决于支架的设计及组织对支架的反应。了解支架设计背后的力学和特性将使临床医生能够选择最适合的支架。各种类型的支架见表 133-1。

### （一）自膨胀金属食管支架

SEMS 是最早设计的可膨胀支架，分为 3 种类型：无覆膜支架、部分覆膜支架（partially covered，PC）和全覆膜支架（fully covered，FC）（图 133-1）。

未覆膜支架是由裸露的金属网构成，通过引导器放置并于狭窄处扩张支架。典型的案例是 Utraflex（Boston Scientific）。通过将支架的网孔嵌入组织中使其固定。然而移除此类支架却极具

挑战，并常导致严重的并发症。

全覆膜支架是由网状膜覆盖支架全长构成。其通常呈双漏斗形，在支架的末端连有荷包缝线，可以用钳子夹住后，用常规的内镜取出支架。覆膜常由硅树脂或聚合物制成，以防止组织生长。使用 FC 支架的优点在于其很少嵌入到组织中，以便于将来移除食管支架。同时还可以覆盖食管内的损伤（如穿孔），从而隔离病变部位。商业用的 FC 支架包括 FC-Wallflex 支架（Boston Scientific）、FC-Evolution 支架（Cook Endoscopy）、

**表 133-1　食管支架的类型**

| |
| --- |
| • 刚性管（Celestin 管）（历史） |
| • 可膨胀金属支架 |
| • 可膨胀塑料支架 |
| • 抗反流支架 |
| • 双层支架 |
| • 生物可降解支架 |
| • 试验阶段的支架（将来） |
| 　– 药物洗脱支架 |
| 　– 放疗支架 |
| 　– 同种异体移植 |

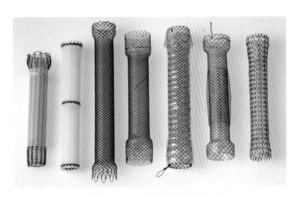

▲ 图 133-1　可膨胀食管支架

从左到右为部分覆膜的 Ultraflex 支架、Polylex 支架、部分覆膜的 Wallflex 支架、部分覆膜的 Evolution 支架、全覆膜的 SX-Ella 支架、全覆膜 Niti-S 防移位支架、全覆膜 Alimaxx-E 支架

经许可，引自 Vleggaar FP.Expandable stents for malignant esophageal disease. *Gastrointest Endosc Clin N Am* 2011;21(3):377–388, © 2011 Elsevier 版权所有

Niti-S 支架（Taewoong Medical）、AlimaXX-ES 支架（Merit Medical）、FerX-Ella（Elia-CS）、Bonastent（EndoChoice）及 Dostent（MI Tech）。

PC 支架的支架体覆膜而支架的近端及远端未覆膜。商用的 PC 支架包括 PC Wallflex 支架（Boston Scientific）、Evolution 支架（Cook Endoscopy）、Flamingo Wallstent（Boston scientific）、Esophageal Z 和 Gianturco Z（Cook Endoscopy）[11, 12]。

Bethge 和 Vakil 研究了可膨胀支架在食管恶性狭窄中的组织反应[13, 14]。通过对在手术中或尸检时取出的食管支架行组织学检查，能够预测食管支架安置后发生的一系列变化。当放置未覆膜金属支架时，支架的金属丝扩张并与恶性肿瘤组织和正常的食管壁相接触。当支架逐渐侵蚀到食管管壁的黏膜下层时，支架的径向力引起早期的黏膜坏死和黏膜下炎症。炎性渗出物覆盖了支架的管腔，在支架的框架周围可见少量的炎性细胞。在肿瘤组织中，支架侵蚀到肿瘤时，在支架上可以看到肿瘤组织及细胞。由于未覆膜支架的径向力对食管组织的压力造成组织坏死。安置支架 1 个月后，纤维化的组织覆盖整个支架，使其与食管壁紧密融合。数月后，由于周围组织的纤维化及肿瘤向支架内生长，整个支架便可能无法在内镜下查见（图 133-2）。

FC 支架可对肿瘤和正常的黏膜施加径向力，但覆盖于支架表面的膜阻止了炎性渗出物的浸润和肿瘤的生长。这样可以防止将食管支架嵌入食管壁（图 133-3）。

PC 支架具有 FC 支架和未覆膜支架的两种特性。在 PC 支架的漏斗状近端和远端未覆膜，因此 PC 支架在两端与未覆膜支架的表现一样，而支架的中部覆膜，防止组织向支架内生长（图 133-4）。

组织对支架的反应情况亦可以预测所使用的特定支架的临床行为。组织和肿瘤向支架内生长，使其难以移除，也降低了其移位的机会。然而，如果支架因为肿瘤的生长而受阻，则可能需要再次内镜下治疗。相比之下，FC 支架更容易

移除，组织生长的风险更低；然而，由于移位的风险更大，可能需要内镜下重新干预[15]。

如今被应用的支架类型多种多样且设计丰富，侧面反映了"完美"的支架并不存在。此外，在讨论特定支架对特定患者的优缺点时，并没有一种支架完全优于其他或适合于所有患者或适应证（表 133-2）。

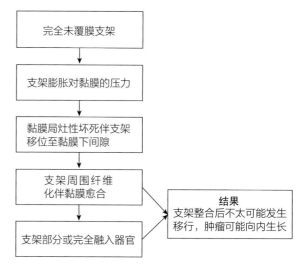

▲ 图 133-2　安置未覆膜支架后的变化
经许可转载，引自 Vakil N. Expandable metal stents: principles and tissue responses. Gastrointest Endosc Clin N Am 21(3):351–357. © 2011 Elsevier 版权所有

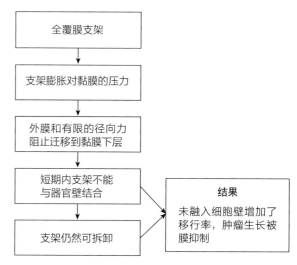

▲ 图 133-3　安置全覆膜支架后的变化
经许可转载，引自 Vakil N. Expandable metal stents: principles and tissue responses. Gastrointest Endosc Clin N Am 21(3):351–357. © 2011 Elsevier 版权所有

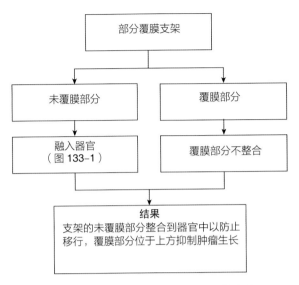

（二）自膨胀塑料食管支架

SEPS 已被证明对缓解恶性吞咽困难安全有效。目前唯一可以使用的 SEPS 是 Polyflex 支架（Boston Scientific）。它是通过聚酯网和内部的硅树脂覆膜的设计来减少组织对支架的反应。为减少支架的移位，支架的顶部呈漏斗形，而支架的中部和下部口径相同。在安置之前，外科医生将支架放置到输送系统上。该输送系统较大（12～14mm），在狭窄处安置支架前应先行狭窄处扩张。即便是支架移位以后，依然可以用同一个支架，通过取出支架后将其重新加载到输送系统上。

在数项将 SEPS 与 PC、SEMS 等进行比较的研究表明，SEPS 在技术上的成功率和对吞咽困

表 133-2 可膨胀食管支架的优点及缺点

| 支架类型 | 优 点 | 缺 点 |
| --- | --- | --- |
| 未覆膜 SEMS | 移位率很低 | 由于肿瘤腔内生长引起支架堵塞而难以取出支架 |
| 部分覆膜 SEMS | 移位率较低 | 如果不取出支架易造成支架堵塞 |
| 全覆膜 SEMS | 容易取出，组织腔内生长率低 | 支架移位率高 |
| 自膨胀塑料支架 | 组织腔内生长率低，容易取出，可在同一患者中再次使用 | 支架移位率高，需要硬质的输送系统 |

难的缓解程度方面具有明显的优势，但 SEPS 的移位发生率高于 PC 及 SEMS[11, 16]。多项研究已证实 SEPS 在良性疾病（狭窄、穿孔伴食管瘘及吻合口瘘）中的有效性，在不同的研究中其成功率可高达95%，尽管这些研究大多没有报道其长期随访结果。然而，当对患者的支架移位率、长期复发及症状持续时间进行长期随访时，则有较多的患者出现症状复发（81.9%），同时支架的移位率也较高（62%～81%）[17, 18]。

根据这些研究结果，目前 SEPS 的安全性较高，但主要适用于良性食管疾病，这是因为相比于 SEMS，其移位率较高且长期的预后较差，因而对吞咽困难的改善效果相对较差。

（三）生物可降解支架

生物可降解直接是近10年来最新发展的支架技术。设计的初衷在于避免组织生长和支架移位等并发症，并降低再次取出支架的概率。这些支架是由镁合金、聚乳酸或聚乙醇酸聚合物和聚二氢萘醌（ELLA-CS, Hradec Kralove, Czech Republic）等制成的网状编织支架。支架的完整性可以维持6～8周，12周后完全分解。Polydiaxanon 是一种可以水解的结晶聚合物。基质的无定形区首先变质，晶质部分随后变质。支架的径向力取决于支架的结晶部分，其在第9周下降50%。局部组织环境（低 pH）可

能导致其更快的降解。生物可降解支架依然有移位、狭窄复发、梗阻等并发症；然而其可能是 SEMS 及 SEPS 等的有效替代品，且其可能降低重复行食管扩张的发生率。而这些支架带来的各种新的挑战则需要进一步的研究和设计来克服[12, 19-25]。

### （四）抗反流支架

由于食管支架穿过食管胃交界部而使食管下括约肌保持开放，从而使抗反流屏障消失。这可能会导致明显的胃酸反流及其带来的相关症状及并发症。在 GEJ 上放置支架的患者应接受大剂量的抑酸治疗。同时应预防潜在的误吸风险，并采取相应的预防措施（即保持直立姿势，并将床头抬高至 30°）。

为减少胃酸反流而研制了具有抗反流装置的支架。其抗反流瓣膜是现有支架内覆膜的延伸（主要是硅树脂或聚氨酯），在支架的胃侧设计一个单向瓣阀门，防止胃内酸性内容物通过支架反流回食管。在最近的一项 Cochrane 系统评价及 Meta 分析中，Dai 及其同事将抗反流支架与传统的 SEMS 进行了比较，并证明这些支架在不良事件发生率及生活质量方面的结果是相似的。然而，其中一些支架能够减少胃食管反流，并能有效地快速缓解吞咽困难[26, 27]。

### （五）双层食管支架

近年来，双层食管支架已在美国开始应用。这些特别设计的支架通过在支架内附加支架来抵抗支架移位及肿瘤的生长。内层的镍钛合金 FC 支架可以防止肿瘤向内生长，外层的镍钛合金支架呈袖套状附着于内层支架的中部可以防止支架移位。Gonzales 及其同事使用这些双型支架来处理术后的食管瘘，以及位于 GEJ 周围的上消化道瘘口及穿孔。其总成功率可达 66%，支架的移位发生率可达 16%。所有的支架最终都能被移除，尽管支架并没覆膜。其他研究显示其对食管恶性肿瘤和贲门狭窄也有类似的结果[28-30]。

## 四、选择食管支架的主要指征

到目前为止，还没有设计出理想的支架。然而，根据支架的设计和患者的特点可以制订一些通用的规则。

### （一）支架适应证

临床医生应根据患者的具体情况和疾病特点对支架的指针进行优化。例如，考虑到恶性狭窄预后不良且倾向于堵塞，对于食管恶性梗阻应慎重考虑未覆膜支架也可以选用覆膜支架和塑料支架，特别是对于良性食管狭窄。

### （二）狭窄扩张

在置入食管支架前这可能是有必要的，特别是在食管狭窄较为严重的患者中。食管扩张可以用水银或钨充填的球囊（Maloney bougie，Medovations）进行盲扩，在内镜辅助下经导丝置入聚乙烯扩张器（Savary-Gilliard，Cook Medical）或球囊扩张器（CRE，Boston Scientific）。

### （三）支架长度

对于肿瘤引起的狭窄，支架的长度应足以覆盖肿瘤的全长，以防止肿瘤沿支架的长轴向腔内生长。大多数支架制造商建议支架近端和远端的应远离肿瘤 2～4cm。

### （四）支架的位置

(1) 食管远端阻塞（包括胃食管交界部位）：支架长度过长，穿过 GEJ 进入胃，增加了支架移位的风险，并可能挤压胃大弯，胃酸通过位于 GEJ 的支架而产生反流症状。抗反流支架的设计就是为了克服这个问题。

(2) 食管近端梗阻（包括高位颈段狭窄）：于食管上括约肌（upper esophageal sphincter，UES）安置支架可对患者造成严重的症状（有症状的反流、疼痛等），可能导致患者不耐受支架。建议在 UES 与支架近端之间存在 1.5～2cm 的游离区。

### （五）支架的径向力

支架的直径和施加在组织上的径向力各不相同。如果在放化疗后安置的支架选择不当，由于支架对管壁的径向力较高，会导致管壁坏死穿孔。据报道支架侵蚀进食管壁和食管以外的地方会导致致命的主动脉出血及椎旁脓肿[31]。此外，如果选择不当，放置在食管近端的支架会导致气管受压和塌陷，从而引起呼吸困难，因此，在放置食管近端支架之前，外科医生还必须评估气管情况和支架的适应证。

支架的形状和组织反应：一些支架的近端及远端未覆膜且呈漏斗状，这有助于减少支架移位。此类支架设计可能导致组织过度增生，支架末端尖锐的金属丝可能引起组织反应。现代支架末端光滑，减少了组织反应和增生的程度。

有些支架在插入扭曲的食管和狭窄时容易弯曲，因此，FC 支架是首选的类型[32]。

### （六）改进的抗移位支架

目前已有几种方法来降低支架的移位率（据报道部分支架的移位率可高达 50%）。最初通过将一根线穿过患者的鼻孔并将其系在耳朵周围或鼻孔内的方法已经被特殊的支架设计和改进所替代，如支柱状设计、衣领状的抗移位设计、外层无覆膜设计、大口径的漏斗状设计，并取得一定的成效[33]。不幸的是，出血、瘘和食管穿孔的报道限制了这些方法在一些现代支架中的应用。近些年有学者尝试应用内镜钛夹将支架的近端固定在食管壁，尽管其有效性仍未得到证实[32]。

## 五、安置技术

在手术之前，外科医生需详细评估患者的术前影像学检查，并提前预约胸透检查。术前应在手术室准备合适的器械（成人和儿童内镜、支气管镜、食管扩张器、导丝、鼠齿钳等）。外科医生及护理人员应熟悉正在使用的支架类型，手术室中也应该常备多种尺寸和类型的支架。支架应该被放置在专有的位置。外科医生应接受相关培训，以识别和处理意外情况，例如穿孔、压迫气管、支架定位错误及支架不能完全展开等。

应选用合适的麻醉方式，清醒镇静或最好是全身麻醉，均可作为备选方案。患者取仰卧位，双臂收拢，行软质内镜检查，评估病变情况，以及评估术前计划是否可行。为了防止存在高位狭窄，应该在透视下进行扩张，并在那时决定是否继续放置支架。对需要安置支架的区域在透视下进行绘图，并在患者的胸部放置不能透过射线的标记物以标记病变的近端及远端的范围。然后，将一根柔性导丝置入内镜，穿过梗阻，将内镜取出，同时将导丝固定在原位。

应当选择置入合适的支架，以能够达到由不能透过射线的标记物标记的近端及远端的长度，并使近端超过病灶 2～3cm 且保证支架远端远离病变。如果近端或颈部病变靠近食管上括约肌，额外留出 1～1.5cm 的边界就足够。在远端梗阻的情况下，胃食管交界处支架置入术常伴随着较高的支架移位率和有症状的反流，因此应尽量将这些在最低限度。

然后将支架及输送系统通过导丝，在连续的透视引导下小心的置入，直到远端的外部标记物与远端支架标记物对齐。支架被缓慢地展开以跨越近端和远端皮肤标记物。重要的是选择正确大小的支架，以避免管壁压力过大，增加食管管壁坏死和穿孔的风险，或因选择过窄的支架，可能会早期移位。

支架放置完成后，通过反复的内镜检查和验证性胸透检查确认支架位置。如果发现位置错误，可以在透视下用鼠齿钳将支架拉到正确的位置。如果支架被放置在狭窄的上方或支架近端被放置于狭窄内，则应将支架取出并再次放置，而不是将其推入狭窄处。

当患者清醒后，并可以开始饮水时，除非有其他的禁忌证，则可以继续进食软食。随后行胸部正侧位片以评估支架的位置。一些学者建议在术后第一天用泛影葡胺行食管造影，以在进食前评估支架的通畅性[34]。

## 六、支架的疗效

支架的有效性是通过技术成功率和其他的临床评估来衡量的，例如吞咽困难的改善评分（表 133-3）、并发症发生率和支架置入术后的存活率。

Conio 等总结了 1993—2010 年发表的所有关于食管恶性疾病支架的前瞻性随机对照试验[16]。所有研究中，SEMS 放置的技术成功率接近 100%。患者的吞咽困评分在 83%～100% 的患者得到改善[15, 35]。尽管对于安置未覆膜 SEMS 的患者而言其常需要更多地干预措施来处理梗阻复发，但是在不同的研究中，支架的类型（覆膜 SEMS，覆膜 SEMS vs. 未覆膜 SEMS，或 SEMS vs. SEPS）对症状的改善程度并无差异[16, 28, 36-46]。然而，梗阻症状的改善程度的确与患者安置支架后的生活质量改善密切相关[47, 48]。在癌症的进展过程中，肿瘤向腔内生长和（或）过度生长是很常见的。在气管食管瘘（tracheoesophageal tistula，TEF）继发吞咽困难的病例中，据报道 70%～100% 成功地完成瘘管封堵[49-51]。多达 50% 的患者在放置支架后需要其他的治疗来缓解复发性吞咽困难[52]。Im 等发现，在恶性食管梗阻和 GEJ 梗阻患者中，支架在安置后 30d、90d 和 180d 内的通畅率分别为 94%、78% 和 67%[53]。

## 七、支架的适应证

目前食管支架置入术的适应证主要为以下 3 种情况：①食管恶性疾病导致的食管狭窄；②食管外压迫导致的食管狭窄；③良性食管疾病导致

**表 133-3　吞咽困难评分量表**

| 0 | 可正常进普食 |
| --- | --- |
| 1 | 进食某些硬质食物后梗阻 |
| 2 | 仅能进食半流质饮食 |
| 3 | 仅能进食流质饮食 |
| 4 | 不能吞咽口水（完全梗阻） |

的食管狭窄[54]。

### 食管恶性肿瘤的食管支架

手术是可切除食管癌患者的主要治疗方法。然而，多达 50% 的患者在发病时已无法接受手术治疗。因此，这些常需接受非手术方式来缓解因恶性梗阻导致的吞咽困难。在特定的患者中，安置食管支架可保证患者能在接受新辅助放化疗的同时又能顺利接受后续的手术。而对于食管和头颈部其他非腔道恶性肿瘤的患者，由于吞咽困难和（或）TEF，其通常需要更长期的姑息治疗[55]。

## 八、食管恶性狭窄

食管腔内恶性狭窄是安置食管支架的主要适应证。尽管有许多其他的方法被应用于缓解恶性食管梗阻（放疗、激光、氩等离子体凝固、光动力治疗、局部注射酒精消融或直接注射化疗药物），但在不能接受食管癌的患者中，安置 SEMS 是最常见的缓解吞咽困难手段[56]。一项已发表的 Meta 分析纳入了 53 项研究共计 3648 例不能手术或不能切除的食管癌患者，比较了不同治疗方法对吞咽困难的疗效[26]。与安置塑料管相比，安置 SEMS 更为安全及有效。热化学烧蚀技术，包括激光、光动力疗法和酒精注射消融等需要再次干预的发生率较高，且相比于 SEMS 其需要更多的专业知识。

虽然 SEMS 能更快地缓解吞咽困难，但与 SEMS 相比，近距离放疗能更好地改善吞咽困难，并降低并发症的发生率[57-61]。因此将近距离放疗和 SEMS 联合使用更为妥当，其能减少再次内镜下干预的概率。作者认为，相比较于 SEMS，近距离放射治疗或许是更合适的选择，其在延长生存及生活质量改善的优势可能更为明显，且与氩等离子体凝固或外放射治疗联用时可能会带来更好的效果。不幸的是，在 Suntharalingam 等评估过的医院中，只有 6% 的医院能开展近距离放射治疗，所以近距离放射治疗并没有得到广泛应用[62]。

## 九、恶性气管食管瘘

气管食管瘘是继发于食管或肺的原发或继发肿瘤生长引起的并发症，其可能是放疗或化疗导致肿瘤坏死引起的。据报道，其在患者中的发生率为 5%～10%，且恶性食管气管瘘在经 SEMS 治疗后依然可在高达 35% 的患者中出现复发。

食管气管瘘（TEF）所导致的后果往往是毁灭性的，其容易导致患者反复的肺部感染，并最终会限制患者经口进食。对仅接受支持治疗的食管气管瘘患者，其平均生存期不到 6 周[63]。考虑到手术治疗 TEF 所导致的显著并发症发生率和死亡率，置入支架或许是更好的解决方案。部分报道结果显示应用支架置入治疗 TEF 的成功率可达 87%～91%[48, 49, 64]。对过去 20 年接受支架封堵TEF 的 264 例患者进行回顾性分析的结果显示，与单纯肠内营养（4.5 周）及支持治疗（5 周）相比，接受 SEMS 治疗患者的生存期更长（13 周）[65]。

只有当食管支架不能完全封闭瘘管时或预计食管支架存在压迫气管的风险时，才应考虑气管和食管支架联合放置，因为此类"对吻支架"会进一步侵蚀食管壁，导致瘘口扩大。Herth 等研究了 112 例因 TEF 而接受单纯气管支架，单纯食管支架及食管气管联合支架患者的差异。在安置支架的初期 100% 的患者瘘管得到了封闭。与单纯气管支架组相比，单纯食管支架组或联合气管、食管支架组的生存率更高（图 133-5）[66]。

## 十、食管癌术后局部肿瘤复发

大部分（约 90%）食管癌切除术后局部肿瘤复发的时间在治疗结束后前 2 年内。晚期复发常发生于治疗结束后的 5 年。局部复发通常发生在吻合口、管胃或纵隔内。已有证据表明 SEMS 为这类患者提供良好的姑息治疗，几乎 100% 患者术后食管腔保持通畅，同时有较好的吞咽困难评分且足够安全[67, 68]。

## 十一、食管支架和放化疗

越来越多的食管癌患者接受新辅助治疗或根治性的放化疗。部分患者有恶性狭窄和明显的吞咽困难，常导致明显的体重下降和（或）营养不良。

临时的 SEMS/SEPS 被用来为将要接受手术治疗患者提供"手术桥梁"，或作为一种姑息性治疗手段用于那些不能手术的患者，以改善患者

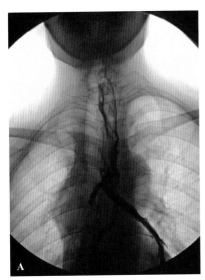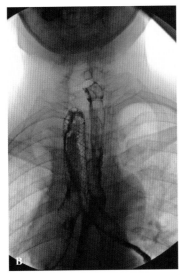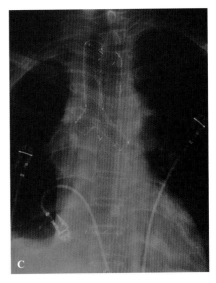

▲ 图 133-5　1 例 45 岁的 ⅢA 期肺腺癌患者，行右肺上叶切除加术后放化疗后，并发近端气管食管瘘，先行气管支架治疗，后行食管支架置入，最后取出气管支架

A. 行食管钡剂造影时气管和支气管近端立即出现明显强化；B. 联合气管和食管支架来封堵气管支气管瘘；C. 联合气管和食管支架来封堵气管支气管瘘

经口进食的情况，从而避免放置鼻胃管，或内镜下经皮胃造瘘术或胃空肠造瘘术。

多项研究表明，在这一特定人群中，支架在改善患者吞咽困难评分和生活质量方面是非常有效的。15%～60% 的接受 SEPS 治疗的患者及 2%～40% 的接受 SEMS 治疗的患者因放化疗后肿瘤缩小而导致支架移位[46, 69-72]。

关于放疗对支架植入术后的不良事件增加的影响，目前的数据存在矛盾的情况。尽管有几项研究显示放疗增加了致死性并发症及 SEMS 相关的死亡率[17, 73-75]，但其他研究和最近的 Meta 分析表明，无论患者是否接受单纯放疗或放疗联合化疗都与安置支架后的并发症发生率、手术导致的死亡率或总体生存没有直接联系[16, 30, 37, 76-78]。

## 十二、食管外源性恶性压迫

无论是巨大的纵隔肿瘤还是淋巴结对食管的恶性压迫都是姑息性支架置入的另一个适应证。

一项已发表的比较食管内源性和外源性压迫的研究显示，两组间 100% 的技术成功率和 91% 的临床成功率并没有显著的统计学差异，也没有直接相关的并发症。因外源性压迫而安置支架的患者在死亡前仍然保持通畅，其平均保持通畅的时间为（54.6±45.1）d。作者的结论是，SEMS 对内源性的压迫的治疗效果并不比其对外源性压迫的治疗效果差，并且在缓解吞咽困难方面具有足够的安全性。部分覆膜支架和 FC 支架均已在本组患者中使用，效果良好[79]。

重要的是要记住评估食管支架置入后气管的通畅性和对气管潜在的压迫。如果需要，在食管支架置入前放置气管支架是比较安全的。

## 十三、用于良性疾病的食管支架

根据过去 20 年应用食管支架治疗恶性食管狭窄的经验，我们亦在此讨论应用可膨胀支架在非恶性（良性）食管疾病中的应用。

食管良性疾病包括以下 3 点：①非恶性难治性食管狭窄；②非恶性食管破裂、穿孔、瘘、渗漏；③其他非恶性疾病（贲门失弛缓症、静脉曲张出血）。

## 十四、难治性良性食管狭窄

良性食管狭窄可看作是食管黏膜损伤后愈合及结痂过程的一部分。食管腐蚀性损伤、难治性消化性疾病、辐射及内镜下黏膜切除、光动力疗法或其他消融疗法导致的并发症可能导致严重的吞咽困难。反复的内镜下或自行食管探条扩张，球囊扩张伴或不伴类固醇治疗，甚至食管切除术已被用于良性狭窄的治疗，其扩张成功的持续时间和症状改善率各不相同。

在确定狭窄是"良性"之前，排除恶性肿瘤和处理造成损伤的病因是至关重要的。在安置支架之前，内镜下多次活检也至关重要。对于可逆的症状应在安置支架之前进行治疗。如消化性狭窄在被判定为难治性狭窄之前，应该使用大剂量的 PPI 进行治疗。

良性食管狭窄可分为简单狭窄和复杂狭窄。简单狭窄是由一节短而直的食管段（＜2cm）构成，其宽度足以允许 9.5mm 的标准内镜通过。复杂的狭窄通常较长（＞2cm），曲折，多发，通常因为过窄而无法通过一个标准的成人内镜。随着时间的推移，这些狭窄变得难以治疗[32]。

单纯狭窄通常对常规扩张有反应；然而，有高达 40% 概率复发，需要多次周期性扩张[80]。复杂的狭窄很难治疗，需要多次扩张，随着时间的推移，有更高的手术并发症风险。Kochman 等将难治性食管狭窄定义为因严重的食管腔损伤或纤维化导致的食管解剖学上的限制性改变，而引起吞咽梗阻症状，通常内镜下不能明确食管的炎症性改变。其通常会表现为即便在 2 周内行 5 次扩张却不能成功地使食管直径保持在 14mm，或即便成功地使食管扩张到 14mm 却不能维持 4 周（即复发性狭窄）[81]。

应用扩张器对单纯狭窄进行扩张，可使得狭窄部位瘢痕出现短暂的断裂，其随后的愈合便无阻碍，从而实现暂时的管腔通畅。使用可膨胀支架而不是单纯扩张治疗食管狭窄的优势在于其既可以使断裂的纤维持续愈合并在固定的支架平面上重构。与恶性狭窄不同的是，用于治疗良性疾病的可膨胀支架应该在治愈后移除。应尽量减少支架内的组织生长，以便取出支架。PC 或 FC SEMS 和 SEPS，以及最近的可生物降解支架，均被应用于良性难治性食管狭窄，其成功率各有不同。长时间放置支架会导致长期支架安置相关的并发症。

包括对食管壁的侵蚀（溃疡、出血、瘘管形成）、支架移位、肉芽组织形成而导致新的狭窄形成，以及支架侵蚀纵隔结构导致包括主动脉在内的致死性出血。由于多个研究的结果均表明支架周围组织内生长会导致相当高的并发症率，因此 PC SEMS 未被 FDA 批准用于治疗食管良性狭窄 [11, 13, 82-86]。FC SEMS 的设计就是为了解决组织生长的问题。已有小样本的回顾性研究结果表明其组织反应性最小且常能成功的移除支架。具体的支架移除时间尚未确定，但 FC SEMS 对食管良性狭窄的治疗效果仍然令人鼓舞。尽管部分支架的移位率较高，但一些 FC SEMS 正被应用于治疗食管良性狭窄。目前仍然需要进一步的数据来确定 SEMS 对治疗良性狭窄的安全性 [87-90]。

在治疗难治性食管狭窄方面，SEPS 已取代 PC SEMS。Polyflex 支架是一种 SEPS，可以被移除，并被 FDA 批准用于治疗良性食管狭窄。Polyflex 是由硅树脂膜全覆膜的聚酯网支架，并有一个漏斗状的近端，以减少其发生移位。因为这是一种 FC 支架，支架内组织生长较少，同时硅树脂及聚酯结构引起的肉芽反应比金属要小。SEPS 包括各种直径和长度的规格，不同于 SEMS 没有预先装载，其常需要在安置时候进装载。这样的好处在于如果放置位置不当，可以移除、重新装载和重新放置相同的支架。由于输送系统的原因，安置 SEPS 更具有挑战性，而且由于输送系统较大（12~21mm），可能需要预先对狭窄进行扩张。支架移位是最常见的并发症，约在 50% 的病例中会发生支架移位 [10, 32, 91]。已有多项回顾性研究和一项前瞻性研究表明，其技术成

功率在可接受的程度，患者的吞咽困难症状在术后得到了很好的缓解 [18, 39-41, 91, 92]。

在治疗食管良性病变的过程中，应用生物可降解支架治疗食管良性狭窄引起学者们的兴趣，其可以减少再次内镜下干预以移除支架的需要。目前仅有少量包含较少病例的队列研究报道了其结果，但是在生物可降解支架被应用于治疗食管良性病变之前，还需要从前瞻性对照试验中获取更多地长期生存数据 [11]。

## 十五、用于非恶性食管破裂、穿孔、瘘或渗漏的食管支架

早期识别和诊断食管破裂、穿孔和渗漏是重要的，可以显著降低发病率和死亡率。这些病变的临床病情视具体情况而定，包括发生破裂 / 穿孔（内镜检查导致的医源性损伤 vs. 自发性或创伤性食管破裂 / 穿孔），病变发生的时间（早期诊断 vs. 延迟诊断），患者的情况（稳定 vs. 不稳定），损伤的位置，以及临床医生的专业水平。

食管破裂分为医源性破裂和自发性破裂。

(1) 医源性：器械、食管扩张、内镜下黏膜切除 / 剥离、手术肌切开术、穿透性创伤、活检等。

(2) 自发性：剧烈呕吐（Boerhaave 综合征）、剧烈咳嗽、高速机动车辆事故等。

吻合口处的渗漏有演变成瘘的可能。瘘管可能是长期慢性炎症后遗症，也可能是管腔内或外病变导致的结果。手术被认为是治疗食管穿孔 / 破裂或泄漏的主要手段，尽管手术常伴有明显的并发症。另外还有其他的非手术治疗方式，主要应用于病危的患者，如患有多种并发症老年患者，如果不治疗穿孔，其死亡率可达 20%~45% [93, 94]。

这些非手术或内镜下的治疗包括内镜下安置支架、缝合和安置钛夹，应用组织（纤维蛋白）胶或以上几种方法的组合。这些措施可以在经内镜检查过程中或检查后明确穿孔的诊断以后使用。

早期的内镜下修补通常适用于几个毫米的急性小穿孔。较大的缺损通常需要手术修复，并需要同时行纵隔清创和引流术。封堵性支架可在特

定的情况下封堵缺损。只要封堵完整，穿孔周围引流通畅，完全愈合是有可能的。目前置入可取出的支架已成为许多美国中心治疗食管穿孔和瘘的一线治疗方法（图 133-6 和图 133-7）[95, 96]。

包括 SEPS、FC 金属支架及生物可降解支架在内的各种支架已被用于治疗这些疾病，并已有小样本研究报道了其成功地在 89%～100% 的患者中封堵瘘的可行性、有效性和并发症，且在 23%～50% 的患者中发生了支架移位[17, 25, 41, 86, 97–105]。

## 十六、安置支架的并发症

许多因素可以导致安置食管支架的相关并发症。这些包括疾病的性质（良性和恶性疾病），病变的位置（近端与远端食管），先前的放化疗，肿瘤血管的分布和一致性，以及最重要的支架的设计和直径。并发症通常最高发（30%～35%）于恶性食管狭窄、SEPS、支架穿过 GEJ 及安置支架后放化疗，但通常其严重的不良事件发生率很低，据报道只有 0.5%～2% 的支架相关死亡率（过度镇静、支架位置异常、误吸、穿孔等）[11]。支架置入后不良事件可根据发生的时间分为急性、早期和晚期并发症，如表 133-4 所示。

### （一）急性并发症

#### 1. 出血

支架相关出血通常是自限性的，很少危及生

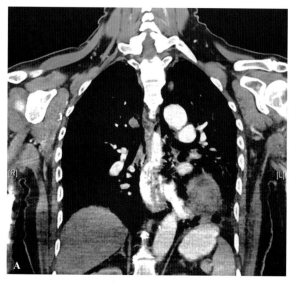

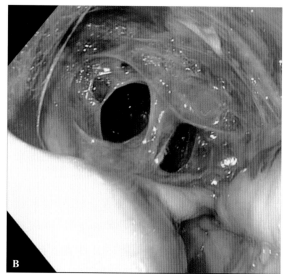

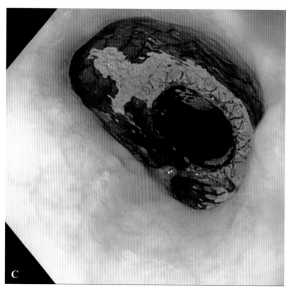

▲ 图 133-6　患者男性，65 岁，食管远端穿孔

A. 术前冠状位 CT 显示食管远端穿孔伴对比剂外漏；B. 术中 EGD 显示食管左侧壁巨大穿孔并可经穿孔查见纵隔及食管胃交界部；C. 安置支架后的 EGD 视图

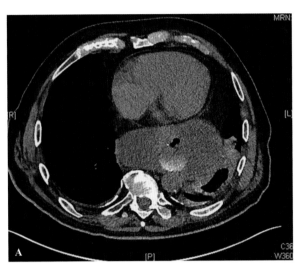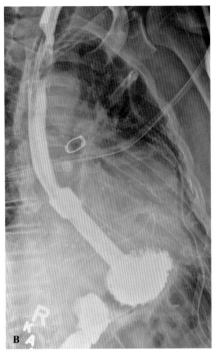

▲ 图133-7 患者男性，74 岁，因巨大 S/P 食管旁疝行 Nissen 胃底折叠术和 Collis 胃成型术，术后 10d 出现发热。CT 显示对比剂外渗并在纵隔内聚集。患者于手术室中行纵隔引流后，置入食管支架

A. 术前轴位图像显示对比剂外渗伴大量纵隔积液；B. 对比剂穿过支架进入胃，没有对比剂渗出到食管腔外的表现

表 133-4 食管支架的常见并发症

| 急性并发症<br>（操作过程中） | 早期并发症<br>（少于 1 周） | 晚期并发症<br>（超过 1 周） |
| --- | --- | --- |
| | 胸痛 | 支架移位 |
| 操作失败 / 损伤误吸 | 异物感 | 肿瘤腔内生长 / 堵塞 |
| 气道狭窄 | 出血 | 瘘 |
| 死亡 | 恶心、气管压迫、呼吸道狭窄 | 穿孔、出血、GERD、误吸 |

命。它通常继发于黏膜和（或）肿瘤侵蚀，这是支架置入后压迫的结果。

### 2. 死亡

支架相关的死亡率很低（< 1.4%），通常是由于过度镇静、误吸或少见的穿孔导致的手术相关死亡。

### 3. 技术失败

在美国的一项全国性调查中，212 名内镜医生共放置了 434 个 SEMS，总体技术不良事件发生率为 5.4%，包括错位（0.3%）、展开或放置失败（4.7%）和早期移位（0.3%）[37]。

### （二）早期并发症

#### 1. 食管呼吸道瘘

食管呼吸道瘘（ERF）是支架置入术中最严重的并发症之一（除外食管穿孔），并与死亡率增加直接相关。其会导致反复的呼吸道误吸和感染，并无法维持正常的使用。在不同的研究中，ERF 的发生率为 5%～10%。在一项对 397 例接受支架治疗的恶性和良性适应证患者的研究中，支架相关 ERF 的总体发生率在 5 个月后为 4%，食管近端支架患者为 6%，食管中端支架患者为 14%。所有使用食管远端支架的患者均未出现瘘管。放疗也增加了 ERF 的风险[106]。在一项包含 208 例恶性狭窄支架患者的研究中，TE 瘘的发生率为 9%，放疗是 94% 的患者在放置支架前后发生瘘的相关危险因素[107]。

### 2. 支架移位

根据支架类型、支架位置和患者相关因素的不同，10%～50% 的患者发生支架移位。如果早期发现，移植的支架可以被重新放置。如果支架已移动到胃中，其可以被重新放置到食管中，完全移除或当患者预后不良时，可留置于胃内。亦有病例报道描述了脱落的支架移位到直肠的情况 [108]，但也有肠梗阻发生，因此移除支架是治疗的首选 [31, 109, 110]。总的来说，无论是 SEMS 还是 SEPS，FC 支架的移植率都高于 PC 支架的移植率，前者为 36%，后者为 4%～23% [111]。

### 3. 食物梗阻

食物梗阻是支架置入后复发吞咽困难的原因之一。食物梗阻的发生率是 5%～7% [112, 113]。其相对较低的发病率应归功于新型支架内部硅树脂覆膜。应建议患者充分咀嚼，少食多餐，餐后最好饮用非碳酸饮料。

### 4. 疼痛

胸骨后疼痛可能与肿瘤、放疗或支架有关。大多数情况下，其是由多种因素导致的。放置 Wallflex 部分覆盖支架（31%）和 Aliamaxx-E 支架（22%）后，胸骨后疼痛发生率较高，其他支架类型如 Niti-S 支架（10%～12%）、Ultraflex 支架（6%～7%）和 Evolution 支架（9%）疼痛发生率明显较低 [11, 28, 29, 112-114]。放置支架后胸骨后疼痛被认为与放置某些类型支架导致其扩张力增加和灵活性降低有关。有时疼痛很严重，而且持续时间很长，需要移除支架。

### （三）迟发的并发症

#### 1. 肿瘤或非肿瘤导致的支架内生长及过度生长

支架内生长（沿支架网生长的组织）或过度生长（生长到支架近端或远端管腔的组织）可由肿瘤或肉芽肿性组织反应引起。它可以引起反复的吞咽困难甚至支架阻塞。根据支架类型的不同，其发病率为 3%～31% [29, 30]。由于组织生长引起的支架堵塞的风险随着支架放置时间的延长而增加。径向力和支架横向力，以及镍钛合金或

金属支撑的存在，增加了反应性组织生长的风险。使用明显长于恶性梗阻的支架和 FC 支架可以降低组织生长的风险。热消融或放置第二个支架（支架内的支架）可用于治疗由于组织生长导致的支架阻塞。光动力治疗和热消融的效果无法持久，需要频繁地处理。将较小的 SEPS/SEMS 置入先前放置的 SEMS 是安全有效的，可以有效地缓解因组织过度生长引起的反复吞咽困难 [115, 116]。

### 2. GERD/ 误吸

放置在 GEJ 和食管下括约肌上的支架使胃内容物可自由反流进入食管，从而有反流和误吸的风险。应给予这些患者大剂量的质子泵抑制药，并指导患者将床头抬高至 30° 或更高。抗反流支架（前文所述）正是为了减少胃酸反流程度而应运而生的。

### 3. 食管主动脉瘘及出血

食管主动脉瘘是安置 SEMS 后极为少见的并发症，其仅在少量的文献中有过报道。既往的胸主动脉瘤、血管内支架和食管手术更容易形成瘘。而现代的治疗手段包括在紧急情况下采用血管内主动脉修复，或更明确地采用血管内修复和食管切除，然后再进行食管重建。考虑其出血程度，发病率和死亡率都非常高，可达 40% [117, 118]。

## 十七、总结

食管支架彻底改变了多种食管病变的治疗方法。其不仅改善了患者的生存质量且拥有足够的安全性及有效性，并有效地降低了严重临床并发症的发病率。食管支架使临床医生能够治疗食管穿孔或渗漏的病危患者，保证良性或恶性狭窄患者的肠内营养充足供给，改善其他食管病变患者的生活质量。

虽然已经过大量的研究和激烈的行业竞争，但理想的支架还没有设计出来。每个患者的解剖结构和使用这些支架治疗的各种疾病的性质之间的差异使得在所有情况下都很难有一个完美的支架。然而，对于什么是"理想的支架"可以概括为如下几点。

①容易放置。

②方便取出。

③可以被重复使用及重新放置。

④不会移位。

⑤减少 / 抵抗肿瘤腔内生长。

⑥惰性（即引起最低程度的组织 – 支架相互反应）。

⑦无不舒适感。

⑧廉价。

⑨具有多种功能，因此适用于多种情况。

未来展望

除了彻底改变多种食管疾病的治疗方法外，可膨胀支架还创造了一个新的行业，因此新类型的支架被不断地生产及测试。目前正在积极开展改进现有支架并尝试改进其设计的研究，以更好地适用于患者。

1. 药物洗脱支架

虽然药物洗脱支架广泛应用于血管内，但用于食管狭窄的研究仍在进行中。在使用含有氟尿嘧啶的 SEMS 的兔模型中，Guo 等发现食管组织中药物浓度很高，而肝脏和血清中的氟尿嘧啶水平在 45d 后仍然很低[119]。Jeon 等的研究也表明，

与对照组相比，紫杉醇包覆的支架对药物的组织反应较小[120]。然而，目前还没有应用于人体的报道。

2. 辐射支架

将合成的放射性钬同位素（$^{166}$Ho）浸渍到覆盖食管支架外表面的聚氨酯膜中，对犬进行了研究。组织学检查显示与 SEMS 直接接触的食管壁受到辐射的作用[121]。将放射粒子植入家兔食管中的 SEMS，其局部疗效良好，无严重的并发症[122]。

3. 同种异体的食管支架 / 食管移植

使用同种异体主动脉移植物作为"支架"的想法在气管手术中最为人所知；然而，初步的动物研究表明，在猪模型上进行的分段性食管替代手术是可行的。Gaujoux 等在主动脉腔内放置的 Polyflex 支架来连接 4cm 同种异体主动脉，以用来替代 2cm 的食管。置换后 6 个月支架"新食管"仍未见明显改变[123]。不幸的是，在家兔的实验时，发现术后早期移植的主动脉发生坏死[124]。

虽然这些独特支架的研究数据看起来很有希望，但在这些支架用于治疗患者之前，还需要进一步地验证和人体研究。

# 第二十三篇　食管的先天性，结构性和炎症性疾病

## Congenital, Structural, and Inflammatory Diseases of the Esophagus

## 第 134 章
## 先天性食管异常
### Congenital Anomalies of the Esophagus

David M. Notrica　Dawn E. Jaroszewski　著

胡伟鹏　译

## 一、先天性食管闭锁及食管气管瘘

### （一）定义

食管闭锁（esophageal atresia，EA）是一种先天性发育异常，表现为食管腔与胃不连续。由于超过 90% 的 EA 患者伴有气管食管瘘（tracheo-esophageal fistula，TEF），因此包括单纯 TEF 在内的先天性食管异常将在本章进行讨论。EA 的病因尚不清楚，但对其病因的研究仍在继续[1, 2]。

#### 1. 胚胎学发育

早期关于气管和食管"分裂"的学说目前遭受质疑[3]。最近 Metzger 等应用电子显微镜对其胚胎学发育做了进一步的研究[4]，其研究未发现在胚胎发育过程中侧前肠脊存在或其融合、分离形成气管和食管的证据（图 134-1）。在妊娠第 4 周，胎儿的气管和肺开始于前肠的腹侧憩室，且在咽下方[5]。肺在这个憩室的末端形成。气管最初是作为"未分离前肠"的一部分发育，然后

由于颅尾的伸长而成为一个独立的结构，而不像之前的理论假设的在气管及食管之间出芽形成[4, 6]。未分割的前肠通过伸长而分离比先前的理论更能解释 EA/TEF 的形成机制。遗传研究表明，这一过程是有发育基因 SHH 及其信号通路控制[7, 8]。

#### 2. 治疗历史

尽管 Charles Steele 早在 1888 年已在 *Lancet* 上发文对修复 EA 进行最初的尝试，但直到 1939 年 Logan Leven 及 William Ladd 才分别独立地采用分次修复手术成功的治疗了 EA[9]。1941 年，Haight 在密歇根大学对一名出生仅 12d 的女婴进行了一期修复[9]，这标志着治疗 EA 的现代手术方式的诞生。Lobe 等于 1999 年报道了首次应用胸腔镜手术修复 EA[10]。

### （二）发病率

EA 在胎儿中的发病率为 1/4500～1/4100[11]，但在出生后的婴儿中其发病率仅为 1/5500[12]。

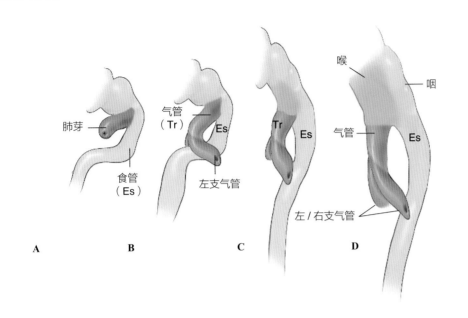

◀ 图 134-1　目前对于前肠发育的理解。肺、支气管及食管共同起源于前肠（橄榄型），并在一开始便与食管远离。接下来，气管发育并通过尾侧伸长与食管分离。不同 **Hmburger/Hamilton** 期的发育示意图

A.19/20 期；B. 20/21 期；C. 22/23 期；D. 25/25 期［重新绘制，引自 Metzger R, Wachowiak R, Kluth D. Embryology of the early foregut. *Semin Pediatr Surg* 2011;20(3):136–144.］

在欧洲，死胎率为 2.8%，选择性终止妊娠率为 3.0%[11]。只有 18%～20% 的患有 EA 活产胎儿在产前被诊断[13]。相较于合并 TEF 的 EA，单纯的 EA 其更容易在产前被诊断出来[12, 13]。男性发病率更高，男女比例可达 1.3∶1[12]。在过去数十年里，世界范围内的发病率似乎没有任何变化，然而日本可能是个例外[11, 14]。

EA 和 TEF 有多种分类方案。描述性命名法是首选的方法。表 134-1 比较了目前和过去的分类方法及发病率，图 134-2 描述了其常见的变异。

**1. 风险分级**

Waterston 等最早于 1962 年尝试对其进行风险分级[17]。该分级方案明确了影响患儿生存的危险因素。尽管随着麻醉和围术期护理改善，患儿的生存率显著提高，但风险评估的对评估患者病情依然有意义[18]。Spitz 分类法通过将体重 < 1500g 或患有严重先天性心脏病的患儿评估为高危婴儿，从而比较不同报告中的结果（表 134-2）。将术前呼吸窘迫纳入分类也可能用以指导预后[19]，风险评估不能指导 EA 的治疗。

**2. 合并畸形**

约 4% 的 EA 患者可患有明确的遗传疾病，包括单基因遗传病，如 Feingold 综合征；CHARGE 综合征；Pallister-Hall 综合征；Opitz G 综合征；Fanconi 贫血；13、18 或 21 三体综合征；

表 134-1　EA 及 TEF 的描述性及历史性分类

| 描述性分类 | Gross 分型 | Ladd 分型 | 发病率（%）[15] |
| --- | --- | --- | --- |
| EA，无 TEF | A | Ⅰ | 7.5 |
| EA，近端 TEF | B | Ⅱ | 1.1 |
| EA，远端 TEF | C | Ⅲ，Ⅳ | 86.6 |
| EA，近端及远端 TEF | D | Ⅴ | 1 |
| TEF 不伴 EA（H 型） | E | | 3.8 |
| 食管狭窄 | F | | NR3.6[16] |

EA. 食管闭锁；TEF. 气管食管瘘；NR. 未报道

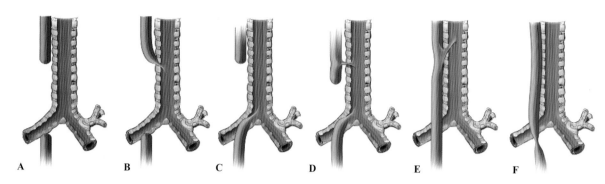

▲ 图 134-2　**A.** 食管闭锁合并远端气管食管瘘；**B.** 食管闭锁，无气管食管瘘；**C.** 气管食管瘘，无食管闭锁；**D.** 食管闭锁合并近端气管食管瘘；**E.** 食管闭锁，近端及远端气管食管瘘；**F.** 食管狭窄

基因缺失如第 22q11 基因缺失（DiGeorge）综合征；Opitz 综合征；第 13q 基因缺失，17q 基因缺失，16q12 基因缺失；眼 – 耳 – 脊柱发育不良（OAVS）/Goldenhar 综合征；Martinez-Frias 综合征[20]。

### 3. VACTERL 联合征

另外有 45%～53% 的患儿伴有非遗传相关的异常[21]。其以非综合征的畸形同时出现为特点，其中"VACTERL"代表着脊柱（vertebral）、肛门（anorectal）、心脏（cardiac）、气管（tracheal）、食管（esophageal）、肾脏（renal）及肢体（limb）等畸形的缩写。Quan 和 Smith（1973）最初应用 VATER 来描述这种关联，但后来心脏畸形（cardiac）被添加进来[22]，因而此类综合征的首字母缩写被更改为 VACTERL[23]。VACTERL 不是一种综合征，而是一种异常的非随机关联。已知 EA 或 TEF 患者相关畸形的相对风险见表 134-3[27-29]。"VACTERL 合并脑积水"也已有详细报道[24, 25]。尽管发病机制的研究仍在进行中，但 VACTERL 相关性的病因仍不清楚[26]。

25%～60% 的患者伴有心脏疾病，其在无遗传综合征患者中的发病率和死亡率占大多数。Spitz 将严重的心脏疾病定义为"需要姑息性或根治性手术纠正的发绀型先天性心脏病，或需要内科或外科干预的非发绀型心脏病导致的心力衰竭"。合并心脏疾病的发生率见表 134-4。

十二指肠闭锁偶见于 EA，需特别注意（图 134-3）[31]。十二指肠闭锁可导致食管气管相连部位破裂和张力性气胸。治疗方式包括胃造口术减压并在 1 周内延迟性修补十二指肠闭锁，或在结扎 TEF 后立即修复十二指肠闭锁。两种方法均取得良好的效果[32-35]。

合并食管旋转不良约占 3%[36]。单侧肺发育不全、甲状腺功能减退、苯丙酮尿症也有报道[37, 38]。在本章的最后讨论了交通性支气管前肠畸形（communicating bronchopulmonary foregut

**表 134-2　更新生存数据的 Spitz 风险分组**

| Spitz 风险分组 | 生存率(%) |
|---|---|
| 第一级：出生体重＞ 1500g，无严重心脏疾病 | 98 |
| 第二级：出生体重＜ 1500g 或有严重心脏疾病 | 82 |
| 第三级：出生体重＜ 1500g 且有严重心脏疾病 | 50 |

严重的心脏疾病定义为"需要姑息性或矫正性手术治疗的发绀型先天性心脏病，或需要内科或外科治疗心力衰竭的非发绀型心脏病"[143]

**表 134-3　EA 或 TEF 患者中 VACTERL 的发生率[27-29]**

| | |
|---|---|
| 脊柱 | 4%～24% |
| 肛门 | 9%～14% |
| 心脏 | 24%～61% |
| 气管 | 92.5% |
| 食管 | 96.2% |
| 肾畸形 | 9%～21% |
| 肢体畸形 | 3%～16% |

表 134-4 与 EA 相关的心脏疾病

| 心脏疾病 | 单发<br>畸形（%） | 合并<br>畸形（%） |
|---|---|---|
| 室间隔缺损（VSD） | 16 | 42 |
| 动脉导管未闭（PDA） | 11 | 44 |
| 法洛四联症 | 11 | 13 |
| 右位主动脉弓 | 7 | 9 |
| 肺动脉狭窄 | 5 | 32 |
| 房间隔缺损（ASD） | 5 | 19 |
| 完全性静脉异位引流 | 3 | 3 |
| 双主动脉弓 | 3 | 3 |
| 主动脉缩窄 | 2 | 6 |
| 大动脉转位 | 2 | 2 |
| 心脏发育不良 | 2 | 2 |
| 房室管 | | 7 |
| 右心室双出口 | | 3 |
| 主肺动脉窗 | | 3 |
| 主动脉狭窄 | | 3 |
| 单心室 | | 2 |

引自 Chittmittrapap S, Spitz L, Kiely EM, et al. Oesophageal atresia and associated anomalies. *Arch Dis Child* 1989; 64(3): 364–368.

malformation，CBFM），并讨论了修复过程中可能出现的重要解剖问题。

（三）临床表现

约有 20% 的病例在胎儿超声检查中被诊断为 EA，不伴有 TEF 的 EA 更常见[13]。典型的表现包括胃泡消失或变小，同时伴有母亲羊水过多。胎儿磁共振成像（MRI）只能明确诊断 78% 的临床可疑 EA 病例[39]。因此，流涎、窒息或进食后发绀仍是最常见的临床表现。

在远端发生的 TEF 的患者中，其腹部很快充满空气[40]。胆汁和胃分泌物可能通过瘘管进入气管，导致化学性肺炎。由腹胀引起的误吸和膈肌获活动受限可能导致明显的呼吸窘迫。在某些情

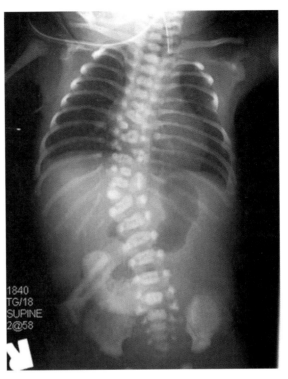

▲ 图 134-3 十二指肠闭锁合并食管闭锁
与典型的十二指肠闭锁相比，其胃及十二指肠大小正常或相对较小。偶尔可查见很多椎体及肋骨异常

况下，正压通气可使呼吸状态恶化，因为更多的空气通过瘘管进入腹部[35]。瘘管形成一个单向阀，随后出现明显腹胀。在极少数情况下，必须紧急胃造口术以减压，保证插管后能恢复正常通气。EA/TEF 的患者发生胃穿孔的概率较小[41, 42]。治疗一般包括张力性气腹的急诊穿刺，急诊开腹及胃造口术或单纯的修补术。

（四）诊断

无法在早期安置胃管（orogastric tube，OGT）时可早期诊断。一般情况下，给予 EA 患儿安置胃管时约在 10cm 处停止[43]，虽然长度可能随着食管近端囊的长度而变化。胸腹联合 X 线片可以有多种用途。其可以帮助临床医生确认导管的位置；确认远端 TEF 的存在（通过存在膈下空气存在与否评估）；评估患儿心脏、肠道和椎体的异常；并使得临床医生能够评估近端和远端瘘管之间的间隙长度。空肠内存在空气可以排除十二指肠闭锁的可能性。尽管其在远端食管较少

见，但是大多数瘘发生于隆嵴附近，可根据隆嵴与胃管末端之间椎体的高度来评估间隙的长度。在食管近端和隆嵴之间有 3 个以上的椎体，提示存在长间隙 EA 的可能性。

EA 的鉴别诊断包括放置 OGT 时造成的医源性穿孔[44-47]，新生儿食管异物梗阻[48]，先天性食管狭窄[49]，膜性膈肌梗阻[50]。其他误诊的情况包括由于移位的 OGT 进入气管，穿过 TEF，然后进入胃内[51, 52]，或通过近端和远端的 TEF 进入胃内[53]。当瘘管部分阻塞时，伴有 TEF 的 EA 可能会被误诊为没有瘘管的 EA[5]，而同时发生的食管远端狭窄（2%～8%）可能很难在术前鉴别[54]。近端 TEF 的漏诊可能比报道更为常见，尤其是在术前没有常规进行喉气管支气管镜检查的情况下[15]。$I_A$ 型和 $I_B$ 型 CBFM 与 EA 相关，但通常在术前或初始手术时无法诊断[55, 56]。

## （五）早期管理及评估

应充分了解产妇的产前病史，并进行全面的体检，以进行风险分层及其他先天性异常的检测。在计划手术之前，应特别注意确认 OGT 是否通过，评估患儿呼吸窘迫程度，确认患儿肛门是否通畅。应给与患儿胸腹部联合照片，在照片的同时应轻柔按压 OGT（图 134-4A）。有时也可以通过自胃管内灌注空气以帮助确定食管近端的位置。目前并不推荐使用钡剂灌肠[43]。胃内存在空气便证实了 TEF 的存在。通过计算食管近端与隆嵴之间的椎体数目来估算食管间隙长度（图 134-4B）。术前使用 Bagolan 推荐的方法可以重新估计间隙长度（图 134-5）。

术前完善超声心动图可以评估患者是否有潜在的心脏异常，且可以识别右位的主动脉弓，这可能发生在 2.5%～9% 的患者中[30, 57]。由于可能存在右位主动脉弓的患儿，建议采用经左侧

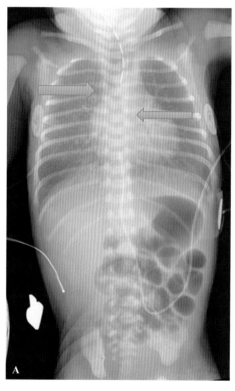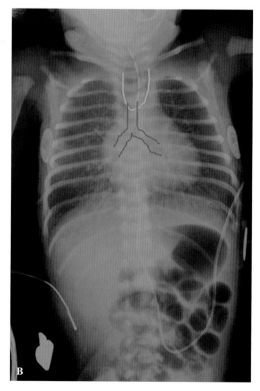

▲ 图 134-4　A. 胸部 X 线片；B. 腹部 X 线片

Replogle OGT 停滞在 $T_3$ 水平。食管末端与隆嵴之间的距离小于 2 个椎体，表明其间隙较短。胃及小肠中有空气表明存在 TEF

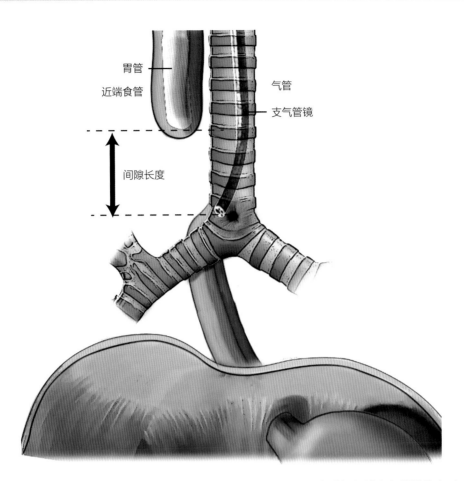

胃管
近端食管
气管
支气管镜
间隙长度

▲ 图 134-5  在手术过程中使用 Bagolan 等描述方法测量食管间隙长度。在进行纤维支气管镜检查时 OGT 或其他射线不能透过的内置物被放在食管近端。支气管镜放置于瘘管的顶端。然后通过放射检查显示瘘管顶端与不能透过射线的物体之间的直线距离，则可以评估食管间隙的长度。双箭头表示是近端与食管远端（瘘口处）的距离

入路手术。如果术前未发现右位的主动脉弓，可以修复与主动脉弓在同侧的 EA，但应将切口尽量靠近左侧[21]。如果术前确定为右位弓，胸部 MRI 可能有助于排除血管环的存在。在血管环存在的情况下，左侧入路修复食管较右侧入路困难（或更困难）[57, 58]。术前亦需要行肾脏超声检查，以明确在是否存在肾脏异常及是否需要行早期手术治疗。

目前的治疗是以患者的临床状况来决定的。图 134-6 提供了目前的治疗流程。

**1. 病情不平稳的患儿**

对于不稳定的患者，其病因需要在婴儿时期确认。对于肺顺应性差、瘘口过度通气的患者，处理方法包括气管内插管封堵瘘管，经硬质支气管镜通气，经气管或经胃 Fogarty 球囊导管封堵

瘘管，将气管插管穿过瘘管，胃分流术，硅胶胃束带，高频振荡器或紧急开胸[35, 59-62]。在那些由于腹部紧张而导致无法通气的病例中，应考虑行急诊胃造口术，必要时可在床旁进行。对于胃穿孔的患儿，Maoate 推荐的首选治疗方法，包括①腹部针刺减压；②开腹及经胃穿孔处逆行修补瘘口；③开胸、结扎、分离 TEF；④必要时行食管修补；⑤修补胃穿孔伴或不伴胃造瘘术[40]。

在特定的病例中进行分阶段的修补，包括结扎和分离瘘管，但不修复 EA。其适用于包括需要紧急手术治疗的临床上高危的罕见心脏疾病的患儿，以及那些手术中出现病情恶化，且控制 TEF 后其病情并无改善的患者。值得注意的是，大多数有心脏异常的患儿在心脏疾病发作前均已完善了 EA/TEF 的检查。单纯的结扎（不离断瘘

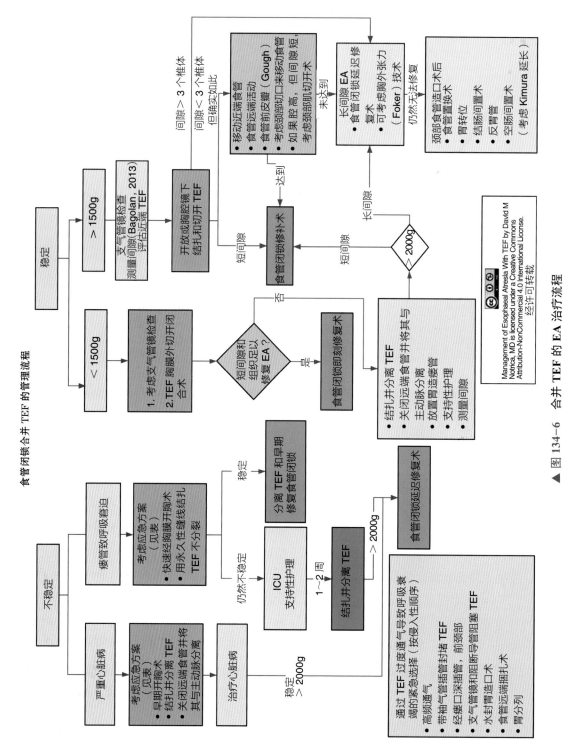

▲ 图 134-6　合并 TEF 的 EA 治疗流程

治疗取决于患儿心脏和呼吸的稳定性。稳定的婴儿在出生后 24～48h 进行修复

EA. 食管闭锁；TEF. 气管食管瘘；ICU. 重症监护病房（经许可）

管）仅能使瘘管在再通前关闭 7～14d，因此必须将其视为暂时的处理措施。

#### 2. 病情平稳的患儿

如流程表中所示，病情稳定的患儿应在 24～48h 内进行手术，在情况允许时应行支气管镜检查。对于所有病情稳定的婴儿应进行 TEF 的初步结扎和离断。即使是小婴儿，在周围组织足够的情况下也应该行端端吻合以完成 EA 的早期修补[63, 64]。对于体重＜1500g 的婴儿，可能无法修复瘘口，可将远端食管结扎并固定在离主动脉较远的胸壁上，以便日后进行 EA 修复。在流程表中列出了有助于修复 EA 的手段，将在下面讲述长间隙 EA 的部分中进行了讨论。

#### （六）手术前准备

##### 1. 麻醉准备

对于远端 TEF 患者，经典的治疗包括避免肌肉松弛及避免正压通气，直到支气管镜明确评估瘘口位置，如果 TEF 较低或瘘口扩张，应一直维持此状态至结扎瘘管之前。有文献报道了在病情平稳的患儿中应用吸入或静脉麻醉诱导及肌松药[65, 66]。Rothenberg 的一系列应用胸腔镜治疗 TEF 的研究报道了使用压力控制通气和气管插管（无论瘘管的位置在哪里），甚至在广泛存在未闭的胃瘘管患者中应用[65]，尽管他的大多数患者的病情相当稳定。

如果事先已有计划，喉气管支气管镜检查应在插管前进行，以明确诊断并评估如下所述的其他病变。气管插管一般不放置于气管，也不在左主支气管内放置支气管封堵器。将气管插管放置于瘘口远端或用气管插管的球囊堵塞瘘口可以应用于小部分患者中，但并非没有风险[62, 67]。

##### 2. 喉气管支气管镜检查

许多外科医生主张在手术前在手术室进行常规内镜检查以确认诊断（图 134-7）[68-70]。最近的一项研究发现，20% 的患者在术前喉气管支气管镜检查中有意外的重要发现。其他的发现包括罕见部位的瘘管、喉气管裂、静脉囊肿、EA 合并 TEF（术前诊断为单纯 EA）、罕见的瘘管位置、上段囊性瘘管、双瘘管及主支气管的瘘管[70]。虽然英国有少数中心做术前内镜检查，但其在诊断、计划和治疗方面的益处是显著的，在所有技术可行且可以安全进行的情况下，都应提倡立即在修复前进行内镜检查[71]。即使在英国的中心，他们并未提倡常规内镜检查，其更多地应用在不伴有瘘的 EA 患儿中[21]。对于不稳定的患者，可通过支气管镜安置 Foarty 球囊导管堵塞瘘口，并防止不稳定或难以通气的患者因为瘘口而无法通气[72]。同时进行支气管镜和胸腹联合 X 线片可以在术前准确评估食管间隙（图 134-4）[35]。

#### （七）手术修复

目前，手术修复的方法有开胸手术和胸腔镜手术两种。在撰写这篇文章的时候，欧洲约 94% 的 EA 修复仍然是开放的，而美国和日本的少数修复是胸腔镜的，即便是在微创手术中心[71, 73, 74]。由于两种技术目前均在临床上发挥重要作用，因此将在下面详细介绍两种方法。

## 二、开放性修补

### 术前准备及体位

在确定为左位主动弓的患者中，选择右后外侧切口进行手术（图 134-8）。对于右侧主动脉弓的患者，如果术前发现，可以采用左侧入路，但是如果术中发现，如果可能，可以尝试通过右胸完成。经第 4 肋间隙进胸，通过轻柔地完整剥离胸膜，从而保留胸壁肌肉。可以应用湿润的棉签完成胸膜分离（图 134-9 和图 134-10），采用湿纱布亦可以取得良好的效果。胸膜外的剥离开始于切口正中，选择这里可以尽量远离食管吻合口。在广泛的胸膜外游离完成以后，胸膜和肺向内侧回缩，游离、结扎、切断奇静脉（图 134-8B）。TEF 常常位于奇静脉以下（图 134-11）。在解剖过程中，主动脉也经常出现在 TEF 的后方，对于初学的外科医生来说，千万不要把主动脉与 TEF 混淆。将 TEF 通过血管带悬吊及控制。之后继

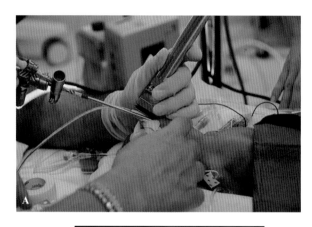

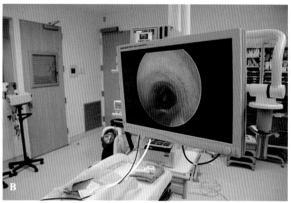

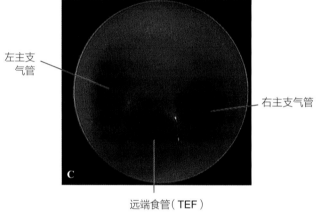

左主支气管

右主支气管

远端食管（TEF）

▲ 图 134-7　术前可以对情况稳定的婴儿进行支气管镜检查。使用小口径的支气管镜有助于操作时操作

A. 情况稳定的 1300g 婴儿，术前行硬质支气管镜检查；B. 纤支镜显示气管中部 TEF，即使患儿年龄较小，也适合于手术；C. 在隆嵴处有远端 TEF 的患者的图像，提示可能有较长的食管间隙

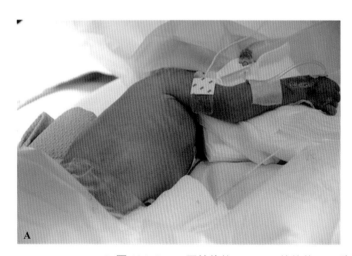

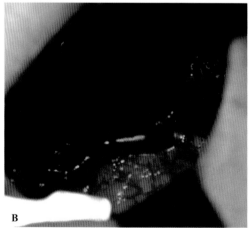

▲ 图 134-8　A. 开放修补 EA/TEF 的体位；B. 胸膜外剥离后显示奇静脉穿过 TEF

续解剖 TEF 至气管。封闭 TEF 的方法可以多种多样。最常见的方法是在近端瘘管处用聚对二氧环己酮（polydioxanone，PDS）缝线行致密缝合封闭瘘管，然后离断瘘管。再用 PDS 间断缝合加固瘘管。在胸腔内倒入足够的温盐水至覆盖瘘口，并通过呼吸机使气管内压力达到 40mmHg 以

确认瘘口是否完全闭合。

接下来，确定食管近端（图 134-12）。此处的胸膜外剥离应该已经完成。胸膜腔内的肺向前回缩。麻醉师通过对患侧 10F 的球囊引流管进行通气可以明确鉴别食管近端的位置（图 134-12）。在罕见的情况下，无论是否

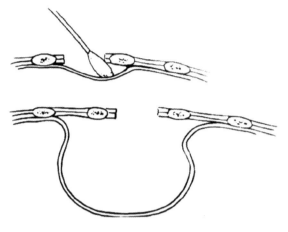

▲ 图 134-9 胸膜外剥离的示意图

在进入胸腔之前，胸膜被完整地推开。然后肺跟胸膜作为一个整体回缩以显露食管及 TEF

经许可转载，引自 Coran AG, Harmon CM. *Pediatric Surgery*. 7th ed. Philadelphia, PA: WB Saunders; 2012. © 2012 Elsevier 版权所有

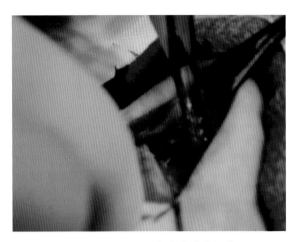

▲ 图 134-10 经右胸胸膜外入路

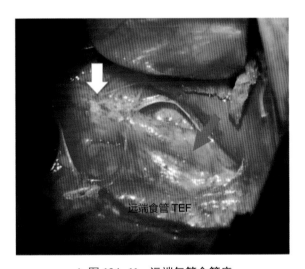

远端食管 TEF

▲ 图 134-11 远端气管食管瘘

头部在图片左侧。肺与胸膜向前回缩。与气管交界处用白箭标出。蓝箭表示远端食管

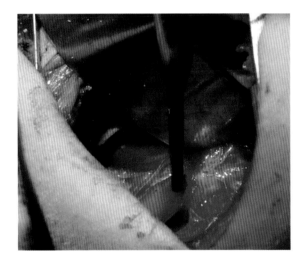

▲ 图 134-12 食管近端显露，用钳子夹闭食管近端

图片显示离断 TEF 后的食管远端，并在 OGT 的辅助下识别近端食管

行食管肌层环形切开，食管近端并不能延伸到颈部或胸部，颈部的游离可通过使用行或不行食管肌层环切的同时应用血管钳沿间隙向胸腔内游离，就能保证足够长度的食管上端的来完成胸部修复（图 134-13）。食管近端闭锁的部分是从其周围的组织开始游离的。使用神经剥离子可能更有助于从侧方游离，而其他人更喜欢用尖锐的解剖剪来游离。亦可以通过在食管远端放置牵引线，便于游离。食管和气管常共

用一壁。这两个结构必须彻底分离后才能完成周围组织的游离及吻合。一旦确定食管长度足够，就需要打开近端食管。目前已有几种打开食管近端的方法，如图 134-14 至图 134-16[75-80]中所示，并对端侧吻合术进行了详细描述[81]。图 134-14 中所示的食管前壁肌瓣构建方式是该方式中对中、长间隙病例治疗的重要改进，而其他方法尚未被广泛应用。

目前对于食管吻合时采用可吸收缝线类型的

选择有争议，但这可能并不是术后食管狭窄或瘘的决定性因素。一项随机对照研究报道了应用纤维蛋白胶作为一种辅助手段来减少术后食管瘘和狭窄[82]。已有研究报道了通过非常规吻合技术来完成吻合，其中一项依然需要牵引，而另一项则通过应用磁铁来完成，但是这些均未在临床广泛应用[83-85]。作者目前更倾向于使用可吸收的单丝线缝合，如 5-0 PDS 带结线是一种常见的选择，但之前应用可吸收的丝线吻合已有较长的历史且并未出现特殊异常（图 134-17）[86]。食管后壁的缝线间距是等距依次排列的。助手将食管两端连接在一起以减少张力，同时主刀医师顺序吻合。吻合过程中，OGT 或营养管应先置入胃内，之

后再取出。然后将前壁依次缝合，最后按顺序打结。由于大小不匹配，食管近端间隙可能需要在

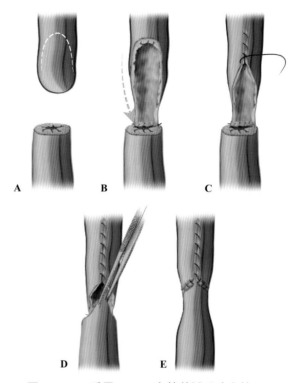

▲ 图 134-14 采用 Gough 食管前瓣重建食管，既可以增加食管长度且使近端食管变细。尤其是当食管长度不够时，其效果显著

A. 虚线表示前瓣的切口；B. 食管近端的前瓣向下翻转并与下段食管后壁相连；C. 纵向缝合近端食管，使食管逐渐变细；D. 检查食管远端前壁能否与上端前壁相连；E. 完成食管 – 食管吻合术

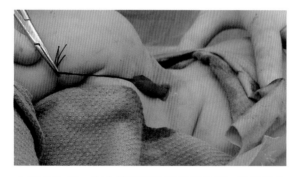

▲ 图 134-13　在食管远端有足够的食管，但近端食管不能到达胸部的情况下，于颈部尽量显露食管而不行食管造口是实现 EA 一期修复的有效方法

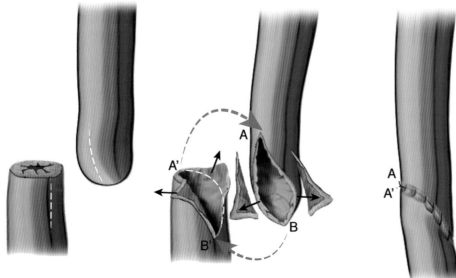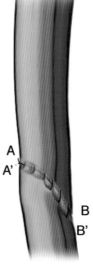

◀ 图 134-15　当食管两端长度足够时，采用匙状吻合以减少狭窄

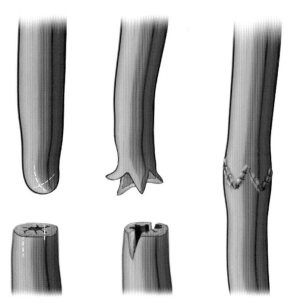

▲ 图 134-16 应用 Melark "+" 切口行一期吻合

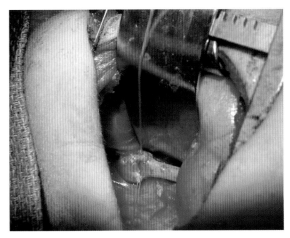

▲ 图 134-17 术中行食管一期修补

后壁已完成吻合，准备在前壁吻合完毕后，安置 OGT

垂直加针以防止渗漏。通常在吻合完成后，OGT 会被拔出。

是否安置胸腔闭式引流管一直都存在争议，许多有经验的外科医生主张不安置引流管[21, 87]。目前，对于吻合口两端张力明显或食管组织易碎的小婴儿仍然主张安置柔软的 Blake 胸膜外引流。

### 三、胸腔镜下修补

首次胸腔镜下 EA/TEF 修补于 2000 年首次开展，至今已有 100 多例报道[73, 88]。与其他胸腔镜手术不同的是，由于各种原因目前其开展的依然较为缓慢[73, 89-91]。正如 Lee 等所声称的一样[92]，"当渡过最初的学习曲线以后，胸腔镜修复 EA/TEF 的手术结果却跟过去通过开胸手术的结果相差不多"。目前，理想的纳入标准包括出生体重 > 2000g，没有严重的心脏畸形或染色体畸形[93]。根据目前的经验，这些纳入标准可能会逐渐放宽[65, 94]。专门针对 EA/TEF 修复的仿生学研究正在进行中，其对于促进目前开展较为缓慢的胸腔镜治疗或许大有裨益[90, 95]。

#### （一）体位及腔镜孔分布

患者的体位常选择左侧卧位。对于经验不足的外科医生而言，已知右位主动脉弓的患者可能并不是采用胸腔镜手术的理想选择。根据 Rothenberg 的报道，通过调整常规俯卧位，将右侧抬高 30°~45° 使得重力向前牵拉肺并能显露后纵隔为推荐的理想姿势（图 134-18）。常规并不需要牵拉肺。常规需要放置 3 个穿刺鞘，通常选择两个 5mm 及一个 3mm 的穿刺鞘（尽管有些人更偏向于使用一个 3mm 的腔镜及操作孔来代替两个 5mm 的穿刺鞘）。如图 134-18 所示，3mm 或 5mm 的 30° 镜放置于肩胛骨后端的下方。术者通过两个操作孔进行操作：一个 5mm 的操作孔位于腋中线以便于右手操作，另一个 3mm 的操作孔位于腋后线以便于左手操作。常规选择持续低流量（1L/min）压力为 4~5mmHg（在耐受范围内）的二氧化碳气胸以便于显露。

#### （二）手术技术

虽然 Tsao 等介绍了胸膜外入路[96]，但一般采用经胸膜腔入路。在清晰显露周围结构后，用 3mm 的单极电刀游离并解剖 TEF 与气管相连的远端。TEF 远端可被夹闭或结扎，然后离断。接下来，继续解剖食管近端的小囊。食管与气管临近的气管膜部的分离可选用电刀烧灼或 3mm 的腔镜剪刀分离。上纵隔的解剖需要游离至颈部。通常需要将食管近端与气管之间在上纵隔连接的部分游离开后才能彻底游离食管。然后切开近端

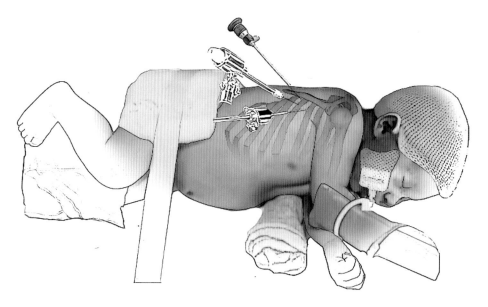

◀图 134-18 应用改良的侧俯卧位在胸腔镜下行 EA/TEF 的修复。腔镜孔位于肩胛骨下方的中间切口。5mm 腔镜孔用于夹闭瘘管及完成缝合

食管，行食管端端吻合。这可以通过丝线或单根可吸收缝线来完成，通常选择 4-0 或 5-0 规格的缝线来完成成吻合。后壁吻合完成以后，在缝合前壁之前，应先将 OGT 置入胃内。已有文献报道为吻合提供便利技术的方法，包括在吻合前先于放置球囊引流管的食管近端及食管远端缝合 1 针以上提食管远端及消除吻合口张力，或于胃内放置 Foley 球囊导管用来上提胃食管交界部 [97, 98]。显然，还会有其他创新性技术会被不断地创造出来。

### （三）术后管理

病情稳定的患儿可在术后早期拔管。术后患儿的禁食时间是不同的。保留气管插管，麻醉镇静，以及颈部屈曲位等方法被建议应用于一些张力较高的吻合口 [99]。尽管在喂养的初始状态、使用经吻合口的营养管及食管造影的时机的研究、是否使用胸引管、术后抗反流治疗和抗生素使用与否都存在着广泛的争议，但其最终的结果并无明显差异 [71]。作者通常在术后第 5 天评估食管情况，如果食管造影显示无泄漏，则可以开始正常进食。

## 四、先天性食管闭锁不伴气管食管瘘

### （一）临床表现

单纯的 EA 通常表现为流口水过多、咳嗽及窒息等症状。与合并 TEF 的 EA 相比，其 X 线片通常显示胃内无空气。

### （二）治疗

图 134-19 给出了不伴 TEF 的 EA 处理流程。大多数外科医生认为，必须进行内镜检查 [21]。其可以明确诊断，可以评估近端是否有 TEF，气管软化情况，能诊断需要立即修复的远端闭塞的 TEF [68, 70]。与 TEF 患儿不同的是，一旦确诊，单纯 EA 的新生儿需要放置胃造瘘管 [100]。婴儿的胃相对较小，需要安置较小的非球囊管导管，如 Malecot 导管。由于 EA 有时伴有十二指肠闭锁，因此在手术室通过新的胃造瘘口进行造影的意义重大，可借此排除因 EA 存在而隐藏未发现的十二指肠闭锁。

食管内常规放置双腔球囊引流管以持续引流近端食管小囊内的唾液，防止唾液误吸。大多数患儿在此期间需要住院，尽管一些中心家庭配合度较高的患儿成功出院，并在家中渡过这一时期 [101]。通常通过胃造瘘管开始进食。鼓励摄入较大体积的食物以促进胃的扩张，但应特别小心以防止胃破裂。4 周后进行食管近端及远端距离的测量。目前已有多种技术用于测量该距离，包括通过胃造瘘口注射对比剂或通过扩张器逆行显影（图 134-20）[102]。对比造影下的食管远端可能相对于实际情况更低，或在没有反流的情况下甚

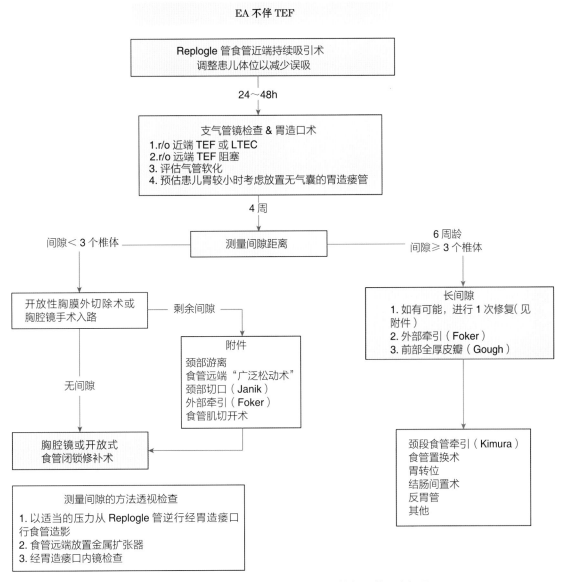

EA 不伴 TEF

Replogle 管食管近端持续吸引术
调整患儿体位以减少误吸

24～48h

支气管镜检查 & 胃造口术
1. r/o 近端 TEF 或 LTEC
2. r/o 远端 TEF 阻塞
3. 评估气管软化
4. 预估患儿胃较小时考虑放置无气囊的胃造瘘管

4 周

间隙 < 3 个椎体　　　测量间隙距离　　　6 周龄
　　　　　　　　　　　　　　　　间隙 ≥ 3 个椎体

开放性胸膜外切除术或
胸腔镜手术入路　　剩余间隙

长间隙
1. 如有可能，进行 1 次修复（见附件）
2. 外部牵引（Foker）
3. 前部全厚皮瓣（Gough）

附件
颈部游离
食管远端"广泛松动术"
颈部切口（Janik）
外部牵引（Foker）
食管肌切开术

无间隙

胸腔镜或开放式
食管闭锁修补术

颈段食管牵引（Kimura）
食管置换术
胃转位
结肠间置术
反胃管
其他

测量间隙的方法透视检查
1. 以适当的压力从 Replogle 管逆行经胃造瘘口行食管造影
2. 食管远端放置金属扩张器
3. 经胃造瘘口内镜检查

▲ 图 134-19　不伴有气管食管瘘的食管闭锁管理流程图
EA. 食管闭锁；TEF. 气管食管瘘；LTEC. 喉气管食管裂；r/o. 排除

至可能无法查见。通过探条进行盲探并不能保证其在食管内的位置正确。因此通过胃造瘘口行内镜检查是最可靠的方法，而透视检查可以实现通过椎体测量上下两端间隙的目的（图 134-21 和图 134-22）[103, 104]。如果经过外科医生评估后认为食管两端之间的距离具备吻合条件，则有如下几种选择 [105-116]。

## 五、长间隙食管闭锁，伴或不伴有 TEF

长间隙的食管闭锁有不同的定义，其包括"间隙长度 > 2 个椎体""当上下两闭锁段之间距离太远而不能行一期吻合"（图 134-22）[115, 117, 118]。一些报道认为其仅出现于不伴瘘的 EA 患儿中 [21]。然而在一系列长间隙 EA 的报道中，几乎有 50% 的长间隙 EA 患者伴有远端的 TEA [35, 119]。在极少数情况下，近端食管非常短甚至在胸腔内难以查见，但是气管瘘的位置在气管上段，因此需要考虑从颈部显露食管，并行食管肌层环形切开，然后按照 Janik 等描述的吻合方式 [120] 将食管置入胸腔内进行吻合（图 134-23）。短的近端食管并不意味患儿有着较长的食管间隙，亦并不能表明极

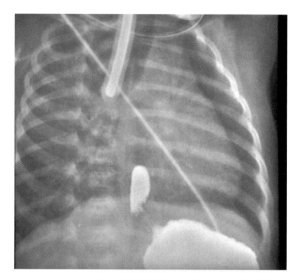

▲ 图 134-20　术中评估不伴 TEF 的 EA 患儿的食管间隙。食管近端安置探条，同时在胸透引导下，经胃造瘘口的对比剂反流入食管远端

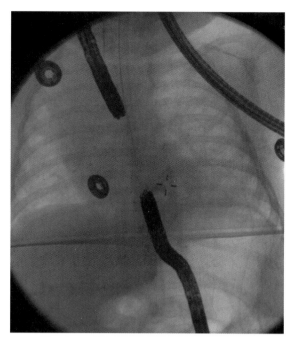

▲ 图 134-22　此例双内镜显示了一个长间隙 EA，长度达 4 个椎体

延长食管近端已不是常用的方法，而且效果有限 [58, 102]。使近端食管延长的辅助手段包括游离颈段食管，近端食管肌层环形切开（Livaditis 法）（图 134-24A）[121]、食管肌层螺旋切开（图 134-24B）[122, 123]、充分游离远端食管 [105]、食管前壁肌瓣法（图 134-10）[75]、Foker 法 [ 食管外牵拉法，（图 134-25）] [106-108] 或改良的 Foker 法 [109-113]。在最近的一项调查中，约 47% 的外科医生报道了其使用 Foker 法的结果。现在一些学者认为，几乎所有的长间隙患儿都可选择一期修复，尽管偶尔时机尚早 [21, 124]。颈段食管切除吻合术（"喷射性瘘"）是在其他治疗方式是失败后的选择 [125]。颈段食管切除后若食管长度不够则可以选择 Kimura 提出的分级食管延长技术来进行补救，同时可以选择或不选择应用 Foker 法牵拉食管下端 [112, 114, 115, 126]。已有文献报道了在颈侧部行食管吻合术，但尚未被广泛接受 [116]。

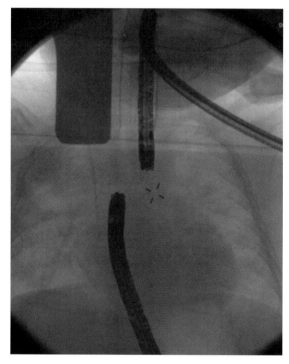

▲ 图 134-21　双内镜检查（通过胃造瘘口及口腔）可准确评估食管闭锁之间的距离。剩余距离小于一个椎体（图片由 K . Graziano and author David M. Notrica 提供）

## 六、食管替代术

食管替代术常用于食管修复失败的情况，在本书 131 章有详细讨论。EA 患者中需要行食管

短的食管会随着时间的推移而生长。

已经有许多创新性的技术用于治疗长间隙食管闭锁的患者。其最古老及最常见的治疗原则在于使近端食管有足够的长度。应用探条

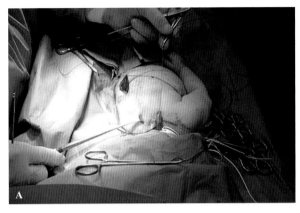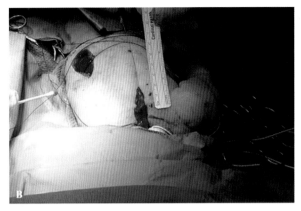

▲ 图 134-23　**A.** 对于食管近端较短的患者行颈部食管环切以治疗食管闭锁；**B.** 在食管确定性修复手术过程中，食管上端完全未进入胸腔，因此采用颈部切口以游离上端食管。图中所见患儿胸壁上第一个点为肌肉环切前的食管位置。每一个环切口可以使食管增长 **1cm**，如图中 **3** 个紫点所示

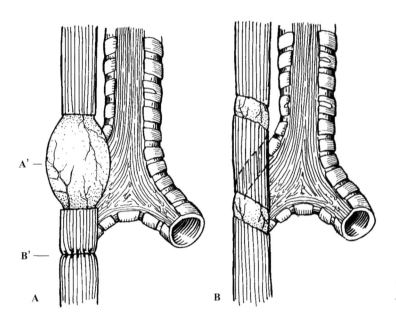

◀图 134-24　**A.** 环形食管肌切开以延长食管；**B.** 螺旋形食管肌切开以延长食管

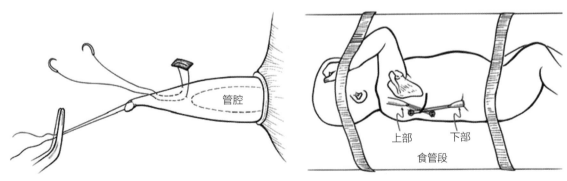

▲ 图 134-25　**Foker** 牵引法

于食管上端及下段的食管肌层行双针带垫片缝合牵拉。如右图所示，通过将缝线穿过皮肤表面的硅胶管而完成外部牵引。随着时间的推移，食管节段被牵拉延长，从而实现一期吻合。可以在食管末端放置金属夹，并应用影像学来监测其进展

经许可转载，引自Canty TG, Boyle EM, Linden B, et al. Aortic arch anomalies associated with long gap esophageal atresia and tracheoesophageal fistula. *J Pediatr Surg* 1997;32(11):1587–1591. © 1997 Elsevier 版权所有

替代术的发生率已经下降，为 0.4%～9%[127, 128]。尽管最佳的食管替代器官尚无定论[129]，但是手术治疗 EA 最常见的替代器官为胃及结肠[86, 130, 131]。对于采用胃代食管的病例，Spitz 报道的死亡率为 2.5%，瘘的发生率为 12%，术后狭窄率 20%。随访满意度 90%[128]。据报道尽管结肠代食管术有良好的效果，但其并发症发生率（5%～60%）、结肠冗长症（2%～28%）、狭窄（3%～50%）等发生率差别较大[132-134]。其他的替代方式可包括倒置胃代食管[135]，各种各样的胃成型术[136-138]，其中包括 Scharli 胃成型，其在 LES 起始部沿着小弯侧横断，然后离断胃左动脉[139]。这一过程有时被描述为类似于颈静脉成型术，但是在胃小弯侧进行[140]。

### （一）结果

由 Waterson 等在 1962 年提出的初始危险因素仍然占有重要地位[17]，但也有其他因素被确定为危险因素[141]。经过 Spitz 等修改后的危险因素得到了广泛的接受，新的生存数据如表 134-2 所示[21]。EA 术后总的生存率现在是 95%，比几十年前高很多[142]。Sulkowski 等[142] 的研究很好的总结了当前的预测指标及各指标对住院死亡率的相对权重（表 134-5）。患儿平均住院时间为

27 天，超过 50% 的患者在 2 岁前再次入院（最常见原因的是肺炎）。11% 的病例需要反复地食管重建（不需要用其他器官替代），特别是对于术后渗漏或顽固性狭窄。

### （二）并发症

#### 1. 食管吻合口瘘

食管吻合口瘘较为常见，发生率为 2%～21%[144-146]。无明显临床症状的小瘘可自行愈合，尤其是在采用胸膜外入路的患者中[147]。吻合口断裂可能导致气胸、胸腔积液、唾液或胃内容物从胸引管内流出。有些较大的瘘需要再次手术修复，尽管许多情况下能自行闭合[146]。最近，van der Zee 等[148] 报道了食管近端较短（< 7mm）且食管底端距近端距离 > 13.5mm 的患儿有更高瘘的风险（图 134-26）。

#### 2. 食管吻合口狭窄

EA 修复术后吻合口狭窄较为常见。一般来说，35%～40% 的患儿需要术后扩张食管，在出现狭窄症状的患者中，其需要扩张的中位次数为 4 次。食管近端较短或两端间隙较长可能会增加术后狭窄的风险[148]。出现食管狭窄的患儿体征和症状包括重复吞咽（通常表现为吞咽一口牛奶需要两次或较为费力）、进食时间过长、呛咳、

表 134-5　患者第一次入院接受 EA 修复手术的院内死亡的独立危险因素 *

| 风险因素 | OR | 95%CI | P 值 |
| --- | --- | --- | --- |
| 遗传异常 | 2.04 | 1.31～3.07 | < 0.0001 |
| 先天性心脏病 | 1.74 | 1.19～2.57 | < 0.0001 |
| 呼吸系统畸形 | 1.61 | 1.09～2.33 | 0.0008 |
| 骨骼肌肉畸形 | 1.47 | 1.03～2.06 | 0.004 |
| 术前机械通气 | 1.47 | 1.03～2.08 | 0.001 |
| 眼畸形 | 1.43 | 0.79～2.35 | 0.01 |
| 术前使用 ECMO | 1.12 | 0.43～2.25 | 0.01 |
| 出生体重（每增加 100g） | 0.88 | 0.65～1.19 | < 0.0001 |
| 术前 TPN | 0.84 | 0.58～1.19 | 0.001 |

*. 3479 例患者经敏感性分析后的比值比（OR）

引自 Sulkowski JP, Cooper JN, Lopez JJ, et al.Morbidity and mortality in patients with esophageal atresia. *Surgery* 2014; 156 (2):483-491.

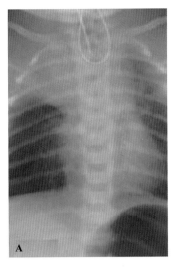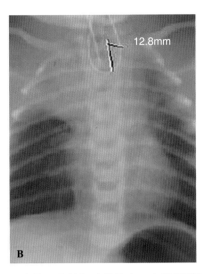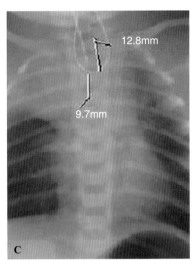

▲ 图134-26　可以通过评估食管、食管间隙的长度及食管近端的情况来估计术后发生瘘的风险

食管近端较短，食管间隙较长将增加术后发生吻合口瘘的风险

经 Springer New York LLC 许可转载，引自 van der Zee DC, Vieirra-Travassos D, de Jong JR, et al. A novel technique for risk calculation of anastomotic leakage after thoracoscopic repair for esophageal atresia with distal fistula. *World J Surg* 2008;32(7):1396–1399.

呃逆、拒食、流口水、反流或对食物的耐受性下降[149]。年龄稍大的患儿常有食物"卡"在喉咙或上腹部的主诉。食管造影可以评估食管狭窄的程度及长度（图134-27）。尽管球囊扩张是目前治疗食管狭窄的标准方法，但是食管探条扩张依然被广泛使用[153]。有文献报道了对有 EA 修复史的患儿临时应用自膨胀塑料支架及自膨胀覆膜支架治疗吻合口狭窄。其对于食管瘘口，特别是扩张后出现的食管瘘口更为安全及有效。然而，来自于波士顿的一些研究表明食管支架移除后其狭窄的复发率较高，并提示这可能限制了其在顽固性食管吻合口狭窄中的应用[154]。在荷兰开展的一项研究中比较了常规食管扩张与基于食管症状的扩张的差异[155]。尽管这两个中心的手术技术略有差异，但是预防性扩张似乎并不能是患者获益。

**3. TEF 复发**

3%～5%的患儿有复发性的 TEF[144, 146]。典型症状包括咳嗽、呛咳、呃逆、发绀、窒息、缺氧发作和反复的胸腔感染[156]。由于存在反复行吞咽试验依然假阴性的情况，使得明确诊断较为困难[156]。治疗通常需要再次手术、闭合瘘口、在食管及气管之间的瘘口放置组织或生物工程学补片[157]。已有文献报道在内镜下电烧灼闭合瘘口[158, 159]。此时我们更偏向于使用 5F 的球状软性泌尿系电极（Bugbee，ACMI Corp）[160]。

**4. 漏诊的近端 TEF**

相比较于 TEF 复发，首次手术中漏诊的近端 TEF 更为常见（图134-28）。约4.9%的患者通过常规的术前内镜检查可以帮助发现近端瘘[15]。漏诊的近端瘘管通常可以通过颈部切口手术修复，而复发性瘘管通常较，低位于胸腔内。

**5. 气管软化及支气管软化**

气管软化表现为气管在吸气时塌陷。支气管软化与气管软化类似。当其与 EA 伴发时，气管、支气管软化通常是由于半圆形软骨支撑不足造成的（图134-29）。同样，当吸气时支气管塌陷也会造成肺不张（图134-30）。

典型的犬吠样咳嗽（在英国文献中长被称为"TOF 咳嗽"）表明存在一定程度的气管软化，且出院前应告知家属全犬吠样咳嗽并不是意外这情况，这是很重要的。在一些婴儿中，只有当其吞下大量食物而导致食管后壁压迫薄弱的气管壁从而压迫气道，才会出现气管软化的症状。严重的

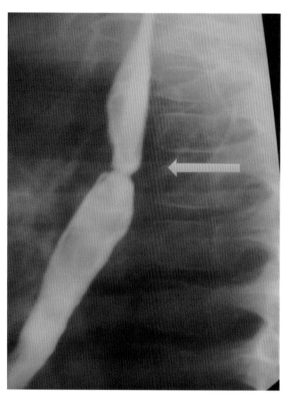

▲ 图 134-27　食管造影示食管吻合口狭窄

箭示吻合口狭窄

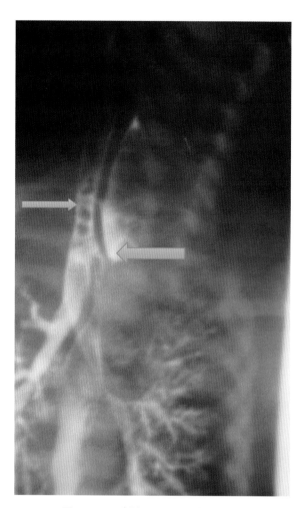

▲ 图 134-28　造影显示 EA 近端及远端 TEF

目前造影已经不再是 EA 诊断中的常规检查，支气管镜更
多地被应用于临床

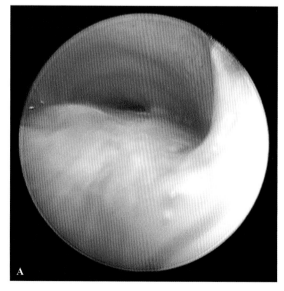

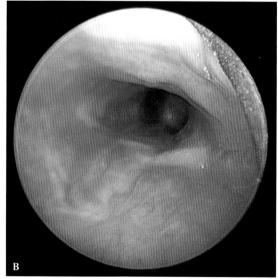

▲ 图 134-29　气管软化

主动脉悬吊术前（A）图示气管腔完全被气管后壁堵塞。主动脉悬吊术后（B）图显示气管腔明显改善

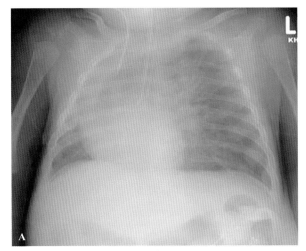

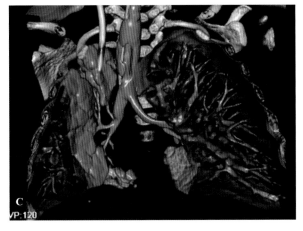

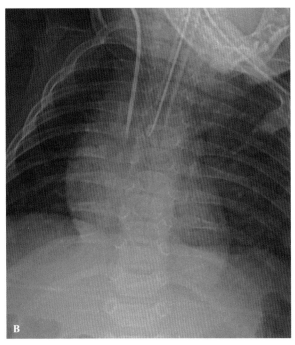

▲ 图 134-30　A. EA/TEF 成功修复后，多次尝试拔管失败。纤支镜检查提示严重的气管软化和气管狭窄。B. 主动脉悬吊术后，患者成功拔出气管插管，右肺上叶复张、纵隔移位消失。C. 术前 CT 三维重建。前面观，右肺在右侧，右肺上叶不张

气管软化（发绀、需要切除部分主动脉或需气管切开）的发生率为 15%[161]。

在严重情况下，气道塌陷可能导致呼吸窘迫，需要重新插管。通常情况下，这些患儿需要的呼吸支持力度较小，但是不能拔除气管插管。持续正压通气（CPAP）对这些患儿有益[162, 163]。而长效的治疗方案包括主动脉固定术，将主动脉缝合于胸骨，以将气管向前牵拉而远离后壁。由于主动脉和气管有相连的结缔组织，因此在呼吸时，气管的前移能防止其与后壁阻塞气道，从而使有明显气管软化的患者可以拔除气管插管。胸腔镜下的主动脉悬吊术于 2001 年首次报道[164]，并被证实为治疗 EA 合并气管软化的一种安全有效的方法[164-166]。已有文献报道在气管、支气管软化症患者中应用气管和支气管支架，但也有一些作者认为其在新生儿中的效果不尽人意[166, 167]。

当其他办法均失败时，单纯行气管切开或切开后行 CPAP 通气亦是一种选择。

### 6. 喉返神经损伤

喉返神经（recurrent laryngeal nerve，RLN）通常位于气管食管沟的外侧。据报道，约 4% 的患者在 EA 术后出现喉返神经损伤症状，但在其他报道中其发生基本被忽略[161, 168]。其症状包括持续喘鸣、呼吸困难和（或）哭声微弱（发音困难）[168]。一般通过内镜检查联合评估患者的自主呼吸情况来明确诊断。声带轻瘫是指声带不完全外展或内收，而声带麻痹则是指患者声带完全固定。与 RLN 损伤相关的因素包括吻合口瘘、颈段食管吻合及长间隙的 EA[168]。

### 7. 胃食管反流

EA 患儿中出现 GER 是较为常见的，其发生率通常为 50%。在不伴有 TEA 的 EA 患者中，

其胃食管反流的发生率甚至更高，在一些研究中其发生率几乎为 100%[169]。加拿大儿外科医师协会（Canadian Association of Pediatric Surgeons）进行的一项调查发现，75% 的与会者主张对患有 EA 的儿童预防性使用质子泵抑制药或 $H_2$ 受体拮抗剂。患者通常在修复术后需继续服用抗反流药 3~12 个月[170]。患有 EA/TEF 患儿的食管常常表现为运动障碍、神经支配异常及括约肌功能障碍[169]。在 van Wijk 等的研究中[171]，下段食管松弛不足被证明是婴儿和成人 EA 患者中 GER 发生的主要机制。既往患有 EA 的成人患者在成年后依然会有食管运动障碍，食物下降延迟，胃排空延迟等症状。在一项系统回顾研究中，在总计超过 1600 名患儿中有 26% 接受了整体的抗反流手术，这表明在许多病例中胃食管反流并不能通过保守治疗治愈，尽管许多报道中抗反流手术比例较低（12%）[142, 144, 172]。需要手术进行胃底折叠的危险因素包括单纯的 EA、长间隙 EA 及合并十二指肠闭锁的 EA[169]。在 EA 修复术后常常因为解剖较为困难而无法完成，其失败率可高达 30%[169]。

#### 8. 嗜酸粒细胞性食管炎

来自澳大利亚的一项研究结果显示约 17% 的 EA 患者中可查见嗜酸粒细胞性食管炎。通过单用质子泵抑制药或联用类固醇可改善因 EA 合并食管狭窄或 GERD 引起的嗜酸性粒细胞性炎导致症状，尤其对于有进行性吞咽困难或反复狭窄的患者的症状有明显的改善[173, 174]。

#### 9. 乳糜胸

乳糜胸在 EA 患儿中的发生率约为 5%[161]。早期一般选择保守治疗，包括全肠外营养及充分的胸腔引流[175]。若术中能明确胸导管损伤，建议早期结扎胸导管（图 134-31）。

#### 10. 迟发性并发症

Barrett 食管（5%~20%），食管腺癌（20 岁时，风险增加 50 倍），迟发性失弛缓症（30 岁），自发性食管穿孔（37 岁）等迟发性并发症均有报道[169, 176-180]。

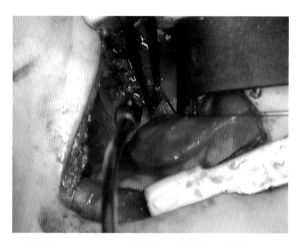

▲ 图 134-31 对 1 名年龄很小的婴儿进行第 2 次 EA 修复术时，发现明显的乳糜漏

确认胸导管后，在胸导管近端结扎缝合，终止乳糜漏

## 七、气管食管瘘不伴食管闭锁

### （一）诊断

不伴 EA 的 TEF 发生率约为 1/75 000，因此非常罕见。其在气管侧的开口高于食管开口，使 TEF 呈"N 型"。尽管如此，在不伴有 EA 的情况下，学界已公认其呈"H 型"。大多数 H 型 TEF 位于或高于 $T_2$ 水平，通常可通过经右侧颈部入路修复[181-183]。

与伴有 TEF 的 EA 不同，H 型 TEF 的诊断往往较晚，尽管其常伴有明显的症状[184]。典型的症状包括持续咳嗽、呛咳、呕吐、反复肺炎，很小部分伴有吞气症[185, 186]。多次食管造影无法明确诊断的情况较为常见，因为一次检查对 H 型 TEF 的敏感性非常有限[183, 184, 187]。尽管逆行食管造影[188] 曾作为标准的诊断方法应用多年，但在目前的影像学文献中备受争议（图 134-32）[184, 189]。近端硬质支气管镜检查也有助于诊断，且常被认为是明确或排除诊断的最佳方法（图 134-33）[186]。

### （二）手术方法

常规麻醉后，行硬质支气管镜检查。然后将一条亲水性的导丝（Glidewire®）或小的 Fogarty 导管经 TEF 置入食管内（图 134-33）。

然后将导丝或导管经食管从口腔中取出以确

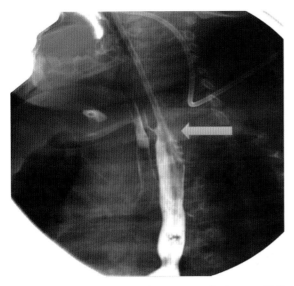

▲ 图 134-32 食管回拉造影，显示单纯 TEF 不伴 EA，蓝箭指示其瘘管

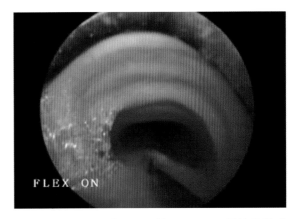

▲ 图 134-33 H 型 TEF 及放置 Fogarty 导管以协助外科医生在术中识别瘘管
在患者不能有效通气时，采用相同的方法可以紧急封闭瘘管

定瘘管位置。然后患者取仰卧位，颈部后仰，轻微后伸。然后颈部取环形切口，用硅胶管环绕牵拉胸锁乳突肌以显露视野（图 134-34）。向前方牵拉气管以明确食管的位置。于气管食管沟内仔细辨别分离 RLN，并予以保留。通过轻柔的牵拉导丝或 Fogarty 导管可以明确的瘘管的位置。因为对侧的 RLN 很难看到，所以在术前应仔细地解剖瘘管以避免损伤。一旦明确瘘管位置后，在两端分别缝合一针，切开瘘管，移除导丝。瘘管的食管端及气管端可用可吸收缝线缝合管壁，并用局部的肌肉或软组织将食管及气管隔开，以防止复发性 TEF。

### （三）并发症

#### 1. 复发性 TEF

正如 Reynolds 在本章的前一版中所指出的，复发性的 TEF 可能是一种"具有挑战性行且令人失望的经历"。幸运的是，其复发率相对较低，据报道其发生率为 0%～14%[183, 190]。可通过安置鼻胃管 4～6 周来保守治疗复发性 TEF[190]。已有相关报道应用内镜下电烧灼法处理瘘口或封堵剂。再次手术治疗应在有经验的中心进行。

#### 2. 喉返神经损伤

RNL 损伤可能因牵拉伤或横断引起[191]。由

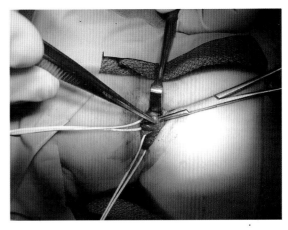

▲ 图 134-34 术中观察经右侧颈部行 H 型 TEF 修复
图中左侧为患儿头侧，用弯钳抬高瘘管，环形牵拉胸锁乳突肌并向下牵拉。另外一个牵引环位于食管近端

于 H 型 TEF 一般位于气管近端，所以发生神经损伤的风险高于其他类型的 TEF，其发生率一般为 15%～50%[183]。当双侧喉返神经损伤时，声带固定于中线可引起呼吸窘迫，需行气管切开术。随着时间推移，声带逐渐远离中线，就可以拔出气管导管。已有文献报道了成功地应用显微外科修复 RLN[191]。

## 八、先天性喉气管食管裂

喉气管食管裂（Laryngotracheoesophageal cleft，LTEC）是一种先天性喉后壁畸形，可从气管延伸至食管，且长度不一[192-199]。症状通常与缺

损的严重程度相关。最常见的临床表现包括误吸和进食后发绀（53%～80%），喘鸣（10%～60%）和反复发生的肺炎（16%～54%）[193, 195-198, 200-202]。据估计，新生儿的发病率较低，为 1/1 万～1/2 万[194, 201, 203]。LTEC 与其他很多先天性畸形相关（16%～68%）。这些通常是消化道常见的畸形[197,198]。

Benjamin 和 Inglis 等[192] 提出的分型是根据病变延伸的程度来区分不同的病变（图 134-35）。Ⅰ型到Ⅳ型的 LTEC 如下所述[192-198, 200, 202, 204-209]。

Ⅰ型：裂隙向下累及声带以上喉部；通常表现为轻度至中度症状，包括喘鸣、沉闷或嘶哑的哭声及吞咽障碍。通常在患儿 6 月前诊断。

Ⅱ型：裂隙穿过环状软骨但并未延伸至气管，其表现一般会有较严重的吞咽困难、误吸和肺炎。通常在患儿 2 月龄左右时被诊断。

Ⅲ型：裂隙通过环状软骨延伸至颈段气管；此时吞咽困难及误吸更为严重，通常在出生后一月内诊断。

Ⅳ型：裂隙向胸腔内气管延伸，可能向下延伸至隆嵴或主支气管。该型是最严重的情况，死亡率高达 50%，由于胃过小并伴有反流而导致严重的误吸及肺部感染[199, 209-211]。

（一）诊断

可以通过进行食管造影时评估钡剂是否进入呼吸道而评估是否存在瘘管。然而，最终诊断需要进行内镜评估决定[193, 195]。建议应用纤支镜及硬质支气管镜来充分评估瘘管长度及程度（图 134-36）[193, 208, 212, 213]。

（二）治疗

应早期行手术修复，以早期防止因误吸等并发症而导致的发病率及死亡率增加[193-197, 199, 202, 203, 205, 206, 209]。手术入路需根据病变具体的分型来决定。经内镜下腔内或腔外治疗均可[193, 194, 197-199, 203, 205, 206, 211-219]。腔外入路包括经咽侧切开术和经前路喉气管切开术[193, 203, 216]。前

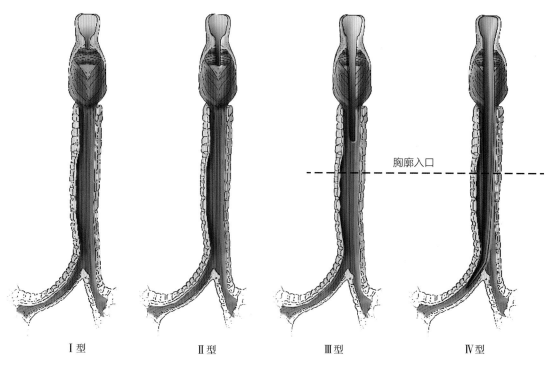

胸廓入口

Ⅰ型　　　Ⅱ型　　　Ⅲ型　　　Ⅳ型

▲ 图 134-35　喉气管裂分型

0 型 . 黏膜下裂；Ⅰ型 . 杓间裂伴杓状软骨间肌缺失；Ⅱ型 . 裂隙向下延伸超过部分环状软骨；Ⅲ$_a$ 型 . 裂隙向下延伸至环状软骨的下极；Ⅲ$_b$ 型 . 裂隙延伸至颈段气管全长，但未超过胸骨切迹水平；Ⅳ$_a$ 型 . 喉气管裂，裂隙向胸内气管延伸至隆嵴；Ⅳ$_b$ 型 . 裂隙向下延伸至一侧主支气管

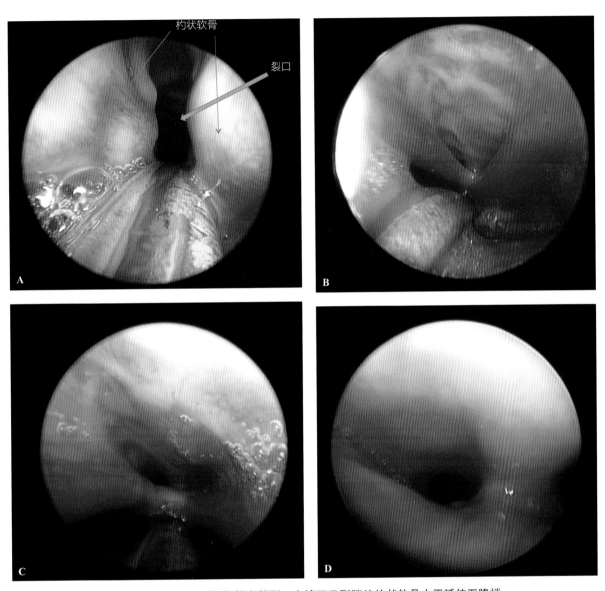

▲ 图134-36　Ⅳ型喉气管食管裂，内镜下见裂隙从杓状软骨水平延伸至隆嵴

A. 食管和气管前壁可见营养管；B. 裂隙近侧观，裂口较大的裂隙；C. 通过扁平开放的气管看到的气管前环；D. 裂隙恰好位于隆嵴上方。隆嵴以上气管后壁完整。本图中未见裂隙延伸至主支气管，亦存在裂隙延伸至支气管的情况

路手术的优点是减少了因颈部剥离而造成的神经损伤[202, 216]。大多数Ⅰ型和Ⅱ型裂，以及一些Ⅲ型裂，可以通过内镜修复，成功率为80%～100%[194, 197, 204, 214, 215, 219]。在支撑喉镜的辅助下，使用显微镜及显微喉科器械进行裂隙缝合术。经颈胸联合入路常用于Ⅳ型裂的治疗。部分患者必要时可能需要应用体外循环或体外膜氧合等辅助以完成修复[199, 209-211]。无论选用那种手术方式，裂口裂开的情况并不罕见（11%～50%），往往需要再次手术治疗[193, 197, 203, 207, 210, 214, 217]。

## 九、先天性食管狭窄

先天性食管狭窄相当罕见[220-222]。组织学上可分为3种类型，分别为肌纤维狭窄（66%）、气管支气管残留（26%）和膜性狭窄（8%）[222, 223]。Michaud报道了包含61例先天性食管狭窄患者，其中47%同时患有EA[222]。相反，1%～8%的EA伴有单发的先天性食管狭窄（图134-37）[16]。据报道在不伴EA的TEF也有发现[221, 224]。

伴有EA的患儿平均确诊年龄为7月龄，而

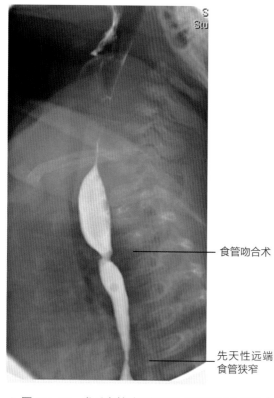

食管吻合术

先天性远端
食管狭窄

▲ 图 134-37　术后食管造影发现先天性远端食管狭窄

不伴有 EA 的患儿平均确诊年龄为 10 岁。超过 1/3 的患儿没有临床症状。在出现症状的患儿中，50% 出现呼吸困难，40% 出现呕吐，50% 伴有食管嵌塞，42% 出现呼吸道症状。在无症状的患者中，38% 的患者在手术中未发现先天性狭窄。最后的诊断是食管造影或联合食管镜来明确的。

一旦确诊，首要的治疗方法是食管扩张。少数患者可能出现因扩张导致的穿孔，扩张失败并不少见（44%）。扩张对于治疗肌纤维狭窄和膜性狭窄更为有效，而对于气管支气管组织残留的患者通常需要手术修复。在接受治疗后，无论是否伴有 EA，吞咽困难均是先天性食管狭窄患者常见的术后并发症（36%）[222]。

（一）交通性支气管肺前肠畸形

交通性支气管肺前肠畸形（communicating bronchopulmonary foregut malformations，CBFM）是非常罕见的畸形，表现为肺与食管或胃相

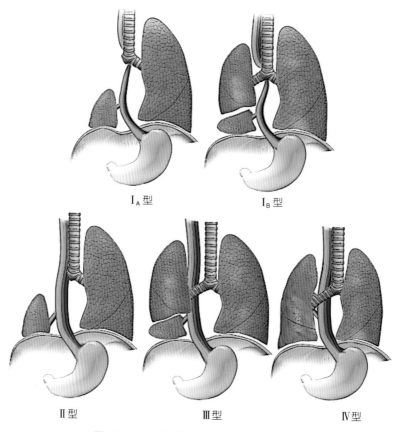

Iₐ 型　　　　　　　Iᵦ 型

II 型　　　　　III 型　　　　IV 型

▲ 图 134-38　Iₐ 型及 Iᵦ 型的 CBFM 常与 EA 伴发

通[225]。Srikanth 等[226]对 CBFM 进行了分型，如图 134-38 所示。Ⅰ型与 EA 相关（图 134-39），根据与肺完全交通或部分交通而细分为不同亚型。其中肺与食管下段交通最为常见（66%），与胃的交通较少（16%）。Srikanth 等[226]报道的病例中，大多数与来源于体循环血供的肺隔离症相关。

治疗包括切除与食管相连的支气管并将其重新植入气管[227]。术前应行气道的 CT 及三维重建，因为在这些患儿中气管可能因为太小而无法再植。此外，肺组织可能伴有肺隔离症而无法保留。Ⅰ型可考虑行全肺切除，因为尝试将细长的

左主支气管再次植入气管可能导致对侧的气道扭曲而导致患儿死亡。然而，新生儿肺叶切除并不是完全没有风险的[228, 229]。

**（二）食管憩室**

真性先天性食管憩室极为罕见。婴儿及儿童中更为常见的憩室主要因继发性食管壁膨出产生，包括 Zenker 憩室及膈上食管憩室[230-232]。症状通常为进食后反流症状，包括呕吐、咳嗽及误吸。内镜及钡剂均可用于诊断。已有许多种手术被用于修复小儿的食管憩室，与治疗成人食管憩室的方法类似，包括手术切除憩室，食管肌层切开及内镜下憩室囊袋切除吻合[231, 233, 234]。

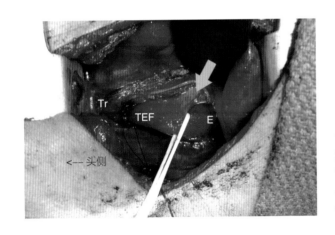

◀ 图 134-39 经右胸治疗 CBFM 合并 EA，I$_A$型
蓝箭显示右主支气管远离食管走行。在初次手术分离 TEF 时并没有查见 CBFM。当查见 CBFM 时，将 TEF 与气管重新吻合，手术结束。但最终重建失败。Tr. 气管；TEF. 气管食管瘘；E. 食管远端

# 第 135 章
# 食管炎症性疾病
## Inflammatory Diseases of the Esophagus

Joseph D. Phillips    Andrew C. Chang    著

胡伟鹏    译

在 21 世纪早期之前，食管的非反流性炎症性疾病在临床上相对少见。后来发现的病例部分归功于近些年对嗜酸粒细胞性食管炎（eosinophilic esophagitis，EoE）的诊断和认识的扩展。在免疫功能正常的患者中，大多数食管良性疾病与宿主防御的破坏、抗生素的使用或食管结构异常（如狭窄）有关。许多这种病理现象在免疫缺陷患者中更为普遍。单纯疱疹病毒（herpes simplex virus，HSV）和念珠菌感染在具有免疫能力的个体中很少发生。获得性免疫缺陷综合征（acquired immunodeficiency syndrome，AIDS）、器官移植后的免疫抑制治疗和恶性疾病的免疫抑制治疗是此类患者易发生食管良性炎症性疾病的潜在病因。免疫缺陷患者常见和罕见的食管机会性感染见表 135-1。积极实施抗逆转录病毒治疗以抑制人类免疫缺陷病毒（HIV），以及在移植受者中常规使用抗病毒药物和抗生素预防，使得近几十年来食管机会性感染的总体数量减少。本章将重点介绍与感染相关的食管良性炎症性疾病和非恶性全身性疾病。胃食管反流、辐射，食管腐蚀性损伤及药物引起的损伤导致的食管炎等将于本书的其他章节详细描述。

## 一、嗜酸粒细胞性食管炎

嗜酸粒细胞性食管炎（EoE）是一种慢性炎症性疾病，以典型的食管功能障碍症状及食管上

**表 135-1    免疫缺陷患者的条件致病菌**

| 常见致病菌 |
| --- |
| 单纯性疱疹病毒（HSV） |
| 巨细胞病毒（CMV） |
| 念珠菌属 |
| **罕见致病菌** |
| 水痘 - 带状疱疹病毒 |
| 肠病毒 |
| 腺病毒 |
| 隐球菌属 |
| 曲霉菌属 |
| 毛霉菌属 |
| 分枝杆菌属 |
| 组织胞浆菌属 |
| 利什曼原虫 |

皮内嗜酸性粒细胞浸润为主要特征，过敏反应被认为是其主要的病因[1]。尽管在 20 世纪 70—80 年代已有大量的病例报道，但一直到 1993 年才被确认为独立的临床病理实体[2]。成人常见的症状包括吞咽困难（93%）、食物嵌塞（62%）和对质子泵抑制药（proton pump inhibitor，PPI）治疗无反应的胃灼烧感（24%）。52% 的患者有过敏史，31% 的患者有外周嗜酸性粒细胞血症[3]。其他相关疾病包括哮喘（约 50%）、过敏性鼻炎（50%）

或过敏性皮炎（20%）[4]。儿童通常表现为胃灼热感、反胃、腹痛、呕吐和食物嵌塞，但很少报告吞咽困难。男女发病比例为3∶1。近年来，因吞咽困难而接受内镜下活检的患者中约有1.9%最终被证实为嗜酸性粒细胞食管炎（EoE）[5]。儿童嗜酸性粒细胞食管炎（EoE）的患病率估计为每10万人中8.9～12.8人[6, 7]。Mayo诊所的一项基于人群的研究表明，在过去30年里，成人人群的发病率一直在上升，从1995年以前的0.35/10万上升到2005年的9.45/10万，尽管这一增长与内镜检查数目增长相一致[8]。

吞咽困难和食物嵌塞的症状与疾病过程的各个阶段直接相关。最初，急性炎症和水肿导致管腔狭窄。食管管腔的重建会导致管壁狭窄固定及扩张受损。此外，还有食管肌肉收缩和痉挛引起的动态狭窄。尽管这些因素的相对贡献量仍不能确定，但大多数研究的关注点还是在于组织重构，即急性和慢性炎症浸润导致的结构改变，包括上皮增生、肌肉肥大和固有层纤维化等[9]。尽管嗜酸粒细胞性食管炎是一种抗原驱动的免疫性疾病，但是其激活免疫系统的确切机制尚未完全阐明。有一种假说认为，抗原与食管上皮直接接触可导致抗原递呈和序贯的急性炎症。另外一种理论认为，抗原递呈给驻留在小肠或呼吸道黏膜的淋巴组织会导致嗜酸性粒细胞的活化和迁移。虽然正常的食管不包含嗜酸性粒细胞，但它们的存在并不是特异性的。嗜酸性粒细胞来源于骨髓中的髓样前体，在IL-5的作用下成熟。一旦激活，它们可以在组织中停留2～14d。它们被多种细胞因子（IL-5、IL-9、IL-13）和趋化因子（eotaxins-1、-2、-3）吸引到目标组织。一旦进入组织，嗜酸性粒细胞会释放多种介质，导致局部组织损伤，并吸收其他炎症细胞，如肥大细胞、B淋巴细胞、T淋巴细胞和嗜碱性粒细胞[9]。这种炎症可导致狭窄形成和慢性瘢痕的长期并发症。

内镜检查可发现以下征象，如食管黏膜脆弱和水肿（59%），单个或多个同心环（也被称为"气管化"或"猫食管"）（49%），狭窄（40%），白色丘疹（16%），食管腔狭窄（5%）（图135-1和图135-2）。然而，约有9%的患者其内镜检查为正常[3, 5]。食管环在嗜酸粒细胞性食管炎患者中更为常见，发生率为27%～72%[10, 11]。此外，与反流性食管炎相比，嗜酸粒细胞性食管炎患者内镜检查中出现食管环的频率是后者的2倍，这可能有助于区分这两个过程，因为这两种病程有相当大的症状和组织学上的重叠。内镜下所见的食管环可能继发于黏膜中释放的组胺，导致乙酰胆碱释放及食管肌层收缩[4]。一般来说，内镜下的检查结果与组织学的严重程度关系不大，不能作为诊断标准[12]。

一般来说，内镜检查结果与组织学的严重程度关系不大，不能从病理学上进行诊断，因此EoE的诊断依赖于鳞状上皮细胞中嗜酸性粒细胞的数量（图135-3）。正常儿童的食管活检显示每HPF ＜ 1个嗜酸性粒细胞，95%的健康成人在随机活检中未查见嗜酸性粒细胞[13, 14]。之前以每HPF有15～30个嗜酸性粒细胞作为诊断标准。

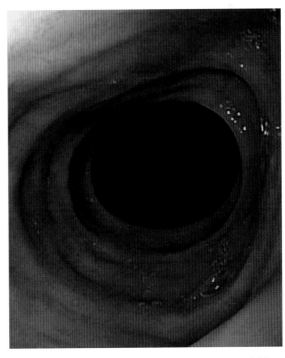

▲ 图135-1 嗜酸性食管炎患者食管上段明显的食管环
图片由 Dr. Joel H. Rubenstein, Ann Arbor, MI 提供

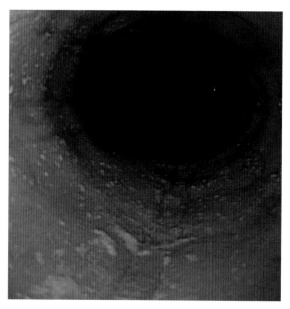

▲ 图 135-2　嗜酸性食管炎患者内镜下的白色渗出、纵向沟及轻度食管环

图片由 Dr. Joel H. Rubenstein, Ann Arbor, MI 提供

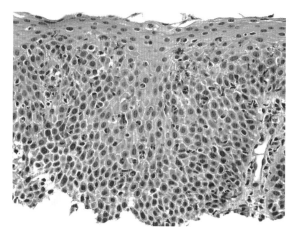

▲ 图 135-3　高倍显微照片显示 1 例 EoE 患者活检标本中食管黏膜嗜酸性粒细胞浸润

图片由 Dr. Joel H. Rubenstein, Ann Arbor, MI 提供

标准化的诊断标准由美国胃肠病学协会和北美儿科胃肠病学、肝脏病学和营养学会于 2007 年制订[15]，并于 2011 年更新[1]。在恰当的临床环境中，诊断嗜酸粒细胞性食管炎基本标准为每 HPF 有 15～20 个嗜酸性粒细胞，尽管活检标本中的结果常为每 HPF > 250 个嗜酸性粒细胞[16]。这一发现并不能确诊，因为多种其他疾病过程可导致上皮内嗜酸性粒细胞增多，包括 GERD、寄生

虫感染和药物相关性食管损伤。因此，不能仅靠嗜酸性粒细胞计数诊断疾病。同时还需要沿食管进行系统活检，因为嗜酸性粒细胞浸润可能呈斑片状分布。在一项研究中，在约 34% 的 EoE 患者的活检标本中，达到上述嗜酸性粒细胞的诊断水平只有不到 50%[11]。在受影响的个体中，1 次活检的敏感度为 55%，5 次活检的敏感度为 100%[17]。诊断为 EoE 的患者平均嗜酸性粒细胞密度为每 HPF > 40 个。此外，活检位置对于诊断的准确性亦有差别，从食管上部和中部取样的 EoE 患者比反流性食管炎患者更可能含有高水平的嗜酸性粒细胞。嗜酸性粒细胞浸润的定性也可用以支撑 EoE 的诊断。其包括浅层的嗜酸细胞、嗜酸细胞微脓肿（4 个或更多嗜酸细胞的浅层聚集）和嗜酸细胞脱颗粒，所有这些都导致相关的细胞间水肿和棘细胞溶解使得鳞状上皮出现"虫蛀"样外观[5]。虽然这些发现在 EoE 中更为常见，但也可能发生在反流性食管炎中，因此也不是 EoE 的特异性表现。一项研究发现，尽管 EoE 活检标本中每 HPF 中嗜酸性粒细胞的数量是平均值的 5 倍，但 17% 的胃食管反流病患者每 HPF 中有 15 个以上嗜酸性粒细胞[18]。

食管 pH 探针检测和酸抑制反应也可用于鉴别 EoE 和反流性食管炎。食管 pH 探针和酸抑制反应也可用于鉴别 EoE 和反流性食管炎。多达 1/3 的活检显示每 HPF 中有 15 个嗜酸性粒细胞的患者通过 PPI 治疗后其临床和组织学表现均有改善[19]。食管测压可显示食管非特异性运动障碍和食管下括约肌功能障碍。虽然测压法对于排除其他食管疾病很重要，但是对于无明显的症状并不能确诊 EoE。此类患者食管 pH 监测通常在正常范围内，但 10%～20% 的患者同时存在反流性疾病，这进一步增加了准确诊断的难度[4]。

附加辅助研究的诊断价值已被广泛研究。迄今为止，没有单一的检测手段被证明优于联合临床表现和组织学结果的诊断效果。嗜酸性粒细胞过氧化物酶和嗜酸性主要碱性蛋白的免疫组化染色及趋化因子的基因表达分析正在研究中。但目

前这些分析要么未经临床证实，要么没有广泛应用 [5]。为了提高 EoE 的诊断准确性，已研究出的几种非侵入性炎症生物标志物。嗜酸性细胞趋化因子 –3（eotaxin-3）是一种嗜酸性粒细胞特异性的趋化因子，在确诊为 EoE 的儿童中，其血浆中 eotaxin-3 的水平已被证实升高；其增加的水平与黏膜嗜酸性粒细胞和疾病的严重程度相关 [20]。Eotaxin-3 的基因微阵列、mRNA 水平和蛋白水平也被证实在 EoE 患者中升高。有趣的是，缺乏 eotaxin-3 受体的小鼠始终无法在实验中发展为这种疾病 [21]。与正常对照组相比，在 EoE 患者的活检标本中，干扰素 –c、IL-5 和 eotaxin-1 均过表达，而 eotaxin-2 在对照组中过表达。总之，这些发现提示 Th2 型反应可能涉及疾病的发病机制 [22]。EoE 患者黏膜中活化的肥大细胞数量增加也有报道 [23]。此外，EoE 患者中 TGF-β、SMAD 2–3、VCAM-1 均升高且其可能与狭窄的形成相关 [24]。这些发现的临床意义仍有待阐明，但它们可能为诊断或疾病严重程度的分层提供新方法。

这些发现的临床意义仍有待阐明，但它们可能为诊断或疾病严重程度的分层提供新的方法。饮食调整可包括由结晶氨基酸配制的全元素晶体液饮食，基于皮肤过敏测试的食物排除方案，或经验性消除饮食。一项来自美国西北大学的研究表明，约 88% 的患者接受了元素饮食方案，74% 的患者接受了包含 6 种食物的食物排除饮食方案（six-food elimination diet, SFED），禁食牛奶蛋白、大豆、鸡蛋、小麦、花生 / 坚果、海鲜，其结果证明通过改善食管炎症状可显著降低食管嗜酸性粒细胞计数。两组中绝大多数儿童的症状得到了解决或改善 [25]。最近的一项 Meta 分析发现，多达 67% 的接受饮食调整治疗的患者有缓解的迹象，其以每 HPF 的嗜酸性粒细胞计数峰值＜ 15 为主要证据 [26]。元素饮食、SFED 和过敏试验导向疗法的反应率分别为 90.8%、72.1% 和 45.5%。成人和儿童患者的总体反应率没有差异。

虽然元素饮食是最有效的治疗方法，但它的成本和通常难以下咽的味道，以及随后需要鼻饲可能会限制其疗效。对于那些无明显反应或不愿进行饮食调整的患者，类固醇是主要的治疗手段。在为期 3 个月的双盲安慰剂对照试验中，多达 67% 的儿童患者接受皮质类固醇之后症状得到改善，50% 的患者组织学上完全缓解，而安慰剂组只有 3% 的缓解率 [20]。先前食物和空气过敏原皮肤的测试结果正常与否似乎可以预测患者对类固醇的反应情况。这可能是由于反复接触过敏原导致的持续性炎症而产生治疗抵抗 [27]。在成人中，症状通常在局部治疗 6 周后消退，尽管症状常常复发。通常情况下，有必要进行系统类固醇和其他治疗，如食管扩张和孟鲁司特 [4]。长期使用糖皮质激素可能导致多达 25% 的患者出现口腔念珠菌病和声音嘶哑。同时能抑制下丘脑中轴和降低骨密度而引起一系列其他复杂的并发症 [28]。值得注意的是，由于嗜酸性粒细胞的分布不均匀，且与数量和症状严重程度缺乏相关性，因而不应仅用嗜酸性粒细胞计数来衡量治疗的效果。因此，将临床症状、嗜酸性粒细胞计数及先前的活检结果综合比较以评估最佳的治疗方案 [5]。

## 二、念珠菌食管炎

约 20% 的健康成人会有食管念珠菌的定植。这些生物通常是无害的。然而，念珠菌性食管炎（candida esophagitis, CE）是食管最常见的真菌感染，白色念珠菌是最具毒性和最常见的致病菌。虽然这种真菌感染主要影响免疫功能低下的个体，但在许多其他的情况下其亦可能发展，包括恶性肿瘤、营养不良、酗酒、皮质类固醇、糖尿病、妊娠、HIV 感染、器官移植、食管功能障碍、酸抑制、胃手术和抗生素使用。典型症状包括吞咽困难和吞咽痛，同时可能伴有鹅口疮 [5]。Frick [29]、Winston [30] 及其同事指出，虽然 CE 在 AIPS 患者中很常见，但在接受移植和免疫抑制的患者中较少发生，而在接受预防性抗真菌治疗的移植受者中，该风险小于 5%。CE 是在 AIDS 患者中的最常见的食管疾病[31]，在高效抗反转录病毒治疗（highly active antiretroviral therapy，HAART）应用之前，其患病率为 43%～53%，而在 HAART 引入后，其患病率下降到 17%～24%[32-34]。

CE 的诊断是通过内镜检查、细胞学和组织分析确定的。内镜检查是首选的诊断手段，即便是在经验性的应用抗真菌治疗口腔鹅口疮时也是可以采用的。如果症状不能在 7～10d 内迅速改善，应考虑内镜检查。此外，Brandt 及其同事[35]还描述了一种通过经鼻腔细胞学采样后进行盲传以诊断相关食管疾病的技术。这项技术对诊断很敏感。由 CE 患者食管内壁存在假膜且有时存在明显的壁内假憩室，其在影像学上可表现为较大的壁内缺损（图 135-4）。这些发现可以模拟病毒性食管炎，因此必须通过细胞学或组织学标准诊断。病变的分布及浸润程度并不相同。根据内镜检查结果的不同将病变分为 1～4 级，病变包括从微小的白色或黄色斑块（直径 < 2mm）到使食管管腔收缩的融合性假膜[4]。大多数感染是孤

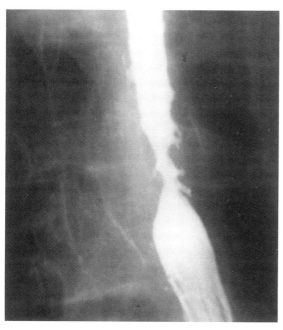

▲ 图 135-4　食管造影显示念珠菌食管炎患者的假性憩室

立、表浅的斑块。然而，组织侵犯、溃疡和腐蚀也会发生。更严重的类型几乎只出现在免疫缺陷患者中[5]。白色念珠菌是最常见的致病微生物，光滑念珠菌、热带念珠菌、克柔念珠菌及类星形念珠菌也被证明是致病菌[36]。严重者可伴有出血、狭窄、食管气管瘘等并发症[37, 38]。在最近的一项研究中，包括无症状患者在内的 733 名已知 HIV 感染者中有 62 名（8.5%）通过内镜明确诊断为 CE[39]。56% 的 CE 患者没有胃肠道症状，55% 的严重 CE 患者没有症状。HIV 患者易感 CE 的相关因素包括 CD4 计数低（< 100）和病毒载量 RNA 水平高。疾病的严重程度与症状无关，但根据内镜检查结果发现，CD4 计数较低的患者的症状可能更为严重。

大多数具有免疫力的患者对于敏感性抗生素或皮质内固醇有反应。氯曲霉唑和奈司他汀漱口水等药物对口腔念珠菌病和预防食管感染有效，但口服唑类抗真菌通常无效。唑类（酮康唑、氟康唑、伊曲康唑）是治疗 CE 的一线药物。每日 100～200mg 的氟康唑是有效的治疗方法。在一项随机对照试验中，氟康唑已被证明其疗效在 AIDS 患者中优于酮康唑[40]。在严重的病例中，整个食管可能充满假膜性渗出性浸润。感染可侵犯食管壁，引起全身性念珠菌病。在这种情况下，如果对氟康唑没有快速的临床反应，患者应接受静脉注射两性霉素 B。严重的病例，可能需要住院治疗。两性霉素 B 是一种有效的药物，但有潜在的肾毒性。因此可选用脂基配方的两性霉素 B，既降低了其肾毒性，同时又保证了其抗真菌的有效性。

虽然治疗的主要选择仍然是氟康唑，但越来越多的临床失败报道，特别是反复暴露于氟康唑的患者，提供了选择新疗法的机会。最近研发的一类药物称为棘皮菌素，为抗真菌治疗提供了新的药物选择，且其毒性比两性霉素 B 小[27]。卡泊芬净、米卡芬净、阿尼芬净是其中的代表型药物[41, 42]。然而，在卡泊芬净及阿尼芬净与氟康唑的直接比较试验中发现了相似或稍高的复发率。

虽然棘皮菌素为抗唑类真菌提供了一种有效的选择，但是其广泛使用亦促生了对这些药物敏感性降低甚至完全耐药的病原体的产生[43]。

### 三、其他真菌疾病

很少有其他真菌疾病会影响食管，特别是AIDS患者。真菌通常通过纵隔淋巴结或血管侵及相邻的食管，但也可发生原发性食管感染。这些表现与其他食管机会性感染相似，以吞咽困难为主要症状。长时间纤维性食管狭窄或伴有食管瘘的患者可能存在非典型真菌感染。光滑念珠菌（之前称为光滑球拟酵母菌）越来越多地被认为是食管炎的病原体。光滑念珠菌是口腔、泌尿道和阴道黏膜真菌感染的常见原因，但却是食管炎的罕见原因[36]。此类微生物可对治疗其他念珠菌感染有效的唑类疗法产生耐药性，但两性霉素B仍有效。其他种类的念珠菌也曾被报道能导致食管炎症性疾病，包括热带念珠菌、克氏念珠菌、类星状念珠菌。此外，曲霉病、芽生菌病、黏菌病和组织胞浆菌感染的食管炎症性疾病也已被报道。

### 四、病毒性食管炎

食管病毒感染是HIV、恶性肿瘤、严重烧伤、移植受者、免疫抑制药或皮质类固醇治疗患者常见的机会性感染。病毒性食管炎患者的症状常由于致病性病毒再生引起，尽管这些异位感染常由原发性感染引起。已有病例报道表明健康的受试者可出现相关症状[44]。由于蛋白酶抑制药减少了AIDS患者的病毒复制并能预防HSV感染，使用巨细胞病毒（CMV）阴性的血液制品和器官以及预防性应用更昔洛韦已成为移植受者的标准，这使得患者感染率逐步下降。相比较于接受实体器官移植的患者，食管的病毒感染在接受骨髓移植的患者中更为常见，因为其免疫抑制相对更为严重。

一般情况下，CMV和HSV食管炎在器官移植后的发生率相似，并且有合并感染的报道。

HSV 1型和2型均可导致食管炎，但1型更为常见。这些患者通常表现为咽痛和吞咽困难，受累部位通常位于食管中下段[5]。食管外疱疹感染的征象可能同时出现，也可能不同时出现。Rattner及其同事的报道指出[45]，在极少数情况下，HSV食管炎表现为消化道大出血。内镜下通常可见多个分离的1～3mm的囊泡或合并的溃疡，具有"穿孔"或"类火山"的外观，边缘不明显。由于病毒会感染正常的或剥落的鳞状上皮细胞，因此应从这些病变边缘进行活检。组织学显示巨细胞具有嗜酸性核内包涵体（Cowdry A型或B型）[4]。单纯疱疹病毒通常对口服阿昔洛韦有反应。通常，对于AIDS患者应选择更大剂量，但这种药物通常耐受性良好。与CE一样，AIDS患者的HSV食管炎通常不能根除，而只能用阿昔洛韦抑制。有些患者可能需要长期的预防措施。阿昔洛韦的前体药物伐昔洛韦及泛昔洛韦是可用的替代药物。这些药物选择较低频率使用，且每日剂量与阿昔洛韦的疗效相同。对于抗HSV耐药的AIDS患者[46]，其治疗往往较为艰难。

CMV食管炎在正常宿主中非常少见。在AIDS患者中，单纯的HSV食管炎的发生率是CMV食管炎的9倍，尽管两者可能为同时感染[4]。深部或纵向溃疡（＞1cm）提示CMV性食管炎。巨细胞病毒可单独感染食管，但更常见的是与肺部、肝脏、眼睛、结肠及小肠的播散性感染有关。常见症状有吞咽困难、吞咽痛、恶心、呕吐和腹痛。除了AIDS患者，它也常见于移植后患者，以及透析终末期肾病患者。内镜检查显示节段性糜烂或溃疡，长度可达几厘米。对病变进行活检时，应对溃疡床进行活检，而不是像HSV患者一般选择边缘，这是因为病毒感染的是内皮细胞和腺病毒而不是鳞状上皮细胞[5]。通过抗体染色或PCR，可分别在活检标本上发现病毒抗原或DNA。典型的组织学包括在急性或慢性炎症和溃疡的背景下有大的多形性细胞核和嗜碱性包涵体的巨细胞[4]。更昔洛韦、阿昔洛韦、膦甲酸或免疫球蛋白治疗等均能有效抑制CMV。

由于治疗仅能抑制病毒，而不是消灭病毒，其在艾滋病患者的复发率可能接近 50%[47]。巨细胞性视网膜炎可能伴随巨细胞性食管炎。因此，进行眼科专科评估是必要的。预防性应用更昔洛韦对许多 CMV 血清阳性或 CMV 血清阴性的高危移植受者及接受 CMV 血清阳性的器官或血液制品的患者有效。

已有文献报道特发性的食管溃疡可发生于没有其他潜在病因的 AIDS 患者中，但其较为罕见，特别在当前有效的抗逆转录病毒已被广泛应用的背景下。一些 CMV、HSV 和念珠菌呈阴性的患者可出现严重的食管炎并伴有深度的离散性食管溃疡。这些特发性食管溃疡可能在多达 15% 的 AIDS 患者中出现，通常发生在疾病的后期[48]。尽管其损伤机制尚不清楚，但直接感染鳞状上皮不应为其主要原因[49]。早期感染可导致多种小而浅的溃疡，继而发展成几厘米长的大溃疡。这些可能导致继发性感染、出血、瘘管形成，甚至穿孔[4]。诊断需先排除其他感染，特别需要进行 CMV 或 HSV 的活检及培养。抗逆转录病毒治疗是治疗的主要手段。一旦 CMV 和 HSV 作为潜在病因的可能性被排除，可使用全身或局部皮质类固醇。沙利度胺也被用来治疗这些病变。

其他病毒也与食管感染有关。人乳头瘤病毒（HPV）可感染正常和免疫缺陷的宿主。HPV 已在许多食管结节性鳞状乳头状瘤患者中被发现[50]。食管炎患者中也可通过 PCR 查见 HPV 的 DNA[51]。已有 1 例文献报道了在免疫缺陷和免疫功能正常的患者中均查见 EB 病毒性食管炎[52, 53]。带状疱疹有时可能广泛地播散甚至导致食管炎症性疾病。通常食管炎的症状是轻微的。在有免疫缺陷的患者中，此类食管炎很少进展为坏死性食管炎和食管瘘[54]。通常应用阿昔洛韦治疗有效。

### 细菌感染性食管炎

食管的细菌感染很少发生。细菌在胃肠道的定植是众所周知的，以前认为细菌只是从口腔黏膜通过食管进入胃。然而在健康受试者的培养研究中，食管与口腔黏膜存在相似的微生物群落，其中超过 96% 的样本中存在链球菌[55]。在健康受试者中，这些细菌与食管远端上皮有密切的联系，表明他们是定植的，而不是简单地穿过食管进入胃内。同时，疾病状态也会影响食管正常的微生物群落，如胃食管反流和 Barrett 化生，从而导致定植菌群从以革兰阳性菌为主向以革兰阴性厌氧菌及微需氧菌为主的菌群转变[56]。

结核分枝杆菌性食管炎常与原发性或继发性结核相关，且少见。细菌感染性食管炎在 AIDS 患者中的发病率有增加的趋势，特别是细胞内分枝杆菌更为高发。虽然这些感染通常发生在免疫功能不全的宿主中，但也有发生于健康患者中的报道[57]。结核性食管炎通常是由于纵隔内的病变扩散或病原体从喉部病灶吞入。原发性食管结核可表现为自食管内向外生长的过程，辅助检查可提示为溃疡或肿瘤，也是食管假瘤的常见原因之一。其还可能引起食管梗阻性狭窄，并可能导致气管、支气管发生纤维化甚至穿孔。任何有多个食管窦或食管瘘的免疫缺陷患者都应考虑此诊断。诊断手段包括支气管镜、内镜，以及应用 CT 评估食管外病变情况。组织活检和培养对于排除其他病因（如克罗恩病和恶性肿瘤）至关重要。一般来说，原发性或继发性结核病对通常的抗结核治疗有反应，包括异烟肼、利福平和乙胺丁醇。

已有文献报道多种食管革兰阳性菌性食管炎。最常见的微生物包括草绿色链球菌、金黄色葡萄球菌、表皮葡萄球菌和溶血性链球菌[5]。这些感染几乎只发生在免疫缺陷患者，特别是那些患有潜在血液恶性肿瘤和严重中性粒细胞减少症的患者。既往有食管损伤的患者发生继发性细菌定植的情况较为常见。Walsh 及其同事[58]为细菌性食管炎的诊断确定了严格的诊断标准：细菌侵犯食管深部，没有真菌、病毒或肿瘤性疾病或既往食管手术史。细菌感染的食管通常伴有相关部位食管黏膜的坏死和侵蚀。嗜中性粒细胞减少症患者可能有不同程度的相关炎症，这些炎症甚至可能完全没有任何症状。在一些患者中甚至发生了非食管外来源菌导致的菌血症[5]。其治疗包括适当的抗生素治疗。根据患者的临床症状，甚至可能需要手术干预，包括清创、引流、食管支架植入、食管切除术和唾液引流[59]。

放线菌病是一种比较少见的导致食管炎的原因，但在免疫抑制和免疫功能正常的患者中均都有报道[60]。放线菌是一种兼性厌氧革兰阳性杆菌，以正常菌群的形式存在于口腔、阴道黏膜和胃肠道[61]。在放线菌病的发病机制中，黏膜屏障的破坏是至关重要的一步。一旦其厌氧环境中定植，其可能不受筋膜平面的影响而扩散，并产生脓肿、窦道和瘘管。

其诊断可通过 EGD 可查见溃疡或焦痂，组织活检或培养显示革兰阳性的丝状杆菌伴硫黄颗粒和六胺银（gomori methenamine silver，GMS）染色阳性。放线菌感染相关的食管炎应引起高度重视。治疗方法为大剂量口服青霉素或多西环素；适当的治疗可能需要延长治疗（4~52 周）[60, 62]。

## 五、不常见的食管感染和炎症性疾病

原生动物疾病可表现为原发性食管受累。已有文献报道 AIDS 患者可同时患有食管原发性隐孢子虫病或卡氏肺囊虫病，尽管这些表现极为罕见。

食管受全身性疾病影响。结节病很少造成原发性食管受累，但可以导致食管溃疡或结节性食管炎。一些原发性皮肤病如大疱性表皮松解症、天疱疮、类天疱疮、多形性红斑等均可累及食管。寻常型天疱疮是最常见的。有趣的是，超过 50% 的各种大疱性皮炎的患者会有食管病变，明显的症状和明显的内镜异常。食管受累可能是诊断无症状寻常性天疱疮的第一步[5]。内镜下可见囊泡和水疱形成，偶尔可见黏膜脱落。活检标本显示鳞状上皮基底上裂，棘细胞溶解，无实质性炎症。其内浸润性炎细胞由淋巴细胞和嗜酸性粒细胞组成。直接免疫荧光几乎总是显示 IgG 和 C3 在鳞状上皮细胞间沉积。与寻常天疱疮不同，大疱性天疱疮很少累及食管。在大疱性类天疱疮中可观察到嗜酸性细胞浸润和线性 IgG 和 C3 沉积的上皮下裂陷，可根据这点在组织学上区分两者[5]。通常，多形红斑和大疱性表皮松解症累及食管和咽部时其症状往往较为严重，是其全身性病变最严重的表现。白塞病也很少涉及食管。

### （一）食管扁平苔藓

食管扁平苔藓是一种发生率 < 1% 的慢性特发性疾病，涉及皮肤、指甲、口腔、咽部和会阴黏膜表面。该病的发病机制尚不清楚，但可能与 T 细胞（CD4 和 CD8）介导的炎症有关[63]。存在于鳞状上皮基底层的外源性或内源性抗原可能刺激免疫应答，导致上皮损伤。其在皮肤上可表现为紫红色丘疹、皮屑及瘙痒斑块。口腔型扁平苔藓可导致糜烂和花边样斑块。食管受累被认为是罕见的并发症，目前仅在不到 1% 的口腔型患者中查见[64]。当扁平苔藓患者出现食管炎症表现时，其他部位表现往往更为明显。患者可能无任何症状或表现为吞咽困难或吞咽痛。虽然病变通常累及食管上半部分，但除胃食管交界部外的食管全长也可受到影响。大多数表现为浅表黏膜与黏膜下层剥离，残留创面易碎易出血。食管腔狭窄及溃疡也可能出现。组织学上，在固有层表面和基底上皮层可见类地衣或带状淋巴细胞浸润，其通常由成熟的 T 细胞组成。常规的治疗包括全身或局部的内固醇治疗是有效的，但停止治疗后容易复发。口腔扁平苔藓可转化为鳞状细胞癌，其发生率为 1%~3%[65]。目前，尚不能明确食管扁平苔藓是否为食管的癌前病变，但已有相关病例报道。因此，有些人认为应密切关注诊断为食管扁平苔藓的患者[63]。

### （二）硬皮病/CREST 综合征

系统性硬化是一种炎症性结缔组织疾病，以皮肤、血管和内部器官的纤维化为特征。硬皮病是指皮肤增厚，这是本病的特征，目前用于描述系统性硬化症和一组硬皮病变异，包括真皮纤维化，很少累及内脏。几乎所有的患者以雷洛综合征的形式累及周围血管，80% 的患者有肠道不适，尽管许多患者可能无相关症状[66]。10% 的患者有胃肠道症状。只有 8% 的硬皮病患者存在严重的胃肠道病变，但这些患者中只有 15% 能存活 9 年[67]。典型症状包括胃灼感、反流和吞咽困难，但胃肠道表现可能与皮肤受累的严重程度无关。对无症状早期硬皮病和混合结缔组织疾病患者行 EGD 检查的结果进行回顾性分析后，结果显示 77% 有食管炎，85% 有食管远端运动障碍，92% 有胃炎[68]。

女性的发病率示男性的 3 倍。系统性硬化症成人的发病率约为每年 1/10 万[69]。该疾病是自身免疫性的，95% 的患者抗核抗体（ANA）检测呈阳性；然而，这并不是硬皮病特有的[66]。其他临床可用的抗体检测（抗 –Scl-70 抗体、抗 –RNA 聚合酶 III 抗体和抗 – 着丝点抗体）可用于帮助对患者分组和预测临床症状和器官受累情况。虽然发病机制尚未完全阐明，但这一过程可能涉及免疫激活、内皮细胞损伤和成纤维细胞的激活与基质沉积等。与系统性硬化症相关的典型表现为不稳定的管状食管及食管下括约肌受损。食管测压法可用于记录运动障碍情况。其特征包括食管远端 2/3 处的低振幅收缩和到达临界低压（< 30mmHg）时的传输时间减慢[69]。随着病情的进展，食管下括约肌压力降低，出现反流。影像学上表现为食管扩张及缩短。当食管纤维化更为严重时，则不能完成正常的塌陷，特别是出现反流时，食管内明显充气。大多数患者食管 24h pH 监测的结果并不正常，但这与相应症状的关系不大[9]。反流在这些患者中很常见，在 PPI 出现之前，多达 1/3 的患者可出现狭窄。长期的反流可导致 Barrett 化生，这是发生食管癌的危险因素之一。食管症状的处理可包括改变患者的生活方式（避免接触尼古丁、酒精和非甾体抗炎药）和早期开始大剂量 PPI 治疗。目前缺乏应用促胃肠道动力药物有益的证据。抗反流手术的效果及时机仍存在争议[66]。不幸的是，目前还没有治愈系统性硬化症的方法，目前的治疗只能延缓病情的发展。这些患者经常遭受营养不良，因此与多

学科团队的护理协调是至关重要的[67]。

### （三）移植物抗宿主病

在接受过骨髓移植的患者中，移植物抗宿主病（graft-versus-host disease，GVHD）可影响食管，尽管其发生率低于其余胃肠道。当食管出现移植物抗宿主病时，可出现与其他部位一样存在的溃疡或囊泡形成。其常见于食管上部。症状包括吞咽困难和非心源性胸痛。在急性的情况下，可以看到糜烂和很少的黏膜脱落。GVHD 的组织学特征包括基底鳞状细胞坏死和（或）凋亡，伴有地衣样表面炎症，淋巴细胞浸润主要在基底层，以及分散的角化不良的鳞状细胞[5]。慢性 GVHD（移植后 100d 以上）的患者其炎症发生率较低。食管黏膜固有层的纤维化很难鉴别；应用皮质内固醇是其主要治疗方法。存在可能使诊断复杂化的情况，常见的实体器官免疫抑制药物麦考酚酸会在食管中引起类似 GVHD 的轻微改变。患者的临床病史、症状和内镜检查结果的相关性是区分潜在病因的关键。

### （四）克罗恩病

克罗恩病可影响胃肠道的任何部分。当它是食管炎的病因时，其他部位通常同时存在活动性疾病。孤立性克罗恩病食管炎极为罕见，尤其是成人。成人食管克罗恩病的发病率 < 2%。在儿童患者中，其上消化道克罗恩病的发生率更高，包括食管受累[70]。当食管存在病变时，其通常发生于食管远端 2/3 并伴有裂开性溃疡和纤维化。最常见的症状是吞咽困难。克罗恩食管炎的内镜特征包括狭窄、瘘管、窦道和溃疡。与结肠相似的炎症和结石也可见与食管克罗恩病中。口腔黏膜的口腔溃疡可能是诊断的依据[4]。组织学上可见明显跨壁的淋巴细胞和中性粒细胞浸润，约 60% 的病例可见非坏死性肉芽肿[5]。上皮内淋巴细胞浸润在成人中是一个非特异性的发现。然而，其可能与儿童克罗恩病有更重要的联系。其治疗包括应用免疫调节药、扩张狭窄食管及手术治疗。

### （五）淋巴细胞性食管炎

淋巴细胞性食管炎是一种典型的淋巴细胞浸润性疾病，其病因多种多样，包括药物、食管运动障碍和免疫介导性疾病。活检显示上皮内淋巴细胞数量增加、乳头周围和远处水肿、无相关中性粒细胞或嗜酸性粒细胞浸润。目前，尚无明确的诊断标准，但建议以每 HPF ＞ 55 个淋巴细胞为临界值[71]。虽然食管的淋巴细胞浸润可能是克罗恩病的一个标志，特别是在儿童中，但在贲门失弛缓症、腹腔疾病、GERD、硬皮病和其他免疫介导性疾病中也可观察到。因此，淋巴细胞性食管炎可能不是一个独特的病种，但可能是各种疾病过程或药物造成食管损伤的一种表现[5]。

### （六）表皮剥脱性食管炎

表皮剥脱性食管炎是一种不为人所知的疾病，常累及 50 岁以上的成年人的食管中远端，表现为反流型症状或吞咽困难。几乎所有的患者都有多种疾病共存，长期虚弱，或服用多种药物。内镜检查可见白色斑块、膜或脱落的上皮形成食管腔的形状。组织学上，可见一层界限分明的坏死鳞状上皮，表面覆盖着一层活的、成熟、无炎症反应的鳞状上皮。显微镜下可查见坏死层相对于下面完整的基底细胞层具有更明显的嗜酸性，这形成了"两种色调"的外观。中性粒细胞和水肿在两层之间可见，但炎症通常较轻[5]。通常可以通过临床病史、炎症程度和组织学特征的不同来区分与表皮剥脱性食管内镜下表现类似

的其他食管黏膜白斑，表皮剥脱性食管炎的常见病因包括化学摄入、药物诱导的黏膜损伤、真菌性食管炎和天疱疮等。目前没有统一诊断标准存在，但建议的标准是脱落的黏膜带 ＞ 2cm，发生在正常的黏膜下层，在附近没有溃疡或易碎性区域[72]。尽管其病史常常表现为良性疾病，但是内镜下并不少见。治疗包括对症治疗且大多数患者没有持久的后遗症。

## 六、总结

食管内可发生多种良性炎症性疾病。这些疾病包括主要由食管内免疫介导的炎症、机会性感染及伴随全身性疾病的食管病变。准确的诊断通常需要综合详细的病史问诊、体格检查、高度怀疑或确定的内镜检查结果、适当的微生物学和病理学结果。附加的辅助检测偶尔可对协助正确地诊断疾病。虽然其中一些疾病可以很容易治疗或自行愈合，但其他疾病对患者有严重的影响。食管症状可能为严重全身性疾病的第一个症状，及时的诊断及治疗至关重要。根据潜在的病因，为保证治疗的合理性，多学科团队的参与和协调是必要的。

### 感谢

作者在此对密歇根大学卫生系统的 Joel H. Rubenstein 博士和 Joel K. Greenson 博士表示诚挚的感谢，他们分别为本书提供了相应的内镜和病理照片。

# 第 136 章
## 食管动力障碍
### Esophageal Motility Disorders

Janani S. Reisenauer　Karthik Ravi　Shanda H. Blackmo　著

贺　茜　杨玉赏　田　东　译

食管动力障碍性疾病较为罕见，常伴随吞咽困难和并发症（反流、误吸或非心源性胸痛）。该疾病的诊断通常可采用多种方法，包括上消化道内镜检查、食管造影和食管测压。其中，食管测压是评价食管动力障碍的金标准。食管测压可评估食管下段括约肌（LES）的压力和松弛情况，还可评估食管收缩波的特征，包括振幅、持续时间、重复性、是否存在未传输或部分传输的波，以及食管内是否存在蠕动。食管动力障碍与其他系统性疾病无关时称为原发性障碍，由其他系统性疾病导致时称为继发性障碍。在 Patti[1] 等发表的一系列研究中，3471 名患者中有 11.4% 被诊断为原发性食管动力障碍。表 136-1 列出了原发性食管动力障碍及其测压曲线 [2, 3]。Spechler、

Castell[4] 和 Richter[5] 发表了关于原发性食管动力障碍测压诊断和诊疗流程的综述。

## 一、贲门失弛缓症

Achalasia（贲门失弛缓症），起源于希腊语，意味着不能放松。贲门失弛缓症最早由 Thomas Willis 于 1672 年提出并开展了有效治疗（鲸骨扩张）。经压力测量发现，LES 伴随吞咽过程中的松弛失败及下段食管（主要是平滑肌）的蠕动丧失构成了贲门失弛缓症的两大特征。贲门失弛缓症的病因尚不明确。可能的病因包括遗传性、退行性、自身免疫性和感染性因素。其发病率约为 0.5/10 万，流行率约为 1/1 万。尽管在年轻和老年人中都有发病情况，但贲门失弛缓症最常见于

表 136-1　原发性食管动力障碍分类及其测压特征

| 疾　病 | 食管下段括约肌压力 | 食管下段括约肌松弛 | 波级数 | 波　幅 |
|---|---|---|---|---|
| 贲门失弛缓症 I 型 | 高 | 不全 | 蠕动停滞 | 通常低 |
| 贲门失弛缓症 II 型 | 高 | 不全 | 加压 > 30mmHg | 低 |
| 贲门失弛缓症 III 型 | 高，远端收缩延迟时间 < 4.5s | 不全 | 痉挛性吞咽 > 20% | 低 |
| 弥漫性食管痉挛 | 通常正常 | 正常 | 同时，吞咽 > 20% | 通常正常 |
| 胡桃夹食管 | 通常正常 | 正常 | 正常 | 高 |
| 食管下段括约肌高压症 [6] | 高 | 正常 | 正常 | 正常 |
| 无效食管运动 | 通常正常 | 正常 | 通常无序 | 低，吞咽 > 30% |

20—50 岁群体之间，性别分布无差异。

### （一）历史

Payne[7] 回顾了贲门失弛缓症的外科治疗史，重点介绍了 Heller 手术的发展历程。在 Heller 技术被接受之前，梗阻是通过贲门成形术来缓解的，该术式会导致严重的食管炎及并发症。1914 年，Heller 首次报道了一例经腹双（前后）食管肌层切开术治疗贲门失弛缓症的治疗个案。但直到 1949 年，Barrett 和 Franklin 报道了 Heller 手术在治疗严重胃食管反流病合并晚期贲门失弛缓症患者中的有效性，此术式才得以被大家认可。1918 年，Groeneveldt 将 Heller 手术改为单一的食管前肌层切开术，并于 1923 年由 Zaaijer 进一步于临床上推广开来。

### （二）病理生理学

病理学研究显示贲门失弛缓症的患者其食管肌间神经丛异常，具体包括炎症、神经节细胞丢失和纤维化。有研究还描述了迷走神经变性和迷走神经背侧运动核的病理变化。中央迷走神经功能障碍和周围肌间神经丛的破坏是引发贲门失弛缓症的可能病因。肌间神经丛破坏最终使含有一氧化氮和血管活性肠多肽的节后抑制神经元减少，引发持续的胆碱能刺激。由于食管远端缺乏有效调控，食管的蠕动和 LES 松弛受损。

### （三）诊断

#### 1. 临床特征

据 Blam[8] 等报道，贲门失弛缓症患者通常有固体食物和流质饮食吞咽困难（76%）的临床表现，并常伴有反流（79%），反流物中可能含有食物或唾液。在夜间卧床时反流尤其频繁，可能引起咳嗽或窒息。大多数患者（79%）可以缓慢进食，并存在一定的代偿机制，如伸展颈部或浸泡软化食物。有早期疾病的患者容易发生胸痛。患者会消瘦，但该情况并不普遍，通常是渐进性消瘦。然而，肥胖患者也可能发生贲门失弛缓症，且可能发生食物嵌塞。部分患者有胃灼热的症状

（40%～50%）[9-11]，给诊断带来困难。考虑到 LES 松弛受损，贲门失弛缓症患者发生胃灼热的病因与胃食管反流无关，而与残余食物中的乳酸相关。此外，食管本身的扩张也会引起胃灼热。肺部症状也很常见，有患者因吸入性肺炎住院后确诊贲门失弛缓症。多数贲门失弛缓症患者伴有多年症状，早期患者则因为症状不典型而导致误诊。

#### 2. 影像学检查

胸部 X 线片可能显示部分细微情况，如食管内的气液平面、胃内无气泡、纵隔轮廓异常，甚至有吸入性肺炎的迹象。吞咽钡剂可显示食管扩张和胃食管交界处（GEJ）平滑、锥形远端狭窄等特征性表现（"鸟喙"样）。然而，在某些情况下，食管影像可能并没有贲门失弛缓症的典型表现。关于贲门失弛缓症的对比研究和透视结果的详细讨论见第 133 章。

#### 3. 内镜检查

上消化道内镜检查是必要的评估方法。在贲门失弛缓症中，食管通常是扩张的，且残留食物和液体。可能存在潴留性食管炎，黏膜呈鹅卵石样。LES 呈强直性闭合，可通过内镜轻轻按压食管胃交界处。Cameron 等[12] 通过观察食管对吞咽的反应来比较内镜诊断贲门失弛缓症的准确性。据估计，近 50% 的贲门失弛缓症患者的上消化道镜检查结果是正常的。因此，内镜检查的主要作用是排除假贲门失弛缓症。假贲门失弛缓症常继发于 GEJ 恶性肿瘤。在符合贲门失弛缓症测压标准的患者中，有 5% 的患者存在假贲门失弛缓症[13]。若怀疑假贲门失弛缓症，还应行计算机断层扫描（CT）或内镜超声检查，以寻找在食管胃交界处的肿块。

#### 4. 压力测定

压力测定是一项关键的诊断测试，因为内镜和影像学检查对贲门失弛缓症的诊断不太可靠[14, 15]。诊断贲门失弛缓症所需的测压特征是：①食管 LES 不完全松弛；②食管蠕动停滞（表136-1）。LES 压力通常呈现持续性高压，压力值可处于正常范围，但无正常食管的节律性压力变化。

近来，高分辨率食管测压（HRM）的出现进一步完善了我们对贲门失弛缓症的诊断。传统的食管测压使用的是水灌注导管，传感器间隔3～5cm，需要多个导管操作来评估整个食管和LES。相比之下，HRM 采用的是相距 1cm 的环形固态传感器。这使管腔内测压可以沿整个食管连续进行。结果以简单易懂的彩色编码呈现食管压力图，高压显示为红色和橙色，低压显示为蓝色和绿色（图 136-1）。HRM 的出现为疾病诊断提供了更多的信息，促进了新分类系统的建立，对贲门失弛缓症的描述更全面且系统，Chicago 分类法就是其中的代表[16-18]。该分类法利用了高分辨率测压相关的指标，这些指标均是描述动力障碍的关键参数。综合松弛压力（IRP）是测量吞咽过程中 GEJ 松弛的方法，指自上段食管括约肌吞咽开始 10s 时间窗内，EGJ 连续或不连续 4s 的最低松弛压。不完全 GEJ 松弛定义为 IRP 的数值不少于 15mmHg。远端收缩延迟时间（DL）是指从吞咽开始到远端蠕动波结束的正常时间，通常短于 4.5s。食管远端收缩积分（DCI）指近端食管与远端食管形成的低压槽至 EGJ 近端之间的食管长度、食管收缩幅度和时间的乘积，用于评价食管蠕动收缩的力度。

Pandolfino[18] 等最早利用 HRM 发现了 3 种不同类型的贲门失弛缓症。在 I 型贲门失弛缓症（图 136-2）中，食管腔内压力最小，而在 II 型贲门失弛缓症（图 136-3）中，每 5 次吞咽中至少有一次出现全食管范围内的压力大于 30mmHg。I 型贲门失弛缓症和 II 型贲门失弛缓症是先后序贯发生的，II 型表现为早期贲门失弛缓症，食管扩张不明显，I 型为晚期贲门失弛缓症，有明显的食管扩张和食管弹性丧失。III 型（图 136-4）定义为食管远端的非蠕动性快速、剧烈或痉挛性收缩，以前被称为剧烈贲门失弛缓症，最早由 Sanderson 等报道[19]。部分研究者指出非典型性胸痛在 III 型贲门失弛缓症患者中更为常见，而 Goldenberg 等[20] 则认为，这类患者无法与典型的贲门失弛缓症患者区分开来。Pasricha[21] 报道肉毒杆菌毒素注射治疗剧烈贲门失弛缓症比治疗其他类型的贲门失弛缓症更有效，而 Cuilliere[22] 却表示肉毒杆菌毒素注射治疗对各种类型的贲门失弛缓症的反应并无差异。最近的研究表明，经

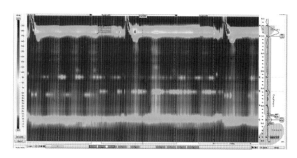

▲ 图 136-2　I 型贲门失弛缓症患者的高分辨率测压

I 型贲门失弛缓症的经典定义为蠕动停止伴综合松弛压力升高，以及食管下段括约肌松弛不全和食管下段括约肌压力升高

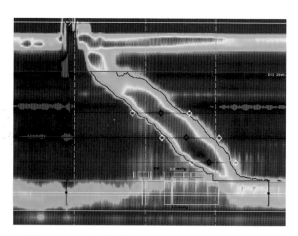

▲ 图 136-1　高分辨率测压的正常图像，显示了 DCI、IRP 和 DL 的结果

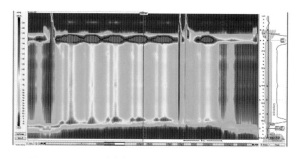

▲ 图 136-3　II 型贲门失弛缓症患者的高分辨率测压

患者再次出现综合松弛压力（IRP）升高而缺乏正常蠕动的情况。然而，每 5 次吞咽中至少有 1 次的吞咽变现为食管腔内压力增高

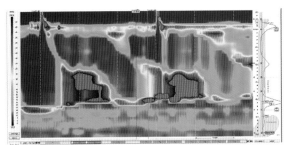

▲ 图 136-4　Ⅲ型贲门失弛缓症患者的高分辨率测压

典型的表现包括在蠕动停止和综合松弛压力（IRP）升高的状态下检测到至少两个痉挛性高幅蠕动波

口腔内镜肌层切开术（POEM）治疗Ⅲ型贲门失弛缓症很有效[23]。

已有相关研究评估了 Chicago 评分系统的预后价值[24, 25]，Pandolfino 等[26] 在 2008 年进行的一项回顾性试验和最近的一项随机试验都发现，与Ⅰ型或Ⅲ型患者相比，无论是气囊扩张术还是 Heller 肌层切开术，Ⅱ型患者治疗的反应均更好（良好结果概率 100% vs. 81% 和 86%）。但是针对Ⅰ型患者，与扩张术或肉毒杆菌毒素治疗相比，肌层切开术疗效更好。

### （四）治疗

尚无有效方法使贲门失弛缓症患者恢复失神经支配的食管的蠕动功能。目前的治疗手段是通过降低 LES 的压力梯度，从而减少流出道阻塞，并通过重力排空食管。最有效的是机械性疗法：球囊扩张术和肌层切开术。在 LES 注射肉毒杆菌毒素和口服药物降低 LES 压力的治疗效果均不理想。初次治疗失败后需要行食管切除术，这种情况比较少见。

#### 1. 药物治疗

部分药物能有效降低 LES 压力，如 β 受体激动药、抗胆碱能药物、硝酸盐和钙通道拮抗药。Eherer 等[27] 报道了磷酸二酯酶抑制药——西地那非（viagra）对食管的影响。这些药物都可治疗贲门失弛缓症，但由于疗效差或不良反应使该药物使用受限。

#### 2. 肉毒杆菌毒素注射

Pasricha[21] 在 1994 年报道了首次尝试肉毒

杆菌毒素注射治疗的贲门失弛缓症患者。毒素抑制了神经末梢释放乙酰胆碱，从而减少作用于 LES 的胆碱能，引起括约肌松弛。当新的神经末梢产生并与邻近的肌肉纤维形成新的突触后，神经传递和肌肉活动逐渐恢复。肉毒杆菌毒素通过硬化剂注射针经内镜给药（图 136-5）。25U 肉毒杆菌毒素以 1ml 每等份分别注射进贲门的 4 个位置。治疗成功率为 70%～90%[28]；然而大多数患者疗效短暂，在 1 年内出现复发症状。常见的不良反应是术后的短暂胸痛和反流。另一个相对罕见的并发症是纵隔炎，与肉毒杆菌毒素注射于食管外膜有关。Neubrand 等[29-30] 报道了肉毒杆菌毒素注射的中期结果和预后因素。结果显示，治疗后的 LES 压从 62mmHg 显著降低至 43mmHg。36 例患者经治疗在平均 2.5 年后症状得以缓解，64% 的患者有良好的初始疗效。如果在 6 个月内

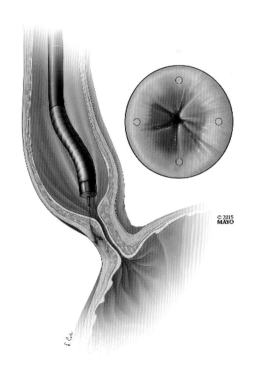

▲ 图 136-5　显示了 1 例贲门失弛缓症患者注射肉毒杆菌毒素的方法

将内镜插入食管并直视观察，将食管下段括约肌分成 4 个象限并通过食管黏膜注射

经 Mayo Foundation for Medical Education and Research 许可转载，版权所有

有明显疗效，后续注射用药则再无必要。LES 高压患者（平均 73mmHg）和年轻患者（平均 46 岁）的治疗效果较差。在一项随机对照试验中，40 名患者在 1 个月内注射了两组肉毒杆菌毒素，另外 40 名患者接受了腹腔镜 Heller 肌层切开术。Zaninoto 等[31] 发现，两组对治疗的初反应都较好，而且相似。然而，肉毒杆菌组中 40% 的患者在 1 年后症状复发，66% 的患者在 2 年后症状复发。

对于高风险的老年患者，并发症限制了其治疗选择，肉毒杆菌毒素注射可能最适合他们。如果患者最初对注射有良好的反应，则有必要进行再治疗，但如果最初反应很差，再治疗几乎没有益处。增加肉毒杆菌毒素的剂量也无济于事。

许多人认为肉毒杆菌毒素注射可能会增加肌层切开术的手术难度，但这一观点尚存争议。Raftopoulos[32] 发现，接受过肉毒杆菌毒素注射的手术患者的胃灼热、反流和胸痛的症状没有得到显著改善，治疗后的生活质量也没有得到提升，那些采取其他方案治疗的患者在这些方面都有所改善。此外，研究还发现术前接受过肉毒杆菌毒素治疗的患者的吞咽困难评分改善改善明显，而此治疗对之后的手术治疗也无显著影响。不过，Patti 等[33] 的个案报道提示其两次食管肌层切开术失败（和术中穿孔）主要归因于肉毒杆菌毒素注射引起的透壁纤维化。Deb[34] 发现肉毒杆菌毒素注射与术中穿孔或功能不佳无关。Perrone 等[35] 将先前接受过内镜治疗的贲门失弛缓症患者（包括 34 名先前注射过肉毒杆菌的患者）与未接受内镜治疗的患者进行比较，发现术中穿孔率、肌层切开术失败率、术后固体吞咽困难评分或患者总体满意度之间无显著性差异。肉毒杆菌治疗在多大程度上干扰了肌层切开术尚存争议。

### 3. 气囊扩张术

在贲门失弛缓症中，LES 强力扩张是无创且效果持久的治疗方法。吞下一个较大且有顺应性的气囊扩张器（Mosher 气囊），将其放置在贲门周围，用对比剂填充，直到 LES 的"腰部"消失。气囊扩张旨在保持完整的食管黏膜，同时使 LES

的肌纤维断裂（图 136-6）。这种看似矛盾的结果之所以会出现，是因为食管括约肌顺应性较差而黏膜顺应性较强。约 70% 的患者一开始就取得了良好的效果，穿孔率为 2%～5%。最近，无顺应性的聚乙烯气囊被用于扩张术中，这些气囊可以通过内镜或通过导丝。最常用的是 Rigeflex 气囊（Microinvasive，Watertown，MA）。通过不可变形的气压，气囊可达到 30mmHg 或 35mmHg。手术通常在门诊进行，术中使用镇静药[36]。患者在扩张过程中有明显的胸痛，但并不会持续太久。如果疼痛持续，应评估患者是否穿孔。大多数消化内科医生在内镜下做扩张，而不需要影像学设备辅助。通过随访时吞咽困难的缓解来判断治疗结果。如果减压不足，则使用另一尺寸的气囊扩张器。更精确的方法是通过影像控制，用稀释的对比剂填充气囊，直到"腰部"消失。Kadakia 和 Wong[17] 回顾了现代气囊扩张术的治疗结果。30mmHg 气囊的症状缓解率为 74%，35mmHg 气囊的症状缓解率为 33%，40mmHg 气囊的症状缓解率为 5%。随着气囊大小的增加，穿孔率也随之增加：30mmHg 气囊穿孔率为 1%，40mmHg 气囊穿孔率为 15%。短期内，复发率约为每年 6%。术后有 5% 的患者出现顽固性胃灼热。Sabharwal 等[37] 报道了 76 例影像学辅助气

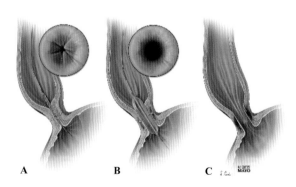

▲ 图 136-6　气囊扩张治疗贲门失弛缓症模式图
插入内镜以观察食管下段括约肌。A. 未扩张的气囊通过收缩的食管下段括约肌；B. 气囊扩张；C. 食管下段括约肌扩张后切面图，显示撕裂的食管肌层

经 Mayo Foundation for Medical Education and Research 许可转载，版权所有

囊扩张术。结果无一例穿孔，89% 患者的吞咽功能得到改善。52 例患者仅需 1 次扩张，22 例患者需要 2～4 次扩张，2 例患者需要 5 次扩张。报道长期治疗结果的研究较少。West[38] 最近报道了扩张术后患者的长期结果。手术效果保持 5 年以上的仅为 50%，治疗效果能维持 15 年的仅有 40%。在研究期间死亡的 32 名患者中，有 6 名（19%）死于食管癌。Sabharwal[37] 研究显示气囊扩张对于 LES 切除术后复发患者依然有效。另外，Ferguson 等[39] 及 Dolan 等[40] 指出气囊扩张失败后，肌层切开术的也可获得理想治疗结果。气囊扩张术是一种微创手术方式，在老年女性患者中取得的治疗效果比在年轻男性患者更好，所以消化内科医生仍然会选择这种治疗手段[41]。气囊扩张引起的食管穿孔率为 2%～5%[42-43]。

### 4. 食管肌层切开术

经其他保守治疗无效后，食管肌层切开术成为贲门失弛缓症的治疗的唯一选择。该手术目的是降低 LES 压力使食管能够通过重力引流，并防止胃食管反流。Heller 最初的技术是通过剖腹手术进行双侧肌层切开术。由于晚期严重的反流并发症，这项手术不再被推崇，取而代之的是单侧肌层切开术，因为它可以充分降低 LES 压力，缓解流出道阻塞（图 136-7）。许多南美的外科医生和大多数欧洲外科医生则继续采用剖腹手术，因为在这些地区，普外科医生习惯于经腹完成食管手术。美国胸外科医生则习惯经胸完成食管肌切术。随着 20 世纪 90 年代初微创手术的出现，即食管肌层切开术采用视频辅助胸腔镜（VATS）技术。但经胸的手术入路也有以下缺点，即必须垂直进行肌层切开术，术中需要单肺通气，术后需要胸腔引流[44]。Ramacciato 等[45] 比较了经 VATS 和腹腔镜的肌层切开术。经腹腔镜的肌层切开术（图 136-8）在以下几个方面有优势：手术时间短、住院时间短、吞咽困难缓解明显、术后胃灼热少。切口并发症少、表 136-2 总结了经腹腔镜 Heller 肌层切开术联合 POEM 的最新研究结果。

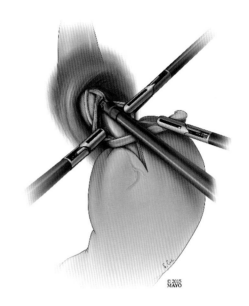

▲ 图 136-7　进行单侧肌层切开术时，充分游离食管，在食管周围放置一个 Penrose 引流管以帮助逆行游离。然后用锐性分离的方法沿着食管的前部解剖肌层。向上解剖近端至下肺韧带水平，远端至贲门 **2～3cm**，避开左前迷走神经

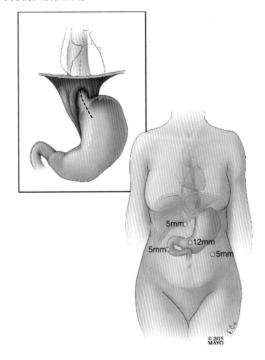

▲ 图 136-8　腹腔镜改良的 **Heller** 肌层切开术

通过脐上镜孔，在左右下象限放置两个 5mm 操作孔和一个剑突下 5mm 操作孔

由于微创手术非常适用于贲门食管的游离操作，腔镜中转开胸/腹则非常罕见的。约 5% 的患者出现术中黏膜损伤，但同样可通过腹腔镜缝合或用 Dor 部分胃底折叠术来处理。进行肌层切开术的方法较多，最佳方案仍存争议 [46-48]。肌层切开术可以用组织剪，电钩或电刀烧灼切开肌层，也可用两个镊子撕裂肌肉纤维。不可烧伤黏膜，因为可能会导致穿孔。我们倾向于使用剪刀。几乎所有肌肉血管出血都会随着时间和压力的增加而停止，因此可避免电刀止血导致二次损伤。许多外科医生在第二天早上通过控制钡剂吞咽，证明 LES 梗阻的缓解和无渗漏。但在大样本研究中，术后常规的钡剂吞咽并未被采用，因为效果甚微且对术后管理没有指导意义。术后第一天可饮水，且能迅速进食软性食物。平均住院时间为 1～2d。大多数研究中 90%～95% 患者有良好效果，5%～25% 有胃灼热症状。长期数据表明，肌层切开的治疗效果较好。Wright [49] 随访了 30 名接受腹腔镜 Heller 肌层切开术的患者，随访中位数为 63 个月，在此期间未发现患者吞咽困难明显恶化。经过平均 95 个月的随访，Costantini 等 [47] 发现，尽管吞咽困难、反流和胸痛的症状评分随着时间的推移而逐渐明显，但与术前相比仍有显著改善。此外，他们发现超过 50% 患者的症状复发出现在术后一年内。大多数外科医生认为腹腔镜 Heller 肌层切开术可用于治疗贲门失弛缓症，但是食管肌层切开术远端延伸长度及是否附加抗反流术均存在争议。在此手术中，是否应进行抗反流修复有待商榷。Lyass 等 [57] 在一项纳入了 1995—2000 年发表的 21 篇相关文章的 Meta 分析中，将 532 例腹腔镜 Heller 术后有胃底折叠的患者与 69 例无胃底折叠的患者进行了比较。尽管在胃底折叠组中反流率有降低的趋势，但胃食管反流症状的严重程度和 pH 监护仪检测到的反流率在两组之间没有显著差异。未行胃底折叠的患者中，1.5% 的患者出现了术后复发性吞咽困难，1 例需要再次手术；3.2% 的行胃底折叠术的患者出现了吞咽困难，其

中 3 例需要胃底折叠恢复，2 例需要行肌层切开术，1 例需要食管切除术。在 Finley 等 [51] 开展的一项短期随访研究中，5124 例未行折叠术的腹腔镜 Heller 患者与 71 例有 Dor 胃底折叠的患者相比，其食管排空方面有显著的改善。不过，作者也强调了，与 Dor 组相比，无折叠组在术前的食管清除率明显比较差，此基线的不一致，可能会对最终结果的解读造成误差。两组在吞咽困难、反流症状评分或胃灼热方面没有显著差异。Bloomston 和 Rosemurgy [58] 的研究表明，胃底折叠术仅用于特定的适应证：支撑食管修复或治疗扩张性裂孔或裂孔疝。他们发现，有胃底折叠的患者和没有胃底折叠的患者术后吞咽困难评分没有显著差异。Rice 等 [54] 发现，有胃底折叠的患者（N=88）术后静息和残余 LES 压力高于无胃底折叠的患者（N=61）。不过，研究者没有证实这些数据的临床实际效果。无胃底折叠组术后仰卧时病理性反流时间（24 小时 pH 探针上 pH < 4 的时间百分比）明显多于折叠组，但直立时病理性反流时间百分比无显著性差异。

在一项前瞻性研究中，Richards 等 [59] 将患者随机分为腹腔镜肌切除有 Dor 胃底折叠术（N=22）和腹腔镜肌切除无 Dor 胃底折叠术（N=21）。术后随访症状、测压并测定 24h pH。两组术后吞咽困难无显著性差异。无胃底折叠的患者酸暴露中位时间较长，酸暴露次数较多，仰卧和直立酸暴露百分比较高。这些情况对消化道狭窄或 Barrett 食管转变的影响尚不明确。此外，病理性胃食管反流病（GERD）在无胃底折叠患者中的发生率（定义为 24h 内 pH < 4 的情况多于 4.2%）明显高于其他患者（47.6%）[60]。研究者通过最近的一项研究进行了解释，该研究发现较小的年龄和较低的 LES 压力与 Heller 术后病理性 GERD 的发生有关。另一份报道中，同一组受试者根据随机试验的 1 年随访数据进行了成本分析 [61]，通过 Markov 模型预测术后 GERD 和吞咽困难的治疗成本和生活质量的改变。尽管手术时间较长，Dor 术组的手术费用较高，但 10 年的费用表明，

**表 136-2　腹腔镜 Heller 和口周内镜下肌层切开术的最新研究**

| 参考文献 | 患者类型 | 胃底折叠例数 | 胃底折叠类型（多种类型适用的患者数） | 中位数/平均随访时间（范围） | 胃心肌层切开长度 | 术中内镜检查 | 术后测量结果 | 术后吞咽困难发生率 | 术后胃食管反流率 |
|---|---|---|---|---|---|---|---|---|---|
| Bessell 等[50], 2006 | 回顾性 | 167 | Dor 术 | 49 个月 | 0.5~1cm | 是 | 症状评分 | 术后 1 年、3 年、5 年分别为 18%、27%、23% | 症状：1 年、3 年、5 年分别为 29%、34%、34%（基于每天或每周多次） |
| Bonatti 等[46], 2005 | 回顾性 | 75（包括 3 例 VATS） | Dor 术（8）, Toupet 术（64）, VATS 无（3） | 63.6 个月（10~131） | 1~2cm | 是 | 症状评分 | 16% | 按症状划分：11% |
| Costan-tini M[47], 2005 | 回顾性 | 71 | Dor 术 | 95 个月（75~134） | 1~1.5cm | 否 | 症状评分、测压、吞钡、内镜检查 | 18.3% | 通过症状或 pH 探针：12.7%（但在内镜检查中没有严重的食管炎） |
| Deb 等[34], 2005 | 回顾性 | 211（79% 的随访数据可用） | Dor 术（63）, Toupet 术（135）, 无（13） | 5.3 个月（1~71） | 2cm | 否 | 症状评分、吞钡 | 11% | 通过症状：25% |
| Finley 等[51], 2007 | 回顾性 | 95 | Dor 术（71）, 无（24） | 6.9 个月 | 2cm | 是 | 症状评分、食管清除率 | 6%（Dor 术）（无） | 通过症状：Dor 为 6%，无折叠为 4% |
| Inoue 等[52], 2015 | 回顾性 | 500 | POEM | 36 个月 | 3cm | 是 | 症状评分、测压 | NR（中位 ES-1 1 年和 1~3 年） | 2 个月为 16.8%，3 年为 21.3% |
| Khasab 等[53], 2015 | 回顾性 | 73 | POEM | 234d | 2cm | 是 | 症状评分、pH 探头 | NR（75% ES 0~1, 118d） | 通过症状：6~8 为 10% |
| Khajanchee 等[23], 2005 | 回顾性 | 121 | Toupet 术 | 9 个月（6~48） | 2cm | 否 | 症状评分、测压、pH 探头 | 9% | 通过 pH 探针：33.3% |
| Rice 等[54], 2005 | 回顾性 | 149 | Dor 术（88）, 无（61） | 64~69d | >2cm | 否 | 测压、定时吞钡、pH 探头 | 未报道 | 查看讨论 |
| Rossetti 等[55], 2005 | 回顾性 | 195 | Nissen 术 | 83.2 个月（3~141） | >2cm | 是 | 症状评分、38% 有测压、pH 探头和吞钡检查 | 8.2% | 通过 pH 探头：0% |
| Wright 等[49], 2007 | 回顾性 | 115 | Dor 术（52）, Toupet 术（63） | 46 个月 | 1~2cm（Dor 术组）, >3cm（Toupet 术组） | 否 | 症状评分、33% 行 pH 探头和测压检查 | 17%（Dor 术）（短肌层切开术）, 5%（Toupet 术） | 通过 pH 探针：31.3%（Toupet 术）（长肌层切开术）, 13.5%（Dor 术） |

考虑到质子泵抑制药治疗的费用（10 年内每位患者 9500 美元），Dor 术是性价比更高的治疗手段。即使是腹腔镜下肌层切开术后接受了部分胃底折叠术的患者，折叠的类型也不尽相同。几乎所有的外科医生都认为 Nissen 全胃底折叠术会导致更严重的食管阻塞。Rossetti 等[55] 使用了改良 Nissen 术，发现 92% 患者无明显的食管梗阻，且无明显反流，改良 Nissen 术不会离断胃短血管，缩短包绕长度至贲门以上 2~3cm，将胃底折叠包绕食管的范围为 180°，有效避免了食管狭窄的出现，并使用术中压力计校准高压区。若压力不在 20~40mmHg 的范围内，则重建折叠。Dor 术前折叠（图 136-9）是最常被采用的，因为它有效阻隔小的黏膜穿孔且不需要游离食管后部。许多人认为 Toupet 折叠（图 136-10）肌层切开术的切缘并不对合，减少了边缘之间瘢痕愈合的程度，从而降低术后吞咽困难的再发。

Oelschlager 和 Pellegrini [49, 62] 在 1998 年比较了接受腹腔镜 Heller 联合 Dor 术的患者和接受 Heller 联合 Toupet 术的患者的治疗效果。无论是短期还是长期结果，Toupet 术组吞咽困难的发生率和严重程度都明显低于 Dor 术组，而两组的胃灼热发生率与病理反流率没有差异。随着时间的推移，Toupet 术组需要质子泵抑制药治疗的患者比例明显升高。然而，这两项研究的结果存在一定问题，因为有两个变量是在两组间基线不一致：胃底折叠类型和食管切开延伸至胃部的长度，Dor 患者接受肌层切开距离术（1~2mm），而 Toupet 患者切开距离较长（3mm）。Deb 等[34] 发现 63 例 Heller 联合 Dor 术患者和 135 例 Heller 联合 Toupet 术患者的食管功能没有显著差异。目前，比较不同类型胃底折叠的随机前瞻性试验尚未开展。即使当前证据支持腹腔镜下 Heller 术应伴部分折叠，但折叠的类型尚存争议。

关于贲门部肌肉切开的长度仍存在分歧。虽然可通过腹腔镜在技术上允许长距离的切开贲门部肌层，但部分外科医生更倾向于有限肌层切开术（0.5cm）来保留贲门处的抗反流机制，减少

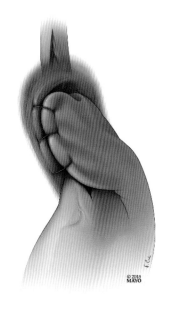

▲ 图 136-9　DOR 胃底折叠术演示

可以进行 180° 的前 DOR 胃底折叠术，其中胃贲门缝合在肌层切开术的左侧肌纤维上，然后缝合在肌层切开术的右侧肌纤维上，最后缝合到右膈脚

经 Mayo Foundation for Medical Education and Research 许可转载，版权所有

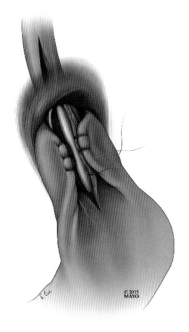

▲ 图 136-10　Toupet 胃底折叠术

此图像展示了经典的后部 270° Toupet 胃底折叠术

经 Mayo Foundation for Medical Education and Research 许可转载，版权所有

术后反流。目前仅有的不同贲门肌切开长度的对比研究是由 Oelschlager[62] 和 Wright[49] 两位学者基于同一组患者发表的。纳入的患者是经胸腔镜肌切开术后复发的患者,研究发现肌层切开长度延至贲门时,可有效缓解患者吞咽困难。基于这一发现,作者比较了 Heller 肌切开术(1~2cm)伴 Dor 胃底折叠术的患者与 Heller 肌切开术(3cm)伴 Toupet 胃底折叠术的患者。研究者发现肌切开扩大组患者的术后吞咽困难发生较少,出现复发性吞咽困难时也不需要太多介入治疗。两组之间有两个不同变量(肌切开长度和抗反流方式)。目前还没有支持特定切开长度的随机试验,通常选择的长度为 1~2cm。

大多数外科医生发现术中内镜检查对治疗有帮助,特别是在疾病早期,可助于确定鳞(柱)状上皮交界处的位置,并评估肌切术是否充分。Alves 等[29] 在回顾性研究中评估了术中内镜检查的优势,通过腹腔镜和内镜标准来确定 19 名患者的贲门位置。通过腹腔镜观察贲门血管、肌纤维方向和厚度的变化,以及肌层与黏膜的粘连。内镜检查是从腔内直接观察黏膜皱襞的颜色和外观的改变,确定肌切开区域。由于 58% 患者的贲门位置不固定,且内镜常常将胃食管结合部的位置判定在实际位置的远端,从而对手术切开范围造成干扰。有研究将这些患者与 Alves[29] 研究中单纯接受腹腔镜 Heller 术的 16 名患者进行比较。研究者发现,术后远期并发症在内镜辅助组为 11%,而内镜非辅助组却是 44%。考虑到腹腔镜下肌切术的学习曲线,这种治疗差异可能与外科医生技能的成熟度不同有关,因为非内镜辅助患者多是病变早期,手术简单的患者常常由年轻医生主刀。总而言之,虽然许多外科医生选择术中内镜检查来指导肌切术和评估穿孔,但没有研究支持其作为常规应用。

对于贲门失弛缓症的患者究竟采用何种的治疗方式仍有争议。2011 年的一项随机试验证实了气囊扩张术和腹腔镜 Heller 术的治疗成功率接近。然而,值得注意的是,这项试验的随访时间仅有

2 年[36]。理论上,手术的治疗效果应该更好,因为它是在直观的情况下精确操作。最后,患者有权知晓术后管理,并和医生针对每种技术的风险和优势进行深入讨论,以帮助做出个人决策。

**(五)POEM(口腔内镜肌切除术)**

经口腔内镜肌层切开术是一种内镜下治疗贲门失弛缓症的方法,起源于 20 世纪 80 年代。Pasricha[63] 于 2007 年首次开展该手术,并通过多个患者证实了其疗效。

有贲门失弛缓症典型症状和测压达到治疗标准的患者都可考虑 POEM 手术。起初,乙状结肠型食管被视作相对禁忌证,但最近的研究已排除了此项禁忌证。

在全身麻醉的情况下,通过前视内镜(图 136-11)完成手术操作。在 LES 的近端用生理盐水和 0.3% 靛蓝胭脂红的混合物打开黏膜下通道,并在近端胃上延伸 2~3cm(图 136-12 至图 136-15)。用三角刀和喷雾凝固电流切割环状肌层(图 136-16)。以前只切除环形层,但随着技术的发展,许多医生可行全层肌层切开术。最

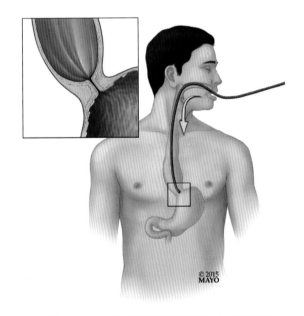

▲ 图 136-11 经口内镜下肌层切开术(POEM)

在全身麻醉下将上消化道内镜置入消化道。食管下括约肌可见

经 Mayo Foundation for Medical Education and Research 许可转载,版权所有

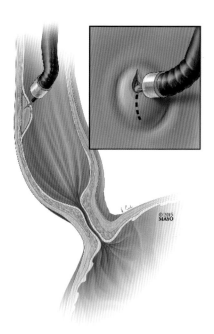

▲ 图 136-12　在距门齿 25 ～ 30cm 处进行黏膜切开术

经 Mayo Foundation for Medical Education and Research 许可转载，版权所有

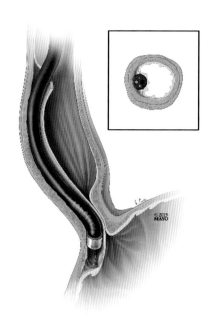

▲ 图 136-14　沿食管后壁创建一条黏膜下隧道

ERBE 混合 T 形刀用于延长黏膜下隧道

经 Mayo Foundation for Medical Education and Research 许可转载，版权所有

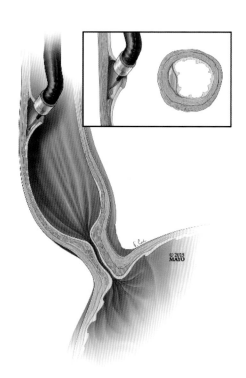

▲ 图 136-13　黏膜下注入液体将黏膜下层从肌层中分离出来，便于黏膜切开

经 Mayo Foundation for Medical Education and Research 许可转载，版权所有

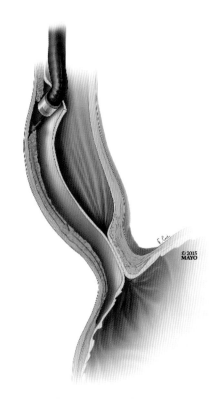

▲ 图 136-15　通常先行后路肌层切开术

经 Mayo Foundation for Medical Education and Research 许可转载，版权所有

后，用内镜夹封闭黏膜切口（图 136-17）。患者通常禁食 24h，第二天即可食用固体软食并出院。

目前的研究认为 POEM 具有较好可行性和安全性[64]。Inoue[37] 的研究发现经 POEM 治疗的患者群体中，吞咽困难出现的次数显著减少，LES 压力降低。一项针对 804 名患者的多中心研究[66] 也证实该结果，82%～100% 的患者经 POEM 治疗有效。2015 年的一篇 Meta 分析证实 POEM 可在 97% 的患者中成功开展，且 93% 的患者术后得到症状改善。近来，内镜下功能性腔道成像探针（EndoFLIP）被逐渐使用，该技术通过球囊导管定量测量内腔直径以评估胃食管括约肌扩张程度，进而预测术后症状缓解。

Barbieri 团队[67] 总结治疗经验，发现 POEM 治疗安全有效，无死亡病例发生，不良事件发生率为 14%，主要并发症为气腹、穿孔或出血。术

后 POEM 相关食管炎的发生率为 13%，优于腹腔镜肌层切开术的 21% 的食管炎发生率。

Inoue[52] 最近发表了一项单中心前瞻性研究，研究对象为 500 名接受 POEM 治疗的贲门失弛缓症患者。结果显示术后 2 个月 LES 压力从 25.4mmHg 降至 13.4mmHg，3 年内 GERD 发生率为 21%。不良事件发生率也很低，为 3.2%。Heller 术和 POEM 并未被直接随机对照，但目前的数据表明 POEM 是一种很有应用前景的治疗方法。

### （六）伴有膈上憩室的贲门失弛缓症

膈上憩室几乎都与食管运动障碍有关，约 1/2 病例表现为贲门失弛缓症。Nehra 等[68] 报道了 21 例有食管运动障碍的憩室患者。在动态食管腔内阻抗研究中发现，此类患者常常伴有食管收缩幅度和持续时间的增加，且异常波形出现的比例更高。气囊扩张术不适合用于治疗这些患者，因为撕裂的食管肌肉不会延伸至憩室的底

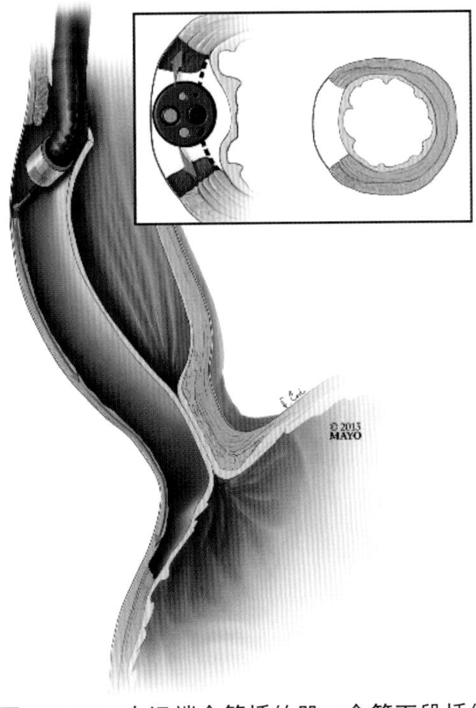

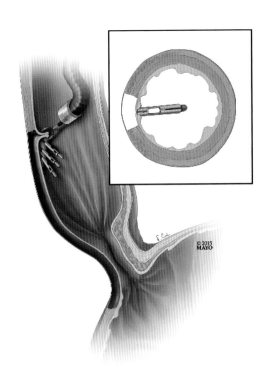

▲ 图 136-16　在远端食管括约肌、食管下段括约肌和贲门进行全层肌层切开术

在胃食管交界处的前壁上放置一个分辨夹，内镜推进到肌层切开术的远端。用透视来确认内镜尖端在这个夹子远端，并且完全进入贲门

经 Mayo Foundation for Medical Education and Research 许可转载，版权所有

▲ 图 136-17　进行肌层切开术后，将分辨夹以拉链的形式放置在黏膜切开术部位，以利于闭合

经 Mayo Foundation for Medical Education and Research 许可转载，版权所有

部。标准手术方式是左胸入路行肌层切开术至憩室底部，同时行憩室切除术。包括 Rosati 等[69] 在内的多个学者报道了腹腔镜下肌层切开术和憩室切除术的可行性。然而，腹腔镜可行的前提是憩室须非常靠近贲门才能通过裂孔充分进入手术区域。膈上憩室的处理方法详见 156 章。

### （七）食管切除术治疗贲门失弛缓症

食管切除术并非贲门失弛缓症的主要治疗方式，有时可作为晚期并发症的补救治疗措施。食管切除术的绝对适应证包括合并可切除的癌症、多次失败的保守治疗、反流性狭窄、顽固性食管炎、与过度胃底折叠相关的梗阻和晚期食管扩张穿孔。相对适应证包括终末期的贲门失弛缓症或乙状结肠型食管的肌层切开尝试性治疗无效的患者。大多数外科医生认为乙状结肠型食管的肌层切开术的治疗结果很差。巨大扩张的乙状结肠型食管（图 136-18）排空很差，因此需要胃管辅助排空。Banbury[70]、Miller[71]、Peters[72] 和 Devaney[73] 报道了一系列针对贲门失弛缓症的食管切除术。在 Devaney[73] 报道的 93 例患者中，手术指征为乙状结肠型食管（64%）、既往肌层切开手术失败（29%）和反流性狭窄（7%）。94% 的患者可行经腹食管裂孔入路食管切除术。除了两名患者外，所有患者都使用了胃代食管。术后死亡 2 例，平均住院 12.5d，95% 的患者能够正常饮食，71% 患者有良好治疗效果，88% 的患者对手术感到满意。作者提出了 4 点技术要点：①食管通常非常偏离右胸，使切除术复杂化；②主动脉食管分支常扩大明显，须小心游离；③食管扩张使颈段食管难以牵拉和游离，应避免神经损伤的复发；④如存在肌层切开术手术史，显露的食管黏膜下层常黏附在主动脉和肺上，使切除术更为复杂。Peters[72] 和 DeMeester 一直提倡将结肠作为贲门失弛缓症患者的食管替代管道。他们指出，尽管接受了迷走神经切断术，胃仍能恢复其泌酸能力，这可能导致严重食管炎和近端食管狭窄。该团队报道了结肠间置术的良好

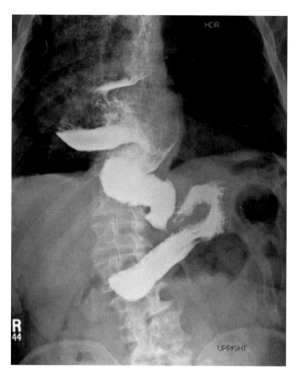

▲ 图 136-18　直立腹部吞钡剂食管造影显示食管乙状结肠化为终末期贲门失弛缓症，有"鸟喙"状食管胃交界处，胸段食管横径增大（大于 8cm）

疗效，其中 19 名患者均没有死亡。但是大多数研究发现用结肠替代食管后的许多早期并发症，特别是严重的移植段结肠的缺血。

### （八）贲门失弛缓症与食管癌

唾液、未消化食物、细菌和反流物会引起慢性食管黏膜刺激，并最终导致癌症。Streitz 等[74] 研究了 241 例出现贲门失弛缓症的食管鳞状细胞癌晚期患者。研究者发现，因为贲门失弛缓症的存在，肿瘤增殖到较大体积才会引发严重吞咽困难，患者才意识到这是个新的问题。伴有贲门失弛缓症的患者发生食管癌的风险约为正常人群的 14.5 倍。反流性食管炎也是贲门失弛缓症的晚期慢性并发症，因此作为反流性食管炎远期并发症的 Barrett 黏膜和腺癌，也自然与贲门失弛缓症存在相关性[75]。

### （九）胃食管交界部流出道梗阻引流

LES 松弛失败后通常行 GEJ 引流（图 136-19），在 HRM 上表现为 IRP > 15mmHg。它与贲门失

弛缓症的区别在于蠕动功能尚存。因为 GEJ 流出道梗阻可能与机械原因有关，如肿瘤引起梗阻，鉴别诊断依赖于食管钡剂造影、内镜和 EUS 的评估。

若放射学检查未发现机械性梗阻，而诊断显示出功能性 GEJ 流出道梗阻，可考虑使用与贲门失弛缓症治疗相近的药物。治疗应根据症状进行调整。

## 二、弥漫性食管痉挛

弥漫性食管痉挛（DES）（图 136–20）是一种罕见的运动障碍，其特征是间歇性吞咽困难和胸痛，正常的蠕动不断地被食管收缩中断。小于 5% 的运动障碍患者中可见 DES 的发生。患者的平均年龄约为 50 岁，女性多于男性。

### （一）历史

Osgood[76] 报道了第一例食管痉挛伴吞咽困

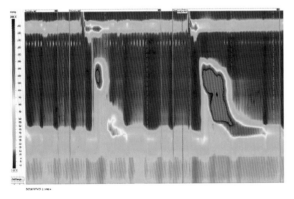

▲ 图 136–19　胃食管流出道梗阻患者的高分辨率测压
相关发现包括 IRP > 15mmHg 的持续蠕动

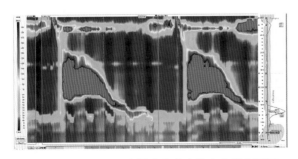

▲ 图 136–20　弥漫性食管痉挛患者的高分辨率测压
特征性的表现包括正常的食管下段压力和正常的 LES 松弛。波列是同步的，应在超过 20% 的吞咽中可见波幅正常

难的患者。Creamer 等[77] 首次报道了 DES 食管全长同时收缩的测压特征。Richter 和 Castell[5] 阐明了 DES 的测压定义：整合松弛压（RP）正常，超过 20% 的湿咽（但 < 100%）出现过早收缩且伴有远端收缩积分（DCI）> 30mmHg，同时存在食管蠕动。

### （二）病理生理学

DES 的病因尚不明确。大多数研究，如 Friesen[78] 和 Eypasch[79] 等的报道显示，食管肌肉和肌间神经丛没有病变。DES 患者对胆碱能和激素（五肽胃泌素）刺激敏感。最近的研究表明，Behr 和 Biancani[80] 及 Konturek 等[81] 的研究表明，DES 可能是 NO 减少引起的。

### （三）诊断

#### 1. 临床特征

间歇性胸痛和吞咽困难在 DES 患者中很常见。DES 导致的胸痛和缺血性心绞痛难以鉴别，且胸痛对硝酸甘油治疗有反应。DES 导致的疼痛的强度、部位和频率可能不同，但是都与劳累无关，可能与饮食有关。疼痛通常出现在胸骨后，也可能在上腹部，也可和缺血性心绞痛一样放射到颈部和手臂。吞咽困难通常是间歇性的，并非进展性的，固体和流质饮食均可出现困难。应激、过热或过冷的液体、快速进食都可能引起吞咽困难。有些患者还合并了其他肠动力障碍综合征，如肠易激综合征。

#### 2. 影像学评估

食管造影正常，典型表现为远端食管节段性痉挛，常被描述为螺旋状食管或假憩室。Fuller 等[82] 指出，弥漫性痉挛可通过钡剂吞咽证实，但不可通过该方式诊断。食管 CT 通常显示食管壁明显增厚。

#### 3. 压力测定法

DES 定义为超过 20% 的湿咽出现过早收缩且伴有远端收缩积分（DCI）> 30mmHg（图 136–2）。若所有收缩同时进行，可诊断为贲门失弛缓症。疼痛患者的收缩压往往较高，无疼痛患者的收缩压较低。同时收缩压通常＞ 30mmg。其他发现，如 Richter[5] 所报道的，包括长时间收缩、自发性非吞咽性收缩、重复波（3 个或更多峰值）和偶发的不完全 LES 松弛。动态 24h 测压对 DES 的诊断更为敏感，Eypasch 等 [79] 发现在吞咽食物时，紊乱压力值是其典型表象。

根据高分辨率测压法，如果 20% 或更高的吞咽出现远段收缩延迟时间小于 4.5s，提示过早收缩，可判定患者患有 DES。根据 Chicago 分类法，DES 患者可有正常的 LES 松弛。

### （四）治疗

DES 没有明确的治疗方法。治疗前排除心绞痛至关重要。一些轻度 DES 患者使用安慰疗法尚可有效。症状更明显的患者需要进一步治疗。长期药物治疗无效和生活质量持续低下的患者可考虑食管肌层扩大切开术。

#### 1. 药物治疗

患者应通过 24h pH 探针测试评估胃食管反流，若发现反流，应使用质子泵抑制药进行治疗。贲门失弛缓症的药物在 DES 治疗中也具有一定疗效。这些药物包括硝酸盐、抗胆碱能药物和钙通道拮抗药。这些患者经常出现焦虑和情感障碍，导致他们使用抗焦虑药和抗抑郁药。Clouse 团队 [83] 报道了曲唑酮（一种抗抑郁药）治疗胸痛的随机试验。该药可有效降低疼痛感觉，但并未改变测压结果。

#### 2. 扩张

吞咽困难患者可通过简单的物理扩张治疗，但任何治疗反应都可能只是安慰剂效应，因为扩张并不从根本上纠正病因。强力扩张对大多数患者没有用，因为整个远端食管都受到影响，不过 LES 松弛和吞咽困难患者可从气囊扩张中获益。

#### 3. 肉毒杆菌毒素注射

Miller[84] 和 Storr[85] 及许多学者的研究表明，肉毒杆菌毒素注射对 DES 患者的吞咽困难和胸痛都有一定的疗效。Storr 从 LES 开始，沿食管多次注射肉毒杆菌毒素，已成功治疗了 9 例患者。

1 个月时，9 名患者中有 8 名明显好转，治疗后症状评分从 8 分降至 2 分。在 6 个月时，8 名有治疗效果的患者仍在持续好转。4 名患者平均 15 个月后需要重复注射，注射后症状控制效果可继续维持。

#### 4. 食管扩大肌层切开术

其他治疗方式失败后会考虑手术治疗，因为 DES 患者的手术结果不如贲门失弛缓症患者的手术结果好，且具有不可预测性。该手术是姑息性治疗，目的是减轻症状，而不是完全消除症状。手术范围取决于术前压力测定，可在主动脉弓下经左胸入路进行手术。如果压力测定正常，则不需要离断 LES。大多数外科医生通过左胸行扩大的肌层切开术。肌切除的程度（近端和远端）和反流修复的必要性尚存争议。Leonardi 团队 [86] 报道了 11 例扩大肌层切开术（保留 LES，避免抗反流手术）的结果；10 例改善，1 例出现反流问题。Eypasch[79] 报道了 15 例扩大肌层切开术，术后有胸痛 12 例，吞咽困难 14 例，14 例中 12 名患者有再次手术意愿。Patti 等 [15] 报道了胸腔镜下扩大肌层切开术治疗 DES 的方法。

## 三、Jackhammer 食管（hypercontractile 蠕动）

食管的高收缩性（nutcracker）是运动障碍导致的，伴有高幅度食管收缩和胸痛。随着高分辨率测压技术的出现，这一临床症状被重新定义为 Jackhammer 食管，由 Roman 等 [87] 首次提出。

### （一）病理生理学

Jackhammer 食管的病因尚不明确。肌肉或肌间神经丛未见病理改变。部分高压收缩与反流或应激有关。高幅蠕动收缩与疼痛之间的关系尚不清楚，因为大多数患者在进行压力测定时并无症状。胸痛的缓解与内科或外科治疗后收缩幅度的降低可能并无相关。异常收缩的出现只是一种伴随症状，而非真正的运动障碍。Richter[88] 和 Mujica[89] 发现在食管球囊扩张可降低此类患者的胸痛症状。

### （二）诊断

#### 1. 临床特征

患者平均年龄集中于 50 岁段，大多数是女性。几乎所有患者都以吞咽困难为主要症状，以反流或胸痛为次要症状。和 DES 患者一样，心绞痛需要切记排除的鉴别诊断。

#### 2. 影像学评估

患者食管蠕动正常，因此食管造影显示正常。

#### 3. 压力测定法

主要的测压结果（图 136-21）包括正常的胃食管舒张压（IRP < 15），食管高度收缩。吞咽时食管远端收缩积分升高超过 20%。

### （三）治疗

与 DES 一样，高收缩性食管的治疗也有不可预测的结果。在一项双盲交叉研究中，Richter[5, 90] 发现硝苯地平和安慰剂在缓解患者胸痛方面没有差异。相比之下，Cattau[91] 指出，使用地尔硫草后胸痛减轻，收缩幅度降低。曲唑酮、丙咪嗪、三环类抗抑郁药和茶碱[92] 被认为是有效的药物。Winters[93] 报道了一项食管扩张治疗的试验，比较了 24Fr 扩张器与治疗性 54Fr 扩张器。鉴于高收缩性食管的病理生理学特征，这两种方法理论上都不能从根本上改善症状。然而，两组患者均表示胸痛减轻，减轻程度无差异。由于食管收缩与胸痛没有明确的相关性，扩大的肌层切开术可

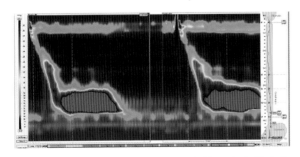

▲ 图 136-21　患有 Jackhammer 食管的患者的高分辨率测压

该疾病的特征是在正常下段食管括约肌松弛时，在食管远端收缩积分（DCI）升高的情况下，出现高幅重复蠕动收缩

能对这些患者没有帮助。Traube[94] 和 Shimi[95] 报道了肌层切开术的患者中部分有症状的缓解。

## 四、低收缩食管（无效食管运动）

大多数先前被诊断为非特异性食管运动障碍的患者都有低幅度（< 30mmHg）蠕动波、食管远端同时收缩或蠕动失败的情况（图 136-4）。这些异常已被 Leite[4] 命名为无效食管运动。患者 LES 压力低，但可能属于正常范围。Kahrilas 及其同事[96] 用同步测压和钡剂造影证实低幅蠕动（小于 30mmHg）波在食管排空过程中并不起作用。大多数存在食管无效蠕动的患者有胃食管反流和胃灼热症状。与静息 LES 压力相比，这些患者的异常酸暴露与食管排空不良的相关性更大。这些患者通常没有吞咽困难或吞咽困难轻微。严重的吞咽困难意味着存在解剖损伤，如严重的食管炎、狭窄或癌症。目前尚不清楚胃食管反流是否会引起反复的食管酸暴露，进而导致无效食管运动，或先前存在的不良食管蠕动造成了无效的食管排出机制，进而产生异常的胃食管反流。严重食管低收缩是硬皮症的典型表现。硬皮症患者血管闭塞，神经和肌肉出现继发性纤维化，使收缩减弱，导致正常蠕动丧失。在高分辨测压（HRM）上硬皮症的表现是蠕动幅度很低或无，LES 压力 < 10mmHg。在其他结缔组织疾病及各种全身性疾病如酒精中毒、糖尿病、淀粉样变性和黏液水肿中也可以看到类似于硬皮症的测压结果。临床上质子泵抑制药的使用主要是为减少继发性的胃食管反流，目前没有有效药物提高食管运动。过去使用过西沙必利，由于其与心律失常有一定关系，现已退出市场。

## 五、继发性食管运动障碍

继发性食管运动障碍可能由其他系统疾病导致，如硬皮症（图 136-22）。表 136-3 列出了影响食管运动的最常见疾病。治疗通常针对原发病展开，质子泵抑制药用于治疗反流。Chagas 病是一个特例，详见第 150 章。

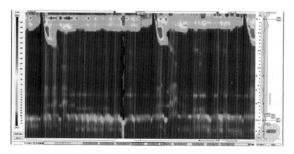

▲ 图 136-22　食管测压示踪来自不蠕动（如硬皮病）患者

LES 压力 < 10mmHg 或无 LES 且波幅较低时均可显示蠕动停止

表 136-3　继发性食管动力障碍

| 继发性贲门失弛缓症 |
| --- |
| 假性贲门失弛缓症（癌症） |
| Chagas 病 |
| 浸润性疾病 |
| 淀粉样变性 |
| 结节病 |
| 全身性疾病 |
| 糖尿病 |
| 全身性肠动力障碍 |
| 神经肌肉疾病 |
| 帕金森病 |
| **继发性运动障碍** |
| 硬皮病 |
| 糖尿病 |
| 淀粉样变性 |
| 结缔组织疾病 |
| 帕金森病 |
| 黏液水肿 |
| 克罗恩病 |
| 老年食管 |
| 神经肌肉疾病 |
| 肠动力障碍 |
| 酗酒 |

### 假贲门失弛缓症（继发性贲门失弛缓症）

原发性贲门失弛缓症的放射学和测压诊断并非绝对可靠，因为约 4% 的患有"典型"贲门失弛缓症的患者实际上有假性贲门失弛缓症。如 DiBaise 和 Quigley[97] 所述，假性贲门失弛缓症是贲门失弛缓症样综合征，通常由浸润肌间神经丛的食管-胃交界处癌引起。疑似患有贲门失弛缓症的患者必须对上消化道进行内镜评估（图 136-23）。如果内镜通过食管胃交界处有明显的阻力，即使没有黏膜异常，也应怀疑癌症的发生，并行内镜超声检查和 CT 扫描以彻底评估该区域。Kahrilas[2, 98-99] 比较了两种贲门失弛缓症的临床特点。提示癌性贲门失弛缓症的临床特征包括年龄大、症状发展快、体重明显减轻、进行性吞咽困难、难以通过 LES 测压导管。Liu[100] 报道了 13 例假贲门失弛缓症，其中 11 例有肌间神经丛肿瘤浸润。另 2 名患者的病因是副肿瘤综合征。肿瘤包括食管胃交界处腺癌（7 例）、食管癌（1 例）、转移至食管胃交界处的肾细胞癌（1 例）、乳腺癌（1 例）、小细胞肺癌（1 例）、间皮瘤（1 例）和纵隔纤维化（1 例）。假贲门失弛缓症的治疗是对潜在癌症的治疗。

### 六、无效食管运动

无效食管运动是一种常见的压力异常，其特征是超过 50% 的吞咽都有较弱的蠕动性收缩[4]。在 GERD 患者中，吞咽困难的发生率较低。虽然这种疾病已经在影像学研究中较易察觉，并且伴有与食管清空障碍，但其临床意义仍不明确。

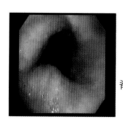

脊柱

主动脉　团块

▲ 图 136-23　假性贲门失弛缓症患者的内镜和超声内镜检查结果

# 第 137 章
# 胃食管反流病
## Gastroesophageal Reflux Disease

Thomas J. Watson　著

贺　茜　杨玉赏　田　东　译

## 一、概述

胃食管反流病（GERD）是影响上消化道最常见的疾病。流行病学研究发现，美国约有 7% 的成人每天出现胃灼热症状，将近 20% 的人每周有症状，最少每个月出现 3 次症状[1,2]。那些有"典型"胃灼热、反流症状或吞咽困难的人仅占 GERD 患者总人数的一小部分，许多只有"非典型"的或隐匿性的表现。部分患者出现并发症，如 Barrett 食管（BE）或食管狭窄（图 137-1）。

GERD 的发病率因地理位置而异，北美、西欧和澳大利亚的发病率最高，非洲和亚洲的发病率最低[3]。此外，在过去几十年中，某些地区包括美国、新加坡和中国 GERD 的发病率和严重程度都在升高。与胃食管反流病相关的疾病 Barrett 食管（BE），以及因良性食管疾病导致的死亡，也在相应地增加[5-8]。这表明目前对胃食管反流病的治疗是不充分的。因为消化性溃疡的发病率明显下降，从而与 GERD 发病率形成鲜明对比[9]。既往消化性溃疡及其并发症的外科手术很常见，但现在针对胃食管反流病及其相关肥胖症的手术更多。

导致 GERD 人群中发病率和严重程度增加的原因有两个。研究发现，胃食管反流病与肥胖呈正相关，与胃内幽门螺杆菌菌群呈负相关[10-12]。在过去几十年中，美国和大多数西方国家的肥胖人口显著增加，而幽门螺杆菌侵害减少。

关于 GERD 的描述形形色色，很难被定义。2004 年于蒙特利尔召开的会议得出一致结论：胃食管反流病应被定义为"胃内容物反流入食管，引起不适症状（或）并发症的一种疾病"[13]。如果症状每周至少出现两次并对健康产生不利影响，则可被认为影响个人生活质量。GERD 患者可能会出现困乏、工作效率降低、睡眠评分降低和身体功能下降的情况[14]。由于没有完全可靠的客观研究，且相关的体征和症状具有隐匿性，或是有其他原因导致病症的发生，所以 GERD 在某些情况下难以被诊断。

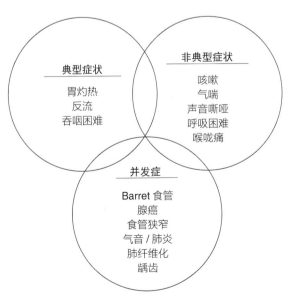

▲ 图 137-1　胃食管反流病的表现

## 二、病理生理学

### （一）"泵 – 阀 – 贮存器"系统

可用解剖或生理模型描述上消化道。对于传统解剖学家来说，近端食管是咽喉部的延续，而远端食管是胃部的延展。类似的，小肠的近端则更像是胃向远端的延伸。对生理学家来说，咽、食管、胃和十二指肠起着"泵 – 阀 – 贮存器"的作用（图 137-2）。研究最多且最清晰的系统是食管肌肉层构成的泵系统，由食管的平滑肌、食管下括约肌（LES）和胃底组成。在这个模型中，食管起泵的作用，将食物和唾液从咽部传递到胃部。LES 起单向阀门的作用，允许食管内容物的通过，同时防止胃液回流。胃底贮存食物、液体和气体，直到泵将胃内容物推向十二指肠。

第二个"泵 – 阀 – 贮存器"系统由胃窦、幽门瓣和十二指肠组成。第三种系统是咽、上食管括约肌（UES）和由横纹肌节段组成的近端食管组成。每一个系统都起着重要作用。同样，任何系统的错乱都可能引发不良反应。

从最远端开始，胃窦 – 幽门 – 十二指肠系统的功能障碍可能导致食糜逆行，表现为胃排空延迟，如恶心、呕吐、早期饱腹或上腹部疼痛。十二指肠胃反流也可能导致胆汁和胰酶进入胃腔，并使胃黏膜暴露于这些物质中。由于十二指肠胃反流可能与胃食管反流共存，通过 LES 进入食管的可能不仅包括酸，还包括十二指肠的回流成分。因此，"酸反流"通常被认为是"十二指肠胃食管反流"。

| 泵 | 阀 | 贮存器 |
| --- | --- | --- |
| 咽 | UES | 近端食管（横纹肌） |
| 食管体（平滑肌） | LES | 胃底 |
| 胃窦 | 幽门 | 十二指肠 |

UES＝上食管括约肌
LES＝下食管括约肌

▲ 图 137-2　上消化道的"泵 – 阀 – 贮存器"系统

食管泵的运动障碍，高压或 LES 松弛不良，如贲门失弛缓症，可导致吞咽困难。咽部泵和 UES 的不协调也会导致吞咽困难或误吸。反流物可能从上段食管括约肌进入咽部，导致咽喉痛或胸闷。如果这种反流与胃食管反流同时发生，十二指肠、胰腺和胃的内容物可能会进入喉咙。

反流物到达咽部后，可能继续进入口腔、鼻腔或气道。每一种吸入途径都会诱发潜在症状或并发症。进入口腔可引起口腔反流、龋齿、舌痛或口臭；进入鼻腔则可能会出现鼻反流或鼻窦感染；进入气道或直接吸入气管支气管网可引发咳嗽、喘息、声音嘶哑、肺炎，支气管扩张或肺纤维化。

### （二）食管胃高压区

为了防止食物从高压环境反流到低压环境中，人们开始关注食管胃高压区（HPZ）的作用。HPZ 包括解剖（瓣阀和膈脚）和生理（LES）两部分。影响 HPZ 的主要因素有：①食管裂孔疝是否存在。因为裂孔疝会改变 LES 与横膈膜的并列位置，且会影响由 His 角形成的胃食管瓣的几何形状；② LES 的内在收缩性；③吞咽和非吞咽诱发的暂时性食管下括约肌松弛。

除丧失 HPZ 屏障外，其他因素，如胃高分泌、胃排空延迟、唾液减少（口干）或食管清除不良，也可能导致食管酸暴露过度，但这些因素不太常见。

### （三）胃食管瓣

Hill 等[15]强调了 His 角所形成的生理性瓣膜作为胃食管反流屏障的重要性。食管酸暴露与瓣膜的内镜表现有关，所以食管胃交界处的几何和解剖学特征在预防胃食管反流病中十分重要[16]。食管裂孔疝改变了该区域的解剖结构，使瓣膜功能下降。此外，胃扩张通过缩短 LES 和降低 His 角的锐度而累及瓣膜，并引起括约肌功能不全。

### （四）IES 的完整性

在测压评估过程中，可以在食管胃交界处识别出 HPZ。"括约肌"没有解剖学标志，但通常由膈脚和内括约肌组成。食管裂孔疝的存在改变了膈肌和贲门的解剖关系，对反流屏障的生理结构产生负面影响。LES 的 3 个因素有助于防止反流：压力（最好在呼气末测量）、总长度和暴露于腹部正压环境的长度[18]。

LES 所施加的静息阻力是其内在张力和张力作用长度的函数[19]。括约肌的整体或腹部长度越短，维持括约肌功能所需的压力就越大。然而，长度过短会使 LES 功能失效。在胃扩张的情况下，LES 可以缩短，类似于气球膨胀时颈部的缩短，使边缘的 LES 丧失能力，但在非扩张状态下边缘 LES 有足够的压力和长度。这一机制解释了为什么过量进食会诱发 GERD。

腹内括约肌长度可能防止腹压升高期间的反流。如果施加在胃外的压力与施加在 LES 上的压力相等，则可能导致胃内容物反流。食管裂孔疝会使腹内括约肌长度缩短，导致 HPZ 和胃食管瓣功能丧失，进而引起 GERD。

如果 HPZ 面对低 LES 静息压力、总长度较短或腹腔内压力减少等情况，那么屏障功能将会永久性丧失，且会引起严重胃食管反流。有机械缺陷的 HPZ 的特征是平均 LES 压力 < 6mmHg，总长度 ≤ 2cm，或腹部长度 ≥ 1cm[18]。这些界定标准低于正常受试者数据的 2.5%。机械性 LES 最常见的诱因是裂孔疝导致的腹内长度缩短。

永久性的缺陷会导致以下几种后果。鉴于胃酸中和后仍有反流倾向，患者可即使接受酸抑制治疗仍会出现顽固性症状。此外，食管黏膜损伤通常发生于频繁反流之后，如 LES 失效后。即使在反流性食管炎治愈的情况下，内科治疗也不能逆转 LES 功能上的缺陷。此外，长期的反流可导致食管自身蠕动功能逐渐丧失，出现食管内容物清除功能的障碍。HPZ 功能丧失的病例只能通过改善 LES 和修复裂孔疝的方式来纠正。

### （五）暂时性食管下括约肌松弛（TLESR）

食管胃 HPZ 通常处于静息状态。这种状态会因为两种情况暂时丧失：①吞咽后，允许食物或液体进入胃；②当胃底被空气或气体填充而膨胀时，允许排气（打嗝）。在正常人和典型 GERD 患者中，这些非吞咽诱导的 TLESR 是胃食管反流发作的机制[20]。TLESR 可以在没有咽前收缩的情况下发生，时间可能会延长（> 10s）。反流可能与膈脚松弛有关。通过给药将 LES 的固有压力降为 0，结果表明除非膈脚没有收缩，否则不会发生反流。该实验是膈脚对 LES 起重要作用的证据。

TLESR 是由胃扩张引起的迷走神经介导的反射现象。近端胃感受的刺激通过迷走神经传入通路与脑干沟通，迷走神经传出通路与 LES 中的抑制性神经元相联系。γ- 氨基丁酸 B 类（GABA$_B$）受体抑制胃和食管迷走神经传入末梢的信号传导，降低机械敏感性，同时抑制脑干中枢神经系统通路和迷走神经传出通路[22]。选择性 GABA$_B$ 受体激动药如巴氯芬，已被用来抑制这种迷走神经反射，从而抑制 TLESR。

肥胖、胃扩张、直立和高脂肪含量的膳食都可增加 TLESR 的频率[21-23]。另一种理论是 TLESR 可能是 LES 展开而不是反射诱导的结果。当胃膨胀时，作用在食管胃交界处的力因贲门的几何结构而变化。当食管裂孔疝出现并且 His 角受损时，胃内压力传递到食管远端，导致 HPZ 长度缩短。一旦发生严重缩短，括约肌无法控制，LES 压突然下降，反流发生。这一机制将 TLESR 视作胃扩张和 LES 展开引起的机械性事件，而不是神经肌肉反射。短暂的"缩短"而不是"放松"可能解释了 GERD 的早期阶段，特别是在餐后时期。胃排空后，HPZ 的长度恢复正常，重新建立括约肌功能，直到出现进一步的扩张，导致额外的排空和反流。对反流的正常反应是吞咽，因为唾液会中和食管腔内的酸。胃食管反流和吞咽可导致胃食管反流病患者因吞咽引起的打嗝和腹胀。

自从 TLESR 首次被提出，无论症状严重程度如何，TLESR 都被认为是 GERD 的主要诱因。这一理论与超过 80% 有症状的胃食管反流病患者有裂孔疝的事实相矛盾，因为裂孔疝是导致机械性食管反流病的原因。此外，大多数糜烂性食管炎或 BE 患者也有 LES 功能不全。鉴于这些事实，在大多数情况下，TLESR 可能不是 GERD 发展的机制，而是引起以下症状的原因：①由于胃扩张，出现打嗝；②在正常的裂孔解剖和 LES 张力的个体中，引发生理性反流或轻度病理性反流。

### （六）"酸袋"

食管和胃的 pH 联合监测可以揭示餐后食管酸化和胃碱化。由于食管中存在酸即假定胃内容物已经发生反流，不过这一结论存在争议。为了测试在近端胃中是否存在"酸袋"以在餐前缓冲胃内容物，在餐前和餐后，健康志愿者在 LES 远端和近端每隔 1cm 处测量管腔 pH [24]。当这样的酸袋被识别，将测量间隔延伸至 1.8cm。这种远端食管反流可能发生在正常的食管 pH 研究中，例如位于 LES 上缘近端 5cm 的探针评估，以及没有内镜下食管炎的情况下 [25]。这些发现解释了即使没有明显的 GERD 症状，食管胃交界处也可能发生炎症和化生。

### （七）GERD 病理生理学对其治疗的意义

概述胃食管反流病病理生理学的大量文献认为胃食管反流病始于胃。高脂西餐引起的胃胀和胃排空延迟导致 His 角丢失、贲门瓣受损和 HPZ 缩短。反流障碍可被克服，导致反流事件，并使食管远端暴露于胃液（包括胃蛋白酶）、胆汁和胰腺酶。食管黏膜反复暴露于胃反流导致炎症、贲门炎和隐匿性化生。在早期，症状温和并呈现间歇性，且通过饮食或生活方式的改变和定期的抑酸治疗得以控制。食管炎一般较轻，仅限于远端食管。患者通过吞咽唾液来缓冲食管酸，尽管吞咽可能会导致反复打嗝和腹胀。

随着疾病的发展，反流屏障由远侧向近端延伸，直到 HPZ 永久性缺陷。此时，症状变得更加难以控制，严重的食管炎可能发生。食管炎的严重程度随着食管酸暴露的加重而增加，对于出现 Barrett 食管的患者则可能导致进一步癌变 [26]。尽管酸抑制药物可能有助于减轻胃灼热症状，但

胃内容物反流仍在继续，并可能引起持续的食管损伤，包括黏膜并发症，如食管炎、化生或肿瘤形成，以及引起食管狭窄或蠕动功能丧失。此外，胃食管反流病的任何食管外表现都可能继续存在，如反复吸入，可能导致终末期肺部疾病。在这种情况下，通过恢复 LES 功能和修复相关裂孔疝的治疗是唯一持久的解决方案。

## 三、反流性胃食管疾病的症状学

食管病理生理的临床表现形式多样，病因复杂。刺激性内容物和腔内扩张可促进食管症状的发展。然而，食管相关疾病的症状很容易与其他部位或器官引起的症状混淆。对成人上消化道胚胎发育和解剖的研究表明，食管的神经通路与呼吸道和心脏的神经通路交织在一起。这一事实解释了上消化道、肺和心脏系统疾病在发病过程中存在临床表现的共性部分，以及临床诊断中常常无法将症状来源定位到准确的器官系统中的情况。

早期食管症状的病理生理学研究主要集中在球囊扩张或酸灌注。1931 年的一项经典研究评估了沿食管体长度以 5cm 增量连续充气后定位症状 [27]。与消化道其他部位内脏损害类似的是，关于疼痛的定位总是不理想，会定位在颈部的下方或是在肩胛骨之间，甚至颞侧区。此外，主诉可以有多种描述，包括胃灼热、胸痛或恶心。

食管灌注酸或胆盐均可引起胃灼热或心绞痛样胸痛。症状的严重程度取决于疼痛集中程度和持续时间，个体之间差异很大。在食管 pH 监测的早期阶段，当 pH 低于 4 时，容易出现不适。故临床上使用此数值作为临界值评判症状和反流情况。在动态 pH 研究中，pH 低于这个值时，酸回流进入食管。Bernstein 试验曾利用酸滴入食管诱导反流症状来诊断胃食管反流病，该试验缺乏敏感性和特异性。食管的内胆盐输注研究表明，内胆盐也可诱导反流。

## 四、临床表现与症状评估

与 GERD 相关的"典型"症状是胃灼热、

反流和吞咽困难。"胃灼热"可以被描述为"从胃部或胸部下方向颈部上升的灼热感"[28]。鉴于本症状的非特异性,可能引起 GERD 误诊(表 137-1)。虽然 GERD 缺乏特异性症状,但吞咽困难作为最显著的并发症往往是最令人关注的,因为它可能意味着更严重的情况,如食管癌。一旦发生吞咽困难都需要迅速和彻底的评估以排除食管癌的可能性。

大多数不常见或有轻度 GERD 症状的患者会自行服用抗酸药。随着廉价的非处方组胺 2 受体拮抗药(H₂RA)和质子泵抑制药(PPI)的引入和市场推广,GERD 治疗有了可靠的药物。然而,酸抑制疗法只处理胃反流的酸成分,不能避免胃蛋白酶、胆汁或胰腺酶带来的反流损伤,这些酶可能促进炎症或致癌。患者通常在症状严重的时候或在接受了治疗后症状仍持续的情况下才会求医,此时往往已伴发严重后果。

在 GERD 的诊断中,准确的症状评估是成功治疗的关键,但评估过程并未被研究者所重视。由于 GERD 的临床表现可能多变,其存在不一定明显,因此在评估该疾病时,临床医生的洞察力和耐心很重要。是否进行抗反流手术通常是基于主观和客观指标预估患者受到影响的程度来决定的。但是症状应按严重程度和治疗后缓解的可能性进行排序。鉴于准确评估的重要性,有经验的医生应主动了解临床病史,这项任务不应仅限于缺乏经验的主管、护士或医生助理来完成,而应该是以团队形式综合评价。

应注意"典型"的反流症状,如胃灼热、反流或吞咽困难,以及可能由 GERD 引起的"非典型"症状,如咳嗽、气喘、声音嘶哑、呼吸短促或喉咙痛。非典型症状是 20%～25% GERD 患者的主要症状,也与反流相关[29]。其他导致呼吸系统症状的常见因素,如吸烟、鼻后滴漏、哮喘或使用血管紧张素转化酶抑制药等,都应予以鉴别。应考虑通过胸部 X 线片检查相关肺实质是否异常。当非典型症状存在时,应告知患者抗反流手术成功率较低,因为术后呼吸系统症状较典型症状改善所需时间更长。

对抑酸药物的敏感性是评估手术的重要参考,因为它可以预测手术后的缓解情况[30]。患者进行抗反流手术的一个矛盾点是,通过药物治疗得到良好控制的患者可能是手术的最佳候选者,但通常不被医生考虑,而那些对药物治疗没有反应,往往手术治疗效果并不理想,反而寻求手术治疗。对于后者来说,详细且客观地评估病理性食管酸暴露尤其重要,同时应仔细考虑患者的主要症状是否与反流有关。需要警惕的是,如恶心、早期饱腹、上腹部疼痛或肿胀等症状可能归因于器质性病变,而可能不是由胃食管反流病引起的功能性病变所致。需要注意的其他因素包括哮喘和其他肺部疾病(如反复吸入、肺炎、"特发性"肺纤维化或间质性肺病)。

由于症状通常与 GERD 的病理学改变的相关性不显著,且症状表现形式多样且难以确定病因,因此仅用症状来指导治疗可能并不可靠,仅以症状就诊断 GERD 会导致约 1/3 的误诊率[31]。此外,所有食管疾病诊断手段都有各自的优势和局限性,必须了解这些优势和局限性,以确定它们在 GERD 评估中的作用。只有综合考虑主客观结果,才能确定最佳治疗方案。

## 五、GERD 的并发症

胃内容物的反流有可能损害食管、咽、喉和呼吸道。胃液损伤可分为食管黏膜和食管壁的并发症,如食管炎或食管狭窄;食管外或肺的表现有咳嗽、哮喘或肺纤维化;食管黏膜可出现化生

**表 137-1　可能出现类似 GERD 症状的医疗状况**

- 冠心病
- 食管动力障碍
- 药物性食管炎
- 嗜酸性食管炎
- 功能性上消化道疾病
- 食管癌
- 消化性溃疡
- 胆石症

或肿瘤性转化。关于并发症的内容将在单独的一章中讨论。

### （一）食管黏膜并发症

GERD 的存在并不意味着糜烂性食管炎的发生。胃反流物含有多种潜在的有害物质，包括胃（酸和胃蛋白酶）分泌的刺激性物质，以及从十二指肠回流的物质（胆汁和胰腺酶，包括胰蛋白酶）。此外，有毒物质可以在口腔、食管和胃中产生，多为细菌的代谢产物。

Lillemoe 和其他重要的动物研究[32, 33] 表明，酸对食管黏膜造成的损伤最小，因为只有在 pH < 2 时才会损伤食管鳞状上皮，但酸和胃蛋白酶的结合则具有高度促炎性，可见胃蛋白酶在胃酸反流中似乎是导致食管炎的罪魁祸首。十二指肠胆汁反流对食管几乎没有损害，尽管胆汁、胰酶和胃液的结合可能是有害抑或有益。例如在酸性环境中，胰蛋白酶失活，而胆盐沉淀减弱了胃蛋白酶的有害作用。在这种情况下，十二指肠胃反流对食管黏膜的损伤小于单独胃液带来的损伤。在碱性环境中胰蛋白酶活性增高，而高 $pK_a$ 的存在使得胆汁酸离子化，以及溶解度增高，失去了对胃蛋白酶抑制。在这种双重刺激下，十二指肠胃反流对食管的损伤比单独胃酸引起的损伤更大。鉴于相互作用的复杂性和胆汁盐的化学性质，胃灼热与食管炎之间可能不相关。

### （二）呼吸系统并发症

许多患有 GERD 的患者都会出现呼吸系统症状，这些症状可能与胃灼热和反流有关。在没有典型症状的情况下，诊断 GERD 可能比较困难，但可以采取适当的治疗。反流可引起哮喘，这可能是"特发性"肺纤维化的原因，并可能使慢性阻塞性肺疾病（COPD）恶化。事实上，COPD 伴 GERD 的患者出现 COPD 严重恶化的可能性是普通 COPD 患者的 2 倍[34]。研究发现 35%～50% 的哮喘患者常有食管酸暴露、食管炎或食管裂孔疝的症状[35]。支气管痉挛可能是由"反射"或"反流"机制引起的，前者是食管酸

化刺激迷走神经介导的气道反应[36, 37]，后者是由于吸入的胃内容物对呼吸上皮的直接影响。

### （三）非呼吸性食管外并发症

无肺部并发症的 GERD 食管外表现有喉炎声嘶、咽喉炎与咽炎、鼻窦炎、龋齿、口臭和睡眠障碍。近 1/2 接受抗反流手术的患者可能会出现一个或多个食管外症状。喉咽反流（LPR）一词被用来解释这些不同的与肺相关和与肺无关的食管外症状。然而，关于 LPR 的诊断测试尚不精确，所以无法证明 LPR 和某些症状的联系。

## 六、GERD 的药物治疗

GERD 是临床中最常见的疾病之一。在美国，GERD 也是最常见的门诊诊断，也是上消化道内镜检查最常见的原因[38]。因此，用于控制 GERD 的药物在美国乃至全世界都需求旺盛。自从 1989 年 PPI 被引入美国以来，涌现了许多相关药物，且每种药物都有巨大的市场。2015 年，仅在美国，PPI 埃索美拉唑的销售额就占了 55 亿美元以上，尽管这一数字比前一年减少了 23%[39]。在美国，每年与 GERD 及其并发症相关的直接和间接成本超过 100 亿美元[38]。

随着非处方酸中和药物与抑酸药物的广泛使用，包括 $H_2RA$ 和 PPI，轻度 GERD 症状患者自主用药已十分常见。PPI 通常能有效改善症状，提高生活质量、治愈食管炎和预防并发症。每天给药一次或两次，患者均能很好地耐受。

在没有明显并发症的情况下，治疗胃灼热和反流的初始手段是使用 PPI，每天 1 次或 2 次，持续 2～4 周。许多患者的症状得到缓解，无须再进行深入检查。这种"PPI 试验"的剂量和持续时间，以及对治疗是否满意的定义，都不够标准。因此，基于 PPI 治疗后缓解来判定 GERD 的诊断具有较低的敏感性和特异性。其他治疗建议包括避免部分食物和饮品，如脂肪、油炸、辛辣或油腻食物、柑橘、薄荷、巧克力、酒精和咖啡。建议患者晚上抬高枕头、避免穿紧身衣、少

食、睡前不要进食、戒烟，肥胖患者可以减肥。上消化道检查可用于检查吞咽困难、上消化道出血或体重减轻等所谓"警报症状"。

轻度食管炎通常会在短期治疗后痊愈；现有数据显示，88%～96% 的患者在治疗 8 周后，轻度食管炎痊愈[40]。非糜烂性反流病（NERD）患者和糜烂性食管炎患者在标准剂量治疗 4 周后的有效率分别为 36.7% 和 55.5%[41]。在混合性酸和胆汁反流患者中，尽管症状缓解，食管黏膜损伤仍可能存在。

研究表明，大多数患者在停止治疗后 6 个月内会出现症状复发[42]。因此，对许多人来说，必须长期治疗，不仅需要遵守医疗方案，还需要改变饮食和生活方式。对于长期使用 PPI 治疗的患者，即使每天 PPI 给药 1 次，59% 侵蚀性 GERD 患者、40% NERD 患者和 40% 食管外 GERD 患者的病症仍然存在。

有很多人致力于研究治疗 GERD 需要终身治疗的原因。$H_2RA$ 可使食管酸暴露降低 80%，PPI 可使其减少 95%。尽管酸抑制程度很高，但是疗效短暂，还可能出现严重的反流，特别是在晚上。分次 PPI 给药方案和睡前使用 $H_2RA$ 有助于预防夜间反流事件。对药物不完全反应的其他潜在原因包括依从性差、生物利用度低、膳食引起的用药时间不当、诊断错误、十二指肠胃食管反流、胃排空延迟和内脏对生理性食管酸暴露过敏。当食管胃 HPZ 功能衰竭，如发生食管裂孔疝时，尽管适当使用药物，仍不一定能长期缓解症状。

长期抑酸治疗的潜在不良后果已被大量文献报道过。各种研究表明使用 PPI 的患者社区获得性肺炎[44]、骨质疏松相关骨折[45,46]、低镁血症[47]、假膜性小肠结肠炎[48] 发生率较高。当然，权衡治疗的益处及替代治疗的风险和优势，才能决定个人的最佳治疗方案（表 137-2 和表 137-3）。

## 七、GERD 的手术治疗

GERD 药物治疗的本质是通过抑酸来缓解症状。导致这种疾病的因素，特别是有缺陷的食

管胃 HPZ 和 TLESR，却并没有通过抑酸药物纠正，这一发现得到了医学界广泛关注。医学研究者仍然希望发展内镜技术或其他微创技术以恢复 GERD 患者的 LES 功能（图 137-3），从而从根本上治疗 GERD。

距离 Rudolph Nissen[49] 首次报道胃底折叠术治疗 GERD 已有 60 多年了。20 世纪 90 年代早期，腹腔镜技术的引入使 GERD 的外科治疗发生了革命性的变化[50]。手术适应证、术前评估和胃底折叠技术都得到了改进。通过主观和客观评估，绝大多数病例都取得了良好结果。微创手段和长期控制病症等特点使抗反流手术成为更好的选择。

表 137-2　支持使用抑酸药物控制 GERD 症状的论点

- 开处方不需要特殊的专业知识
- 在没有"警报"症状的情况下，无须进行详细的检查
- 发病率和不良反应低
- 死亡率罕见
- 没有不可逆转的后果
- 在许多情况下有效

表 137-3　反对使用抑酸药物控制 GERD 症状的论点

- 即使是多次服用，也可能会需要终身每日治疗
- 依从性
- 费用
- 不愿服药
- 长期风险
- 不能解决机械性缺陷的 LES
- 不能防止非酸性胃内容物的反流

- 内镜缝合技术
  - Endocinch (C.R. Bard, Murray Hill, New Jersey)
  - ESD (Wilson-Cook, Winston-Salem, North Carolina)
- 静脉内注射技术
  - Enteryx (Boston Scientific, Natick, Massachusetts)
    - 不再使用
  - Gatekeeper (Medtronic, Minneapolis, Minnesota)
    - 不再使用
- 内镜折叠术
  - EsophyX (EndoGastric Solutions, Redmond, Washington)
  - Medigus MUSE™ System (Medigus USA, Danville, California)
  - NDO plicator (NDO Medical, Mansfield, Massachusetts)
    - 不再使用
- 内镜放疗应用治疗 LES
  - Stretta procedure (Mederi Therapeutics, Norwalk, Connecticut)

▲ 图 137-3　控制 GERD 的最新内镜技术

今天，腹腔镜 Nissen 胃底折叠术仍然是最常用的抗反流手术，也是衡量其他手术或内镜治疗结果的试金石（图 137-4）。

另外，手术的潜在并发症和成本、短期或长期结果和功能恢复结果欠佳，导致部分患者接受抗反流手术后并不满意。这一情况促进了关于 GERD 的医学研究以及内镜或外科治疗的发展（表 137-4 和表 137-5）。治疗 GERD 可以有各种手段，每种手段都有其潜在的优点和缺点，因此需要对各种治疗方案的抗反流效果进行准确评估，并与最新治疗技术进行对比，从而制订个体化诊疗方案。胃底折叠和其他抗反流手术等各种技术及各类数据，详见另一章。

## 八、总结

GERD 的机制及其多种表现形式已为人所熟知。尽管大量文献详细阐述了 GERD 的发病机制和治疗方法，但 GERD 仍未被战胜，在临床工作中占据了大量医疗资源。尽管近几十年来，GERD 的内科、内镜和外科治疗已经取得了一定的进展，但其患病率和严重程度仍在上升，可能与西方饮食的习惯和由此导致的肥胖有关。抑酸治疗是 GERD 的主要治疗手段，大多数轻症患者可通过抑酸治疗得到症状改善且治愈食管炎。在更晚期的病例中，反流屏障的能力受到损害时，增强食管胃 HPZ，纠正食管裂孔疝可持续改善病症。虽然腹腔镜胃底折叠术已成为标准的外科治疗方法，但新的药理学、内镜和外科治疗手段可能在未来取代传统的手术方法。对 GERD 发病机制及其诊疗方案的认识还有待于进一步深入，研究 GERD 治疗值得临床医生和学术界努力。

- 胃底折叠术
  - 腹腔镜
  - 经腹开放
  - 经胸开放
  - 完全（Nissen）
  - 部分（Toupet, Dor）
- 后胃固定术（Hill 修复）
  - 腹腔镜
  - 经腹开放
- 磁性括约肌增强术
- LES 电刺激
- 其他
  - Roux-en-Y 胃旁路术
  - 胃切除术（全部或部分）

▲ 图 137-4　治疗 GERD 的手术选择

**表 137-4　支持使用胃底折叠术控制 GERD 症状的论点**

- 有效控制典型症状
- 在有经验术者的治疗下比较安全
- 手术安全性高
- 严重不良反应发生率低
- 术后生活质量总体良好

**表 137-5　反对使用胃底折叠术控制 GERD 症状的论点**

- 围术期发病率 / 死亡率
- 潜在的故障和需要重新操作
- 不良反应（尤其是吞咽困难或腹胀）

# 第138章
# Barrett 食管
## Barrett's Esophagus

Kamran Mohiuddin　Donald E. Low　著

刘伦旭　贺　茜　杨玉赏　田　东　译

## 一、概述与流行病学

Barrett 食管是一种获得性疾病，属于癌前病变，其发生与许多因素相关，但与慢性胃食管反流病（GERD）最为密切。世界各地不同人群的Barrett 食管发病率有显著差异，与地理、种族和性别的显著不同有关 [1, 2]。因此，深入了解其发病机制可能有助于更好地解析其在世界各地的流行病学特点 [1, 3-5]。

Barrett 食管的致病危险因素包括人种（高加索人）、肥胖、行为和生活方式（吸烟）、饮食（ω-3 脂肪酸）、社会经济状况（高收入）、GERD、男性和年龄增长。吸烟可能会增加患Barrett 食管的风险，而幽门螺杆菌感染和特定的"健康"饮食因素可能会降低罹患风险 [6]。

Barrett 食管是食管腺癌（EAC）的主要癌前表现。Barrett 食管上皮向腺癌的转化需要长时间的演变。它可能从不伴有不典型增生的单纯化生到低度不典型增生（LGD）、重度不典型增生（HGD）直至早期癌变。演进至重度不典型增生，转化为恶性肿瘤的风险陡然增加。来自美国流行病学调查的权威数据显示，Barrett 食管和EAC 好发于白种男性，在非裔美国男性中不太常见，非裔美国女性则更为少见 [6-9]。Thrift 等分析了 999 例 EAC 患者、2061 例 Barrett 食管患者和 2169 例健康对照组的队列数据，并对 29 个与BMI 相关的遗传变异进行了遗传风险评分。研究结果指出，有遗传肥胖趋势的人患食管 Barrett 化生和肿瘤的风险更高 [10]。白人男性的年发病率为3.6/10 万，而非裔美国男性为 0.8/10 万，白人女性为 0.3/10 万 [11]。西班牙裔 Barrett 食管的患病率与美国白人相似 [11]。

根据胃食管反流病患者的消化道内镜检查结果，Barrett 食管在欧洲的患病率与美国相似。Barrett 食管在亚洲人群（日本或新加坡）中相对少见，但在中国台湾省更为普遍 [13]。此外，非洲和中东是 Barrett 食管和腺癌发病率较低的区域，但是在该区域食管鳞状细胞癌发病率较高 [6, 8-9]。Barrett 食管在儿童中很少见，但随着年龄的增长而变得越来越普遍 [12]。在美国和其他西方国家，EAC 的发病率在过去 40 年中迅速增加。在美国 1975—2004 年，ECA 在白人男性和女性中发病率分别提高了 4 倍和 3 倍。美国 2014 年约18 170 人被诊断为 EAC，同时约 15 450 人死于EAC [14]。尽管在过去的 3 年中生存率有了显著的提高，但所有患者的总生存率仍在 17.5% 左右。早期 ECA 患者有更好的预后，数据显示大多数Ⅰ期患者的 5 年生存率超过 80% [15]。

目前治疗 Barrett 食管仍依赖于质子泵抑制药（PPI）治疗 [16]。不过，有证据表明，成功的抗反流手术可能有助于阻断 Barrett 食管的癌变的进程，进而降低 Barrett 食管患者发展为不典型增生及癌症的风险[17]。然而，抗反流手术的该作用尚未存争议。

## 二、Barrett 的介绍、评估和筛查

Barrett 食管的实际发病率和患病率很难被准确记录。因为大多数 Barrett 食管患者没有症状。在一项来自瑞典的研究中，为了验证胃肠道症状评定量表，研究者随机选择了 1000 名患者进行内镜检查。有反流症状的患者 Barrett 食管的总患病率为 2.3%，而无症状个体的患病率为 1.4%。另一项由 Westhoff 等开展的研究[18]表明 13.2% 的慢性 GERD 患者有 Barrett 化生。矛盾的是，短节段 Barrett 食管的患者比长节段 Barrett 食管的患者有

更频繁和明显的症状，提示长节段 Barrett 食管的患者不太可能出现典型 GERD 症状[19]。

Barrett 食管可通过内镜下观察食管远端的柱状黏膜来诊断（图 138-1），并且可以通过活检证实上皮化生（图 138-2）。被诊断为 Barrett 食管的患者，如果接受常规监测，可能会发现其不典型增生或早期癌变。尽管如此，考虑到内镜筛查的经济成本和有创性，普通人群并不容易接受 Barrett 筛查的建议。

柱状黏膜活检标本显示出特殊的上皮化生及其特征性杯状细胞（图 138-2）。胃食管交界处与化生最近端的距离可确定长节段（＞ 3cm）或短节段（＜ 3cm）Barrett 食管[20, 21]。长节段 Barrett

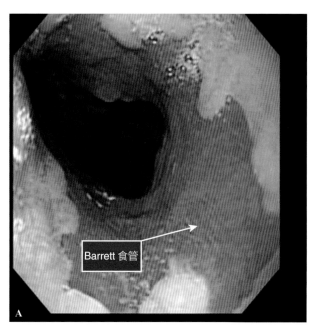

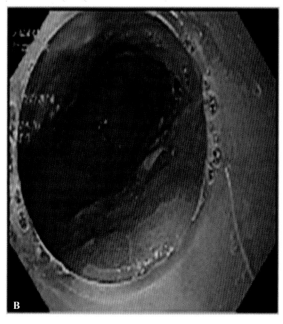

▲ 图 138-1　A. Barrett 食管的内镜切面；B. 轻度异型增生和重度不典型增生病灶的 EMR 前视图

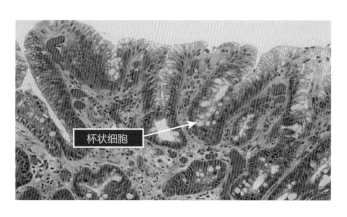

◀ 图 138-2　Barrett 组织学显示不伴有不典型增生，在区分"肠化生"时看不到杯状细胞。与正常柱状上皮相比，化生腺体始终表现出核的异型性。异型性包括细胞核增大、拥挤、深染、核仁突出，偶见轻度层化

与长期胃灼热、食管裂孔疝和严重反流性食管炎密切相关，其化生本身通常不会引起任何症状。

尽管尚存争议，新研究越来越倾向根据风险分层选择性筛查 Barrett 食管患者。根据已知的 Barrett 食管危险因素，包括年龄（＞40岁）、长期胃灼烧、吸烟、肥胖（＞30kg/m²）和持续 GERD 症状，可对患者进行分层[22]。有数据显示，长期胃灼热的老年白人男性中，Barrett 食管发病率最高。这些数据是通过全国范围的回顾性队列研究得来的，男性、老年人和初诊时的轻度异型增生是 Barrett 食管恶性进展的独立预测因素[23]。美国胃肠病协会（AGA）和美国医生学会（ACP）临床指南[16, 24]已出版。BOB-CAT 共识[25]及胸外科学会[26]，还有两个额外的指导方针尚未公布。前者是对 Barrett 食管的国际性、多学科、系统性研究和循证评估，为 Barrett 食管中不伴有不典型增生或伴有 LGD 及无法明确的患者提供临床诊疗意见；后者来自 STS 普胸外科食管癌工作组。他们都认为，对于50岁以上有长期胃灼热（GERD）症状（通常超过5年）的男性，尤其是那些有额外危险因素的患者，如夜间反流、食管裂孔疝、吸烟史和 BMI 升高，高比例腹内脂肪或内脏肥胖（表138-1），需要做 Barrett 食管筛查。

英国癌症研究所（Cancer Research UK）目前正在进行一项多中心临床试验，研究人员正在检查一种称为细胞海绵（图138-3）（非内镜免疫细胞学设备）的新筛查工具，用于筛查 Barrett 食管。高风险患者吞下一片有绳子的药丸。一旦进入胃里，药丸溶解释放出细胞海绵，然后用绳子把海绵从收集黏膜细胞的食管中取回。细胞学评估可用于检测 Barrett 化生或癌症，也可以在分子水平检测相关标记物，这些标记物可能识别出 Barrett 食管进展为癌症的高风险患者。如若试验成功，最终可能为临床诊疗提供一种简易、低成本、替代内镜检查的筛查方法，并有可能将其推广到基层社区。

最近，剑桥大学（英国）和南安普敦大学（英国）的国际科学家联盟对 Barrett 食管患者和食管癌患者的 DNA 进行了测序，并绘制了他们的基因相似性和差异性。他们在该基因的肿瘤蛋白53（TP53）和 SMAD4 中发现了突变，这可能为确定哪些 Barrett 食管的患者会发展成癌症提供了参考。可以预见，测序将在 Barrett 食管患者风险分层中扮演重要角色[27]。

腺癌的危险性似乎随着 Barrett 食管的长度而递增。短节段 Barrett 食管比长节段的更常见，然而长节段的患者患腺癌的风险更高[28]。目前关于 Barrett 食管筛查项目的建议可能会遗漏50%的无 GERD 症状的短节段 Berrett 患者。

**表 138-1 目前对筛查 Barrett 食管指南的建议**

| | |
|---|---|
| AGA, 2014 | 有其他食管腺癌危险因素的患者* |
| ASGE, 2014 | 长期反流是食管腺癌的其他危险因素* |
| ACG, 2008 | 男性，年龄＞50岁，白种人，长期胃灼热 |
| STS, 2015 | 不适用 |
| SSAT, 2005 | 需要长期药物治疗的 GERD 患者 |
| ACP, 2012 | 男性，年龄＞50岁，有慢性 GERD 症状（＞5年）和 EA 的其他危险因素* |
| BOB CAT, 2015 | 男性，年龄＞50岁，白种人，GERD 症状失控，中心性肥胖 |

AGA. 美国胃肠病学会；ASGE 美国胃肠内镜学会；ACG. 美国胃肠病学会；STS. 胸外科学会；SSAT. 消化道外科学会；ACP. 美国医生学会；BOB CAT. 良性 Barrett 病和癌症工作组；*. 其他危险因素：年龄＞50岁、男性、白人、慢性 GERD 症状、食管裂孔疝、体重指数升高、吸烟、腹内体脂分布、夜间食管反流

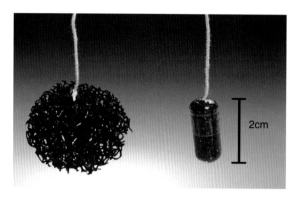

▲ 图 138-3　明胶胶囊内的囊浆（右）和扩张后的囊浆（左）

### 三、监测

来自 Barrett 食管患者定期监测的预后数据显示，在 Barrett 食管和 ( 或 ) 轻度异型增生患者中，抑酸治疗仍然是标准的治疗方法。所有非异型增生 Barrett 食管患者都应接受 PPI 治疗。来自一项研究长达 20 年的前瞻性研究的数据显示，PPI 治疗使得 Barrett 食管患者发展为不典型增生的绝对风险降低了 37%[29]。Barrett 食管（无异型增生）患者应在 1 年内接受两次上消化道镜检查，此后每 3 年接受一次。如果存在异型增生，建议缩短检查的间隔时间[30]。此外，ACP 建议，对于有 Barrett 食管和无异型增生的男性和女性，检查间隔时间不应超过 3～5 年，而对于有异型增生的患者，检查的间隔时间应缩短[24]。目前确定监测间隔的指南是根据增生的程度确定的。

活检显示任何程度的异型增生都应由胃肠道病理专家重新评估。轻度异型增生患者应接受内镜检查，该检查经济且有效[31]。近年来，Barrett 食管内镜消融治疗领域的重要进展为 Barrett 食管和异型增生患者提供了一种有效的治疗方式。

Crockett 等研究了无异型增生的 Barrett 食管患者与内镜监测的相关性。该多中心研究显示，大多数患者（65%）接受了内镜监测比现行指南中推荐的更频繁[32]，提示大部分患者因更强烈的监测意识增加了医疗成本。Das 等对比了无异型增生的 Barrett 患者行内镜消融术与内镜监测的成

本，指出内镜消融术性价比更高。ACG 和 ACP 推崇的现行内镜监测很昂贵，每年在美国可花费约 2 亿 9000 万美元[33]。目前研究者们都认为 Barrett 食管可能会影响患者寿命，而监测有可能发现异型增生进展为癌症，早期发现将降低这些患者的死亡率并提高生存率。然而，一些随机前瞻性试验未发现接受监测的无异型增生的 Barrett 食管患者从中获益[30]。

在合并重度不典型增生的 Barrett 食管患者中，每年约有 6% 的患者演变为食管腺癌[34]，故应当对其进行临床干预[18]。目前不建议仅给予定期监测，而更应考虑消融。未来仍有两个重要问题亟待解决，一个是确定内镜消融成功后是否需要继续接受定期内镜检测，另一个是设计临床试验以对比无异型增生的 Barrett 食管分别接受定期内镜监测或消融治疗成本效益。AGA 和美国胃肠内镜学会（ASGE）现在建议对 Barrett 食管伴有重度不典型增生患者进行内镜下根除治疗，而不是定期监测[16, 35]。

### 四、Barrett 食管的病理学评估

由于认识到对 Barrett 化生和异型增生的不同阶段的鉴别对于制订治疗策略的重要性，研究者在阐明和完善活检标准方面做了大量工作[36-38]。多项先前的研究显示，临床病理医生对柱状上皮的诊断标准存在显著的观察偏倚，特别是在异型增生出现的情况下。准确的病理诊断对于治疗方案的制订至关重要。异型增生的程度由细胞学（细胞核和细胞质特征）、结构（腺体和固有层的关系）、表面成熟度（比较隐窝内的核大小和黏膜表面的核大小）决定，并结合炎症程度来综合评估。根据组织学，异型增生的分级如下：①阴性（图 138-2）；②不确定；③轻度不典型增生（图 138-4）；④重度不典型增生（图 138-5）。

和不伴有异型增生的患者相比，轻度异型增生更可能进展为食管癌。既往研究提示全科病理医生对轻度异型增生的诊断准确率良莠不齐，所以建议对此诊断应该由胃肠道病理专家

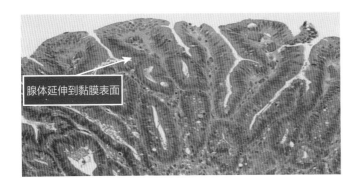

腺体延伸到黏膜表面

◀ 图 138-4　**Barrett 食管组织学显示轻度不典型增生**

腺体内排列着细胞，细胞核密集、分层、深染，延伸到黏膜表面

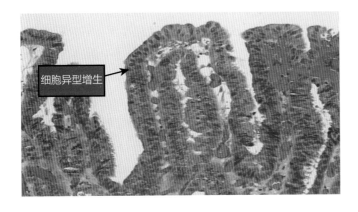

细胞异型增生

◀ 图 138-5　**Barrett 食管组织学显示重度不典型增生**

腺体结构扭曲明显，隐窝分枝和侧芽，黏膜表面呈绒毛状结构，上皮在腺体内桥接，形成背靠背的筛状腺体，核极性丧失，以核"围拢"为特征，核之间没有一致的关系

确认。Curvers 等回顾性复诊了 6 家社区医院 2000—2006 年的 Barrett 食管患者，发现 85% 的伴有轻度异型增生的患者被误诊为无异型增生或可疑伴有不典型增生的 Barrett 食管 [39]。初步诊断很重要，因为荷兰的一项大样本研究显示，从轻度异型增生到癌症的进展速度每年增加 0.77%，许多研究中心建议对轻度异型增生患者进行内镜消融治疗 [23]。Thomas 等开展 Meta 分析以确定 Barrett 食管进展为食管癌的发病率，发现各国患者有相似进展率：英国每年 0.7%，美国每年 0.7%，欧洲每年 0.8% [40]。对于明确诊断为轻度异型增生的患者，约 85% 的患者在 9.1 年内进展为重度不典型增生或腺癌的，而无异型增生的 Barrett 的患者发展为腺癌的患者占比仅为 4.6%（$P < 0.0001$）[41]。

重度不典型增生还需要病理确认，病理结果通常是评判是否予以干预治疗的金标准。病理结果有差异的两个主要问题是内镜检查时的取样误差和不同病理学家在解释异型增生严重程度时的认知不同。Kelly 等开展了一项研究，7 名胃肠道病理学家回顾性分析了 163 例经食管切除术的重度

不典型增生的 Barrett 食管的组织样本，该研究旨在评估病理专家的病检解释是否一致。7 名病理学家仅在 7.4% 的病例中达成了 100% 的一致意见 [41]。最近 Sangle 等研究了 485 例重度不典型增生初诊患者的活检组织，这些患者重新进行了病理检查，为纳入内镜消融试验做准备。只有 51% 被证实有重度不典型增生。其余的被证实为胃黏膜发炎（无 Barrett）7%，Barrett 无异型增生 15%，可疑伴有异型增生 26%，轻度异型增生 33%，腺癌 18%。以上回顾性再分析，在参与研究的专业胃肠道病理学家中有较好的一致性（90%）[42]。

因此，所有活检显示重度不典型增生的患者都应该进行二次病理检查，最好由胃肠道病理学家进行。现有文献表明，重度不典型增生患者进展为癌症的百分比为 16%～59% [43-46]。对于重度不典型增生，内镜下四个象限活检的间隔应为 1cm，因为间隔较大（2cm）会造成 50% 的癌症漏检率 [47]。

黏膜不规则如结节或溃疡（图 138-6A）最好使用内镜黏膜切除术（EMR），以便行更全面

的组织学评估（图 138-6B）。结节性病变与更高的恶性肿瘤发生率和更大的区域淋巴结扩散有关[45]。目前，内镜超声并不能有效检测重度不典型增生。

## 五、非异型增生性 Barrett 食管的治疗

目前的文献仅提供了有限的证据，证明抗胃酸药物或抗反流手术可最终减少腺癌的发生或改善 Barrett 食管相关症状[49]。在 20 世纪 80 年代中期，组胺 2（$H_2$）受体拮抗药是治疗 GERD 最常用的处方药。然而，许多研究是用西咪替丁或雷尼替丁进行的，没有发现可逆转 Barrett 食管的演进发展。在 80 年代末，PPI 由于其确切的抗胃酸分泌的作用，开始在临床上广泛应用。

无异型增生的 Barrett 食管的治疗目标与 GERD 基本相同。治疗方案包括用 PPI、$H_2$ 受体拮抗药和（或）促动力药进行药物治疗或外科抗反流手术。两者各有利弊。药物治疗是无创的，以抑酸为目的，在大多数患者中能有效控制反流症状并使食管炎得以缓解。然而，一部分接受药物治疗的患者仍伴有顽固性反流，可能导致不典型增生和腺癌。也有人担心长期 PPI 治疗的不良反应，特别是对钙、镁代谢的影响，进而诱发骨质疏松症和髋部骨折的发病率增加，在中年女性中该不良反应尤其明显[50]。有研究表明 PPI 与某些胃肠道感染有关，并对其他药物的药效产生影响，尤其是抗血小板药。此外，研究表明胆汁反流（不仅仅是酸反流）在 Barrett 食管发病机制中起着重要作用。胆汁对食管黏膜的损伤导致"化学性食管炎"，并促进化生[51]。

在部分治疗胃食管反流病的前瞻性研究中，外科抗反流治疗与内科治疗相比，能有效控制反流症状、预防酸反流和非酸反流。有证据表明，手术可能比药物治疗更有效延缓 Barrett 食管向异型增生和腺癌发展[52]。Low 等对 14 例经组织学证实为 Barrett 食管并接受抗反流手术的患者进行了抗反流手术的疗效观察。术后 2～4 周开始详细的内镜、组织学和症状随访，平均随访时间 25.1 个月（12～36 个月），发现 72% 的患者有化生现象的逆转，28% 的患者在不需要长期药物治疗的情况下能改善或控制异型增生[53]。同样，Morrow 等研究了腹腔镜抗反流手术对 82 例 Barrett 食管患者的影响，发现 Barrett 食管组织学上发生化生逆转的占比约为 22%，进展率仅为 7%[54]。

非甾体抗炎药（NSAID）通过环氧合酶 2 或非环氧合酶的抑制作用发挥抗肿瘤作用。间接证据表明，使用非甾体抗炎药可能降低食管腺癌的

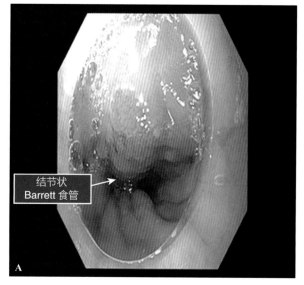
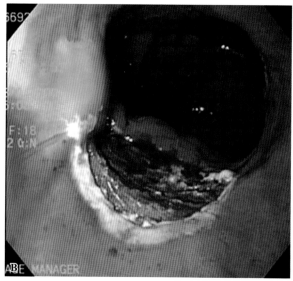

▲ 图 138-6　A. 结节状 Barrett 食管的内镜切面；B. EMR 后结节状黏膜面积

风险。然而，非甾体抗炎药可能有严重的不良反应，目前不可用于预防或治疗 Barrett 食管[55]。

## 六、低、重度异型增生的治疗

### 内镜消融术

消融术是一种内镜技术，通过热能破坏 Barrett 食管上皮。其目的是将上皮破坏到足够的深度，以消除肠上皮化生，并使正常鳞状上皮再生。有许多内镜烧蚀方式，包括射频消融（RFA）、光动力疗法（PDT）、氩等离子凝固（APC）、多极电凝（MPEC）、加热器探头、激光和冷冻疗法，均能达到治疗目的。为使消融成功，建议在抗酸环境进行。

尽管食管切除术仍然是重度不典型增生的治疗方案之一，但美国胃肠病学会和胸外科学会的指南建议采用内镜根除疗法（RFA、PDT 或 EMR）。对重度不典型增生患者仅进行监测是不合理的，因为即使是轻度异型增生患者都应该考虑行内镜消融术[16, 56]。对于无异型增生的 Barrett 食管患者，目前一般不推荐内镜根除治疗，但如若伴有进展为重度不典型增生的高风险，或有食管腺癌内镜治疗史（图 138-7 和图 138-8），可考虑行内镜消融术[16]。

Shaheen 等在一项纳入了 127 例患者的多中心、随机临床试验中，评估内镜射频消融术是否能根除异型增生的 Barrett 食管，降低肿瘤进展率。结果发现，在轻度异型增生中，消融组和假手术组分别有 91% 和 23% 的患者完全根除了异型增生（P=0.001），而在重度不典型增生中，完全根除率分别为 81% 和 19%[57]（P=0.001）。最近欧洲的 9 个 Barrett 食管研究中心进行了多中心随机试验，纳入 136 名患者，研究内镜射频消融是否能降低轻度异型增生患者的肿瘤进展率。他们的结论是，在 3 年的随访中，RFA 显著降低了肿瘤进展为重度不典型增生和腺癌的比率，经病理证实为轻度异型增生的患者也应考虑进行消融治疗[58]。Orman 等对 18 项研究进行了系统回顾和 Meta 分析，以确定 RFA 在异型增生和无异型

增生的 Barrett 食管患者中的疗效和持久性。结果显示，91% 的患者的不典型增生得到完全逆转，78% 的患者实现了肠化生的完全根除。在治疗过程中，只有 0.2% 的患者进展为癌症。食管狭窄（图 138-9）作为最常见不良事件，发生率约为 5%[59]。Spechler 等研究了 349 例 Barrett 食管演变为食管早癌的患者，所有患者都接受了内镜治疗，其中 97% 的患者完全得到了肿瘤根治[16]。在 64 个月的平均随访期中，21% 的患者发现了肿瘤再发，这些病变的主要危险因素是残留的非肿瘤性 Barrett 食管组织。因此，现在建议在内镜治疗期间根除所有 Barrett 食管组织，而不仅仅是明显的肿瘤性病灶。

最新的 ASGE 指南建议对 Barrett 食管合并

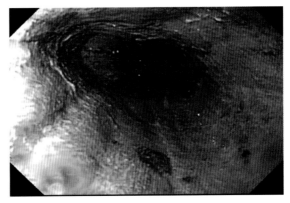

▲ 图 138-7　图 138-1B 所示同一患者 RFA 术后的内镜照片。RFA 持续烧伤化生和不典型增生的巴雷特食管上皮表面，从而使正常的鳞状黏膜再生

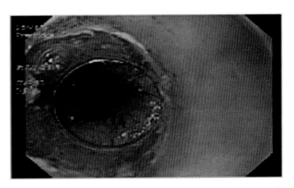

▲ 图 138-8　EMR 可以环周应用，已达到较好的根治效果。但考虑狭窄的风险（图 138-9），一般情况下，EMR 在任何一次治疗中都应该限制在圆周的 50% 以内

重度不典型增生患者行内镜下消融术；轻度异型增生患者也应考虑 RFA。然而，一些研究者认为指南的限制太多，因为 RFA 的安全性、明显的疗效已经得到临床证实（图 138-10），所以他们推荐所有 Barrett 食管患者，无论是否有异型增生，都应该用 RFA 治疗[60]。对于无异型增生的 Barrett 食管，是否使用消融手术还没有达成共识。

EMR（图 138-6B）和内镜黏膜下剥离术（ESD）是消融的替代方式，即切除比标准活检更大面积的黏膜和黏膜下层。这些方法为病检提供了更多样本，可作为 Barrett 食管患者的最终治疗方法。对于来自于 Barrett 食管的任何黏膜病变的初步取样，均可以采用 EMR，但环状切除应分期进行，以将严重狭窄的风险降至最低（图 138-9）。

Bennett 等分析了现有比较 Barrett 食管患者的内镜治疗和手术治疗的有效性的文献，其中并没有随机对照试验比较这两种治疗方案。综合分析后，他们建议，对于早期癌症或重度不典型增生患者，并进行内镜检查，最终应结合多学科团队的建议。术前基于 EMR 进行的 Barrett 相关食管腺癌的 T 分期与手术样本的 T 分期高度一致，提示术前基于内镜的分期的准确性及其对手术治疗的指导意义[61]。

重度不典型增生患者的治疗依赖于医生的专业知识，患者的年龄、伴有的其他疾病和个人主观意愿。目前的建议是，如果检测出重度不典型增生并得到确认，这些患者应被转诊至擅长介入性内镜技术和食管切除的中心，因为很有可能有社区或非专科医院没有发现的隐匿性肿瘤。

## 七、Barrett 相关的食管早癌治疗

在美国，20% 的食管癌是在早期（$T_1$）被发现的，其疾病局限于黏膜或黏膜下层[62, 63]。尽管黏膜癌一直通过外科方式治疗，但是食管切除术仍有术后并发症的发生率较高（30%～50%）[64]。此外，小容量医院的住院死亡率可高达 8%，而大容量医院的死亡率为 2%～3%[66]。早期黏膜恶性肿瘤（$T_{1a}$）首选内镜切除和内镜消融。浸润深度是食管癌最重要的预后指标之一。$T_{1a}$ 病变被归类为黏膜内癌，因为它们累及上皮、基底膜和固有层，但侵犯范围不超过黏膜肌层。$T_{1a}$ 病变很少发生淋巴结转移[67]。$T_{1b}$ 是指病变浸润至黏

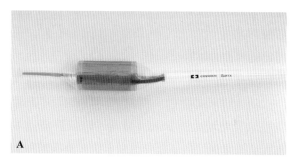

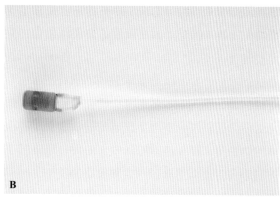

▲ 图 138-10　A. Barrx™ 射频消融系统可进行 3cm 长的 360° 消融，用于治疗 Barrett 上皮的短段和长段；B. Barrx™ 90 RFA 聚焦导管

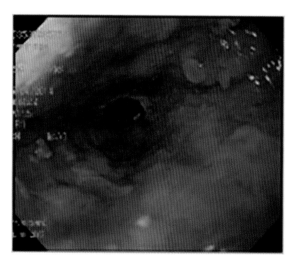

▲ 图 138-9　EMR 术后环状狭窄

膜下层。美国癌症联合委员会（AJCC）TNM 食管癌和食管胃交界腺癌分类（2010 年第 7 版）[68, 69] 强调食管癌的 $T_{1a}$ 和 $T_{1b}$ 分期对疾病管理至关重要（图 138-11）。

食管化生常出现黏液肌折返，目前对这一现象的认识不足常导致分期上的偏倚[70]。食管黏膜肌层由于反流引起的反复溃疡而使其变得更厚，镜下与固有肌层类似，因此食管黏膜肌层在 EMR 标本上很容易被误认为是为固有肌层。此

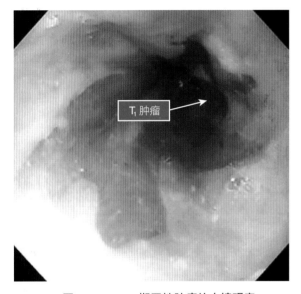

▲ 图 138-11 $T_1$ 期恶性肿瘤的内镜观察

外，当局部黏膜肌层形成折返或突起而分别延伸至黏膜浅层和深层时，两者之间的间隙常常被误认为是黏膜下层。一项对 99 例早期 Barrett 食管相关腺癌的大型研究表明，高达 60% 的黏膜内病变被 EUS 和 EMR 误判为黏膜下癌[71]。

淋巴结转移约占 $T_{1a}$ 病例的 3%～6%。当活检显示恶性肿瘤或需要初步评估黏膜病变时，现行指南[72-75] 推荐 EMR 或 ESD 可作为常规检测手段。EMR 耐受性良好，是区分 $T_{1a}$ 和 $T_{1b}$ 肿瘤最合适的评估方法[73-75]。相反，食管癌 $T_{1b}$ 期淋巴结转移发生率为 21%～24%，这些患者通常被认为不适合单纯内镜治疗，需要手术切除[76-80]。不过，来自于高水平内镜研究中心的研究建议低风险的 $T_{1b}$ 癌可考虑内镜治疗。这些患者仅有最浅的黏膜下层被侵犯（sm1），且被证实为高分化肿瘤且无脉管浸润[81]。然而，大多数研究中心建议 $T_{1b}$ 的患者进行食管切除治疗。

对于重度不典型增生患者，尤其是长节段 Barrett 食管患者、多灶性重度不典型增生患者以及不能保证定期随访的患者，手术仍然是一个合适的选择。在大型食管疾病治疗中心，手术死亡率应为 0%～2%，术后生活质量可与一般人群相媲美[82]。

# 第 139 章
## 食管旁裂孔疝
### Paraesophageal Hiatal Hernia

Janet Edwards　Colin Schieman　Sean C. Grondin　著

朱　峰　译

## 一、食管裂孔疝的分类

裂孔疝一般分为 4 种类型，其中最常见的是滑动型，也叫 I 型裂孔疝。II 型至 IV 型裂孔疝是一种食管旁裂孔疝（PEH），其分型与疝在胸腔内的位移程度及疝内容物有关（图 139-1）。

掌握食管裂孔和胃食管（GE）交界部的解剖结构，对鉴别不同类型的裂孔疝至关重要。食管裂孔是由右膈肌脚的肌纤维围绕形成，左膈脚不参与或很少参与构成。这些肌纤维重叠附着于

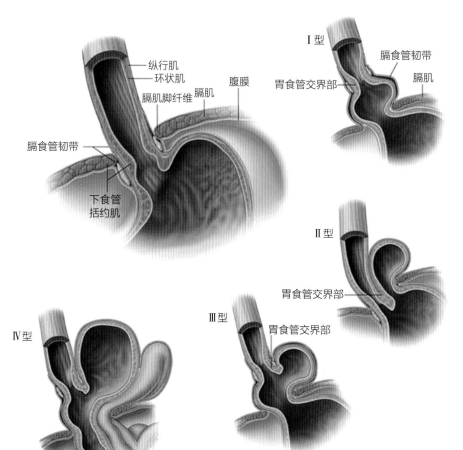

纵行肌
环状肌
膈肌脚纤维　膈肌　腹膜
膈食管韧带
下食管括约肌

I 型
膈食管韧带
胃食管交界部
膈肌

II 型
胃食管交界部

III 型
胃食管交界部

IV 型

◀ **图 139-1　裂孔疝的类型**

I 型是滑动性疝。II 型、III 型和 IV 型是食管旁裂孔疝（PEH）。在 II 型 PEH 中，胃食管交界部（GEJ）位于膈肌之下，而 I 型食管裂孔疝中，胃食管交接部位于膈肌之上。IV 型 PEH 包括胃和其他腹腔器官向胸腔的疝出

经许可转载，引自 Wiener DC, Wee JO. Thorax. Minimally invasive esophageal procedures. In: Ashley SW, ed. *Scientific American Surgery [online]*. Hamilton, ON: Decker Intellectual Properties; 2012. Available at:http://www.sciamsurgery.com [1]

连接椎体侧面的正中弓状韧带右下方。因此，裂孔的开口呈泪滴状，位于主动脉的右侧，其腹侧圆形部分在中线位置上靠近膈肌中心腱连接部。膈肌脚的肌纤维形成一条隧道，将食管包裹起来。膈食管韧带是由膈肌裂孔处的胸内筋膜和腹内筋膜融合形成的。该韧带沿GE交界部的上方汇入食管，将食管远端固定在适当部位，同时使食管末端的2～3cm组织位于腹腔。

### （一）Ⅰ型

在这种滑动型裂孔疝中，GE交界部向上经过膈肌裂孔进入后纵隔，并占据胸腔内空间，且贲门近端位于胸腔内。这种类型疝是由于膈食管韧带的环形薄弱形成的（图139-1）。导致这类疝发生的原因包括腹压增高（如怀孕、肥胖或呕吐）和剧烈的食管收缩，这两个因素都可能导致GE交界部疝入纵隔。Ⅰ型食管裂孔疝常伴有较低的静息压力或下食管括约肌（LES）异常松弛，可

导致胃食管反流和食管炎。这些影响可能与GE交界部机械功能丧失有关。本书其他章节讲述了反流性食管炎和Ⅰ型食管裂孔疝的诊断和治疗。

### （二）Ⅱ型

Ⅱ型食管裂孔疝是一种不同于滑动型裂孔疝的罕见疾病，在Ⅱ型食管裂孔疝中，膈食管膜不是广泛性薄弱，而是局限于食管前方和外侧。贲门和食管下段位于膈肌以下，而胃底和（或）胃大弯通过缺损突入纵隔（图139-1）。突入的器官周围覆盖着一层腹膜，形成了真正的疝囊。

胃的这种胸腔内位移是由所谓的器官轴向旋转演变而来的（图139-2）。胃小弯被食管下段的后附着部分、胃左动脉、幽门和十二指肠的系膜固定在腹部。在Ⅱ型食管裂孔疝中，这3个点定义了胃的长轴，并使胃在腹腔的位置相对固定。然而，胃大弯是相对活动的，并围绕着"长轴"旋转，首先向前移动，然后随着疝的进展向

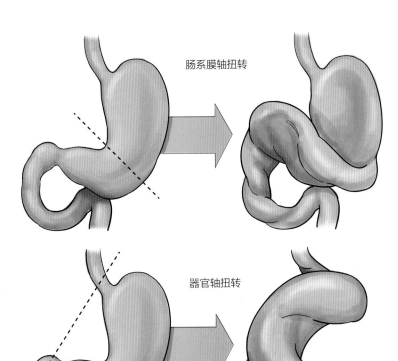

肠系膜轴扭转

器官轴扭转

◀图139-2　食管裂孔疝的嵌顿和绞窄机制

在器官轴扭转中，胃围绕从幽门到胃食管交界部的轴旋转，造成肠道前端闭合性梗阻，由此产生的胃血管闭塞可能导致组织缺血、坏死和穿孔。在肠系膜轴扭转中，轴位于胃小弯侧和胃大弯侧中间，胃窦向前、向上旋转，使胃的后表面向前扭转。这种扭转通常不完全，且间断发作，不常伴有血管损伤

上移动。胃底是胃经疝囊前端首先疝入胸腔的部分。随着裂孔缺损扩大，胃体和胃窦继续轴向旋转进入胸腔，而贲门和幽门仍位于腹腔。随后，胃"倒立"在胸腔内，胃大弯朝向头侧，贲门则保留在膈肌平面或其下方（图 139-2）。胃最初可能位于心脏后方，但随着疝囊的增大、旋转，通常会进入右侧胸腔。发生巨大疝时，大部分胃位于右侧胸腔，胃大弯指向右肩。胃的轴向旋转最常见的方向是向上进入胸部并向右侧移动，因为主动脉位于左侧，心脏位于左前胸，这是阻力最小的路径。但偶尔，胃也可以沿优势方向直接旋转而不向右侧位移，从而使胃大弯横置在心脏后方。

过去曾使用"裂孔旁疝"一词，但这种类型的缺损可能并不存在。除了创伤后的膈肌损伤外，作者从未见过仅食管裂孔一侧的膈肌有缺损，胃被挤压入胸腔后，有可辨认的膈肌脚或膈肌纤维将疝口与食管裂孔分开。

### （三）Ⅲ型

Ⅲ型或混合型食管裂孔疝是Ⅰ型和Ⅱ型的组合，包括滑动和旋转部分（图 139-1）。如果Ⅰ型食管裂孔疝增大，膈食管膜的减弱也可使其前部变弱，从而使胃底疝入胸腔。胃的旋转可能导致胃体或胃底在胸腔内的位置高于贲门。但是，与Ⅱ型食管裂孔疝不同的是，在这种情况下，贲门本身高于裂孔的水平。"巨大 PEH"通常是指超过 1/3 的胃进入膈肌上方胸腔的疝[2]。

也有人提出，Ⅲ型病变很可能只是Ⅱ型病变随时间发展或演化而来。很有可能，随着胸内负压和腹内正压的持续作用，疝的严重程度可能会不断加重，直到贲门被拉到膈肌以上，从而导致Ⅲ型病变。在这种情况下，GE 交界部附件仍然保持完整。

### （四）Ⅳ型

不断扩大的膈肌裂孔最终可导致胃以外的器官疝入胸腔（图 139-1），以横结肠和网膜最常见，有时脾脏和小肠也可疝入胸腔。然而，在这种情况下，患者很少表现出大肠或小肠疝入胸腔后的梗阻症状。

## 二、流行病学

PEH 占所有食管裂孔疝的 5%～15%，因此远不如典型的滑动型食管裂孔疝常见[3-5]。Hill 和 Tobias[6]、Ozdemir[7] 和 Sanderug[8] 的报道指出：PEH 在所有进行食管裂孔疝手术修复患者中仅占 3%～6%。Allen 及其同事[9] 回顾了 1980—1990 年梅奥诊所 46000 多例食管裂孔疝患者的病例。研究发现，只有 147 名患者（0.32%）诊断为 PEH，其胃的 75% 以上位于胸腔内。在接受手术的 124 名患者中，其中有 51 例（41%）Ⅱ型食管裂孔疝，52 例（43%）Ⅲ型（混合滑动型和食管旁）裂孔疝以及 21 例（17%）Ⅳ型食管裂孔疝。

关于 PEH 可从无症状进展到有症状的风险鲜有数据报道，估计每年发生率约为 14%[10]。在 Allen 研究中[9]，最初拒绝手术的 23 例患者中，只有 4 例（17%）出现了明显症状而需要手术。据估计，患有严重症状而需要急诊手术的患者仅占 1%～2%[5, 11]。

PEH 常见于老年女性患者[12, 13]，肥胖也是发病高危因素，一项 Meta 分析表明，体重指数 > 25 的患者的 OR 值为 1.93，发病风险与体重指数平行增加[14]。PEH 也与以前的 GE 手术相关，如食管肌层切开术、抗反流手术和胸腹部创伤手术。骨骼畸形（如脊柱后凸或脊柱侧弯）可引起膈肌解剖结构异常，从而导致 PEH 的发生[15]。先天性缺陷是儿童 PEH 最常见病因，常合并其他先天性异常，如肠道畸形[5]。

## 三、症状

有些 PEH 极少引起或根本没有症状而多年不被确诊，直到因其他原因在常规胸部 X 线检查或计算机断层扫描（CT）中被检出。在贲门位于膈上的患者中，LES 可能松弛，此类患者可表现出 GE 反流的症状，如胸骨后胃灼热感和胃反酸灼热感。然而，最常见的症状是由胸腔胃直接引起的。与其他疝一样，潜在的并发症包括出血、嵌顿、肠扭转、梗阻、绞窄和穿孔。总而言之，最常见的症状与 PEH 的梗阻直接相关，包括早期的饱腹感、餐后疼痛、呕吐，其中吞咽困难最为常见。在某些患者中，这些症状可能是隐匿性的，并且在首诊时难以立即发现。由于这些症状，患者可能会逐渐改变饮食习惯，以最大限度地减少或预防餐后引起的不适。因此，患者常通过延长进食间隔时间和减少食物的摄入量来缓解在进食过程中出现的不适感。而很多有症状的患者在最初数年甚至数十年内都否认有进食困难，只有在对患者和患者家属进行持续的询问后，才会发现他们的饮食习惯在过去数年中发生了变化，并常伴有体重的减轻。

Allen 及其同事[9]记录了 147 例接受 PEH 修补手术患者的症状，其中只有 5% 的患者无症状。87（59%）例出现餐后疼痛，46（31%）例出现呕吐和 44（30%）例出现吞咽困难，另外仅有 23 例患者的主诉是 GE 反流。

出血也是 PEH 的并发症之一，并在裂孔水平处的胃壁内发生了 "saddle 或 Cameron lesions" [16, 17]，同时也提示这些病变很可能纯粹是黏膜机械磨损导致的结果。通常，患者不会急性出血，而表现为慢性病程，进而出现贫血症状，在 Allen 等的研究中，有 21% 的患者就是这种情况[9]。另外出血一般很少迅速形成黑便，上述研究中仅发现 3 例（2%）。黏膜刺激引起的食管炎和（或）胃炎也可能诱发出血。

较大的Ⅲ型（即巨大的 PEH）或Ⅳ型食管裂孔疝占据了胸腔内很大部分，容易导致餐后呼吸系统症状，甚至窒息感。然而，有巨大疝的患者也可能症状轻微，因为这部分患者已经习惯并且耐受。他们有时将其描述为胸骨后压迫感，亦可能被误诊认为心绞痛。这种不适常伴有恶心，可以通过呃逆或反流来减轻症状。

巨大 PEH 最严重的并发症是嵌顿或绞窄性坏死。进餐后，由于胃的扩张，导致在靠近胃窦的胃体中部扭转，进而形成不完全性或完全性梗阻（图 139-2）。胸腔胃的逐渐扩张和胃底扭转可能会导致 GE 交界部梗阻，甚至幽门梗阻，从而造成部分胃嵌顿和闭环性梗阻的生理改变。如果不及时检查，病程会进展到绞窄、坏死或穿孔，若得不到及时处理，引起的纵隔炎和休克可能会致命。这类患者通常极为痛苦，虽病程较长，却从未考虑过去医院就诊。主要症状是胸部或上腹部区域的剧烈疼痛和压迫感，常伴有恶心，并有可能被误诊为急性心肌梗死。患者可能会发生呕吐，但更容易出现恶心或干呕；也有患者主诉无法吞咽唾液。如果扭转继续加重，则会发生胸腔胃部分绞窄，从而出现临床毒血症性表现，包括发热、组织液流向第三间隙、低血容量性休克。Borchardt[18]最初描述了胸骨后疼痛、干呕、无法留置胃管这 3 种症状。此三联征基本上也是胸腔胃扭转的特征性表现。

幸运的是，这种危及生命的并发症如今相对很少见，在过去，它的发生率更高。Hill 和 Tobias[6]、Ozdemir[7]和 Wichterman[19]及其同事曾指出，他们的 PEH 患者中约有 30% 出现过胃扭转。但是，Allen 及其同事[9]的报道中只有 5 名此类患者因怀疑伴有绞窄而需要急诊手术，发生率约为 3%。根据 Stylopoulos[11]的汇总分析，估计只有 1.16% 的 PEH 患者会出现需要急诊手术的急性症状，造成这种情况的原因可能是 PEH 在早期阶段就已经被诊断出来。而且随着常规胸部 X 射线以及先进的放射学检查的广泛开展，如 CT 和磁共振成像（MRI），无症状或症状轻微的 PEH 患者更容易被发现。因此，患者可以在梗阻症状严重之前进行早期的外科手术干预。

## 四、诊断

PEH 通常因胸部 X 线片异常而被首次发现。最常见的表现是标准胸部 X 线片的侧位片上心脏后方发现一个伴有或不伴有气液平的空气泡（图 139-3）。在巨大 PEH 中，疝囊及其内容物偶尔会突入右侧胸腔。鉴别诊断主要包括纵隔

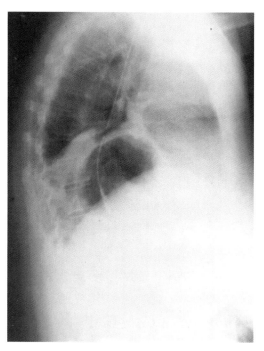

▲ 图 139-3　心脏后方空气泡。注意被巨大疝囊压迫导致的肺膨胀不全，影像学上肺呈楔形改变

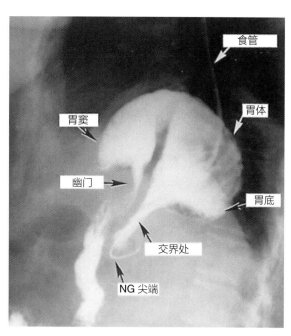

▲ 图 139-4　胃钡剂检查显示为胸腔中呈"倒立胃"表现

注意鼻胃管（NG）延伸通过食管的长度，其尖端位于食管裂孔下方的 GE 交界部。胃底、胃体和胃窦位于横膈上方

囊肿、纵隔脓肿和梗阻性食管扩张（类似晚期贲门失弛缓症患者的巨食管）。上消化道钡剂可以明确诊断，特征性表现为胸腔内"倒立胃"（图 139-4）。放射科医生应特别注意贲门相对于裂孔的位置，通常在侧位和（或）斜位 X 线片做吞咽动作时最明显，这有助于鉴别 Ⅱ 型和 Ⅲ 型裂孔疝。钡剂灌肠或胸部 CT 有助于确定是否涉及部分结肠，但是，并非所有患者都有这种影像学表现，因此它对诊断几乎没有什么帮助。胸部 MRI 有助于 PEH 的诊断，但不作为常规检查。

食管胃十二指肠镜（EGD）是目前所有手术患者的术前常规检查。EGD 可以鉴别是否存在食管炎，也可以进一步证实是否为 PEH 引起的伴有胃机械性紊乱的 GE 反流，同时还有助于确定 Barrett 食管炎的潜在证据，这一发现不仅表明存在 GE 反流，而且还要求应通过 EGD 进行长期动态监测。最后，重要的是要排除引起梗阻症状的不确定的管腔内因素，如纤维化性狭窄，食管肿瘤或合并的膈上憩室、在简单 PEH 中，远段食管在内镜下呈典型的"蛇走形"，其 GE 交界部在裂孔水平或以上。膈上部分的胃因为扭曲，

内镜很难通过整个胃的长度而到达幽门。EGD 还可以诊断胃溃疡，这可能是目前许多 PEH 患者初次就诊表现为慢性贫血的原因。值得注意的是，EGD 的主要并发症是误吸或穿孔，但在对诊断为 PEH 的患者进行 EGD 操作时却很少发生（< 0.1%）[5]。

术前食管功能检查的作用目前仍存在争议。许多外科医生在术前通常会进行食管测压和 24 小时 pH 监测，以帮助他们决定在疝修补术中是否需要同时进行胃底折叠术。食管测压可以提示严重的食管运动功能障碍，可以帮助外科医生在手术时确定哪种类型的胃底折叠术（全部或部分）最佳。食管测压虽然可以排除合并可以导致吞咽困难的食管运动功能障碍，但需要丰富的操作经验，因为由于 PEH 的存在，有时很难甚至不能放置测压探头，此外，胸腔和腹腔之间的典型压力差通常不存在。尽管 24 小时动态监测 pH 在 PEH 的诊断中没什么作用，但在诊断 GE 反流时很重要，因此最佳的治疗方案就是在手术修补

的同时进行胃底折叠术[5]。GE 反流尽管是 PEH
患者常见的临床表现，但并非所有患者都有。
Walther 及其同事[20]发现 15 例 Ⅱ 型食管裂孔疝
患者中有 9 例（60%）pH 与病理性反流相符合。
Fuller 及其同事[21]在 69% 的患者中发现了类似
的反流证据。

在我们的机构中，接受 PEH 诊治的患者常
规接受 EGD、上消化道钡剂检查和食管测压，目
的是为了充分了解解剖学和生理学特征，并排除
可能伴随的其他疾病。这样，外科医生可以制订
个体化手术方案。对于巨大 PEH 患者，我们通
常不进行动态反流监测，因为我们机构中的所有
患者在进行 PEH 修补术时都接受了部分或完全
的胃底折叠术。

## 五、手术决策

几十年来，人们一直认为只要存在 PEH，便
可以进行手术修补。这种观点源自 Skinner 和
Belsey[22]的一份研究报告，他们发现 21 例接受
非手术治疗的 PEH 患者的死亡率为 29%。同样，
Hill[23]报道了 29 例 PEH 患者中有 10 例出现了
嵌顿，而接受急诊手术的 4 名患者中有 2 名死亡。
此后，嵌顿型 PEH 患者行急诊手术高达 50% 的
死亡率被广泛传播。许多外科医生基于这些令人
震惊的死亡率数据，认为 PEH 患者需要尽快手
术治疗，而这已成为近 40 年来外科界的准则。

然而，上述患者极有可能是没有或很少有症
状的。在过去的 50 年中，医学实践取得了重大
进展，对无症状 PEH 的诊断也并不少见。随着
钡剂造影，CT 或 MRI 扫描的普及，甚至对轻度
上腹部不适的患者进行食管镜检查，因此没有或
很少有症状的 PEH 患者也被发现。

最早提出可以安全随访此类患者的学者是
Treacy 和 Jamieso[24]。在他们的研究中，71 例患
者中有 29 例进行了保守治疗，平均随访 6 年，
保守治疗的患者中有 13 名患者出现了症状加重
并最终接受了手术修补（非急诊手术）。Mayo 诊
所的 Allen 及其同事也报道了类似的经验[9]，在

147 例 PEH 患者中，23 例接受了非手术治疗，
其中 19 例被成功救治，仅有 4 例因病情进展而
接受了手术修补，其中 1 例死于疝相关并发症。

最近，Stylopoulos 及其同事[11]利用 Markov
Monte Carlo 决策分析模型，探索在症状轻微或
无症状的患者中实施选择性腹腔镜修补 PEH 的
可行性。在他们已发表的五项研究报告中提到，
每名患者每年急性并发症的发生率为 0.7%～7%，
每名患者每年的加权值为 1.16%。使用平均预期
寿命表得出：出现急性症状而需要急诊手术的风
险随着年龄的增长而降低，对于 65 岁时的 PEH
患者风险为 18%，75 岁时为 12%，而 85 岁时不
到 8%。基于这些研究结果，作者得出结论，由
于有 20% 的患者从外科干预中获益，因此 65 岁
以下无论是否有症状的 PEH 患者应接受选择性
外科手术治疗。在 80 岁以上的患者中仅观察到
10% 的获益；因此，对于这一年龄段的有症状患
者，应保留外科手术治疗[11, 25]。

因此，该领域的许多专家现在已经认识到，
必须对所有患者进行个体化考虑，并且对于任何
PEH 患者，特别是症状轻微或无症状患者，不常
规推荐手术，因为许多这样的患者都是合并有多
种并发症或症状轻微的七八十岁以上患者。鉴于
年老体弱的患者围术期发病率较高，应高度重视
预期管理，因为大多数食管裂孔疝患者可以在没
有严重并发症的情况下生活。

但是，在那些以梗阻症状为主的患者中，没
有有效方法可以治疗或缓解这种不适。尽管质子
泵抑制剂可以有效缓解反流症状，但大多数患者
仍有餐后疼痛和早期饱腹感。在这类患者中，手
术治疗确实可以作为一种选择。

## 六、手术原则

在最佳手术方式和步骤的选择方面都存在争
议。然而，此领域几乎所有专家都同意一些手术
处理原则。这些原则包括减少疝囊的内容物、从
胸腔取出疝囊、评估食管缩短情况、闭合膈肌脚
及将胃固定在腹腔。尽管这些原则几乎得到了普

遍接受，但是用于实现这些目标的技术仍存在一些差异。

### （一）减少疝囊内容物

虽然这在大多数患者中相对容易实现，但对于那些食管裂孔环紧缩或伴有肠扭转的患者来说，有时候是困难的，这些患者已经发展为胃壁水肿及胃扩张。对于囊内容物难以排出的患者，应避免用力过大，以免发生浆膜层或全层胃撕裂。这样的撕裂，如果不被发现，可能会导致围术期瘘和再次手术。重要的是要尽可能有效地用鼻胃管进行胃减压，最大限度地缩小胃，使其在无须辅助操作的情况下进入腹腔。有人认为，可以将红色软橡胶导管插入疝囊，并注入少量空气，可能有助于打破疝囊内的真空，从而有助于减少疝内容物。对于经过轻柔的牵拉和上述操作无效的患者，在裂孔环行小切口（1～2cm）通常可以完成复位。

### （二）疝囊的游离与切除

绝大多数专家认为，胸内疝囊应该从纵隔位置完全切除，并送入腹腔。疝囊切除术被认为可显著降低复发率 [26, 27]。其基本原理是减少胸腔内复发的机会。原因有二：首先，它能使疝囊在纵隔内所占据的巨大潜在空间完全消失。其次，由于纵隔组织和膈肌脚将不再由间皮组织覆盖，这将使裂孔修复愈合得更有效，因为间皮组织可以阻碍膈肌脚的愈合和瘢痕的形成。对于疝囊一旦在胸内被游离后，是否必须切除仍然存在争议。一些外科医生并不切除贲门上的疝囊，因为他们认为在切除疝囊时会增加迷走神经损伤的机会。另一些人认为，在某些位置保留部分疝囊，特别是与腹膜连续的疝囊，有可能会形成一条复发性疝的路径 [28]。我们的做法是从胃食管交界部胃小弯的起始处开始，尽可能彻底地切除疝囊。切除疝囊可以精确的显示胃食管交界部的位置，从而更好地评估食管延长手术的必要性。此外，切除疝囊的过程也迫使外科医生必须对食管及纵隔进行完全解剖，这反过来又最大限度地提高食管长

度。最后，疝囊切除通常会导致胃食管交界部脂肪垫的去除，这可能会在胃底折叠包绕层的构建过程中提供更有效的尺寸和缝合空间。一旦疝囊从胸腔内移出，随着肺的扩张，纵隔的无效腔就会消失，无须引流。

### （三）闭合膈肌脚

食管裂孔行 PEH 修补术时，常伴有膈肌脚薄弱、组织质地差、裂孔闭合张力过大等并发症。这些因素，加上未被注意到的食管缩短，容易导致膈肌脚修复破裂，导致胃重新疝入胸腔。术中悉知和辨识膈食管裂孔的解剖对有效闭合膈肌脚至关重要。

一旦疝囊游离至腹腔，在食管下段前方就会出现一个巨大的膈肌缺损。切记，远端食管构成了胸内疝的后壁，胃底位于前壁。一旦胃底被游离出来，通常在后纵隔紧贴主动脉前方发现食管。尽管一些外科医生随后进行了前膈肌脚闭合术，但作者认为，环形游离食管，并将其从主动脉上提起更为重要。随着纵隔内的解剖，远端食管可以常规游离 8～10cm，约至隆嵴前方水平。这种胸内解剖给予食管最大腹内长度，并且将食管沿着裂孔方向向前上方移动，直到紧邻裂孔中点后方的十二点位置。然后可以进行后膈肌脚闭合术，从而重建正常的解剖关系。仔细解剖膈肌脚并保持其完整性至关重要 [29]。剥除膈肌脚上的腹内筋膜或胸内筋膜会显露和削弱膈肌脚的肌纤维，导致缝合困难。用不可吸收缝线闭合后膈肌脚缺损，针距为 8～10mm，并用膈肌脚周围腹膜确切包裹。使用哪种缝线加强缝合仍存在争议。一些外科医生建议使用铁氟隆或毡合脱脂棉来加固膈肌脚的缝合，但这种做法可减少复发率的客观证据有限 [30]。

为了提高膈肌脚修复的强度，并尽量减少组织张力，外科医生使用了与腹股沟疝和切口疝相似的修复补片 [31-33]。该补片被认为会导致纤维化和组织生长，从而降低复发率。对于 PEH 修补术，不同成分的补片都可以被用来加固膈肌脚的

闭合。每种类型的补片根据其组成材料（如聚丙烯、聚四氟乙烯、聚乙烯醇、猪小肠黏膜下层、无细胞真皮基质）各有优缺点[26,34]。

手术中可以通过各种各样的技术将补片放置在膈肌脚处来加强膈肌脚的闭合。最常被外科医生所采用的方法包括用人工补片（前位或后位）[35]一期闭合膈肌脚，这是一项使用便于食管通过的带洞补片的微创技术[36]。"无张力"修复，是指用人工补片来连接膈肌脚之间的空隙[37,38]，而非缝线直接缝合。图 139-5 说明了人工补片的放置方法。

曾有 3 个临床随机试验来对比单纯膈肌脚闭合成形术和人工补片修复术。在 1999 年，Carlson 和 Colleges[39] 报道了一项对 31 名患者的随机试验，表明利用补片加强膈肌脚闭合术可显著降低膈疝的复发率。2002 年，Frantzides 和 collagues[36] 报道了一项对 72 例大于 8cm 的巨大裂孔疝患者的研究，这些患者被随机平均分配到单纯间断缝合组和使用人工补片修补组。单纯间断缝合组复发率（22%）明显高于人工补片修补组（0），统计学上有显著差异（P＜0.006）。在

这项中位随访 30 个月的研究中，人工补片修补组出现术后糜烂、狭窄或吞咽困难的发生率没有增加。有意思的是，Granderath 等[35] 进行的一项前瞻性随机实验表明，在短期和中期随访中，使用聚丙烯补片加强膈肌脚修复确实增加了术后吞咽困难的发生率。其他外科医生也注意到了类似的问题，并且有病例报道描述了显著的食管周围炎、糜烂、狭窄和瘘形成[40]。与复发率相比，考虑到补片较高的并发症发病率，这个领域的专家通常尽可能避免使用补片。

一项前瞻性随机试验报道了在 PEH 手术中使用可吸收生物补片来加强膈肌脚的修补[41]。这项首次报道于 2006 年的多中心研究仅由在腹腔镜食管手术方面有丰富经验的外科医生参加。108 名患者随机分为两组，一组是单纯缝合食管裂孔，另一组是使用猪肠黏膜下组织制成的同种异体移植补片加强缝合食管裂孔。6 个月时进行常规的上消化道造影，研究者记录了与单纯一期修补相比，在影像学上，使用同种异体移植补片修补后的复发率显著降低（9% vs. 24%，P=0.04）。有复发性疝的患者，出现餐后胸痛和

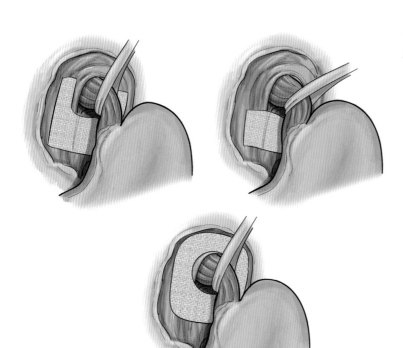

◀ 图 139-5　在裂孔处放置补片以加强膈肌脚修补的方法

早期饱腹感的比例略高，但在吞咽困难症状上无差异。所有的术后症状都没有严重到需要再次手术处理。经过短期随访，本研究的结论是在巨大 PEH 中使用生物补片可能是必要的。2011 年 Oelschlager 和 Collegues [42] 报道了一项队列研究，认为腹腔镜下 PEH 修补术，无论是一期缝合修补还是生物补片加强修补，都能长期持久地缓解症状，提高生活质量。更重要的是，两组的长期复发率相似，均为 54%～59%。有趣的是，在美国胃肠道和内镜外科学会（SAGES）最近的一项调查中，有学者报道了与人工合成补片相比，使用生物补片的复发率较高 [43]。

表 139–1 概述了在开放手术和腹腔镜手术中补片修补与非补片修补的对比结果。最近，有两篇关于选择性使用补片这一争议性主题的回顾性文献。在第一项研究中，3 个随机试验的 Meta 分析报告得出，补片修补膈肌脚使术后 1 年复发风险降低了 4 倍 [47]。第二项研究使用了基于回顾性研究的决策分析模型，其随访期更长，为 15～50 个月 [48]。这项研究报道了补片修补与非补片修补之间的最小差异。这些不一致的结论突显了所公布数据的质量低下和文献报道的变异性，这表明，必须等待长期的随访和验证性研究，才能提出进行补片加强修补的强烈建议。

### （四）腹腔内固定

导致疝复发和再次形成的关键因素是胸腔内负压形成一种朝向头侧的拉力，促使胃向胸腔方向移位。一般认为，某些形式的腹腔内胃固定是修补 PEH 的必要组成部分。通过胃前固定、胃造瘘、部分或完全胃底折叠术将胃固定在膈肌下，可防止胃进入胸腔 [49]。

虽然喜欢胃固定术的外科医生强调这项技术既快速又简单，但是有报道显示其复发率很高 [50, 51]，那些支持用胃造瘘管在腹腔内固定胃的外科医生主张，利用荷包技术或经皮肠造瘘术可以减轻胃的压力，因此不需要术后鼻胃管引流，同时通过一个固定点来防止腹腔内胃扭转和再次疝入胸腔 [52]。但有些外科医生持反对意见，因为胃是柔韧的，在朝向头侧拉力的作用下，会被拉回胸腔，所以使用胃造瘘管不能阻止疝的再次形成。到目前为止，还没有随机试验证明

表 139–1　腹腔镜手术入路加或不加补片治疗巨大食管旁疝的研究 ᵃ

| 第一作者 | 年　份 | 病例数 | 有补片（n） | 无补片（n） | 术中并发症（%） | 术后并发症（%） | 复发（%） | 再次手术（%） |
|---|---|---|---|---|---|---|---|---|
| Carlson[39] | 1999 | 35 | 15 | 16 | 有补片: 13<br>无补片: 6 | NS | 有补片: 0<br>无补片: 19 | 有补片: 0<br>无补片: 12 |
| Frantzides[36] | 2002 | 72 | 36 | 36 | NS | 有补片: 6<br>无补片: 13 | 有补片: 0<br>无补片: 22 | 有补片: 0<br>无补片: 14 |
| Morino[44] | 2006 | 51 | 37 | 14 | 0 | NS | 有补片: 35<br>无补片: 77 | 有补片: 14<br>无补片: 36 |
| Muller-Stitch[45] | 2006 | 56 | 16 | 40 | 有补片: 19<br>无补片: 5 | 有补片: 13<br>无补片: 15 | 有补片: 0<br>无补片: 19 | 有补片: 0<br>无补片: 5 |
| Zaninotto[46] | 2007 | 54 | 35 | 19 | NS | NS | 有补片: 9<br>无补片: 42 | NS |
| Oelschlager[42] | 2011 | 108 | 57 | 51 | NS | NS | 有补片: 54<br>无补片: 59 | 有补片: 0<br>无补片: 4 |

a. 百分比为总百分比，除非另有说明
NS. 未说明

使用胃固定术或胃管造瘘术可以降低 PEH 的复发率[53]。

许多外科医生支持无论是否存在 GE 反流症状或食管炎，在 PEH 修补时应常规实施胃底折叠术[9, 54]。这些外科医生报道，胃底折叠术不仅有助于将胃固定在腹腔，还降低了术后反流的发生率。这些结果受到一些专家的质疑，他们认为严重的术后 GE 反流可以通过药物治疗得到充分的控制[50, 55]。只有在术前检查中诊断为 GE 反流的患者才应选择性地进行胃底折叠术。Williamson 及其同事[55] 对 119 例 PEH 患者进行了回顾性分析，其中只有 19 例接受了抗反流手术以及疝的修补。通过症状、内镜检查、测压或 pH 检查诊断为反流的患者才需要实施抗反流手术。术后有 2 例（2%）出现了严重的 GE 反流症状，17 例（15%）出现了轻微且易控制的症状。报道的 117 例患者中有 12 例复发疝的发生，86% 的患者效果良好。一般认为，这种选择性的手术方式可以减少术后吞咽困难和其他并发症的发生，对于许多有明显的并发症的老年患者，应简化解剖流程和缩短手术时间。尽管只有有限的数据来证实胃底折叠术的必要性，但大多数外科医生在修补

PEH 时实施抗反流手术，以限制回流并将胃固定在膈下。

目前将胃固定在膈下的主要方法是部分或完全胃底折叠术，如 Belsey 或 Nissen 术。Belsey Mark Ⅳ（BM Ⅳ）是经典的经胸入路手术，在大多数患者中效果较好[56]。与 360° Nissen 胃底折叠不同，BM Ⅳ 提供不完全的 240° 前胃底包绕。这种局部包绕有助于减少食管动力减退患者的吞咽困难和胀气，除了重新固定膈肌脚和施行前 240° 胃底折叠术外，BM Ⅳ 也有助于通过在膈下位置稳定胃底折叠术来重建 LES 的高压区（图 139-6）[57]。由于手术的复杂性，使用胸腔镜微创技术实施 Belsey 手术的尝试大多被放弃[58]。随着腹腔镜手术技术的最新进展，180° 前 Dor 和 270° 后 Toupet 胃底折叠术在有严重食管动力障碍的患者中越来越受欢迎。

作者的做法是常规进行 Nissen 胃底折叠术，以尽量减少复发的风险。对在术前压力测试中有明显食管动力障碍的患者进行部分胃底折叠术。如果需要延长食管，我们通过沿胃小弯放置一个 50~54 Fr 扩张器，实施 Collis 胃成形术。扩张器的大小是根据患者的身体状况和术前的测压结

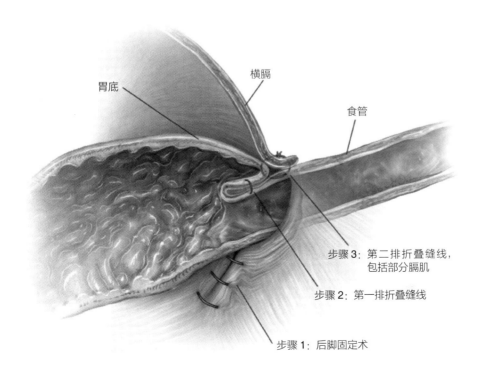

▲图 139-6 Belsey Mark IV 修补的矢状视图，展示了修补的 3 个步骤

经许可转载，引自 Cooke DT. Belsey Mark IV repair. *Op Tech Thorac Cardiovasc Surg* 2013; 18(3): 215-229.57. © 2013 Elsevier 版权所有

胃底

横膈

食管

步骤 3：第二排折叠缝线，包括部分膈肌

步骤 2：第一排折叠缝线

步骤 1：后脚固定术

果来调整的。我们偶尔会选择性地使用胃固定术和（或）胃造瘘术作为腹腔固定的方式，用于那些食管动力明显下降（由测压法明确）的罕见患者或那些我们希望尽量缩短手术流程的高龄虚弱患者。在这种情况下，我们使用腹腔镜进行联合手术放置经皮胃造瘘（PEG）管来减少疝。胃造瘘术可以让腹腔内胃固定更加稳固，也可以在患者口服摄入营养不足的情况下提供替代的营养方法。如果在这样的患者中出现 GE 反流，通常可以用质子泵抑制药进行适当的治疗。

### （五）缩短食管

尽管早在 1957 年就首次提及，但是关于食管缩短是否存在及其发生过程仍然存在争论[59-62]。不相信食管缩短存在的学者认为食管的缩短是因为胃向头侧移位进入胸腔。修补解剖缺陷，将胃回纳到腹部可以避免延长手术。更普遍的观点认为食管缩短确实存在，由于长期的 GE 反流导致食管周围炎症刺激，而炎症愈合后的纤维化改变进而造成食管缩短。因外科医生无法在无张力的情况下将 GE 交界部固定于膈下，这种缩短虽不常见，但有助于导致疝的复发。

确定患者是否伴有食管缩短可能是一个挑战。术前的影像学或内镜检查不能准确预测术中食管是否缩短[63]。在手术时，一般通过最大限度移动食管远端后，观察 GE 交界部位于膈肌裂孔下方的位置来辨识短食管。如果 GE 交界部不能缩短到裂孔下 2～3cm，来进行无张力腹腔内胃底折叠术，最经典的解决方案是进行食管延长手

术，称为 Collis 胃成形术。这项技术通常是使用一个放置在食管内扩张器旁边的吻合器向胃内推进来造成一个垂直于胃的切口（图 139-7）。这就在胃的小弯侧形成了一个"新食管"。这种新食管位于腹部，允许在没有过大张力的情况下进行腹腔内胃底折叠术。Collis[59] 首先描述了这种未使用胃底折叠术的技术；随后又增加了诸如 Nissen 胃底折叠术（如 Collis-Nissen 胃底折叠）以尽量减少反流[64]。

虽然经典的 Collis 胃成形术是利用胸腔内入路的吻合器进行的，但 Luketich 及其同事[65] 介绍了一种改良的可以在腹腔镜下进行的 Collis 胃成形术。利用圆形和线形吻合器形成新食管，扩张器位于食管内，以防止过度狭窄（图 139-7）。最近，楔形胃成形术是通过连续击发一个线性吻合器来楔形切除部分胃，从而产生一个与其他技术类似的新食管（图 139-7）。Whitson 等[66] 最近报道了一系列使用该项技术的 PEH 修补术，效果良好。有趣的是，腹腔镜修补手术中较少出现食管缩短情况[52]。这个观察结果可能与以下原因有关：二氧化碳气腹导致的膈肌抬高，导致难以准确识别裂孔旁的 GE 交界部，另外由于食管脂肪垫导致不能准确识别 GE 交界部及食管远端游离。由于腹腔镜技术的挑战，一些外科医生可能不愿意进行食管延长手术。

## 七、手术入路

关于手术修复 PEH 最佳入路一直存在争议，

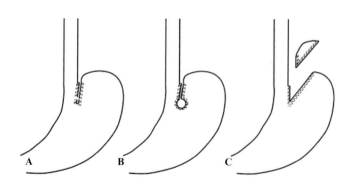

◀ 图 139-7 通过建立新食管延长缩短食管的手术选择

A. 经典的直线切割缝合器 Collis 胃成形术；B. 改良腹腔镜下直线切割缝合器 Collis 胃成形术；C. 楔形胃成形术

主要包括开放式手术入路（开胸手术、剖腹手术）和腹腔镜手术入路。开放手术和微创手术都有支持者，每种方法各有优缺点。开放式手术的支持者认为术中疝内容物减压简单易行，方便术中触诊、保护迷走神经和用粗丝线修补膈肌脚等操作。主张开胸手术的医生指出，术中很容易进行食管的完全游离，可以一直游离到主动脉弓的下方，膈肌脚也有很好的视野。他们还指出从膈肌上入路进行 Collis 胃成形术更容易。但这些专家很少指出通过这种方法分离胃短动脉的困难，以及开胸手术会导致住院时间延长和存在慢性胸痛的风险。最后，开放手术的支持者经常引用腹腔镜手术修复 PEH 学习曲线的复杂性。更有趣的是，他们从来没有提到过完成一个成功的开放式修补手术也有类似的学习曲线。

支持腹腔镜手术的专家强调腹腔镜手术的微创性。他们可以适当地减少术后疼痛、缩短住院时间，以及能更快地返回工作岗位[67-69]。此外，他们指出腹腔镜手术在膈肌脚处的视野比开胸手术或剖腹手术更好。Luketich[65] 和 Whitson[66] 报道，现在可以常规的实现腹腔镜下胸内食管的完

全游离，食管的延长也可以通过微创技术完成。Whitson 所报道的楔形胃成形术因技术操作相对容易而得到广泛应用。

表 139-2 列出了超过 50 例开放手术（开胸和剖腹）修补食管旁裂孔疝的研究结果。在大多数手术中，这两种术式都能获得持久的修复效果，而开胸手术的修复效果略好于剖腹手术。表 139-3 概括了超过 100 例通过腹腔镜修补巨大 PEH 患者的研究成果。结果显示微创手术有较低的死亡率，这与较短的住院时间有关。而总体手术死亡率并没有太大的差别[68, 84-86]。

也许，反对微创手术最有力的论据可能与长期随访中存在食管裂孔疝复发的风险有关。开放手术的支持者认为，开放式手术可以更彻底地游离食管，更准确地闭合膈肌脚，这两个因素有助于防止疝的复发。腹腔镜手术的支持者指出，绝大多数的复发是无症状的，而开放手术的支持者则认为，无论是否有症状，疝的复发率过高，因此他们支持开放手术。

先前观点的不足之处在于，关于腹腔镜术后复发率的数据来源于进行常规放射学随访的作

表 139-2　≥ 50 例开放手术下食管裂孔疝修补的相关报道

| 第一作者 | 年　份 | 病例数 | 手术方式 | 中位住院时间（d） | 发病率（%） | 死亡率（%） | 中位随访时间（个月） | 已知复发率（%） |
|---|---|---|---|---|---|---|---|---|
| Eillis[50] | 1986 | 55 | 剖腹手术 | 9.5[a] | 24 | 2 | 52[a] | 9 |
| Allen[9] | 1993 | 124 | 开胸手术 | 9 | 26 | 0 | 42 | 1 |
| Williamson[55] | 1993 | 119 | 剖腹手术 | NS | 12 | 2 | 61 | 10 |
| Martin[70] | 1997 | 51 | 开胸手术 /剖腹手术 | 9.1[a] | 29 | 0 | 27[a] | NS |
| Maziak[71] | 1998 | 94 | 开胸手术 | NS | 19 | 2 | 72 | 2 |
| Geha[72] | 2000 | 100 | 开胸手术 /剖腹手术 | NS | 6 | 2 | NS | 0 |
| Rogers[73] | 2001 | 60 | 开胸手术 | 9 | 8 | 2 | 19 | 2 |
| Patel[74] | 2004 | 240 | 开胸手术 | 7 | 24 | 1 | 42 | 8 |
| Low[75] | 2005 | 72 | 剖腹手术 | 4.5 | 15 | 0 | 30[a] | 18 |

a. 平均值，而非中位数值；NS. 未提及

表 139-3　≥100 例腹腔镜手术修补食管裂孔疝的相关报道

| 第一作者 | 年　份 | 病例数 | 中转开放式手术率（%） | 平均住院时间（d） | 死亡率（%） | 平均随访时间（个月） | 已知复发率（%） |
|---|---|---|---|---|---|---|---|
| Matter[76] | 2002 | 125 | 2.4 | 3.9 | 3 | 40 | 33 |
| Pierre[77] | 2002 | 203 | 1.5 | 3 | 1 | 18 | 3 |
| Diaz[78] | 2003 | 116 | 2.5 | 2a | 2 | 30 | 22 |
| Andujar[79] | 2004 | 166 | 1.2 | 3.9 | NS | 15 | 20 |
| Aly[80] | 2005 | 100 | 1.0 | 3.6 | 0 | 47 | 14 |
| Nason[81] | 2008 | 187 | 1.1 | NS | NS | 77a | 15 |
| Luketich[82] | 2010 | 662 | 1.5 | 3a | 2 | NS | 16 |
| Latzko[83] | 2014 | 126 | 4.8 | 4.0 | 2 | 23 | 21 |

a. 平均值，而非中位数值；NS. 未提及

者。现在许多研究者不仅在术后短期内也会在长期随访中都进行食管造影，从而进行对比，这样一些微小、无症状、本来不会被发现的复发性疝就会被发现。但这种随访方式并不是开放手术术后的常规做法，因此，只有有症状的患者才会进行详细检查，以确定是否复发。目前仅有一个报道是开放式手术修补后进行常规造影随访的研究。Low 和 Unger[75] 对他们经剖腹手术修补的患者进行常规造影随访，发现 61 名患者中有 11 人（18%）出现复发性食管裂孔疝。Ferri 等[87] 最近报道了一项长期的研究结果，研究中比较了 25 例剖腹手术和 35 例腹腔镜手术的复发率。虽然开放组的复发率高于腹腔镜组（44% vs. 23%，P=0.11），但两组间无显著差异。

因此，开放式手术在预防远期复发方面的优势可能主要是基于有临床症状复发患者的随访数据，而腹腔镜手术复发率则基于常规影像学检查的随访数据。这种"风马牛不相及"的比较很难确定哪种方法更具有优势。尽管如此，为了解决报道中腹腔镜手术修补后的高复发率，许多外科医生使用人工补片来加强膈肌脚的修补。2012 年，SAGES 对外科医生进行的一项自身调查报告显示，25% 的外科医生常规使用补片，同时仍有 23% 的外科医生从不使用补片[88]。

在全国范围内，有倾向于以腹腔镜手术修复食管裂孔疝的趋势，虽然未接受过腹腔镜技术培训的胸外科医生将继续进行开放手术，但患者可能会越来越倾向于微创手术。这种转变模式虽不是基于有力的数据，但它遵循了其他腹腔镜手术的发展趋势。这并不是说开放手术没有优点。尤其是对于那些伴有胸腔内病变的患者，开胸手术只需要一个切口就能完成所有的操作。对于有多次上腹部手术史的患者，无论是剖腹手术还是腹腔镜手术都很困难，开胸手术仍有优势。最后，对于那些在腹腔镜手术后出现复发性疝的患者，开胸手术可能更容易实现食管的完全游离。

## 八、更多帮助

为了获得更多的信息，表 139-4 列出了几个视频链接，详细介绍了各种用于修补食管裂孔疝的腹腔镜技术（包括带或不带补片）。另外，Cooke、Ellis 和 Soper 的贡献有助于阐明开放手术下的 Nissen 胃底折叠术、BM Ⅳ 修补术和腹腔镜下 PEH 修补术[57, 89, 90]。

表 139-4 腹腔镜下食管旁疝修补术示教视频链接

| 手术方式 | 优势及特色 | 类 型 | 作 者 | 视频链接 |
|---|---|---|---|---|
| 腹腔镜手术 | 以精简的视频展示了腹腔镜下补片修补膈肌脚的技术 | 在线视频 | Dr. Robert Sewel | https://www.youtube.com/watch?v=cAkETBbo1jk |
| 腹腔镜手术 | 展示了较大裂孔的修补、Endostitch Autosure 设备和补片修补膈肌脚技术 | 在线视频 | Dr. Ehab Akkary | http：//www.youtube.com/watch?v=WwRMUCH4NU8 |
| 腹腔镜手术 | 展示了较大裂孔的修补、Flet Pledgeted 缝合技术和胃前端固定术 | 在线视频 | Dr. Daniel Rosen | https://www.youtube.com/watch?v=MjQuUi1bPOY |
| 腹腔镜手术 | 展示了 Toupet 部分胃底折叠术 | 在线视频 | Dr. Bernard Dallemagne | http://www.websurg.com/doivd01en2101.htm |
| 腹腔镜手术 | 精彩的手术原则和总结型视频 | 在线视频 | Dr. Nathaniel Soper | http://www.websurg.com/doilt03ensoper005.htm |
| 腹腔镜手术 | 精彩的手术争议和挑战型视频 | 在线视频 | Dr. Lee L. Swanstrom | http://www.websurg.com/doilt03enswanstrom014.htm |

# 第 140 章
# 食管憩室
## Esophageal Diverticula

Pamela Samson　Varun Puri　著

杨　懿　译

食管憩室是一种几乎只发生于成人的食管条件获得性疾病，主要分为两大类，即膨出性憩室（pulsion diverticula）和牵拉性憩室（Traction diverticula）。膨出性憩室是由黏膜通过肌层的薄弱环节疝出而形成的，仅由黏膜和黏膜下层组成，属于假性憩室。临床上分为两种类型：咽部食管憩室（Zenker 憩室）和膈上憩室。第二种牵拉性憩室是由临近的炎症和淋巴纤维化牵拉形成，由食管壁全层形成，属于真性憩室。还有一种非常罕见的弥漫性食管壁内憩室病。

## 一、咽食管憩室（Zenker 憩室）

咽食管憩室，是最常见的食管憩室，位于食管括约肌的生理和解剖学区域后上方（UES 食管括约肌），最常发生于 50—80 岁，总人口患病率 < 1%[1]，尽管英国外科医生 Ludlow 最早在1769 年对其进行了描述，但直到 1874 年，德国病理学家 Zenker 和 von Ziemssen 为此撰写了一篇经典评论，并命名为 Zenker 憩室[2, 3]。

### （一）病理生理学

由于 Zenker 憩室通常出现在 50 岁以上的患者中（发病高峰在 70—80 岁），因此被认为是获得性疾病。20 世纪 50 年代，Negus[4] 描述了环咽肌上方恒定起源点，并提出在肌肉层存在解剖学薄弱点的可能性。颈部食管的这一区域被称为Killian 三角，位于斜行的咽下缩肌与横行的环咽

缩肌之间，这是咽食管憩室最常见的部位。咽食管憩室可能较少出现在 Lamier 三角区（环咽肌以下、食管纵纤维以上）或 Killian–Jamieson 三角区（环咽肌下方、从肌肉两侧的任意一侧和环状软骨之间），这种憩室被称为 Lamier 憩室和Killian 憩室，Ellis[5] 的测压研究没能证实在咽食管憩室患者中环咽肌存在失迟缓或压力增高。

Lerut 对食管括约肌区域肌肉特征的评估表明[6]，肌源性变性和神经源性疾病不仅局限于环咽肌，而且也影响到横纹肌，因此环咽肌的不协调性只能被认为是更复杂的功能性问题的一个方面，而不是疾病本身，咽食管憩室是这一过程的表现，与对照组相比，Venturi 及其同事[7] 证实，Zenker 憩室患者的环咽肌和食管上肌固有肌层的胶原蛋白 / 弹性蛋白比例更高，这表明食管括约肌区域肌肉的生化成分存在差异。

Cook 及其同事[8] 用同步影像和测压法研究了 Zenker 憩室症患者和对照组，他们证明Zenker 憩室患者的括约肌开放明显减少，咽腔内压力更高。他们得出的结论是，Zenker 憩室患者的主要异常是括约肌开放不完全，而不是咽部收缩与括约肌松弛或开放之间的不协调。因此，在环咽肌功能障碍时的吞咽行为，加上吞咽过程中常见的压力现象，据信会产生足够的透壁压力，使黏膜通过环咽肌上方咽后部的解剖学上的薄弱点疝出。由于其压力的周期性变化及咽下

的食物使囊袋不断扩张，使憩室不断增大并下垂。憩室的颈悬于环咽肌上方，囊袋位于食管和椎骨之间。事实上，随着憩室发展，最后可能与咽在同一纵轴上，使得食物可以选择性进入囊袋使之充盈，这可能会压迫并导致的邻近食管向前倾斜。这些解剖学变化进一步阻碍了吞咽，而且因为憩室口在环咽肌的上方，憩室的自发排空不受阻碍，并常与喉气管抽吸及反流到口腔有关。

### （二）症状和诊断

虽然 Zenker 憩室可能无症状，但大多数患者在发病早期就出现症状，一旦出现，其病变大小、症状发作频率和严重度及并发症会不断进展。典型的症状包括颈段食管吞咽梗阻感，口臭，吞咽时有声响，伴或不伴咳嗽或呛咳时的自发性反流。通常反流的是未被消化的食物，而不是苦味（胆汁）、酸味（酸性）或被十二指肠分泌物所消化，并且可以在进食后数小时内发生，

咽食管憩室的主要并发症是营养不良和影响呼吸。如果忽视了病情，则体重减轻、声音嘶哑、哮喘、呼吸功能不全，以及肺败血症导致的肺脓肿都是潜在的并发症。很少可见明显的颈部肿块。咽食管憩室发生癌变的概率在文献中描述为 0.3%～7%，并且属于鳞状细胞癌[9-11]，医源性憩室穿孔可发生于食管插管、内固定或意外吞入异物。

钡剂检查确诊食管憩室（图 140-1），尽管未明确指出内镜检查用于 Zenker 憩室的诊断，但如果患者因为其他食管症状正在接受内镜检查，应告知内镜医生，因为内镜有可能导致穿孔。一旦经吞钡诊断出 Zenker 憩室，通常不再进行测压。

### （三）治疗

咽食管憩室的治疗是外科手术。药物治疗效果不佳，所有咽食管憩室患者，无论憩室大小，都应考虑手术治疗[11]。高龄并不是手术的

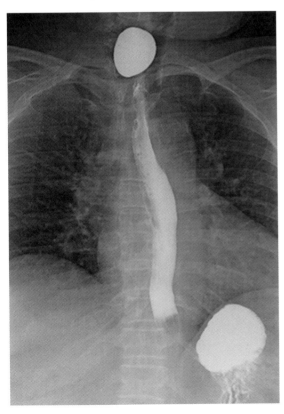 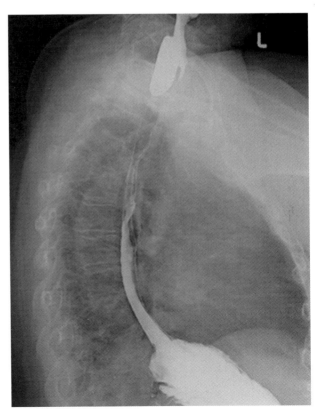

▲ 图 140-1　表现为反流的患者中 Zenker 憩室的前 - 后位（AP）图和侧视图

禁忌证，事实上，因为手术能使这部分弱势人群免于吸入性肺炎和进行性营养不良而被高度推荐。Mayo 诊所的一项回顾研究表明，手术治疗使 94% 的患者情况有所改善，并且没有手术死亡的案例 [12]。在类似的现代研究中，使用环咽肌切开术的患者中，99% 的患者取得了优异的疗效 [13]，手术治疗最好是选择憩室比较小或是中等大小，并且在发生并发症之前。当存在营养或呼吸系统并发症或怀疑有肿瘤形成时，仍应进行手术干预，在对接受 Zenker 憩室手术患者的回顾性研究中，营养不良患者的并发症发生率［定义为 6 个月内体重减轻 10%，白蛋白＜ 35g/L 和（或）BMI ＜ 21］和非营养不良患者相似，但营养不良患者住院时间更长（分别为 3.8d 和 1.9d）[14]。

Zenker 憩室最常见的手术方法是憩室切除术或憩室联合肌切开术 [15-17]，与不同术式对比发现，不进行肌切开术的憩室切除术患者容易发生术后瘘管和憩室复发，因此强调肌切开术在治疗中的重要性。其他方法也已成功使用。Dohlman 和 Mattsson 首先描述了经口内镜下憩室和食管之间隔膜或共同壁透热分割疗法 [18]。此外，van Overbeek[19] 还描述了使用二氧化碳激光来分割共同壁。Collard[20] 和 Peracchia[21] 后来开发了一种腔内吻合器技术，可进行内镜下环咽肌切开术。实际上，经管腔内吻合器切开术和二氧化碳激光技术已经成为最常采用的非开放性手术方法。回顾性研究表明，与经口内镜下憩室切开术并进行肌切开术相比，开放式术式（包括环咽肌切开术和憩室切除术或憩室切开术）有更好的远期效果（持续症状、复发症状、需要重复手术）[17, 22]。值得注意的是，当憩室≤ 3cm 时更为明显（其中经口内镜吻合术的复发率可能高达 36%），可能是因为吻合器的钉砧（无法缝合或分割组织）可能占这些小憩室的 1/3～1/2 的长度 [22, 23]。一些作者认为内镜憩室切开术最适合中等大小的憩室（3.5cm）患者。开放式手术肌切开术进行或不进行憩室切除术，更适合较小的憩室的治疗，以降低不完全肌切开术的风险 [22, 23]。此外，对于有颈

椎间盘融合史、伸颈受限、颈过短及有后凸畸形的患者，经口内镜入路也可能被禁止。与经口内镜手术相比，二氧化碳激光技术在吞咽困难和反流症状方面有较大改善，而且复发率较低，但总体并发症发生率较高 [24]。

大多数接受手术治疗的患者只需要很少的术前准备，少数患者（＜ 10%）可能存在严重的营养不足，需要进行术前静脉营养支持或胃造口术 [14]。及时修复憩室是纠正大部分缺陷并预防进一步后遗症的最佳方法。化脓性肺部疾病通常也需要明确解决憩室问题，然后才能对其进行有效治疗。

### （四）手术技巧

#### 1. 开放性咽喉肌切开术联合憩室切除术或憩室切开术

华盛顿大学胸外科选择的外科手术方法是开放式咽喉肌切开术，行憩室切除术或憩室切开术。此时，开放入路有助于获得完整环咽肌切开术的最佳时机，憩室切除术规避了食管癌变的小风险，提供了病理学评估的理论益处。憩室切开术避免了缝合线，并且与憩室切除术相关的并发症（瘘管）风险很小。

患者采用带气管插管的全身麻醉，该技术可控制通气并有助于防止术中误吸。颈部应该随着肩膀的转动而伸展，头部向右旋转约 45°。此时患者可进行内镜检查，以确保憩室充分清除（即使患者已经适当禁食）并记录其外观，左侧颈椎入路显露效果最好，采用平行于胸锁乳突肌前缘并从舌骨水平延伸至锁骨上方 1cm 处的斜切口。颈阔肌和肩胛舌骨肌分开。通过向外侧牵开胸锁乳突肌和颈动脉鞘，向内牵拉甲状腺和喉，使咽后间隙和憩室显露。

在此解剖过程中，必须将甲状腺中静脉分开。应避免或非常小心地使用电灼，以防止损伤左喉返神经。解剖开后可立即识别出起源于咽后壁的憩室。一旦发现憩室，使其松解开并钳夹住抬高（图 140-2）。此时，用一根探条（通常

为 40～45Fr）导入食管以促进其分离，应将憩室颈部区域与周围的纤维脂肪组织游离开。外科医生必须彻底解剖憩室，确定咽部肌肉缺损的边缘，黏膜囊通过此部位突出。在憩室切除或憩室切开术之前进行肌切开术的决定因人而异。我们认为，当憩室切除术和憩室切开术之间的选择不明确时，先进行肌切开术是有益的，这会使中等大小憩室变小，从而减少需要憩室切除术的可能性。

肌切开术从憩室的下侧开始，向下延伸至少3～4cm，直到已完全划分出环咽肌的典型水平纤维。我们更喜欢使用肌切开术剪刀，而不是低强度电灼术，以避免热灼伤的风险。同时，使用 Kittner 解剖器收缩侧向分开的肌肉层。肌切开术大致从食管前方 135° 的外侧。值得注意的是，

大多数＜ 2cm 的囊在肌切开术后消失了。一些外科医生更喜欢在进行肌切开术时在合适的位置放置一个 40～50 Fr 的食管探条。

此时，评估憩室的大小。如果认为需要憩室切除术，可以同时使用线性切割吻合器（白色钉仓，2.5mm 吻合钉）和放置在适当位置的食管探条。如果在憩室切除术中不使用探条，很容易切除过多的黏膜并造成医源性食管狭窄。钉线一般不加固，或者可以通过反转憩室并使用可吸收的缝线将憩室的上部固定在下咽的左侧壁或前纵韧带上来进行憩室固定[15]。

在咽后间隙中放置一个小的抽吸引流管（Jackson-Pratt）。手术后，患者按常规治疗。第二天可能要对食管进行造影检查。如果检查结果令人满意，则开始软质饮食。然后将引流管移

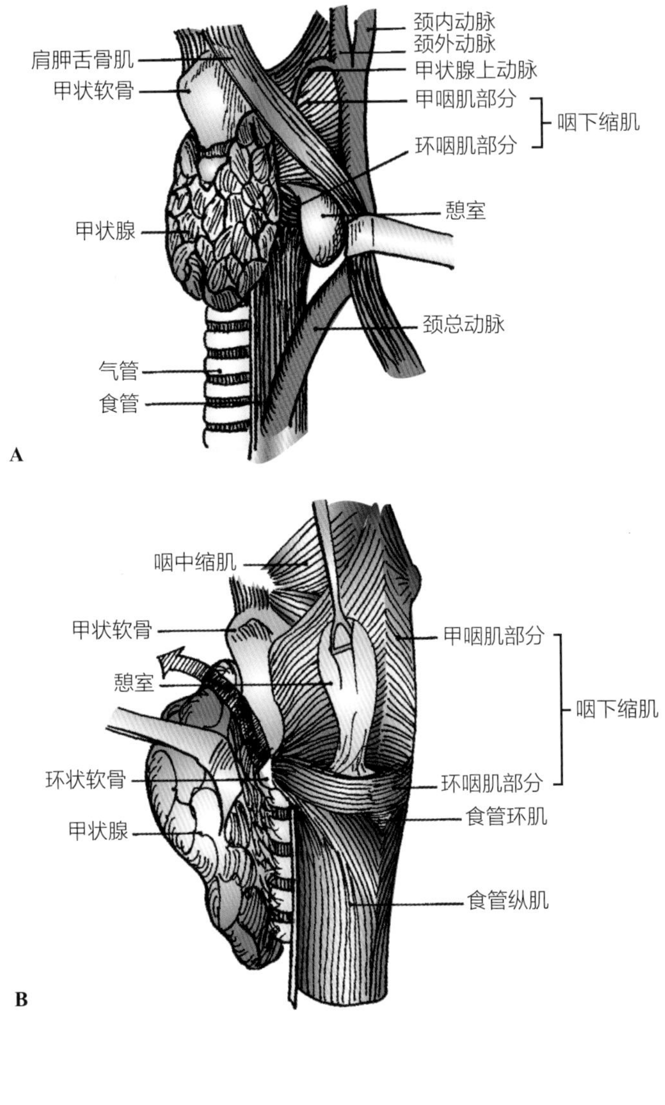

◀ 图 140-2 环咽肌切开术
A. 显露憩室；B. 头侧憩室牵引以显露咽下缩肌的环咽部

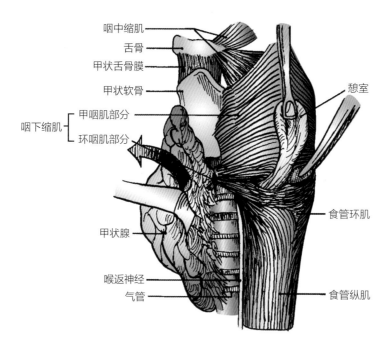

**C**

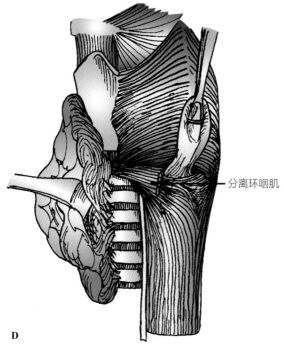

——分离环咽肌

**D**

▲ 图 140-2（续） 环咽肌切开术
C. 解剖以描绘憩室的颈部；D. 肌切开术
引自 Carol E Scott-Conner.*Scott-Conner & Dawson:
Essential Operative Techniques and Anatomy.* 4th ed
Philadelphia, PA: Lippincott Williams & Wilkins; 2013.

除，患者可以在术后第二天出院。耐受后，在
2～3 周后恢复正常饮食。

**2. 经口内镜下吻合器憩室切开术**

考虑采用这种技术的通常是那些憩室≥ 3cm
的患者，以便能够引入内镜吻合器并有效地横切
环咽肌。这种方法的禁忌证已在之前治疗选择部
分列出。

在全身麻醉下，使用 Weerda 喉镜观察后口

咽和上食管。喉镜定位于食管的前颌和憩室的后
颌。通过打开喉镜的颌部，可以观察到位于憩室
颈部水平由咽喉肌形成的常见隔膜。然后使用内
镜缝合装置将缝合线穿过隔膜，使之能够向头侧
回缩。

一种改良的内镜下吻合器（Endo-GIA 30），
具有无锥度的砧尖，用在吻合器的最顶端进行吻
合和切割，以提高肌肉切除的完整性。改良的砧

座位于憩室中，而吻合钉盒的另一侧位于食管腔内[25]。可能需要一个或多个吻合器的钉盒以便完全分割隔膜到憩室的顶端。通过分割整个隔膜，可以进行所需的环咽肌切开术。吻合器有效地在真正的食管腔和憩室之间形成一个共同的泄殖腔，同时分割环咽肌。尽管在内镜技术中未放置引流管，但仍采用了与开放技术术后类似护理方法。在某些医疗中心，此过程在门诊进行[26]。

### （五）结果

一项回顾性综述分析了 20 年间接受开放手术治疗 Zenker 憩室的高龄患者，结果表明，大多数患者接受了憩室切除术和肌切开术（76%），而少数患者接受了憩室固定术和肌切开术（7%）或仅接受了憩室固定术（5%）[12]。患者中位年龄为 79 岁，范围为 75—91 岁。8 名患者（11%）发生了并发症，其中包括 4 例食管皮肤瘘、1 例肺炎和尿路感染，以及伤口感染、心肌梗死和持续性憩室各 1 例。随访时，64 名患者（88%）完全无症状，4 名患者（6%）获得改善且仅有轻微症状。Lerut 报道了类似结果：无术后死亡、发病率最低且在 96% 的患者中获得了非常好或极好的结果[27]。

关于内镜下吻合钉憩室切除技术，一些研究组报道了非常好的结果且并发症很少[25, 28, 29]。回顾了 2001—2013 年 Zenker 憩室经口吻合术后的长期结局和生活质量，总体并发症概率为 4%，未发生死亡。在 63 个月的中位随访期内，总体成功率为 76%（无或轻微症状）[29]。需要注意的是，与年龄较小、憩室较小且未放置内缝线的患者相比，年龄较大（> 70 岁）、憩室较大（> 3cm）且吻合前在隔膜中放置内缝线以进行牵引的患者[29]均表现出明显症状改善。

复发性咽食管憩室难以再次手术，而且术后早期发病风险很高[30, 31]。如果患者有 Zenker 憩室手术既往史，则仅在吞钡时有憩室的明确证据且有逐渐致残或致命症状时，才应考虑再次手术。对 UES 进行再次手术是一项技术挑战。既往

手术会摧毁组织平面及损伤食管黏膜。Payne[32]报道称，使用留置探条尤为有用，既可作为食管标志，还可以作为完成食管修复而无须担心管腔受损的芯轴。近期，2 个研究组报道了内镜下吻合钉憩室切除术（在首次接受内镜下吻合钉憩室切除术的患者中），其中一组实现了 95% 的局部或完全症状缓解，而且没有严重并发症，但另一组描述称，在该小系列病例中，11% 的患者发生了穿孔和纵隔炎，而且提出了对"钉上钉"效应的担忧[28, 33]。

由 Zenker 憩室诱发的癌症相对罕见，而且通常为鳞状细胞癌[9-11]。它貌似发生在长期被忽视或保留的憩室中。在 2 名患者的癌症完全局限于囊内的报道中，单纯憩室切除术提供了长期存活[34]。如果恶性肿瘤超出囊，则应进行更积极的治疗[11]。

## 二、膈上憩室

膈上憩室非常少见，Zenker 憩室的数量远多于此，比例为 1∶6。它们通常出现在胸食管下方10cm 处。这些憩室通常发生在中年或老年患者中，而且主要发生在男性中。

### （一）病理生理学

随着测压研究的出现，越来越明显的是，食管末端功能性梗阻不仅是憩室的原因，而且也是症状的主要原因[35, 36]。已经观察到与膈上憩室相关的食管失弛、食管弥漫性痉挛、高压性食管下括约肌及非特异性运动异常[37, 38]。食管失弛和食管弥漫性痉挛是诊断膈上憩室时最常见的食管运动障碍[38]。但是，当发生这种疾病时，测压干扰的类型与症状严重度各不相同[39, 40]。Nehra 及其同事[41]使用 24h 动态测压法前瞻性研究了膈上憩室患者，结果发现食管运动异常的患病率为100%。

### （二）症状与诊断

膈上憩室患者的症状不同，而且很可能是由食管运动障碍引起而不是憩室本身所致。一些患

者可能仅有轻度吞咽困难，通过保守方法管理即可，例如进餐时充分咀嚼并摄入足够液体。通常在为了进行吞咽困难评价而吞钡时偶然发现膈上憩室。少数患者有进行性和失能症状，包括重度吞咽困难、胸痛、积食、反流和误吸。最后 2 个症状可能会危及生命，因为肺炎反复发作可能会导致肺实质的进行性破坏。

所有疑似膈上憩室的患者均应接受钡剂对比上消化道影响检查。吞钡可提供诊断依据（图 140-3），在患者无症状时作为基线，不仅可提供任何相关运动障碍的线索，而且可检测其他病变，如癌症、狭窄或食管裂孔疝。应使用食管镜和食管测压进一步评价症状为吞咽困难和体重减轻的患者。食管镜可评价食管炎与罕见癌症。必须进行测压以鉴别任何相关运动障碍。但是，测压导管可能缠绕在膈上憩室内，而且可能需要内镜或荧光镜引导来确保研究的适当性和准确性[38]。膈上憩室相关的原发癌很罕见[42, 43]。

### （三）治疗

对于意外发现膈上憩室且无症状或症状很轻的患者，可进行保守治疗并定期随访。如果出现

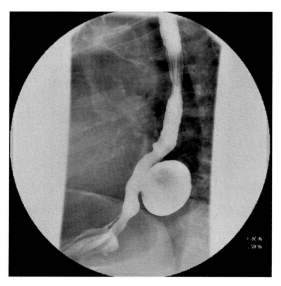

▲ 图 140-3　患者膈上大憩室（8.4cm×6.9cm，开口 2.5cm）的手术切除前钡剂食管造影图
该患者接受了诊断性光纤食管、胃、十二指肠镜检查、左后外侧胸廓切开术、膈上憩室切除术、食管胃肌切开术及部分胃底折叠术

症状且患者健康状态良好，则建议进行手术。另外，即使不能将症状明确归因于憩室，也应在计划相关食管疾病的治疗手术时考虑行憩室切除术。

### （四）手术技巧

目前通常采用长食管肌切开术或腹腔镜方法进行的左侧经胸憩室切除术。置入一个带双腔套囊的气管插管，以提供单肺通气。从相邻组织游离憩室，直至游离到颈部和近端起源处。应谨慎操作以免损伤迷走神经。在探条到位（通常为 48Fr 或更大）后，平行于食管垂直轴应用线性外科吻合器以切除憩室[44]。然后，使吻合线被食管肌和（或）外层纵隔组织覆盖。虽然通常建议在食管对侧（与膈上憩室呈 180°）进行肌切开术，但我们发现只要憩室切除处与肌切开处之间存在 90° 或以上的轴向间隔，就不会有影响憩室切除处的风险，而且更易于显露肌切开部位。从胃贲门近端 1~2cm 上的肺静脉水平进行长食管肌切开术。可进行下述漏气试验：将食管浸没在生理盐水中，通过内镜或鼻胃管注气并观察漏气情况。最后，如果采用经胸入路，则通常进行改良 Belsey Mark Ⅳ 修补术（240°）作为抗反流手术[44]。关胸前应放置胸腔引流管。

如果憩室位于裂孔 4~5cm 内，则通常采用腹腔镜方法。对于该手术，对患者进行插管并将其置于反向特伦伯截石位。进入腹腔并以与 Heller 肌切开术相同的方式置入 5mm 套管针后，开始经裂孔食管切除术。从左右脚处游离憩室，用胶带包裹食管以进行牵引。通过谨慎钝性与纵隔分离来确定憩室。确定憩室后，必须将其与所有黏附组织分离。另外，应谨慎操作以免损伤迷走神经。在将憩室完全游离至颈部后，通过左上象限套管针插入线性内镜吻合器，从而实现适当并置[45]。探条和（或）内镜应放置在食管憩室远端，以防止管腔受损。并且建议使用可吸收缝线以腹腔镜间断方式平式缝合吻合线与肌层[45]。再次进行肌切开术以超过憩室切除上缘，然后向下 1~2cm 至贲门上。患者应同时接受部分胃底折叠术。

## （五）结果

密歇根大学的一个系列研究包括接受开放式经胸入路手术的 35 名 30 多岁患者。手术死亡率为 2.8%，泄漏率为 5.6%。中位随访时间为 33.4 个月，无症状患者为 74%。其中需要定期进行食管扩张以治疗术后吞咽困难的患者占 20%。在对接受腹腔镜手术的 20 名患者进行回顾时，报道了 1 例（5%）食管瘘及 3 例症状复发（15%），中位随访时间为 52 个月[46]。

Orringer 之前的一份报道[47]强调了在这些患者中需要采取精细手术技术，这一点很重要。为了获得良好结果，最重要的是谨慎靠近组织并缓解远端堵塞。未能进行食管肌层切开术联合憩室切除术可能与复发或缝线并发症及术后死亡有关。通常建议在开始进食前使用水溶性对比剂进行食管早期影像检查。该检查可评估憩室切除部位的吻合线，还可评价食管胃腔和食管排空。如果已在手术期间适当处理了相关食管疾病，则患者通常无症状。

## 三、牵拉性憩室

牵拉性憩室的发生率与特定肉芽肿疾病类似，尤其是结核病和组织胞浆菌病。纵隔肉芽肿的食管受累并不常见，但可能表现为食管受压、狭窄、憩室、窦道或气管食管瘘[48, 49]。由于这些憩室的形状和大小，症状相对罕见。偶尔会发生可能由憩室受压、狭窄或发炎所致的吞咽困难或吞咽疼痛。可能发生局部食管炎，表明干酪性坏死物质刺激了食管黏膜。最初肉芽肿的炎症性坏死偶尔会导致气管支气管瘘[49]。已发现了出血与食管和大血管之间更罕见的交流相关[50]。但是，大多数出血的原因可能是脆弱肉芽组织或钙化碎片侵蚀小支气管或食管血管所致。

如果出现症状，则应进行手术治疗。对于无并发症的有症状牵拉性憩室，可局部切除憩室和相邻炎性肿块，并在 40～50Fr 留置探条上进行食管分层闭合。还建议对引起肉芽肿疾病的潜在疾病进行治疗。

在患有食管憩室伴慢性化脓性肺病或者吞咽后出现咳嗽症状的患者中，应考虑发生气管食管瘘的可能性。在评价该类患者时，应进行食管影像检查。吞食对比剂期间的荧光透视检查通常可确定瘘口部位和尺寸并有助于筛查疑似瘘的患者。应识别由于除瘘管外其他机制导致通过喉部实际误吸吞食物质的患者。这一点非常重要，因为在患有肺部症状且在食管造影时观察到食管憩室的虚弱患者中，口咽误吸可能是引起咳嗽与食管憩室的原因。

可进行食管和气管支气管内镜检查，而且通常应观察瘘口。在支气管镜检查期间，将亚甲基蓝或其他染料引入食管有助于这种识别，但通常并不需要。虽然很少发现活性生物体，但应获取适当活检材料以供组织病理和微生物研究。如果症状表明存在慢性肺化脓，则应进行肺部 CT。这能提示感染程度，且可能需要在修复瘘时进行外科治疗。通过在气管和食管之间插入健康纵隔组织或皮瓣，可使瘘复发的可能性最低。除了瘘分割以及食管和气管修复外，还必须注意纠正任何原因引起的远端食管堵塞，无论器质性还是某种确定的食管运动障碍。

食管血管瘘是牵拉型憩室的罕见并发症。在未与大血管相通的情况下可能发生大出血，因为纵隔和支气管血管通常由于炎症而变得粗大；幸运的是，与一些未命名小血管相通为有序研究和治疗争取了更多时间。不幸的是，在大血管受累时，初期出血为突发、大量且致命的。除了标准内镜和影像检查外，活动性出血期间的选择性动脉造影还有助于确定出血部位。

## 四、Killian-Jamieson 憩室

Killianin 于 1908 年、Jamieson 于 1934 年描述了该疾病[51, 52]。影像检查发现了环咽肌水平下食管上段的侧壁凸起，位于咽喉食管交界处前外侧薄弱区（图 140-4）。这种情况的病理生理特征未知，因为尚未发现与这些放射学发现相关

的特定运动障碍。这些病例通常代表了局部食管壁薄弱而不是实际憩室的影像学表现。不得混淆 Killian-Jamieson 憩室与 Zenker 憩室，后者起源于环咽部上方后中线，而且可通过环咽肌层切开术有效治疗（如本章前面所述）。如果憩室导致了吞咽困难、反流、误吸症状，则可采用类似于 Zenker 憩室的开放式经颈入路（憩室固定术或憩室切除术伴远端肌切开术）来治疗患者。由于喉返神经位于 Killian-Jamieson 憩室的正后方，必须极为谨慎地切除憩室，以免损伤喉返神经。实际上，由于喉返神经靠近该憩室，应避免采用经口内镜吻合器入路，因为吻合器离断该神经的可能性极高[53]。

## 五、弥漫性食管壁内憩室

弥漫性食管壁内憩室是一种罕见疾病，通常表现为吞咽困难。这些患者患有继发于慢性炎症和纤维化的多发憩室和食管狭窄（图 140-5）。该疾病的病理学基础被认为与食管壁内深层食管腺扩张而形成假憩室相关[54]。尚未发现与各种运动障碍的明确关联。虽然尚无弥漫性食管壁内憩室的特异性治疗，但有时可通过探条扩张来缓解这种疾病的狭窄症状[55]。如果食管周围炎症和纤维化严重且危害增加，则可能需要食管切除术以进行确定性治疗。

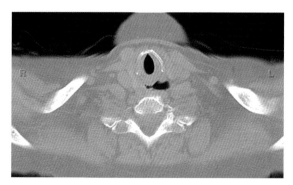
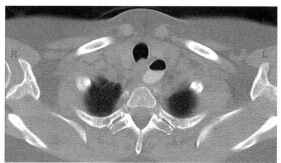

▲ 图 140-4　口服对比剂后 CT 成像显示 Killian-Jamieson 憩室的序列图像。在手术切除该憩室期间，必须谨慎操作以保护喉返神经

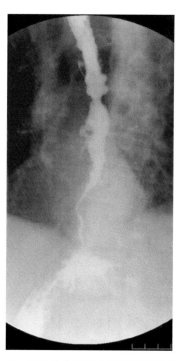

▲ 图 140-5　弥漫性食管壁内憩室患者的食管造影片
显示了不同水平的多发食管憩室和纤维化狭窄

# 第 141 章
# 食管良性肿瘤、囊肿及重复畸形
## Benign Tumors, Cysts, and Duplications of the Esophagus

Kiran Lagisetty    Rishindra M. Reddy    著

刘伦旭  译

食管良性占位是一种不常见的肿瘤，长期并发症不确定，而且如何以及何时进行手术干预的指征存在争议。这种病变的发生率极低，尸检报告表明患病率为 0.17%～0.59%[1]，而食管恶性肿瘤的患病率要高出 5～10 倍[1, 2]。根据尸检研究，最常见的病变是食管平滑肌瘤，但回顾时发现，在这些系列中分类的一些肿瘤可能是被错误归类为平滑肌瘤的胃肠道间质瘤（GIST）。第二常见的疾病是食管囊肿，之后依次为颗粒细胞瘤（GCT）、纤维血管息肉和鳞状上皮乳头状瘤。在大型发病率研究中发现，大多数该类病变是在因吞咽困难症状而接受内镜检查后发现的，但最近，由于内镜检查和内镜超声（EUS）的使用逐渐增加，意外发现的病变越来越多。手术指征正在发生变化，因为一些病变可安全长期观察而不需要切除。

本章描述了食管良性肿瘤和囊肿的发生率、病理、诊断和治疗。本章末尾简单回顾了外科手术方法并提出了建议治疗流程。

## 一、概述

Sussius 早在 1559 年记录了食管良性肿瘤的第一份报道。但是，尚无病理学记录可证实该发现[3]。Virchow 于 1867 年[4] 描述了首例经病理学证实的食管良性肿瘤。Sauerbruch 于 1932 年首次报道了通过部分食管切除术伴食管胃吻合术而

进行的食管良性肿瘤切除[4]。Ohasawa 于 1 年后报道了食管肿瘤摘除术[5]。在电视辅助胸腔镜手术（VATS）出现后，1992 年首次报道了 2 例平滑肌瘤的微创切除术[6, 7]。内镜治疗的进步现已描述了较小肿瘤的经口内镜切除术[8]。目前，食管良性肿瘤相对罕见，小于所有临床检出食管肿瘤的 1%。

无法确定食管良性肿瘤的真实发生率，因为大多数疾病仅在有症状时或尸检时意外发现确诊。已经发表了数份尸检报告，证明了其总体发生率低于 1%。Patterson 报道了 215 年间（1717—1932 年）在古老文献中描述的 62 例食管良性肿瘤[9]。Moersch、Platchta 和 Attah 随后进行的尸检系列均得出估计患病率＜ 1% 的结论[1, 10, 11]。食管良性肿瘤通常发生于 30—50 岁，男女比例为 2∶1[4]。

即使在食管癌和良性功能性疾病经验极其丰富的大型胸外科中心，食管良性肿瘤也相对罕见。一些基本治疗原则将有助于指导这些肿瘤检查和治疗的决策过程。评价患者的吞咽困难、吞咽痛、胸痛、阻塞或出血等症状非常重要，因为通常应切除引起这些症状的病变。为了"预防可能的感染"，通常会切除食管囊肿病变，但是目前支持这种做法的数据尚不充分。为了将这些病变与恶性病变区分开来，应采用 EUS 进行标准内镜评价。这种评估的目的之一是避免对明显良

性病变进行不必要的活检。在可行的情况下，应采用微创方式进行手术切除，手术方法取决于适当显露、固有肌层切开及可避免黏膜损伤的肿块完全摘除。

良性食管肿块通常可以分为实性或囊性肿块，其特征取决于该肿块起源于食管壁哪一特定层。图 141-1 列出了 EUS 层相关的各种食管良性病变亚型。这些肿瘤通常生长缓慢且约 50% 无症状[11]。最常见的症状是继发于肿瘤大小增加和管腔阻塞的吞咽困难。大多数 > 5cm 的肿瘤会导致继发于管腔狭窄的吞咽困难。较少见的症状包括胸骨后或上腹部痛、出血、溃疡或反流[4, 12]。大多数患者具有长期症状，据 Seremetis 及其同事所述，30% 的患者症状已持续 5 年以上，30% 的患者症状持续了 2～5 年，其余少数患者描述了平均持续 11 个月的症状[2]。食管良性病变的恶性转化极为罕见，而且除鳞状细胞癌或腺癌外的恶性病变也极为罕见。通常可根据内镜和 EUS 结果来区分良性和恶性肿瘤。

## 二、影像学和内镜检查

大多数食管良性病变都是在其他病变检查期间意外发现的；但是，当这些病灶足够大时，患者会出现吞咽困难。胸部 X 线片对良性食管病变的诊断价值极低；但是，该检查偶尔显示出后

或中纵隔肿块。最常进行的诊断检查包括钡剂食管造影、计算机断层扫描（CT）、食管胃十二指肠镜检查（EGD）和 EUS。这些检查需要深入了解食管解剖结构和食管壁组成。本书的其他章节详细描述了食管壁解剖结构、影像学研究和内镜检查。

在检查良性食管病变时，必须特别注意明确识别黏膜、黏膜下层和固有肌层。黏膜由上皮最内层、基底膜、固有层和黏膜肌层组成。更深的下一层为黏膜下层，包含食管壁的弹性纤维、胶原蛋白和腺体。最外层为固有肌层，由内环肌和外纵肌组成。这些肌肉最初是颈段食管中的横纹肌，在食管中段至下段转变为平滑肌。通常认为食管无浆膜层；因此，最外侧壁由纵肌组成。

钡剂食管造影通常是对吞咽困难患者进行的首个诊断检查。该检查通常以双相方式进行，即使用高密度钡以评价黏膜的直立双对比造影，以及使用低密度钡以评价管腔狭窄的俯卧单对比造影。大多数良性病变的观察结果为轮廓光滑的活动性肿块。钡剂食管造影偶尔会显示蠕动改变[13]。

CT 成像可用于评价食管外肿瘤或排除可能以类似方式出现的其他纵隔肿瘤。CT 无法区分食管壁分层；但是它确实提供了与附近结构的重要的毗邻关系，尤其是手术计划期间的重要

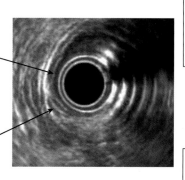

食管第 1、2 层（黏膜）
颗粒细胞瘤
纤维血管息肉
鳞状上皮乳头状瘤
潴留囊肿

食管第 4 层（固有肌层）
平滑肌瘤
GIST
平滑肌瘤

食管第 3 层（黏膜下层）
脂肪瘤
血管瘤
纤维瘤
神经纤维瘤

食管第 5 层（食管旁组织）
囊肿

▲ 图 141-1　根据食管壁内位置划分的良性食管病变亚型
EUS 图片由 Dr. Erik Wamsteker，University of Michigan, Ann Arbor, MI 提供

信息。

EGD 和 EUS 非常有助于评价食管病变，而且可以最直接地评价食管黏膜及肿块与各食管壁层的关系。在 EUS 上，可以看到各食管壁层，如同心高回声（白色）和低回声（黑色）环。最内侧环代表浅层黏膜（白色），随后是固有层 / 基底膜（黑色）。向外依次为黏膜下层（白色）、固有肌层（黑色）及最后的食管周围组织（白色）。在典型 EUS 成像中共计可观察到 5 个环。EGD 和 EUS 可评价肿块尺寸和浸润深度，同时如果怀疑恶性肿瘤，则可对肿块或邻近淋巴结进行活检。虽然 EGD 只能看到黏膜，但是如果怀疑壁内肿瘤，则确保上覆黏膜完好是非常重要的。在 EUS 上良性病变的特征包括尺寸小、边界光滑、回声均匀，以及无周围淋巴结肿大。非均质且直径＞ 3cm 的病变应怀疑恶性肿瘤并进行细针抽吸活检（FNA）以进行诊断[14, 15]。EUS 的其他优点包括可区分实性和囊性肿块；但是，典型食管囊肿的黏稠性可能导致难以区分囊性和实性占位。

应谨慎进行食管病变的 FNA 检查，通常在良性病变检查中不建议进行 FNA。内在风险是继发于细针抽吸活检后的囊性病变感染。FNA 还可能导致黏膜和肿块之间的炎性粘连，这可能导致后续切除更难，而且可能导致黏膜更易损伤。考虑到大多数食管良性病变的无痛性，因此如果 EUS 显示实性且良性的无症状病变，则典型治疗方法是仅观察。

### 三、良性黏膜肿瘤

通常在有症状患者的内镜检查时观察到良性食管黏膜肿瘤。在内镜检查时，很容易通过内镜夹钳来活检这些位置的继发性病变。还应进行 EUS 以检查肿瘤尺寸和浸润深度。

#### （一）颗粒细胞瘤

Abrikossoff 于 20 世纪 20 年代首次描述了 GCT。这些肿瘤在历史上被称为颗粒细胞成肌细胞瘤。GCT 是继平滑肌瘤和囊肿后第三常见的

食管良性肿瘤。这些肿瘤可能出现在多个部位，1%～8% 出现在胃肠道，其中约 1/3 出现在食管。其他相对少见的部位包括呼吸道和乳腺[16-18]。在食管内，最常见的部位是远端 1/3 处，而且由于染色类型，这些肿瘤被视为源自施旺细胞。GCT 一般无症状，通常在其他原因的内镜检查或尸检期间发现。病变较大的患者可出现吞咽困难、胸痛、咳嗽、恶心或反流[19]。可在钡剂检查或内镜检查时观察到 GCT。在内镜下，这些肿瘤表现为浅黄色、广基带、坚固且有完整黏膜覆盖。EUS 显示在两个内层中发现的低回声黏膜包围的低回声肿块[15]。有时难以根据 EGD 和 EUS 明确诊断 GCT；因此可能需要使用内镜钳进行直接活检。目前尚无 GCT 治疗的相关共识。当肿瘤活检结果为良性时，没有随后发生恶性转化的报道。但是恶性率为 1%～3%，而且应切除有症状性、大于 10mm、快速生长或疑似恶性的肿瘤[19, 20]。可对其余肿瘤进行活检并进行临床随访。

#### （二）纤维血管息肉

良性纤维血管息肉通常发现于食管上 1/3 处，通常位于被称为 Lamier 三角肌的肌肉纵向层汇合处的后正中线上方。这些肿瘤由黏膜下层增厚所致，通常是继发于蠕动作用的长蒂引起[21]。大纤维血管息肉可表现为吞咽困难和 ( 或 ) 阻塞，很少出现窒息性反流和猝死[22, 23]。从组织学方面来说，这些肿瘤的组成不同，包括纤维、血管、脂肪和神经组织。对比成像显示香肠状病变，内镜检查将显示出通常位于食管上段的相同病变（图 141-2）[12]。由于有影响气道的风险，因此建议切除。EUS 有助于确定瘤蒂的血管化、位置和大小；这些均有助于计划切除方案[8]。可通过内镜下直接圈套或 EMR 技术切除较小病变。较大病变或具有高血管化瘤蒂的病变应通过在瘤蒂对侧进行纵向食管切开术，然后结扎并切除肿瘤，随后进行食管双层缝合[24]。

#### （三）鳞状上皮乳头状瘤

食管乳头状瘤极为罕见，尸体检查的发生率

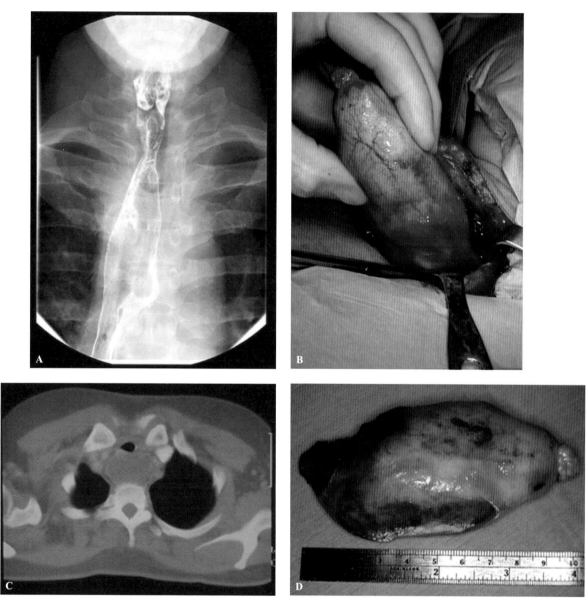

▲ 图 141-2　A. 纤维血管息肉患者的钡剂食管造影典型表现；B. 通过颈部切开切除息肉；C. 确诊胸部息肉的胸部 CT 扫描；D. 纤维血管息肉的典型图片

图片由 Dr. Mark B. Orringer, University of Michigan, Ann Arbor, MI 提供

为 0.01%，内镜检查的发生率为 0.07%[25, 26]。患者通常年龄较大，而且这些病变被视为继发于乳头瘤病毒感染或胃食管反流所致慢性炎症的结果；但是，该领域仍存在争议[15, 27-29]。病变小且单发，而且通常发现于食管远段[25]。在整个食管中发现多处病变的这种罕见情况被称为食管乳头瘤样病[30]。这些无蒂病变通常在内镜检查时意外发现，其尺寸很小，呈粉红色且呈肉样，而且通常＜ 1cm。通常进行活检，以区分这些黏膜病变与鳞状细胞癌区。当患者由于阻塞而出现症状或活检显示非典型特征且不能排除恶性肿瘤时，建议通过内镜下黏膜切除术或开放式手术技术进行切除。仅报道了 1 例食管乳头状瘤恶性转化，而且对于 EMR 后仍有癌症风险的病例，应通过额外 EMR 或可能采用食管切开术和局部切除术进行治疗[31]。

## 四、黏膜下层良性肿瘤

黏膜下层的食管良性肿瘤包括脂肪瘤、纤维瘤、神经纤维瘤和血管瘤。这种类型肿瘤的诊断过程类似，通常根据症状学和 EUS 发现进行临床随访或切除。

### （一）脂肪瘤

食管脂肪瘤极为罕见，仅占消化道良性肿瘤的 0.4%。脂肪瘤无症状；但是，如果变大，则可能会导致吞咽困难的症状 [32]。这些肿瘤通常是在食管腔内隆起且黏膜完整的柔软黄色肿瘤（图 141-3）。脂肪瘤患者的年龄范围为 4—80 岁，平均年龄为 50 岁。这些肿瘤最常发生于食管颈段和上胸段 [33]。从影像学方面来看，脂肪瘤表现为充盈缺损，而且会发生蠕动所致的轮廓和构型变化 [34]。内镜检查结果显示，这些病变呈黄色，经验丰富的内镜医生会在探查肿块时注意到"质地柔软"。EUS 表现为高回声、均匀的黏膜下病变。活检帮助很少，因此仅应在担忧脂肪肉瘤或其他恶性肿瘤时进行活检。脂肪瘤在临床上通常观察即可；但是，如果为症状性，则可以通过内镜或微创手术方法进行切除 [35]。

### （二）血管瘤

食管血管瘤是由食管黏膜下层血管肥厚引起的良性血管肿瘤。这些肿瘤表现为深紫红色结节，占所有食管良性肿瘤的 3% [11]。血管瘤可表现为单发性病变或 Rendu-Osler-Weber 综合征的多发性病变。大多数并无症状。症状性病变可能表现为吞咽困难和胸骨后疼痛，但患者很少描述继发于黏膜溃疡的呕血。由于具有特征性外观，EGD 有助于诊断这些肿瘤，EUS 表现为第 2 层或第 3 层的低回声、黏膜下包块，边缘清晰 [36]。对比 CT 和 MRI 有助于确诊并进一步描述这些肿瘤。无症状肿瘤可进行临床随访，而症状性肿瘤可通过内镜切除术、硬化疗法、放射、激光电灼术或微创切除术来治疗 [15, 37-40]。

### （三）纤维瘤和神经纤维瘤

纤维瘤和神经纤维瘤是最少见的食管间质良性肿瘤，病例报告 < 30 例，约占食管黏膜下层肿瘤的 0.9% [11]。神经纤维瘤通常与 von Recklinghausen 病有关，最常见于胃部或结肠。

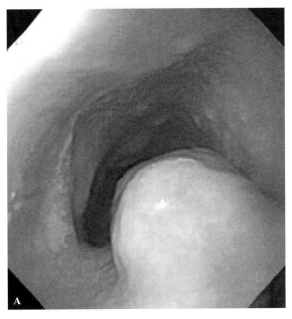
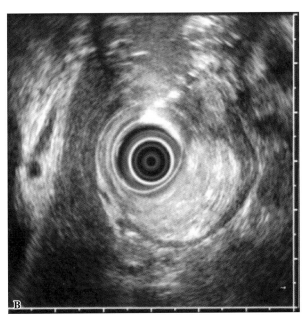

▲ 图 141-3　**A.** 食管脂肪瘤的典型内镜表现；**B.** 第 3 超声层（黏膜下层）内食管脂肪瘤的典型均质和高回声食管超声表现

图片由 Dr. David Diehl, Geisinger Medical Center, Danville, PA 提供

这些肿瘤位于黏膜下层且起源于施旺细胞，而且可分为 3 类：局灶性、弥漫性和丛状。该肿瘤的最常见患者年龄为 50—60 岁，范围为 10—79 岁，而且女性略多于男性[41]。肿瘤通常发生在食管颈段或上段，尺寸范围为 0.5～16cm[42]。大多数肿瘤无症状且在内镜检查时意外发现。但是如果为症状性，则会表现为吞咽困难和胸部不适[42]。

疑似食管纤维瘤的诊断流程与之前描述的食管病变类似，即进行钡剂食管造影、EGD 和 EUS。考虑到这种肿瘤的罕见性，通常必须与平滑肌瘤、平滑肌肉瘤或 GIST 进行鉴别诊断。这些肿瘤大体上为表面光滑且呈黄白色的橡胶状肿块。从组织学方面来说，这些肿瘤的特征是由淋巴滤泡、中层细胞结构、宽束、交错束或纹或延长细胞组成的周围淋巴囊[43]。免疫组织化学分析显示，S-100 染色呈阳性，CK117、CD34、结蛋白和 SMA 染色呈阴性，因此可区分这些肿瘤与 GIST 和平滑肌瘤。

这些肿瘤的治疗与平滑肌瘤类似，而且通常根据尺寸及是否存在症状而定。对于直径 < 2cm 的肿瘤，可继续观察，对于更大肿瘤、出现症状或内镜监测下显示尺寸逐渐增大的肿瘤，则可进行切除[44]。与平滑肌瘤相同，可在内镜引导下安全切除小病变，但通常需要通过开胸或胸腔镜来切除较大肿瘤（> 2cm)[41, 45, 46]。在病变非常大的极罕见情况下，可能需要进行食管切除术[47]。

## 五、固有肌层的良性肿瘤

平滑肌瘤和食管囊肿是两种最常见的固有肌层肿瘤。

### （一）平滑肌瘤

Morgagni 于 1761 年首次描述了食管平滑肌瘤[48]。平滑肌瘤是最常见的食管良性肿瘤，占良性肿瘤的 70% 以上；然而，仅有 10% 的胃肠道平滑肌瘤发生在食管中[49]。这些肿瘤的总患病率为 0.006%～0.1%；但是，具有临床意义的平滑肌瘤要罕见得多[49]。平滑肌瘤源于固有肌层，尤

其是平滑肌。这些肿瘤中约 80% 位于壁内，7% 位于食管外。大多数为局灶性和单发性肿瘤；仅有 2.4% 发生在食管内的多个部位，10%～13% 在出现时为圆周状[50]。平滑肌瘤通常发现于源自内环层的食管中段至远段 1/3 处。Seremetis 等对 838 个病例进行的回顾发现，57% 的肿瘤位于食管远段 1/3 处，32% 位于中段 1/3 处，11% 位于上段 1/3 处[2]。男女比例为 2∶1，而且这些肿瘤绝大多数为良性肿瘤，仅记录了 4 例恶变[2]。这些肿瘤与其他良性食管疾病有关，如胃肠道反流、食管憩室、贲门失弛缓症及其他食管运动功能障碍。

大体上来说，平滑肌瘤为棕黄色、坚固、橡胶状、包膜良好且边界光滑的肿块（图 141-4）。在这些肿块中，约 50% 尺寸 < 5cm，93% 尺寸 < 15cm[50]。从组织学方面来说，这些肿瘤的细胞较少、无异型或异型极少、包括纺锤形或丛状排列的均匀梭形细胞、有丝分裂少且有嗜酸性细胞质。必须将平滑肌瘤与 GIST 区分开来，GIST 是独立的食管间质肿瘤。平滑肌瘤的平滑肌抗原（SMA）和结蛋白染色呈阳性，CK117 和 CD34 染色呈阴性。GIST 的 CK117 和 CD34 均匀染色呈阳性，而 SMA 和结蛋白染色呈阴性。从组织学方面来说，GIST 是非常细胞化的肿瘤，细胞异型及有丝分裂象增多[51]。弥漫性平滑肌瘤病是一种罕见的食管良性疾病，必须与离散性平滑肌瘤区分开来。弥漫性平滑肌瘤沿整个食管累及固有肌层和黏膜肌层。平滑肌瘤病患者通常无症状，而且这种情况可能与 Alport 综合征同时出现[52]。

临床上，50% 的平滑肌瘤患者无症状，吞咽困难和胸痛等临床表现仅出现在肿瘤 > 5cm 的患者中[4]。据报道，平滑肌瘤的其他症状包括上腹 / 胸骨后胸痛、胃灼热、体重减轻、呼吸困难或咳嗽。其他相对少见的症状包括溃疡和出血，这也是决定切除肿瘤的重要因素[53]。

诊断上，平滑肌瘤通常在吞钡剂或内镜检查时发现。但是，多种成像方式均有助于诊断平滑肌瘤。胸部 X 线片可显示后纵隔平滑、圆形的

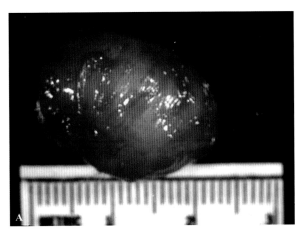
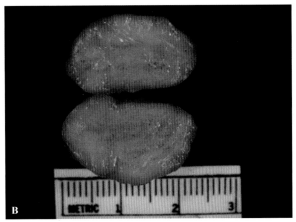

▲ 图 141-4　A. 2.2cm 食管平滑肌瘤的样本照片；B. 内部呈橡胶状的横切平滑肌瘤

图片由 Dr. Mark B. Orringer, University of Michigan, Ann Arbor, MI 提供

高密度肿块，表明存在平滑肌瘤[3]。CT 成像通常价值不大；但可用于评价与附近结构的解剖关系，以及是否存在外在压迫[50]。钡剂食管造影通常是首项诊断检查，而且将证明食管内具有平滑、凸起的充盈缺损（图 141-5A）。这些肿块一般不会阻塞，而且通常没有近段食管扩张。

应通过内镜检查进一步评价吞咽钡剂后发现的肿块。内镜检查可进行直接观察，而且可显示隆起的肿块及完整黏膜覆盖（图 141-5B）。Postlethwait 等描述了平滑肌瘤的 4 个内镜检查结果，包括完整黏膜覆盖、食管内不同角度的肿瘤突出、覆盖黏膜可在肿瘤上滑动及食管腔变窄但没有阻塞或狭窄[54]。通常不建议对这些病变进行盲活检，因为活检深度不足以取出固有肌样本，所以通常无法诊断[55, 56]。活检还增加了黏膜粘连的其他并发症，导致更难以进行后续肿瘤摘除术，而且增加了黏膜穿孔风险[15, 49]。

可通过 EUS 进一步检查食管平滑肌瘤特征。EUS 可观察所有食管分层，而且可确定肿块源自哪一层。EUS 还可确定尺寸、边界和深度及局部浸润程度。EUS 显示，平滑肌瘤源自第三黏膜下层（图 141-5C）。如果发现恶性肿瘤相关特征，如边界不规则、相邻层浸润或局部淋巴结肿大，则应进行 EUS-FNA 活检[5]。但是，由于难以获得足以区分良性平滑肌瘤和恶性平滑肌肉瘤的活检细胞结构，应谨慎使用 EUS-FNA[15]。一个病

例系列报道称，FNA 未提供用于评价平滑肌瘤的重要临床信息[49]。可通过 EUS 监测对小且无症状的病变进行临床随访[15]。

**（二）食管囊肿**

食管囊肿是第二常见的食管良性肿瘤，占病变的 20%。这些病变不是新发的，被分类为食管畸形。它们通常发生在壁内部位，但是也可能发生在食管附近。先天性囊肿（已在其他章节讨论）还包括支气管囊肿、胃囊肿和包涵囊肿。

一般来说，食管囊肿的诊断标准如下：囊肿包含在食管壁内、被两层肌肉覆盖且包含鳞状上皮或与胚胎食管上皮（即柱状、立方体、假复层或纤毛状）相衬的内膜。真正食管重复畸形由持续分离的胚泡组成，这些胚泡正常应与其他胚泡合并形成食管腔[57]。在成人中，食管囊肿通常无症状，而且通常在胸部 X 线片上意外发现[4]。症状性患者最容易发生吞咽困难；但是，一些患者可能会发生阻塞、出血、破裂或感染[58]。这些囊肿大多数源自食管中段或下段 1/3 处且通常位于食管远段右侧。

获得性食管囊肿被称为潴留囊肿且通常被视为源自固有层，而且是黏膜下腺慢性炎症所致。这些病变可能为单发或多发，囊性食管炎描述的是多发性潴留囊肿。大多数位于食管上段，仅有少数会引起症状。

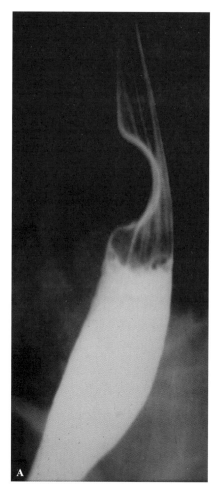

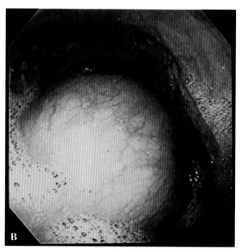

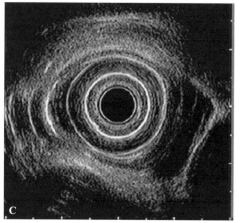

◀ 图 141-5　A. 钡剂食管造影显示了由平滑肌瘤引起的食管中段平滑线充盈缺损；B. 食管中段平滑肌瘤的典型内镜表现；C. 第 4 超声层（固有肌层）食管平滑肌瘤的典型低回声食管超声表现

图片由 Dr. David Diehl, Geisinger Medical Center, Danville, PA 提供

食管囊肿的诊断评价通常从钡剂食管造影开始，然后进行内镜检查、EUS 和 CT（图 141-6A）或 MRI 成像（图 141-6B）。钡剂食管造影可以显示平滑表面的充盈缺损，与平滑肌瘤类似。但是，这种缺损由继发于囊肿引起的食管外在压迫所致（图 141-6）。在 CT 成像中，通常会看到液体充盈结构，但是使用常规成像可能难以区分较厚的黏液样物质与实性平滑肌瘤或后纵隔淋巴结肿大。

内镜检查可直接观察食管和黏膜，并可显示隆起病变与正常覆盖黏膜。不建议进行内镜活检或囊肿抽吸！因为确实存在将细菌带入囊肿进而导致感染的风险，或者导致难以进行后续切除术的瘢痕形成风险。EUS 已发展为一种用于确认并描述这些良性病变的有效辅助手段。EUS 可显示位于第 4 和第 5 超声层（分别对应固有肌层和食管旁组织）之间具有明显边界的无回声病变（图 141-6C）[15]。可尝试经食管囊肿引流，但是，由于上皮内衬腔持续存在，囊肿通常会复发[59]。囊肿引流可能导致囊肿感染，甚至会导致纵隔炎。在这些情况下，纵隔炎可能会危及生命且需要紧急清创术，因此导致患者面临食管穿孔、症状加重而未及时治疗带来的可能的死亡潜在风险。食管囊肿虽然为良性，但大多数笔者通常建议进行手术切除。建议切除是基于：大多数囊肿会在成年后的某个时间点引起症状，但是该建议的证据质量很低（图 141-7）。

## 六、食管良性肿瘤的切除

切除食管良性肿瘤的常见方法是开胸、肌切开术及简单摘除术（图 141-7 和图 141-8）。随着微创技术的发展，通常可通过胸腔镜、机器人

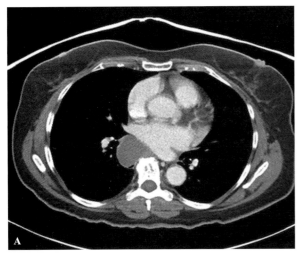

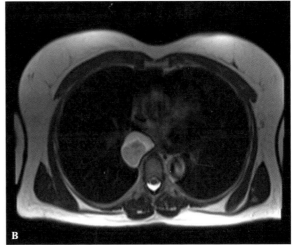

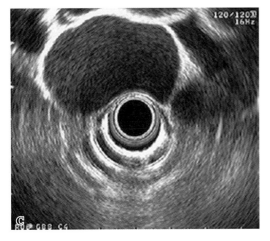

▲ 图 141-6　A. 显示了食管囊肿典型表现的 CT 扫描；B. 显示了相同患者（A）典型食管囊肿表现的 MRI；C. 第 5 超声层（食管旁组织）食管囊肿的典型无回声食管超声表现

图片由 Dr. David Diehl, Geisinger Medical Center, Danville, PA 提供

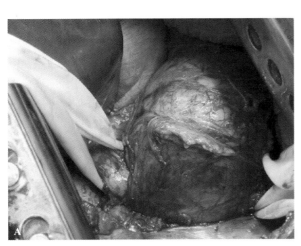

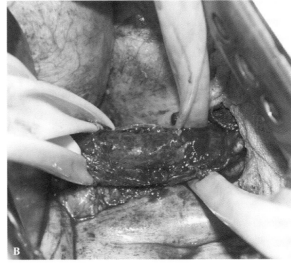

▲ 图 141-7　A. 显露了较大感染食管囊肿的左胸腔切口（患者头部朝向照片右侧）；B. 肌肉切开和感染囊肿切除后的食管

或内镜技术来进行这种手术。关键的外科手术原则包括在肿块上进行纵向肌切开术、从黏膜钝性剥离肿瘤、避免损伤相邻黏膜及闭合覆盖肌层壁[5]。根据病变位置，可经左右胸腔进入。食管中段至上段的肿瘤最好从右胸腔进入，而靠近胃食管接合处的肿瘤最好从左胸腔进入。食管平滑肌瘤的移出和显露如图所示（图 141-8）。其他显露包括经颈段、经胸腹或经腹部显露，可根据肿瘤位置进行选择。大多数学者认为应闭合覆盖肌层壁，因为在肿瘤慢性生长拉伸后，肌肉可能有些冗余。闭合肌层壁还有助于尽可能减少未来憩室的发生率。手术完成后应进行内镜检查，以确保无黏膜损伤。Mutrie 等的病例系列报道称，在使用上述外科手术原则的 40 年经验中，未发生围术期发病或死亡[49]。

已广泛报道微创技术用于切除良性食管病变[60, 61]。微创技术包括 VATS、机器人辅助的胸腔镜或腹腔镜手术及先进的内镜检查。与 VATS 相比，机器人辅助切除可提高放大倍数、提供 3D 视图且灵活性极佳[62]。最近描述了使用 EMR 技术的小肿瘤（如平滑肌瘤）内镜切除术；但是，该方法通常仅适用于带蒂、腔内或呈息肉状生长的小病变。已经描述了乙醇注射会促进病变坏死；但是，该策略在美国使用受限[49, 50]。

高达 10% 的平滑肌瘤患者可能需要食管切除术。食管切除术的适应证包括肿瘤＞ 8cm、环形形态、多发性肿瘤或食管黏膜的广泛损伤或溃疡、存在或高度怀疑恶性肿瘤[2]。食管切除术的预期死亡率高于开放性摘除术[5]。目前尚不清楚在这种情况下进行食管切除术的并发症或死亡率与食管癌患者接受类似手术后的差异。

食管良性肿瘤摘除术通常可完全解决症状。摘除术后的病变复发极为罕见，而且尚未报道食管切除术后平滑肌瘤复发。在病变位于胃食管交界部附近的患者中，术后并发症包括黏膜损伤导致的食管渗漏及胃食管反流病（GERD）。

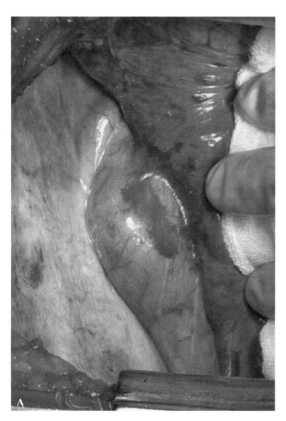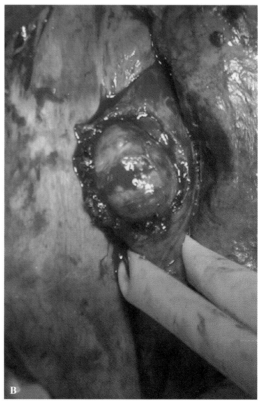

▲ 图 141-8　A. 显露食管中段的典型右胸切口（患者头部朝向照片上方），显示了食管平滑肌瘤的典型隆起；B. 相同患者，显示了通过典型肌肉切开显露的肿瘤

## 七、建议

食管良性肿瘤仅占食管肿瘤的一小部分。良性肿瘤通常是意外发现的，但也可能出现症状。检查包括钡剂食管造影、内镜检查、EUS 和 CT 成像。症状性病变应在诊断后转诊并择期行摘除术或切除术，以防止未来症状加重或并发症。可通过连续 EUS 或内镜检查来随访无症状的良性病变和较小病变。如果病变无明显变化，则应避免对这些病变进行活检；但是，应对高度疑似恶性的病变进行活检。食管良性肿瘤的诊断建议和治疗流程如图 141-9 所示。切除技术取决于外科医生的选择，包括通过开胸、VATS、机器人辅助和内镜技术进行的切除术。遵循切除术的关键原则可实现并发症 / 死亡率较低的安全手术，而且可提供极佳的治疗结局。

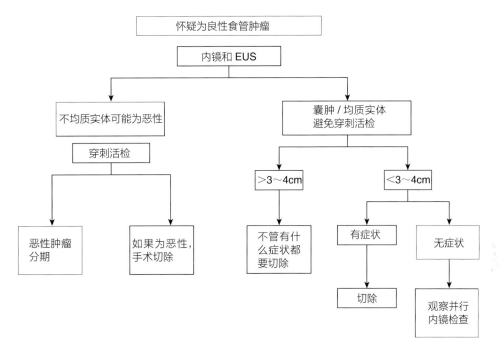

▲ 图 141-9　食管良性肿瘤的建议诊疗流程

# 第二十四篇　食管恶性肿瘤
## Malignant Lesions of the Esophagus

# 第 142 A 章
# 食管癌
## Carcinoma of the Esophagus

Biniam Kidane　Mathieu Derouet　Gail E. Darling　著

贺　茜　杨玉赏　田　东　译

食管癌是世界上第八大常见癌症，在美国常见癌症中位列第 18 位[1, 2]。食管癌的病死率仅次于胰腺癌。食管癌的主要组织学分类有鳞状细胞癌和腺癌。罕见的组织学类型包括腺鳞癌、小细胞癌、黑色素瘤、淋巴瘤、恶性颗粒细胞瘤和平滑肌肉瘤。本章旨在概述鳞状细胞癌和腺癌。腺癌以前很少见，但自 20 世纪 70 年代以来，它已成为发病率提升最快的实体瘤。目前在西方国家，特别是北美和欧洲一带[3]，腺癌是占比最多的组织学类型[3]（图 142A-1）。另一方面，腺癌发病率的快速增长表明遗传因素并不是主要病因。

食管肿瘤的典型临床表现数十年来一直保持不变：吞咽困难和体重减轻（表 142A-1）。食管来源的肿瘤绝大多数是恶性的，大多数患者诊断时已处为局部进展期。

## 一、流行病学

据世界卫生组织国际癌症研究机构（IARC）

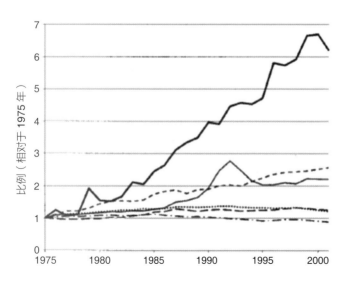

◀ 图 142A-1　1975—2001 年食管腺癌和其他恶性肿瘤发病率的相对变化

1973—1975 年，国家癌症研究所的 SEER 项目的数据，并对其中的年龄数据进行了校正。粗实线. 食管腺癌；短虚线. 黑色素瘤；实线. 前列腺癌；虚线. 乳腺癌；点线. 肺癌；点划线. 结直肠癌

经 Oxford University Press 许可转载，引自 Pohl H, Welch HG. The role of overdiagnosis and reclassification in the marked increase of esophageal adenocarcinoma incidence. *J Natl Cancer Inst* 2005; 97(2): 142–146.

**表 142A-1　晚期食管癌的体征和症状**

| |
|---|
| 吞咽困难 |
| 体重减轻 |
| 喉返神经麻痹引起的声音嘶哑 |
| 膈肌麻痹引起的呼吸困难（膈神经） |
| 咳嗽（气管食管瘘） |
| 上腔静脉综合征 |
| 可触及的锁骨上淋巴结 |
| 恶性积液（胸腔或腹膜） |

的"全球癌症项目"数据显示，2012 年全世界估计新增 455 774 例食管癌[2-4]。年龄校正后全球发病率估计为每 10 万名男性中有 9 名男性患病，每 10 万名女性中有 3.1 名女性患病[2]。来自某些具有规范化疾病监测数据库的国家的统计结果显示，各国年龄校正后的发病率变化幅度很大，塞浦路斯每 10 万人中有 1.6 名男性和 0.5 名女性患病，英国每 10 万人中有 10 名男性和 3.5 名女性患病。总而言之，全球发病率最高的地区是巴西、英国、荷兰、撒哈拉以南非洲东部，特别是从伊朗开始并横跨中亚各国到中国的"食管癌地理带"[5]。世界年龄校准后死亡率预估为 10 万名男性中死亡 7.7 人，10 万名女性中死亡 2.7 人。在有可靠死亡数据统计的国家中，年龄校正后死亡率变化随地域不同而各异，格鲁吉亚每 10 万人中有 1.8 名男性和 0.3 名女性死亡，土库曼斯坦每 10 万人中有 22.7 名男性和 15.2 名女性死亡[2]。

在美国，根据国家癌症研究所 SEER 项目（监测、流行病学和最终结果）的数据，年龄校正后发病率约为每 10 万名男性死亡 7.7 名，每 10 万名女性死亡 1.8 名。当按种族分层时，亚洲、原住民和西班牙裔男性的年龄校正后发病率似乎要低得多。据估计，2014 年有 18170 例新发食管癌，约占所有新诊断癌症的 1.1%，且同年食管癌占所有癌症死亡人数的 2.6%，成为第六大癌症致死原因。所有食管癌患者的年龄中位数为 67

岁，死亡时的年龄中位数为 69 岁，65—74 岁年龄段的人群罹患食管癌和死于食管癌的比例最高[1]。

女性食管癌的发病率较低，研究者认为这与女性相对少的暴露于某些危险因素有关，而这些因素暴露史却常见于男性群体。有证据表明雌激素可能具有保护作用[6]。绝经后女性患食管癌的风险显著高于年轻女性（RR 1.46；95%CI 1.07～2.00）[6]。此外，口服避孕药（OR 0.76；95%CI 0.57～1.00）和激素替代疗法（OR 0.75；95%CI 0.58～0.98）也似乎降低了腺癌的发病率[7]。

其他潜在的保护因素包括使用他汀类药物、阿司匹林、非甾体抗炎药、增加水果和生蔬菜的摄入及少吃红肉[8-10]。

美国的食管癌整体的发病率和死亡率在过去 10 年中每年下降约 1%[1]，但是在美国等发达国家中，腺癌的发病率不断增加。同时，鳞状细胞癌在发达国家和发展中国家的发病率都在下降。但是在此之前，腺癌的发病率在美国已经开始下降，在荷兰和英国已趋于平稳（图 142A-2）[11-12]。

## 二、临床表现

吞咽困难是食管癌最常见的初始症状，从间歇性的固体食物吞咽困难逐渐发展到进行性固体食物吞咽困难，然后是难以下咽半流质和流质饮食，持续数周至数月。患者通常会体重减轻。未经治疗的患者甚至会呕吐出唾液。无论组织学类型是什么，食管癌的症状都是相似的。咽痛可能发生，也可能由溃疡性病变或纵隔结构侵犯引起。背部或胸中部持续疼痛提示有纵隔侵犯。吞咽后立即出现食物反流可能是因为持续生长的肿瘤使食管管腔变窄。近端肿瘤可能引起声音嘶哑，提示累及喉返神经。

食管腺癌患者通常有反流性食管炎的既往史，尽管临床特征不能辅助医生区分有或没有 Barrett 食管病变，因为该病变本身无症状。进行 Barrett 食管监测的患者可能在无症状的早期阶段即可被诊断出癌变。进展期食管癌的症状和体征

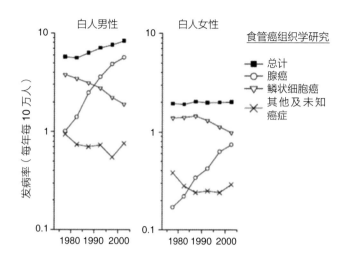

白人男性　　白人女性

食管癌组织学研究

- ■ 总计
- ○ 腺癌
- ▽ 鳞状细胞癌
- ✕ 其他及未知癌症

发病率（每年每 10 万人）

◀ 图 142A-2　按性别划分的美国白人食管腺癌发病率

经 Oxford University Press 许可转载，引自 Brown LM, Devesa SS, Chow WH; Incidence of Adenocarcinoma of the Esophagus Among White Americans by Sex, Stage, and Age. *J Natl Cancer Inst* 2008; 100(16): 1184–1187.

见表 142A-1 [12]。在 115 例患者中，van Sandick 报道了吞咽困难、胸骨后 / 上腹部疼痛和呕血 / 黑便等症状，占比为 70%、10% 和 5%、7%，约 50% 的患者体重下降超过 5%，但仍有 7% 患者无症状 [13]。

体格检查结果可能完全正常，通常对诊断没有帮助。我们可以看到患者的暂时性消瘦、体重减轻和脱水。目前尚不清楚这是仅仅因为梗阻导致食欲缺乏，还是肿瘤促生了恶病质。若患者吞咽困难得到缓解后体重增加，则证明了前者的理论。查体的意义在于寻找对治疗方案有指导意义的结果，包括检查锁骨上、颈部淋巴结肿或腹部有无包块。

实验室检查可显示慢性失血性贫血、营养不良引起的低蛋白血症、高钙血症和远处转移引起的肝功能异常，约 15% 的食管鳞状细胞癌患者出现高钙血症 [14, 15]。

### （一）调查

对疑似食管癌患者的评估如图 142A-3 所示。详见本书其他章节。

### （二）内镜检查

#### 1. 食管镜检查

对于疑似食管癌的患者来说，必须进行内镜检查。内镜检查是判断吞咽困难的首选方法。钡剂造影是另一种重要的检查，但诊断癌症需要内镜证实。内镜应提供病变部位、梗阻程度、病变侵犯范围的数据。局部进展食管癌的内镜检查特征通常很明显，某些情况下由肿瘤黏膜下浸润引起的狭窄会妨碍肿瘤的识别。可见的病灶均应行活检和细胞学涂片。活检标本应取自病变边缘，而不是坏死中心。有多个活检标本时能避免标本采取不当导致的假阴性 [17]。

早期癌症患者内镜表现可能难以识别。局部变化包括黏膜糜烂、局部充血和黏膜粗糙，有时可见小结节、溃疡，甚至小肿块。

#### 2. 支气管镜检查

支气管镜检查能有效评估颈部和胸部食管上、中段癌是否侵犯气管或支气管。Postlethwait [18] 发现 153 例颈段食管癌中 26 例发生气管支气管侵犯，487 例上胸段食管癌中有 82 例气管支气管侵犯，268 例下胸段食管癌中 6 例出现气管支气管侵犯。114 例气管支气管受累的患者中，60 例有气管侵犯，54 例有支气管侵犯，37 名患者出现气管食管或支气管食管瘘。Angorn 发现 1045 例上胸段食管癌中 184 例患者病灶累及气管支气管，75 例有瘘口，其中累及气管的患者占 57%，累及支气管的患者占 40%，直接侵犯肺实质的患者占 3% [19]。

CT 显示有隆嵴下巨大肿瘤或隆嵴下淋巴结肿大的患者，应行支气管镜检查以评估隆嵴受累程度。支气管镜检查结果可能有单纯的隆起、环状结构缺失、气管后壁或主支气管（最常见的是左主支气管）隆起，明显的肿瘤侵犯或瘘。由于

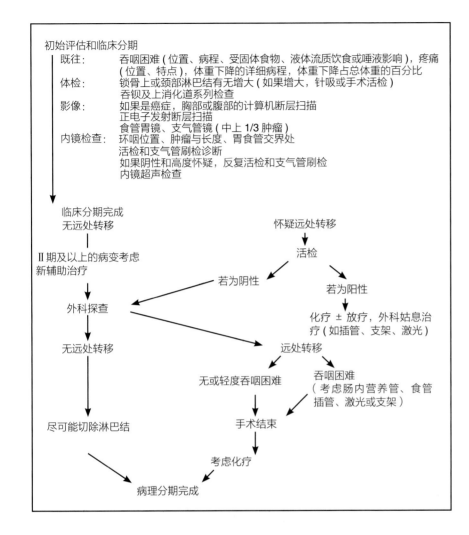

初始评估和临床分期

既往：　吞咽困难（位置、病程、受固体食物、液体流质饮食或唾液影响），疼痛（位置、特点），体重下降的详细病程，体重下降占总体重的百分比

体检：　锁骨上或颈部淋巴结有无增大（如果增大，针吸或手术活检）
　　　　吞钡及上消化道系列检查

影像：　如果是癌症，胸部或腹部的计算机断层扫描
　　　　正电子发射断层扫描
　　　　食管胃镜、支气管镜（中上 1/3 肿瘤）

内镜检查：环咽位置、肿瘤与长度、胃食管交界处
　　　　　活检和支气管刷检诊断
　　　　　如果阴性和高度怀疑，反复活检和支气管刷检
　　　　　内镜超声检查

临床分期完成
无远处转移　　　　　　　　　　怀疑远处转移
　　　　　　　　　　　　　　　　活检
Ⅱ期及以上的病变考虑
新辅助治疗　　　　　若为阴性　　　　　　若为阳性
外科探查　　　　　　　　　　　化疗 ± 放疗，外科姑息治疗（如插管、支架、激光）
无远处转移　　　　　　　　远处转移
　　　　　　　无或轻度吞咽困难　　吞咽困难（考虑肠内营养管、食管插管、激光或支架）
尽可能切除淋巴结　　　　　手术结束
　　　　　　　　　　考虑化疗
　　　　　　病理分期完成

◀ 图 142A-3　疑似食管癌患者的诊断评估

经许可转载，引自 Putnam JB Jr, et al. Neoplasms of the esophagus. In: Bell RH Jr, et al., eds. *Digestive Tract Surgery. A Text and Atlas*. Philadelphia, PA: Lippincott-Raven; 1996:50.

隆嵴下淋巴的侵犯，隆嵴可能变宽。然而，隆起并不一定意味着有病灶。支气管刷检或活检获得的细胞学或组织学标本有助于确认癌灶浸润（图 142A-4 和图 142A-5）。

（三）影像学研究

将在随后的章节中详细讨论。以下是一个简短的概述。

（四）胸部影像学

常规胸部 X 线片通常没有明显作用，但在进展期食管癌患者中，48% 的患者胸部 X 线片可见细微异常，但并不能构成诊断依据[20]。具体表现有异常食管走行，纵隔增宽，气管后凹陷或肿块，气管后条纹增宽、压迫、移位，或气管气柱不规则。

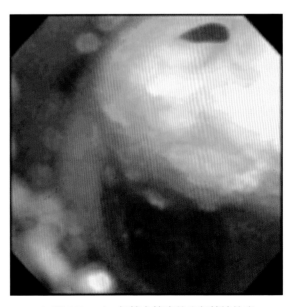

▲ 图 142A-4　气管食管瘘的支气管镜检查

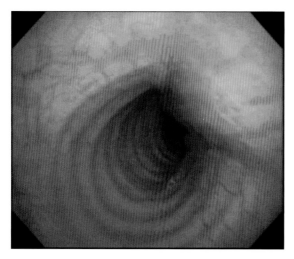

▲ 图 142A-5　支气管镜检查显示有气管膜部受累

### 1. 食管造影

钡剂造影是评估吞咽困难的重要诊断方法，无创且可操作性强，可用于食管黏膜性、管腔扩张性、运动性和任何解剖学异常（图 142A-6）。虽然吞钡在很大程度上已被内镜检查所取代，但如果吞咽困难的病因有非肿瘤性因素，则吞钡仍有诊断价值。气钡双重对比造影提供了最佳的可视化效果。钡剂造影诊断食管癌的阳性率为 42%[21]。

良性狭窄通常具有对称的狭窄区域，平滑的锥形轮廓，而恶性狭窄通常不对称，具有突起的、齿状的边缘，以及不规则的轮廓，伴有结节状或溃烂的黏膜表面。当疑有气管食管瘘时，钡剂也是一种安全的对比剂（图 142A-6 和图 142A-7）。

### 2. 计算机断层扫描

胸部和腹部 CT 是初步评估食管癌的重要手段，以确定肿瘤的局部浸润范围、与邻近结构的关系以及远处转移，如图 142A-8 所示。CT 通常不适用于确定 T 分期，但是肿瘤周围脂肪平面的存在可表明肿瘤仅限于食管而未侵犯邻近结构。如图 142A-8D 所示，气管或主支气管的压迫提示了气道受累。邻近肿瘤的气管支气管管壁受压或增厚，或脂肪平面丢失出现时，均需行支气管镜检查。主动脉受累并不常见，在一项尸检研究中，2440 名患者中只有 2% 的人有主动脉受累[22]。临床上可采用主动脉夹角法评判是有主动脉外侵，具体以主动脉横截面为 360° 肿瘤与主动脉接触弧度 < 45° 时为主动脉无受侵；> 90° 时为受侵，但这一特征缺乏特异性。心包侵犯很难被发现，尽管中间脂肪层消失能提示一

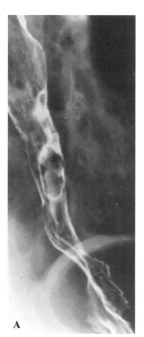
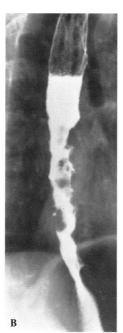
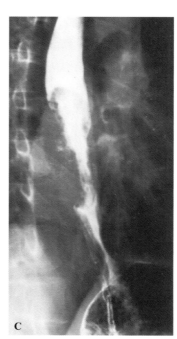
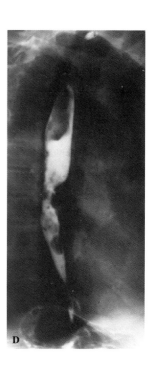

A　　　　　B　　　　　C　　　　　D

▲ 图 142A-6　钡剂造影显示晚期食管鳞状细胞癌
A. 息肉样病变；B. 多发性息肉样肿瘤；C. 长溃疡性肿瘤；D. 狭窄的浸润性肿瘤

定程度的侵犯。CT对纵隔侵犯的诊断准确率为59%～82%[23]。

纵隔淋巴结异常（直径＞1cm）的CT检出率为34%～61%，腹部淋巴结异常（直径＞1cm）的CT检出率为50%～76%，但假阳性率可能高达25%[24]。CT对腹腔疾病的诊断可能并不那么敏感[25]，对于远处转移，CT对识别＞2cm的转移病灶的敏感性为70%～80%[26]。

### 3. 磁共振成像

MRI可用于评估气道、心包或主动脉的侵犯，尤其是冠状面或矢状面。

### 4. 正电子发射断层成像

$^{18}$F-FDG PET对97%的原发性食管癌的诊断非常敏感，而CT为81%[27, 28]。虽然当前指南力推局部进展期食管癌患者使用PET评估分期，但有研究显示PET可用于评判早期食管癌患者是否伴有淋巴结转移或远处转移[29-30]。Meta分析

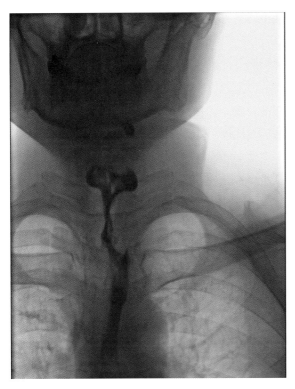

▲ 图142A-7　气管食管瘘的吞钡证据

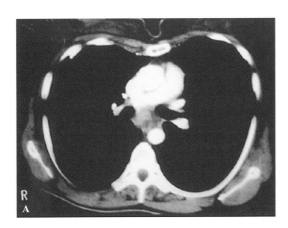
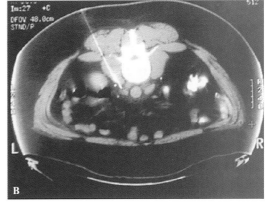
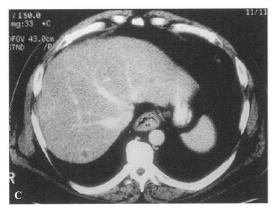
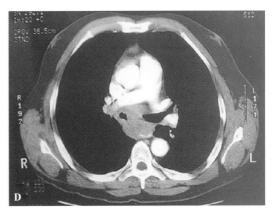

▲ 图142A-8　食管癌患者的计算机体层摄影（CT）扫描

A. 肿瘤与胸主动脉粘连；B. CT引导下结节病变活检；C. 转移性肝结节；D. 右主支气管局部浸润

显示，PET/CT 在检测转移淋巴结方面的敏感性和特异性分别为 55%～62% 和 76%～96%[27]（图 142A-9）。PET/CT 能够识别 CT 漏检的转移淋巴结。另一项 Meta 分析结果表明，PET/CT 对转移淋巴结的敏感性和特异性分别为 0.57 和 0.85，而 CT 对淋巴结病变的敏感性和特异性分别为 0.50 和 0.83[28]。

PET/CT 在鉴别 CT 无法发现的隐匿性转移病灶方面更为有用；PET/CT 的敏感性和特异性分别为 0.71 和 0.93，而 CT 单独诊断的敏感性和特异性分别为 0.52 和 0.91[28]。在 CT 排除远处转移的患者中比，PET/CT 可检测到 15%～20% 的额外转移病灶[28, 31-33]。在确定手术适应证方面，CT 的诊断准确率为 65%，而 PET/CT 的诊断准

确率为 92%[34]。与常规成像相比，PET 还具有全身且系统的优势，可以在初步评估时识别远处转移疾病。此外，PET 可能在治疗方案的选择方面也有一定的作用。利用 PET 评估患者对新辅助化疗的疗效，并在此基础上评估手术必要性，从而有针对性地制订诊疗方案，不过 PET 在评判疗效方面的准确性尚有不足，即使 PET 结果提示新辅助后完全缓解，也无法使患者避免手术[35, 36]。部分文献表明 PET/CT 可作为新辅助治疗病理反应的临床预测指标。这些研究表明，预测病理反应的诊断准确率在 68%～86%[37-40]。此外，PET/CT 对新辅助治疗效果的评估可反映远期预后[38-42]。Kukar 等开展了 PET/CT 评估新辅助化疗后疗效的最大样本研究，他们发现 SUV 下降超过 45% 可显著提示完全病理反应[43]。然而，PET/CT 对化疗后患者的阴性的预测准确性不高，尚无法达到或接近手术病理学的评判结果[30, 43]。

5. 内镜超声

EUS 是确定 T 分期的首选方法；EUS 可评估原发性肿瘤的浸润深度，并可检测局部、胃周和腹腔淋巴结[44]。EUS 可辨识食管壁的不同层次，从而评估肿瘤的侵袭深度，如图 142A-10 所示。确定浸润深度可预测淋巴结转移的可能性。$T_{1a}$ 病灶局限于黏膜，很少扩散到淋巴结，而 $T_{1b}$ 病灶累及黏膜下层，并伴有 15%～30% 风险发生淋巴结转移[44]。在行手术切除的患者中，5% 的 $T_{1a}$ 肿瘤有淋巴结转移，但 $T_{1b}$ 病灶的淋巴结转移率有 16.6%。淋巴结转移与肿瘤大小和分化程度有关[45]。尽管 EUS 判定 T 分期的准确率在 72%～84%，但这样的准确率仍不足以满足临床对区分 $T_{1a}$ 和 $T_{1b}$ 肿瘤的要求，从而也无法胜任对适合内镜下切除的肿瘤的筛选要求[28, 46]。然而，最近的 Meta 分析显示，EUS 辨识 $T_1$ 期肿瘤的敏感性和特异性分别为 0.86 和 0.86[47]。关于淋巴结分期，另一项 Meta 分析显示，EUS 的敏感性最高，为 80%，而 PET/CT 和 CT 的敏感性分别为 57% 和 50%[28]，EUS 在早期食管癌分期和评估食管周围浸润程度方面其准确率最高。

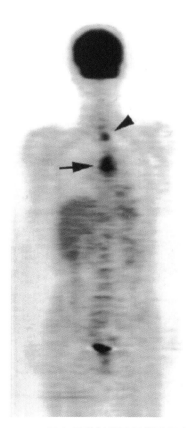

▲ 图 142A-9　正电子发射断层扫描显示食管中段原发性肿瘤（箭）和上纵隔阳性淋巴结（箭头）

引自 Kato H, Kuwano H, Nakajima M, et al. Comparison between positron emission tomography and computed tomography in the use of the assessment of esophageal carcinoma. *Cancer* 2002; 94:921.

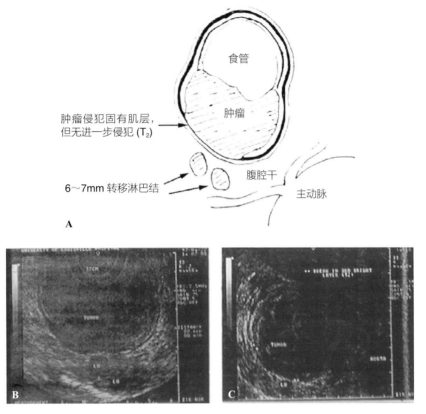

肿瘤侵犯固有肌层，但无进一步侵犯 (T₂)

食管

肿瘤

6～7mm 转移淋巴结

腹腔干

主动脉

A

B

C

▲ 图 142A-10　$T_2$ 食管腺癌伴腹腔淋巴结转移（A）及其内镜超声图（EUS）（B 和 C）

多达 1/3 的患者由于食管狭窄，导致 13mm 的内镜无法通过检查区域[48]。这是 EUS 的局限之一。如果探头不能越过狭窄区域，则诊断可能有误。判定 T 分期时也有相同问题，因此 EUS 在这种情况下可能对临床诊断没有太大帮助[49]。现有的 12MHz、15MHz 和 20MHz 频率的微型探针几乎适用于所有患者。探头可以通过活检通道，且可以在肿瘤可视化的同时进行内镜评估，从而避免了更换仪器。高频探头可用于细致观察浅表病变，但较深的结构，如局部淋巴结可能无法被观测到[50, 51]。

### 6. 内镜下黏膜切除术

内镜下黏膜切除术（EMR）或内镜下黏膜下剥离术（ESD）是用于诊断和分期的辅助方法，如果 EUS 提示为 $T_{1a}$ 分期，则考虑内镜下切除术。EMR 可用于对浸润深度进行病理评估[30, 52]。应遵循精确的整体内镜解剖和标本制备程序，日本食管学会出版的《食管癌诊断和治疗指南》对

此做出了概述[52]。如果 EMR 和病理检查均证实 $pT_{1a}$ 病变，则 EMR 也可作为最终的治疗方法而无须后续手术切除[52]。

### （五）胸腔镜和腹腔镜

胸腔镜和腹腔镜已被用作食管癌的分期工具，在确定淋巴结状态和评估局部浸润程度方面两者可能比无创技术更为准确，但目前尚未被广泛采用。Krasna 报道胸腔镜和腹腔镜对转移性病灶的诊断准确率分别为 93% 和 94%[53]。一项纳入 107 名患者的前瞻性多中心研究发现，25% 的患者在使用胸腔镜和腹腔镜检查时，可探查到被 CT、EUS 和 MRI 漏诊的转移性淋巴结[54]。32% 的患者通过微创技术而校正了临床分期[55]。然而，这些研究都是在 PET/CT 尚未广泛应用之前完成的。

腹腔镜检查对诊断腹膜转移有 96% 的敏感性，可用于检查胃和胃食管结合部癌。与食管鳞

状细胞癌患者相比，腹腔镜分期对腺癌患者更适合。Stein 发现食管腺癌患者有 22% 的肝转移癌发生率和 25% 的恶性腹水发生率，而腹腔镜在评估食管鳞状细胞癌患者时提供的信息很少[56]。经右胸胸腔镜检查，特别是与腹腔镜联合检查，对两种组织学类型的患者都有价值。

### 腹腔镜超声（LUS）

LUS 作为一种尚待研究的分期方法，有可能会提高 T、N 分期的准确性，但目前未被广泛采用。研究显示，与 44 例患者的最终手术病理结果相比，LUS 将腹腔转移淋巴结的分期准确率提高到 92%[57]。根据 LUS 检测结果进行分组，发现淋巴结阳性和阴性患者的无病生存率有显著差异。

根据检查的成本和检查方式是否有创等特点进一步评估上述各检测技术。就医疗费用而言，CT 扫描是最经济的评估方法，必要时可行 EUS-FNA，可大致评估生存期。PET 结合 EUS-FNA 的检查能提供更精确的生存预测，但更为昂贵[58]。目前，EUS 和 CT 应作为初步的分期检查，其次是 PET/CT[30]。

### （六）分子标记物

基于分子标记物的筛查可以获得比影像学或病理学检查更早的诊断，且可以提供进展期食管癌和发生远处转移的食管癌的准确预后信息。分子标记也可以用于识别微转移。目前，分子标记物在临床诊断中的应用尚未成熟，有待进一步研究和开发。

目前已发现了一些有效标记物，如在 Barrett 食管中，蔗糖酶 – 异麦芽糖酶存在辅助诊断 Barrett 化生和异型增生的潜在价值[59]。此外，研究发现拷贝数变异（CNV）与远处转移和远期生存之间存在密切关联，据报道，存在拷贝数变异的患者中，70% 的患者出现了严重的不典型增生或腺癌[60, 61]。针对"明星癌基因"P53 而言，在食管腺癌中的诊断价值尚存争议，如 Altorki 等[62] 报道显示超过 50% 的食管腺癌中有 P53 突变，但 Casson 等[63] 认为患者远期生存与 P53 突

变本身无显著相关性。

在目前研究的分子标记物中，有许多已被证实对食管癌的早期诊断或预后具有预警效能（如生长因子受体、血管生成因子、肿瘤抑制基因、凋亡因子、基质金属蛋白酶和细胞周期调节因子）[64, 65]。HER2/NEU 的低表达往往提示新辅助治疗后发生病理学缓解的可能性更高[66]。血管生成因子也可辅助预测患者对新辅助治疗的反应。Kulke 等发现，在食管鳞癌患者中，Cox-2 表达与病理缓解程度相关[67]。

目前已有多个研究将 miRNA 作为食管癌潜在的分子标记物。miRNA 具有调节基因表达的能力，从而影响肿瘤发生、血管生成和转移[68, 69]。多个 miRNA 所构成的分子谱已被用于鉴定正常 –Barrett 食管 – 食管腺癌的序贯发生过程[70] 并预测对新辅助治疗的敏感性[71]。

目前，临床上还没有可靠的生物标记物，大多数标记物的检出率较低。由于食管癌基因存在多样性，多分子构成的谱系可能使得生物标志物更好地运用到临床上。

## 三、预后

食管癌是预后最差的癌症之一。尽管它在美国属于常见癌症第 18 位，但却是第 6 位最常见的癌症致死原因。在美国，食管癌患者的 5 年相对生存率约为 17.5%[1]。虽然近年来食管癌相对生存率有所提高，部分归功于治疗技术的改善和数十年来基础和临床研究的不断发现，但大部分功劳主要是由于早期诊断和早期治疗的比例增高[72, 73]。SEER 数据显示，2004—2010 年，21% 的食管癌患者被诊断为局部无淋巴结转移，而 37% 的患者被诊断时就发生了淋巴结转移。局限性病变的 5 年生存率为 39.5%，而一旦发现淋巴结转移，其 5 年生存率就降为 3.8%[1]。如图 142A-11 所示，淋巴结 1～5 个阳性及以上者生存率明显下降[74]。这一点在最近的一系列研究中也得到了验证[75]。除了阳性淋巴结对预后的影响外，有报道称，阳性淋巴结与清扫淋巴结的比率

越高，预后越差（图 142A-12）[76-80]。

根据世界食管癌合作组织在过去的 5 年收集数据，对分期系统进行了修订。来自 3 个不同大陆、13 个国家的 4627 名患者的数据，重新定义了新的分期分组和相关生存曲线。腺癌和鳞状细胞癌的分期和预后也各自做了调整[81]（图 142A-13）。

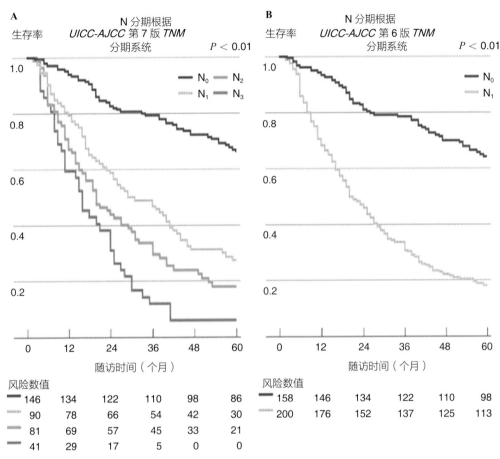

▲ 图 142A-11 按淋巴结病理状态分层（受累淋巴结数 $N_0$=0，$N_1$=1 ～ 2，$N_2$=3 ～ 6，$N_3$ ≥ 7）的患者亚组生存曲线
引自 Talsma K, van Hagen P, Grotenhuis BA, et al. Comparison of the 6th and 7th editions of UICC-AJCC TNM classification for esophageal cancer. *Ann Surg Oncol* 2012;19:2142–2148.

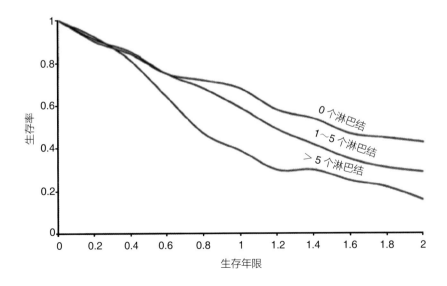

◀ 图 142A-12 按阳性淋巴结数目分层的 1340 名患者的 Kaplan–Meier 生存曲线

经 John Wiley & Sons, Inc. 许可转载，引自 Eloubedi MA, Desmond R, Arguedas MR, et al. Prognostic factors for the survival of patients with esoph-ageal carcinoma in the U.S.: the important of tumour length and lymph node status. Cancer 2002;95:1437–1440. © 2002 by John Wiley Sons, Inc. 版权所有

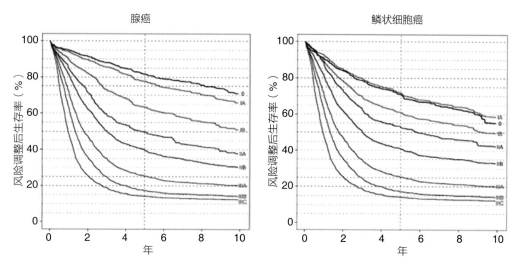

▲ 图 142A-13　WECC 图显示腺癌和鳞状细胞癌的风险调整后生存曲线

经 John Wiley & Sons, Inc. 许可转载，引自 Rice TW, Rusch VW, Ishwaran H, et al.; Worldwide Esophageal Cancer Collaboration. Cancer of the esophagus and esophagogastric junction: data-driven staging for the seventh edition of the American Joint Committee on Cancer/International Union Against Cancer Cancer Staging Manuals. *Cancer* 2010;116 (16):3763–3773. © 2010 by John Wiley Sons, Inc. 版权所有

## 四、食管鳞状细胞癌

### 危险因素

#### 1. 人口和地理因素

无论种族和国家，男性患食管鳞状细胞癌的风险是女性的 3～4 倍 [2, 82, 83]。这可能与男性比女性有更多的危险因素的暴露有关，而不是男性的遗传特点引起的。但是也不排除雌激素可能具有保护作用。食管鳞状细胞癌发病率存在地理差异，表明环境暴露和社会经济因素可能诱发病变 [84]。发病率高的地区通常位于世界较贫穷的地域，与营养缺乏有关。每年，世界上绝大多数病例都发生在中国，且集中在特定的地理区域。如太行山南部，河南、山西、河北三省交界区是世界上食管癌发病率和死亡率最高的地区 [2, 85]，乌兹别克斯坦、土库曼斯坦，以及阿富汗北部和伊朗东北部在内的地区也报道有较高的发病率 [5]。

在南亚大陆也有很高的食管癌发病率。在加勒比海和拉丁美洲，有中等或高发病率地区。在美国，食管鳞状细胞癌不那么常见。但是生活在城市中的非洲裔美国人似乎特别受影响，尤其集中于华盛顿，以及南卡罗来纳州沿海地区 [87]。收入和受教育程度也被证明与食管鳞状细胞癌有关。目前尚不清楚这些风险因素是否独立于烟酒消费和营养缺乏等因素而起作用。

#### 2. 营养与食品

大量食用含有 N- 亚硝胺的食品 [89, 90]，如含较多 N- 亚硝胺的腌菜，会增加患食管鳞状细胞癌的风险 [91]，硝酸盐和亚硝酸盐可在体内转化为致癌的 N- 亚硝胺，是食管鳞状细胞癌发展过程中的危险因素。致癌的机制是通过 N- 亚硝胺使 DNA 烷基化 [89, 90]。水果摄入少，特别是缺乏食用柑橘类果实，以及维生素 C 摄入量少的饮食与食管鳞状细胞癌的风险增加有关 [92]。柑橘类水果和维生素 C 可能抑制内源性亚硝化从而降低食管鳞状细胞癌的患病风险 [93]。

营养缺乏与食管鳞癌的发病机制有关，表 142A-2 列出了其他病因。中国高发区人群的视黄醇、核黄素、维生素 C、叶酸、维生素 D、β 胡萝卜素和 α- 生育酚水平普遍偏低 [94]。

各种矿物质元素（如硒、锌和钼）的缺乏也是食管鳞状细胞癌的危险因素 [36, 95-99]。缺乏矿物质元素让人更容易受到致癌 N- 亚硝胺等外源因素的影响。

表 142A–2　食管鳞状细胞癌的病因分析

| 致癌物 |
| --- |
| 烟草（吸烟、雪茄和烟斗；单独咀嚼烟草或与咀嚼物、槟榔一起咀嚼） |
| 酗酒（本地酿造；苹果白兰地；玉米啤酒） |
| 亚硝胺 |
| 呋喃西林 C |
| 阿片类药物；可燃残渣 |
| 真菌毒素 |
| 香料 |
| 营养不足 |
| 维生素 A、C，核黄素 |
| 微量元素：钼，锌 |
| 物理因素 |
| 热损伤 |
| 热食或饮料 |
| 研磨材料（土壤）和食品 |
| 碱液 |
| 诱发因素 |
| 胼胝症 |
| Plummer-Vinson 综合征 |
| 贲门失弛缓症 |
| 乳糜泻 |
| HPV |

除了饮食和营养方面的地理差异外，食物做法的差异似乎也造成了患食管癌的风险。某些地区（如伊朗北部）喜食非常热的食物和饮料（如茶），这可能是食管鳞状细胞癌的危险因素。除了热饮料、过烫的食物，如过熟、烤的和油炸的肉类也与食管鳞状细胞癌有关。最近的一项 Meta 分析表明，高红肉消费量和低家禽消费量与食管鳞状细胞癌高风险相关，而食用过多任何加工肉类与食管腺癌的高风险相关。过热食物或饮料可能通过反复的热损伤和随后的炎症促进癌症的发

展。每天食用烤肉也可能通过 P16 启动子的甲基化增加食管鳞状细胞癌的风险。咸肉也是危险因素之一，且与饮酒和吸烟有协同作用，因此，高盐肉类饮食和吸烟或酒精史的结合会增加食管鳞状细胞癌的风险[95, 100–103]。

### 3. 环境致癌物

土壤中钼含量低可能导致植物体内硝酸盐和亚硝酸盐含量升高，从而食物中的 N– 亚硝胺含量会增加。钼作为植物酶硝酸还原酶的辅助因子，有望降低植物体内硝酸盐和亚硝酸盐的含量[95]。石油等杂质对水的污染与沙特阿拉伯 Gassim 地区食管鳞状细胞癌的较高发病率有关[104]。

### 4. 吸烟与饮酒

酒精和烟草是食管癌的主要致病因素[105–107]。在食管癌患者中，酒精与近 80% 的肿瘤相关，其危险性随酒精摄入量的增加而增加，总体患病风险增加 20%～30%[107]。饮酒量的增加与营养不良也有关联。与吸烟相关的风险随着每天吸烟的数量、吸烟时间和焦油含量的增加而增加，总体风险增加了 20%～30%。曾经的吸烟者因戒烟风险降低，据报道，饮酒和吸烟具有协同效应，风险增加 3 倍，调整后的优势比为 3.28（95%CI 2.11～508）[105–108]。

除饮酒外，乙醇代谢的遗传变异被证明是食管鳞状细胞癌的危险因素[109]。乙醇脱氢酶是乙醇代谢中的重要酶，会促进遗传变异从而导致食管鳞状细胞癌，主要在亚洲人群中[109–111]。此外，研究已证明了基因 – 环境的相互作用。例如，有特定醛脱氢酶基因变异的亚洲男性患食管鳞状细胞癌的风险比没有基因变异的酗酒者高[110, 111]。

### 5. 贲门失弛缓症

贲门失弛缓症是食管鳞癌发生的危险因素。与正常人群相比，有贲门失弛缓症的患者食管鳞癌发生的可能性高出 16～30 倍[112–114]。贲门失弛缓症的发现与食管癌出现的间隔平均时间为 11～17 年[113–115]。在接受扩张术或食管肌层切开术的患者中，食管癌的发展速度仅略高于普通人群[116]。因此，食管癌的患病风险增加可能与反

流性炎症环境有关[117]。美国胃肠道内镜检查学会（ASGE）的现行临床指南不建议或反对贲门失弛缓症患者进行的长期内镜监测；但是 ASGE 建议在贲门失弛缓症症状出现 15 年后可以开始持续监测[118]。

### 6. 腐蚀性损伤

有腐蚀性损伤的患者的食管癌发病率约是普通人群的 1 000 倍[119]。食管鳞状细胞癌是最常见的组织学类型，通常发生在食管中段的气管分叉处。大多数病例出现在腐蚀性损伤后的 40～50 年，比一般人群早 10～20 年[120]。当慢性狭窄或吞咽困难恶化时，应怀疑癌细胞扩张能力改变。

食管瘢痕实际上可能加速食管癌的发展进程。由于管腔不易扩张，吞咽困难更容易出现在病程早期。此外，黏膜下淋巴管的损伤和食管壁内的致密瘢痕组织可能限制淋巴管的扩散[121]。现行 ASGE 指南建议，从腐蚀性食物摄入 15～20 年后开始，对患者进行内镜下监测，监测间隔时间为 1～3 年[118]。

胼胝症，一种常染色体显性遗传疾病，以手掌和脚掌角化过度为特征，是唯一被证实与食管癌相关的遗传性疾病[121]。胼胝症（也称为非热分解性掌跖角化病）患者在其一生中有高达 95% 的概率发展成食管鳞状细胞癌[122]。罪魁祸首 TEC（胼胝症伴食管癌）基因在 17P25 染色体上[123]。有证据支持基因和环境的相互作用；在吸烟者中，已发现 CYP2A6 基因与致癌亚硝胺的形成有关[124]。有已知胼胝家族史的人应在 20 岁后开始接受上消化道内镜检查[125]。其他遗传综合征如 Fanconi 贫血和 Bloom 综合征是食管鳞状细胞癌的高危因素。这两种疾病都是常染色体隐性综合征，可考虑使用上消化道内镜筛查，不过目前指南没有讨论这种方法[126, 127]。

### 7. 其他危险因素

食管癌还有其他危险因素。有电离辐射史、头颈癌、Plummer-Vinson 综合征、腹腔疾病的患者。据报道，甲状腺疾病患者有发展成食管鳞状细胞癌

的风险[128-131]。接受乳腺癌放疗的女性患食管癌的风险会增加[132]。人乳头状瘤病毒（HPV）感染与食管鳞状细胞癌的发生显著相关，然而该结论尚存争议[99]。频繁反流也可能增加食管鳞状细胞癌的风险，但这是否是一个独立的危险因素尚无定论[133]。即使控制烟草使用的影响，口腔卫生不良也与食管鳞状细胞癌的风险增加有关[134-136]。

### 8. 遗传因素

P53 在细胞周期控制，DNA 修复和合成，基因组稳定和凋亡中起重要作用的抑癌基因。P53 突变和等位基因缺失是肿瘤中的常见改变。P53 突变是食管不同区域的独立体细胞突变，也是多灶性食管癌发生的原因[137]。食管癌患者和不典型增生患者中 P53 突变水平较高[138, 139]。胃切除术后 68% 的患者的正常食管黏膜和贲门失弛缓症中 44% 患者出现了 P53 蛋白表达增加，这两种情况是食管鳞癌的危险因素。突变型 P53 的过度表达与患者的生存率有关[140]。TP53 基因突变与慢性炎症和癌症有关；CpG 二核苷酸的 G:C 和 A:T 转换等在亚洲高危地区的鳞状细胞癌患者中很常见[141]。这些特殊的密码子区域构成了与烟草中苯并芘代谢物相互作用的部分[142-143]。因此，这些位点的 P53 突变可能与环境因素如长期接触烟草中的苯并芘有关[142, 143]。在食管鳞状细胞癌中发现的其他突变基因包括 PIK3CA、NOTCH1、FAT1、FAT2、ZNF750 和 KMT2D[144]。

### 9. 潜在生物标记物

据报道，潜在生物标记物 Periostin 蛋白表达是食管鳞状细胞癌的独立预后因素。其过度表达在食管鳞癌患者中普遍存在，与淋巴结转移（$P=0.008$）、肿瘤分化（$P=0.04$）、静脉侵犯（$P=0.014$）和 TNM 分期（$P=0.001$）显著相关[145]。骨桥蛋白也可能是有用的生物标记物，因为它在 63 个肿瘤病变中有 30 个（48%）表达，且与病理 T 分期（$P=0.038$）和总分期（$P=0.023$）显著相关[146]。microRNA 也可能是有效生物标记物，因为 mir-25 和 mir-100 与食管鳞状细胞癌的低存活率有关[147]。

## 五、病理

### （一）大体特征

食管鳞状细胞癌最常见于胸段食管中部 1/3，约 50% 食管鳞状细胞癌发生于该位置[22]。该区域从隆嵴水平延伸到下肺静脉。30%～40% 的病变发生在食管的下 1/3，而只有 10%～20% 的鳞状细胞癌发生在食管的上段。

早期食管鳞状细胞癌在北美和欧洲并不常见，但在中国和其他实行常规筛查的地方更常见。早期病变通常很小，甚至隐匿，但可能累及整个黏膜，表现为斑块状、糜烂性或乳头状病变（图 142A-14）。进展期病变表现为蕈伞型、溃疡型或浸润型肿瘤（图 142A-15）。溃疡型病变有规则或不规则的边缘，底部较深，食管壁有浸润。浸润型肿瘤以广泛的壁内扩散和纤维增生反应为特征，导致食管狭窄，无明显肿瘤浸润的表征。蕈伞装鳞状细胞癌的外观表现不一，可表现为外生肿块，活检常表现为鳞状上皮增生、非典型或异型增生侵袭而无深层次浸润，需要加以注意（图 142A-16）。

食管癌有多种分类方法。对不同类型的描述

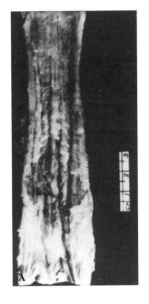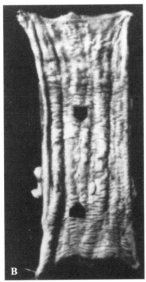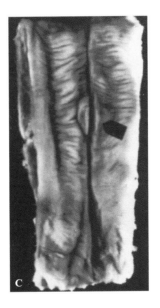

◀ **图 142A-14　早期食管癌**

A. 糜烂型；B. 斑块型；C. 乳头型

经 Springer 许可转载，引自 Liu FS, Zhou CN. Pathology of carcinoma of the esophagus. In Huang GJ, Wu YK, eds. *Carcinoma of the Esophagus and Gastric Cardia*. Berlin: Springer; 1984:80, 82. © 1984 Springer-Verlag Berlin Heidelberg 版权所有

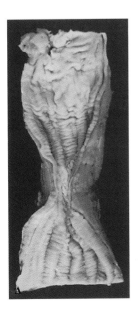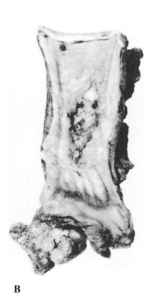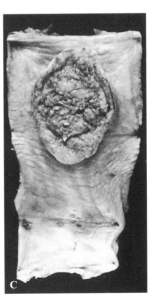

◀ **图 142A-15　进展期食管癌**

A. 硬化型；B. 髓质型；C. 蕈伞型

经许可转载，引自 Liu FS, Zhou CN. Pathology of carcinoma of the esophagus. In Huang GJ, Wu YK, eds. *Carcinoma of the Esophagus and Gastric Cardia*. Berlin: Springer; 1984:83-85.

有重叠部分，但浸润程度和淋巴结转移是决定患者预后的关键。

### （二）镜下特征

早期鳞状细胞癌的微观表现可分为上皮内、黏膜内和黏膜下肿瘤。上皮内病变为原位癌，基底膜完整（图 142A-17）。上皮内肿瘤可根据上皮浸润程度分为低级（上皮浅 1/3）、中级（上皮中 1/3）和高级（上皮下 1/3）[148-150]。自诊断为低、中、高级别上皮内瘤变 14 年后，进展为食管鳞

状细胞癌的风险分别为 24%、50% 和 75%[148, 149]。在黏膜内癌中，肿瘤细胞穿透基底膜并浸润固有层或部分黏膜肌层。一旦细胞穿透黏膜肌层，病变被归类为黏膜下癌（图 142A-18）。鳞状细胞癌继续发展，可侵入或通过食管肌层和外膜，即进展期食管癌。肿瘤分化程度从高分化到低分化不等，60% 的肿瘤为中分化。

近年来，在食管鳞状细胞癌和食管腺癌中，肿瘤的黏膜和黏膜下浸润程度越来越受到关注。黏膜层和黏膜下层各分为 3 层（$M_1$、$M_2$、$M_3$ 和 $SM_1$、

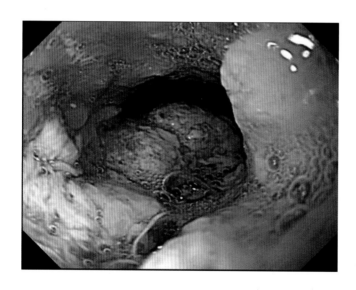

◀ 图 142A-16　疣状癌的内镜切面

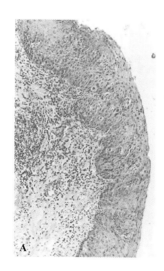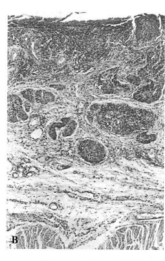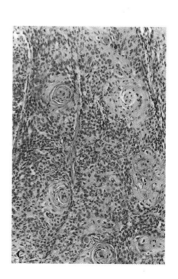

▲ 图 142A-17　食管鳞癌

A. 原位癌，基底膜完整；B. 黏膜下癌；C. 高分化癌伴角化珠

临床 I 期食管癌的肿瘤范围及淋巴结转移率

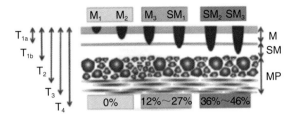

▲ 图 142A-18　$T_1$ 肿瘤的浸润分层和淋巴结转移情况

早期食管癌包括原位病变（Tis）或 $T_1$ 肿瘤。$T_1$ 肿瘤根据浸深度分为 $T_{1a}$ 和 $T_{1b}$ 亚类。$T_{1a}$（$M_1$ 或 SSM，上皮内癌；$M_2$ 或 LPM，癌侵犯黏膜固有层；$M_3$ 或 DMM，癌累及黏膜肌层），$T_{1b}$（$SM_1$，癌侵犯黏膜下层 1/3；$SM_2$，癌侵犯黏膜下层中 1/3；$SM_3$，癌侵犯黏膜下 1/3）。$M_1$、$M_2$ 和 $M_3$ 的淋巴结转移率分别为 0%、3.3% 和 12.2%。在黏膜下癌中，$SM_1$、$SM_2$ 和 $SM_3$ 的淋巴结转移率分别为 26.5%、35.8% 和 45.9%

引自 Tangoku A, Yamamoto Y, Furukita Y, Goto M, Morimoto M. The New Era of Staging as a Key for an Appropriate Treatment for Esophageal Cancer. *Ann Thorac Cardiovasc Surg* 2012;18(3):190-199. © The Editorial Committee of Annals of Thoracic and Cardiovascular Surgery（ATCS）版权所有

$SM_2$、$SM_3$）。根据肿瘤对各个层的侵袭程度，肿瘤预后存在差异[151, 152]。据报道，$M_1$ 和 $M_2$ 层的肿瘤有 0%~3.3% 的淋巴结转移风险，而 $M_3$ 和 $SM_1$ 层的肿瘤有 12% 到 27% 的淋巴结转移风险。$SM_2$ 层和 $SM_3$ 层的肿瘤有 36%~46% 的风险存在淋巴结转移。除了对预后有影响外，研究还表明，选择内镜下治疗的指证不应扩展到 $T_{1a}$ 期，还应局限到没有发生 $M_3$ 浸润的患者，即 $M_1$ 和 $M_2$[151, 152]。

### （三）转移

对于进展期食管癌，食管壁内区域性播散或淋巴结转移很常见。约 60% 的食管癌手术病检提示淋巴结转移[153]。死亡患者中有 75% 发生淋巴结转移[154]。在尸检标本中也常见血行播散，发生率为 50%~63%[128, 154]。

### （四）食管壁内区域性播散

显微镜下，大多数肿瘤的扩散范围比肉眼所见要更广。Wang[155] 指出近端切缘与吻合口复发的关系（表 142A-3）。因不明确原因，远端肿瘤

表 142A-3　近端切除切缘与吻合口复发

| 边缘长度（cm） | 患者数量 | 患者百分比（%） |
| --- | --- | --- |
| 0~2 | 1/4 | 25 |
| 2~4 | 2/11 | 18 |
| 4~6 | 2/13 | 15 |
| 6~8 | 2/26 | 8 |
| 8~10 | 1/15 | 7 |
| 10 | 0/26 | 0 |

转载自 Wong J. Esophageal resection for cancer: the rationale of current practice. *Am J Surg* 1987;153:8.

的扩散大体延伸至距肿瘤约 4cm 的位置处[156]。黏膜下淋巴结转移的也并不少见，并可能伴有脉管癌栓，产生卫星结节，对预后有显著的不良影响。

### （五）食管壁外直接浸润

穿透食管外膜层后，肿瘤可侵犯邻近结构，包括胸膜、气管、左主干支气管、心包、大血管、胸导管和脊柱前韧带。在食管上部的喉返神经也可能受累，而在食管下段，肿瘤可能侵犯膈肌、胃和肝脏。在尸检中发现，1/3 肿瘤的侵犯范围仅限于食管周围组织[157]。

### （六）淋巴扩散

食管淋巴网络的方向主要是纵向的。利用淋巴显像，Tanabe[158] 指出，来自食管上 1/3 的淋巴引流主要为上纵隔和颈部，而来自食管下 1/3 的淋巴则流向腹部。虽然单向流动为主，颈部、锁骨上和腹部淋巴结病变都可见于上下食管癌。

如表 142A-4 所示，手术标本中淋巴结转移的发生率在 30%~70%，并与原发肿瘤的浸润深度有关[159]。即使在早期患者中，食管鳞癌也比食管腺癌更易导致黏膜和黏膜下淋巴结扩散[160]。Stein 等表明局限于黏膜的食管鳞状细胞癌和食管腺癌淋巴结阳性率分别为 7.7% 和 0%。他们还报道了局限于黏膜下层的食管鳞状细胞癌和食管腺癌淋巴结阳性率分别为 36.4% 和 20.7%[160]。

表 142A-4　504 例食管癌切除标本的浸润程度和淋巴结状况

| 浸润程度 | 标本数量 | 切除淋巴结转移灶 | 浸润样本百分比 |
| --- | --- | --- | --- |
| 黏膜下层 | 1 | 0 | 0 |
| 肌层 | 175 | 52 | 29.7[a] |
| 全层 | 273 | 118 | 42.2[a] |
| 邻近组织 | 55 | 38 | 69.1[a] |
| 合计 | 504 | 208 | 41.3 |

a. $P < 0.05$ 时，比例有显著差异

经许可转载，引自 Lu YK, Li YM, Gu YZ. Cancer of esophagus and esophagogastric junction: analysis of results of 1025 resections after 5 to 20 years. *Ann Thorac Surg* 1987;43:176. © 1987 Elsevier 版权所有

根据一系列尸检研究，Postlethwait 发现锁骨上淋巴结受累率为 6.9%[22]。在两个较小手术研究中，锁骨上和颈淋巴结受累率为 19%～26%[161-163]。相比之下，膈肌下扩散更为常见。Akiyama 等[153] 报道发生膈下淋巴结转移患者中，31.8% 的肿瘤位于颈段食管，32.8% 的肿瘤位于食管中段 1/3，61.5% 的肿瘤位于食管下段 1/3（图 142A-19）。

#### （七）远处转移

内脏转移可能出现在 30% 的患者中，表明已处进展期。在尸检中，40% 的高分化食管鳞癌患者有内脏转移，而未分化食管鳞状细胞癌患者有 87% 的比例出现广泛转移。转移的好发部位，由高到低依次是肺、肝、胸膜、骨、肾和肾上腺[154]。转移灶中，约 2.7% 涉及神经系统，1% 出现在脑部[164]。

## 六、食管腺癌

在美国，食管腺癌是发展最快的实体恶性肿瘤。有报道称，2017 年将有 15 690 人死于食管腺癌。在 20 世纪 90 年代中期，腺癌取代了鳞状细胞癌，成为美国最常见的食管癌类型[165]。手术切除仍然是治愈的唯一手段，但即便接受了根治性肿瘤，90% 的患者终因复发或远处转移而死亡。虽然手术技术和围术期护理有长足的进步，但患者预后仍然较差，总体 5 年生存率约 19%。然而，随着近些年来，随着分期、检查和多模式治疗的改善，可手术切除患者的 5 年生存率超过 40%[166]。

自 1970 年以来，食管腺癌的发病率逐渐增加。SEER 数据表明发病率从 1974—1976 年的

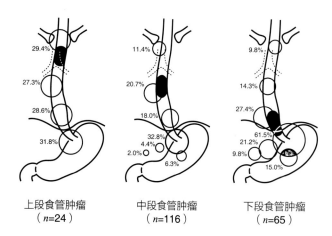

上段食管肿瘤
（n=24）

中段食管肿瘤
（n=116）

下段食管肿瘤
（n=65）

◀ 图 142A-19　食管鳞癌淋巴结转移部位
经许可转载，引自 Akiyama H, Tsurumaru M, Kawamura T, et al. Principles of surgical treatment for carcinoma of the esophagus: analysis of lymph node involvement. *Ann Surg* 1981;194:438.

0.7/10 万增加到 2009 年的 2.58/10 万（图 142A–20）[167]。最近的数据显示，发病率在 1975—1997 年间急剧增加，每年的百分比变化为 8.4/10 万，但随后增长率下降，1997—2009 年期间的年百分比变化为每 1.6/10 万（图 142A–21）[167, 168]。食管腺癌发病率上升的原因尚不清楚。内镜等诊断技术的使用有所增加，发病率也同时升高。最近，研究者利用 8 个国家、16 个癌症中心的数据构建模型，分析得出全球食管腺癌的发生似乎是因为在 20 世纪 50—70 年代，人们被暴露于某些不明危险因素[3]。统计模拟表明，危险因素可能起源于 20 世纪 50 年代的英国，在 30 多年的时间里传播到北美、澳大利亚和西欧。此危险接触可能是离散的或多因素导致的。不仅仅由胃管反流病（GERD）或肥胖引起，因为两者在这些时期的流行病学趋势与食管腺癌流行的趋势

不相符[3]。

1994—2008 年，澳大利亚和美国的腺癌发病率有所下降。尽管澳大利亚男性和美国男性的发病率仍分别上升了 2.2% 和 1.5%。在美国，胃食管反流症状的发病率在 20 世纪 90 年代趋于平稳，这可能是腺癌发病率增长缓慢的一个因素[169]。在瑞典，男性食管腺癌发病率正趋于稳定[170]。在欧洲其他地方，自 2003 年以来，英国和荷兰的腺癌发病率似乎已稳定[171]。

### （一）危险因素

针对食管腺癌人群归因风险的研究表明，在美国，GERD、肥胖、吸烟和低水果 / 蔬菜饮食对食管腺癌的发生发影响程度近 80%[172]。与食管鳞状细胞癌相比，饮酒不是食管腺癌或 Barrett 食管的危险因素[173]。此外，这些危险因素和遗传

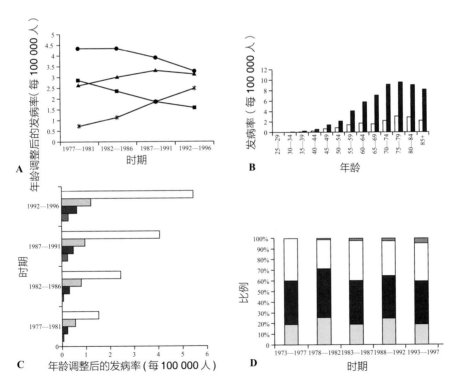

▲ 图 142A–20　A.1977—1996 年间美国国家癌症研究所监测、流行病学和最终结果项目中每 100 000 人的年龄调整后发病率，包括食管鳞状细胞癌（圆形）、贲门癌（三角形）、胃癌（方形）和食管腺癌（星形）；B. 美国 1977—1981 年（白条）和 1992—1996 年（黑条）被诊断为食管腺癌的患者的年龄分布；C. 按性别和种族划分的年龄调整后的食管腺癌发病率，包括白人男性（白条）和女性（黑条），以及非裔美国男性（浅灰色条）和女性（深灰色条）；D. 食管腺癌分期趋势（浅灰色，未分期；黑色，远处；白色，局部；深灰色，原位）

经许可转载，引自 El-Serag HB. The epidemic of esophageal ade-nocarcinoma. *Gastroenterol Clin North Am* 2002;31:422. © 2002 Elsevier 版权所有

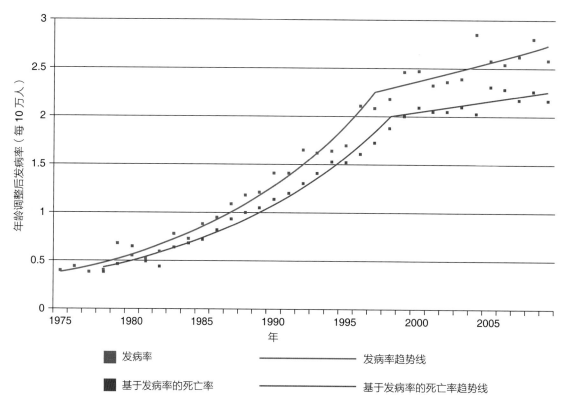

▲ 图 142A-21　1975—2009 年 SEER 9 食管腺癌的发病率和基于发病率的死亡率

1975—1997 年，食管腺癌发病率年增长率为 8.4%（95%CI 7.7～9.1），而 1997—2009 年百分比变化率为 1.6%（95%CI 0.0～3.3）。基于发病率的死亡率，1978—1998 年的 APC 为 8.0（95%CI 7.2～8.8）和 1998—2009 年为 1.1（95% CI –0.7～2.9）。19 个年龄段所有比率均进行了年龄调整，以 2000 年标准人群为参照

引自 Hur C, Miller M, Kong CY, et al. Trends in esophageal adenocarcinoma incidence and mortality. *Cancer* 2013;119(6):1149–1158.

多态性之间的相互作用可能进加重风险[174]。此外，遗传突变似乎发生在食管腺癌的进化早期[175]。

### 1. 人口和地理因素

与大多数癌症相同，年龄增长是食管腺癌的危险因素。虽然 1988 年后进入 SEER 数据库的患者中位诊断年龄为 68 岁，但年龄分布曲线提示 45—65 岁出现患病率的陡升[176]。与食管鳞状细胞癌一样，性别也是重要的危险因素，男性的患病率是女性的 6～8 倍。种族也是影响因素之一，白种人发病率是非裔美国人的 5 倍[176]。发达国家的发病率较高，且存在地理差异，而且国家内部的亦区域性高发的特点，例如，1973—1998 年的 SEER 数据显示，西雅图的发病率是犹他州的 2 倍[3, 177]。

### 2. 反流病与 Barrett 食管

几乎所有的食管腺癌都起源于 Barrett 化生，它本身是由胃食管反流引起的慢性炎症，而导致的后天获得性疾病。

Barrett 食管是食管腺癌的癌前病变（图 142A-22），其发展为食管腺癌的风险是相同年龄正常人群的 30～125 倍，每 100 名 Barrett 患者中发生 1～2 例食管腺癌[178, 179]。Barrett 病变在男性中更常见，男女比例为 2∶1，确诊中的男性平均年龄为 62 岁，女性为 67 岁。7%～20% 的 Barrett 患者出现食管腺癌[1]。虽然在 24%～64% 的手术标本中报道了 Barrett 病变，但其他样本可能因为肿瘤的过度增殖覆盖了 Barrett 食管黏膜或者取样错误导致漏诊[180, 181]。在 1990 年的一项尸检研究中，Barrett 食管的患病率约为 0.4%（每 10 万白种人中有 376 例），这明显高于每 10 万白种人中有 80 人的患病率的临床观察数据[182]。这表明大多数 Barrett 食管病例尚未确诊。使用 SEER

数据的模拟研究估计 Barrett 食管约占美国人口的 5.6%[183]。

在内镜检查中，这些病变表现为红色、光滑的区域。过去 Barrett 食管被描述为在胃食管交界处上方延伸超过 3cm 的柱状上皮，最初它被认为是先天形成的。然而，胃食管交界处上方大于 3cm 的短节段 Barrett 已被越来越多地认为是食管腺癌的危险因素，35% 的肿瘤发生在短节段 Barrett 食管[184]。虽然有 3 种类型的柱状上皮，包括胃底、胃交界和肠上皮，但只有肠上皮类型与食管腺癌风险增加最为相关（图 142A-23）。事实上，基因组学分析显示只有具有杯状细胞的柱状上皮细胞与腺癌基因突变相同[185, 186]。

据报道，约 18% 美国的人每周都会经历一次胃灼热症状，7% 的人每天都有此症状[187, 188]。在胃镜检查中，有 12%~18% 伴有胃灼热症状的患者发现了 Barrett 食管病变[189, 190]。研究显示，即使不伴有 Barrett 食管既往史，食管腺癌伴反流的比例也比较高。在瑞典进行的一项大样本研究显示，若患者有偶发性反流，患食管腺癌的概率提高了 7.7 倍，而如果患者有长期反流，患食管腺癌的概率提高了 44 倍[191]。后续研究再次证实食管腺癌与反流性疾病风险的关系，然而来自于临床的干预性研究却发现，行抗反流手术却并不能降低罹患食管腺癌的风险[192]。

**3. 肥胖**

肥胖和食管腺癌之间也有关联。在瑞典的一项研究中，肥胖患者发生食管腺癌概率是普通人群的 7.6 倍[193]。最近，针对 22 项研究的 Meta 分析显示，超重和肥胖状态下发生食管腺癌的风险增加[194]。这项研究还显示了体重和罹患风险的线性关系，即随着体重指数的增加，发生食管腺癌的概率也随之增加[194]。尽管目前尚不清楚肥胖是否会通过增加 GERD 风险而导致食管腺癌发生，但最近全基因组关联研究表明，肥胖与食管腺癌风险的相关性并非有 GERD 介导。使用遗传风险评分，从 29 个与 BMI 相关的遗传变异中得出，较高的评分表明有肥胖倾向。体重指数每增加 $1kg/m^2$，食管腺癌风险增加了 16%（OR1.16，95%CI 1.01~1.33），BE 风险增加 12%（OR1.12，95%CI 1.00~1.25）。遗传风险评分与潜在混杂因素（包括胃食管反流症状和吸烟）无关[195]。此外，内脏性肥胖比皮下脂肪或体重指数影响更大。虽然食管腺癌患者（$26.1kg/m^2$）和对照组（$26.2kg/m^2$）的体重指数相似，但食管腺癌患者的内脏脂肪组织明显高于对照组（$276cm^2$ vs. $231cm^2$；$P=0.015$），而皮下脂肪组织没有差异[196]。因此，这表明肥胖与食管腺癌的相关性是 GERD 非依赖的。

体育锻炼可以降低患食管腺癌的风险（RR 0.79；95%CI 0.66~0.94）；目前还不清楚风险的降低在多大程度上是由减肥本身所介导的[197, 198]。

**4. 根除幽门螺杆菌感染**

有证据表明，根除幽门螺杆菌与食管腺癌增加相关[199-202]。在清除幽门螺杆菌感染的患者中，26% 的患者发现了糜烂性食管炎，而在持续感染

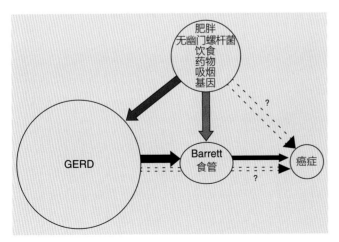

◀ **图 142A-22 导致食管腺癌的危险因素**

经许可转载，引自 El-Serag HB. The epidemic of esophageal adenoca-rcinoma. *Gastroenterol Clin North Am* 2002; 31: 425. © 2002 Elsevier 版权所有

的患者中，只有 13% 发现了糜烂性食管炎[201]。此外，澳大利亚的一项以人群为基础的病例对照研究表明，食管腺癌和 Barrett 食管感染幽门螺杆菌的风险降低[201]。这种风险与 GERD 的严重程度无关[201]。虽然这可能使一些人假设幽门螺杆菌感染在某种程度上对食管腺癌具有保护作用，但这也可能是检测偏差所导致的。明显的保护作用可能与幽门螺杆菌感染引起的胃酸减少有关，或者改善的卫生条件和富裕程度使幽门螺杆菌感染减少，但引起更多的胃食管反流和肥胖。

### 5. 吸烟

部分研究已经报道了吸烟能造成比普通人两倍高的患食管腺癌的风险[203, 204]。烟草消耗量与食管腺癌的风险呈现剂量相关性[203]。虽然食管腺癌的风险随着戒烟而减少，但在戒烟后 30 年内仍较普通人群风险高[88, 204]。

### 6. 其他危险因素

证据表明，使用降低 LES 张力（从而促进反流）的药物可增加食管腺癌发生风险[191, 205]。这些药物包括硝酸甘油、抗胆碱药、β 受体激动药、氨茶碱和苯二氮䓬类[205]。有学者对双膦酸盐也进行了研究，但结果尚存争议[206-208]。

来自瑞典的研究表明，胆囊切除术与较高的食管腺癌风险相关[209]。这可能是由胆囊切除术后胆汁酸回流增加所致。胃酸和胆汁反流在 Barrett 食管的发生发展过程中起重要作用。尽管食管黏膜对酸有一定抵抗力，但胆汁酸、胃蛋白酶、胰蛋白酶、胃酸和溶血磷脂相混合的反流伤害力更大，且可能引起黏膜损伤（图 142A-23）[210]。虽然原发性胆汁酸不致癌，但根据 pH 和结合状态可发现，继发性胆汁酸是潜在的致癌物[210]。研究表明，67% 的 Barrett 食管患者有十二指肠胃反流[202]。

另一个问题是，儿童时期有气管食管瘘或食管闭锁史是否是发展为成人食管癌的危险因素。有部分研究表明，这类患者的食管鳞癌和食管腺癌的风险可能增加[210-212]。据报道，有气管食管瘘或食管闭锁史的患者的 GERD 和食管炎的发生率增加，这可能也是增加食管腺癌风险的机制[212, 213]。

### 7. 营养

瑞典的研究表明，增加谷类纤维的摄入可降低食管腺癌的风险[214]。小麦纤维可能中和亚硝胺的诱变。然而，相关研究并没有显示食管鳞状细胞癌的风险同时降低。从而对小麦纤维的降解亚硝胺的作用假设构成了质疑，不过亚硝胺增加食管腺癌的风险是确证的[215]。

除高纤维饮食外，增加水果、蔬菜、叶酸、β 胡萝卜素、维生素 $B_6$ 和 C 摄入量与食管腺癌风险降低相关[8, 216-218]。

### 8. 非甾体抗炎药及其他药物的保护作用

有多种证据证明阿司匹林和非甾体抗炎药（NSAID）的潜在保护作用。如阿司匹林和非甾体抗炎药抑制环氧化酶（COX），在 Barrett 化生中 COX-2 增加，并在发展为不典型增生和腺癌的过程中继续增加[219]。胆汁酸可能通过蛋白激酶 C 途径激活 COX-2[220]。这些变化可能导致细胞 – 细胞黏附减少，血管生成增加，或抑制细胞凋亡，进而促进恶性肿瘤生长。阿司匹林和特异性 COX-2 抑制药已被证明能抑制肿瘤细胞生长和诱导凋亡[221]。COX-2 介导的炎症变化可能对促进肿瘤发生的微环境很重要[222]。因此，NSAID 诱导的 COX-2 抑制对食管腺癌有潜在保护作用。此外一些人推测非甾体抗炎药的作用可能通过与环氧化酶无关的途径[223]。

在流行病学水平，对相关研究进行 Meta 分析，发现在 GERD 和非 GERD 人群中使用非甾体抗炎药能减少食管腺癌的风险[224]。阿司匹林具有保护作用（OR 0.67；95%CI 0.526～0.856，$P=0.001$）[225-227]。然而，一项小型随机研究未能显示 Barrett 食管到食管腺癌进展过程中和使用两倍剂量的塞来昔布后抑制了 Barrett 化生到食管腺癌的进展[228]。

他汀类药物的使用与食管腺癌（OR 0.58；95%CI 0.39～0.87）、食管胃交界腺癌（OR 0.29；95%CI 0.09～0.92）和食管鳞癌（OR 0.51；95%CI 0.27～0.98）的发病风险降低有关[229]。然

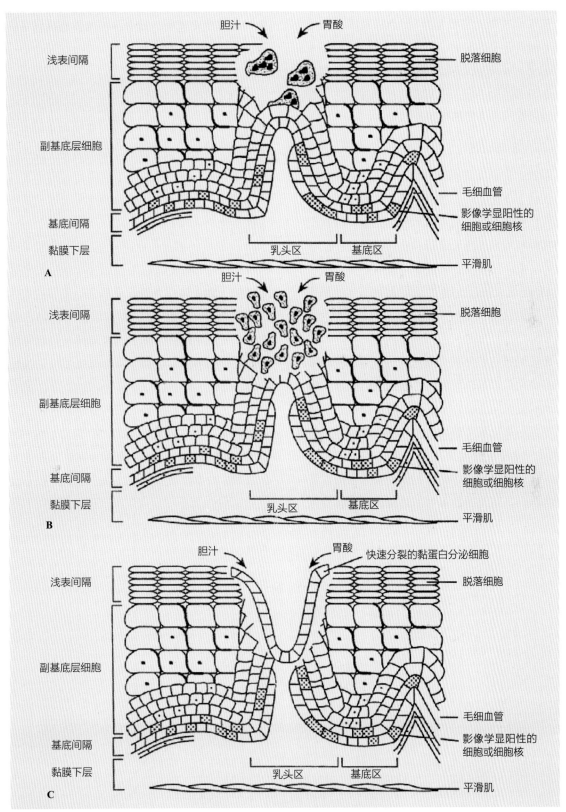

▲ 图 142A-23　Barrett 黏膜发育示意图

A. 浅表和副基底层内原始充分分化的食管细胞受损；B. 基底层损伤，涉及上皮干细胞（斑点状细胞核）；C. 分泌黏蛋白的耐酸的上皮形成

经许可转载，引自 Jankowski JA, Wright NA, Meltzer SJ, et al. Molecular evolution of the metaplasia-dysplasia-adenocarcinoma sequence in the esophagus. *Am J Pathol* 1999;154:968. © 1999 American Society for Investigative Pathology 版权所有

而，其效能较低，需要治疗约 1000 人以上才能预防 1 例食管癌的发生。

尽管二甲双胍可能调节 Barrett 食管发展为食管腺癌的风险，但二甲双胍的使用并未在食管腺癌的恶性演进中发挥作用[230]。

### （二）发病机制

鳞状上皮受反流损伤后，出现炎症刺激的增生和柱状上皮化生。一种猜测是，基底层的多能干细胞在反复受到反流刺激后发生化生。柱状细胞的其他可能来源还有贲门和食管腺导管中柱状细胞的增殖。长节段 Barrett 食管发展迅速，常在3 年内达到最大波及范围[231]。随着进一步的损伤和多种基因突变，逐步发生化生 – 不典型增生 –腺癌[232]。

最近的研究评估了一氧化氮的作用和食管生物群的变化是否是食管腺癌发展的危险因素。摄入的硝酸盐可导致肠内一氧化氮通过肠毒素变化再循环。一氧化氮可破坏上皮屏障功能，导致炎症增加，促进鳞状上皮向柱状上皮的转化[233]。GERD 和 Barrett 食管中以革兰阳性菌为主的食管微生物群向以革兰阴性菌为主的食管腺癌食管微生物群的变化表明，食管腺癌的发病机制可能与肠道菌群失调有关[234]。

### （三）分子基础

癌变的发生被认为是 Barrett 食管从化生→异型增生→癌变的演变终点。目前越来越多的研究表明，基因和蛋白质的差异性表达比遗传信息序列的改变（突变 / 缺失）在癌变过程中发挥着更为重要的作用[235]。图 142A–24 描述了其中的一些变化[61]。

表皮生长因子（EGF）、表皮生长因子受体（EGF）和成纤维细胞生长因子（FGF）等多种生长因子和受体在食管腺癌的发生发展过程中表达丰度增加[236, 237]。EGFR 基因扩增与淋巴结浸润有关，EGFR 基因高表达与局部进展期肿瘤术前放化疗患者术后生存率降低有关[238]。C-erb B2（Her2/neu）蛋白在 10%～70% 的食管腺癌中表达增高，但在化生或轻度不典型增生的 Barrett 食管的研究中没有发现该结果[239, 240]。此外，C-erb B2 基因扩增与 Barrett 食管相关腺癌患者的不良预后和生存期缩短相关[241]。在 50% 的 Barrett 化生和 90% 的腺癌中发现胆汁酸诱发癌基因 C-myc

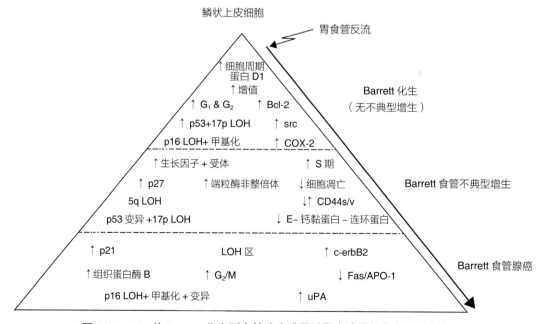

▲ 图 142A–24　从 Barrett 化生到食管腺癌进展过程中遗传信息方面的变化

经许可转载，引自 Wijnhoven BP, Tilanus HW, Dinjens WN. Molecular biology of esophageal adenocarcinoma. *Ann Surg* 2001;233:331.

的表达增加[242]。

腺癌组织中 P16、Rb、VHL、CDKN2、DCC 等抑癌基因减少[183, 243, 244]，APC，另一种肿瘤抑制因子，以其突变的形式积聚在细胞核中[245]。细胞 – 细胞黏附的改变也有助于肿瘤的侵犯；E-钙粘蛋白和 β– 连环蛋白的表达减少与预后不良相关[246]。

除此之外，还可见细胞凋亡，以及凋亡率随肿瘤分化严重程度增加而增加。异型增生和腺癌细胞表面 Fas 受体表达减少，导致细胞凋亡减少[247]。Bcl-2 是一种抗凋亡蛋白，在 72% 的 Barrett 食管和 100% 的低级别异型增生中高度表达。只有 20%～40% 的高度异型增生或腺癌中 Bcl-2 过度表达[248]。Bcl-2 可促进异型增生细胞增殖，从而在异型增生——癌变的演变过程中发挥重要作用。P53 基因是癌症中最常见的突变基因之一。突变型 P53 随着异型增生和腺癌进展而增加，50% 以上的腺癌中出现杂合性缺失[249]。P53 基因改变是食管腺癌的早期常见变化，与 Barrett 食管的恶性转化有关。

Barrett 食管可能有多种遗传途径导致癌症，这一推论来自于肿瘤谱系克隆排序研究[250]。食管腺癌中发现的其他染色体变化包括基因组扩增、缺失[251-253]。有人认为，流式细胞术发现的细胞核 DNA 倍体分析可能比高级别异型增生的组织学诊断更为客观、可靠地判断从化生到癌变的生物标志物[254, 255]。在 31%～93% 的肿瘤中发现 Y 染色体缺失[61]。此外，通过启动子高度甲基化抑制基因表达也很常见。APC 启动子的高度甲基化在 94% 的食管腺癌中被发现，且与疾病进展和远期生存有关[256]。

### （四）病理学

#### 1. Barrett 食管

在内镜检查中，病变出现在光滑、苍白的食管鳞状黏膜之间的红色、光滑区域，如图 142A-25A 和 B 所示。显微镜下，可见柱状上皮和黏膜腺体，有肠杯状细胞，如图 142A-26A 所示。Barrett 食管是食管腺癌的癌前病变，高度异型增生仍然是腺癌进展的最佳预测因子[255]。异型增生是指细胞学和结构异常，可与反应性改变区分，且延伸至管腔表面，如图 142A-26B[257] 所示。病变分为低或高级别的异型增生，其特征是细胞核沿上皮基底的方向，如表 142A-5 所示。病变通常伴有低和高级异型增生，并与正常黏膜毗邻。注意不同观察者之间可能存在变异性。

#### 2. 食管腺癌

食管腺癌通常发生在食管远端。根据 SEER 数据，79.3% 的腺癌起源于下段食管，17.9% 起源于中段食管，2.8% 起源于上段食管[83]。病变最初是扁平或隆起的黏膜，进而发展为浸润性或深度溃疡性病变。显微镜下，大多数肿瘤由产生黏蛋白的肠型腺体组成，如图 142A-25C 所示。可见弥漫浸润的胃型印戒细胞，但不常见。

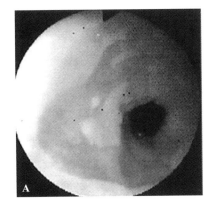
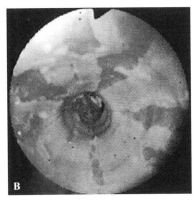
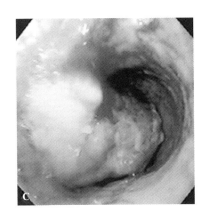

▲ 图 142A-25 内镜观察

A 和 B. Barrett 化生；C. 食管腺癌

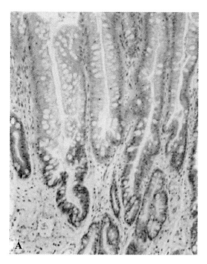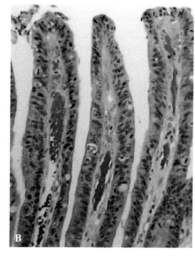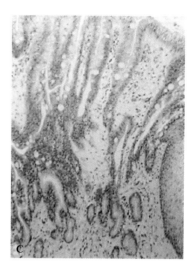

▲ 图 142A-26　显微镜观察

A. Barrett 化生；B. 高度不典型增生；C. 浸润性腺癌

表 142A-5　Barrett 食管异型增生分级

| 特　征 | 阴　性 | IND | IGD | HGD |
|--------|--------|-----|-----|-----|
| 表面成熟度 | + | + | − | − |
| 结构 | 正常 | 正常或轻度改变 | 轻度改变 | 明显改变 |
| 细胞 | 正常或反应性 | 轻度改变或伴有炎症的局灶性明显非典型性改变 | 轻度改变，弥漫性或明显改变，局灶性；维持极性 | 明显的变化；丧失极性 |

IND. 不确定；LGD. 低度不典型增生，HGD. 高度不典型增生

经许可转载，引自 Montgomery E, Bronner MP, Goldblum JR, et al. Reproducibility of the diagnosis of dysplasia in Barrett's esophagus: a reaffirmation. Hum Pathol 2001;32:376. © 2001 Elsevier 版权所有

### 3. 转移

临床上，早期食管腺癌的比例很少。然而，由于 Barrett 食管患者目前已常规接受筛查，这一比例正在增加[258]。SEER 数据显示，在 1999 年发表的纳入 295 名患者的研究中，以原位癌为表现的食管癌比例从 20 世纪 70 年代的 0.4% 增加到 2000 年的 2%[259]。Rice 等在 10% 的 $T_1$ 期患者、46% 的 $T_2$ 期患者和 83% 的 $T_3$ 期患者中发现了淋巴结转移。更新的数据显示，即使肿瘤局限于黏膜肌层和黏膜下层，也有 12% 和 46% 的患者有淋巴结转移，如前所述，食管腺癌较食管鳞状细胞癌在 $T_1$ 期发生淋巴结转移的可能性更小[262, 263]。与鳞癌一样，淋巴结转移与否是食管腺癌主要的预后因素并影响远期生存（图 142A-11 和图 142A-13）。

淋巴管开始于黏膜，然后流入黏膜下层，形成较长的汇聚通道。有许多瓣膜纵向引导淋巴。虽然在正常情况下，隆嵴上方的淋巴流入胸导管或锁骨下淋巴干，隆嵴下方的淋巴流入腹部的乳糜池，但当淋巴结被肿瘤阻塞时，会发生回流。这种广泛的淋巴网络使大多数有症状的食管腺癌和食管鳞状细胞癌患者在诊断时已发生淋巴结转移（图 142A-27）[45, 261-263]。

远处转移也很常见[25, 91, 264]。最常见的远处转移部位包括肝（35%）、肺（20%）、骨（9%）、脑或肾上腺（2%）和心包、胰腺、脾脏或胃（1%）（表 142A-6）[265]。

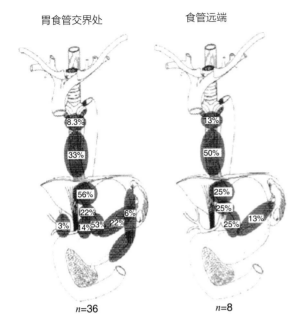

胃食管交界处　　　　食管远端

*n=*36　　　　　　　*n=*8

▲ 图 142A-27　透壁性食管腺癌患者的淋巴结转移部位

经许可转载，引自 Nigro JJ, DeMeester SR, Hagen JA, et al. Node status in transmural esophageal adenocarcinoma and outcome after en bloc esophagectomy. *J Thorac Cardiovasc Surg* 1999; 117:962. © 1999 The American Association for Thoracic Surgery 版权所有

表 142A-6　食管癌患者发生转移的情况

| 发生部位 | 发生率（%） |
|---|---|
| 肝 | 35 |
| 肺 | 20 |
| 骨 | 9 |
| 肾上腺 | 2 |
| 脑 | 2 |
| 心包 | 1 |
| 胸膜 | 1 |
| 胃 | 1 |
| 胰腺 | 1 |
| 脾 | 1 |

经 John Wiley & Sons, Inc. 许可转载，引自 Quint LE, Hepburn LM, Francis IR, et al. Incidence and distribution of distant metastases in newly diagnosed esophageal carcinoma. *Cancer* 1995;76:1120. © 1995 by John Wiley Sons, Inc. 版权所有

# 第142B章
## 2009年美国抗癌联合会/国际抗癌联盟食管癌分期
## 2009 AJCC/UICC Staging of Esophageal Cancer

Thomas W. Rice　Valerie W. Rusch　Eugene H. Blackstone　著

贺　茜　杨玉赏　田　东　译

　　既往的食管癌分期只是简单地对T、N和M进行排列组合[1]，这样的分期常常无法反映患者的真实预后[2-7]。后续研究发现，除了主要的T、N和M因素外，组织病理学类型、肿瘤分化及病变位置也是影响患者预后的不可忽视的因素。据此，2009年AJCC/UICC分期系统通过收集全球的大宗数据，借由前沿的数据统计分析，最终整合了上述多种解剖或非解剖因素，构建了更为科学的分析系统[8,9]。

　　除了建立基于数据的分期系统外，AJCC肺和食管工作组还负责协调整个食管胃交界处的癌症分期。先前的分期系统根据食管或胃分期的不同，产生了不同的分期。2009年AJCC/UICC分期系统适用于食管和食管胃交界处的癌症，包括侵入食管胃交界处（Siewert Ⅲ）前5cm范围内的癌症。

　　分析结果显示鳞状细胞癌和腺癌有不同的分期。组织学分级（G）是腺癌和鳞状细胞癌早期分型的重要特征。

　　位置是食管镜下测量的近端肿瘤边缘，是鳞状细胞癌的一个重要非解剖特征。表142B-1总结了解剖分类和非解剖肿瘤特征的变化。阶段分组和相应的风险调整生存曲线分别见表142B-2和表142B-3，以及图142B-1和图142B-2。

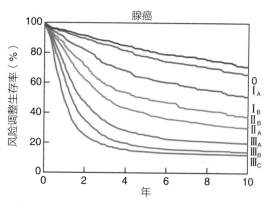

▲ 图142B-1　2009年AJCC/UICC分期小组关于腺癌的风险调整生存率

引自 DeVita VT Jr., Lawrence TS, Rosenberg SA. DeVita, Hellman, and Rosenberg's Cancer: *Principles & Practice of Oncology*. 10th ed. Philadelphia, PA: Wolters Kluwer Health; 2015.

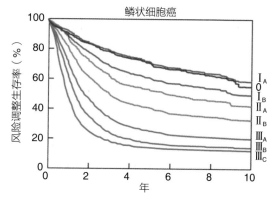

▲ 图142B-2　2009年AJCC/UICC分期小组关于鳞状细胞癌的风险调整生存率

引自 DeVita VT Jr., Lawrence TS, Rosenberg SA. DeVita, Hellman, and Rosenberg's Cancer: *Principles & Practice of Oncology*. 10th ed. Philadelphia, PA: Wolters Kluwer Health; 2015.

**表 142B-1** 解剖性和非解剖性因素分类变化及特征分析

| 解剖性因素 | |
| --- | --- |
| **T 分期** | |
| 重新定义了 Tis，并对 T₄ 进行了分类 | |
| Tis | 重度异型增生 |
| T$_{4a}$ | 可切除的癌侵犯邻近的结构，如胸膜、心包、膈膜等 |
| T$_{4b}$ | 不可切除的肿瘤侵袭邻近的结构，如主动脉、椎体、气管等 |
| **N 分期** | |
| 重新定义区域淋巴结 | |
| 任何来自颈段的食管旁淋巴结视为区域淋巴结 | |
| **N 亚组分期** | |
| N$_0$ | 无局部淋巴结转移 |
| N$_1$ | 1～2 个局部淋巴结转移 |
| N$_2$ | 3～6 个局部淋巴结转移 |
| N$_3$ | ≥7 个局部淋巴结转移 |
| **M 分期** | |
| 重新定义 M | |
| M$_0$ | 无远处转移 |
| M$_1$ | 远处转移 |
| **非解剖性因素** | |
| 组织病理细胞类型 | |
| 腺癌 | |
| 鳞状细胞癌 | |
| 病理分级 | |
| G$_1$ | 高分化 |
| G$_2$ | 中分化 |
| G$_3$ | 低分化 |
| G$_4$ | 未分化 |
| 肿瘤部位 | |
| 上胸段 | 距门齿 20～25cm |
| 中胸段 | 距门齿 >25～30cm |
| 下胸段 | 距门齿 >30～40cm |
| 胃食管交界部 | 病变中心处于食管–胃解剖交界上下 5cm 区间以内的腺癌，并跨越或接触食管胃结合部（EGJ） |

**表 142B-2** 腺癌分期

| 分 期 | T | N | M | G |
| --- | --- | --- | --- | --- |
| 0 | Tis（HGD） | 0 | 0 | 1 |
| I$_A$ | 1 | 0 | 0 | 1～2 |
| I$_B$ | 1 | 0 | 0 | 3 |
| | 2 | 0 | 0 | 1～2 |
| II$_A$ | 2 | 0 | 0 | 3 |
| II$_B$ | 3 | 0 | 0 | 任意 |
| | 1～2 | 1 | 0 | 任意 |
| III$_A$ | 1～2 | 2 | 0 | 任意 |
| | 3 | 1 | 0 | 任意 |
| | 4a | 0 | 0 | 任意 |
| III$_B$ | 3 | 2 | 0 | 任意 |
| III$_C$ | 4a | 1～2 | 0 | 任意 |
| | 4b | 任意 | 0 | 任意 |
| | 任意 | N$_3$ | 0 | 任意 |
| IV | 任意 | 任意 | 1 | 任意 |

HGD. 重度不典型增生

**表 142B-3** 鳞状细胞癌分期

| 分 期 | T | N | M | G | 部位 |
| --- | --- | --- | --- | --- | --- |
| 0 | Tis（HGD） | 0 | 0 | 1 | 任意 |
| I$_A$ | 1 | 0 | 0 | 1 | 任意 |
| I$_B$ | 1 | 0 | 0 | 2～3 | 任意 |
| | 2～3 | 0 | 0 | 1 | 下段 |
| II$_A$ | 2～3 | 0 | 0 | 1 | 上段，中段 |
| | 2～3 | 0 | 0 | 2～3 | 下段 |
| II$_B$ | 2～3 | 0 | 0 | 2～3 | 上段，中段 |
| | 1～2 | 1 | 0 | 任意 | 任意 |
| III$_A$ | 1～2 | 2 | 0 | 任意 | 任意 |
| | 3 | 1 | 0 | 任意 | 任意 |
| | 4a | 0 | 0 | 任意 | 任意 |
| III$_B$ | 3 | 2 | 0 | 任意 | 任意 |
| III$_C$ | 4a | 1～2 | 0 | 任意 | 任意 |
| | 4b | 任意 | 0 | 任意 | 任意 |
| | 任意 | N$_3$ | 0 | 任意 | 任意 |
| IV | 任意 | 任意 | 1 | 任意 | 任意 |

HGD. 重度不典型增生

# 第143章
# 食管癌分期
## Staging of Esophageal Cancer

Mark Onaitis 著

贺 茜 杨玉赏 田 东 译

## 一、概述

近年来，食管癌的发病率呈逐年上升趋势，2012 年美国统计的新发病例数为 17 460 例[1]。尽管在过去 40 年，食管癌患者的 5 年生存率从 5% 提高到 17%～19%，但总体生存率依然较低[1-6]。主要原因在于 50%～60% 的食管癌患者在就诊时，其病变已处于局部进展期或已发生转移，现有的治疗方案对这样的患者难以产生远期生存的获益。最近的证据表明，对于局部进展期的患者，新辅助放化疗（CRT）和手术切除是最理想的治疗方法[7-13]。然而，准确评估分期并提供对应性的治疗，是优化食管癌诊疗策略的关键，对于避免不充分和不必要的治疗至关重要。美国癌症联合委员会（AJCC）和国际抗癌联盟（UICC）提供的食管癌 TNM 分期系统是食管癌患者分期和诊疗方案选择的重要指南，在世界范围内被广泛应用。

## 二、 第 7 版 AJCC/UICC-TNM 食管癌分期系统

第 7 版和更新版本的 AJCC 和 UICC-TNM 指南系统于 2010 年发布。此分期系统是基于全球数据，经风险因素校正后，构建了随机生存森林模型而得出的严谨且全面的综合性指南。在第 7 版中，研究者分析了 4627 名接受食管切除术作

为唯一治疗的患者的结果，发现在淋巴结阴性的患者中，预后取决于 T 分期、组织学类型、分化程度和肿瘤位置[6, 14, 15]。这些发现促使食管癌按照组织学类型的不同进行单独分期。

新的第 7 版分期系统以阳性淋巴结的数目作为淋巴结状态的分类基础，替代了前一版以淋巴结阳性与否为基础的分类方式。研究表明，食管癌切除术后，转移淋巴结数目是最重要的预后因素[14-18]。淋巴结分期的定义的更新有望推动分期更好地反映远期预后。负责更新版本的特别工作组也对食管癌和胃癌分期的交互部分做了跨学科的协调统一。经多学科讨论协商，在第 7 版中食管胃结合部腺癌（AEG）的定义统一为：肿瘤中心处于食管 – 胃解剖交界上下 5cm 区间以内的腺癌，并跨越或接触食管胃结合部（EGJ），即为 AEG。

在第 7 版中，原位癌（Tis）被重新定义为重度不典型增生的肿瘤，而 $T_4$ 则根据可切除性被重新分类，即 $T_{4a}$ 累及胸膜、心包、膈肌等，$T_{4b}$ 累及主动脉、气管或椎体等。在上述所有变化中，第 7 版 TNM 系统解释了可切除与不可切除间的解剖学界限。以期协助临床医生在初步诊断并评估 TNM 临床分期时，更好地区分不同患者的预后情况[19]。表中列出了 TNM 分类（表 143–1）、腺癌分期（表 143–2）和鳞状细胞癌分期（表 143–3）。

表 143-1　解剖性和非解剖性因素的总结

| 解剖性因素 |
| --- |

**T 分类**

重新定义了 Tis，并对 $T_4$ 进行了分类

Tis　重度不典型增生

$T_{4a}$　可切除的癌侵犯邻近的结构，如胸膜、心包、膈

$T_{4b}$　不可切除的癌侵犯邻近的组织，如主动脉、椎体、气管等

**N 分类**

重新定义区域淋巴结

从颈部到腹腔的任何食管周围淋巴结

对 N 进行分类

$N_0$　无区域淋巴结转移

$N_1$　1~2 枚区域淋巴结转移

$N_2$　3~6 枚区域淋巴结转移

$N_3$　≥ 7 枚区域淋巴结转移

**M 分类**

重新定义 M

$M_0$　无远处转移

$M_1$　远处转移

| 非解剖性因素 |
| --- |

组织病理细胞类型

腺癌

鳞状细胞癌

组织学分级

$G_1$　高分化癌

$G_2$　中分化癌

$G_3$　低分化癌

$G_4$　未分化癌

癌症位置

胸上段　距门齿 20~25cm

胸中段　距门齿 > 25~30cm

胸下段　距门齿 > 30~40cm

食管胃交界处　包括中心位于胸腔远端食管、食管胃交界处或胃近端 5cm（贲门）内延伸至食管胃交界处或胸腔远端食管（Siewert III）的癌症。这些胃癌的分期与食管腺癌相似

## 三、术前分期评估

本文将介绍食管癌患者的分期步骤。分期通常从食管癌的诊断开始，并首先通过胸部和腹部的 CT 扫描进行评估。

表 143-2　腺癌分期分组

| 分　期 | T | N | M | G |
| --- | --- | --- | --- | --- |
| 0 | Tis（HGD） | 0 | 0 | 1 |
| $I_A$ | 1 | 0 | 0 | 1~2 |
| $I_B$ | 1 | 0 | 0 | 3 |
|  | 2 | 0 | 0 | 1~2 |
| $II_A$ | 2 | 0 | 0 | 3 |
| $II_B$ | 3 | 0 | 0 | 任意 |
|  | 1~2 | 1 | 0 | 任意 |
| $III_A$ | 1~2 | 2 | 0 | 任意 |
|  | 3 | 1 | 0 | 任意 |
|  | 4a | 0 | 0 | 任意 |
| $III_B$ | 3 | 2 | 0 | 任意 |
| $III_C$ | 4a | 1~2 | 0 | 任意 |
|  | 4b | 任意 | 0 | 任意 |
|  | 任意 | $N_3$ | 0 | 任意 |
| IV | 任意 | 任意 | 1 | 任意 |

表 143-3　鳞状细胞癌分期分组

| 分　期 | T | N | M | G | 部　位 |
| --- | --- | --- | --- | --- | --- |
| 0 | Tis（HGD） | 0 | 0 | 1 | 任意 |
| $I_A$ | 1 | 0 | 0 | 1 | 任意 |
| $I_B$ | 1 | 0 | 0 | 2~3 | 任意 |
|  | 2~3 | 0 | 0 | 1 | 下段 |
| $II_A$ | 2~3 | 0 | 0 | 1 | 上、中段 |
|  | 2~3 | 0 | 0 | 2~3 | 下段 |
| $II_B$ | 2~3 | 0 | 0 | 2~3 | 上、中段 |
|  | 1~2 | 1 | 0 | 任意 | 任意 |
| $III_A$ | 1~2 | 2 | 0 | 任意 | 任意 |
|  | 3 | 1 | 0 | 任意 | 任意 |
|  | 4a | 0 | 0 | 任意 | 任意 |
| $III_B$ | 3 | 2 | 0 | 任意 | 任意 |
| $III_C$ | 4a | 1~2 | 0 | 任意 | 任意 |
|  | 4b | 任意 | 0 | 任意 | 任意 |
|  | 任意 | $N_3$ | 0 | 任意 | 任意 |
| IV | 任意 | 任意 | 1 | 任意 | 任意 y |

## 四、CT 扫描

胸部和腹部 CT 检查可判断原发肿瘤的范围和是否存在远处转移。肿瘤范围可根据周围脂肪平面判定。肿瘤附近脂肪平面的消失表明有局部浸润。研究指出，当患者的营养状况足够，脂肪平面消失时，高度提示（＞90%）肿瘤已经出现了外侵[21]。只有 21% 的患者在保留脂肪平面的情况下，存在肿瘤外侵的情况。虽然这一观察证实 CT 有助于鉴别 $T_3$ 和 $T_4$ 疾病，但 Iyer 和 DuBrow[22] 发现，CT 诊断纵隔侵犯的准确率为 59%～82%。

CT 对异常淋巴结（＜1cm）的敏感性会因为淋巴结部位不同而各异，表现为纵隔 34%～61%、腹部 50%～76%[23]。Thompson 等发现 CT 显示的阳性膈下淋巴结中有 23% 的假阴性率[21]。Reed 等[24] 认为 CT 评估腹腔淋巴结的敏感性过低，可靠性差。Lowe 团队[25] 发现，只有 42% 的患者的 CT 影像能正确预测局部肿瘤分期。

CT 也被用来评估远处转移。在检测远处转移时，CT 的敏感性和特异性分别为 52% 和 91%，FDG-PET 的敏感性和特异性分别为 71% 和 93%[26]。研究者认为，FDG-PET 对远处转移瘤的诊断敏感性高于 CT[26]。虽然 CT 通常是分期的首选方法，但它并不是进行 TNM 分期的最好手段。如上所述，PET 对 M 分期更为敏感，CT 对浸润深度和淋巴结数目的判断均不准确。内镜超声（EUS）被认为是确定食管癌患者 T、N 分期的另一种有效的补充手段。

## 五、内镜超声

如果胸部和腹部 CT 未显示有转移性病变，则应行 EUS 检查以评估食管癌的浸润深度和局部淋巴结状态。这是最准确的局部区域分期技术，在 T、N 分期中的准确率为 80%～90%[27, 28]。研究表明，在侵袭范围较局限的肿瘤中，EUS 检查的准确率不足 67%[29]。另一篇 Meta 分析[30] 对多篇文章综合分析后，发现 EUS 诊断 $T_{1a}$ 肿瘤的

敏感性和特异性分别为 85% 和 87%。$T_{1b}$ 肿瘤的敏感性和特异性均为 86%，EUS 对鳞状细胞癌和腺癌的诊断准确率分别为 81% 和 84%[30]。

EUS 探头可能无法穿过肿瘤引起的狭窄或闭塞区域，从而妨碍对肿瘤浸润深度和分期的准确评估。这种情况下有 3 个方式可以采用。首先，可以用 Savary 或球囊扩张狭窄区域，但是扩张的穿孔率可以达到 24%[31]。其次，可以通过活检通道引入直径≤3mm 的超声探头，以穿过狭窄，但是小口径探头可见的检测深度有限。最后，可以使用辅助设备如导丝引导超声探头来辅助完成狭窄病变的分期。

与 CT、MRI 或 PET 相比，EUS 仍不失为肿瘤分期的最优选。van Vliet 等[26] 进行的 Meta 分析显示了 EUS、CT 和 PET 在食管癌分期中的诊断效能。EUS 检测腹腔淋巴结转移的敏感性和特异性分别为 85% 和 96%，对其他区域淋巴结转移的敏感性和特异性分别为 80% 和 70%。CT 对腹部淋巴结转移的检出率分别为 42% 和 93%，对局部淋巴结的检出率分别为 50% 和 83%。FDG-PET 对局部淋巴结转移的敏感性为 57%，特异性为 85%。研究者认为 EUS 诊断区域淋巴结转移最敏感，而 CT 和 FDG-PET 特异性更高。

EUS-FNA 活检提高了淋巴结诊断的准确性。与手术切除标本或细胞学结果的诊断金标准相比，EUS-FNA 对腹腔淋巴结的敏感性、特异性和准确性均在 85% 以上[33-35]。EUS-FNA 对腹腔淋巴结的敏感性为 88%～100%[24, 34]，如果在抽吸淋巴结的过程中不会穿透肿瘤原发灶，那么接受 EUS 的患者如果有可疑的淋巴结（直径＞10mm、低回声、平滑边界或呈圆形），应行 FNA 活检。

## 六、内镜切除术

如上所述，EUS 鉴别 $T_{1a}$ 和 $T_{1b}$ 病变的准确率并非 100%。$T_{1a}$ 和 $T_{1b}$ 之间的区别至关重要，因为针对两种病变的治疗方法截然不同。内镜切除术（ER）是治疗 $T_{1a}$ 肿瘤的有效方法。$T_{1b}$ 患

者淋巴结扩散的风险增加使得内镜治疗失去意义，手术切除则成为首选。由于治疗方法因黏膜肌层是否受到侵犯而有很大不同，因此内镜治疗是切除肿瘤和精确定义侵犯深度的方法。ER 的病理结果（尤其是淋巴血管浸润存在与否）可用于最终决定是否仅采用内镜治疗或继续采取手术。

## 七、诱导后 EUS 分期

许多研究表明 EUS 不是准确判断化疗或放化疗后反应的方法[38, 39]。Zuccaro 等[38]发现 EUS 仅仅准确预测了 17% 的患者对放化疗的反应。Sankaria 的另一项研究发现，118 名患者接受顺铂为主的化疗和 50～40cGy 的放疗后，内镜活检未发现肿瘤。但是 69% 的患者在食管切除术中发现有局部病灶，所以 Sankaria 认为内镜活检并不能评价放化疗后的疗效[39]。所以，新辅助后 EUS 分期并不是标准评估手段。

## 八、PET

正电子发射断层扫描（PET）可检测到 $^{18}$F-脱氧葡萄糖（$^{18}$F-FDG）的糖酵解速率在 97% 的食管腺癌患者中明显增加[40]。与 CT 一样，PET 不能明确浸润深度。与 CT 相比，PET 诊断远处转移的敏感性为 69%，特异性为 93%，而 CT 诊断远处转移的敏感性为 46%，特异性为 74%[42]。Liberale 等[43]发现，PET 扫描对食管癌淋巴结转移的敏感性、特异性和准确性分别为 38%、81% 和 67%，对食管癌远处转移的敏感性、特异性和准确性分别为 88%、88% 和 88%。van Vliet 等的 Meta 分析发现了相似的结果，该分析着眼于评估食管癌的成像技术[26]。CT 对可切除食管癌的诊断准确率为 65%，而 PET 和 PET/CT 分别为 88% 和 92%[42]。与传统影像学相比，PET 可从全身做整体评估，基于此优势，PET 在最初评估时主要用来识别远处转移性。

值得注意的是，Malik 团队[44]发现 PET 对食管癌患者转移性的检测具有较高的假阳性率。

美国外科学院肿瘤组（ACOSOG）主导的 Z0060 试验评估了 189 例可切除食管癌患者，并研究了 PET 对这些患者的影响。在这项研究中，在经胸部和腹部 CT 排除明显转移的潜在可切除食管癌患者中，将患者随机分为 PET 组和非 PET 组。结果显示，尽管 22% 的符合条件的患者没有接受食管切除术，但 FDG-PET 在食管癌标准临床分期后发现，至少有 4.8% 的患者为 $M_{1b}$ 分期。PET 未证实的 $M_1$ 和 $N_1$ 期患者进行了非手术性治疗或诱导治疗[45]。总的来说，PET 是有效检查手段，但在 PET 上发现的 35 个可疑转移病灶（2 个 $M_{1a}$，33 个 $M_{1b}$）中，7 个（20%）活检结果为假阳性。研究者认为我们可能忽视了假阳性结果的风险和成本[45]。虽然 PET 并不是完美的检查手段，但在分期评估中加入术前 PET 可使 20% 的食管癌患者获益。

## 九、诱导后 PET 分期

在局部进展期患者中，越来越多在诱导治疗后行 PET 再分期。研究表明，全身 PET/CT 显像检测到约 8% 的患者在诱导化疗后出现远处转移[46]。除了其他隐匿性转移疾病外，诱导化疗期间 PET 扫描观察到的反应具有显著的预测和预后价值。食管癌或 GEJ 癌的 PET 联合诱导治疗不是标准治疗方法，因为尚未通过试验（CALGB 80803）的验证，该试验将使用诱导后化疗 PET 扫描的结果，确定术后化疗方案。

## 十、腹腔镜检查

综上所述，食管癌的临床分期尚难和病理分期完全吻合。在一项前瞻性多中心研究 CALGB 9380 中，Krasna 评估了胸腔镜和腹腔镜在食管癌患者中分期的可行性和准确性。他们发现，经胸腔镜和腹腔镜确证，无创性检查（CT、MRI 和 EUS）对淋巴结或转移灶的错误识别（漏诊或误诊）的概率分别为 50%、40% 和 30%。腹腔镜分期手术时间中位数为 210min，术后住院时间中位数为 3d，无死亡和严重并发症[47]。Krasna

等 [48] 发现胸腔镜和腹腔镜对转移性疾病的诊断准确率分别为 93% 和 94%。19 例患者中有 6 名的术前 CT 和 EUS 检查未发现阳性腹腔淋巴结。类似的，Luketich 等 [49] 通过 26 例患者研究也证实了上述发现。微创技术改变了 32% 的患者的分期 [50]，腹腔镜检查也有助于确定腹膜转移，其敏感性为 96%。

单纯腹腔镜检查对腺癌的疗效优于食管鳞状细胞癌。Stein 等 [51] 发现腺癌患者有 22% 的肝转移发生率和 25% 的恶性腹水发生率。腹腔镜在评估鳞状细胞瘤患者时提供的信息很少。经右胸胸腔镜检查和腹腔镜联合检查，对两者都有评估价值 [42]。

针对潜在可切除的食管下段腺癌的患者，尚不明确其是否有必要行诊断性腹腔镜检查。大多数患者在腹腔镜检查中不会发现需要改变治疗方式的异常。对于怀疑有腹膜转移的患者，需要根据具体情况考虑这种更具侵袭性的分期技术。

## 十一、结论

食管癌患者的远期生存率仍然很低。分期是最重要的预后风险因素，因此，准确的分期对治疗方案的选择和预后的评估至关重要。目前的第 7 版 AJCC/UICC 食管癌分期系统与远期预后更贴合。EUS 是 T、N 分期的有效评估手段，而 PET 是判断 M 分期最准确的方式。外科分期越来越重要，特别是对于疑有腹腔转移的患者而言。临床医生应了解无创和有创分期技术的适应证和局限性。

# 第 144 章
# 食管癌的综合治疗
## Multimodality Therapy for Esophageal Cancer

Abby White　Scott J. Swanson　著

贺　茜　杨玉赏　田　东　译

数十年来，根治性切除术一直被视为食管癌的唯一治疗方式。然而，单纯手术对局部进展期和远处转移食管癌的治疗效果并不理想，从而促使研究者寻求替代或补充性的治疗方案。由于食管癌在早期便有系统性扩散的趋势，所以化疗药物成为系统性治疗的首选，而放射治疗方法被用于减少肿瘤负荷。尽管目前食管癌治疗后总生存率仍低于 20%，但随着综合治疗的不断发展，早期或局部进展期患者的远期生存率将会逐步提高[1]。

直到 2000 年，美国食品药品管理局（FDA）批准的唯一治疗胃肠道（GI）肿瘤的药物有铂（顺铂、卡铂）、蒽环类药物（多柔比星、表多柔比星）和嘧啶类药物［氟尿嘧啶（5-FU）］。之后，第三代铂类药物——奥沙利铂，以及更新版本的 5-FU 药物——卡培他滨随之问世。紫杉醇类药物（紫杉醇、多西紫杉醇）因其来源于紫杉属植物而得名，2007 年首次被 FDA 批准用于治疗上消化道肿瘤。这是继紫杉烷治疗晚期乳腺癌、肺癌和前列腺癌之后的又一次适应证的拓展[2]。

放射治疗的发展使上消化道肿瘤的新辅助放化疗和辅助性治疗更为耐受。增强放射治疗（IMRT）是一种较新、更精确的放射治疗方法，使用数字化的线性加速器来传送剂量，使剂量符合（或调变）肿瘤的三维（3D）整体。这使得更高的辐射剂量被聚焦到肿瘤区域，同时使作用于周围重要结构的剂量达到最小，这对于胸段食管和周围的纵隔结构和肺保护至关重要。

如前所述，微创食管切除术拓展了食管癌手术适应证范围。在维持肿瘤治疗原则的同时，许多医疗中心已经能够通过腹腔镜和胸腔镜手术来减少疼痛，改善患者早期的一般状态，缩短住院时间。

接下来对食管癌的综合治疗进行系统综述。

## 一、分期

2010 年修订的 AJCC[3] 分期系统是基于世界食管癌合作组织（WECC）提供的数据，其中包含 4627 名患者的数据。这些患者在没有术前或术后治疗的情况下仅接受了手术治疗，在前一章中有更详细的讨论。这里需要强调的是，临床分期可能与预后存在相关性，但与生存率有最明显的相关性因素的是手术病理分期。

## 二、治疗方式

### （一）早期食管癌

尽管对 Barrett 食管伴或不伴异型增生和原位癌的并不属于本章的讨论范围，但近 10 年来早期食管癌治疗的主要进展仍值得我们关注。黏膜内切除术（EMR）和内镜消融术被用于治疗侵犯固有层和黏膜肌层的肿瘤[4]。虽然 EMR 是治疗首选，但如何做到食管癌的早期筛查仍是当前瓶颈性问题。目前没有随机对照研究比较 EMR、内镜消融治疗与外科手术，但一项对 SEER 数据库的回顾性研究，分析了所有因 $T_1N_0$ 食管癌接受手术或内镜治疗的患者[5]。经内镜治疗的患者有较好的肿瘤特异性生存率，但总体生存率两者相当。早期癌症患者可以接受内镜治疗，因为早期食管癌往往不合并淋巴结转移且局部复发率低。任何黏膜下层受累、肿瘤大小 > 2cm 或分化不良的患者应考虑行食管切除术。

正电子发射断层扫描 – 计算机断层扫描（PET/CT）和内镜超声成像（EUS）改善了食管癌的临床分期的准确性。然而，有小样本的单中心研究质疑 $T_2N_0$ 食管癌临床分期的可靠性，类似的有关临床分期准确性的争议也比比皆是。在针对 $cT_2N_0M_0$ 食管癌的研究中，Rice 等[7] 和 Zhang 等[8] 观察到 EUS 评估浸润深度的准确率分别为 13% 和 28%。2012 年，一份由胸外科学会主导的更全面的综述得以发表[9]。该研究指出在 482 名外科手术治疗的临床分期为 $T_2N_0$ 患者中，只有 27% 被确诊为病理性 $T_2N_0$，26% 被分期过高，47% 被分期过低。分期过高的患者大多是由于隐匿性淋巴结转移，仅有少数是因为肿瘤局部浸润的偏差（T 分期）。鉴于隐匿性淋巴结转移比较常见，导致了 $T_2N_0$ 及以上病临床分期的不可靠性，一些学者主张在这一人群中常规应用新辅助治疗。事实上，$T_2N_0$ 食管癌患者接受新辅助治疗的人数有增加的趋势。如此广泛的新辅助治疗的应用必然会导致一定比例的患者被"过度治疗"。未来应注重对新辅助治疗敏感性标志物的研究，实现新辅助治疗的有效性何精确性。

### （二）局部进展期食管癌的新辅助治疗

#### 1. 新辅助放疗

Cochrane 图书馆 2005 年发表的一项 Meta 分析回顾了 5 项随机对照试验，包括 1147 例患者，提供了迄今为止最全面的术前放疗评价[10]。研究中的大多数患者的组织类型为鳞状细胞癌。每项试验都比较了术后新辅助放射治疗和单纯手术。

研究者综合分析后认为新辅助放疗带来了一定的生存效益，并使死亡率降低到 11%，2 年绝对生存率从 30% 提高到 34%。值得注意的是，这些研究大多是在 Meta 分析前 20 年进行的。尽管对生存数据进行了仔细的回顾和更新，但这些患者是在 EUS 和 PET/CT 应用前接受治疗的，临床分期的不准确可能导致两组间生存数据的差异并不明显。此外，其他导致偏倚的因素有手术时机的不一致对可切除性的评判标准不一。目前，在临床试验或存在不适合联合化疗的情况之外，不建议术前仅给予患者单纯新辅助放射治疗。

#### 2. 新辅助化疗

早期关于食管癌和胃癌放射治疗有效性的争论引发了大量关于术前化疗作为手术辅助手段的研究[11-20]。多项随机对照试验验证了这种治疗方法，总结见表 144-1。4 项试验表明，新辅助化疗与单纯手术相比，前者可为患者带来生存获益[15-17, 19]。最大的研究来自英国，涉及 802 名患者，混合腺癌和鳞状细胞癌患者。联合治疗组 5 年生存率为 23%，而单纯手术组为 17%[15]。最近被广泛引用的 MAGIC 研究发表于 2006 年，仅研究了腺癌患者，且其中只有 25% 是下段食管癌或胃食管交界部腺癌[16]。共有 502 名患者被随机分为两组，化疗后患者分期明显下降。MAGIC 研究中的综合疗法包括术前和术后化疗，但只有 50% 的患者能够完成规定的辅助治疗。化疗组的 5 年总生存率明显高于单纯手术组（36% vs. 23%）[16]。Ychou 等于同年发表的一项类似研究囊括了 224 例腺癌患者，其中 75% 为下段食管或胃食管交界部腺癌。在这项研究中，术前化疗组和单纯手术组相比，5 年生存率分别为 38% 和 24%。同样，只有 50% 的患者完成了辅助治疗[17]。尽管早期许多针对鳞状细胞癌患者的研究认为新辅助化疗并无效果，抑或研究间对治疗有效的评估标准不一而导致结论上的不一致，但在各研究均发现，对治疗有一定反应的患者生存率均显著提高（表 144-1）。

2007—2011 年发表了 3 项 Meta 分析，以确

表 144-1 术前化疗与单纯手术的随机对照试验比较

| 研 究 | 患者数 | 出版年份 | 组织学 | 治疗死亡率（仅术前化疗/手术）（%） | 化疗应答率（%） | 应答者生存率（%） | P 值 | 备 注 |
|---|---|---|---|---|---|---|---|---|
| Schlag 等[11] | 46 | 1992 | SCC | 19/10 | 50 | 13 个月 vs. 5 个月 | ns | |
| Maipang 等[12] | 46 | 1994 | SCC | 20/NR | 53 | NR | ns | |
| Law 等[13] | 147 | 1997 | SCC | 8/8 | 58 | 42 个月 vs. 8 个月 | ns | |
| Ancona 等[14] | 96 | 2001 | SCC | 4/4 | 40 | 53 个月 vs. 19 个月 | ns | |
| Allum 等[15] | 802 | 2002 | 67% AC | 10/10 | NR | NR | 0.03 | 2009 年发布的随访数据 |
| Cunningham 等[16]（MAGIC） | 503 | 2006 | AC | 14/15 | NR | NR | 0.009 | 仅 25% 的远端食管和 GEJ 肿瘤 |
| Ychou 等[17] | 224 | 2006 | AC | NR | NR | NR | 0.02 | 75% 的肿瘤位于食管远端和 GEJ |
| Kelsen 等[18]（RTOG） | 216 | 2007 | 52% AC | NR | 19 | 3.3 年 vs. 1.1 年 | ns | |
| Boonstra 等[19]（MRC） | 169 | 2011 | SCC | 5/4 | 38 | NR | 0.03 | |

SCC. 鳞状细胞癌；AC. 腺癌；NR. 未报道；ns. 未提及

定食管癌新辅助化疗的生存获益[20-22]。Gebski 等回顾了 8 项研究，包括 1724 名患者，发现新辅助化疗后患者的死亡率显著降低（HR 0.90，$P$=0.01），亚组分析显示生存获益仅限于腺癌患者[20]。Kranzfelder 等[21] 的 Meta 分析仅包括 8 个随机对照试验中的鳞状细胞癌患者，但未发现任何术前化疗带来的生存获益。Sjoquist 等[22] 回顾了 9 个随机对照试验，纳入 1981 例患者，显示新辅助化疗后的 2 年生存率较单纯手术组提升了 7%（HR 0.87，$P$=0.01），但同样，此获益仅限于腺癌患者。

### 3. 新辅助放化疗

以化疗和放疗的协同效应为依据，且既往 MAGIC[16] 和其他类似试验也指出了辅助治疗可行性差[23]，所以研究者们开始关注术前放化疗。

许多Ⅲ期临床试验比较了食管癌患者术前同步放化疗与单纯手术的疗效。发表于 1996 年的一项爱尔兰研究，比较了接受新辅助（5-FU、顺铂和 40Gy）对比单纯手术的治疗效果。虽然研究肯定了新辅助治疗的有效性，但联合治疗的存活率也并不高，使整体结论的可靠性受到质疑。1997 年发表的一项来自于法国的多中心前瞻性随机对照试验显示，鳞状细胞癌患者术前联合化疗（即顺铂）和放疗（37Gy），其 OS 无改善，术后死亡率（12% vs. 4%）显著升高[24]。密歇根大学的 Orringer 博士的团队将 100 名患者（其中 75% 为腺癌）随机分为单独手术组和术前接受 5-FU、顺铂、长春碱和放疗组，总剂量为 45Gy。他们的结果发于 2001 年，中位随访时间超过 8 年，单独手术和联合治疗在中位生存率（17.6 个月 vs. 16.9 个月）、3 年总生存率（16% vs. 30%）或 3 年无病生存率（16% vs. 28%）方面没有显著差异；与单纯手术相比，这项研究证实的实质性生存益处仅为 1 年[25]。CALGB 领导了一项组间试验，将单纯手术与术前行顺铂、5-FU 和 50.4Gy 治疗的患者进行比较[26]，纳入患者以左胸或 Ivor Lewis 切除的手术方式完成中段食管癌和胃食管交界部腺癌的手术治疗。这项研究包含 475 名患者，但在 3 年（1997—2000 年）后，只有 56 名患者尚未失访，最终该研究因选择性偏倚过大不得不终止。尽管如此，该组织还是发表了文章。这 56 名随机患者的结果在 2008 年公布，经过 6 年随访，显示术前联合疗法对总生存率 =（39% vs. 16%）和无进展生存率有好处。没有迹象表明使用联合疗法会增加手术死亡率，且术前治疗的剂量选择符合标准[26]。

2003—2011 年发表了几项 Meta 分析，以确定新辅助化疗或放化疗在术前的生存获益优于单纯手术，总结见表 144-2。2007 年 Gebski 等[20]和 2011 年 Sjoquist 等[22]发表了相对较权威的文章。Gebski 等回顾了 10 项放化疗研究和 8 项化疗研究，发现放化疗作为新辅助治疗策略对患者的生存有利。Sjoquist 回顾了 12 项放化疗研究和 9 项化疗研究，结果有统计学意义并支持联合治疗。

2012 年 ENJM 上刊登的一篇来自荷兰的 RCT，即 CROSS 研究，对全球食管癌治疗产生了深远的影响。该研究随机分配了 366 例可切除的食管癌或胃食管交界癌患者，比较了术前放化疗（卡铂 + 紫杉醇 +40Gy 放疗）与单纯手术的疗效差异。其纳入的患者中，以食管腺癌为主

（75%），且大多数肿瘤位于下段食管或胃食管交界处。中位随访时间 45 个月，术前放化疗可使中位生存率从单纯手术组的 24 个月提高到 49.4 个月（HR 0.657，$P$=0.03）。术前放化疗提高了 $R_0$ 切除率（定义为切除边缘 1mm 内无肿瘤），放化疗的完全缓解率为 29%。值得注意的是，纳入患者依从性良好，超过 90% 的患者完成了规定的放疗或化疗，而且几乎没有发生严重的不良反应，也体现了术前放化疗的安全性[27]。

放化疗后手术组在放化疗结束后尽快手术（最好在 4～6 周内），而单纯手术组在随机分组后立即手术。新辅助化疗至手术时间中位数为 6.6 周。尽管不同手术中心可根据外科医生的经验灵活选择手术方式，但大部分胸部上段和中段食管肿瘤采用经胸双野淋巴结清扫术，胸下段及在 GE 交界处食管肿瘤则往往以经腹食管裂孔入路完成手术切除。胃食管吻合部位以颈部为首选。两个治疗组的术后并发症和死亡率相当。原发肿瘤和淋巴结的完全缓解（$ypT_0N_0$）是放化疗的终极目标。在 CROSS 研究中，29% 患者获得病理完全缓解，与其他Ⅲ期临床研究报道的百分比一致。161 例患者中有 148 例（92%）在放化疗 – 手术组中实现了 $R_0$ 切除，但是单纯手术组 161 人中只有 111 位（69%）（$P < 0.001$）[27]。虽然早期的随机对照试验和 Meta 分析的结果相冲

表 144-2 术前化疗或放化疗与单纯手术的 Meta 分析

| 研 究 | 患者数 | 出版年份 | 治 疗 | 研究数量 | 时间 (h) | $P$ 值 |
|---|---|---|---|---|---|---|
| Urschel 和 Vasan[28] | 1116 | 2003 | 放化疗 | 9 | 0.66 | 0.016 |
| Fiorica 等[29] | 764 | 2004 | 放化疗 | 6 | 0.53 | 0.03 |
| Greer 等[30] | 738 | 2005 | 放化疗 | 6 | 0.86 | 0.07 |
| Gebski 等[20] | 放化疗 1209/化疗 1724 | 2007 | 放化疗 / 化疗 | 放化疗 10/化疗 8 | 放化疗 0.81/化疗 0.90 | 放化疗 0.002/化疗 0.05 |
| Jin 等[31] | 1308 | 2009 | 放化疗 | 11 | 1.46 | 0.02 |
| Kranzfelder 等[21]（100% SCC） | 放化疗 1099/化疗 1707 | 2011 | 放化疗 / 化疗 | 放化疗 9/化疗 8 | 放化疗 0.81/化疗 0.93 | 放化疗 0.008/化疗 0.368 |
| Sjoquist 等[22] | 放化疗 1854/化疗 1981 | 2011 | 放化疗 / 化疗 | 放化疗 12/化疗 9 | 放化疗 0.78/化疗 0.87 | 放化疗 < 0.0001/化疗 0.005 |

突，但采用更新的分期技术和较新、毒性较小的化疗和放疗策略已证明了生存获益。所以，新辅助放化疗目前已成为局部进展期食管癌的标准治疗方案。

### （三）局部进展期食管癌的辅助治疗

#### 辅助化疗

辅助化疗通常只推荐给淋巴结阳性的患者。所以，包括新辅助化疗和（或）手术后辅助化疗的研究仍有约 1/2 的患者无须辅助治疗，如 MAGIC 试验[16]，也只有 50% 患者完成了预期的术后辅助治疗。

部分试验只评估辅助化疗。发表于 1996 年的日本肿瘤研究小组（JCOG）的一项研究，将 205 名鳞状细胞癌患者随机分为单独手术组和顺铂 + 长春地辛联合手术组。两组间 5 年生存率无统计学差异[32]。2003 年来自同一课题组的另一项长期研究也评估了辅助治疗的远期疗效，辅助方案为顺铂 +5-FU 治疗，并同样仅限于鳞状细胞癌患者，研究发现辅助治疗组的生存率有轻微的改善（61% vs. 52%），但没有达到统计学意义[33]。

2012 年发表的一项更新的 JCOG 研究比较了食管鳞癌患者的新辅助化疗和辅助化疗，发现辅助化疗有显著的生存益处，尽管比术前行化疗的益处小。术前化疗组 5 年总生存率为 55%，术后治疗组为 43%[34]。

食管癌切除术后的辅助治疗仍缺乏确切的应用证据，NCCN 指南的建议主要针对胃癌患者而非食管癌和结肠癌患者。2001 年西南肿瘤组（SWOG）主持发表的多肿瘤的综合分析研究，囊括 556 例患者，其中仅有 20% 患者为近端胃或 GE 交界处肿瘤。术后放化疗的对象是 $T_1$ 或分期更高的肿瘤患者，不考虑淋巴结分期。与单纯手术组相比，接受 5-FU 和醛氢叶酸联合 45Gy 放疗的患者 5 年生存率提高有统计学意义（50% vs. 41%）。联合治疗组虽只有 64% 的患者接完成序贯治疗，但整体上仍表明辅助治疗的耐受性良好。辅助治疗的主要并发症多发生在消化系统及

血液系统[35]。对这些数据的回顾性分析提示辅助治疗主要在淋巴结阳性的胃食管癌患者中带来生存获益。与单纯手术相比，接受辅助化疗放疗的患者中位生存期提高了 10 个月，淋巴结阳性患者经辅助治疗后 3 年无病生存率也相应提高（37% vs. 24%）[35]。SWOG 试验的结果确定了未接受新辅助治疗的近端胃或胃食管交界处肿瘤患者的治疗标准。

考虑胃食管交界处肿瘤和胃腺癌类似的生物学背景，胃腺癌辅助治疗研究的数据可直接用于说明辅助治疗在胃食管交界肿瘤的疗效。然而，食管重建术后耐受辅助治疗的能力与胃切除重建术后的能力可能有显著差异。最近发表的一份基于大数据的研究试图比较两者的差异。Speicher 等[36] 回顾了国家癌症数据库，以评估未接受术前治疗的淋巴结阳性的食管癌术后患者的辅助化疗的远期疗效。该研究共纳入 1694 例患者，其中 51.6% 患者接受了辅助化疗。接受辅助化疗的患者 5 年生存率有明显提高（24.2% vs. 14.9%，$P < 0.001$），但辅助放疗（70.7% 的患者）无明显生存获益。年龄越大，住院时间越长，与手术相关的并发症（住院时间 > 20d 或意外再住院 30d）是辅助化疗的排斥因素。尽管术后并发症可视为辅助化疗禁忌证，但那些最终康复并继续进行术后治疗的患者，生存率仍得以改善[36]。这项研究表明，即使那些术后经历并发症治疗的患者，康复后行辅助治疗也会获益。

淋巴结阳性食管腺癌辅助化疗的疗效尚未在随机对照试验中得到证实，但 NCCN 指南仍判定其作为治疗标准[4]。无论淋巴结状态如何，接受 $R_0$ 切除的食管鳞状细胞癌患者无须再行辅助治疗。未来的多中心随机对照研究有助于阐明辅助化疗和（或）放化疗的对食管癌患者的远期生存的影响。

### （四）局部进展期食管癌的外科治疗

2002 年发表在《新英格兰医学杂志》上的一项研究，通过分析医疗保险数据，证明了医院

年手术量与手术死亡率之间的相关性[37]。死亡率在大型医疗中心呈个位数，小型医疗中心可达 20% 以上，这引起了人们在治疗或研究上对大型医疗中心的选择倾向。特别是近年来，相关文章的结果表明微创手术相关的发病率和死亡率在逐年降低[38-40]。最近，一项由东部癌症合作组织（ECOG）支持的前瞻性随机对照试验显示，104 例接受微创食管切除术的患者死亡率为 2.1%，并发症发生率亦未见明显升高。研究者对外科医生职称和治疗过程进行了现场认证，以确保手术方法和质量的一致性，结果发现在 36 个月的随访中，纳入患者的肿瘤治疗效果尚可[41]。《新英格兰医学杂志》的这篇文章发表后多年，研究者又再次回顾了来自国家医保数据库的大数据，发现虽然选择到大型医疗中心行食管癌切除术的患者只增加了 30%，但整体手术死亡率却降低了 11%。

食管癌切除术中淋巴结清扫的范围具有重要预后意义，因为病理标本中淋巴结个数和阳性率都与生存率相关。正如国家癌症数据库所指出的，临床工作中被检查的淋巴结数与被切除的淋巴结总数时常混淆。截至 2012 年，美国只有不到 1/3 的医院达到了国家要求[43]。Greenstein 和 Swanson 发表了对 SEER 数据库中 800 多名食管切除患者的分析。按淋巴结转移阳性率将患者分为 3 组，比较各组食管癌特异性生存率。在淋巴结阳性的食管癌患者中，淋巴结阳性比率越高，生存率越低（$P < 0.001$）[44]。目前尚不清楚以达到准确分期和预后评估所需的淋巴结清扫数目，但仍有证据表明淋巴结清扫数目越多越好。目前的 NCCN 指南建议，15 枚淋巴结是清扫的最低要求。同样，Greenstein 和 Swanson 的第二次基于 SEER 数据库的分析表明，即使是淋巴结阴性的患者，淋巴结清扫数目也与生存率相关。在他们的分析中，有 10 个或清扫更多淋巴结的 $N_0$ 患者与有清扫小于 10 个的 $N_0$ 患者相比，5 年疾病特异性生存率提高了 20%（分别为 75% 和 55%），因此在食管切除术中应注重提高淋巴结清扫的彻底程度。

### （五）局部进展期食管癌：根治性放化疗

除了控制微小转移病灶外，化疗还能增加肿瘤细胞对放疗的敏感性。对于失去手术指证的患者，放疗联合化疗则成为治疗的最终选项。2006 年，Wong 和 Malthaner[46] 对 Cochrane 数据库中 19 项比较放化疗和单纯放疗的随机对照试验进行了系统评价。结果显示，行根治性放化疗的患者，其局部复发率以及远期生存都得到改善，但不良反应更显著。ECOG 试验评估了丝裂霉素 +5-FU 联合放疗组与单纯放疗组相比的存活率，发现单纯放疗组的中位生存时间为 14.5 个月，而单纯放疗组为 9.2 个月。ESOG 实验研究人员既往曾在肛管鳞癌上使用了上述放化疗方案，并发现了其有效性，故在本研究只纳入了鳞状细胞癌患者。肿瘤放射治疗组（RTOG）在不使用丝裂霉素 C 的情况下，仅使用顺铂和 5-FU 同样验证了 ECOG 的试验结果。尽管总的生存率有所改善，但完全无缓解病例仍有 47%，作者遂开展 RTOG INT 0123 试验，旨在评估辐射剂量增加是否会提高治疗效果。此 Ⅲ 期临床研究比较了 50.4Gy 和 64.8Gy 的辐射剂量联合上述化疗方案的治疗效果。结果提示高剂量组和标准剂量组的中位生存时间、2 年生存率或局部 / 区域失败率没有显著差异。因此，50.4Gy 仍然是标准的辐射剂量。

从今天的标准来看，上述试验有几个局限。大多数患者组织类型是鳞状细胞癌。当时，EUS 或 PET 尚未普及，仍依赖于食管造影和胸部 X 射线进行诊治，这与当前的三维和四维图像技术、活体肿瘤标记、肿瘤体积计算的诊疗手段相比，存在明显的短板。以上研究没有 PET 扫描，很可能将出现了远处转移性的患者纳入其中，从而可能"模糊"了不同治疗方案的疗效差别。在 PET、EUS 和其他先进影像技术广泛应用的时代，重新评估不同方案的给药剂量可能会有新的发现。目前，RTOG 的研究结果仍为当前临床使用的剂量提供了依据。

### （六）局部进展期食管癌靶向治疗的作用

人表皮生长因子 –2（HER2）是乳腺癌的重要分子靶点，有大量证据表明 HER2 是乳腺癌发生的生物标志物和关键驱动因子。因此，HER2 在胃腺癌和 GE 交界腺癌中被广泛研究。曲妥珠单抗是以 HER2 为靶点的单克隆抗体，在早期转移性乳腺癌中显示出明显有效性，目前已成为治疗的标准。ToGA 试验于 2010 年发表[47]，是第一个随机Ⅲ期试验，用于评价曲妥珠单抗治疗 HER2 阳性胃腺癌和结肠癌的疗效。研究包括 594 例 HER2 阳性和局部进展期、复发或转移的胃或 GE 结合部腺癌（胃癌占比 80%）。研究中的患者被随机分为单纯标准化疗或联合曲妥珠单抗化疗。结果显示，联合曲妥珠单抗后，中位总生存率显著提高（13.8 个月 vs. 11 个月，$P=0.046$）。值得注意的是，只有荧光原位杂交（FISH）阳性或免疫组化评分为 2 或 3+ 的肿瘤患者得到了改善，弱 HER2 阳性患者没有获益。

另一种靶向血管内皮生长因子受体（VEGFR）的单克隆抗体雷莫芦单抗（ramucirumab），也在先前治疗晚期或转移性胃癌和结肠癌患者的时候显示出一定生存优势。REGEN 国际Ⅲ期临床试验结果显示，一线化疗失败的患者采用三联疗法仍可获益。因此，FDA 批准雷莫芦单抗用于对一线化疗无效的晚期 GE 结合部腺癌。高血压是雷莫芦单抗的相关并发症。其他靶点和药物尚待研究，正在进行的试验结果将进一步阐明食管癌靶向治疗的疗效。

## 三、结论

化疗药物耐受性改善、手术技术持续改进、放射治疗精准投递，将使更多食管癌患者受益，并逐步让综合治疗成为全球公认的标准治疗方案。基于术前精准分期的内镜治疗是早期食管癌的标准治疗。关于 $T_2N_0$ 食管癌的治疗方案选择还存在很多争议，但现有数据表明新辅助治疗可以提高生存率，正在进行的实验将继续对其深入探究。微创手术可有效降低局部进展期食管癌手术并发症发生率和死亡率，且与开放手术有同等的肿瘤学结果。淋巴结的根治性清扫是食管癌切除术的重要环节，是影响无病生存率的主要因素之一。辅助化疗对未接受术前治疗的淋巴结阳性患者更为推荐。靶向治疗目前在局部进展期、复发或转移的 GE 结合部腺癌中发挥着重要作用，而食管癌的靶向治疗则有赖于未来基础研究的突破，并提供有效的治疗靶点。

# 第 145 章
# 少见的食管恶性肿瘤
## Less Common Malignant Tumors of the Esophagus

Kiran Lagisetty　Andrew C. Chang　著

胡伟鹏　译

少见的食管恶性肿瘤包含多种罕见肿瘤。表145-1 列出了除常见的鳞癌和腺癌以外的食管恶性肿瘤。这些肿瘤的临床及病理表现与典型的食管鳞癌及腺癌并无明显差异。正是因为其与食管鳞癌及腺癌表现类似，尽管手术及辅助治疗不断进步，少见食管恶性肿瘤患者的长期生存依然欠佳。

尽管这些罕见肿瘤的病理类型及分化程度各不相同，但是其对常规治疗反应较差因而患者的预后也不尽人意。有些肿瘤，如罕见的食管息肉样癌和肉瘤，在早期发现时可提高生存率，然而当其发生远处转移后往往是致命的。其他的罕见腺癌还包括恶性圆柱瘤、黏液表皮样癌、腺棘皮癌，同时其他的罕见的上皮瘤性病变包括疣状癌和息肉样癌。其他部位的常见肿瘤例如神经内分泌癌、黑色素瘤、肉瘤等，在食管内也偶有原发。其他部位肿瘤转移到食管的转移性病变相对罕见。

## 一、上皮细胞肿瘤

食管腺癌曾经是一种罕见的癌症，然而现在是在美国发病率增长最快的实体肿瘤之一。2015年预计有 16 980 人被诊断为食管癌，15 590 人死亡。然而这些患者在全部新发癌症病例中仅占不到 1%。在美国确诊的超过 16 000 例食管癌患者中，约 60% 的患者最终诊断为腺癌 [1]。在世界范围内，鳞状细胞癌依然是食管癌最常见的组织学类型，2012 年总计有 39.8 万例患者诊断为食管鳞癌，而诊断为腺癌的患者仅为 5.2 万例。尽管癌症治疗手段在过去的 10 年已飞速发展，但是这些患者 5 年生存率仅为 17.9%，较前并无明显改善。食管胃交界部腺癌的相关内容在本书第142A 章有详细介绍。

详细地回顾食管内的腺上皮结构对于理解食管腺癌的发展至关重要。食管内仅有部分位置存在柱状上皮（图 145-1）。食管黏膜下的浅层和深层腺体是食管正常解剖结构的一部分。胃黏膜异位可发生于全身多处器官，其中包括食管。食管下段覆盖柱状上皮（即 Barrett 化生）被认为是食管腺癌最常见的癌前病变。这些部位的柱状上皮均有发展为恶性肿瘤的潜能。在众多 Barrett 化生中，仅有食管下段黏膜肠上皮化生被认为是癌前病变。关于 Barrett 化生的详细内容将在本书第138 章详细介绍。

### （一）食管腺癌的罕见变异

从胚胎学角度来讲，食管黏膜腺体起源于柱状上皮，后逐渐自食管中心向两端发展，最终分布于食管近口腔及胃两端。这些分泌性腺体多位于黏膜固有层，与胃的贲门腺体很难区分。尽管这些腺体有可能发展为腺癌，但是据目前的病例报道其发生率较低 [2, 3]。Goldfarb 等报道了贲门黏膜下腺体转变为腺癌的情况 [4]。

表 145-1　食管少见恶性肿瘤

| **恶性上皮源性肿瘤** |
| --- |
| • 腺癌变异 |
| － 常规腺癌 |
| － 腺样囊性癌（柱状瘤） |
| － 黏液表皮样癌 |
| － 腺棘皮癌 |
| － 绒毛膜癌 |
| • 鳞状细胞癌变异 |
| － 疣状癌 |
| － 息肉状癌 |
| □ 癌肉瘤 |
| □ 假性肉瘤 |
| • 神经内分泌瘤 |
| － 小细胞癌 |
| － 类癌 |
| － 非典型类癌 |
| • 黑色素瘤 |
| **恶性间质瘤** |
| • 平滑肌肉瘤 |
| • 横纹肌肉瘤 |
| • 纤维肉瘤 |
| • 软骨肉瘤 |
| • 骨肉瘤 |
| • 脂肪肉瘤 |
| • 卡波西肉瘤 |
| • 恶性神经鞘瘤 |
| **淋巴瘤** |
| • 组织细胞性淋巴肉瘤 |
| • 网状细胞肉瘤 |
| • 霍奇金淋巴瘤 |
| • 浆细胞瘤 |
| **食管转移瘤** |

食管深层的黏膜下腺体在出生后开始发育并分布于食管全长。这些细胞可分泌浆液，以至于使其与小唾液腺难以区分。腺样囊性癌或柱状瘤（图 145-2）是常见的唾液腺肿瘤；然而其在食管及胃内极为罕见。组织学上，这些肿瘤通常表现出 3 种不同的生长模式：筛状、管柱状及实性腺体。筛状腺体表现为细胞呈巢状聚集。管状结构具有形态良好的导管和小管，小管内层为上皮细胞，外层为肌上皮细胞。管状结构中有排列整齐的导管和小管，管内壁有上皮细胞，管外固体结构的特征是均匀分布的基底细胞，缺乏管状或微囊性结构[3]。患者典型表现为进行性吞咽困难，患者平均年龄为 65 岁，男女比例为 3.4 : 1。这些肿瘤最常见于食管中 1/3 处（63%），下 1/3 占 30%，上 1/3 处占 7%[4, 5]。

真正的食管黏液表皮样癌极为罕见，其组织学特征与一般的唾液腺肿瘤相似[6]。这类肿瘤能够分泌黏液，且具有明显的表皮样特征。这些肿瘤起源于黏膜下层，通常表现为壁内肿块。腺鳞癌是另一种罕见的类型，与黏液表皮样癌相似，因为它具有表皮样和腺样成分[7]。与乳腺 Paget 病相似，黏液表皮样癌可现为原位或浸润性癌，并伴有湿疹样黏膜上皮。

已有相关文献报道异位的岛状胃黏膜取代部分鳞状上皮的现象（图 145-3）。这些异位的黏膜由贲门腺体构成，但也包含壁细胞。这些异位的黏膜常常出现在食管上 1/3，且在 1000 例的儿童尸体解剖中其发生率约有 7.8%。Carrie 报道了第一例起源于这些异位胃黏膜的腺癌[8]。发生于这些异位黏膜的原位癌与原发于胃癌的原位癌在形态学上很难区分。

腺棘癌是腺癌的另外一种变异，其常伴有鳞状上皮化生。其在组织上学上为分化良好的腺癌，其中鳞状上皮细胞呈岛状分布于腺癌细胞之中。罕见的混合性腺鳞癌具有侵袭性的腺样和表皮样成分，而与其不同的是腺棘癌中的鳞状细胞伴有伪腺样变性，以黏液分泌不足为主要特征。据报道食管腺癌可化生为分泌激素的绒毛膜癌[9]。

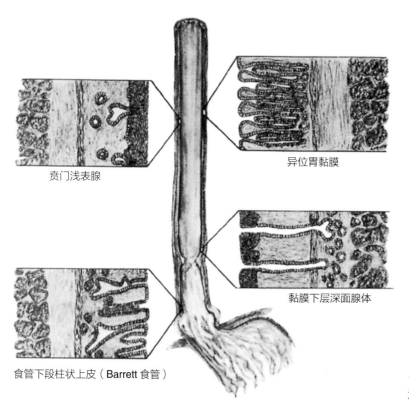

贲门浅表腺

异位胃黏膜

黏膜下层深面腺体

食管下段柱状上皮（Barrett 食管）

◀ 图 145-1　原发性食管腺癌细胞起源于食管黏膜的柱状上皮

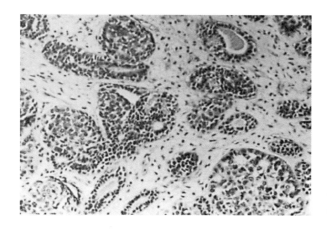

◀ 图 145-2　食管腺样囊性癌
经许可转载，引自 Sobin LH. Oota K. Ōta. K. Histolgic Typing of Gastric and Oesophageal Tumours.Geneva: World Health Organization, 1977.

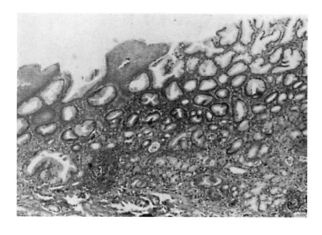

◀ 图 145-3　食管上段胃黏膜异位
经许可转载，引自 Sobin LH, Oota K, Ōta K.Histologic Typing of Gastric and Oesophageal Tumours.Geneva: World Health Organization, 1977.

其为罕见的肿瘤，其可能为滋养层细胞分化而来的巨大腺癌细胞。

### 1. 治疗

罕见变异的食管腺癌的主要治疗方式还是手术切除。为了明确肿瘤对食管壁及淋巴结的侵犯情况，手术过程中的快速冰冻活检应作为常规。放化疗作为食管腺癌的常规治疗可以使部分罕见变异的食管腺癌患者从中获益。患者的长期生存取决于手术切除的完整性，这也是唯一能使患者存活 5 年甚至更长的方式。目前并没有证据表明肿瘤的组织学分型对于完整手术切除肿瘤患者的长期生存是独立的危险因素 [7]。肿瘤的 TNM 分期仍然是预测本病预后的最佳指标。

### 2. 预后

由于多数患者均表现为肿瘤广泛浸润及远处转移，罕见变异的食管腺癌患者其预后普遍较差。腺样囊性病变普遍为良性病变，其在食管中亦是如此。罕见变异的食管腺癌往往广泛浸润且伴有远处转移。其治疗方式与食管鳞癌的治疗方式类似，还是以化疗、放疗、手术切除等多种方式联合综合治疗为主。

### （二）食管鳞癌的罕见变异

#### 1. 疣状癌

疣状癌是一种罕见的食管癌，是鳞状细胞癌的一个变种。这种独特的肿瘤最早由 Minelly 于 1967 年发现，文献报道仅有 30 例。疣状细胞癌与人乳头瘤病毒感染有关，其生长速度缓慢且最常见于口腔，但是也发生于喉、龟头、外阴、子宫内膜、膀胱、肛门和脚底 [6, 10]。这些病变表现为乳头状或疣状、菜花状的表皮样生长，其组织学分化良好，伴棘皮样改变和角化过度（图 145-4）。虽然目前没有文献表明其明确的病因，但食管内容物的长期滞留有可能导致这类疣状病变的发生，但疣状细胞癌的发展也可能与吸烟、酗酒、食管裂孔疝、食管炎、碱液、电池或煤油的腐蚀性损伤或胡桃夹食管等因素有关。尽管黏膜白斑病常常与其他部位的鳞状细胞癌密切

相关，如口腔或阴茎，但是其在食管中鳞癌患者中极其少发现，食管鳞癌仅仅与贲门失弛缓症及食管憩室有关。

男性疣状细胞癌的发病率高于女性，平均诊断年龄为 61 岁 [7, 11]。尽管也有呕血、咳嗽和咽痛的报道，其最常见的症状是吞咽困难和体重减轻。肿瘤多见于食管下段，也可位于食管中上段。

疣状细胞癌通常是通过内镜活检或内镜超声（EUS）来确诊。病变可表现为蓬松、白色、外生性、疣状、天鹅绒样、乳头状、尖状、菜花状肿块。疣状细胞癌的典型进展是由棘皮病、角化过度、角化病旁、白斑、疣状病变、乳头状增生逐步进展为疣状癌 [10]。表面活组织检查只能发现非特异性的棘皮病、角化病或角化过度，这使诊断变得困难。EUS 的另一个优点是可以准确评估浸润深度，确保准确的活检，以及评估淋巴结的情况。

虽然疣状细胞癌生长缓慢，分化良好，但预后较差。从症状出现到诊断之间常常有相当长的时间延迟；因此，这些病例大多数是局部进展的。并发症发病率和患者的死亡率通常与肿瘤的局部侵袭情况或手术并发症有关。这一类肿瘤可以侵犯肺、胸膜、支气管或心包 [7, 10, 12]。当肿瘤

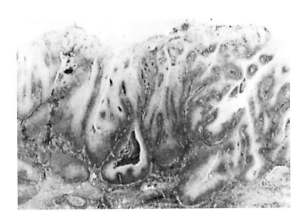

▲ 图 145-4　食管疣状鳞状细胞癌，具有典型的深缘钝轮廓

经许可转载，引自 Sobin LH, Oota K, Ōta K. Histolgic Typing of Gastric and Oesophageal Tumours.Geneva: World Health Organization, 1977.

在早期得以诊断，其可以通过食管切除术、内镜下息肉切除术或内镜下黏膜切除术进行治疗。有病例报告报道了应用食管支架治疗局部晚期疣状细胞瘤[12]。由于文献报道的病例数相对较少，目前只有有限的数据来证明化疗或放疗的使患者受益。患者术后生存期为 9 个月～3 年[10, 11]。

**2. 息肉样癌**

息肉样癌在 1865 年首次被 Virchow 发现。具有梭形细胞肉瘤或癌肉瘤特征的息肉样癌是另一种罕见的鳞状细胞癌。据报道，息肉样癌的发病率占所有食管癌的 2%[13]。肿瘤通常以吞咽困难、吞咽困难和体重减轻为主要症状，常位于食管中段 1/3 处。由于息肉样癌体积较大且容易引起梗阻症状，患者通常会在早期表现出明显的症状。息肉样癌常发生于上呼吸道、上消化道及口腔，常因其他疾病（良性或恶性）的放射治疗而出现。但目前还没有证据表明食管息肉样癌与放疗有直接关系。癌肉瘤常通过直接浸润、血行转移或淋巴循环播散。已有文献报道肿瘤的倍增时间为 2.2 个月[14]。

一般来说这一类肿瘤最大可达 15cm，肿瘤多有蒂与食管壁相连接，但也可通过宽大的基底部与食管壁相连。肿瘤表面可呈现出光滑、完整或溃疡等表现[15]。息肉样癌在显微镜下可见癌与肉瘤样成分混合存在。肿瘤上皮成分主要包括典型的原位或微浸润鳞状细胞。肿瘤上皮中亦可查见腺癌细胞，尽管只有极少量的病例报道[15, 16]。肿瘤的远处转移由癌及肉瘤单独或共同引起。相比之下，在假性肉瘤中，原发或侵袭性癌成分仅局限于息肉基底部附近的上皮细胞（图 145-5）。目前认为只有含有息肉样假性肉瘤成分的肉瘤样癌才有远处转移的潜能，同时食管息肉样癌应与假性肉瘤具有同样的形态学特征且含有梭形细胞成分，这是肿瘤发生远处转移的确切证据（图 145-6）[17, 18]。癌肉瘤和假肉瘤的临床病理特征无明显差异，两者之间也无明显区别；因此 Osamura 等提出了"息肉样癌"这一统一的术语[18]。

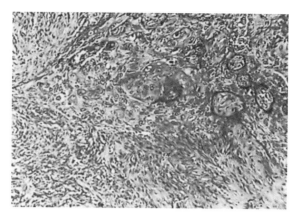

▲ 图 145-5　图片上半部分聚集的鳞状细胞癌与下半部分的肉瘤细胞紧邻，均取材自息肉样肿瘤基底部（HE，125×）

经许可转载，引自 Martin MR, Kahn LB. So-called pseudosarcoma of the esophagus. *Arch Pathol Lab Med*. 1977. 101:607.

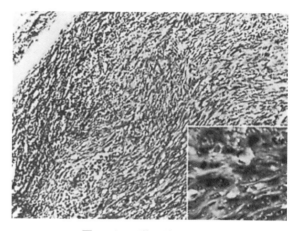

▲ 图 145-6　淋巴结转移性肉瘤

梭形细胞和一些有丝分裂的细节（插图），包括异常的形态细胞（HE，125×；插图，320×）

经许可转载，引自 Martin MR, Kahn LB.So-called pseudosarcoma of the esophagus. *Arch Pathol Lab Med*. 1977.101: 607.

息肉样癌的肉瘤成分来源于鳞状细胞的转化，这一观点是在世纪之交提出的，同时这一观点也代表了目前的共识。肉瘤细胞起源于鳞状细胞的争论随着电镜技术的发展得以论证。1972 年，有文献首次报道了通过电镜研究食管息肉样癌（图 145-7），电镜下食管息肉样癌的许多细胞与相邻细胞间形成桥接连接，其中包括张力丝（图 145-8）[19]。少部分细胞中可查见丰富的分枝状张力纤维（图 145-9）。张力纤维只存在于上皮细

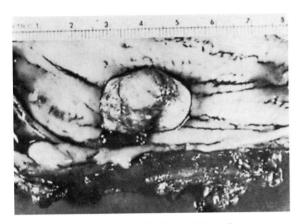

▲ 图145-7 食管息肉样假肉瘤

经 BMJ Publishing Group Ltd. 许可转载，引自 Shields TW, Eilert JB, Battifora H.Pseudosarcoma of the oesophagus. *Thorax* 1972;27:474.

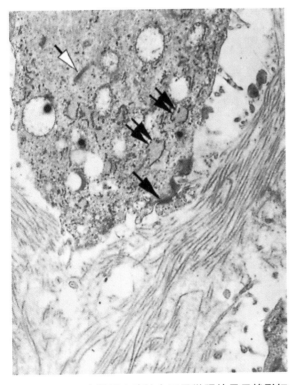

▲ 图145-8 食管假肉瘤的电子显微照片显示梭形细胞的一部分和另一个细胞的一小部分。在接触点，存在一个发育良好的桥粒（实箭）。细胞质富含张力丝，在某些地方形成束（空心箭）。可见几个膨胀的粗面内质网池（双箭）。细胞周围胶原纤维丰富（22 000×）

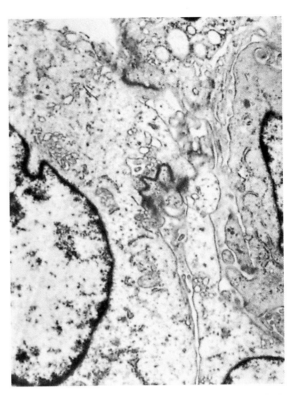

▲ 图145-9 食管假肉瘤的电子显微照片显示四个肿瘤细胞的接触部位。发育良好的桥粒突出且数量众多（22 000×）

胞，主要为鳞状细胞，被认为与角化过程有关。发育良好且与张力微丝紧密连接的桥粒在上皮肿瘤中亦很常见，特别是在鳞状细胞来源的肿瘤中；因此，我们认为息肉样肿瘤中的梭形细胞起源于鳞状细胞[19]。事实上，后来确实发现了息肉样食管癌梭形细胞成分的鳞状起源的超微结构证据[19]。这些结果提示，肿瘤的肉瘤成分来源于鳞状细胞的间充质化生，而这些化生的细胞则可以产生胶原蛋白。然而，在免疫组织化学分析的基础上，Kimura 等认为这些未分化细胞可能为肌源性来源[20]。

食管癌切除联合彻底的淋巴结清扫是治疗息肉样癌的主要方法，且能有效地减轻患者的症状。手术切除的范围及吻合位置取决于病变的位置而不是肿瘤的分期。由于其较高的复发率，因此并不推荐局部切除肿瘤。术后 5 年生存率为 71% 且有许多长期生存的病例被报道[14]。其他治疗方式，如放疗，治疗效果有限。由于食管息肉样癌对食管侵犯程度较浅，因此其预后通常比典型的鳞状细胞癌要好。肿瘤的形态与其生物学行为并无直接关联。

### （三）食管神经内分泌肿瘤

#### 小细胞癌

食管小细胞癌（SCC）最早由 McKeown 于 1952 年提出[21]。这些肿瘤也被称为燕麦细胞癌、间变性癌或胺前体摄取和脱羧细胞肿瘤（APUDomas）。食管小细胞癌（SCC）占原发性食管癌的 0.3%～2.4%，总的文献报道少于 300 例。这类肿瘤呈高度恶性，常常早期发生转移，往往预后不佳。患者的中位年龄为 60 岁，男性高发[22]。其组织学上与小细胞肺癌相似，具有相似的侵袭性。40%～60% 的患者在发现时已有远处转移[23]。约 5% 的小细胞肿瘤起源于肺外，包括鼻腔、唾液腺、鼻旁窦、喉、下咽、食管、胸腺、胰腺、小肠、结肠和胃。

食管小细胞癌最常见的症状是吞咽困难、胸痛及体重减轻。内镜下活检是主要的诊断手段。病变通常位于食管中下 1/3 处，表现为蕈伞状、息肉样病变。组织学检查可见小、圆、卵圆形或纺锤形细胞，胞质稀少，细胞边界不清，核染色质颗粒细，无核仁或核仁不明显。细胞排列呈片状或流带状（图 145-10）。小细胞癌（SCC）的免疫组化结果显示其中含有多种标记物的表达，包括突触素、嗜铬粒蛋白 A、CD56、TTF-1 和神经元特异性烯醇化酶。术前的临床分期通过影像

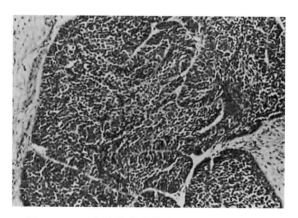

▲ 图 145-10　未分化的食管癌。一种小细胞癌的独特形式，在文中有描述

经许可转载，引自 Sobin LH, Oota K, Ōta K. Histologic Typing of Gastric and Oesophageal Tumours. Geneva: World Health Organization, 1977.

学检查来评估其局部及远处转移情况。其远处转移常见于肝、骨和远处淋巴结。目前关于食管小细胞癌最大的回顾性研究结果显示，49% 的患者在诊断明确时已发生远处转移[24]。

目前，食管小细胞癌的各种治疗方式的优劣依然存在争议，只有有限的数据证明一种治疗手段优于另外一种。治疗模式可选择单纯手术切除、手术联合放疗、单纯放疗、化疗联合放疗。由于其与肺小细胞癌类似，因此许多学者主张采用类似的治疗方法[22, 24]。化疗方案主要包括铂剂联合依托泊苷。最近的研究表明，应用顺铂联合伊立替康的治疗肺小细胞癌较其他方案有明显的优越性；而目前并无较大样本研究评估其在食管小细胞癌中的效果[25]。肿瘤病变无明显外侵及远处转移的患者可能从手术中获益。在 MD 安德森癌症中心对食管癌小细胞癌的回顾性研究中，2 名接受食管癌切除术的患者的总生存期分别超过 10 个月和 57 个月[26]。

患者的总生存期通常以月为单位，在 Ku 等的一项综述中，肿瘤未发生远处转移患者的中位生存期为 8 个月，而发生远处转移患者的中位生存期为 3 个月[22]。在最近利用 SEER 数据库对 300 多例食管小细胞癌患者的回顾性研究中，与患者较差的总生存率相关的危险因素包括年龄、女性、黑人人种及肿瘤分期[14]。在该研究中，术中切除淋巴结超过 10 枚且在术前或术后接受放疗均可提高患者的生存率。

### （四）食管类癌

类癌是常见于胃肠道的一种神经内分泌肿瘤，其中最常见的部位是胃、小肠、阑尾和直肠。食管类癌是 1969 年 Brenner 首次发现的一种罕见的肿瘤[26]。自首次报道以来，全世界范围内总计有 100 例食管类癌的临床及病理特征的综述研究；其中典型的类癌 28 例，非典型的类癌 72 例[28]。病变常发生于男性，男女比例为 6∶1，患者的中位年龄为 60 岁[29]。最常见的症状是体重减轻和吞咽困难。类癌综合征是的临床表现较

为罕见。肿瘤通常位于黏膜下层，最常见于食管下段。组织学上，食管类癌由分化良好的嗜银细胞组成，呈巢状、腺泡状或管状结构。类似于身体其他部位的神经内分泌肿瘤一样，食管类癌中嗜铬粒蛋白 A 和突触素染色亦呈阳性。2010 年，世界卫生组织开始根据核分裂象数和 Ki67 阳性指数对神经内分泌肿瘤进行分类，并将这些肿瘤分级为:$G_1$（低级别，高分化）核分裂象数 < 2/10 hpf 和（或）Ki67 阳性指数 ≤ 2%；$G_2$（中级别，中分化）核分裂象数 2～20/10hpf 和（或）Ki67 阳性指数 3～20%；$G_3$ 神经内分泌癌（高级别，低分化）核分裂象数 > 20/10 hpf 和（或）Ki67 阳性指数 > 20%。大部分食管类癌患者的分级为 $G_3$。

典型和非典型类癌的治疗策略并不相同。典型的类癌通常体积较小，局限于固有层，转移的发生率较低。手术切除是主要的治疗手段，接受手术治疗的典型类癌患者通常可以治愈。最近有越来越多的报道证明内接受镜下切除以及黏膜剥脱的患者其预后与标准的手术切除结果相似[30]。

与典型的食管类癌相比，非典型的食管类癌侵袭性更强，但目前相关研究有限，难以判定哪种方法才是非典型食管类癌的最佳治疗方法。已有报道研究接受手术切除食管类癌患者术后接受或未接受放化疗的结果[31-33]。非典型类癌切除后的存活率一般为 6～12 个月。

（五）食管黑色素瘤

食管癌原发恶性黑色素瘤（PMME）是一种罕见的食管癌，占原发食管癌的 0.1%～0.2%（图 145-11）[34]。目前大多数对于食管黑色素瘤的发病机制及自然病程的描述都是基于个案报道。食管黑色素瘤恶性程度高，疾病进展迅速，且预后较差。大多数患者的年龄在 60—70 岁，男女比例为 2:1。

目前还未发现食管黑色素瘤的具体危险因素；然而。一些人认为其可能来源于食管上皮基底层的黑色素颗粒和树突内的黑色素母细胞[35]。

典型的黑色素肿瘤表现为食管中下 1/3 处的色素沉着性病变；但依然有高达 1/4 的病变无明显的色素沉着，这使得基于病变外观进行诊断变得困难[36, 37]。大多数食管黑色素瘤并无黑变，提示食管黑色素瘤可能有不同的来源，如正常存在的黑色素细胞，或正常食管基底上皮细胞的上皮化生，或在食管发育过程中异位的含黑色素细胞。

免疫组化提示肿瘤中波形蛋白、S-100、HB-45、Melan-A 及酪氨酸酶阳性。与肿瘤相邻被覆上皮的交界性改变被认为是原发性皮肤黑色素瘤的临床证据。食管黑色素瘤的诊断应该基于以下标准：①肿瘤应含有黑色素瘤特有的组织学特征，并应含有黑色素；②肿瘤应起源于鳞状上皮的交接区；③临近的上皮细胞应随含黑色素细胞出现而表现出交界性改变；④必须排除皮肤、眼部或肛门黏膜原发性的恶性黑色素瘤；⑤单克隆抗原 HMB-45 应为阳性[38]。

食管黑色素瘤最常见的症状是吞咽困难。当患者出现明显的症状时，肿瘤已具有相当的体积，且往往已发生远处转移[34, 36]。食管黑色素瘤的径向生长模式与恶性雀斑样黑色素瘤类似，但其生物学行为更具有侵袭性。肿瘤的临床分期可通过食管造影、CT、内镜检查及内镜超声进行评估。PET/CT 对于淋巴结及远处转移的评估有重要的意义。内镜下其典型的表现为食管下段或

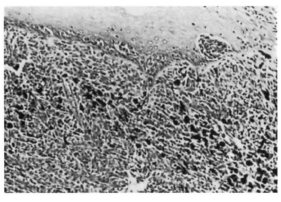

▲ 图 145-11　食管恶性黑色素瘤。原发肿瘤颜色较深

经许可转载，引自 Sobin LH, Oota K, Ōta K. Histologic Typing of Gastric and Oesophageal Tumours.Geneva: world Health Organizafion, 1977.

中段的宽蒂样肿瘤，肿瘤表面伴有溃疡且活检组织易碎。虽然最初的诊断通常是通过单独的病变来确定的，但是应该高度怀疑是否存在卫星性病变。40%～66% 的病例发现转移病灶，肿瘤的转移性扩散通常是通过淋巴管和血管。最常见的转移部位包括咽旁淋巴结、锁骨上淋巴结、肝、肾和骨[36, 37]。

对于局限性的食管黑色素瘤，手术切除是其主要的治疗方式，考虑到其侵袭性，手术切除的切缘应当足够宽。由于只有病例报道，多达 77% 的患者在术后一年内死于疾病，因此很难衡量手术对患者生存改善的效果[34]。辅助治疗包括达卡巴嗪、免疫治疗、放疗或生物制剂如 IL2 和干扰素等对肿瘤均无确切疗效。这些辅助治疗通常在患者接受姑息治疗时采用：其治疗效果波动较大，通常效果不佳[39-41]。患者的总体生存率一般为 10～14 个月，5 年生存率为 4%[36, 42]。

## 二、食管恶性间叶组织肿瘤

食管肉瘤是非常罕见的肿瘤。患者发病的中位年龄为 58 岁，通常以吞咽困难为主要表现。这一类肿瘤的诊断通常需要结合食管造影、内镜检查、内镜超声、CT 及 PET/CT 共同评估。食管平滑肌肉瘤是最常见的食管肉瘤，而平滑肌瘤是最常见的食管良性肿瘤。食管横纹肌肉瘤和纤维肉瘤更加罕见，文献报道中仅有几例。考虑到肿瘤的外观可呈现为息肉样或带蒂的肿瘤，因此其很难与良性肿瘤进行区分。肿瘤仅在食管壁的浅层出现，很少出现局部淋巴结或远处转移。其主要的治疗方式依然是手术切除，与食管鳞癌或腺癌相比，早期发现的食管肉瘤预后更佳。化疗和放疗的效果仍然是有争议的，其结果存在相互矛盾的情况。影响生存最常见的因素是手术切除的完整性、肿瘤的大小、分化程度、部位和生长方式。

### （一）食管平滑肌肉瘤

平滑肌肉瘤是最常见的食管肉瘤，最早由 Howard 在 1902 年报道。从那时起，文献报道总计超过 100 个[43]。肿瘤的发病年龄通常在 50—60 岁，男女比例为 2∶1，生长缓慢，晚期肿瘤可发生远处转移。肿瘤可发生于食管全长（图 145-12A），但由于其平滑肌来源，肿瘤最常发生于食管中 1/3 及远 1/3。这些肿瘤可以呈息肉样（60%）或浸润性生长[44]。

尽管其与食管平滑肌瘤很难区分，但平滑肌肉瘤往往较大，且表面容易出现溃疡。平滑肌瘤

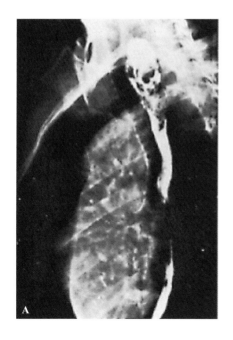
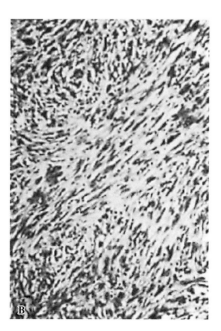

◀ 图 145-12 平滑肌肉瘤
A. 食管钡剂造影提示上胸段和颈段食管息肉样肿物；B. 息肉的显微照片显示大量有丝分裂的纺锤形细胞（HE，150×）
经许可转载，引自 DeMeester TR, Skinner DB. Polypoid sarcomas of the esophagus. *Ann Thorac Surg* 1975;20:405. © 1975 the Society of Thoracic Surgeons 版权所有

发生在年轻人群中，平均年龄为 35 岁。一旦食管平滑肌瘤生长到足以引起食管腔狭窄时，患者通常会表现出明显的吞咽困难。平滑肌肉瘤可直接侵犯周围结构，而食管平滑肌瘤通常只对临近组织造成外压性影响。大体说来，平滑肌瘤是一种坚硬的肿瘤，而与之相对的平滑肌肉瘤相对柔软、呈肉质状。CT 及内镜超声有时可以区分继发于食管腔内生长及外生性生长的平滑肌肉瘤[45]。相比较于其他检查手段，内镜下超声有着超声引导下穿刺的优势。在镜下，肿瘤内可见梭形多形性细胞交错分布，可见许多有丝分裂象，这是平滑肌肉瘤的特征（图 145-12B 和图 145-13）。组织学上，平滑肌肉瘤内 CD34 和 CD117 阳性，结蛋白阴性。平滑肌细胞中查见异常的核仁、缺乏或缺失细胞器可判定其恶性潜能[46]。PET/CT 作为新兴的诊断手段，可用于检测平滑肌肉瘤，尽管有报道称其存在假阳性的情况[47]。

患者通常表现为吞咽困难，但也可表现为胸骨后 / 背部疼痛、体重减轻、呕吐，在极少数情况下，还可表现为肿瘤溃疡出血[48]。手术切除依然是平滑肌肉瘤的主要治疗手段，术后 3 年、5 年和 10 年的生存率分别为 80%、58% 和 31%[49]。术前放疗可以使一些患者肿瘤减小，可用于对不可手术患者的姑息性治疗。对于肿瘤复发的患者采用挽救性放化疗的有效率及生存收益的报道存在相互矛盾的情况，其中一部分报道结果显示挽救性放化疗确实能改善患者的生存，但是另外的报道显示其并不能改善患者肿瘤的大小或生存情况[50, 51]。

## （二）食管横纹肌肉瘤

文献报道的横纹肌肉瘤病例仅有 16 例。对于这种肿瘤是否是低分化的平滑肌肉瘤依然存在争议，特别是在食管远端缺乏横纹肌的情况下。显微镜下的诊断较为困难，肿瘤细胞通常呈网球拍状且含有长的原生质投影。诊断通常都是在手术切除后才能明确，仅有 2 个病例报道在术前完成诊断[52]。应用 May-Grünwald-Giemsa 方法对组织进行染色，镜下显示出丰富、多形性、具有嗜碱性细胞质和胞质内交叉纹的恶性细胞。与其他横纹肌肉瘤等不同的是，原发性食管横纹肌肉瘤通常会通过淋巴管进行转移。

食管横纹肌肉瘤的治疗方法与其他食管肉瘤的治疗方法相同，手术切除是首选的治疗方法。目前尚无手术切除后长期存活的报道。正如身体

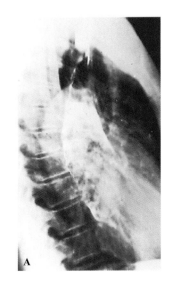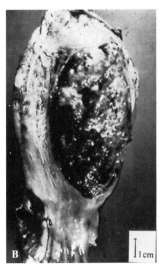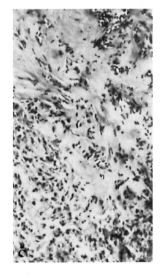

▲ 图 145-13　平滑肌母细胞瘤

A. 食管钡剂造影显示在食管中间 1/3 处有一个巨大的息肉样肿物；B. 手术标本显示试管内有一个 9cm 的息肉样肿瘤，表面有坏死和出血改变；C. 息肉蒂部显微图片示胞核偏心，胞质空泡化（HE，150×）

经许可，引自 DeMeester TR, Skinner DB.Polypoid sarcomas of the esophagus.*Ann Thorac Surg* 1975;20:405. © 1975 The Society of Thoracic Surgeons 版权所有

其他部位的横纹肌肉瘤一样，食管横纹肌肉瘤对放疗并不敏感，因此放疗的效果欠佳。

### （三）食管纤维肉瘤

目前仅有 1 例食管纤维肉瘤被报道[53]。这一类肿瘤是典型的低分化、惰性、低转移潜能的肿瘤。肿瘤引起食管狭窄，患者通常表现为吞咽困难。治疗这一类肿瘤可采用局部切除，然而对于高分化或复发的病例，"标准"的食管切除术依然是主要的治疗手段。

### （四）食管软骨肉瘤

1976 年 Yaghmai 等首次报道了食管软骨肉瘤[54]。食管软骨肉瘤独特，因为其产生于没有能形成软骨细胞的组织中。目前对于此类肿瘤有一种可能的形成机制，胚胎发育时期，当人胚胎呼吸道与原始前肠分离后，再形成气管、支气管前体细胞簇，从而形成软骨环及结节。间充质细胞的化生也被认为是其发生机制。这一类肿瘤呈息肉样，容易导致食管狭窄，常见于食管中下 1/3 处。治疗主要为手术整体切除病变及术后必要时放疗。

### （五）食管其他肉瘤

食管脂肪肉瘤多发生于男性，中位发病年龄为 62 岁，典型的临床表现为吞咽困难[55]。术前内镜下活检通常无法明确诊断。肿瘤常见于食管上段、带蒂、边界清楚、分化良好。脂肪肉瘤有 5 种亚型，包括分化良好型、黏液样、圆形细胞型、去分化型及多形性。肿瘤的局部切除是最常见的治疗方法，其远期疗效良好。其他的报道包括内镜下切除及使用 $CO_2$ 激光切除[56]。由于其复发率可达 10%，因而患者术后需长期随访[55]。

黏液纤维肉瘤和骨肉瘤在文献中都只报道过一次[53, 57]。在黏液纤维肉瘤病例报道中，一名 40 岁的女性出现吞咽困难，并于距其食管胃交界部近 8cm 处查见一个长 5cm、宽 3cm 的肿块。该患者接受了手术切除。肿瘤分级为低级别，预后良好，但考虑到肿瘤相对惰性，患者应当长期

规律随访。

卡波西肉瘤常见于 HIV 感染或其他免疫抑制状态的患者，包括有移植史的患者。胃肠道病变常见于小肠，其次是胃、食管及结肠。1980 年 Umerah 首次报道了食管卡波西肉瘤，患者 23 岁，足部卡波西病变，食管下段病变呈息肉样变。通过尸检明确食管病变为卡波西肉瘤[57]。上消化道的卡波西肉瘤是典型的无消化道症状且罕见的无广泛的皮肤相关病变的情况。已经有一些贫血和胃肠道出血的病例，可以通过注射疗法、热凝固、$H_2$ 受体拮抗药和硫糖铝来治疗[59]。由于肿瘤常发生于黏膜下，因此通过内镜诊断常较困难。在移植患者中，卡波西肉瘤通常会随着免疫抑制药的减少而退化，而艾滋病毒感染患者的抗逆转录病毒治疗可以提高患者的生存率[60]。

文献中较少有食管滑膜细胞肉瘤。患者年龄 14—75 岁，性别分布均匀。肿瘤多见于颈部及食管上部。组织学表现为双相模式，包括了梭形细胞及上皮细胞成分。滑膜细胞肉瘤高度恶性，其治疗基于其恶性程度。治疗方案由局部切除加辅助化疗变为食管切除术[61, 62]。

在一篇关于恶性食管神经鞘瘤的文献综述中，只有 4 例相关病例的报道[63-66]。恶性神经鞘瘤的诊断通常基于组织学回顾，其诊断标准包括 50 倍高倍视野中出现 5 个或更多的有丝分裂象、细胞增多、核异型性和肿瘤坏死。治疗通常包括手术切除，以及必要时的辅助放疗。患有"蝾螈"瘤的患者，即患有恶性外周神经鞘瘤伴横纹肌肉瘤分化的患者，可给予额外的化疗。

食管恶性颗粒细胞瘤仅占食管颗粒细胞瘤的 2%～4%[67]。良性肿瘤可以内镜黏膜下切除，恶性病变则需要手术切除[68, 69]。已有多例病案报道了手术治疗食管恶性纤维组织细胞瘤[70]。

## 三、食管淋巴瘤

食管淋巴瘤极为罕见，在胃肠道淋巴瘤患者中占比不到 1%。文献中原发性食管淋巴瘤的报道少于 25 例，其诊断通常以尸检为依据。在

患者诊断明确时，肿瘤往往已对周围广泛浸润及远处转移，且并无明显的临床症状。胃是胃肠道淋巴瘤最常见的部位，其次是小肠、回盲部和食管。食管淋巴瘤通常是由胃、纵隔或颈部淋巴结直接延伸引起的。原发性胃肠道淋巴瘤是以胃肠道内为主病变，受累淋巴结仅局限于引流受累器官内的淋巴链。

大多数患者无症状，但可出现出血、穿孔、狭窄、梗阻、声带麻痹或气管食管瘘等并发症。沿肠肌丛侵犯食管远端可引起假性贲门失弛缓症。胃肠道淋巴瘤的确切病因尚不清楚，但其发展的危险因素包括 HIV/AIDS、Epstein–Barr 感染和癌基因过表达（如 c-Myc）。最常见的病理类型为 B 细胞淋巴瘤，但是也包括其他亚型如霍奇金淋巴瘤、非霍奇金淋巴瘤和伯基特淋巴瘤。已经有越来越多的病例报道食管黏膜相关淋巴组织（MALT）与幽门螺杆菌感染无关，这与胃淋巴瘤不尽相同[71]。肿瘤的评估主要依赖完整的血细胞计数、骨髓活组织检查、胸部、腹部和骨盆的CT 扫描。

食管淋巴瘤的治疗是基于肿瘤的组织学分型和病变对周围的侵犯情况。治疗方式包括手术、化疗和（或）放疗，或所有治疗方式的联合治疗。最近的报道甚至建议使用黏膜内切除术治疗 MALT 淋巴瘤[72]。标准的化疗方案包括环磷酰胺、多柔比星、长春新碱和泼尼松（通常称为CHOP 方案）。除了 CHOP 方案外，添加一种嵌合抗 CD20 单克隆抗体利妥昔单抗已被证明可以提高存活率。放疗常与化疗联合使用，但也可单用。放疗的并发症包括食管 – 气管或食管 – 主动脉瘘。

## 四、食管转移癌

大多数转移到食管的肿瘤是由邻近器官直接转移引起的。肿瘤可从胃、肺、咽、喉、支气管、纵隔淋巴结、甲状腺等部位侵犯食管，但其他恶性肿瘤的亦可通过淋巴转移和血行转移到食管。食管转移癌占胃肠道恶性肿瘤的 8%。远处器官的食管转移瘤可来源于前列腺、胰腺、睾丸、眼睛、舌、胫骨、肝脏、子宫、乳房、皮肤、肺和手腕滑膜。然而非常罕见的远处转移到食管的转移瘤依然有文献报道。乳腺癌转移到食管是最常见的情况，其可能的转移途径为肿瘤沿着乳腺内淋巴结转移至食管。一些尸检报告显示，6% 的乳腺癌患者有食管转移[73]。

吞咽困难是食管转移瘤患者的常见症状，可在多达 1/3 的患者中发生。进一步检查包括食管造影。食管造影显示肿瘤呈光滑的同心狭窄或黏膜完整的压迹（图 145–14）。内镜检查显示食管黏膜表面光滑或呈结节状，伴有管腔狭窄。超声内镜可以更好地评估病变情况，因为超声内镜可以更好地明确病变位置，评估肿瘤的大小及浸润深度，并可以准确活检[74]。其他的诊断和影像学检查还包括 CT 及 PET/CT。

食管转移癌的治疗以缓解患者症状为主。外科治疗仅适用于孤立性的食管转移瘤，并已在卵巢、肺和乳腺癌的转移瘤中有报道[73]。对于此类恶性狭窄应用食管扩张依然存在争议。许多人认为，由于转移瘤患者食管黏膜易碎，采用球囊扩张可能会造成严重的食管穿孔。然而，最近有报道称，食管扩张和内镜下支架植入是一个安全可靠的治疗方案[75]。转移性病变的其他治疗策略包括针对原发恶性肿瘤的辅助治疗，如针对黑色素瘤的辅助治疗或根据肿瘤的组织病理学进行化疗和放疗。

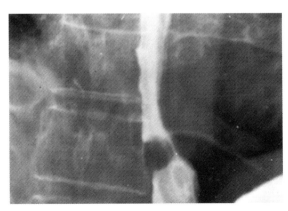

▲ 图 145–14　食管钡剂造影表现为典型的食管远端转移性乳腺癌的平滑占位

# 第 146 章
# 食管癌的姑息治疗
## Palliative Approaches to Inoperable Esophageal Cancer

Jonathan D. Spicer　Garrett L. Walsh　著

胡伟鹏　译

## 一、概述

不可手术的食管癌可根据其不同的临床表现加以定义：部分食管癌患者临床上并非表现为有明确证据的全身转移或肿瘤无法手术切除，但是患者虚弱的一般状况却使得外科治疗无法进行；部分患者一般状况足以接受外科治疗，但是其肿瘤无法手术切除或已表现为全身转移。无论患者属于哪种情况，胸外科医生对于这些无法手术的患者的首要治疗原则依然是缓解患者的进食梗阻症状。因此，这一章将着重于目前可行的缓解食管癌梗阻症状的方法。

吞咽困难表现为难以吞咽固体或液体，其原因包括口咽部协调运动障碍，神经功能损伤导致食管蠕动障碍，而食管癌患者吞咽困难的大多是因原发肿瘤的机械性梗阻引起。吞咽梗阻症状导致患者体重明显下降，严重的营养不良，反流误吸。毋庸置疑，正常进食是人类日常生活中最基本的需求，而罹患食管癌对患者生活质量及心理状态的影响远远超过其造成的病理生理学变化。因此，对于确诊为不能手术切除的食管癌患者，改善其进食能力以提高其终末期生活质量、将其的病痛降到最低，其意义不言而喻。

## 二、临床评估

食管鳞状细胞癌及腺癌构成了约 95% 的食管恶性肿瘤[1]。食管鳞癌通常好发于亚洲人群的食管上、中 1/3 段，吸烟及饮酒是主要的风险因素。而食管腺癌的发病率在北美正以远超其他恶性肿瘤的速度快速增长，也毫无疑问地成为西半球主要的食管癌病理分型[2]。食管腺癌好发于食管中、下 1/3 段，包括食管胃交界部（esophagogastric junction，EGJ）。同时，两种主要的食管癌患者均以吞咽困难为主要症状。评估患者的梗阻程度既是预测食管癌患者的临床 T 分期基本步骤，亦是选择最佳治疗的重要指标。尽管目前存在许多食管梗阻评分系统，我们更倾向于由 Bergquist 等[3] 提出的评分标准。该评分系统根据症状的不同将吞咽梗阻划分为 5 分的 Likert 量表：0 分，没有吞咽梗阻；1 分，吞咽固体困难；2 分，吞咽半流质困难；3 分，吞咽流质困难；4 分，吞咽唾液困难。同时，频繁的食物嵌顿感使得患者能清楚地感知病变所在平面。

病史及体格检查可以明确评估肿瘤对局部及全身的影响程度。厌食、体重下降、胸痛、吞咽痛、喘鸣、骨痛等症状均是肿瘤进展的标志。声音嘶哑亦是需要重点评估的症状，该症状往往是由于肿瘤或转移性淋巴结侵犯喉返神经引起，并常常导致误吸。系统性体格检查的目的地在于进一步评估患者食管癌进展情况，以进一步了解其吞咽、进食能力的损害情况。其中，颈部、锁骨上淋巴结触诊以及脑神经查体检查尤为重要。通过快速、简易的饮水试验可以粗略地反应患者的吞咽困难程度：嘱患者吞咽 10ml 左右的水，同时监测患者咳嗽及排空情况[4]。言语治疗师通过其筛查手段亦可以评估患者是否需要进一步放射影像学检查评估其吞咽功能。

虽然以上体格检查所查见的阳性体征已能初步评估患者的食管癌病情无法手术切除，然而上消化道内镜检查对于确定肿瘤病理分型、评估肿瘤准确位置及食管腔的阻塞程度依然十分必要。因此，即便患者已通过细致的问诊及查体初步评估了其临床诊断及分期，进展期食管癌患者依然需要 CT 或内镜评估决定其恰当的姑息性治疗手段。食管肿瘤的位置对于决定姑息治疗手段有着重要的影响，对于食管上、中段无法切除的肿瘤，其存在气管、支气管侵犯的风险，而对于食管下段及食管胃结合部无法切除的肿瘤在安置腔内支架后亦存在着严重反流的风险。

## 三、可操作性评估

目前对于食管癌患者是否能进行手术治疗并没有统一的标准。对于已存在远处转移的食管癌患者其固然无法从手术切除中获益，然而不同胸外科医生及中心对于局部晚期肿瘤（$T_4$ 病变）、有局部或广泛淋巴结转移的食管癌患者的实际治疗模式截然不同（图 146-1）。大多数医生将临床上明确表现为 $T_4$ 病变或 $N_3$ 的患者列为手术禁忌，而部分医生通过多学科治疗模式治疗此类患者亦取得一定成效[5]。因此，从肿瘤学角度评估肿瘤能否切除根据，诱导治疗及外科医生经验的不同亦存在诸多不同。然而，无论何种外科手段其目标应在于实现 $R_0$ 切除。

患者的一般状况对于评估患者是否能接受手术治疗尤为重要。食管癌切除术是创伤巨大的外科手术，无论其入路是 Ivor-Lewis、经膈肌裂孔手术、微创手术还是其他方法。因此外科医生需要详尽地评估对于手术结果有预测作用的可干预及不可干预因素。对于肿瘤能外科切除的患者，营养不良使其无法耐受手术治疗，但经过新辅助及营养支持治疗后却能使其重获耐受手术的机会。然而，高龄作为不可干预的因素，常常伴随更高的肺部并发症发生率，因此高龄患者常常需要首先经过彻底的肺功能评估才能决定其是否适合手术治疗及选择最佳的治疗方式。一般情况下，外科医生必须仔细评估患者的手术意愿，

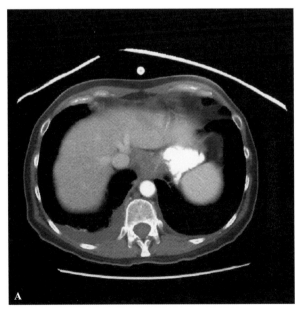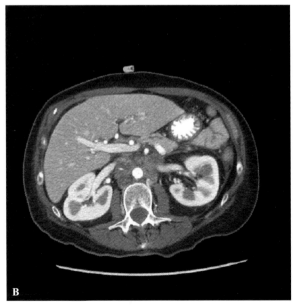

▲ 图 146-1　无法手术切除 $T_4$ 的食管腺癌

A. 肿瘤完全阻塞食管腔；B. 主动脉周围巨大淋巴结肿大

并尽量评估所有可能发生的并发症以评估手术风险的高低[6, 7]。最后，每一位患者的治疗方案都应该经过肿瘤多学科团队讨论后形成统一的意见。

## 四、治疗

一旦患者被评估为无法手术治疗，下一步治疗应首先在于评估患者是否能够耐受根治性放化疗（chemoradiation therapy，CRT）。在部分病例中，患者的吞咽梗阻症状在接受根治性放化疗 2～4 周后得到明显缓解（图 146-2）。值得注意的是，在接受放化疗的早期，由于肿瘤的水肿，患者会经历只有部分吞咽梗阻到完全不能饮食的过程。鉴于应用多西他赛、铂类、氟尿嘧啶（DCF）的化疗方案有着显著的局部缓解率[8]，许多中心已采用此方案而非传统的根治性放化

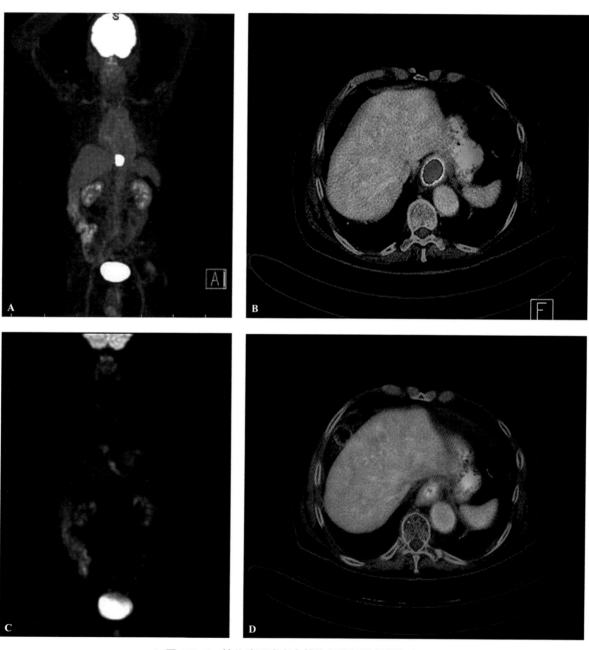

▲ 图 146-2　放化疗后患者食管恢复通畅及其局部表现
A 和 B. 治疗前 PET/CT；C 和 D. 治疗后 PET/CT

疗方案，并甚至用于无法手术切除的患者[9]。因此，部分患者需要通过有创的管饲以维持营养。而对于需要短期营养桥接的患者，基于无创及经济的考虑，采用鼻胃管已足以维持患者基本的营养需求。尽管对于病变较小的患者，其鼻胃管通常可以在床旁安置，仍然有部分患者需要在内镜或放射影像的引导下将鼻胃管安置到病变的远端。对于完全梗阻的患者，亦可在门诊以内镜或放射影像技术引导下行经皮胃造瘘术。对于接受姑息性治疗或无手术治疗指征的患者，经十二指肠造瘘术并非必要的支持治疗。根治性放化疗的结果取决于病变病理组织分型，其中鳞状细胞癌效果最佳[10, 11]。在该队列中所有病理类型患者的 5 年生存率为 25%，而且随着质子放疗的出现以及多学科会诊的高速发展其 5 年生存率亦会不断提高。

当患者无法接受根治性治疗时，临床医生必须重视保留患者正常经口进食的重要性同时评估其可行性。通过询问患者是否有食欲可以迅速地评估患者下一步治疗的方案。如果患者依然存在食欲，对患者的梗阻进行干预可达到良好的姑息治疗效果。而对于肿瘤已造成明确的恶心、进食后疼痛及食欲完全丧失的患者不能通过改善梗阻达到姑息治疗的目的。对于预计生存时间很短的患者，侵入性治疗并不能使其获益。事实上，脱水及无法进食并不会使终末期患者的病程加快[12]。这对于患者家属而言是难以理解及接受的，因此与家属详细的沟通尤为重要。

然而，对于预计生存期较长且愿意接受姑息性化疗或疾病负担较轻的患者，可使其梗阻症状缓解的手段却有很多。

### （一）食管支架

食管自膨胀支架（SEMS）已成为治疗恶性肿瘤导致食管狭窄的最常用方法之一。食管支架有各种长度和直径可供选择，同时全覆膜或部分覆膜的食管支架亦提供了更多的选择。尽管全覆膜支架更容易出现移位，但是相较于未覆膜支架

其对肿瘤腔内生长有着更强的耐受能力[13]。也正是因为支架移位对于患者有着严重的影响，因而部分覆膜支架更多地被应用于食管癌的姑息性治疗。未覆膜的支架两端能与食管壁牢固锚定，同时支架覆膜的中央部分能有效地抵抗肿瘤的腔内生长，因此相比较于完全未覆膜支架其更能延长食管管腔通畅的时间。

使用这类支架几乎可以立即缓解吞咽困难，但这亦取决于桥接部位肿瘤的体积和硬度（图 146-3）。自膨胀式支架的姑息治疗成功率可以达到 85% 甚至 100%，在改善梗阻症状的同时也改善了患者的食欲及总的生活质量[14]。尽管如此，吞咽困难的缓解并不是永久性的，常常在 5～6 个月的复发而再次导致吞咽困难[15]。安置食管支架的其他并发症包括支架移位（发生率约 30%）、出血、食管穿孔及误吸。其他安置支架的禁忌证包括肿瘤位于高位颈段食管。口咽部的黏膜极为敏感，支架远端在这一区域能引起剧烈的疼痛同时触发持续的咽反射，因而支架无法安置于这一区域。穿越食管胃交界部（EGJ）的支架亦会带来各种问题，由于此时支架是横向安置而非纵向，支架远端将紧邻胃的大弯侧而可能直接导致机械性梗阻。同时此种安置模式亦会导致严重且无法控制的反流，使得患者苦不堪言。尽管单向阀支架已经问世，其抗反流的效果却差强人意。偶有支架导致胸骨后疼痛的情况发生。尽管大多数胸骨后疼痛仅仅持续 1～2d，亦有少数因为持续的疼痛而需要取出支架以缓解的情况。本书第 131 章将更为详细地讨论食管支架相关问题。

### （二）其他内镜下治疗

在多年的发展中，许多内镜技术已被应用于处理肿瘤的局部生长。然而相比较于支架的治疗效果，这些内镜下治疗均难以望其项背，因此逐渐被淘汰。在这样的背景下，光动力治疗（photodynamic therapy，PDT）逐渐被应用于控制肿瘤的局部生长，尽管目前其更多地应用于处理 Barrett 食管[16]。这项技术需要注射一种光敏剂，

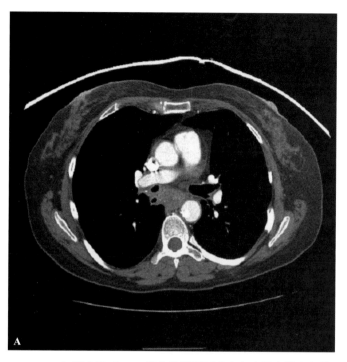 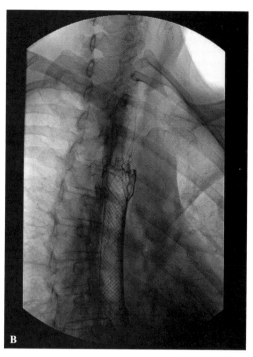

▲ 图 146-3　A. 完全性吞咽困难患者安置食管支架前；B. 完全性吞咽困难患者安置食管支架后

48h 后进行内镜检查，并将食管黏膜 / 肿瘤暴露在激光下。这样的暴露可以达到使肿瘤及周围组织消融的目的。之后需要反复的行内镜治疗以清除坏死组织，但是由于局部组织破坏引起的炎症反应，内镜下治疗常常会导致包括食管穿孔、严重的胸痛等并发症。此外，接受 PDT 治疗的患者必须在治疗后 1 个月内避免阳光照射，以避免皮肤烧伤。

除此以外还包括多种内镜下消融技术。钕 - 钇铝石榴石（Nd-YAG）激光能有效地在内镜下实现病变消融。超过 70% 的患者经过其治疗后可有效缓解吞咽困难，尤其适用于病变长度小于 5cm 的外生性肿瘤 [17]。据报道，其包括食管穿孔、食管支气管瘘等在内总的并发症发生率约为 5%。氩等离子体凝固技术也同样被应用于内镜下消融，但由于其组织穿透力弱于 Nd-YAG，这使得其组织消融能力大打折扣 [18]。因此，氩等离子体凝固技术常常与 PDT 等其他治疗手段相结合。然而其穿孔发生率可高达 8%，与接受 Nd-YAG 治疗的发生率不相伯仲。无水酒精注射也被用于局部消融治疗。尽管无水酒精局部消融廉价且短期内效果显著，然而其广泛使用受限于肿瘤早期复发以及需要联合多种治疗手段等因素 [19]。

**（三）放射治疗**

尽管单纯放疗对于局部晚期食管癌并不能实现治愈效果，但是其姑息性治疗效果却非常显著。正如之前所述，联合放疗及化疗的治疗模式使得疗效显著提高，并使患者在无远处转移的前提下获得肿瘤的完全缓解有了可能。然而，由于单纯放疗的耐受性良好，其为无法耐受系统性化疗的患者提供了有效的治疗手段。治疗模式可选择体外多分割外照射放疗或腔内近距离放疗。尽管体外射线放疗能使约 69% 患者梗阻症状获得缓解 [20]，依然有一部分患者（2%～10%）的治疗效果不佳，尤其是对于因一般状况欠佳或者医疗资源缺乏患者，其无法接受每周多次的姑息性放疗。同时，腔内近距离放疗作为另外一种选择可以为患者提供极大的便利。高剂量的治疗可以通过 1～2 次内镜下治疗实现。与 SEMS 相比，腔内近距离放射治疗主要缺点是其需要足够的时间来达到治疗效果[21]。然而，随着时间的推移，近距离放射治疗的效果与接受 SEMS 治疗一个月后的效果相当。最近的一项研究表明，接受覆有放射粒子的自膨胀式支架（SEMS）姑息性治疗的患者的生存期得到有效的延长。因此这样的治疗模式或许是最佳的方案，其既兼顾了自膨胀式支架可以快速地缓解患者症状，腔内放疗可以延长患者生存等优点，同时又避免了多次接受外放射治疗[22]。

### （四）药物干预

口腔及食管念珠菌感染是恶性吞咽困难最常见的并发症之一。由于有机物质在食管阻塞处远端堵塞停滞，导致真菌在食管腔内过度生长并引起患者明显的不适。因此，尽管放置自膨胀式支架（SEMS）或采用放射治疗可以缓解梗阻，但未经治疗的念珠菌感染亦可能使得吞咽困难持续存在。通过 1 日 4 次口服 40 万～60 万 U 抗真菌药物制霉菌素可有效地治疗患者口腔及食管念珠菌感染。但如果症状持续存在，口服伏立康唑可缓解 90% 以上的梗阻症状[23]。为了治疗单纯化疗、单纯放疗及放化疗引起的黏膜炎，我们建议注意患者口腔卫生并通过口服包括利多卡因、苯海拉明、抗酸药及地塞米松等药物的混合制剂以保护口腔黏膜。这类药物的治疗重点是改善可能困扰这些体弱患者的持续性吞咽痛[24]。

### （五）恶性食管瘘的治疗

幸运的是，由原发性食管癌引起的食管瘘相对少见。然而，当食管瘘发生以后其危害不言而喻，可能使不能流动且含有大量细菌的食物吸入呼吸道引起严重的感染，甚至有可能引起心脏大血管出血而死亡。大多数食管支气管瘘的患者可通过安置自膨胀式支架（SEMS）来实现姑息性治疗[25]。然而，某些情况下单纯的隔离食管并不能完全隔离气管与瘘口，而需要联合应用食管及气管支架（图 146-4）[26, 27]。当然，这些干预也会使得瘘口扩大。对于预计生存期有限的终末期患者，暂时地缓解误吸症状并能经口进食对患者而

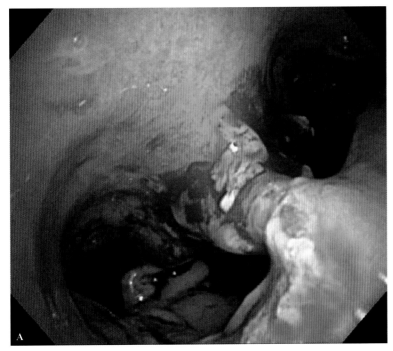
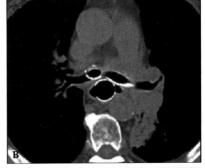
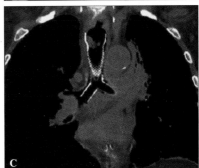

▲ 图 146-4 应用食管及支气管支架隔离巨大食管支气管瘘

A. 巨大食管支气管瘘的内镜下表现；B. 双腔 Y 型气管 – 支气管支架（矢状位）；C. 双腔 Y 型气管 – 支气管支架（冠状位）
图片由 Dr. Moishe Liberman 提供

言是极其重要的，然而食管瘘、食管支气管瘘等事件的发生往往也预示着患者预后不佳，因此后续治疗重点应为通过无创性治疗手段缓解患者的各种症状。正是由于食管瘘口可能与胸腔内各种重要结构相互交通，瘘口出血常常是致死性的。尽管如此，依然有少量通过主动脉支架来暂时控制食管主动脉瘘导致大量出血的病例报道[28]。

## 五、总结

当患者的肿瘤病情及一般状况能够耐受根治性放化疗时，其食管肿瘤病情依然可得到较好的治疗。相比较于根治性放化疗，系统性化疗能更为迅速地缓解患者的梗阻症状。对于不适合接受系统性化疗或梗阻症状较重不能耐受的食管癌患者，食管自膨胀支架（SEMS）是能最快缓解其症状的手段。SEMS 对于不能耐受任何其他治疗手段的患者而言是绝佳的选择，尤其是当食管支架与腔内放疗联用时，其对症状缓解的时间及患者的生存期都能得到有效地延长。最后，自膨胀支架对于因肿瘤进展或其他治疗导致的食管气管瘘及食管主动脉瘘等少见并发症有着良好姑息性治疗效果。综上，食管癌的姑息性治疗首要原则在于尊重患者意愿的同时提供合理的多学科治疗以缓解患者的症状。

# 第四部分
# 纵　隔
## The Mediastinum

# 第 147 章
## 纵隔分区及纵隔淋巴结
## The Mediastinum, Its Compartments, and the Mediastinal Lymph Nodes

Hisao Asamura　Masaya Yotsukura　著

王　允　译

## 一、纵隔定义

纵隔是位于双侧胸膜腔之间的胸腔间隙。上界是胸廓入口，下界是膈肌上表面，前方为胸骨后表面，后面是胸椎。纵隔内有心脏、大血管、气管、主支气管、食管、胸腺、淋巴管等结构[1]。

## 二、纵隔分区

放射影像学和外科学文献中纵隔的分区是不同的[1-4]。纵隔一般分为 3 个或 4 个部分，后者将上纵隔视为独立解剖分区。

### （一）四分区法

此法为格雷解剖学中采用的，也是最常用的纵隔分区方法[5]。这种方法将纵隔分为上纵隔、前纵隔、中纵隔和后纵隔（图 147-1）。上纵隔起源于胸廓入口，向下延伸至胸骨角至第 4 胸椎水平。上纵隔主要包括主动脉、大血管、气管、食管上段、胸腺上部、迷走神经、膈神经、淋巴组织和上段胸导管。前纵隔位于胸骨后方与心包

前方之间，包含脂肪、淋巴结和胸腺。中纵隔的前界是心包，后界由气管分叉、肺血管和心包共同构成。中纵隔包含心包及其内容物、隆嵴、淋巴组织和近端主支气管。后纵隔从心包后表面、气管分叉、肺血管、膈肌上表面的后部，延伸至 $T_5 \sim T_{12}$ 胸椎腹侧面，包含食管、胸段降主动脉、奇静脉、交感神经干、淋巴组织和胸导管[4, 6]。

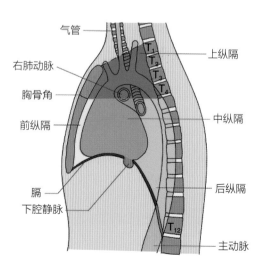

▲ 图 147-1　纵隔传统四分区法简图

这种分区方法的主要问题是有些器官或结构跨越多个纵隔分区，因此不能简单地描述其在纵隔的哪个部位。

2013年日本胸腺研究协会（JART）提出一种新的纵隔分区方法[2]。这种方法基于CT图像，以左无名静脉下缘至其与气管的交汇点，作为上纵隔与前纵隔的分界，这个分界线与国际肺癌研究协会（IASLC）定义的气管旁淋巴结分区相一致[7]。食管、气管、支气管这些源于同一胚层的气管都位于中纵隔，这样更方便将纵隔病变分类，也有利于鉴别诊断。

### （二）三分区法

三分区法将纵隔分为前、中、后三部分。有不同的方法对纵隔进行三分区，我们介绍3种常见的三分区法。

#### 1. 经典三分区法

在经典三分区法中，前纵隔包括经典四分区法的上纵隔部分（图147-2）[4, 6]。中纵隔位于前、后纵隔之间，与传统四分区法的中纵隔一样。后纵隔从第1胸椎表面延伸至膈肌，也与经典四分区法一致[4]。与经典四分区法一样，这种分区方法忽略了解剖分界。

《Felson胸部放射影像学》中提出另一种经典三分区法，用侧位胸部X线片来定义分界线（图147-3）[3]。准确地说，这种分区法的目的并

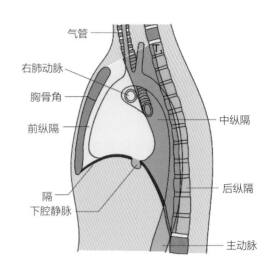

▲ 图147-3　Felson纵隔分区法简图。Felson分区法是基于胸部X线片进行分区，各分区分界解剖标志相对模糊

不是为了纵隔分区，而是为了在X线片上显示器官的位置。沿气管前缘和心包后缘划线作为前、中纵隔的分界。沿胸椎椎体前1cm划线作为中、后纵隔的分界线[2]。这种分区法完全基于2维的胸部侧位X线片，因此其定义的器官位置在CT的3维影像及外科手术看来并不精确。

#### 2. Shields分区法

Shields在1972年提出其纵隔分区法（图147-4）[8]。他将纵隔分为前部、中部（也叫内脏部）和双侧脊柱旁沟。前纵隔的前界是胸骨后表面，上界是无名静脉，后界是心包、大血管的

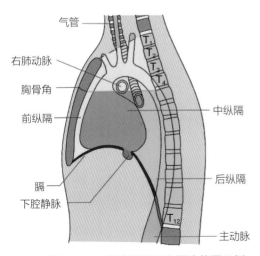

▲ 图147-2　传统纵隔三分区法简图示例

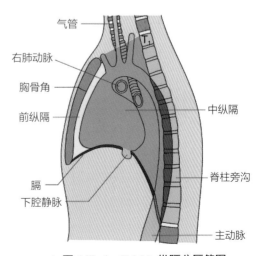

▲ 图147-4　Shields纵隔分区简图

前缘。中纵隔上界是左无名静脉，后界是脊柱前缘。脊柱旁沟本质上并不属于纵隔，而是指两侧脊柱旁与近段肋骨相邻的空间。胸廓入口被中纵隔和两侧脊柱旁沟占据，前纵隔并不直接与胸廓入口交通。

据 Shields 描述，前纵隔包含胸腺、乳内血管、淋巴结和脂肪，此外还可能包含异位甲状腺及甲状旁腺。

中纵隔包含心包、心脏、大血管，以及其他重要脏器包括气管、近端主支气管和食管。中纵隔还包含广泛淋巴组织、迷走神经和膈神经、弓上和弓旁交感神经节、神经丛和神经纤维、胸导管、奇静脉系统近心侧，结缔组织和脂肪。

脊柱旁沟主要包含肋间动、静脉、神经的近心侧，胸段脊神经鞘，交感干及其主要分支，结缔组织和淋巴组织，以及奇静脉远心侧。

### 3. 国际胸腺肿瘤研究组的分类法

国际胸腺瘤协作组（International Thymic Malignancy Interest Group，ITMIG）提出基于 CT 的纵隔新分区法。这个分区法参考了前面提到的 JART 分区法，但与 JART 分区法不同，ITMIG 分区法没有定义上纵隔，理由是对于诊断而言，上纵隔并非必要。ITMIG 分区定义前纵隔前界为胸骨，后界为心包前表面（图 147-5）。中纵隔

前界为心包前表面，后界为脊柱前缘后方 1cm 的竖线。后纵隔的后界是脊柱横突侧面相连的纵行线。前、中、后纵隔向上均与胸廓入口相连，向下均与膈肌相邻。

ITMIG 指出，前纵隔内容物有胸腺、脂肪、左头臂静脉。中纵隔内容包括两类，一类是血管类，包括心脏、上腔静脉、升主动脉、主动脉弓、胸段降主动脉、肺动脉心包内段和胸导管，另一类包括气管、隆嵴和食管，它们均起源于同一胚层。后纵隔主要包括胸椎及椎旁软组织。

## 三、纵隔淋巴结

纵隔富含淋巴管和淋巴结。因为淋巴管与静脉血管一样，是癌细胞扩散最重要的路径之一，胸外科医生必须熟知淋巴通路及淋巴结位置，才能获得安全和有效的治疗效果。

我们将纵隔淋巴通路分成 4 类，即前路、气管支气管路、胸导管和脊柱旁区路（图 147-6）。临床上早就认识到恶性肿瘤易于通过区域淋巴管及淋巴结转移，因此在胸腔恶性肿瘤的治疗中，沿淋巴通路进行清扫与移除原发肿瘤同等重要，这个步骤还有专门的学术命名叫"系统淋巴结清扫"。"系统淋巴结清扫"要求外科医生基于区域淋巴管和淋巴结的解剖特性进行清扫。

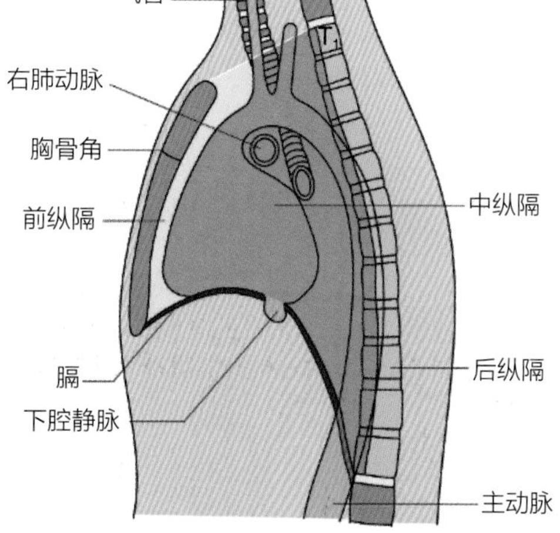

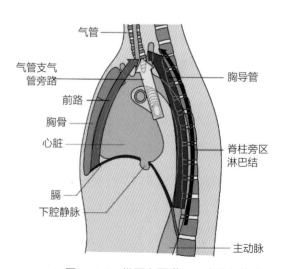

▲ 图 147-5　国际胸腺肿瘤协作组推荐的纵隔分区简图
本图用 CT 的矢状面重构图予以说明。需要注意的是前纵隔包绕了心脏和心包

▲ 图 147-6　纵隔主要淋巴回流路径简图
分别显示前路（绿箭）、气管支气管旁路（黄箭）、胸导管（红箭）和脊柱旁区淋巴结（蓝箭）

## （一）前路

淋巴回流前路又称乳内血管链，沿双侧胸廓内动脉排列，前上腹壁、前胸壁、膈肌前部和乳腺内侧的淋巴通过此路径回流[8]。淋巴管沿双侧乳内动脉上行，最终在静脉角汇入静脉系统。

乳内血管链也收集部分从上腔静脉前部、左侧头臂静脉和升主动脉回流的淋巴。国际肺癌研究协会（ZASLC）将该区域淋巴结命名为"血管前淋巴结"（表 147-1）。乳内血管链与乳腺癌、肺癌、食管癌的转移相关，是乳腺癌转移的主要淋巴通路。

## （二）气管支气管淋巴通路

一般认为，气管支气管淋巴通路起源于肺门，沿主支气管、气管上升，最终在静脉角汇入锁骨下静脉。其与起源于食管淋巴管相交通，形成复杂的淋巴管网。

通常情况下起源于肺门的淋巴在同侧沿气管上行，但也要注意到还存在与对侧淋巴交通的旁路（图 147-7 和图 147-8）[9]。由于左侧气管旁通路发育不及右侧完善，左侧有数个区域淋

**表 147-1　第 7 版肺癌 TNM 分期：各组淋巴结解剖定位**

| | |
|---|---|
| **#1 下颈部、锁骨上、胸骨切迹淋巴结**<br>　上界：环状软骨下缘<br>　下界：双侧锁骨、胸骨柄上缘，1R 指右侧淋巴结，1L 左<br>　　　　侧淋巴结<br>　对 #1 淋巴结，1R 和 1L 的分界为气管中线 | **#5 主动脉下（主肺动脉窗）淋巴结**<br>　主动脉下淋巴结在动脉韧带旁<br>　上界：主动脉弓下缘<br>　下界：左肺动脉上缘 |
| **#2 上段气管旁淋巴结**<br>　2R 上界：右肺及胸膜腔顶，内侧是胸骨柄上缘<br>　　　下界：无名静脉下缘与气管交叉处<br>　　　与 4R 淋巴结一样，2R 也包括延伸到气管左侧的淋巴结<br>　2L 上界：左肺与胸膜腔顶，内侧是胸骨柄上缘<br>　　　下界：主动脉弓上缘 | **#6 主动脉旁淋巴结（升主动脉或膈神经淋巴结）**<br>　主动脉弓、升主动脉前方和旁边的淋巴结<br>　上界：主动脉弓上缘切线<br>　下界：主动脉弓下缘 |
| **#3 血管前气管后淋巴结**<br>　3a：血管前<br>　　右侧：<br>　　　上界：胸顶<br>　　　下界：隆嵴水平<br>　　　前界：胸骨后面<br>　　　后界：上腔静脉前缘<br>　　左侧：<br>　　　上界：胸顶<br>　　　下界：隆嵴水平<br>　　　前界：胸骨后面<br>　　　后界：左颈总动脉<br>　3p：气管后<br>　　上界：胸顶<br>　　下界：隆嵴 | **#7 隆嵴下淋巴结**<br>　上界：气管隆嵴<br>　下界：左侧是下叶支气管上缘，右侧是中间支气管下缘<br>**#8 食管旁淋巴结（隆嵴下）**<br>　食管旁边的淋巴结，除外隆嵴下淋巴结<br>　上界：左侧是下叶支气管上缘；右侧是中间段支气管下缘<br>　下界：膈<br>**#9 下肺韧带淋巴结**<br>　下肺韧带内淋巴结<br>　上界：下肺静脉<br>　下界：膈<br>**#10 肺门淋巴结**<br>　包括主支气管旁和肺静脉近心端、肺动脉主干旁淋巴结<br>　上界：右侧是奇静脉下缘；左侧是肺动脉上缘<br>　下界：双侧叶间区 |
| **#4 下段气管旁淋巴结**<br>　4R：包括气管右侧、气管前方及延伸到气管左侧的淋<br>　　　巴结<br>　　上界：无名静脉下缘与气管交叉处<br>　　下界：奇静脉下界<br>　4L：包括气管左侧到动脉韧带内侧的淋巴结<br>　　上界：主动脉弓上缘<br>　　下界：左肺动脉主干上缘 | **#11 叶间淋巴结**<br>　叶支气管根部之间的淋巴结<br>　11s：右侧上叶支气管与中间段支气管之间<br>　11i：右侧中叶支气管和下叶支气管之间<br>**#12 叶淋巴结**<br>　叶支气管旁淋巴结<br>**#13 段淋巴结**<br>　段支气管旁淋巴结<br>**#14 亚段淋巴结**<br>　亚段支气管旁淋巴结 |

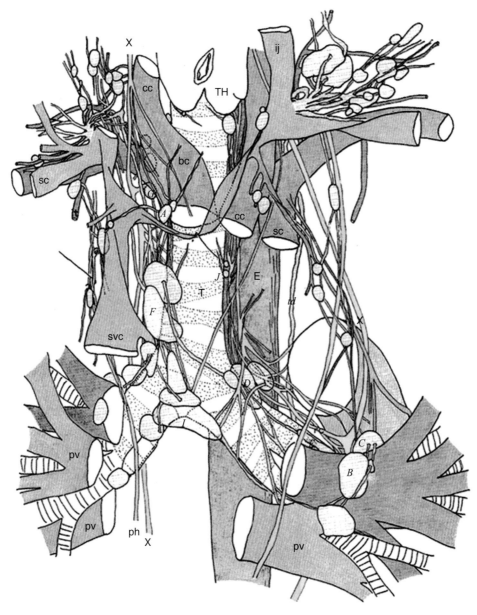

◀ 图 147-7 大血管、支气管肺淋巴结、气管支气管淋巴结之间的解剖关系

动脉、静脉、神经分别用红色、蓝色和黄色标记。TH. 胸腺；T. 气管；cc. 颈总动脉；sc. 锁骨下动 / 静脉；ij. 颈内静脉；Ph. 膈神经；pv 肺静脉；svc. 上腔静脉；it. 胸廓内动脉；bc. 头臂动脉；X. 迷走神经；E. 食管；A. 静脉角淋巴结；B. 肺动脉前淋巴结；C. 动脉韧带淋巴结；D. 左侧气管（支气管旁）淋巴结；E. 动脉韧带旁淋巴结；F. 右侧气管旁淋巴结；G. 右喉返神经旁淋巴结；H. 右侧气管 / 支气管旁淋巴结；I. 隆嵴下淋巴结；J. 左侧气管旁淋巴结；td. 胸导管

经许可转载，引自 Sato T. *Color Atlas of Applied Anatomy of Lymphatics.* Tokyo：Nanko-Do; 1997: 147. © Gen Mura kami 版权所有

巴管汇入右侧气管旁淋巴链。同样也有少许右侧气管支气管旁淋巴管汇入左侧淋巴管网。这种相互的交通在肺癌对侧转移过程中起到重要作用。

　　IASLC 在 2009 年发布了胸部淋巴结分组建议（表 147-1）[7]，目前在全世界通用。日本 1978 年发布的 Naruke 淋巴分组 [10] 与 1997 年发布的 Mountain and Dresler 淋巴分组 [11] 存在区别。前者主要在亚洲国家使用，后者多用于西方国家。IASLC 的建议着眼于提供一个全球通用的精

确的淋巴结解剖分组定义，在这个分组建议中，与肺癌淋巴回流可能相关的淋巴结依据其所在的解剖位置分成 14 组（图 147-9 和图 147-10），其中 2～9 组位于纵隔胸膜内，定义为纵隔淋巴结，10～14 组是肺门、叶间及肺内淋巴结。淋巴沿气管支气管通路回流，即从 10 组（肺门）到 7 组（隆嵴下）、4 组（下段气管旁）、2 组（上段气管旁）。

　　在肺癌分期中，将淋巴结转移分为 3 类，分别是 $N_1$、$N_2$ 和 $N_3$ [12]。$N_1$ 是指同侧支气管旁、肺

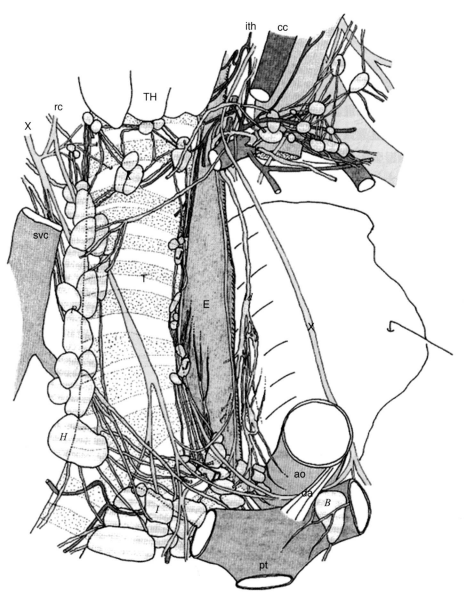

◀图 147-8 气管及左侧支气管旁淋巴管简图
动脉、静脉、神经分别用红色、蓝色和黄色标注。需要注意有几支左侧淋巴管融入右侧气管旁分支。TH.甲状腺；T.气管；cc.颈总动脉；da.动脉韧带；ith.甲状腺下动脉；ao.主动脉；pt.肺动脉干；svc.上腔静脉；rc.喉返神经；X.迷走神经；E.食管；B.肺动脉前淋巴结；F.右侧气管旁淋巴结；H.右侧气管旁（支气管旁）淋巴结；I.隆嵴下淋巴结；K.颈段气管前淋巴结；td.胸导管 经许可转载，引自 Sato T. *Color Atlas of Applied Anatomy of Lymphatics*. Tokyo: Nanko-Do; 1997: 147. © Gen Mura kami 版权所有

门和（或）肺内淋巴结转移，即 10~14 组淋巴结阳性。$N_2$ 是指同侧纵隔淋巴结转移，即 2~9 组淋巴结阳性。$N_3$ 指对称纵隔和（或）肺门淋巴结转移，和（或）对称或同侧锁骨上淋巴结即 $N_1$ 淋巴结转移。肿瘤通常从 $N_1$ 向 $N_2$ 再向 $N_3$ 扩散，因此肿瘤进展与 N 分期一致。

### （三）胸导管

胸导管是全身最大的淋巴管，起源于腹腔双侧腰干与肠干的结合部，从主动脉裂孔进入胸腔，在奇静脉与降主动脉之间上行，在第 4/5 胸椎水平从右跨向左，最终于左静脉角汇入左锁骨下静脉[5]。胸导管收集食管和胸壁的淋巴回流，并与气管支气管淋巴回路交通。在汇入锁骨下静脉前，胸导管还收集左锁骨下干和左颈干的淋巴回流。

### （四）脊柱旁区淋巴结

根据文献报道，脊柱旁区淋巴通路起源于胸壁，包括肋间、壁胸膜和脊椎[8]。脊柱旁区淋巴与胸导管交通，最终汇入静脉角。在常规手术中，一般不能观察到脊柱旁淋巴结。

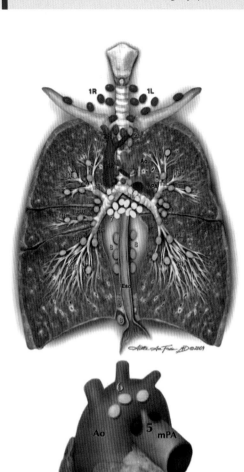

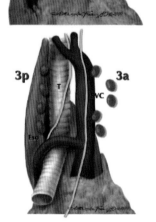

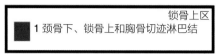

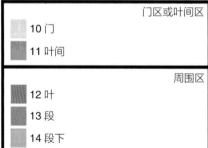

锁骨上区
1 颈骨下、锁骨上和胸骨切迹淋巴结

上纵隔淋巴结

上区
2R 上气管旁（右）
2L 上气管旁（左）
3a 血管前
3P 气管后
4R 下气管旁（右）
4L 下气管旁（左）

主动脉淋巴结

AP 区
5 主动脉下
6 主动脉旁（降主动脉或膈神经）

下纵隔淋巴结

隆嵴下区
7 隆嵴下

下区
8 食管旁（隆嵴下）
9 肺韧带

N1 淋巴结

门区或叶间区
10 门
11 叶间

周围区
12 叶
13 段
14 段下

◀ 图 147-9　国际肺癌研究协会的淋巴结图谱

Ao. 主动脉；Eso. 食管；mPA. 主肺动脉；SVC. 上腔静脉；T. 气管

经许可转载，引自 Rusch VW, Asamura H, Watanabe H, et al. The IASLC lung cancer staging project: a proposal for a new international lymph node map in the forthcoming seventh edition of the TNM classification for lung cancer. *J Thorac Oncol* 2009;4:568–577. © 2009 International Association for the Study of Lung Cancer 版权所有

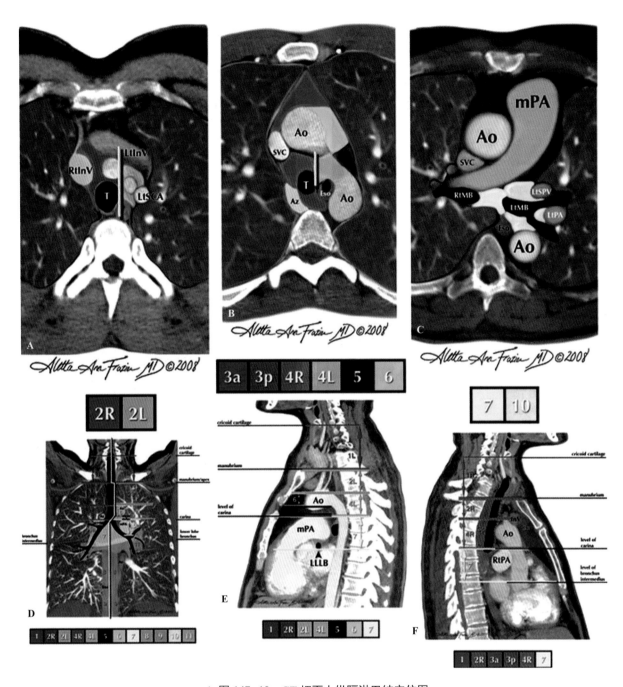

▲ 图 147-10　CT 切面上纵隔淋巴结定位图

Ao. 主动脉；Az. 奇静脉；Br. 支气管；Eso. 食管；InV. 无名静脉；LLLB. 左下叶支气管；MB. 主支气管；mPA. 主肺动脉；PA. 肺动脉；PV. 肺静脉；SCA. 锁骨下动脉；SPV. 上肺静脉；SVC. 上腔静脉；T. 气管

经 许 可 转 载，引 自 Rusch VW, Asamura H, Watanabe H, et al. The IASLC lung cancer staging project: a proposal for a new international lymph node map in the forthcoming seventh edition of the TNM classification for lung cancer. *J Thorac Oncol* 2009;4:568–577. © 2009 International Association for the Study of Lung Cancer 版权所有

# 第 148 章
# 胸腺
## The Thymus

Michael S. Mulvihill    Jacob A. Klapper    Matthew G. Hartwig    著

王 允 译

## 一、胚胎学

人类胸腺于妊娠 6 周后期从第 3 咽袋的腹侧长出（胸腺Ⅲ）。偶尔胸腺组织也可从第 4 咽袋长出（胸腺Ⅳ）。由于胸腺Ⅳ组织基本发育成甲状腺，因此这部分胸腺组织以后可能被甲状腺组织所包埋。Ⅱ、Ⅲ、Ⅳ鳃裂融合形成原始细胞块，继而形成皱褶发育成咽袋Ⅲ的内胚层和外胚层。以后外胚层细胞主要发育成胸腺皮质上皮细胞，而内胚层细胞成为髓质上皮细胞的主要来源。

胸腺原基在妊娠 7 周迅速拉长，此时仍与第 3 咽袋及甲状旁腺组织Ⅲ相连。左、右胸腺组织块移向甲状腺原基的尾侧，并向中线移动，到妊娠 8 周时左右胸腺组织在中线会师但尚未融合。胸腺继续向尾侧迁移进入纵隔，居于胸骨深面，大血管和心包的上表面（图 148-1）。

胸腺上皮细胞（thymic epithelial cell，TEC）分为位于外层皮质层的皮质上皮细胞（cTEC）和位于内层髓质区的髓质上皮细胞（mTEC）。胸腺皮质上皮细胞和髓质上皮细胞由于表达不同的表面抗原，因此可以通过免疫组化和流式细胞计数的方法加以鉴别[1-3]。新生儿胸腺上皮细胞标志物的定位特征反映了皮质和髓质上皮细胞的不同表型起源[4]。临床上可以根据皮质细胞和髓质细胞的表型差异，应用免疫组化和形态学分析对

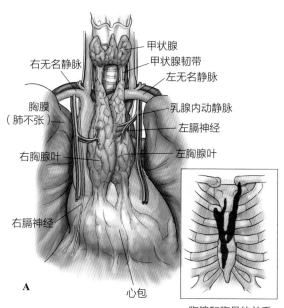

甲状腺
甲状腺韧带
右无名静脉
左无名静脉
胸膜（肺不张）
乳腺内动静脉
左膈神经
右胸腺叶
左胸腺叶
右膈神经
心包

B 胸腺和胸骨的关系

▲ 图 148-1 成人胸腺解剖学，强调了排列、内脏关系及血供

A. 典型的成人标本，胸腺被拉长呈指状；其包括了两部分，大体观为成对的脂肪叶。胸腺动脉通常起源于相邻的乳腺内动脉，至少有部分静脉止于左无名静脉（胸腺体部被缩小以显露主静脉）。胸腺叶位于肺前缘的沟内，可向下延伸至心脏切迹；B. 同一标本的胸肋关系

胸腺上皮肿瘤（胸腺瘤）进行分类。胸腺瘤主要来源于皮质上皮细胞（参见第 166 章）[5-7]。

## 二、大体解剖

新生儿胸腺平均重 15g[8]。胸腺持续生长到青春期，平均重量达 30~40g。图 148-2 是

一个 5kg 患者的胸腺照片。成年后胸腺以每年 1%～3% 的速度逐渐萎缩。85 岁以下成人胸腺平均重量为 20～28g。图 148-3 显示了一个青春期男孩和成年女性 CT 上胸腺大小的差异。

对于先天性心脏病患者，常行胸腺次全切术以方便显露手术视野。

一般认为胸腺分左右两叶，有时也可有三叶甚至多叶的结构。胸腺一般保持左右对称。从大体看，胸腺大至呈 H 型，上极伸至两侧颈根部，通过甲状腺胸腺韧带与甲状腺相连。下极沿心包两侧向下延伸。

从颈部到膈肌，在胸腺包膜以外，还可能肉眼或显微镜下发现数量不等的胸腺小叶或小岛。显微镜下检查可以在 40%～72% 的人群纵隔脂肪组织中发现包膜外迷走胸腺组织[9-11]。迷走胸腺组织最常出现的部位包括前纵隔脂肪、隆嵴后

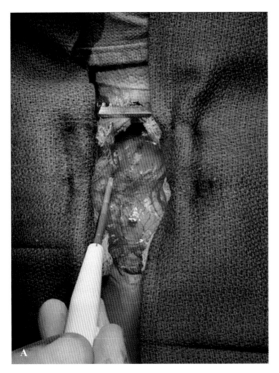
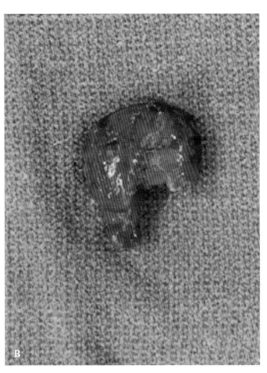

▲ 图 148-2　一个 5kg 患者行胸骨切开术和胸腺次全切后的胸腺

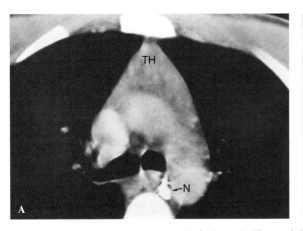
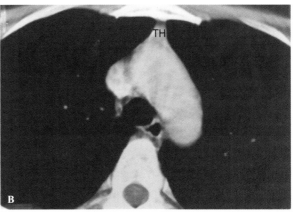

▲ 图 148-3　A. 17 岁男孩的正常胸腺 CT 扫描，N 为钙化的隆嵴下淋巴结；B. 36 岁女性的正常胸腺组织残留

脂肪、心膈角脂肪及颈部[12]。此外在膈神经旁、无名静脉后方、主肺动脉窗及主动脉腔静脉沟均可能发现包膜外胸腺组织。迷走胸腺的存在是临床上全胸腺切除必须包括从膈肌到胸廓入口、两侧膈神经内侧所有纵隔脂肪组织的理论基础。图 148-4 描述了颈部和纵隔可能出现迷走胸腺组织的部位。36% 的患者在"正常"颈部胸腺上叶以外还可以找到胸腺组织，这些胸腺组织可能起源于胸腺Ⅲ组织。这些部位胸腺组织的存在就解释了这些部位为什么会出现胸腺上皮肿瘤（参见第 166 章）和真性胸腺囊肿（参见第 173 章、第 174 章）。第 162 章、第 163 章讨论了迷走胸腺对重症肌无力治疗的意义。

成人胸腺上部一般位于左无名静脉表面，也有 2%～4% 的患者一叶或两叶胸腺位于静脉后方[13]。其他解剖变异还有一叶或两叶胸腺下部部分或全部缺如，或在肺门甚至肺实质内发现胸腺组织[14-15]。

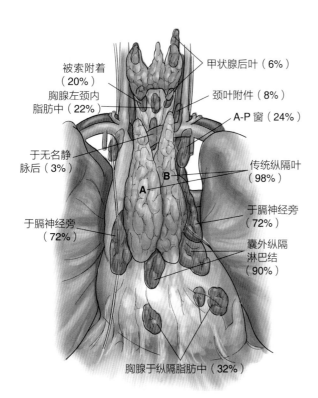

被索附着（20%）
甲状腺后叶（6%）
胸腺左颈内脂肪中（22%）
颈叶附件（8%）
A-P 窗（24%）
于无名静脉后（3%）
传统纵隔叶（98%）
B
A
于膈神经旁（72%）
于膈神经旁（72%）
囊外纵隔淋巴结（90%）
胸腺于纵隔脂肪中（32%）

▲ 图 148-4 胸腺的复合解剖学
该图基于 50 例经颈部或经胸骨胸腺切除术治疗重症肌无力的手术解剖学研究。胸腺组织除位于典型的颈纵隔叶（A 和 B）外，在 32% 的颈部标本和 98% 的纵隔标本中都发现了胸腺组织

胸腺动脉血供主要来源于乳内动脉，也可接受甲状腺下极动脉及心包膈动脉的分支供血。静脉回流除部分回流至动脉伴行静脉外，主要通过位于胸腺后面的静脉干回流至左无名静脉，偶有分支回流至上腔静脉。

胸腺没有输入淋巴管，但有输出淋巴管。一般认为是引流胸腺包膜及纤维间隔的淋巴。这些输出淋巴管汇入前纵隔、肺门及乳内淋巴结。交感神经、副交感神经均有神经纤维进入腺体。

## 三、组织学特征

每叶胸腺都覆盖纤维包膜，纤维包膜深入胸腺实质形成纤维结缔组织分隔，后者将胸腺分成 0.5～2mm 大小不等的小叶。每个胸腺小叶由皮质和髓质组成，髓质从一个胸腺小叶延伸到临近小叶（图 148-5）。

### （一）胸腺上皮细胞

胸腺皮质由密集排列的淋巴细胞（胸腺细胞）、上皮细胞及间质细胞组成。如前所述，胸腺上皮细胞大致分为皮质胸腺上皮细胞（cTEC）和髓质胸腺上皮细胞（mTEC）。这些细胞都是由同一干细胞分化而来，这些干细胞具有两种分化能力，能够分化成 cTEC 或 mTEC[16-18]。髓质细胞的电子密度似乎比外周皮质上皮细胞更大，但在皮质内层也可以看到类似深染色的上皮细胞。皮质和髓质细胞呈杂合性，其抗原决定簇具有多

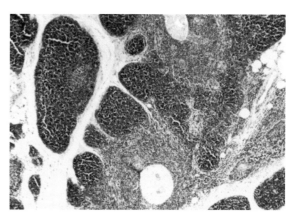

▲ 图 148-5 胸腺小叶显微照片
被中隔结缔组织分隔的皮质和髓质区清晰可见

样性。

酶组织化学研究显示胸腺上皮细胞具有功能的杂合性，皮层下、皮层内和髓质的上皮细胞，包括 Hassall 小体都具有不同的免疫组化表型[7]。包膜下上皮细胞和髓质细胞具有相似但不同的抗原表达，它们都具有分泌功能，通过对这些细胞的胞浆免疫组化染色分析，可以发现它们分泌不同的胸腺激素。深皮层细胞不具有分泌功能，但具有不同的抗原性。

在髓质部分，还可以看到含有丰富张力纤维、发育良好的粗糙内质网及大量细胞质囊泡的大上皮细胞。这些细胞常常排列成环形，呈复层扁平上皮结构，叫作 Hassall 小体（图 148-6）。这些复合管样结构由成熟髓质上皮细胞组成的同心圆层构成。可以呈现中心角化或钙化。偶尔这些结构会形成囊状。Hassall 小体高分子量角蛋白呈强阳性，显示具有成熟上皮细胞的特征。滋养细胞是另一亚类上皮细胞，主要位于皮质层。

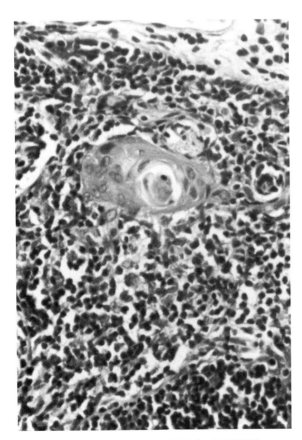

▲ 图 148-6　Hassall 小体的典型显微照片

（二）胸腺淋巴细胞

胸腺组织切片内绝大多数是淋巴细胞（胸腺细胞）。从胚胎学看，胎儿肝脏（妊娠 7 周）和骨髓（从妊娠 22 周开始）合成的前胸腺细胞（小淋巴细胞）从妊娠 10 周开始进入胸腺[3, 19]。前胸腺细胞（T 淋巴细胞前体）进入胸腺时呈三阴性（CD3、CD4、CD8），早期位于胸膜皮质外层及皮髓交界区[20]。CD 是位于细胞表面的标志物，在胸腺淋巴细胞成熟过程中，针对不同单克隆抗体呈阳性。

胸腺细胞通过亲和模式，即 T 细胞受体与自体肽 –MHC 复合物相互作用的方式完成选择。在阴性选择过程中，发生强交互反应的细胞凋亡，而弱交互作用的细胞存活下来进入阳性选择。胸腺细胞的成熟过程保证了自我耐受，及识别并消除进入机体的外来抗原[21]。这个成熟过程也保证了 T 淋巴细胞不会识别自身抗原[22]。在这个过程中，胸腺细胞从最初的 CD3$^+$CD4$^+$CD8$^+$，到成熟后的 CD3$^+$CD4$^+$ 或 CD3$^+$CD8$^+$。T 细胞的成熟过程受细胞因子、细胞黏附分子、胸腺多态激素及细胞表面自身识别抗原等的调节。大多数胸腺细胞发育成 CD4$^+$ 的辅助 T 细胞，刺激 B 淋巴细胞产生抗体。CD8$^+$T 细胞发育成细胞毒性 T 细胞。在 T 细胞孵化过程中，0.5%～5% 的胸腺细胞位于背膜下区域，60%～80% 胸腺细胞位于皮质，15%～20% 位于髓质。大多数胸腺细胞在皮质时就发生凋亡，只有大约 10% 的成熟胸腺细胞进入血液循环（图 148-7）。

随着年龄增加，胸腺逐渐萎缩，淋巴细胞、Hassall 小体等组织结构逐渐减少，噬脂质巨噬细胞和脂肪细胞逐渐增加，上皮间质组织尤其是皮质层逐渐被脂肪替代[23]。表 148-1 列出了儿童、青少年胸腺和成人退化胸腺的区别。对胸腺内 T 细胞分类检测现实，成人胸腺 CD4$^+$ T 细胞数量减少，提示其 T 细胞再生能力的下降。

（三）其他细胞类型

胸腺内可见散在分布或以淋巴滤泡形式聚集

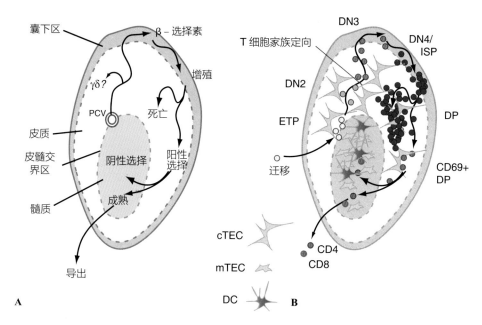

▲ 图 148-7　胸腺的解剖及 T 细胞前体的迁移途径

A. T 细胞成熟中的主要间隔及迁移途径通过关键的检查点表示；B. 不同间隔内的 T 细胞前体的不同类型（粉红色、红色、紫色）和基质细胞。为清楚起见，从 ETP 到 DN3 的"出站"通路与从 DN4 到 CD4 或 CD8 单一阳性成熟的"进站"通路是分开的，但在体内，"出站"通路周围是"进站"细胞

引自 William E Paul. Fundamental Immunology. 7th ed. Philadelphia, PA: Lippincott Williams & Wilkins; 2012.

表 148-1　儿童和青少年正常胸腺和成人复杂胸腺分化的典型器官特征

| 儿童及青少年的正常成熟胸腺 |
| --- |
| 成叶、有薄膜 |
| 有数量不等的未成熟 T 淋巴细胞的双细胞（上皮 / 淋巴）群 |
| 血管周围间隙 |
| 髓质分化区 |
| 成人胸腺的正常消失 |
| 纺锤状细胞缺乏细胞异型性 |
| 不成熟 T 细胞的缺乏 |
| 玫瑰样上皮细胞结构 |
| 囊性及腺样结构 |

经 American Society of Clinical Pathologists 许可转载，引自 Suster S, Moran CA. Thymoma classification. Current status and future trends *Am J Clin Pathol* 2006; 125:542–554.

的 B 型淋巴细胞。值得注意的是，有相当部分前纵隔 B 细胞型非霍奇金淋巴瘤发病源于胸腺的 B 细胞。胸腺内神经内分泌细胞很少，但据推测它们可能是发生胸腺类癌及其他神经内分泌肿瘤的源头。肌样细胞可能在重症肌无力的发病中起到重要作用[13]。这些肌样细胞浆嗜酸性染色，有横纹。这些横纹可以与抗肌动蛋白及抗肌凝蛋白的抗血清反应。肌样细胞还与肌钙蛋白及乙酰胆碱受体存在交叉反应。罕有肌样细胞源性肿瘤的报道[24, 25]。此外还有胸腺内痣细胞聚集的报道[26]。这些细胞对 S100 蛋白反应阳性，对角蛋白、HMB-45、p53 反应阴性。在某些聚集痣细胞中还可呈现对 Ki67 的弱阳性。偶有纵隔胸腺组织中包埋异位甲状旁腺组织的报道（参见第 149 章）。

## 四、胸腺功能

胸腺对细胞免疫至关重要。如前面所述，胸腺淋巴细胞在胚胎期起源于骨髓，然后进入胸腺，在胸腺内增殖，获得免疫功能，孵化成熟为 T 淋巴细胞。T 细胞大多数为诱导性淋巴细胞（CD3⁺CD4⁺），少数为细胞毒性 T 细胞（CD3⁺CD8⁺）。

免疫系统功能正常有赖于细胞免疫和体液免疫的正常发育。胸腺依赖系统包括胸腺和T淋巴细胞循环池。这些淋巴细胞鉴别自身抗原与异体抗原，激发细胞免疫反应，例如迟发性超敏反应和同种器官移植后排斥反应。抗体介导系统分泌免疫球蛋白（IgA，IgG，IgM）和特异性抗体。B细胞激活后以IL-4依赖模式变成浆细胞。细胞免疫系统和体液免疫系统任一个出现问题都可能导致不同的免疫缺陷综合征，例如胸腺肿瘤或先天性胸腺发育不全。此外胸腺还与某些血液系统、内分泌系统、自身免疫疾病、胶原病及神经肌肉疾病有关。

由于目前常用的胸腺切除手术只有全胸腺切除，因此外科医生特别感兴趣的是胸腺切除带来的免疫学后果。尽管在某些物种新生儿切除胸腺后会出现免疫学改变，但目前不管是成人还是儿科患者临床上都没有观察到有类似的情况。尽管胸腺切除后可能出现淋巴细胞数量减少及免疫功能下降，但这些实验室检查数据的改变并没有带来特别的临床问题[27]。除了治疗胸腺肿瘤和重症肌无力，目前临床上还没有其他胸腺切除的明确指征。

## 五、胸腺增生

许多自身免疫系疾病都伴有胸腺结构和淋巴成分的改变胸腺增生分为组织学增生和肉眼可见增生。前者的特征是有生发中心激活的淋巴滤泡出现（图148-8）。后者有型向体积和重量增加，但仍保留与患者年龄一致的正常胸腺形态，也没有生发中心激活的淋巴滤泡。

### （一）淋巴样或滤泡样增生

胸腺体积和重量可以正常或不正常。淋巴样或滤泡样增生常常合并自身免疫性疾病。据估计60%～90%的无胸腺瘤肌无力患者具有组织学检查可证实的胸腺滤泡增生。

### （二）真性胸腺增生

真性胸腺增生有两种类型：①特发性胸腺

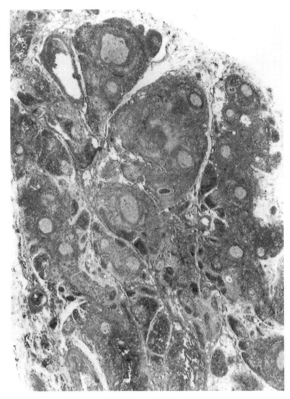

▲ 图148-8　重症肌无力患者胸腺滤泡增生的显微照片，可见明显的生发中心激活

引自 Cove H. The mediastinum. In: Coulson SF, ed. *Surgical Pathology*. 2nd ed. Philadelphia, PA: Lippincott; 1988.

增生，胸腺无明确原因的显著增大；②儿童在接受肿瘤治疗后出现的反应性胸腺增生。尤其常见于化疗后，也可发生于系统性疾病状态如Graves病或机体应急反应（如烧伤、手术）后。

#### 1. 胸腺反应性增生

研究胸腺反应性增生致病机制的文献很少。目前尚不清楚胸腺增生与原发病之间是因果关系还只是巧合。但是，在霍奇金病及其他恶性肿瘤治疗过程中确实观察到胸腺反应性增生[28-30]。此外在非肿瘤性疾病，如烧伤和Grave病的原发甲减治疗过程中，也有发现胸腺反应性增生[31-33]。偶尔也有新生儿Beckwith-Wiedemann综合征（凸眼、巨舌、巨人症，常合并新生儿低血糖症）合并胸腺反应性增生的报道[33, 34]。识别胸腺增生是否为反应性增生的重要意义在于，这种病没有特别治疗的必要，而相对应的是，特发性真性胸腺增生往往需要手术治疗。

**2. 特发性真性胸腺增生**

真性胸腺增生非常罕见，迄今仅有大约 50 例报道[35, 36]。该病的主要特征是没有明确致病原因，大多数发病年龄在 1—15 岁，其次是 1 岁以内，罕有 15 岁后再发生特发性胸腺增生症的。男性发生率是女性的 2 倍。大约 85% 的患儿均有症状，包括咳嗽、气短、呼吸急促、肺部感染等，也有纵隔出血等严重并发症发生的报道。在约 1/4 的患者中可见外周血淋巴细胞增多。放射影像学检查可见前纵隔巨大占位伸入两侧胸腔，通常不对称（图 148-9）。CT 或 MRI 的轴位扫描及细针穿刺均可用于辅助该病诊断。类固醇可用于保守治疗，但对有症状的患者，手术治疗是金标准。手术入路可以是胸骨正中劈开，蚌壳状切口，甚至单侧后外侧切口。手术为根治性手术，一般没有严重并发症发生。

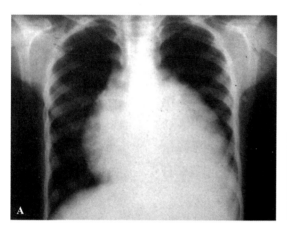 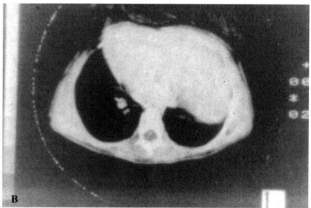

▲ 图 148-9　真性胸腺增生

A. 有轻度呼吸困难的 12 岁男孩的后前位 X 线片，胸腺巨大增生时左侧心脏轮廓模糊；B. CT 显示心脏附近巨大的实性密度影，已向右移位

引自 Ricci CM, Pescarmona E, Rendina EA, et al. True thymic hyperplasia: a clinicopathological study. *Ann Thorac Surg* 1989; 47:741–745.

# 第149章
# 纵隔甲状旁腺
## Mediastinal Parathyroids

Daniel J. Boffa 著

王 允 译

## 一、概述

外科切除高功能甲状旁腺对原发和继发的甲状旁腺功能亢进均有良好的治疗效果。大约15%的甲状旁腺功能亢进（原发或继发）术后患者发现存在异位高功能性甲状旁腺[1, 2]。绝大多数异位腺体（包括在上纵隔者）都可以从颈部切口切除，只有1%~3%的甲状旁腺功能亢进患者需要经胸手术切除纵隔高功能性甲状旁腺[3-7]。经胸切除纵隔高功能性甲状旁腺效果良好，绝大多数患者甲状旁腺亢进症状可以治愈。但是由于手术路径选择及治疗效果好坏均依赖于纵隔内病变腺体的定位，因此胸外科医生有必要了解纵隔高功能甲状旁腺相关的解剖知识及定位策略。

## 二、胚胎学 / 解剖学

上甲状旁腺起源于第4咽囊。上甲状旁腺发生异位常常合并食管、气道、甲状旁腺、颈动脉鞘及大血管的异常。下甲状旁腺起源于第3咽囊，胚胎阶段需要移行很长距离才能到其解剖位置，因此它发生异位的可能性是上甲状旁腺的2倍[2]。由于胸腺也发育于第3咽囊，异位下甲状旁腺通常位于胸腺内或胸腺周围。大约60%的甲状旁腺位于纵隔（尤其是胸腺）[8]。

## 三、纵隔高功能性甲状旁腺

大约85%的原发性甲状旁腺功能亢进的病因是孤立性甲状旁腺瘤。尽管大多数高功能腺体位于颈部，纵隔内高功能性甲状旁腺瘤导致的甲状旁腺功能亢进也不可忽视[9-11]。

大多数继发性甲状旁腺功能亢进的患者都有甲状旁腺增生（不是腺瘤）。增生范围可能累及一个或多个纵隔内甲状旁腺[12]，也可累及颈部腺体。因此胸外科医生术前需要了解患者颈部甲状旁腺功能状态。如果颈部甲状旁腺有功能，则须告知患者切除纵隔病变腺体后甲状旁腺功能亢进症状不缓解的可能；如果颈部甲状旁腺没有功能（以前手术切除颈部甲状旁腺），则须告知术后甲状旁腺功能缺失的可能。

## 四、胸腺瘤与甲状旁腺功能亢进

胸腺瘤可能被误诊为原发性甲状旁腺瘤。由于在甲状旁腺定位检查中（参见后面 $^{99m}Tc-$ 司他比锝扫描）胸腺瘤呈阳性者并不少见，胸腺瘤可能被误诊为异位甲状旁腺[12-13]。此外胸腺癌也可出现Ⅰ型多发性内分泌瘤综合征。但是，大多数胸腺瘤合并甲状旁腺功能亢进综合征的患者，其功能亢进症状的病因还是甲状旁腺病变（例如并存腺瘤）[14, 15]。只有极罕见个案报道胸腺瘤本身可能产生甲状旁腺素（PTH）[16]。

## 五、纵隔高功能性异位甲状旁腺好发部位

在过去 75 年的病案报道中，高功能性甲状旁腺似乎可以出现在纵隔的任何位置[3-5, 7, 9, 12, 17, 18]。因此胸外科医生应该意识到纵隔内每个位置均可能存在致病甲状旁腺。话虽如此，高功能性甲状旁腺在纵隔内好发部位还是比较清楚（表 149-1）。下甲状旁腺（异位发生率最高）最常见于胸腺内或胸腺周围（这与前面提到的胚胎起源有关）。大多数胸腺内异位甲状旁腺切除都可以不用经颈胸腺切除拉钩，直接从传统颈部甲状旁腺切除术切口完成。但如果需要胸部手术入路时，最常见的还是胸腺手术的切口。另一方面，上甲状旁腺最常位于食管、气管或纵隔大血管旁。

## 六、定位高功能性甲状旁腺

在当前内分泌外科领域，大多数高功能性甲状旁腺均可实现术前定位。术前定位可以减少非治疗性探查，增加手术微创性。近来，组织特异性代谢影像技术及高分辨解剖图像技术的应用极大提高了高功能性纵隔甲状旁腺的定位准确性

表 149-1 异位甲状旁腺功能亢进的位置

| 最常见的纵隔甲状旁腺的位置[a] | 少见的纵隔甲状旁腺的位置 |
| --- | --- |
| 胸腺内或者与胸腺相邻 | 心耳壁 |
| 主动脉周围（升主动脉、主动脉弓） | 脊柱旁[19] |
| 主肺动脉窗 | 气管内[20] |
| 胸段食管周围 | 肺门[21] |
| 上腔静脉及无名静脉周围 | |
| 覆盖在心包膜上 | |
| 气管周围（类似于纵隔淋巴结位置） | |
| 胸骨后（附着于胸骨下） | |

a. 由于尚无一致的命名法描述纵隔甲状旁腺的解剖位置，本表内包括了一些基于类似解剖描述的估计位置[3-5, 7, 9, 12, 17, 18]

（表 149-2）[22]。这样就可以按照影像学异常定位的经胸探查纵隔甲状旁腺功能亢进病变。但是，不同临床场景下不同定位技术的灵敏度和特异度均不一样，胸外科医生掌握这些检查手段的侧重与不足非常重要。

## 七、4D-CT 扫描

4D-CT 扫描是指对下颌至纵隔范围进行多维度扫描以搜索高功能性甲状旁腺。4D 指 3 个层面（轴面、冠状面、矢状面）加时间维度（即在对比剂静脉注射后不同时间点采集图像）。与血管成像类似，4D-CT 在多时间段（未注射对比剂、注射对比剂后早期、注射对比剂后晚期）采集图像，基于其对比剂注射后的特征性显影及早期洗脱，辨认出异常甲状旁腺组织。该技术的准确性可以达到 80%[23, 24]，尤其适用于锝扫描阴性的患者，一个研究发现 4D-CT 可以定位出 89%的锝扫描阴性患者的异常腺体[25]。4D-CT 扫描在纵隔中的应用效果尚不清楚，但已经有个案报道成功定位。4D-CT 扫描的局限性是射线暴露。多时段图像采集需要更多的射线暴露（4D-CT 需要 28mSv，而普通胸部 CT 大约需要 7mSv）。一些医疗中心通过去除非增强图像、限制扫描范围等方法降低射线剂量，以在射线暴露方面能够与

表 149-2 甲状旁腺诊断方法的敏感性

| 诊断方法 | 敏感性 |
| --- | --- |
| 1. 颈部超声 | 1. 27%～89% |
| 2. 99mTc- 司他比锝扫描 | 2. 54%～100%（主要为 80%～90%） |
| 3. CT 扫描 | 3. 65% |
| 4. 磁共振 | 4. 75%～85% |
| 5. 单光子发射计算机断层显像（SPECT） | 5. 95% |
| 6. 双相 99mTc- 司他比锝 SPECT | 6. 96% |

经许可转载，引自 Noussios G, Anagnostis P, Natsis K.Ectopic parathyroid glands and their anatomical, clinical and surgical implications. *Exp Clin Endocrinol Diabetes* 2012; 120(10): 604–610. © Georg Thieme Verlag KG 版权所有

其他定位技术保持一致。4D-CT 应用碘作为对比剂，因此也会面临碘过敏性肾衰竭等问题。此外 4D-CT 还存在诊断标准是否客观的问题，反应性增生淋巴结可能误诊为高功能结节。

## 八、$^{99m}$Tc 司他比锝

在 19 世纪 80 年代有人注意到应用司他比锝锝 –99m 甲氧基异丁基异腈注射研究心肌显像时，锝会聚集于高功能甲状旁腺组织内[26]。从那时起司他比锝就越来越广泛应用于甲状旁腺瘤和增生腺体的定位。放射信号的强弱与异常甲状旁腺的大小和活性成正比。因此对小病变（< 600mg）及低至中功能腺瘤（< 20% 嗜酸性细胞）其敏感性有限[27]。甲状腺也要吸收 $^{99m}$Tc 司他比锝，因此必须有分量步骤才能显示出甲状旁腺。一个方法是利用甲状腺洗脱司他比锝较甲状旁腺快的特点，通过早期显像和晚期显像比较来鉴别甲状旁腺。另一种方法是利用甲状腺特异性的 $^{123}$I 扫描，再将其图像从司他比锝图像中减去[28]。司他比锝分辨率低，在纵隔这个现象更严重，很难在纵隔精确指出异常信号的位置。另外，胸腺瘤也可以摄取司他比锝导致假阳性结果。

## 九、$^{99m}$Tc-SPECT

司他比锝的一个主要不足是解剖分辨率低。最近，司他比锝联合 SPECT 扫描大大增加了对异位甲状旁腺，尤其是纵隔内异位甲状旁腺的定位能力（图 149–1）。司他比锝对鉴别腺体增生不如腺瘤有效[28]，其阳性预测值是 79%，灵敏度大约是 90%[29]。

## 十、磁共振

在 $T_1$ 加权相甲状旁腺瘤会增强，利用这一特性可以定位纵隔内腺瘤。MRI 扫描适用于颈部病变治疗后仍有甲状旁腺功能亢进的患者，灵敏度为 88%，特异度为 84%。但对于甲状腺增生效果较差[30]。MRI 可以与其他定位方法协同使用。MRI 特别适用于不能使用碘对比剂的患者。但对有金属

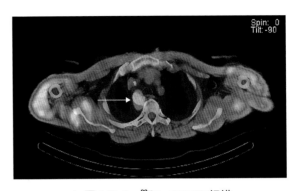

▲ 图 149–1 $^{99m}$Tc-SPECT 扫描
$^{99m}$Tc-SPECT 扫描轴位图提示右侧食管与气管之间的异位的纵隔甲状旁腺亢进（箭所示的卵圆形结构）

植入物的患者（起搏器、内置除颤仪、宫内节育环），除非确认 MRI 安全，否则不能使用 MRI。

## 十一、选择性静脉血采样

选择性静脉血采样是在颈部和纵隔静脉回流系统的多个水平采血测量 PTH 以定位增高 PTH 的来源。这种方法最适用于颈部探查术后持续性 PTH 增高，以及多个无创性检查结果阴性或相互矛盾的患者[31]。这个技术需要在镇静及局麻下从股动脉置管进入颈部和纵隔[32]，操作导管绘制静脉解剖图（图 149–2），选择性采集静脉血，如果滴度在预测值的 2 倍以上即认为定位阳性。两个大样本病例研究检测了无创性影像研究不能定位的再手术高甲状旁腺素患者，结果有较好的特异度（真阳性率 76%，假阳性率 4%）和灵敏度（76%）[33, 34]。

应用选择性静脉血采样时要注意假阳性问题。有报道 5 例选择性静脉血采样阳性而其他影像学检查如 CT、MIBI 阴性的病例，发现有 3 例是假阳性[5]。所以对选择性静脉采样阳性而其他检查阴性的病例要特别谨慎。还有一个非常重要的是静脉解剖有时会和直觉相反。例如，有作者报道定位于副奇静脉的病变，CT 在胸膜下发现两个模糊不清的肺小结节，最终证明是甲状旁腺癌胸膜转移灶。静脉采样需要使用对比剂绘制静脉解剖图，所以肾功能不全患者慎用。

CT 阳性而司他比锝阴性的患者在颈部手术后 PTH 仍未恢复正常[37]。

## 十三、假阳性

有几个纵隔结构与高功能性甲状旁腺相似，会引起定位检查中出现假阳性结果。例如，胸腺瘤可以聚集司他比锝（在司他比锝 SPECT 检查中假阳性），也可以在静脉注射对比剂时增强（在 4D-CT 中出现假阳性）。纵隔淋巴结大小形状与高功能甲状旁腺一样，也可被静脉对比剂增强（4D-CT 和 MRI 时假阳性）（图 149-3）。胸腺瘤及其他胸腺病变（错构瘤）动脉相可以增强，与异位甲状旁腺类似（图 149-4）。有时在司他比锝

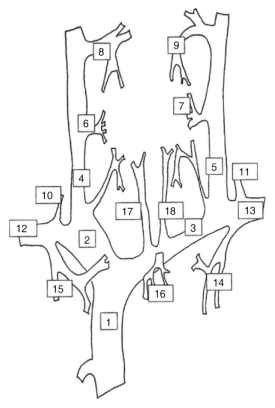

▲ 图 149-2 选择性静脉样本图

颈静脉及纵隔静脉采血点（n=18）。1. 上腔静脉；2. 右头臂静脉；3. 左头臂静脉；4. 右颈内静脉；5. 左颈内静脉；6. 右甲状腺中静脉；7. 左甲状腺中静脉；8. 右甲状腺上静脉；9. 左甲状腺上静脉；10. 右侧椎静脉；11. 左侧椎静脉；12. 右侧锁骨下静脉；13. 左侧锁骨下静脉；14. 左侧胸廓内静脉；15. 右侧胸廓内静脉；16. 胸腺上静脉；17. 右甲状腺下静脉；18. 左甲状腺下静脉

经 Springer 许可转载，引自 Chaffanjon PC, Voirin D, Vasdev A, et al. Selective venous sampling in recurrent and persistent hyperparat-hyroidism: indication, technique, and results. *World J Surg* 2004; 28(10): 958 961. © 2004 Société Internationale de Chirurgie 版权所有

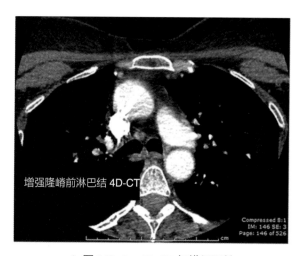

▲ 图 149-3 4D-CT 扫描假阳性

一个纵隔淋巴结被认为是纵隔甲状旁腺功能亢进

## 十二、¹¹C-甲硫氨酸 PET/CT

在 ⁹⁹ᵐTc 司他比锝 SPECT 成像阴性的患者，¹¹C-甲硫氨酸 PET/CT 可能有用[35, 36]。尚不完全清楚甲硫氨酸为什么会聚集在甲状旁腺组织（也会聚集于成骨细胞和胃肠道黏膜），也许与 PTH1 受体的交互作用有关[35]。这种方法的灵敏度和特异度与其他方法差不多，但其在纵隔甲状旁腺瘤中的作用尚未确知。有报道 ¹¹C-甲硫氨酸 PET/

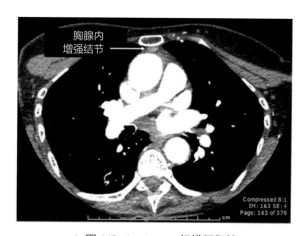

▲ 图 149-4 4D-CT 扫描假阳性

一个胸腺错构瘤被认为是纵隔甲状旁腺功能亢进

显像时部分右心耳可能误诊为纵隔甲状旁腺。总的来讲，假阳性率低，使用定位检查可以减少创伤，降低非治疗性胸科手术率。

### 十四、活检

目前术前常规没有要求纵隔病变活检，但如果病变性质会影响患者的治疗，可行细针穿刺活检。如果需要多次 PTH 滴度数据，可对疑似甲状旁腺组织反复针吸活检[38]。

### 十五、术前计划

在手术切除纵隔甲状旁腺以前，外科医生需要了解患者颈部甲状旁腺的功能状态。这在患者有既往颈部手术史时尤其重要，因为既往手术既可能完全切除也可能姑息性切除甲状旁腺。患者完全没有功能性甲状旁腺可能会导致多种临床并发症，应该尽量避免，必要时可以做高功能性甲状旁腺组织自体移植。因此，胸外科医生术前对此应了解，必要时可以与内分泌外科医生协同治疗病患。

### 十六、纵隔手术的新研究

经典教科书提倡纵隔手术前需要行双侧颈部探查。但随着甲状旁腺定位技术的进展，大量病例报道在没有实施颈部探查手术情况下，首先行纵隔手术[39-41]。如果要先行纵隔手术，以后做或不做颈部手术，需要医疗组事先确认：①纵隔病变是真正的"病灶"；②纵隔病变不能经颈切除；③颈部未发现病变或至少患者理解以后颈部需要再次手术的可能性。

### 十七、无靶区纵隔探查术

如果没有定位靶区一般不建议对甲状旁腺亢进患者进行经胸纵隔探查手术。经验性探查手术的效果明显差于有术前定位的患者。纵隔有许多组织结构如淋巴结、脂肪等的大小形状与高功能性甲状旁腺类似，因此可能纵隔组织广泛切除后仍没有影响甲状旁腺功能亢进。只要难以诊治

的患者在没有其他选择时可以尝试经验性胸腺切除。术中每切除一个组织结构，应该实时检测 PTH，以免无限制扩大手术范围。

### 十八、手术径路

手术路径的选择基于病变大小、部位，以及外科医生的经验与偏好。过去最常用的是胸骨正中切口，也有选择侧开胸切口。这两种开放切口都可以显露大部分纵隔结构，但胸骨正中切口有个明显优势就是便于探查两侧纵隔，对纵隔中部显露良好。然而，随着定位技术和微创手术技术的提高，越来越多的医生倾向于微创方法切除纵隔甲状旁腺。有报道术前注射司他比锝和术中使用 γ 射线探头扫描，可便于术中病变定位，以及确认是否彻底切除[52]。

经颈胸腺切除可以用于治疗胸内甲状旁腺。对前上纵隔病变可以选择部分胸骨劈开。胸腔镜手术可以广泛用于切除食管旁、气管旁、主动脉旁、心包周围的病变。有报道胸腔镜手术并发症少于胸骨正中入路[4]。电视纵隔镜也可用于气管旁腺体的切除[39, 42]。在报道中，作者使用双叶可扩张纵隔镜而不是硬质单筒纵隔镜，可扩展纵隔镜可以撑开纵隔组织，扩大视野，允许外科医生同时多器械操作。此外还有应用机器人成功完成纵隔甲状旁腺切除的报道[43-45]。

### 十九、甲状旁腺播散

不论是哪种外科路径，轻柔操作都是关键。有颈部甲状旁腺切除术后发生种植播散的报道[46, 47]。虽然种植播散看起来像对甲状旁腺组织创伤性操作的结果，值得指出是大多数包膜破损的患者并没有发生甲状旁腺播散[48]。也就是说，在切除异位甲状旁腺过程中，需要随时注意保持其完整性。

### 二十、术中 PTH 检测

循环血中 PTH 的半衰期只有 3～5min，因此可以通过术中反复检测 PTH 来评估是否已经

切除导致甲状旁腺功能亢进的病灶[27]。15min 内 PTH 下降 50% 者手术预后一般较好，许多患者切除后 10min 就大幅下降 80%。由于对腺体操作，PTH 猛增也不少见，这在解读围术期检测结果时需要考虑到。PTH 恢复正常时甲状旁腺功能亢进病灶是否切除的评价硬指标[48]。病检组织针吸检测 PTH > 1000pg/ml 也可作为病灶切除的指标。

## 二十一、围术期治疗

手术切除高功能性甲状旁腺可能大幅改变钙调节激素水平。循环血中 PTH 下降可能导致术后 2~4d 血钙的降低。患者需要常规口服钙片，询问有无低钙症状（指尖和周麻木、震颤）[49, 50]。

反弹性低钙血症的极端表现叫作"骨饥饿综合征"，这是机体为对抗 PTH 增高而出现的代偿性成骨活跃，为去除 PTH 所导致的[51]。

## 二十二、结论

经胸切除纵隔高功能甲状旁腺可能效果非常好。由于异位腺体可能位于纵隔任何位置，易于与纵隔其他组织如淋巴结、胸腺肿瘤混淆，因此术前定位是开胸手术术前评估的重要内容。甲状旁腺功能亢进可能非常复杂，尤其是纵隔腺体是患者仅有的甲状旁腺组织时，因此对颈部甲状旁腺功能的评估非常关键。胸科医生应该了解围术期低钙血症的可能性，鼓励与内分泌专家共同治疗患者。

# 第 150 章
# 纵隔的神经源性结构
## Neurogenic Structures of the Mediastinum

Ghulam Abbas　Mark J. Krasna　著

王　允　译

充分了解胸腔内神经源性结构的正常解剖及其变异对预防术中损伤给患者带来并发症至关重要。纵隔最重要的神经源性结构包括膈神经、迷走神经、胸段脊神经、交感神经干及神经节、自主神经丛。

## 一、膈神经

膈神经在两侧前斜角肌边缘起源于 $C_3$、$C_4$、$C_5$ 神经根（图 150-1 和图 150-2），伴随乳内血管的心包膈动静脉分支在第 1 肋后方进入胸腔[1]。

右膈神经在头臂静脉与右无名动静脉之间经胸廓入口进入胸腔。右膈神经与心包膈血管伴行，越过胸膜顶，沿无名静脉右侧、上腔静脉前表面下行，其间跨过肺门表面（图 150-1A）。与左膈神经相比，右膈神经位置更深，跨过结构更多。最终在膈肌表面分出终末分支[2, 3]。

左膈神经较右侧长，在颈总动脉与锁骨下动脉之间下行。在胸腔内，先行于左无名静脉后方，再到迷走神经侧面，然后跨过迷走神经行于其内前方，以后像右膈神经一样越过肺门前方沿心包下行（图 150-1B）。

双侧膈神经在紧邻膈肌表面或膈肌表面分为3 支：前内支（胸骨支）、侧前支和侧后支（图150-3）。这 3 个分支相对固定，深入肌肉，因此呈放射状或沿肋骨附着处几厘米的环形切开膈肌都不会损伤膈神经分支[4]。

## 二、迷走神经

迷走神经发源于第 X 对脑神经，在颈静脉前方穿过颈静脉孔进入颈部。在颈动脉鞘内沿颈动脉和颈内静脉后方下行，在胸锁关节和头臂静脉后方进入胸腔（图 150-4A）。

在胸廓入口处，右迷走神经跨过锁骨下动脉第 1 段，同时发出喉返神经。右喉返神经绕过血管，在食管气管沟内上行至喉。右迷走神经主干在气管右侧下行，从背侧越过肺门（图 150-4B），形成背侧肺丛，在食管背侧表面形成神经丛。在接受左侧迷走神经分支后，变成后迷走神经，行于食管后表面穿过膈肌裂孔进入腹腔。

左迷走神经在左颈动脉和锁骨下动脉之间、左无名静脉深面进入胸腔。左迷走神经跨过主动脉弓，在主动脉与左肺动脉之间动脉韧带旁发出左喉返神经，后者绕过主动脉弓下表面，沿气管食管沟上行至颈部（图 150-4C）。左迷走神经主干从背侧越过肺门，发出肺丛，然后在食管腹侧表面下行，经膈肌裂孔进入腹腔。在食管胃脂肪垫中发出部分分支到胃小弯，其余分支加入肝丛。

## 三、胸段脊神经

各脊神经在椎管内发出，从相应椎体下方的椎间孔穿出，分为前支（腹侧支）、后支（背侧支）、交通支（与交感干交通）和小的脊膜支（返回椎管）（图 150-5）。背侧支行向后分为皮内神经和肌肉支，支配背部肌肉、骨骼和皮肤。

脊神经腹侧支又叫肋间神经，向两侧与相应的肋间动静脉伴行于肋骨下面的肋间神经沟内。

## 四、交感神经干、神经节

胸交感神经链由数目不等的交感神经节和连接它们的交感干构成，行于肋骨小头的表面，胸内筋膜和壁胸膜的后面。这些神经从正中弓状韧带下面进入腹腔，加入腰交感干（图 150-6）。

胸交感神经节数列不等，一般是 10 个或 11 个。第 1 交感神经节通常与下颈交感神经节融合形成"星状节"，星状节位于 $C_7$ 横突前方、第 1 肋上面。其余胸交感神经节位于椎间盘水平，与相应的脊神经通过 1 根或 2 根交通支交通。

试图应用 VATS 交感神经切断术治疗手汗症的医生对交感神经链的解剖，尤其 Kuntz 神经很感兴趣。Kuntz 神经是 Kuntz 在 1927 年报告的

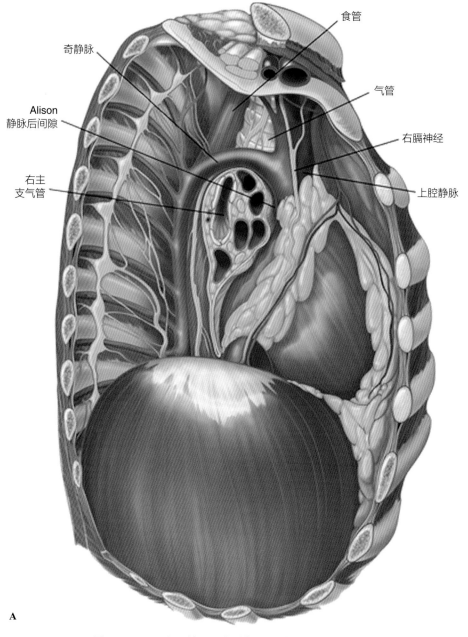

**A**

▲ 图 150-1 **A.** 右膈神经和右肺门。膈神经在肺门前方下行

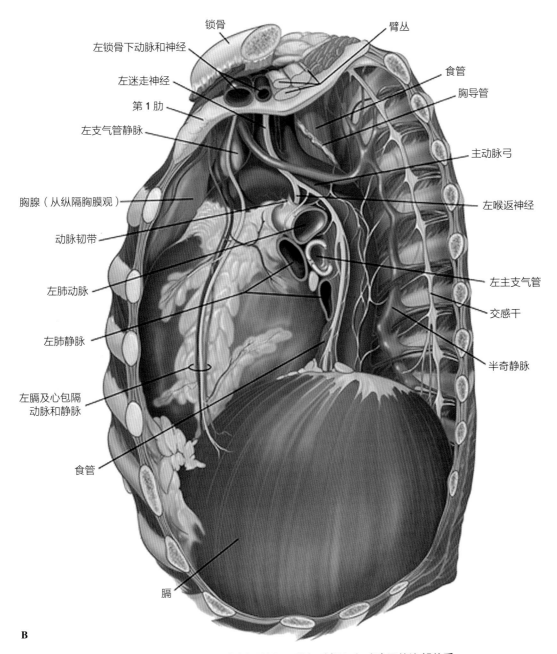

锁骨
臂丛
左锁骨下动脉和神经
食管
左迷走神经
胸导管
第 1 肋
主动脉弓
左支气管静脉
左喉返神经
胸腺（从纵隔胸膜观）
动脉韧带
左肺动脉
左主支气管
交感干
左肺静脉
半奇静脉
左膈及心包隔
动脉和静脉
食管
膈

**B**

▲ 图 150-1（续）　**B. 左侧膈神经及其与肺门和主动脉弓的比邻关系**

经许可转载，引自 Wang J, Li J, Liu G, et al. Nerves of the mediastinum. *Thorac Surg Clin* 2011; 21(2):239–249. © 2011 Elsevier 版权所有

以不同形式连接第 1 和第 2 胸交感神经节的神经分支[5]，出现于 50%～75% 的人群。Kuntz 神经最常见是从 $T_2$ 连到 $T_1$，或从 $T_2$ 到第 1 肋间神经，或从 $T_2$ 到星状神经节与 $T_1$ 的交通支，或呈分支状从 $T_2$ 分别联系到 $T_1$ 和第 1 肋间神经[6]。如果有 Kuntz 神经存在，需要横断这根神经及其两侧至少 1.5～2cm 的壁胸膜，才能达到交感神经切断的目的[7, 8]。第 2 神经节的位置是不固定的，一般位于第 2 肋间隙或第 3 肋上缘，也可以延伸至从第 2 肋到第 3 肋，或从第 2 肋间到第 3 肋间覆盖整个第 3 肋。

## 五、内脏神经

第 5 到第 9 交感神经节分支在第 10 胸椎水

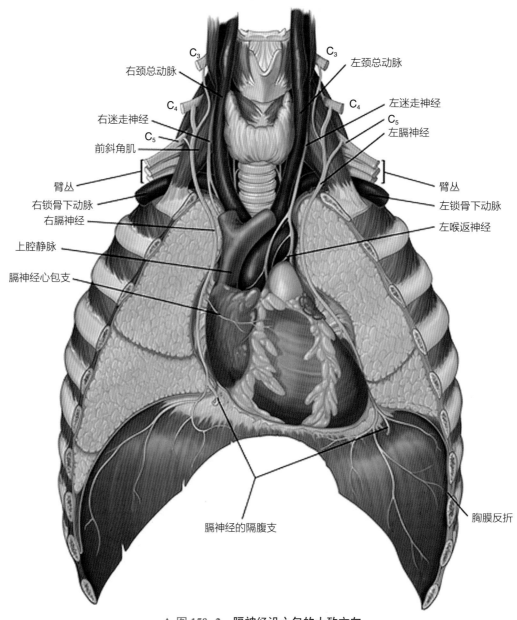

右颈总动脉 — $C_3$
$C_4$
右迷走神经 — $C_5$
前斜角肌
臂丛
右锁骨下动脉
右膈神经
上腔静脉
膈神经心包支

$C_3$ — 左颈总动脉
$C_4$ — 左迷走神经
$C_5$ — 左膈神经
臂丛
左锁骨下动脉
左喉返神经
胸膜反折

膈神经的隔腹支

▲ 图 150-2　膈神经沿心包的大致方向

右侧膈神经较左侧膈神经垂直，左侧膈神经斜行

经许可转载，引自 Wang J, Li J, Liu G, et al. Nerves of the mediastinum. *Thorac Surg Clin* 2011; 21(2):239–249. © 2011 Elsevier 版权所有

平形成内脏大神经，行向内下穿过同侧膈肌脚加入腹腔神经丛。第 10 到第 12 胸交感神经节分支构成内脏小神经，从内脏大神经喉返行向两侧终于肾丛[9]（图 150-7）。

## 六、胸部主要神经丛

### （一）肺丛

肺后丛由走行于肺门背侧的迷走神经分支和上胸交感神经节分支构成。肺前丛发育较小，由迷走神经分支和颈交感神经节分支构成。后神经丛穿入肺实质，分为动脉旁丛和支气管旁丛。

### （二）心丛

心丛由颈交感干下支和星状神经节组成，心肺副交感神经由喉返神经和迷走神经干的分支组成，这些神经与心肺交感神经在主肺动脉的前方

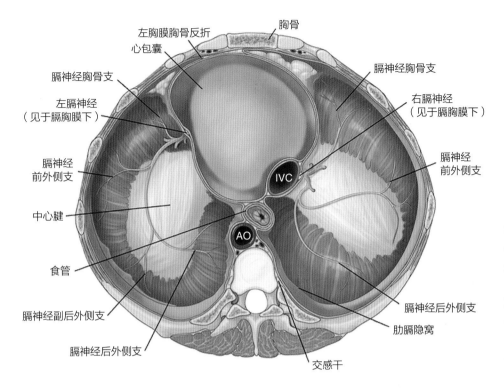

左胸膜胸骨反折
心包囊
胸骨
膈神经胸骨支
左膈神经
（见于膈胸膜下）
右膈神经
（见于膈胸膜下）
膈神经胸骨支
膈神经
前外侧支
膈神经
前外侧支
中心腱
IVC
食管
AO
膈神经副后外侧支
膈神经后外侧支
膈神经后外侧支
肋膈隐窝
交感干

◀ 图 150-3　膈神经在膈肌水平的主要分支

经许可转载，引自 Wang J，Li J，Liu G，et al. Nerves of the mediastinum. *Thorac Surg Clin* 2011; 21(2):239–249. © 2011 Elsevier 版权所有

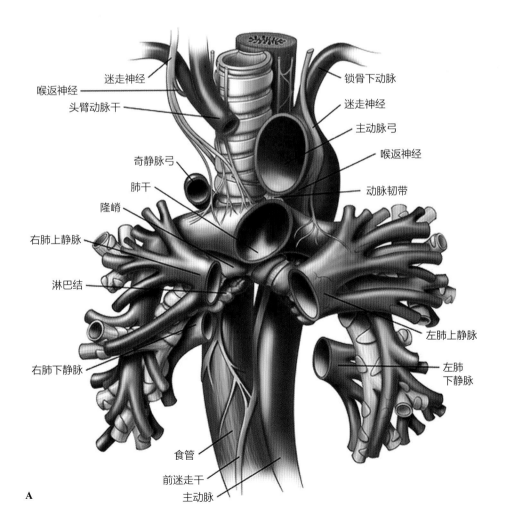

迷走神经
喉返神经
头臂动脉干
奇静脉弓
肺干
隆嵴
右肺上静脉
淋巴结
右肺下静脉
锁骨下动脉
迷走神经
主动脉弓
喉返神经
动脉韧带
左肺上静脉
左肺下静脉
食管
前迷走干
主动脉

A

◀ 图 150-4　A. 迷走神经、喉返神经及其与大血管的关系

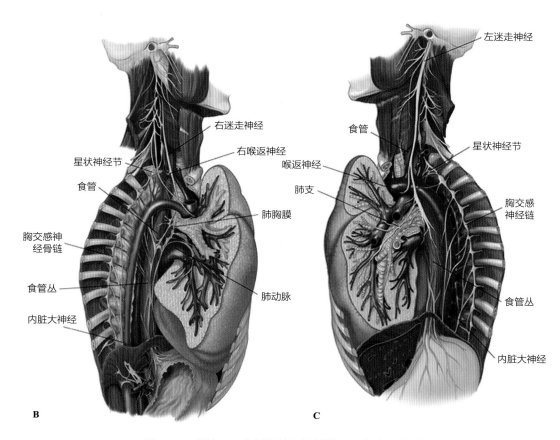

左迷走神经

右迷走神经

右喉返神经

星状神经节

食管

食管

肺胸膜

胸交感神
经骨链

食管丛

肺动脉

内脏大神经

B

星状神经节

喉返神经

肺支

胸交感
神经链

食管丛

内脏大神经

C

▲ 图 150-4（续） **B.** 右侧膈神经解剖学；**C.** 左迷走神经解剖学

经许可转载，引自 Wang J, Li J, Liu G, et al. Nerves of the mediastinum. *Thorac Surg Clin* 2011; 21 (2): 239–249. © 2011 Elsevier 版权所有

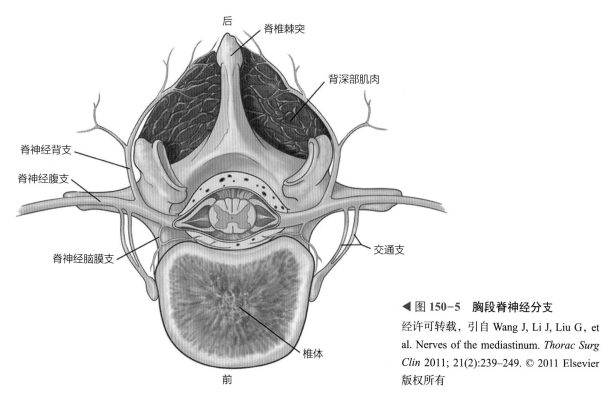

后

脊椎棘突

背深部肌肉

脊神经背支

脊神经腹支

脊神经脑膜支

交通支

椎体

前

◀ 图 150-5　胸段脊神经分支

经许可转载，引自 Wang J, Li J, Liu G, et al. Nerves of the mediastinum. *Thorac Surg Clin* 2011; 21(2):239–249. © 2011 Elsevier 版权所有

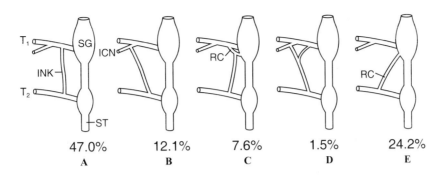

▲ 图 150-6　从 T₂ 神经到星状神经节的 4 种 Kunz 和交通支类型

经许可转载，引自 Chung IH, Oh CS, Koh KS, et al. Anatomic variations of the T₂ nerve root (including the nerve of Kuntz) and their implications for sympathectomy. *J Thorac Cardiovsc Surg* 2002;123:498. © 2011 Elsevier 版权所有

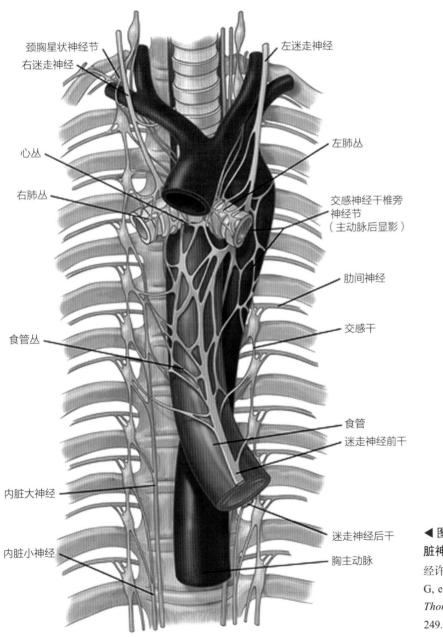

◀ 图 150-7　肺丛、食管丛及内脏神经

经许可转载，引自 Wang J, Li J, Liu G, et al. Nerves of the mediastinum. *Thorac Surg Clin* 2011; 21(2):239–249. © 2011 Elsevier 版权所有

和后方相互交通，形成腹侧和背侧的心肺神经丛支配心脏。

### （三）食管丛

食管丛由左右迷走神经分别于食管的腹侧和背侧形成，到下段食管水平，腹侧食管丛汇集成前迷走神经，背侧食管丛汇集成后迷走神经。

## 七、主动脉体和副神经节

副神经节是遍布全身的神经脊细胞集合，由肾上腺髓质、颈动脉体、主动脉体、迷走神经体，以及与胸腔、腹腔及腹膜后神经节联系的小群细胞构成[10]。2004 年 WHO 将嗜铬细胞瘤定义为肾上腺内的副神经节瘤，而将肾上腺外的交感与副交感神经节瘤定义为肾上腺外副神经节瘤[11]。主动脉体和颈动脉体是化学感受器，对铬酸盐溶液反应微弱，因此称为非嗜铬性副神经节瘤。右侧主动脉体位于右锁骨下动脉与颈总动脉夹角处，左侧主动脉体位于主动脉内侧左锁骨下动脉起始处（图 150-8）。

在主动脉体旁边，主、肺动脉之间结缔组织两侧聚集有易于辨认的嗜铬细胞。大多数源于主动脉体和纵隔的其他副神经节瘤都是没有活性的。

主动脉旁的交感神经节是位于两侧脊柱旁沟内与脊神经节相连结缔组织中的嗜铬细胞集合，是脊柱旁沟发生嗜铬性肿瘤的主要病灶部位[12]。外科切除可以根治大多数纵隔副神经节瘤。但是梅奥临床的研究发现即使完全切除了纵隔肿瘤[13]，没有复发或肿瘤残留，大多数患者（64%）仍有高血压症状存在，需要降压治疗。这些患者需要终身监控血压。

## 八、临床意义

纵隔神经结构的损伤可能导致患者终身功能障碍。例如，常规心胸手术容易损伤喉返神经，尤其是位于主肺动脉窗的左喉返神经[14]。除了声嘶，喉返神经损伤还可能在术后早期导致致命性误吸。与之类似，迷走神经损伤可能导致胃排空延迟等消化道问题。肿瘤切除或其他心胸手术过程中损伤膈神经可能导致膈肌麻痹，出现膈肌上抬、反常膈式呼吸运动，严重影响患者呼吸功能，许多患者需要终身吸氧。在交感神经切断术过程中损伤星状神经节可能导致 Horner 综合征，眼睑下垂、瞳孔缩小、患侧面部少汗。胸交感神经切断术中另一个需要熟悉的重要解剖结构是 Kuntz 神经，外科医生必须熟悉它的变异从而确保完全切断以达到好的手术效果。

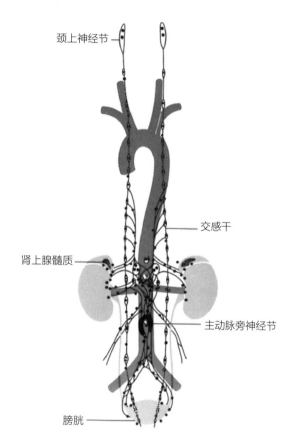

▲ 图 150-8　主动脉旁副神经节，新生儿髓外嗜铬组织示意图

引自 Gleener CG, Grimley PM. Tumors of the extra-adrenal paraganglion system (including chemoreceptors). In: *Atlas of Tumor Pathology*. Second Series, Fascicle 9. Washington, DC: Armed Forces Institute of Pathology;1974.

# 第 151 章
## 纵隔的 X 线片、计算机断层扫描和磁共振检查
### Radiographic, Computed Tomographic, and Magnetic Resonance Investigation of the Mediastinum

Nadeem Parkar　Sanjeev Bhalla　著

齐　宇　译

## 一、概述

纵隔是指胸腔的解剖区域，其两侧为纵隔胸膜，前界为胸骨，后界为脊柱，上界是胸腔入口，下界是膈肌[1-3]。将纵隔分区有助于在初诊时产生鉴别诊断，并便于制订手术治疗计划。但是，各区之间没有物理学界限，解剖学家、临床医生和放射科医生过去已经建立了几种不同的分区方法。

纵隔内假想线横穿胸骨柄关节和第四胸椎的下缘，将纵隔在解剖学上分为上纵隔和下纵隔。下纵隔又被进一步分为 3 个部分：前纵隔、中纵隔和后纵隔。这个 Felson 划分方法是基于侧位放射摄影术的发现。从胸腔入口沿心脏后部（下腔静脉）和气管前缘的线将前纵隔与中纵隔分隔开。纵隔的中部和后部由延伸在椎体的前缘后 1cm 的一条线隔开（图 151-1）。一项较流行的改良方法将纵隔分为前、中和后纵隔，没有单独的上纵

隔[4]。日本胸腺研究协会（Japanese Association for Research on the Thymus，JART）根据断层 CT 图像提出了将纵隔分为四个区：上纵隔、前纵隔（血管前）、中纵隔（气管食管旁）和后纵隔（椎体旁）[5]。国际胸腺恶性肿瘤小组（International Thymic Malignancy Group，ITMIG）提出了一种新的分类，通过计算机断层扫描（computed tomography，CT）明确定义的解剖边界[6]将纵隔分为血管前（前）、内脏（中）和椎旁（后方）。

## 二、成像技术

### （一）放射摄影术

大多数胸部纵隔肿块是在胸部 X 线片上偶然发现的。胸部 X 线片作为最常用方法，最初用于将肿物定位于纵隔：纵隔肿块使肺的边缘呈钝角，并且无支气管充气征。了解在胸部 X 线片上正常的纵隔结构，对于识别纵隔肿块并将其定位在纵隔的前、中或后区非常有用。但是，X 线片

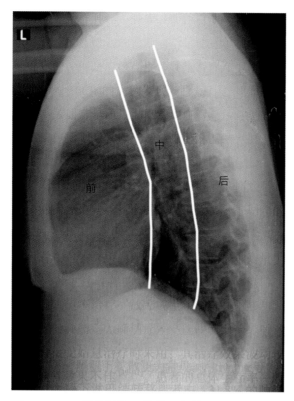

**图 151-1　正常的侧位 X 线片划定前纵隔、中纵隔和后纵隔**

描述纵隔异常范围以及纵隔肿块与特定纵隔结构的关系的能力有限。

### （二）纵隔 CT 扫描

　　CT 是将纵隔病变的起源定位于某一具体的纵隔区域，并评估病变程度的最有用的断层成像技术。CT 也可用于检测纵隔病变内的钙化，有助于缩小鉴别诊断范围。在冠状面和矢状面中多平面的增强 CT 扫描可以很好地评估血管及其他纵隔结构与肿块之间的关系。纵隔内较大的病变会从一个分区延伸到另一个分区，从而难以确定其起源部位。在查看断层 CT 图像时，有两种方法可帮助定位肿块起源的分区。第一种方法是在轴向 CT 图像上确定病变的中心点，以显示病变的最大尺寸并定位到特定的分区。第二种方法是纵隔内较大的肿块可以取代紧邻肿块起源的其他分区中的器官，在 JART 研究中，采用该方法可将所有 445 个肿块划分至为特定的分区 [5]。CT 也可用于指导活检和跟踪治疗反应。

### （三）纵隔磁共振成像

　　磁共振成像（magnetic resonance imaging, MRI）可以比 CT 更好地提供软组织特征，并且在某些情况下有助于描述肿块的成分。MRI 在确定肿块囊性成分方面很有用。MR 可以显示出纵隔肿块在椎管内扩散的程度或纵隔肿块与心脏和血管的关系。MRI 在神经源性肿瘤的成像中非常有用。在区分实体组织和相邻血管方面，MR 可能优于增强 CT（血管中快速流动的血液导致自旋回声序列上的信号缺失）。MRI 对钙化的敏感性不如 CT。MRI 对与呼吸运动和心脏收缩有关的运动伪影较敏感。

### （四）纵隔核医学成像

　　正电子发射断层扫描（Positron emission tomography, PET）和使用 [18]F-2- 脱氧 -D- 葡萄糖（[18]F-FDG）的 PET/CT 已用于评估肺癌和淋巴瘤中的纵隔淋巴结受累情况 [7, 8]。PET/CT 通常用于评估淋巴瘤和其他恶性肿瘤的治疗效果。[123]I 或 [131]I 放射性核素显像表明，几乎所有胸内甲状腺肿的患者，在纵隔内都存在甲状腺组织。放射性核素检查可在神经内分泌肿瘤和嗜铬细胞瘤成像中发挥作用。

### （五）纵隔超声成像

　　超声心动图可用于区分心脏和心包旁肿块。内镜超声用于指导纵隔淋巴结的活检。超声可帮助区分纵隔中的囊性与实性肿块。

## 三、纵隔肿块的处理方法

　　大多数纵隔肿块（＞ 60%）可分为以下几种。

- 胸腺瘤。
- 神经源性肿瘤。
- 良性囊肿。
- 淋巴结肿大。

　　在儿童中，最常见的纵隔肿块（＞ 80%）包括以下几种。

- 神经源性肿瘤。

- 生殖细胞肿瘤。
- 前肠重复囊肿。

在成人中，最常见的纵隔肿块有以下几种。

- 淋巴瘤。
- 肿大淋巴结。
- 胸腺瘤。
- 甲状腺肿块。

纵隔肿块的处理方法如下。

- 将肿块定位到纵隔。
- 将肿块在纵隔内定位。
- 在计算机断层扫描（CT）或磁共振（MR）上定性肿块。

### （一）定位到纵隔

由于大多数纵隔肿块最初都是在胸部X线片上检测到的，因此以下特征可帮助将病变定位于纵隔。

1. 病变和肺部的边缘会变钝（如果病变在肺内，边缘会是尖锐的）。
2. 纵隔内的线（如前、后连接线，右气管旁带，脊柱旁线和奇静脉–食管隐窝）会被破坏或改变。
3. 纵隔肿块内包含空气支气管征。
4. 在脊柱，胸骨和肋骨中可发现相关异常。

### （二）在纵隔内定位

在常规的放射学检查中，可以看到许多纵隔反射，它们的存在或变形是解释纵隔肿块的关键。当正常的肺门结构穿过肿块时，就会出现肺门重叠征，这样就可以将肿块理解为位于肺门的前面或后面。当肺门重叠征和后纵隔线同时存在时，则可以确定前纵隔肿块。

奇静脉–食管隐窝是椎前结构，因此会受到椎前疾病的破坏。它与中纵隔有连接，因此，在X线片上可看到中纵隔和后纵隔合成线的异常中断。宽度大于或等于5mm的右气管旁带被认为是增宽的。肺动脉（Aortopulmonary，AP）窗和肺之间的凸出被认为是异常的。椎旁线受到椎旁病变的破坏，椎旁病变通常包括源自椎间盘和椎

骨的疾病以及神经源性肿瘤[9]。锁骨水平以上的后纵隔肿块由于与肺的接触而具有尖锐的边缘，而锁骨水平以上的前纵隔肿块没有延伸的尖锐边缘。尽管没有组织平面分隔纵隔的各个区域，但参照纵隔的局部解剖结构更准确地定位疾病，有助于缩小鉴别诊断范围，并确定恰当的进一步影像学检查。

### （三）通过CT或MRI上的成像特征以定性肿块

在X线片中检测到的大多数纵隔肿块，CT可以进一步分析和定性前部和中部纵隔肿块。MR用于分析和定性后纵隔肿块，因为其中大多数是神经鞘瘤。如果需要评估骨结构，则CT扫描会更有用。纵隔肿块可以通过CT或MR进一步定性，具体取决于它们是否包含脂肪、液体或血管。

1. 前纵隔病变

(1) 含液体的病变：胸腺瘤、胸腺癌、心包囊肿、生殖细胞瘤、淋巴瘤。

(2) 含脂肪的病变：生殖细胞瘤、胸腺脂肪瘤、脂肪垫、Morgagni疝（胸骨后疝）。

(3) 血管病变：甲状腺、升主动脉、心脏或冠状动脉。

2. 中纵隔病变

(1) 含液体的病变：重复性囊肿、坏死淋巴结、心包隐窝。

(2) 含脂肪的病变：脂肪瘤、食管纤维血管息肉。

(3) 血管病变：弓异常、奇静脉、血管结节。

3. 后纵隔病变

(1) 含液体的病变：神经肠囊肿、神经鞘瘤、脑脊膜膨出。

(2) 含脂肪的病变：髓外造血组织增生。

(3) 血管病变：降主动脉。

4. 与分区无关的纵隔病变

(1) 含液体的病变：淋巴管瘤、纵隔脓肿（纵隔炎）。

(2) 含脂肪的病变：脂肪肉瘤。

(3) 血管病变：血管瘤、出血。

(4) 其他：肺癌。

### （四）甲状腺肿块

约 3% 和 17% 的甲状腺肿从颈部向下延伸到胸腔[10, 11]。纵隔中的大多数甲状腺肿块为多结节性胶样甲状腺肿的向下延伸，或偶发腺瘤或癌。在良性肿块中可发现胸内甲状腺的圆形或不规则的清晰钙化区域，而在癌组织内偶尔可看到无定形的云状钙化。

根据肿块的位置不同，胸内甲状腺肿可能导致气管变窄或气管偏离（图 151-2）。甲状腺肿块通常位于气管的前部和外侧，但在气管后部时，肿块通常将气管和食管分开，这种由局部肿块引起的延续至颈部的食管和气管的分离实际上是对甲状腺肿的诊断。纵隔甲状腺肿的 CT 影像特征如下。

1. 在非增强检查中呈现高密度（高于肌肉），反映甲状腺组织中碘含量高。

2. 静脉造影后有更强烈和更长时间的增强效果。

3. 肿块与颈部甲状腺的连续性。

4. 钙化和囊性区域导致病灶内密度不均匀。

$^{123}$I 或 $^{131}$I 放射性核素显像表明，几乎所有胸内甲状腺肿在纵隔内都存在甲状腺组织。尽管放射性核素成像是确定胸腔内甲状腺肿块的灵敏且特定的方法，但 CT 作为初始检查更为有用。因为如果该肿块不是甲状腺病变，CT 可以提供更多信息，CT 可以最佳地显示肿块的形状，大小和位置[12, 13]（图 151-3）。

CT 的最重要特征是证明胸部肿块和颈部甲状腺肿块的连续性。除非肿瘤明显扩散到甲状腺以外，否则不太可能在 CT 上就能区分良性和恶性肿块。尽管癌可由多结节甲状腺肿发展而来，但是多发性肿块仍是良性多结节甲状腺肿的特征。MRI 可以像 CT 一样识别胸腔内甲状腺肿的囊性和实性成分，此外，还可以显示出血。

超声检查可用于验证甲状腺肿块是单纯的囊肿，并指导无法触及的结节的穿刺抽吸。单纯的囊肿在超声成像中呈现出边缘清晰、薄壁、圆形或椭圆形的结构，内部无回声并且具有超声穿透性。

### （五）胸腺肿块

胸腺是一个位于前纵隔的双叶三角形器官，占据胸骨后腔，其大小和形状根据年龄而变化很大[14]。在年轻人中，胸腺的 CT 值约为 30Hu。随着年龄的增长，腺体渐渐消退并被脂肪取代，在 25 岁以上的人群中不再被视为软组织结构，而是被视为脂肪组织背景下软组织密度的结节。尽管 40 岁之前仍可将胸腺视为离散的结构，但通常会退化并完全被脂肪取代。胸腺起源的前纵隔肿块包括胸腺瘤、胸腺癌、胸腺脂肪瘤、胸腺淋巴瘤、胸腺类癌和胸腺增生。胸腺囊肿是胸腺肿块的另一个原因，它们可能是发生在原本正常的腺体中的简单的囊肿，可能位于胸腺瘤内，也可能是霍奇金病在接受胸腺照射治疗后产生的[15]。

#### 1. 胸腺瘤

胸腺瘤是成人前纵隔最常见的肿瘤，也是成人前纵隔最常见的原发肿瘤。它们是胸腺上皮起源的良性或低度恶性肿瘤。胸腺瘤在正位 X 线片上显示出纵隔轮廓异常或增宽，而在侧位片上显

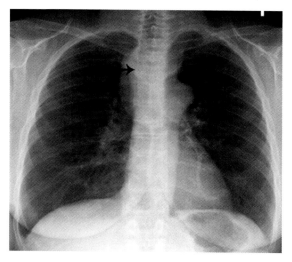

▲ 图 151-2 胸腔内肿大的甲状腺导致气管向右偏斜（黑箭）

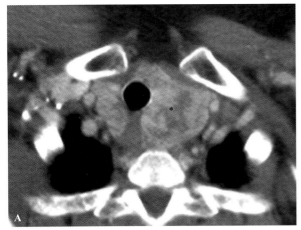

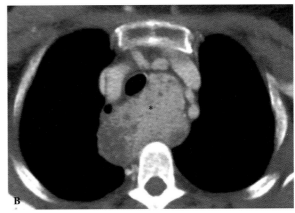

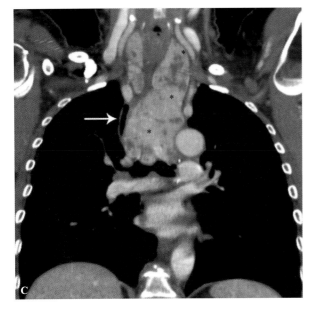

▲ 图 151-3 从甲状腺的左叶延伸到胸腔而产生的较大的甲状腺肿（*）

异质甲状腺肿在增强图像上表现出较强的增强作用，并且反映出囊性变化的低密度区域。结果导致纵隔内气管向右偏斜（白箭，C）

示出前纵隔存在不透亮区域（图 151-4）。从甲状腺水平到心脏两侧的心膈角，均可看到胸腺瘤。大多数胸腺瘤（90%）发生在前纵隔，平均在 50 岁左右被发现，表现出重症肌无力的患者会更早被诊断。胸腺瘤在 20 岁以下罕见，在 15 岁以下极为罕见。胸腺瘤患者中多达 50% 患有重症肌无力，重症肌无力患者中有 10%～20% 患有胸腺瘤。胸腺瘤患者还可见其他多种综合征，包括低球蛋白血症和红细胞发育不良 [16, 17]。胸腺瘤可以是包膜良好的非侵袭性肿块或已扩散到包膜外的侵袭性肿块。术语"侵袭性"和"非侵袭性"通常被用来代替"良性"和"恶性"，因为侵入性肿瘤虽然在病理上可能未显示出恶性，但也可能会难以治疗。

胸腺瘤通常呈圆形或椭圆形，有时边缘呈分叶状，可能有囊性成分。增强后胸腺瘤通常表现出均一的密度和均匀的增强（图 151-5），可以看到点状或斑片状的钙化。CT 可以最好地证明所有这些特征 [18, 19]，这也是在重症肌无力患者中检测胸腺瘤最灵敏的技术。小到直径 1.5～2.0cm 的胸腺瘤，因为胸腺其余部分萎缩，所以在 40 岁以上的人中很容易被发现。

侵袭性胸腺瘤可有纵隔脂肪和邻近胸膜的浸润，并且可在纵隔结构中发现。尽管 CT 能够显示出这种侵袭性，但如果肿瘤仍局限于胸腺，它就不能可靠地诊断侵袭性胸腺瘤 [21]。经胸膜扩散引起的胸膜转移是侵袭性胸腺瘤的特征，因此整个胸膜都应仔细检查 [21]。

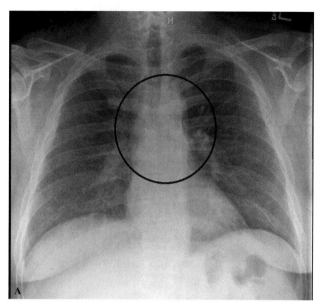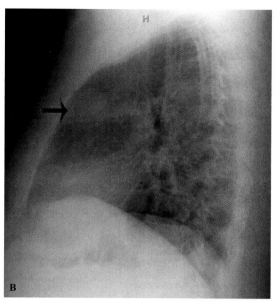

▲ 图 151-4　**A.** 正位 X 线片显示纵隔增大（黑色圆圈）；**B.** 侧位片显示前部透亮区域内有肿块（黑箭）

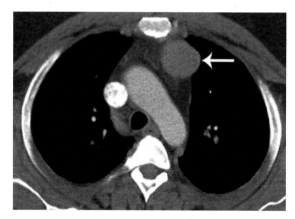

▲ 图 151-5　增强 CT 图像显示出了位于前纵隔内的界限明确、均匀增强的球形肿块（箭），与胸腺瘤特征相符

在 MRI 上，儿童和年轻人的正常胸腺会特征性地表现出 $T_1$ 和 $T_2$ 加权序列的均一和中等信号强度，其密度低于纵隔脂肪，但高于肌肉。青春期后，由于胸腺开始渐渐退化并被脂肪替代，胸腺的 $T_1$ 和 $T_2$ 信号强度随年龄增加而增加[22, 23]。胸腺瘤通常表现出与肌肉相似的低 $T_1$ 信号和相对较高的 $T_2$ 信号。$T_2$ 加权图像偶尔显示出分叶状内部结构和与纤维间隔和囊性区域相对应的高信号强度的分散区域[24]。MRI 在评估浸润性胸腺瘤患者的胸膜和心包等连续结构的侵袭方面优于 CT[25]。邻近脂肪平面的完整可以排除广泛的浸润性疾病，但不能排除微小包膜浸润[20]。

**2. 胸腺癌**

胸腺癌是胸腺上皮性肿瘤，具有高度的不典型性，细胞异型性和异型增生性[26]。主要发生在成人中，尽管可以进行手术和放疗，但预后较差。胸腺癌通常为较大的异质性肿块，有坏死和钙化，并会侵袭相邻结构（如纵隔、心包和胸膜）[27, 28]（图 151-6）。胸腺癌是具有侵袭性的局部浸润性恶性肿瘤，时常会有区域淋巴结和远处的转移。在 MRI 图像上，胸腺癌显示出中等信号强度，在 $T_1$ 加权序列上稍高于肌肉，在 $T_2$ 加权序列上为高信号强度[29]。与侵袭性胸腺瘤相比，胸腺癌常与纵隔淋巴结转移和胸外转移有关，胸膜转移较少见[28]。

**3. 胸腺增生**

胸腺增生是胸腺的大小增加，但具有正常的肉眼和组织学外观，通常继发于激素治疗或化疗后导致的胸腺萎缩[30, 31]。胸腺通常在疾病康复或治疗停止后恢复其原始大小，但它也有可能会变得更大，这种现象被称为反跳性胸腺增生。

胸腺反跳性增生和肿瘤引起的胸腺受累可能会难以区分。对患者的诊断取决于胸腺反跳性增生的已知病史、无肿瘤复发的临床特征及存在正

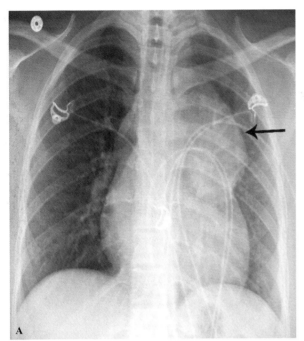

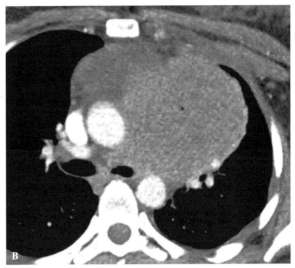

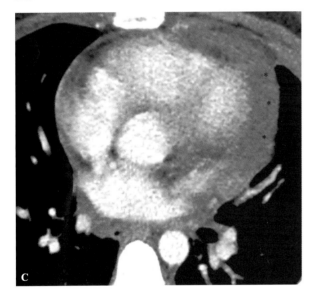

▲ 图 151-6　A. X 线片显示位于前纵隔内的巨大肿块（箭），导致气管向右移位；B 和 C. 增强 CT 图像显示前纵隔内较大的、异质性的肿块（*，B），侵犯周围的纵隔软组织，并对纵隔产生了向右的肿块效应。此外，还有心包浸润（*，C）

常形状的胸腺肿大[31, 32]。对于年龄超过 15 岁且胸腺肿大的患者，化学位移 MRI 技术可通过检测胸腺中的脂肪浸润并帮助其与赘生性肿瘤相鉴别来诊断胸腺增生。与同相位图像相比，胸腺增生在反相位图像上的信号强度降低，而在胸腺肿瘤中，信号强度没有降低（图 151-7）。应当强调的是，化学位移 MRI 技术可以确诊 50% 的 11—15 岁的人群的胸腺生理性脂肪浸润，以及 100% 的 15 岁以上的人群，但 15 岁以下的人中没有一例[33, 34]。

### 4. 胸腺囊肿

胸腺囊肿并不常见，约占所有纵隔肿块的 1%。先天性胸腺囊肿来源于胸腺咽管未闭，通常是单一病灶，约 50% 的患者是在 20 岁之前发现的。获得性胸腺囊肿呈多灶性发生，与胸腺瘤或接受霍奇金病放疗的患者有关。有时，在胸腺中发现的多个囊肿可能代表在 HIV/AIDS 中见到的淋巴上皮囊肿，或为（儿童）朗格汉斯细胞增生症的表现。在胸部 X 线片上，胸腺囊肿不能与其他胸腺肿块区分开。在 CT 上，胸腺囊肿被

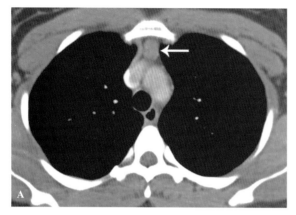

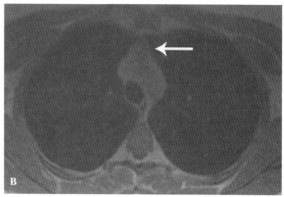

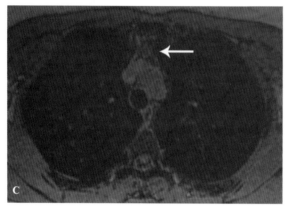

▲ 图 151-7 断层 CT 图像显示前纵隔内有轮廓分明的、密度均匀的肿块（**A**），提示胸腺增生（箭）。随后的断层 **MR** 图像显示前纵隔肿块的化学位移伪像，相对于同相图像（**B**）而言，在反相图像（**C**）上信号强度有所下降

认为是边界清楚的液体密度肿块，壁不可见（图 151-8A）。在 MR 上，胸腺囊肿表现出低 $T_1$ 和高 $T_2$ 信号的典型液体特征（图 151-8B 和 C）。出血或感染的情况下，囊肿可在 $T_1$ 和 $T_2$ 加权图像上显示出高信号。

**5. 胸腺脂肪瘤**

胸腺脂肪瘤是由胸腺基质和成熟脂肪的混合物组成的罕见肿瘤。这些肿瘤发生在前纵隔的下部，通常在心膈角。平均年龄为 22—26 岁，大多数患者有症状[35]。胸腺脂肪瘤在被发现之前体积可长很大，可能类似于心脏肥大或肺叶塌陷[36]。CT 显示出胸腺和纤维隔膜贯穿脂肪病灶[35, 36]。在 MRI 上，肿瘤内的脂肪表现为高信号，而软组织则表现为穿过肿块的低信号带[37]。

**6. 胸腺神经内分泌肿瘤（胸腺类癌）**

胸腺的原发性神经内分泌肿瘤很少见，大约 40% 的患者由于肿瘤分泌促肾上腺皮质激素而患有库欣综合征，多达 20% 的患者患有 I 型和

II 型多发性内分泌肿瘤（MEN）综合征[26]。这类肿瘤具有侵袭性，至少 20% 的患者表现为肝、肺、骨、胸膜和胰腺的转移[38]。骨转移通常是成骨性病变。

胸腺类癌在组织学上不同于胸腺瘤，但是影像学特征与胸腺瘤没有区别。在 CT 或 MR 上，肿瘤表现为分叶状的胸腺肿块，不均匀强化，继发于坏死或出血后会出现中心低密度区，并可能会出现局部浸润。

**（六）甲状旁腺肿瘤**

胎儿发育期间，甲状旁腺可能迁移到胸部。甲状旁腺肿瘤是一种少见的前纵隔肿块。大多数异常的甲状旁腺含有腺瘤或为增生状态。引起甲状旁腺功能亢进的纵隔甲状旁腺肿瘤最常见于胸腺内或周围，但也可能位于舌根到心包表面内的任何地方。它们很小，在 X 线片上几乎看不到。$^{99m}$Tc- 甲状旁腺显像是对甲状旁腺腺瘤最敏感的成像方法[39, 40]。它们也可以通过超声检测到。在

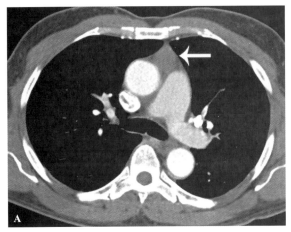

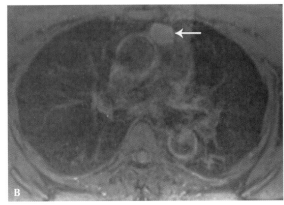

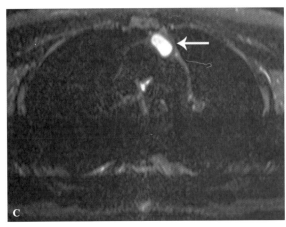

▲ 图 151-8　A. 断层 CT 图像显示前纵隔内边缘清楚的液体密度的肿块

肿块的 MR 图像在 $T_1$ 加权成像（B）上显示出低信号，在 $T_2$ 加权成像（C）上显示出高信号，这些均是胸腺囊肿（箭）的特征

CT 上，纵隔腺瘤表现为小结节，轻度或无增强（图 151-9）。MRI 也可能有助于检测原因不明的高钙血症患者的纵隔甲状旁腺腺瘤，$T_1$ 加权图像上，和肌肉相同信号强度，而在 $T_2$ 加权图像上为高信号强度。

### （七）纵隔的生殖细胞肿瘤

纵隔的生殖细胞肿瘤源自胚胎细胞迁移后残留下的原始生殖细胞成分。大多数生殖细胞肿瘤发生于 2—40 岁患者，平均年龄为 24 岁[41]。纵隔生殖细胞肿瘤包括畸胎瘤，精原细胞瘤和非精原细胞生殖细胞肿瘤，例如胚胎癌、绒毛膜癌、内胚窦肿瘤，以及混合了这些细胞类型的肿瘤[42]。生殖细胞肿瘤最常发生的性腺外部位是纵隔，其中 60% 的肿瘤会出现在前纵隔。这些肿瘤在成人中占前纵隔肿块的 10%～15%，在儿童中约占 25%。恶性生殖细胞肿瘤分泌人绒毛膜促性腺激素和甲胎蛋白。

### （八）畸胎瘤

畸胎瘤中 3 个生发层均存在，即外胚层、中胚层和内胚层。主要为外胚层成分，分化良好的良性成熟畸胎瘤被称为皮样囊肿。成熟的畸胎瘤是最常见的纵隔生殖细胞肿瘤，主要为囊性成分，通常为良性的，手术切除是其首选治疗方法。恶性畸胎瘤预后较差。未成熟的畸胎瘤在儿童时期为良性，而在成人中则更具侵袭性。成熟的畸胎瘤在各个年龄段都有发现，尤其是在青少年和年轻人中，女性人数略多于男性[41, 43]。它们通常是无症状的，并且在胸部 X 线片或 CT 上偶然发现，但是如果压迫支气管或上腔静脉，或者它们破裂进入纵隔或肺，则可能是有症状的。通常是稳定的，但是如果发生出血或感染，可能会导致体积的迅速增大。

畸胎瘤通常是边界清楚的圆形或分叶状的肿块，位于前纵隔，有时可能会在胸部 X 线片上发

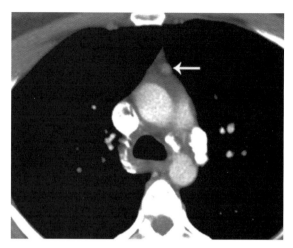

▲ 图 151-9　断层 CT 图像显示前纵隔内有一个微小的增强结节（箭），提示甲状旁腺功能亢进症患者的甲状旁腺腺瘤

现钙化。在 CT 上，可以看到脂肪、液体、软组织和钙化等混合成分 [25]（图 151-10）。相比于其他的前纵隔肿块，脂肪的存在是对成熟的（良性）囊性畸胎瘤非常有用的诊断依据。MRI 有助于将畸胎瘤与胸腺瘤和淋巴瘤区分开，畸胎瘤中的软组织成分和肌肉信号强度相等，囊性成分为低 $T_1$ 信号和高 $T_2$ 信号，脂肪表现为高 $T_1$ 信号，并在脂肪饱和序列上信号消失。脂肪液体平面实际上可以作为畸胎瘤的诊断 [44]。

### （九）精原细胞瘤

　　精原细胞瘤几乎只发生在 2—40 岁的男性。它们通常是边界清楚的实心肿块，并有退行性改变的小病灶，代表出血和坏死 [45]。出现症状通常是由于对邻近结构的肿块效应所致。在 CT 和 MR 上，精原细胞瘤具有均匀的密度和信号强度，并可能存在出血和坏死区域（图 151-11）。

### （十）非精原细胞生殖细胞肿瘤

　　非精原细胞生殖细胞肿瘤包括胚胎细胞癌，绒毛膜癌，内胚窦瘤以及混合这些细胞类型的肿瘤 [42]。恶性生殖细胞肿瘤通常在年轻人中发现，男性（> 90%）比女性更常见。它们通常比成熟畸胎瘤更容易出现症状，通常是由于肿块效应或对邻近结构的侵袭。

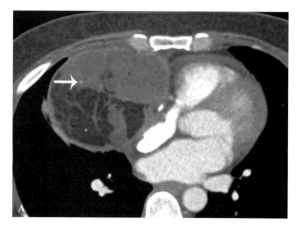

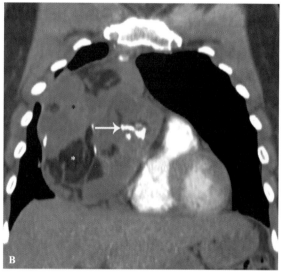

▲ 图 151-10　轴向断层（A）和冠状断层（B）CT 图像显示出纵隔前部的边界清楚的较大的肿块，含有软组织（黑色 *），脂肪（白色 *）和钙化（白箭）。这些组织成分的存在高度提示畸胎瘤

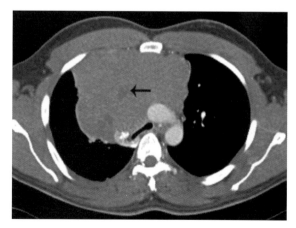

▲ 图 151-11　断层 CT 图像显示前纵隔内有较大的实性肿块

低密度的小区域（黑箭）与退化性改变相一致。注意肿块对邻近的气管和血管结构产生了广泛的肿块效应

在 X 线片上，恶性肿瘤多为分叶状，很少见钙化或脂肪密度。恶性肿瘤生长迅速，并易转移至肺、骨骼或胸膜。在 CT 上，为一个分叶状不对称的肿块。CT 可以显示出纵隔脂肪的消失，多个增强区域以及因坏死和出血引起的密度降低区域[46, 47]（图 151–12）。在 MRI 上，这些肿瘤表现为不均匀信号，其高 $T_2$ 信号区域对应于退行性的囊性变化。

### （十一）肿大的淋巴结

纵隔淋巴结肿大可能有多种原因，包括转移性肿瘤，淋巴瘤，结节病和其他肉芽肿性或炎症原因。CT 是检测纵隔淋巴结肿大范围和分布的一种极好的准确的方法，增强 CT 通常很容易区分正常的血管结构和肿大的淋巴结。测量肿大淋巴结的短轴可以获得最有代表性的真实大小，因为长轴测量会根据 CT 截面内淋巴结的方向而变化很大。普通 X 线片上肿大淋巴结的检测因其位置而异。肺门淋巴结肿大导致肺门阴影增大和（或）轮廓呈分叶征。右气管旁淋巴结肿大通过右气管旁带的加宽来识别。增大的奇静脉弓下淋巴结会取代奇静脉，增大的阴影部分通常仅代表奇静脉。如果主动脉弓下淋巴结变大到足以突出

到主肺动脉窗之外时，则会在主动脉弓与肺主动脉之间形成局部隆起。隆嵴下淋巴结肿大使隆嵴角变宽，并使奇静脉食管隐窝移位，因此奇静脉食管隐窝的隆嵴下部分通常向肺部凹陷，变平或凸向肺内（这可能与左心房增大相混淆）。后纵隔淋巴结肿大会导致脊柱旁和食管旁线的局部移位。MRI 提供的信息基本上与 CT 相同，但由于采集时间较长和相对有限的空间分辨率（这可能使单个淋巴结的测量变得困难），MRI 的使用受到限制。MRI 对于检测钙化不是很有帮助。

### （十二）淋巴瘤

淋巴瘤是纵隔淋巴结肿大的常见病因，常累及纵隔和肺门淋巴结，通常涉及多个淋巴结，特别是在霍奇金病中。与非霍奇金淋巴瘤相比，霍奇金淋巴瘤患者中淋巴结肿大的比例更高（图 151–13 和图 151–14）。淋巴瘤患者中的任何胸内淋巴结均可肿大，并可以就 X 线片、CT 和 MRI 表现做出以下概括[48, 49]。

血管前和气管旁淋巴结是最常累及的两组，气管支气管和隆嵴下淋巴结在许多病例中也会增大。在大多数情况下，淋巴结肿大是双侧的，但不对称。霍奇金病，特别是结节性硬化型，倾向于累及血管前和气管旁淋巴结（图 151–13）。肺门淋巴结肿大通常与纵隔淋巴结肿大同时出现，特别是在霍奇金病中，肺门淋巴结肿大很少不伴

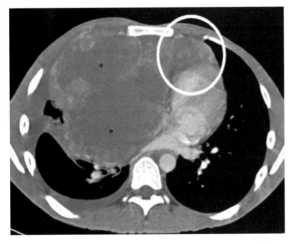

▲ 图 151–12　断层 CT 图像显示分叶状的较大的前纵隔肿块

正常的前纵隔脂肪（白色圆圈）消失，对整个纵隔产生了广泛的向左的肿块效应。低密度的广泛区域（\*）提示出血和坏死

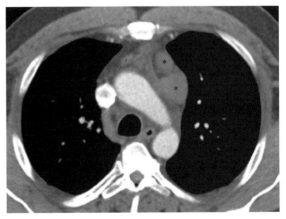

▲ 图 151–13　霍奇金淋巴瘤患者纵隔的断层 CT 图像显示血管前淋巴结肿大（\*）

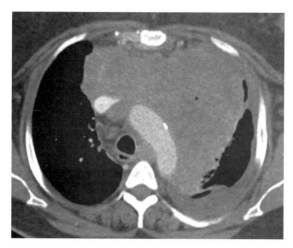

▲ 图 151-14　弥漫性大 B 细胞淋巴瘤患者的断层 CT 图像显示位于前纵隔内的轻度不均匀强化的软组织肿块（*），包裹主动脉和上腔静脉，气管被推向左侧

有纵隔淋巴结肿大。

后纵隔淋巴结不常累及－肿大淋巴结常位于纵隔下部，常合并邻近的腹膜后疾病。

心膈角淋巴结很少累及，但是因为它们可能不包括在最初的放疗范围内，所以这个部位对于复发性疾病来说会很重要[50]。

淋巴瘤的淋巴结肿大可能在治疗后迅速消失。

### （十三）转移性淋巴结肿大

纵隔淋巴结转移可发生于原发性支气管肺癌或胸外的恶性肿瘤。转移性肺癌是恶性淋巴结肿大的最常见原因。转移到纵隔的胸外肿瘤可能来源于头颈部、乳房、泌尿生殖道和黑色素瘤。在一项很大的系列研究中发现，胸外原发癌的纵隔淋巴结肿大病例，一半是来自泌尿生殖道肿瘤，尤其是肾脏和睾丸[51]。大多数转移性肿瘤引起淋巴结肿大没有明显特征，但是，黑色素瘤、肾细胞癌、类癌、甲状腺乳头状癌和卡波西肉瘤可见转移的淋巴结强化[52]。钙化的转移淋巴结是黏液性腺癌或甲状腺癌的典型特征。通过 CT 评估淋巴结大小对于常规的临床分期还不够准确，因为大量的小淋巴结有微观转移，而一些大淋巴结并没有转移。PET/CT 扫描具有区分代谢活跃组织和不活跃组织的能力，已被证明在纵隔淋巴结肿大的无创分期中越来越有效（图 151-15）。

### （十四）结节病

结节病是胸内淋巴结肿大的最常见的非肿瘤性原因。大多数结节病患者在疾病的某个阶段发生纵隔淋巴结肿大，几乎所有病例都会发生肺门淋巴结肿大[53]。此外，一半以上的患者气管支气管、主肺动脉和隆嵴下淋巴结会肿大[54]。结节病的重要诊断特征是其对称性。淋巴结钙化可呈点状或蛋壳样。许多患者并发间质性肺疾病（图 151-16）。

### （十五）分枝杆菌和真菌感染

结核或真菌感染引起的淋巴结肿大可能影响肺门或纵隔中的任何区域淋巴结，可能会有一个或多个淋巴结明显增大，并且可能存在或不存在相关的肺实变区。淋巴结肿大通常见于肺部病变的一侧，但也可能累及对侧淋巴结，偶尔可见广泛的纵隔和肺门淋巴结肿大。随着疾病的康复，结节会变小，通常会恢复至正常大小。不论是在淋巴结增大还是缩小的区域，钙化均很常见。肿大的淋巴结以及周围的肺纤维化可能会压迫上腔静脉或肺静脉引起阻塞。在结核病的增强 CT 检查中可以见到淋巴结中心低密度区伴边缘强化。（图 151-17）。

### （十六）反应性淋巴结肿大

淋巴结引流区的感染或有炎症的淋巴结反应性增生可能导致淋巴结轻度肿大（这在 CT 上可识别，而在 X 线片上则不可以）。反应性淋巴肿大可在多种疾病中看到，包括肺炎、间质性肺疾病和许多其他疾病。临床医生必须意识到，在肺部的炎症进展过程中，可能会出现轻度肿大的淋巴结。Castleman 病（也称为血管滤泡性淋巴结增生）是一种病因不明的特殊类型的淋巴结增生，可导致体内许多部位的淋巴结肿大。肿大的淋巴结通常局限于一个区域，体积可能很大，也可能会有很多滋养血管。淋巴结可能会有钙化，并且在 CT 和 MRI 上均可显示出明显的增强[56, 57]。从组织学上讲，该类淋巴结有两种类型：透明血管

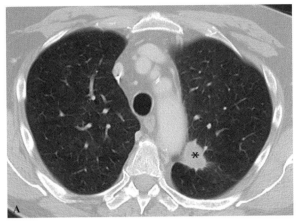
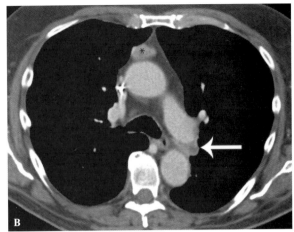
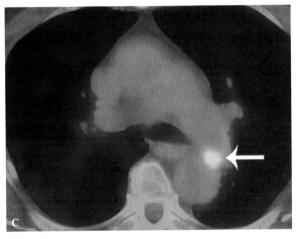

▲ 图 151-15　A. 该患者左肺上叶内的弥漫性肿块（*），其 CT 图像和活检证实的原发性肺癌一致。B. 在主肺动脉（白箭）处可见中心低密度区域提示坏死的淋巴结，在前纵隔内可见轻度增强的淋巴结（*）。C.PET/CT 成像显示位于主肺动脉处的淋巴结内的放射性核素浓集（白箭），表明代谢活跃的转移性淋巴结肿大

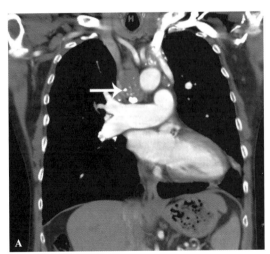
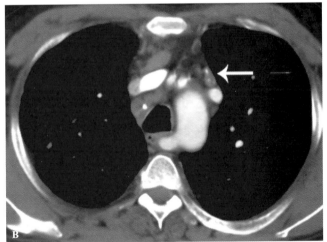

▲ 图 151-16　冠状和轴向断层 CT 图像显示位于右侧气管旁（A）和血管前（B）淋巴结（箭）内的点状和蛋壳样钙化

型和浆细胞型。

（十七）淋巴结钙化

　　结核和真菌感染后普遍存在广泛的淋巴结钙化，在结节病、硅肺病和淀粉样变性中也可能出现。淋巴结钙化在未经治疗的淋巴瘤中不可见，但在治疗后的霍奇金淋巴瘤中可见。尽管在转移性疾病中淋巴结钙化不是很常见，但是在某些原发性恶性肿瘤（如骨肉瘤、软骨肉瘤）及黏液性

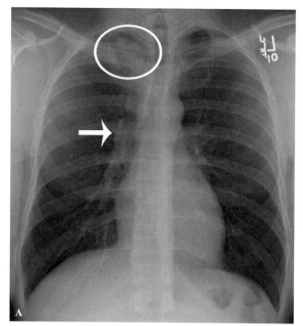

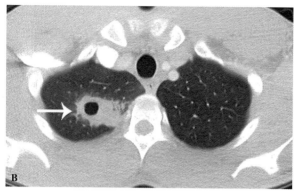

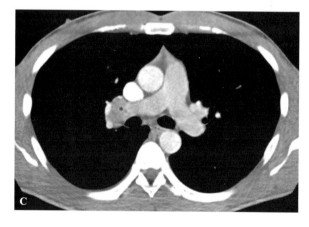

▲ 图 151-17　A. X 线片显示右肺上叶不透亮区（白色圆圈），提示结核病。右肺门增大（白箭），为可疑肿大的淋巴结。B 和 C. 该例疑似结核病患者的断层 CT 图像证实右上肺有一个呈空洞状的占位（白箭、B）。在右肺门内可见中心低密度伴边缘强化的淋巴结（*，C）

结直肠癌和卵巢肿瘤的淋巴结转移中却可以看到（图 151-18）。

　　与 X 线技术相比，CT 在检测淋巴结钙化方面更为敏感。钙化在 MRI 上通常不可见。钙化的两种常见形式包括淋巴结内的粗大、不规则分布的团块和整个淋巴结的均匀钙化。在获得性免疫缺乏综合征（AIDS）患者及在某些转移性黏液性肿瘤和吉氏肺孢菌（以前为卡氏肺孢菌）感染的患者中，可见明显的"泡沫状外观"。淋巴结周围的钙化环即所谓的"蛋壳钙化"，是结节病以及长时间暴露于煤和金属矿、粉尘环境中导致的淋巴结钙化的一个特殊特征。

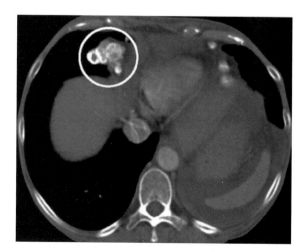

▲ 图 151-18　已知转移性黏液性卵巢癌患者的周围钙化淋巴结（白色圆圈）

### （十八）低密度结节

CT 上中央低密度区的坏死淋巴结可在肺结核[55]、真菌感染[59]、免疫缺陷患者并发感染、转移性疾病（尤其源于睾丸肿瘤）[60] 和淋巴瘤[61] 中看到（图 151-15B 和图 151-17C）。坏死性淋巴结在活动性肺结核患者中很常见，当静脉注入对比剂后，坏死淋巴结可显示出中心低密度区伴边缘强化。在脂肪组织取代炎性淋巴结时，可以看到比水要低的密度值，这也可见于 Whipple 病[62]。

### （十九）强化的淋巴结

Castleman 病是一种可导致淋巴结均匀一致强化的罕见病因。除了 Castleman 病外，黑色素瘤、肾细胞癌、类癌、甲状腺乳头状癌和卡波西肉瘤[52] 的左肾上腺嗜铬细胞瘤转移也可能出现明显的淋巴结强化（图 151-19）。

肿大淋巴结的中度增强是非特异性的，可见于炎性疾病，特别是结核、真菌病[59]、结节病和肿瘤。中心低密度伴边缘强化的肿大淋巴结是诊断结核感染的有效指标[55]（图 151-17C）。

### （二十）前肠重复囊肿

"前肠重复囊肿"是来自胚胎前肠的先天性囊肿。当胚胎结构的一部分被分离出来时，就会导致先天性上皮囊肿。其中包括支气管囊肿，肠囊肿和神经肠囊肿。

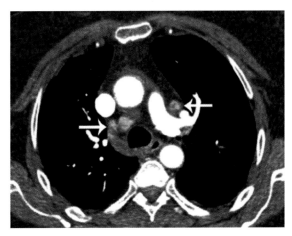

▲ 图 151-19　转移性黑色素瘤患者可见右侧气管旁和血管前（白箭）淋巴结强化

### （二十一）支气管囊肿

支气管囊肿是由于发育中的气管支气管树发芽异常，芽与正常气道分离而发生的[63]。支气管囊肿通常是无症状的孤立性纵隔肿块，但可能会压迫周围的结构而引起症状，最常见的部位是隆嵴下，但通常与气管或主支气管相邻[64]。通常有一个薄的纤维被膜，内衬有纤毛柱状上皮，并且可能含有较厚的黏液物质。在极少数情况下，囊肿中会发生感染或出血。

胸部 X 线片检查显示，支气管囊肿以圆形肿块的形式存在于中纵隔，毗邻隆嵴或主支气管（图 151-20A）。前肠重复囊肿可使隆嵴向前，食管向后移位。CT 可以较好地显示出支气管源性囊肿的大小，形状和位置，并确定其范围和与关键结构的关系[65]。CT 可能显示为薄壁肿块，内容物为单纯的液体密度，代表充满液体的囊肿[66]，或显示为软组织密度，使其与肿瘤混淆（图 151-20B）。有时，囊肿可能是由于蛋白质含量较高而表现为均匀的高密度。

$T_1$ 加权 MRI 图像显示，内在信号强度根据囊肿内容物不同由低到高变化。$T_2$ 加权图像显示出高信号强度。当囊肿中出现实性成分时，应排除恶性肿瘤，MRI 增强检查可以评估囊性成分的肿瘤中存在的细微强化，这可使其与真正的囊肿区分开。

### （二十二）食管重复囊肿

食管重复囊肿与支气管囊肿病理上的区别在于囊肿壁中存在平滑肌，无软骨结构，也有类似食管、胃或小肠的黏膜组织[67]。通常无症状，在胸部成像中被偶然发现，但它们可能会导致吞咽困难和疼痛。通常出现于儿童时期。重复囊肿可能发生感染或由于囊肿内的异位胃黏膜而继发出血。由于它们紧靠食管壁，在食管造影中可见到外在的或壁内的压迫。

食管重复囊肿的 CT 和 MRI 影像特征与支气管囊肿相似，不同之处在于前者的病变壁可能更厚，肿块可能呈管状，并且可能与食管有更密切

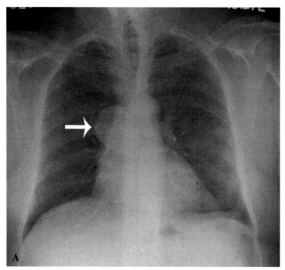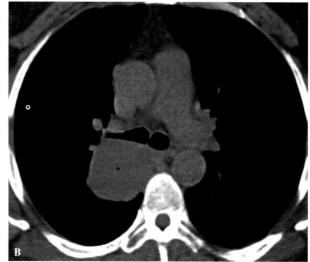

▲ 图 151-20　A. 胸部正位 X 线片显示圆形、边界清楚的肿块突出于隆嵴（箭）；B. CT 显示隆嵴下中纵隔内边界清楚的液体密度的囊性肿块（*）

的接触[64]（图 151-21）。

### （二十三）心包囊肿

心包囊肿是在发育早期部分心包被夹断时形成的，被认为是心包壁层腹侧凹陷持续存在的结果。它们几乎总是表现为边界清楚的、椭圆形或偶尔分叶的肿块附着在心包上[68]。大多数心包囊肿发生在右心膈角（约 70%），一些在左心膈角（约 20%），一些在纵隔更高位置。与心包相通的囊肿间隙称为心包憩室。随着心包液的增加或减少，憩室的大小可能发生变化。心包囊肿内含有液体并在超声心动图、CT 或 MRI[69] 上显示液体的影像特征（图 151-22）。在 MRI 上，有低到中等的 $T_1$ 信号强度和高 $T_2$ 信号强度，并且在静脉注入钆后不会增强。

### （二十四）神经肠囊肿

神经肠囊肿是在胚胎早期，前肠与脊索的不完全分离而导致囊肿的形成。通常存在与脊柱或椎管内成分的纤维连接。囊壁有肠上皮内衬，含有神经和胃肠道组织成分。相关的椎体异常如蝴蝶状或半椎体可见。神经肠囊肿经常产生疼痛，并且经常在生命的早期发现。在 X 线片上，神经肠囊肿是一个轮廓清晰的圆形、椭圆形或分叶状的后纵隔肿块，位于食管（通常会被取代）和脊柱之间。CT 上的影像特征类似于其他前肠重复囊肿（图 151-23）。MRI 是评价神经肠囊肿的最佳成像方式，因为其可以显示椎管内受累的程度[64]。

### （二十五）神经源性肿瘤

神经源性肿瘤是后纵隔最常见的肿瘤，并且大多数神经源性肿瘤发生在后纵隔[64]。神经源性肿瘤占所有成人的 20%，占所有儿童纵隔肿瘤的35%。大多数成人神经源性肿瘤是良性的，在胸部X 线片上发现的无症状肿块。神经源性肿瘤分为来自周围神经的肿瘤，如神经纤维瘤、神经鞘瘤和神经鞘源性恶性肿瘤（神经源性肉瘤），和来自交感神经节的肿瘤，如神经母细胞瘤和节细胞神经母细胞瘤。神经纤维瘤或神经鞘瘤在成人中更常见，而神经母细胞瘤和节细胞神经母细胞瘤在儿童中更常见。这些肿瘤最好的成像方式是 MRI[70]。

### （二十六）周围神经鞘瘤

周围神经肿瘤是最常见的后纵隔神经源性肿瘤。神经鞘肿瘤通常起源于椎旁区的肋间神经。在放射学上，良性肿瘤（神经纤维瘤和神经鞘瘤）表现为轮廓清晰的圆形或椭圆形的后纵隔肿块。由于肿瘤压迫，可导致相邻肋骨、椎体、椎弓根或横突上出现平滑的扇形压痕，特别是较大的肿瘤可伴有扇形皮质增厚[64, 71]。肋间隙和椎间孔可

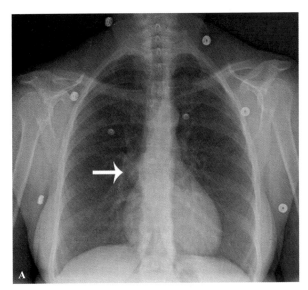

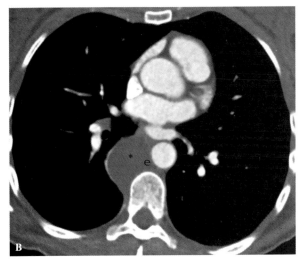

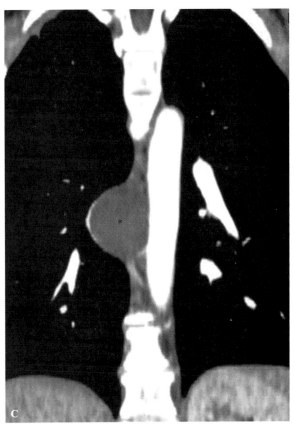

▲ 图 151-21 胸部正位 X 线片显示一个边界清楚的肿块突出于纵隔（A，白箭）。轴位（B）和冠状位（C）CT 图像显示中纵隔内边界清楚，液体密度，薄壁肿块（*）。肿块与邻近食管密切接触（e）

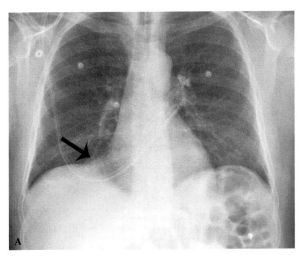

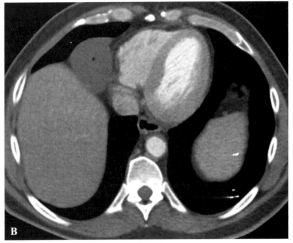

▲ 图 151-22 A. 胸部正位 X 线片显示一圆形肿块（黑箭），以右心膈角为中心；B. 在 CT 上，有一个边界清楚的水密度肿块（*）与右心交界和心包相连，符合心包囊肿的特征

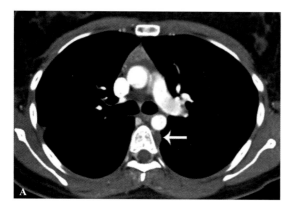
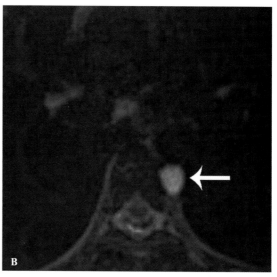

▲ 图 151-23　断层 CT 图像显示一轮廓清晰的椭圆形肿块（A，白箭），位于毗邻脊柱的后纵隔内。同一病变的 $T_2$ 加权图像（B，白箭）显示与囊肿一致的增强信号强度

能因肿瘤而变宽（图 151-24A 和 B）。这些特征性的骨性改变是神经源性肿瘤的诊断，唯一的鉴别诊断是侧胸脑膜膨出。在 CT 上，肿瘤密度可以是均匀或不均匀的，并且可以看到钙化灶。神经源性肿瘤在静脉注射对比剂后通常呈不均一地增强（图 151-24C 和 D）。在 MRI 上，神经纤维瘤和神经鞘瘤在 $T_1$ 加权像上具有低到中等的信号强度，在 $T_2$ 加权像上或许具有特征性的中心低信号伴边缘高信号强度（靶征）[72]。神经源性肿瘤在静脉注射钆后会出现增强（图 151-24E 和 F）。在多达 10% 的椎旁神经纤维瘤中，可发生神经源性肿瘤向椎管内侵犯，随着受影响的神经孔的加宽，呈哑铃状外观[73]。

　　起源于神经鞘的恶性肿瘤为梭形细胞肉瘤，通常发生于 30—50 岁，但在 1 型神经纤维瘤患者中可较早发生。在影像学上，肿块直径通常大于 5cm[64]。MRI 对于区分神经源性良性肿瘤和恶性肿瘤没有帮助，但出血和坏死导致不均一的信号，肿块大小的突然增加，或发生邻近结构的侵犯是恶性神经鞘肿瘤的关键特征[74]。血行转移至肺已有报道，但淋巴结转移很罕见[64]。

### （二十七）交感神经节肿瘤

　　交感神经节肿瘤起源于神经细胞而不是神经

鞘。它们是罕见的肿瘤，从良性的神经节细胞瘤到中等程度的节细胞神经母细胞瘤和恶性的神经母细胞瘤[64]。神经节细胞瘤是良性肿瘤，通常发生在儿童和年轻人。节细胞神经母细胞瘤表现出不同程度的恶性，通常发生在儿童中[75]。神经节细胞瘤和神经母细胞瘤通常起源于后纵隔的交感神经节，因此在放射学上通常表现为边界清楚的椭圆形肿块，纵向延伸到 3~5 个椎体的前外侧[64, 76]。CT 上的影像特征是多样化的，大约 25% 可见钙化[64]（图 151-25A 和 B）。在 MRI 上，神经节细胞瘤和节细胞神经母细胞瘤在 $T_1$ 和 $T_2$ 加权图像上通常具有均一的中等信号强度（图 151-25C 和 D）。神经母细胞瘤是高度恶性的肿瘤，通常发生在 5 岁以下的儿童[75]。神经母细胞瘤最常见的腹腔外发病部位是后纵隔。由于出血、坏死、囊性变性和钙化，神经母细胞瘤在影像学上通常为更不均一性；可能有局部侵袭性；并且有跨越中线的倾向[74]。

### （二十八）副神经节瘤

　　胸内副神经节瘤有两种类型：化学递质瘤或嗜铬细胞瘤（功能性副神经节瘤），这两种类型肿瘤有可能是良性的，也可能是恶性的。不到 2% 的嗜铬细胞瘤发生在胸腔。大多数胸内嗜铬

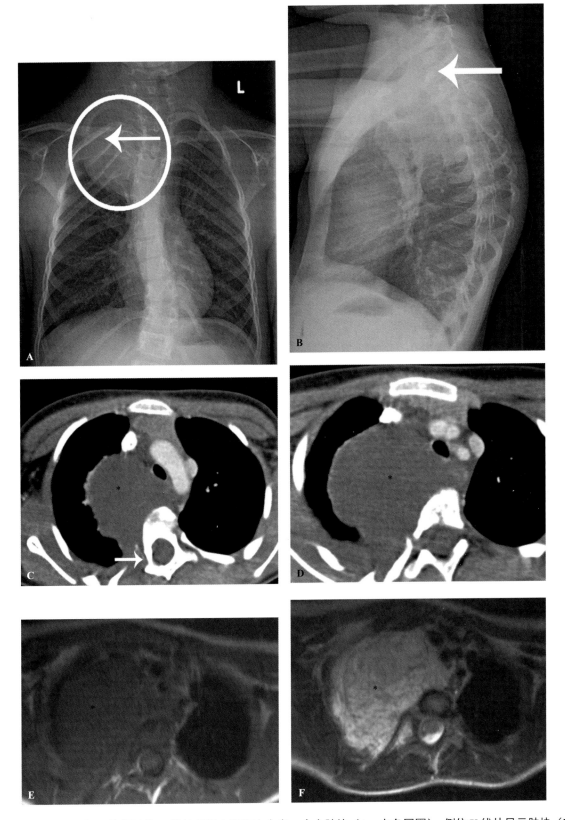

▲ 图 151–24 A 和 B. 胸部正位 X 线片显示上纵隔上方有一个大肿块（A，白色圆圈）。侧位 X 线片显示肿块（B，白箭）位于后纵隔内，可观察到肋间隙变宽和肋骨的扇形皮质（A，白箭）；C 和 D. CT 图像显示位于后纵隔的均匀强化肿块（*）。纵隔有向右的肿块效应，相邻椎体的椎弓根呈扇形（白箭）；E 和 F. 后纵隔内肿块（*）的 $T_1$ 平扫图像（E）显示低至中等信号强度。增强后 MRI 图像（F）显示不均匀的强化，提示周围神经鞘肿瘤

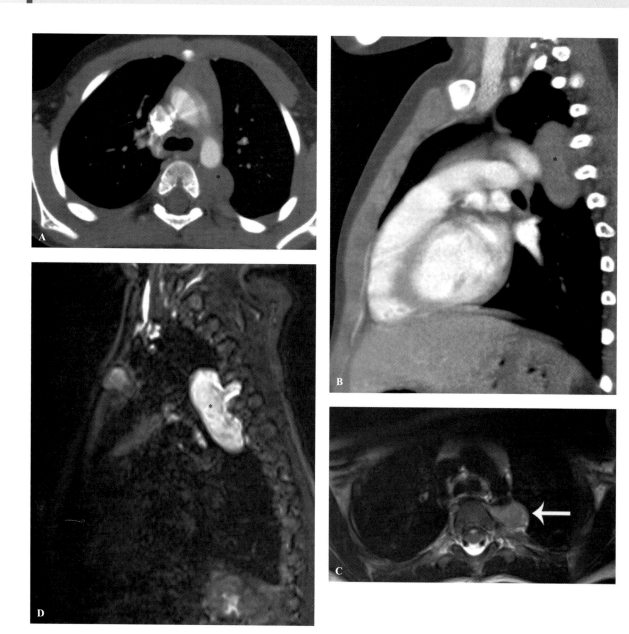

▲ 图 151-25  A. 断层 CT 图像显示后纵隔内一个清晰的软组织密度肿块（*）；B. 矢状位 CT 图像显示节细胞神经母细胞瘤的椭圆形和纵向结构（*）；C. 后纵隔内肿块的轴向 T₂ 加权 MRI 图像（白箭）显示信号增强；D. 矢状位增强磁共振成像显示后纵隔内垂直方向的椭圆形肿块（*）相对均匀增强。注意神经孔的后方延伸

细胞瘤位于后纵隔或与心脏密切相关，特别是左心房壁或房间隔。约 1/3 的纵隔嗜铬细胞瘤是无功能和无症状的，其余的仍然会有症状和体征，实验室检查会发现过量的儿茶酚胺。

不同的副神经节瘤在 CT 和 MRI 上具有相似的影像学特征。它们是圆形软组织肿块，常常富含血管，因此在 CT 上强烈增强（图 151-26A）。在 MRI 上，嗜铬细胞瘤通常在 $T_1$ 加权图像上显示类似于肌肉的信号强度，在 $T_2$ 加权图像上显示非常高的信号强度[78]。MRI 对于显示心内嗜铬细胞瘤特别有用。MIBG（间碘苄基胍）和生长抑素受体核素显像都显示副神经节瘤的活性增加，并且对识别肾上腺外嗜铬细胞瘤[78, 79]非常有帮助（图 151-26B）。

（二十九）侧胸脑膜膨出

侧胸脑膜膨出的特点是多余的脑膜通过脊髓孔突出于胸腔，并充满脑脊液。它们通常无症

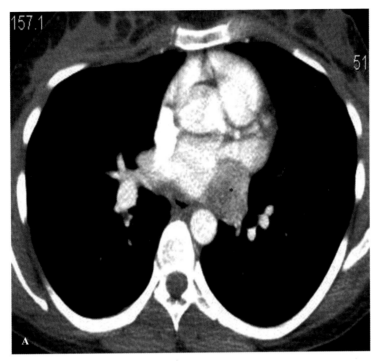

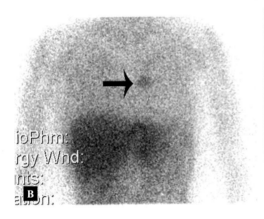 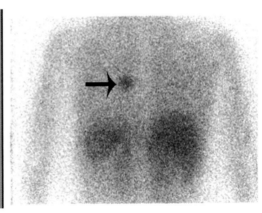

▲ 图 151-26 A. 断层 CT 图像显示一圆形，增强的纵隔肿块（*）；B. MIBG 核素显像显示病灶内活动增强（黑箭），提示肾上腺外嗜铬细胞瘤

状，通常与神经纤维瘤有关[80]。CT 和 MRI 都可以显示肿块为充满液体而不是实性成分[64]，且能够显示出脑膜膨出中的脑脊液与鞘囊中包含的脑脊液之间的连续性，并以此做出正确的诊断。如果需要，在鞘内注射对比剂后，CT 将显示其进入病灶，帮助确诊（图 151-27）。

### （三十）髓外造血组织增生

由血细胞产生不足或过度破坏引起的严重贫血导致髓外造血，骨髓代偿性扩张引起椎旁肿块。它可以发生于地中海贫血、遗传性球形细胞

增多症和镰状细胞贫血。在 X 线片上，通常为双侧、多发、边缘清楚的分叶状椎旁肿块，可见于下胸椎。这些骨骼可能是正常的，也可能由于骨髓扩张而表现出改变的骨小梁模式。在 CT 上肿块通常为均一的软组织密度，尽管偶尔可见脂肪成分[81]（图 151-28）。

### （三十一）水囊瘤（淋巴管瘤）

淋巴管瘤或囊性水瘤是淋巴系统的良性肿瘤，由分化良好的淋巴组织的局灶性增生组成，包括复杂的淋巴通道或囊腔，内含透明或稻草色

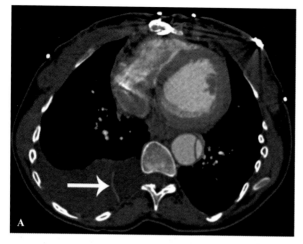

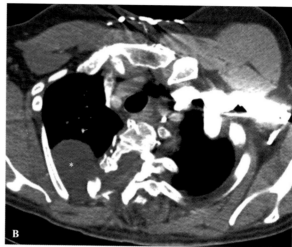

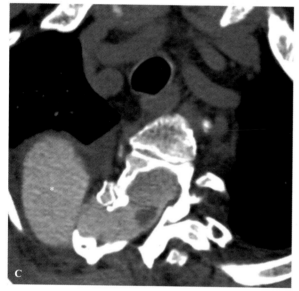

▲ 图 151-27　A. 断层 CT 图像显示一位于后纵隔内的充满液体的肿块（白箭），看起来像是突出的神经孔。B 和 C. 鞘内注射前（B）和鞘内注射后（C）图像显示鞘内对比剂流入肿块（*），证实为侧胸脑膜膨出的诊断

液体[82]。根据它们所包含的淋巴管的大小，它们在组织学上被分为单纯性（毛细血管）、海绵状或囊性（水囊瘤）。囊性淋巴管瘤最常见，通常在出生时出现，并在 2 岁以前被检测到。淋巴管瘤最常见于颈部和腋窝，约 10% 的颈部淋巴管瘤延伸至纵隔[82, 83]，最常见于前纵隔。大多数颈纵隔淋巴管瘤在早期表现为颈部肿块，而单纯的纵隔淋巴管瘤通常出现在年龄较大的儿童和成人中，表现为无症状的纵隔肿块。淋巴管瘤通常无症状，因为它们是柔和一致的。然而，纵隔结构受压可产生胸痛、咳嗽和呼吸困难等症状。并发症包括气道受损、感染、乳糜胸和乳糜心包（胸膜囊肿）[84]。CT 显示分叶状光滑肿块在

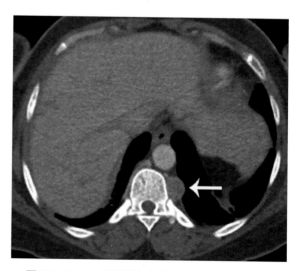

▲ 图 151-28　一例镰状细胞性贫血患者的断层 CT 图像显示椎旁有一个边界清楚的软组织密度肿块（白箭），与髓外造血组织增生相一致

相邻纵隔结构之间缓慢生长而非取代它们[83]。淋巴管瘤通常有液体密度，但可能有液体和软组织的组合[85]（图 151-29A 至 C）。淋巴管瘤可在肿块内有薄弱的分隔[83, 85]。在 MRI 图像上，病变可能有不均匀的 $T_1$ 信号，但通常具有高 $T_2$ 信号（图 151-29D 至 F）。因为它们的缓慢生长性，完全切除淋巴管瘤可能很困难，定期随访可能有助于排除复发[86]。

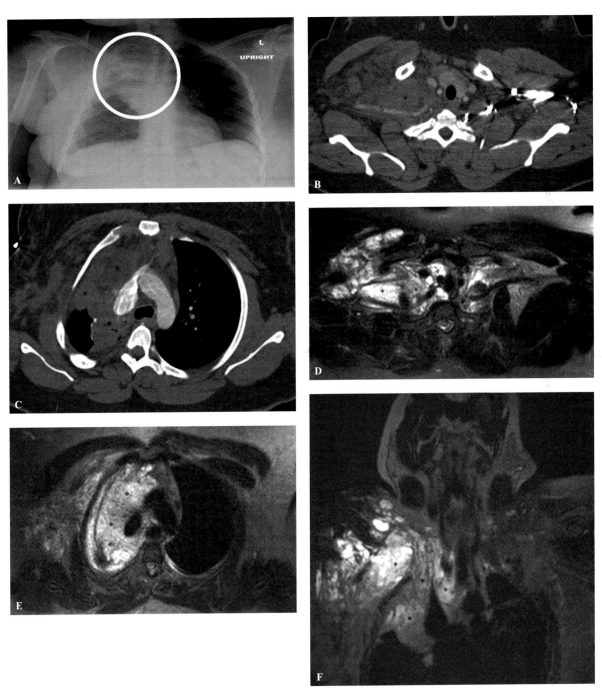

▲ 图 151-29　A. 胸部正位 X 线片显示上纵隔内有一个大肿块（白色圆圈），似乎使气管向左侧移位；B 和 C. CT 图像显示位于上纵隔内的分叶状液体和软组织密度肿块（*）。肿块嵌插在纵隔结构之间，包围但并未闭塞右锁骨下静脉（S）；D 至 F. $T_2$ 加权 MRI 图像显示从颈部延伸到上纵隔的多间隔高信号强度肿块（*）。肿块在纵隔结构之间嵌插而不是使它们发生移位

## （三十二）血管瘤

血管瘤是一种罕见的血管肿瘤，由血栓形成和纤维间质区域及相互连接的血管通道组成。血管瘤可以是毛细血管，海绵状或静脉，其中海绵状血管瘤约占病例的 3/4。血管瘤发生在年轻患者中，50% 的患者没有症状。症状通常是由于邻近结构的压迫引起的。增强 CT 表现为致密、局灶性或弥漫性及周边或中心强化。10%～20% 的病例可见静脉石或点状钙化。

## （三十三）纵隔内含脂肪的病变

脂肪通常存在于纵隔中，并且纵隔中的脂肪随着年龄的增长而增加。正常脂肪均匀分布于纵隔，未被包裹。纵隔脂肪分布异常可以是弥漫性（纵隔脂肪瘤病）或局灶性（含脂肪的膈疝或纵隔脂肪瘤）。在心膈角可以看到相对大量的脂肪，特别是在肥胖的受试者（患者）中，类似于 X 线片上的肿块。在大多数情况下，脂肪的存在可以表明肿块为良性的。

## （三十四）纵隔脂肪增多症

纵隔脂肪增多症是一种在纵隔中积聚过多未包裹的组织学正常的脂肪的良性疾病。纵隔脂肪增多症是一种现象，特别是在库欣病、类固醇激素治疗患者和肥胖受试者中。当脂肪沉积广泛且对称时，诊断通常很容易。过量脂肪沉积在上纵隔最明显，导致胸部 X 线片上平滑对称的纵隔增宽。在 CT 上，脂肪应呈均匀低密度，清楚地勾勒出纵隔血管和淋巴结（图 151-30）。

## （三十五）纵隔脂肪肿瘤

纵隔脂肪肿瘤无论是良性还是恶性，在胸部 X 线片上都表现为轮廓清晰的圆形或椭圆形纵隔肿块。

纵隔脂肪瘤最常见于血管前间隙，占所有纵隔肿瘤的 2%。良性脂肪瘤是软的，除非非常大，否则不会压迫周围结构。在 CT 上，可见均匀的脂肪密度，边界光滑，并与纵隔内相邻结构明显分界[87]。

纵隔脂肪肉瘤是一种罕见的含脂肪的恶性肿瘤，常见于前纵隔。与脂肪瘤不同，它们通常包含大面积的软组织密度。脂肪瘤和脂肪肉瘤之间的组织学区别取决于有丝分裂活性，细胞异型性，新生血管和肿瘤浸润。

CT 成像特征表现为密度不均匀，肿块中有明显的软组织成分，相邻纵隔结构界限不清，纵

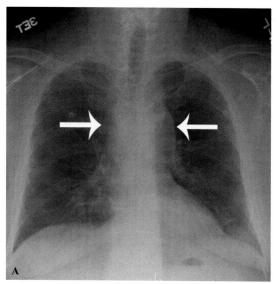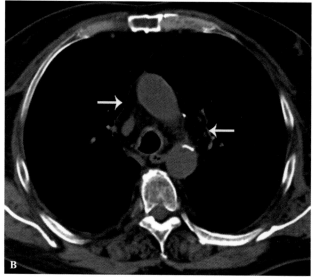

▲ 图 151-30　A. 胸部正位 X 线片显示上纵隔平滑的纵隔增宽（位于白箭之间）；B. 同一患者的断层 CT 图像显示均匀的脂肪密度分叶，勾勒出纵隔（白箭），与 X 线片上所见的加宽相对应，提示纵隔脂肪增多症

隔结构浸润 / 侵袭（图 151–31）。

（三十六）含脂肪疝

大网膜脂肪可以通过 Morgagni 孔突出，并在右侧心膈角出现肿块。通过 Bochdalek 孔的脂肪突出最常发生在左侧后方。脂肪也可以通过食管裂孔突出（图 151–32）。由于其特殊的位置，这些脂肪突出很容易诊断。CT 上的脂肪密度或 MRI 上的脂肪密度以及这些疝的特征性位置有助

于将这些疝与其他纵隔肿块区分开来 [88]。

（三十七）纵隔炎

1. 急性纵隔炎

急性纵隔炎最常见的原因是在内镜诊断或治疗过程中食管穿孔。强烈的呕吐可能导致食管穿孔（Boerhaave 综合征），漏入纵隔可导致急性纵隔炎，食管穿孔通常位于胃 – 食管交界处的上方。急性纵隔感染是罕见的。急性纵隔炎的其他原因

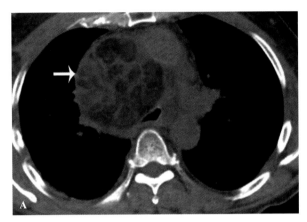
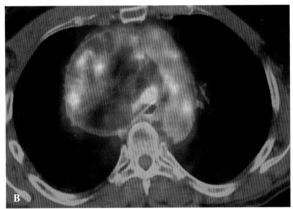

▲ 图 151–31　断层 CT 图像显示纵隔肿块（A，白箭），包含脂肪和强化的，较厚的结节分隔。病变对气管产生肿块效应（A，T）。肿块的 PET/CT 图像显示肿块内代谢活跃，提示脂肪肉瘤（B）

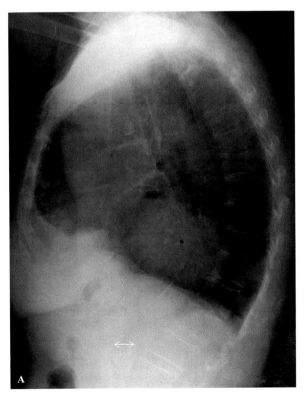
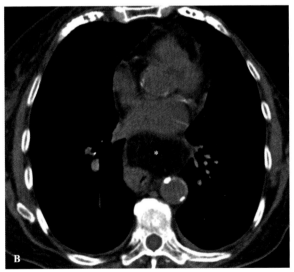

▲ 图 151–32　A. 侧位 X 线片显示位于后纵隔内的肿块（*）。B. 同一患者的 CT 图像显示侧位 X 线片上的肿块对应于通过食管裂孔突出的脂肪（*）

是坏死肿瘤继发穿孔和感染从颈部、腹膜后或邻近的胸腔或胸壁结构延伸至纵隔。弥漫性纵隔炎的预后非常差，即使经过适当的治疗，食管穿孔引起的急性纵隔炎的死亡率也是 5%～30%[89]。

胸部 X 线片可能显示纵隔增宽。纵隔内可见空气带，甚至气液平面。在颈部的软组织中也可以看到空气。胸腔积液是常见的，通常在左侧。在放射学上，食管穿孔的检测依赖于间接体征的存在，包括纵隔气肿、左侧胸腔积液和气胸。使用水溶性对比剂的食管造影可显示穿孔部位，并有对比剂渗入纵隔。

CT 是评估疑似纵隔炎和纵隔脓肿的首选方法，显示正常纵隔脂肪平面消失、食管增厚，以及纵隔内腔外气泡。在晚期病例中，可能有隔离的离散液体或气液聚集物，表明脓肿的形成。可伴有胸腔积液、脓胸、膈下或心包积液。当胸骨切开术后怀疑急性纵隔炎时，CT 可以显示炎症的程度以及任何可引流的纵隔或心包积液[90]。应记住，胸骨下积液和微小气囊在胸骨切开后的前 20d 是正常的。因此，在诊断产气感染之前，空气聚集必须从头出现或在没有任何其他解释的情况下逐渐增加[91]。

### 2. 纤维化纵隔炎

纤维性纵隔炎是由纵隔胶原和纤维组织增生引起的，通常继发于既往的组织胞浆菌病或结核菌[92]。其他病因包括结节病、自身免疫性疾病、腹膜后纤维化放疗和药物（如二甲麦角新碱）。

继发于继往的组织胞浆菌病或结核感染的纤维化纵隔炎，胸部 X 线片可能显示钙化的纵隔或肺门淋巴结。胸部 X 线片常低估纵隔病变的程度。CT 显示一个浸润性的，通常是钙化的纵隔病变，因既往组织胞浆菌病或结核引起的病变可能相对局限，特发性表现为弥漫性[93]。CT 是评价纵隔软组织浸润程度和识别其他纵隔结构的血管被包裹或阻塞及狭窄程度的一种极好方法。

已经描述了纤维性纵隔炎的两种模式：灶性模式和弥漫性模式[93, 94]。由组织胞浆菌病引起的局灶性模式，在 82% 的病例中出现，表现为软组织密度肿块，常发生钙化（63% 的病例），通常位于右侧气管旁或隆嵴下区域或肺门。弥漫性模式与组织胞浆菌病无关，常发生在腹膜后纤维化，见于 18% 的病例中，表现为弥漫性浸润，非钙化肿块，影响多个纵隔区域。

MRI 对钙化的检测缺乏敏感性，钙化是纤维性纵隔炎与其他浸润性纵隔疾病（如淋巴瘤和转移癌）鉴别的一个重要特征。纤维性纵隔炎在 $T_1$ 加权 MRI 图像上典型地表现为中等信号强度的不均匀浸润性肿块。在 $T_2$ 加权 MRI 图像上，在同一病灶中可见信号强度增加和明显降低的区域[94-96]。信号强度降低的区域表示钙化或纤维组织，信号强度增加的区域可能表示炎症更活跃。当存在病变内信号强度降低的广泛区域时，有助于将纤维性纵隔炎与其他浸润性纵隔病变（如转移性癌和淋巴瘤）区分开来，后者通常具有 $T_2$ 信号强度增加。静脉注射钆对比剂后可见肿块的不均匀强化。

# 第 152 章
## 纵隔放射性核素应用研究
### Radionuclide Studies of the Mediastinum

Philip Maximilian Scherer　Delphine L. Chen　著

常　浩　译

目前为止，放射性核素显像在胸部的作用主要用于心肺疾病的评估，特别是心肌灌注和心室功能的评估，通气灌注显像在肺栓塞检测中的应用，传统的单光子放射性核素诊断肺部和骨性胸廓的炎症及坏死性疾病。在肺显像过程中，可以间接地识别纵隔中是否存在病理情况，如通气研究中的阻塞性气道疾病，或是否存在对肺通气、灌注或两者都产生影响的纵隔病变，包括肿块性病变和纤维素性纵隔炎。

许多靶向核药物可用于对纵隔的特定病变进行成像，这些病变可导致通气 – 灌注核素显像异常或直接评估特定过程的纵隔受累程度。包括 [111]In– 奥曲肽、[123]I 标记的间碘苯甲胍（[123]I-MIBG）、碘本身（[123]I 或 [131]I）和 [111]In 标记的白细胞（WBC）。这些示踪剂的分布通常是通过平面成像来评估的。然而，随着 SPECT 和 X 线计算机断层扫描（SPECT-CT）联合机的日益普及，在解剖学上更精确地定位这些示踪剂摄取的能力现在得到了极大的提高。SPECT-CT 还有可能提高检测纵隔区域异常摄取的灵敏度。本章将讨论这些靶向放射性药物的临床应用现状及 SPECT-CT 的作用。

正电子发射断层显像（PET）和放射性药物 [18]F-2– 氟 –2– 脱氧 –D– 葡萄糖（[18]F-FDG）的 CT 成像现在是对一些常见恶性肿瘤检测和分期的主要成像方式。[18]F-FDG PET/CT 可用于胸部和纵隔最重要的恶性肿瘤的诊断、初步分期、治疗监测和复发，包括非小细胞肺癌（NSCLC）、淋巴瘤、食管癌和非碘缺乏性甲状腺癌。本文将讨论 [18]F-FDG PET/CT 在这些肿瘤中的临床应用现状。

## 一、通气灌注显像

肺的放射性核素显像仍然是最常用的胸部核医学检查方法之一。尽管螺旋 CT 胸部成像已成为评估疑似肺部血栓栓塞患者的一种可行的替代方法，但是通气灌注（V/Q）肺显像仍是评估这些患者的一种重要的筛查方法，而这种应用是目前为止最重要的适应证。第 13 章更详细地讨论了这个问题。然而，V/Q 显像也能提供有关某些纵隔病理类型的有用信息。通气体成像是使用放射性气体，如 [133]Xe 或 [81m]Kr，或使用细小、均匀的 [99m]Tc 标记的气雾剂，由患者吸入。Alderson 等指出这些研究对阻塞性气道疾病的检测非常敏感，几乎是常规胸部 X 线片的 2 倍。[133]Xe 研究是通过让患者快速吸入 10~20mCi（370~740mBq）剂量的放射性气体，然后注入类似于标准肺活量计的呼吸装置来完成的。患者尽可能长时间地屏住呼吸，同时获得反映局部通气的较后的"单次呼吸"图像。然后，患者在封闭系统中吸入 [133]Xe/ 空气混合物 3~5min，以使气道中的气体达到平衡。在此期间或结束时，获得一个或多个反映总通气量的"平衡灌注"图像。

最后，患者呼出放射性气体并呼吸室内空气，同时每隔 30～60s 获得额外图像，持续 5min，构成"冲洗"阶段。后一阶段对于检测阻塞性气道疾病最敏感，用 $^{81m}$Kr 或 $^{99m}$Tc 气溶胶都无法获得。在 $^{133}$Xe 成像中（不同于其他的通气显像剂），所有的图像都是在后向投影中获得的，但为了改善前后平面异常的定位通常在"吸入"和"呼出"阶段获得后斜位视图。

除了肺气肿、哮喘或慢性支气管炎的弥漫性受累外，支气管内肿块、异物、黏液阻塞或来自肿块或其他情况的外源性气道阻塞的存在也可以通过这些研究发现，特别是使用 $^{133}$Xe 成像。在这种情况下，最重要的发现是，在单次呼吸研究中，存在气体摄取减少的情况。在呼出期，当患者呼吸室内空气时，示踪剂长期滞留在受影响的肺中。全肺通气不足特别提示中心肿块、异物或黏液栓塞导致球阀型气道阻塞，通常是通过缺氧血管收缩导致患侧肺的继发性整体灌注减少，如

图 152-1 支气管阻塞性类癌所示。$^{133}$Xe 通气显像也有助于评估全肺切除术后支气管闭合的完整性。使用气雾剂时，阻塞性气道疾病的区域表现为通气的局灶性缺陷 [4]。在慢性阻塞性气道疾病的严重病例中，也可以观察到中央气道中的放射性气雾剂聚集。

肺灌注成像是通过静脉注射 $^{99}$Tc 标记的微粒，如大颗粒聚合白蛋白（MAA），这些微粒被滞留在肺毛细血管系统中，与局部肺血流量成比例。尽管肺栓塞一直是灌注缺陷的最重要原因，但灌注异常也通常与纵隔病变有关，纵隔病变由于压迫或侵犯肺动静脉分支而产生低灌注的结果。结合通气研究，可以确定灌注缺损是否为原发性异常（产生 V/Q 错配）或是否存在继发性缺氧性血管收缩和血液从通气缺陷部位（匹配异常）分流至其他部位。引起肺血流这种改变的重要纵隔病变包括肺癌或其他肿瘤引起的纵隔肿块和纤维素性纵隔炎（图 152-2 至图 152-4）。肺叶或

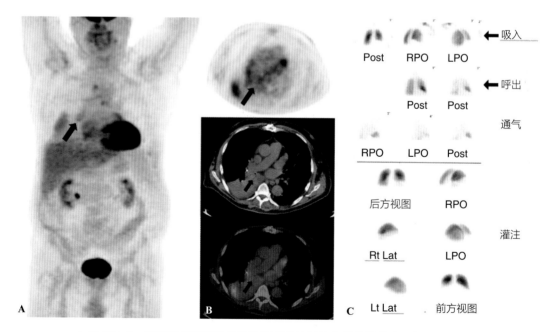

▲ 图 152-1　阻塞性类癌引起的气道阻塞伴缺氧性血管收缩导致通气血流比失衡

A. $^{18}$F-FDG PET/CT 扫描的最大强度投影图像。阻塞性中间支气管类癌无活动增强（箭）。右下叶实变活动增强，高度符合阻塞性肺炎；B. 胸部的衰减校正、CT 和融合 PET/CT 图像。这些图像显示在已知的阻塞性中间支气管类癌处，$^{18}$F-FDG 摄取没有增加（箭）；C. $^{133}$Xe 通气研究中的后位（Post）、右后斜位（RPO）和左后斜位（LPO）中的吸入图像和 5 个 60s 连续呼出图像。右下叶血流灌注减少伴潴留。左肺基底部轻度潴留。右中下叶灌注明显减少。这些表现高度符合右下叶支气管阻塞和右中、下叶肺动脉缺氧性血管收缩。Rt lat. 右侧视图；Lt lat. 左侧视图

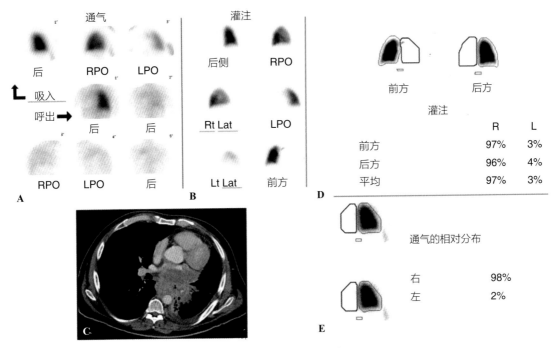

▲ 图 152-2　全肺通气灌注匹配

患者为 52 岁男性，非小细胞肺癌，有支气管阻塞症状。A. $^{133}$Xe 通气研究中的后位（Post）、右后斜位（RPO）和左后斜（LPO）位中的吸入图像和 5 个 60s 的连续呼出图像。左肺基本上没有通气。B. 吸入图像在后位，左后斜位，右后斜位，右外侧位（Rt-Lat），左外侧位（Lt-Lat）和前位投影。左上叶有微量灌注，其余左肺无灌注。C. 胸部 CT 与 Optiray-350 静脉造影。左门及隆嵴下区有大块浸润性软组织肿块。这个肿块压迫并几乎完全阻塞左主干支气管，侵犯左心房，左肺静脉闭塞，左肺动脉变细，包绕食管和主动脉。D. 定量灌注。右肺占整体肺灌注的 97%，左肺占 3%。E. 定量通气。右肺占整体肺通气的 98%，左肺占 2%。

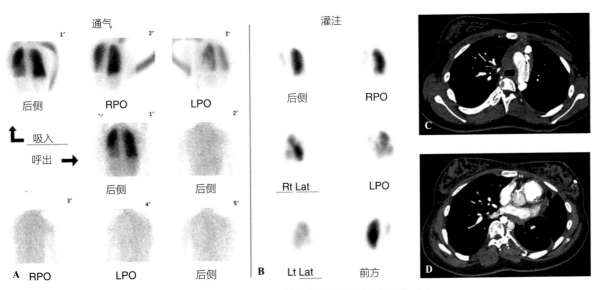

▲ 图 152-3　继发于纤维性纵隔炎的通气和灌注减少

患者是一名患有肺动脉高压 18 岁的女孩。A. $^{133}$Xe 通气研究中的后斜位、右后斜位和左后斜位的吸入图像和 5 个 60s 的连续吸入图像。左肺下叶通气量减少。冲洗阶段无异常潴留。B. 后（Post）、左后斜（LPO）、右后斜（RPO）、右外侧（Rt-Lat）、左外侧（Lt-Lat）和前部投射的灌注图像。左肺和右肺下叶几乎没有灌注，右上叶灌注减少。C. 以 Optiray-350 经静脉行胸部 CT 血管造影（CTA）。纵隔软组织增厚伴淋巴结肿大。上腔静脉完全阻塞，纵隔静脉系统扩张。D. 以 Optiray-350 经静脉行胸部 CTA。右下肺静脉支架存在局灶性狭窄。左上下肺静脉完全闭塞

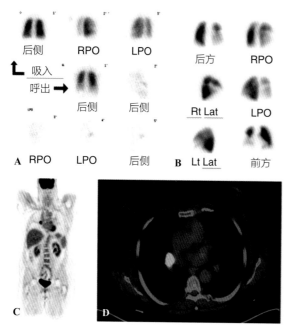

▲ 图 152-4　右肺门部分血管阻塞

患者是一名 63 岁的女性非小细胞肺癌患者。A. $^{133}$Xe 通气研究中的后位（Post）、右后斜位（RPO）和左后斜位（LPO）中的吸入图像以及 5 个连续 60s 的呼出图像。右肺中叶的通气量减少，在呼出期有潴留；B. 灌注图像在后位、左后斜位、右后斜位、右侧位（Rt-Lat）、左侧位（Lt-Lat）和前位投射，右中叶和右下叶的灌注明显减少；C. $^{18}$F-FDG PET/CT 冠状面 MIP 图像，右肺门有一个高代谢的肿块，脑和左心室心肌有生理性 $^{18}$F-FDG 摄取，肾脏和膀胱有生理性 $^{18}$F-FDG 排出；D. 融合 $^{18}$F-FDG PET/CT 图像，右肺门有一个高代谢的肿块

全肺 V/Q 失衡的发现提示了这些疾病，尽管他们也可能发生在其他情况下，如 Datz 所述[5]，包括大块单侧肺栓塞和其他原发性血管病变，如动脉炎或既往放射治疗。因此纵隔肿块病变，取决于其位置，可能产生 V/Q 匹配或不匹配。

使用商用的核医学图像处理软件包，可以很容易地量化通气灌注成像中的放射性药物摄取。White 等[6]证实了与支气管癌相关的灌注缺损，并证明灌注缺损的大小与病变的程度相关。他们发现，如果对同侧肺的灌注量小于总灌注量的 33%，病变几乎总是不可切除的。灌注和通气的定量可以计算局部 V/Q 比值。将这些比值与正常值进行比较也有助于预测肿瘤的可切除性，尽管这种分析并不常见，因为敏感性相对较低，而且

可以通过 CT 和最近的 PET 成像更准确地对肺癌进行分期。然而，正如 Kristersson[7]、Olsen[8] 和 Boysens[9] 及其同事最初描述的那样，定量 V/Q 成像现在被用来预测全肺切除术后的肺功能。术后肺储备评估是拟行肺切除术患者术前评估的一个重要方面。Olsen 等[8] 及 Williams 等[10] 报道，如果术后 1s 用力呼气容积（$FEV_1$）< 0.8L，慢性呼吸功能不全可能导致严重残疾。据 Werly 等[11] 报道，定量 V/Q 显像可准确预测这些患者术后肺功能，如果预测的 $FEV_1$ < 0.8L，通常不进行手术，正如 Block 和 Olsen 所述的那样[12]。这项技术也被用于监测肺移植术后的肺功能，如多伦多肺移植组所述的那样[13]，并且如 Wang 等所述，这项技术也被用于肺减容患者术前评估[14]。

SPECT-CT 增加了通气和灌注功能量化的附加功能。由于图像的层析成像，SPECT-CT 对显示通气和灌注缺陷有更高的敏感性[15]。利用 CT 图像对 SPECT 图像进行衰减校正，有可能提高单用 SPECT 定量局部通气和灌注进行量化的精度。用 SPECT-CT 对左、右全肺灌注的定量与从平面图像获得的结果基本相同[16]。然而，SPECT-CT 图像在区域灌注定量方面比平面图像产生更大的差异[16, 17]，很可能是由于断层图像上的节段重叠减少所导致的。提高这些测量精度的程度仍有待验证。

## 二、正电子发射断层成像

PET/CT 是目前大多数肿瘤分期的重要影像学检查手段。PET 长期以来一直被用作评估脑和心脏代谢的研究工具，通常使用超短寿命的正电子放射性核素，如 $^{11}$C、$^{13}$N 和 $^{15}$O。尽管这些药物允许标记生物上重要的分子，这些分子作为优秀的示踪剂，可以测量各种代谢功能的活性，但它们的物理性质（半衰期在 2～20min 范围内）要求它们在本地制备以供立即使用。这项准备工作需要一个现场医疗回旋加速器和用这些同位素标记必要化合物所需的设备，这涉及复杂而昂贵的仪器及专门的、训练有素的设备操作人员。尽

管现在，安装更小的回旋加速器使得这些短寿命同位素更容易在更多的中心获得，但是这种短寿命同位素的使用仍然局限于有处理这些放射性核素经验的医疗中心。然而，随着 PET/CT 扫描器的广泛使用，现在在美国各地建立了分销网络，以提供具有长寿命同位素的放射性药物，主要是 [18]F-FDG，其 [18]F 标记具有 1.83h（110min）的较长半衰期，能够从集中药店运送单位剂量。

[18]F-FDG 是葡萄糖的类似物，[18]F 标记取代了 2– 碳位的羟基，是临床 PET/CT 显像的主要放射药物。[18]F-FDG 的摄取机制与葡萄糖相同，即葡萄糖转运蛋白，因为羟基的缺乏阻止了它通过己糖激酶 – Ⅰ 催化磷酸化和随后进入卡尔文循环的代谢而滞留于细胞。[18]F-FDG 除了在心脏和脑葡萄糖代谢成像的能力外，在肿瘤分期和治疗反应评估中的应用现在已经很成熟了。由于瓦尔堡效应，肿瘤细胞的葡萄糖利用率比正常组织高，使用 [18]F-FDG PET 显像比 CT 更容易分辨代谢活跃的恶性疾病，尤其是在 CT 上按照大小标准表现正常的病变，以及在以前治疗过的疾病中，CT 可能残留了不再代谢活跃的组织。因此，[18]F-FDG PET/CT 成像现在是肺癌初始分期的标准方法，并被用于放射治疗规划[18]。目前，[18]F-FDG PET/CT 已被批准用于几乎所有癌症的诊断、初始分期和再分期，以及监测治疗反应和检测疑似复发。

由于 PET 是一种固有的定量成像方式，已提出了多种不同的定量 [18]F-FDG 摄取的方法，以确定那种定量方法可以提供关于肿瘤的最典型和最有临床意义的信息，从而指导诊断、预测和治疗反应评估。标准摄取值（SUV）是临床上用于补充 PET 图像视觉评估的主要测量值，通过将感兴趣区域（ROI）的活性除以每公斤体重的注入剂量来计算。由于任何给定 ROI 内的平均 SUV 取决于 ROI 的大小，因此许多研究都集中在使用在 ROI 内提供最大 SUV 上，即 ROI 内给出最大值。虽然该测量是基于 ROI 内的单个最热像素，可能会受到干扰，但由于该值不依赖于绘制的 ROI 的大小，因此这个值是最不依赖于观察者的

最常用值。还提出了其他测量方法，如总病变糖酵解（TLG），它是肿瘤内平均 SUV 和肿瘤体积的乘积，SUV 峰值，它将包含最大 SUV 的体素周围体素的 SUV 值相加。这些替代方法仍在研究中，以评估它们在报告 [18]F-FDG 摄取中的临床作用。然而，SUV 会受到许多因素的影响，正如 Gémez Cenzano 等 [19] 和 Tomasi 等 [20] 所述，包括摄取时间（[18]F-FDG 注射时间与 PET/CT 扫描采集时间的关系）和血糖水平（高血糖水平时，葡萄糖将直接与 [18]F-FDG 竞争被肿瘤摄取，导致 [18]F-FDG 摄取减少）及技术变量，如扫描仪类型和图像采集与重建参数等技术变量。这些因素使得精确比较中心之间的绝对 SUV 变得困难；然而，在使用相同设备的同一个中心内，可以可靠地进行 SUV 比较，以评估治疗反应[20]。

[18]F-FDG PET/CT 能很容易地显示多种肿瘤对纵隔的累及程度，包括非小细胞肺癌、小细胞肺癌（SCLC）、淋巴瘤（包括霍奇金和非霍奇金以及其他亚型）和食管癌。黑色素瘤、乳腺癌、宫颈癌和其他泌尿生殖道或胃肠道肿瘤的转移性疾病也很容易被发现。假阳性结果可能发生在肉芽肿或非感染性炎症过程中，例如结节病。然而，其往往累及纵隔。假阴性显像结果可能出现在与较低代谢活性水平相关的细胞类型，如支气管肺泡癌和类癌（图 152–1）以及具有黏液特征的肿瘤中，由于黏蛋白的含量，它们往往与肿瘤相关的组织较少，从而减少了可吸收 [18]F-FDG 的组织数量。假阴性显像结果或低估病变的代谢活性也可能发生在直径小于 1cm 的极小结节。尽管 1cm 临界值仍在使用，但对于 PET/CT 而言，与最初的专用的 PET 扫描仪相比，新的 PET/CT 扫描仪具有更好的空间分辨率和计数率处理能力，对于 PET/CT 而言，真正的空间分辨率极限还没有得到系统的研究。最初的专用的 PET 扫描仪是通过 [18]F-FDG PET/CT 建立最小的可检测到的肺结节的。本章将重点介绍使用 [18]F-FDG PET 对非小细胞肺癌、淋巴瘤和食管癌的纵隔侵犯进行分期的现有证据。

关于非小细胞肺癌纵隔受累的评估，先前的报告清楚地表明，[18]F-FDG PET 比单独使用 CT 能提高敏感性、特异性和准确性。据报道，CT 在 NSCLC 分期中的总体敏感性和特异性分别仅为 52% 和 69%，这代表了大多数单独使用 CT 的研究结果[21]。相比之下，Al-Sugair 和 Coleman[22] 回顾的多项研究表明，PET 对纵隔淋巴结分期的敏感性和特异性分别为 70%～90% 和 75%～100%。[18]F-FDG 摄取也与纵隔淋巴结的组织病理学表现呈正相关，PET 研究结果导致 102 例患者中 62 例分期改变，42 例分期升高，20 例分期降低。然而，由于感染性或非感染性炎症过程，如真菌感染、结核病或结节病，可能导致假阳性结果，严重损害了[18]F-FDG PET/CT 评估纵隔转移的特异性。另一方面，PET 具有很高的阴性预测价值，避免了术前有创检查。最近的一项 Meta 分析证实了这一点[23]，该 Meta 分析包括了 1946—2013 年的 45 项研究，作者得出结论，单独应用[18]F-FDG PET/CT 的准确性不足以恰当地指导治疗，但可用于指导阳性结果时应用活检进行进一步分期，或对阴性结果的小结节，允许患者直接进行手术。最后，用 PET 成像全身的简易性也允许检测隐匿的远处转移，如肾上腺、肝脏或骨骼的受累。PET 成像在对治疗反应的随访评估中也是非常有价值的，在检测复发和区分治疗后纤维化与肿瘤残留或复发方面再次优于 CT。如 Skoura 等所述[24]，7 项已发表的研究显示，根据肿瘤中的平均 SUV 或其他量化方法，标准化疗 1～3 个周期后[18]F-FDG 摄取减少 20%～50%，可识别无进展或总生存期更长的患者。虽然这些结果很乐观，但都是基于小型临床试验，因此仍然需要前瞻性研究的验证。右肺门 NSCLC 的例子见图 152-4。[18]F-FDG PET/CT 对 SCLC 的检测也很敏感，但由于 SCLC 最初出现时就存在广泛受累，以及其预后通常很差，许多患者的治疗方法往往相似。此外，由于正常脑组织摄取[18]F-FDG 的水平较高，[18]F-FDG PET/CT 在评估 SCLC 中常见的脑转移方面没有用处。因此，尽管最近有限的 Meta 分析显示[18]F-FDG PET/CT 在 SCLC 分期中具有较高的敏感性、特异性和准确性[25]，但其在 SCLC 临床治疗中的作用尚待明确。

[18]F-FDG PET/CT 是评估淋巴瘤的主要诊断成像方式，包括霍奇金淋巴瘤和非霍奇金淋巴瘤，鉴于其优越的诊断性能，已几乎完全取代了[67]Ga 枸橼酸盐显像。Tirumani 等[26] 对[18]F-FDG PET/CT 的现状进行了简要的回顾，总结了[18]F-FDG PET/CT 在淋巴瘤治疗中的核心作用。全身 FDG PET/CT 显像在霍奇金淋巴瘤和非霍奇金淋巴瘤的诊断和分期方面比单独应用 PET 或 CT 更为准确[27]。更重要的是，与在非小细胞肺癌病例中一样，PET 在评估淋巴瘤患者的治疗结束反应和检测复发方面已被证明优于 CT。[18]F-FDG PET/CT 是以纵隔血池或肝脏活动度作为判断[18]F-FDG 阳性率的视觉参照物，是判断淋巴瘤治疗反应的主要依据[28]。几乎所有的研究都表明治疗结束时[18]F-FDG 浓聚的疾病预示预后不良，治疗结束时，[18]F-FDG PET/CT 扫描呈阴性，可预测预后改善[26]。阴性 PET/CT 研究显示疾病在功能和解剖上均可解决，与那些具有残留肿块的患者相比，生存率也有所提高，因为[18]F-FDG PET/CT 可能仍无法检测到微小的残留病变[29]。多项研究也显示[18]F-FDG-PET/CT 在评估化疗 2～3 个周期后的中期反应方面具有预后价值[30-32]。多维尔标准是评估侵袭性淋巴瘤中期反应最广泛使用的标准[33, 34]。目前正在进行的试验正在测试采用临时 PET/CT 显像的风险适应性治疗策略是否能改善霍奇金淋巴瘤和非霍奇金淋巴瘤的预后。图 152-5 和图 152-6 显示了一个纵隔淋巴瘤的 PET 成像及治疗反应的示例。正如 Hoffmann 等所述[35]，与肺癌一样，在小病灶和某些细胞类型中假阴性的影像学结果也可能出现，如黏膜相关淋巴瘤（MALT）。

[18]F-FDG PET/CT 可用于食管癌的早期分期和可疑复发的诊断。在正常研究中，可以在食管远端看到微弱的摄取，这可能代表一个正常的变异，或者在某些情况下可能反映出继发于胃食管

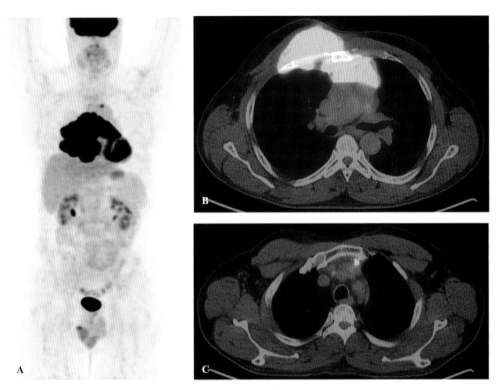

▲ 图 152-5 非霍奇金淋巴瘤 [18]F-FDG PET/CT 表现

患者是一名 52 岁的男性，初次分期。A. [18]F-FDG PET/CT 扫描的最大强度投影图像。在纵隔有一个摄取明显增加的大病灶。左上纵隔有一个摄取增加的小病灶；B. 胸部轴位融合 [18]F-FDG PET/CT 图像。右前胸壁和前纵隔的大块浸润性软组织肿块摄取增加；C. 上胸部轴位融合 [18]F-FDG PET/CT 图像。上纵隔巨大淋巴结摄取增加

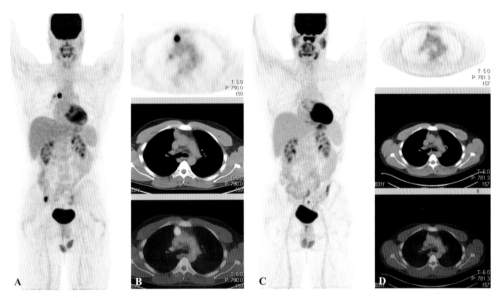

▲ 图 152-6 [18]F-FDG PET/CT 在霍奇金淋巴瘤中的应用（治疗前后）

患者为 29 岁男性，典型的霍奇金淋巴瘤在自体干细胞移植和化疗后，在最近的诊断性 CT 上发现纵隔淋巴结肿大。A. [18]F-FDG PET/CT 的最大强度投影图像。前纵隔右侧和右侧髂骨有局灶性摄取增加。在右肺门和左骶翼有轻度摄取增加的病灶，这些表现高度符合复发性疾病。B. 胸部衰减校正 [18]F-FDG PET，非增强 CT，融合 [18]F-FDG PET/CT 图像。右前纵隔肿块摄取增加，右肺门淋巴结摄取轻度增加。C. 多周期化疗后 6 周 [18]F-FDG PET/CT 扫描的最大强度投影图像。有异常摄取的间歇性消退，没有异常病灶残留，符合完全代谢反应。D. 胸部衰减校正 [18]F-FDG PET，非增强 CT，融合 [18]F-FDG PET/CT 图像。前纵隔肿块缩小，残余异常软组织密度。[18]F-FDG 摄取强度与血池相等，说明完全代谢反应

反流的轻度炎症变化。在已知超声内镜在 T 分期和评估局部区域转移性疾病方面的优越性能的情况下，如 Kwee 等所述[36]，[18]F-FDG PET/CT 对食管鳞癌和腺癌的检测都很敏感，但是对小的肿瘤无效[37]。[18]F-FDG PET/CT 也有助于通过检测远处转移或通过常规成像证实可疑转移部位的非恶性来提高分期的准确性，导致大约 1/3 的患者的分期和管理策略发生重大变化[38]。[18]F-FDG PET/CT 还可以在少数接受食管癌初始分期的患者的第二原发恶性肿瘤，这也会显著改变最初的治疗策略[39]。鉴于 [18]F-FDG PET/CT 在检测远处疾病方面的优势，迄今为止的文献表明，[18]F-FDG PET/CT 也可能有助于食管癌治疗后的再分期和检测可疑的复发，尽管炎症或感染的存在降低了 [18]F-FDG PET/CT 在这方面的特异性[36]。原发性肿瘤中 SUV 的预后意义尚待确定。尽管多个研究已

经证明高 SUV 在单变量分析中预测预后不良，正如在包含 11 项和 15 项研究的两项 Meta 分析中所分析的那样[40, 41]，在多变量分析中，只有两项研究报告 SUV 是预后的独立预测因子。研究结果显示，[18]F-FDG PET/CT 在预测新辅助化疗或放化疗反应中的作用不大。原发性和转移性食管癌的案例如图 152-7 和图 152-8 所示。

正如 Lebron 等[42] 所述，在乳腺癌的病例中，PET 显像已被用于定性良恶性病变及评估肿瘤扩散的程度，尤其是腋窝淋巴结受累程度。[18]F-FDG PET/CT 对腋窝淋巴结疾病具有高度的特异性，但不敏感；因此，乳腺癌腋窝分期需要做淋巴结闪烁显像（图 152-9）及针对性的淋巴结清扫和免疫组化分析[43]。PET 还可能对内乳区淋巴结进行更好的评估，正如前面所讨论的，这些内乳区结节很难用现有的方式进行评估。[18]F-FDG PET/CT

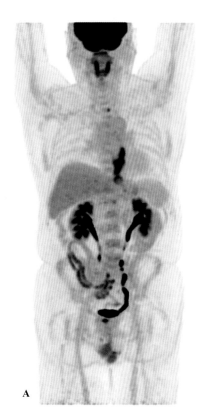
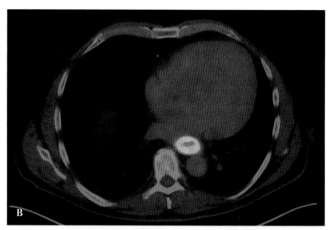
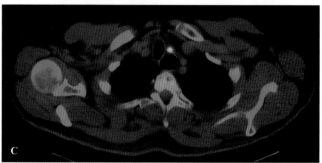

▲ 图 152-7　[18]F-FDG PET/CT 在食管癌中的应用

A. 58 岁男性下段食管癌患者 [18]F-FDG PET/CT 最大强度投影图像。食管的下 1/3 处摄取增加，与原发性病变相对应。左上气管旁区局灶性摄取增加，高度符合纵隔淋巴结转移。有正常的脑、肾、膀胱和肠活动。B.胸部 [18]F-FDG PET/CT 融合图像。食管下 1/3 的摄取增加，对应于原发病灶的食管周壁增厚。C. 胸廓入口 [18]F-FDG PET/CT 融合图像。左上气管旁淋巴结摄取异常增加

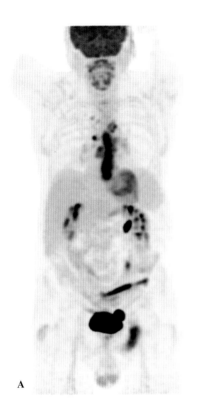

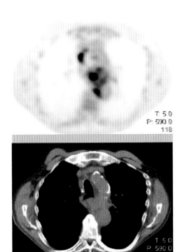

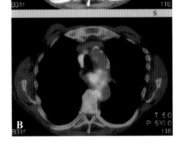

◀图 152-8 ¹⁸F-FDG PET/ CT 在 食 管癌中的应用

A. 72 岁男性新诊断食管腺癌和可疑纵隔淋巴结病变的 ¹⁸F-FDG PET/CT 最大强度投影图像。食管中下段原发灶摄取明显增加。纵隔内有多个摄取增加的病灶，符合纵隔淋巴结转移。左坐骨有局灶性摄取增加，符合远处骨转移。B. 胸部衰减校正 ¹⁸F-FDG PET、非断层 CT 和融合的 ¹⁸F-FDG PET/CT 图像。食管中下段原发性病变摄取增加。隆嵴下和下气管旁淋巴结的摄取也增加

注射后 20min

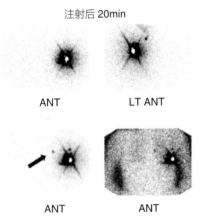

ANT          LT ANT

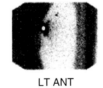

ANT          ANT          LT ANT          LT ANT

注射后 45min

◀图 152-9 前哨淋巴结淋巴闪烁显像图

近期诊断为左乳腺癌患者的淋巴闪烁显像的序列图像显示，患者乳腺肿块上方注射部位的摄取明显增加。从注入点区域产生的"星型"伪影是隔膜穿透伪影的继发现象，这种现象发生在小区域存在高浓度的活性时，允许一些光子穿透伽马照相机准直器的孔间。此外，还可以看到病灶上、后和病灶内侧淋巴结摄取的病灶区域，分别代表前哨左腋窝淋巴结和左内乳淋巴结。ANT. 前；LTANT. 左前

的最大价值是诊断远处转移，在检测溶骨性转移方面比骨扫描更敏感[42]。高 ¹⁸F-FDG 摄取量提示预后不良，¹⁸F-FDG 摄取量的变化也可用于评估对治疗的反应[42]。使用 ¹⁸F 标记的雌激素类似物进行 PET 成像的研究有望评估乳腺肿瘤的受体功能，这也可能对治疗决策产生重大影响。

## 三、奥曲肽显像

生长抑素受体制剂奥曲肽是一种肽基药物，已标记用于成像。Olsen 等[44]描述生长抑素是一种自然产生的肽类激素，最初从下丘脑提取物中分离出来。作为一种抗生长激素因子，生长抑素可抑制各种肽类激素的合成和分泌，包括胰岛素、胃泌素、血管活性肠肽，以及许多由神经内分泌组织所分泌的肽类激素。奥曲肽是一种人工合成的生长抑素类似物，与其他类似药物相比，具有更长的血清半衰期和更高的效价。早期的影像学研究使用 ¹²³I 标记的奥曲肽。该制剂的缺点

包括相对于奥曲肽较长的生物半衰期而言，$^{123}$I 的半衰期短，为 13h，标记过程在技术上很难，并且正如 Krenning 等讨论的那样，由于其快速的肝胆清除而引起大量肠道活动的干扰[45]。FDA 批准的奥曲肽（MallinckrodtInc., Hazelwood, CO）是 $^{111}$In 标记的奥曲肽衍生物喷曲肽，它结合了化合物二乙烯三胺五乙酸（DTPA）；这种化合物常用作放射性药物，当标记 $^{99m}$Tc 时，它本身就是一种肾小球滤过成像剂。这种放射性药物在许多神经内分泌肿瘤（NET）中具有高亲和力，包括类癌、胰岛细胞癌、甲状腺髓样癌、嗜铬细胞瘤、副神经节瘤、垂体瘤、小细胞肺癌和一些淋巴瘤。已证明其对多种神经内分灵敏度在 80%～100%，但对胰岛素瘤和甲状腺髓样癌的敏感性较低。图 152-10 显示了异常喷曲肽扫描示例。与大多数新的肿瘤显像剂，甚至镓闪烁

显像一样，SPECT 和 SPECT/CT 显像已被证明是奥曲肽显像的一个基本要素，以最大限度地提高研究的敏感性。然而，正如 Johnbeck 及其同事所述，随着 PET/CT 扫描仪的广泛应用及灵敏度和空间分辨率的提高，一些用于成像生长抑素受体的 PET 示踪剂现在正在接受 FDA 批准的评估中。最常用的示踪剂 $^{68}$Ga-DOTANOC、$^{68}$Ga-DOTATATE 和 $^{68}$Ga-DOTATOC，均比 $^{111}$In 标记的喷曲肽 SPECT/CT 识别出更多的病变，并建议欧洲只要有可能就使用这些示踪剂来评估神经内分泌肿瘤[47-50]，尤其是结肠神经内分泌肿瘤、胰岛素瘤和多发性内分泌肿瘤综合征[51, 52]。这些示踪剂的优点是用 $^{68}$Ga 标记，$^{68}$Ga 是一种发生器产生的同位素，因此不需要现场回旋加速器。然而，$^{68}$Ga 的短暂半衰期（68min）要求这些示踪剂的产生必须与患者的预定扫描时间密切相

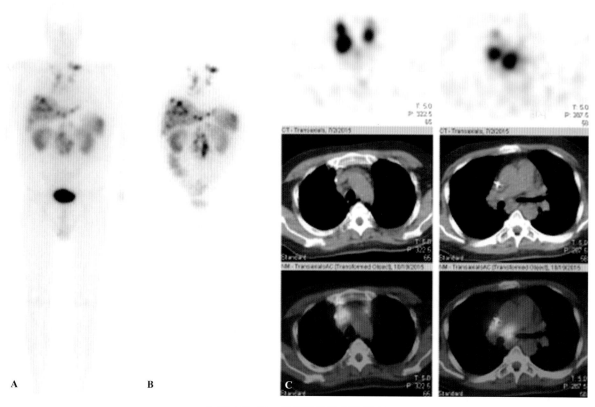

▲ 图 152-10　异常奥曲肽扫描研究

患者为 45 岁男性，转移性胰腺神经内分泌肿瘤，伴有顽固性恶心呕吐。A 和 B. 4h（A）和 24h（B）全身图像。左锁骨上、纵隔、腹膜后及肝脏有 $^{111}$In 喷曲肽活性异常的多发灶。脾脏、肾脏、肠道和膀胱的摄取是正常的。C. 纵隔的 SPECT/CT 图像显示右侧气管旁、血管前和主动脉前区的多个纵隔淋巴结活动增强

关。最近，用 $^{64}$Cu DOTATATE 进行 PET/CT 成像也显示出比 $^{111}$In 喷曲肽 SPECT/CT 更显著的性能[53]。尽管 $^{64}$Cu 由回旋加速器产生，但其较长的半衰期（12.7h）使其能够从放射药物中心发送，并且允许相对于患者的预定扫描时间，更灵活地生产放射性药物。美国食品药品管理局最近批准了 $^{68}$Ga-DOTATATE 在美国使用。

### 四、间碘苯甲胍显像

嗜铬细胞瘤是一种含有肾上腺髓质组织的肿瘤，约 90% 的患者位于肾上腺。这些肿瘤最初是通过生化标记物的升高来检测的，包括各种儿茶酚胺代谢物，如香草基扁桃酸（VMA）和甲氧基肾上腺素。肾上腺病变常在 CT 上表现为巨大的软组织肿块，可能有中心坏死。在剩下的 10% 的病例中，病灶位于肾上腺外，通常位于主动脉旁或纵隔区。这些病变在某些病例中可以通过 CT 或 MRI 检测到，但前提是要对整个胸部、腹部和骨盆进行广泛的成像。放射性药物 $^{123}$I-MIBG 定位于这些肿瘤以及相关的神经肿瘤，包括神经节细胞瘤和儿童神经母细胞瘤。虽然 $^{131}$I-MIBG 在过去已被使用，但 $^{123}$I-MIBG 具有更有利的辐射剂量分布和优越的成像特性，使其比 $^{131}$I-MIBG 更敏感[54]。因为 $^{123}$I 可以从 MIBG 中分离出来并集中在甲状腺中，所以在注射示踪剂时常规给予碘溶液，以阻止甲状腺摄取并减少甲状腺辐射暴露。Bleeker 等[55] 对 11 项研究进行了 Meta 分析，报告了 $^{123}$I-MIBG SPECT 对神经母细胞瘤显像的灵敏度从 67%～100%；然而，目前可用的数据不足以确定这种显像方法对这种特殊肿瘤的特异性。同样的 Meta 分析也评估了支持在这种情况下使用 $^{18}$F-FDG PET/CT 的数据，但发现只有一项研究报道 $^{18}$F-FDG PET/CT 对神经母细胞瘤的诊断具有 100% 的灵敏度，而没有数据来确定 $^{18}$F-FDG PET/CT 检测神经母细胞瘤的特异性。$^{18}$F-FDG PET/CT 被认为是评估 $^{123}$I-MIBG 阴性肿瘤的一项潜在的合理研究，其发生率为 10%，但没有足够的数据支持这一

点。图 152–11 显示了 3 岁儿童纵隔神经母细胞瘤的阳性影像学结果。嗜铬细胞瘤和副神经节瘤 $^{123}$I-MIBG 显像资料更有限。Shapiro 等[56] 报道，在总共 400 名患者中，$^{131}$I-MIBG 的总体灵敏度为 87.4%，特异度为 98.9%，其中包括原发性散发性嗜铬细胞瘤、恶性嗜铬细胞瘤和家族性嗜铬细胞瘤，前者的结果稍差。小样本研究表明，在 SPECT-CT 上的病灶检出率上，$^{123}$I-MIBG 超过 $^{131}$I-MIBG 显像[57]，对嗜铬细胞瘤检测的灵敏度为 92%，特异度为 100%[58]。5 项研究的 Meta 分析证实，$^{123}$I-MIBG 成像的灵敏度和特异度均很高（96% 和 100%）[58]。然而，对于恶性嗜铬细胞瘤，高剂量 $^{131}$I-MIBG 成像显示出比诊断性 $^{123}$I-MIBG 扫描显示更多的病变[59]。纵隔嗜铬细胞瘤的例子如图 152–12 所示。

### 五、甲状腺和甲状旁腺显像

使用 $^{99m}$Tc 高锝酸盐或碘放射性核素（$^{123}$I 或 $^{131}$I）的甲状腺显像主要用于评估甲状腺大小和形态，检测和评估甲状腺结节的功能状态，评估怀疑甲状腺功能异常的患者，以及检测高分化甲状腺癌的转移性疾病。碘放射性核素被腺体捕获和组织化。$^{99m}$Tc 高锝酸盐是一种与碘离子大小相似的单价阴离子，也被甲状腺捕获但不被甲状腺组织化。由于放射性核素甲状腺显像对功能性甲状腺组织的检测灵敏度高，对异位功能性甲状腺组织的检测具有极其重要的价值。特别是，甲状腺显像可用于检测胸骨后甲状腺肿，表现为纵隔肿块或高分化甲状腺癌的功能性转移。

在常规胸部 X 线片上偶然发现上纵隔肿块伴气管偏移，提示胸骨后甲状腺肿。甲状腺胸骨后延伸的评估现在最常使用 $^{123}$I 碘化钠。$^{131}$I 先前用于此目的，但由于后者对患者的辐射剂量低得多，且 $^{123}$I 图像的空间分辨率相对较好，因此已基本被 $^{123}$I 取代。$^{131}$I 作为诊断显像剂的缺点是由于 $^{131}$I 长达 8 天的半衰期和 β 衰变（导致患者高辐射剂量，限制了可以使用的剂量）和 364keV 的高能量伽马辐射（这对核医学伽马照

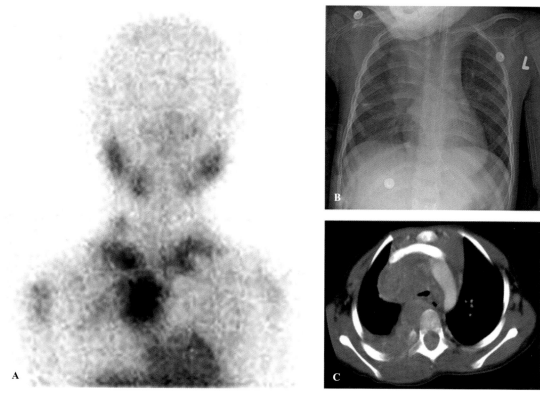

▲ 图 152-11 ¹²³I-MIBG 研究的后纵隔神经母细胞瘤

患者是一名 3 岁儿童，以咳嗽和颈部淋巴结肿大为表现。A. 前路采集的头部、颈部和躯干的 24h 图像，右后纵隔大肿块内有异常的 ¹²³I-MIBG 积聚。右颈、双侧锁骨上、上纵隔区及肱骨近端有异常的 ¹²³I-MIBG 积聚；B. 正位胸部 X 线片，右侧椎旁和纵隔上有一个巨大的肿块；C. 胸部增强 CT 图像，右侧后纵隔大面积坏死，神经孔伸入椎管，纵隔淋巴结肿大

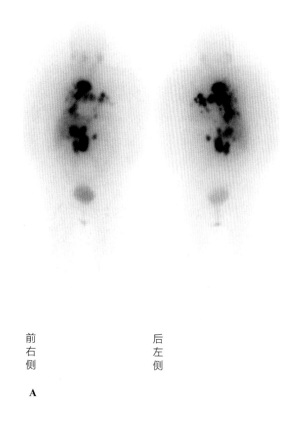

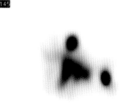

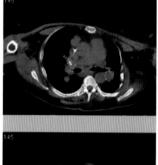

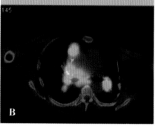

◀ 图 152-12 ¹²³I-MIBG 研究诊断的转移性嗜铬细胞瘤

患者是一名 69 岁的女性，在右肾上腺切除术和右肾切除术后出现疑似胸部和腹部复发。A. 24h 全身图像。在纵隔和上腹部的多个淋巴结肿块中有强烈的摄取，而在两肺的多个肿块和结节中摄取较少。B. 胸部 SPECT-CT 图像。在血管前、下气管旁和肺门腺病中有强烈的摄取。右肺门周结节有摄取

前
右
侧

后
左
侧

A

相机来说不是最佳选择），导致图像分辨率较低。先前讨论过的使用 $^{131}$I 而不是 $^{99m}$Tc 高锝酸盐，其优点是前者的能量更高，允许光子更好地穿透胸骨。这可能是一个次要因素，远没有上述考虑重要。$^{123}$I 的半衰期只有 13h，伽马光子能量为 159keV，可以用伽马照相机轻松成像。在这个应用中，$^{123}$I 比 $^{99m}$Tc 高锝酸盐具有一些优势，因为它可以在给药后 4~24h 内用于任何地方的成像，并且在血池和软组织中干扰背景活动较少。高锝酸盐图像上大血管内的血池活动可能会干扰甲状腺组织小病灶或功能不良的纵隔甲状腺肿的显示。此外，$^{123}$I 可以胶囊形式口服，通常剂量为 200~300μCi（7.4~11.1MBq），而 $^{99m}$Tc 高锝酸盐必须静脉注射，剂量为 8~10mCi（296~370MBq）。放射性核素甲状腺成像必须在使用碘对比剂或任何涉及对比剂使用的其他研究进行 CT 显像之前进行。即使少量的非放射性碘从含碘对比剂释放到血液中，也会淹没细胞外碘池，导致甲状腺对示踪剂吸收的竞争性抑制，从而导致甲状腺组织的非可视化。如果患者最近接受了碘对比剂或从食物或其他药物中摄入了大量碘，则放射性核素甲状腺显像必须至少延迟 4 周。胸骨后甲状腺肿的例子如图 152-13 所示。

在高分化甲状腺癌患者的评估中，使用口服 2~10mCi（74~370MBq）的 $^{123}$I 进行全身成像。正如 Reynolds 和 Robbins 所述[60]，诊断性

$^{131}$I 全身显像的最佳剂量是有争议的。5~10mCi（185~370MBq）的高剂量与较高的转移性疾病检测敏感性相关，但高剂量也可能产生顿抑现象，导致病变在随后的 $^{131}$I 治疗后摄取较低，从而有可能造成甲状腺癌转移灶消融效果较差。1~2mci（37~74mbq）的较低剂量可以避免顿抑的问题，但也会导致图像质量下降和检测转移的灵敏度降低。该研究仅适用于甲状腺次全切或全切除术的患者中进行。Beierwaltes 等[61]建议本研究应在甲状腺切除术后 4~6 周内进行，不需补充甲状腺激素，或停服甲状腺激素约 6 周后进行该研究，以通过功能性转移获得最大限度的内源性促甲状腺激素（TSH）摄取刺激。以前，普遍的做法是在显像前 6 周改为作用较短的 3，5，5- 三碘甲状腺原氨酸（Cytomel，Jones Pharma，St.Louis，MO），并在研究前 2~3 周停用激素，使患者出现较短时间的甲状腺功能减退的时间较短。强烈建议在成像前获得血清 TSH 和甲状腺球蛋白水平，TSH 水平 > 30μIU/ml 表明有足够的刺激。FDA 已经批准使用一种新型的重组人TSH（促甲状腺素 α，Thyrogen，Genzyme 公司，马萨诸塞州剑桥市），这种重组人 TSH 可以在成像前给患者服用 2~3d，而不需要停止服用甲状腺激素。如促甲状腺素 α 包装袋上所述[62]，这种方法被证明是一种不太敏感但可接受的替代方法，可用于诊断低复发疾病临床风险或不能耐受

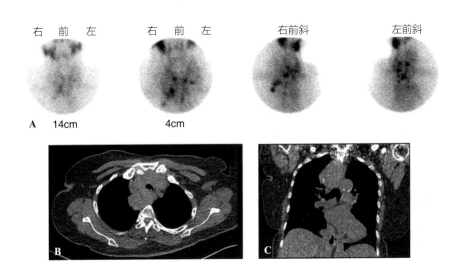

▲图 152-13 胸骨后甲状腺肿
患者是一名 84 岁的女性，患有甲状腺功能亢进和结节性甲状腺肿。$^{131}$I 摄取率在 19% 时是正常的。A. 颈部和上纵隔的 $^{131}$I 前针孔成像 14cm，颈部和上纵隔的前、右前斜和左前斜位图像 4cm。肿大的甲状腺胸骨后部分有不均匀的活动，符合结节性胸骨后甲状腺肿。B 和 C. 胸部轴位（B）和冠状位（C）CT显示甲状腺肿大，伸入胸骨后上纵隔

激素停药的患者的诊断成像。它最好用于接受过至少一次激素停药阴性扫描的患者。使用促甲状腺素 α 可能不适用于首次术后评估或高复发风险患者的评估，因为它已被证明在检测病变方面不如激素停药敏感。此外，对于准备接受大剂量放射性碘治疗的患者，绝对不推荐使用重组 TSH。此外，必须对育龄女性进行血清妊娠试验，以排除在怀孕期间服用该剂量的可能性，这可能对胎儿产生不利影响，特别是在胎儿甲状腺功能开始作用后服用。哺乳期女性，甚至那些停止哺乳后仍在泌乳的女性，由于胎儿和母亲乳房受到不可接受的高辐射照射，因此不应接受 [131]I 来评估甲状腺癌。在选定的病例中，其他放射性药物可用于评估特定患者，如 [18]F-FDG、铊、[99m]Tc 司他比锝，在甲状腺髓样癌（不积聚 [131]I）的病例中，有 [111]In 奥曲肽，本章前面已经讨论过。

尽管甲状腺癌的转移最常见于颈部淋巴结、肺或骨骼，但纵隔转移也可发生，并可通过全身 [131]I 成像检测，如图 152-14 所示。转移性病灶和正常甲状腺残余物可能会干扰将来对复发的检测，如果进行剂量估计，可能会用更大的治疗剂量 [131]I（通常是 100～200mCi（3700～7400mBq）或更高的剂量进行消融。根据最新的核管理委员会（NRC）规定，接受 [131]I 治疗剂量 > 30mCi（1110MBq）的患者通常不需要住院。所有患者应接受治疗后全身 [131]I 扫描，通常在治疗后 3～7 天进行。由于放射性水平较高，这些治疗后研究通常比诊断研究显示出额外的发现或更好的异常描述，如 Spies 等[63] 所述。每年进行的随访研究可用于评估治疗反应以及检测和治疗复发。对于无复发迹象的患者，随访周期可延长至每 2～5 年 1 次。在研究之间使用抑制剂量的甲状腺激素，并监测系列甲状腺球蛋白水平。正如 Reynolds 和 Robbins 所述[60]，最近，越来越多的人支持 [131]I 治疗全身 [131]I 诊断研究正常但血清甲状腺球蛋白水平升高的患者。在许多此类病例中，在治疗后的随访扫描中可以看到功能性转移。或者，这些患者可以先接受 [18]F-FDG PET/CT 显像，以评估是否

有无明显碘摄取，但葡萄糖代谢增加的转移，如 Chung[64]，Grunwald[65] 和 Alnafisi[66] 等所报道的那样。这种方法的应用示例见图 152-15。该技术确认的病变可采用 [131]I 治疗或手术治疗。一般来说，[131]I 显像更容易发现分化较好的病变，而 [18]F-FDG PET/CT 显像更容易发现分化较差的病变。

甲状旁腺显像有助于对有生化证据的原发性或继发性甲状旁腺功能亢进的患者进行术前评估。85% 的原发性甲状旁腺功能亢进患者有一个孤立的甲状旁腺腺瘤，10%～15% 的患者有四个腺体的增生。在没有任何术前定位情况下，熟练术者的手术治愈率为 90%～95%，但仍有 5%～10% 的复发率，主要是由于异位病灶不在甲状腺床上。此外，重新探查在技术上是困难的，与较高的发病率和较低的治愈率相关。术前

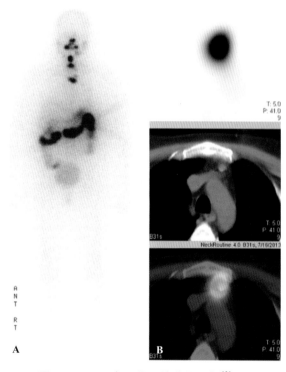

▲ 图 152-14 颈部和纵隔转移的全身 [131]I 扫描

患者为 44 岁女性，3 周前乳头状甲状腺癌切除术。A. 在给予治疗量 [131]I 150 mCi 4d 后获得的前方全身 [131]I 图像。上颈部、下颈部和上纵隔有活动灶，符合甲状腺手术床上的功能性甲状腺组织及转移的左 II 区和上前纵隔淋巴结。B. 上胸部 SPECT/CT 图像。部分钙化、扩大的上纵隔淋巴结活动增强，提示这很可能是甲状腺癌转移

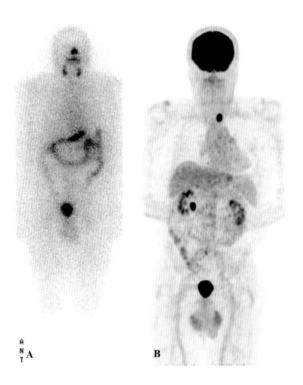

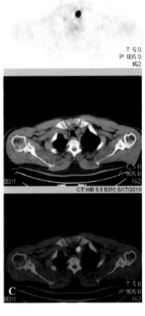

◀图 152-15 乳头状甲状腺癌的全身 ¹³¹I 和 ¹⁸F-FDG PET/CT 扫描

这名患者 4 年前接受了甲状腺全切除术，并用 ¹³¹I 进行了多次治疗。A. 随访 ¹³¹I 全身扫描。这项研究是正常的，没有功能性甲状腺组织。血清甲状腺球蛋白 < 0.1ng/ml，而甲状腺球蛋白抗体升高至 67U/ml；B.¹⁸F-FDG PET/CT 的最大强度投影图像。左上气管旁 ¹⁸F-FDG 摄取局灶性增强；C. 上胸部融合 ¹⁸F-FDG PET/CT 图像。左上气管旁肿大淋巴结，¹⁸F-FDG 摄取有局灶性增加，高度符合转移性疾病而无明显 ¹³¹I 摄取

定位的目的包括减少手术时间，在某些情况下允许单侧颈清扫，并将再探查的概率减至最小。无创性甲状旁腺定位技术包括高分辨率超声、CT、MRI 和放射性核素显像。许多权威人士认为超声和放射性核素显像可能是目前对大多数患者来说，最好的筛查技术，尽管 CT 和 MRI 也可能发挥作用。尤其是超声检查不太可能发现上纵隔的病变，因为上纵隔的成像受限于肺部组织和胸骨中空气对声波的吸收或反射。

甲状旁腺成像的临床研究目前采用 ⁹⁹ᵐTc 司他比锝（甲氧异丁腈）单同位素法，一种常用的心肌灌注显像剂。司他比锝被甲状腺和甲状旁腺组织吸收，但表现出不同的消退。因此，即时静态图像显示正常甲状腺组织和异常甲状旁腺组织（即腺瘤或增生性腺体）的摄取，但正常的甲状腺活动随着时间的推移比甲状旁腺摄取更快地消失。3h 延迟成像显示甲状旁腺腺瘤清晰可见，无需减影、重新注册或校正双同位素串扰（下散射）。此外，与铊相比，⁹⁹ᵐTc 更有利的成像特性也能改善病灶的可见度。正常甲状旁腺通常不可见。一些权威人士更喜欢使用 ¹²³I 减影，即使是使用司他比锝甲状旁腺成像的情况下，但这一步骤通常是不

必要的。多个研究和两个小的 Meta 分析表明，在甲状旁腺腺瘤的诊断和术前规划方面，⁹⁹ᵐTc 司他比锝 SPECT/CT 成像优于单用 SPECT，因此是达到这一目的的最佳的成像方式 [67-72]。

无论使用哪种技术，甲状旁腺腺瘤或弥漫性甲状旁腺增生都是由一个或多个局部"热点"所指示的。尽管这些病变最常见于甲状腺床区，但异位的甲状旁腺组织可能出现在颈部或上纵隔，因为甲状旁腺在胚胎期下降到颈部，且位置不一，尤其是下甲状旁腺（图 152-16）。如前所述，这种纵隔肿瘤病灶可能很难在术前用其他方法定位，特别是超声检查，尤其是在颈部探查后复发性甲状旁腺功能亢进的患者。据报道，放射性核素甲状旁腺闪烁显像的敏感性在 80%～90%，自从单同位素司他比锝法广泛应用以来，取得了更好的结果。敏感性与病变的大小有关，对 < 500mg 病变和增生性病变的敏感性较差，对于 > 1500mg 的病变几乎 100% 可以检测到。对没有明确的甲状旁腺功能亢进生化证据的患者特异性较低。造成假阳性影像结果的一个常见原因是甲状腺局灶性病变，如甲状腺腺瘤或较少见的会积聚铊和 ⁹⁹ᵐTc 司他比锝的癌。与所有其他方

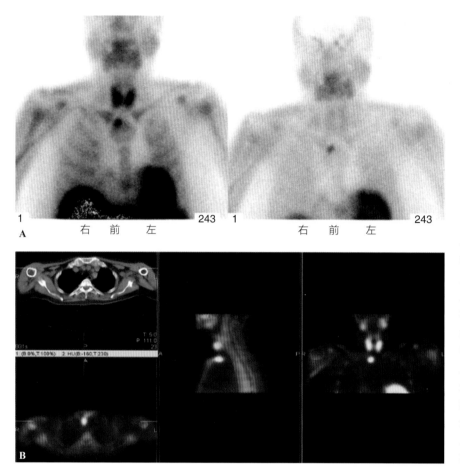

◀图 152-16　异位甲状旁腺腺瘤的 99mTc- 司他比锝 SPEC/CT 表现

A. 静脉注射 99mTc- 司他比锝后，分别于 10min 和 2h 获得整个颈部和胸部的前部即时和延迟平面图像。甲状腺、唾液腺和心肌摄取正常。右上纵隔有一个持续活动的病灶。B. 胸部的非增强 CT 和 SPECT。在右上纵隔的软组织结节中有 99mTc- 司他比锝局灶摄取，高度符合异位甲状旁腺腺瘤

法一样，放射性核素甲状旁腺显像对甲状旁腺增生的检测灵敏度也比腺瘤低，后者在继发性甲状旁腺功能亢进中更为常见。最近，如前所述，为术中淋巴闪烁显像研究开发的术中探针技术也被应用于甲状旁腺闪烁显像，从而缩短了这些患者的手术时间，减少了创伤。

## 六、镓铟白细胞闪烁显像

纵隔感染成像主要用 67Ga 和 111In 标记的自体白细胞（111In-WBC）。67Ga 是一种回旋加速器产生的放射性核素，物理半衰期为 78h，并有几个伽马光峰用于成像。67Ga 是一种以 67Ga 枸橼酸盐形式给药的铁类似物，已用于评估炎症和肿瘤性病变；然而，大多数用 67Ga 枸橼酸盐评估的肿瘤性病变现在常规用 18F-FDG PET/CT 成像。111In-WBC 是通过在体外用 111In-oxine 标记白细胞，然后将其回注到患者体内而产生的。

目前，自体白细胞可以用 111In-oxine 标记并用于 SPECT/CT 重新注射成像，如 Navalkissoor 所述 [73]。这种放射性药物比 67Ga 枸橼酸盐对感染更具特异性，且很少被肿瘤吸收。正常摄取见于脾脏、骨髓和肝脏。111In-WBC 显像在某些临床情况下可能优于 Ga，但两者都有助于评估可疑的纵隔感染。值得注意的是，在注射约 500μCi（18.5mbq）111In 标记的自体白细胞后，早期肺部摄取正常；因此通常在 18~24h 后进行成像。部分由于这个原因，Fineman 等 [74] 以及大多数其他研究者在怀疑肺实质感染时，如在 HIV 患者中，倾向镓而不是铟白细胞。与镓不同，铟白细胞闪烁显像很少需要超过 24h 的延迟成像。镓可能对疑似慢性感染患者更有用，因为 111In 白细胞显像中大多数标记的白细胞是中性粒细胞；因此 111In 白细胞显像对慢性感染的敏感性通常较低。其他放射性药物也被开发用于检测感染部位，包括

$^{99m}$Tc 六亚甲基丙胺肟（HMPAO）标记的白细胞、单克隆抗粒细胞和多克隆免疫球蛋白 G 非特异性抗体、趋化肽制剂、脂质体、纳米胶体等，如 Peters[75] 和 Becker[76]，Corstens[77]，Fischman[78] 等所述。其中，到目前为止，只有 $^{99m}$Tc 标记的白细胞获得了广泛的临床应用。

如前所述，$^{18}$F-FDG PET/CT 显像，如前所述，也可以很容易地检测到感染和炎症过程，因为肿瘤分期 PET 显像最常见的假阳性结果是由于感染或炎症引起的葡萄糖代谢增加，包括结节病、结核病、脓肿和其他感染。因此，$^{18}$F-FDG PET/CT 显像也可能在评价疑似炎症过程中发挥潜在作用，如 Kresnik[79]、Temmerman[80]、DeWinter[81]、Stumbe[82]、Sugawara[83] 和 Meyer[84] 等所述的小肠结肠炎、肌肉骨骼感染、脑感染等。Hess 等[85] 和 Vaidyanathan[86] 等最近也对该问题进行了回顾。然而，PET 成像的这一应用目前还没有得到批准或用于临床。

## 七、单克隆抗体

如 Halpern[87]、Oldham[88] 和 Keenan[89] 等以及 Larson[90] 所述，利用杂交瘤技术，已开发出针对多种人类肿瘤抗原的鼠源单克隆抗体。许多这些抗体对人类肿瘤具有高度亲和力，尽管在相关肿瘤的特异性上经常有一些重叠。目前，具有出众的肿瘤摄取特性的新型单克隆抗体，包括人抗体和嵌合抗体，正在开发中。单克隆抗体已成功地用多种放射性核素进行了放射性标记，包括 $^{131}$I、$^{111}$In、钇 –90（$^{90}$Y）、$^{99m}$Tc 等。这些放射性药物已被评估用于淋巴瘤、黑色素瘤、肺、结肠、卵巢、前列腺和乳腺癌等肿瘤的成像。目前，几种单克隆抗体放射性药物已获得 FDA 的批准，可作为显像剂用于临床，包括针对结肠、直肠的药物，卵巢癌和前列腺癌及抗癌胚抗原抗体，如 Abdel Nabi 和 Doerr[91] 及 Neal[92] 和 Podoloff[93] 等所述。这些研究具有比标准解剖成像技术更针对性地检测肿瘤的潜在优势。例如，CT 可以发现肿大但非肿瘤性的淋巴结，或者相

反，就像霍奇金淋巴瘤中经常发生的那样有大小正常但受累的淋巴结。此外，单克隆抗体成像还可以进行全身检查，从而有可能发现临床上非可疑部位的隐匿性疾病。前列腺研究的一个示例如图 152–17 所示。

用高能 β 或 α 放射性核素（如 $^{131}$I 和 $^{90}$Y）标记单克隆抗体，使这些药物可以用于治疗，类似于使用游离 $^{131}$I 治疗分化良好的甲状腺癌。未标记的单克隆抗体也用于治疗各种肿瘤，最常见的是非霍奇金淋巴瘤。这类药物中最常用的是鼠源单克隆抗体利妥昔单抗（利妥昔单抗，Genentech，Inc.，Vacaville，CA）。在单克隆抗体中加入 β 放射同位素放射标记已被证明能增强该药物的杀瘤作用。一般来说，放射免疫治疗的全身副作用远低于标准化疗或放疗，尽管在某些情况下，出于辐射安全考虑，使用高剂量放射性可能需要患者住院治疗，特别是如果使用的放射性核素具有显著的伽马辐射，如 $^{131}$I。这些治疗药物与临床上显著的骨髓抑制或其他毒性有关，但这些不良反应通常是自我限制的，不需要进一步干预。

目前，大多数正在评估的治疗性单克隆抗体药物都是直接针对非霍奇金淋巴瘤的，如 Bischof Delaloye 所述[94]。以前的这类药物，如 LYM-1 抗体（Oncolym，Peregrine Inc.，Tustin，CA）在 20 世纪 80 年代和 90 年代取得了一些成功，如 DeNardo 等所报道[95]。更新的药物是针对 CD-20 细胞表面抗原的，这种抗原存在于 90% 以上的非霍奇金淋巴瘤肿瘤细胞中。迄今为止的研究主要集中在治疗难治性疾病患者或那些已经转化为更具侵袭性的非霍奇金淋巴瘤的患者。如 Witzig 等[96-98] 所述，由于在经标准治疗，甚至对未标记单克隆抗体治疗难治性的患者中，研究表明这些药物在此情况下具有显著疗效，这一研究导致 FDA 批准了一种 $^{90}$Y 标记的药物 ibritumomabtiuxetan（Zevalin，IDEC 制药公司，圣地亚哥，CA）。据报道，总体反应率约为 70%，完全反应率高达 15%～30%，平均持续约 7 个月。另一种 $^{131}$Z 标记的药物托西莫单抗（Bexxar，Corixa Corporation，Seattle，

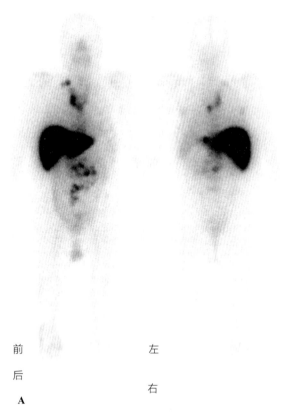

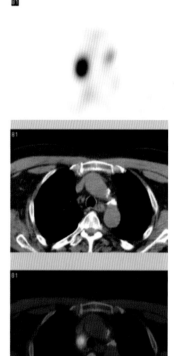

◀ 图 152-17　异常的 $^{111}$In- 卡罗单抗喷地肽（ProstaScint）单克隆抗体研究

患者为 70 岁男性，在前列腺癌根治术和辅助放射治疗后 3 年左右血清前列腺特异性抗原水平升高。他被置于雄激素阻断状态。A. 4d 的全身平面图像。在右侧锁骨上、纵隔、腹膜后和肠系膜区域有许多活动增强的病灶，高度符合淋巴结转移。肝内活动和脾、血池微弱活动均为正常。B. 胸部的衰减校正 $^{111}$In- 卡罗单抗喷地肽平扫 CT 和 SPECT 图像。右侧气管旁淋巴结有居灶性活动增强，高度符合淋巴结转移

WA），针对同一抗原，已证明具有相似的疗效，并可能很快获得批准。血液毒性是这些患者注意到的主要毒性反应，但如前所述，它的毒副作用通常是中等程度并且是自限的。正如 Wiseman 等 [99] 所报道的那样，即使是轻度血小板减少症的患者也可以安全地接受低剂量治疗。这一领域的未来发展将侧重于更广泛地应用放射免疫治疗，继续开发对特定肿瘤具有更大亲和力和特异性的新抗体，也许还将开发更多的人或人源化单克隆抗体，这可以大幅减少 DeJager 等 [100] 所描述的人类抗小鼠抗体（HAMA）反应进展的问题。HAMA 反应进展发生时，将干扰重复使用抗体进行成像或治疗。

## 八、未来发展

在这个由 CT、MRI 等多种解剖成像方式提供的高空间分辨率和三维数字图像显示的时代，核医学研究的主攻方向已回归到对人体生理学和病理生理学评价方法的改进上。最近核医学技术

的创新主要涉及开发更适合特定临床适应证的新型放射性药物，以及改进仪器和数据处理方面。开发新的放射性药物的目标是设计能够提供更好图像质量的制剂，在各种病变和感兴趣的区域进行更具体的定位，减少对患者、技师和医生的辐射，更易制备，更低的成本，更广泛的可用性，以及最小的副作用。用于 PET 成像的新型放射性药物正在开发中，如上文讨论的用于 NET 的药物，包括新的单克隆抗体和多肽受体显像剂，以及使用非封闭源的放射免疫疗法和其他形式的非密封靶向放射性核素治疗。此外，PET 显像在临床肿瘤学中的迅速发展，促使了旨在开发针对 $^{18}$F-FDG 不能充分解决的特定病变的新型 PET 放射性药物的研究。例如，$^{11}$C 胆碱目前正在几个医疗中心作为扩大使用试验用药物用于前列腺癌成像，而 $^{18}$F-FDG 通常不能显示前列腺癌。其他用 $^{18}$F 标记的 PET 放射性药物和其他放射性核素，如 $^{11}$C，以及由靶向其他生理功能（如蛋白质合成、激素受体和 DNA 合成）的放射性标记化合

物组成的制剂也正在开发和评估中。特别是，随着更多的数据证实其应用和可能增大的报销额度，非 $^{18}$F-FDG 放射性药物 PET/CT 成像在原发性和继发性纵隔肿瘤的诊断、分期和随访中的临床作用可能会进一步扩大。PET/CT 成像目前已广泛应用于学术和临床成像设施，私人和商业企业都在扩大 $^{18}$F-FDG 作为常规临床放射性药物的可用性和可负担性。目前 PET 成像提供的代谢和病理生理信息无法通过任何其他成像方式获得，尽管磁共振全身扩散加权成像技术的研究有望对这类过程进行成像[101, 102]。

随着在全球医疗中心安装的扫描仪数量的不断增长，PET/MR 成像成为未来的主要仪器发展方向。图 152-18 所示为转移性宫颈癌累及胸部的患者的 PET/MR 图像示例。早期报道显示于大多数癌症，PET/MR 具有与 PET/CT 相似的操作，包括非小细胞肺癌[103-105]。然而，PET/MR 的作用仍有待于前瞻性的研究，而 CT 和 MRI 由于其各有独特的特性，使其适用于特定的适应证（例如，MRI 在肝脏和骨盆的软组织对比度优于非增强 CT）。SPECT-CT 和 PET/CT 图像采集与重建技术的进一步改进，也有望提高用这些方法成像的任何放射性药物图像的灵敏度和空间分辨率。从一体化同步扫描 PET/CT 扫描仪获得的图像显示出更好的病变检测能力，特别是对于大数量的患者，且更不易受运动伪影影响[106]。采用镉－锌－碲化物（CZT）固态探测器的新型超快 SPECT/CT 摄像头与几十年来一直是核医学成像基石的传统基于 NaI 晶体的 Anger 摄像头在心脏成像方面相比，明显提高了计数灵敏度和空间分辨率[107]。改进 SPECT/CT 的迭代重建技术也可以在保持甚至提高空间分辨率的同时减少所需的采集时间[107]。这种改进还可以减少获得可解释图像所需的放射性药物量，从而减少对患者的辐射。这些进展扩大了可用于评估纵隔病理学的成像工具的应用。

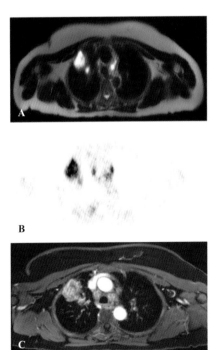
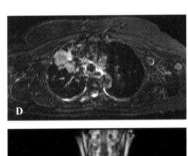
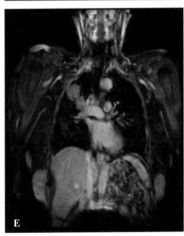
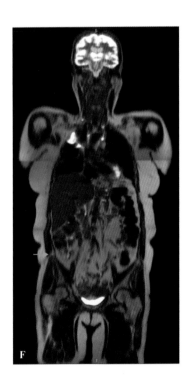

▲ 图 152-18　异常 PETMR 研究

患者是一位 60 名的女性，患有子宫颈癌伴广泛的软组织和骨转移。胸部 $^{18}$F-FDG PET/MR 轴位图像（A）。右肺上叶肿块和纵隔淋巴结病变的摄取明显增加。轴位非衰减校正 $^{18}$F-FDG PET/CT（B）和造影后 T$_1$（C）、造影前液敏（D）和冠状位造影后 T$_1$（E）MRI 序列显示右肺上叶大肿块延伸至右肺门伴气管旁淋巴结病变。冠状 $^{18}$F-FDG PET/ 磁共振图像（F）也显示右侧锁骨上和上纵隔淋巴结病变及右侧髂嵴病变（绿箭）的摄取增加

# 第153章
# 纵隔肿瘤标志物
## Mediastinal Tumor Markers

Mirella Marino　Rossano Lattanzio　Edoardo Pescarmona　著

吴　捷　译

## 一、肿瘤标志物：定义和概述

肿瘤标志物是对各种肿瘤类型具有诊断、预后或预测相关性的指标。然而，是否存在具有高度特异性和（或）敏感性的肿瘤标志物尚不可知。美国国立卫生研究院（NIH）将生物标志物定义为"用于客观地测量和评估正常生物过程、致病过程或治疗干预的药理学反应的特征"[1]。

生物标志物属于不同分子类别的有机化合物，如 DNA、RNA、蛋白质、肽和代谢物。研究和使用最多的分子是蛋白质，它控制着大多数的生物过程。蛋白生物标志物在诊断阶段应用广泛。具有预后相关性的标志物是一种能在诊断时提供疾病自然史信息的疾病特征，与治疗无关。另一方面，预测性生物标志物预测治疗干预的反应，可与不同治疗方法或不治疗的效果相比较。预测性生物标志物为个性化医疗的发展奠定了基础。血清肿瘤标志物包括在血清、血浆、尿液或其他体液中可检测或可测量的激素、酶、细胞内蛋白或细胞膜抗原。组织肿瘤标志物是指在新鲜、冷冻或福尔马林固定、石蜡包埋（FFPE）组织切片的不同细胞区室（细胞膜、细胞质或细胞核）中，通过免疫技术可检测到的分化或信号传导抗原或细胞结构成分 / 产物，如蛋白质或激素。在这里，作者提出并讨论了具有多种敏感性 / 特异性的纵隔肿瘤血清标志物，以便在适当的临床和实验室环境下用于诊断。这些标志物没有一种是专门用于筛选试验单一肿瘤的，但都有助于诊断。一些诊断性生物标志物暗示了预后相关性，但必须考虑分期和随访（FU）。此外，作者还介绍并讨论了与纵隔肿瘤 / 假性肿瘤相关的免疫相关血清标志物。

### 纵隔肿瘤标志物

纵隔肿瘤的广谱性反映在它们能诱导的各种标志物上。反映肿瘤遗传特征、分化谱系和内分泌或神经内分泌产物特异性的标志物在新病例的初步调查诊断中具有重要价值。而具有预后 / 预测意义的标志物驱使着对患者的评估和治疗。根据 2015 年世界卫生组织（WHO）分类，对最常见和最相关的肿瘤诊断标志物进行了讨论[2]。由于纵隔肿瘤的多样性，在较不常见的实体肿瘤中，仅讨论特定 / 特有血清或组织标志物或临床综合征相关的标志物。此外，在遗传标志物一节中，将对那些具有已确定遗传特征的肿瘤做简要介绍。读者必须参考特定的论文或评论，或参考此处未涉及的肿瘤的最新参考文献。纵隔是一个由重要解剖结构组成的虚拟空间，其复杂的胚胎学来源和接近深部肿块的困难性，使其无论是在研究诊断相关标志物方面还是发展这一感兴趣领域方面都证明了其合理性。外科医生和（或）神经外科医生或肿瘤学家在对纵隔肿瘤患者进行初步检查时，应考虑各种人口学特征、症状、影像学特征和血清结果，以便能够在数种诊断可能性中开始 / 进行诊断，并提出适当的诊断程序。诊断方法应该首先考虑到年龄、性别和肿块的位置 [3, 4]。同时，应考虑以血液为基础的检查（血细胞和血清产物），以便从肿块和（或）肿瘤产物 / 激素水平增加中排除白血病扩散。

纵隔肿瘤按部位分布见表 153-1，按年龄和频率分布见表 153-2。表 153-3 列出了纵隔肿瘤特异性的血清和实验室标志物及相关疾病。最常见的纵隔肿瘤发生在成年人中，但有一个重要的例外必须提出，即胸腺上皮性肿瘤（TET）（表 153-4）与目前公认的相关激素 / 细胞产物在血清中的增加无关。事实上，大量的 TET 与自身免疫紊乱 / 免疫疾病和（或）导致神经肌肉疾病或胶原 / 自身免疫疾病（AD）的免疫缺陷有关（表 153-5）[5]。在 AD 中，自身抗体检测，无论是单独的还是与已有的症状相关的。都可成为检测纵隔肿瘤的"线索"。产生激素或细胞产物最相关的，纵隔肿瘤是生殖细胞瘤（GCT），与性腺肿瘤相似（表 153-6）。因此，一种新的诊断工具应运而生，因为首先处理纵隔肿块的专家必须计划考虑肿瘤 – 血清相互作用的知情诊断方法。免疫组织化学（IHC）是病理学家的一个重要工具，有助于诊断外科手术切除的肿瘤组织和细胞（图 153-1）。另一个需要考虑的重要问题是纵隔肿瘤大多是罕见的，建议与当地机构和（或）地区 / 国家肿瘤委员会讨论并分享病例、诊断程序和问题 [6, 7]。

## 二、原发性纵隔生殖细胞瘤 – 血清和免疫组织化学标志物

原发性纵隔 GCT 是一种罕见的肿瘤，仅占纵隔肿瘤的 10%～20% [8, 9]。GCT 被认为是由异位原始生殖细胞（GC）引起的，这些细胞在发育过程中不能迁移到尿生殖嵴，在胚胎发育过程中逃避初级器官对它的影响，随后这些细胞存在于胸腺或具有向生殖细胞分化潜能的胸腺细胞中 [10]。另一个假说认为，它们代表了原发性病变消退的睾丸转移性病变。GCT 保持相同的组织学特

**表 153-1　纵隔肿块的定位诊断**

| 上纵隔 | • 胸腺上皮肿瘤（TET）<br>• 异位甲状腺组织 |
|---|---|
| 前纵隔 | • 畸胎瘤<br>• 淋巴瘤<br>• 生殖细胞瘤（GCT）<br>• TET |
| 中纵隔 | • 心包 – 支气管 – 肠囊肿淋巴瘤 |
| 后纵隔 | • 神经源性肿瘤<br>• 食管疾病 |

**表 153-2　按年龄和频率划分的纵隔肿块诊断**

| 儿　童 | 成　人 |
|---|---|
| 神经源性肿瘤 40% | 胸腺上皮肿瘤（TET）30% |
| 神经母细胞瘤 27% | 生发性细胞瘤（GCT）23% |
| 畸胎瘤和非霍奇金淋巴瘤 14% | 淋巴瘤 19% |
| 肠囊肿和神经节神经瘤 0.09% | 神经源性肿瘤 12% |

征、细胞遗传学异常（等臂染色体 12p）和性腺配对血清肿瘤标志物的表达 [11]。虽然原发性纵隔 GCT 非常罕见，但约 54% 的性腺外 GCT 位于前纵隔。在中线结构中这一比例过高，这可能是由于发育中的胸腺微环境有利于 GCT 发育 [12]。GCT 由于极其罕见且获得的组织通常有限，给诊断带来了挑战 [13]。由于畸胎瘤和卵黄囊瘤只发生在青春期前，所以 GCT 的临床病程应根据主要的组织学分组和发病年龄加以区分 [14]。虽然单纯精原细胞瘤并没有表现出很大的侵袭性，但原发性纵隔非精原细胞瘤却是以预后差、化疗抵抗力强、生存期短为特点的 [15, 16]。然而据报道，采用顺铂为主的新辅助治疗可改善其预后 [17, 18]。鉴于 GCT 的治疗方案和预后不同，正确诊断这些肿瘤对临床治疗至关重要。

GCT 是最早应用血清标志物的肿瘤之一。第一份报告可追溯到 1930 年，当时在绒毛膜癌患者的尿液中检测到 β- 人绒毛膜促性腺激素（β-hCG）[19]。从那时起，血清蛋白标志物如 α-

表 153–3　纵隔肿瘤和假肿瘤相关的血清标志物（最相关）

| 肿瘤（或假性肿瘤）类型 | 正常血清 / 血液成分中激素或细胞产物的增加或改变 | 抗体产物 | 相关疾病或肿瘤 |
|---|---|---|---|
| 生殖细胞肿瘤 | • α– 甲胎蛋白<br>• β-hCG<br>• CEA<br>• PLAP[a]<br>• NSE[a]<br>• LDH[a] | — | • 精原细胞瘤、胚胎瘤、卵黄囊瘤、绒毛膜癌、畸胎瘤 |
| 胸腺瘤 | • 低丙种球蛋白症<br>• 淋巴细胞减少 | • 抗 –AChr[b]<br>• 抗 –MuSK[b]<br>• 抗 –Titin[b]<br>• 抗 –RyR[b]<br>• 其他特定组织<br>• auto-Ab | • 重症肌无力（MG）<br>• Good 综合征<br>• 纯红细胞再生障碍<br>• 桥本甲状腺炎<br>• 系统性红斑狼疮（SLE）<br>• 其他胶原性疾病 |
| 胸腺神经内分泌肿瘤 | • ACTH<br>• 促甲状旁腺激素升高 | | • 库欣病<br>• 高钙血症和低磷血症 |
| 胸腺脂肪瘤 | | • 抗 –AChR | • MG |
| 嗜铬细胞瘤，神经母细胞瘤，神经节母细胞瘤 | • 儿茶酚胺增加<br>• VIP 增加<br>• ADH 增加 | | • 高血压和头痛<br>• VIP 和 ADH 产物综合征 |
| Castleman 病 | • 高丙种球蛋白血症<br>• 血小板减少症 | • 抗 –HHV8<br>• 抗体 | • 淋巴增生性疾病 |
| 硬化性纵隔炎 | • IgG4 增加 | | • IgG4-RD |

a. 未特指

b. 所有抗体都与重症肌无力有关

β-hCG. 人绒毛膜促性腺激素的 β– 亚单位；CEA. 癌胚抗原；NSE. 神经元特异性烯醇化酶；LDH. 乳酸脱氢酶；MuSK. 肌肉特异性酪氨酸激酶；RyR. 兰尼碱受体；ACTH. 促肾上腺皮质激素；VIP. 血管活性肠肽；ADH. 抗利尿激素；IgG4-RD.IgG4 相关疾病

甲胎蛋白（AFP）、β-hCG 和乳酸脱氢酶（LDH）在 GCT 的管理中变得越来越重要。根据国际生殖细胞癌协作组（IGCCCG）系统，成人术前肿瘤标志物是 GCT 风险分组（好、中、差）标准的一部分[20]。这些标志物为诊断、预后、分期、治疗反应监测和诊断复发提供了关键信息。此外，美国国家临床生物化学研究院（NACB）发表了一份关于睾丸 GCT 和其他癌症肿瘤标志物分析方法的实践指南[21]，指南中甚至对性腺外 GCT 也产生了兴趣。此外，还制定了关于在其正常部位适当使用 GCT 血清标志物的建议指南，这些标志物也应考虑到其纵隔的发生[21, 22]。对于性腺外 GCT，解剖部位、形态学、分期参数与患者的预后有关[23]。活检 / 手术标本免疫组化特征的获得是必需的。在 GCT 鉴定中，最佳的 IHC 指标必须包括 AFP 和 β-hCG，以鉴别卵黄囊瘤和绒毛膜癌[24]。用于诊断 GCT 的其他标志物包括 c-KIT（CD117）、胎盘样碱性磷酸酶（PLAP）和 CD30。然而，这些标志物缺乏足够的敏感性和（或）特异性[25-29]。最近，干细胞标志物(SALL4、OCT4、NANOG、UTF1 和 TCL1）在 GCT 中已成为更敏感的标志物[30-32]。在 GCT 中应用这些和其他免疫组化标志物 [LDH-1、脂酰肌醇蛋白聚糖 –3（GPC3）、M2A、黑色素瘤相关抗原 C2（MAGEC2）]，问题肯定会得到进一步解决（表 153–7）。

总的来说，有一个强烈和一致的共识，即 GCT 患者，特别是那些诊断预后中等和较差的患

表153-4 2015年世界卫生组织胸腺上皮性肿瘤分类

| 上皮性肿瘤 | 胸腺瘤神经内分泌肿瘤 |
|---|---|
| 胸腺瘤 | 类癌肿瘤 |
| • A型胸腺瘤（包括非典型变异） | • 典型类癌 |
| • AB型胸腺瘤 | • 非典型类癌 |
| • B1型胸腺瘤 | 大细胞神经内分泌癌 |
| • B2型胸腺瘤 | 合并大细胞神经内分泌癌 |
| • B3型胸腺瘤 | 小细胞癌 |
| • 微结节胸腺瘤伴淋巴间质 | 合并小细胞癌 |
| • 化生型胸腺瘤 | |
| • 其他罕见胸腺瘤 | |
| － 显微胸腺瘤 | 合并胸腺癌 |
| － 硬化性胸腺瘤 | |
| － 脂肪纤维腺瘤 | |
| 胸腺癌 | |
| • 鳞状细胞癌 | |
| • 基底样癌 | |
| • 黏液表皮样癌 | |
| • 淋巴上皮瘤样癌 | |
| • 透明细胞癌 | |
| • 肉瘤样癌 | |
| 腺癌 | |
| • 乳头状腺癌 | |
| • 胸腺瘤样囊性癌 | |
| • 黏液腺癌 | |
| • 腺癌，NOS | |
| NUT癌 | |
| 未分化癌 | |
| 其他罕见的胸腺癌 | |
| • 腺鳞癌 | |
| • 肝样癌 | |
| • 胸腺癌，NOS | |

经Travis WD、Brambilla E、Burke AP、Marx A、Nicholson AG许可修改，引自 *World Health Organization Classification of Tumours of the Lung, Pleura, Thymus and Heart*. Vol. 7. 4th ed. Lyon: IARC Press, 2015.

者以及所有复发的生殖细胞癌患者，有必要在有经验的中心集中护理，而且GCT肿瘤的诊断和治疗须进行密切的多学科合作[33]。

这里提供了一份报告，详细介绍了GCT标志物。大多数血清标志物也可通过IHC在FFPE切片中被检测到（表153-8）。

## （一）甲胎蛋白

甲胎蛋白（AFP）是一种主要的胎儿血清蛋白，其分子量约为70kDa，许多理化性质类似于白蛋白。AFP通常在妊娠期间由胎儿肝脏和胃肠道以及卵黄囊产生。AFP的检测涉及胚胎癌和卵黄囊肿瘤中卵黄囊细胞的起源。然而，这些细胞从未出现在纯精原细胞瘤或绒毛膜癌中。即使这些细胞不能在纯精原细胞瘤或绒毛膜癌中被组织学证实，但是当AFP水平升高时，也必须假定它们存在。对于成熟畸胎瘤患者，AFP在血清中始终呈阴性。然而，最近一个病例报道称在异时双侧复发性卵巢和纵隔畸胎瘤患者中AFP升高[34]。

## （二）β-人绒毛膜促性腺激素

β-人绒毛膜促性腺激素（β-hCG）是第一个被描述的妊娠特异性蛋白，是由胎盘合胞滋养层分泌的38kDa的糖蛋白，其功能是在妊娠前

表 153–5　胸腺瘤相关的自身免疫性和副肿瘤性疾病 [a,b]

| 神经肌肉疾病 | 免疫缺陷病 |
| --- | --- |
| • 重症肌无力（MG）<br>• 边缘性脑病 | • 低丙种球蛋白血症（Good 综合征）<br>• T 细胞缺乏综合征 |

| 周围神经病变 | 内分泌失调 |
| --- | --- |
| • 神经肌强直<br>• 僵硬综合征<br>• 多发性肌炎 | • 自身免疫性多点综合征<br>• 原发性慢性肾上腺皮质功能减退症<br>• 甲状腺炎 |

| 血液病 | 皮肤病 |
| --- | --- |
| • 红细胞再生障碍<br>• 恶性贫血<br>• 全血细胞减少<br>• 溶血性贫血 | • 天疱疮<br>• 扁平苔藓<br>• 慢性皮肤黏膜念珠菌病<br>• 斑秃 |

| 胶原与自身免疫性疾病 | 杂症 |
| --- | --- |
| • 系统性红斑狼疮<br>• 类风湿关节炎<br>• Sjögren 综合征<br>• 硬皮病<br>• 间质性肺炎 | • 巨细胞心肌炎<br>• 肾小球肾炎 / 肾炎综合征<br>• 溃疡性结肠炎<br>• 肥大性骨关节病 |

a. Klein R, Marx A, Ströbel P, et al. Autoimmune associat-ions and autoantibody screening show focused recognition in patient subgroups with generalized myasthenia gravis. *Hum Immunol* 2013; 74:1184–1193.

b. Marx A, Willcox N, Leite MI, et al. Thymoma and parane-oplastic myasthenia gravis. *Autoimmunity* 2010; 43:413–427.

引自 Travis WD, Brambilla E, Burke AP, Marx A, Nicholson AG. *World Health Organization Classification of Tumours of the Lung, Pleura, Thymus and Heart.* Vol. 7. 4th ed. Lyon: IARC Press, 2015.

表 153–6　世界卫生组织 2015 年纵隔生殖细胞肿瘤分类

- 精原细胞瘤
- 胚胎癌
- 卵黄囊瘤
- 绒毛膜癌
- 畸胎瘤
- 成熟畸胎瘤
- 未成熟畸胎瘤
- 混合生殖细胞瘤
- 恶性体细胞型生殖细胞瘤
- 生殖细胞瘤相关
- 血液系统恶性肿瘤

经 Travis WD、Brambilla E、Burke AP、Marx A、Nicholson AG 许可修改，引自 *World Health Organization Classification of Tumours of the Lung, Pleura, Thymus and Heart.* Vol. 7. 4th ed. Lyon: IARC Press, 2015.

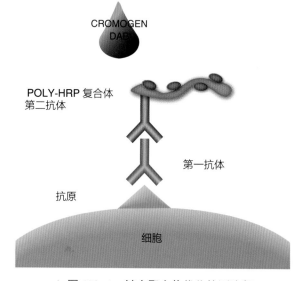

▲ 图 153–1　键合聚合物优化检测流程

样品与过氧化氢一起孵育以淬灭内源性过氧化物酶活性。使用用户提供的特异性一体。二抗 IgG 连接试剂定位小鼠抗体。Poly-HRP-IgG 试剂定位兔抗体。底物显色剂 3，3′- 二氨基联苯四氢氯化物（DAB）通过棕色沉淀使络合物可视化。苏木精（蓝色）复染可使细胞核可视化。结合键合自动化系统使用键合聚合物优化检测方法，减少了由于试剂稀释、手动移液和试剂应用而导致人为错误和内在可变的可能性

几周维持黄体。肝、胰腺、胃、肺、乳腺、肾和膀胱肿瘤患者血清中的 β-hCG 水平升高 [35]。然而，血清 β-hCG > 10 000U/L 仅出现在妊娠期和患有 GCT、妊娠滋养层细胞疾病和（罕见）肺或胃原发性肿瘤滋养细胞分化中 [36]。绒毛膜癌是一种高度侵袭性的 GCT。血清 β-hCG 在大多数绒毛膜癌患者和高达 10% 的精原细胞瘤患者中升高。用 IHC 在肿瘤组织中检测发现，绒毛膜癌 β-hCG 在合胞滋养层细胞中呈阳性，而 PLAP 在合胞滋养层细胞中的阳性率约为 50% [27]。另外，在散在的合胞滋养层细胞中，1/3 的胚胎癌表达

β-hCG。

### （三）胎盘碱性磷酸酶（PLAP）

PLAP 是一种普遍存在的成人碱性磷酸酶的胎儿同工酶。它通常在胎盘合胞滋养层细胞中表

表 153-7 生殖细胞肿瘤的免疫组化标志物

| 免疫标志物 | 精原细胞瘤 | 卵黄囊瘤 | 胚胎癌 | 绒毛膜癌 |
|---|---|---|---|---|
| α- 甲胎蛋白（AFP） | – | + | +/– | – |
| β-hCG | – | – | – | ++ |
| PLAP | + | +/– | +/– | +/– |
| CD30 | | +/– | + | |
| D2-40 | ++ | +/– | +/– | |
| c-KIT（CD117） | ++ | +/– | +/– | |
| Cytokeratin | +/– | ++ | ++ | + |
| OCT4 和 NANOG | ++ | – | ++ | |
| SALL4 | ++ | ++ | ++ | |
| SOX2 | – | | ++ | |
| SOX17 | + | | | |
| TCL1 | +/– | | | |
| UTF1 | ++ | | ++ | – |
| 磷脂酰肌醇蛋白聚糖 -3 | – | ++ | +/– | ++ |
| MAGEC2 | + | | | |

++. 总是阳性；+. 通常为阳性；+/–. 阳性或阴性；–. 阴性；β-hCG. β– 人绒毛膜促性腺激素；PLAP. 胎盘碱性磷酸酶；MAGEC2. 黑色素瘤相关抗原 C2。引自 Iczkowski KA、Butler SL、Shanks JH, et al. Trials of new germ cell immunohistochemical stains in 93 extragonadal and metastatic germ cell tumors. *Hum Pathol* 2008;39:275–281. © 2008 Elsevier 版权所有

表 153-8 GCT 血清标志物汇总表

| 生殖细胞肿瘤（GCT） | 血清标志物 |
|---|---|
| 精原细胞瘤 | β-hCG（偶尔）; LDH |
| 胚胎癌 | AFP; β-hCG |
| 卵黄囊瘤（内胚窦瘤；YST） | AFP; CEA（偶尔） |
| 绒毛膜癌 | β-hCG; AFP; PLAP; |
| 成熟和未成熟畸胎瘤 | — |
| 混合生殖细胞瘤 | AFP; β-hCG 罕见 |
| 生殖细胞瘤伴体细胞型实体恶性肿瘤 | AFP 和（或）β-hCG; CEA; NSE |

AFP. α- 甲胎蛋白；β-hCG. β 亚单位人绒毛膜促性腺激素；CEA. 癌胚抗原；NSE. 神经元特异性烯醇化酶；LDH. 乳酸脱氢酶

达，并在妊娠 12 周后释放到母体循环中[37]，在 1 岁以下的儿童中也能被检测到。

尽管 PLAP 被广泛认为是精原细胞瘤可靠的免疫组化标志物，但其作为血清肿瘤标志物的作用尚不确定。在精原细胞瘤中，50%～72% 的患者血清中 PLAP 升高，在疾病分期较高的患者中更常见[38, 39]。因此，高水平的 PLAP 被认为对检测转移具有最高的敏感性[40]，但其特异性较差。

健康吸烟者和其他疾病患者（包括肺、卵巢、乳腺和胃肠道恶性肿瘤）中均可发现 PLAP 水平升高 [41]。免疫组化上，典型的精原细胞瘤表型是一种细胞角蛋白阴性肿瘤，对 PLAP 具有均匀的细胞膜反应性 [26, 27]。然而，10%～15% 的这种病变确实会显示细胞角蛋白标记 [26, 27]。另外，80% 的纵隔精原细胞瘤病例显示出 CAM5.2（一种低分子量的细胞角蛋白）的强点样阳性，而睾丸精原细胞瘤的阳性率仅为 20% [42]。在其他 GCT 中，胚胎癌 PLAP 和低分子量细胞角蛋白也呈免疫组化阳性，约 1/3 病例 AFP 呈阳性 [27]。

### （四）乳酸脱氢酶（LDH）

LDH 是一种 134kDa 的酶，在肌肉、肝脏、肾脏和大脑中都高度表达。它将乳酸氧化成丙酮酸，在代谢中起着重要的作用。LDH 的 5 种同工酶已经被报道过。

血清 LDH 水平在多种疾病中升高，对 GCT 的特异性极低。此外，它还没有显示出对 GCT 中特定组织学的强烈倾向性。因此，LDH 在诊断中不是特别有用。然而在 GCT 中，LDH（LDH-1 亚型）在监测治疗反应和复发方面具有重要作用，并已证明可预测无复发生存率和总生存率 [43, 44]。因此，在 GCT 患者中，对 LDH 水平的评估，以及 AFP 和 β-hCG 水平的评估是强烈推荐的 [45]。LDH 只是一种血清标志物。

### （五）仅在 GCT 组织中表达的标志物

#### 1. CD30

CD30 是肿瘤坏死因子超家族的一员，对携带它的细胞具有多种作用。它最初被描述为霍奇金淋巴瘤（HL）的诊断标志物 [46-48]，因此既没有肿瘤特异性也没有淋巴瘤特异性。免疫组化结果显示，CD30（Ki-1）在胚胎癌中的表达率在 85%～100% [49, 50]，而在其他 GCT 中，除少见的精原细胞瘤和卵黄囊肿瘤 [25, 51] 和其他非造血肿瘤外，CD30 的表达均为阴性 [50]。AFP [25, 42] 和 PLAP [42, 52] 可出现在散的肿瘤细胞或小病灶中，约占病例的 30%。

#### 2. M2A（D2-40）

转录因子 M2A 是一种来源不明的高度糖基化单体唾液酸蛋白抗原，可用市售抗体 D2-40 检测。M2A 在未分类型生殖细胞瘤（IGCNU）、精原细胞瘤和未成熟胎儿生殖细胞中均有表达 [53, 54]。

Lau 及其同事 [55] 试图用 D2-40 单克隆抗体作为免疫组化肿瘤标志物将精原细胞瘤从胚胎癌中区分出来。他们发现所有的精原细胞瘤都被 M2A 染色，但是大约 30% 的胚胎癌也被 M2A 染色。Iczkowski 及其同事也得到了类似的结果 [56]。总的来说，D2-40 并不是一种鉴别精原细胞瘤和胚胎癌的有用工具。

#### 3. c-KIT（CD117）

CD117 是 c-KIT 原癌基因产物，是一种酪氨酸生长因子受体。CD117 由卡哈尔间质细胞表达，参与调节肠道运动（起搏细胞）。CD117 与其天然配体干细胞因子（SCF）的相互作用，与肿瘤生长加速密切相关。CD117 在许多人类恶性肿瘤中都有表达，包括肥大细胞白血病、胃肠道间质瘤（GIST）、黑色素瘤和精原细胞瘤 [57-60]。在约 50% 的纵隔精原细胞瘤病例中发现了 c-KIT 突变，而在任意一种睾丸肿瘤中均未发现这种突变 [28]。

免疫组化发现 CD117 主要由纵隔精原细胞瘤表达，在细胞膜或核旁区域常出现免疫反应 [61, 62]。

#### 4. 干细胞标志物（SCM）

早期用于诊断原发性纵隔 GCT 的干细胞标志物如 c-KIT、PLAP、AFP 和 CD30 缺乏足够的敏感性和（或）特异性 [25, 27-29, 32]。在胚胎干细胞和生殖细胞中表达的转录因子 OCT4 是鉴定睾丸精原细胞瘤和胚胎癌的有用标志物 [62]，也是鉴定无性细胞瘤和卵巢性腺母细胞瘤生殖细胞成分的有用标志物 [63]。OCT4 已经被用作纵隔精原细胞瘤更敏感的标志物 [30, 32]。然而，OCT4 只标记精原细胞瘤和胚胎癌，卵黄囊肿瘤对该标志物呈阴性 [30, 32]。卵黄囊肿瘤最常用的标记物是 AFP 和 PLAP，但它们的敏感性相对较低 [25, 27, 32, 42]。因此，卵黄囊肿瘤需要更敏感的标志物，特别是纵隔卵黄囊肿瘤。

SALL4 是一种 SCM，通过与 OCT4、SOX2、

NANOG、UTF1 和 TCL1 形成调控网络，参与维持胚胎干细胞的自我更新和多能性[64-66]。在这个网络中，SALL4 调控 OCT4[67]，而后又调控 UTF1[68, 69] 和 TCL1[70]。最近，SALL4 被认为是性腺 GCT 的诊断标志物[71, 72]，对性腺卵黄囊肿瘤、精原细胞瘤 / 无性细胞瘤和胚胎癌的敏感性为 100%。

现有数据表明，SCM 对 GCT 具有相对特异性。SALL4 对精原细胞瘤、胚胎癌和卵黄囊肿瘤的敏感性最高。OCT4、NANOG 和 UTF1 可在精原细胞瘤和胚胎癌中染色，而 TCL1 仅在精原细胞瘤中染色。SOX2 可在胚胎癌和畸胎瘤中染色。在这 6 个标志物中，SALL4 是唯一一个能对卵黄囊肿瘤染色的标志物[31]。此外，除了一些淋巴瘤可能强表达 SALL4[73] 和 TCL1[74, 75] 及一些癌症强表达 SOX2 外[76, 77]，非 GCT 对这些 SCM 不显示强染色。总之，SCM 对纵隔 GCT 具有高度特异性。然而，他们的测定必须与其他临床和实验室的发现相结合。

#### 5. 磷脂酰肌醇聚糖 –3（GPC3）

GPC3 属于磷脂酰肌醇聚糖家族，是一组通过糖基磷脂酰肌醇锚连接到细胞膜外表面的硫酸乙酰肝素蛋白多糖[78]。在哺乳动物中，已报道过 GPC1 到 GPC6 这 6 个 GPC 成员。GPC 被一种叫作 notum 的脂肪酶从细胞表面释放出来，可调节 Hedgehogs Wnts[79]、成纤维细胞生长因子（FGF）和骨形态发生蛋白（BMP）的信号传导[80-83]。根据细胞环境，它们的功能可以是刺激或抑制，也可以是信号传导。GPC3 在胎盘和胎儿肝脏中都有表达，而在其他正常器官中不表达。GPC3 对睾丸非精原细胞瘤 GCT 的诊断很有帮助，尤其是卵黄囊瘤[84]。最近，Weissferdt 及其同事报道了在 32 例纵隔精原细胞瘤中 GPC3 的免疫组化表达缺失[85]。这个结果推动了这个标志物的使用，因为它可以将精原细胞瘤从非精原细胞瘤 GCT 中分离出来。

#### （六）黑色素瘤相关抗原 C2（MAGEC2）

2011 年，Bade 及其同事利用含 325 个睾丸 GCT 组织的微阵列（包括 254 个精原细胞瘤）研究了 MAGEC2 在正常生殖细胞和各种人类癌症中的表达[86]。他们发现 MAGEC2 在 94% 的病例中表达呈阳性，并推测这个标志物是精原细胞瘤鉴别诊断的另一个敏感工具。2015 年，Weissferdt 及其同事报道了在 32 例纵隔精原细胞瘤中有 28 例（88%）出现 MAGEC2 染色[85]。与睾丸精原细胞瘤相似，MAGEC2 在纵隔精原细胞瘤中表达一致，因此 MAGEC2 在抗体中是一个有价值的标志物。

### 三、胸腺上皮肿瘤

胸腺上皮肿瘤（TET）包括胸腺瘤和胸腺癌（表 153-4）。尽管很少见[87]，但是在成人中是最常见的原发性纵隔肿瘤。儿童年龄段的 TET 则更少见。TET 来源于胸腺上皮细胞（TEC），胸腺瘤代表了"器官型"肿瘤（图 153-2、图 153-3 和图 153-4A 和 B），而胸腺癌亚型类似于发生在其他器官的癌（图 153-4C 和 D）。必须注意的是，前纵隔是 TET 最常见的部位，但它们也出现在胸腔的几个不同部位中，很少发生在胸外。因此，纵隔内的每一个肿块，即使是位于胸膜或心包，在组织学证实之前，都应该认为是 TET。最近经过重新评估，即使是低恶性潜能的肿瘤，胸腺瘤也被认为是一种截然不同的肿瘤[88]。读者应该参考本书（第 166 章）中关于胸腺瘤的预后因素的其他章节，首先包括分期。这里我们主要讨论常规肿瘤诊断的诊断标志物。TET 肿瘤特异性血清标志物尚不清楚。然而，在 AD（见章节：自身免疫性疾病胸腺瘤相关及其血清标志物）和胸腺瘤相关免疫缺陷（见章节：胸腺瘤免疫缺陷和相关标志物）中发现了一些血清标志物（表 153-3、表 153-5 和表 153-9）。

尽管血清标志物对 TET 本身不是特异性的，但如表 153-10 所示，各种组织特异性标志物有助于描绘为诊断而切除的组织。事实上，IHC 在 TET 组织学诊断中的作用在处理特定亚型及其变异 / 独特性时似乎是相关的，在细针活检或活检标本中的

表 153–9　抗 AChR 相关 MG 的横纹肌抗体

| 抗　体 | MG 人口 | 胸腺瘤人口 | 迟发性 MG | 早发性 MG |
|---|---|---|---|---|
| Anti-Titin | 20%～40% | 80%～90% | 50%～60% | 10% |
| Anti-RyR | 13%～38% | 50%～70% | 20%～30% | — |
| Anti-Kv1.4 | 12%～15% | 40%～70%ᵃ | 18%～20% | 10% |

a. 日本患者，伴肌炎和心肌炎（由 Prof. A. Evoli, Rome, Italy. 提供）

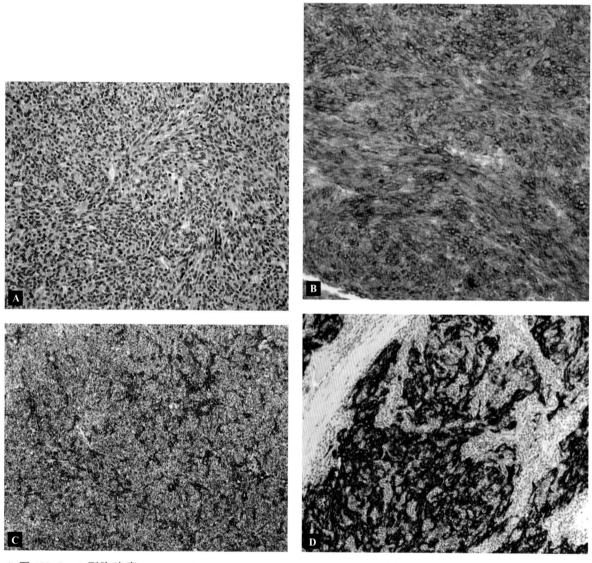

▲ 图 153–2　A 型胸腺瘤：A. HE，200×；B. CKMNF116，200×；AB 型胸腺瘤：C. AB 型胸腺瘤 HE，100×；D. AB 型胸腺瘤上皮细胞 CD20 染色，200×

作用也是至关重要的。读者应该参考最近关于这个主题的诊断思考的出版物 [89-91]。免疫组化标志物强调的鉴别诊断特征将在这里做简要讨论。

目前对 TET 的分类（表 153–4）代表了病理

学家之间长期争论的实际共识，即不仅要确定诊断标准 [89]，还要解释 TEC 谱、TEC 在肿瘤中表现的模式及其生物学特性。作者认为，WHO 的分类，通过其不同的版本 [2, 96, 97] 似乎在某种程度上

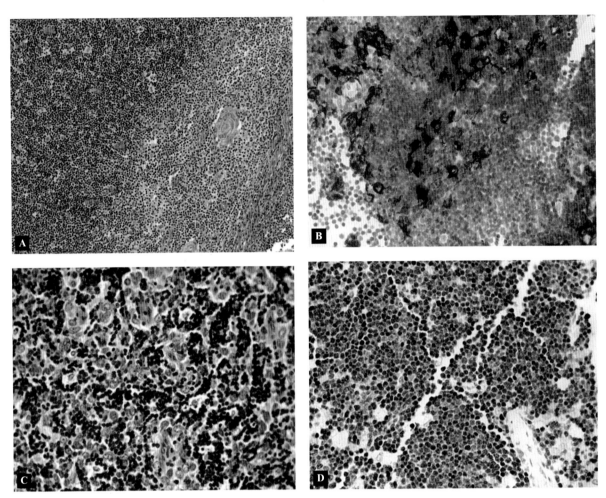

▲ 图 153-3 **B1 型胸腺瘤: A. HE, 100×; B. CK19, 400×; B2 型胸腺瘤: C. HE, 400×; D. TdT, 400×**

与胸腺瘤的皮质髓质分化概念[98]和后来发展起来的高分化胸腺瘤的概念有关（图 153-4A 和 B）[99]。然而，值得一提的是，其他病理学家对胸腺肿瘤中不同的 TEC 亚型和生物学实体的认识仍存在分歧，他们认为胸腺肿瘤的异质性是上皮细胞所表现出的连续形态谱的结果。读者可以参考一些先前的参考文献[100, 101]和最近关于这个问题的评论[102]。

### （一）TET 的免疫组化标志物

根据 TET 生长的亚型和密度所有 TET 都能与角蛋白产生反应，特别是 CK19，表现为 TEC 网络（图 153-2B 和图 153-3B）；其他角蛋白和上皮标志物列于表 153-4。EC 和淋巴细胞免疫组化的详细研究结果已经被报道[103-106]。AB 型和 B 型肿瘤皮质型胸腺细胞中的末端脱氧核

苷酸转移酶（Tdt）是淋巴 T 细胞的基本标志物（图 153-3D）。最近也有报道描述了新的 TEC 标志物[107-110]。TET 免疫组化谱在纵隔/肺和胸膜肿瘤鉴别诊断中的诊断价值是通过广泛而复杂的文献确定的[111-113]。此外，B 型胸腺瘤中 TEC 网络的密度代表一个主要的辨别标准，以便在有疑问时将 B1 与 B2 区分开来[89, 91]。

除了经典的上皮标志物外，一些最初不是为 TEC 设计的抗体也经常用于 TET 的诊断，比如 CD20、CD5 和 CD117。Chilosi 及其同事将 CD20 的出现描述为"混合"型胸腺瘤（或 AB）纺锤体 TEC 的异常标志物[114]。该标志物显示了 A 型和 AB 型胸腺瘤中的"髓质"TEC 型染色（图 153-2D）。该抗体与上皮标志物相关，即使位于胸膜[111]或异位定位[115]，也有助于指出肿

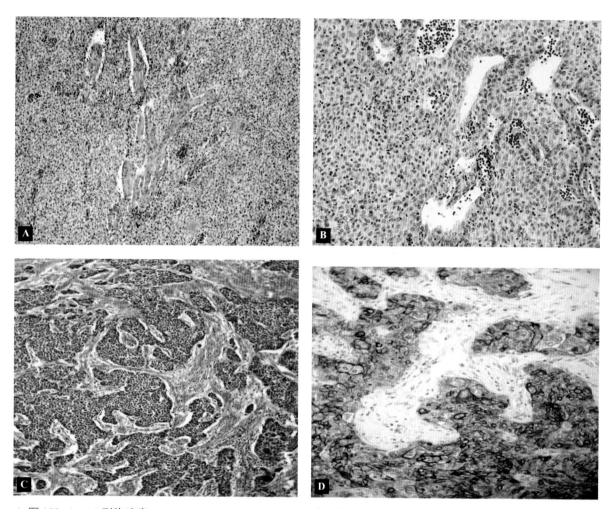

▲ 图 153-4　B3 型胸腺瘤：A. HE，100×；B. HE，200×；胸腺瘤，低分化鳞状细胞癌（TSCC）：C. HE，100×；D. CD117，400×

瘤可能来源于 TEC。进一步的诊断改进是将 CD5 作为胸腺鳞状细胞癌（TSCC）的标志物[116-118]，将 KIT（CD117）（图 153-4D）作为胸腺癌和上皮性肿瘤的标志物，因为大多数胸腺癌与大多数上皮性肿瘤的染色结果不一致[119, 120]。CD5 和 CD117 的阳性表达共同代表了对那些来源不明的纵隔癌的诊断"关键"。然而，我们必须考虑到一些癌症转移是 CD5+ 的[4]。最近，一种新的抗体 MUC1 可将胸腺癌从 B3 型胸腺瘤中鉴别出来，具有诊断和预后价值[121]。此外，组织源性胸腺瘤与皮层和（或）髓质 TEC 来源相关的概念最近通过胸腺瘤中几个区域化特异的 TEC 标志物得到了加强[92]。这些观察结果来源于早期对小鼠和人类胸腺皮质上皮细胞中唯一表达的蛋白酶

体 β 亚单位的描述[93, 94]。这个亚单位，称为 β5t，是胸腺蛋白酶体的一个组成部分。这种胸腺蛋白酶体是一种与胸腺淋巴细胞阳性选择有关的特殊类型的蛋白酶体。日本的一项研究[95]表明，β5t 作为一组诊断标志物时，可作为 B3 型胸腺瘤与胸腺癌鉴别的相关标志物，在大多数 B 型和某些 AB 型胸腺瘤中均有表达。这些分子似乎在胸腺免疫功能中起着主要作用，如 MHC- Ⅰ 类限制性 CD8+T 细胞的产生[93]。在胸腺瘤中，通过一组区室特异性免疫组化标志物的鉴定，可以提出胸腺瘤起源于具有皮质 / 髓质成熟缺陷胸腺前体的假设（图 153-5）[92]。

值得注意的是，在分化相关抗原中，对诊断有帮助的抗体的阳性也可以用于预测。众所

表 153–10　免疫组化标志物有助于区分 TET 亚型和 TET 与其他癌症的鉴别诊断

| 细胞角蛋白 | • 皮质和髓质胸腺上皮细胞 |
| --- | --- |
| CK19 | • 皮质和髓质胸腺上皮细胞 |
| CK10 | • 终末期成熟的髓质胸腺上皮细胞、Hassall 小体和鳞状上皮细胞<br>• B 型胸腺瘤和胸腺鳞状细胞癌<br>• A 型和 AB 型胸腺瘤阴性 |
| CK20 | • 正常和肿瘤胸腺上皮细胞阴性<br>• 可能在罕见的胸腺腺癌中呈阳性（鉴别诊断：纵隔转移） |
| p63 | • 皮质和髓质胸腺上皮细胞<br>• 与原发性纵隔大 B 细胞淋巴瘤肿瘤细胞交叉反应（Chilosi 等 [293]） |
| CD5 | • T 细胞<br>• 70% 胸腺鳞状细胞癌（TSCC）的上皮细胞<br>• 胸腺（和其他）腺癌的可变阳性 |
| CD20 | • B 细胞<br>• 50%A 型和 AB 型胸腺瘤的上皮细胞（Chilosi 等 [114]） |
| CD117 | • 80% 胸腺鳞状细胞癌的上皮细胞 |
| PAX8 | • 在胸腺瘤和大多数胸腺癌中呈阳性（Weissferdt 等 [166]） |
| 末端脱氧核苷酸转移酶（Tdt） | • 胸腺和胸腺瘤中的未成熟 T 细胞<br>• 淋巴母细胞淋巴瘤 T 细胞 |
| 结蛋白 | • 胸腺髓质肌样细胞、B1 型胸腺瘤、罕见的 B2 和 B3 型胸腺瘤和胸腺癌 |
| Ki-67 | • 任何增殖的细胞（正常胸腺皮质中的未成熟 T 细胞、大多数胸腺瘤、T 细胞淋巴母细胞淋巴瘤等） |
| 间隔特异性抗体靶点 [92-95]<br>β5t<br>PRSS16<br>组织蛋白酶 V<br>密封蛋白 4<br>CD40<br>自身免疫调节因子<br>自身免疫调节因子<br>总苞素 | • 有皮质分化的胸腺上皮细胞（胸腺和胸腺瘤）<br>• 有皮质分化的胸腺上皮细胞（胸腺和胸腺瘤）<br>• 有皮质分化的胸腺上皮细胞（胸腺和胸腺瘤）<br>• 髓质分化的胸腺上皮细胞亚群<br>• 髓质分化的胸腺上皮细胞亚群<br>• 髓质分化的胸腺上皮细胞亚群<br>• 髓质分化的胸腺上皮细胞亚群<br>• 像 CK10，但在 AB 型胸腺瘤中呈灶性阳性 |

经 Travis WD、Brambilla E、Burke AP、Marx A、Nicholson AG 许可修改，引自 *World Health Organization Classification of Tumours of the Lung, Pleura, Thymus and Heart.* Vol. 7. 4th ed. Lyon: IARC Press, 2015.

周知，c-KIT 的过度表达可能与突变基因有关。Ströbel 及其同事 [122] 在 KIT 过表达的胸腺癌中描述了 *c-kit* 的激活突变。携带 *c-kit* 突变的患者对伊马替尼有 6 个月的治疗响应，然后尽管再次接受放化疗，患者病情仍继续恶化。相对于 CD117，一种由原癌基因 *c-kit* 编码的跨膜酪氨酸激酶受体蛋白 KIT，可触发调控细胞内信号，控制细胞的增殖和凋亡。通过全切片的 TMA 的 IHC 检测，KIT 在胸腺癌中持续表达（异质性或弥漫性细胞质染色），而在胸腺瘤中没有表达 [120]。然而，在肿瘤中没有发现 KIT 突变（外显子 9、11 及外显子 13 和 17）。其他研究也提供了类似的数据 [119, 123, 124]。KIT 和 EGFR 同时突变的病例似乎很少见 [125]。然而现在小酪氨酸激酶抑制药（TKI）被广泛应用于临床治疗晚期 TET，包括胸腺瘤和胸腺癌 [126-128]。

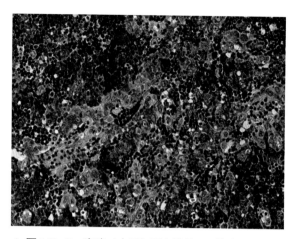

▲ 图 153-5　胸腺（皮质）蛋白酶体 β5t 染色，400×

图片由 Prof. A. Marx, Mannheim, Germany, and of Prof. P. Ströbel, Göttingen, Germany 提供

### （二）胸腺瘤相关自身免疫性疾病及其血清标志物

胸腺瘤相关的 AD 和免疫功能紊乱的变化仅在这里做简单提及。表 153-5 报道了与此相关的主要 AD 胸腺瘤。它们大多引起神经症状和综合征。重症肌无力（MG）是目前最常见的 AD 胸腺瘤相关疾病，在 24.5%～40% 的胸腺瘤患者中都有记录，而 15%～20% 的 MG 患者有胸腺瘤。50% 以上的 MG 患者有滤泡性胸腺增生。

本书中有关 MG 的章节（第 164 章）以及具体的评论和论文 [129, 130] 详细介绍了这一主题。在纵隔肿块患者的术前诊断性检查中，神经系统的检测，甚至细微的症状和适当的血清检查，似乎是非常有意义的。表 153-9 是在可疑 MG 病例中需要检测的主要自身抗体（抗 AChR 和抗横纹肌自身抗体）及抗体在不同形式（副肿瘤性或与胸腺非肿瘤性改变相关）MG 中频率的报告。许多患者在肿瘤切除后出现了肌无力危象，因此意识到潜在的副肿瘤 MG 在术前检查中是至关重要 [131]。

还必须注意是，自身免疫症状可能作为 TET 的早期症状出现，或在肿瘤切除后甚至几年后出现。此外，神经性副肿瘤疾病的症状和体征可能与胸腺瘤的复发有关（表 153-11）[129]。

MG 中的致病性抗体（Ab）与突触后膜蛋白

### 表 153-11　胸腺瘤相关的自身免疫性疾病

| 疾　病 | 胸腺切除术后缓解 |
| --- | --- |
| MG | 抗 AChR 抗体的减少 |
| SLE | 是 |
| SIADH | 是 |
| ARCA | 是 |
| BP | 是 |
| 其他 | 未知 |
| 多发性肌炎、恶性贫血、桥本甲状腺炎、甲状腺功能亢进、类风湿关节炎、溃疡性结肠炎、糖尿病、硬皮病、高加索综合征、格雷夫斯病病、脑炎 | |

AChR. 乙酰胆碱受体；ARCA. 获得性红细胞再生障碍；BP. 大疱性类天疱疮；DM. 皮肌炎；MG. 重症肌无力；RA. 类风湿关节炎；SIADH. 抗利尿激素分泌不当综合征；SLE. 系统性红斑狼疮；UC. 溃疡性结肠炎

的胞外表位结合，引起分子和功能上的改变，干扰了神经肌肉的传输（NMT）。在胸腺瘤患者中，MG 几乎总是与 AChR 抗体相关，而 AChR 抗体也可发生在罕见的胸腺瘤患者中而无神经性症状。抗肌巨蛋白 titin，也被称为肌联蛋白，以前被认为是横纹肌抗体。它和抗阿诺碱受体存在于高比例的胸腺瘤 MG 病例中（表 153-9）。尽管频率较低，这些抗体也存在于迟发性 MG 中。尽管不确定致病性（针对细胞内抗原），但这些抗体是胸腺瘤的标志物，至少在 MG 发病年龄小于 50 岁的患者中是如此的。MG 的诊断是通过抗体测试和肌电图来证实的 [130]。在胸腺瘤中，对看似不相关的自身抗原的频繁并发的自身免疫表明，肿瘤潜在表达的交叉反应蛋白在疾病的发生中起作用 [132]。MG 患者的胸腺瘤中含有丰富的自身反应性 T 细胞，这与假设一致 [133]。也可以假设这些自身反应性 T 细胞被阳性选择（选择存活）并输出到周围，在那里它们被激活，为产生自身抗体的 B 细胞提供了帮助。由于自身免疫调节因子（AIRE）基因的表达不足，以及调节性 T 细胞的选择性丢失，潜在的自身反应性 T 细胞的阴性选择和调节也可能在异常胸腺组织中发挥了作用 [134-136]。

除了胸腺瘤外，纵隔或其他部位的肿瘤最终都与 MG 有关。在这些肿瘤中就有胸腺脂肪瘤（见章节：胸腺脂肪瘤，表 153-3）。胸腺癌很少与 MG 相关 [137]。此外，MG 在与 AchR 抗体相关的一例局部胸腺淀粉样变性 [138] 和一例透明血管型 Castleman 病（CD）病例中有特别报道（见免疫相关肿瘤样章节）。据报道，MG-CD 相关性不仅仅是偶然的 [139]。

### （三）胸腺瘤中的免疫缺陷及相关标志物

在各种 AD 和与胸腺瘤相关的免疫缺陷中（表 153-5），一种罕见的综合征被命名为 Good 综合征（GS），其特征是对细菌、病毒和真菌感染及自身免疫的敏感性增加。广泛的自身免疫表现已在 GS 中被描述，包括口腔扁平苔藓、移植物抗宿主病样结肠炎和纯红细胞再生障碍。事实上，许多患者有严重的 B 淋巴细胞减少，直到缺乏循环 B 细胞 [140]。GS 与可能致命的低丙种球蛋白血症有关。GS 还发现与 CD4+、NK 和 B 细胞的严重丢失以及 CD8+CD45RA+T 淋巴细胞的积聚有关。在 GS 中，免疫学特征和发病机制仍缺乏研究和确证 [141]。

表 153-5 列出了与 TET 相关的其他免疫缺陷、自身免疫性疾病（血液、内分泌、皮肤）和胶原蛋白病。

## 四、胸腺神经内分泌肿瘤

### （一）胸腺类癌

胸腺类癌仅占全部神经内分泌肿瘤的 0.4% [142]。其形态与其他器官系统类癌相似，有神经内分泌颗粒的超微结构和神经内分泌标志物的免疫组化表达。这些肿瘤，连同非典型类癌，在 1 型多发性神经内分泌肿瘤（MEN1）中有报道 [143]。神经内分泌分化的证据是通过对神经内分泌标志物突触素、嗜铬粒蛋白 A 和神经元特异性烯醇化酶（NSE）抗体的反应来揭示的。NSE（约 > 90%）比嗜铬粒蛋白 A（70%~90%）[144, 145] 和突触素 [144] 更敏感。类癌常与内分泌失调有关（表 153-3）[146]。7%~30% 的成人和 50% 以上的儿童的胸腺类癌与促肾上腺皮质激素（ACTH）引起的库欣综合征有关 [145, 147, 148]。虽然在临床上与库欣综合征相关的一些类癌中也检测到胞浆内 ACTH 阳性的细胞 [149]，但在其他病例中很难用免疫组化的方法证明 ACTH 的存在。在这种情况下，肿瘤组织提取物的放射免疫测定证实了肽的存在。值得注意的是，IHC 检测到的激素与临床症状之间没有密切的相关性 [150]。ACTH 的表达很常见，而 5- 羟色胺、胃泌素和甲状旁腺激素的发现则不常见 [145, 151]。相反，生长激素抑制激素经常被检测到 [152]。除了库欣综合征，甲状旁腺激素分泌综合征在胸腺类癌中也有报道，它能引起高钙血症和低磷血症 [153]。更罕见的是，肢端肥大症和抗利尿激素（ADH）的产生也有报道 [154, 155]。

胸腺类癌患者 5 年生存率为 50% [146]，明显低于其他非上皮性纵隔神经内分泌肿瘤（副神经节瘤）和肺神经内分泌肿瘤患者。因此，正确鉴别胸腺类癌的重要性是显而易见的。能考虑到纵隔镜活检仅产生少量组织，这一点尤其重要 [146]。

类癌几乎对低分子量的细胞角蛋白都有免疫反应，与副神经节瘤相比，肿瘤细胞在副核区显示出 CAM5.2 或 AE1/3 的点状免疫染色 [146, 156-158]。

最近，转录因子 Pax8 通常在甲状腺、甲状旁腺、肾脏和苗勒管 [159-162] 的上皮性肿瘤中表达，可标记胸腺的肿瘤上皮细胞 [163]。另一方面，原发性肺神经内分泌肿瘤未能染色该标志物 [164, 165]。在胸腺类癌中，Pax8 阳性率约为 1/3（8/25；32%）[166]，呈弥漫性染色，强度由弱至强。

甲状腺转录因子 1（TTF-1）在肺和甲状腺肿瘤中都有表达 [159, 167, 168]。在 25 例肺神经内分泌癌中，有 19 例（76%）表达 TTF-1，而 TTF-1 在绝大多数胸腺类癌中表达缺失 [166, 169]。在诊断所需的标准中，无坏死和低有丝分裂计数（＜2/2mm²）已被包括在内[170]。相反地，一种参与多器官细胞发育和分化（见副神经节瘤一节）的锌指 DNA 结合转录因子 GATA-3，在 24 例胸腺类癌中均未发现表达[171]。根据这些结果，不仅要对常规的神经内分泌标志物和细胞角蛋白的表达进行评估，而且新的标志物如 Pax8、TTF-1 和 GATA-3 可组成一个相关的小组，用于鉴别诊断胸部神经内分泌肿瘤，特别是类癌。

### （二）非典型类癌

非典型类癌（图 153-6A）与类癌不同，其组织中每 2mm² 就有 2~10 个有丝分裂的细胞，并存在坏死灶。临床表现包括胸外淋巴结和实质转移。免疫组化特征与典型的类癌相似（图 153-6B 至 D）。

### （三）高级别神经内分泌癌

高级别神经内分泌癌发生在胸腺区域，由大细胞或小细胞组成。在大细胞变体（大细胞神经内分泌癌，LCNC）中，有丝分裂数超过每 2mm² 10 个的阈值，坏死明显（图 153-7A）。免疫组化显示角蛋白[172]（图 153-7B）、NSE、突触素（图 153-7D）和 CD56 表达。可能出现 CD117 染色（图 153-7C）。这些肿瘤在 MEN1 的背景下并不出现。

在小细胞癌（SCC）的变体中，特别描述了一种库欣综合征[173]。坏死和出血是其常出现的特征。据报道在 SCC 中，角蛋白和神经内分泌标志物的免疫组化表达阳性并可产生激素。

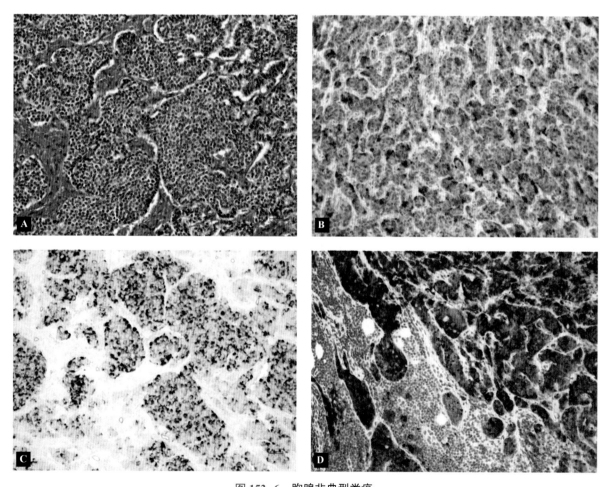

图 153-6　胸腺非典型类癌
A. HE，200×；B. 嗜铬粒蛋白 A，200×；C. 突触素，200×；D. CK MNF116，200×

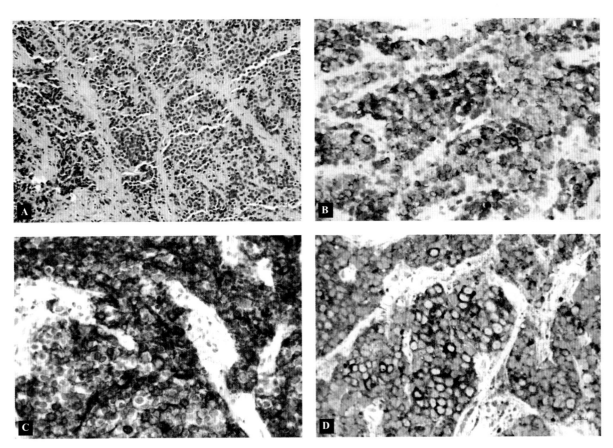

▲ 图 153-7　胸腺大细胞神经内分泌癌

A. HE，200×；B. CK MNF116，400×；C. CD117，400×；D. 突触素，400×

## 五、睾丸核蛋白中线癌

睾丸核蛋白（NUT）中线癌（NMC）是一种罕见的低分化鳞状细胞癌。NMC 通常出现在上呼吸道（50%）和纵隔（41%）的中线上皮结构内，偶尔在中线结构外，如腮腺、胰腺、肾上腺、皮下组织、眼眶、肺、膀胱和髂骨[174]。NMC 是一种致死性疾病，平均总生存期为 6.7 个月[175]，比典型的非皮肤鳞状细胞癌更具侵袭性。

NMC 与 15q14 染色体上的 NUT 基因（也称为 NUTM1）的染色体重排有关[176-178]。通过常规核型分析、逆转录聚合酶链反应（RT-PCR）或荧光原位杂交（FISH）等分子研究对 NUT 基因重排进行分子证明是 NMC 的诊断方法[179]。大约在 2/3 的病例中，第 19 号染色体 t（15；19）上的 NUT 基因和含溴二胺蛋白（BRD）4 基因之间发生了染色体的相互易位[176]，形成一种致癌

融合基因，称为 BRD4-NUT[180]。剩下的 1/3 病例有不同的 NUT 重排，涉及 BRD3 或其他未知基因[181-183]。儿童人口中的肿瘤原始报告描述了 NMC 携带 BRD4-NUT 易位的事实[184]。如今，随着更多病例得到确认，携带 BRD4-NUT 易位的肿瘤会影响到更广泛的人群（0.1—78 岁），而且男女受影响的程度相同。BRD4-NUT 癌蛋白通过阻断 NMC 细胞的分化而起作用[183]。BRD4 溴区结构域与乙酰化染色质结合并将 BRD4-NUT 癌蛋白（转录活性）附着在常染色质上[183]。这一机制是在 NMC 肿瘤中消除细胞分化必不可少的。

NMC 肿瘤典型地表现为低分化癌组织病理学特征，伴有不同程度的突变、高分化鳞状细胞岛[185]、腺体缺失[186]和间质分化[187]，在形态学上与其他未分化癌没有区别[176]。通过 NUT 蛋白的免疫组化表达[188]，可以诊断出肿瘤，而且其特异性几乎是 100%。常规建议在所有缺乏腺体

分化的低分化癌中用 IHC 检测 NUT 的表达。尽管在罕见的 NMC 病例中细胞角蛋白的表达是阴性的[189, 190]，但是细胞角蛋白在大多数 NMC 肿瘤中是阳性的。用其他上皮标志物，如上皮膜抗原（EMA），已经得到了不同的结果，而鳞状细胞癌和基底细胞癌的标志物如 p63，有很高的阳性率[191]。NMC 肿瘤已发现多种可变阳性标志物包括 CD99、FLI1、CD45-RO、NSE、CD34、波形蛋白，病灶标志物包括 p16、CD56、CD138、TTF1、S-100、CD117 和 PLAP[163, 176, 191-197]。神经内分泌标志物如色素颗粒素 A 和突触素在 NMC 中大多呈阴性，但少数 NMC 对神经内分泌标志物呈弱阳性[187, 198-200]。无特异的化疗方案证明对治疗 NMC 有效。传统的化疗和放疗方案可能在疾病早期有效，但患者往往在后期复发[184, 192, 196]。随着对 NMC 分子基础更加全面的了解，目前正在研究[182]更有效的治疗方案，以治疗这种侵袭性很强的肿瘤。

## 六、纵隔软组织肿瘤

### （一）胸腺脂肪瘤

如前所述，胸腺脂肪瘤是由脂肪组织和成熟胸腺组织构成的错构瘤（表 153-12）。胸腺脂肪瘤主要发生在成熟年龄组（最新的年龄为 47.9 岁），与多种级别（一级到三级）的 MG 有关，大多数患者是 IIb 级（50%）[201]。已报道过它与其他 AD 的关系[202, 203]。

### （二）神经源性肿瘤

神经源性肿瘤占纵隔肿块的 12%～21%[204]，其大多数见于后间室[205]。70%～80% 的神经源性肿瘤为良性，近一半病例无症状，但偶尔也有压迫或神经症状。这些神经源性肿瘤包括室管膜瘤、神经鞘瘤、神经纤维瘤、恶性周围神经鞘瘤（MPNST）、神经节细胞瘤、神经节细胞瘤、神经母细胞瘤、罕见嗜铬细胞瘤和副神经节瘤。

#### 1. 室管膜瘤

室管膜瘤是一种神经源性肿瘤，起源于椎旁室管膜。它们非常罕见且局限于后纵隔，需与其他罕见的后纵隔肿瘤如神经内分泌癌、神经鞘瘤和转移性黑色素瘤进行鉴别诊断。GFAP 在室管膜瘤、颗粒细胞瘤、畸胎瘤神经部分和神经节细胞瘤中均呈阳性（胞浆染色）。CK 和 S100 偶尔呈弱阳性。这些神经肿瘤在纵隔中显示出中等的恶性潜能[208]。

#### 2. 副神经节瘤

副神经节瘤（PGL），也被定义为肾上腺外副神经节瘤，有特征性形态学 "Zellballen" 生长模式和明显的细胞异型性[208]。副神经节瘤可能来自位于两侧的脊髓轴和正常副神经节的神经内分泌组织。它们可能发生在前纵隔和后纵隔，其中一部分是遗传性副神经节瘤 – 嗜铬细胞瘤（PGL/PCC）综合征的一部分[209, 210]。肾上腺外副交感神经节副神

**表 153-12　纵隔软组织肿瘤**

- 胸腺脂肪瘤
- 脂肪瘤
- 脂肪肉瘤
  - 高分化
  - 去分化
  - 黏液样
  - 多形性
- 孤立纤维瘤
  - 恶性
- 滑膜肉瘤
  - 滑膜肉瘤，NOS
  - 滑膜肉瘤，梭形细胞
  - 滑膜肉瘤，上皮样细胞
  - 滑膜肉瘤，双相
- 血管肿瘤
  - 淋巴管瘤
  - 血管瘤
  - 上皮样血管内皮瘤
  - 血管肉瘤
- 周围神经肿瘤
  - 神经节神经瘤
  - 神经节细胞瘤
  - 神经母细胞瘤
  - 其他罕见间充质肿瘤

经 Travis WD、Brambilla E、Burke AP、Marx A、Nicholson AG 许可修改，引自 *World Health Organization Classification of Tumours of the Lung, Pleura, Thymus and Heart.* Vol. 7. 4th ed. Lyon: IARC Press, 2015.

经节瘤主要位于上纵隔；约 95% 的此类肿瘤是非分泌性的。相反，交感肾上腺外副神经节瘤通常局限于下纵隔，儿茶酚胺过多分泌是其典型的症状。因此，除了非特异性的症状外，它们还可能与高血压和头痛有关。PGL 大多是良性的，很少表现出侵袭性转移行为。可疑性 PGL 的初步检查应包括血浆游离或尿分离的变肾上腺素的测量。此外，建议由官方认证的实验室对所有患者进行基因检测。副神经节瘤患者应检测 SDHx 突变，转移性疾病患者应检测 SDHB 突变。所有功能性 PGL 患者均应行术前阻断以预防围术期并发症[211]。PGL 对神经内分泌标志物呈强阳性，而对 CK 无阳性反应。S100 在提示副神经节起源的支持细胞中呈阳性。此外，最近显示 GATA-3 转录因子在 PGL 中表达。GATA-3 是一种锌指转录因子，参与包括神经系统和泌尿生殖道在内的多器官的细胞发育和分化[212, 213]。它主要在泌尿上皮癌和乳腺癌[214, 215] 中表达，但最近也被证明可以标记副神经节瘤。在一项对 32 例膀胱副神经节瘤和非泌尿系统部位的研究中，So 及其同事[216] 发现，无论在哪个部位，有78.7% 病例呈 GATA-3 阳性。Weissferdt 及其同事[171]在他们的 22 个副神经节瘤病例中发现 GATA-3 的阳性率为 55%。

### 3. 良性神经鞘瘤和恶性周围神经鞘瘤

在这里，我们对这两种肿瘤作简要的提及。它们分别代表了施万细胞肿瘤的良性和恶性变种。良性肿瘤主要位于后纵隔[217]，通常起源于肋间神经。前纵隔很少发现恶性肿瘤（MPNST）[218]。

### 4. 神经节细胞瘤，神经节母细胞瘤

神经节细胞瘤和神经节母细胞瘤分别是含有成熟神经节细胞成分的成熟神经节细胞瘤或原始神经母细胞的肿瘤，主要发生在儿童中。它们很少与高血压、眼阵挛、血管活性肠肽分泌（VIP）的产生或 ADH 分泌综合征有关[219]。

### （三）其他罕见的纵隔软组织肿瘤

脂肪肉瘤、滑膜肉瘤、小儿血管内皮瘤，神经母细胞瘤在遗传标志物部分有提及。

## 七、纵隔血液肿瘤（淋巴瘤除外）

纵隔血液肿瘤（淋巴瘤除外）包括①组织细胞和树突状细胞肿瘤；②髓系（粒细胞）肉瘤和髓外急性髓系白血病。

### （一）组织细胞和树突状细胞肿瘤

这一组包括朗格汉斯细胞组织细胞增生和朗格汉斯细胞肉瘤、组织细胞肉瘤、滤泡树突状细胞肉瘤和指突状树突状细胞肉瘤（表 153–13）。这些实体肿瘤目前根据 WHO 对造血和淋巴组织肿瘤的分类进行分类[220]。就纵隔而言，淋巴结是最常见的受累部位。

### 1. 朗格汉斯细胞组织细胞增生症和朗格汉斯细胞肉瘤

朗格汉斯细胞组织细胞增生症和朗格汉斯细胞肉瘤是朗格汉斯细胞的肿瘤，可能累及淋巴结，其更罕见的是累及胸腺[221, 222]。最具特征性和诊断性的标志物是 S-100 蛋白，CD1a，langerin蛋白（CD207）（100% 病例阳性）以及在超微结构水平上伯贝克颗粒的出现。值得注意的是，在分化程度较低、侵袭性较强类型的朗格汉斯细胞瘤中，这些标志物中的一个（或多个）可能不表达[223]。组织细胞标志物 CD68 也经常表达（90%～100% 的病例），而树突状细胞标志物如

**表 153–13　纵隔组织细胞和树突状细胞肿瘤**

- 朗格汉斯细胞病变
- 朗格汉斯细胞组织细胞增生
- 朗格汉斯细胞肉瘤
- 组织细胞肉瘤
- 滤泡性树突状细胞肉瘤
- 指突状树突状细胞肉瘤
- 成纤维细胞网状细胞瘤
- 其他树突状细胞肿瘤
- 疑似树突状细胞瘤
- 髓样肉瘤和髓外急性
- 髓样白血病

经 Travis WD，Brambilla E，Burke AP，Marx A，Nicholson AG 许可修改，引自 *World Health Organization Classification of Tumours of the Lung, Pleura, Thymus and Heart*. Vol. 7. 4th ed. Lyon: IARC Press, 2015.

CD21 和 CD35 通常为阴性。

#### 2. 组织细胞肉瘤

组织细胞肉瘤是一种罕见的、高度侵袭性的肿瘤细胞增生，具有组织细胞的形态学和免疫表型特征，被认为是正常的对应物。组织细胞肉瘤可累及淋巴结，也可累及结外部位。在全身受累的情况下，恶性组织细胞增多病的定义似乎是恰当的。曾经报道过以纵隔受累为主的一单独病例[224]。组织细胞标志物 CD68 和溶菌酶在组织细胞肉瘤中表达率为 95%～100%。S-100 蛋白可能在大约 30% 的病例中表达，而 CD1a、CD21 和 CD35 通常为阴性。

#### 3. 滤泡树突状细胞肉瘤

滤泡树突状细胞肉瘤是一种罕见的肿瘤，有滤泡树突状细胞分化的迹象，可能累及淋巴结和结外部位。最独特的诊断标志物是 CD21 和（或）CD35（100% 的病例），但 CD68 也经常表达（约 50% 的病例）。S-100 蛋白和 CD1a 通常为阴性。有趣的是，一些滤泡树突状细胞肿瘤病例被描述为与 CD（纵隔中并不少见）相关（甚至是作为 CD 的转化），因此提示这两个实体瘤之间存在发病联系[225-227]。

#### 4. 指突状树突细胞肉瘤

指突状树突细胞肉瘤是一种罕见的肿瘤，表现出指突状网状细胞的免疫表型特征，即树突状非吞噬细胞通常见于淋巴组织（主要是淋巴结）的 T 依赖区。纵隔淋巴结受累通常发生在播散性疾病的背景下，且非常罕见[228]。最具特异性的免疫表型标志物是 S-100 蛋白（100% 病例阳性）。组织细胞 / 巨噬细胞标志物如 CD68、溶菌酶和 α-1- 抗糜蛋白酶的表达范围可能较低（25%～50% 的病例）。CD21、CD35、CD1a 表达呈阴性，超微结构未能检测到伯贝克颗粒。对原发性或转移性恶性黑色素瘤应作鉴别诊断[2]。

### （二）髓系（粒细胞）肉瘤和髓外急性髓系白血病

髓系（粒细胞）肉瘤根据定义是由未成熟髓系细胞组成的髓外肿瘤。它常与血液系统疾病有关，如急性髓性白血病和慢性髓性白血病，以及骨髓增生异常综合征。值得注意的是，这些血液系统疾病可以同时观察到。相反地，这些疾病也有可能在检测到髓系肉瘤后继续发展。在之前的病例中，髓系肉瘤确实代表了明显血液系统疾病的髓外受累。而在后来的病例中，髓系肉瘤的定义似乎更为恰当。髓系肉瘤主要由未成熟髓系细胞组成，其特征为髓系和（或）单核细胞标志物，如髓过氧化物酶、AS-D 氯乙酸酯酶、CD13、CD33 和溶菌酶的表达，以及造血前体标志物如 CD34 和 TDT 的可变表达。在慢性髓性白血病中，纵隔受累于髓系肉瘤（图 153-8）或发生急变是罕见的[229]。然而，应该指出的是，造血前体细胞最终会出现在纵隔 GCT（尤其是卵黄囊肿瘤）中，并可能导致继发性血液恶性肿瘤[230]。

## 八、纵隔淋巴瘤

纵隔淋巴瘤（表 153-14）在这里仅作简要报告，读者应参阅本书第 168 章。这里主要是对相关标志物的描述，而用于诊断的"线索"则是以与其标志物的特定关系来描述的。

纵隔淋巴瘤可能是原发性的（纵隔是疾病累及的主要部位），或继发性的（或多或少产生全身性淋巴增生性疾病）。前者基本上是指 4 种实体瘤，即原发性纵隔（胸腺）大 B 细胞淋巴瘤、胸腺结外边缘区 B 细胞淋巴瘤、前体 T 淋巴细胞淋巴瘤和霍奇金淋巴瘤。对于后者，几乎所有类型的淋巴瘤都可以考虑。纵隔淋巴瘤可发生于胸腺（最常见于原发性淋巴瘤）和（或）纵隔淋巴结（最常见于继发性淋巴瘤）。原发性纵隔淋巴瘤通常发生在前纵隔，没有其他受累部位的临床和（或）病理证据。

### （一）原发性纵隔淋巴瘤

#### 1. B 细胞淋巴瘤

(1) 原发性纵隔（胸腺）大 B 细胞淋巴瘤：原发性纵隔（胸腺）大 B 细胞淋巴瘤（PMBL）是一

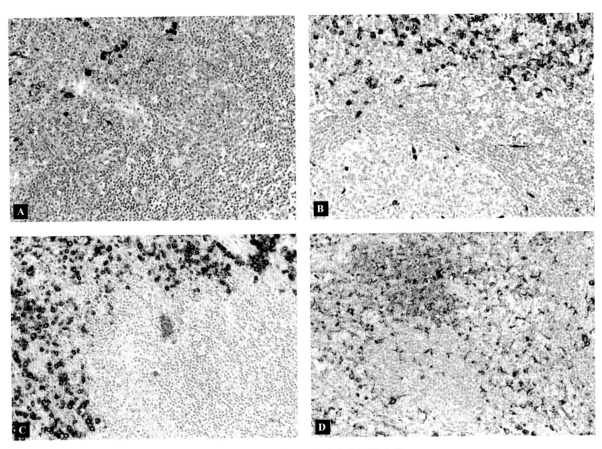

▲ 图 153-8　纵隔 / 胸腺中的髓样肉瘤

A. HE，200×；B. CD34，200×；C. 髓过氧化物酶，200×；D. CD68，200×

种成熟的 B 细胞淋巴瘤，具有大细胞形态，累及（最有可能发生在）胸腺。PMBL 表达 B 细胞抗原（CD19、CD20、CD79a），尽管 BOB1、OCT2 和 PU.1 等转录因子是表达的，但通常缺少免疫球蛋白 [231, 232]。CD23 和 CD30 在大部分 PMBL 病例中是表达的。然而，CD30 的表达很弱且不均匀。相反的，Bcl2、生发中心细胞（CD10 和 Bcl6）和生后中心细胞（MUM1/IRF4）标志物的表达差异较大。总的来说，细针穿刺细胞学诊断并不推荐，因为鉴别诊断和亚类划分是复杂的 [2]。

　　与其他原始来源的 DLBCL [235, 236] 相比，在染色体 9p24.1 中的遗传标志物和转录特征对 PMBL 是相当特异的，但与经典的霍奇金淋巴瘤相似或相关 [237]，这强调了现有相似性，并支持了"灰色地带"区。

　　(2) 胸腺结外边缘区 B 细胞淋巴瘤：胸腺结

表 153-14　纵隔淋巴瘤

- 原发性纵隔大 B 细胞淋巴瘤
- MALT 型体外边缘区淋巴瘤 [a]
- 其他成熟 B 细胞淋巴瘤
- T 细胞淋巴细胞淋巴瘤 / 白血病
- ALCL[b] 和其他罕见的成熟 T 细胞及 NK 细胞淋巴瘤
- ALCL, ALK- 阳性 (ALK+)
- ALCL, ALK- 阴性 (ALK-)
- 霍奇金淋巴瘤
- B 细胞淋巴瘤、未分类、有特征

介于弥漫性大 B 细胞淋巴瘤和传统霍奇金淋巴瘤之间

a. MALT 黏膜层淋巴组织

b. ALCL 间变性大细胞淋巴瘤

引自 Travis WD, Brambilla E, Burke AP, et al. *World Health Organization Classification of Tumours of the Lung, Pleura, Thymus and Heart*. Vol. 7. 4th ed. Lyon: IARC Press.

外边缘区 B 细胞淋巴瘤是一种非常罕见的淋巴瘤，发生于 AD 背景下，因此最终与自身免疫（Sjögren 综合征，类风湿性关节炎）的症状和标志物有关[238]。应该认为 Hassall 小体代表了上皮边界类似于黏膜相关淋巴组织（MALT）部位的腺体结构[239]，胸腺是从鳃裂移向胸部的内胚层衍生物。因此，对于这些上皮性神秘结构，可能假定有抗原进入。此外，即使在诊断时上皮几乎是被破坏的，胸腺 MALT 型淋巴瘤中也有淋巴上皮病变的发生。这种淋巴瘤很少出现在早期，尽管它们会在胸腺区的前纵隔形成肿块（图 153-9）。

### 2. T 细胞淋巴瘤

前体 T 淋巴母细胞淋巴瘤（T-Lb）：前体 T 淋巴母细胞淋巴瘤通常见于儿童期，与白血病有关。然而，已经观察到的病例显示在白血病发展之前有一个肿块形成期。这些淋巴母细胞的增殖必须与 B2 或 B1 型胸腺瘤区别开来。角蛋白染色在检测胸腺瘤特征性的 EC 网络紊乱方面非常有用，而淋巴母细胞淋巴瘤是 TEC 网络 / 残余物的早期破坏者。虽然 T-Lb 淋巴瘤的免疫表型与 B 组胸腺瘤皮质型胸腺细胞相似，但肿瘤增殖的单一性和不典型性可将淋巴瘤与胸腺瘤区分开来（图 153-10）[240]。在这些病例中，仔细观察外周血细胞计数可能会发现术后淋巴细胞计数突然增加。

### 3. 霍奇金淋巴瘤

胸腺 B 细胞霍奇金淋巴瘤：霍奇金淋巴瘤发生于胸腺和淋巴结。在胸腺中，它可能起源于 B 细胞[237]，通常与厚硬化有关。典型的 HL 细胞是 CD30⁺ 的核周点状染色和膜染色。CD15 有时呈阳性，而 PAX5 和肌成束蛋白也呈阳性[220]。PMBL 和霍奇金淋巴瘤重叠的病例被定义为 B 细胞淋巴瘤，两者不可分，表现为弥漫性大 B 细胞淋巴瘤和经典 HL 中间的特征，也称为"灰区淋巴瘤"[241-243]。

### （二）继发性纵隔淋巴瘤

几乎所有类型的全身性淋巴瘤均可累及纵隔，最常见的是弥漫性大 B 细胞淋巴瘤、滤泡性淋巴瘤和霍奇金淋巴瘤。这些病例按 WHO 淋巴瘤分类进行分类[220]。

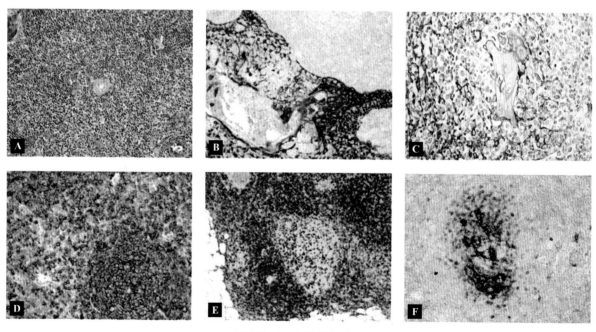

▲ 图 153-9　胸腺边缘淋巴瘤

A. HE，淋巴增生替代正常胸腺结构，100×；B. 胸腺髓质上皮细胞网络间断的 CK19 残留，100×；C. CK19，在 Hassall 体中标记淋巴上皮病变，200×；D. CD20⁺ 细胞侵入胸腺髓质，200×；E. CD5，小 T 淋巴细胞染色，100×；F. CD23，在生发中心标记残余滤泡树突状细胞网络，100×（图片由 Prof.L. Lauriola 提供）

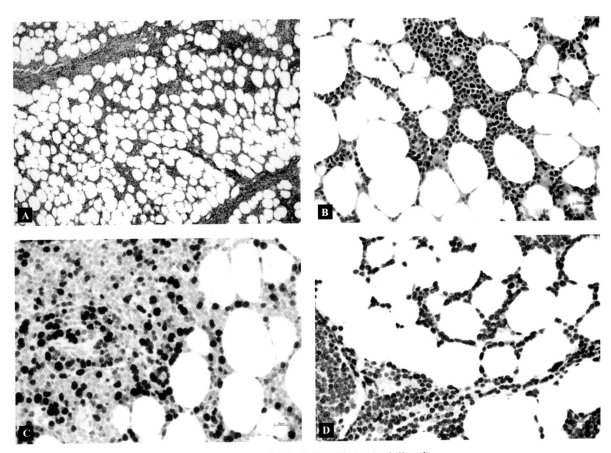

▲ 图 153-10　纵隔 / 胸腺 T 淋巴母细胞淋巴瘤
A. HE，100×；B. HE，400×；C. Ki67，400×；D. TdT，400×

## 九、纵隔免疫相关肿瘤样病变

免疫相关疾病的异质性及其血清标志物与纵隔肿块形成的不同发病机制有关。这些疾病改变了 B 细胞产生的免疫球蛋白，并且和（或）与自身抗体的产生有关。这里有一个专门讨论免疫紊乱的章节，反映了高丙种球蛋白血症或低丙种球蛋白血症，或自身抗体的产生（表 153-3）。所有这些疾病要么影响作为主要淋巴器官的胸腺本身，要么影响纵隔淋巴结和 ( 或 ) 纵隔结构。

### （一）纵隔 Castleman 病

CD 是淋巴组织的一组异质性非肿瘤性疾病，偶尔会引起构成细胞（包括淋巴组织和"附属细胞"）的肿瘤[225-227]。它发生在前纵隔、中纵隔或后纵隔，可形成一个大的肿块，涉及淋巴结或淋巴结群。通常会在纵隔中线的一侧形成一个界限分明的圆形结节（图 153-11）[244]。在纵隔中，最常见的类型是透明血管型。它可能是无症状的，也可能引起压迫症状。多数多中心型 CD 与多克隆高丙种球蛋白血症、VES 升高、LDH 或 IL-6 升高或血小板减少症有关。HHV-8 和 HIV 感染常与多中心型 CD 相关。相关淋巴瘤也可能发展。一个单独病例报道称 CD 与 MG 相关[139]。

### （二）IgG4 疾病和硬化性纵隔炎

IgG4 相关疾病（IgG4-RD）是新近发现的一种广谱、多器官特发性纤维炎性疾病，其特点是高丙种球蛋白血症和血清 IgG 水平升高，特别是 IgG4。由于观察到许多患者受到一种特异慢性胰腺炎自身免疫性胰腺炎（AIP）的影响，患者血清中 IgG4 水平升高。有报道称这些患者的炎症胰腺组织和胰腺外组织中的 IgG4 阳性浆细胞数量也有所增加。这些组织包括硬化性胆管炎、腹

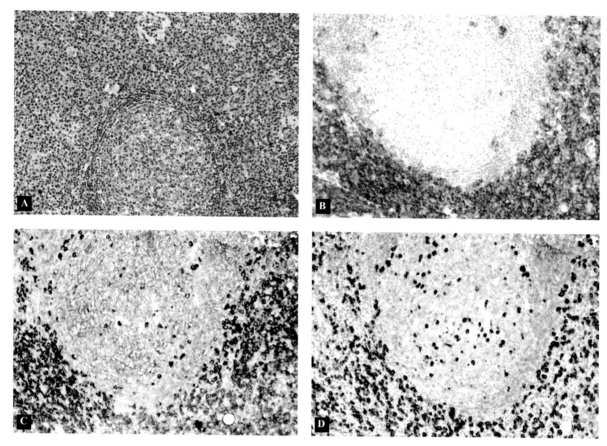

▲ 图 153-11　纵隔 / 胸腺 Castleman 病

A. HE 染色显示一个巨大的生发中心，周围有一层浆细胞（pc），200×；B. pc 层下的 CD138 染色，200×；C. 生发中心内外的 CAT K⁺ 阳性 pc 细胞，200×；D. 生发中心内外的 CAT λ+pc 染色，200×（pc 为多克隆）

膜后纤维化、硬化性涎腺炎（库特纳肿瘤）、淋巴结病、肾炎、甲状腺炎、间质性肺炎和硬化性纵隔炎，这些可引起炎性假瘤。此外，垂体和 IgG4 相关前列腺炎中的 IgG4⁺ 浆细胞浸润增加[245]。细胞和席纹状纤维化、淋巴浆细胞性淋巴瘤浸润、IgG4– 阳性浆细胞增多和闭塞性静脉炎是 IgG4-RD 的组织学特征。在纵隔中，淋巴结肿大与肺部疾病有关，这些在 AIP 患者中很常见[246]。硬化性纵隔炎可能发展为一种罕见的侵袭性综合征，其特征是纵隔内形成侵袭性纤维组织并损害重要结构。对浆细胞浸润物进行 IHC 检查，可发现 IgG4 免疫球蛋白在纤维化病变灶中高表达。最近国际胰腺学会发表的自身免疫性胰腺炎诊断标准国际共识及指南，利用 AIP 的 5 个主要特征，即胰腺实质和导管成像、血清学、其

他器官受累、胰腺组织学，类固醇治疗反应的可选标准，将 AIP 分为 1 型和 2 型[247]。

（三）原发性局部淀粉样变性

淀粉样变性很少累及胸腺，它表现为局部纵隔肿块。1 例原发性（A 型）淀粉样变报告称它与 MG 有关，因此可以模拟胸腺瘤。肿块在刚果红染色后，在偏振光显微镜下可见双折射，免疫组化分析可见多克隆轻链。未发现血清和尿液免疫球蛋白电泳的改变，骨髓、尿液或血清中均未发现浆细胞异常[138]。

（四）艾滋病相关恶性肿瘤新谱

艾滋病的发病率特别是与（艾滋病引起的恶性肿瘤，即卡波西肉瘤和非霍奇金淋巴瘤）肿瘤相关的发病率在抗逆转录病毒治疗（ART）时代

已经下降。相反，定义为非 HIV 相关的恶性肿瘤的病例数量却增加了 [248-250]，反映了 HIV 感染者的生存期延长。在这些疾病中，霍奇金淋巴瘤和人类疱疹病毒 8 型（HHV8）相关疾病改变了它们的流行病学特征。在这些情况下，HIV 阳性似乎是一个独立的危险因素。EB 病毒（EBV）相关的霍奇金淋巴瘤在 HIV 感染患者中的发病率增加了数倍，而 ART 诱导的 CD4 计数从严重到中度的免疫抑制的改善导致了霍奇金淋巴瘤的发病率增加 [251]。淋巴结病通常发生在纵隔 [251]。在 HHV8 相关的艾滋病相关疾病中，卡波西肉瘤通常累及肺部。HHV8 相关的多中心型 Castleman 病（MCD）是其中日益增多的病症之一。肺门和纵隔淋巴结病是常见的，浆细胞型 MCD 所遇到的变异，与浆细胞型 MCD 典型的实验室异常有关 [252-254]。多房性胸腺囊肿（MTC）也发生在纵隔肿块中，多见于儿童，与血液中的 CD8$^+$ 淋巴细胞相关 [255]。

## 十、异位肿瘤标志物

### （一）甲状腺组织

甲状腺组织也可在发育过程中与甲状腺原发性相关的远端结构中发现，包括食管、纵隔、心脏、主动脉、肾上腺、胰腺、胆囊和皮肤。异位甲状腺组织与正常的异位甲状腺组织具有相同的病理过程，如炎症、增生、肿瘤形成等。在纵隔中，大多数异位组织与甲状腺肿大呈连续性，在纵隔其他部位可检测到非常罕见的特殊的甲状腺组织和肿瘤病例 [256, 257]。各种甲状腺肿瘤均可发生，但滤泡性腺瘤和乳头状癌是最常见的。髓样癌可能发生，并可能与多种激素分泌综合征有关 [258]。

### （二）甲状旁腺组织

甲状旁腺组织可导致纵隔异位甲状旁腺肿瘤（腺瘤和癌）。大约 20% 的甲状旁腺肿瘤发生在纵隔，其中大部分（80%）发生在前纵隔，靠近或在胸腺内 [259]。事实上，胸腺和甲状旁腺有一个共同的胚胎学起源，即第三鳃裂。纵隔甲状旁腺腺瘤是持续性甲状旁腺功能亢进的一个罕见原因，很少引起明显的肿块。在甲状旁腺功能亢进的症状中，会出现肾结石和骨痛。血清钙和磷水平（高钙血症和低磷血症）可改变，甚至无症状，这与激素分泌有关 [260, 261]。

## 十一、胸腺或纵隔转移

在评估纵隔肿块时，重要的是要记住纵隔的大多数肿瘤确实是来自肺的转移性肿瘤。淋巴途径首先被肺癌所利用，因此它最感兴趣的是位于纵隔中间隔室的纵隔淋巴结。胸腺／前纵隔转移的其他常见来源包括甲状腺癌、乳腺癌和前列腺癌 [2]。很少有其他癌症的转移发生在胸腺瘤中（图 153-12）。免疫组化和遗传特征可能提供这些肿瘤原始起源的数据 [113]。最近，纵隔也被认为指示了胸腔外肿瘤的诊断和 $M_1$ 分期 [262, 263]。最近的一篇综述说明了 IHC 在纵隔肿瘤鉴别诊断中的作用 [264]。

## 十二、遗传标志物

纵隔肿瘤遗传标志物的发现包含了无法综合呈现的扩展领域。纵隔肿瘤诊断类别的基因组改变可以支持肿瘤的诊断，并最终为患者预后和预测个性化药物提供依据。尽管不适用于常规病例，但遗传标志物也被用于分析原始起源。最令人感兴趣的问题是 TSCC 和肺鳞状细胞癌的鉴别诊断 [265-267]。但是这里只提供遗传标志物的综合概述。

### （一）GCT、TET 和纵隔淋巴瘤遗传标志物的初步研究

作为恶性 GCT 中反复发生的基因组改变，等臂染色体 i(12p) 基因型发生在大多数青春期后病例的变异中（不考虑其原发部位）[32,268,269]，甚至在 GCT 中发生的体细胞型相关恶性肿瘤中也有描述 [270]。然而，在这些复杂和组织特异性的次级成分中，在实体恶性肿瘤和血液恶性肿瘤中还发现了进一步的异常 [270]。

在 TET 中，新的遗传标志物的发现正在

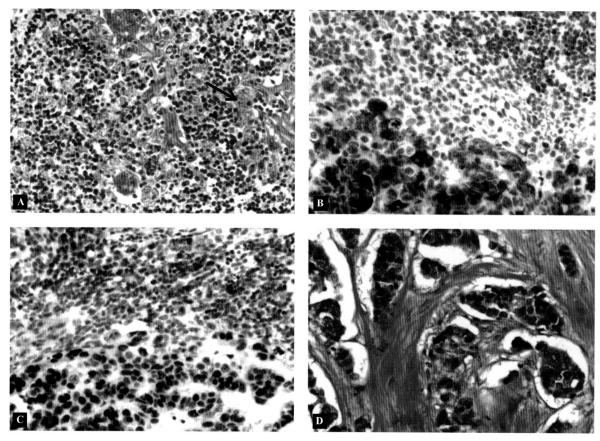

▲ 图 153-12　**B2 胸腺瘤伴乳腺癌转移**

A 至 C. 乳腺癌上皮细胞浸润的胸腺瘤：A. HE，400×。箭示 B2 胸腺瘤中大型上皮细胞的巢；B. 相同细胞的乳腺球蛋白染色，400×；C. 转移上皮细胞的雌激素受体染色，400×；D. 原发性乳腺癌，导致胸腺瘤淋巴转移，显示在 A 至 C，HE，400×

逐渐增加。读者可以参考这一领域的最新进展 [271]。通过簇状 microRNA 测序，报道了 19 号染色体上 WHO A 型和 AB 型胸腺瘤的一个特异性特征 [272]。在胸腺瘤和胸腺癌中，TET 中成熟的 microRNA 才刚开始进行探索 [273]。

原发性纵隔 B 细胞淋巴瘤（PMBCL）与 9p24.1 号和 2p15 号染色体的增益有关 [235]。随后的数据证实了该肿瘤基因组的独特性 [274]。但是，纵隔中主要淋巴瘤实体的研究非常复杂，其原因是 PMBCL 和霍奇金淋巴瘤病例之间出现了重叠的特征，称为"纵隔灰区淋巴瘤" [258, 275]，这显示出两个实体瘤之间的重叠 [276] 以及差异遗传特征 [277]。

### （二）纵隔软组织肿瘤遗传标志物

分化和去分化脂肪肉瘤均显示具有一个恒定

MDM2 扩增的复杂的 12q13-21 扩增子 [2]。罕见的纵隔滑膜肉瘤的特征是一个特异性的 t（X；18）（p11；q11）易位 [278]。神经母细胞瘤和神经节神经母细胞瘤，这两个恶性肿瘤首先都起源于原始神经母细胞瘤，其次是神经母细胞和成熟的神经节细胞。一种反复出现的遗传异常，即 MYCN 扩增，很少与神经节细胞瘤所共有 [279]。在所有罕见的上皮样血管内皮细胞瘤中都将 t（1；3）q36；q23-25）易位识别为特异性遗传标志物，导致产生 WWTR1 和 CAMTA1 融合基因 [280]。

### 十三、外科医生在标志物验证和生物银行中的作用

专业领域之间的整合将外科医生在标志物验证和生物银行中的作用视为基础。事实上，参与纵

隔肿瘤治疗（胸外科或神经外科）的外科医生首先能够规划诊断程序并组织患者进行必要的实验室初步检查。如今，生物银行这个全球概念，除了细胞学和组织标本外，还包括其他几种生物样本类型（如匹配的血液、血清、血浆、白细胞、唾液、尿液）[281]，这些在一起可形成生物样本库[282-284]。肿瘤的基本生物学特征的记录应类似于人口统计学和临床数据。生物样本库对诊断和研究是最有帮助的。各专业之间的综合努力必须是强制性的。生物银行是临床病理学家为血液、血清、血浆执行的任务之一，如果可以，病理学为肿瘤组织和正常组织执行。然而，术前血液／血清和其他体液的收集和储存应成为常规外科诊断检查的一部分。术后肿瘤标本的取样和储存应立即由病理学家根据现有的当地生物银行的标准操作程序（SOP）立即执行。从储存的患者样本中确认具有生物学意义和统计相关性的新的生物标志物显得越来越必要。重要标志物的出现需要前瞻性的组织银行和验证研究。在基线、治疗和进展阶段进行活检和血液／血清取样将成为未来临床试验的组成部分。

### 液体活检，一个新领域

液体活检是一种发展中的无创实践，对循环肿瘤细胞（CTC）与循环肿瘤 DNA（ctDNA）分子特征的检测，可支持个性化医疗的治疗策略。从 CTC（从肿瘤中释放到血液／血清中的细胞或 DNA）检测中获得的信息可以提供诊断、监测、预后和预测因素。各种用于丰富和检测 CTC 的创新技术正在进行实验验证，时间和成本的限制也在评估中[287-289]。CTC 和 ctDNA 检测作为癌症诊断的筛查方法仍在争论中[290]。读者应参考最近几篇关于这个主题和胸肺肿瘤发现的评论[291, 292]。

所有这些技术进步及其提供的信息仍有待转化为临床实践。在临床实践和研究中，多学科团队被要求改进纵隔肿瘤患者的检测、诊断、监测和治疗。

### 声明

作者没有收到对这项工作的任何帮助。

作者感谢 Francesco Facciolo 教授（罗马，意大利）及其合作者和 G.Palmieri 教授（那不勒斯，意大利）的持续支持。此外，作者感谢 Maria Teresa Ramieri 博士和 Enzo Gallo 博士在摄影和编辑综述方面的支持，并感谢 Arianna Papadantonakis 夫人的技术援助。作者还感谢 Dr.T. Merlino 在英语编辑方面的工作。

本章献给已故的 Piero Musiani 博士（罗马和基耶蒂，意大利），感谢他对胸腺研究的鼓励。

# 第 154 章
## 经胸骨正中切口与后外侧切口治疗纵隔疾病
Sternotomy and Thoracotomy for Mediastinal Disease

Giulio Maurizi　Federico Venuta　Erino A. Rendina　著

王　允　译

## 一、概述

纵隔疾病诊断性手术的入路包括前纵隔切开、经颈纵隔镜和电视辅助胸腔镜（VATS）。Chamberlain 和 McNeil[1] 首先于 1966 年报道了经胸骨旁纵隔切开，这个入路广泛适用于前纵隔大包块，尤其是肿瘤与胸骨后面及邻近胸壁直接相邻时；此外，此入路还可用于主动脉旁、主肺动脉窗的增大淋巴结及包块的病理学活检。这种手术通常需要在全麻下完成[2]。传统经颈纵隔镜用于中上纵隔、气管旁、气管前病变以及隆嵴下淋巴结活检。这种切口对前纵隔病变的诊断价值不大。侧胸切口一般用于前纵隔病变累及气管旁区，也需要在全麻下进行。此外，VATS 在前纵隔病变的病理活检中应用并不广泛，只有在巨大包块突入胸膜腔或有转移灶累及胸膜时才采用这种手术入路。

然而，完整切除肿瘤则需要大切口。纵隔显露最常用的两个切口是胸骨正中劈开（部分或全部）和开胸切口。纵隔显露常用的开胸切口是蚌壳状切口，即双侧乳房下切口加胸骨横断。后面段落会详述这个切口。

## 二、胸骨切口入路

1897 年最早报道全胸骨劈开显露纵隔行肿瘤切除，命名为"骨性前纵隔切开术"[3]。几年后这种入路用于心脏手术[4]，目前为前纵隔手术最常使用的入路[5]。此外，胸骨横断加双侧前外侧切口叫蚌壳入路。

胸骨正中切口是显露前纵隔及除食管外大多数纵隔结构最完全的手术入路。通过这种入路，即使在肿瘤累及邻近结构如肺和大血管时，依然能有效切除前纵隔肿瘤[6, 7]。这个切口除了整个前纵隔结构外，还可以在切除纵隔包块的同时完成上肺叶切除、双肺叶切除、全肺切除、肺动脉成形等手术[8]。此外，这个手术入路还可以方便地扩展到双侧胸膜腔、颈部。全胸骨劈开还可为气管切除重建提供良好显露。为了美观，胸腺切除可以选择部分胸骨劈开。

### （一）全胸骨劈开技术

患者取平卧位，可以根据入路选择或美容原因选择不同的皮肤切口，最常用的是胸骨正中切口，其次是乳腺下切口。

标准胸骨正中切口是从胸骨上切迹到剑突下，为美容也可一端或两端稍短一点。由于颈部皮肤松弛，上端切口可以稍低。电刀切开皮下组织至胸骨前筋膜，即两侧胸大肌附着处之间胸骨表面的无肌肉间隙。在胸骨上方钝性推开胸骨切迹皮下组织，显露胸骨韧带，此处常有颈前静脉，可以钝性推开或切断。胸骨韧带是起源于胸骨柄后方的宽基韧带，常常有小静脉导致出血。在胸骨下方，在剑突下 1～2cm 切开腹白线。从上、下钝性分离胸骨后间隙。

乳房下切口一般是为了美观，但如果肿瘤切除范围大，这个切口有利于封闭创口。上纵隔放疗后，或气管切开患者也适用于该切口。该切口位于双侧乳房下，在胸骨表面会师形成半圆形切口。切开皮下组织至胸肌前筋膜，向两侧游离乳腺深面纤维附着，形成巨大皮瓣至可以显露胸骨切迹。

从正中线劈开胸骨前，先辨认胸骨切迹和剑突。由于胸大肌在胸骨上附着不一定对称，因此通常将直止血钳夹在胸骨角两侧，以便准确了解

胸骨中线的位置。电刀切开胸骨表面骨膜以标记劈开位置，剪刀剪开剑突，胸骨锯从上向下或从下向上劈开胸骨（图 154-1A）。电凝或骨蜡处理骨髓出血并不会增加感染并发症。一般是沿中线直线劈开胸骨。Joshi[9] 报告"互锁切口"，即胸骨 S 型劈开，他们报道没有发生胸骨裂开，仅个别出现胸骨不稳定。

手术结束前，一般需要在纵隔放置 2 根胸引管。如果胸膜腔开放，其中一根管放置在胸膜腔内。如果开放的胸膜腔有出血可能，则需要在腋后线位置另放一根胸引管。用 5 号或 6 号金属丝线间断缝合拉拢胸骨（图 154-1B），没有指南明确规定缝合数量，常用的指标是每 10kg 体重缝合 1 针。此外，6 号 Mersilene 线或 5 号 Tycron 线缝合效果也很好。也有报道更快速的方法。对儿童胸骨正中劈开患者可以使用可吸收线（vicryl）获得更好的组织相容性和伤口愈合，减少并发症。分层缝合筋膜层和皮下层。胸骨前筋膜须紧密缝合以防胸骨旁污染或积液，后者是细菌的良好培养基。如果是乳房下切口，在缝合皮

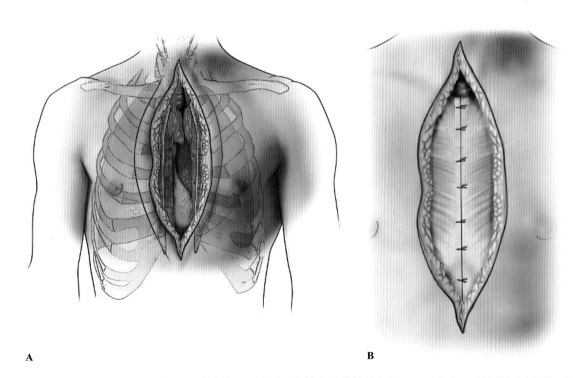

A

B

▲ 图 154-1　A 和 B. 当需要进行全正中胸骨切开术时，通常使用长的垂直切口；A. 完全正中胸骨切开术后，纵隔会显露出来；B. 使用间断的不锈钢缝合线将胸骨重合

下、皮肤之前在皮下间隙放置负压吸引管。

（二）部分胸骨劈开技术

与标准胸骨劈开切口一样，患者置平卧位。部分胸骨劈开入路只劈开上段胸骨，建议使用领型切口，即以胸骨角为中心的一个弧形切口。可以使用圆规、测角仪或产科钳设计切口，以环状软骨为圆心、到第 3 肋上缘距离为半径做圆。切口两侧须到距中线 5cm 处，以便皮瓣可以翻至胸骨切迹。做切口前正确估算切口长度很重要，一旦完成皮瓣后组织扭曲就很难准确延长皮瓣切口了。

以胸骨切迹上方 2cm 处为顶点，皮肤切口为底边，游离出等腰三角形的厚肌皮瓣。肌皮瓣厚度深至胸大肌和胸骨前筋膜表面。与乳房下切口一样，向上牵拉皮瓣，显露胸骨切迹。

胸骨劈开至第 2 肋间。在第 2 肋间水平切开胸大肌，显露两侧胸廓内动脉，钝性分离胸骨下方至胸骨中线会师，胸骨锯切断胸骨。再将胸骨锯从胸骨切迹沿中线切开胸骨至此断面汇合。结扎两侧乳内动脉分支以利显露（图 154-2）。通常不需要用胸骨锯横断胸骨，胸骨自撑撑开胸骨时一般都可以在合适肋间撑断胸骨。

部分胸骨劈开切口需要在纵隔和皮下均安置负压引流。胸骨两侧各放置引流管，一根穿过肋间进入纵隔，另一根置于胸骨表面。不锈钢丝线缝合胸骨柄后，再用 2 根钢丝线 X 形交叉缝合固定胸骨柄和胸骨。逐层关闭软组织和皮肤。

（三）并发症

总的来说胸骨正中切口并发症较少，大多数报道在 1%～2%，一般低于 3%。除了患者自身因素，良好的术中止血、胸骨缝合，以及早期引流管

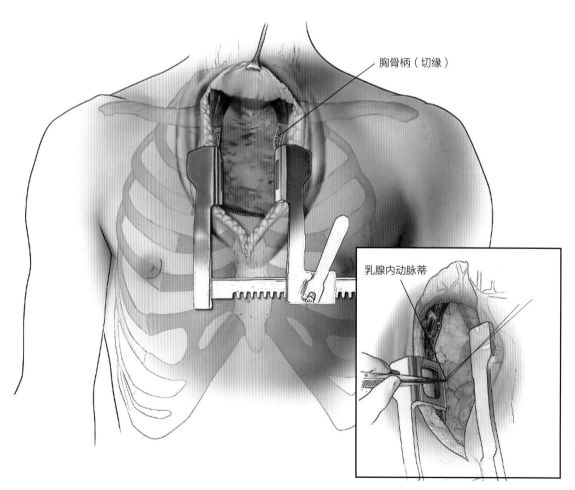

胸骨柄（切缘）

乳腺内动脉蒂

▲ 图 154-2　部分胸骨切开术，两侧结扎乳内动脉蒂

拔除均可有效预防纵隔炎[10]。胸骨正中切口的后期并发症有肋软骨裂开、隐性肋骨骨折、胸骨慢性骨髓炎、肋软骨坏死、胸骨缝合线腐蚀等[11]。

### （四）优势与不足

胸骨正中切口的优势是开、关快速，不切断胸部主要肌肉，术后疼痛相对较轻。主要不足是对胸腔后份结构和肺门显露较差，胸骨感染发生率较高。

## 三、开胸切口

开胸切口（不断肌肉侧切口或后外侧切口）是普胸手术，尤其是肺切除术最常用的切口。通过这个切口可以充分显露纵隔侧面完成活检或切除手术，也是食管、后纵隔病变和脊柱旁沟肿瘤的手术入路。但开胸切口对前纵隔显露不佳。不同纵隔结构需要从不同侧开胸，食管、上腔静脉、胸导管、气管和隆嵴适合右侧开胸，而主动脉、胸导管上端及下端部分、下段食管适合左开胸入路。

### （一）技术

除了下段食管和巨大后纵隔病变，高位侧开胸切口通常都可以获得良好显露。有时高位纵隔病变需要腋下开胸。

患者侧卧位，切口在肩胛下角下方，电刀切开皮下组织至前锯肌筋膜表面、背阔肌前缘，如果可能的话尽量不切断这两个肌肉，向后游离背阔肌，顺肌纤维分开前锯肌，向外牵拉以显露肋间隙。显露前纵隔最常使用第4肋间，如果需要显露更高位置，可以选择腋下开胸切口（图154-3）。

腋下开胸切口患者取侧卧位，手臂弯曲，外展90°，显露胸大肌和背阔肌轮廓，在两肌肉之间做切口，切开皮下组织后至第2或第3肋间。避免损伤胸长神经和肋间臂神经。切开肌肉，向两侧牵拉，从肋间进胸。Cerfolio[12]在2005年报告其改良技术，游离肋间肌，胸腔自撑直接置于肋骨下以免压迫肋间神经。有几个随机临床研究证实了这个技术的效果。

手术结束时，常需要安置前后胸引管，用粗

可吸收肋间缝合线拉拢肋骨。也可采用2003年Cerfolio等[13]报告的技术经肋骨缝合关闭胸腔。逐层关闭肌肉、皮下和皮肤。

### （二）并发症

开胸术后最常见并发症是出血，常源于纵隔手术区域及肋间血管损伤。目前没有开胸探查指征的指南，一般掌握的标准是每小时引流超过250ml，持续2h以上。

大多数患者都会出现急性术后疼痛，因此术中肋间神经阻滞、围术期持续静脉镇痛药静脉输入是必要的[14]。

开胸术后出现长期慢性疼痛的概率较高，发生严重、影响功能的慢性疼痛的概率大约为5%。

关胸时要注意避免在皮下形成大的无效腔，后者可能导致血肿形成。皮下血肿大多可以自己吸收，但也可针吸去除以减轻患者的不适。

开胸切口感染的发生率低（＜1%）。由于纵隔手术中感染性手术比较少，开胸切口污染的可能性较其他手术低。造成感染的原因大多是无菌操作不严格，最常见的病原菌是金黄色葡萄球菌。

### （三）优势与不足

开胸切口治疗纵隔疾病的优势有手术速度较快，对食管、后纵隔及脊柱旁沟显露良好。主要缺点是对对侧纵隔显露较差，以及急性、慢性疼痛发生率高。

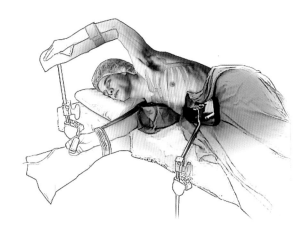

▲ 图154-3　开胸手术常用的皮肤切口作为纵隔疾病的治疗方法

## 四、蚌壳式切口

作为前面介绍切口的补充，蚌壳状切口（双侧前外侧开胸加胸骨横断）可以良好显露左右肺门结构，可以用于切除累及双侧胸膜腔的巨大肿块[6,15]。

对气管切开患者，可以用此种切口替代正中开胸切口，它可以避免上纵隔与下颈部的交通[16]。这种切口是早年开放心脏手术的标准入路，近年来才被创伤更小的胸骨正中劈开入路取代。这种入路常用于巨大纵隔肿瘤及恶性病变的切除，也有用于纵隔感染的治疗[17]，近年来广泛用于双肺移植及心肺联合移植。

### （一）技术

双侧乳房下做弧形切口，从一侧腋中线经胸壁前面延伸至对侧腋中线（图 154-4A）。

为美容起见，弧形切口一般选在乳房下皱褶，第 6 肋水平。从下方分离胸大肌附着处，向上抬起胸大肌及表面皮肤、软组织，从胸骨旁第 4 肋间切开肋间肌，向后外延伸至超过皮肤切口。分离、结扎、切断乳内动脉，胸骨锯横断胸骨。

有建议在重建胸骨时放置克氏针以减少胸骨边缘错位，但有报道钢针移位本身也可导致相关并发症。还有报道通过斜切胸骨（45°）来增加胸骨愈合的稳定性[18]。近来还有报告扩大蚌壳状切口的反 T 型切口[19]，即一个完整的蚌壳状切口加上段胸骨正中劈开（图 154-4B）。这个切口可以良好显露上纵隔和双侧肺门，可以方便切除整个胸腔上部的病变。此外这个切口还可以很容易扩展到颈部。尽管这个切口很大，但据报道其胸廓稳定性及胸肋弓功能的保护都很好，反而有利于术后呼吸功能恢复和快速康复。

### （二）并发症

蚌壳状切口术后并发症有术后疼痛，胸骨错位及假关节形成[20]。

### （三）优势与不足

这个切口可以充分显露双侧胸腔及肺门，特别适用于累及双肺的巨大肿瘤。主要缺点是术后疼痛和胸骨相关并发症。因此，尽管有报道认为这个切口有利于肿瘤完整切除，也仅限于选择病例应用。

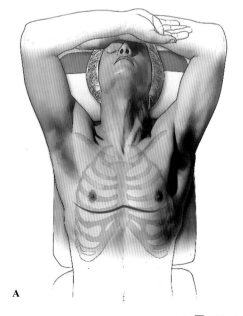
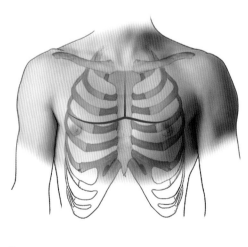

▲ 图 154-4　蚌壳式切口

A. 切除巨大纵隔肿块的另一种方法是乳房下切口与通过第四间隙的横向胸骨切开术相结合；B. 反向 T 切口是蚌壳式切口的延伸：完全蚌壳式切口联合部分上正中胸骨切开术

# 第 155 章
# 电视辅助胸腔镜手术用于治疗纵隔肿瘤、囊肿和其他纵隔疾病

## Video-Assisted Thoracic Surgery for Mediastinal Tumors and Cysts and Other Diseases Within the Mediastinum

Maxime Heyndrickx  Amaia Ojanguren  Agathe Seguin-Givelet  Dominique Gossot  著

王 允 译

## 一、背景

在胸腔镜应用早期就有胸腔镜纵隔肿瘤切除可行性的报道，现在胸腔镜技术的发展更使得纵隔手术精准化成为可能。大部分良性和部分恶性纵隔肿瘤都可以在胸腔镜下完成手术。

由于大肿瘤需要完整切除，取出前不能破碎，有外科医生质疑：既然最后还是需要扩大切口取出标本，那胸腔镜的优势在哪里呢？对这个问题我们有如下回答。

1. 分离和切除巨大纵隔肿瘤需要很大的开胸切口，以便术者双手进入胸腔，获得良好视野。

2. 有些年轻患者患非精原细胞性生殖细胞肿瘤，可能需要多次手术，胸腔镜可以减少粘连，有利于再次手术。

3. 最后，即使是很大的良性肿瘤，许多也是偶然发现的，这些肿瘤的转归及手术获益多少都不确定，能否微创是此类患者是否选择手术的重要考虑因素。当然，当肿瘤有局部外侵或与血管、神经关系不清等潜在风险时，开胸及胸骨正中切口仍然是纵隔手术的必备选项。

## 二、外科技术

### （一）概述

如同我们报告的肺切除术一样[1]，本章所介绍的所有技术均基于全胸腔镜手术。本章不涉及胸腺切除，相关内容在另外章节讨论（第 156 章）。我们也不讨论胸腔镜纵隔淋巴结活检，这是由于：①由于现代影像技术和 EBUS 活检的应用，胸腔镜纵隔淋巴结活检的应用指征已经明显缩小；②该技术与肺叶切除中淋巴结清扫技术类似（第 147 章）。

全麻，双腔气管插管，单侧通气下施术。患者侧卧位，外科医生根据肿瘤位置不同站在患者背侧或腹侧。3 个显示器以保证手术团队每个成员在整个术中都有良好视野。我们使用高清转角镜、专用胸腔镜器械，根据术中显露和操作需要，从 3 个或 4 个戳卡（trocar）进入胸腔。

### （二）胸腔镜纵隔肿瘤手术特点

1. 对小的良性肿瘤，尤其是儿童小胸腔，5mm 胸腔镜就够了。

2. 由于观察肿瘤的后方和上方非常重要，因此常常需要 30° 或 45° 镜。我们喜欢使用转角镜，其镜头转角范围为 0°～100°，可以全方位观察

肿瘤。

3. 如果是后纵隔肿瘤，建议站在患者腹侧面向病变（图 155-1）。对靠近神经的肿瘤，尤其是必须保护的神经如膈神经，一定不能使用单极电凝，可以使用双击电凝或超声刀[2]。使用超声刀时要保持刀尖可见，以免直接损伤或空化效应损伤血管或神经[3]。

4. 绝大多数纵隔肿瘤都需要整块切除，整个术中都要避免肿瘤破损及内容物外溢。这就需要用钝头器械轻柔分离，避免直接抓持肿瘤。

5. 为充分显露巨大肿瘤，可以另使用一个 3mm 抓钳（图 155-2）或可分离器械（可以在胸腔内分离释放的器械）如血管阻断夹或肺拉钩辅助显露（图 155-3）。

6. 取标本选择肋间宽松、易于扩大的切口，通常选择前胸壁第 7 或第 8 肋间。与胸腔镜肺叶切除后肺组织柔软易从小切口取出不同，纵隔肿瘤切口需要足够大以免在取出过程中造成标本破碎。

## 三、神经源性肿瘤

### （一）组织学分类

胸腔内神经源性肿瘤是起源于纵隔神经源性结构的新生物，可以分为以下 3 类。

1. 自主神经节肿瘤：神经母细胞瘤、神经节母细胞瘤（节细胞神经母细胞瘤）、神经节瘤。

2. 神经鞘瘤：良性神经鞘瘤、恶性神经鞘瘤、神经纤维瘤。

3. 副神经节瘤：原发性神经外胚层肿瘤，或嗜铬细胞瘤。

超过 90% 的后纵隔肿瘤都是神经源性肿瘤，好发于脊柱旁沟（图 155-4）。占原发性纵隔肿瘤

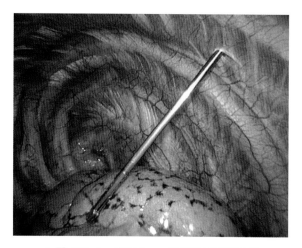

▲ 图 155-2　使用 3mm 抓钳进行纵隔显露

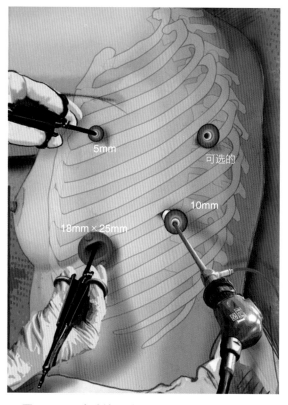

▲ 图 155-1　胸腔镜切除位于后纵隔的神经源性肿瘤的开口位置

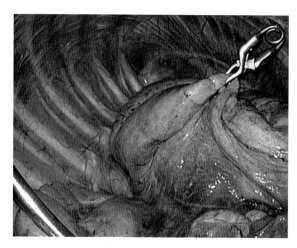

▲ 图 155-3　使用分离释放抓钳进行纵隔显露

的12%~21%[5]。成年人中大多数神经源性肿瘤都是良性的，而50%的儿童神经源性肿瘤是恶性。表155-1总结了120多例儿童患者和150多例成年患者的神经源性肿瘤病理诊断[6,7]。哑铃状肿瘤是脊柱内肿瘤通过椎间孔长入胸腔，占纵隔神经源性肿瘤的10%。

### （二）治疗

#### 1. 原则

大多数神经源性肿瘤都是偶然发现的。但是，肿瘤必须切除以明确良恶性，尤其对小儿患者更是如此。神经源性肿瘤的治疗原则是完整外科切除[5]。良性神经源性肿瘤罕有复发，单纯肿瘤切除即可。当肿瘤外观疑似恶性，如有异常血管形成或边界不规则（图155-5和图155-6），则建议扩大切除，完整切除肿瘤及相邻胸膜及受累的胸壁肌肉。

传统神经源性肿瘤采用开胸切除，现在文献报道胸腔镜辅助切除安全有效[9]，是推荐的手术入路。在胸腔镜应用早期，以下情况是神经源性肿瘤腔镜切除的反指征：肿瘤大于6cm恶性肿

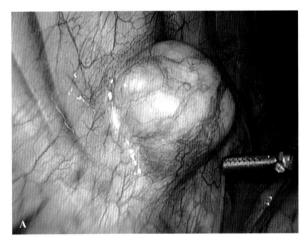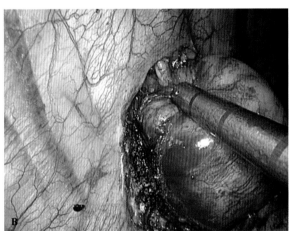

▲ 图155-4 典型的良性神经源性肿瘤（A）；一打开胸膜，就发现肋间神经（B）

表155-1 根据年龄划分的神经源性肿瘤的组织学结果 [6,7]

| 组织学类型 | | 儿童（＜15岁） | 成人（＞15岁） | 总 计 |
| --- | --- | --- | --- | --- |
| 自主神经节瘤 | 神经母细胞瘤 | 46（36.5%） | 0（0.0%） | 46（16.3%） |
| | 神经节母细胞瘤 | 14（11.0%） | 0（0.0%） | 14（5.0%） |
| | 神经节神经瘤 | 51（40.5%） | 35（22.4%） | 86（30.5%） |
| 副神经节瘤 [a] | | 3（2.4%） | 6（3.8%） | 9（3.2%） |
| 神经鞘瘤 | 神经性瘤（良性神经鞘瘤） | 7（5.6%） | 74（47.4%） | 81（28.7%） |
| | 恶性神经鞘瘤 | 2（1.6%） | 7（4.5%） | 9（3.2%） |
| | 神经纤维瘤 | 3（2.4%） | 34（21.8%） | 37（13.1%） |
| 良性疾病 | | 61（48.4%） | 143（91.7%） | 204（72.3%） |
| 恶性疾病 | | 65（51.6%） | 13（8.3%） | 78（27.7%） |
| 总计 | | 126（44.7%） | 156（55.3%） | 282（100.00%） |

a. 副神经节瘤包括各种组织学，如化学感受组织瘤、嗜铬细胞瘤、原始神经外胚层肿瘤、Askin肿瘤

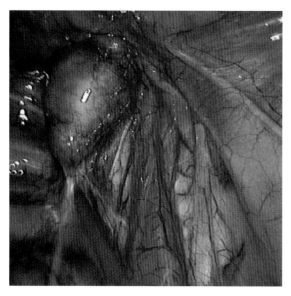

▲ 图 155-5 一名 18 岁男性因怀疑交感神经链上右尖部良性神经淋巴瘤而接受手术。注意肿瘤壁的过度血管形成。最终诊断为神经纤维肉瘤

瘤、肿瘤长入椎间孔、肿瘤位于肋膈角、肿瘤位于肺上沟[10]。但最近文献认为以下情况只是相对反指征。

(1) 有些胸腔内大肿瘤（＞ 5cm）可以在腔镜下完成切除。能否在腔镜下完成手术更多与肿瘤位置有关，而不是大小。

(2) 即使是儿童患者患恶性肿瘤，如神经母细胞瘤、神经节母细胞瘤，腔镜手术后复发率也很低[7, 11, 12]。但确实有穿刺鞘孔肿瘤复发的报道[13]。

(3) 胸腔镜联合椎板切除可以切除哑铃状肿瘤[7, 8, 14, 15]。

(4) 部分肺上沟位置的良性神经源性肿瘤通过胸腔镜切除也是可行的，但由于臂丛损伤发生率增高（高达 21%，开胸手术是 2.3%），因此需要非常小心以避免臂丛损伤[16]。

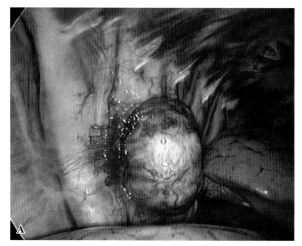

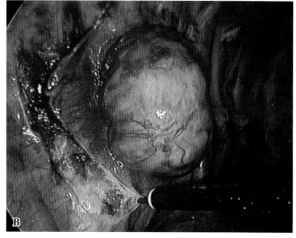

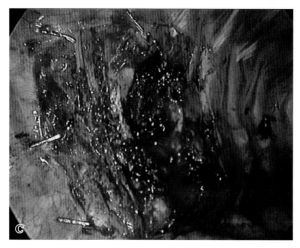

▲ 图 155-6 一名 45 岁男性因怀疑肋间神经良性神经瘤而接受手术。注意过度血管化的肿瘤壁（A），导致肿瘤胸膜（B）和邻近的肌壁（C）的整块切除。最终诊断为良性神经鞘瘤

#### 2. 技术细节

(1) 当神经源性肿瘤低于 $T_8$ 时，术前必须找到前根髓最大动脉（Adamkiewicz 动脉）。尽管有学者报道术中可以保护这根动脉[17]，或通过神经检测避免血管损伤[18]，术前找到血管仍是安全之举，除非高度怀疑恶性肿瘤。

(2) 找到肿瘤后先用电凝钩或超声刀环绕肿瘤切开胸膜，用钝头器械游离并抬高肿瘤，显露肿瘤血管。肋间血管和脊柱血管用超声刀切断（椎间孔旁忌用单极电凝）。大多数患者术野附近神经会发生损伤。

(3) 肿瘤巨大或位于胸廓入口时，肿瘤游离和分离困难（图 155-7），须告知患者术后 Horner 征的风险。其他手术（如食管平滑肌瘤切除）中常用的缝合牵拉法不能用于神经源性肿瘤，以免造成恶性肿瘤胸腔内播散。术中用钝头器械（如内镜下花生米推杆）轻柔地推开肿瘤，逐次露其深面的血管、神经。由于无法看到刀头，胸廓入口肿瘤一般不能使用超声刀[3]，而建议使用双极电凝。

(4) 哑铃状肿瘤可以使用联合入路（图 155-8）[8]。首先切除椎管内肿瘤，将其从脊髓上游离下来，这样胸腔手术时就不会牵拉脊髓了。椎管内肿瘤切除俯卧位下通过后入路完成。切除一侧椎板及椎关节，打开硬脊膜，切断相应脊神经根，切除肿瘤椎管内部分。严密关闭硬脊膜。由于椎关节切除后脊柱不稳，须行关节融合术（图 155-8D）。

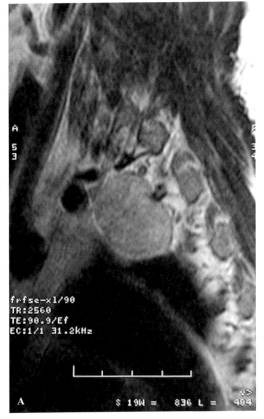

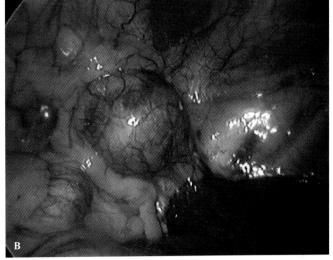

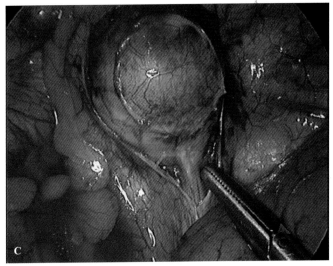

▲ 图 155-7　胸腔入口的典型神经源性肿瘤

A. MRI；B. 胸腔镜视图；C. 纵隔胸膜开放后的胸腔镜解剖，显示交感神经

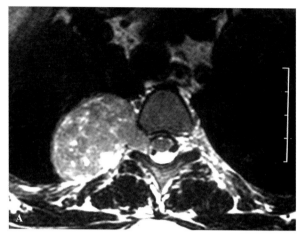
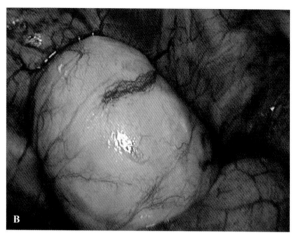
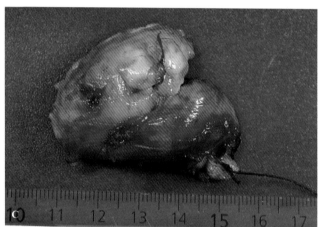
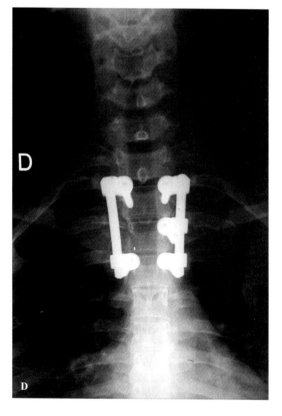

▲ 图 155-8　典型的哑铃肿瘤
A. MRI 显示椎板切除后首先切断的脊柱成分；B. 胸腔镜视图；
C. 标有缝线的标本显示脊髓神经根；D. X 线片显示脊柱稳定

然后患者取侧卧位行胸腔镜手术。

### 3. 结果

表 155-2 列举了文献报道胸腔镜神经源性肿瘤切除术后结果，主要包括以下几点。

(1) 腔镜手术较开放手术的手术时间更短 [9, 16, 19]。

(2) 腔镜手术较开放手术的术后胸引时间和住院时间更短 [9, 10, 16, 10]。

(3) 只有两个研究 [9, 19] 评价了术后疼痛。胸腔镜手术术后疼痛更轻。但患者必须知道如果是肋间神经源性肿瘤，不管哪种手术入路，术后肋间神经痛都是很明显的。

(4) 肺上沟位置神经源性肿瘤最常见并发症是 Horner 综合征。胸顶位置神经源性肿瘤胸腔镜切除术后臂丛神经损伤率明显增高（21% vs. 2%）[16]，因此从减少神经并发症看，传统经颈、胸切口更适合胸廓入口肿瘤。但尚无相关的比较性研究，同时也需要考虑到这些患者一般年轻、无症状，开放切口创伤更大，美容效果更差。

(5) 文献报道术中中转率差别很大 [9, 15]，最常见原因是出血、肿瘤巨大、粘连 [10, 15, 20]。

**表 155-2 最大系列的神经源性肿瘤 VATS 切除术的详细信息**

| 作者 | 年份 | 研究详情（年） | 数量 | 病理 | 手术方式 类型 | 手术方式 数量 | 肿瘤大小（cm） | 手术时间（min） | 术后疼痛 | 术后住院时间（d） | 胸腔引流管引流时间（d） | 中转率 | 中转详情 | 并发症 |
|---|---|---|---|---|---|---|---|---|---|---|---|---|---|---|
| Yang | 2015 | 回顾性单机构报告，患者患有先天性神经源性肿瘤（第1肋以上）。排除＞6cm的肿瘤，冠心病，糖尿病，高血压或其他慢性疾病（1992—2012年） | 63 | 47例神经鞘瘤 5例神经纤维瘤 11例神经节神经瘤 | 开放 | 44 | 4.9±1 | 120±43 | NA | 7±2 | NA | — | — | 3例Horner综合征 1例臂丛神经损伤 1例锁骨下动脉出血＞1L |
| | | | | | 腔镜 | 19 | 4.1±1.2 | 93±34 | NA | 4.8±2 | NA | 无 | — | 1例Horner综合征 4例臂丛神经损伤 |
| Li | 2013 | VATS方法治疗后纵隔神经源性肿瘤的回顾性单一机构报告（2001—2011年） | 58 | NA | VATS | 58 | 4.9（中位） | 127 | NA | 5.2 | 2.7 | 8.6% (n=5/58) | 大量出血，致密粘连和肿大肿瘤 | 4例Horner综合征 |
| Cansever | 2010 | 纵隔后神经源性肿瘤患者的回顾性单一研究报告（1996—2009年） | 20 | NA | 开放 | 13 | NA | 124±16 | VATS组比开放组需要更少的镇痛药 ($P<0.001$) | 3±0.9 | 1.6±0.5 | NA | NA | NA |
| | | | | | 腔镜 | 7 | NA | 84±19 | | 1 | 1 | NA | NA | NA |
| Cardillo | 2008 | 良性神经源性肿瘤患者的回顾性单一机构报道（1992—2007年） | 93 | 75例神经鞘瘤 7例神经纤维瘤 12例神经节神经瘤 | 开放 | 36 | 5.2±1.9 | 149±77 | VATS组第1天和第7天的中位术后疼痛较低 ($P<0.001$) | 6 | NA | 22.8% (n=13/57) | 无 | 37.8 (n=14/37) |
| | | | | | 腔镜 | 57 | 6.1±2.4 | 111±58 | | 4 | NA | | 3例胸膜肺粘连 5例巨大肿瘤 5例受伤风险（锁骨下动脉3例，食管1例，主动脉1例） | 7% (n=4/57) |

（续表）

| 作者 | 年份 | 研究详情（年） | 数量 | 病理 | 手术方式 类型 | 手术方式 数量 | 肿瘤大小（cm） | 手术时间（min） | 术后疼痛 | 术后住院时间（d） | 胸腔引流管引流时间（d） | 中转率 | 中转详情 | 并发症 |
|---|---|---|---|---|---|---|---|---|---|---|---|---|---|---|
| Ciriaco | 2006 | 纵隔后部良性神经源性肿瘤患者的回顾性单一机构报告（1993—2005年） | 30 | 25例神经鞘瘤 1例神经纤维瘤 5例神经节神经瘤 | 腔镜 | 30 | 5.6±1.4（区间4~11） | 140±55（区间95~230） | NA | 4.55（平均） | NA | 13.3%（n=4/30） | 1例胸膜粘连 3例出血 | 无 |
| Venissac | 2004 | 在所有纵隔神经源性肿瘤病例中采用系统性VATS方法的回顾性单一机构报告（1992—2002年） | 15 | 12例神经鞘瘤 3例神经纤维瘤 | 腔镜 | 15 | NA | 99（区间60~180） | NA | 5.5（平均） | NA | 无 | — | 2例Horner综合征 |
| Liu | 2000 | 神经源性肿瘤患者的三中心回顾性研究报告1992—1999年）。排除显性>8cm或证明显恶性的肿瘤 | 143 | 72例神经鞘瘤 33例神经节瘤 7例副神经节瘤 31例神经节神经瘤 | 腔镜 | 143 | 3.5（区间1.5~8） | 40（区间15~110） | NA | 4.1（区间1~11） | NA | 无 | 9.8%（n=14/143）需要6cm开胸切口 | 1例Horner综合征 1例个局部脓胸 9例胸壁感觉异常 |
| Requet | 1995 | 神经源性肿瘤患者的五中心回顾性机构报告1991—1994年） | 26 | 17例神经鞘瘤 3例神经纤维瘤 2例神经节神经瘤 | 腔镜 | 8 | 7.4（区间3~14） | NA | NA | 7.75（区间5~14） | 3（区间2~5） | 16.7%（n=3/18） | 乳内动脉出血1例 脊髓延伸静脉出血1例 肋骨变形1例 | NA |
| | | | | | 腔镜 | 18 | 3.7（区间1.5~6） | 92（区间40~120） | NA | 5.3（区间2~9） | 2.5（区间1~5） | | | NA |

NA. 无数据

## 四、支气管囊肿

### (一)概述

支气管源性囊肿是前肠囊肿的一种，起源于原前肠长出的憩室。由于大多数支气管源性囊肿形成很早，通常在胚 4～8 周远侧气道还未发育时已经开始形成，所以一般不与正常气道相连。囊肿位置取决于其形成于胚胎发育的哪个阶段[21]，胚胎发育早期芽生的囊肿位于气管支气管树旁，而后期出现的囊肿更靠外周位于肺实质内。大多数支气管源性囊肿位于右侧，紧邻气管支气管树，偶尔也可位于外周、肺门周围、颈部、膈下。也有双发支气管源性囊肿的报道[22]。支气管源性囊肿可以有正常气管组织，如黏液腺、弹力组织、软骨。支气管源性囊肿内覆纤毛上皮，直径 2～10cm，可以内容浆液、血液或蛋白性液体[23]。支气管源性囊肿也可合并其他先天畸形，如先天性囊腺样畸形、肺隔离症[24]。大多数支气管源性囊肿在儿童期发现。

### (二)术前准备

支气管镜通常只能看到支气管外压狭窄。罕见情况下可以在囊肿与隆嵴或主支气管之间发现瘘管，这一发现可能提示需要开放手术。纤支镜下活检不仅无用，反而会造成手术困难，增加感染风险。

支气管源性囊肿诊断有赖于 CT 发现，其特征表现是边界清楚的圆形占位，有时可以分隔，内容物密度 10～80Hu。大多数支气管源性囊肿位于隆嵴下 (图 155-9)，如果是在典型的位置具有典型影像学特征，诊断通常是显而易见的，不需要再进行其他影像学检查。

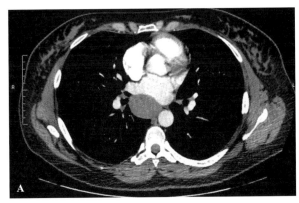

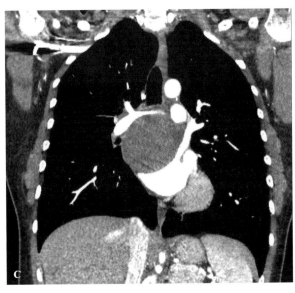

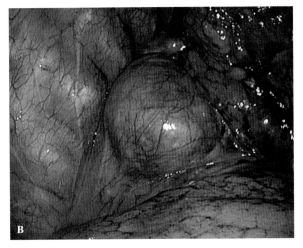

▲ 图 155-9　典型的软骨下支气管囊肿

A. CT 扫描；B. 胸腔镜视图；C. 具有肺动脉和肺静脉受压的支气管囊肿

如果囊肿位于气管右侧、奇静脉弓上方，可能误诊为间叶囊肿，而后者是不需要外科切除的。磁共振有助于鉴别诊断，间叶囊肿的特征是薄壁，内容物密度均匀（图 155-10 和图 155-11）。

如果囊肿位于下纵隔，需要做食管超声检查食管壁完整性以排除食管重复囊肿（图 155-12）[25]。食管重复囊肿含有一层平滑肌，紧邻食管旁或位于食管壁内。在食管超声下，食管重复囊肿表现为食管旁边界清晰、具有多层管壁结构的均质低回声团块。禁忌细针穿刺活检，以防囊肿感染。术中分离食管壁时须特别小心。

其他罕见部位支气管源性囊肿见图 155-13 和图 155-14。

### （三）治疗

#### 1. 原则

大多数文献报道的支气管源性囊肿都是小

儿患者，而成人患者胸腔镜使用可能会因为囊肿与支气管、食管或大血管（肺动脉、肺静脉）粘连而遇到困难。尽管通常没有症状，但支气管源性囊肿可以感染，或因压迫气管支气管、心脏出现严重并发症，还有自发性破裂、气栓发生的报道，因此即使没有症状，还是主张切除支气管源性囊肿，尤其对于年轻患者而言[26]。

除非是巨大或合并感染，支气管源性囊肿的标准手术方式是胸腔镜。中转开胸率为 0%～35%[26, 27]。早期的多中心研究中，中转率是 35%[28]，而在最近的大型单中心研究中中转率仅 3.6%[26]，提示术者经验在胸腔镜手术中的重要作用。尽管看起来支气管源性囊肿切除不复杂，如果与气管、食管、大血管粘连的话手术可能复杂且危险，有报道气管血管损伤病例[26]，因此必要时一定要中转开胸。

手术的目标总是完整切除，有报道不完全切

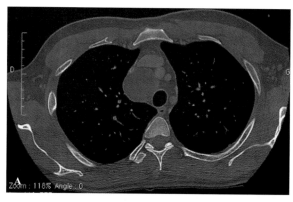

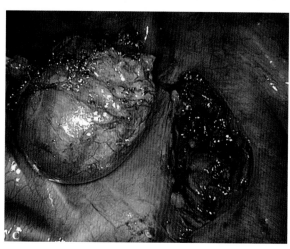

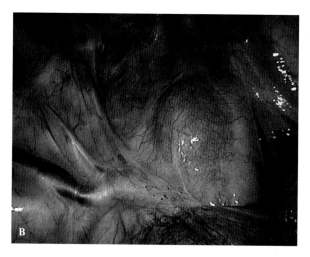

▲ 图 155-10　气管旁支气管囊肿
A. CT 扫描；B. 切除前的胸腔镜视图；C. 切除后的胸腔镜视图

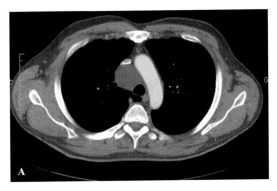

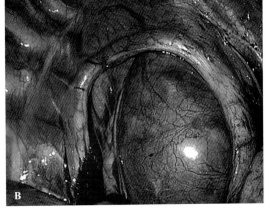

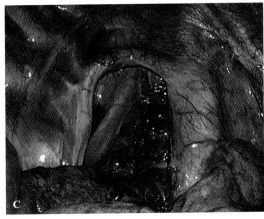

▲ 图 155-11　气管旁间质囊肿，可与支气管囊肿混淆

A. CT 扫描；B. 切除前的胸腔镜视图（注意薄壁）；C. 切除后的胸腔镜视图

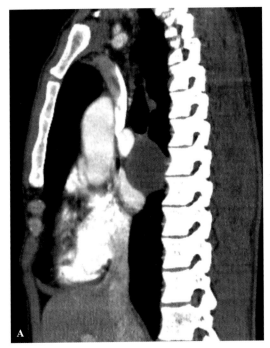

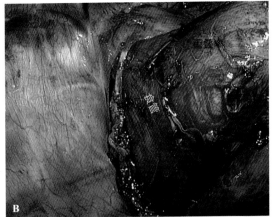

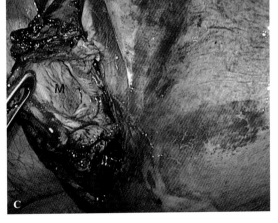

▲ 图 155-12　食管重复性囊肿

A. CT 扫描；B. 切除前的胸腔镜视图（注意囊肿与食管肌层的连续性）；C. 切除后的胸腔镜视图［注意，食管上必须留有黏膜斑块（M）］

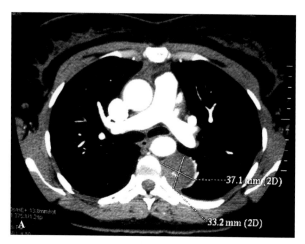

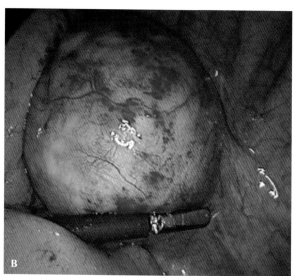

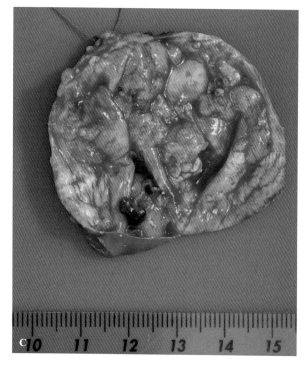

▲ 图 155-13　下纵隔左左支气管囊肿
A. CT 扫描；B. 胸腔镜视图；C. 标本

除术后 20 年出现后期复发的[29]。然而，由于大多数都是无症状患者，"不造成任何伤害"必须是支气管源性囊肿的首要原则，一定要避免支气管、食管损伤等严重并发症。因此很重要的是在手术安全和长期效果之间寻求平衡。

**2. 技术要点**

(1) 由于手术主要困难在于辨认囊肿与气管、食管之间的解剖分界面，因此需要高质量的影像学资料。

(2) 安置胃管以辨认食管。

(3) 如果需要，做术中食管镜检。应该告知内镜医生患者是双腔气管插管，处于侧卧位，这些都可能给术中镜检造成困难。

(4) 纵隔胸膜打开后，就应注意尽量保证囊壁完整性以方便切除；一旦破裂，囊肿缩小，解剖标志变化，会给辨认分离平面造成困难。

(5) 为避免对支气管壁热传导损伤，双极电凝优于单极。

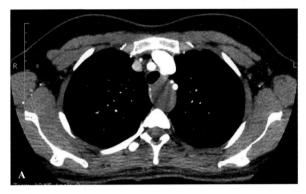

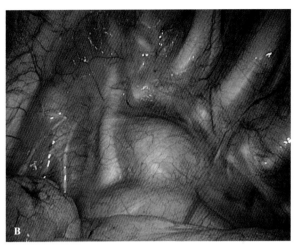

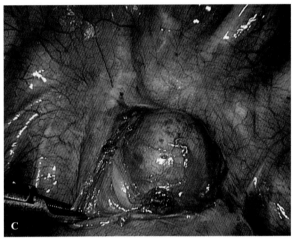

▲ 图 155-14 上纵隔左支气管囊肿

A. CT 扫描；B. 解剖前的胸腔镜视图；C. 胸膜切开后的胸腔镜视图

(6) 如果囊肿与支气管致密粘连，可以先用手指触诊，决定是否中转开放。总的来说有两种情况：①囊肿壁可以从支气管分离，则小心分离；②如果没有分离平面，可以残留小块囊肿壁，电凝烧灼破坏黏膜层有助于预防复发[30]，烧灼时注意用钝头电凝小心操作（图 155-15）。

3. 结果

最大宗病例报道来自于 Jung 在 2014 年报道的 8 年间完成 113 例支气管源性囊肿切除，并发症发生率和中转开胸率都很低。病例报告结果参见表 155-3。

## 五、纵隔甲状旁腺腺瘤

### （一）概述

原发性甲状旁腺增多症常见于甲状旁腺腺瘤，大多数甲状旁腺腺瘤位于颈部，但有 20% 的患者存在异位甲状旁腺，2% 位于纵隔。传统术式需要胸骨劈开、纵隔切开或开胸术来切除纵隔异位甲状旁腺。

甲状旁腺的胚胎起源在第 3、4 咽囊的内胚层[31]，从此迁移到正常所在的甲状腺后方。如果迁移过远，可以到颈部胸腺上极位置，或进入前纵隔位于胸腺内或胸腺旁（图 155-16），此外罕见情况下还可位于气管后获食管旁（图 155-17）。尽管估计原发性甲状旁腺增高症患者中高达 20% 存在纵隔甲状旁腺，但只有 2% 不能经颈部切口切除[32]。此外，有 20% 的患者不管采用哪种经胸入路都不能获益[33]，这是因为小腺瘤通常看不见，外科医生因担心弄碎隐藏的腺瘤也不敢切开组织。

隐藏在纵隔的甲状旁腺组织可以通过不同影像学检查来定位，当然，由于假阴性和假阳性的存在，没有某个检查或某些检查是 100% 准确。

大于 1cm 的甲状旁腺通过 CT 可以发现，但小腺体要辨认就比较困难了。甲状旁腺定位方法有 CT、MRI、司他比锝扫描、动脉造影、选

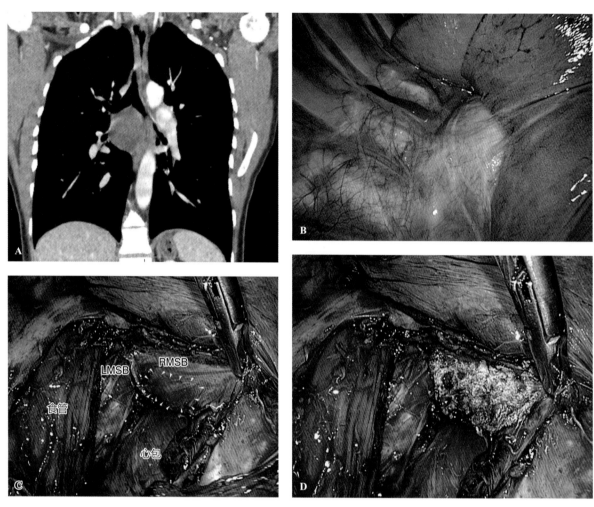

▲ 图 155-15 与右主干支气管紧密黏附的支气管囊肿示例

A.CT 扫描；B. 切除前的胸腔镜视图；C. 切除后的胸腔镜视图，右侧主干支气管上留有黏膜斑块（箭头）；D. 注意黏膜斑块。
RMSB. 右主干支气管；LMSB. 左主干支气管

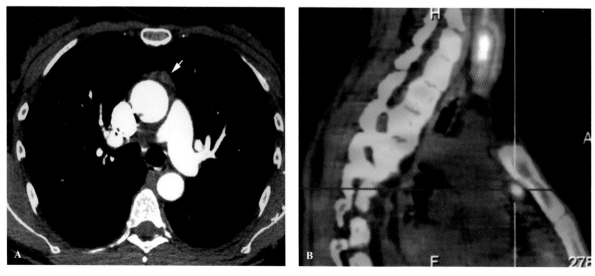

▲ 图 155-16　前纵隔甲状旁腺腺瘤
A. CT 扫描；B.MIBI 闪烁显像

表155-3 VATS 切除支气管囊肿的结果

| 作者 | 年份 | 研究详情（年） | 数量 | 性别比 | 年龄（区间） | 手术方式 类型 | 手术方式 数量 | 肿瘤大小（cm） | 手术时间（min） | 术后住院时间（天） | 胸腔引流管引流时间（天） | 中转率 | 中转详情 | 并发症 |
|---|---|---|---|---|---|---|---|---|---|---|---|---|---|---|
| Jung | 2014 | 回顾性单一机构报告（1995—2013年） | 113 | 53男/60女 | 41.3（4~78） | 腔镜 | 113 | 3.7（区间1~10） | 96.8±48.7（区间15~320） | 3.7±1.3（区间1~23） | 2.3±1.6（区间1~21） | n=4/113（3.6%） | 2例主要的支气管粘连 1例左静脉静脉损伤 1例个支气管撕裂修复 | 2例超过7天的长时间漏气 3例乳糜胸 |
| Kozu | 2014 | 纵隔囊肿切除的回顾性单一机构报告（1997—2012年） | 26 | 13男/13女 | 44±17 | 腔镜 开放 | 17 9 | 3.6±1.9 | 122±47 | 7.0±4.7 | NA | 无 | — | 2例房颤 1例呼吸窘迫 |
| De Giacomo | 2009 | 回顾性多中心报告（1995—2008） | 30 | 19男/11女 | 39（19~59） | 腔镜 | 30 | 5.2（区间3~10.5） | 80（区间45~160） | 3.7（区间2~5） | NA | n=2/30（6.7%） | 2例严重胸膜粘连 | 无 |
| Weber | 2004 | 回顾性单中心报告（1995—2002） | 12 | 6男/6女 | 43（22~62） | 腔镜 | 12 | 4.5（区间2~6.6） | 75（区间35~145） | 5.5（区间4~14） | NA | n=1/12（8.3%） | 大量胸膜粘连 | 1例来历不明的术后腹泻 |
| Martinod | 2000 | 回顾性多中心报告（1990—1993） | 20 | 12男/8女 | 41.9（22~73） | 腔镜 | 20 | 4.9（区间2.5~10） | NA（区间60~300） | 腔镜：5.2 开放：8.5 | 1.9 | n=7/20（35%） | 2例出血（含子静脉和左下肺静脉） 5例对重要结构的粘连 | 无 |

N.A. 无数据

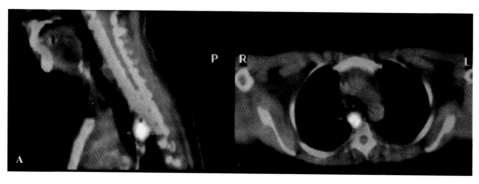

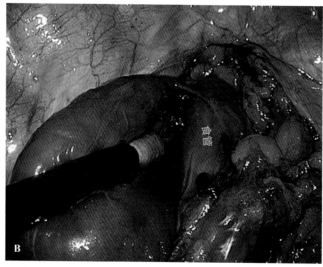

▲ 图 155-17　纵隔后部甲状旁腺腺瘤

A. MIBI 闪烁显像；B. 在食管后的大腺瘤的胸腔镜视图

择性静脉血采样，以及 FED PET 和 $^{11}$C 蛋氨酸 PET。其中司他比锝扫描的成功率最高，大于 1g 的肿瘤成功率为 86%，大于 2g 肿瘤成功率为 100%。MRI 检查敏感性高于 CT，但低于司他比锝[34]。据报道 $^{11}$C 蛋氨酸 PET 定位甲状旁腺瘤的成功率有 88%[35]。

### （二）治疗

异位甲状旁腺手术可以选择胸骨劈开、开胸或胸腔镜手术，从手术的效果和安全性看胸腔镜手术似乎是最好的选择。

#### 1. 技术要点

（1）如要胸腔镜切除甲状旁腺瘤，须先通过高质量的术前影像学检查如 CT、司他比锝扫描，靶区明确定位后再进行手术。

（2）手术开始后如不能立即看到腺瘤，以后的操作需要尽可能小心轻柔，以免意外弄碎腺瘤。

（3）大约 80% 的甲状旁腺瘤位于前纵隔胸腺内或胸腺旁[36]，因此如果不能找到腺瘤，可以行胸腺次全切除（图 155-18 和图 155-19）[37]。

（4）报道过的其他微创入路还有，在司他比锝定位后，经颈小切口[38] 和经剑突下入路[39] 完成手术。但基于现有手术工具和影像检查分辨率，标准胸腔镜因在需要时可以探查全纵隔，可能是更好的手术选择。

术中检查甲状旁腺激素水平非常有用，组织切除后激素水平大幅下降提示腺瘤被切除。

#### 2. 结果

过去 20 年微创切除甲状旁腺瘤的报道越来越多，但大多为个案报道[36, 37, 40-42]。最大宗报告见表 155-4，Medrano 报告了 7 例胸腔镜切除纵隔甲状旁腺，手术过程顺利，与既往报道经胸骨正中切口高达 21% 的肺部并发症相比[43, 44]，本组病例仅有 1 例出现肋间神经痛，并在 2 周内治

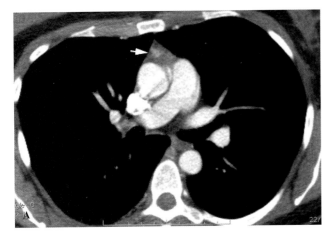

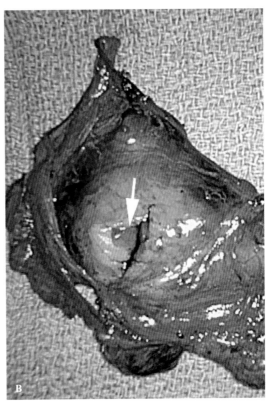

▲ 图 155-18　右胸腺中的小甲状旁腺腺瘤（箭）
A. CT 扫描；B. 切开标本显示腺瘤

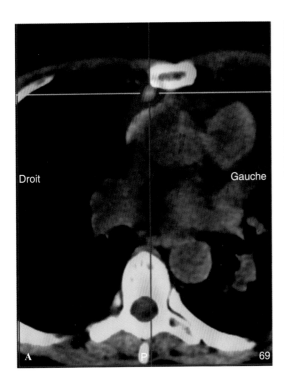

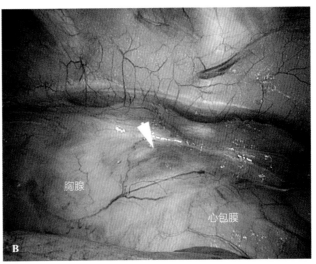

▲ 图 155-19　右胸腺中的甲状旁腺腺瘤（箭头）
A. MIBI 闪烁显像；B. 胸腔内腺瘤的胸腔镜视图（箭头）

愈[36]。Iihara 报道了 14 例纵隔甲状旁腺瘤患者，其中 7 例通过胸腔镜成功切除，7 例位于上纵隔或主动脉弓水平通过经颈入路完成手术，1 例患者因肿瘤被胸腺包埋行部分胸腺切除，以上患者没有严重术后并发症。Alesina 也报道了 7 例，结果与前类似[40]。

表 155-4　最大系列纵隔甲状旁腺病变的胸腔镜切除术

| 作　者 | Lihara | Alesina | Cupisti | Medrano | Prinz |
|---|---|---|---|---|---|
| 年　份 | 2012 | 2008 | 2002 | 2000 | 1994 |
| 研究详情（年） | 胸腔镜切除纵膈甲状腺病变额回顾性单一机构报告（1997—2010） | 胸腔镜切除纵膈功能甲状腺的回顾性单一机构报告（2002—2007） | 采用开放式经胸入路和 VATS 治疗可疑内甲状旁腺腺瘤的回顾性单一机构报告（1986—2000） | 胸腔镜下异位甲状旁腺切除术的回顾性单一机构报告）（1990—1999） | 胸腔镜手术切除纵隔甲状腺肿大的回顾性报告 |
| 数　量 | 8 | 7 | 19 | 7 | 4 |
| 性别比 | 1 男 /6 女 | 4 男 /3 女 | 8 男 /11 女 | 5 男 /2 女 | 2 男 /2 女 |
| 年龄（区间） | 57（39—66） | 47（28—67） | 50（16—79） | 39（22—57） | 52（26—86） |
| 手术方式 | 腔镜 | 腔镜 | 开胸：14 例<br>腔镜：4 例<br>纵隔镜：1 例 | 腔镜 | 腔镜 |
| 核素扫描 | 8 | 7 | 9 | 7 | 4 |
| CT | 8 | 7 | 9 | 7 | 4 |
| MRI | 1 | | 6 | 2 | 1 |
| 既往颈部手术 | 2 | 1 | 13 | 7 | 4 |
| 腺体大小（cm） | — | — | 1.82（0.7~3.7） | 2.3 | |
| 出血量（ml） | 19（5~43） | 少量 | — | | |
| 手术时间（min） | 144（69~258） | 90（40~180） | | 65（40~92） | 195（120~240） |
| 胸腔引流管引流时间（d） | | 无管 | — | 0.85（0~3） | 1 |
| 术后住院（d） | — | 3.8（2~6） | 开胸：14（5~46）<br>腔镜：7（3~10）<br>纵隔镜：8 | 2.7（2~3） | 3.25（1~6） |
| 组织学类型 | 腺瘤：3 例<br>增生：4 例<br>胸腺瘤：1 例 | 腺瘤：5 例<br>不典型增生：2 例 | 腺瘤：14 例<br>不典型增生：1 例<br>未知：4 例 | 腺瘤：6 例<br>不典型增生：1 例 | 腺瘤：2 例<br>不典型增生：2 例 |
| 中转率 | 无 | 无 | 25%（n=1/4） | 无 | 无 |

## 六、纵隔内甲状腺肿

### （一）概述

胸内甲状腺是指甲状腺肿大，其主体位于胸廓入口平面下方[45]，据报道胸内甲状腺发生率在 1%~20%。胸内甲状腺确诊年龄多在 50—60 岁，男女比例为 1：4。胸内甲状腺分为原发和继发两种。

1. 原发性胸内甲状腺罕见，其源于纵隔内异位甲状腺组织，由纵隔血管供血，与颈部甲状腺不相连。

2. 继发性胸内甲状腺源于颈部甲状腺组织，

向下伸入胸廓入口。大多数胸内甲状腺源于颈部甲状腺，沿筋膜面下降进入上纵隔。它们通常位于前纵隔，甲状腺腺左右叶起源的概率相等。也有 10%～15% 的胸内甲状腺从气管后方进入后纵隔。胸内甲状腺与甲状腺的联系可以很细甚至消失，因此在甲状腺切除时常常没有切除胸内部分，如果一个既往甲状腺切除史患者发现前纵隔肿块，最常见诊断就是胸内甲状腺。

超过 30% 胸内甲状腺患者没有症状。最常见症状是缓慢增大的颈部包块，可以压迫胸内器官出现呼吸困难（气促、气喘），1/3 患者可以出现吞咽困难。传统胸部 X 线片和 CT 即可提供病变位置、范围的重要信息。胸内甲状腺患者一般甲状腺功能正常。

### （二）治疗

只有年轻、有症状或 CT 显示气管受压的老年患者的胸内甲状腺才有手术指征。大多数患者可以通过颈部切口完成手术，只有不到 5% 患者需要胸骨劈开或开胸[46]。胸骨劈开或开胸手术的指征是 CT 显示甲状腺到达隆嵴或主动脉弓水平[47]。关于延伸至主动脉弓水平下的气管后胸内甲状腺的最佳手术路径目前尚不明确[48]。不建议经胸骨正中入路，因心脏大血管阻挡，盲视下分离有不可控制大出血、损伤喉返神经、甲状腺不完全切除的风险。有报道不断肌肉的高位侧开胸切口结合颈部切口可以直接显露大血管和后纵隔[49]。也有报道联合应用胸腔镜和颈横切口获得比开放手术更好的显露和更少的并发症[50]。

在颈胸联合切口手术中，必须精确解剖，切断与甲状腺相连的所有周围结缔组织。胸腔镜切除切除后纵隔甲状腺后，手指可以从颈部切口沿甲状腺下叶伸入胸廓入口钝性分离、牵拉、切除剩余甲状腺。止血可以通过止血夹、超声刀、双极电凝及结扎完成。

尽管目前仅有个案报道[50-52]胸腔镜切除异位甲状腺，但我们相信胸腔镜是伸入主动脉弓平面以下及后纵隔胸内甲状腺切除的有效手术方法。

## 七、纵隔胚胎细胞肿瘤

### （一）概述

生殖细胞肿瘤涵盖从良性成熟性畸胎瘤到恶性胚胎源性癌的一系列组织学亚型，其起源是具有多向分化潜能的原生殖细胞。关于生殖细胞肿瘤发生机制有几种理论，有人认为是起源于胚胎期卵黄囊的原生殖细胞异位迁移所致[53]，也有人认为是起源于原结及原条的全能细胞[54]。

生殖细胞肿瘤从儿童到 40 岁成年人均可出现，不同部位肿瘤的发病高峰年龄不同。生殖细胞肿瘤倾向于发生在身体中线，成人性腺外生殖细胞肿瘤的出现频录从高到低分别是前纵隔、后腹膜、松果体区和蝶鞍上区。在婴幼儿，最常见发病部位是骶尾部和颅内。

性腺外生殖细胞肿瘤包括精原细胞瘤和非精原细胞生殖细胞肿瘤。非精原细胞生殖细胞肿瘤包括卵黄囊肿瘤、卵巢癌、胚胎癌、畸胎瘤，以及包含多种细胞的混合性肿瘤。良性生殖细胞瘤也被称为皮样囊肿、良性畸胎瘤或畸胎瘤。精原细胞瘤和非精原细胞生殖细胞肿瘤在治疗和预后上有本质的不同。

### （二）病理及临床特征

生殖细胞肿瘤大约占成人前纵隔肿瘤的 15%，儿童的 25%[55]。目前尚不清楚它们是否源于胸腺内生殖潜能细胞的恶性转化，但纵隔生殖细胞肿瘤与胸腺的密切关系，以及正常胸腺内存在胎盘样碱性磷酸酶（PLAP）阳性细胞提示它们可能是胸腺源性[56]。

#### 1. 成熟性畸胎瘤

成熟畸胎瘤占所有纵隔生殖细胞肿瘤的 60%～70%，男女发病率相等，从出生 1 个月到 80 岁以后均可发现该病。肿瘤生长缓慢，许多患者是偶然发现的无症状包块。良性畸胎瘤可以呈囊性、实性或囊实性，大的可达 21cm（图 155-20），包含 3 个胚层，即外胚层（皮肤、毛发）、中胚层（骨、脂肪和肌肉）和内胚层（呼吸道上皮及胃肠道）。超过半数的肿瘤发现有皮肤、毛皮脂腺组织、平滑肌、脂肪和呼吸道上皮。最常见症状为胸痛，有时可以出现呼吸困难、咳嗽和发热。偶尔肿瘤侵蚀气道时患者可以咳出毛发或皮脂[57]。肿瘤刺激支气管黏膜或侵蚀血管时也可出现咯血[58]。良性畸胎瘤也可破裂，破溃进入胸腔或心包，或从皮肤破溃。破溃原因可能是肿瘤分泌的蛋白水解酶消化肿瘤壁。也有报道分泌胰岛素、人绒毛膜促性腺激素、促卵泡素及雄激素导致性早熟。近来还有报道成熟畸胎瘤患者发生抗天门冬氨酸受体脑炎的报道[59, 60]。

**2. 不成熟畸胎瘤**

纵隔畸胎瘤涵盖了从完全成熟到 3 个胚层均为不成熟胚胎组织占多数的不成熟畸胎瘤的一系列病变。肉眼观，畸胎瘤为合并出血、坏死的囊性包块。尽管大多数不成熟畸胎瘤局限于纵隔，其恶性成分也可侵犯周围结构，而包含有其他生

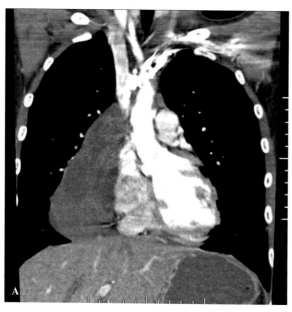

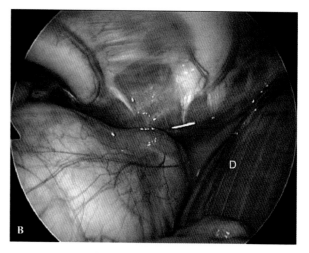

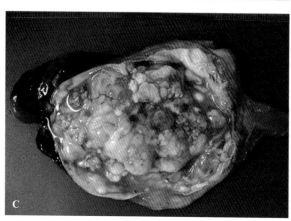

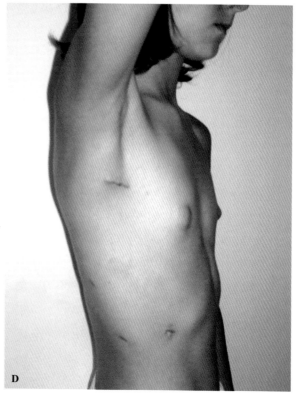

▲ 图 155-20　一名 13 岁女孩的大块良性成熟畸胎瘤，已通过胸腔镜摘除
A. 术前 CT 扫描；B. 术中视图（通过 5mm 镜）；C. 标本；
D. 1 个月随访时有瘢痕

殖细胞肿瘤成分的播散性不成熟畸胎瘤临床上应被认定为非精原细胞性生殖细胞肿瘤。

### 3. 纵隔精原细胞瘤

原发性纵隔精原细胞瘤是最常见的纵隔恶性生殖细胞肿瘤，约占 40%～50%[61]，主要发病于 20—40 岁男性，无症状，预后较好。精原细胞瘤为纵隔巨大包块，生长缓慢，呈分叶状，可以有出血、坏死区。肉眼观有 8%～20% 患者可以为囊性，表现为多分叶胸腺囊肿，囊壁为精原肿瘤细胞。鉴别诊断为胸腺瘤、胸腺囊肿、结节硬化型霍奇金淋巴瘤、反应性淋巴增生及非特异性肉芽肿性炎。纵隔精原细胞瘤的症状不典型且多样，可以是胸痛、咳嗽、呼吸困难、体重减轻等，也可出现邻近结构受压后症状，例如声嘶、吞咽困难，10% 患者可以出现上腔静脉综合征。超过 80% 的患者就诊时没有症状，60%～70% 的患者就诊时已经转移到骨、肺、肝、脾、脊髓或脑[62]。尽管睾丸精原细胞瘤在没有后腹膜淋巴结转移时就出现纵隔转移非常罕见，但纵隔精原细胞瘤应该做睾丸检查以排除性腺源性肿瘤。如果存在睾丸精原细胞瘤，需要做睾丸切除术。50%～96% 的纵隔精原细胞瘤 PLAP 免疫组化染色阳性。精原细胞瘤不产生甲胎蛋白，因此血清甲胎蛋白增高不提示精原细胞瘤，而提示存在非精原细胞性生殖细胞肿瘤。现在有更敏感且特异的精原细胞瘤免疫组化检查方法，性腺外精原细胞瘤的 D2-40 及 AP-2γ 染色阳性，大多数的精原细胞瘤 OCT3/4 核染色阳性，c-kit 试剂盒膜染色阳性[63]。混合包含有精原细胞瘤和其他组织类型肿瘤被定义为混合型生殖细胞肿瘤，属于非精原细胞性生殖细胞肿瘤。

### 4. 非精原细胞性生殖细胞肿瘤

原发性纵隔非精原细胞性生殖细胞肿瘤主要见于儿童及 20—40 岁年轻人，其发病率较精原细胞瘤和畸胎瘤低，但预后要差得多，5 年生存率在 40%～45%。因此尽管少见，年轻人发现前纵隔包块的均应考虑到这种疾病。成年人前纵隔包块中 5%、儿童中 10%～15% 为非精原细胞

性生殖细胞肿瘤。与性腺源性相比，纵隔源性非精原细胞生殖细胞肿瘤是不良预后的独立危险因素。非精原细胞性生殖细胞肿瘤包括胚胎癌、卵黄囊癌、绒毛膜癌、畸胎瘤和包含有精原细胞成分的混合型肿瘤。纵隔恶性非精原细胞性生殖细胞肿瘤的典型临床特征是局部快速生长与早期远处转移。诊断时大多数患者都有压迫症状和（或）局部纵隔结构受侵症状，此外 20%～42% 的患者存在至少 1 个部位的转移[64-66]。常见转移部位是肺、胸膜、淋巴结、肝，此外还有骨、脑和肾也可出现转移。某些血清 β-hCG 增高增高的患者可以出现男性乳腺发育。非精原细胞瘤的全身症状较单纯精原细胞瘤患者常见，包括体重减轻、发热、体重减轻。80% 的患者可以出现血清 AFP 增高，35% 的患者会出现 β-hCG 的增高，这与性腺源性非精原细胞性生殖细胞肿瘤略有不同，后者两项指标升高概率相等。AFP 增高通常提示肿瘤内存在非精原细胞性肿瘤的成分。

### 5. 与其他恶性肿瘤相关性

纵隔非精原细胞性生殖细胞瘤，特别是那些含义畸胎瘤成分的可以演化成对化放疗极度耐受的肉瘤或癌[67]。非精原细胞性生殖细胞肿瘤也与一系列血液系统恶性肿瘤相关，包括急性非淋巴细胞性白血病、急性淋巴细胞性白血病、红细胞性白血病、急性巨核细胞性白血病、骨髓增生异常综合征及恶性组织细胞增多症，偶尔也可合并克兰费尔特综合征[68]。

### （三）诊断

#### 1. 影像学

影像学检查发现纵隔病变的诊断基于患者年龄、包块部位、临床表现和肿瘤标志物。一旦确诊纵隔生殖细胞肿瘤，需要检查睾丸，检查手段包括体检和睾丸超声。

现在可以用于纵隔病变的影像学检查包括：CT、MRI、PET。血管增强 CT 可以清楚显示纵隔解剖，评估肿瘤周围结构受累情况，分析肿瘤

组织构成。MRI 在评估肿瘤对大血管和胸壁的外侵、鉴别囊性或实体瘤方面较 CT 更有优势。PET 在评估精原细胞瘤残余瘤方面非常有用。精原细胞瘤对放化疗非常敏感，一期治疗是非手术治疗，因此鉴别与处理残余肿瘤非常关键。过去认为 CT 上包块大于 3cm 就可能存在残余肿瘤，需要手术等补充治疗。De Santis 的系列研究[69]提示在精原细胞瘤患者化疗后检查残余瘤方面 PET 明显优于 CT，阳性预测值是 100% vs. 37%，阴性预测值是 96% vs. 92%。此外，非精原细胞性生殖细胞瘤的残余包块可以包含坏死组织、残存生殖细胞肿瘤及畸胎瘤，PET 影像阳性强烈提示存在残存生殖细胞肿瘤 / 畸胎瘤[70]。

### 2. 活检

可以采用的活检技术有：超声内镜活检、CT 引导针刺活检、胸骨旁前路纵隔镜、经颈纵隔镜、胸腔镜或开放手术。选择哪个技术取决于病变部位、临床因素、医生经验及医疗设备。

畸胎瘤是否应该经胸针刺活检还存在争议。如果影像学检查显示成熟畸胎瘤的典型征象，建议不活检直接手术。如果怀疑精原细胞瘤，则需要活检，最好用粗针穿刺活检。有 6% 患者细针穿刺活检结果与病理不一致，鉴别生殖细胞瘤与低分化癌尤其困难。如果粗针穿刺都不能明确诊断，可以考虑手术活检，首选胸腔镜手术。此外，如果怀疑非精原细胞性生殖细胞瘤，在手术活检或粗针穿刺活检结果出来前，如果有肿瘤标志物增高，即可开始治疗。

### （四）治疗

#### 1. 畸胎瘤

良性生殖细胞肿瘤的治疗原则是完全切除肿瘤以明确诊断，预防肿瘤生长引起的局部症状。小至中等大小的畸胎瘤（图 155-21）可以通过胸腔镜切除，但如果肿瘤大到胸腔镜下解剖标志显露不清，开胸手术则更合理（图 155-22）。

尽管成熟畸胎瘤是良性肿瘤，但由于周围结构受累，如心包、肺、血管、胸腺受累，也会给手术带来麻烦。但一般还是可以完整切除的。有医生主张大肿瘤应该开胸切除[66]，但包括作者团队在内的其他医生也有报道胸腔镜下切除大到 16cm 的巨大畸胎瘤[71, 72]。纵隔成熟畸胎瘤胸腔镜下切除的大宗病例报道见表 155-5。

胸腔镜下切除囊性肿瘤时，穿刺囊肿、吸出液性内容物可以方便肿瘤的游离、切除和标本的取出[71, 73]。囊性畸胎瘤含有实性成分，穿刺后只能部分缩小。通过留置针、球囊血管造影导管连接空针也可以完成类似操作[74]。如果怀疑有恶性成分，不能穿刺，以免肿瘤流出到胸腔。曾有报

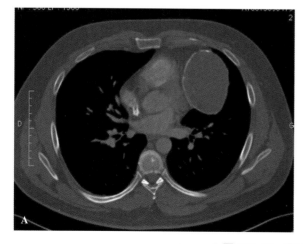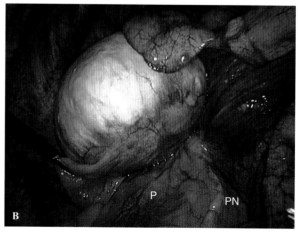

▲ 图 155-21　通过胸腔镜切除畸胎瘤
注意对膈神经的黏附。A. 术前 CT 扫描；B. 术中视图；P. 心包；PN. 膈神经

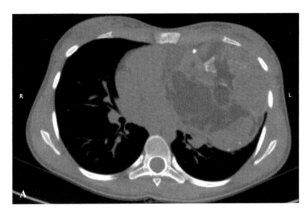

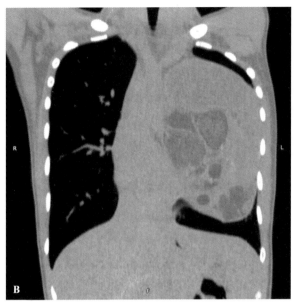

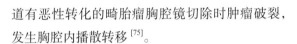

▲ 图 155-22 大块畸胎瘤占据整个胸腔

适合开胸手术。A. 术前轴向 CT 扫描；B. 术前冠状 CT 扫描

道有恶性转化的畸胎瘤胸腔镜切除时肿瘤破裂，发生胸腔内播散转移 [75]。

Chang 等报告了单中心 18 年纵隔成熟畸胎瘤外科切除的经验 [75]。43 例开胸手术，14 例胸腔镜手术。胸腔镜组较开胸组手术时间较短（106 min vs. 205min），机械通气时间较短（0.2d vs. 0.5d），ICU 监护时间更短（0.6d vs. 1.5d）。胸腔镜组 3 例患者因肿瘤与周围结构致密粘连中转前外侧小切口。在一个 15 例胸腔镜畸胎瘤切除的报告中 [76]，有症状患者的并发症发生率更高，有症状是否是胸腔镜畸胎瘤切除的相对禁忌目前尚不清楚。良性畸胎瘤切除后预后良好，不需要术后放疗或其他辅助治疗。

**2. 精原细胞瘤**

国际生殖细胞分类共识将无脏胸膜转移的纵隔精原细胞瘤列为预后良好生殖细胞肿瘤，其 5 年生存率超过 90% [77]。精原细胞瘤对放疗和基于铂的化疗均敏感。单纯放疗的长期完全缓解率为 65% [78]，基于铂化疗的长期无瘤生存率大约 90% [62]，因此对大多数患者一线治疗建议化疗。

外科切除原发性纵隔精原细胞瘤的作用存在争议，观点也在不断变化。有人建议切除小、局限化的纵隔肿瘤。另有部分精原细胞瘤是以前纵隔包块手术后明确诊断的。总之，不建议将外科手术作为纵隔精原细胞瘤的单独治疗方式。

Liu 报告了 54 例恶性原发性纵隔生殖细胞肿瘤，中间有 18 例为精原细胞瘤。这些患者中，8 例初始治疗为手术，8 例诱导治疗后手术，2 例只进行了化疗，总 5 年生存率为 87.7%。Takeda 报道了 126 例纵隔生殖细胞肿瘤，其中 13 例为精原细胞瘤。其中 10 例接受手术加辅助或新辅助治疗，远期预后良好。以上报道病理均通过胸骨劈开、侧开胸或蚌壳状切口完成，没有 1 例采用胸腔镜。

现在也没有最佳术后化疗方案的共识。有报道称化疗后残余包块 ≥ 3cm 应该手术，因为其中 30% 的病例存在恶性组织残留 [79]。此时外科手术有两方面的作用，一方面可以明确在坏死组织中是否有残余肿瘤存在，另一方面排除肿瘤中存在没有发现的非精原细胞肿瘤成分。也有人建议密切随访化疗后影像学包块残余的患者，出现复发表现时再采用挽救性治疗。近来建议用 FDG-PET 评估化疗后精原细胞瘤患者是否存在肿瘤残留 [80]。

由于术前难以判断是否可以切除，胸腔镜探查是可行的，尤其是肿瘤较小时。可以在手术开始时通过胸腔镜评估包块的可切除性（图 155-23）。

表 155-5　最大系列的纵隔成熟畸胎瘤的胸腔镜切除术

| 作者 | 年份 | 研究详情（年） | 数量 | 性别比 | 年龄（区间） | 手术方式 | 肿瘤大小（cm） | 出血量（ml） | 手术时间（min） | 胸腔引流管引流时间（d） | 术后住院时间（d） | 中转率 |
|---|---|---|---|---|---|---|---|---|---|---|---|---|
| Tsubochi | 2015 | 胸腔镜纵隔畸胎瘤完全切除患者的回顾性单中心报告（1998—2013 年） | 13 | 4男 /9女 | 33（17~54） | 腔镜 | 8（5~13） | 78（10~300） | 132（95~184） | 2（1~6） | 5（4~7） | 无 |
| Shintani | 2013 | 胸腔镜切除纵隔成熟畸胎瘤患者的回顾性单中心报告（2001—2012 年） | 15 | 6男 /9女 | 38（21~62） | 腔镜 | 5.3（3.2~8.5） | 138（10~450） | 188（78~430） | 无 | 无 | 20%（n=3/15） |
| Chang | 2010 | 纵隔成熟畸胎瘤 18 年外科手术经验的回顾性单中心报告（1988—2005） | 57 | 18男 /39女 | 28.8（6—69） | 开放 43 例 | 10.4±4.7 | 288.2±406.6 | 205.4±75.7 | 4.1±2.1 | 8.1±3.5 | 21%（n=3/14） |
| | | | | | | 胸腔镜 14 例 | 8.5±2.9 | 68.2±152.1 | 106.4±35.7 | 5.0±3.4 | 6.0±2.7 | |
| Nakano | 2008 | 回顾性单中心报告，对囊性组件摘除后行电视胸腔镜切除纵隔成熟畸胎瘤的患者进行了报道 1998—2008 年） | 6 | 1男 /5女 | 36.3（24—54） | 胸腔镜 | 9（5~11） | 103 | 143 | 无 | 无 | 无 |

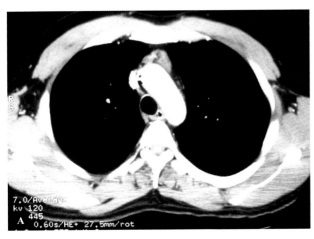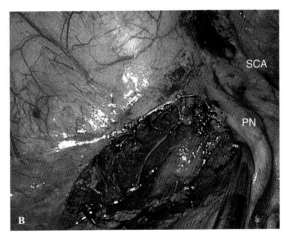

▲ 图155-23　非精原细胞生殖细胞肿瘤化疗后的残余肿块

A. CT 扫描；B. 术中视图；PN. 膈神经；SCA. 锁骨下动脉

### 3. 非精原细胞性生殖细胞肿瘤

与性腺源性相比，纵隔源性非精原细胞瘤性生殖细胞肿瘤是预后差的独立危险因素。对一线化疗无反应、耐药，与血液系统恶性肿瘤相关，原发肿瘤恶性转化为非生殖细胞性肿瘤等是导致预后差的原因[68, 78]。化疗是首选治疗，手术是化疗的补充。博来霉素、依托泊苷和顺铂是目前标准化疗药物[77]。如果铂化疗后肿瘤标志物快速下降，提示治疗反应和预后较好。尽管有多种治疗方式，总体预后差，5 年生存率在30%～48%[66, 67]。

外科手术的最佳适应证是化疗后肿瘤标志物正常的患者。以往对化疗后 CT 有残留包块、肿瘤标志物持续增高的患者采用抢救性化疗，在肿瘤标志物正常后再手术，这种方法并没有改善预后。近来对化疗后肿瘤标志物持续增高的患者，仍然手术，取得持续缓解效果[25, 81]。少数患者化疗后肿瘤标志物正常，CT 也没有残余包块，建议对这部分患者 CT 随访，而不是手术。

术前、术后肿瘤标志物正常，残余肿瘤完全切除，没有纵隔外病变，切除标本中没有活跃肿瘤细胞是手术预后良好的预测指标[64, 78]。预后不良指标包块切除标本有恶性成分，除纵隔外还有其他部位病变需要切除，化疗后肿瘤标志物增高[66]。Kesler 对 158 例患者进行多因素分析发现切除标本中仍有肿瘤成分和切除后肿瘤标志物增高是预后不良因素[64]。

手术入路建议蚌壳状切口或半蚌壳状切口以保证最佳显露，特别是病变累及肺和其他纵隔结构计划一并切除时[82]。化疗可能导致残余包块与周围结构致密粘连，因此文献报道中一般没有胸腔镜切除纵隔非精原细胞瘤性生殖细胞肿瘤。

# 第 156 章
# 胸腺切除外科技术
## Surgical Techniques for Thymectomy

Joseph LoCicero III　著

王　允　译

　　本章分为多个小节，介绍了所有各种切除胸腺的外科技术。每种技术都有其支持者，都有文章报道其令人鼓舞的效果，但每种技术也都有其优势与不足。

　　如胸腺部位有良性肿瘤，微创手术就足够了，但毫无疑问的是胸腺切除术的目标是切除整个胸腺，特别是当良性或恶性胸腺瘤合并重症肌无力的时候。最近新英格兰医学杂志发表的一篇随机对照研究证实胸腺切除加激素治疗重症肌无力的效果明显优于单用激素[1]。不管采用哪种技术，不完全胸腺切除都可能导致胸腺瘤复发和重

症肌无力症状复发。当术者没有选择根治性技术时，保证整个胸腺切除时其义不容辞的责任。由于缺乏一致认可的证据来保证切除了所有腺体组织，微创技术的有效性将一直是争论的热点。

　　以下章节将介绍目前胸腺切除的所有技术，以便读者为患者选择最佳治疗方法。第一节是梅奥现在所采用的经典经胸骨胸腺切除手术；第二节介绍了多伦多普遍采用的经颈胸腺切除技术；第三节中 Jonath D' Cunha 医生讨论了最新的微创技术；最后在第四节中 Joshua Sonnett 介绍了扩大胸腺切除新技术。

# 第一节　标准胸腺切除术

Francis C. Nichols　Victor F. Trastek　著

王　允　译

　　胸腺手术一直是胸外科医生的挑战。胸腺可以发生良性或恶性肿瘤，也参与了细胞免疫和部分体液免疫。

　　自从 Alfred Blalock 报道一例成功切除 26 岁

女性重症肌无力合并胸腺囊肿患者的胸腺后[1]，该手术成为重症肌无力的治疗选择之一。Blalock 在 1944 年报道了 20 例经胸骨胸腺切除治疗重症肌无力的患者[2]。在随后几十年里，来自英国和

美国（包括梅奥临床医学的 Clagett 和 Eaton [3, 4]）的大量研究一直在争议胸腺切除在治疗重症肌无力中的作用。随着围术期处理的改进，胸腺切除手术效果逐渐提高，证实这种手术在重症肌无力患者治疗中的价值。

手术入路包括经胸骨、经颈和胸腔镜，每个入路都有其倡导者。不管哪种入路，胸腺手术的基本原则都是：良好的纵隔显露，完整切除包括颈部上极在内的整个胸腺及邻近纵隔脂肪，保护膈神经，防止胸膜腔播散。胸腺瘤患者一般采用全胸骨劈开切口；没有胸腺瘤的患者，作者通常采用部分胸骨劈开切口。

## 一、外科解剖

胸腺是位于心包和大血管前方呈两叶形状的前纵隔器官（图 156-1），两叶在中线处融合从而呈 H 形。双上极伸入颈部，与甲状腺通过甲状胸腺韧带相连。下极悬在心包表面，与心包脂肪垫相连。偶尔一叶或两叶胸腺会位于无名静脉的后方。罕见胸腺部位还包括：一叶或两叶胸腺出现部分或完全下降不全位于颈部，在颈部、纵隔、心包脂肪及肺实质中存在异位胸腺组织孤岛。Masaoka 等发现 72% 的患者纵隔脂肪组织中镜下检查存在胸腺组织 [6]，Jaretzki [5] 等在 32% 的患者颈部正常胸腺外发现胸腺组织。

胸腺上部血供来源于甲状腺下动脉的小分支，两侧血供来源于乳内动脉，下部血供来源于心包膈血管。静脉回流主要通过一根中央静脉或多根分支血管汇入左无名静脉，也有部分通过与动脉伴行的小静脉。

膈神经与胸腺的毗邻关系至关重要。双侧膈神经均与胸腺紧密相邻经胸廓入口从颈部进入胸腔。熟悉相关解剖是手术成功的关键，膈神经损伤可能会对呼吸功能，尤其对于重症肌无力患者而言，带来灾难性后果。

新生儿胸腺平均重量 15g，到青春期达到 30～40g。青春期以后胸腺开始萎缩，平均重量

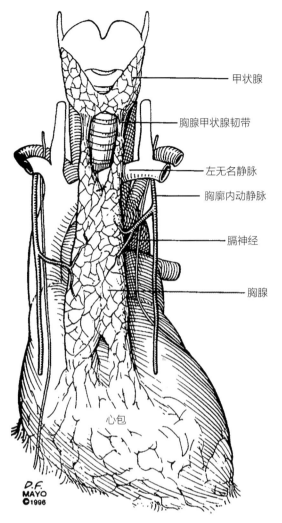

甲状腺
胸腺甲状腺韧带
左无名静脉
胸廓内动静脉
膈神经
胸腺
心包

▲ 图 156-1 胸腺是一个双叶结构，有 2 个上角和 2 个下角；它位于前纵隔，覆盖了心包和大血管。动脉供血主要来自乳内动脉的外侧；静脉引流以左侧无名静脉为中心。最重要的是胸腺和膈神经之间的关系，特别是在胸腺的中部和上部的关系

引自 Nichols FC, Trastek VF. Thymectomy (sternotomy). In Kaiser LR, Kron IL, Spray TL, eds. *Mastery of Cardiothoracic Surgery*. 2nd ed. Philadelphia, PA: Lippincott Williams & Wilkins; 2006:101.

逐渐下降到 5～25g，最终完全被脂肪组织取代。

## 二、手术指征

胸腺切除术指征包括胸腺包块、部分重症肌无力及胸腺包块合并重症肌无力。大约 10%～15% 的重症肌无力患者合并胸腺瘤，而 30% 或以上的胸腺瘤患者合并重症肌无力。

### 三、术前评估

前纵隔包块的术前检查时胸壁增强 CT 以明确包块界线，排除血管受累（图 156-2）。核磁共振也可以达到同样目的。前纵隔包块怀疑胸腺瘤，排除血管畸形后就具有手术指征。是否需要经胸针刺活检存在争议，但其有助于胸腺瘤的诊断。此外，胸腺瘤患者术前须检查是否合并重症肌无力，同样重症肌无力行胸腺切除术前须排查胸腺瘤。

### 四、术前准备

重症肌无力患者行胸腺切除术前须将疾病状态调整好。最好建立一个团队在术前、术中、术后全程参与对胸腺切除的重症肌无力患者的治疗，团队包括麻醉医生、神经内科医生和外科医生。Seggia[8] 发现对胸腺切除重症肌无力患者行血浆置换可以显著改善呼吸功能、增强肌肉力量，缩短住院时间，降低费用。

麻醉术前用药减量，通常只需要颠茄和少量镇静剂。术前禁忌使用抗胆碱能药物。术中避免使用肌松药物，应用吸入麻醉和短效麻醉药维持麻醉。手术采用单腔气管插管麻醉。

### 五、手术技术

Jaretzke 和 Masaoka 主张全胸骨劈开加颈部切口行全胸腺切除术[7]。如果没有发现胸腺瘤，我们喜欢部分胸骨劈开行胸腺切除，通常皮肤切口上至胸骨切迹下 1～2 横指，下到第 3 或第 4 肋间。通过这个相对较短的切口足以显露前纵隔整个胸腺及其伸入颈部的部分。当存在胸腺瘤时，需要全胸骨劈开。

### 六、部分胸骨劈开切口

单腔气管插管，全麻下施术。平卧位，颈、胸、上腹消毒铺巾。

皮肤切口上至胸骨切迹下 1.5cm，向下沿胸骨中线至第 4 或第 5 肋间水平（图 156-3）。向头侧牵拉皮肤，分离胸骨切迹，手指伸入胸骨后方钝性分离。胸骨锯纵行劈开胸骨至第 4 或第 5 肋间水平。用胸骨撑撑开胸骨，胸骨一般会在一侧横断（图 156-4），也可以用胸骨锯在第 4 或第 5 肋间水平横断胸骨。从中线推开覆盖纵隔的胸膜，显露胸腺和左无名静脉。沿胸廓内静脉从下向上打开两侧胸膜腔，注意辨认和保护膈神经。探查纵隔、双侧胸膜腔、双肺。

从右下极中部开始游离胸腺，用直角钳向下逐次分离下极至心包脂肪垫，切断脂肪垫，断端 2-0 丝线结扎。直角钳夹住下极及附近心包外脂肪，贴心包向头侧游离胸腺右叶至胸腺中部。然后从颈部开始游离胸腺上极（图 156-5），逐次游离胸腺上极周围，显露甲状胸腺韧带，切断

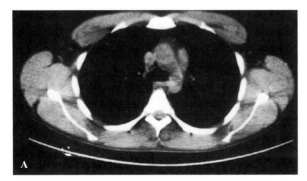 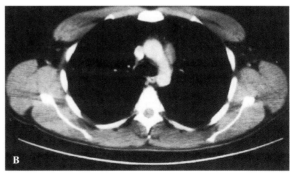

▲ 图 156-2 胸腺瘤的放射学表现

A. CT 平扫提示病变位于前纵隔内；B. 静脉增强扫描排除血管性动脉瘤及病变的血管侵犯。另外病变与领近组织如心包及肺的关系也更清楚（引自 Nichols FC, Ercan S, Trastek VF. Standard thymectomy. In: Shields TW, Locicero J, Ponn RB, et al., eds. *General Thoracic Surgery*. 6th ed. Philadelphia, PA: Lippincott Williams & Wilkins; 2005:2630. ）

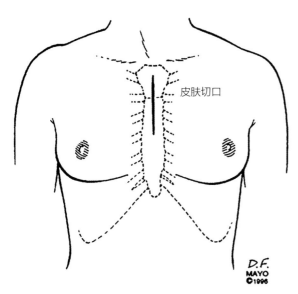

▲ 图 156-3 患者呈仰卧位，皮肤切口在胸骨切迹下 **1.5 cm** 处开始；向下延伸到第 **4** 或第 **5** 肋骨。这使得皮肤切口远低于颈部区域，当穿着衣服时不可见，提供了一个可接受的美容效果

引自 Nichols FC, Trastek VF. Thymectomy (sternotomy). In Kaiser LR, Kron IL, Spray TL, eds. *Mastery of Cardiothoracic Surgery*. 2nd ed. Philadelphia, PA: Lippincott Williams & Wilkins; 2006:102.

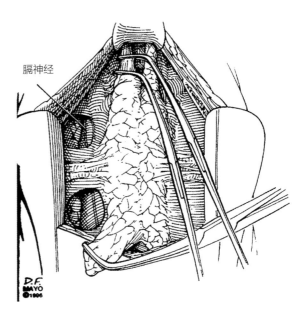

膈神经

▲ 图 156-5 从右胸膜下角开始解剖，将其从心包开始向尾侧的方向逐步推进直角夹钳。这继续向下到心包脂肪垫，且进行分割和结扎。在心包脂肪上留下一个直角夹持器，与下角相连，以供以后缩回。然后将上角从颈区释放出来，识别并分割甲状腺韧带。内侧胸膜附着现在只剩下右侧

引自 Nichols FC, Trastek VF. Thymectomy (sternotomy). In Kaiser LR, Kron IL, Spray TL, eds. *Mastery of Cardiothoracic Surgery*. 2nd ed. Philadelphia, PA: Lippincott Williams & Wilkins, 2006:103.

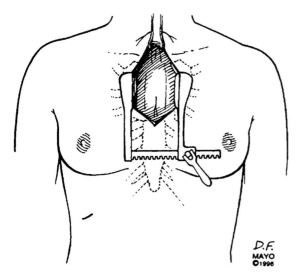

▲ 156-4 当打开胸骨牵开器时，通常第 **3** 或第 **4** 肋间隙会横向断裂，使无胸腺瘤的患者有足够的胸腺显露。另一种方法是用小矢状锯横断半个胸骨。当胸骨固定时，横向骨折或切口很容易修复。如果需要进一步显露，皮肤切口和胸骨切口均可延长

引自 Nichols FC, Trastek VF. Thymectomy (sternotomy). In Kaiser LR, Kron IL, Spray TL, eds. *Mastery of Cardiothoracic Surgery*. 2nd ed. Philadelphia, PA: Lippincott Williams & Wilkins; 2006:102.

韧带，2-0 丝线结扎。直角钳夹住切下的胸膜上极，然后向中线牵拉住夹住上下极的直角钳，主要采用钝性方式沿膈神经游离胸腺右叶中间部分至无名静脉、上腔静脉交汇处。小心凝断或结扎乳内动脉发向甲状腺的血管，避免损伤膈神经（图 156-6）。膈神经区域渗血纱布按压即可。沿左无名静脉继续游离胸腺至显露出中线回流静脉。

左侧采用同样方法游离。需要注意的是，左侧膈神经与胸腺距离更近，表面覆盖大量脂肪组织影响视野，因此游离更加困难。再次强调在胸腺膈神经紧密相邻时采用钝性分离有助于避免损伤神经。胸腺各极和中部均游离完成后，钳夹、切断、3-0 丝线结扎中线回流静脉（图 156-7）。

如果胸腺与周围结构如心包、肺实质致密粘连，切除粘连组织以保证胸腺完整切除。如果术

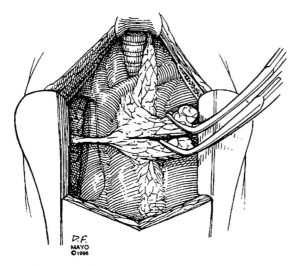

▲ 图 156-6  右边的两只角都完全游离。直角夹在中间收回，对腺体的中间部分施加压力。因为小的动脉分支从乳内动脉分开，这种牵引提供了最佳的可视化和膈神经的保护。这个区域的烧灼应该非常小心地使用，以防止对膈神经的意外损伤

引自 Nichols FC, Trastek VF. Thymectomy (sternotomy). In Kaiser LR, Kron IL, Spray TL, eds. *Mastery of Cardiothoracic Surgery*. 2nd ed. Philadelphia, PA: Lippincott Williams & Wilkins; 2006:104.

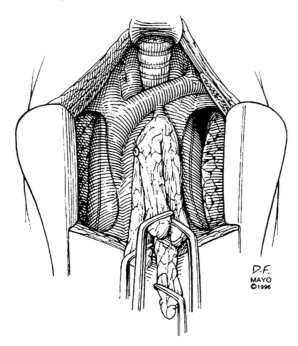

▲ 图 156-7  切除胸腺上、下角和腺体中段后，结扎并分离左侧无名静脉的静脉引流

引自 Nichols FC, Trastek VF. Thymectomy (sternotomy). In Kaiser LR, Kron IL, Spray TL, eds. *Mastery of Cardiothoracic Surgery*. 2nd ed. Philadelphia, PA: Lippincott Williams & Wilkins; 2006:104.

中不能辨认胸腺边界，切缘冰冻活检以确保没有胸腺组织残留。

全胸腺切除后，小心止血，注意保护膈神经。从右乳下置入胸腔引流管，从右侧胸腔放至纵隔，引流管头放在左胸顶（图 156-8）。钢丝拉拢胸骨，2～3 根钢丝固定胸骨柄，其余穿胸骨旁肋间固定。可吸收线连续缝合逐层关闭软组织。

## 七、胸骨正中切口

如果有胸腺包块，常常需要全胸骨劈开以提供足够的显露。如果包块特别巨大，可能需要双腔气管插管，以便横断胸骨加双侧前外侧开胸做成蚌壳状切口（图 156-9）。

不管是全胸骨劈开还是蚌壳状切口，探查完有无转移后，就应该肿瘤连同胸腺整块切除。胸腺切除方法与前述类似。如果怀疑有周围结构粘连或受侵，如果可能的话与胸腺包块一起整块切除周围结构（图 156-10）。再次强调保护膈神经非常重要；但如果需要切除膈神经才能完成根治性切除，患者呼吸状态又能耐受的话，就应该切

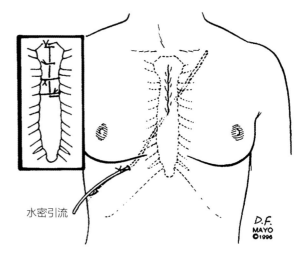

水密引流

▲ 图 156-8  胸腺切除术后止血；然后将右胸腔引流管置于右乳房下方，穿过胸壁，穿过右胸膜腔和纵隔，再穿过左胸膜腔

引自 Nichols FC, Trastek VF. Thymectomy (sternotomy). In Kaiser LR, Kron IL, Spray TL, eds. *Mastery of Cardiothoracic Surgery*. 2nd ed. Philadelphia, PA: Lippincott Williams & Wilkins; 2006:105.

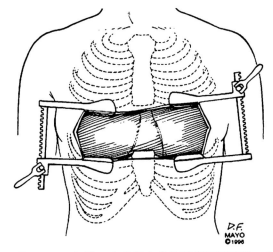

▲ 图 156-9 切除一个非常大的胸腺瘤可能涉及一个或两个肺门，双侧开胸，胸骨横切或蛤状切口可能是有用的

引自 Nichols FC, Trastek VF. Thymectomy (sternotomy). In Kaiser LR, Kron IL, Spray TL, eds. *Mastery of Cardiothoracic Surgery.* 2nd ed. Philadelphia, PA: Lippincott Williams & Wilkins; 2006:102.

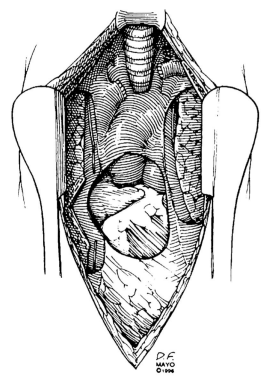

▲ 图 156-10 胸骨正中切口

如果胸腺瘤是侵袭性的，则进行整块切除，包括所有相关的相关结构；本例为肺、右膈神经、部分心包和左无名静脉 [引自 Nichols FC, Trastek VF. Thymectomy (sternotomy). In Kaiser LR, Kron IL, Spray TL, eds. *Mastery of Cardiothoracic Surgery.* 2nd ed. Philadelphia, PA: Lippincott Williams & Wilkins; 2006:105. ]

除膈神经。术中冰冻有助于判断切缘无瘤。如果不可能完成完整切除则施行减瘤手术，切缘钛夹标记以备将来可能放疗。切口缝合与前述类似。

## 八、术后处理

手术后，麻醉师唤醒患者并进行评估，如果呼吸力度和血气达标，在复苏室拔除气管导管，几乎所有患者都可以术后立即拔管。如果患者有重症肌无力，需要外科、重症监护科和神经内科组成的联合小组密切监护，每 6 小时评估一次呼吸状态，测量吸 – 呼压和潮气量。术后第 1 天吸痰并下床活动。有肌肉无力症状才恢复使用胆碱酯酶抑制药。术后药物减量可以减少口腔、气道分泌物，降低胆碱能危险发生率。如果重症肌无力患者呼吸状态恶化，可以血浆置换。呼吸稳定后转回普通病房，尽早拔除胸引管。完全恢复后出院。

## 九、术后效果

在采用术前、术后的团队干预后，基本没有手术死亡，并发症发生率也非常低。从 1982—2004 年，在 Mayo 诊所共完成 364 例胸腺切除，其中 241 例（66.2%）有重症肌无力，236 例行部分胸骨劈开，126 例全胸骨劈开，2 例蚌壳状切口。全部患者中，236 例（98%）重症肌无力患者术后几小时内拔除气管插管，其余 5 例第 2 天拔管。1 例患者（0.27%）术后死于 ARDS。平均住院 4.8d。18 例患者（4.9%）发生较大并发症，包块 10 例肺不张、4 例心房颤动、3 例患者呼吸功能衰竭需要再次气管插管，3 例出血、1 例乳糜胸。

Liu[9] 在 2011 年报告了 115 例重症肌无力患者，没有发生术后危象，并发症发生率 7.7%。110 例完成随访，29 例（26.4%）完全缓解，64 例（58.2%）症状改善，7 例（6.4%）无变化，10 例（9.1%）症状加重。Shrager[10] 报告的 151 例患者中，并发症发生率低至 0.7%。

Cheng 等 [11] 在 2013 年报告了 141 例青少年重症肌无力患者，135 例完成随访，其中 34 例（25.2%）完全缓解，28 例（20.7%）停药，61 例（45.2%）症状改善，5 例（3.7%）病期稳定，7 例（5.2%）恶化。结果提示发病年龄大于 6 岁和手术年龄大于 12 岁均与完全缓解呈正相关。

## 十、小结

外科手术是早期胸腺瘤及有适应证重症肌无力患者的首选治疗。部分胸骨劈开治疗重症肌无力，全胸骨劈开治疗胸腺包块或胸腺瘤显露良好，死亡率和并发症发生率均低。

# 第二节　经颈胸腺切除术

Joseph B. Shrager　著

王　允　译

经颈胸腺切除最初用于切除重症肌无力患者的胸腺，现在仍然是无胸腺瘤重症肌无力患者行胸腺切除的优秀手术方式。但除了非常小的胸腺瘤，基本没有人再推荐这种术式了。有趣的是，第 1 例胸腺切除治疗重症肌无力就是 Saurbruch 和 Roth [1] 在 1911 年经颈入路完成的。Blalock [2] 及其同事 [3] 在 1944 年报道了 20 例经胸骨正中切口切除胸腺后肌无力症状改善，才使胸骨正中切口推广开来。有了他们的示范，迅速激起对胸腺切除手术的兴趣，随之而来的是关于胸腺切除最佳入路的争议。

在 20 世纪 60 年代，Papatestas 等 [4] 推广经颈胸腺切除。在 1987 年他发表了他过去 30 年的临床数据。他的经颈胸腺切除不需要我们现在所用的自撑或胸骨抬举器，所以很大程度上是非直视下钝性分离前纵隔，似乎很难做到全胸腺切除。

尽管 Papatestas 大力推荐经颈入路治疗所有重症肌无力患者的好处，但经胸骨正中切口仍然被最大多数医生所采用。选用经胸骨入路，甚至更大切口如 "胸骨正中切口 + 颈部切口" 治疗重症肌无力的理论基础如 Jaretzki [5, 6] 所述：首先，尸检发现很多患者在纵隔和颈部脂肪组织中，胸

腺包埋以外存在胸腺组织小巢，这些胸腺组织很难通过颈部入路切除；第二他们强调，有部分经颈胸腺切除术后效果不好的重症肌无力患者切除残余胸腺组织后症状完全缓解，基于这些发现，他们建议彻底切除胸腺及颈、胸脂肪组织。

Joel Cooper 在 20 世纪 80 年代发明的胸骨抬举器极大改善了经颈对胸腺观察的视野，将此非直视手术变得可以在良好显露整个前纵隔下切除整个包膜内胸腺及全部或几乎全部周围纵隔脂肪组织。Cooper 将这种手术命名为 "扩大经颈胸腺切除" 以区别于 Papatestas 的手术 [7]。后来 de Perrot [8] 应用胸腔镜技术，通过颈部切口切除包膜外纵隔残余胸腺，又使经颈入路切除胸腺再次流行起来 [8-10]。在 20 世纪最后 10 年，广泛使用的微创胸腺切除手术方式包括各种胸腔镜手术入路及机器人手术，这些将在后面章节介绍。

可能以前从来没有像现在这样多争论胸腺切除的理想入路。我们相信胸腔镜辅助经颈胸腺切除优于其他现有入路，无疑将成为不伴胸腺瘤重症肌无力患者的首选入路 [11, 12]。

直到最近才有胸腺切除优于单纯药物治疗重症肌无力的 I 级证据出现。过去虽然很多回顾性

研究提示胸腺切除在重症肌无力治疗中的作用，但有部分神经内科医生很少或不建议患者做胸腺切除。最近发表的比较胸腺切除 vs. 单纯免疫抑制治疗的国际前瞻性随机对照研究填补了这个空白[13]，结果显示胸腺切除可以实质性改善不伴胸腺瘤重症肌无力患者的治疗效果。显而易见今后胸外科医生会为更多重症肌无力患者施行胸腺切除术。

## 一、患者选择与术前准备

虽然与经胸骨路径相比，经颈胸腺切除能明显降低并发症发生率，但并不能因此降低术前将病情调整至最佳状态的重要性。对于病情严重患者，同样需要神经内科医生、麻醉科医生和胸外科医生组成的治疗小组通力配合。

术前评估发现患者有中度全身型以上症状，或在药物治疗情况下仍有延髓症状或呼吸道症状，一般要求静脉用丙种球蛋白或血浆置换[14]。这些治疗不仅有利于术后恢复，还有望在术前逐渐降低可的松用量。一般患者的泼尼松每日用量≤10mg。术前持续使用抗胆碱酯酶药物也很关键，手术当天上午也要服用；术后当天晚上，患者只要能够安全吞咽，即恢复口服抗胆碱酯酶药物。有呼吸症状患者术前须进行肺功能检查，潮气量是预测术后病情的有用指标[15]。

选择给患者施行经颈胸腺切除时，必须考虑一些特定条件。首先，患者的颈部必须能过伸到一定程度，否则手术器械无法从手术床头伸入纵隔。部分老年患者和有颈椎融合手术史患者不适合该术式。既往纵隔手术史及怀疑有胸腺瘤也是经颈手术的反指征，当然对于经验丰富的医生，经颈切除＜2cm 的非侵袭性胸腺瘤也是可行的。

## 二、MGFA 胸腺切除分类

美国重症肌无力基金会（MGFA）按能够切除胸腺组织的数量，将胸腺切除手术分成 4 类（表 156-1 ）。

T4 类手术的目标是切除胸腺及双侧颈部和纵

表 156-1　美国重症肌无力基金会的胸腺切除术分类

| $T_1$ | 经颈胸腺切除术<br>• 基础<br>• 扩大 |
| --- | --- |
| $T_2$ | 腔镜下胸腺切除术<br>• 传统<br>• 扩大 |
| $T_3$ | 经胸骨胸腺切除术<br>• 标准<br>• 扩大 |
| $T_4$ | 经颈和胸骨胸腺切除术 |

隔的所有脂肪组织，彻底清除异位胸腺组织[6]。$T_1$～$T_3$ 类手术的目标是从包膜外彻底切除整个胸腺，以及不同数量的邻近纵隔脂肪组织。

虽然 MGFA 将经颈胸腺切除归入 $T_4$ 类手术，我们相信应用 Cooper 自撑及经颈部切口置入胸腔镜，也能够切除与 $T_3$ 类的经胸骨正中切口同样多的纵隔胸腺及脂肪组织。我们还没有看到有数据明确证实除胸腺本身外切除更多组织能获得更高的缓解率[12]，反之我们的数据证实经颈胸腺切除能获得与创伤和并发症更多的手术相类似的治疗效果，因此对于不伴有胸腺瘤的重症肌无力患者我们首选经颈胸腺切除。

## 三、胸腔镜辅助 + 经颈胸腺扩大切除术

我们施行经颈胸腺切除的方法如下：单腔气管插管，全麻下施术；患者取平卧位，肩下垫气枕以使颈部过伸。颈部和上胸部消毒铺巾。在胸骨切迹上约 2cm 处沿皮肤皱褶做弧形横切口约 5cm，切口两端距锁骨头约 1cm（图 156-11）。切口的下极在胸骨切迹水平，上极在甲状软骨水平。乳突自撑向两侧撑开带状肌。在肌肉深面呈粉橙色、质地较周围组织坚韧者即为胸腺上极（图 156-12 ）。

左上极一般更凸向上，首先向上分离左上极

至甲状胸腺韧带，结扎并切断韧带。0 号丝线结扎上极的坚韧部分，以后牵拉上极以便于游离。

沿左上极向下游离至胸腺体部，再返过来向

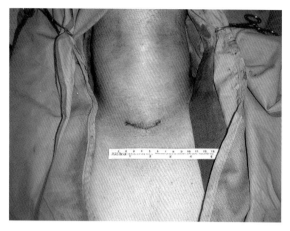

▲ 图 156-11 经颈胸腺切除术扩大术切口

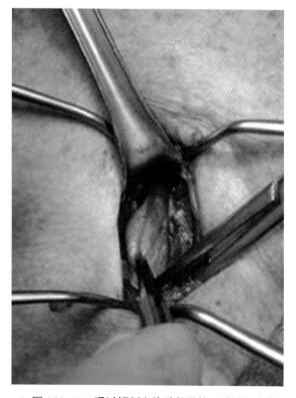

▲ 图 156-12 通过解剖上胸腺极开始，胸腺极由带状肌肉下方的独特颜色和纹理标识（从患者头部观察）
经许可转载，引自 Meyers BG, Cooper JD. Transcervical thymectomy for myasthenia gravis. Cardiothorac Surg Network (serial online) 2002. Available at: http://www.ctsnet.org/sections/clinicalresources/thoracic/expert_tech-23.html. Accessed August 20, 2007.

上游离右上极，结扎、切断甲状胸腺韧带。同样 0 号丝线结扎右上极，然后向下进入纵隔。

手指伸入胸骨后间隙轻柔分离胸腺前平面，切断锁骨 - 锁骨韧带，应用 Cooper 胸腺拉钩向上提起胸骨，放掉肩下气枕的气以使头、肩下沉（图 156-13A），这样外科医生坐在头侧就可以在头灯帮助下直视纵隔结构。（图 156-13B）。可以使用皮肤拉钩牵拉皮肤以辅助显露，拉钩另一侧用 Penrose 引流带固定在手术台上。

在安放自撑前后，结扎并切断汇入无名静脉的胸腺静脉。如果胸腺静脉靠头侧，在安放乳突自撑前，向头侧向上牵拉前面预置在双上极的牵引线，显露胸腺静脉分支（图 156-14）。通常有 2 根静脉分支，偶尔也可以是 1 根或 3 根。0 号丝线双重结扎后切断静脉。不要使用结扎夹，因

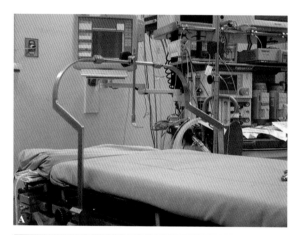

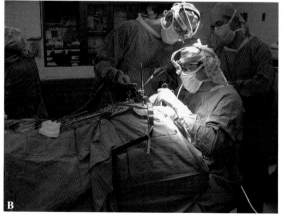

▲ 图 156-13 A. 使用 Cooper 胸腺切除术牵开器将胸骨向前提起后，手术区域的展示；B. 外科医生现在坐在手术台的头侧，并用头灯将纵隔扩大

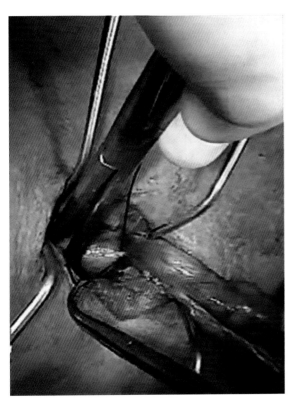

▲ 图 156-14 用丝线将接入腺体的无名静脉的分支结扎并分开（在这种情况下，在放置 Cooper 牵开器之前）

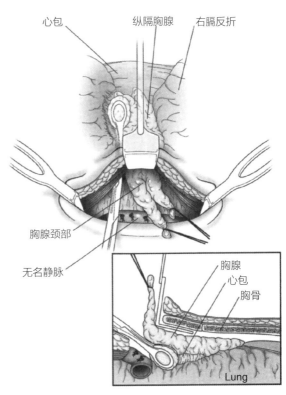

▲ 图 156-15 腺体主要通过钝性解剖从周围的纵隔结构中移出，如此处从两个视图所示

经许可转载，引自 Kaiser LR. Thymectomy. In: Kaiser LR, Jamieson GG, eds. *Operative Thoracic Surgery*. London: Edward Arnold; 2006:58.

为这里是后面手术进入纵隔的通道，结扎夹容易松脱导致出血。

主要通过直视下钝性分离，继续向纵隔深处分离（图 156-15）。用两把环钳夹分别使用"樱桃海绵"，一把环钳下压无名静脉，另一把伸入纵隔深处游离。然后，一把环钳向一侧推纵隔胸膜，另一把环钳向反方向分离邻近腺体。也可使用金属钝头吸引器进行钝性分离。小的血管分支如乳内血管分支可以直接凝断或夹闭后切断。如有致密粘连的胸膜或心包必要时可以连同胸腺整块切除。

使用这个办法将腺体和纵隔脂肪组织从周围结构上逐渐分离。首先分离心包面，此时保持胸腺前面附在胸壁上以便于后方的游离。游离的关键是一过无名静脉平面即深入到白色的心包表面，以免进入胸腺包膜内游离。向脚侧尽可能深游离胸腺心包面，然后将心包和周围脂肪从胸壁游离，然后再游离两侧胸膜面，最后游离膈面。游离时向反方向牵拉胸腺上极的牵引线以便于深面纵隔结构的分离。分离两侧胸膜面时暂停通气。尽管一般都希望保持胸膜完整，但我们常常打开胸膜以充分显露膈神经，清扫所有脂肪组织。最后可以用环钳夹住胸腺（如果有胸腺瘤的话需要避开），另一只手完成最终的分离。

正如 Cooper 所言，通过胸骨抬举获得的非放大直视视野对于年轻、瘦小、颈部活动度良好的患者来说足以满足手术要求。对条件不够理想患者则存在显露困难，为此我们应用多伦多大学报道的方法[13]，在完成初步游离进入左无名静脉平面以下后，从颈部切口的一侧伸入 5mm 30°镜。根据我们的经验，腔镜视野明显优于头灯下的直视视野，可以更彻底切除胸腺包膜外脂肪组织。

我们介绍的方法与 Cooper 团体方法相比还

有不同在于是否切除纵隔胸膜。经典经颈胸腺切除是不切除胸膜的，而我们的方法要切除胸膜。这样在胸骨角平面下方胸膜切开后，30° 胸腔镜可以从胸腔侧清晰显示膈神经走行，从而可以像经典胸骨正中入路一样，切除膈神经前方的胸膜和全部纵隔脂肪组织。

术中避免使用肌松药，可以小剂量使用短效去极化药物，这样分离接近膈神经时容易发现，同时这样也有利于术后早期拔管。完整切除 H 形的胸腺标本后，包括上极、下极和周围纵隔脂肪，胸腔镜下小心探查纵隔内是否有残余可疑组织，必要时冰冻活检以确定是胸腺组织还是脂肪。当然，如何遇到任何问题经颈切口不能解决时，立即中转部分或全胸骨劈开切口。

完成胸腺切除后，可吸收线连续缝合带状肌和颈阔肌。红色橡胶管置入胸腔，麻醉师正压鼓肺，排除胸腔内气体。

绝大多数患者可以在手术室拔管。几乎所有患者可以在手术当天下午胸部 X 线片证实肺复张后出院。

## 四、结果

### （一）经颈胸腺切除术后缓解率

据现有文献，扩大经颈胸腺切除的有效率与侵袭性更大、并发症发生率更高的经胸骨手术相比没有实质性差异。我们报道的 151 例重症肌无力患者行经颈胸腺切除是迄今最大宗报告[12]，结合我们以前的报告[10]，患者平均年龄 42.5 岁，女性 60.3%，术前平均 Osserman 分型 2.3，21.2% 为 Ⅰ 型，39.1% 为 Ⅱ 型，27.6% 为 Ⅲ 型，12.2 为 Ⅳ 型，31.4% 患者病程超过 2 年。手术时，75 例患者接受吡啶斯的明单药治疗，51 例接受双药或双模式治疗（吡啶斯的明加激素或吡啶斯的明加血浆置换），其余患者接受 3 或 4 中药物治疗（部分同时血浆置换）。病理学检查，38% 的患者为正常胸腺，36% 为滤泡样增生，8.3% 为胸腺瘤，11% 为其他病理改变。

术后平均随访 53 个月，97.4% 的患者完成随访。尽管我们同意胸腺切除术后有效率最好用完全缓解率和 Kaplan-Meier 分析来报告，但为了与既往结果比较，我们还是在报告中采用了概略累积有效率（表 156-2）。我们定义"有效"为在药物用量减少或不变的情况下 Osserman 分型至少下降 1 级，或 Osserman 分析不变，但药物剂量或次数减少。按这个定义，80.8% 的患者术后有效，平均 Osserman 分型从术前的 2.3 下降到术后的 1。

概略完全缓解率（停药无症状至少 6 个月）为 28.8%。如果扩展完全缓解定义为包括小剂量（泼尼松 < 10mg 或硫唑嘌呤 < 150mg）免疫抑制药单药治疗情况下无症状，则完全概略完全缓解率上升到 37.1%。我们建议像后面那样定义完全缓解率，更有利于内分泌医生在胸腺切除术几年后决定是否延迟完全停用免疫抑制药，因为确有文献报道这种情况下停药出现症状复发。鉴于 5～10mg/d 泼尼松或 100～150mg/d 硫唑嘌呤的单药维持治疗的并发症很少，许多神经内科医生在胸腺切除术后即使症状消失也喜欢用其维持治疗，这样很多患者会在胸腺切除术后很长时间归入"小剂量免疫抑制药单药治疗 / 无症状"组，导致"小剂量免疫抑制药单药治疗 / 无

表 156-2　经颈扩大胸腺切除术的累计反应率

| 反应分类 | 患者（%） |
| --- | --- |
| 完全缓解 | 37.1 |
| 无症状，不用所有药物 | 28.8 |
| 无症状，低剂量泼尼松或硫唑嘌呤 | 8.3 |
| 无症状，不超过最低剂量药物 | 13.5 |
| 改善但有症状 | 28.8 |
| 无改善 | 19.2 |
| 死亡 | 1.3 |

经许可转载，引自 Shrager JB, Nathan D, Brinster CJ, et al. Outcomes After 151 Extended Transcervical Thymectomies for Myasthenia Gravis. *Ann Thorac Surg* 2006;82(5):1863–1869. © 2006 The Society of Thoracic Surgeons 版权所有

症状"组比例增高，而"停药完全缓解"组比例下降。我们相信大量经颈胸腺切除术后的"小剂量免疫抑制药单药治疗／无症状"组患者即使停药也会没有症状，因此他们更适合于定义为完全缓解。

观察经颈胸腺切除术后完全缓解率更重要指标是 Kaplan-Meier 分析。Kaplan-Meier 分析结果显示，如果采用我们扩展的完全缓解定义，3 年 /6 年完全缓解率分别为 43% 和 45%（图 156-16）；如果排除无症状／低剂量免疫抑制药组患者，3 年 /6 年完全缓解率分别是 33% 和 35%（图 156-17）。值得指出的是完全缓解患者

没有再出现复发。

最后为了回答经颈胸腺切除能否维持长期完全缓解的问题，我们对 84 例最初进行经颈扩大胸腺切除的患者进行了长期随访。这 84 个患者是在 1999 年 9 月前接受的手术（在加用胸腔镜辅助之前），其中 78 例包括在我们先前的报告中 [10]，到目前平均随访时间 82 个月，3 年 /6 年 Kaplan-Meier 完全缓解率分别是 44% 和 46%。即使我们采用更严格的完全缓解定义，这批患者的 3 年 /6 年 /9 年完全缓解率也分别是 34%、34% 和 36%。这样看，即使可能症状缓解较慢，但疗效很持久。

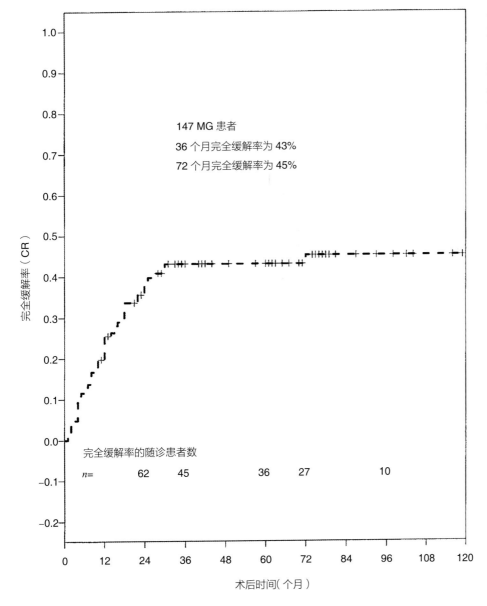

◀图 156-16 Kaplan-Meier 曲线显示了我们已发表的手术经验中的完全缓解率，其中 CR 定义为包括接受小剂量、单药免疫抑制的患者

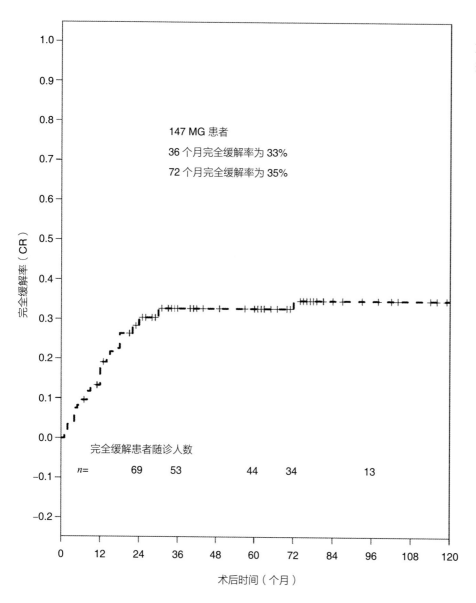

◀ 图 156-17 Kaplan-Meier 曲线显示了无药物完全缓解的速率

147 MG 患者

36 个月完全缓解率为 33%

72 个月完全缓解率为 35%

完全缓解患者随诊人数

*n=*　　69　53　　44　34　　　13

### （二）手术并发症

最近 74 例经颈胸腺切除患者中 73 例是按门诊手术患者标准进行的手术，总并发症发生率为 7.3%，6.7% 为微小并发症（伤口感染、局部积液、心房纤颤、气胸）。唯一 1 例主要并发症是单侧喉返神经损伤。最后，尽管中转手术不算并发症，但我们认为仍然有必要在这里报道出来，有 7.9% 的患者从拟定的经颈胸腺切除中转为创伤更大的部分胸骨劈开入路。

### 五、争议

经颈胸腺切除并发症较经胸骨更少是没有争议的。劈开胸骨后最少需要 3d 住院时间，有一定的心肺并发症发生率，以及发生率低但确实存在的胸骨骨髓炎。而经颈胸腺切除主要并发症发生率不到 1%，可以在门诊完成手术。此外，尽管没有正式的费用分析，经颈胸腺切除毫无疑问花费更少。

尽管可能不太明显，我们仍然相信经颈胸腺切除的并发症发生率和费用低于胸腔镜及机器人手术。颈部切口在术后 4d 或 5d 就不再疼痛，较腔镜、机器人的肋间切口疼痛要小很多。经颈胸腺切除不需要胸腔镜和机器人手术都需要的一次性器械。我们也没有看到胸腔镜或机器人胸腺切除术后当天出院的报道，而这是我们经颈手术的常规。

争议的焦点仍然是经颈胸腺切除术后完全缓解率能否与胸骨劈开手术相同或至少等效（胸腔镜及机器人手术也存在同样争议）。如果经颈胸腺切除的有效率能达到胸骨正中切口胸腺切除的效果，经颈手术必然是首选术式。但是现在报告术后有效率的研究都是没有对照组的回顾性研究，因此我们只能将这些术前状态不同的患者纳入研究比较。此外，如前所述，几乎没有研究采用 Kaplan-Meier 分析方法。

尽管有这些局限性，我们比较经颈胸腺切除与经胸骨及胸腔镜或机器人胸腺切除的结果，它们的完全缓解率非常类似。表 156-3 选择了最近 25 年病例量较大、数据分析合理的胸腺切除研究的完全缓解率[5, 8, 9, 11, 12, 16-18]。简而言之，胸骨劈开手术的概略完全缓解率在 19%～58%，而经颈胸腺切除的在 35%～44%，很显然它们的结果是重叠的。Kaplan-Meier 完全缓解率虽然报告很少（表 156-3 最后 1 列），同样显示经颈、胸腔镜 / 机器人和胸骨劈开胸腺切除的结果类似。值得注意的是，胸腔镜辅助经颈胸腺切除的 Kaplan-Meier 估计远期完全缓解率（术后 10 年时 91%）甚至高于"微创"胸骨劈开胸腺切除（术后 7.5 年时 81%）（表中未列出数据）[5, 6]。

我们注意到经颈胸腺切除患者大多术前症状较轻，病程较短，但这实际上是这个手术的优点：患者和神经内科医生更乐意接受手术，这样手术时机更早，并发症更少。因此来质疑经颈胸腺切除手术的效果，我们认为是不合适的。

表 156-3　已发表的重症肌无力胸腺切除术的结果 ᵃ

| | 作 者 | 粗略完全反应率 | 平均随访时间（年） | Kaplan–Meier 5 年反应率 |
|---|---|---|---|---|
| 最大经颈 / 经胸骨 | Ashour 等 [16] | 35 | 1.7 | NA |
| | Jaretski 等 [5] | 46 | 3.4 | 50 |
| | Budde 等 [17] | 21 | 4.3 | NA |
| | Busch 等 [18] | 19 | 7.7 | NA |
| | Klein 等 [21] | 40 | 5.0 | NA |
| 经胸骨 | Masaoka 等 [22] | 40/45 | 5.0/20.0 | NA |
| | Mulder 等 [23] | 36 | 3.6 | NA |
| | Stern 等 [24] | 50 | 6.8 | NA |
| | Huang 等 [20] | 58 | 8.5 | NA |
| | Durelli 等 [19] | NA | 5 | 30 |
| 扩大经颈 ᵇ | Bril 等 [9] | 44 | 8.4 | NA |
| | Calhoun 等 [11] | 35 | 5.0 | NA |
| | Shrager 等 [12] | 27（37） | 4.2 | 33（43） |
| 胸腔镜 | dePerrot 等 [8] | 41 | 4.1 | 30 |
| | Keating 等 [25] | NA | 2.7 | 28 |
| | Tomulescu 等 [26] | NA | 3.0 | 41 |
| | Yu 等 [27] | NA | NA | 42 |
| 机器人 | Ruckert 等 [28] | NA | 3.5 | 39 |

a. 仅包括过去 20 年来英语文献中的研究，该研究代表了成人中至少有 48 例患者的一种手术类型的系列，这些研究报告了完全缓解率和随访时间；b. 仅包括代表使用 Cooper 胸腺切除术牵开器进行的系列扩大 TCT 的研究；NA. 无数据

括号内的数字包括无症状患者接受单药，低剂量免疫抑制作为 CR。根据出版物中的折线图估算了大约 5 年的 CR 率

括号中的数字使用更宽泛的完全缓解定义来表示缓解率，这种完全缓解允许进行单一的低剂量免疫抑制

要解决这些争议，只有通过前瞻性随机对照研究来比较经颈、经纵隔和胸腔镜/机器人胸腺切除。既然现在已通过随机对照研究证实胸骨劈开扩大胸腺切除较单纯药物治疗效果更好[13]，下一步进行这样的研究就很重要了。

正如 Jaretzki 所言，胸腺切除治疗重症肌无力的优选术式是基于"切除范围、并发症、患者接受度和效果的平衡"[29]。当手术目的是完全切除胸腺及周围脂肪组织时，对于无胸腺瘤的重症肌无力患者我们无疑首选经颈胸腺切除。我们同样相信，尽管还没有确凿的数据，经颈扩大胸腺切除与经胸骨扩大胸腺切除、胸腔镜/机器人手术相比，完全缓解率非常接近，而这些术式间的并发症发生率则很大。

# 第三节　VATS 胸腺切除术和机器人辅助下 VATS 胸腺切除术

Jonathan D'Cunha　Nicholas R. Hess　Inderpal S. Sarkaria　著

王　允　译

## 一、概述

胸腺切除的常见指征包括重症肌无力、胸腺瘤和其他前纵隔肿瘤[1-6]。尽管胸腺切除被认为是早期胸腺瘤综合治疗的一部分，但直到最近的随机前瞻性数据发表后，其在重症肌无力中的应用价值一直存在争议[7-8]。从一开始，胸骨正中切口就是这种手术的标准入路[9]。但最近外科界有逐渐转向微创手术的趋势。我们从 20 世纪 90 年代末开始胸腔镜胸腺切除术，随着我们进行一系列胸腔镜手术的经验积累，胸腔镜胸腺切除的技术也在改进。尽管许多方法例如经典经胸骨入路、经颈入路、剑突下入路和经颈＋经胸骨联合入路都在用于胸腺切除，我们几乎只采用微创手术方式。

微创胸腺切除的技术中，胸腔镜和机器人技术更有前途。在符合适应证患者中，胸腔镜/机器人手术可以在完全切除胸腺获得长期效果的同时，减少围术期并发症，缩短恢复时间。

随着胸腔镜和机器人技术的普及，许多中心都在开发和改进各自的技术，应用不同的方法进入前纵隔。这些技术包括但不限于：右胸、左胸、双侧经胸、经颈和经剑突下入路[10-15]。我们中心采用两种入路，主要是经右胸胸腔镜，另一个是经左胸机器人。两种方法都使用了双侧胸腔镜以辨认关键解剖结构，尽可能切除胸腺。本章重点介绍我们胸腔镜和机器人胸腺切除手术的要点：患者选择、手术台布置及手术技术。读者不必过分关注左胸或右胸，这似乎主要取决于患者和医生的选择。我们还会介绍现在文献比较微创手术和开胸手术，以及机器人手术与非机器人腔镜手术。

## 二、患者选择及术前准备

重症肌无力患者我们选择药物治疗效果不好，预期胸腺切除可以获益的患者。年龄不是重点考虑因素，而更多考虑患者对手术耐受能力。胸腔镜手术的相对禁忌证有由于既往手术史、胸膜治疗或其他病变导致的可能致密粘连。此外禁忌证还有肺功能差，不能耐受单肺通气。手术前我们用药物将重症肌无力调整到最佳状态，以减少延长插管时间及肌无力危象等并发症发生风险。

对胸腺瘤及其他胸腺病变，微创胸腺切除的禁忌证有胸腔致密粘连、不能耐受手术或单肺通气。有中心报告胸腔镜切除胸腺瘤大小的上限为 5cm[16-19]、6cm[20] 或 8cm[15]。我们曾经切除 11cm 大胸腺瘤，镜下切缘阴性，没有并发症发生，因此我们认为胸腺瘤大小不是腔镜或机器人手术的绝对禁忌证。对这种患者应基于临床、影像学及术中发现进行个体化评估。

### 三、胸腔镜辅助胸腺切除

#### （一）手术台设置

如前所述[21]，我们一般采用右胸入路，对侧胸腔置入胸腔镜。全麻诱导，双腔气管插管，左侧卧位，左臂外展，右臂固定在头架上（图 156-18）。常规消毒铺巾，左胸也要显露，尤其是乳房下折，此处可能以后要作为对侧胸腔镜戳卡放入点。

#### （二）手术技术

消毒铺巾完成后，左肺单肺通气，右肺萎陷。右胸置入 3 个 10mm 戳卡，2 个在第 6 肋间，1 个在 7 肋间（图 156-19）。置入 30° 胸腔镜，观察右侧胸腔，辨认右侧膈神经。右胸 5～10mmHg $CO_2$ 气胸萎陷右肺以充分显露。从膈神经前方开始分离，电凝钩切开纵隔胸膜（图 156-20），从膈神经旁小心分离胸腺和心包脂肪，小心对膈神经的热损伤及牵拉伤。沿膈神经切开胸膜至膈肌，然后从膈肌开始，钝锐结合，清除心包旁所有胸腺组织和脂肪组织（图 156-21）。沿乳内血管内侧缘切开纵隔胸膜以游离胸腺上面，清除胸骨后所有软组织，至无名静脉。轻柔牵拉无名静脉以辨认胸腺汇入无名静脉的分支，结扎夹夹闭这些血管分支。

处理完胸腺静脉后，向下轻柔牵拉胸腺以显露上极（图 156-22），直视下拔出胸腺上极，然后贴心包继续向左胸游离胸腺及脂肪组织。

分离左侧胸腺时，如有必要可以在左胸乳房皱褶下置入 5mm 戳卡（图 156-23）。先右肺恢复通气，手术从左胸插入 30° 胸腔镜，同时从两

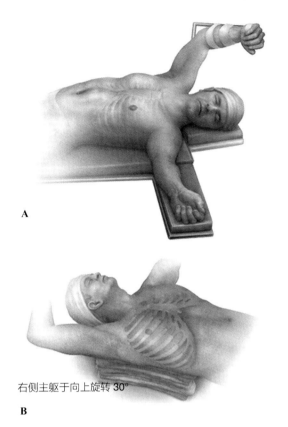

**A**

右侧主躯于向上旋转 **30°**

**B**

▲ 图 156-18 患者定位

患者被置于半左侧卧位的位置。在患者的右侧下方会产生一个肿块右侧与手术台成 30°。A. 从患者的左边；B. 从患者右侧看

经许可转载，引自 D' Cunha J, Andrade RS, Maddaus MA. Thoracoscopic thymectomy. *Operative Techniques in Thoracic and Cardiovascular Surgery* 2010;15(2):102-113. © 2010 Elsevier 版权所有

侧显示纵隔。助手扶镜显示左侧膈神经和乳内血管，以保证切除双侧膈神经前方所有胸腺及前纵隔脂肪组织。切下标本放入标本袋从 10mm 戳卡孔取出。

取出标本后，检查前纵隔以保证全部切除所有胸腺、脂肪等软组织（图 156-24），彻底止血，直视下从戳卡孔置入 24 号胸引管横跨纵隔，肺复张，可吸收线全层缝合后胶水黏合伤口。

### 四、机器人辅助胸腺切除

#### （一）手术台设置

平卧位，全麻诱导，双腔气管插管。如果

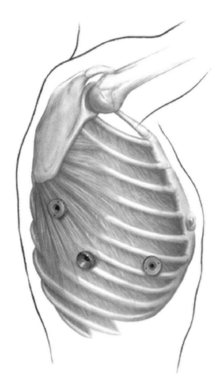

▲ 图 156-19　右侧半胸中 2 个孔的位置

两个孔分别位于第六肋间隙和第七肋间隙

经许可转载，引自 D' Cunha J, Andrade RS, Maddaus MA. Thoracoscopic thymectomy. *Operative Techniques in Thoracic and Cardiovascular Surgery* 2010; 15(2):102–113. © 2010 Elsevier 版权所有

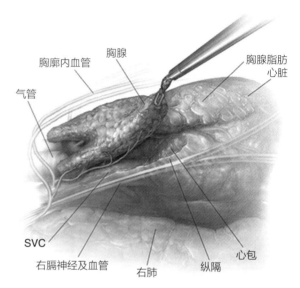

▲ 图 156-21　胸腺动员

胸腺、心包脂肪和相关的软组织从心包被整体解剖。解剖从胸腺的右下极开始，在横膈膜的水平并继续优。SVC. 上腔静脉

经许可转载，引自 D' Cunha J, Andrade RS, Maddaus MA. Thoracoscopic thymectomy. *Operative Techniques in Thoracic and Cardiovascular Surgery* 2010; 15(2): 102–113. © 2010 Elsevier 版权所有

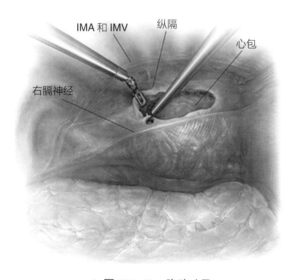

▲ 图 156-20　胸腺动员

纵隔胸膜用钩状电烙法在右膈神经前面切开。IMA. 内乳动脉；IMV. 内乳静脉

经许可转载，引自 D' Cunha J, Andrade RS, Maddaus MA. Thoracoscopic thymectomy. *Operative Techniques in Thoracic and Cardiovascular Surgery* 2010; 15(2):102–113. © 2010 Elsevier 版权所有

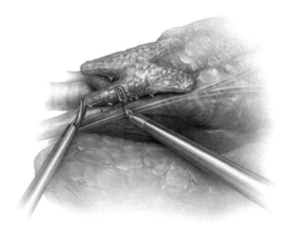

▲ 图 156-22　分离胸腺上角

为了获得最佳的曝光效果，两个上角都被轻轻向下缩回。注入二氧化碳也有助于显露，两个角在直接观察下分开

经许可转载，引自 D'Cunha J, Andrade RS, Maddaus MA. Thoracos-copic thymectomy. *Operative Techniques in Thoracic and Cardiovascular Surgery* 2010; 15(2):102–113. © 2010 Elsevier 版权所有

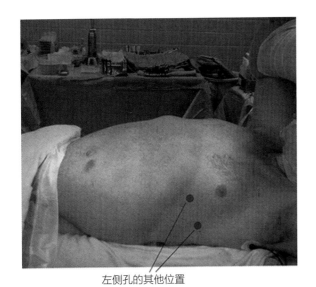

**▲ 图 156-23 对侧端口的放置**

左半胸是在手术开始时显露、准备和覆盖。一个额外的端口和摄像头可以放置在左胸直接可视化左侧膈神经，可能有助于整块切除所有胸腺及前纵隔软组织，避免神经损伤经许可转载，引自 D'Cunha J, Andrade RS, Maddaus MA. Thoracoscopic thymectomy. *Operative Techniques in Thoracic and Cardiovascular Surgery* 2010; 15(2):102–113. © 2010 Elsevier 版权所有

有重症肌无力，限量使用去极化药物。纤支镜证实插管位置无误后再调整体位。大多数患者，尤其是不合并胸腺瘤的肌无力患者，我们喜欢选择右侧卧位，但病情需要也可选择右胸入路。用豆袋垫高左胸、左髋，右臂外展，左臂固定在患者身旁。根据手术入路，从患者一侧接驳机器人系统，一般是从对侧肩上方接驳。

**（二）手术技术**

完成消毒、铺巾后，左肺萎陷，右侧单肺通气。气腹针插入胸腔，滴盐水证实无误后，左胸建立 $CO_2$ 气胸（8mmHg，高流量）以加快加强肺萎陷，下压膈肌。在乳房皱褶、腋前线到腋中线之间 5 肋间置入 8mm 腔镜戳卡。直视下置入其他 3 个戳卡（图 156-25）：腋前线 3 肋间 8mm 戳卡，胸骨旁 5 肋间 8mm 戳卡（左机械臂），腋中线 7 肋间置入 12mm 戳卡作为助手孔供术中吸引。然后中心柱对患者对侧肩，机器人接近患者，接驳机器人，戳卡孔中插入合适器械。我们一般右机械臂用超声刀，左机械臂用双极抓钳。

完成机器人接驳后，可以看到左膈神经，在

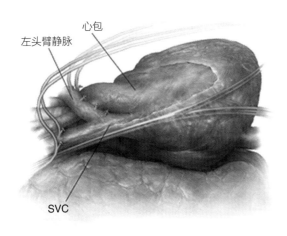

**▲ 图 156-24 最后一次纵隔检查**

SVC 和左头臂静脉被骨骼化，从心包到胸骨后切除所有胸腺和软组织。SVC. 上腔静脉

经许可转载，引自 D'Cunha J, Andrade RS, Maddaus MA. Thoracoscopic thymectomy. *Operative Techniques in Thoracic and Cardiovascular Surgery* 2010; 15(2):102–113. © 2010 Elsevier 版权所有

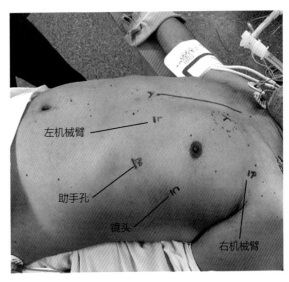

**▲ 图 156-25 患者体位和初始端口放置**

经许可转载，引自 D' Cunha J, Andrade RS, Maddaus MA. Thoracos-copic thymectomy. *Operative Techniques in Thoracic and Cardiovascular Surgery* 2010;15(2):102–113. © 2010 Elsevier 版权所有

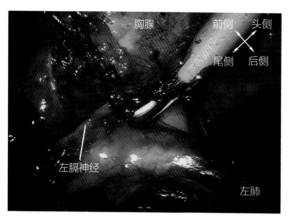

▲ 图 156-26　膈神经活动

在左侧膈神经前面切开纵隔胸膜。仔细地从神经中解剖肿块，谨慎使用，以防止拉伸或热损伤的神经或围神经的血管

经许可转载，引自 D' Cunha J, Andrade RS, Maddaus MA. Thoracoscopic thymectomy. *Operative Techniques in Thoracic and Cardiovascular Surgery* 2010; 15(2):102–113. © 2010 Elsevier 版权所有

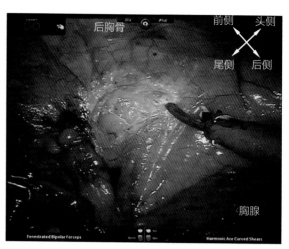

▲ 图 156-27　胸骨后解剖

第二剥离平面是通过切开纵隔胸膜内侧的乳房内动脉和静脉开始的。胸腺及相关软组织从胸骨后整块切开

经许可转载，引自 D' Cunha J, Andrade RS, Maddaus MA. Thoracoscopic thymectomy. *Operative Techniques in Thoracic and Cardiovascular Surgery* 2010; 15(2):102–113. © 2010 Elsevier. With permission 版权所有

左膈神经内侧切开纵隔胸膜（图 156-26），小心游离膈神经，在保证切缘阴性的前提下保护膈神经。沿膈神经切开胸膜，避免牵拉神经，不要损伤神经滋养血管。钝锐结合，向内向头侧将胸腺组织和心包脂肪从心包上游离下来，至无名静脉水平。向上切开胸膜至乳内动脉与膈神经交叉处，向下游离至膈肌（图 156-27）。然后钝锐结合游离胸骨后至无名静脉水平，向内侧至对侧胸廓内血管旁（切开对侧胸膜有利于更好显露）。继续向上、向头侧游离，显露左右胸腺上极，充分游离后与胸腺标本一起整块切除（图 156-28）。

完成胸腺上极分离后，开始游离右侧胸膜。此时如果不能充分显露的话，可能损伤对侧膈神经和（或）胸廓内血管。我们发现在一些患者显露对侧膈神经和（或）胸廓内血管非常困难，因此我们采用两个适用技术。一个是纵隔两侧同时显露方法，即在对侧胸腔乳房皱褶水平置入 5mm 胸腔镜戳卡，床旁助手扶镜，主刀坐在机器人操作台上即可看到纵隔两侧。此时床旁助手扶镜显示对侧结构，主刀医生从左侧进行操作（图 156-29）。

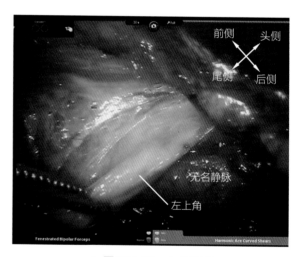

▲ 图 156-28　上角分离

上角轻轻向后缩回，然后用反牵引露出来。一旦缩回并显形，上角就被超声剪分开

经许可转载，引自 D' Cunha J, Andrade RS, Maddaus MA. Thoracoscopic thymectomy. *Operative Techniques in Thoracic and Cardiovascular Surgery* 2010;15(2):102–113. © 2010 Elsevier 版权所有

此外我们还应用了 Wagner 报道的近红外线荧光显影技术来显露膈神经[22]。这个技术应用激光激发靛青绿发出荧光以凸显膈神经和其他重要血管结构，机器人及非机器人平台上都有商品化

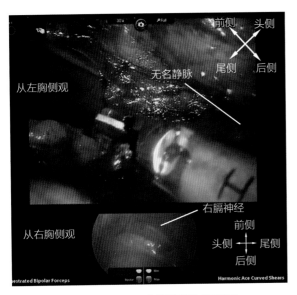

▲ 图 156-29 双侧纵隔同时可视化

一个额外的 5mm 摄像机端口插入到右侧胸部的下腹部褶皱。当从左侧完整切除所有前纵隔软组织时，床边助手保持右侧膈神经的直接可视化

经许可转载，引自 D'Cunha J, Andrade RS, Maddaus MA. Thoracoscopic thymectomy. *Operative Techniques in Thoracic and Cardiovascular Surgery* 2010;15(2):102–113. © 2010 Elsevier 版权所有

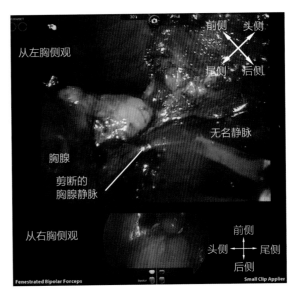

▲ 图 156-30 胸腺静脉的切割和分裂

无名静脉骨化，所有胸腺静脉和附件结扎。较大的血管（如图）在结扎前被剪断

经许可转载，引自 D'Cunha J, Andrade RS, Maddaus MA. Thoracoscopic thymectomy. *Operative Techniques in Thoracic and Cardiovascular Surgery* 2010;159(2):102–113. © 2010 Elsevier 版权所有

的这套设备。术中静脉注射 5～10mg 靛青绿，几分钟内即可由激光激发靛青绿发出荧光重叠显影在显示器上，可以轻松辨认膈神经和邻近心包膈血管。

充分显露对侧膈神经和乳内血管后，从左侧切开右侧胸膜。床旁助手根据主刀需要用胸腔镜在对侧胸腔辅助显露，保证贴近切除所有胸腺组织而不损伤膈神经。胸腺静脉小心结扎，不要牵拉。小血管一般可以用超声刀凝闭，但我们更喜欢用机器人施夹器夹闭血管（图 156-30）。切下标本装入标本袋中从 15mm 戳卡孔取出。

电凝钩、双极或血管夹充分止血后，0.25% 布比卡因多肋间阻滞麻醉。直视下从左侧胸腔置入 28 号或 24 号胸引管横跨纵隔，关闭切口。

## 五、其他入路

基于不同手术平台、手术入路、患者体位，有多种胸腺切除手术方式的组合，在此我们对现有的胸腔镜胸腺切除技术做个小结。

Chen 报告了 54 例非胸腺瘤重症肌无力患者经右胸行胸腔镜胸腺切除[23]，他们单侧 3 孔入路，在右胸近侧手术野用电凝钩分离，左侧采用钝性分离以免损伤膈神经。与我们建议技术不同的是他们不用对侧胸腔镜。Jurao 采用双侧胸腔镜入路以尽可能完整切除，他们先经左胸 3 孔游离，然后改变体位，再经右胸 3 孔完成手术[15]。Caronia 的方法类似，但手臂放在床旁与身体平行[24]，他们认为这样更有利于器械位置调整，更容易显露和清扫心膈角位置。Nakagiri 报告了双侧胸腔镜胸腺扩大切除，早期阶段包括一个颈部切口以便于切除胸腺上极[25]，随着技术进步，他们不做颈部切口也能达到同样切除效果，达到更好美容效果。最后，Ampollini 报告一种经颈部 3cm 切口进行胸腔镜胸腺切除的方法[26]。

机器人胸腺切除也有报道。Keijzers 报告了他们 8 年间用右胸入路对胸腺瘤患者进行机器人胸腺切除的经验[27]，他们采用"非接触"技术，通过临时萎陷对侧肺的方法改进对对侧膈神经的显露。Rueckert 报道了最大宗病例量的机器人胸腺切除，他们一般采用左胸入路，认为左胸更容易出现胸腺与膈神经关系密切，左胸入路有利于膈神经的分离[28]。Suda 报告了经剑突下机器人胸腺切除的独特技术[29]，他们从剑突下置入 12mm 腔镜，双侧胸腔第 6 肋间置入机械臂，他们认为这种入路可以清晰显示颈部结构和双侧膈神经。

## 六、结果

### （一）胸腔镜 vs. 开放胸腺切除术

我们曾发表系统评价比较开放和微创（包括机器人和腔镜）胸腺切除的效果[30]，这个系统评价纳入 20 个比较研究，样本量为 2068 例患者，其中 1230 例（15.5%）接受开放手术，838 例（40.5%）接受微创手术[15-20, 23, 3][1-43]，这些研究之间的患者年龄、性别、手术指征差别较大，但每个研究相互比较的两组患者配对良好。这些研究中微创胸腺切除的具有较少的失血量（腔镜 20～200ml，开放 86～466ml），较短的胸腔引流时间（腔镜 1.3～4.1d，开放 2.4～5.3d）和住院时间（腔镜 1.0～10.6d，开放 4.0～14.6d）。在手术时间、恶性肿瘤 R0 切除率、围术期并发症发生率方面没有差异。在这些研究的有限随访期内，重症肌无力的长期缓解率和胸腺瘤复发率在两组间没有差异。

Friedant 报告了微创和开放胸腺切除治疗恶性肿瘤效果比较的系统评价和 Meta 分析研究[44]，同样发现微创组失血量较少，住院时间更短，手术时间、R0 切除率、并发症发生率和肿瘤局部复发率没有差异。

### （二）机器人 vs. 胸腔镜胸腺切除术

很少有研究之间比较机器人和非机器人胸腔镜胸腺切除的结果。Ye 报道了 25 例单侧胸腔镜和 21 例单侧机器人胸腺切除治疗 Masaoka Ⅰ期胸腺瘤的比较研究，手术时间、失血量没有差别，机器人组胸腔引流时间更短（1.1d vs. 3.6d，$P < 0.01$），住院时间更短（3.7d vs. 6.7d，

$P < 0.01$），两组中转开胸率（腔镜组 1 例，机器人组 0 例）和术后并发症发生率（胸腔镜组 1 例，机器人组 1 例）没有差异，机器人组住院费用明显高于腔镜组（$8662 vs. $6097，$P < 0.01$）[45]。

Ruckert 对 79 例胸腔镜和 74 例机器人胸腺切除治疗重症肌无力进行了队列研究，两组在年龄、性别、疾病严重程度匹配良好，两组患者在手术时间 [（198 ± 48）min vs.（187 ± 48）min]、中转开放率 [1（1.3%）vs. 1（1.4%）] 和术后并发症发生率 [2（2.5%）vs. 2（2.7%）] 没有显著差异；随访 42 个约，机器人组的重症肌无力完全缓解率较高（39.25% vs. 20.3%；$P = 0.01$）[4]。

根据我们目前 27 例手术的初步经验，机器人胸腺切除效果可以接受（结果未发表）。中位失血量 30ml（3～100ml），手术时间（包括机器人装机和接驳时间）219min（137～348min），胸腔引流时间 3d（1～7d），住院时间 3d（2～10d）。我们还切除了 11 例胸腺瘤，肿瘤中位之间 3cm（2.5～11.0cm），没有中转开放手术者，与其他报告更大病例量机器人胸腺切除的结果类似。Marulli 报告了 100 例机器人胸腺切除治疗重症肌无力[47]，6 例（6%）发生术后并发症，中位住院时间 3d（2～14d）。Ruckert 报告了连续 106 例机器人胸腺切除治疗重症肌无力，中转开胸率 1%，并发症发生率 2%[48]。

## 七、小结

胸腺切除是胸腺瘤、前纵隔肿瘤和药物治疗效果不好重症肌无力患者的治疗选择。在有适应证的患者，胸腔镜和机器人胸腺切除是对胸骨正中切口的安全替代术式，可以减少术中失血，缩短住院时间、恢复时间，具有更好的美容效果。重症肌无力缓解的长期效果似乎也没有明显差别。现在还没有足够证据证实机器人或胸腔镜哪个更有优势，两种方式各有其固有的优势与不足。随着微创技术的改进，我们预测微创胸腺切除会发挥越来越大的作用，尤其对那些不能或不愿做胸骨劈开的患者。

# 第四节 经胸骨（联合颈部切口）胸腺扩大切除术

Jason P. Glotzbach  Mitchell J. Magee  Alper Toker  Joshua R. Sonett 著

王 允 译

胸腺切除治疗重症肌无力起源于 Alfred Blalock 医生的早期工作，他最初报告纵隔肿物行胸腺切除后肌无力症状改善，随后他又对一系列非胸腺瘤重症肌无力患者进行了胸腺切除[1]。他于 1941 年报告了 6 例不合并胸腺瘤的重症肌无力患者进行胸腺切除，他从环状软骨开始切除，非常强调术前术后的患者密切监测[2]。以后陆续报道了一系列胸腺切除的路径与技术，包括经颈、胸腔镜、机器人、剑突下，以及 Fred Jaretzki 报道的经胸骨经颈联合扩大胸腺切除[3-11]。尽管外科界认为胸腺切除对重症肌无力治疗有效，直到 2016 年 12 月发表的胸腺切除的国际多中心研究结果才有了该手术有效性的确切证据。

发表于新英格兰医学杂志的前瞻性随机对照研究，即重症肌无力胸腺切除试验（MGTX）的结果证实胸腺切除可以明显改善重症肌无力患者的临床预后[12]，经胸骨扩大胸腺切除可以改善肌无力症状、减少药物用量、缩短住院时间。在一项前瞻性随机对照研究中，联合经颈胸腺扩大切除是唯一证实影响肌无力治疗效果的外科技术，因此对胸外科医生而言，熟悉这个术式，明确其切除范围非常重要。

胸腺切除术治疗未合并胸腺瘤的重症肌无力时，要求完全切除胸腺即周围组织。进行这类手术，以及进行这类手术的研究时，必须理解胸腺的解剖。胸腺不仅仅是发育良好的两叶，而是多叶与游离胸腺组织组成的复合体[13-14]。切除不完全可能导致症状复发，再次手术切除残留组织后可以减轻症状[15-16]。经胸骨扩大胸腺切除目前认为是可以切除所有可见胸腺组织的安全、彻底的术式。

## 一、扩大胸腺切除指征

动物试验结果明确显示胸腺在自身免疫性重症肌无力发生中的作用，胸腺切除及其他干预自身免疫机制的治疗都对肌无力有效[17-21]。MGTX 试验也证实了胸腺切除对不合并胸腺瘤、抗乙酰胆碱抗体阳性的重症肌无力的治疗效果。该研究的入组标准很严格：肌无力病程小于 5 年，年龄在 18—65 岁之间，血清抗乙酰胆碱受体抗体高于 1nmol/L，MGFA 临床分期 II 到 IV 期（I 期只有眼肌无力，II 期有轻度全身症状，III 期有中度全身症状，IV 期重度全身症状，V 期需要气管插管）。回顾性研究结果提示胸腺切除对 I 型眼肌型和血清抗体阴性的患者可能也有效，但目前缺乏前瞻性临床试验结果支持。

## 二、手术技术

不论适应证或手术路径，胸腺切除最重要的原则是整块切除所有含有胸腺的组织，以及保护膈神经和喉返神经。"最大胸腺切除"和"扩大胸腺切除"本质上是一个意思。细致的解剖学研究证实胸腺是位于颈部和纵隔的相连或不相连的数叶构成。细致的外科应用解剖证实胸腺经常包含颈部和纵隔的多叶，他们常常有各自的包膜，相互之间可以不连续。此外从甲状腺水平到膈肌水平，两侧到膈神经前方的气管前、前纵隔脂肪组织中可能广泛存在肉眼不可见的无包膜胸腺小叶或显微镜下可见胸腺小体。外科医生需要掌握的另一个知识是辨认和保护膈神经、迷走神经和喉返神经，损伤其中任一神经都可能导致灾难性并发症，特别是对于重症肌无力患者。

### 三、切口与纵隔显露

单腔气管插管，全麻下施术。为避免术后持续性神经肌肉无力，重症肌无力患者不用肌松药物。平卧位、肩下垫枕使颈部过伸。从胸骨切迹下 2～3cm 做纵切口至剑突下水平；如果还要做颈部切口，这个切口可以与颈部切口相连形成 T 型切口以获得最大显露（见下节）。全程劈开胸骨，骨膜边缘止血。切除胸骨后带状肌及其筋膜以显露胸腺上极（图 156-31）。在安置胸骨自撑前，清扫胸骨后脂肪组织，骨骼化乳内静脉。切开两侧纵隔胸膜，注意辨认和保护膈神经（图 156-32）。

游离胸腺表面纵隔胸膜，向两侧切开至膈神经前方 1cm，前纵隔胸膜与胸腺标本一并切除（图 156-33），以保证所有镜下胸腺组织切除，而不会有胸膜下残留。膈神经留在后纵隔胸膜上，提起后与下面的胸腺脂肪组织分离（图 156-34），这样操作可以辨认和保护双侧膈神经。此外，在左侧肺门水平，膈神经与喉返神经交叉，在此区域操作时注意保护这两个神经。

锐性切开心包，下到膈肌水平，上至无名静脉，两侧到肺门。整块切除的标本有两侧纵隔胸膜及呈手指状嵌入胸腺内的心包组织。切除所有脂肪组织，包括伸入两侧膈神经下方的心包膈脂肪垫。清除上腔静脉 / 升主动脉间沟、主肺动脉

窗和无名静脉后方的脂肪组织。完成以上胸腺脂肪组织的游离后，标本已经与无名静脉分离，夹闭胸腺静脉（图 156-34）。在带状肌后方，无名动静脉前方分离胸腺。如果有颈部切口，通过颈部切口完成后面手术；如果没有，沿气管前方尽可能高地游离胸腺组织。

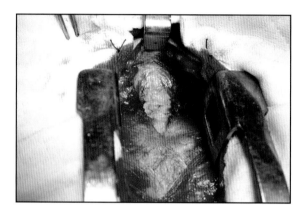

▲ 图 156-31　胸骨切开术，放松颈部面部束带，分离束带肌肉

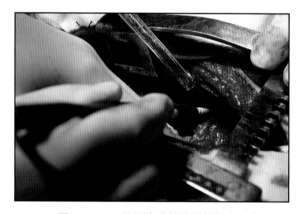

▲ 图 156-32　纵隔胸膜整块松解标本保存

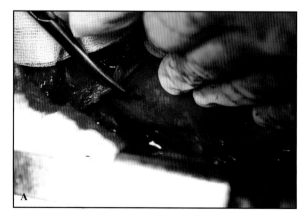

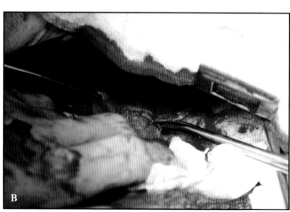

▲ 图 156-33　左右膈胸腺组织和脂肪的尖锐剥离

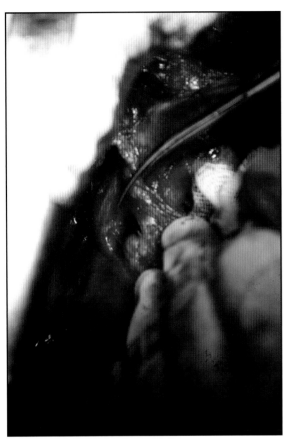

▲ 图 156-34　头臂静脉的尖锐剥离

## 四、颈部切口

扩大胸腺切除最初采用颈部领状切口，但现在一般采用胸骨正中切口向头侧延伸至颈部。从纵隔游离面继续切除至带状肌后方，切除的边界是两侧喉返神经和气管后缘（图 156-35）。吊起甲状腺，找到喉返神经，清扫时小心保护神经，不得已时可以残留镜下胸腺组织以避免神经损伤。胸腺上极的标志连接到甲状腺和舌骨上的纤维带。整个颈部手术过程中，注意辨认和保护甲状旁腺，他们可以包膜在胸腺组织中。完成颈部游离后，完整取出标本（图 156-36）。

## 五、围术期治疗

尽管确诊后尽早行胸腺切除术的治疗反应更好，术前花点时间药物调整以改善患者重症肌无力病情也非常关键[22]。术前外科医生、麻醉医生和内科医生对病情的综合评估非常重要[23]。必

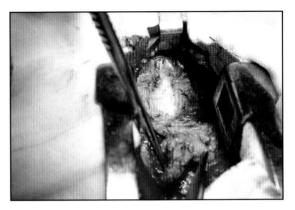

▲ 图 156-35　颈清扫术伴伤口上缩及胸椎角整块气管前组织清除术

要时应用静脉丙种球蛋白或免疫抑制药以改善呼吸肌无力。术前检查肺功能，特别注意最大呼气压，这是术后呼吸功能的预测指标[24]。麻醉团队应该熟悉肌无力患者的麻醉特点。术后患者一般要经历一个呼吸功能不全的过程，需要在 ICU 密切监护 24~48h，一旦出现呼吸无力表现，早期再插管及呼吸支持[25]。

## 六、研究结果

MGTX 研究结果证实经胸骨扩大胸腺切除可以改善全身型肌无力患者的临床疗效：平均肌无力评分从 8.99 降至 6.15（胸腺切除组较对照组症状改善 31%，$P < 0.0001$），泼尼松剂量减少 33%（$P < 0.001$，44mg vs. 60mg）。3 年观察期内两组之间治疗并发症没有显著差异。3 年观察期内胸腺切除组在治疗后症状改善方面优于单用泼尼松组：症状消失患者更多（$P < 0.001$），症状表现更少（$P < 0.001$），症状带来的不适更轻（$P=0.003$）。此外胸腺切除组患者因肌无力相关症状而住院的时间更短（9% vs. 37%）[12]。

为了结果的可比性，MGFA 研究对手术路径和切除范围制订了标准化方案。由于现在许多胸腺切除术后效果的研究来自于回顾性数据，结果分析极其困难[26]。胸腺切除术后最重要指标是症状缓解，分析症状缓解率最可靠统计方法是 Kaplan-Meier 生存曲线分析[27]。而现在大量研究采用概略缓解率，即症状缓解患者数除以手术患

者数或随访患者数。概略缓解率没能将失访人数和重症肌无力疾病自然变化等因素计算进去。所以，迄今还没有设计良好的前瞻性研究比较各种胸腺切除方法，但目前可以得到的数据表明术后胸腺残留越少，症状改善越好，而经胸骨胸腺切除即经颈联合经胸骨扩大胸腺切除应该取得最大的疗效 [28, 29]。

此外，尽管联合经颈、经胸骨入路仍然是胸腺切除的金标准入路 [7, 30]，但目前研究认为微创手术可以获得与经胸骨手术类似的效果 [26]。

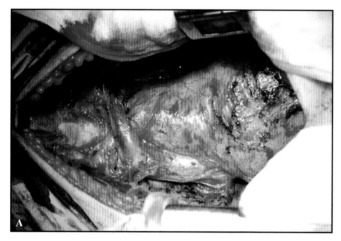

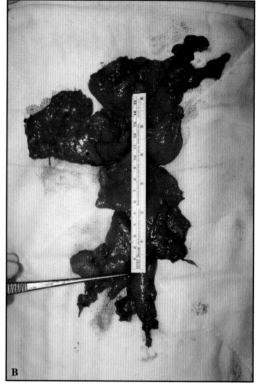

▲ 图 156-36　纵隔（A）和胸腺纵隔组织（B）的最终解剖图

# 第二十八篇　纵隔感染、纵隔肿物和血管阻塞症状管理

Mediastinal Infections, Mass Lesions in the Mediastinum, and Control of Vascular Obstructing Symptomatology

# 第157章
# 急慢性纵隔感染
Acute and Chronic Mediastinal Infections

Ravi Rajaram　Malcolm M. DeCamp　著

闫小龙　狄守印　译

纵隔感染，又名纵隔炎。急性纵隔炎通常继发于胸骨切开术后感染或消化道穿孔。此外，因口咽感染下行扩散引起的坏死性纵隔炎是纵隔炎中少见但极为致命的一种。

慢性纵隔炎并不常见，多源自纵隔淋巴结的真菌病，少数源自结核杆菌感染。慢性真菌或结核感染通常是自限性的，但可能会发展成为慢性纤维性纵隔炎。

## 一、围术期感染及纵隔炎

心脏外科手术后纵隔炎的发生率为 1%～4%。造成感染风险的因素很多，如糖尿病、慢性阻塞性肺疾病、充血性心力衰竭、胸廓内动脉移植（单侧或双侧）、主动吸烟、二次手术、射血分数降低、呼吸机的使用、肥胖、高体重指数（BMI）、免疫抑制治疗、老龄、骨蜡使用、术前肾衰竭、手术持续时间过长、长时间体外循环或主动脉交叉钳夹使用、偏心胸骨切开术、胸骨

稳定性差、凝血能力差、起搏器使用、术后早期重复输血、电灼术使用、其他部位感染、重症监护病房住院时间过长、住院时间过长、再次入院及其他研究所涉及的风险因素（更多信息见参考资料）。

纵隔炎的机制尚不明确，目前存在多种理论。一种理论认为，胸骨切开术后胸骨骨髓炎向纵隔扩散导致纵隔炎[1]。第二种理论认为，胸骨松动引起皮肤切口裂开，皮肤病原体进入纵隔引发感染[2]。第三种理论认为，胸骨切开引流不充分，胸骨后空间成为纵隔污染物的培养基。第四种理论认为，并发感染，如院内肺炎的病原体定植在胸骨切开部位，引起纵隔炎[3]。

50%～80% 的纵隔炎是由金黄色葡萄球菌和表皮葡萄球菌引起。新近研究显示：术前鼻拭子培养中金黄色葡萄球菌呈阳性的患者更有可能发展成纵隔炎[4]。此外，9 例胸骨切开术后纵隔炎且其病原体为甲氧西林敏感的金黄色葡萄球菌

（MSSA）的患者，在术前的鼻拭子或术区皮肤均找到相应病原体。而耐甲氧西林金黄色葡萄球菌（MRSA）感染的 8 例患者在鼻拭子或术区皮肤则未检出该病原体。这些结果提示，胸骨切开术后的纵隔 MSSA 或 MRSA 感染途径可能不同，需要不同的预防策略。

此外，获取大隐静脉血管移植段的腿部切口是病原体来源之一，这可能是某些胃肠道细菌相关纵隔炎的原因。如假单胞菌、沙雷菌、克雷伯菌等革兰阴性菌引起的纵隔炎逐渐增多。Charbonneau 等研究发现，约 30% 的胸骨切开术后的纵隔炎是由革兰阴性菌引起 [5]。该研究或许可以证实，在复杂且棘手的心脏疾病患者的术后护理过程中，院内感染的发生和抗生素的长期使用存在相关性。相比其他病原体引起的纵隔炎，革兰阴性菌引起的纵隔炎治疗中往往使用窄谱抗生素，且更容易出现引流不佳的情况 [5]。多病原体纵隔炎占到纵隔炎总数的 40%。真菌性纵隔炎少见，但是如果纵隔炎治疗失败，或长期应用广谱抗生素无效的情况下应考虑真菌感染的可能。

## （一）临床表现

如果胸骨切开术切口出现感染征象，则应怀疑有纵隔炎。纵隔炎在胸骨切开术后早期或晚期都可能出现。经典体征可能包括红斑、脓性渗出和胸骨不连。呼吸时胸痛，或侧卧困难都提示切开的胸骨之间发生移位。有人提出，通过双手交替按压胸骨是评估胸骨不稳定性的最有效诊断手段 [6]。有时经典的体征和症状可能并不明显。发热、败血症、白细胞增多可能是纵隔炎仅有的阳性体征，特别是在没有其他明显诱因时。有些患者胸骨切开术后恢复缓慢，病程迁延，这可能是胸骨切开术后慢性纵隔炎所致 [7]。

根据临床表现通常可以诊断胸骨切开术后纵隔炎，特别是在诊断特异性低的急性术后早期，因此通常不使用放射学检查。然而，CT 扫描对检查晚期出现的胸骨切开术后纵隔炎，或评估未经治疗的纵隔炎引起的败血症有积极意义 [8]。CT

扫描常可见胸骨后积液或气液平。CT 扫描在诊断胸骨切开术 30 天后出现的纵隔炎方面很有帮助，因为晚期出现的纵隔炎有切口下的胸骨和软组织受累。至于其他影像学检查、核素成像等，尽管它们可用于诊断骨髓炎，但其对胸骨切开术后纵隔炎的诊断价值尚存争议 [6]。

## （二）治疗

近年来，胸骨切开术后纵隔炎的治疗已取得了巨大的进展。常规疗法（伤口切开、清创，依次逐层缝合，最终完全闭合伤口）的死亡率高，有报道显示常规疗法死亡率在 20%～40% [9-11]。常规疗法失败率高，常需外科手术介入 [12]。常规疗法的不足是外科医生探寻更有效或替代性治疗策略的动力。

对于这些深部手术部位感染，通常采用瓣移植技术来治疗胸骨切开术后纵隔炎。一系列研究证实，早期清创联合瓣移植治疗胸骨切开术后纵隔炎的死亡率低于 10%，且并发症少 [13]。这些研究中的瓣来源各异，主要来源于胸大肌和腹直肌。此外，Roh 等采用了胸大肌 - 腹直肌双蒂肌肉瓣，该肌肉瓣足以填充缺损部分，其治疗效果优于其他类型的肌肉瓣 [14]。大网膜瓣也是良好的瓣来源，部分研究发现网膜瓣优于肌肉瓣。Milano 等发现 [15]，应用网膜瓣可以缩短手术时间和住院时间，降低术后早期并发症的发生率。此外，应用肌肉瓣更可能出现反复感染 [15, 16]。Brandt 和 Alvarez 联合应用网膜瓣和胸大肌瓣覆盖伤口，填充无效腔，发现主要并发症发生率降低、住院时间缩短、死亡率降低、生存期延长 [17]。多因素分析表明，在胸骨切开术后纵隔炎中不进行瓣闭合可显著增加患者 1 年内的死亡率 [18]。尽管这些数据表面上令人信服，最近在胸骨切开术后纵隔炎治疗方面的创新使得瓣修复不再是治疗的首选。

另一种替代疗法是清创后用盐水或抗生素溶液进行纵隔闭式冲洗，以清除失活的组织，并一期缝合胸骨，该疗法效果尚可 [19, 20]。2004 年，

Merrill 等[19] 对 40 例胸骨切开术后纵隔炎患者的用此疗法进行治疗,成功率高达 95%。冲洗使用稀释的聚维酮碘溶液或抗生素,若需纵隔积液培养则不予冲洗。Molina 等[20] 先行清创,侧面缝合(Robicsek 法)加强胸骨,一期缝合,然后进行纵隔闭式冲洗。该疗法首先闭合伤口,然后用敏感抗生素冲洗伤口,实现了高达 98% 的治愈率。在 2 个案例中,令人印象深刻的是治疗死亡率为 0%。

有研究比较了一期缝合联合纵隔闭式冲洗,与联合应用一期缝合、纵隔闭式冲洗、瓣修补的治疗效果[21]。Hirata 等[22] 对 4 例 MRSA 感染的纵隔炎患者实施了清创、瓣修补及纵隔闭式冲洗引流,效果令人满意。

胸骨后高负压导管(Redon 导管)用于纵隔闭式引流可促进伤口愈合[23, 24]。据报道,使用 Redon 导管治疗切开胸膜后纵隔炎的疗效良好[25, 26]。实际上,闭合性纵隔冲洗与 Redon 导管的比较显示,前者与失败率和死亡率更高有关[27]。

Argenta 和 Morykwas 在 1997 年首次报道了封闭负压引流术治疗开放性伤口。从那时起,其应用范围已扩大到胸骨切开术后纵隔炎。封闭负压引流术对开放性伤口的治疗有益。其原因是多方面的,但是普遍认为与负压有关。据信局部血流量的增加,组织水肿和细菌负荷的减少以及液体的滞留,坏死碎片和阻碍愈合的蛋白质的清除都可以促进伤口愈合。此外,负压所产生的机械效应也被认为可以促进伤口闭合并加速肉芽组织形成[29-31]。

Obdeijn 等[32] 首先报道了封闭负压引流术治疗胸骨切开术后纵隔炎。在该报告中,所有患者均实现了快速二期愈合,从而避免了二次手术。随后的大量研究表明,封闭负压引流术治疗胸骨切开术后纵隔炎是一种非常有效的辅助手段[15, 29, 33-37]。其中一些研究中只采用了封闭负压引流术这一种手段[29, 30, 34]。但是,并非所有的研究都是如此,有些研究将封闭负压引流术作为实施另一种疗法前的辅助手段[30, 34]。例如,有些研究中首先采用封闭负压引流术直到伤口无细菌感染,然后用胸大肌推进皮瓣覆盖[38-40]。然而,在某些情况下,封闭负压引流术后无法进行瓣覆盖或胸骨切开[33]。有人认为是否需要二期手术闭合伤口取决于感染的深度[34]。

大量研究已将传统疗法与负压辅助疗法的结果进行了比较,并证实后者的再感染率低、重症监护病房住院时间短、住院时间短、胸骨拆线早、死亡率较低[9-11, 29, 35, 41]。此外,最近的一项综述认为,与传统疗法相比,负压辅助疗法效果更好,可以作为胸骨切开术后纵隔炎的一线疗法[42]。Sjogren 等[36, 37] 证明用负压辅助疗法治疗的冠脉搭桥术后纵隔炎患者生存期与无纵隔炎患者生存期无显著差别。与闭式冲洗引流相比,负压辅助疗法的治疗失败率更低,住院时间更短[43]。尽管负压辅助疗法与常规疗法相比可以提供更好的疗效,但这种疗法并非没有并发症。负压疗法治疗的患者中有 7% 以上发生了严重的出血,其中冠脉搭桥移植体出血最为常见[44]。因此,一些作者主张在负压疗法中使用保护性屏障措施,该措施在部分病例中取得了成功[45]。其他外科技术,例如无须重新布线的胸骨外钢板,虽然需要长期的随访数据,但仍可以替代其他方法来治疗胸骨后切开性纵隔炎[46]。

### (三)预后

冠状动脉搭桥手术后与纵隔炎相关的死亡率因治疗方法的不同而差异很大。Braxton 等[47] 发现,在有纵隔炎的情况下,冠状动脉搭桥术的第一年生存率为 78%,而没有纵隔炎则为 95%,随访 4 年后死亡率增加了 3 倍。研究显示,胸骨切开术后纵隔炎存在长期负面影响,无论是否对纵隔炎进行干预[48],此外,最近的研究表明,纵隔炎的病原体的类型可能会显著影响患者预后。Charbonneau 等发现革兰阴性纵隔炎患者的 30d 死亡率几乎是其他原因引起的纵隔炎患者的两倍[5]。纵隔炎出现的时间可能是预后的重要指标。Mekontso 等发现,与胸骨切开术 14d 后出现纵隔炎的患者相比，术后 14d 内出现纵隔炎的患者治疗失败率和死亡率都明显增加[49]。最后，患者的并发症，病原体类型和治疗手段等因素都将影响胸骨切开术后纵隔炎患者的预后。

## 二、消化道穿孔

消化道穿孔会导致纵隔感染。通常，这些感染是由自发性或医源性创伤引起的食管穿孔引起的。食管胃切除术后吻合口瘘也可导致急性纵隔炎。但是，纵隔炎也可能是由于气管破裂和气管损伤所致[50]。胸腔内食管破裂会导致口咽细菌和胃内容物进入纵隔腔。另一方面，颈段食管穿孔导致口咽分泌物泄漏和颈部筋膜间隙内感染，这些间隙与纵隔前区和内脏区相通。食管穿孔的原因、临床表现、诊断、治疗和预后已有大量研究，本章不再赘述（见第 115 章）[51-56]。食管穿孔继发纵隔炎的治疗策略有以下 4 个方面：①早期修补食管穿孔，或者引流唾液和胃液来实现源头控制；②彻底和广泛的纵隔清创术和引流，范围通常达到胸膜腔，以控制在初次修复或清理后发生的持续纵隔脓肿。此外，如果不行远端引流，应行胃造口术减压以减少胃液反流和纵隔感染；③应施用适当的抗生素以增强宿主防御能力。抗生素必须对革兰阳性和革兰阴性细菌及需氧菌和厌氧菌有效。酵母菌在口咽部定植时，也应考虑使用抗真菌药，特别是食管存在阻塞的情况下；④肠内（首选空肠造口）或肠外营养支持。最终目标是恢复消化道的连续性[57]。第 115 章讨论了食管穿孔的管理细节。

## 三、下行性坏死性纵隔炎

Estrera 等[58]将由于口咽感染引起的急性化脓性纵隔炎定义为下行性坏死性纵隔炎。这种纵隔炎十分罕见，但严重且可致命。

### （一）病因学

据报道，60%～70% 的下行性坏死性纵隔炎是继发于牙源性感染之后的[58-60]。其他常见原因包括扁桃体周围脓肿[61]、咽后和咽旁脓肿[58, 62]、会厌炎[63]。另有研究发现，肺癌的微创分级检查，包括经食管内镜超声（EUS）或支气管内超声（EBUS）细针穿刺也可能引起坏死性纵隔炎[64, 65]。其他引起坏死性纵隔炎的少见原因包括颈部创伤（包括颈部或纵隔手术），颈淋巴结炎和气管插管[66-69]。

从解剖学上讲，坏死性纵隔炎可以沿着 3 个可能的间隙发展，进而导致相应区域感染。这些间隙包括①气管前间隙；②血管周围间隙和③椎骨前间隙。气管前间隙，也称为浅层，位于气管的正前方，上方与甲状腺软骨相连，在心包和气管的右侧向下延伸与心包膜和壁胸膜相连。血管周间隙始于颈动脉鞘，并与颈动脉鞘内的结构一起下降进入纵隔。该路径可导致中纵隔感染。最后，椎前间隙，又称咽后间隙，位于颈筋膜的后方，翼状筋膜前方。该间隙向下延伸，于第一胸椎处两筋膜融合[70-72]。大多数下行性坏死性纵隔炎继发于咽后间隙感染，并累及后纵隔（图 157-1）。这些间隙内部为疏松的结缔组织，感染易于在间隙内直接扩散[73]。重力和吸气过程中的负压可使感染和脓液下降到纵隔和胸膜中[73]。McCurdy 等发现，牙源性和扁桃体脓肿可能会通过下颌下间隙和咽旁间隙与所有主要的颈筋膜间隙连通[75]。

下行性坏死性纵隔炎的病因常为多病原体感染，其中需氧菌和厌氧菌多为口腔的常驻菌群[76-78]。纵隔炎最常见的致病菌包括普雷沃菌、消化链球菌、梭形杆菌、韦荣球菌、放线菌、口腔链球菌、拟杆菌、葡萄球菌嗜血杆菌和产黑色素拟杆菌。糖尿病患者如患纵隔炎，肺炎克雷伯菌的可能性相比非糖尿病患者增加[79]。一种或多种革兰阴性需氧菌与厌氧菌共生可导致协同性坏死性蜂窝织炎。

Mathieu 等[80]报道了一些可能加重感染的因素，包括糖尿病（13.3%）、酒精中毒（17.7%）、肿瘤（4.4%）和放射性坏死（3.3%）。值得注意的是，年龄 > 70 岁和糖尿病是预测纵隔炎患者

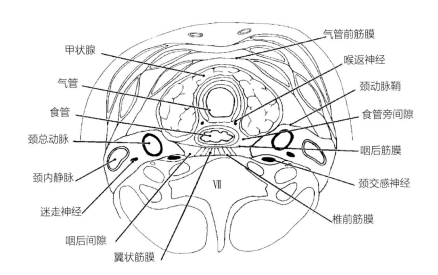

图157-1 第七颈椎水平的颈部横截面

气管前筋膜／食管旁筋膜和咽后筋膜直接延伸至纵隔。感染也可沿颈动脉鞘向下延伸

死亡的危险因素。其他研究也显示，包括糖尿病在内的免疫系统疾病是纵隔炎的危险因素，与预后不良有关[81]。

（二）诊断

Estrera等明确了下行性坏死性纵隔炎的诊断标准，包括①严重口咽部感染的临床证据；②典型的纵隔炎影像学改变；③手术或尸检时发现坏死性纵隔炎；④下行性坏死性纵隔炎与口咽部感染之间的确切联系。

下行性坏死性纵隔炎进展迅速，早期诊断至关重要。CT扫描比胸部X线检查更可靠，并且可以提供感染程度的准确信息，从而指导外科医生选择最佳引流方式。

（三）临床表现

下行性坏死性纵隔炎最常见于上述原因导致的颈深部感染的患者。尽管使用了抗生素治疗，并进行了颈深部引流，感染仍可能向下累及到纵隔。下行性坏死性纵隔炎的早期症状并不明显，难以早期诊断。不幸的是，诊断的延迟极大地提高了下行性坏死性纵隔炎的死亡率[59]。颈深部感染后，坏死性纵隔炎可在颈部感染的任何时候发生，其表现为败血症的症状和体征，包括刺激、肿胀和颈部疼痛。此外，还可能出现脑神经障碍、破伤风和喘鸣[70]。吞咽困难可能存在也可能不存在。纵隔受累可能发生颈深部感染开始的

12h至2周之内，最常于48h内出现。可见颈部和上前胸壁硬性硬结，还可能出现局部按压性水肿和气肿、胸骨下疼痛、吞咽困难、咳嗽和呼吸困难。由于坏死过程累及相邻的结构，可能会发生胸膜和心包膜受累。随着炎症过程的进展，可能会出现胸腔积液、非特异性心电图改变、腹膜后间隙感染。脓毒血症引起的毛细血管渗漏会进一步加剧脱水并导致急性呼吸窘迫综合征、心脏压塞和（或）脓胸[72, 82]。

（四）影像学特征

CT是首选的影像学检查。Estrera等[58]报道了下行性坏死性纵隔炎患者颈、胸部的4个放射学特征：①颈后间隙加宽，有或无液气平；②气管前移；③纵隔气肿；④颈椎生理屈度消失。同样，上纵隔影可能增宽，胸膜或心包可能受累（图157-2）。

CT扫描比X线检查更能显示感染的具体情况，Carrol[83]和Breatnach[84]等概括了下行性坏死性纵隔炎的主要CT下表现：①脓肿形成；②软组织侵犯，正常脂肪层面消失；③没有明显的淋巴结肿大；④存在气泡影。CT下亦可见中纵隔或前纵隔增宽，新的气液平面出现，胸腔和心包渗出[85]。鉴于下行性坏死性纵隔炎早期阳性症状少，所有具有颈深部感染征象的患者，都应行胸部CT扫描。

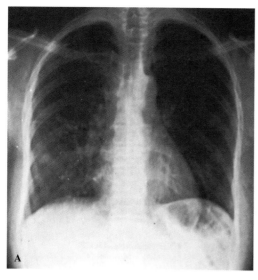
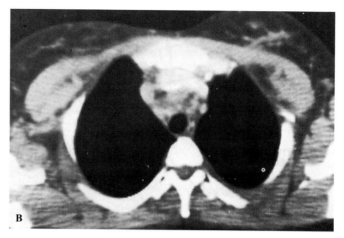

▲ 图 157-2　患有急性发热、咳嗽及胸骨后疼痛的患者

A. 胸部正位 X 线片示右下肺野有浸润性结节影，上纵隔阴影扩大；B. CT 示在中纵隔的上部有炎症反应，伴有邻近的淋巴结肿大

### （五）治疗

下行性坏死性纵隔炎的管理包括积极的外科引流、清创处理、抗菌治疗和气道管理。手术方式取决于脓肿的位置。有学者建议，经胸腔入路的纵隔引流仅适用于隆嵴下的前侧纵隔或第四胸椎以下水平的后纵隔感染[58, 76]。如感染局限于上纵隔，即感染范围在隆嵴或第四胸椎平面以上，进行标准的经颈纵隔引流即可[60, 76, 86]。有学者提出了一种更积极的引流方案，无论感染程度如何，联合应用胸腔入路的纵隔引流和经颈纵隔引流[59, 87]。经胸腔引流更为彻底，生存率更高[88, 89]。一项 Meta 分析发现，在下行性坏死性纵隔炎患者中，经颈、胸双重纵隔引流死亡率 19%，而仅经颈纵隔引流死亡率为 41%，差异有统计学意义[62]。有文献报道了经电视纵隔镜可充分引流颈部、前纵隔、中纵隔直至气管分叉层面[90]。

标准的经后外侧胸壁的纵隔引流是引流纵隔感染的经典方法。下行性坏死性纵隔炎患者不应行胸骨切开术，主要是因为胸骨切开不能很好地引流后外侧纵隔区域，且容易并发骨髓炎和骨不连。随着微创外科的发展，有学者报道了电视胸腔镜（VATS）引流在下行性坏死性纵隔炎治疗中的应用[70, 79, 91-94]。据报道，与传统开胸手术相比，VATS 可降低发病率，且其纵隔引流效果优于单纯经颈部纵隔引流。有学者报道了超声或 CT 引导的经皮引流术[95]，其最大用途可能是引流手术后反复出现的颈胸部局限性积液[96]。综合应用上述治疗方法可以避免对危重的患者进行反复的手术干预[96]。有学者报道，不采用上述治疗方法，单独应用纵隔清创及生理盐水或抗生素冲洗也成功治愈了下行性坏死性纵隔炎[97]，然而其应用价值存在争议[98]。

下行性坏死性纵隔炎应及时进行抗菌治疗，抗菌药物应覆盖需氧菌和厌氧菌。最初应尽量选择广谱抗生素，并在必要时联合其他抗生素使用。抗生素应根据药敏实验结果选择。

气管切开术的作用存在争议，因为它可能加剧通过气管前平面传播感染[99]。然而，最近的研究表明，气管切开术和纵隔炎之间没有关联[100]。在确保充分引流的前提下，可以行气管切开，以避免长时间气管插管。此外，由于口咽部或颈部肿胀、硬结或感染，气管插管移位患者的再次插管可能非常困难[85]。建议早期行气管切开术的学者认为，该措施可以实现良好的气道管理。

（六）预后

在抗生素时代之前，下行性坏死性纵隔炎患者的死亡率约为50%。死亡率高不仅因为外科医生的治疗手段中没有抗生素，还因为这种感染进展迅速却不能及时诊断。然而，随着人们对该病的认识不断提高以及积极的外科干预和抗生素的应用，最近的研究发现，下行性坏死性纵隔炎死亡率可能会降低至10%～15%[76]。患者死亡可能是由多种原因引起，包括爆发性败血症、失血、误吸、转移性颅内感染、脓胸和（或）化脓性心包炎伴填塞。

## 四、亚急性纵隔炎

亚急性纵隔炎的定义尚不清楚，但该术语应涵盖那些轻度或中等程度症状的纵隔炎症反应，且CT或X线检查发现前纵隔或中纵隔积液。亚急性纵隔炎症状包括胸骨后疼痛、发热、夜间盗汗等。亚急性纵隔炎的致病微生物以真菌、分支杆菌多见，放线菌少见。亚急性纵隔炎在既往健康的人群中很少发生，多见于免疫功能不全的患者，特别是患有获得性免疫缺陷综合征（AIDS）的患者。

在免疫功能健全的患者中，亚急性纵隔炎的病因主要是组织胞浆菌病和原发性进展性肺结核。纵隔放线菌感染少见，但亦有文献报道[101]。鸟分枝杆菌复杂感染以及涉及结核分枝杆菌的感染（图157-3）都易累及纵隔淋巴结。Pitchenik和Robinson发现，在患有结核分枝杆菌感染的

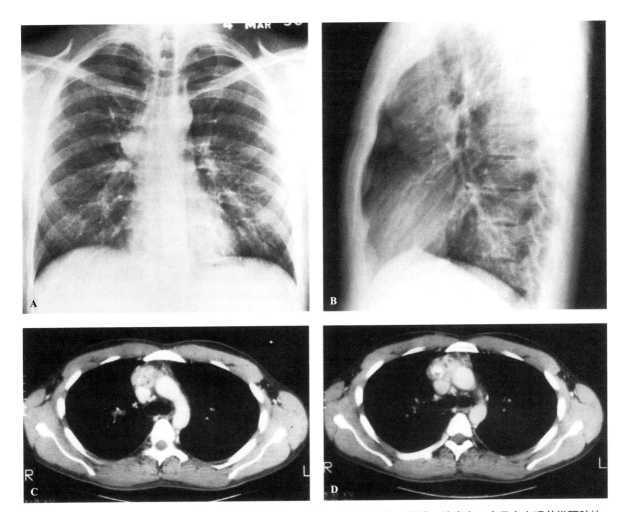

▲ 图 157-3 一位 AIDS 感染的成年男性患者的胸部正（A）、侧（B）位 X 线片，该患者 6 个月内出现前纵隔肿块。CT 示前纵隔密度不均匀肿块，有钙化灶（C 和 D）。活检显示肉芽肿性变，抗酸染色阳性

AIDS 患者中，59% 的患者有纵隔和肺门淋巴结肿大[102]。

病变的 CT 征象可提示纵隔肿块的炎症性质，但最好由镓显像扫描证实，特别是在 AIDS 患者中（图 157-4）[103, 104]。镓标记白细胞显像也可能有助于鉴别这些亚急性感染，但其有效性随着炎症过程的持续发展而降低[105]。

通过组织培养和鉴定分离出病原体可确诊慢性纵隔炎。通常细针穿刺可获取足够的样本来进行病原体检查。进而应用病原体敏感的药物或药物组合加以治疗。

## 五、纤维性纵隔炎

纤维性纵隔炎是一种罕见的良性过程，会导致密纤维组织在纵隔腔中沉积和增殖。慢性炎症过程可包绕、压迫重要的纵隔脏器（例如中央静脉系统、腔静脉、食管、气管、肺动脉或静脉）。包裹性纤维组织主要沉积在上纵隔的腔静脉区域。在 Loyd 等对纤维性纵隔炎的定义中，纤维组织蓄积在大气道（气管隆嵴和主支气管）和（或）肺动脉和肺静脉周围[106]。根据此定义，纤维性纵隔炎应较少累及上腔静脉，但是此类患者症状

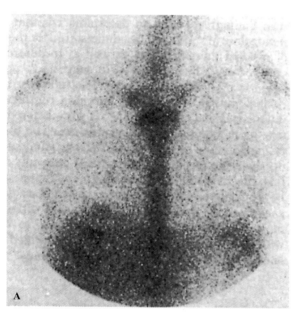

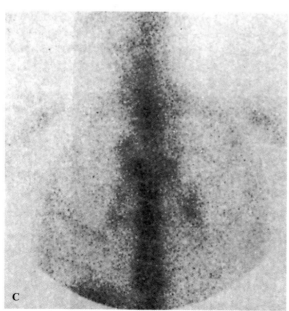

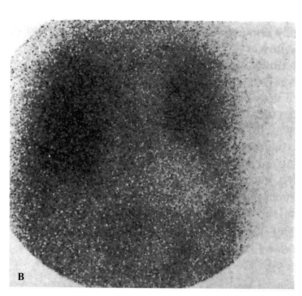

▲ 图 157-4　免疫功能低下患者的镓成像

A. 正常的 48h 后胸部镓成像；B. 一位发热的 61 岁男性 HIV 患者的胸部镓成像显示，双肺弥漫性摄取增加。心脏区域未见显影。在 24h 的图像中也未见心脏显影。最初的胸部 X 线片检查未见异常，但后来发现肺门周围浸润。支气管抽吸物检测显示卡氏肺孢菌肺炎呈阳性；C. 一名 36 岁的 HIV 患者的 72h 的胸部正位镓成像示：双侧肺门和右气管旁淋巴结肿大，其症状为干咳和发热。该患者被证明患有鸟分枝杆菌感染，感染涉及肝脏和骨髓

更重，预后更差。

纤维性纵隔炎也被称为硬化性纵隔炎、纤维素性纵隔炎、肉芽肿性纵隔炎。此外，Flieder 等提出了纵隔的特发性纤维化性病变一词[107]。其确切原因尚不清楚，但在美国，许多纵隔的特发性纤维化性病变继发于机体对荚膜胞浆菌感染的变态反应[106, 108–113]。

（一）病因学

纤维性纵隔炎可能由多种原因引起（表157-1）。在美国，大多数病例被认为是由真菌感染引起的，主要是由荚膜组织胞浆菌[114]。结核杆菌感染引起的相对少见。Goodwin 等研究了38 例纤维化性纵隔炎的病例，有 26 例被认为是组织胞浆菌引起，其余由结核分枝杆菌引起[109]。Eggleston 等发现大多数病例是由组织胞浆菌引起的[115]。

Urschel 等发现，22 例纤维性纵隔炎病例中有 12 例继发于组织胞浆菌病[111]。尽管纤维性纵隔炎的确切机制和发病机制尚不清楚，但基于若干观察结果，可发现纤维性纵隔炎与荚膜组织胞

**表 157-1　肉芽肿性纵隔炎伴纤维化的病因**

- 真菌感染
- 组织胞浆菌病
  - 曲霉病
  - 毛霉病
  - 隐球菌病
  - 酿母菌病
- 分枝杆菌感染
  - 结核分枝杆菌
  - 其他分枝杆菌感染
- 细菌感染
  - 诺卡菌病
  - 放线均病
- 自身免疫病
- 结节病
- 风湿热
- 肿瘤
- 创伤
- 药物
- 特发性

引自 Marchevsky AM, Kaneko M. Surgical Pathology of the Mediastinum. 2nd ed. New York: Raven Press; 1992.

浆菌之间存在联系。首先，大多数纤维性纵隔炎发生在美国组织胞浆菌病流行的地区。其次，许多患者的荚膜组织胞浆菌抗原测试呈阳性。最后，有时能在组织病理学标本中鉴定出荚膜组织胞浆菌[116]。但是，由于在许多病例缺乏明确的组织病理学证据，因此许多人认为，纤维性纵隔炎并不是由荚膜组织胞浆菌直接感染引起的，而是由机体对荚膜组织胞浆菌的异常免疫反应引起的。几位专家认为，这种疾病是机体对受累淋巴结的迟发性过敏反应导致的[109, 117]。Marchevsky 和 Kaneko[118] 也支持这些发现，许多患者中皮肤和血清对荚膜组织胞浆菌有强烈的阳性反应，并伴有高丙种球蛋白血症，而其他患者则伴有低补体血症[118]。Sherrick 等认为，随着急性感染的治愈，纵隔和肺门淋巴结会发生干酪样坏死[119]。然后这些结节可能会破裂，使坏死的抗原物质扩散到整个纵隔中，从而导致局部或弥漫性纤维化[120]。

关于纤维化纵隔炎和纵隔肉芽肿的确存在争议。一些研究人员认为，纵隔肉芽肿是纤维化纵隔炎的先兆。例如，一项研究发现，超过 1/3 的纵隔肉芽肿患者最终发展为纤维性纵隔炎，并建议切除肉芽肿以防止这种情况的发生[121]。然而，其他人得出相反的结论，称并没有发现纵隔肉芽肿发展为纤维性纵隔炎的证据[106]。

导致纤维化性纵隔炎的其他较不常见的病因是细菌感染、结核病、曲霉病、毛霉菌病、芽孢杆菌病、隐球菌病、与贝赫切特病相关的自身免疫性疾病、风湿热、放疗、外伤、霍奇金病和马来酸麦芽糖苷药物治疗等[122-126]。纤维化纵隔炎也可能与许多疾病综合征有关，如腹膜后纤维化[127, 128]。此外，硬化性胆管炎、Riedel 甲状腺炎和眼眶假瘤也与纤维化纵隔炎有关。基于许多此类纤维性炎症性疾病与纤维化性纵隔炎的病理过程相似，一些专家提出了可能相似的机制基础[129]。例如，最近的一项病例报道称，多达 1/3 的组织胞浆菌病或肉芽肿性疾病相关的纤维性纵隔炎具有与 IgG4 相关的疾病的组织学特征[129]。

多数情况下，纤维性纵隔炎原因不明，诊断为特发性纤维性纵隔炎[111]。过去，真正的特发性纤维性纵隔炎可能不能诊断或错误诊断，但最近的系列报道其发病率介于 10%～20%，但也报道称特发性纤维性纵隔炎比例高达 50%[130, 131]。

### （二）病理

纤维性纵隔炎主要表现为纵隔结构的弥漫性纤维组织浸润。这种组织在切开时致密的白色纤维，坚硬如木。Urschel 等将其比作"胸部灌入了水泥"[111]。组织界面不清，极少数情况下，纤维化可侵犯到颈部软组织、后纵隔或肺部的组织中[116, 132, 133]。

在组织学上，透明化的纤维结缔组织的条带包裹相邻结构，伴有脂肪组织浸润。纤维组织中可包含单核细胞。纤维带通常无规则排列，但在肉芽肿周围可呈同心圆排列[134]。纤维带与相邻的神经、静脉和淋巴管融合。胶原蛋白合成区和淋巴细胞、浆细胞聚集区散在分布在病变区域。最近的研究还发现，在组织学检查中，这些炎症区域 CD20+B 淋巴细胞的数量增多[114]。

### （三）临床表现

纤维化纵隔炎可能是自限性的，但是其严重的持续性并发症会使患者丧失工作能力，甚至致命。患者多在青年时期发病，也有部分患者在 40—60 岁发病。男性和女性的发病率没有显著差异。有研究称非裔美国人患病风险可能增加，但并未得到其他研究证实[107]。

大约 40% 的纤维化纵隔炎患者无症状，在行胸部放射检查时偶然发现。在其他 60% 的患者中，临床特征因所涉及的纵隔结构而异。大多数患者表现为中央气道受压或阻塞、上腔静脉、肺静脉、肺动脉或食管有关的症状和体征。一些研究者发现右侧肺动脉和静脉受累的比例更大[114, 131]。研究显示，心脏、心包、主动脉、主动脉分支和冠状动脉受累的可能性较低[135-137]。通常与血管受累常伴有气管支气管受累，而气管支气管受累不一定合并血管受累[130]。胸腔纤维化外延可能

会导致有症状的硬化性颈部炎症[138]。

患者最常见主诉包括呼吸急促、咳嗽、呼吸困难、胸膜炎、发热、喘息、肺部反复感染、咯血和吞咽困难。患者可能会出现全身症状，如发热或体重减轻。上腔静脉受压和闭塞可导致上腔静脉综合征（SVCS），该症状有时可与恶性肿瘤相混淆[139]。据报道，纤维性纵隔炎是 SVCS 的最常见的良性病因[112, 121]。气管阻塞常见，表现为咳嗽、呼吸困难、反复发作或持续性肺炎。肺动脉干的压缩更有可累及右侧或左侧肺动脉分支，因为这些分支在心包膜外。由于通气 - 血流比失调，这些患者的劳力性呼吸困难程度与其肺活量测定值不成比例。肺静脉闭塞的患者表现为进行性或劳力性呼吸困难以及咯血，这种症状被 Rossi 等称为"假性二尖瓣狭窄综合征"[116]。慢性肺静脉阻塞可导致肺心病，进而导致肺动脉高压，这是造成纤维性纵隔炎患者发病和死亡的重要原因[140, 141]。肺静脉阻塞也可能导致肺栓塞[142, 143]。左喉返神经受压导致的声音嘶哑很少见。

### （四）影像学表现

#### 1. 胸部影像学

纤维性纵隔炎患者的胸部 X 线片通常有异常表现，但疾病程度较影像学改变更重[144]。最常见的改变是纵隔变宽（50%～90%）（图 157-5A）。其他特征是肺门肿块（23%～39%）、钙化（10%～32%）、上腔静脉阻塞（33%～39%）、实性占位（17%～33%）、胸腔积液（9%）、气道缩窄（36%）和隔膜增厚（4%）[106, 119, 126, 135]。很少出现楔形固结区[145]。纵隔右侧比纵隔左侧更易受累[135, 146]。

#### 2. 计算机断层扫描

增强 CT 扫描是评估纤维化纵隔炎的首选方法[147]。它可以明确受累区域和大血管，气管、食管的受压程度（图 157-5B 至 D）。主支气管也可累及（图 157-6）。Weinstein 等[148]通过 CT 扫描检查纤维化性纵隔炎患者发现以下改变：肺门肿块（100%）、纵隔肿块（100%）、

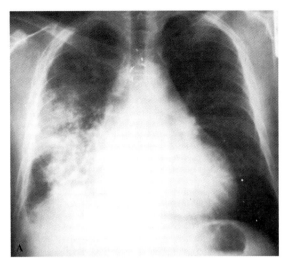
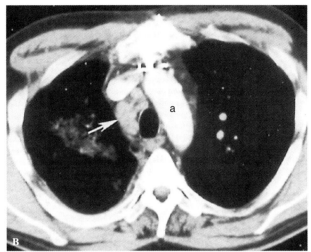
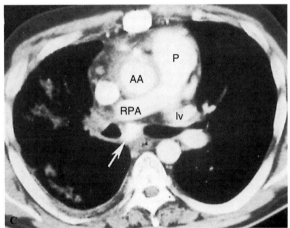
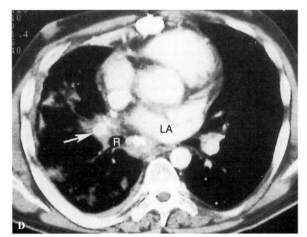

▲ 图157-5　纤维性纵隔炎

A. 胸部正位X线片示右肺弥漫性实变影，肺组织压缩，右胸少量积液。右气管旁轻度增宽。可见冠状动脉搭桥术引起的心脏肥大和手术改变；B. 增强CT（主动脉弓水平）：（a）表明右主支气管旁气管淋巴结肿大（箭）；C. 肺动脉水平（P），可见右肺动脉（RPA）完全阻塞。左上肺静脉（lv）明显强化，但右上肺静脉未见明显强化。可见钙化淋巴结（箭）。异常的软组织环绕升主动脉（AA）并侵入右肺门；在MRI上，在T₂加权图像上显示为低信号强度，符合纤维化；D. 在左心房（LA）层面，可见钙化淋巴结（箭），右肺中叶支气管受压。R. 右肺下叶支气管

图片由Stuart S. Sagel, Paul L. Molina.Mallinckrodt Institute of Radiology,Washington University School ofMedicine，St. Louis, Missouri 提供

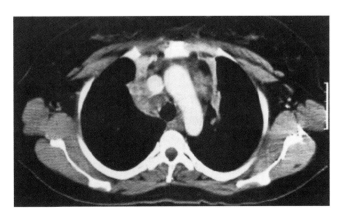

◀ 图157-6　对一名患有纤维性纵隔炎的年轻女性行CT检查示：双侧上叶支气管受压，继发双肺上叶部分肺组织不张

钙化（86%）、气道狭窄（71%）以及实质阴影（57%）。Sherrick 等[119] 注意到纤维化纵隔炎的两种不同的 CT 表现。他们发现 82% 的患者纵隔病变相对局限，主要影响了右气管旁和隆嵴区域，并且这些患者中有 63% 继发于组织胞浆菌病或结核病感染。另外 18% 的患者纵隔病变广泛进展，影响纵隔内多个结构。这些患者没有先前肉芽肿性疾病的证据，并且几乎 50% 的患者患有腹膜后纤维化等相关疾病。增强 CT 可以准确检测出静脉狭窄的程度、水平、长度，还可以显示侧支循环。它对于评估气道狭窄的部位、长度和严重程度也很有价值。

最近，Worrrell 等[131] 结合影像学和病理学数据，总结出一套特发性纤维性纵隔炎的诊断标准。根据该标准，特发性纤维性纵隔炎的特征性改变是 CT 扫描没有发现提示既往肉芽肿疾病的钙化灶。作者认为，这可能导致了先前报告中的分类错误。

### 3. 磁共振成像

纤维性纵隔炎在 $T_1$ 加权图像上表现为中等信号强度且信号强度不均的浸润性团块[116]。在 $T_2$ 加权的图像显示信号强度可能增加或降低。信号强度增加表示炎症反应活跃，而信号强度减弱表示钙化或纤维组织。患者不能使用对比剂时，磁共振成像（MRI）有较好的诊断价值。

### 4. 其他影像学检查

食管造影是明确食管受累的最佳手段[149]。其典型的影像学改变包括环形缩窄和食管中上 1/3 处的条形狭窄[150]。静脉增强造影可以明确上腔静脉、侧支循环的梗阻部位及解剖位置关系（图 157-7）。怀疑肺血管累及可行肺动脉成像[119, 151]。其典型表现为受累血管的长条形、平滑或漏斗形的狭窄改变。

### 5. 放射性核素研究

可能使用 $^{133}Xe$ 或 $^{99m}Tc-$ 二亚乙基三胺五乙酸进行的放射性核素扫描，可显示叶或段支气管闭塞患者的通气障碍[144]。一些病例报告还描述了使用正电子发射断层扫描（PET）检查原发性

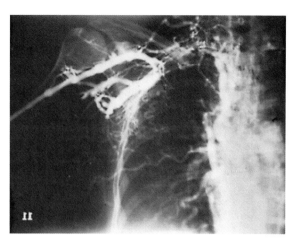

▲ 图 157-7　一名患有纤维性纵隔炎的成年女性患者的静脉造影成像
该患者有上腔静脉综合征，但胸部正位 X 线片未见明显异常。静脉造影成像可见，右锁骨下和右无名静脉及上腔静脉被阻塞。肋间静脉、乳内静脉和胸廓外侧支形成了广泛的侧支循环，血液经奇静脉和半奇静脉回流至下腔静脉

纵隔炎患者。Imran 等发现纤维性纵隔炎大部分区域代谢减低而局部区域代谢增强[152]。Chong 等发现在患有纤维性纵隔炎患者的右气管旁肿物没有 FDG 摄取[153]。Flieder 认为这些不一致的表现可能与疾病的不同阶段有关[107]。有趣的是，最近的一例病例报告发现，纤维性纵隔炎患者的 FDG 摄取量增加，并且治愈后信号强度显著降低[154]。尽管纤维性纵隔炎在 PET 下的表现需要进一步的研究，但上述研究表明，除了患者的症状和体格检查外，PET 扫描或许可以客观评估治疗效果。

### （五）诊断

诊断的主要目的是明确纵隔病变的良恶性，并明确可能的原因。由于纤维状纵隔炎的胸部 X 线片检查特异性差，而 MRI 难以发现钙化灶，因此 CT 扫描是目前的主要诊断手段[116]。EBUS 引导下经支气管细针穿刺和纵隔镜检查是组织学诊断的首选，但为了确诊该病变，可能需要进行胸廓切开术或 VATS。上腔静脉阻塞的情况下，静脉侧支回流丰富，进行经颈纵隔镜检查可能具有较高的出血风险，但仍可以安全地开展[155]。当吞咽困难是主要症状时，应进行食管造影检

查。一旦确诊纤维性纵隔炎，CT 或 MRI 在可以帮助确定病变累及范围，尤其是在考虑手术切除的情况下。

尽管不能确诊，抗体滴度的持续增加可以提示持续的亚急性病变。应对活检标本行真菌、抗酸微生物的培养和组织学检查，但是常常获取不到阳性结果。补体结合实验怀疑是组织胞浆菌病、球孢子菌病和芽孢菌病时，应进行结核菌及真菌的皮肤试验。

### （六）治疗

纤维化性纵隔炎通常病情难以预测，有自发缓解或症状加重的报道。随着侧支静脉循环的建立，大多数患者，特别是那些患有 SVCS 的患者的病情会随着时间的推移而改善。治疗原则有以下 3 个：①全身应用抗真菌药或糖皮质激素；②手术切除；③并发症的局部治疗。

病例报告或小样本的研究支持糖皮质激素治疗，但迄今为止尚无前瞻性的随机对照试验。虽然部分研究支持使用全身性抗真菌药，但其他研究发现这些药物无效[110, 111, 114, 120, 138]。由于患者对类固醇治疗反应的差异，一些研究建议参考组织学和血清学指标来决定激素的使用。例如纵隔组织中发现 IgG4$^+$ 细胞，且血浆 IgG4 水平升高时，应用糖皮质激素治疗效果可能较好[156]。部分研究表明，酮康唑可以稳定疾病进程或改善症状，尽管有学者对此持反对意见[106]。另有学者报道了他莫昔芬改善纤维性纵隔炎的病例[139, 157]。还有学者报道了联合应用多种抗生素治愈结核引起的纤维性纵隔炎的案例[158]。

有症状的患者也可以接受局部内镜或血管介入治疗，以重新开放阻塞或狭窄的气道、肺动脉 / 静脉、腔静脉。激光治疗、球囊扩张以及血管、支气管、食管内支架都取得了一定的成功[159-162]。

多项研究发现，在纤维化纵隔炎患者中经皮放置血管内支架可改善包括压力梯度和血管管径在内的血流动力学参数，还可改善临床症状[163, 164]。尽管再介入率并不低，这些研究仍认为，血管内干预可能在纤维化纵隔炎患者的治疗中起重要作用。

手术切除局部的阻塞性病变可以治愈或改善体征和症状[108, 110, 120]。然而，总体结果令人失望，在需要行肺切除术的患者中，其死亡率高达 50%。对于孤立的 SVC，如果症状不随时间推移而改善，则建议使用正中胸骨切开，建立上腔静脉旁路以减轻患者症状[165]。自体大隐静脉螺旋成型或 10～20mm 的聚四氟乙烯移植物通常用于局灶性组织胞浆瘤或弥漫性纵隔纤维化患者建立上腔静脉旁路。该旁路通常从一侧或两侧头臂静脉获得血流，从一侧建立旁路足以充分缓解 SVCS，并且仅需要两处吻合。由于纤维组织侵犯了 SVC、奇静脉和后心包，难以进入 SVC 与右心房的连接处。因此，右心耳是上腔静脉旁路的首选吻合位置（图 157-8）。

对于治疗无效、持续进展的纤维性纵隔炎患者，可能还需要通过手术来缓解气管或食管压迫。根除支气管狭窄引起的持续性阻塞性肺炎可能需要进行部分肺切除术。

### （七）预后

据报道，纤维化性纵隔炎的死亡率高达 30%[106]。然而，最近的一项回顾性分析发现，其总体存活率实际上可能接近相应年龄的对照组，以前的研究可能会有发表偏倚[114]。该疾病的死亡常见原因包括反复感染、咯血或肺心病。胸骨下或双侧纵隔受累患者的死亡率高于局部受累患者。不幸的是，许多患有该疾病的幸存患者的健康仍然受到了严重损害。

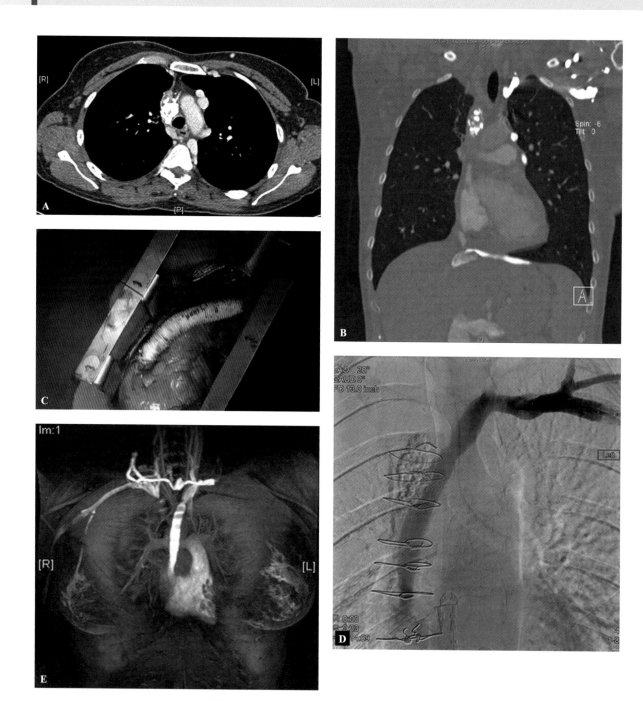

▲ 图 157-8　导致上腔静脉综合征的纤维性纵隔炎

A. 一名成年女性出现头痛、面部肿胀、胸部和上肢强直及晕厥。胸部 CT 扫描显示右气管旁大块钙化，导致上腔静脉完全阻塞；B. 可见心包和膈肌的血管；C. 患者接受了从左头臂静脉到右心耳的旁路手术，移植材料为 14mm 环增强聚四氟乙烯；D. 术后静脉造影显示左头臂静脉旁路通畅；E. 磁共振静脉造影进一步证实经旁路灌注后右心充盈良好

# 第158章
# 原发性纵隔肿瘤、囊肿及其诊断
Primary Mediastinal Tumors and Cysts and Diagnostic
Investigation of Mediastinal Masses

Francis C. Nichols 著

闫小龙 狄守印 译

纵隔肿块虽然相对少见，但其诊断和治疗对胸外科医生提出了挑战。纵隔肿块涵盖组织病理学和影像学的多个概念。尽管多种类型的纵隔肿瘤和囊肿在青年人和中年人中更为常见，但其对各个年龄段的人都有影响。纵隔肿物表现各异，最常在无症状患者常规 X 线检查时偶然发现。但是，有些患者在发现时是有症状的。良性肿块包括多数的纵隔肿瘤和囊肿，通常无症状，但有无症状取决于肿块大小和位置。恶性病变更有可能产生临床症状，但也可能是无症状的。

如果不对组织进行组织病理学检查，就无法确定纵隔肿块的性质。尽管如此，可以通过考虑纵隔肿块的位置、影像学特征、患者的年龄、是否存在局部或全身症状和体征以及其与特定的全身性疾病的联系来确定合理的术前诊断。特定的全身性疾病包括库欣病、重症肌无力等。

## 一、纵隔分区

纵隔的划分对纵隔肿块的诊断具有重要意义，纵隔不同区域好发的肿块不同。纵隔在解剖学上由两侧的胸膜腔，上方的胸腔入口和下方的膈肌界定。纵隔位于胸骨后方，椎体的前方。

在讨论纵隔肿块时，应将双侧椎旁（肋骨）区域包括在内。一般而言，纵隔分为 3 个部分：前纵隔，中（内脏）纵隔和后纵隔，其中后纵隔包含椎旁沟。前纵隔包含胸腺、乳腺血管、淋巴结、结缔组织和脂肪。中纵隔包含心包、心脏和大血管、气管、近端支气管、食管、神经和迷走神经以及淋巴结。后纵隔包含自至神经节和神经、肋间血管的近端部分、淋巴结和脂肪。这些传统的纵隔划分基于侧位胸部 X 线片。近来，国际胸腺恶性肿瘤协会（ITMIG）采用了更现代的基于计算机断层扫描（CT）的纵隔划分方案[1, 2]。3 个由 ITMIG 定义的纵隔隔室包括血管前（前）纵隔、内脏（中）纵隔和椎旁（后）纵隔。表 158-1 介绍了 ITMIG 纵隔分区的边界和主要内容物。图 158-1 列举了 ITMIG 定义的纵隔分区内的代表性包块。

Davis 等[3] 统计了 400 例原发性纵隔肿块患者，发现 54% 位于前纵隔，20% 位于中纵隔，26% 位于后纵隔。Takeda 等[4] 报道了类似结果。在 Davis 的研究[3] 中，前、中、后纵隔肿块的恶性比例分别占 59%、29% 和 16%。

## 二、发病率

原发性纵隔肿瘤和囊肿并不常见。表 158-2 和表 158-3 总结了美国、欧洲和日本的主要相关文献资料，并对纵隔肿块的发生率进行了分析。1956—2003 年，这些报道中总共报道 3735 名成人和儿童。该患者人数中未包括针对某些特定类

表 158-1　纵隔的 ITMIG 分区

| 分　区 | 界　限 | 主要内容物 |
|---|---|---|
| 血管前区 | 上界：胸腔入口<br>下界：膈肌<br>前界：胸骨<br>侧面边界：纵隔胸膜反折处；两侧胸内动脉和静脉的外缘，肺静脉的上缘和下缘<br>后界：心包的前部，上腔静脉的前缘，升主动脉、主动脉弓、上、下肺静脉的外侧缘 | 胸腺<br>脂肪<br>淋巴结<br>左头臂静脉 |
| 内脏区 | 上界：胸腔入口<br>下界：膈肌<br>前界：血管前区的后界<br>后界：每个胸椎椎体前缘后 1 cm 处的连线 | 非血管性：气管、降嵴、食管、淋巴结<br>血管性：心脏、升主动脉、主动脉弓、降主动脉、上腔静脉、心包内肺动脉、胸导管 |
| 脊柱旁区 | 上界：胸腔入口<br>下界：膈肌<br>前界：内脏区的后界<br>后界：胸椎横突外侧缘处紧贴胸壁后缘的垂直线 | 椎旁软组织 |

引自 Carter BW, Tomiyama N, Bhora FY, et al. A modern definition of mediastinal compartments. *J Thorac Oncol* 2014; 9(suppl 2):S97–S101.

型的纵隔肿瘤的报道。

大型机构中每年发现原发性纵隔肿瘤和囊肿的平均病例数对于统计其发病率更有意义。据梅奥诊所的 Wychulis 等 [5] 报道，1929—1968 年的 40 年期间，梅奥诊所共有 1064 例纵隔肿块并行外科手术的患者（每年约 27 名患者）。来自杜克大学医学中心 Davis 等 [3] 报道称，在 55 年中，每年约有 7 名纵隔肿块患者。Walter Reed 陆军医学中心的 Cohen 等 [6] 报道称，1944—1989 年，每年约有 5 例患者。一项新墨西哥州肿瘤注册处的回顾性研究 [7] 显示，在 1973—1995 年间，每年约有 10 例原发性纵隔恶性肿瘤患者。来自一家巴西医院的 Teixeria 和 Bibas[8] 报道称，在 1975—1985 年的 10 年期间，每年收治 8 例纵隔肿块患者。最近，Takeda 等 [4] 报道了从 1951—2000 年，美国 Toneyam 国立医院每年收治 16 例纵隔肿块患者。尽管普通的胸外科医生很少见到这些肿块，熟悉各种肿块的临床特征和位置至关重要。

原发性纵隔肿块包含肿瘤、先天病变和炎性病变 [9]。对于手术切除的纵隔肿块，良性囊肿、神经源性肿瘤、胸腺瘤分别占近 20%，而淋巴瘤和畸胎瘤各占 10%。其余 20% 的切除肿块包括肉芽肿，胸腔内甲状腺肿，间质瘤和原发癌 [5]。在来自英国奥尔德姆市的 5 位作者报道的 214 个纵隔囊肿中，发现 41% 为支气管来源，35% 为心包来源，10% 为肠来源，以及 14% 的来源无法确定 [10]。

## 三、常见肿瘤和囊肿的位置

如表 158-4 所示，每种纵隔囊肿或肿瘤的都有好发于特定纵隔区域的倾向。但是，可能会发生迁移，或从一个纵隔区域生长侵犯到相邻纵隔区域。另外，特定组织来源的肿块可能起源于一个以上的纵隔区域。淋巴瘤更是如此，淋巴瘤可能起源于血管前纵隔和内脏纵隔，甚至少数起源于椎旁纵隔。神经源性肿瘤最常见于椎旁沟，但也可能源于位于内脏（中）纵隔的膈神经或迷走神经。椎旁沟是儿童原发性纵隔肿瘤最常见的位置，52% 的儿童纵隔肿块占位于此部位 [4]。间质来源的肿瘤（血管瘤、脂肪瘤、淋巴管瘤及其恶性病变）可能发生在任何纵隔区。表 158-5 概述

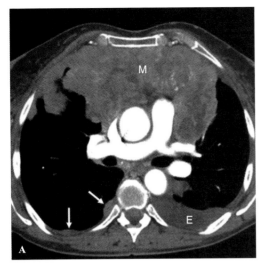
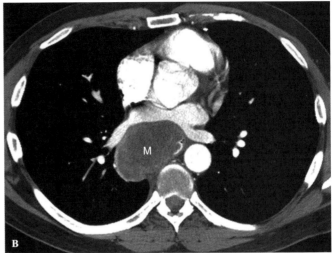
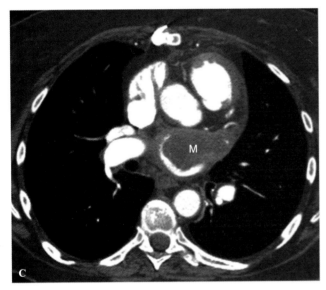
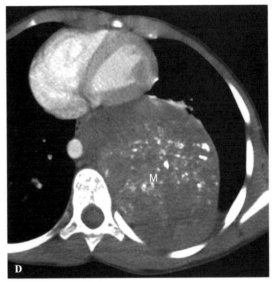

▲ 图 158-1 ITMIG 纵隔分区示例

A. 增强 CT 扫描显示，在血管前区有较大的肿块（M），活检证实为胸腺瘤，大血管向后移位，可见左胸腔积液（E）和右侧胸膜结节（箭），提示胸腺瘤扩散；B. 增强 CT 显示位于左心房和胸椎之间的低强化肿块（M），位于纵隔内脏区。活检中证实为食管癌；C. 增强 CT 示左心房内低强化肿块（M），位于纵隔内脏区，病理显示为血管肉瘤；D. 增强 CT 示左纵隔有较大的钙化肿块（M）。该肿块使心脏向前移位，并且肿块的中央部分位于椎旁腔室内。这是神经节神经瘤

经许可转载，引自 Carter BW, Tomiyama N, Bhora FY, et al. A modern definition of mediastinal compartments. *J Thorac Oncol* 2014; 9 (suppl 2):S97–S101.

了 702 名成人中原发性血管前（前）纵隔肿瘤的相对频率。最后，纵隔外出现的许多病变可能会在胸部 X 线片上被误认为是纵隔肿块。

## 四、年龄与纵隔肿块类型的关系

原发性纵隔肿瘤和囊肿的发生率和类型随患者年龄变化而变化。如表 158-2 所示，在婴儿和儿童中，原发性纵隔肿物类型按照发病率递减的顺序排列为神经源性肿瘤、生殖细胞肿瘤、肠源性（前肠）囊肿、淋巴瘤、血管瘤和淋巴管瘤、胸腺肿瘤、干细胞瘤和胸膜心包囊肿。一项纳入 3017 例患者的研究显示，大多数是成年患者（表 158-3），按肿块发病率降序排列，分别为胸腺瘤和胸腺囊肿、神经源性肿瘤、生殖细胞瘤、淋巴瘤、肠源性囊肿和胸膜心包囊肿。Mullen 等[25] 发现，胸腺瘤占成人前纵隔所有纵隔肿瘤的 47%

表 158-2 儿童纵隔肿瘤、囊肿的发病率

| 病变名称 | Dushane 等[11] (1956) | Jaubert 等[12] (1968) | Haller 等[13] (1969) | Grosfeld 等[14] (1971) | Whittaker 等[15] (1973) | Pokorny 等[16] (1974) | Bower 等[15] (1977) | Azarow 等[18] (1993) | Whooley 等[19] (1999) | Takeda 等[4] (2003) | 总计 |
|---|---|---|---|---|---|---|---|---|---|---|---|
| 神经源性肿瘤 | 19 | 22 | 18 | 35 | 37 | 35 | 41 | 22 | 10 | 60 | 299 |
| 生殖细胞肿瘤 | 16 | 9 | 8 | 5 | 21 | 4 | 5 | 4 | 1 | 24 | 97 |
| 肠源性囊肿 | 10 | 15 | 10 | 0 | 12 | 14 | 17 | 11 | 0 | 7 | 96 |
| 淋巴瘤 | 0 | 0 | 8 | 13 | 9 | 27 | 12 | 4 | 6 | 17 | 96 |
| 血管瘤和淋巴管瘤 | 9 | 1 | 4 | 1 | 6 | 7 | 5 | 3 | 0 | 8 | 44 |
| 胸腺肿瘤和囊肿 | 0 | 3 | 0 | 4 | 2 | 3 | 1 | 7 | 3 | 12 | 35 |
| 干细胞肿瘤 | 4 | 1 | 10 | 2 | 0 | 0 | 5 | 0 | 0 | 0 | 22 |
| 胸膜心包囊肿 | 0 | 1 | 1 | 0 | 0 | 0 | 2 | 1 | 0 | 1 | 6 |
| 其他 | 0 | 2 | 3 | 2 | 11 | 0 | 0 | 4 | 0 | 1 | 23 |
| 总计 | 58 | 54 | 62 | 62 | 98 | 90 | 88 | 56 | 20 | 130 | 718 |

表 158-3 成人纵隔肿瘤、囊肿的发病率 [a]

| 病变名称 | Herlitzka 等 (1958) [20] | Morrison 等 (1958) [21] | Le Roux 等 (1962) [22] | Boyd 等 (1968) [23] | Wychulis 等 (1971) [5] | Rubush 等 (1973) [24] | Davis 等 (1987) [3] | Cohen 等 (1991) [6] | Whooley 等 (1999) [19] | Takeda 等 (2003) [4] | 总 计 |
|---|---|---|---|---|---|---|---|---|---|---|---|
| 胸腺肿瘤和囊肿 | 14 | 47 | 17 | 20 | 225 | 51 | 67 | 45 | 42 | 272 | 800 |
| 神经源性肿瘤 | 35 | 101 | 30 | 11 | 212 | 36 | 57 | 39 | 5 | 76 | 602 |
| 干细胞肿瘤 | 26 | 36 | 21 | 22 | 99 | 14 | 42 | 23 | 28 | 106 | 417 |
| 淋巴瘤 | 12 | 33 | 0 | 20 | 107 | 14 | 62 | 36 | 18 | 82 | 384 |
| 肠源性囊肿 | 26 | 29 | 14 | 15 | 83 | 8 | 50 | 36 | 1 | 49 | 311 |
| 胸膜心包囊肿 | 17 | 13 | 20 | 6 | 72 | 10 | 36 | 8 | 1 | 18 | 201 |
| 其他 | 29 | 30 | 3 | 2 | 118 | 24 | 40 | 29 | 8 | 19 | 302 |
| 总计 | 159 | 289 | 105 | 96 | 916 | 157 | 354 | 216 | 103 | 622 | 3017 |

a. 不包括胸骨后甲状腺、纵隔肉芽肿和原发性纵隔癌

（表 158-5）。从所有收集到的病例报道来看，胸腺起源的纵隔肿块似乎是成年人中最常见的纵隔肿块。然而，值得注意的是，回顾 Walter Reed 陆军医学中心和 Walter Reed 肿瘤登记中心的资料发现，在过去 45 年中，胸腺病变在纵隔肿瘤中最为常见，但在近 19 年中，淋巴瘤是数量最多的纵隔肿瘤[6]。

## 五、症状和体征

成年患者中，1/3～1/2 的纵隔肿块患者有症状，而在儿童中，1/2～2/3 的纵隔肿块患者是有症状的。体征和症状取决于纵隔肿瘤的良、恶性，肿块的大小、位置、是否存在感染、是否合成特定的内分泌或其他生化因子、相关疾病的状态等。75%～85% 的恶性纵隔肿块患者有症状，而仅有 33%～46% 的良性纵隔肿块的患者有症状[3, 4]。

在婴幼儿中，咳嗽、呼吸困难和喘鸣等呼吸道症状很常见，因为即使是很小的肿块也可能导致气道受压。小儿的纵隔恶性肿瘤通常表现为嗜睡、发热和胸痛。败血症并发症易导致肺炎和发热。

成人纵隔肿块通常无症状，可表现为咳嗽、呼吸困难、胸部隐痛或与感染或恶性肿瘤有关的局部症状或体征。良性囊肿的感染可能引起症状。Cartmill 等[26] 发现 75% 的支气管囊肿是有症状的。St-Georges 等[27] 发现，有症状的患者中有 66% 有两个或多个症状。据 Rice[28] 等报道，尽管支气管囊肿最初没有症状，但长期随访发现有 67% 的患者出现症状。在成年人中，良性纵隔肿块压迫重要结构引起的症状和体征并不常见，因为大多数正常的纵隔结构是可移动的，并且可以适应外力发生一定程度的扭曲。但是，当存在恶性疾病时，除了变形以外，肿块可能难以移动，从而更可能阻塞和压迫重要结构。另外，恶性肿瘤常常侵袭邻近结构，如胸壁、胸膜和神经。在存在恶性肿瘤的情况下，可能会出现胸痛、胸膜炎、声音嘶哑、Horner 综合征、上腔静脉综合征、上肢疼痛、背痛、截瘫和膈肌麻痹等症状。恶性疾病的基本症状（即体重减轻、发热）有时很明显。内分泌综合征可能与良性或恶性病变有关。

在儿童或成人中，某些系统性疾病可能同时

表 158-4　常见原发性纵隔肿瘤和囊肿的好发部位

| 前纵隔 | 中纵隔 | 后纵隔 |
| --- | --- | --- |
| 胸腺瘤 | 肠源性囊肿 | 神经鞘瘤（施万细胞瘤） |
| 干细胞肿瘤 | 淋巴瘤 | |
| 淋巴瘤 | 胸膜心包囊肿 | 纤维神经瘤 |
| 淋巴管瘤 | | 恶性神经鞘瘤 |
| 血管瘤 | 纵隔肉芽肿 | |
| 脂肪瘤 | 淋巴错构瘤 | 神经节瘤 |
| 纤维瘤 | 间皮囊肿 | 成神经节细胞瘤 |
| 纤维肉瘤 | 神经源性囊肿 | 成神经细胞瘤 |
| 胸腺囊肿 | 副神经节瘤 | 副神经节瘤 |
| 甲状旁腺腺瘤 | 甲状旁腺囊肿 | 嗜铬细胞瘤 |
| | 嗜铬细胞瘤 | 纤维肉瘤 |
| 异甲状腺 | 胸腺导管囊肿 | 淋巴瘤 |

表 158-5 702 例成年前纵隔肿瘤患者肿块性质相对比例

| 肿瘤名称 | Wychulis 等[5] | Rubush 等[24] | Luosta | Ovrum 和 Birkeland | Nandi | 合 计 | 占比（%） |
|---|---|---|---|---|---|---|---|
| 胸腺病变 | 231 | 37 | 31 | 7 | 21 | 327 | 47 |
| 淋巴瘤 | 107 | 7 | 37 | 9 | 0 | 160 | 23 |
| 干细胞肿瘤 | 60 | 10 | 21 | 5 | 7 | 103 | 15 |
| 内分泌肿瘤 | 61 | 13 | 11 | 21 | 6 | 112 | 16 |
| 总计 | 459 | 67 | 100 | 42 | 34 | 702 | — |
| 所占比例 | 43 | 58 | 48 | 62 | 50 | — | — |

引自 Mullen B, Richardson JD. Primary anterior mediastinal tumors in children and adults. *Ann Thorac Surg* 1986; 42:338–345. © 1986 The Society of Thoracic Surgeons 版权所有

伴有恶性和良性纵隔肿瘤。这些与肿瘤和囊肿相关的新发现在专门讨论各种病变的章节中进行了阐述。

## 六、良性与恶性

良性与恶性纵隔肿块的发生率随肿块性质、在纵隔中的位置、患者的年龄、是否出现症状以及医院转诊模式而异。例如，Roswell Pank 癌症研究所的 Whooley 等[19]发表的一份报告显示，90% 的纵隔肿瘤是恶性的。研究人员认为，恶性比例如此之高是因为其三级癌症转诊制度。目前普遍认为，成人纵隔肿块中恶性肿瘤比例介于 24%~47%[3-5]。有研究发现，血管前纵隔肿块的恶性比例最高，达 59%[3, 6]。在前纵隔中，25%~50% 的胸腺肿瘤的和 13%~50% 生殖细胞肿瘤为恶性[3, 5, 18]。在中纵隔，29% 的肿块为恶性肿瘤。淋巴和间质肿块可能是良性也可能是恶性，几乎所有的囊肿都是良性的[3]。后纵隔约有 16% 的肿块是恶性的，神经源性肿瘤最常见[3, 29]。而 70%~80% 神经源性肿瘤是良性的，其中半数是无症状的，这与患者的年龄密切相关[29, 30]。

在儿童中，纵隔包块中恶性肿瘤的比例与成人相似，为 35%~50%[4, 18, 31, 32]。但值得注意的是，儿童神经源性肿瘤的恶性比例高于成人。Reed 等发现，在 50 名患有神经源性肿瘤的儿童中（年龄＜16 岁），60% 是恶性的，这一数字与芝加哥儿童纪念医院的统计数据接近[34]。此外，

一项小样本研究显示，1980—1987 年的 7 年间，共计 20 例的神经源性肿瘤患者中，恶性比例为 85%[34]。在中纵隔，许多淋巴肿块是恶性的，包括霍奇病和非霍奇金淋巴瘤。除淋巴肿瘤外，中纵隔的肿块主要是囊肿，而囊肿都是良性的。

Davis 等[3] 在一项关于纵隔恶性肿瘤概率的研究中发现，在其研究的前 36 年中，有 34% 的纵隔肿块是恶性的，而在之后的 20 年中，有 48% 的纵隔肿块是恶性的，两个时间段纵隔肿瘤恶性比例差异显著（*P*=0.004）[3]。Cohen 等[3] 在对 Walter Reed 陆军医学中心数据库的分析中发现，从 1940—1980 年，恶性纵隔肿瘤患者的数量着增加（表 158-6）。

## 七、诊断

当在无症状或有症状的成人或儿童中通过胸部 X 线检查发现原发性纵隔肿块时，根据患者的

表 158-6 1950—1989 恶性胸腺肿瘤的发生率

| 年 代 | 患者数 | 恶性肿瘤数量 | 比例（%） |
|---|---|---|---|
| 1950—1959 | 18 | 5 | 28 |
| 1960—1969 | 66 | 10 | 15 |
| 1970—1979 | 53 | 17 | 32 |
| 1980—1989 | 93 | 52 | 56 |

年龄、肿块的位置以及相关的体征和症状，可以将诊断范围缩小。在制定治疗方案前，可以通过有创或无创的诊断方法来确定肿块的性质。关于纵隔肿块诊断的方法本章不作探讨，读者可以参考本书中的其他章节。

当在胸部 X 线片上发现纵隔肿块时，第一步是要确认该肿块是从纵隔而不是从相邻的结构（如肺、胸膜或胸壁）产生的。CT 是评估纵隔肿块最重要的手段 [35-38]。胸部 X 线检查之后可行 CT 检查。一般认为，CT 是最准确、可靠、无创的纵隔评估手段。对于肾功能正常的患者，优选增强 CT，因为增强 CT 有助于显示肿块的形态特征。CT 在区分脂肪、血管、囊肿和软组织肿块方面很敏感。此外，CT 有助于评估椎旁肿块的椎管内侵犯。CT 不能判断肿瘤的良、恶性，但是，当证实肿块侵犯邻近结构、胸膜或肺时，增强 CT 可以提供更多信息。Tomiyama 等 [38] 对 127 例前纵隔肿块患者进行了 CT 和磁共振成像（MRI）检查，并评估两者诊断的准确性。在诊断前纵隔肿块性质方面，除胸腺囊肿外，CT 的诊断准确率与 MRI 持平或更高。尽管在绝大多数病例中，CT 是首选，但在个别病例中，可能需要其他影像学检查。

除了将囊肿与实性肿块分开之外，MRI 在区分纵隔肿瘤与血管、支气管方面有较大作用，特别是对那些不能行增强 CT 的患者。MRI 的不足之处是其对肺实质的成像能力较差 [39]。

$^{18}$F 脱氧葡萄糖正电子发射断层扫描（FDG-PET）成像技术已被广泛应用于胸膜、纵隔肿块的术前分期。尽管 FDG-PET 并非纵隔肿块的常规诊断方式，但其有助于鉴别纵隔肿瘤的良、恶性，定位复发的胸腺瘤以及评估纵隔淋巴瘤的治疗效果 [35, 36, 40, 41]。对于诊断为淋巴瘤的患者，FDG-PET 是首选的分期检查。FDG-PET/CT 在检测纵隔淋巴方面比 CT 更准确，FDG-PET/CT 的灵敏度为 94%，特异度为 100%，而 CT 的灵敏度为 88%，特异度为 86% [35, 36]。然而，值得注意的是，正常纵隔中的增生性胸腺和其他炎症性

病变也可能摄取 FDG。如需与甲状腺或甲状旁腺以为相鉴别，或需要定位副神经节细胞瘤时，就需要用到其他核素显像，如 $^{131}$I。

纵隔肿瘤患者可有生化指标和激素水平升高之表现。并非所有患者都需要进行这些检查，部分患者需行特定标志物和某些激素水平检测。例如，患有前纵隔包块的年轻男性无论有无症状、体征，都应行 α- 甲胎蛋白（α-FP）和 β- 人绒毛膜促性腺激素（β-hCG）检测。在非精原细胞性恶性生殖细胞瘤中，α-FP 和 β-hCG 会有一种或两种升高。许多学者认为，如果 α-FP 或 β-hCG 水平超过 500ng/ml，即使没有病理组织诊断，仍可开始化疗。虽然 7%～10% 的精原细胞瘤可能与 β-hCG 的轻微升高有关，但其水平很少超过 100ng/ml，并且不伴有 α-FP 升高。发现婴儿和儿童的椎旁包块时，应检测去甲肾上腺素和肾上腺素水平。大多数神经母细胞瘤和神经节母细胞瘤有上述激素水平升高。对于疑似胸腺瘤的患者，即使无肌无力症状，也应检查抗乙酰胆碱受体抗体，以明确是否存在亚临床性肌无力 [42, 43]。

是否选择有创检查手段取决于是否存在局部症状、肿块的位置和大小以及各种肿瘤标志物的水平。有创检查手段包括 CT 引导下经皮或内镜细针穿刺（FNA）和空芯针穿刺活检、前纵隔切开术（Chamberlain 手术）、纵隔镜检查、电视胸腔镜手术（VATS）以及正中胸骨切开术和胸壁切开术。

对于前纵隔肿块，如果怀疑该肿块是淋巴瘤或精原细胞瘤，务必行组织病理检查，因为该疾病手术不是首选。CT 引导下空芯针穿刺活检可获取足够的组织用于诊断。但是，并非所有纵隔肿块都需要进行活检。甲状腺肿具有特征性的 CT 表现，CT 即可确诊。对于患有重症肌无力，低球蛋白血症或纯红细胞再生障碍且有胸腺瘤证据的患者，无须进行活检。长期以来，活检可能导致肿瘤在针道或胸腔定植，因此应避免对胸腺瘤进行活检。实际上，肿瘤在针道或胸

腔定植病例很少，在许多有丰富胸腺瘤诊治经验的中心，对怀疑为胸腺瘤的较大肿块常规行穿刺活检 [44, 45]。一项纳入 70 名患者的研究显示，89% 得前纵隔肿块患者可经皮穿刺获取足够病理检测的组织，灵敏度为 92%，组织学确诊率为 90.3% [46]。纵隔肿块鉴别诊断的难点是很难鉴别没有典型症状的淋巴瘤与胸腺瘤。尽管穿刺活检可以成功地诊断胸腺瘤，但对于淋巴瘤亚型的诊断相对困难。穿刺活检对淋巴瘤的诊断灵敏度为 70%～80% [47-50]。纵隔淋巴瘤经皮穿刺活检的诊断率随淋巴瘤的类型和活检方式的不同而有所不同（FNA 与空芯针）。对于血管前（前）纵隔淋巴瘤，需要行空芯针穿刺取 3～5 份组织样本行免疫组化检测，或行 FNA 并行流式细胞检测 [35]。

如果经皮空芯针穿刺活检不成功，则可能需要行前纵隔切开术或 VATS 进行诊断。

对于中纵隔肿块，特别是对于肿大淋巴结的定性方面，经支气管（EBUS）或经食管（EUS）的内镜超声引导 FNA 可能有用。但是，当需要更大的组织样本（如淋巴瘤）时，可以经纵隔镜对中纵隔病变进行组织采样。

最后，如患者手术指征明确，如 VATS、胸骨切开术、胸壁开胸术等，可以通过手术同时进行诊断和治疗。如果前纵隔肿块没有明显外侵，可以被完全切除，那么直接切除可能是最佳选择。同样，对于中纵隔的囊性肿块和后纵隔的神经源性肿瘤，手术切除也可能是最佳选择。

# 第 159 章
# 非原发性纵隔肿瘤或囊肿的纵隔疾病
## Lesions Masquerading as Primary Mediastinal Tumors or Cysts

Chadrick E. Denlinger    Jacob A. Klapper    著

冯长江    译

最常见的纵隔肿物是来自肺癌或其他恶性肿瘤的转移淋巴结。原发性肺部肿瘤也可能直接侵入纵隔并以纵隔肿瘤的形式表现。累及前纵隔，中纵隔或后纵隔几种主要原发性纵隔肿瘤会在本书的其他章节中有更好的讲述和讨论。其他相较而言不常见的纵隔病变，即所谓的实际包含一系列疾病的"假性纵隔病变"主要在本章讲述。这些病变包括原发性纵隔型甲状腺肿和甲状旁腺肿瘤、大血管和心脏肿瘤、脊柱和脊膜肿瘤，以及除常见的食管裂孔疝以外的膈疝。由于这些疾病除了在解剖位置上都涉及纵隔之外几乎没有其他共同点，所以在本章中每一种疾病都会被单独讨论。

## 一、胸腔内甲状腺肿

### （一）定义

具有胸腔内成分的甲状腺肿大概占整体甲状腺肿的 9%，按照 1940 年 Wakeley 和 Mulvany 的描述可以分为三种不同的类型：①甲状腺肿仅少部分延伸至胸骨后；②甲状腺肿起源于颈部但肿物大部分位于纵隔内；③甲状腺肿完全位于胸腔内且血供来源于纵隔内。其中 I 型占 80% 以上，II 型和 III 型分别占 15.3% 和 2.7%[1]。最近的一系列研究表明胸内甲状腺肿的发病率基本相似，完全性胸腔内甲状腺肿仅占极少数 [2,3]。

### （二）解剖学特征

胸骨下甲状腺肿延伸到的纵隔不同，但似乎

部分取决于纵隔的深度穿透和以前是否进行过甲状腺手术。仅少部分成分延伸至胸骨后的原发性纵隔甲状腺肿，大多数位于前纵隔，仅 15% 位于中、后纵隔[4]。尽管甲状腺肿实际位于颈部，但仍被认为是在内脏纵隔器官，因为在没有手术干预的情况下，它在解剖上受到气管前筋膜的限制。在这些情况下，可以在技术上防止甲状腺肿进入血管前间隙，从而保持解剖上位于气管前筋膜和较浅的颈深筋膜之间。

就其与大血管的关系而言，甲状腺肿下降到胸部后是位于大血管的后部和内侧。McCort 最早通过 CT 进行了特征性观察，指出纵隔上部的血管是胸骨后甲状腺肿的边界形成结构 [5,6]（图 159-1）。

大部分的部分性和完全性胸腔内甲状腺病

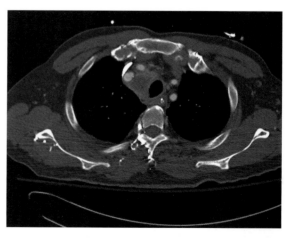

▲ 图 159-1　胸骨后甲状腺肿在气管前平面和大血管后延伸至纵隔

变在纵隔内主要位于气管的前方或侧壁。在一项 28 例胸骨下甲状腺肿患者的研究中，其中 19 例（68%）位于中纵隔内，而有 6 例位于气管后，甚至有 3 例位于食管的后方[5]。在文献中，位于食管后方的类型通常被称为后纵隔甲状腺肿。后纵隔甲状腺肿是最常见的手术方式是颈侧胸联合切口[7]。Dahan 和同事报道了 75 例甲状腺肿中有 86% 位于气管后，且主要位于右侧。另外有 4% 的是位于食管后，4% 在气管的前右侧（尽管甲状腺肿经常起源于甲状腺左叶），6% 的甲状腺肿环绕在气管周围[8]。大多数后甲状腺肿下降到右半胸很可能是由于主动脉弓的位置的原因。偶尔会观察到进一步下降，甚至降到膈水平。

部分或完全性胸内甲状腺肿可从颈部进入血管前间隙（图 159-2）。高发的患者包括那些曾接受过甲状腺手术，其筋膜平面受到破坏。经颈部进入纵隔的部分或完全性胸内甲状腺肿，可向主动脉弓右前方推进，其最下方可位于无名静脉水平以下的前纵隔。起源于原发性纵隔甲状腺肿的侵袭性恶性肿瘤也被报道过，它们的发生频率似乎超过了起源于颈部的甲状腺肿。

## 二、异位纵隔甲状腺

文献中描述的大多数异位甲状腺肿指的是起源于颈部甲状腺体下极的胸内甲状腺肿[9, 10]。尤其是位于气管旁的甲状腺肿，包括一些下降到膈水平的甲状腺肿。许多胸内甲状腺肿的患者既往有颈部甲状腺肿病史或以后可能会继发颈部甲状

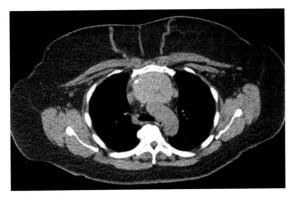

▲ 图 159-2　胸骨后甲状腺肿延伸至大血管前纵隔

腺肿。本章节内容也包括患有纵隔内甲状腺恶性肿瘤的患者[11]。

异位甲状腺组织是一种常见的变异，是由于发育中的甲状腺原基从舌根盲孔到第一个气管环水平的颈部异常下降所致。在颈部，这种可预测的异位组织可以发生在甲状舌管下降的任何地方。对于纵隔的异常疾病，人们认为心脏进入纵隔的机械效应会影响发育中甲状腺的下降。缺乏接触会成为颈部甲状腺，而长时间接触会导致纵隔甲状腺[12]。腋下、气管、食管、心包、心脏、主动脉、肾上腺、小肠和肝门等部位有异位甲状腺组织发生的可能。这些区域甲状腺病变的鉴别诊断包括转移性甲状腺恶性肿瘤和良性异位甲状腺残留[12, 13]。

完全性纵隔甲状腺肿是罕见的，发病率约占所有甲状腺肿的 1%[14, 15]。一个明确的区别是原发性纵隔甲状腺肿的血供来自纵隔，而继发性纵隔甲状腺肿则是从颈部甲状腺体延伸到纵隔，血供来自甲状腺下动脉[12]。先前对胸腺内或其他疾病的胚胎学解释是来源于纵隔原发性甲状腺残留包括高分化甲状腺恶性肿瘤的转移。另一可能有争议的病因解释是源于畸胎瘤产生的胸腺内甲状腺组织。

在计划切除纵隔或胸腺性甲状腺肿之前，必须进行甲状腺核素显像，以确认颈部是否存在正常功能的腺体。异位纵隔甲状腺肿内分泌功能低下并不罕见，因此放射性核素显像可能看不到。在大多数情况下，颈部甲状腺功能正常。这在舌侧甲状腺组织中并不常见，舌侧甲状腺组织更可能包含患者的所有功能性甲状腺组织。异位胸腺性甲状腺肿的诊断可以通过增强 CT 扫描来完成，增强扫描显示前纵隔肿瘤边界清楚、不均匀、斑点状。可能区分真正异位甲状腺肿和继发性甲状腺肿的重要临床因素包括：①颈部甲状腺正常或缺失；②颈部甲状腺无任何手术切除病史；③与颈部甲状腺病理过程不同，以及④没有已知的甲状腺恶性肿瘤病史（图 159-3）。

传统的异位甲状腺病变是通过正中胸骨切开

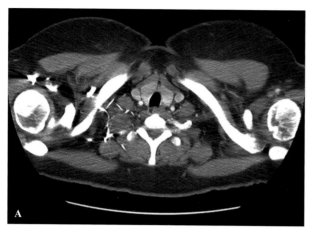
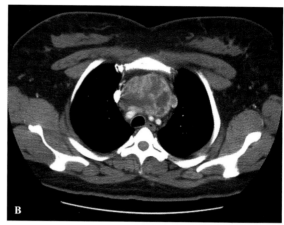

▲ 图 159-3　颈部甲状腺正常的异位纵隔甲状腺肿（A）和纵隔甲状腺肿（B）。颈部和纵隔甲状腺没有可识别的相连组织

术切除的，但最近的 VATS 的方法也被推荐过[16]。无症状患者仍推荐选择临床观察，尤其在可能甲状腺功能减退的患者中尤为重要[16]。

### （一）胸腺中的异位甲状腺

文献中有一些胸腺内甲状腺的报道。Spinner 等在 1994 年首次报道了这种情况，之后其他人也报道了类似的病例[12, 17]。这些患者的颈部甲状腺在临床、生化或影像学方面并无异常。胸腺甲状腺组织仅表现为前纵隔肿块。Tang 报告了一例颈部甲状腺肿患者，偶然发现同时患有左下极的胸腺甲状腺肿[17]。在手术中切除了 90% 的颈部甲状腺和完整的胸腺，并没有发现两个腺体间的解剖学联系。颈部甲状腺和胸腺在组织学上表现与良性甲状腺肿一致。

### （二）心脏异位甲状腺组织（心脏甲状腺肿）

众所周知，甲状腺原基和心球可促进甲状腺组织迁移进入纵隔的内脏，导致甲状腺组织可能融入心脏的流出道、心包或主动脉弓[18]。在一些小样本的病例报道中，绝大多数是女性患者，且发病年龄在 50—60 岁[19, 20]。每例患者均累及心室间隔，90% 的患者存在流出道梗阻，少数会表现有室性心律失常。这些病例中，右心室流出道受到的影响比左流更普遍。这些病变一致被认为是起源于心脏内膜的具有较宽基底的弹性软组织团

块，随血流到心脏的流出道但并没有侵袭心肌。作者提出了一个通过体外循环，无须重建心室间隔的简单切除肿块的方法[19, 20]。

### （三）升主动脉异位甲状腺

涉及主动脉壁的异位甲状腺肿非常罕见，在英文文献中只有 3 个病例[21-23]。第一个病例来自尸检报告，其余两个病例是手术切除。这些病例中，从主动脉壁剥离异位甲状腺组织本身都无须进行体外循环。这两例手术患者中，其中一例临床表现出胸痛、心悸的症状，但尚不清楚这些症状是否与异位甲状腺相关或者这些症状只是手术的因素术后逐渐减轻。手术时需要使用主动脉夹部分阻断主动脉。另一例患者是在行冠状动脉搭桥手术时意外发现异位主动脉甲状腺。这例异位甲状腺很容易被切除，没有使用任何血管器械。

### （四）气管异位甲状腺

气管甲状腺组织也极为罕见，文献中只有少数病例个案报道。这些甲状腺组织可能存在于气管的任何部分。患者的临床表现主要是因气道梗阻引起的呼吸急促和喘鸣。与心脏内和主动脉内的异位甲状腺组织相似，这些气管内的宽基底状甲状腺肿物源于气管的黏膜和黏膜下层，但是不会深入气管壁。因此，他们可以通过气管切开术进行手术切除而不需要切除气管自身的一部分[24, 25]。

由于它们往往位于是黏膜下层且血供丰富，内镜切除方法可能有大量出血的风险而不被推荐。相反，推荐开放气管切口进行切除。

### （五）病理

大多数报道的胸部甲状腺肿是良性多结节性甲状腺肿，没有隐匿的恶性肿瘤证据。在一项统计了1976—1982年切除的80例胸骨后甲状腺肿的回顾性病例分析中，51%为多结节性甲状腺肿，44%为滤泡状腺瘤，5%为桥本氏甲状腺炎[26]。在文献中，胸部甲状腺肿的恶性程度存在一定差异。例如，文献综述中引述隐匿性乳头状甲状腺癌的发病率为2%～5%，与颈部甲状腺肿偶发恶性病变的发病率相当[26-28]。相比之下，其他人报告胸骨后甲状腺肿的癌或淋巴瘤的发病率分别为16%和21%[29-31]。Torre等人报道了237例胸骨后甲状腺肿恶变的比例为6.7%[32]。更近一些时间的研究，在1984—2012年接受手术的132例患者中，没有发现隐匿性恶性肿瘤。鉴于这些数据，作者反对仅由于对其有较低的恶变可能而切除无症状的胸骨后甲状腺肿[33]。由于甲状腺肿无须进行活检，而且活检可能不会改变治疗方法，因此，即使在所述的恶性肿瘤风险不大的情况下，在没有局部侵袭症状的情况下也不需要对甲状腺肿进行术前活检[29]。

### （六）症状和体征

大多数胸骨后甲状腺肿患者的年龄都在50岁以上，其中许多患者的年龄在70—80岁。女性患病率是男性的3～4倍。有不同数量的病例报道曾接受过一次或多次甲状腺手术。在Katlic[26]和Sanders[30]的两项报道中，既往手术的发生率为20%，临床排除了怀疑为恶性病变的患者。高达1/3的部分或完全性胸骨后甲状腺肿患者可能无症状[29, 31, 32]。然而，大多数患者的症状包括吞咽困难、呼吸困难、喘鸣、咳嗽、气喘、面部潮红或上腔静脉综合征。偶尔可观察到急性气管阻塞伴严重呼吸衰竭。诱发的事件可能不清楚，但急性呼吸道感染加重气管压迫胸部甲状腺肿可能起到部分作用。历史上，[131]I治疗巨大纵隔甲状腺肿是需要尽量避免的，因为它有可能导致腺体暂时增大，从而加剧先前存在的气管压迫。然而，最近报道了14例纵隔甲状腺肿患者的结果，他们用[131]I代替手术治疗（由于手术风险太高）。治疗后1年，甲状腺肿大平均缩小29%，无不良后果[35]。

巨大的多结节性胸骨后甲状腺肿可能由于自主功能的热结节或功能性甲状腺组织的巨大体积而导致甲状腺毒症[29]。报告的巨大胸骨后甲状腺肿患者甲状腺毒症的发病率范围从小于2%～20%[29, 31, 32]。甲状腺毒症可表现为心动过速、热不耐受、心力衰竭、心律失常或消瘦综合征。

完全性胸廓甲状腺肿的患者可能有颈部肿块，吞咽后明显。一种罕见的甲状腺肿，即所谓的甲状腺肿大，通常在颈部是无法触及的，但在患者咳嗽、吞咽或进行Valsalva操作时会上升到该区域并可触及。上腔静脉综合征（SVCS）在胸部甲状腺肿患者中很少出现[27]。相反，患者通常会出现无名静脉或颈内静脉压迫胸腔入口的骨缘，而不是压迫上腔静脉。扩张的颈静脉被称为"斯托克斯领"[27]。

由胸部入口水平的肿块效应引起的其他症状包括压迫或牵引局部神经。声带轻瘫引起的声嘶可能是恶性肿瘤的一种表现，但也可能发生于良性病变中。Horner综合征和膈神经压迫引起的膈肌麻痹也可归因于胸腺瘤[36]。这些症状可以通过切除腺体来缓解。有趣的是，神经系统的后遗症也可归因于一种动脉盗血综合征，该综合征是由血流显著的从颈总动脉转移到腺体增大引起的。文献中至少有两篇报道将短暂的神经系统改变归因于由大甲状腺肿引起的"动脉盗血综合征"[37, 38]。

### （七）影像诊断和活检

当有较大的甲状腺肿时，颈部和胸部的影像检查通常是标准的诊断方式。常见表现为纵隔扩大和气管偏曲。自 20 世纪 80 年代以来，胸部甲状腺肿经常使用 CT 成像，因为这种成像方式特别有助于确定甲状腺肿与大血管和气管的关系（图 159-2）[39]。此外，CT 图像清楚地显示了腺体进入胸腔的深度以及气管的压迫程度，这可能在规划的选择性切除方案时提供有关气道管理的关键信息。当静脉注射对比剂时，胸部肿块呈斑驳状增强的影像学表现是甲状腺肿的诊断，因此减少了细针穿刺活检或进一步成像的必要。除此增强表现外，与胸腺瘤一致的 CT 扫描表现包括①胸内肿块与颈甲状腺之间的连续性；②边界清楚；③点状、片状或环状钙化（报告为 3%～38%）（图 159-4）；④非均匀性和离散的非增强低密度区域 [26, 40, 41]。在有使用对比剂禁忌的情况下，CT 扫描仍然是有益的，因为腺体通常比邻近组织有更高的衰减（100Hu）[42]。

胸骨后甲状腺肿的磁共振成像（MRI）研究通常不是必要的；但是，MRI 可以很好地区分大血管及其与甲状腺肿的关系 [43]，可以很好地显示与甲状腺颈部的连接以及肿块内密度的不均匀性（图 159-5）。肿块内的"流动性空隙"是甲状腺组织血管明显形成的结果，尤其对胸骨后完全病变有诊断价值。

在过去，钡剂食管造影可以显示偏曲的食管后方的甲状腺肿。早期的腔静脉造影可能显示

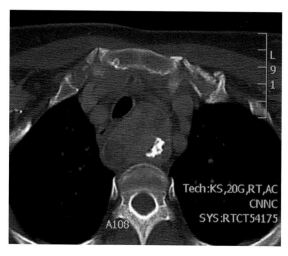

▲ 图 159-4　纵隔甲状腺肿内钙化灶

无名静脉和颈内静脉压迫胸腔入口时移位甚至闭塞。然而，这些用于评价纵隔肿块的诊断研究大多已被 CT 或 MRI 影像学所取代，这两种影像学都提供了更丰富的解剖学信息。

超声检查通常用于颈部甲状腺。但是，由于胸骨和肋骨的超声阴影以及难以穿透充满空气的肺实质，超声对胸部甲状腺的成像效果不如颈部 [44]。它可以区分囊性病变，如甲状旁腺囊肿，临床上常容易与甲状腺病变混淆，但 CT 扫描也同样可以区分。

一些学者主张用放射性核素显像进行常规检查 [45]。然而，并非所有纵隔甲状腺肿，甚至功能性甲状腺肿，都显示放射性核素示踪物摄取 [46]。甲状腺显像可使用 $^{99m}$Tc、$^{131}$I 或 $^{123}$I 进行，但这些研究可能产生不同的结果。然而，Park 和他的同事们已经证明，在严格使用同样技术的情况下，42 例胸腺瘤中有 39 例是通过甲状腺显像得到正确诊断的，而且大多数胸腺瘤确实具有可测量的甲状腺功能。在他们的分析中，放射性碘核素扫描是一种确定的和具有成本效益的诊断试验。

总之，胸骨后甲状腺肿的诊断可以根据常规胸部 CT 扫描的典型影像学表现。放射性核素扫描的附加诊断成像可证实诊断，并且仅在极少数情况下，可能需要针活检来确认未显示放射性碘摄取的显性结节的诊断 [39]。

## （八）治疗

胸部甲状腺肿的推荐治疗方法是手术切除。传统上，放射性碘治疗是禁忌证，因为人们对最初加重气管压迫的风险缺乏临床依据，而且碘消融在长时间对减轻胸部肿块效应很少有效。麻醉方式最好用气管插管和全身麻醉。对于气管压迫的患者，在患者自主呼吸的情况下，使用纤支镜放置气管插管可以降低麻醉诱导时失去气道控制的风险。

最初的手术切口是一个颈部横切口，用于主要部分在颈部的患者，因为 95% 以上的患者可

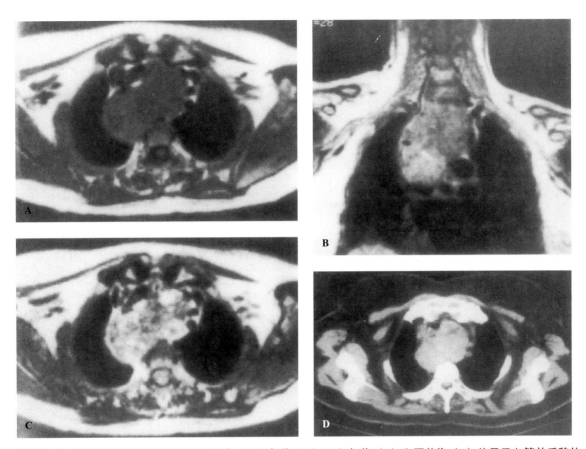

▲ 图 159-5　胸骨后甲状腺肿的 MRI 和扫描。$T_1$ 加权像（**A**）、$T_2$ 加权像（**B**）和冠状像（**C**）均显示血管前后移位，肿块明显不均匀；常规 CT 扫描比较（**D**）

引自 Von Schultness GK, McMurdo K, Tscholakoff D, et al. Mediastinal masses: MR imaging. *Radiology* 1986;158:289–296.

以通过该切口切除腺体，而无须胸骨劈开[26, 39]。此外，胸部甲状腺肿的血供来自甲状腺下动脉，颈部入路损伤喉返神经的可能性较小。在需要额外显露的情况下，胸骨部分切开术是最常见的手术方式。20 世纪 50 年代和 70 年代的一些文献提倡颈前入路小切口完成手术，作者认为这比胸骨部分切开术提供了更好的显露[47, 48]。也曾尝试过锁骨入路[49]，偶尔，后外侧切口可能是治疗后纵隔巨大甲状腺肿的最佳途径（图 159-6）[39]。颈部滋养血管的控制可能较难。纵隔甲状腺肿经后外侧开胸手术治疗会有较高风险损伤喉返神经，尽管部分原因可能是由于甲状腺肿本身的大小和位置，不是手术入路。最近，VATS 入路和颈部切口也被应用，这些入路即使有巨大甲状腺肿也是可行的[50]。

颈部甲状腺显露后，上极和甲状腺中静脉

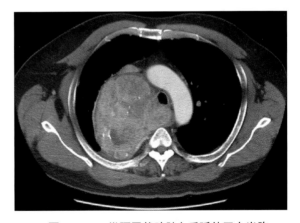

▲ 图 159-6　纵隔甲状腺肿向后延伸至右半胸

的血供被游离、结扎和切断。至少有一个甲状旁腺上应被辨识出并保护以免受伤害。大多数情况下甲状腺下极血管和喉返神经可被识别出来，但有时在胸腔内的腺体部分从纵隔取出之前无法完成。通常是通过手指在甲状腺肿囊内进行解剖来完成的，以防止对神经或血管的损伤。不常见的是，部分胸骨切开术需要额外的显露。应避免甲状腺肿分块切除，以防止过度出血，并因为潜在的恶性肿瘤隐匿性转移的风险。甲状腺下极活动后，甲状腺下血管得到控制和分离。

气管软化引起的气管壁塌陷是一种长期存在的胸部巨大甲状腺肿的可怕但很少观察到的并发症。在这种情况下，气道阻塞的另一个潜在原因可能是气管扭曲，这是因为伸长移位的气管突然解除了偏离。当有气管软化症时，用切口环进行气管外支持是很少必要的，而且大多具有临床意义。拔管前支气管镜检查可证实气管软化症的诊断，拔管后保持插管 24~48h 可使气道硬化，保持气道通畅。临时性气管支架置入也可以考虑。

### （九）结果

胸部甲状腺肿切除术后迷走神经或喉返神经损伤的文献报道为 6%~10%[8, 26, 51]，膈神经损伤的报告也不多见。除神经损伤外，还观察到与气管软化有关的气道并发症[4]。术后死亡率较低，文献报道为 0%~2.8%[4, 8, 51, 52]。复发性胸骨后甲状腺肿少见。

## 三、颈纵隔囊状淋巴管瘤

颈胸交界纵隔囊状淋巴管瘤是淋巴管的异常增生，这个术语在文献中与淋巴管瘤和淋巴管畸形互换使用。这种异常是一种罕见的先天性异常，在出生或婴儿早期就被发现。现在可以通过产前超声在子宫内识别。这些囊状淋巴管瘤最常出现在颈部后三角，但也可能出现在前三角或中线。这些病变可能延伸到邻近的筋膜室。20% 的病例累及同侧腋窝，2%~3% 的病例累及纵隔[53, 54]，罕见的原发性纵隔囊状淋巴管瘤，包括心脏和肺的病变[55, 56]。

### （一）病因学与解剖学

颈纵隔囊状淋巴管瘤被认为是颈淋巴囊状畸形病变（图 159-7），与其他颈淋巴管缺乏正常的联系。颈内纵隔淋巴管瘤开始于颈部，邻近颈内静脉，靠近颈部 $C_3$、$C_4$ 和 $C_5$ 神经根的起点。当它增大时，它沿着膈神经下降，进入原始锁骨下淋巴囊区域锁骨下静脉和动脉之间的纵隔内间隙（图 159-7A）。随着囊状淋巴管瘤的不断扩大，它占据了上纵隔的一部分，并可能移位或扭曲气

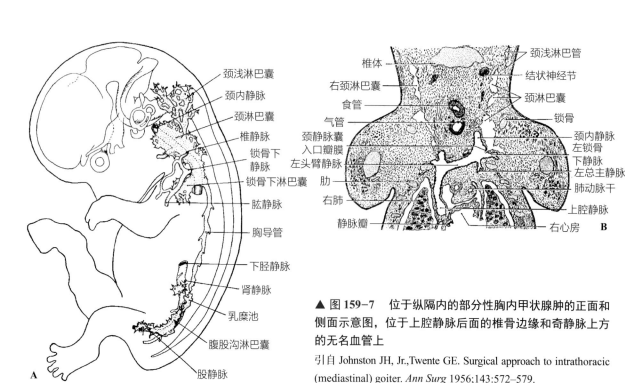

▲ 图 159-7　位于纵隔内的部分性胸内甲状腺肿的正面和侧面示意图，位于上腔静脉后面的椎骨边缘和奇静脉上方的无名血管上

引自 Johnston JH, Jr.,Twente GE. Surgical approach to intrathoracic (mediastinal) goiter. *Ann Surg* 1956;143:572–579.

管、食管或两者兼有。随着进一步的生长，它可能通过主动脉弓的前方，位于胸腺区域的前纵隔和心包的前部（图 159-8）。也可能会扩张至任何一个侧胸腔，同时压迫发育中的肺。

#### （二）症状和体征

颈纵隔囊状淋巴管瘤最常见于出生时颈部前部出现肿块。质软，可以透光。少数情况下，囊状淋巴管瘤在成年后变得明显，诊断方法和处理方法基本上与婴儿期相同。少数患者可能有呼吸困难或低氧血症，但除颈部肿块外，大多数无症状。由于呼吸道感染和肿块内出血引起的淋巴管感染已被报道为现有囊性淋巴管瘤的并发症[57]。囊肿内出血可能会加剧呼吸急促，因为它会导致囊肿变硬或变实，并导致气管压迫。其他并发症可能很少发生，如上腔静脉阻塞、肺不张、乳糜

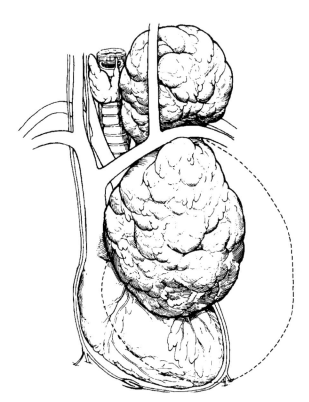

▲ 图 159-8 锁骨下静脉和动脉之间降入前纵隔室的巨大颈内纵隔淋巴管瘤，病变位于主动脉弓和心包前部的示意图

经许可转载，引自 Grosfeld JS, Weber TR, Vane DW. One-stage resection for massive cerviocomediastinal hygroma. Surgery 1982; 92:693. © 1982 Elsevier 版权所有

胸或心包积液。

#### （三）诊断

所有有颈部囊状淋巴管瘤的新生儿，不论有什么症状，都应该接受胸部 X 线检查，以确定是否存在纵隔累及。2/3 的婴儿可能存在气管偏曲，也可能出现食管移位。纵隔肿块的囊性可以通过超声检查得到证实，但也可以通过 X 线片来发现。CT 扫描是一种很好确定病变的范围的方法，此种病变看起来是多房的结构，囊腔被间隔隔开（图 159-9）。

#### （四）治疗

传统治疗方案上，囊状淋巴管瘤的治疗选择是完全手术切除。据报道，使用硬化剂有效治疗婴儿颈纵隔囊状淋巴管瘤病变的频率越来越高。在用简单的抽吸、放疗、射频消融术或烧灼术治疗这些病变后，观察到了更多好的疗效[57]。外科手术切除仍然是成年人的标准治疗方法，但这似乎主要归因于缺乏硬化剂的使用经验。

手术切除是通过一个从颈部开始延伸到胸骨的倒曲棍球棒型切口进行的，胸骨被劈开，露出囊状淋巴管瘤的纵隔范围。肿块常与膈神经、迷走神经、喉返神经及上纵隔血管结构密切相关。切除整个囊是必要的，以防止复发，因为囊壁不会自发退化。虽然有报道称颈纵隔囊状淋巴管瘤的复发率为 10%～15%，但单纯的纵隔复发是非常罕见的[58]。

### 四、颈纵隔囊肿和血肿

颈部发现的许多囊肿可以通过上胸腔入口向下延伸至纵隔的前上部分，与胸骨后甲状腺肿的表现相似。一般来说，这些是胸腺囊肿或甲状旁腺囊肿。每一个囊性病变在书中的其他地方均有讨论。这里报道了一例纵隔胸腺甲状旁腺囊肿囊外出血引起的占位性血肿[60]。

### 五、颈纵隔胸腺甲状旁腺囊肿

Silver 报道了一个 9 岁男孩的病例，他有一

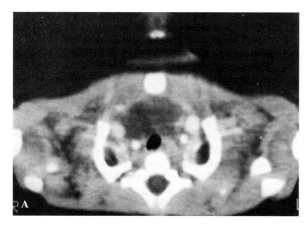

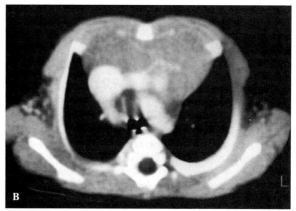

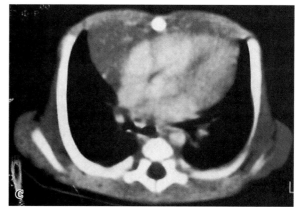

▲ 图 159-9　广泛性颈纵隔囊肿的 CT 扫描

A. 前囊性肿块，使气管后移；B. 囊性肿块使大血管后移，但未见压迫；C. 延伸至心脏前面的肿块

个巨大的颈部囊肿，部分下降到前上纵隔，气管前间隙[61]。囊肿通过颈椎入路毫无困难地取出。病理检查显示囊性肿块，囊壁内有形态良好的淋巴滤泡和多个 Hassall 小体。正常的甲状旁腺组织存在并混杂在囊壁中。诊断为先天性胸腺甲状旁腺囊肿。这种诊断必须考虑到儿童颈部囊性肿块延伸到纵隔的可能性。

### 六、纵隔甲状旁腺腺瘤和癌

甲状旁腺原基在第三和第四咽囊发育，在胎儿发育的第 7 周下降到颈部。甲状旁腺由第四咽囊发育而下腺和胸腺由第三咽囊发育。异位的甲状旁腺下腺与胸腺一起进入纵隔。原发性甲状旁腺功能亢进患者中，异位纵隔甲状旁腺腺瘤占 20%[62]。99m 锝扫描是最常用的定位异位甲状旁腺组织的影像学方法（图 159-10）。术前注射 99m 锝也可以在手术时使用手持盖革计数器帮助定位腺体。异位甲状旁腺切除的手术方法包括颈部切口、胸骨正中切口和胸腔镜。术中测定血清甲状旁腺激素水平，可判断甲状旁腺腺瘤切除是否成功。血清激素的半衰期为 5min，可以立即反馈切除的成功。

### 七、甲状旁腺腺瘤囊外出血

囊外破裂伴纵隔出血主要发生在颈甲状旁腺腺瘤患者，很少发生在甲状旁腺囊肿患者中。很少情况下，侵犯病灶位于纵隔或血肿可能从颈部延伸至纵隔或胸膜腔[63]。Simcic 及其同事报道了一例颈部甲状旁腺囊肿破裂，并回顾了其他 8 例甲状旁腺腺瘤或囊肿破裂的病例[64]。在单个病例中常见的并发症包括高钙血症和急性表现为呼吸困难、咳嗽、颈部肿胀和瘀斑。由于纵隔血肿的压迫作用，一些患者需要紧急的气道保护[65]。囊肿和血肿的手术切除减轻了患者的症状。囊肿破裂的病因可能与肿瘤的生长有关，肿瘤的血供增加，囊肿内梗死、出血。

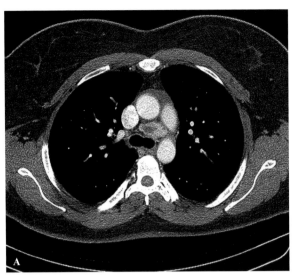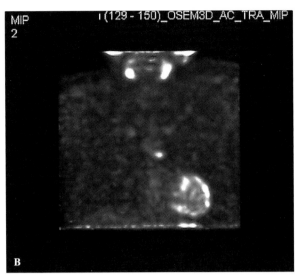

▲ 图 159-10　纵隔甲状旁腺癌的 CT 成像（A）和 99m 锝（B）延迟成像

## 八、胸骨病变

胸廓骨骼中伸入纵隔的病变通常是骨肿瘤。胸骨肿瘤很少混淆，但从后面看，肋骨或椎体头部的软骨瘤和软骨肉瘤可能看起来像纵隔肿瘤。肋骨尤因肉瘤很少伪装成原发性纵隔肿瘤。

## 九、胸膜脊索瘤

很少见，胸椎脊索瘤可能主要表现为椎旁沟纵隔肿瘤，或更少见于纵隔内。这些肿瘤起源于位于轴向骨骼内的原始脊索的异位胚胎残余。髓核是这种结构的正常衍生物；然而脊索瘤并不发生在髓核，而是发生在邻近的骨或椎旁组织。这些肿瘤最常见于颅底、骶尾部、椎体内或邻近组织。48 例脊索瘤中，34% 起源于椎体。然而，48 个病变中只有 3 个发生在胸椎 [66]。

大体上看，肿瘤是一个软的、凝胶状的肿块，可能有一个薄的包膜，通常与一个或多个椎体相连。显微镜下，肿瘤由被黏液基质包围的细胞索和细胞片组成。特征细胞有泡状、空泡状、泡沫状细胞质包围着固缩核（含藻细胞或含泡细胞）（图 159-11）。纵隔脊索瘤的免疫组化特征包括低分子量角蛋白的强烈染色和肿瘤细胞中泛角蛋白、上皮抗原和波形蛋白的弱染色 [67]。

临床上，患者可能无症状，但大多表现为与压迫或邻近结构受累有关的症状。最常见的症状是脊髓受压，但纵隔结构，如气管和食管也受到影响 [68, 69]。胸椎脊索瘤在影像学上被认为是一个椎体旁肿块，如果它们出现在前方，可能会延伸到纵隔。在 X 线片上也可以通过骨质破坏来鉴别 [70]。CT 图像通常显示椎体破坏伴随着向前延伸的软组织肿块。椎体广泛破坏前的早期发现可能与椎旁神经鞘瘤混淆。

25 例患者中只有 4 例（16%）出现椎间盘突出。40% 的病灶出现无定形钙化。Murphy 和同事报道，在 T_2 加权 MRI 上，低信号强度的间隔可

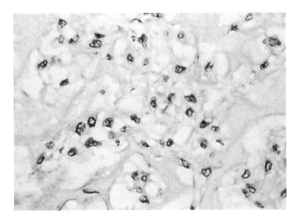

▲ 图 159-11　脊索瘤特征性细胞显微照片。这些细胞胞浆清晰，呈泡状（250×）

以辐射到肿瘤的高信号区[71]。如果存在，这个特征可能有助于区分脊索瘤和椎旁空间的其他肿块。经皮穿刺活检可能是有帮助的，但大多数情况下，病变的性质直到开胸活检时才被确认，尤其是那些位于脊柱前方，显然不涉及椎体的病例。

首选的主要治疗方法是切缘阴性的整块手术切除。在许多情况下，靠近脊髓和神经根限制了获得足够切缘的可能。病变内切除一度被认为是治疗的标准，但由于不能保证阴性切缘，此方法已经不受欢迎[72]。高剂量（70Gy）辅助放疗可以降低局部复发的风险，但对脊髓的毒性也限制了提供足够辐射剂量的可能。最近，质子治疗已经被使用，因为它能够提供对周围结构毒性最小的局部治疗。早期报道脊索瘤切除和术后质子治疗结果的系列报道已经显示出改善的结果，但是这种改善仍然包括 2 年的局部控制率只有 45%[73]。

### 十、胸椎软骨肉瘤

软骨肉瘤，起源于椎体，并延伸到椎旁沟或纵隔内，是罕见的。由于这些肿瘤的位置和靠近脊髓，很难获得足够的手术边缘，局部复发也存在可能。在对脊柱软骨肉瘤患者的系统回顾中，观察到在一段时间内局部复发风险降低和无病生存率增加的趋势[74]。手术边缘不足、肿瘤分级较高和患者年龄增加都是导致局部控制和生存率差

的因素。重要的是，21 例病灶内切除的患者中有 20 例出现局部复发，而 13 例整块切除的患者中只有 1 例出现局部复发[74]。放疗，特别是质子、碳或氢离子束疗法的加入，大大提高了局部控制率。一些报道显示，在 5 年内，接受不完全切除术后放疗的患者的局部控制率为 90%。

### 十一、椎旁脓肿

很少有结核性椎旁脓肿在检查时会类似于纵隔肿块，但相关的骨质和椎间盘破坏以及患者的临床病程应协助做出适当的诊断。在怀疑结核性脓肿的情况下，还应彻底评估肺部，以确定疾病的原发病灶，这可以通过 X 线片、CT 或 MRI 来完成（图 159-12）[75]。治疗包括脓肿引流和适当的抗结核治疗。

### 十二、脑膜病变

#### 前脑膜膨出

少见的是，当脑膜通过一个或多个椎间孔突出时，出现在椎管椎旁沟的前脑膜膨出（更恰当地称为侧脑膜膨出）病变。这些病变通常无症状，可能与后纵隔神经源性肿瘤混淆。大多数患者为青壮年，大多数病例伴有广泛的间充质发育不良，如神经纤维瘤病 I 或马方综合征[76]。大约 20% 的患者也可能有单纯的后凸畸形。总的来

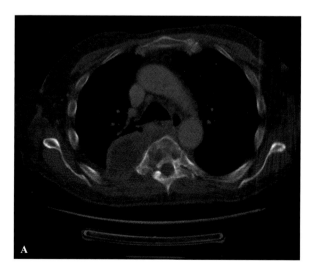
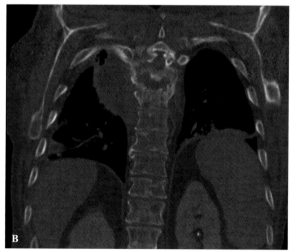

▲ 图 159-12　CT 扫描（A）矢状位和（B）冠状位见椎旁脓肿合并邻近椎体破坏

说，大多数脑膜膨出位于腰骶后部。胸部病变更可能位于前或前外侧[76]。

相邻的背椎骨扇贝样变，椎间孔扩大，椎弓根糜烂，或相邻肋骨张开或变薄。CT成像通常是基于椎间隙内有一个界限清楚、均匀、低密度的病变来诊断的。MRI也可用于确诊。从历史上看，脊髓造影被用来明确诊断，但在现代磁共振成像和CT成像中似乎没有那么重要。

手术切除并不总是有指征的，特别是在已确诊且患者无症状的情况下。然而，在进行性神经功能缺损、呼吸窘迫或病灶迅速生长的情况下，手术切除是必要的[77, 78]。小脑膜膨出可采用后路椎板切除术进行修复。较大的病变可能需要经胸入路。如果进行切除手术，安全地闭合脑膜膨出的颈部至关重要，以防止脑脊液漏入胸膜腔。

## 十三、胸髓外造血

异位髓外造血可能代表生理反应或病理性造血障碍。它可能发生在肝脏、脾脏、淋巴结或胸部。椎旁造血也可能延伸到椎管内，导致脊髓压迫[79]。除了极少数情况外，异位组织位于椎管旁沟的下方[80]。然而，其他学者已经证实了一例髓外造血肿块发生在胸骨后方。其影像学表现可通过增强CT、MRI和$^{99m}$Tc核素骨显像确定诊断[81-83]。这些成像方式在临床上确定血红蛋白病是具有诊断意义的[79]。历史上，诊断也可以通过放射性铁（$^{59}$Fe）或金（$^{198}$Au）的放射性核素研究得到证实，放射性铁（$^{59}$Fe）或金（$^{198}$Au）被造血组织吸收和浓缩。

异位造血组织通常伴有严重的溶血性贫血，如遗传性球形细胞性贫血、地中海贫血、镰状细胞性贫血或骨髓纤维化。胸部髓外造血患者多数无症状，无须手术治疗。偶尔，肿块会压迫脊髓或导致出血。当造血组织块延伸到椎管内时，可能需要手术减压，或者也可以通过低剂量放射治疗减少组织块[84]。在消融可能存在的唯一造血组织之前，应确认其他地方是否存在额外的造血组织。急性胸膜腔出血可能伴有胸痛和呼吸急促。

这种出血通常是自限性的，患者可以通过有或无胸膜固定术的充分引流进行治疗。如果持续出血，可能需要手术治疗。一个病例报告描述了一个致命的胸腔内造血外软组织肿块出血[85]。

## 十四、血管源性病变

血管来源的纵隔病变必须与真正的纵隔肿瘤鉴别。这些病变可能起源于动脉或静脉，也可能起源于全身或肺血管系统。此书的其他章节也有很多描述。文献中有一些报道奇静脉血管瘤表现为纵隔肿块。一些奇静脉瘤与门脉高压、局部创伤有关，但另一些仍然是特发性的[86]。鉴于不常诊断和缺乏数据指导性管理，从简单的观察到切除，对最佳治疗的看法各不相同。在一项10例奇静脉动脉瘤患者的研究中，Ko及其同事区分了球囊动脉瘤（$n=4$）和梭形动脉瘤（$n=6$）。重要的是，球囊动脉瘤更容易出现症状，因为它们引起胸痛或肺血栓栓塞，而梭形动脉瘤仍然没有症状。为此，我们对囊性动脉瘤患者进行了手术治疗，对梭形动脉瘤患者进行了3~8年的连续影像学观察。梭形动脉瘤的观察似乎是合适的，因为观察到的最大生长是在8年的过程中从直径30mm增加到32mm[87]。

## 十五、食管病变

一些食管异常可能伪装成原发性纵隔肿瘤，如长期严重贲门失弛缓症导致的乙状结肠食管。其他病变包括膈上食管憩室、平滑肌瘤，以及与食管恶性肿瘤相关或无关的食管穿孔。正确的诊断通常可以通过CT成像来确定，尤其是口服对比剂时。关于原发性食管异常的诊断和治疗的更完整讨论将在本文的其他部分进行阐述。

## 十六、肺部病变

肺部良恶性肿瘤可能与原发性纵隔肿瘤混淆。偶尔，在毗邻纵隔和侵犯纵隔的肺癌中，很难区分肿瘤的起源。获得肿瘤的病理证实有助于阐明肿瘤的起源。肺隔离症的X线片也可能表现为类似原发性纵隔肿瘤。通常，CT 成像可以明确原发性肺疾病而不是纵隔肿瘤的诊断。

## 十七、膈疝

### 先天性胸骨旁疝（Morgagni）孔

先天性胸骨旁疝孔是紧靠胸骨后方的前隔膜缺损。这个缺陷可能允许横结肠、网膜或其他腹部器官进入前纵隔间隙（图 159-13）。由于左侧心包的存在，腹壁突出物比左侧更容易进入右半胸腔[88]。胸骨正中切开术后，由于胸腔内的压力比腹部相对较低，也可能发生类似的医源性膈肌缺损；随着时间的推移，这种疝往往会逐渐增大，其诊断值得行手术矫正。这可以通过腹腔镜或中线剖腹手术来实现。可能需要使用筛网来实现隔膜的无张力闭合。

## 十八、先天性胸膜裂孔疝（Bochdalek 疝）

后膈缺损被称为 Bochdalek 疝。这种类型的疝是先天性的，是由于横膈（发展成膈的中央部分）和胸膜腹膜褶（发展成膈的后缘）融合失败造成的。Bochdalek 疝最常在新生儿期诊断，因为子宫内肠疝入左半胸导致左肺受压，随后出现肺发育不全。这些缺陷可通过产前常规

胎儿超声或出生时因呼吸窘迫而被发现。较小的 Bochdalek 疝可能不常见，只有在成年后才被认为是偶然的影像学发现。一项回顾 13138 例成人腹部 CT 扫描的研究确定 Bochdalek 疝的患病率为 0.17%[89]，成人患者可能有反复胸痛和腹痛为主诉[90]。诊断可通过 CT 影像证实，在横膈膜水平的后胸腔中存在一个以脂肪为主的肿块。在大约 27% 的成人 Bochdalek 疝患者中也可发现包括腹部器官在内的较大缺陷（图 159-14）[89]。文献中有嵌顿、窒息和内脏穿孔的病例报告，为诊断时外科修复这些缺陷提供了病因。外科修复可以通过胸部或腹部进行，并可使用微创技术。如果担心肠扭转或坏死，经腹入路是最好的。应尝试用不可吸收缝线对膈肌进行一次修补，但对于较大的缺损也可使用网片[88]。

## 十九、胰腺假性囊肿

胰腺假性囊肿很少会在心脏后面的纵隔间隙出现肿块。Johnston 及其同事[91] 回顾了这一研究，并给出了胰腺疾病这一罕见并发症的一个例子。临床表现应提醒医生注意心包后肿块是假性囊肿的可能性。最好通过胸部和腹部的 CT 得到证实，这表明囊肿从腹部延伸到胸部。治疗方法是通过剖腹手术对囊肿进行内引流。

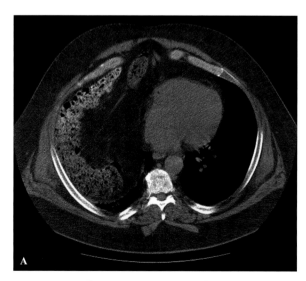
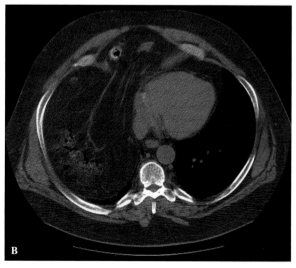

▲ 图 159-13　Morgagni 疝的 CT 矢状位图像显示（A）右前半胸横结肠段和（B）前膈缺损

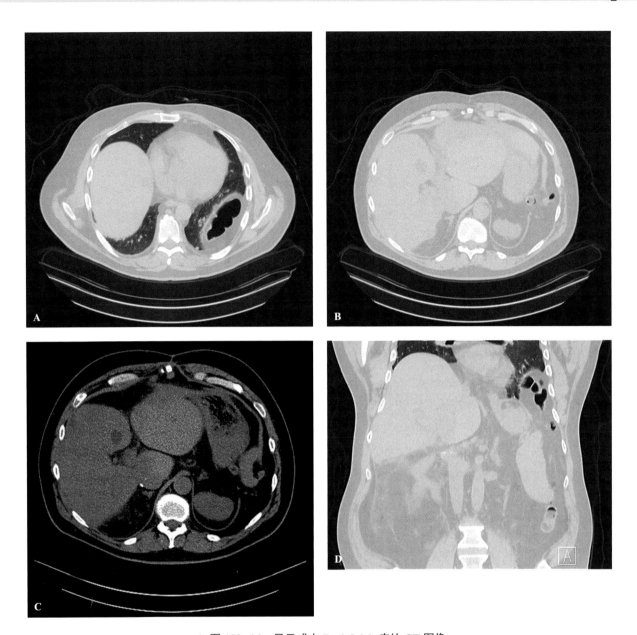

▲ 图 159-14 显示成人 Bochdalek 疝的 CT 图像

A. 肺窗图像显示左胸后段结肠脾曲；B 和 C. 肺窗和软组织窗显示后膈缺损；D. 冠状位图像显示膈缺损

# 第 160 章
## 原发性纵隔气肿
### Primary Pneumomediastinum

Rachel L. Medbery　Felix G. Fernandez　著

冯长江　译

## 一、背景

原发性纵隔气肿，通常称为自发性纵隔气肿，定义为无明显病因而纵隔内存在游离的气体。这种疾病，通常是进行排除诊断，首先由 Hamman 在 1937 年提出 [1]。尽管该疾病的诊断看起来较严重，但实际上原发性纵隔气肿的病程通常较短，病变范围局限，病情较轻，常见于成年患者。胸外科医生的主要作用是要排除可能危及生命的重要病因并在需要时进行临床干预。

## 二、解剖与病理生理学

纵隔是由上界为胸腔入口，两侧为内侧壁胸膜，下界为膈肌组成的胸腔内空间。原发性纵隔气肿的病理生理学特征由 Macklin 首先解释，分为 3 个基本过程：①胸腔内压力迅速升高导致肺泡破裂；②小气道破裂导致气体进入支气管树和血管鞘膜间的组织间隙；③一旦气道的完整性受到损害，肺组织和纵隔之间存在压力梯度导致空气容易游走到纵隔内 [2, 3]。这种压力持续增加可能加重到使空气进入颈部、腹膜后、皮下组织，甚至进入硬膜外间隙。这些进入纵隔气体很少会逸出脏层或壁胸膜，导致气胸。有病例报道了自发性的腹膜和心包破裂，导致气腹和心包积气 [3, 4]。

## 三、流行病学

原发性纵隔气肿的真实发病率仍然很难确定。由于症状未诊断出或发病症状太轻以至于无法确诊。一系列的病例表明，高达 30% 的纵隔气肿病例因病情较轻而使用胸部 X 线片无法发现，因而这些症状可能会被归因于其他原因，如肌肉和骨骼疼痛 [5-8]。因此，原发性纵隔气肿较容易被漏诊。我们对病情的了解仅限于一些病例报道的文献，其中大多数都少于 30 例患者 [9]。然而，根据这些仅有的文献报道，原发性纵隔气肿的发生率估计为 1∶30 000～1∶25 000，最常见于健康的青年男性吸烟患者 [10-12]。

大多数原发性纵隔气肿患者发病是因为出现医源性的并发症或某种情况下导致的气道压急剧升高（表 160-1）。另外，哮喘加重、COPD 和支气管炎是最常见原发性纵隔气肿的主要原因，这部分比例多达 40%～50% [10]。但需要注意的是，20%～30% 的患者是无诱因发病 [7]。

## 四、临床特征

临床病史和体格检查通常在原发性纵隔气肿患者，因为体征和症状是与广泛的鉴别诊断有关。临床表现可能有所不同，最常见的主要不适是胸痛和呼吸急促。其他出现的体征 / 症状在表 160-2 中列出。胸痛通常被认为是胸膜炎，被描

表 160-1 原发性纵隔气肿的发病原因和致病因素

| 气 道 | 消化道 | 剧烈 Valsalva 刺激 | 生活习惯和偏好 | 其 他 |
|---|---|---|---|---|
| • 哮喘加重<br>• COPD 加重<br>• 咳嗽<br>• 急性支气管阻塞<br>• 急性喉炎<br>• 窒息<br>• 间质性肺炎 | • 呕吐<br>• 消化性溃疡 | • 排便<br>• 劳累 | • 极限体力活动<br>• 吸入性药物<br>• 神经性厌食<br>• 惊恐发作 | • 糖尿病酮症酸中毒<br>• 其他未知因素 |

述为胸骨后疼痛,并向颈部和背部辐射。虽然一些文献指出患者可能会感到焦虑,但通常他们不会出现特别不适,没有严重的症状。这些患者的身体检查可以与相对正常的生命体征无关。因为疼痛和(或)焦虑可能会出现轻度心动过速。一些文献还指出需要注意的是,还可能会出现低热(38.0～38.5℃)[14]。与之前的文献描述不同,Hamman 征(心脏听诊时听到捻发音)在体格检查中很少听到[1]。

## 五、诊断检查

原发性纵隔气肿的诊断方法是排除诊断。因为它可能与许多其他疾病类似,诊断检查通常最少包括血液检查(全血细胞计数,基本化学和心肌酶谱),心电图(EKG)和胸部 X 线片排除其他主要诊断,如肺炎和急性冠状动脉综合征。

表 160-2 原发性纵隔气肿的体征和症状

| 临床症状 | 体格检查 |
|---|---|
| • 胸痛<br>• 呼吸困难<br>• 颈部疼痛<br>• 吞咽困难<br>• 咽痛<br>• 咳嗽<br>• 鼻音<br>• 发热<br>• 喘鸣<br>• 焦虑 | • Hamman 征<br>• 皮下气肿<br>• 喘鸣<br>• 心动过速<br>• 呼吸急促<br>• 低热<br>• 奇脉 |

### (一)实验室检查

一些研究报道少部分患者表现为轻度白细胞增多,ESR 和 CRP 等炎症性标志物升高;然而,这些是非特异性的,因此并不能用来进行确诊[8, 10, 13, 14]。但是,如果这些标志物轻度升高,则可能需要考虑更严重的疾病,例如食管穿孔或化脓性纵隔炎。在这种情况下,胸部 CT 或食管造影可以用来排除或确诊。

### (二)心电图

两篇文献报道了心电图异常与纵隔气肿相关。Mondello 等[14]指出可能观察到低 QRS 波,而 Macia 等[8]报道了部分人群中有 ST 段抬高。但这些报道的灵敏度和特异度都不高。

### (三)影像学表现

如前所述,多达 30% 的病例可能会在胸部 X 线检查中被漏掉[5-8],而胸部 CT 的敏感性可达 100%,并被认为是诊断纵隔气肿的金标准。然而,如果一旦通过胸部 X 线检查确诊纵隔气肿,无须其他进一步的影像学检查(图 160-1)。

### (四)更进一步检查

使用透视检查(食管造影),增强 CT 和内镜作为常规检查用来诊断原发性纵隔气肿仍存在争议。最近 Bakhos 等人发表论文不建议常规使用食管造影或其他侵入性内镜检查诊断纵隔气肿[10]。并且列出了一些需要进一步检查的高风险因素:年龄＞ 40 岁,有严重呕吐或抽搐病史,

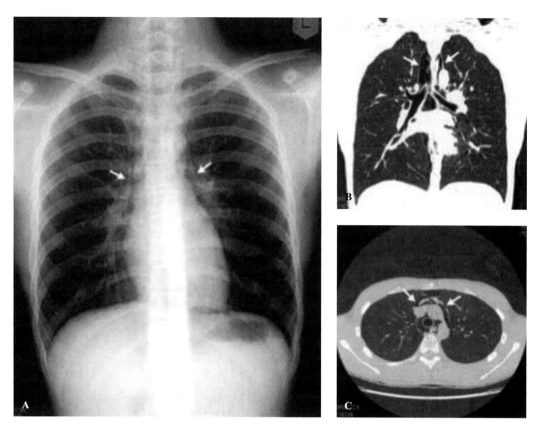

▲ 图 160-1　纵隔气肿（A）胸部 X 线和（B、C）胸部 CT

腹部检查疼痛，白细胞计数升高或在胸部 CT 上发现例如胸腔积液、气胸、气腹或明显的肺不张（图 160-2）。

## 六、治疗

一旦临床医生排除了其他严重的原因，确诊为原发性纵隔气肿，需要直接进行支持治疗和缓解症状，监测可能出现的并发症以及治疗潜在的病因。使用组合非甾体类抗炎药可使疼痛控制达到较好的效果，如有必要可使用毒麻药物。对于伴有焦虑症的患者，需要使用抗焦虑药。患者呼吸困难和（或）咳嗽可以分别用吸氧疗法和镇咳药治疗。最初认为纯氧治疗增加了氮在间质中的扩散压力导致快速吸收气体，从而加快了纵隔气肿好转的进程[3]；但是，最新的研究不支持这种观点，并且只建议根据需要在缓解症状时使用氧气。治疗潜在的气道病理性疾病，例如哮喘和 COPD 使用支气管扩张药和（或）皮质类固醇激素合用是合适的。如果临床医生认为原发性纵隔气肿的病因是继发性的，对于诸如支气管炎这样的感染性疾病，需要使用抗生素。除此之外，经验性广谱抗生素治疗没有必要。除非担心潜在的食管穿孔，不应限制经口的摄入量。

住院以观察为宜；然而在不同的病例文献中，平均住院时间并不一致，范围从 2～8d[5, 9, 10]。在最近的一项研究中，Lee 及其同事建议保守治疗住院不超过 24h 既能保证安全又可行[15]。此外，研究的结果进一步强调，没有必要对单纯的原发性纵隔气肿患者限制经口摄入或经验性使用抗生素。

出院后至少要在医院进行一次随访检查以确保完全解决症状和体征。再次行胸部 X 线检查以证实纵隔气肿的吸收或消失。一旦确定恢复至正常的影像学表现，无须再做进一步检查，除非患者出现新的症状。

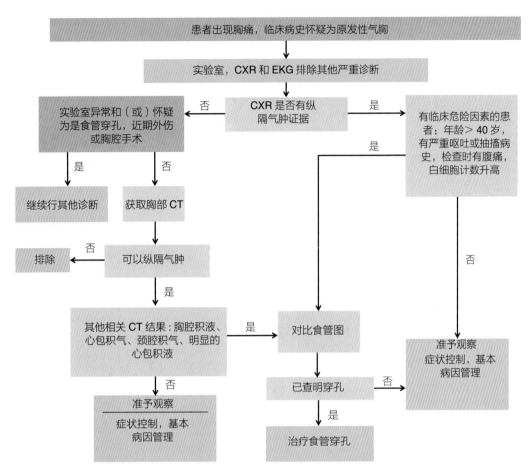

▲ 图 160-2　纵隔气肿的诊治流程

### 七、患者预后

尽管很少见，原发性纵隔气肿可以引发一些并发症。据报道，相关的气胸发生率为 1%～14%[5,9]。少量气胸观察即可，无须干预，但大量气胸或持续加重的气胸需要放置胸腔引流管。个别病例报道自发性腹膜和心包破裂，导致气腹和心包积气[3,4]。原发性纵隔气肿复发的病例很少有报道[5,8,9,13,15]。同一患者再次复发时，需提高医疗警惕，防止再次发生纵隔气肿。很少有报道自发性损伤会导致纵隔气肿和气胸。自发性口腔黏膜损伤，随着剧烈的 Valsalva 动作也可能会导致纵隔气肿[16]。

### 八、新生儿纵隔气胸

必须高度警惕新生儿纵隔气肿的发生。成人的纵隔气肿通常是病情较轻且不需要干预，但对新生儿来讲，它可能会危及生命。在这个特定的患者人群中，纵隔气肿通常是由于机械通气的原因，并可能导致张力性气肿，发生心脏压塞。在这种情况下，可通过剑突下胸腔置管紧急从纵隔内排出气体[17]。

### 九、结论

原发性纵隔气肿是一种需要排除性诊断的疾病，其病程较短，临床症状较轻，主要发病人群是成年人。多达 30% 的患者会无诱因发病，另外 30% 的患者会在胸部 X 线检查中被漏掉。详细的病史询问和体格检查对诊断都至关重要，对于高危患者，需高度怀疑注意。排除更严重的诊断可能，例如食管穿孔至关重要。一旦临床医生诊断原发性纵隔气肿较轻，仅需短时间观察，无须做进一步侵入性检查。远期并发症和复发的情况很少见。

# 第 161 章
## 纵隔血管病变
### Vascular Masses of the Mediastinum

John Holt Chaney　H. Adam Ubert　Victor van Berkel　著

冯长江　译

根据不同的解剖结构标识，纵隔有多种不同的分类方法。这里分为前、中、后纵隔，由膈肌、胸膜腔和胸腔入口作为边界。前纵隔前邻胸骨，后邻心包及大血管。前纵隔容纳的器官和结构有胸腺、乳内血管和脂肪结缔组织。中纵隔前界为心包前表面，后界是脊柱锥体前缘，包括心脏、大血管、气管、近端支气管、迷走神经和膈神经。从脊柱锥体前缘到椎旁沟的后纵隔包括奇静脉、胸脊神经节、肋间神经血管束和交感神经链。

血管病变是本章的重点，大约占所有纵隔占位病变的 10%，最常见的原因是由于某些影像学的异常表现而意外发现。血管病变很容易被误认为是纵隔肿瘤，通过进一步适当的影像学检查明确是必要的。增强 CT 通常是为了正确区分实体病变与血管异常，在大多数情况下已经可以满足检查需求。为了减少对于儿童的辐射，通常使用超声心动图检查进一步区分纵隔病变。MRI 可以更好地评估神经系统结构和局部范围侵犯。MRI 还可以避免碘对比剂和静脉注射染料的不良反应。

在本章中，这些病变将根据血管或系统起源不同，分为动脉，静脉和淋巴管病变三部分讲述。

## 一、动脉病变

### （一）肺动脉

在尸检中，肺动脉瘤在人群中的发生率为 1/14 000，在肺动脉高压患者中为 1/80。成年人的主肺动脉平均直径为 25mm，29mm 被认为是正常上限。左右肺动脉分支直径通常为 20mm。主肺动脉直径大于 4.5cm，或左、右肺动脉直径大于 3cm，将被定义为是动脉瘤[1]。肺动脉瘤的患者中有 66% 伴有肺动脉高压[2]。

### （二）假性动脉瘤

肺动脉假性动脉瘤较为罕见，通常主要致病因素是继发性感染[3,4]，创伤，心脏疾病，结缔组织疾病，血管炎或恶性肿瘤。医源性病因包括肺动脉导管球囊扩张术[5]、肺部肿瘤射频消融[6]、右心导管插入术[7]、肺部肿瘤放化疗[8,9]、胸腔引流管置入、穿透创伤和先天性肺动脉分流术[10]。

创伤性肺动脉假性动脉瘤较罕见且常伴有咯血。在一项 24 例假性动脉瘤的文献报道中，有 19 例是由于穿透伤，有 5 例是钝器外伤。很少有保守治疗成功的案例报道[11]。尽管有保守治疗的方案，但病理预期死亡率达到 50%。推荐栓塞为首选治疗方法，其次是行动脉瘤切除术和肺动脉切除术[12,13]。

从历史上看，感染性的肺动脉假性动脉瘤主要与结核病或梅毒有关，前者影响远端肺实质内动脉，后者更多累及近端肺动脉干。由于结核引起的肺动脉假性动脉瘤被称为"拉斯马森动脉瘤"，并且通常见于上叶外周。最新的文献对感染性病原菌的疾病谱进行了总结，包括金黄色葡萄球菌（22%）、沙门菌（17%）、链球菌（11%）、肠球菌种类（11%）和较罕见的结核分枝杆菌[14]。一些个案报道也将 H1N1 流感病毒作为其病因学[15]。

在癌症患者相关肺动脉假性动脉瘤的大部分报道中，动脉瘤多继发于治疗癌症的过程中。这些报道中，肺动脉假性动脉瘤主要是由手术切除、射频消融和立体定向放疗引起。上皮样血管内皮瘤已被划归为原发性肺动脉假性动脉瘤的病因[16]。肺动脉肉瘤在这里值得一提，因为它们可能会被误诊为肺动脉假性动脉瘤或血栓栓塞症[17]。

先天性肺动脉假性动脉瘤的病因可能与肺动脉压升高相关。房间隔、室间隔缺损引起的左向右分流和动脉导管未闭导致肺动脉压力升高，久而久之会导致动脉瘤扩张。在有严重肺动脉高压的艾森门格综合征患者中，破裂和夹层最为常见。先天性的肺动脉狭窄可导致狭窄后扩张，首先影响左肺动脉，导致在影像学上左肺动脉分支的扩张。肺动脉干和动脉分支扩张在儿童中常见于无肺动脉瓣或法洛四联症等先天性心脏病，随后出现瓣膜环周及流（图 161-1）。

## （三）动脉瘤

肺动脉真性动脉瘤归因于多种因素，详见表 161-1。根据定义，肺动脉瘤涉及动脉壁的所有层壁且直径大于 40mm[18]。

临床上显著的特征通常是由于其他原因进行影像学检查而偶然发现（图 161-2）。大咯血是最常见的并发症，且发生时死亡率很高。肺动脉瘤和假性动脉瘤的治疗需要积极控制肺动脉高压和选择性的手术治疗。血管介入治疗的病例报道显示，弹簧圈、裸支架和覆膜支架在技术上已经较成功，可作为一种合理的治疗方式模式[19]。但手术切除仍然是治疗的金标准[20]。血管炎引起的动脉瘤的治疗包括原发性炎性疾病的治疗，不一定所有病例都要手术。

**表 161-1　肺动脉真性动脉瘤**

- 先天性心脏病
- 肺动脉高压
- 感染
- 脉管炎
- 结节病
- 马方综合征
- 二尖瓣狭窄

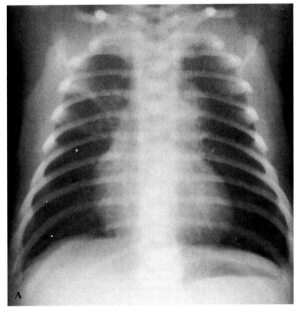
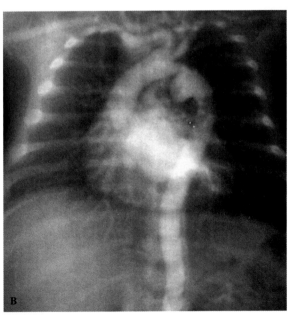

▲ 图 161-1　A. 8 日龄婴儿动脉导管动脉瘤的胸部 X 线片。左上纵隔病变伸入左胸。肺血流量增加。B. 血管造影显示动脉导管瘤紧邻左锁骨下动脉。主动脉弓通过动脉导管充盈扩张

白塞综合征是肺动脉瘤最常见的病因，最常见于 20—30 岁的地中海东部和亚洲男性[21]。脉管炎症导致的血管壁破坏和随之而来的血管扩张[22, 23]。白塞综合征患者大约占门诊肺动脉瘤所有患者的 1%[24]。白塞综合征的其他常见表现包括葡萄膜炎、口腔溃疡、生殖器溃疡、皮肤病变、主动脉根部扩张、主动脉瓣关闭不全、心内血栓和肺动脉瘤[25]。秋水仙碱、糖皮质激素和免疫抑制药治疗可以在纤维化之前的急性期稳定白塞综合征的肺动脉瘤[26]。动脉壁的破坏使得手术修复困难，因此，对于难治性或伴有咯血的患者，建议采用血管内入路治疗。

肺动脉栓塞综合征是一种罕见的疾病，其特征是血栓性血管炎和肺动脉瘤或支气管动脉瘤。报道的病例少于 40 例，且尚无已知病因。药物治疗包括使用环磷酰胺，并避免使用抗凝药或溶栓药。外科的治疗措施包括从对动脉瘤的栓塞到切除，但这些无论采用哪种治疗方法，患者的预后都很差[27]。

### （四）动脉导管动脉瘤

动脉导管动脉瘤可能在足月儿中最高占 8.1%，

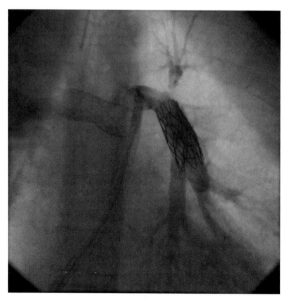

▲ 图 161-2　先天性左肺动脉狭窄后动脉瘤

15 岁，Alagille 综合征，周围性肺发育不全。注意右肺动脉的第一个支架已经放置。治疗是使用左肺动脉覆膜支架完成的

但大多数会没有并发症或症状[28]。危险因素可能包括不受控制的妊娠糖尿病和 A 型血的孕妇[29, 30]。血管破裂、血栓栓塞、邻近组织结构受压或死亡的风险在 2 个月时小于 30%，但如果动脉瘤在 2 个月后仍然存在，则风险增加到 60%[31]。因此，除非有已知的结缔组织病变，或血栓栓塞或周围压迫引起的症状，否则建议延迟处理，可等待到 2 个月后组织自愈[30]。胸部 X 线片可能显示左上纵隔有圆形肿块，超声检查发现包括迂曲扩张的血管结构，在主动脉弓左侧伴有导管血流喷射[32]。

### （五）胸主动脉动脉瘤

**动脉瘤**

胸主动脉动脉瘤（TAA）是最常见的成人纵隔内血管病变[33]。最近回顾性研究对 260 例 TAA 分析指出 40% 起源于动脉粥样硬化，50% 源于与主动脉夹层，3% 来自马方综合征。胸主动脉瘤在解剖学上 40% 位于升主动脉，60% 位于降主动脉[34]。

主动脉夹层的发病机制可能归因于疾病导致主动脉壁内侧变性或引起病理性主动脉壁压力[35]。遗传病包括马方综合征、Loeys-Dietz 综合征和 Ehlers-Danlos 综合征。马方综合征是由编码细胞外基质中调节 TGF-BR2 受体的纤维蛋白糖蛋白微纤维的 FBN-1 基因突变引起的[36]。Loeys-Dietz 综合征是由 TGF-B 受体 1 或受体 2 突变引起的[37]。Ehlers-Danlos 综合征是由编码Ⅲ型胶原的 COL3A1 基因缺陷引起的。主动脉内侧壁坏死也可归因于炎症性疾病，如大动脉炎、巨细胞动脉炎和白塞综合征。

主动脉窦瘤是主动脉瓣环和窦房结之间的主动脉根部扩大引起的[38]。男性和女性的正常上限分别为 4cm 和 3.6cm，可能取决于体表面积的变化[39]。这些动脉瘤可分为先天性和后天性，前者归因于主动脉瓣和之前讨论导致 TAA 的结缔组织疾病。获得性动脉瘤可能是归因于感染、动脉粥样硬化、创伤、血管炎和医源性损伤。右窦

或非冠状窦破裂可能导致与右心室流出道、主动脉或右心房的相连。左冠状窦破裂可能导致与左心房或左室流出道相连[40]。在影像学上，它们可能表现为右心旁肿块，沿右心房上缘或主动脉根部产生双轮廓。对于有症状或破裂的动脉瘤和有室间隔缺损或主动脉瓣反流的病变，手术修复是必要的。无症状主动脉窦瘤的治疗直径阈值指南尚未建立，但可与 TAA 的测量值一致：生长速度超过每年 0.5cm，直径 > 5.5cm，二尖瓣直径 > 5cm，或直径 > 4.5cm 伴结缔组织疾病[41]。

TAA 的治疗最初侧重于对与动脉瘤增长和主动脉夹层相关的危险因素的控制。这些措施包括积极的血压控制、血脂调节和戒烟。血压控制已经从 β 受体阻滞药转换到使用血管紧张素 II 受体阻滞药，例如氯沙坦和缬沙坦。TAA 的外科治疗指征将在本文其他部分讨论。

### （六）假性动脉瘤

胸主动脉假性动脉瘤最常见的继发于钝性损伤。穿透性主动脉损伤伴主动脉壁损害常导致死亡[42, 43]。外伤性主动脉破裂的院前死亡率为 86.2%，大约 2% 的幸存者继续发展为慢性动脉瘤[44]。

开放性假性动脉瘤修复预示着 10%～20% 的死亡风险，5% 的卒中风险和 5% 的脊髓损伤风险。血管内修复可将死亡风险降低一半，神经系统风险降低到 2% 以下。这些损伤很少单独出现，通常与创伤性脑损伤（31%）、腹部损伤（29%）和骨盆损伤（15%）一起发生[45]。

### （七）支气管动脉

支气管动脉瘤和假性动脉瘤很少见，在接受支气管造影的患者中发现的比例不到 1%（图 161-3）。在一项 40 例报道的文献中，几乎全部是栓塞治疗[46]。支气管动脉瘤见于支气管扩张和支气管肺炎患者。动脉粥样硬化、感染、创伤和 Osler-Weber-Rendu 综合征也与之有关。这种动脉瘤的直径不一定是破裂的危险因素[47]。

### （八）乳内动脉

乳内动脉假性动脉瘤是一种罕见的血管疾病，继发于多种因素，包括感染、创伤、川崎病引起的血管炎和结缔组织疾病[48, 49]。医源性原因包括起搏器导联、中心静脉导管、胸骨切开或胸骨切开闭合造成的损伤。感染病原包括曲霉菌和肺结核[50, 51]。线圈栓塞、支架植入和开放性外科修复已被报道可作为治疗方法[49]。

### （九）冠状动脉动脉瘤

数据表明冠状动脉疾病的患者行介入手术后冠状动脉瘤（CAA）的发生率约 4.9%[52]。CAA 是冠状动脉局灶性梭形或囊状扩张，应与弥漫性膨大或扩张相鉴别（图 161-4）。所谓的"巨大 CAA"是指超过正常血管直径 4 倍的冠状动脉瘤[53]。冠状动脉瘤被认为是冠状动脉的一种变异动脉疾病，生存率与普通的冠状动脉疾病患者相似。病因包括先天性（20%～30%）、血管炎（10%～20%）、结缔组织疾病（5%～10%）和经皮冠状动脉介入治疗的医源性病变（0.3%～0.6%）[54]。川崎病患儿可能有高达 15% 的 CAA 发病率[55]。右冠状动脉更易受影响[56]。

推荐 CAA 患者进行抗血小板和抗血栓治疗。TIMI 0 或 1 血流、反复心绞痛或缺血、持续性室性心动过速和持续不稳定提示可行血运重建。经皮血管重建手术的适应证包括多支血管疾病、左主干疾病、动脉分叉受累或直视心脏开放手术的其他适应证[57]。

### （十）冠状动脉瘘

冠状动脉瘘多为先天性病变，很少继发于心脏介入治疗和外科手术。这些瘘管是一种异常的连接，更常见于右冠状动脉和左前降支与静脉结构的连接，静脉结构可能包括右心、肺动脉、冠状窦或上腔静脉（SVC）[58]。大多数 20 岁以下的患者是无症状的，年龄较大的症状患者表现为劳累呼吸困难（35%）、心绞痛（22%）或疲劳（8%）[59]。如果解剖学角度考虑可能的话，建议通过经皮冠

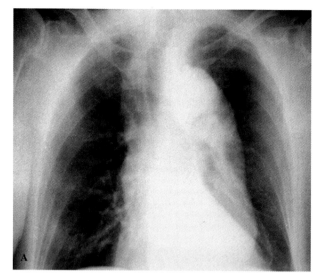

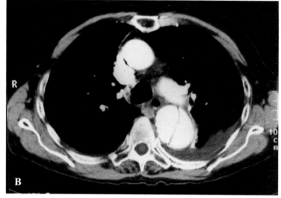

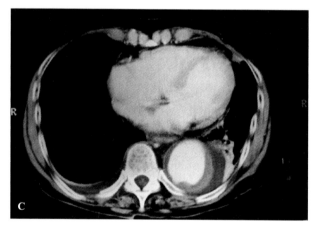

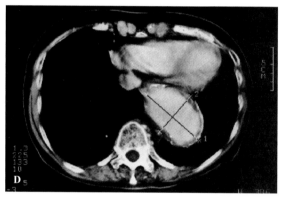

▲ 图 161-3　A. 一位 78 岁的高血压女性的胸部 X 线片，表现为急性背痛、呼吸急促和纵隔扩大；B 至 D. 连续 CT 扫描显示胸降主动脉扩张伴血栓形成的假腔和Ⅲ型夹层

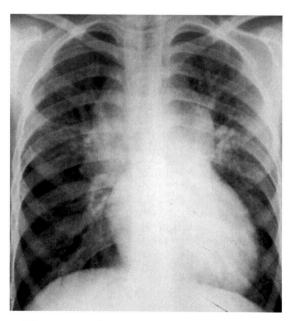

▲ 图 161-4　一名 13 岁男孩心脏上完全肺静脉畸形连接的更广泛的"雪人"心脏的胸部 X 线片

状动脉介入治疗，或者通过简单的开放结扎来修复有症状的瘘管[60]。已有通过血栓形成自发闭合瘘管的报道[61]，因此推荐讲该方法推广到观察无症状的、小的、血流动力学不明显的瘘管治疗[62]。

## 二、静脉病变

全身静脉系统位于纵隔的中后部，由上腔静脉、无名静脉、半奇静脉和奇静脉组成。该系统的病变包括血管瘤、上腔静脉和无名静脉扩张、永存左上腔静脉（LSVC）和奇静脉或半奇静脉系统扩张。虽然大多数病例是在胸部 X 线片上偶然确诊的，它们常常被误认为是纵隔肿块或腺体疾病。因此，CT 血管造影（CTA）或 MR 静脉造影（MRV）是确诊的必要手段[63-69]。

## （一）腔静脉

### 血管瘤

大多数上腔静脉和无名静脉扩张或血管瘤是由心脏或肺疾病继发的中心静脉压持续升高引起的。表 161-2 列出了上腔静脉扩张的常见原因。大多数上腔静脉扩张的病例最初是在胸部 X 线片上偶然发现的。外观上通常是一个平滑有明确界限的扩大的右侧纵隔。奇静脉几乎总是扩张的，这是一个更可靠的诊断静脉系统高压的标志，因为在右主气管支气管角附近静脉的直径是可以测量的。由于这些 X 线表现可与纵隔肿块混淆，CTA 或 MRV 往往有助于确诊。很少有上腔静脉瘤能引起这种肿块（图 161-5）。在英文文献中，只有不到 30 例上腔静脉瘤的报道，而且通常是偶然发现的无症状者 [65]。上腔静脉瘤可分为梭形或囊状，梭形血管瘤更常见。这些病变的病因尚不清楚，但可能是由于先天性上腔静脉血管壁较薄弱所致。大多数血管瘤在组织学表现正常，尽管病例报告显示囊性动脉瘤外膜缺少纵向肌层 [69]。纵隔囊性淋巴管瘤由于胚胎学上淋巴管和静脉之间的密切关系，常与颈静脉或胸内静脉异常增大或血管瘤样扩张有关 [67, 70]。

真性上腔静脉瘤的治疗存在争议。目前，推荐对囊性血管瘤和其他引起症状的血管瘤进行手术治疗。囊性血管瘤通过分支与上腔静脉相连，由于可能出现肺栓塞、血栓形成、破裂、部分或全部静脉压迫和阻塞等并发症，因此需要考虑手术切除 [67]。相反，推荐对梭形血管瘤进行保守治疗，因为这些血管瘤不会扩张，产生压力症状或破裂。目前尚无肺栓塞与梭形血管瘤相关的文

**表 161-2 上腔静脉扩张的病因**

- 中心静脉压升高
- 胸内肿瘤
- 纵隔纤维化
- 上腔静脉血管瘤
- 淋巴结病
- 主动脉瘤或大血管瘤
- 上腔静脉血栓
- 肺动脉高压
- 心脏疾病
  - 三尖瓣狭窄
  - 心脏压塞
  - 心包积液
  - 心包炎

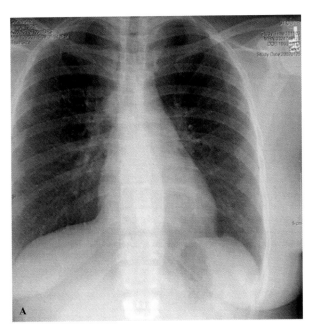
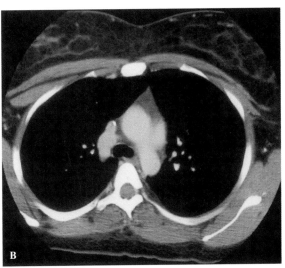

▲ 图 161-5　A. 胸部 X 线片显示右气管支气管角正上方有一个突出的奇静脉；B. 胸部 CT 显示气管右侧有一个突出的奇静脉

献报道[63, 65, 67]。囊性血管瘤的治疗也有争议。虽然有些血管瘤可以无须体外循环（CPB）通过胸骨正中切口控制，但有钙化、血栓形成和静脉阻塞的血管瘤推荐应采用 CPB 治疗。上腔静脉瘤患者的静脉插管可能很困难，可以使用股静脉/动脉插管从而避免在胸骨切开时意外损伤血管瘤[71]，或者可以通过无名静脉插管，用球囊填塞术控制右锁骨下静脉，并使用导管从右颈内静脉引流。对于复杂的血管瘤，很少需要停止循环。

#### （二）部分肺静脉异位回流

从右肺部分肺静脉回流到上腔静脉的上腔静脉扩张比真正的上腔静脉血管瘤更常见。这可能与室间隔缺损有关，称为静脉窦型房间隔缺损。发生静脉窦型房间隔缺损时，右上肺静脉引流至上腔静脉或上腔静脉右心房交界处。在成人中，这种罕见的变异可能是异常的左上叶静脉通过一条垂直的静脉回流至心房，形成一个异常的左侧纵隔轮廓[72]。

永存左上腔静脉（PLSVC）是一种较常见的变异，其发生率在正常人群中低于 0.5%，约占先天性心脏病患者的 6.1%[73]。这种变异的大多数患者同时有左腔静脉异常和右腔静脉异常，但在某些情况下可能没有右腔静脉异常[74, 75]。永存左上腔静脉较常见地向下延伸成为左上肺静脉的一部分，最终连接到冠状静脉窦。在先天性

心脏畸形中，静脉窦型房间隔缺损最常见于永存左上腔静脉，占所有房间隔缺损的 4%~11%[73]。有时，有一条的头臂静脉连接两个腔静脉。在胸部 X 线片上，永存左上腔静脉可显示主动脉影增宽、纵隔隆起、纵隔带或左心上缘新月形[76]。虽然 X 线片可能提示这种变异血管，CT 和 MRI 实际上更具有诊断性，尽管这种变异可与纵隔淋巴结病混淆[72, 74, 77, 78]。诊断冠状静脉窦扩张，寻找永存左上腔静脉是很重要的。罕见情况下，静脉可以直接连接到左心房，或与冠状窦无顶综合征相关，两者都可以引起少量的非生理性分流。

#### （三）无名静脉

无名静脉血管瘤很少见，在英文文献中报道的病例不足 20 例[79]。在放射影像学上，这表现为纵隔左侧的双主动脉结节（图 161-6）。此类图像可能被误认为是假性主动脉缩窄[80]。增强 CT 或 MRI 是必要的，因为这些病变也可能与纵隔肿瘤混淆。通过 CT 或 MRI，腔内对比和（或）血栓通常可以识别，这使得区分血管瘤和肿块变得简单。对这些血管瘤进行不适当的活检常会导致包括死亡在内的并发症，因此术前造影是必要的[81]。与其他血管瘤一样，并发症包括肺栓塞、血管破裂和静脉阻塞。囊状血管瘤通常需要手术切除以消除发生并发症的风险，而梭形血管瘤通常可以

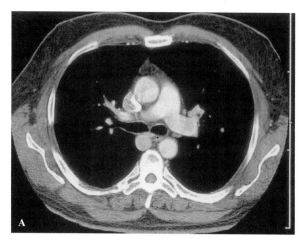
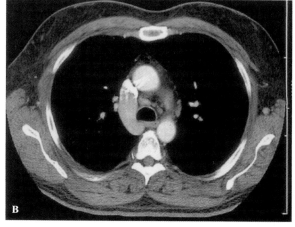

▲ 图 161-6　A. 胸部 CT 显示隆嵴后奇静脉扩张；B. 胸部 CT 显示气管右侧奇静脉和腔静脉连接处血管显著扩张

保守治疗。

#### （四）奇静脉

奇静脉的扩张可以变现为像右上纵隔或气管旁肿块或增大的纵隔淋巴结（图 161-7）。如果奇静脉直径大于 7mm，且垂直于右主支气管，则较容易辨识为奇静脉扩张[82]。奇静脉或半奇静脉扩张是由静脉流量增加或静脉压力升高引起的。最常见的病因包括腔静脉阻塞、肝静脉阻塞、门静脉高压、下腔静脉中断伴奇静脉代偿、妊娠和心脏病。心脏症状包括充血性心力衰竭、三尖瓣病变、缩窄性心包炎和心脏压塞[80, 83]。奇静脉迂曲或憩室和血管瘤很少被报道[83-90]。严重肺动脉高压、继发性慢性血栓栓塞，容易引发血栓性囊状血管瘤[89]。

根据患者的体位变化显示不同大小的肿块，可以从影像学上区分奇静脉扩张与其他肿块。随着奇静脉的扩张，如果患者是仰卧位而不是直立位，静脉可能会变更大[91, 92]。在胸部 X 线片上，扩张的奇静脉弓会看到是一个右侧的气管旁肿块，在 Valsalva 试验时应该会缩小。通常，

CT 扫描会确认潜在的静脉变异。如果不能明确，CTA 或动态 CT 检查可在静脉期末期显示明显增强，提示有血管结构[91]。同样，MRI 可通过显示扩张奇静脉瘤中的湍流来证实诊断。

如上所述，当血栓形成时，奇静脉瘤可能表现为实性肿块。虽然一般推荐保守治疗，但是有时手术切除也是必要的，以防止肺栓塞或咯血等并发症的发生。建议切除囊状奇静脉瘤，因为它们有随时间增长的倾向。超过 20% 的囊状血管瘤随着时间的推移继续生长，而只有不到 8% 的梭形血管瘤会生长[93]。

有些情况下奇静脉和半奇静脉成为下腔静脉的延续，左下腔静脉末端终止于左肾静脉，来自下肢和腹部的静脉血被转移到奇静脉或不太常见的半奇静脉，导致这些静脉扩张。这种变异可能与先天性心脏畸形和无脾或多脾有关。胸部 X 线片通常显示奇静脉扩张和椎旁增宽。CT 的影像学表现特征性强，诊断时很少需要血管造影[94, 95]（图 161-6）。增强 CT 显示奇静脉或半奇静脉扩张，奇静脉弓或左肋间上静脉明显扩张。增强 CT 或 MRA 通常表现为奇静脉扩张呈

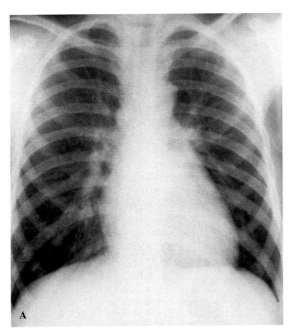
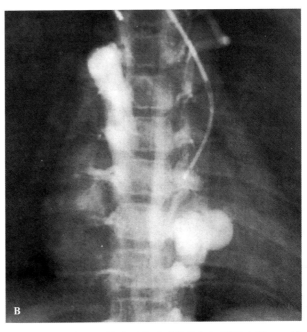

▲ 图 161-7　**A. 9 岁男孩胸部 X 线片**，椎旁动静脉瘘导致奇静脉和肋间最上静脉（主动脉乳头征）明显充盈；**B.** 扩张的、弯曲的瘘管的血管造影。动脉期静脉充盈。奇静脉和肋间最上静脉都很突出

"棒棒糖" 状而确诊。经气管超声也可能有助于确诊[91]。

### （五）肋间静脉

左肋间上静脉扩张可表现为肿块。正常情况下，该静脉起源于第 2、第 3 和第 4 肋间静脉的汇合处。当它从脊柱前方通过时，它与主动脉弓的某些部分密切相关。在这个位置，它可能与永存左上腔静脉混淆。左肋间上静脉连接左侧头臂静脉和半奇静脉系统。它与主动脉弓平行，直径通常小于 4mm[96]。如果该静脉扩张，它可能被认为是主动脉乳头的末端，在大约 10% 的正常人群中可辨认出局部隆起（图 161-8）[80]。在立位胸部 X 线片时主动脉乳头最大直径为 4.5mm，直径大于此是循环系统异常的一个特征表现，其中最常见病因的是心功能失代偿，其他原因包括：①先天性或获得性腔静脉阻塞；②左无名静脉发育不全；③门静脉高压；④巴德 - 基亚里综合征；⑤下腔静脉阻塞；⑥先天性奇静脉缺如。下腔静脉半奇静脉连接与异位综合征和多脾综合征相关[97]。

### （六）左头臂静脉

左头臂静脉变异（ALBCV）也可以出现在主动脉弓的外侧。这条血管通过中纵隔时在升主动脉和气管之间穿过。这种变异容易与主动脉肺窗的肿块混淆。该血管随后进入上腔静脉尾侧至奇静脉。迷走左头臂静脉与先天性心脏病有关，最常见的是法洛四联症和室间隔缺损伴肺动脉闭锁[98]。

### （七）肺静脉系统

由肺静脉系统引起的纵隔肿块包括肺静脉回流异常、肺静脉瘤和肺动静脉畸形（PAVM）[99-102]。

### （八）肺静脉回流异常

与肺静脉系统相关的病变最常见的原因是肺静脉异常连接。无阻塞性肺静脉异常连接的患者可能在数年内无症状，并发展为明显增大的纵隔肿块。

如前所述，部分性肺静脉回流在纵隔左侧是罕见的，而在右侧则会导致上腔静脉扩大。放射影像学上，它会表现在主动脉球部外侧的异常纵隔密度[103]。与左室间隔缺损的区别在于，左室间隔缺损的静脉方向上更倾斜，而室间隔缺损是垂直的。

典型的肺静脉异常连接分为 3 种类型。这

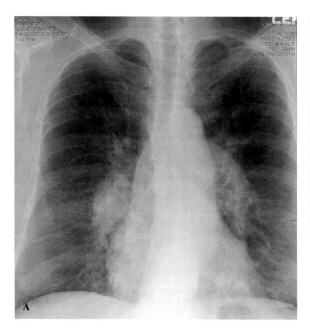

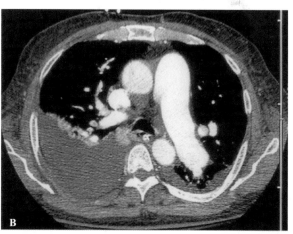

▲ 图 161-8　A. 胸部 X 线片显示与主肺动脉相对应的显著双侧肺门密度。这个患者有原发性肺动脉高压；B. 胸部 CT 显示左肺动脉显著扩张。注意左肺动脉超过降主动脉的直径。本病例还有大量的右侧胸腔积液

3 种类型包括 I 型心上型、II 型心脏型和 III 型心下型。在 I 型中，连接到纵隔左侧的垂直静脉，然后流入无名静脉，造成非常大的左向右分流。影像学上，由于静脉结构的扩张，这种类型的影像表现为"雪人"或"8 字形"。如果静脉保持通畅，症状可能会被忽视，除了发绀，最终表现为一个巨大的纵隔肿块。据报道，I 型完全异常肺静脉连接可引起巨大的 SVC 动脉瘤，但很少见[104]。II 型和 III 型可引起轻微的心脏增大，并伴有肺静脉阻塞，呈磨玻璃样外观表现。MRI 通常有助于显示部分和全部肺静脉畸形连接。

### （九）肺静脉血管瘤

肺静脉曲张或肺静脉血管瘤很少见。通常，它们属于良性的先天性畸形，表现像肺门周围的肿块（图 161-9）[102]。肺静脉曲张是一个或多个肺静脉的局部扩张，这些肺静脉可正常回流至左心房。这些局限性的肺静脉血管瘤样扩张通常引流到左心房。放射影像学上，它们的发展变化像肿瘤或肉芽肿形成的过程。对肺动静脉畸形也有

一定的认识[103, 105]，CT 可显示肺门周围的血管扩张，CTA 可确诊。当上、中、下肺静脉在进入左心房之前全部汇合时，正常肺静脉回流的变化会出现肿块样表现，这被称为肺静脉汇合。肺静脉曲张和肺静脉汇合处的直径在数年内通常没有变化，而且常是无症状的，通常不需要治疗，建议随访以发现罕见的并发症，包括血栓形成后的破裂和全身栓塞[105]。据报道，肺静脉血管瘤继发于严重的二尖瓣反流，经常需要修补二尖瓣伴肺静脉瘤的密切随访[106-107]。

### （十）肺动静脉畸形

肺动静脉畸形是一种异常的扩张血管，在肺动脉和肺静脉之间绕过肺毛细血管床从左到右的分流。发病率为 1/2500[108]。这种情况的诊断很重要，因为它们与严重的发病率和死亡率有关，主要与反常栓塞有关。绝大多数肺动静脉畸形患者患有遗传性出血性毛细血管扩张症（HHT），也被称为 Osler-Weber-Rendu 综合征[109-110]。因为他们有出现脑血管并发症的风险，如果遇到这些

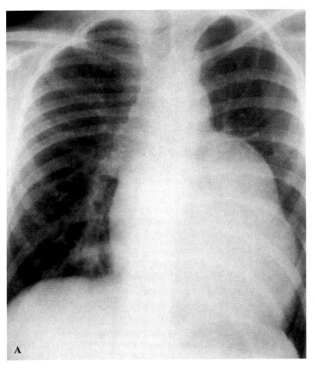
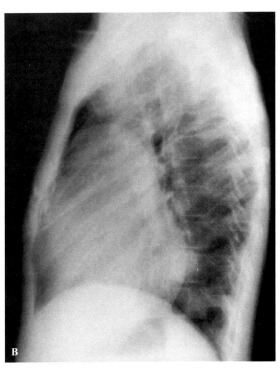

▲ 图 161-9　Potts 吻合术后肺动脉瘤钙化的 10 岁女孩的胸部 X 线片
A. 后前位；B. 侧位

畸形，建议进行栓塞治疗[101]。肺动静脉畸形分为简单型和复杂型[111]。简单型更常见，由单个动脉供血，一个或多个静脉引流的动脉瘤静脉囊组成。复杂的肺动静脉畸形包括多个静脉囊，由邻近节段或亚节段肺动脉分支的多个血管供应，并引流多个静脉。在胸部 X 线片上，肺动静脉畸形由一个清晰的圆形软组织结节组成，大小不一，但最常见的是直径 1～2cm。它们通常在肺的基底部最多[101]。虽然胸部 X 线片具有典型的外观，但 CT 通常是用于研究肺动静脉畸形的主要成像方式。在肺窗中，典型的表现是周围结节清晰可见，呈圆形或多叶，其中一条供血动脉，一条或多条引流静脉清晰可见。复杂的肺动静脉畸形可能包括一个或多个由多个供血动脉供应的可变大小的分叶状静脉囊，通常由相邻的节段性肺动脉分支引起[101]。

## 三、淋巴病变

淋巴管瘤，或囊性淋巴管瘤，是罕见的良性病变，常见于颈部，但也可以完全在胸腔内。如果在胸腔内发现，它们通常位于前纵隔和中纵隔[112]。它们是由于在胚胎早期发育的淋巴管异常聚集所致。淋巴管瘤通常无症状，但随着扩张，可形成肿大病变。通常，持续咳嗽是唯一的症状。其他症状包括感染、出血、乳糜胸和上腔静脉综合征[112-113]。纵隔淋巴管瘤在 CT 或 MRI 检查中表现为界限清楚的囊性病变。由于无法与其他纵隔囊性病变区分开，在可行的情况下推荐手术完整切除。局部侵犯周围组织和重要结构时仍然可能可完全切除。为了改善症状，部分切除是可接受的，但局部复发几乎是不可避免的。对于不能切除的淋巴管瘤，用 OK-432 进行硬化治疗已被证明可取得了良好的效果[114]。通常，囊性淋巴管瘤不管是选择手术还是硬化治疗作为首选的初始治疗，都需要进行多种干预治疗措施[115]。目前，还没有一致的治疗方式共识，每个病例应根据病变的大小、位置和复杂因素进行个体化治疗[73]。

# 第 162 章

# 上腔静脉综合征：临床特征、诊断和治疗
## Superior Vena Cava Syndrome: Clinical Features, Diagnosis, and Treatment

Paul Michael McFadden　Christina L. Greene　著

马　骏　译

上腔静脉及其重要的胸腔内静脉分支位于上纵隔内，后面紧贴气管和右主支气管。围绕上腔静脉及其主要属支的纵隔淋巴结主要收集右肺和左肺下部的淋巴液。据 Hunter[1] 首次提出，随后 Stokes[2] 报道：上腔静脉系统受压、包绕、血栓形成或直接侵犯均可导致从头颈部和上肢静脉系统血液回流障碍而出现的一系列临床综合征，即为上腔静脉综合征。

## 一、临床表现

上腔静脉综合征是由上腔静脉外源性或内源性阻塞导致头部、颈部和上半身静脉回流障碍和充血而出现的一系列症状和体征。静脉压力的增加会导致剧烈的症状和体征出现。根据 Wilson[3] 和 Weinberg[4] 的研究，决定临床表现的重要因素包括病变阻塞的程度、范围和部位。上腔静脉阻塞起病隐匿时因有足够时间建立侧支循环，故不会导致上腔静脉综合征。Yellin 及其同事[5] 认为上腔静脉综合征最常见的临床表现包括颜面部、颈胸部及上肢肿胀，且常常会伴有浅表静脉的怒张。通常眼睛最先受累，包括流泪、眼球突出和结膜水肿等症状[6]。Leys 及其同事研究表明，视网膜检查可以表现为水肿及静脉充血[7]。如 Parish[8]、Armstrong[9] 和 Chen[10] 等所述，面部皮肤可能出现潮红或者发绀（图 162-1）。扩张的静脉血管通常出现在前胸壁，在极少数情况下，也出现在前腹壁（图 162-2）。合并奇静脉阻塞时，这些症状和体征会更加明显。短时间内可能会出现头痛、头晕、耳鸣以及低头时的"爆裂感"。静脉高压可导致颈静脉和脑血管血栓形成，视网膜静脉血栓形成可能导致失明。

大多数上腔静脉阻塞病例是由肺部肿瘤引起的，临床表现可能涉及与上腔静脉相毗邻的肺部。呼吸系统相关症状是第二大常见临床表现[5]。根据气管和右主支气管的受压程度，可能会出现刺激性咳嗽，严重者可能呼吸困难甚至呼吸骤停。膈神经、迷走神经和交感神经都走形于上纵隔内，这些结构受累可导致膈肌麻痹、声音嘶哑、疼痛或 Horner 综合征。与成人不同，儿童上腔静脉综合征通常构成医疗急症。正如 Neuman[11] 和 Issa[12] 所报道，由于儿童胸腔狭窄以及气管支气管树较柔软，通常会导致严重的气道危险。

## 二、病因

在 20 世纪 50 年代之前，大多数学者认为上腔静脉综合征的病因主要是良性纵隔疾病引起的，其中梅毒性动脉瘤多见，约占近 50%。对梅毒性动脉瘤的成功治疗和预防已经使其发病和所引起的上腔静脉综合征变得罕见。Banker[13]、

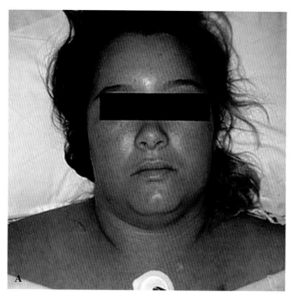
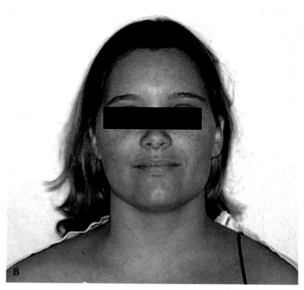

▲ 图 162-1　单导联 VVI 起搏器置入后 4d 出现上腔静脉综合征患者的照片

A. 最初表现为充血的特征性肿胀；B. 溶栓和球囊扩张后肿胀减少

经 Macmillan Publishers Ltd 许可转载，引自 Vats HS, Hocking WG, Rezkalla SH. Suspected clopidogrel resistance in a patient with acute stent thrombosis. Nat Clin Practice Cardiovasc Med 2006; 3(4): 226–230. © 2006 版权所有

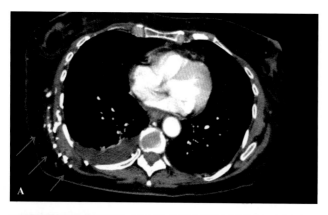
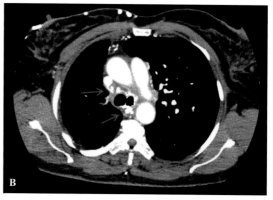
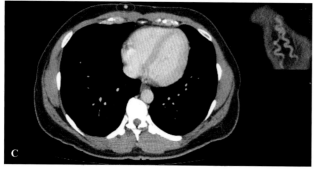

▲ 图 162-2　上腔静脉综合征中侧支血管扩张

A. 红箭表示在患有胸腺瘤阻塞致上腔静脉综合征的患者中见到的胸壁侧支血管扩张；B. 纤维化性纵隔炎患者的上腔静脉在腔静脉 – 心房交界处的多条侧支循环；C. 纵隔胸腺瘤的患者，红色圆圈的右上腹浅表静脉扩张。插图显示冠状位视图，在同一患者中，右上腹浅静脉扩张已覆盖腹部

Lochridge[14]、Ahmann[15]、Helms[16] 及 Yellin[5] 等曾报道，恶性肿瘤是形成上腔静脉综合征的主要病因，占 90% 以上。这些早期研究表明，80%～97% 的上腔静脉综合征是由于纵隔恶性肿瘤引起的（图 162-3）。20 世纪下半叶，上腔静脉综合征最常见的原因是肺癌，其发病率的上升与第二次世界大战后烟草的使用增加有关。然而，Rice 及其同事[17] 发现，由于与血

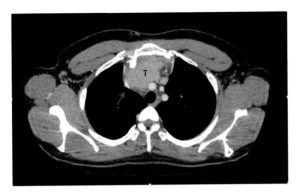

▲ 图 162-3　红箭表示患有纵隔胸腺瘤的患者偏斜和压缩的上腔静脉。胸腺瘤标有"T"

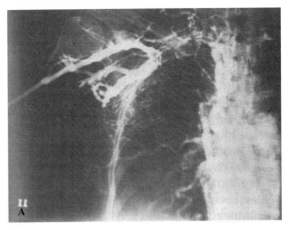

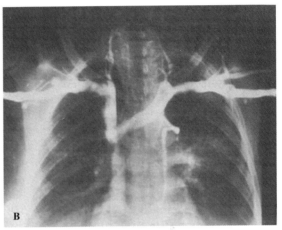

▲ 图 162-4　A. 一位年轻女性慢性纤维性纵隔炎胸部 X 线片正常，而静脉造影显示右锁骨下静脉、无名静脉和上腔静脉阻塞。通过扩张的奇静脉和半奇静脉形成广泛的侧支循环，这些静脉向下流入下腔静脉。其他扩张的静脉侧支通道包括肋间、乳腺内部和侧胸静脉分支；B. 肉芽肿性纵隔炎继发的上腔静脉和奇静脉完全阻塞，下腔静脉充盈

管内装置使用相关的良性阻塞的急剧增加，目前恶性肿瘤仅占上腔静脉综合征病例的 60%。据 Weinberg[4]、Urban[18]、Elias[19]、Rice[17] 和 Wilson[3] 研究，上腔静脉综合征发生在大约 3%～15% 的肺癌患者中，而且多为小细胞肺癌。紧随其后，淋巴瘤是引起该综合征的第二种常见恶性肿瘤。导致上腔静脉综合征的其他各种恶性肿瘤疾病包括：Airan[20]、Bishop[21] 和 Masuda[22] 等描述的恶性胸腺瘤；Liu[23] 提到的髓系白血病；Osawa[24] 描述的胃癌；Kew[25] 描述的肝细胞癌；Munjal[26] 和 Labarca[27] 描述的脂肪肉瘤；Aggarwal 及其同事[28] 描述的纵隔精原细胞瘤；Wakabayashi[29] 描述的转移性室管膜瘤；Dirix[30] 描述的成骨肉瘤；Davis[31] 描述的胸腔内浆细胞瘤；以及 Dada[32] 描述的罕见病例转移性乳腺癌等。导致上腔静脉阻塞的常见良性疾病包括由 Wesseling[33] 和 de Perrott[34] 报道的胸骨后甲状腺肿，和由 Esquivel[35]、Kulpati[36] 和 Peters[37] 等报道的纤维化性纵隔炎（图 162-4）。Abet[38] 还报道了 Riedel 甲状腺炎与该综合征相关。

近几十年来，静脉有创诊断、操作及治疗技术的应用越来越广泛，其并发症出现上腔静脉综合征。如 Chetty[39] 和 Ansari[40] 所述，使用肺动脉导管对静脉血流动力学进行动态监测或在心导管插入时对上腔静脉的损伤导致腔静脉阻塞和上腔静脉综合征。Preston[41]、Guijarro-Escribano[42]、Ozcinar[43]、Greenwell[44] 和 Rinat[45] 等报道了用于长期癌症化疗、抗生素治疗和肾透析的导管装置，如 Quinton 和 Hickman 导管，会导致上腔静脉综合征（图 162-5）。正如 Furman[46]、Koike[47]、Antonelli[48]、Goudevenos[49]、Santangelo[50] 和 Aryana[51] 及其同事所报道，肺动脉导管及心内起搏器置入导致上腔静脉瘢痕及血栓形成，从而导致上腔静脉综合征的发作。据 Rice 报道，血管内装置是上腔静脉综合征良性病变最常见的原因，约占 71%[17]。

Yavuzer[52] 曾报道，在 20 世纪 50—60 年代，血管异常、主动脉瘤和头臂干动脉瘤是上腔静脉阻塞的重要原因，但如今却很罕见。其他与血管相关的原因包括 Kajiya[53] 和 Kumar[54] 报道的贝

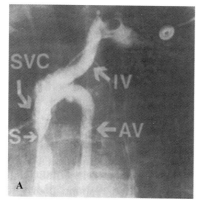
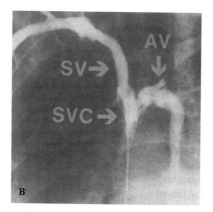
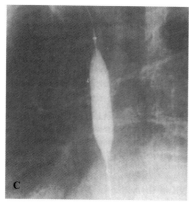
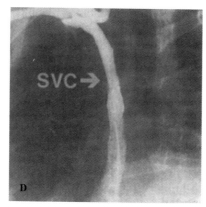

◀ 图 162-5　A 和 B. 静脉造影显示留置右侧颈内静脉 Hickman 导管尖端瘢痕形成致上腔静脉狭窄。奇静脉中可见逆向血流。C. 上腔静脉狭窄处球囊扩张。D. 球囊扩张后上腔静脉造影显示无残余狭窄。奇静脉逆向血流不再明显

SVC. 上腔静脉；SV. 锁骨下静脉；IV. 无名静脉；AV. 奇静脉；S. 狭窄处

赫切特病中的肺动脉瘤和巨大的冠状动脉瘤。据 Vydt[55] 和 Baldari[56] 及其同事报道，主动脉假性动脉瘤也可引起上腔静脉综合征。

Garcia-Delgado[57]、Sze[58] 和 Blanche[59] 报道，心血管疾病术后也可能发生上腔静脉综合征。本作者[60] 报道了一名在原位心脏移植后由于上腔静脉狭窄和血栓形成而发展成上腔静脉综合征的患者（图 162-6）。Cumming 和 Ferguson[61] 报道了需要心内板障的先天性心脏病的外科手术，例如用于大血管转位的 Mustard 手术，由于瘢痕形成导致上腔静脉综合征。Shah[52]、Fincher[63]、Lee[64] 及 Gupta[65] 分别报道的上腔静脉综合征的其他原因有胸部创伤、结节病、放线菌病以及阿米巴脓肿。

### 三、诊断

　　出现上腔静脉阻塞症状和体征的患者需要进一步评估以明确病因和阻塞的程度。常规胸部 X 线检查简单易行，常常可揭示病因并有助于指导

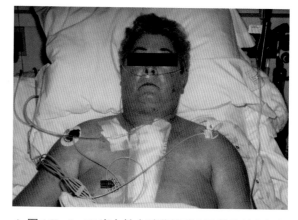

▲ 图 162-6　54 岁女性心脏移植后上腔静脉综合征的表现

颜面部、眼睑部及胸部肿胀

进一步的诊断检查。胸部 X 线片上的右肺门或肺上叶肿块伴咳嗽、咯血、体重减轻和吸烟的临床病史，可有力地支持肺癌的诊断（图 162-7）。胸部 X 线片上没有肺部肿块的情况下，明显的纵隔淋巴结肿大提示淋巴瘤或恶性转移性疾病。虽然常规胸部 X 线片可能会提示淋巴结肿大，但仍

需要通过计算机断层扫描（CT）来明确。在良性上腔静脉阻塞的病例中，胸部 X 线片通常是正常的。纵隔或肺门钙化影提示纤维肉芽肿性纵隔炎的诊断。在以前没有外科手术或器械的情况下，继发于慢性纤维化性纵隔炎的上腔静脉阻塞的影像学特征，X 线是正常的。

计算机断层扫描（CT）可以显示上腔静脉阻塞的程度和范围，包括外压、肿瘤直接浸润或腔内血栓形成等信息（图 162-8）。Barek[66]、Moncada[67]、Bechtell[6]、Mendelson[69] 和 Yedlicka[70,71] 及其同事描述了上腔静脉综合征的 CT 表现，并建议将 CT 作为所有可疑上腔静脉阻塞综合征病例的首选检查。增强 CT 扫描可以评估整个纵隔和胸腔的情况。进一步的诊断检查包括细针抽吸

或肿物组织穿刺前，CT 检查必不可少。与支气管镜检查和纵隔镜检查相比，CT 的侵入性小。Yedlicka 及其同事[70] 指出，CT 扫描在诊断上腔静脉阻塞中必须满足 2 个条件：对比阻塞部位以下的上腔静脉，上腔静脉及无名静脉不显影，以及侧支静脉结构显影。磁共振成像（MRI）、正电子发射断层扫描（PET）、高分辨率 CT 和三维 CT 重建对某些诊断和范围不明的上腔静脉阻塞患者提供更多的诊断依据（图 162-9）[71]。曾经常规的 X 线扫描和二维超声心动图，已经被更高级的成像方式所取代，目前仅供参考。

痰细胞学检查是确定恶性诊断最简单、侵袭性最小的方法。然而，这种方法基本上已经被更小的侵入性的检查方式所取代，这不仅可以有效获得组织病理学诊断，而且有助于疾病的分期。纤维支气管镜结合支气管活检已成为确定上腔静脉综合征恶性诊断的最有效工具。存在支气管内肿块的时候，可以直接进行活检和评估肿瘤的范围。在没有可识别的支气管内肿块的情况下，选择性亚段支气管灌洗和刷片采集细胞学进行检查通常可以明确诊断并定位受累的支气管肺段。颈部淋巴结肿大时行淋巴结组织活检术或者对有胸腔积液的患者行胸腔穿刺术，可提供细胞学或组织病理学的诊断。用这两种方法对恶性肿瘤的阳性诊断也可以确定手术是否不可切除性。

Nieto 和 Doty[73] 提出可以将放射性核素静脉造影作为评估上腔静脉阻塞的一种诊断方法。并建议在可疑由罕见的慢性纤维性纵隔炎或起

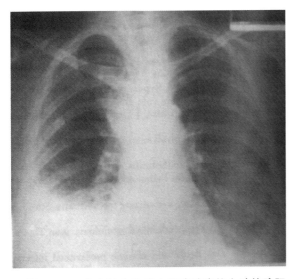

▲ 图 162-7　右上叶未分化大细胞肺癌伴上腔静脉阻塞患者的胸部 X 线片

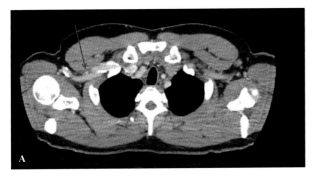
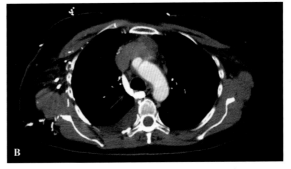

▲ 图 162-8　A. CT 显示上腔静脉综合征患者腋下静脉远端至锁骨下静脉的腔内血栓（红箭）；B. CT 显示胸椎水平奇静脉扩张（红箭）

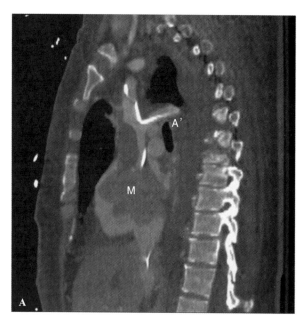
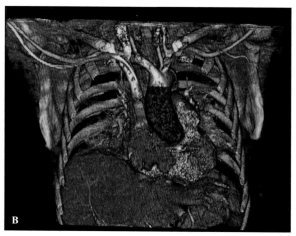

▲ 图 162-9　**A.** 二维增强 CT 显示 1 例心内非霍奇金淋巴瘤患者上腔静脉综合征和部分下腔静脉受侵致右心房受压；**B.** 对应的三维重建图像

M. 肿瘤

搏导管引起的上腔静脉阻塞时进行静脉造影。Savolaine 和 Schlembach[74] 已经表明静脉核素显像在这种情况下是一种可靠的诊断工具。如果在 CT 检查后仍诊断不明或需要进一步明确静脉闭塞的位置，建议行选择性的静脉造影或核素显像。

纵隔镜、纵隔切开术和电视胸腔镜活检是大其多数肺癌患者诊断和分期的有效方法。Lewis 及其同事[75] 报道了上腔静脉综合征患者进行纵隔镜检查的成功案例。然而，因上腔静脉综合征使血管管壁扩张、薄壁、气道高压、纵隔和胸壁静脉侧支形成，这些检查相对风险较高，必须谨慎使用，以避免出现出血并发症。Armstrong[76] 建议行静脉内活检，Dake 及其同事[77] 报道的经皮静脉动脉粥样斑块切除术也可用于组织学诊断。目前更安全的获得组织诊断的方法包括支气管内超声（EBUS）和导航支气管镜活检。

右上纵隔肿块伴气管偏移提示胸骨后甲状腺肿。CT 扫描显示肿物与颈部甲状腺的连续性可以诊断，但这必须通过放射性碘扫描证实。如果怀疑主动脉或无名动脉瘤，可以通过增强 CT、MRI 或动脉造影检查予以证实。

## 四、治疗

对于上腔静脉综合征的治疗，无论何种原因引起，一般的医疗措施包括减少水肿、降低中心静脉压和防止血栓形成。这通常包括低盐饮食、利尿药、抬头、皮质类固醇的应用、全身抗凝，以及（在特定患者）溶栓治疗。上腔静脉综合征的具体治疗措施由腔静脉阻塞的原因决定，当保守治疗失败时，则需要直接手术或血管内干预。

## 五、恶性疾病

尽管引起该综合征的良性病因的发病率正在增加，但 Rice 及其同事[17] 最近报道，恶性疾病仍然是上腔静脉综合征的主要原因，约占 60%。当怀疑是恶性疾病时，强烈建议考虑上腔静脉综合征的诊断。美国胸科医生学会推荐行恶性肿瘤组织学检查，不仅可以帮助确诊，还可以为放疗或化疗提供支持[78]。恶性疾病引起的上腔静脉综合征通常进展迅速，可能构成肿瘤性急症[79]。这在患有胸腔内恶性肿瘤的儿童中尤其如此[12]。Green[80] 和 Rubin[81] 研究表明，在成人恶性疾病引起上腔静脉综合征患者中，早期给予 4d 大剂量的 $300\sim400cGy$ 的照射放疗对于减轻症状方面安全有效。Armstrong 及其同事[9] 报道在类似方案后 2 周内的症状缓解率为 70%。没有明确组织学诊断但是高度怀疑恶性疾病引起上腔静脉综合征患者，推荐早期给予大剂量照射疗法。单独使用放疗治疗上腔静脉综合征是基于其对常见于纵隔的恶性肿瘤的有效缓解，这些恶性肿瘤包括支气管肺癌、非霍奇金淋巴瘤、小细胞或非小细胞淋巴瘤、生殖细胞肿瘤、胸腺恶性肿瘤和转移性肿瘤等[82]。即使对于一般情况较差的患者，放射治疗的耐受性通常也很好。Awan 及其同事[83] 建议在早期高剂量照射之后进一步进行姑息照射。他们建议在前 4 次 200cGy 的照射之后行高剂量照射，总剂量达到 $4000\sim5000cGy$。虽然支持常规剂量照射的放疗，但初始大剂量放射治疗同样很受支持，总照射剂量对于症状缓解也很重要。小细胞癌、未分化癌和非霍奇金淋巴瘤是全身性疾病，因此，在这些情况下，治疗首选化疗[78]。这些情况下肿瘤对化疗的反应与在其他胸部恶性肿瘤放疗中观察到结果相似。在淋巴瘤中观察到的长期结果最好。联合放疗和化疗是治疗上腔静脉综合征的常用方法，对于缓解症状有效，但尚无生存优势。在一些分化良好但对放疗反应较差的肿瘤患者中，初始照射后可能导致肺水肿，随后出现严重的呼吸困难。尽管进行了适当、积极的治疗且症状缓解率达到 70%，但仅有 $10\%\sim20\%$ 的恶性上腔静脉综合征患者存活时间超过 2 年。对于对化疗和放疗或两者均无效的患者，可行血管内支架置入术。由于手术相关的并发症和有限的患者生存率，通常不建议使用人工血管或自体静脉移植进行恶性上腔静脉综合征的手术治疗。然而，在一些特定的恶性病因的患者中，手术技术显示了一定的姑息作用[84, 85]。这些手术技术将在本章稍后进行讨论。

## 六、良性疾病

由于良性原因导致上腔静脉综合征的发生率正在上升。由于留置中心静脉导管、经静脉心脏起搏器置入、复杂先天性心脏修复和心脏移植等术后并发症出现血栓形成导致的上腔静脉阻塞已经超过了先前报道的纤维性纵隔炎、梅毒性动脉瘤和胸骨后甲状腺肿等良性疾病导致上腔静脉阻塞。此类疾病大多数一线治疗是血管内支架置入术，但当经皮治疗失败时，应考虑对这些良性疾病进行外科手术治疗。

### （一）上腔静脉综合征的少见原因

导致上腔静脉综合征的胸骨后甲状腺肿应手术切除。由于甲状腺的血液供应来自颈部，因此大多数胸骨后甲状腺肿可通过颈部切口切除。但是，如果由于甲状腺肿物过大而不能安全地从颈部切口完成手术，或者由于扩张的静脉侧支导致无法控制的出血，则应转为胸骨切开术。Pullerits 和 Holzman[86] 指出，这些患者的麻醉管理可能会比较困难。由于肿块引起的气道阻塞或气管软化可能会在麻醉后导致呼吸停止。我们报道了巨大胸骨后甲状腺、喘鸣和严重气道阻塞患者，使用临时体外循环来完成诱导和气管插管的案例[60]。

由慢性纤维化纵隔炎引起上腔静脉综合征时，只有在置入了血管内支架但症状仍进行性加重患者应才考虑行手术治疗。该病病程长，隐匿性进展过程中通常会在阻塞的上腔静脉周围形成广泛的侧支静脉途径，包括有胸廓内静脉、奇静脉、胸外侧静脉和椎旁静脉。这些侧支通过下腔静脉或奇静脉将静脉血液分流到右心，从而可以使头部、颈部和手臂的血管减压。由于手术干预经常会打断这些自然形成的侧支静脉途径，所以需严格把握手术适应证。纵隔照射和抗真菌药的使用有时可有效解决由纤维化纵隔炎引起的上腔静脉综合征的症状。仅在这两种治疗方法和上腔静脉支架置入无效时，才考虑行静脉搭桥术。

先天性心脏缺陷类型的演变导致了越来越复杂的外科手术过程。小儿手术人群中上腔静脉阻塞的原因是由于患者体格小、心脏内血流动力改变以及外科手术的复杂性。McFadden[60]，

Blanche[59] 和 Sze[58] 也报道了心脏移植术后的上腔静脉综合征。纠正性再手术、经皮介入治疗和上腔静脉分流术均显示出对治疗上腔静脉综合征实用价值。

### （二）上腔静脉综合征的更多常见原因

由于留置中心静脉导管或心脏起搏器而引起的上腔静脉综合征的治疗通常需要采用多种方式[87]。一般而言，治疗由留置中心静脉导管或心脏起搏器而导致的上腔静脉综合征，首先需要清除血管内血栓异物，并进行系统抗凝以防止血栓扩散[88]。如果患者的症状无法缓解，则临床医生可以选择以下几种方法，包括导管定向溶栓、全身溶栓和血管内支架置入术[52, 89-92]。必须仔细评估全身溶栓治疗的风险，尤其是对于 ESRD 使用中心静脉导管的患者，因为他们已经因基线尿毒症而存在潜在的血小板功能障碍。来自 Gray 等的文献报道中报告了 16 例接受全身溶栓（链激酶和尿激酶）治疗的患者[93]，结果表明系统溶栓的有效率为 73%（9/16）。如果在症状出现后的 5 天内进行了溶栓治疗，治疗成功率将提高到 88%（7/8）。导管定向溶栓也有描述，并且由于其溶栓药物剂量较低和暴露更具体而在理论上被认为是更安全的[94]。Rizvi 等证实，血管内支架置入术取得了极大的成功，他们认为应将支架置入术作为所有良性疾病中上腔静脉综合征的一线治疗方法，而不仅仅是静脉导管诱发或起搏器诱发的上腔静脉综合征[95]。在他们的大型研究中发现随访 4 年中接受了血管内支架置入术使症状持久缓解的成功率达到 88%（28/32）。他们没有研究导管定向溶栓的结果，但认为其对急性或亚急性患者有益。此外，他们强调，对于不适合进行血管内溶栓或者血管内溶栓失败的患者，手术仍然是一个很好的选择。Fu 等研究了由起搏器诱发的上腔静脉腔综合征患者经支架置入治疗的长期结果，发现支架置入术是成功的，尽管症状复发患者需要行多次手术（经皮球囊血管成形术）[96]。经皮球囊血管成形术也是有风险的：

Samuels 及其同事[97] 报道了上腔静脉破裂的并发症。图 162-10 显示了经皮球囊血管成形术治疗上腔静脉支架血栓形成的上腔静脉综合征。如果由于患者的其他医疗状况而暂时无法移除中心导管或起搏器，可进行导管定向溶栓和支架置入术（图 162-11）[98]。

如果药物治疗和微创治疗无法解决上腔静脉综合征的症状，则可以考虑手术干预。Bonchek 及其同事[99] 成功完成了血栓摘除术。Cooley 和 Hallman[100] 报道了将未受累的奇静脉再吻合到下腔静脉，收效甚微。Doty 及其同事[101]、Anderson 和 Li[102] 报道了使用大隐静脉做上腔静脉旁路术，获得最低的发病率和死亡率。在该技术中，收集大隐静脉，纵向切开，并缝成螺旋状以增加移植血管的直径（图 162-12）。在某些患者中观察到桥血管通畅率高达 15 年[98]（图 162-13）。Gladstone[103]、Messner[104]、Erbella[105] 和 Lau[106] 及其同事成功完成颈内静脉 - 右心房旁路移植术。Taylor 及其同事[107] 创新性提出通过皮下隧道的大隐静脉到颈内到股静脉旁路术。Dhaliwal 及其同事[108] 描述了此技术的一种改进术式。Lequaglie[109]、Magnan[110] 和 Dartevelle[111, 112] 等成功地利用可扩张的聚四氟乙烯（ePTFE）人工导管对上腔静脉进行了手术重建，最近，Shintani 及其同事[113] 也成功地采用了环状 ePTFE 移植物进行手术。

对于保守治疗和血管内干预均不成功或不可行但症状较重的患者，建议行开放性外科手术治疗。事实证明，对于良性或恶性病因导致上腔静脉综合征的患者均可以解决。诊断、临床表现、预期生存率和有效缓率对于上腔静脉综合征患者合适的治疗方案选择至关重要。

## 七、声明

我们感谢以下医生的帮助：南加州大学医学院凯克学院的 Jerold Shinbane，David Shavelle，John Cleveland 和奥克斯纳诊所的 Dr. Charles Matthews。特别感谢 Barbara Siede 的插图。

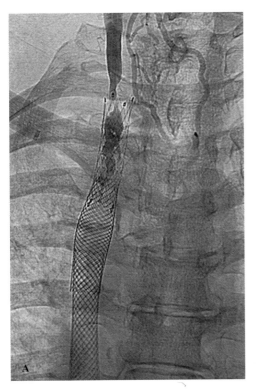
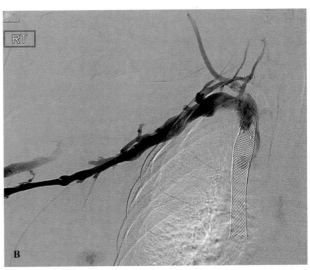
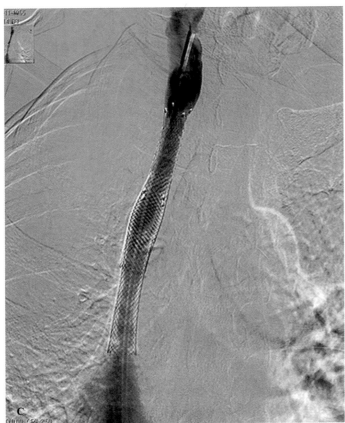
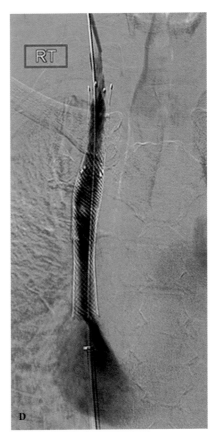

▲ 图 162-10 1 例 50 岁女性，纤维性纵隔炎 s/p 上腔静脉支架（×3），表现为重度突出、持续性眼球撕裂、严重头痛、头痛后夜间无法平卧

A. 右侧颈内静脉造影显示上腔静脉支架闭塞；B. 右上肢静脉造影显示闭塞，颈静脉逆行充盈。采用 6/8 和 9mm 球囊进行经皮血管腔内成形术；C. 用一个 9mm 的气囊跟踪 PTA；D. 右颈内静脉造影示上腔静脉内支架通畅，可流入右心房

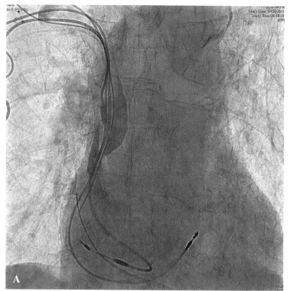
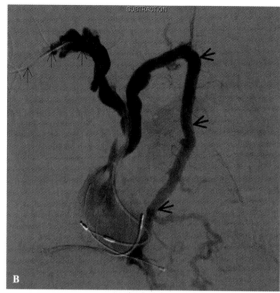
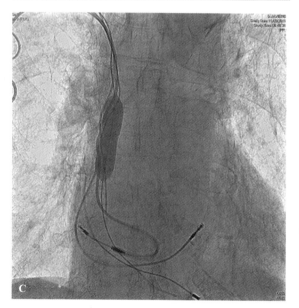
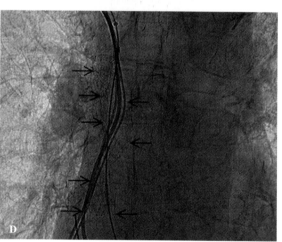
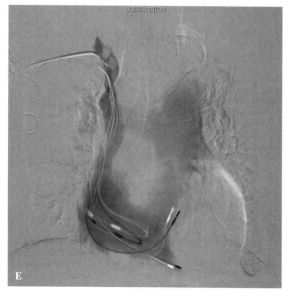

▲ 图 162-11　一名 **86** 岁的女性在双腔起搏器上连接了新的心室导联后，出现上腔静脉综合征。**10** 天的抗凝疗程未能缓解她的症状，她的症状正逐渐恶化。患者有起搏器依赖，因此在起搏器就位的情况下进行支架植入术，取得了良好的效果

A. 静脉造影显示近端狭窄；B. 上腔静脉数字减影血管造影显示经奇静脉系统引流狭窄。细箭表示中心静脉导管，粗箭表示通过奇静脉系统的对比剂；C. 自行膨胀的 6cm 壁支架（Boston Scientific Corp, Natick, MA, USA）被放置在狭窄处；D. Wallstent® 用小箭标记。E. 数字减影血管造影显示支架置入后对比剂自由流入右心房（引自 Laurent G, Ricolfi F, Wolf JE. Venous stenting as a treatment for pacemaker-induced superior vena cava syndrome. Arch Cardiovasc Dis 2013; 106:624–626. © 2013 Elsevier Masson SAS 版权所有）

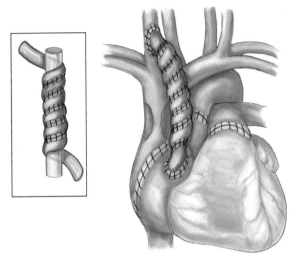

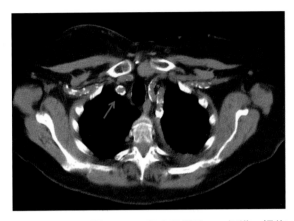

▲ 图 162-12 一名 50 岁女性在心脏移植后出现上腔静脉综合征

如上图所示，她接受了反向螺旋隐静脉移植。取隐静脉，纵向切开。在它被扩大和以标准方法行瓣膜移除后，它被包裹在一个胸腔引流管上，用 6-0 Prolene 缝线以螺旋的方式缝合。然后与颈外静脉、右心耳吻合

▲ 图 162-13 图 162-12 患者的增强 CT 扫描，螺旋反向隐静脉移植物术后 10 年，可见钙化但未闭塞的螺旋静脉移植物（红箭）从颈外静脉直到右心耳

# 第 163 章
# 良性交感神经系统疾病的外科治疗
## Surgical Management of Benign Sympathetic Nervous System Conditions

Stephen Hazelrigg　Erin E. Bailey　著

马　骏　译

交感神经系统（SNS）功能障碍会导致许多医学问题和疾病。可能包括多汗及疼痛综合征等。在许多此类疾病中，破坏胸交感神经系统的手术已经取得了成功，电视胸腔镜手术（VATS）技术以及微创技术的出现，使人们对外科手术干预有了更多地考虑。

交感神经切除术首次因上肢血管疾病在 19 世纪末被报道。1920 年，Kotzareff 进行了首例多汗症患者的交感神经切除术。随后，它也被用于治疗各种上肢疼痛综合征。早在 1942 年就有内镜交感神经切除术的报道，麻醉、仪器和视频设备方面的改进使该手术变得更容易，也增加了它的使用。VATS 入路已在很大程度上取代了其他手术入路，如颈部、腋下和开胸切口等手术入路。

本章将介绍各种良性 SNS 疾病，VATS 交感神经切除术的最新技术，并讨论其适应证和结果。

## 一、胸交感神经解剖学

交感神经干是位于肋骨头与椎体横突交界处从第 1 胸椎水平（$T_1$）到第 2 腰椎水平（$L_2$）两侧的长链神经节（图 163-1）。颈下神经节和 $T_1$ 融合形成星状神经节，在此水平或以上的横断可能导致 Horner 综合征[1]。在个体中很罕见的另一种途径，称为 Kuntz 神经，从第 2 肋间神经连接到第 1 胸腹支神经。Kuntz 神经允许信号不通过交感神经干而直接到达臂丛神经[2, 3]。在治疗手汗症时，切断 Kuntz 神经是手完全去神经的关键[3]。

在胸交感神经切断术中，精确识别神经节水平是精准治疗特定问题的关键。20 世纪 50 年代进行的研究表明，不同水平的交感神经支配的部位不同。面部交感神经的供应来自颈神经节，包括覆盖在第 1 肋骨头的星状神经节。手部的神经支配与 $T_2$ 和 $T_3$ 水平相关，包括个别存在 Kuntz 神经。腋窝由 $T_4$ 和 $T_5$ 的交感神经供应支配。

此外，内脏神经是交感神经节的联合，形成 3 条不同的神经，供应内脏的交感神经源。这些神经分别由 $T_5 \sim T_{10}$、$T_{10} \sim T_{11}$ 和 $T_{12}$ 水平供应，分别被命名为内脏大神经、内脏小神经和内脏最

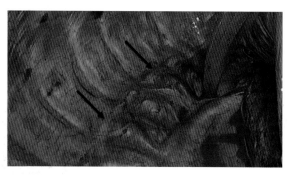

▲ 图 163-1　胸交感神经解剖
箭示交感神经链

小神经，并且在许多研究中被认为是慢性胰腺炎和胰腺癌患者疼痛的主要来源。

## 二、交感神经链生理学

交感神经链是一对平行于椎体并向下延伸至第2腰椎节段的神经束。在胸部，它们位于后方的肋椎交界处，星状神经节位于 $T_1$ 水平。星状神经节主要支配面部和眼球。交感神经切除术时必须保留这个水平，以避免术后出现 Horner 综合征。目前认为，$T_2$ 和 $T_3$ 水平交感神经主要支配上肢感觉，也是治疗手汗症的适当节段，而 $T_3$ 和 $T_4$ 水平是治疗腋窝多汗症的适当节段。

交感神经节细胞主要由脊髓中传入节前纤维的刺激所激活。激活的交感神经刺激依次通过肋间神经从脊髓传导到交感神经节。交感神经纤维起源于 $T_1 \sim L_2$ 的脊髓中间外侧角，每个神经节均由节前纤维和节后纤维组成。分布于汗腺周围的神经纤维为交感干神经节后纤维。然后，这些神经与靶器官中相应的脊神经结合在一起。在交感神经干中，信号可能在离开并分布到靶器官之前向上或向下传导。因此，传导将会重叠，且传导到机体的同一部位的信号不一定是来自相应脊椎节段。

自主神经系统通过正反馈和负反馈机制发挥作用。首先，刺激触发下丘脑，并通过自主神经系统向汗腺发送信号。来自靶器官的神经冲动作为传入负反馈信号通过交感神经系统传导到下丘脑。假设交感神经切除术时离断 $T_2$ 平面，则负反馈信号无法到达中枢神经系统，这导致从下丘脑到靶器官的正反馈信号占优势。因此，传到汗腺的正反馈信号较强，从而导致更严重的代偿性出汗发生。如果离断处于诸如 $T_4$ 的较低水平，来自 $T_2$ 和 $T_3$ 平面的负反馈信号被保留，在下丘脑中产生一些负反馈信号，会导致对靶器官正反馈刺激较弱，从而导致较轻的代偿性出汗。正如在本综述中讨论的，文献现在主张在较低水平离断交感神经链，以减少代偿性出汗的发生率。根据目前的数据，研究了多汗症不同部位的最佳手术水平，以获得手术的成功、长期的满意度和较少的并发症。

## 三、从交感神经节切除术中获益的良性疾病

### （一）多汗症

多汗症是一种超过体温调节、过度出汗的病理状态。当病情严重时，可能会导致害怕握手、掉落物体及社交障碍等尴尬状况。影响到 1%～3% 的人口，日本、也门、巴尔干半岛和北非血统以及赤道附近气候的患者的发病率有所增加。虽然大多数病例是原发性的，但在进行有创性治疗之前，应首先排除多汗症的继发原因。继发原因包括甲状腺功能亢进、肥胖、糖尿病、高血压、感染、焦虑症、更年期、颅脑病变、嗜铬细胞瘤和服用某些药物等 [1, 3, 4]。

多汗症可进一步分为全身性、区域性或局灶性疾病。局灶性疾病通常发生在手掌、腋窝和足底区域。对于不同类型的多汗症有不同的治疗方法。强效处方类止汗剂会导致腺体的机械性阻塞，从而导致腺体萎缩和出汗减少 [1]。

可以根据患者的临床表现为他们提供可缓解症状的局部、注射用或全身用的抗胆碱能药物。氯化铝和四氯化铝等局部药物与止汗剂的联合使用可提高疗效，但可能出现的不良反应包括脱色和接触性皮炎。

β受体阻滞药和苯二氮䓬类药物可能对情绪刺激性多汗症患者有效 [5]。全身性用药的乙酰胆碱能药物，如甘氨酸钠、普罗帕林和奥昔布宁也被使用，但效果并不理想，而且继发的并发症包括视力模糊、口干和尿潴留等 [1, 4]。局部注射用肉毒毒素有着相似的机制，可有效治疗腋窝和手掌的多汗症，但其缺点是必须每3～7个月重复一次，而且该毒素疼痛程度重，且价格高昂 [6-8]。电离子渗透疗法是一种通过电流将粒子导入皮肤的方法，在85%的手掌或足底多汗症患者中被证明可以缓解其症状。但是，该法需长期坚持治疗，容易引起皮肤干燥或开裂 [9-12]。

长期以来，交感神经切断术一直是多汗症首选的外科治疗方式。交感神经切断术的目的是阻断交感神经与汗腺的信号通路，从而减少过度出汗。几种交感神经切除术的方法已被报道，包括经颈部（或锁骨上）、腋下、后路、经胸、胸腔镜、经脐和机器人手术 [3, 4, 13, 14]。

### （二）复杂疼痛综合征

反射性交感神经营养不良（RSD）：创伤后疼痛综合征（RSD、灼烧痛、肩手综合征、Sudeck 萎缩症）早在第一次世界大战前就已被人们所认识 [15-17]。RSD 的自然病史是四肢的急性灼痛和肌肉痉挛，常伴有水肿性改变，继而进展为慢性的肌肉萎缩甚至挛缩。虽然在早期阶段可能会自行缓解，但大多数治疗的早期反应较好，但病程进展是不可逆的。50%～70% 的患者行物理治疗、药物（即盐酸苯氧基苄胺、哌唑嗪、胍乙啶）和星状神经节阻滞等保守治疗有效。在超过90% 的患者中交感神经切除术显示出良好的治疗效果，而且从 RSD 发病到交感神经切除术的时间越短，效果越好 [18]。在考虑手术之前，患者应对星状神经节阻滞证明有反应。

交感神经切除包括 $T_4$ 神经节。关于是否应切除星状神经节尚存在一些争议。切除星状神经节经常会发生 Horner 综合征，但是不切除星状神经节可能会导致疼痛缓解失败。本文建议于星状神经节下方切除交感神经链。

### （三）血管疾病

交感神经切除术一直被用来治疗各种血管性疾病。虽然最初是为了改善许多缺血性疾病的四肢循环，但新技术、药物和改进的血运重建技术已导致为缺血性疾病进行交感神经切除术的总体数量减少 [19, 20]。缓解血管痉挛的药物的使用也减少了胸交感神经切除术的使用。胶原血管疾病通常对手术交感神经切除术不敏感；然而，没有胶原血管疾病和药物难治性血栓闭塞性脉管炎（Buerger 病）的雷诺现象仍然是交感神经切除术的罕见指征。与多汗症和 CRPS 组相比，该组的结果和成功率通常不那么好 [4, 21]。

### 四、交感神经切除术

交感神经切除术通常使用双腔气管插管和单肺通气进行。该手术过程很短，可以使用单侧插管间歇性通气，甚至可以仅使用镇静剂而不插管。然而，根据我们的经验，这些技术较烦琐且可视化不佳，并且考虑到双腔气管插管风险较低，作者更倾向于这种方法。

患者体位有两种选择。患者体位可以像经典的 VATS 一样完全侧卧位，然后变换体位进行双侧手术。这种方法的优点是通过操作孔可提供常规的显露和全胸腔的可操作性。但是，它需要变换体位，增加了手术时间。第二个选择是让患者伸展手臂半坐位。这种体位可以不需要变换体位就可以进行双侧的手术。但是需要注意手臂的位置，以避免臂丛神经的损伤。

无论患者的体位如何，手术都包括定位放置腔镜、显示交感神经链、选择所需的切断平面，以及最后决定要离断交感神经链的方法。

最常用的方法是做 3 个 5mm 孔径、呈三角状的戳孔。戳孔的精确间隔可以根据要切断的交感神经链的水平而有所变化，但要将所有戳孔放置为使用器械时可以沿相同的方向移动。对于肥胖患者来说，确定肋骨水平可能很困难，但一旦进入胸腔，包括第一根肋骨，都可以用器械在胸腔内部触诊。可以将患者稍稍向前倾斜，以利用重力使肺向前移动，以达到显露的目的。当然，手术过程也可用不同大小的戳孔或者少于 3 个戳孔来完成。手术过程比较简单，但交感神经链上的一些静脉分支必须处理掉。有时，也应该找到存在异常的 Kuntz 神经并进行处理。

在确定离断面平面以后，必须确定如何打断交感神经链的问题。可选择的方法包括烧灼和横切，切割和移除一部分，或者仅仅使用夹子夹闭。目前尚不清楚哪种方法最好。夹子夹闭的方法得到支持是因为如果代偿性出汗严重，还有机会逆转其损伤。笔者目前大多数情况下只用烧灼法进行横切[22]。

## 五、神经离断的结果和平面

### （一）手掌多汗症

手掌和脚底出汗过多可能给患者工作和学习带来极大困扰。自 1920 年以来，交感神经切除术应用于瘫痪、顽固性手汗症的患者。通常选择对第二或第三胸神经节平面行交感神经切除术。在这些平面上的烧灼或夹闭的手术效果满意率可达 94%～98%[23]。胸腔镜交感神经切除术的并发症和不良反应包括多汗症的复发、味觉出汗和代偿性出汗，发生 Honer 综合征、神经痛或气胸的很少。

在交感神经切除术的相关并发症和不良反应中，代偿性出汗是导致患者不满意的最常见问题。关于交感神经切除术的适宜平面有很多的争论和研究。Yazbek 和 Wolosker 等[24] 在一项前瞻性随机对照研究中对 60 名患者进行了研究，比较了 $T_2$ 平面离断与 $T_3$ 平面离断的结果。交感神经切除术包括横切离断和热灼烧。两组患者在 1 个月和 6 个月复诊时均出现手掌无汗。术后 1 个月，$T_2$ 组 30 例中 26 例出现代偿性出汗，$T_3$ 组 27 例出现代偿性出汗。术后 6 个月，$T_2$ 组的所有患者都有一定程度的代偿性出汗，$T_3$ 组中除一名患者外，其余患者均有一定程度的代偿性出汗[25]。在 20 个月的随访中，所有患者均表现出代偿性出汗。总体上，在记录患者的严重程度后发现 $T_3$ 组患者在每个评估水平代偿性出汗的程度更轻。术后每隔一段时间进行生活质量评估，两组患者术后的生活质量均有明显改善，两组间无显著差异（$P=0.76$）[4]。

Yoon 和 Rim 在一项前瞻性研究中比较了 $T_2$～$T_3$ 水平（A 组）和仅 $T_3$ 水平（B 组）横断的结果。平均随访时间 A 组为 17.8 个月，B 组为 16.6 个月。代偿性出汗发生率 A 组为 45%，B 组为 16%。研究结束时，患者效果满意度 $T_2$～$T_3$ 水平（A 组）为 66% 的，而仅 $T_3$ 水平（B 组）为 87%，差异具有统计学意义[26]。Katara 等进

行了一项类似的前瞻性随机盲法研究，比较每个患者一侧 $T_2$ 神经节的切除与另一侧 $T_2$ 和 $T_3$ 神经节的切除，平均随访周期为 23 个月。结果在疗效（100% 成功）、复发（无病例）、代偿性出汗频率（80%）、代偿性出汗严重程度（无严重病例，20% 中度病例，不影响生活质量）和术后满意度（大于 80%）等方面均无差异[27]。

Miller 等人回顾性分析了 282 例因手汗症接受单独 $T_2$ 水平交感神经切除术或 $T_2$～$T_4$ 水平交感神经切除术的患者。99% 的病例获得治疗成功。$T_2$～$T_4$ 组患者的代偿性出汗明显比 $T_2$ 组患者严重。多因素 Logistic 回归分析显示，BMI 较高、多平面交感神经切除和高龄是影响代偿性出汗的三大因素，两组之间的满意度相似。研究表明，多平面交感神经切除术导致的代偿性多汗症多于单平面交感神经切除术[28]。

在一项对 234 例患者的回顾性研究中，86 例患者接受了 $T_2$ 水平交感神经切除术，70 例患者接受了 $T_3$ 水平胸腔镜交感神经切除术（ETS），78 例患者接受了 $T_4$ 水平交感神经切除术。$T_2$、$T_3$ 和 $T_4$ 的手过度干燥发生率分别为 36%、39% 和 8.6%。总体而言，88.5% 的患者出现代偿性出汗，每组的发生率分别为 92%、92% 和 80%（$P < 0.05$）。代偿性多汗症最常见的部位是背部，每组的发生率分别为 56.3%、75% 和 42.9%。3 组患者中，$T_4$ 平面交感神经切除术组代偿性出汗发生率最低且程度最轻。大多数患者对手术结果满意，尤其是 $T_3$ 平面和 $T_4$ 平面交感神经切除术组。一般来说，离断平面越高，代偿性出汗的发生率就越高。$T_3$ 组或 $T_4$ 组中没有人后悔接受手术，而 $T_2$ 组中有 11 人表示不满意。与 $T_4$ 组相比，$T_2$ 和 $T_3$ 组的手过度干燥的发生率明显更高。$T_4$ 水平胸腔镜交感神经切除术（ETS）治疗手汗症的术后并发症最少，包括手掌过度干燥、CS 的存在和 CS 区域。因此，笔者建议将 $T_4$ 平面作为手掌多汗症患者交感神经切除术的合理水平[15]。

Yazbek 和 Wolosker[24] 在另一项前瞻性研究中，比较 $T_3$ 平面和 $T_4$ 平面以及较低平面的交感

神经切除术治疗手掌多汗症的研究。未能在所有患者中实现无汗。6 个月后，所有患者的多汗症均有所改善，但 $T_3$ 组 35 例患者中 26 例实现无汗，而 $T_4$ 组 35 例患者中仅 8 例实现无汗。6 个月后时，所有患者出汗量均明显减少，但是 $T_3$ 组代偿性出汗为 100%，$T_4$ 组为 71%（$P < 0.05$）。两组患者的生活质量评估结果相似。笔者认为，只要使患者意识到他们的多汗症会改善但不会完全被消除，$T_4$ 平面的治疗是可以接受的 [29]。

Yang 等在一项前瞻性随机研究中，对 163 例手汗症患者的 $T_3$ 平面交感神经切除术和 $T_4$ 平面交感神经切除术进行比较。平均随访周期 13.8 个月，所有患者均痊愈，且无手掌多汗症复发。轻度代偿性出汗的发生率没有统计学差异，但 $T_4$ 组较严重的代偿性出汗的发生率明显较低 [9]。结果表明，较低平面的交感神经切除术（$T_4$ 水平）可减少代偿性出汗的发生（表 163-1）。

从上述文献回顾中可以看出，交感神经切除术的适当平面一直是争论的热点。有几项研究评估了每个平面的临床结局。最初，建议将 $T_2$ 或 $T_2 \sim T_3$ 交感神经切除术作为手掌多汗症的最佳平面。然而，越来越多的证据表明，较低平面的交感神经切除术治疗手汗症会因为较少的代偿性出汗发生率而产生更好的患者满意度。在回顾文献资料后发现，单一平面的 $T_2$、$T_3$ 或 $T_4$ 交感神经切除术对于消除手掌多汗症有很好的效果，而且安全；然而，在 $T_3$ 或 $T_4$ 平面进行的手术将限制代偿性出汗的严重程度，并且可以避免术后双手过度干燥（证据等级较高）[2-4, 9, 10, 17, 23, 25-30]。由于 $T_4$ 平面的交感神经切除术手掌干燥和代偿性发汗较少，因此强烈建议 $T_3$ 或 $T_4$ 平面的交感神经切除术治疗手掌多汗症（推荐等级 1B）。

表 163-1  手掌多汗症汇总

| 作　者 | 年 | 水　平 | 干燥（%） | 代偿性出汗（%） | 满意（%） | 后悔（%） | 数　量 | 随访时间 | 类　型 |
|---|---|---|---|---|---|---|---|---|---|
| Yazbek | 2005 | $T_2$ | 100 | 86 | | | 30 | 6 个月 | Pros |
| Yazbek | 2005 | $T_3$ | 96.6 | 90 | | | 30 | 6 个月 | Pros |
| Yoon | 2003 | $T_2 \sim T_3$ | 100 | 45 | 66 | | 24 | 17.8 个月 | Pros |
| Yoon | 2003 | $T_2$ | 100 | 16 | 87 | | 30 | 17.8 个月 | Pros |
| Katara | 2007 | $T_2$ | 100 | 80 | | | 25 | 23 个月 | Pros |
| Katara | 2007 | $T_2 \sim T_3$ | 100 | 80 | | | 25 | 23 个月 | Pros |
| Miller | 2009 | $T_2$ | | 13[a] | | | 179 | 1 个月 | Retro |
| Miller | 2009 | $T_2 \sim T_4$ | | 34[a] | | | 103 | 1 个月 | Retro |
| Chang | 2007 | $T_2$ | 74.4 | 92 | 9.3[a] | | 86 | 60.9 个月 | Retro |
| Chang | 2007 | $T_3$ | 92.3 | 92[a] | 3.8[a] | | 78 | 35.6 个月 | Retro |
| Chang | 2007 | $T_4$ | 77.1 | 80[a] | 0[a] | | 70 | 43.1 个月 | Retro |
| Wolosker | 2008 | $T_3$ | | 100[a] | | | 35 | 6 个月 | Pros |
| Wolosker | 2008 | $T_4$ | | 71[a] | | | 35 | 6 个月 | Pros |
| Yang | 2007 | $T_3$ | | 100 | 23 | | 78 | 13.8 个月 | Retro |
| Yang | 2007 | $T_4$ | | 100 | 7.1 | | 85 | 13.8 个月 | Retro |

a. 统计上显著的；Pros. 前瞻性；Retro. 回顾性

（二）腋窝多汗症

在过去的 20 年中，治疗腋窝多汗症的技术逐渐发展。较高的成功率归因于技术的发展以及仔细的患者选择。交感神经切除术的并发症和不良反应类似于手掌多汗症，术后代偿性出汗仍然是一个重要的问题。此外，复发性多汗症在腋窝多汗症中比手掌多汗症更普遍[20]。

在一项回顾性队列研究中，Hsu 等[31] 回顾了他们对 171 名腋窝多汗症患者的治疗经验。他们将患者分为 3 组：第 1 组为 $T_3 \sim T_4$ 交感神经切除术，第 2 组为 $T_4$ 交感神经切除术，第 3 组为 $T_4 \sim T_5$ 交感神经切除术。$T_3 \sim T_4$ 交感神经切除术组手过度干燥的发生率明显更高。$T_3 \sim T_4$ 组的代偿性出汗发生率为 70%，而 $T_4$ 和 $T_4 \sim T_5$ 组的代偿性出汗发生率为 29%。在一份调查问卷中，满意度被评定为很满意、较满意和不满意，三组的不满意率分别为 32%、30% 和 15%。这一结果表明，保留 $T_3$ 平面在预防代偿性出汗方面具有重要作用，因此可产生更好的结果[32]。在 2003 年，距首次研究 2 年后，他们又发表了另一份关于重新评估 $T_3 \sim T_4$ 水平交感神经切除术的报道。这一次，他们的满意度调查问卷中在"较满意"和"不满意"之间加入了"一般满意"。结果 9% 的患者不满意，21% 的患者一般满意。在这两项研究中，成功率明显低于手掌多汗症人群[33]。

Munia 等人进行了一项随机的前瞻性研究，比较 $T_3 \sim T_4$ 交感神经切除术与 $T_4$ 交感神经切除术治疗腋窝多汗症的结果。该研究回顾了 1 年时间内的治疗效果、代偿性出汗的发生和严重程度以及患者满意度的相关结果。在 1 年的随访期中没有治疗失败的病例。共 64 例单纯腋窝多汗症被随机分成两组。在 $T_3 \sim T_4$ 组，对第 3、第 4 和第 5 肋骨水平进行交感神经切除术，然后对两肋骨之间的节段进行热消融。$T_4$ 组的患者接受了第 4 和第 5 肋骨之间的交感神经切除术，并对它们之间的节段进行了热消融。在第 1 月、第 6 月和第 12 个月的随访时，$T_4$ 组代偿性出汗的发生

率较低。1 年内，$T_4$ 组患者代偿性出汗发生率为 57.6%，而 $T_3 \sim T_4$ 组代偿性出汗发生率为 93.5%。代偿性出汗的部位是腹部、背部或腿部。$T_4$ 组代偿性出汗较轻，在 12 个月的终末随访中没有严重病例发生。中重度代偿性出汗发生率在 $T_3 \sim T_4$ 组发生率为 35%，在 $T_4$ 组仅为 12.5%。$T_3 \sim T_4$ 组患者代偿性多汗症的发生率和严重程度在 12 个月的随访期内保持不变，而 $T_4$ 组代偿性出汗发生率在 $6 \sim 12$ 个月有所下降（$P < 0.05$）。总体上，$T_4$ 组患者的术后满意度高于 $T_3 \sim T_4$ 组（$P < 0.05$）。但必须指出，两组患者都表明该手术提高了他们的生活质量。Munia 等人认为，从第 4 肋骨上缘到第 5 肋骨下缘进行交感神经切除术，然后进行交感神经链的热消融，获得了良好的成功和可接受的代偿性出汗[21]。

Montessi 等对 521 例患者进行回顾性分析研究，比较了不同电灼平面的结果。这些患者被分为三组：交感神经切除延伸至 $T_2$（Ⅰ组）、$T_3$（Ⅱ组）和 $T_4$（Ⅲ组）。术后腋窝多汗症症状控制率，Ⅰ组为 82%、Ⅱ组为 89%、Ⅲ组为 80%。严重的代偿性出汗发生率，Ⅰ组为 32%、Ⅱ组为 9%、Ⅲ组为 4%。虽然患者满意度较高，但随着切除平面的降低，代偿性出汗的发生率和严重程度也有所降低。他们认为，腋窝多汗症首选 $T_4 \sim T_5$ 平面行交感神经切除术[34]。

Doolabh 等回顾性研究表明，$T_4$ 平面交感神经切除术对腋窝多汗症的治疗成功率达 98%。这与之前的许多报道不一致，可能是因为大多数患者合并有手掌多汗症且治疗后症状得到缓解，从而导致患者满意度高于仅有腋窝多汗症患者（表 163-2）[13]。

总之，关于腋窝多汗症的文献并不像手掌多汗症那样一致。在许多文献中都有相当高的失败率，尤其是那些仅有腋窝多汗症的患者[13, 20, 21, 32-35]。外科医生因为腋窝多汗症行交感神经切除术的病例较少，这导致了用来探究和分析的数据比较少[36]。腋窝多汗症的另一种替代治疗方案是切除腋窝汗腺。交感神经切除术的侵袭性小，因此腋窝多汗

表 163-2 腋窝多汗症汇总

| 作者 | 年份 | 水平 | 干燥（%） | 代偿性出汗（%） | 满意（%） | 后悔（%） | 人数 | 随访时间 | 类型 |
|---|---|---|---|---|---|---|---|---|---|
| HSU | 2001 | $T_3 \sim T_4$ | | 70 | 68[a] | 32 | 40 | | Retro |
| HSU | 2001 | $T_4$ | | 29 | 70[a] | 30[a] | 56 | | Retro |
| HSU | 2001 | $T_4 \sim T_5$ | | 29 | 85[a] | 15[a] | 75 | | Retro |
| Hsia | 2003 | $T_3 \sim T_4$ | | 65 | | 9 | 262 | 42 个月 | Retro |
| Munia | 2008 | $T_3 \sim T_4$ | | 54[a] | | 16[a] | 31 | 12 个月 | Pros |
| Munia | 2008 | $T_4$ | | 93[a] | | 0[a] | 33 | 12 个月 | Pros |
| Montessi | 2007 | $T_2$ | 82 | 32[a] | | | 合计 99 | | Retro |
| Montessi | 2007 | $T_3$ | 89 | 9[a] | | | 合计 99 | | Retro |
| Montessi | 2007 | $T_4$ | 80 | 4[a] | | | 合计 99 | | Retro |
| Dooblah | 2004 | $T_4$ | 99 | | | | 55 | 17 个月 | |

a. 统计上显著的；Retro. 回顾性；Pros. 前瞻位

症患者通常首选该法。虽然切断的神经平面仍不明确，但最近的证据支持 $T_4$ 和 $T_5$ 平面的交感神经切除术是合理有效且安全的（证据等级低）。笔者对治疗腋窝多汗症的 $T_4$ 或 $T_5$ 平面交感神经切除术建议不强烈（推荐等级 2B）。

### （三）头面部多汗和面部潮红

头颅和颜面部多汗患者情况常较复杂，交感神经切除术已被用作解决这个问题的一种可行方法，然而也有报道称，与手掌和腋窝多汗症相比，高平面的交感神经切除术与患者不满意相关。由于缺乏随机试验，交感神经切除术的有效性的证据较弱[37]。一些研究评估了降低代偿性出汗发生率的方法，然而由于 $T_2$ 神经节与 $T_1$ 神经节的紧密相连，这一直难以实现。

2004 年，Kim 等回顾了 44 例面部出汗的交感神经切除术。22 例行 $T_2$ 平面进行剪断（第 1 组），22 例行 $T_2$ 分支传导切除术（第 2 组）。分支切除术的目的是为了保留交感神经干并消除手术后的代偿性出汗。他们回顾性分析了满意率、面部干燥程度和代偿性出汗的程度。两组在面部干燥程度方面相似（$P=0.099$）。第 1 组：过度干燥 5 例（22.7%），干燥 17 例（77.3%）；第 2 组：

过度干燥 3 例（13.6%），干燥 15 例（68.1%），持续出汗 4 例（18.3%）。第 1 组满意率为 77.3%，第 2 组为 63.6%，差异无统计学意义（$P > 0.05$）。第 2 组代偿性出汗率（72.7%）明显低于第 1 组（95.4%）（$P = 0.039$）。第 2 组出现令人为难和失能代偿性出汗发生率（总体 76.5%；尴尬 8 例，失能 9 例）低于第 1 组（总体 36.4%；7 例令人为难，1 例失能；$P = 0.006$）。他们认为，保留交感神经干和进行分支切除术，可以减少术后代偿性多汗发生，从而提高患者的满意度[38]。

Kao 及其同事对 30 名面部多汗症患者的手术结果进行了评估。所有患者均进行了 $T_2$ 平面的电灼烧。1 例患者上睑下垂在 2 个月后缓解。平均随访周期为 15 个月，所有患者均对结果满意。大多数患者经历了不同程度的 CS。Doolabh 等对 39 名面部多汗症患者进行的研究报告表现出相似的成功率，满意率为 95%[39]。

严重的面部潮红通常是由情绪或社会刺激引起的，通常会对个人产生严重的负面影响。这些患者可能会同时出现面部潮红和上肢多汗。Adair 等回顾性分析了 59 例面部潮红伴或不伴上肢多汗的患者，其中 12 名患者仅有面部潮红。所有

患者均接受 $T_2$ 平面的交感神经切除术。总体而言，在 100 分的视觉模拟量表上，面部潮红评分水平从 78 分降至 26 分。仅 29% 的患者症状完全缓解。面部潮红组中有 91% 发生了代偿性出汗。所有 12 例仅有面部潮红的患者术后面部潮红均有所改善，其中 4 例症状完全缓解。这项研究以及其他几项研究建议，仔细选择患者和尽可能降低代偿性出汗发生率是手术成功的关键 [40]。Drott 及其同事的大型回顾性研究得出了相似的结果。他们跟踪分析了 1314 名接受 $T_2$ 平面切除治疗颜面部多汗患者的结果，其中 891 名患者进行了平均 29 个月的随访，面部潮红评分从 8.8 分下降到 2.5 分（10 分视觉模拟评分）。6% 的患者因为严重的代偿性出汗而后悔进行手术，15% 的患者对手术结果不满意（表 163-3）[14]。

较低的交感神经切除平面及其对面部出汗和多汗症的影响尚未得到详细研究。大多数文章描述了代偿性出汗的高发生率，以至于许多患者后悔行手术治疗。这与本章前面讨论过的 $T_2$ 平面电灼烧结果是一致的。Chou 等回顾性分析了他们对 33 例面部潮红患者在 $T_3$ 平面的交感神经切除术的经验。术后保留了少量的面部出汗功能，但代偿性出汗发生率仅为 27.3%。3 例（9%）后悔行手术治疗。作者还评估了因手掌或腋窝多汗而切除 $T_4$ 平面的患者的面部出汗功能。结果表明，在 $T_4$ 平面切断，面部出汗功能可被完全保留 [30]。

总之，关于面部出汗和脸红的研究表明，交感神经切除术是相当安全的，且并发症发生率较低。出现的问题仍然是代偿性出汗的发生率高，降低了患者的满意率。在颜面部多汗方面，由于较低的成功率和较高的代偿性出汗发生率，因此对于患者的选择至关重要。心理稳定、被充分告知的颜面部多汗和面部潮红的患者是最佳的手术人选，术前应仔细讨论风险。相关文献表明，成功率在 70%~90% 之间；然而，需要更多数据来充分评估颜面部多汗症的手术效果。仅夹闭而不切断交感神经链可能是面部多汗症更好的解决方案，因为它具有可逆性。Chou 等 [5] 报道了严重后悔手术的患者通过去除夹子而逆转了代偿性多汗症的成功案例。颜面部多汗症患者行 $T_2$ 或 $T_3$ 平面的交感神经节切除术可以安全有效地改善原始症状，但由于代偿性出汗的发生会导致患者的不满意（证据等级低）。笔者对仔细选择的面部多汗症患者较弱推荐 $T_2$ 或 $T_3$ 交感神经切除术（推荐等级 2C）。

## 六、胸内脏神经切除术

交感神经切除术也被用于治疗腹部疼痛，特别是与胰腺相关的疼痛（最常见的是慢性胰腺炎或胰腺癌）。供应腹部的交感神经节合并形成三条内脏神经，分别是内脏大神经（$T_5$~$T_{10}$）、内脏小神经（$T_{10}$~$T_{11}$）和内脏最小神经（$T_{12}$）（图 163-2）。一份针对 44 例接受内脏神经切除术的胰腺癌患者的前瞻性报告显示，在所有患者术后止痛药用量均减少的情况下，有 50% 的患者

表 163-3 面部潮红多汗症汇总

| 作 者 | 年 份 | 水 平 | 干 燥 | 代偿性出汗（%） | 满意（%） | 后 悔 | 人 数 | 随访时间 | 类 型 |
|---|---|---|---|---|---|---|---|---|---|
| Kim | 2004 | $T_2$ | | 76.5 | 77[a] | | 22 | | Pros |
| Kim | 2004 | $T_2$ 传导切除 | | 36.4 | 63[a] | | 22 | | Pros |
| Kao | 1996 | $T_2$ | | | 100 | | 30 | 15 个月 | Retro |
| Adair | 2005 | $T_2$~$T_3$ | | 91 | 63 | 13% | 59 | 20 个月 | Retro |
| Drott | 2003 | $T_2$ | | 85 | 6 | | 891 | 29 个月 | |

a. 统计上显著的；Pros. 前瞻性；Rerto 回顾性

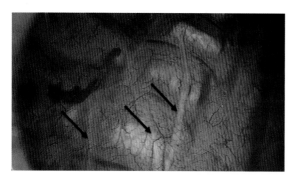

▲ 图 163-2　胸部内脏神经切除术
箭示 3 条内脏神经

疼痛减轻。据报道，成功率高达 70%。该手术通常经左侧单侧完成。

　　内脏神经切除术的技术与交感神经切除术相似，但戳孔放置更靠下（镜头位于第 7 或第 8 肋间，另外两个操作孔位于第 5 肋间）。在胸腔镜下 [41]，内脏大神经通常很容易识别，但较小的内脏神经通常很难从胸腔中辨认。

## 七、迷走神经切断术

　　胸腔镜迷走神经切断术在复发性溃疡和不完全的前迷走神经切断术中似乎有其巨大的潜在作用。避免开胸手术或反复上腹部手术就是一个很大的优势。

　　有很多 VATS 迷走神经切断术成功案例的报道。Laws 和 McKernan 报道了 6 例复发性溃疡患者，之前有胃引流术，行不完全迷走神经切断术。所有胸腔镜下迷走神经切断术均取得成功，且住院时间不超过 3 天。Champault 及其同事报道了 21 例胸腔镜迷走神经干切断术治疗十二指肠溃疡的患者，没有出现胃潴留或迷走神经切断术后腹泻的情况。

　　从技术上讲，VATS 迷走神经切断术通常使用全身麻醉和双腔气管插管从左胸进行手术。三孔或四孔可以更好接近远端食管，分离下肺韧带。视频仪器可以放置在床的足侧，就像做食管肌层切开术，这可以帮助取向。解剖食管周围并横断所有的迷走神经纤维。若没有损伤肺脏，可以不放置胸腔引流管。住院时间将更多地取决于患者的整体状况而不是手术过程。

## 八、结论

　　交感神经切除术已被证明对几种良性 SNS 情况很有价值。目前，推荐对多汗症采用单平面胸腔镜交感神经切除术。对于手掌多汗症，$T_3$ 或 $T_4$ 平面交感神经切除术在限制代偿性出汗的同时提供了良好的治疗效果。同样，$T_4$ 或 $T_5$ 平面交感神经切除术对腋窝多汗症最好。由于高平面的交感神经链离断会导致代偿性出汗发生，因此对于颜面部出汗患者治疗相对困难，$T_2$ 或 $T_3$ 平面的交感神经切除术似乎最佳，只有在出现严重代偿性出汗的情况下才考虑更改离断平面。

　　内脏神经切除术在上腹部疼痛综合征的特定病例中可能是有价值的，但其结果很有限。胸腔镜交感神经切除术手术过程简单，并发症很少。与许多其他手术一样，仔细地进行患者选择是取得良好结果的关键。

# 第二十九篇　原发性纵隔肿瘤及与纵隔病变相关的综合征

## Primary Mediastinal Tumors and Syndromes Associated with Mediastinal Lesions

## 第 164 章
## 重症肌无力
### Myasthenia Gravis

David S. Younger　著

薛志强　译

重症肌无力（myasthenia gravis，MG）是一种原发性自身免疫性疾病。这种疾病的典型特征是肌肉易疲劳、重复电刺激运动反应递减，以及应用抑制乙酰胆碱酯酶的药物可以改善症状，多数全身型 MG 患者出现抗乙酰胆碱受体（AChR）的自身抗体。本章系统阐述 MG 的发病机制、诊断和治疗。推荐对 MG 感兴趣的同学阅读最近的一篇全面综述[1]。

### 一、历史进程

MG 的认识历程充满争议[2, 3]。Marsteller[4] 在 1644 年最早描述了 MG，这位患者来自弗吉尼亚州的詹姆斯敦（Jamestown），该殖民地原归属于印第安酋长 Opechancanough。1685 年 Sir Thomas Willis 描述了 1 例延髓症状的患者，这名患者可能有精神性异常。Wilks[5]、Erb[6] 和 Goldflam[7] 进一步鉴别了 MG 的临床表现。Jolly[8] 在 1895 年命名了"假麻痹性重症肌无力"。到 1900 年，

Campbell 和 Bramwell[9] 报道了 60 例病例。1934 年 Walker[10] 报道了毒扁豆碱有治疗作用，一年后，他提出毒扁豆碱在运动终板[11] 作用于神经肌肉传递的化学性质。1941 年，Harvey 和 Masland[12] 准确地定位了 MG 致病的病理位点在神经肌肉接头，记录了连续电刺激人肌肉诱发动作电位。在正常情况下，动作电位的波幅是稳定的。但是 MG 患者的动作电位波幅快速下降，这与筒箭毒碱诱发的反应相似，筒箭毒碱的致病病理位点是阻滞神经肌肉接头的肌肉侧。而胆碱酯酶抑制药新斯的明可以恢复动作电位的波幅。所有这些研究表明 MG 患者的神经肌肉接头传递障碍引起了肌肉无力。同一年，Blalock 和同事[13, 14] 及随后 Keynes[15] 报道了 MG 患者经胸骨行胸腺切除，无论术前诊断是否合并肿瘤均尽可能完整切除胸腺。

1960 年，Simpson[16]、Nastuk 及其同事[17] 研究了 MG 的免疫学发病因素。MG 免疫学机制

要基于对运动终板释放乙酰胆碱（ACh）的认识，Katz 和 Miledi[18] 随后对此进行了描述。1973年，Patrick 和 Lindstrom[19] 将从鳗鱼电器官提取的 AChR 注射到兔子，目的是获取抗受体的抗体，进一步观察这些抗体是否能够阻滞完整电器官内 AChR 的功能。这些抗体确实阻滞了 AChR 的功能，免疫的兔子瘫痪无力、随后死亡。因此，实验性自身免疫性重症肌无力（experimental autoimmune myasthenia gravis，EAMG）就是针对自身 AChR 的自我免疫攻击。Fambrough 及同事[20] 用放射标记的 α 银环蛇毒素检测 MG 患者运动点活检标本发现 AChR 显著减少，约为对照组的 20%。后来，Drachman 和同事[21] 确立 Fab 交叉连接的意义，即受体复合物可以加速培养骨骼肌中 AChR 的退化。这些重要发现进一步证实了 MG 的致病位点是神经肌肉接头处的肌肉侧。在随后的几年中，研究者通过被动转移 MG 患者血清和 AChR 特异性单克隆抗体，复制出了与人 MG 临床表现非常相似的动物模型。

#### （一）乙酰胆碱受体的病理生理学

20 世纪 80 年代至 90 年代，烟碱型 AChR 的微观结构、生理学及分子组成取得非凡的进展，并应用这些成果解决 MG 的临床问题。AChR 是配体门控性离子通道，在成熟的神经支配肌肉，AChR 是由几个相似的亚单位组成，即 α2、β、δ 和 ε（图 164-1）。不同而又相关的基因编码了各个亚单位，每个亚单位的互补 DNA 克隆显示了它们之间具有高度同源性。在胎儿或去神经支配的肌肉，γ 亚单位替代了 ε 亚单位。5 个亚单位围成管状，其管腔即为 ACh 离子通道。当 ACh 在神经肌肉接头处位于 α 和 ε（或 γ）亚单位之间，或位于 α 和 δ 亚单位之间时，可以诱发实验动物 MG 的抗体激活银环蛇毒素标记的位点或激活位于 α 亚单位区域的主要免疫原区（main immunogenic region，MIR），MIR 与人循环抗体相似。

每个亚单位有四个跨膜区，即 M1～M4。不

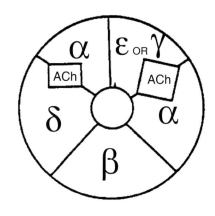

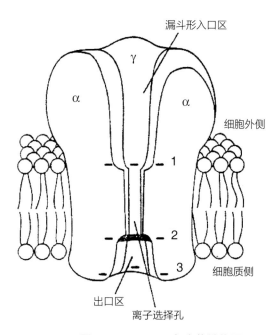

**▲ 图 164-1　AChR 复合物结构图**

跨膜受体具有离子孔或通道，与 ACh 结合的位点在 α 亚单位

经许可转载，引自 Younger DS. Ed. *Motor Disorder*. 3rd ed. New York; Author:2013.

同亚单位之间氨基酸序列的变化主要是位于细胞内的区域，跨膜区域的氨基酸序列一般来说比较保守。每个亚单位的 M1 和 M2 氨基酸序列构成 AChR 离子通道的内面。α 亚单位 66-76 氨基酸序列是引起致病性 AChR 抗体产生的关键自身免疫性区域。有意思的是，在人类结合这一位点的抗体并不影响 ACh 与 AChR 结合，而且，它们可以固定补体并启动对突触后膜的破坏。与抗体结合后 AChR 加速内化和破坏，使得可用 AChR 数量减少。与电压门控离子选择性通道相比较，

位于 AChR 中央的通道对特定阳离子的选择性更小，包括钠离子、钾离子和钙离子。当然，通道对阳离子的相对选择性是由位于 ACh 离子通道孔隙的带电侧氨基酸链决定的。ACh 一旦与通道结合后，就会出现钠离子流入和钾离子流出，但净电流是阳性流入，从而引起突触后膜周围区域肌膜的去极化。去极化可以达到动作电位阈值，并传播到肌肉的其他区域。

### （二）神经肌肉接头生理学

利用噪声分析、膜片钳和电压钳位等技术，已经阐明了终板电流（end plate current，EPC）和终板电位（end plate potential，EPP）的产生机制。运动神经元的轴突通过神经肌肉接头的特殊结构与肌肉细胞进行信息传递（图 164-2）。神经肌肉接头由三部分组成：①突触前膜，即远端轴突的扩大部分，它合成、储存和释放乙酰胆碱（Ach）；②突触间隙，即突触前膜和突触后膜之间的微小空间；③突触后膜，也称终板，是 AChR 等神经递质受体所在的部位。在发育过程中，当运动神经纤维接近肌肉细胞时，它诱导肌肉细胞表面产生一种特异性凹陷，即终板。运动神经轴突传播电活动时可以激活突触前膜，并诱发钙离子内流到突触前轴突，这些过程又激活了轴突内互相协调的一系列分子过程，驱动含有 ACh 的神经递质囊泡到达突触前膜表面，囊泡与突触前膜融合，Ach 以量子方式释放到突触间隙。ACh 在突触间隙迅速扩散，与 AchR 结合，直接打开 AChR 的离子通道。单个 ACh 离子通道以全或无模式运行，当其打开时，产生约 2.7pA 的固定电流振幅。正常的 EPC 是 200 000 个 ACh 通道电流的总和，并产生约 70mV 的 EPP。终板电流或电位的振幅很大，但电流是不可再生的，这不同于通过电压门控离子通道产生的电流。通过电压门控离子通道（如钠通道）产生的去极化电流，可能导致周围的诸多钠通道打开。因此，来自所有钠通道的电流可以总和起来，达到阈值，并产生动作电位。相反，ACh 诱导的 EPP 不能激活

额外的 AChR 离子通道。EPP 必须在突触后膜招募并激活钠通道，从而产生动作电位。因此，突触后乙酰胆碱受体的有效数量是产生突触后信号并传播的关键因素。

为了确保神经肌肉信号有效传递，正常神经肌肉接头中的必要生物学机制都有足够的功能储备，如充足的乙酰胆碱受体及电压门控的钠离子通道。为了响应神经动作电位，神经末梢在非常局限的区域内可以释放出大约 200 个量子式的囊泡，每个囊泡含有 6～10 000 个 ACh 分子。ACh 与 AChR 上的特定位点结合，导致乙酰胆碱受体通道瞬间开放，允许钠离子净流入，从而产生去极化电位。乙酰胆碱受体通道由 5 个亚基组成，它们呈圆形排列，形成一个 2.5nm 的通道，其最窄的部分直径为 0.65nm。每个亚单位包含 4 个跨膜 α 螺旋，命名为 M1～M4，M2 段形成了通道的主要结构。足够多的 ACh 囊泡被释放到突触间隙，超出正常需求很多的受体离子通道诱发肌肉纤维去极化达到阈值。这产生了安全系数（safty factor，SF），该安全系数可以通过以下公式定量定义，即 SF=EPP/（电位阈值膜电位）。在 MG 中，由于 AChR 抗体的存在，使得突触后活性 AChR 数量减少，EPP 的振幅降低，SF 受损。SF 的损伤可能导致神经肌肉接头信号传递的失败。如果突触后肌细胞没有兴奋，就会表现为肌无力。在实验中即使减少了受体的数量，EPP 也不会降到诱发肌肉动作电位所需的阈值以下。但当自身免疫攻击了乙酰胆碱受体时，减少了终板上功能性受体的数量，导致 EPP 下降到阈值以下，这就会导致肌肉无力和疲劳，特别是当肌肉重复或持续收缩时，症状更加明显。

### （三）自身免疫性发病机制

最早由 Weigert[22] 在 1901 年提出 MG 起源于胸腺的假设，至今仍难以证实，还是一种猜测。肌无力发病过程中的最初事件是丧失了自我耐受，根据几个直观原因推测这一过程是由胸腺引起的。胸腺包含了所有理论上激活 AChR 特异

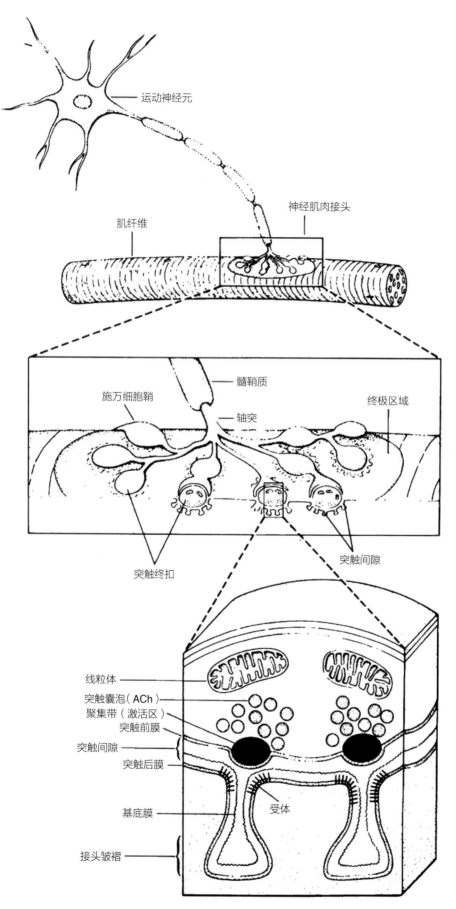

运动神经元

肌纤维

神经肌肉接头

髓鞘质

施万细胞鞘

轴突

终极区域

突触终扣

突触间隙

线粒体

突触囊泡（ACh）

聚集带（激活区）

突触前膜

突触间隙

突触后膜

基底膜

受体

接头皱褶

◀图 164-2　神经肌肉接头示意图

运动轴突分叉成几个细小分支，最后形成表面包被薄层施万细胞的突触终扣，它位于肌纤维膜末端终板的前方，中间是 100nm 的突触间隙。突触囊泡在激活区聚集并释放 ACh。接头处皱褶位于每个小头下方，含有密集的 AChR。乙酰胆碱酯酶分泌到突触间隙，可以使突触后膜上的 ACh 失活。肌肉基底膜通过突触后膜上接头处皱褶来适应突触前小头形成突触

引 自 Kandel E, Schwartz JH, Jessell TM. *Principles of Neural Science*. 3rd ed. Norwalk, CT: Appleton & Lange; 1991:188. © 1991 by Appleton & Lange. All rights reserved 版权所有

性 T 细胞所必需的因素，它们包括 AChR 的免疫原肽或模拟受体肽；局部抗原呈递细胞（antigen-presenting cells，APC）或形成了 AChR 的肌样细胞，然后在抗原特异性 T 细胞受体和主要组织相容性复合物（major histocompatibility complex，MHC）Ⅱ的存在下，在其表面表达 AChR 衍生肽片段，形成三分子复合物。尽管正常胸腺和肌无力患者胸腺中的肌样细胞同样丰富，但增生腺体中的肌样细胞比萎缩腺体中的要多得多。AchR 特异性 T 细胞在伴有或不伴有上皮细胞肿瘤或胸腺瘤的肌无力患者胸腺中富集。肌无力患者胸腺中的 AChR 特异性 T 细胞是一直停留在胸腺，还是在外周免疫系统逗留一段时间后再返回胸腺目前尚不清楚。MG 患者的外周血液中含有一部分强化的自身反应性 T 细胞，它们能够招募 AChR 反应性 B 细胞来产生致病性的抗 AChR 抗体。在主动诱导或被动转移的 EAMG 中，当肌无力过程始动于胸腺外时，没有观察到胸腺内存在生发中心。将肌无力胸腺组织移植到联合免疫缺陷小鼠体内可产生致病性小鼠抗体。

抗体介导反应的主要后果是突触后膜乙酰胆碱受体密度的降低。抗 AChR 抗体可以通过多种机制减少 AChR 的数量。通过放射性同位素标记的 α 银环蛇毒素可以追踪 AChR 的改变，并可以估算受体的降解速率。MG 患者的血清可以使乙酰胆碱受体的降解速率上升，高达正常对照组的 2~3 倍，乙酰胆碱受体的内吞作用也加快。在电子显微镜（EM）上受影响的神经肌肉接头突触后膜被简化，突触后膜上通常卷曲的褶皱变平。免疫细胞化学技术可以帮助检测神经肌肉接头处补体的膜攻击复合物（C5b-9）。MG 患者血清 AChR 抗体的浓度通常与疾病的严重程度无关，这一观察结果通常可以用抗体功能的变化和 AChR 亚基上不同的表位靶点来解释。事实上，AChR 抗体在加速受体降解方面的功能活性与 MG 患者肌无力的严重程度密切相关。MG 自身免疫反应的分子机制，阐明了获得性自身免疫 MG 的易感危险因素及难治性患者的潜在治

疗新途径。例如，那些具有 DQ2 人白细胞抗原（human leukocyte antigen，HLA）单倍型的患者，其患 MG 的风险是普通人群的 30 倍以上。未来可以探索创新治疗方案，例如通过发展抗 –AChR 和抗特异基因型抗体来识别 APC 上 MHC Ⅱ 分子、识别 AChR 的特异性 T 细胞，以及通过针对 AChR 的竞争性肽来阻断 T 细胞识别或结合 ACh 受体片段的 MHC 来实现。

## 二、诊断

### （一）病理学和分型

"myasthenia" 一词可用来特指获得性自身免疫性疾病，而 "myasthenic" 一般用于与神经肌肉接头相关的其他综合征。同样，MG 的分类一直很困难。早期分类更强调症状的持续时间，因为人们认为这种疾病是逐渐进展的。Younger 等[23, 24]强调应纳入症状严重程度、功能状态和对治疗的反应等指标，来进行更准确的病因学分类、分型及患者预后分析比较的研究。

### （二）临床方面

获得性自身免疫性 MG 的临床诊断是根据肌无力的状态做出的，特征是在一天、几个月或几年的病程中具有波动性，具有可感知的恶化和缓解。肌无力的分布具有特征性，通常影响眼部、面部、口咽部和四肢的肌肉。静脉注射快速作用的抗胆碱酯酶药物腾喜龙后，症状可以得到明确的、可重复的改善。对于反复的神经刺激会出现应答减弱及检测到血清中的 AChR 抗体，可以辅助确诊。选择性地累及四肢和呼吸肌，而不累及眼肌或口咽肌，是非常少见的情况。

### （三）影像学和电生理学检查

所有患者均应行纵隔 CT 检查，以明确胸腺增生和胸腺肿瘤。正电子发射断层扫描（positron emission tomography，PET）结合 CT 可提高胸腺肿瘤的检出率。胸腺增大，通常意味着腺体增生，PET/CT 检测到的胸腺肿瘤一般都可以手术切除。由于存在肌无力症状加重的风险，术

前活检并不可取。MG 的电生理评价包括重复运动神经刺激和单纤维肌电图（single-fiber electromyography，SFEMG）。3Hz 刺激后连续复合肌肉动作电位下降 12%～15% 或以上，短暂运动后阻滞加重数分钟，提示神经肌肉接头的突触后膜存在缺陷。检查过程中患者主动激活肌肉时，SFEMG 在单个终板上进行定量式传播。记录同一刺激下两个肌纤维的动作电位，直到接近单纤维电极。连续放电中的电位是变化的，两个电位间隔时间内的变异性称为颤动，颤动是通过计算连续间隔电位之间的平均差得出。颤动通常在 10～50ms 之间变化。当脉冲不能连续地出现时，就会发生阻断。MG 的一个典型表现是一些成对电位的颤动正常，而其他的颤动则增加。通常在每块肌肉中研究 20 个成对电位。据 Sanders[25] 报道 85% 全身型和 10% 眼肌型 MG 患者的手部或肩部肌肉存在不正常衰减，86% 的全身型和 63% 的眼肌型 MG 患者的 SFEMG 存在异常。增加第二块肌肉检测后，99% 全身型 MG 患者 SFEMG 呈阳性，使其成为一种更敏感的检测方法。

### （四）抗乙酰胆碱受体抗体

有 4 种 AChR 检测方法可用于 MG 血清学评估。其中 3 种是根据其各自的生理特性命名的，包括 AChR 结合、阻断和调节异常而导致神经肌肉信号传递功能的丧失，第四种是针对肌肉特异性酪氨酸激酶（MuSK）受体的自身抗体。AChR 抗体假定的作用包括加速降解、内吞、受体交联、功能阻断和补体介导的 C5b9 膜攻击复合体对终板的裂解，导致突触后膜折叠的扁平和简化。Somnier[26] 研究显示结合试验在高达 90% 全身型 MG 患者中呈阳性，应作为一线检测，特异性大于 99%，约 35%～50% 的 AChR 抗体阴性患者的 MuSK 试验阳性，这一检测是疑似患者常规血清学评估的补充。

Vincent 和 Newson-Davis[27] 与 Solliven 及其同事[28] 的研究均表明，大约 12%～17% 的全身

型 MG 患者血清无法检测到 AChR 抗体，这被称为血清阴性 MG，这些患者在临床上与那些抗体滴度升高的患者没有区别，对抗胆碱酯酶或免疫抑制药、血浆置换和胸腺切除术等治疗有相似的良好临床反应。血清阴性 MG 的发病机制与抗体阳性 MG 无明显差异。传统检测方法未能检测到抗体，有几种可能的解释，包括如果血清抗体滴度较低，大部分抗体与抗原结合，因此没有足够的抗体可以检测到；抗体与所对应的抗原决定簇亲和力降低或变异性过大；抗体可能是针对主要结合位点以外的位点，或抗体是针对 AChRs 提取过程中丢失的位点；检测之前病程较短或同时接受免疫治疗也可能导致血清抗体阴性。在血清抗体阴性的全身型和眼肌型 MG 患者的肌肉终板活检标本中，AChR 的数量显著减少。将血清抗体阴性患者的血清注射到实验动物体内，同样可以引起与抗体阳性血清相类似的异常临床表现。免疫球蛋白通常不与血清阴性患者终板的 AChR 结合，这提示这类疾病可能是由于某种循环血浆因子结合了 ACh 以外的位点，进一步抑制 AChR 功能所致。

## 三、分型和评分系统

第一个实用的临床分型系统是由 Osserman[29] 提出的，随后由美国 MG 基金会（MG Foundation of America，MGFA）[30] 医学科学咨询委员会特别工作组进行了修改，如表 164–1 所示。此外，还有许多精心设计的评分系统，它们能够很好地定义 MG 的多样性，应用于疾病常规治疗和临床研究。

### （一）定量评分

定量 MG 评分（quantitative MG，QMG）是评价 MG 最好的客观指标[31]。目前应用的定量 MG 评分是 Besinger 及同事在 20 世纪 80 年代初首次设计的量表，以后又经过进一步的扩展和修改[32, 33]。最初的评价量表由 8 个项目组成，每个项目的评分为 0～3 分，其中 3 分是最严重的，

表 164-1 MG Osserman 和 Genkins 分型，MGFA 特别工作组修订 [a]

| 分 型 | 临床类型 | 症 状 |
|---|---|---|
| I [b]/MGFA I | 眼肌型 | 上睑下垂，复视 |
| II a[b]/MGFA II | 轻度全身型 | 轻度全身肌无力 |
| II b[b]/MGFA II [b] | 面咽型 | II a + 延髓功能异常 |
| III [b] | 急性重度全身型 | 急性全身肌无力 + 延髓功能异常 + 呼吸功能不全 |
| MGFA III | 中度全身型 | 中度全身肌无力 |
| MGFA III [a] | | 四肢 / 躯干肌肉受累大于面咽肌肉受累 |
| MGFA III [b] | | 面咽 / 呼吸肌肉受累大于肢体 / 躯干肌肉受累 |
| IV [b] | 慢性重度全身型 | 严重的，通常是进行性的全身性肌无力 |
| MGFA IV | 重度全身型 | |
| MGFA IV [a] | | 四肢 / 躯干肌肉受累大于面咽肌肉受累 |
| MGFA IV [b] | | 面咽 / 呼吸肌肉受累大于肢体 / 躯干肌肉受累 |
| V [b] | 肌无力伴严重功能不全 | 慢性重度全身肌无力伴肌肉萎缩 |
| MGFA V | 需要气管插管的 MG | |

a. MGFA, 重症肌无力基金会, 已标记的条目 . b . 参考 Osserman 和 Genkins 分类

经 EMH Swiss Medical RublishersLtd 许可，改编自 Toyka KV, Gold R. Treatment of Myasthenia Gravis. *Schweiz Arch Neurol Psychiatr* 2007; 158: 309.

后来扩展到 13 个项目，并用于两个评估环孢素治疗 MG 效能的试验中 [34, 35]。在以后的修订中进一步强化了评分系统的客观性 [36–38]。在静脉注射丙种球蛋白治疗 MG 的随机安慰剂 – 对照研究之前，对量表进行了评分者间的可靠性测试，该研究将改良的 QMG 作为主要的结果衡量标准。在 95% 置信水平下，QMG 评分差异不超过 2.63 个单位，在安慰剂对照试验中每个治疗组需要 17 名患者的样本量，以检测 0.80 的显著性差异。QMG 可以在 20~30min 内完成，唯一需要的专业设备是肺活量计和握力测力器。第一个 MGFA 工作组建议在所有 MG 治疗相关的前瞻性研究中，使用 QMG 作为评价标准 [36]，QMG 已用于霉酚酸酯、静脉注射免疫球蛋白（intravenous immunoglobulin, IVIg）和血浆交换（plasma exchange, PE）的研究 [39–43]。MGFA 工作组定义了在不同干预措施后 MG 的缓解、改善和恶化。

（二）徒手肌力测定

疾病特异性的手工肌肉测试可以在床边进行，而无须专门的设备。以 0~4 为评分标准，测量 30 个 MG 常受影响的肌群（6 个脑神经 / 24 个体神经）。MG 人工肌肉测试（MG manual muscle test, MG-MMT）显示出良好的评分者间可信度，平均分差为（1.3 ± 1.8）分，它与 QMG 有很好的相关性，然而，在一般的疾病分型中，MG-MMT 值有很大的差异，这也是 QMG 的一个问题。相较于 QMG，MG-MMT 优点是可以在医生临床查房中完成、花费时间更少且不需要专门的设备。

（三）肌无力肌肉评分

肌无力肌肉评分（myasthenia muscle score, MMS）包括 9 个独立的功能区，包括颅骨、颈部、躯干和四肢的力量，总分为 0~100。与先前描述的量表不同，MMS 上的最高分数代表更好

的力量和功能[45, 46]，肺功能不在 MMS 评估系统中，但它在 QMG 中会被评估。

### （四）日常生活活动概况

MG 日常生活活动（MG activities of daily living，MG-ADL）概况是一个简单的包含 8 个项目的问卷，重点关注 MG 患者的常见症状，每个项目的评分为 0（正常）至 3（最严重），研究人员询问患者 8 个问题并记录他们的回答。MG-ADL 与 QMG 相关性良好，已成为临床研究中的第二个疗效评估方法[47]，评分者无须专门训练，可在 10min 内完成。

### （五）综合评分

MG 综合评分包括 QMG，MG-ADL 和 MG-MMT 最有价值的内容[48]。量表中有 3 点重要变化且与 MG 生活质量（MG quality of life，MG-QOL）量表相关。它的优点包括①严格选择检测项目，这是通过在两个涉及超过 250 名 MG 患者的随机对照试验中评估检测项目的效能；②涵盖 10 个 MG 最常受影响的重要功能区；③在所有项目中按适当比例纳入延髓和呼吸项目（4/10）；④适当调整测试项目加权；⑤在不需要任何设备的情况下，5min 内完成测试；⑥易于判读，可在 10s 内计算总分；⑦可靠；⑧反映了 MG 治疗中横向和纵向结构效能。第二个 MGFA 工作组建议是将 MG 综合评分纳入所有 MG 前瞻性治疗研究。

## 四、泼尼松剂量作为主要研究终点

研究人员已恢复使用泼尼松剂量作为主要研究观察终点，以 QMG 和其他定量量表作为次要终点。在一项正在进行的甲氨蝶呤治疗 MG 研究中，将泼尼松服用量作为主要研究终点，目的是确定服用甲氨蝶呤的受试者在试验结束时泼尼松服用量是否低于服用安慰剂的受试者[50]。

## 五、生活质量

生活质量（quality of life，QOL）量表有很多

种，包括 MG 调查表（MG questionnoire，MGQ），MG-QOL 和含有 60 个项目的疾病特异性调查表[51-53]。在临床试验研究中将 MG-QOL60 简化为 MG-QOL15 后，仍然与 MG-QOL60 具有良好的相关性[53-55]。

### 遗传性肌无力

表 164-2 显示了遗传性肌无力综合征的多样性。遗传因素在先天性肌无力综合征的发病中起关键作用，而在自身免疫性 MG 中不起作用。正常神经肌肉接头传递的 SF 丢失是所有这些疾病的共同特征，缺陷的部位可能是突触前、突触或突触后。突触前肌无力有两种，乙酰胆碱的再合成缺陷或突触囊泡的缺乏和量子释放的减少所引起的。终板 ACh 缺乏会导致突触间隙的功能紊乱。突触后障碍与 AChR 缺乏或活性异常相关。存在 AChR 缺乏和动力学异常的机制包括短开放时间综合征和慢通道综合征，慢通道综合征是由于 AChR 对 ACh 的亲和力增加，导致与 ACh 长时间结合，通道反复开放，还有另一种综合征，其动力学异常机制尚未阐明。没有 AChR 缺陷的

**表 164-2　遗传性重症肌无力分类**

| |
| --- |
| **突触前异常（6%）** |
| • 胆碱乙酰转移酶 |
| • 突触囊泡缺乏 |
| • 先天性 Lambert-Eaton 肌无力综合征 |
| **突触终板异常** |
| • 终板 AChE 缺乏 |
| • β2- 层黏连蛋白缺乏 |
| **突触后异常** |
| • AChR 缺乏，伴或不伴 AChR 功能异常 |
| • 原发性功能异常，伴或不伴 AChR 缺乏 |
| • 受体相关蛋白缺乏 |
| • 胶质缺乏 |
| • 钠通道缺乏 |
| **终板调节机制缺陷** |
| • Dok-7 肌无力 |
| • 谷氨酰胺 – 果糖 -6- 磷酸转氨酶缺乏 |
| • 中枢性肌病相关的肌无力综合征 |

AChE. 乙酰胆碱酯酶；AChR. 乙酰胆碱受体

经许可转载，引自 Younger DS, ed. *Motor Disorders*. 3rd ed. New York; 2013.

机制包括低亲和力快通道综合征和高电导快通道综合征。与无原发活性异常的 AChR 缺陷相关的机制是由亚单位基因的无义突变引起的。先天性肌无力综合征的诊断线索包括阳性家族史；在新生儿期、婴儿期或儿童期发病，并在青春期或成年期进展；对抗乙酰胆碱酯酶药物缺乏明显的反应；缺乏血清 AChR 抗体。研究这些综合征需要对神经肌肉接头进行形态学和电生理学研究，只有很少的医疗中心能提供这些研究。应当对疑似患者的异常肌肉进行活检，以便在末端板上进行 ACh 和免疫沉淀的细胞化学定位，电镜和细胞化学研究可用于确定突触小泡的大小和密度及神经末梢和突触后膜的形态，还可以使用过氧化物酶标记的 α- 银环蛇毒素定量评估乙酰胆碱受体结合位点。在体外微电极研究中，包括噪声分析和膜片钳记录，提供了关于乙酰胆碱受体通道动力学特性的信息。应用分子遗传学检测 AChR 亚单位基因突变，有利于揭示离子通道异常的原因。

## 六、治疗

神经科医生治疗 MG 需要采用贯序、联合的方案，包括抗胆碱酯酶药物和免疫抑制剂药物、胸腺切除手术、PE 及 IVIg，但这在随机对照试验中并没有显示出获益。最近发表了指导 MG 治疗的国际共识[56]。

### （一）乙酰胆碱酯酶抑制药

事实上几乎所有患者都会使用吡啶斯的明，通常在初始治疗时就使用，最佳剂量取决于患者的症状，从清醒时 60mg/4h 开始，逐渐将剂量增加到 120～180mg，直到不良反应抵消药物带来的益处。目前尚未发现慢性用药会导致疗效下降或显著不良反应，也不会明显改变疾病的自然进程，最终将不得不采用其他治疗方法。

### （二）皮质类固醇

泼尼松是 MG 治疗中应用最广泛的免疫抑制药。早在 1935 年，Simon[57] 就报道了一名患者每日注射垂体前叶提取物后病情持续缓解。Torda 和 Wolff[58] 记录了 5 例患者应用促肾上腺皮质激素（ACTH）治疗后获得部分缓解。随后，他们又观察到 15 名患者中有 10 名出现临床症状改善。Torda 和 Wolff[59] 也指出所有患者都经历了短暂性病情恶化，其中一人死亡。但是，Shy[60] 及同事、Grob 和 Harvey[61]、Millikan 和 Eaton[62] 等的研究结果并不乐观，这就掩盖了最初研究显示的良好前景，以后近 20 年间对皮质类固醇的应用热情很低，一直到 Warmolts 和 Engel[63] 及 Jenkins[64] 证明长期使用 ACTH 和长期口服泼尼松治疗是有效的。虽然皮质类固醇激素在免疫系统的多个环节发挥着免疫抑制作用，一般认为抑制活化的 T 细胞、B 细胞及 APC 是 MG 临床获益的重要因素。根据 Pascuzzi 及同事[65] 的报道，长期给药可以使 69%～80% 的患者最终改善，但是 48% 的患者最初可能出现病情恶化，2/3 的患者有不良反应或严重不良反应。逐渐增加泼尼松的剂量可以避免肌无力恶化。由于最佳用药方案的不确切性，因此目前仍未达成专家共识。例如，1974 年的治疗方案是隔日用药 1 次，每次 25mg，每 3 次剂量增加 12.5mg，直到 100mg 的维持剂量，Seybold 和 Drachman[66] 采用这种方案治疗 12 名 MG 患者，其中 11 例得到显著或中度的改善。20 年后，同一研究组建议泼尼松的起始剂量为 15～20mg/d，每 2～3 天增加 5mg，最大剂量不超过 50～60mg/d，然后改为隔日给药。

### （三）硫唑嘌呤

1969 年，Mertens 及同事[67] 首次报道了硫唑嘌呤在 MG 中的治疗作用。此后，硫唑嘌呤治疗方案在世界范围内获得了广泛认可，其有效率与泼尼松基本相似，也可以单独作为全身型 MG 患者的治疗方案。硫唑嘌呤适用于皮质类固醇治疗时不良反应剧烈、不耐受或频繁复发的患者，因年龄或合并症而被认为不适合进行胸腺切除的患者及胸腺瘤患者。但是采用硫唑嘌呤治疗有 3 个缺点：①大约 10% 的患者使用该药后会出现副作用，主要是胃肠道反应和流感样症状，但很少需要长期停药；②几乎所有患者都会出现骨髓抑制现象；③用药 3～6 个月或更长时间后，才会显现出疗效。考虑到所有这些因素，大多数临床医生认为使用该药时应在数周内缓慢增加剂量，从 50mg/ 日开始增加到维持剂量 2～3mg/（kg·d），用药期间密切监测肝功能、外周血白细胞计数和血小板计数。

### （四）环孢霉素

1987 年，Tindall 和同事 [68] 在安慰剂对照试验中报告了环孢素 A 在治疗 MG 方面有良好作用，随后在对照双盲研究中与泼尼松和硫唑嘌呤进行了比较。环孢霉素通过可逆地抑制活化辅助性 T 细胞的克隆性扩增，抑制 T 细胞依赖性抗体反应，它还可以抑制炎症中间体白细胞介素 –2（IL-2），另外应用环孢霉素可阻止 EAMG 的表达和诱导。由于该药物可以引起血管内皮损伤、间质纤维化、高血压及头痛，因此长期使用会造成剂量依赖性和药物蓄积性肾毒性。

### （五）霉酚酸酯

霉酚酸酯是嘌呤合成的抑制剂，传统上用于抑制器官移植后的排异反应。霉酚酸酯最初在治疗难治性 MG 中显示出良好的效果，但有报道称该药可出现一种罕见的不良反应，即有形成全身肿瘤的倾向，且该药亦无法显示出优于皮质类固醇和其他免疫抑制药物的优势，这些因素限制了霉酚酸酯的应用。尽管如此，专家们一致认为，对于那些可能不适合使用皮质类固醇或不能耐受硫唑嘌呤的患者，特别是对于严重的胸腺瘤和非胸腺瘤 MG 患者，霉酚酸酯仍可作为一种有效的长期胃肠外治疗方法，以改善病情。

### （六）利妥昔单抗

利妥昔单抗是一种抗 B 细胞的单克隆抗体，可以作为一种潜在的理想治疗方法。最近的系统回顾和荟萃分析中描述了利妥昔单抗的疗效和安全性 [69]，它可能是治疗难治性 MG[70] 和 MuSK 自身抗体阳性患者的有效治疗方式 [71, 72]。

### （七）PE 和 IVIg

PE 和 IVIg 是 MG 急性发作期的有效治疗方式，通常在开始治疗几天内表现出明显的短期效果。PE 能够迅速降低体内 AChR 抗体滴度，这可能是其产生临床疗效的原因。IVIg 的疗效可能是由于抑制了特异的基因型抗基因型（idiotype-anti-idiotype）抗体间的相互作用，而且 IVIg 还可以抑制自身抗体的产生，抑制抗体与 AChR 结合，改善补体介导的 AChR 裂解。这两种治疗方式的缺点包括成本高、需要专门的设备和人员、体液的潜在转移、电解质紊乱及需要留置血管插管。此外，IVIg 还可能引起流感样综合征、无菌性脑膜炎、肾衰竭、头痛、低血压或高血压、IgA 缺乏患者的过敏反应，以及尽管可能性很小但肯定存在的传染病风险。

对急性恶化 MG 患者短期使用 IVIg 具有可靠的 I 类证据。尽管缺乏 RCT，肌无力危象中应用 IVIg 仍有很好的证据。其长期维持治疗缺少足够的 III 类证据 [73]。RCT 样本量模拟显示，对 MG 患者进行 IVIg 维持治疗后，QMG 评分和其他评价参数持续下降约 50%，按照每组约 33 名患者的样本量计算，可以用 QMG 评分检测出至少 30% 的临床差异，因此研究者建议将 QMG 评分作为 IVIg 治疗慢性 MG 患者 RCT 研究的主要观察终点。

一项纳入 84 名中至重度 MG 患者的单盲 RCT 研究 [74] 表明，IVIg 和 PE 的疗效基本相当，这些疗效表现在病情严重性的 QMG 评分、治疗有效率的比例、治疗效果的持续性、耐受性及反映生活质量的 QOL。MG 治疗前的严重程度是唯一能预测治疗效果的因素。作者认为 IVIg 和 PE 治疗成人中至重度 MG 的疗效相似。

然而，一项纳入 27 名全身型青少年 MG 患者的回顾性队列研究，结果显示出作为维持治疗时 PE 优于 IVIg 的 III 级证据 [75]。该研究中 7 名单独使用 PE 治疗的患者中全部有效，10 名接受 IVIg 治疗患者中有 5 名有效，10 名同时接受两种治疗的患者中 9 名有效，这提示 PE 和 IVIg 的疗效具有显著性差异（ $P = 0.04$ ）。

### （八）胸腺切除术

最早的经胸骨手术是为了切除胸腺肿瘤。对于非胸腺瘤患者而言，手术可以切除组织学异常的胸腺、阻断 MG 可能的致病因素，从而获益。这两种观点都提示胸腺是 MG 患者的发病因素。早期全胸腺切除可以取得良好的治疗效果，特别是胸腺组织表现为非退行性的增生患者，并能检测到抗体滴度的下降，这些都证明了胸腺在 MG 免疫学发病机制中起重要作用 [76, 77]。手术的目标是完全切除胸腺，但彻底的胸腺切除术还是很困难，因为腺体由颈部和纵隔的多个叶组成，有很多小病灶通常位于经典或扩大经胸骨或经颈手术入路的可切除范围之外。如术前肺功能检查所预测的那样，为症状严重的患者实施更广泛的胸腺切除术，可能会延长术后机械通气时间 [23]。

### （九）胸腺瘤

对于怀疑有胸腺瘤的患者，应进行经胸骨胸腺切除术，尽可能彻底切除颈部和纵隔胸腺组织以延长生存期，防止肿瘤复发，减轻甚至消除临床症状 [78]。根据研究者的经验，与手术切除非侵袭性胸腺上皮细胞瘤相比，早期积极采取手术、放疗和化疗治疗侵袭性肿瘤，MG 同样可以获得很好的治疗效果。然而，对于合并胸腺瘤 MG 慢性免疫抑制治疗的药物选择仍存在很大争议。作者的经验是在肿瘤诊断后，就口服免疫抑制剂进行治疗，如硫唑嘌呤或霉酚酸酯，并在术后继续用药，因为这类患者病情通常更严重、更容易恶化。非侵袭性和低级别侵袭性胸腺瘤，包括髓质型和皮质上皮混合型，即使包膜侵犯，复发风险也很小甚至没有复发风险，很少需要辅助治疗。皮质型胸腺瘤复发风险很低但依然存在，如果没有包膜侵犯的迹象，可以单独使用硫唑嘌呤治疗。中度和高度恶性发育良好的胸腺癌患者术后应接受放射治疗，并严格进行胸部 CT 复查，以及时发现复发的征象。MG 症状急性加重的患者可能存在肿瘤复发，应认真判断否有复发，如果

有可能需要化疗和再次手术。

## 七、肌无力危象

肌无力危象定义为需要机械通气支持的严重情况。在 20 世纪，大约 16%MG 患者会经历肌无力危象，危象患者仅有 50% 的生存率 [79]，这个数字在很长一段时间内没有改变。MG 患者出现肌无力危象之前，往往会出现进行性无力、口咽部症状、对胆碱酯酶药物耐受及合并感染。现在治疗重症 MG 的标准处理是在重症监护室中治疗，因为这能够尽早地发现需要机械通气支持，提供积极的呼吸支持和医疗手段，以减少气管切开的需要。在过去的 50 年里，1960—2010年，肌无力危象总死亡率从 50% 下降到了 6%。肌无力危象是一种暂时性的恶化，不管其诱因是什么。治疗目的是维持患者的生命，直到度过病毒或细菌感染、吸入性肺炎、手术及其他并发症的缓解、恢复对抗胆碱酯酶药物的反应。过去，用腾喜龙鉴别肌无力危象和胆碱能危象，但现在这一方法没有太多意义，因为胆碱能危象非常罕见，而且为了改善症状，两者都需要停用抗胆碱酯酶药物。

## 八、治疗展望

MG 治疗的最终目标是治愈或至少预防或抑制对骨骼肌 AChR 的免疫反应。很多治疗方案通过选择性或特异性地阻断 MG 的免疫发病机制，希望在未来能被证明是有效的。选择性免疫治疗只是抑制免疫系统的细胞，不影响其他细胞，也不存在全身免疫抑制的不良反应，包括对白介素和活化 T 细胞有毒性的基因工程制剂和干扰 T 细胞活化共刺激信号的基因工程制剂。未来，特异性免疫治疗的目标可能是，抑制对乙酰胆碱受体的特异性自身免疫反应，目前具有理论意义的途径包括，设计乙酰胆碱受体特异性抑制细胞，诱导对乙酰胆碱受体特异性 T 细胞的耐受，使用靶向 APC 灭活 AChR 特异性 T 细胞，以及基因修饰 B 细胞。

# 第 165 章
# 非胸腺瘤重症肌无力胸腺切除的疗效评价
Evaluation of Results of Thymectomy for Nonthymomatous Myasthenia Gravis

Mitchell J. Magee　Joshua R. Sonett　著

薛志强　译

Blalock 等[1] 在观察到全身型重症肌无力（MG）切除囊性胸腺瘤后症状得到改善，推测非胸腺瘤 MG 患者胸腺切除治疗也会有临床获益。Blalock 等[2, 3] 随后又为 20 位非胸腺瘤 MG 患者实施了胸腺切除手术，超过半数的患者症状得到改善，从而确定了胸腺切除在非胸腺瘤 MG 中的治疗作用。自 1944 年 Blalock 的病例报道以后，对于胸腺切除术的特殊治疗作用，以及最近出现的关于最佳手术入路和切除范围的争论，在神经科医生和外科医生中从未停止。目前，这些争论的关键是由于缺少随机对照研究，很难比较手术治疗和药物治疗、疾病的自然史，以及不同外科医生认为的最佳手术方式。有大量研究证实，胸腺切除的完整性与改善 MG 临床症状、提高疾病缓解率密切相关。解剖学报告证实 MG 患者普遍存在广泛分布的异位胸腺组织[4-6]；初次胸腺切除不完整的 MG 患者，再次手术切除残留的胸腺组织，临床症状可获得完全缓解[7]，因此完全彻底的胸腺切除是必要的。直到目前为止，大多数医生依然选择胸骨正中切口入路，因为他们认为这样能更完整、彻底地切除胸腺组织，包括相邻的纵隔脂肪组织[8]。还有一些医生主张采用一种更积极的手术方式来达到完全切除胸腺的目的，即采用扩大经胸骨切口胸腺切除术或经颈 – 胸骨联合切口胸腺切除术来清除所有胸腺组织。随着微创技术在纵隔疾病治疗中的广泛应用，越来越多的外科医生提倡和采用微创方法来完成胸腺切除，他们认为微创手术虽然不能非常彻底地切除胸腺相关组织，但对治疗效果影响不大。

为了使 MG 患者胸腺切除时所采用的各种手术入路和技术具有更好的客观性和一致性，美国重症肌无力基金会（MGFA）推荐了胸腺切除的分类方案（表 165–1）。

在本章中，结合 MGFA 的分类方案，我们比较了目前应用于非胸腺瘤 MG 患者的各种胸腺切除手术方式和入路，也包括定义不是很明确和切除范围不一致的内容。我们回顾并分析了已报道的相关临床数据，对不同手术方式进行比较，尤其是重点比较了微创手术方式和传统标准的经胸骨切开手术之间的差别。在我们的评估中，强

**表 165–1　胸腺切除术分类**

**T–1 经颈胸腺切除术**
- 标准切除（Basic）
- 扩大切除（Extended）

**T–2 胸腔镜胸腺切除术**
- 标准切除（Classic）
- 扩大切除（VATET）

**T–3 经胸骨胸腺切除术**
- 标准切除（Standard）
- 扩大切除（Extended）

**T–4 经颈 – 胸骨联合切口胸腺切除术**

调了包括 Kaplan-Meier 寿命表在内的数据研究，我们认为这些分析对于正确评价长期完全缓解率至关重要。

## 一、经颈胸腺切除术（T-1）

由 Cooper 介绍并推广的经颈胸腺切除术，已经被很多有说服力的研究证实是可靠的[9-12]。在绝大部分胸腺包膜完整的病例中，从胸腺上极到下极都能连续完整地切除干净[9, 12, 13]。Shrager 等[10, 11]在2002年和2006年先后报道了两组研究，分别纳入了78例和151例患者，这是目前采取经颈胸腺切除术纳入患者最多的研究。与其他支持该手术方式的研究相似，Shrager 等研究证实，与经胸骨切开术相比，经颈方式在获得相似缓解率的前提下，保证了更低的并发症发生率和平均住院时间。但是，前述研究的病例包含了胸腺切除术后应用小剂量免疫抑制剂和部分缓解的患者，没有分析完全稳定缓解率（complete stable remission，CSR）。

现代经颈胸腺切除术应包括胸腔镜辅助伴或不伴胸骨抬高术，包括经颈纵隔淋巴结扩大清扫术（transcervical extended mediastinal lymphadenectomy，TEMLA）。与传统经颈胸腺切除术相比，这些技术能够增加显露、扩大视野，从而获得更大的切除范围。Zielinski[14, 15]研究表明采用联合颈部和剑突下电视胸腔镜手术入路，并整合应用 TEMLA 等技术，可以达到与经胸骨开放扩大胸腺切除术相似的完全稳定缓解率。

## 二、电视胸腔镜胸腺切除术（T-2）

"经典"的电视胸腔镜（video-assisted thoracoscopic，VATS）胸腺切除术有多种手术入路，包括右侧、左侧、双侧和剑突下。在大多数对这项技术的详细描述中，彻底切除包膜完整的胸腺组织，包括完整的上下极和所有纵隔内脂肪组织，切除范围边界达到膈神经、膈肌，颈部边界达到前纵隔的无名静脉水平。因此，这种手术方式理论上实现了类似于经胸骨入路所描述的扩大

胸腺切除术的范围。Tomulescu 等[16]研究发现，在 VATS 胸腺切除术中，选择左侧或右侧入路，有着相似的手术时间、住院时间和缓解率，术后并发症也没有明显差异。根据他们的经验，由于大部分纵隔脂肪位于前纵隔的左侧，所以左侧入路是更优选择，这样在分离对侧胸腺时就更加安全和容易。另外，左侧入路还能降低右侧膈神经损伤的风险，并能方便地进入主动脉肺动脉窗口。还有一些中心也报道了，与更积极的手术方式相比，VATS 胸腺切除术可以获得相似的中期缓解率[17, 19]。

Meyer 等[20]进行了一个对照研究，纳入了1992—2006年48例 VATS 胸腺切除术 MG 患者和47例经胸骨扩大胸腺切除术 MG 患者。采用临床随诊或电话随访，使用 MGFA 指南对患者进行评估，随访率超过90%，平均术后随访时间为6年。VATS 组术后平均住院时间为1.9天，34.9%患者表现为完全稳定缓解，另外有55.8%患者表现为最轻症状，只有2名患者（4%）术后出现病情恶化，临床疗效与胸骨切开组基本相当。

Mantegazza 等[21]报道了一种 VATS 胸腺切除术的随访报告，这种手术方式采用双侧胸腔镜联合颈部切口，Novellino 等[22]称之为 VATS 扩大胸腺切除术（VATET）。VATET 手术方式本质上是结合了 VATS 和经颈途径的手术要素，以实现更彻底的胸腺组织切除。该研究纳入了206例 MG 患者，分别接受 VATET 或经胸骨扩大胸腺切除术治疗，术后随访时间6年。159例 VATET 手术患者的完全稳定缓解率与47例经胸骨手术的患者相当（分别为50.6%和48.7%）[23]。Shigemura 等[24]发表的前瞻性研究，分析了颈部切口在 VATET 手术中的作用，得出结论认为在双侧 VATS 胸腺切除术后，可以通过颈部切口切除其他残余的胸腺组织，但其临床意义尚未得到确认。

### 机器人辅助胸腺切除术

很多研究者提出可以利用达·芬奇（Intuitive

Surgical Inc.）等机器人外科手术系统来完成手术，他们认为这种手术方式与传统 VATS 胸腺切除术相比，在纵隔内的操作更准确。2001 年报道了首例机器人胸腺切除术，但这例胸腺瘤手术只完成了部分胸腺切除[25]，首例机器人全胸腺切除手术报道于 2003 年[26, 27]。此后，越来越多的中心开始采用或转变为机器人手术。

Ismail 回顾了所有已发表的超过 20 个病例的机器人胸腺切除文献，最大病例数量是 Ruckert 在 2003—2012 年完成的 317 机器人胸腺切除术[28]。这组最大病例包含了 MG、胸腺瘤、异位纵隔甲状旁腺、MEN 及其他具有指征的疾病。

Ismail 在回顾这一系列研究时，主要分析了手术的可行性、围术期并发症和 MG 症状缓解程度，这些研究中只有 3 个报告了完全缓解率（28%～42%），大多数手术选择了左侧入路。支持采用机器人辅助胸腺切除术的研究者认为，机器人手术比 VATS 更适合于扩大胸腺切除术，因为它更容易切除胸腺上角，结扎胸腺静脉更容易，改进的单侧入路可以达到整个前纵隔。

## 三、经胸骨胸腺切除术（T-3）

经胸骨胸腺切除术是目前 MG 外科治疗中最常用的方法。Blalock 最早采用的经胸骨胸腺基本切除术，已经放弃使用，目前更倾向采用在相同或更小切口下进行广泛的胸腺切除，例如上胸骨部分切开。Masaoka 等[6]研究发现在 18 例胸腺切除术 MG 患者中，有 13 例胸腺包膜外的前纵隔脂肪组织中也存在胸腺组织。基于这一观察，他们建议扩大胸腺切除术应该将胸腺周围的纵隔脂肪组织全部切除。根据 20 年的经验积累，Masaoka[7]详细描述了这种手术方式的操作流程。在完整切开胸骨后，彻底切除胸腺和前纵隔脂肪组织，包括胸腺上极、头臂静脉周围和心包周围所有脂肪组织，切除范围的边界是膈肌以上、甲状腺以下和双侧膈神经。1973—1993 年，286 例非胸腺瘤 MG 患者接受了经胸骨扩大胸腺切除术，术后 3 年缓解率为 36.9%，5 年为 45.8%，

10 年为 55.7%，15 年达到 67.2%。Venuta 等[29]在 1970—1997 年完成 232 例胸腺切除术，其中 101 例非胸腺瘤 MG 患者接受了上胸骨部分切开的扩大胸腺切除术，术后平均随访 119 个月，25% 患者完全缓解，46% 患者临床症状改善。手术死亡 2 例（0.9%），这 2 名患者因术后出血需要再次手术，最终死于呼吸衰竭。非胸腺瘤 MG 组有 7 例（4.5%）死于重症肌无力（平均生存期：34.3±3.6 月），术后轻度并发症包括心律失常（1.8%）和感染（1.8%），平均术后住院时间为 6.4 天。

Jurado 等[30]报道了一项单中心研究，纳入了 2000—2011 年 139 例胸腺切除 MG 患者，其中 43 例采用 VATS，96 例采用胸骨切开入路。比较两种手术方式治疗 MG 的临床疗效。两组病例均按年龄、性别、体重指数和 MGFA 分期进行分层。与胸骨切开组相比，VATS 组住院时间和 ICU 时间较短（$P < 0.01$），失血量明显较少（$P < 0.01$），但输血需求（$P = 0.73$）和手术时间（$P = 0.11$）无明显差异。虽然两组的总体缓解率基本相等（$P = 0.59$），但不幸的是，研究仅取得了 37 例患者的症状缓解数据，所以这也影响了结论的可靠性。在这 37 例患者中，25 例获得完全缓解（VATS 组 70%，经胸骨切开组 67%）。该研究没能提供足够的数据来进行 Kaplan-Meier 分析。

Spillane 等[31]发表了一项研究，纳入了 89 名经胸骨扩大胸腺切除 MG 患者，其中 68 例没有胸腺瘤。胸腺切除术后平均随访 3.8 年，34% 患者达到完全稳定缓解，33% 达到药物缓解，13% 病情得到改善。所有患者术后均进入了 ICU（平均 ICU 监护时间为 2.45 天），平均住院时间为 11.2 天。无手术相关死亡，围术期并发症发生率为 9%。

不考虑疾病严重程度和研究方法上可能存在差异的前提下，经胸骨扩大胸腺切除术的临床效果与其他方法相似，但并发症发病率较高。

## 四、经颈-胸骨联合切口（"MAXIMAL"）胸腺切除术（T-4）

Jaretzki 等[5, 32]是经颈-胸骨联合胸腺切除

术的主要支持者和实践者。通过全胸骨正中切口联合一个独立的颈部切口，来获得颈部和纵隔的充分显露，两处皮肤切口可以近乎连接起来，形成一个T形切口，但皮下和深层颈部纵隔组织是相通的。通过锐性分离将胸膜和心包周围的全部胸腺完整切除，包括周围疑似胸腺组织、纵隔脂肪、两侧纵隔胸膜。这个手术就像"恶性肿瘤整块分离切除"那样进行完整切除[8]。手术从膈肌开始逐渐向上分离，两侧分离至双侧肺门，头侧分离至无名静脉。分离颈部组织前，牵拉束带肌至无名静脉上方，然后逐渐向上分离至甲状软骨水平，切除位于甲状腺后方和上方、靠近喉返神经和迷走神经的胸腺组织。虽然这种手术方式

有最大的可能切除所有胸腺组织，但这种激进的手术方法容易导致术后并发症，并且会极大地影响术后皮肤切口的美观。提倡这种方法的研究者认为，这种手术是实现持久完全缓解的最有效方式，相对于手术带来的病情缓解，它的不利因素是可以接受的。尽管缺少前瞻性随机对照临床研究，现有研究已经证实彻底切除胸腺相关组织能够带来明确的临床获益。

需要注意的是，尽量在"完全"胸腺与手术相关并发症之间取得平衡（表165-2）。

## 五、讨论

基于对现有数据的严格分析，可以认为更彻

表165-2 重症肌无力胸腺切除结果

| 胸腺切除术（类型） | N | 手术入路 | 5年（CSR） |
| --- | --- | --- | --- |
| **无胸腺切除术（儿童自发缓解）** | | | |
| 无（Rodriguez 等，1983）[33] | 149 | 未切除胸腺 | 15 |
| **经颈胸腺切除术** | | | |
| 标准（Papatestas 等，1987）[34] | 651 | 单纯颈部切口 | 23 |
| 扩大（Shrager 等，2002）[10] | 78 | 扩大颈部切口 | 43 |
| 扩大（Durelli 等，1991）[35] | 300 | 颈部切口联合胸部分劈开 | 33 |
| 扩大（DePerrot 等，2003）[36] | 120 | 经颈纵隔镜辅助 | 30 |
| 最大（Zielinski 等，2010）[14] | 292 | TEMLA/ 剑突下纵隔镜 | 53 |
| **VATS 胸腺切除术** | | | |
| 标准（Manlulu 等，2005）[19] | 36 | 右侧胸腔镜 | 13 |
| 扩大（Tomulescu 等，2006）[16] | 107 | 单侧胸腔镜 | 40 |
| 最大（Novellino 等，2004）[37] | 159 | 双侧胸腔镜 | 51 |
| **机器人** | | | |
| 扩大（Marulli 等，2013）[38] | 100 | 左侧机器人 | 28.5 |
| 扩大（Ruckert 等，2008）[39] | 106 | 左侧机器人 | 42 |
| **经胸骨切开** | | | |
| 标准（Zielinski 等，2010）[14] | 60 | 胸骨切开 | 26 |
| 扩大（Lindberg 等，1992）[40] | 73 | 胸骨切开 / 颈部分离 | 40 |
| 扩大（Zielinski 等，2010）[14] | | 胸骨切开 / 彻底胸腺切除 | 50.7 |
| **经颈 - 胸骨联合切口胸腺切除术** | | | |
| 最大（Jaretzki 等，1988）[32] | 72 | | 50 |

底切除胸腺相关组织能够带来更好的长期获益。虽然有多种技术可以完成胸腺切除，但 MG 的最佳胸腺切除术式依然存在极大争议。尽管彻底切除胸腺是外科手术的目标，但还没有确切研究证明彻底切除的必要性，也不清楚各种手术方式在多大程度上实现了这一目标。

在经过多年的病例收集和随访之后，MG 国际研究（MGTX）最近终于完成，该研究明确了胸腺切除对非胸腺瘤 MG 的治疗作用[42]。极富远见的、孜孜以求的外科学大师 Alfred Jaretzki，坚韧的医生大师 John Newsom-Davis，以及极端勤奋负责的国际协作组研究者一致努力下，该前瞻性盲法研究纳入了 126 名患者，并最终明确了 MG 扩大胸腺切除的疗效确切。随机分配到经胸骨扩大胸腺切除手术的患者，与以泼尼松为基础的药物治疗组患者比较，生活质量和 MG 评分方面显著改善。因此，在 Blalock 最早报道后 75 年，最终证明了胸腺切除对非胸腺瘤 MG 具有明确获益。这一具有里程碑意义的研究表明，胸腺切除术应该被纳入到乙酰胆碱抗体阳性 MG 患者的治疗方案中。

回顾性地分析各种胸腺切除方法治疗 MG 患者疗效时发现，多种因素会影响研究的准确性，这些因素包括：①各治疗组患者入组标准的不完整性、患者群体差异性及选择的偏倚；②各手术组胸腺完整切除范围的不确切性、不一致性；③术后药物治疗方案可能存在差异，且无法评估手术和药物的独立作用；④缺乏一致的客观标准来评估术前疾病的严重程度和术后症状的改善程度。

无论采用何种术式，手术目标都是彻底切除所有胸腺组织时，每个患者的实际切除范围由以下因素决定：①在保证安全的前提下，手术医生关于尽可能多地切除胸腺组织的决心；②手术医生是否愿意不计时间地耐心切除；③手术医生的经验和技巧。这 3 点因素适用于所有微创手术和传统经胸骨开放手术，其中第三点对经颈入路和单侧胸腔入路尤为重要。不完全或折中性切除，限制了微创胸腺切除手术的应用。但随着微创技术的不断改进，经验丰富的外科医生能够达到完整胸腺切除的标准。微创胸腺切除术在争议中不断进步，努力达到与开放手术相同的彻底性和安全性。由于切除所有整体胸腺和微小胸腺组织的必要性尚未得到确认，即使残留少量可疑胸腺组织，也要尽量避免损伤喉返神经、左侧迷走神经或膈神经。

比较各种手术方法预后的研究都具有内在缺陷，对此我们必须保持头脑清醒、全面客观，由此我们提出了每种术式的不足和潜在优势。

经颈胸腺切除术的局限性包括由于很难达到前纵隔的底部和两侧，因此增加了无法根治性切除的风险；这种手术的内在因素，使其难以进行传授、学习和一致性重复；颈部切口影响美观，使它不易被患者接受。

VATS 方法的优点包括出血量少、住院时间短、恢复快、疼痛轻及切口对美观的影响较小。其中右侧入路可以相对避免心脏的影响，操作空间更大，通过上腔静脉可以很好地确定分离起始部位和辨认无名静脉。如果胸腺组织延伸至左侧膈神经和主动脉肺动脉窗处，右侧入路方式无法获得满意的显露。这种情况下可以选择左侧入路或双侧入路。经颈胸腺切除术对显露和手术技巧要求高，还需要 TEMLA 相关技术，与此相比，VATS 胸腺切除更容易学习掌握，VATS 手术经验丰富的胸外科医生可以高效安全地完成这类手术。

达·芬奇机器人胸腺切除术的可行性、安全性已被证实，它有利于提高视频图像分辨率和可视化。但与传统胸腔镜手术相比，机器人辅助胸腺切除术并没有显示出其更大的价值。

总之，期待已久的国际随机对照研究已充分证实经胸骨胸腺切除术对 MG 是有效的。包括很多非随机对照研究在内，都支持尽可能完整、彻底地切除胸腺，以期有更好的临床效果。外科医生只要坚持了这个最重要的原则，手术切口的选择就显得不那么重要了，这仅仅是为了达到相同目的而多了几种选择，这个目的就是最小创伤最大胸腺切除。

# 第 166 章
## 胸腺肿瘤
### Tumors of the Thymus

Usman Ahmad　James Huang　著

梁乃新　译

## 概述

虽然胸腺肿瘤相对少见，但其对于胸外科医生来说是有挑战性的一类临床疾病。胸腺肿瘤的患者通常会在诊断出纵隔肿块后很快就诊。这些肿瘤的检查和治疗通常是由胸外科医生决策，因此，我们将对于涉及这类肿瘤的诊断，检查和治疗的重要临床相关内容进行阐述。在当前这个分子诊断可能影响治疗方案选择的时代，外科医生还应该了解病理学分类方面存在的细微差别。

在本书的前几版中，Shields 博士已经对这类肿瘤做了非常详尽的介绍。在此之后，我们对胸腺肿瘤的生理学、病理学和预后的认识也在迅速增加。在对这类肿瘤的分子特征的描述方面我们已经取得了长足的进步，并且组织了大型的国际合作以从临床角度对这类肿瘤进行深入研究，从而基于全球数据制定了对于胸腺肿瘤的第一个分期系统和共识指南。

胸腺肿瘤的研究和治疗进展的一些关键困难是：①这类疾病的罕见性；②治疗方法的显著差异性；③文献中术语和预后汇报指标的差异性。实际上，绝大多数关于胸腺肿瘤的回顾性研究都只包括了不到 100 名的患者。Masaoka 等[1] 发表的具有里程碑意义的论文提出了当前被广泛使用的分期系统，而该论文是基于一个 96 例的患者队列。国际合作致力于通过合并大多数可用的国际回顾性数据来克服这些问题，以进行更可靠的分析。

起源于胸腺上皮细胞和神经内分泌细胞的肿瘤被认为是原发性胸腺肿瘤，也是本章的重点。因此，本章不包括生殖细胞肿瘤、淋巴源性肿瘤、组织细胞和树突状细胞瘤、肉瘤及胸腺的转移性病变，这些内容会在其他地方进行讨论。同样，胸腺增生和胸腺囊肿也不被包括在这个讨论胸腺肿瘤的章节中。但是，应该注意，胸腺瘤可能表现为囊肿的形式，而已有的胸腺囊肿内也可能发展出胸腺肿瘤。原发性胸腺肿瘤的 3 个主要亚类是胸腺瘤、胸腺癌及胸腺神经内分泌肿瘤。根据组织学特征，每个亚类还可进一步分类。虽然后文即将论述到，组织学亚型与预后有重要关系，但胸腺肿瘤的治疗方案仍主要基于肿瘤的临床分期，并且在不同的组织学亚型之间，治疗方案相似。

### （一）流行病学

胸腺肿瘤中胸腺瘤每年的发病率估计为 2.2/百万～2.6/百万，而胸腺癌的年发病率显著更低（0.3/百万～0.6/百万）[2]。胸腺神经内分泌肿瘤则更为罕见。胸腺肿瘤是最常见的前纵隔肿瘤。对于前纵隔肿物中的回顾性研究报道，各种肿瘤的比例约为胸腺瘤 35%，良性胸腺病变 5%，淋巴瘤 25%（霍奇金淋巴瘤 13%，非霍奇金淋巴瘤 12%），良性畸胎瘤 10%，恶性生殖细胞瘤 10%

（精原细胞瘤 4%，非精原细胞细胞瘤 7%），甲状腺及其他内分泌肿瘤 15%[3-6]。

### （二）组织学分类

多年来人们一直强调，胸腺瘤本质上是组织学上的良性肿瘤，但随其上皮细胞欠分化的程度和不典型性程度的增加，其恶性潜能增加。现在人们认为，虽然胸腺瘤的组织学表现偏良性，但从概念上所有的胸腺瘤都是潜在恶性，或甚至是活跃的恶性病变。所谓的髓质型（和梭形细胞）肿瘤及分化良好的肿瘤（A 型和 AB 型）的恶性程度较低，上皮肿瘤及中等分化的肿瘤（B1 型，B2 型和 B3 型）恶性程度高。分化较差的肿瘤(胸腺癌）现在已单独分为一个亚组，因为如后文所述，这些肿瘤没有青春期或萎缩的成人胸腺的组织学特征，但具有许多其他上皮性癌的组织学特征。

在过去的 50 年中，胸腺肿瘤的组织学分类有显著进展。早在 1987 年，Lewis 及其同事[7]就在 2% 的被诊断为典型良性胸腺瘤的患者中发现了不同程度的细胞异型性。随后，Shimosato[8]、Hishima 及其同事[9]、Suster 和 Moran[10] 及 Kuo 和 Chan[11] 在恶性变的患者中发现了类似的甚至更加晚期的非典型性变。

基于这些及大量其他的组织学报告，Müller-Hermelink 及其同事[12-14] 提出了根据胸腺瘤中髓样或皮质样表型分化来进行组织学分类的系统。他们将胸腺瘤分类为：①髓质型；②混合型；③皮质为主型（类器官）；④上皮型；和⑤分化良好的胸腺癌。这些组织学亚型具有一定的预后价值，但未能得到研究者一致认可。1996 年和 1999 年，Suster 和 Moran[15, 16] 提出了一种简化的方法，将胸腺上皮肿瘤分为胸腺瘤，非典型胸腺瘤和胸腺癌。紧随其后的是更新的[18, 19] 世界卫生组织的分类[17]，这个分类也成了标准的组织学分类系统。Dadmanesh 及其同事[20] 简洁地描述了这一分类："在这个分类中，对胸腺瘤需要通过对肿瘤上皮细胞的形态学表现……以及肿瘤细胞与非肿瘤淋巴细胞的相对数量进行综合评估。"A 型代表"萎缩性（atropic）"，代表了成年的胸腺细胞；B 型代表"生物活性（bioactive）"，代表胎儿和婴儿的仍有生物活性的胸腺；C 型代表"癌（carcinoma）"。

尽管 WHO 分类似乎与预后相关，但在对大量的组织学分类相关研究进行回顾时，几乎每项研究均存在观察者间的明显不一致[21]。Dawson 及其同事证实了这一观点[22]，他们发现只有 35% 的病例中的各种胸腺瘤被分配到了相同一致的组别。Rieker 及其同事[23] 指出，在胸腺瘤的 B1，B2 和 B3 分组中，观察者之间的一致性仅为 50%。在这种情况下，一个国际共识小组最近在一个病理学研讨会上召集了 18 位病理学专家，以研究制定各种组织学亚型之间的特征和标准，尤其是针对临界病例[24]。这个小组做出的推荐被用于指导制定最新一版的 WHO 分类，见表 166-1。

一般认为只有胸腺上皮细胞（上皮型和髓质型）参与了各种细胞类型中发生的胸腺瘤的恶性行为。在被观察的各种肿瘤中，胸腺淋巴细胞的数量可能有很大差异，但是这些淋巴细胞不参

**表 166-1　WHO 胸腺上皮肿瘤的组织学亚型**

| 胸腺瘤 | 胸腺癌 | 胸腺神经内分泌肿瘤 |
| --- | --- | --- |
| A | 鳞癌 | 类癌<br>● 典型<br>● 非典型 |
| AB | 基底细胞样癌 | 大细胞神经内分泌肿瘤 |
| B1 | 黏液表皮样癌 | 小细胞癌 |
| B2 | 淋巴上皮瘤样癌 | |
| B3 | 透明细胞癌 | |
| 伴淋巴样间质的微结节型胸腺瘤 | 肉瘤样癌 | |
| 化生型胸腺瘤 | 腺癌 | |
| | 未分化癌 | |

与导致各种胸腺上皮肿瘤的形成的肿瘤性转化过程。大多数胸腺瘤中的淋巴细胞看上去都尺寸较小且发育成熟，并没有细胞学上的异型性的证据。人们有观察到细胞模式的变化；但是，没有任何恶性转化的证据。Mokhtar 及其同事[25]通过研究胸腺瘤中淋巴细胞与单克隆和多克隆抗血清标记物的反应得出结论，这些淋巴细胞反映了正常胸腺的淋巴细胞表型。

**1. 胸腺瘤**

胸腺瘤是相对温和的肿瘤，它包含胸腺上皮细胞和各种比例的淋巴细胞，在很大程度上是当前 WHO 组织学分类的基础。

(1) A 型：A 型肿瘤由缺乏核异型性的椭圆形或梭形上皮细胞组成，并很少伴有或不伴有淋巴细胞。梭形细胞的起源尚不清楚，因为它们在成熟的婴儿或青春期腺体的正常髓质部分中不存在，但在成人的萎缩胸腺的外周部分中可见到少量。据 Rosai[17] 报道，这些细胞与无功能的胸腺上皮细胞相对应，它们重现了成年退化胸腺中可见的梭形细胞。

(2) AB 型：这些肿瘤有表现为 A 型的部分，同时有富含淋巴细胞的部分（类似于 B 型）。

(3) B 型：B 型肿瘤类似于正常功能的胸腺，根据上皮细胞与淋巴细胞的比例的递增，以及上皮细胞出现非典型变，而再被分为 B1，B2 和 B3 型。B1 型肿瘤类似于正常的活跃胸腺，富含淋巴细胞，某些区域类似于胸腺髓质。B2 型肿瘤也富含淋巴细胞，但髓质样分化灶很少见，甚至不存在。上皮细胞数量更多，而且是具有囊泡核和明显核仁的肥大细胞，由于围绕血管排列可能出现栅栏样表现。B3 型肿瘤主要由圆形或多边形上皮细胞组成，呈片状生长模式，几乎没有淋巴成分。可能存在或可能不存在非典型性。鳞状上皮化生灶和血管周围间隙很常见。

**2. 胸腺癌**

胸腺癌起源于上皮，在细胞学和组织排列上具有恶性特征。尽管不如胸腺瘤常见，但由于明确的恶性征象，胸腺癌的诊断更加一致。最常见的亚型是鳞状细胞癌，它可能是新生的或是从已有的胸腺瘤中发生的。分化良好的肿瘤呈明显的小叶状生长，并且少见坏死。分化较差的鳞状细胞癌小叶状表现较少，有浸润性，通常表现为局部浸润性或转移性。区分是胸腺来源的鳞状细胞癌，还是邻近器官（如肺）产生的鳞状细胞癌非常重要。当前上纵隔癌肿的来源存疑时，胸腺上皮标志物 CD5，CD117，FOXN1 和 CD205 可帮助鉴定胸腺癌[26]。我们之前已经具体描述过对 ITMIG 数据库中的胸腺癌组织学亚型的详细分析[27]，鳞状细胞亚型占该队列的 79%，其次是淋巴上皮瘤样肿瘤（6%）。

**3. 神经内分泌肿瘤**

本类肿瘤可细分为低，中和高级别肿瘤。推测其起源于胸腺中的神经内分泌细胞，可能与神经嵴细胞无关。胸腺神经内分泌肿瘤虽然最初被认为是胸腺癌的变种，但现在被认为是单独的一个肿瘤类别。总体而言，它们的临床表现和预后都类似于胸腺癌。

在光镜下，胸腺类癌表现出人体其他部位类癌的经典组织学特征，可分为典型和非典型两种，后者更为常见。中度分化的神经内分泌肿瘤（非典型类癌）可能表现出相似的生长方式，但更倾向于形成肿瘤细胞的片状结构。具有坏死中央区域的肿瘤细胞大团块（"球"）很常见。带有空腔的小腺泡样或玫瑰花环样结构也很常见。明显的细胞异型性和频繁的有丝分裂相是突出的特征。分化不良的神经内分泌肿瘤（小细胞癌）则由片状或索状的高度不典型的"蓝色小圆细胞"组成。广泛的坏死区域和高有丝分裂指数是这些分化不良肿瘤的稳定特征。

在免疫组化研究中，可能会发现各种有机胺。免疫反应性促肾上腺皮质激素（ACTH）最为常见。在这些肿瘤中还发现了除 ACTH 以外的多种其他肽类，包括降钙素、胆囊收缩素、胃泌素、生长抑素和 β– 内啡肽。这些免疫组化反应有助于将胸腺类癌从淋巴增生性疾病及胸腺瘤中区分出来。

### （三）胸腺肿瘤的基因和分子特征

由于肿瘤样本中肿瘤细胞数量较小，绝大多数是非肿瘤性的淋巴细胞，胸腺肿瘤难以使用包括荧光原位杂交或基于阵列的基因组杂交在内的这些传统技术进行研究[28-31]。

已有关于这些肿瘤中特有的基因组异常的描述，包括染色体片段的获得和缺失等染色体异常。这些异常在高级别肿瘤中更常见，也存在某种程度的交叉重叠。除 B1 型外，所有亚型的胸腺瘤均有染色体 6q 25.2–25.3 的缺失[29-32]。B2 型、B3 型和胸腺癌均有 1q 染色体的获得突变。胸腺癌中发现的其他异常还包括 4、5、7、8、9q、12、15、17q、18、20 的获得突变，3p、6、6p23、9p、13q、14、16q 和 17p 的缺失突变[29-32]。导致 FOXC1 缺失的染色体缺失突变与无进展生存率和疾病相关生存率的降低相关[33]。

DNA 甲基化的变化也与 Masaoka 分期和 WHO 亚型存在相关性[34]。在包括胸腺癌在内的高级别胸腺肿瘤[35]和晚期肿瘤[36]中，也更频繁地出现此类变化。已有一些对基因表达和基因特征的分析；但是，这些描述分析尚未经过前瞻性验证。

肿瘤基因组计划（The Cancer Genome Atlas）的罕见肿瘤亚组中包含有胸腺肿瘤病理。对这些数据的分析将有助于进一步认识与这些肿瘤相关的分子变化，并有望在不久的将来发表出来。

### （四）临床表现

大多数胸腺瘤见于成年患者，尽管在任何年龄都可能发生胸腺瘤，但在 70—80 岁人群中发病率达到峰值。有罕见的儿科病例的报道[37]。

胸腺肿瘤在年龄组别，性别组别以及是否存在重症肌无力症状的组别之间相对均匀地分布。虽然常常对特定年龄组和性别中的前纵隔肿瘤进行鉴别诊断，但仅根据人口统计学和放射学信息做出明确诊断的可能性很小。

绝大多数患者，特别是早期肿瘤患者，是无症状的。典型的患者会表现为以下 3 种情况之一：

①在大约 30% 的病例中，无症状患者偶然发现了纵隔肿块；②另外 40% 的患者会出现局部压迫或巨大纵隔肿瘤引起的疼痛症状。局部侵袭性肿瘤可导致上腔静脉（superior vena cava，SVC）受压，患者可出现 SVC 综合征；③大约 30% 的患者最初会出现与重症肌无力相关的症状，并在随后的检查中被发现患有纵隔肿瘤[38]。

当出现局部症状时，最常见的主诉是胸部隐痛、气短和咳嗽。严重的胸痛、SVC 梗阻、膈神经受累导致的半侧膈肌麻痹、由喉返神经受累引起的声音嘶哑和吞咽困难虽然不常见，但往往是提示恶性疾病广泛累及的征象。胸膜或心包出血也是严重的临床表现。在极少数情况下，胸腺瘤会自发破裂；其导致的急性纵隔出血与严重的胸痛和呼吸困难有关。

本书其他章节介绍了 SVC 综合征和重症肌无力的临床表现和治疗。简而言之，最常见的副肿瘤综合征是重症肌无力，其次是红细胞发育不全和低球蛋白血症[38]。与肌无力相关的胸腺瘤通常比无肌无力的胸腺瘤约早 10 年获得诊断。此类患者更有可能患有 B 型胸腺瘤，A 型胸腺瘤患者发生重症肌无力罕见。一般而言，重症肌无力与胸腺癌通常无相关性。

### （五）诊断及检查

评估临床特征、临床表现和纵隔位置是针对胸腺肿瘤患者的重要操作。病史和体格检查将了解各种症状的程度和持续时间，相关疾病的表现也可能为诊断提供重要线索。放射学评估是关键，并且主要基于计算机断层扫描（computed tomography，CT）成像。对于纵隔肿块，最好进行注射静脉对比剂的增强 CT，以更好地评估肿瘤可能的纵隔血管受累。在计划切除较大的局部浸润性肿瘤时这尤其重要。

如果一个前纵隔肿瘤在临床上怀疑是原发性胸腺肿瘤，局限于纵隔并可以完整手术切除，那么直接进行手术切除是合理的。如果因存在对其他诊断的合理怀疑，例如淋巴瘤或生殖细胞肿瘤，或者如果因肿瘤存在侵犯纵隔结构的表现，而考虑采用新辅助治疗，则可先通过活检辅助进行组织诊断。

前纵隔肿瘤通常可以通过影像引导的穿刺活检进行活检。虽然针芯活检可获得大量实质样本，但针吸活检（fine needle aspiration，FNA）也显示出良好的诊断准确性[39]。传统上，由于很难仅根据细胞学来确定诊断，以及由于存在扩散到胸膜的潜在风险，临床医生不愿对胸腺肿瘤进行活检。有个案报道，在活检后 4 个月至 12 年，肿瘤在活检部位出现复发[40-42]。尽管真正的风险水平是未知的，但总体而言，活检导致针部位复发的风险非常低。当无法进行穿刺活检，活检无法诊断，或基于上述考虑不选择进行穿刺活检时，可以通过不会明确增加扩散风险的Chamberlain 张伯伦法，开胸手术或胸腔镜手术进行活检。此外，治疗前明确诊断的获益大大超过了这种所谓的播散风险。在计划进行新辅助治疗时，治疗前诊断是必需的，也可使纵隔淋巴瘤患者免除进行不必要的手术。

因为对细胞学标本进行胸腺肿瘤诊断方面相对缺乏经验，导致部分病理学家不愿将其纳入临床常规。然而，Zakowski 等的[39] 及一些其他的研究表明，可以在细胞学标本中可靠地诊断出胸腺瘤和胸腺癌。他们建议结合患者的临床和影像学表现对标本进行评估。根据专家共识，此类活检至少应使用 22 号针进行 FNA 或 19 号针进行针芯活检[43]。与所有小型活检一样，应谨慎解读相关结果。虽然小型活检可以诊断胸腺肿瘤，但其可靠区分组织学亚型的能力是有限的。国际胸腺恶性肿瘤协作组（International Thymic Malignancy Interest Group）最近发布的共识为小型活检提供了指导原则[43]。

### （六）放射影像学表现

尽管可以通过胸部 X 线片发现大的前纵隔肿瘤，但 CT 成像是评估这些病变的首选方法。胸腺瘤通常表现为前纵隔的平滑的叶状肿块，肿瘤的大部分向任一侧肺门偏斜。如果患者适用于微创手术切除，肿块的偏斜可能有助于手术入路选择。

需要重点关注肿瘤与纵隔血管结构的关系，尤其是无名静脉和 SVC，因为局部晚期肿瘤可能存在血管侵犯。因此，进行静脉注射对比剂的增强 CT 扫描非常重要（图 166-1）。

在评估前纵隔肿瘤时，CT 扫描通常优于磁共振（magnetic resonance，MR）成像。但是，MR成像可通过化学位移 MR 检测胸腺增生病灶内的脂肪成分，来辅助鉴别胸腺增生和胸腺肿瘤[44, 45]，尤其对于对 CT 对比剂过敏的患者，此种成像也可辅助评估血管或心脏侵犯。但是，静脉注射对比剂的增强 CT 扫描仍是标准方法，已被证明有助于预测局部晚期胸腺肿瘤的可切除性[46]。

在胸腺肿瘤正电子发射断层扫描（positron emission tomography，PET）中的氟脱氧葡萄糖（Fluorodeoxyglucose，FDG）摄取的作用仍在研究中。胸腺肿瘤可表现出 FDG 亲和性，并且有一些报道描述了 WHO 的 B3 型胸腺瘤、胸腺癌和神经内分泌肿瘤中 FDG 摄取更高[47]。然而，PET 影像学的诊断可靠性尚不明确，目前，我们只建议针对评估转移性或复发性疾病使用 PET 扫描。

### （七）胸腺肿瘤的分期

多年来，针对胸腺肿瘤的分期系统有许多版本和更新[48]。AJCC 和 UICC 均未采用任何分期系统。基于专家共识，ITMIG 采用并推荐了经 Koga修改的 Masaoka 系统。Masaoka-Koga 系统是一种临床病理学分类，已成为临床中最常用的分期系统。然而，需要关注的历史是，原本的 Masaoka系统是基于对 96 例胸腺瘤患者的回顾[1]，Koga修改则基于 79 例患者[49]。

应该注意的是，通常在胸腺肿瘤，特别是胸腺瘤中，淋巴结转移是罕见的现象。系统性淋巴结（lymph node，LN）采样不是处理胸腺肿瘤的标准操作，这可能导致对 LN 转移的检测不足。关于 LN 受累的最佳可用数据来自日本胸

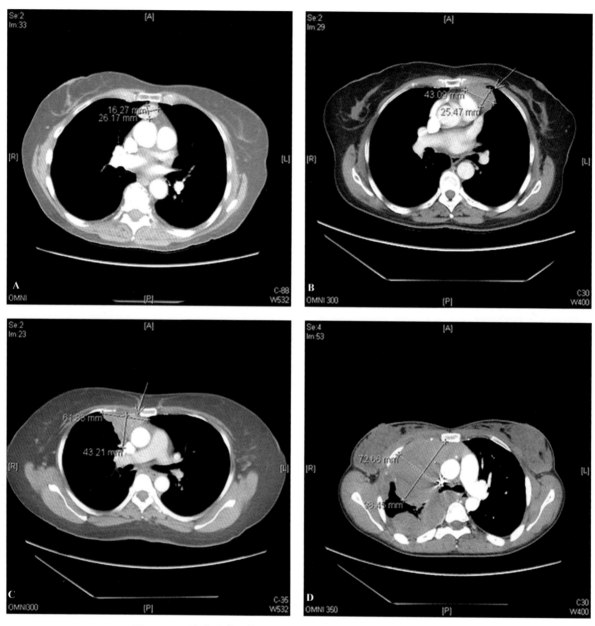

▲ 图 166-1　胸腺肿瘤的放射影像学表现及其临床 Masaoka-Koga 分期
A. 临床 I 期；B. 临床 II 期；C. 临床 III 期；D. 临床 IV A 期

腺研究协会（Japanese Association for Research in the Thymus）的回顾性分析，其中 2% 的胸腺瘤，27% 的胸腺癌和 28% 的神经内分泌肿瘤中发现了 LN 受累[50]。

最近，国际胸腺恶性肿瘤协作组（International Thymic Malignancy Interest Group, ITMG）与国际肺癌研究协会（International Association for the Study of Lung Cancer, IASLC）合作，提出了一种新的肿瘤淋巴结转移（tumor node metastasis，

TNM）分期系统，该分期基于对全球 10 808 例胸腺肿瘤病例的综述分析。在撰写本文时，该提案目前正在接受美国癌症联合委员会（American Joint Commission on Cancer, AJCC）和国际癌症控制联盟（Union for International Cancer Control, UICC）的审核。

1. Masaoka-Koga 分期系统

Masaoka-Koga 系统是基于肿瘤对周围临近结构的局部侵犯，较少涉及淋巴结受累。表

166-2 呈现了此分期系统的详细信息。最初的描述相对简单，尤其难以区分显微和大体入侵，以及对周围结构的粘连。它也不能解释局部肿瘤侵犯和远处转移的其他复杂特点。Detterbeck 等[51]提出的 ITMIG 共识意见旨在阐明其中的一些模糊观点，详细内容如表 166-2 所示。

Masaoka Ⅰ期肿瘤局限于肿瘤包膜内。肿瘤可能已经侵及包膜，但没有突破包膜。此外，如果存在完全没有包膜的区域，则肿瘤一定没有侵犯周围脂肪（图 166-2）。

Ⅱ A 期肿瘤表现出镜下的侵入周围胸腺组织或周围脂肪的包膜侵犯。Ⅱ B 期则对周围的胸腺组织或脂肪有肉眼可见的侵袭。此外，这些肿瘤可能会与胸膜或心包膜发生粘连，需要与肿瘤一并切除，但在最终的镜下检查中，不应存在胸膜（或）心包膜侵犯。

Ⅲ期肿瘤对胸腺周围的结构——包括胸膜、心包、神经血管结构或肺——有明显的肉眼和（或）镜下浸润。

Ⅳ期肿瘤已扩散到其他区域，ⅣA 肿瘤在心包或胸膜表面有单独的种植转移，ⅣB 肿瘤则通过血行转移扩散到肺实质、LN 或胸腔外部位。

Masaoka 系统是基于对胸腺瘤的研究提出

#### 表 166-2 Masaoka-Koga 分期系统

| 分　期 | 描　述 |
| --- | --- |
| Ⅰ | 肉眼或镜下肿瘤包膜完整 |
| Ⅱ A | 镜下浸透包膜 |
| Ⅱ B | 肉眼浸透包膜侵犯周围脂肪组织，但未侵犯胸膜或心包 |
| Ⅲ | 侵犯临近结构（胸膜、心包、肺实质、血管结构） |
| Ⅳ A | 胸膜或心包转移或种植 |
| Ⅳ B | 淋巴或血行转移 |

经许可转载，引自 Koga K, Matsuno Y, Noguchi M, et al. A review of 79 thymomas: modi cation of staging system and reappraisal of conventional division into invasive and non-invasive thymoma. *Pathol Int* 1994; 44:359–367. © 1994 by John Wiley Sons, Inc 版权所有

的。但是，ITMIG 共识将其用途扩展到了胸腺癌。该分期系统的局限性包括其主要依赖于病理学评估，因此限制了其在临床分期中的应用。其他缺点包括其同样对待了侵犯容易切除的结构（如胸膜或心包膜）的情况和侵犯不可切除的结构（如主动脉或肺主动脉）的情况（均被视为Ⅲ期）。

**2. ITMIG/IASLC 提出的 TNM 分期系统**

缺少一个统一的分期系统不仅导致临床照护上的差异，而且导致研究标准和研究结果的显著差异。为了克服这些挑战，显然需要更强大且可广泛应用的分期系统。

2009 年，国际胸腺恶性肿瘤协作组（International Thymic Malignancy Interest Group，ITMIG）与国际肺癌研究协会（International Association for the Study of Lung Cancer，IASLC）建立了合作伙伴关系，以解决这一问题。ITMIG 组内的临床医生参与到这项工作中，而 ITMIG 的回顾性数据库提供了创建强大的预后系统所需的大量国际数据。

ITMIG 和 IASLC 与其他积极进行胸腺研究的国际组织合作，创建了一个全球协作数据库，纳入了 105 个机构和 10 808 名患者。这是一个相对有即时性的数据库，因为大多数患者都在 2000—2010 年接受了首次治疗。目前数据库内包含有 8084 例患者的病理分期，5232 例患者的临床分期，8145 例患者的存活信息和 4732 例患者的复发信息[52]。基于上述数据提出的 TNM 分期系统已经提交到 AJCC 和 UICC，希望被纳入第 8 版 TNM 分期手册（图 166-3 和表 166-3）。

在新版的 TNM 分期中，Masaoka 分期的早期阶段（Ⅰ、Ⅱ）被合并为 TNM 中的Ⅰ期，因为只要不侵犯其他结构，在不同的侵犯水平之间似乎没有明显的预后差异。更晚期的 Masaoka 分期阶段（Ⅲ、ⅣA）被扩展为 TNM 分期中的Ⅰ、Ⅱ、Ⅲ和ⅣA 期。

T 分期[53]是基于对周围结构的浸润程度而确定的，并且将被侵犯结果的可切除程度也纳入了考虑，例如侵犯纵隔胸膜为 $T_{1b}$ 期，侵犯心

包为 $T_2$ 期，侵犯可切除结构［肺、头臂静脉、SVC、胸壁、膈神经及肺门（心包外）的肺血管］为 $T_3$ 期，而更晚期的侵犯（主动脉、肺动脉主干）为 $T_4$ 期。

LN 侵犯在胸腺癌中更为常见，这已经由日本研究人员进行了系统的详细研究。LN 侵犯被认为是一个重要的预后因素，并根据其与胸腺的毗邻关系分为两组，即胸腺前部（胸腺周围）、深颈部或胸腔内淋巴结[54]。通常处在完整胸腺切除术切除范围内的胸腺周围淋巴结为 $N_1$，胸腔内

淋巴结为 $N_2$。如果在其他位置出现了淋巴结受累，如腋窝或腹膜后，则这些淋巴结受累归为远处转移。

最后，区别于原发肿瘤、种植到胸膜或心包上的肿瘤归为 $M_{1a}$，肺实质内结节或胸腔外远处转移归为 $M_{1b}$ 期[54]。

本 TNM 分期中，直到ⅢB 期之前，都是肿瘤 T 分期的递进导致分期的推进。ⅣA 期则是存在 $N_1$ 或 $M_{1a}$ 的情况，而ⅣB 期的则是存在 $N_2$ 或 $M_{1b}$ 情况。

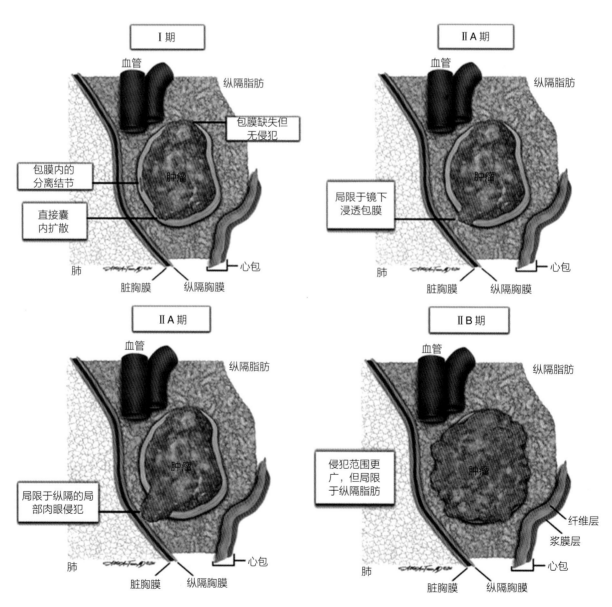

▲ 图 166-2 Masaoka-Koga 分期系统示意图

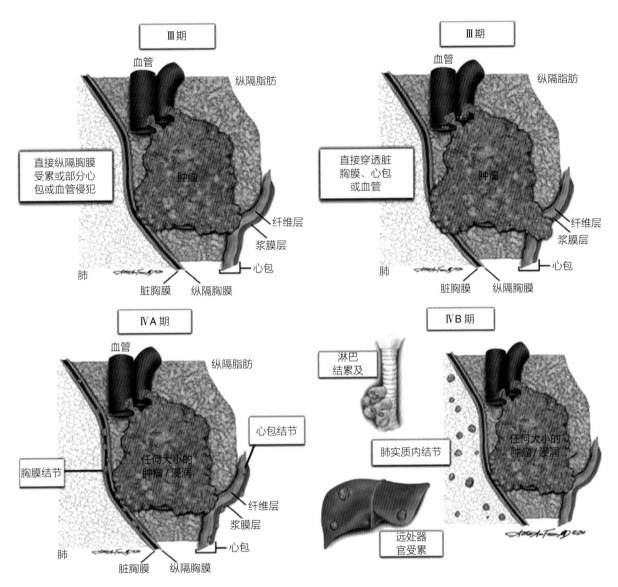

▲ 图 166-2（续）　**Masaoka-Koga** 分期系统示意图

（八）胸腺肿瘤的治疗前准备

胸腺肿瘤的术前常规检查与其他的胸外科手术相似，通常包括肺功能评估、必要时的心脏风险分层以及生理功能状态的评估。患者通常已有术前影像学检查结果，静脉注射对比剂的增强CT可能有助于评估血管侵犯情况，并有助于选择切口类型和手术方式。

如果患者患有重症肌无力，则术前应该与神经科医生配合，完善相应医疗准备和治疗。术前静脉注射免疫球蛋白（IVIg）或血浆置换可能有助于降低围术期肌无力并发症的风险。

（九）胸腺肿瘤的治疗

任何胸腺肿瘤的治疗方案均应基于其临床分期。手术切除是胸腺肿瘤治疗的主要手段。但对于更晚期的肿瘤，人们越来越多地尝试使用多模式的综合治疗。

1. 早期肿瘤

Ⅰ期和Ⅱ期肿瘤的治疗基于完整的手术切除。本书其他章节讨论了各种外科手术方法的利弊，但无论采用哪种方法，避免破坏肿瘤包膜的 $R_0$ 切除都是治疗的目标。为实现这个目标，位置居中的肿瘤可选择经胸骨入路；如果肿瘤向侧

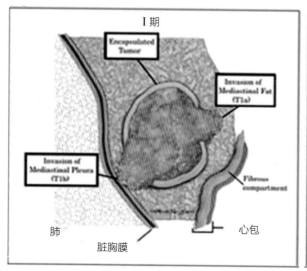

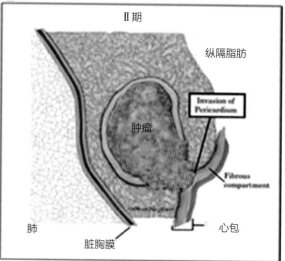

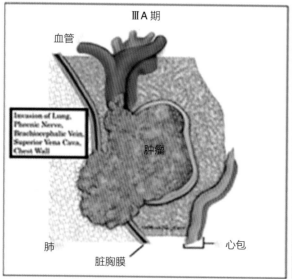

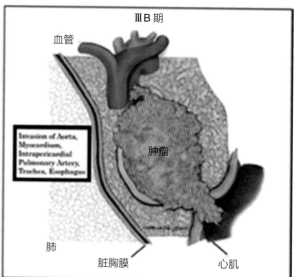

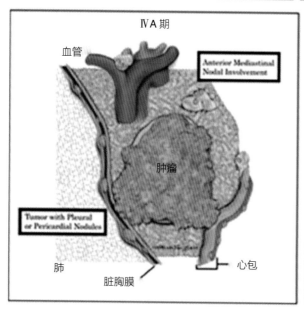

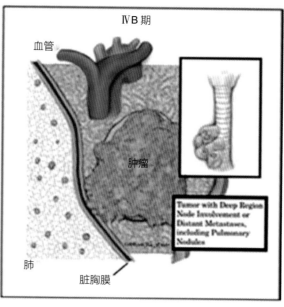

▲ 图 166-3　新版 TNM 分期系统示意图

**表 166-3　ITMIG/IASLC 提出的 TNM 分期系统**

| | 描　述 |
|---|---|
| $T_1$ | |
| a | 肿瘤局限在包膜内或局限在纵隔脂肪内 |
| b | 浸润纵隔胸膜 |
| $T_2$ | 侵犯心包 |
| $T_3$ | 侵犯肺、胸壁、膈神经、头臂静脉、肺血管、肺门 |
| $T_4$ | 侵犯主动脉、主动脉弓、肺动脉主干、心肌、气管、食管 |
| $N_0$ | 无淋巴结受累 |
| $N_1$ | 前部（胸腺周围）淋巴结 |
| $N_2$ | 胸腔深部或颈部淋巴结 |
| $M_0$ | 无转移疾病 |
| $M_1$ | |
| a | （区别于原发肿瘤的）胸膜或纵隔结节 |
| b | 肺实质内转移或胸腔外转移 |

| 分期 | T | N | M |
|---|---|---|---|
| I | $T_1$ | $N_0$ | $M_0$ |
| II | $T_2$ | $N_0$ | $M_0$ |
| IIIA | $T_4$ | $N_0$ | $M_0$ |
| IIIB | $T_4$ | $N_0$ | $M_0$ |
| IVA | 任何 T 分期<br>任何 T 分期 | $N_1$<br>$N_0$, $N_1$ | $M_0$<br>$M_{1a}$ |
| IVB | 任何 T 分期<br>任何 T 分期 | $N_2$<br>任何 N 分期 | $M_0$, $M_{1a}$<br>$M_{1b}$ |

面延伸得较远，可以选择开胸术或半河蚌切口（hemiclamshell incision）入路；此外，还可选择微创胸腔镜、机器人手术或经颈入路。手术目标是将整个胸腺和胸腺周围的脂肪全部切除，因为有研究报道在胸腺周围的脂肪中发现了肿瘤细胞巢。关于手术范围的一般共识都集中讨论胸腺全切术，指将肿瘤、整个胸腺以及周围脂肪整块切除的手术。胸腺全切术的支持者主张整体切除胸腺和两侧膈神经之间的所有心包脂肪。

对于术前影像学上提示未明显侵犯周围结构的肿瘤，微创手术可充分完成肿瘤切除。在前文已讨论到的好几种技术中，尤为重要的是对双侧膈神经都实现良好的可视化，以确保在完整切除的同时不会损伤这些结构。机器人辅助或普通的胸腔镜是切除局限且界限清楚的肿瘤的合理方法。引入机器人技术有时可以通过单侧入路完成胸腺的完整切除；但是，如果对对侧神经、对侧肿瘤或腺体残留的位置有任何疑问，那么在对侧增加一些操作孔、完善该区域的解剖切除，并不会显著增加手术时间或并发症发生率，同时可以安全完整地完成手术操作。

在一项对 ITMIG 数据库的回顾综述中，微创手术有与开放手术相似的 $R_0$ 切除率[55]。在最近一项对 Masaoka I 期和 II 期患者进行的未经调整的 Meta 分析中，微创胸腺切除术与较短的住院时间相关，同时微创胸腺切除术的 $R_0$ 切除率和复发率与开放手术相似[56]。

如上所述，一般认为实现完整的手术切除需要进行胸腺全切术，即随切除肿瘤切除整个胸腺及周围的脂肪组织。但是，一些主要来自亚洲的研究者主张仅进行胸腺切除术。这种方法似乎有较少的并发症；但是，在日本的最新研究中，与进行了完整胸腺全切术的配对患者相比，这种方法的复发率更高，但在统计学上没有统计学意义（2.2% vs. 0.4%）[57]。同样，一项中国的大型多中心回顾性数据库研究分析显示，行胸腺切除术的 I 期患者复发率较高，但统计学上没有统计学意义（3.2% vs. 1.4%）。行胸腺切除术的 II 期患者复发率显著更高（2.9% vs. 14.5%）[58]。尽管需要更多的研究来回答这个问题，但我们的一般建议是进行完整的胸腺全切术并切除周围的脂肪。

### 2. 局部进展期肿瘤

除 IVB 期肿瘤（LN 或胸外转移）外，胸腺肿瘤通常被认为是外科疾病，完整切除（$R_0$）是治疗的主要目标。局部进展期肿瘤包括表现为侵犯周围结构的 III 期肿瘤，例如心包、膈神、肺和大血管（最典型的是无名静脉和 SVC）侵犯。IVA 期肿瘤具有与原发肿瘤分隔的胸膜或心包种植转移，在某些情况下，会发展成与间皮瘤相似的融合大块状疾病。要成功切除这些广泛性肿瘤，需要仔细选择患者和手术方法，并考虑新辅助治疗是否可以提高可切除率，因为在某些使用新辅助治疗的患者中出现了令人鼓舞的结果。

尽管各中心都采用了新辅助化疗或放化疗，但典型的新辅助治疗是基于化疗的。胸腺瘤通常是化疗敏感的，新辅助化疗的目标是提高 $R_0$ 切除率。对于局部侵犯的进展期肿瘤，尤其是切缘邻近肿瘤或切缘阳性的患者，推荐术后放疗（postoperative radiation treatment，PORT）。尽管胸腺癌对化疗的反应要差得多，但最近的证据表明，胸腺癌可能从 PORT 获益。

### 3. 局部进展期肿瘤的治疗

包括胸外科医生、胸部肿瘤科医生、放射科医生、病理科医生和肿瘤放疗科医生在内的多学科会诊应成为此类患者的标准照护方式。晚期肿瘤患者常常提请多学科会诊，而现在 ITMIG 提供了一个虚拟肿瘤会诊平台，在这里的专家小组讨论来自世界各地的病例[59]。我们的策略是让患者与胸外科医生、肿瘤内科医生和肿瘤放疗科医生面诊咨询，然后根据患者的临床分期制订多学科治疗计划，并制订了专门的措施来确保该治疗计划得到遵守。

通常对患有晚期胸腺肿瘤的患者进行影像学分期，包括静脉注射对比剂的增强胸部 CT（如果无法进行 CT，则进行 MRI）和 PET 扫描。如果手术不是主要治疗方法，则必须在开始化疗之前进行组织学诊断。在完成新辅助化疗（通常为四个周期）后，对患者进行重新分期以评估其对治疗的反应，病变范围和手术可切除性。同样，手术切除是治疗的主要手段，且 $R_0$ 切除应该是所有患者的治疗目标。对于局部进展期肿瘤，还应考虑术后放疗。

对于 III 期肿瘤，通常需要进行胸骨切开以完成手术切除，并且可能需要采用半蚌壳状切口以更好地显露大血管。IVA 期疾病患者可能需要进行胸骨切开术，然后进行标准的后外侧开胸手术以切除胸膜病灶。应采取一切可能措施以实现 $R_0$ 切除，切口或手术方法的选择也不应限制达到这一目标。当发现血管侵犯时，最典型的情况是部分或完全切除无名静脉或 SVC。胸腺肿瘤患者通常比肺癌或食管癌患者年轻、健康，因此能够很好地耐受扩大切除。在本节中的其他地方详细讨论了此类的扩大切除。建议在化疗完成后的 6~8 周内进行手术切除。

## （十）胸腺肿瘤的新辅助治疗

### 1. 诱导化疗

胸腺瘤被认为是对化疗敏感的肿瘤，已有多种具有不同应答率的化疗方案组合的报道[38]。

胸腺瘤对化学疗法的敏感性已通过两项合作的小组试验得以确立，其中一项研究由 ECOG[60] 领导对 CAP 方案（顺铂、多柔比星、环磷酰胺）方案进行研究，另一项由 EORTC[61] 领导，对转移性或不可切除性疾病的患者进行顺铂 – 依托泊苷（EP）方案的研究。两种方案的反应率均显著且可比，且毒性可接受。

根据一些小型研究的数据，联合治疗方案似乎耐受性良好，且报道研究中的大多数患者能够进行有较高切除率的手术切除（表166-4）。在这些研究中，胸腺瘤表现出明显的化疗敏感性，临床反应率为62%～100%，完整切除率则为22%～92%。

尚无研究不同化疗方案的随机试验；但是，下文将讨论重要的单臂的前瞻性研究。在一项单臂前瞻性研究中，CAP 方案被用于不可切除胸腺瘤患者的诱导治疗，该研究包括22例局部晚期疾病的患者。患者接受了 CAP 和泼尼松的新辅助化疗，之后进行手术切除、PORT 和巩固化疗。17例患者表现出一定的影像学反应，而16例患

### 表 166-4　诱导化疗研究结果

| 作者 | 年份 | 例数 | 分期 | 化疗 | 缓解率（%） | 完全切除率(%) | PORT | 无疾病生存率 | 总生存率 |
|---|---|---|---|---|---|---|---|---|---|
| **前瞻性** | | | | | | | | | |
| Macchiarini[94] | 1988—1990 | 7 | Ⅲ | 顺铂、表柔比星、依托泊苷 | 100 | 57 | 45Gy（R0） | | |
| Rea[95] | 1985—1991 | 16 | Ⅲ，ⅣA | 多柔比星、顺铂、长春新碱、环磷酰胺 | 100 | 69 | 11例 | | 70%（3年） |
| Berruti[96] | 1990—1992 | 6 | Ⅲ，ⅣA | 多柔比星、顺铂、长春新碱、环磷酰胺 | 83 | 83 | | | |
| Venuta[97] | 1989 年起 | 15 | Ⅲ | 顺铂、表柔比星、依托泊苷 | 67 | 91 | 40Gy（R0） | | |
| Kim[62] | 1990—2000 | 22 | Ⅲ，ⅣA | 顺铂、多柔比星、环磷酰胺、泼尼松 | 77 | 76 | 50Gy（R0） | 77%（5年） | 95%（5年） |
| Yokoi[98] | 1988—2003 | 14 | Ⅲ，ⅣA | 顺铂、多柔比星、甲基泼尼松龙 | 93 | 22 | 50Gy | | 89%（5和10年） |
| Lucchi[64] | 1989—2004 | 30 | Ⅲ，ⅣA | 顺铂、表柔比星、依托泊苷 | 73 | 77 | 45Gy（R0） | | 82%（10年） |
| Kunitoh[63] | 1997—2005 | 21 | Ⅲ | 顺铂、长春新碱、多柔比星、依托泊苷 | 62 | 43 | 48Gy（R0） | 32%（8年） | 69%（8年） |
| **回顾性** | | | | | | | | | |
| Bretti[99] | 1990—1992 | 25 | Ⅲ，ⅣA | 多柔比星、顺铂、长春新碱、环磷酰胺（18例）顺铂、依托泊苷（7例） | 72 | 44 | 45Gy（R0） | | |
| Yamada[65] | 1991—2010 | 113 | Ⅲ | 未明确 | 52 | | | | |
| Leuzzi[66] | 1990—2010 | 88 | Ⅲ | 顺铂、多柔比星、环磷酰胺、长春新碱 | | 65 | | | |

者中有 6 例在病理学评估中具有大于 80% 的肿瘤坏死。在 5 年时，无病生存率为 77%，总生存率（OS）为 95%[62]。

在日本临床肿瘤学小组（Japan Clinical Oncology Group）进行的 II 期研究中，先进行频率密集的化疗（顺铂，长春新碱，多柔比星，依托泊苷）或放疗，然后进行手术切除。可切除的患者接受了手术和 PORT 治疗，而不可手术切除的患者仅接受了放疗。在化疗组中，有 62% 的患者有影像学缓解，有 14% 的患者有病理学的完全缓解[63]。

一项研究 30 例 III 期和 IVA 期胸腺瘤患者的研究中，患者接受了顺铂、表柔比星和依托泊苷的诱导治疗。应答率为 73%，完整切除率为 77%[64]。在一项日本胸腺研究协会（Japanese Association for Research of the Thymus）的最新研究报告中，对 441 例临床 III 期的胸腺瘤患者进行了评估，其中 113 例接受了诱导治疗。对诱导治疗的反应率为 52%；然而，诱导治疗与较差的预后有相关性，这归因于有更加晚期的患者接受了诱导治疗[65]。

基于欧洲胸外科医生协会（European Society of Thoracic Surgeons）数据库的一项研究[66]报道了 370 例 III 期胸腺瘤患者。88 例（25%）患者接受了诱导治疗。最常见的化疗方案是顺铂、多柔比星、环磷酰胺和长春新碱。没有发现诱导治疗与癌症特异或无复发生存之间的关联。鉴于诱导治疗组包括了较晚期的患者，因此研究的作者们无法在其数据集中得出有关诱导治疗获益的可靠结论。

这些研究共同表明了诱导化疗的安全性和可行性，并支持其在局部晚期肿瘤的治疗中的使用，目的是提高实现 $R_0$ 切除的可能性。

### 2. 诱导放化疗

像其他胸部恶性肿瘤一样[67, 68]，在局部晚期胸腺肿瘤中的诱导化疗方案中也有加入放疗的尝试。在 Loehrer 等[69]的一项前瞻性研究中，69 例局部不可切除的胸腺瘤和胸腺癌患者接受了 4 个周期的顺铂、多柔比星和环磷酰胺的治疗，随后接受了 54Gy 的根治性放疗。在这 23 例可评估的患者对初始化疗的总体应答率为 69.6%。1 例部分缓解的患者在接受放疗后实现了完全缓解，而 4 例轻微缓解的患者在接受放疗后表现出完全或部分缓解。没有患者在放疗期间有疾病进展。5 年 OS 为 53%。

在马萨诸塞州总医院，有 10 例 III 期和 IVA 期胸腺肿瘤患者接受了放化疗的诱导治疗，同时采用顺铂和依托泊苷方案，以及放疗剂量为 40~45Gy 的放疗[70]。4 例患者表现出部分缓解；但是，有 8 例患者实现了 $R_0$ 切除，2 例实现了 $R_1$ 切除。其中 4 名患者实现了病理学的完全缓解。通过同步放化疗可能获得实现病理学完全缓解的机会引起了人们的兴趣，在探索将其作为无法切除或可能切除的患者的治疗策略。

上文提到的诱导放化疗的令人鼓舞的缓解率引发了一项多中心的，以顺铂、依托泊苷和 45Gy 的放疗作为诱导治疗方案的 II 期临床研究[71]。在 5 年的研究期内，有 22 例 III 期的患者从 4 个研究中心入组。具体的纳入标准包括肿瘤直径 > 8cm，或肿瘤直径介于 5~8cm，但伴有边界不规则 / 外观不均匀 / 异位钙化及血管侵犯。分别有 7 例胸腺癌和 14 例胸腺瘤患者。共有 21 例患者接受了诱导治疗，在 10 例（47%）患者中实现了影像学部分缓解。9 例（41%）患者中发生了 3 级或 4 级的毒性反应。所有 21 例患者均接受了外科手术，其中 17 例（77%）获得了 $R_0$ 切除，3 例（14%）获得了 $R_1$ 切除，1 例（5%）获得了 $R_2$ 切除。尽管没有患者实现病理学的完全缓解，但在 5 例患者中发现了仅有不到 10% 的存活肿瘤。在 8 例（36%）患者中出现了术后并发症。2 名患者在围手术期死亡，其中一名因肺切除术而死于呼吸衰竭，另一例因主动脉受累而进行了 $R_2$ 切除，术中发生了心脏骤停并随后出现多器官衰竭。在 5 年时，所有 22 例患者的无进展率为 83%，OS 为 71%。值得注意的是，与胸腺瘤相比，胸腺癌对诱导放化疗的应答似乎更好，5 例存活肿瘤 < 10% 的患者中的 4 例

都是胸腺癌。

根据使用诱导放化疗的研究报道,其影像学缓解率与单独的诱导化疗至少哦相当,并且有潜在更高的病理缓解率(表166-5)。但是,请注意必须考虑到治疗毒性问题。尽管诱导放化疗已常规且安全地应用于食道癌和肺上沟瘤,但总体治疗量相对较小。另一方面,胸腺瘤的大小可能相当大,因此相应的辐射野很大,并且位于纵隔的中央。这会导致更大的术前毒性反应及更高的围手术期并发症风险[70, 71]。在EP/45Gy的Ⅱ期试验中,超过40%的患者发生了严重的不良事件,围术期死亡率为9%[71]。此外,还必须考虑放疗的长期毒性,尤其是考虑到辐射野的位置,会特别升高冠状动脉和瓣膜疾病的风险,而且还叠加着多柔比星的心脏毒性。还必须考虑放疗后诱发恶性肿瘤的风险。目前尚无数据明确在诱导化疗中加入放疗是否会通过提高病理缓解率延长患者长期生存,以及这样的获益是否可能会被更高的毒性反应抵消掉。

**3. 诱导放疗**

仅有若干项小型回顾性研究报道了诱导化疗的作用,并且给出了不同的结果。在一个包括34例Ⅲ期胸腺瘤患者的研究中,有8例接受了[60]Co的术前放疗,另26例未接受。实现了完整切除的患者的存活率提高了;然而,接受或未接受术前放疗的患者的OS没有差异[72]。此后,其他人报道了更多的现代放疗方法。Ribet等[73]报道了

对113例患者的研究,其中19例接受了术前放疗。在该组中,10/19例患者实现了完整切除。这19例患者的5年总生存率为44%。

在一项对12例侵犯大血管(静脉、肺动脉、主动脉)的胸腺肿瘤患者的研究中,患者接受了术前放疗(12~21Gy)[74]。经探查,其中一例患者患有ⅣA期疾病。本研究的完整切除率为75%。10例患者接受了辅助放疗(平均42.3Gy)。5年OS为72%,10年OS为48%。

现在,大多数中心都倾向使用化疗进行诱导治疗。在基于欧洲胸外科医生协会(European Society of Thoracic Surgeons)数据库的一项多中心研究中,仅12/2030例患者(1%)接受了单独的诱导放疗[75]。同样,对ITMIG数据库的一项回顾研究显示48/1042例(6%)胸腺癌患者仅接受诱导放疗[27]。

**(十一)对ⅣA期疾病的特殊考虑**

对于广泛的胸膜受累,行胸膜外全肺切除术有可能实现大体的完整切除,并已被证明是可行的方法。这种方式的另一个潜在好处是能够进行半侧胸腔放疗,而不会有对深部的肺造成肺炎的风险。对于胸膜受累相对有限的患者,应行部分胸膜切除术。在这两种情况下,通常仅在给定必要治疗量的情况下才采用诱导化疗。

人们也探索了其他方式以改善对胸膜疾病的控制。在一个包括35例胸腺瘤(17)、胸腺癌

**表166-5 诱导放化疗研究结果**

| 作者 | 年份 | 例数 | 分期 | 化疗 | 放疗 | 缓解率(%) | 完整切除 | 无疾病生存率 | 总生存率 |
|---|---|---|---|---|---|---|---|---|---|
| **前瞻性** | | | | | | | | | |
| Loehrer[69] | 1983—1995 | 23 | Ⅲ、Ⅳ | 顺铂、环磷酰胺、多柔比星 | 54Gy | 70 | 未切除 | | 53%(5年) |
| Korst[71] | 2007—2012 | 21 | Ⅰ、Ⅱ、Ⅲ | 顺铂、依托泊苷 | 45Gy | 47 | 77 | 83%(5年)(无进展) | 71%(5年) |
| **回顾性** | | | | | | | | | |
| Wright[70] | 1997—2006 | 10 | Ⅲ、ⅣA | 顺铂、依托泊苷 | 40~45Gy | 40 | 80 | | 69%(5年) |

（4）和复发性胸腺瘤（14）的ⅣA 期患者中，所有的胸腺癌患者和 13 例胸腺瘤患者接受了诱导化疗。一名患者接受了胸膜外全肺切除术，而其余患者进行了受累组织的局部切除。术中在 45℃下进行 60 分钟的顺铂和多柔比星的胸腔灌注。90 天的死亡率为 2.5%。胸腺癌患者未达到局部控制，均在 4 年内死亡。经过 62 个月的中位随访，原发性胸腺瘤的 5 年和 10 年无进展生存率分别为 61% 和 43%，复发性胸腺瘤分别为 48% 和 18%[76]。一个欧洲研究组[77]推广了使用聚维酮碘溶液进行胸腔灌洗的方法。对 6 例存在胸膜疾病的胸腺瘤患者，先行诱导化疗，然后进行胸膜全切术。使用聚维酮碘溶液（在无菌水中稀释 10 倍，并加热至 40~41℃）在胸膜腔中滴注至少 15min，没有出现住院期间的患者死亡。在中位随访 18 个月后，1 名患者死于不相关的其他原因，1 名患者因复发再次行切除手术，其余 4 名患者无疾病表现。

胸膜广泛转移的情况下最大的困难是真正实现 R0 切除，而这些治疗方案可能在对于胸膜疾病的治疗中有用。然而迄今为止，尚没有对这些困难病例进行有效治疗的经验证的前瞻性数据。

### （十二）胸腺肿瘤的辅助治疗策略

#### 1. 辅助化疗

关于在胸腺肿瘤中单独使用辅助化疗的数据非常有限，尤其是在完整切除后。在对欧洲中心的调查中，52 个中心中仅有 3 个使用单独的化疗[78]。在日本的一项包括 1320 名患者的研究中，Kondo 等报道，在经完整切除的 Ⅲ 期和 Ⅳ 期胸腺瘤和胸腺癌中，与未接受辅助治疗的患者相比，接受包括化疗、放疗和放化疗在内的辅助治疗方式的患者的 5 年生存率相似或更差[79]。因此，术后的主要辅助治疗方式是放疗。

#### 2. 辅助放疗

有关辅助放疗的使用和效果的数据应在肿瘤经完整手术切除的前提下进行解读。从理论上讲，在经手术切除的胸腺瘤中，PORT 的治疗目标是在术中无法识别、但可能导致复发的微病灶。但是，在两组接受或未接受辅助放疗的患者中，肿瘤复发最常见的形式是远隔于原始肿瘤位置的胸膜种植病灶。因此，尚不清楚辅助放疗是否能成功抑制肿瘤的原位局部复发，目前也尚无数据证实对于肿瘤原始位置的放疗可减少后期胸膜转移的风险。

术后首选放疗是因为放疗可针对已知的有潜在残留病灶的区域，且术后放疗毒性较小，也不增加手术并发症的风险。术后放疗避免了增加手术并发症的发生率，并允许在有残留病灶的区域增加放射剂量。

（1）胸腺瘤的 PORT：PORT 在胸腺瘤中的作用是一个有激烈争议的话题。胸腺瘤较少发生复发，因此需要长时间收集数据。最大的争议点是局部晚期肿瘤经完整手术切除后进行 PORT 的益处。

Ⅰ 期肿瘤的复发率 < 2%，5 年生存率为 100%。已有关于辅助放疗作用的大量回顾性数据，但必须在肿瘤切除的完整性的背景下加以解读。对于接受 $R_0$ 切除的 Masaoka Ⅰ 期的患者，没有证据支持辅助放疗[80, 81]。

但是，关于 PORT 在 Ⅱ 期胸腺肿瘤中的作用，文献中存在争议。在对完整手术切除的 Ⅱ 期胸腺瘤患者中使用 PORT 时，大多数患者群体均未显示出 OS 和局部复发率的差异，或是显示出 OS 的降低。一项包括 13 项对手术切除的 Ⅱ 期和Ⅲ期患者进行回顾性研究的 Meta 分析显示，进行 PORT 后的复发率没有差异[82]。Kondo 和 Monden 指出了类似的结果[79]，即对经完整手术切除的 Ⅱ 期和 Ⅲ 期胸腺肿瘤，PORT 与复发率的改善没有关系。有趣的是，Mangi 等[83]回顾了 PORT 在 45 例Ⅲ期患者中的作用，指出疾病特异生存率没有得到明显改善。相反，一项对监测、流行病学、最终结果数据库的回顾性研究确切显示，接受 PORT 治疗的Ⅲ期患者的癌症特异生存率有所改善[84]。

日本胸腺研究协会（Japanese Association for

Research on the Thymus，JART）的更多最新数据显示，Ⅱ期和Ⅲ期胸腺癌的无复发生存率得到了改善，而胸腺瘤则没有[85]。然而，对 ITMIG 数据库的分析确实显示，对经完整手术切除的Ⅱ期和Ⅲ期胸腺瘤使用 PORT 有 OS 的获益[86]。

Curran 等[87] 的相对较早的研究显示，PORT 能够降低完整手术切除（53% vs. 0%）和不完整手术切除（53% vs. 21%）后的纵隔复发率。最近，Ruffini 等[75] 报告了欧洲在 2030 例胸腺瘤、胸腺癌和神经内分泌肿瘤方面的合作经验。各中心之间的辅助治疗方案有所不同，包括单独的放疗及放化疗。在整个队列研究中辅助治疗呈现出了获益效果。

对于不完整手术切除及切缘阳性使用放疗的争议较少。在这种情况下，建议进行总剂量为 66Gy 的放疗。对于在手术或探查时使用金属夹标记的有问题的区域可以增加剂量。据报道，复发率从 60%～80% 降低到了 21%～45%。

(2) 胸腺癌的 PORT：实现完整的手术切除仍是胸腺癌治疗的关键部分，而关于对胸腺癌进行放疗作用的数据也具有说服力。这可能是由于胸腺癌局部更强的侵袭性；因此，通过双重的局部治疗更可能实现疾病控制。最近，来自 JART 和 ITMIG 的胸腺癌数据已经发布。作为 ITMIG 数据库一部分的欧洲数据也已单独发布。所有这些大型的数据库分析显示了 PORT 对胸腺癌治疗的有益作用。

在对一项包括 155 例Ⅱ期和Ⅲ期胸腺癌患者的日本队列的分析中，83% 的病例实现了完整的手术切除，75 例患者接受了 PORT。在 5 年时，无复发生存率在 PORT 组中得到了显著改善（Ⅱ期：91% vs. 68%；Ⅲ期：51% vs. 26%）[85]。欧洲胸外科医生协会（European Society of Thoracic Surgeons，ESTS）胸腺工作组[88] 报道了他们对 229 例胸腺癌患者的发现。在该队列中，有 69% 的患者已获得了完整手术切除。与单纯手术相比，手术后进行 PORT 可以显著改善 OS。

ITMIG 胸腺癌工作组报告了 1042 例患者的结果，其中 78% 患有Ⅲ或Ⅳ期疾病。61% 的患者实现了 R₀ 切除。新辅助或辅助治疗中进行的任何放疗均会显著改善总体生存率及无复发生存率。在这个迄今为止最大的研究群体中，放疗和完整手术切除是与生存率相关的唯二预后因素。

### （十三）预后

胸腺瘤是惰性的肿瘤，通常不会缩短寿命。但是，它们可能复发，因此仍需要术后长期随访。然而，胸腺癌和神经内分泌肿瘤的恶性程度更高，对 ITMIG 数据的回顾显示，胸腺瘤的中位生存期约为 20 年，而其他组织类型的中位生存期则明显短（图 166-4）[89]。

胸腺癌的中位 OS 约为 7 年，而 5 年累积复

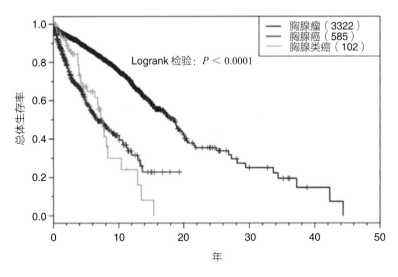

Logrank 检验：$P < 0.0001$

图例：
胸腺瘤（3322）
胸腺癌（585）
胸腺类癌（102）

纵轴：总体生存率
横轴：年

◀图 166-4　ITMIG 数据库中的胸腺瘤、胸腺癌和神经内分泌肿瘤的总体生存率

经许可转载，引自 Huang J, Ahmad U, Anto-nicelli A, et al. Development of the international thymic malignancy interest group internat-ional database: an unprecedented resource for the study of a rare group of tumors. *J Thorac Oncol* 2014; 9(10):1573-1578. © 2014 International Association for the Study of Lung Cancer 版权所有

发率（cumulative incidence of recurrence，CIR）为 35%。在胸腺神经内分泌肿瘤中，中位 OS 为 7.5 年，5 年 CIR 为 39%[89]。现有数据中最常见的预后因素是 Masaoka-Koga 分期。大多数研究报道的是病理分期信息，因此预后因素是指手术切除时的分期。

大多数复发是发生在胸腔内的，且已有报道进行再次手术切除与长期生存相关。几个小型研究及近期的 Meta 分析显示，对复发部位进行再次手术切除后的 OS 是较为满意的[90-93]。大多数作者陈述了如果无疾病进展，则应采用新辅助化疗或放化疗后再进行局部切除的治疗方法。但是，在这些研究中存在明显的偏倚，因此应根据个案的具体情况、并根据多学科会诊的共识意见，对再次行手术切除做出决定。

# 第167章
## 纵隔良性淋巴结疾病
### Benign Lymph Node Disease Involving the Mediastinum

Jason Michael Long  著

陈　钢  译

淋巴结肿大是许多胸部疾病常见的影像学表现，可由各种感染、炎症和肿瘤等情况导致。最常见的导致胸腔淋巴结肿大的感染因素为结核病（tuberculosis，TB）和真菌性疾病（主要为组织胞浆菌病和球孢子菌病）。在年轻人中结节病则是一种常见致病因素。其他致病因素包括硅肺病、药物反应、淀粉样变性、心力衰竭、Castleman病（Castleman disease，CD）和慢性阻塞性肺疾病（chronic obstructive pulmonary disease，COPD）。本章节旨在于描述良性疾病中纵隔淋巴肿大的发病模式。

淋巴结肿大的定义为淋巴结大小、密度和（或）数量的异常。为诊断病理上肿大的淋巴结，需要明确正常淋巴结的大小。公认的纵隔淋巴结肿大诊断标准为短轴直径＞10mm[1, 2]。纵隔淋巴结位于前、中和后纵隔间隙内。大部分纵隔淋巴结位于左无名静脉附近、气管前表面、主支气管周围以及主动脉弓的下方和左侧。纵隔淋巴结肿大最常见于中纵隔（内脏纵隔）的右下气管旁、隆嵴下及主肺动脉窗区域，而较少发于前纵隔及后纵隔。

计算机断层扫描（computed tomography，CT）是评价纵隔淋巴结肿大的主要影像学方式，而PET/CT成像不适用于良性疾病。通常，淋巴结肿大的胸部CT表现包括正常卵圆状外形的改变、单个淋巴结体积增大，淋巴结内低密度或高密度，侵犯纵隔脂肪、相邻淋巴结融合和周围纵隔脂肪消失[1, 2]。一个正常的淋巴结往往有均匀的外观及脂肪的存在，其经常但并不总是提示为良性。另外，恶性淋巴结往往有不规则的边界，形状偏向于更圆而不是更长[3]。此外，不均匀强化的肿大淋巴结也可能代表为恶性。正如上面所提到的，公认的纵隔淋巴结肿大诊断标准为短轴直径＞10mm[1, 2]，然而另有作者描述了特定组的淋巴结体积标准即第7组淋巴结，＞12mm；第4和10R组淋巴结，＞10mm；其他组淋巴结，＞8mm[1, 2]。

不同地理区域及农村城市的差异，会导致不同程度的炭末沉着症，这会增加评估纵隔淋巴结肿大的难度。炭末沉着症（anthrac- 意为"煤、炭"，-osis 意为"病症"）的定义为因反复暴露于空气污染环境或吸入烟雾或煤尘颗粒而导致肺部无症状的碳沫沉积[4]。直观上表现为肺实质表层的黑色变化或出现散在的黑色斑点，其特征为肺实质、细支气管和淋巴系统改变导致的慢性淋巴结病变和淋巴结肿大[4]。Kirchner 等[5] 比较了因炭末沉着症导致淋巴结肿大患者与EBUS-TBNA活检病理证实为恶性淋巴结患者的CT表现，发现恶性淋巴结轴径明显的更大，更常见轮廓不清、对比增强和坏死[5]。而炭末沉着的淋巴结肿大更常与钙化有关。这两类淋巴结最多见为椭圆形，并呈融合状[5]。

位于纵隔内的正常和炎性淋巴结是质韧的、颜色为珍珠白到灰色，受炭末沉着影响的淋巴结呈现典型的灰黑色，而那些肺癌或其他实体瘤来源的转移淋巴结往往质地坚硬，且呈白色外观。淋巴瘤来源的淋巴结外观呈灰色且结实，但质地不硬。肉芽肿性淋巴结，如结节病，典型表现呈黄色且质硬。当怀疑为肉芽肿性疾病的淋巴结进行活检时，应进行微生物染色，部分活检材料应送检进行分枝杆菌和真菌培养。此外，还应考虑使用偏振光检查活检组织，尤其是已知有硅暴露病史的情况下。

## 一、诊断与活检技术

一旦影像学上显示纵隔淋巴结肿大，应进行组织学诊断。有多种方法对纵隔淋巴结进行取样和活检，包括微创性的方法，如经支气管针吸活检术（transbronchial needle aspiration，TBNA）的支气管镜检查，以及更有创性的方法，包括纵隔镜和胸腔镜检查。TBNA 是用细针穿过支气管壁来吸取标本。操作者经支气管镜引导下寻到目标病灶，然后将细针途经支气管镜通道，穿透支气管壁并吸取标本进行组织学分析。在常规白光支气管镜下可以进行盲穿操作，或在影像引导下应用支气管内镜超声或电磁导航支气管镜（EBUS-TBNA；EMN-TBNA）完成。TBNA 被广泛应用于肺癌的诊断和分期，尽管也被越来越多地应用于良性疾病的病理诊断，如结节病和感染。通常在此种情况下，TBNA 是在超声引导下进行的（EBUS-TBNA），相比纵隔镜检查（第 2、3、4、7 组）可取检更多站淋巴结（第 2、3、4、7、10、11 组）。在肺癌分期中，EBUS-TBNA 已被发现用于取样可疑阳性的纵隔淋巴结时准确率很高（可达 96%）[6-9]。EBUS-TBNA 用于胸内淋巴结和支气管周围组织取检也成为诊断胸部恶性肿瘤、结节病和其他疾病的标准检查，因为其既安全又经济有效[9-13]。如果标本不足或对于可疑诊断仍有质疑，外科医生应实施纵隔镜检查或分期胸腔镜检查以确保标本足够。当怀疑有感染因素时，纵隔淋巴结肿大相关的 EBUS-TBNA 资料较少，且诊断价值较低，此种情况推荐使用纵隔镜或诊断性胸腔镜检查[14]。

## 二、纵隔肉芽肿性疾病

虽然纵隔淋巴结肿大往往由恶性肿瘤导致，但许多良性疾病也可引起纵隔淋巴结的增大。肉芽肿性疾病是最常见的良性淋巴结肿大的病因，包括肺结核、真菌病（组织胞浆菌病和球孢子菌病）、结节病、硅肺病、药物反应、淀粉样变性、心力衰竭、Castleman 病和慢性阻塞性肺病等多种原因。纵隔淋巴结肿大的良性病因请参阅表167-1。肉芽肿是由单核细胞为主的炎症细胞局灶密集组成的[15]，通常是由持久性不可降解的物质引发形成的。正常来说，肉芽肿是机体在急性炎症过程中不能消灭入侵者而形成的保护机制。肉芽肿可以分坏死性（干酪化）、非坏死性（非干酪化）或异物性的，如图 167-1 所示。非坏死性肉芽肿缺乏中央坏死，是由于机体对异物的反应而产生。结节病是一种常见的非坏死性肉芽肿。相反，坏死性肉芽肿的特征是由于巨噬细胞的死亡和凋亡而导致的中央坏死。这些类型的肉芽肿是由结核病和真菌感染等过程引起的。影像学上显示肉芽肿为实性病变，如图 167-2 所示。其中略少于 1/2 含有钙化。此外，肉芽肿中可见明显的坏死区域。

**表 167-1 良性纵隔淋巴结肿大**

| Ⅰ. 纵隔肉芽肿性疾病 |
| --- |
| • 结核病 |
| • 真菌感染 |
| • 结节病 |
| • 硅肺病 |
| • 韦格纳肉芽肿 |
| Ⅱ. Castleman 病 |
| Ⅲ. 其他 |
| • 系统性红斑狼疮 |
| • 传染性单核细胞增多症 |
| • 反应性淋巴增生 |
| • 淀粉样变性 |
| • 艾滋病相关卡氏肺孢菌 |

经许可转载，引自 Machevsky MA, Kaneko M. *Surgical Pathology of the Mediastinum*. New York: Raven Press; 1984: 174.

### 三、结核病

肺结核是一种由结核分枝杆菌引起的经空气传播的传染病。根据是否存在感染和获得特异性

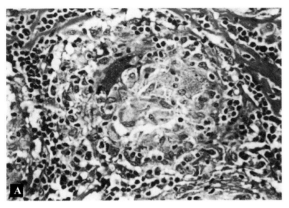

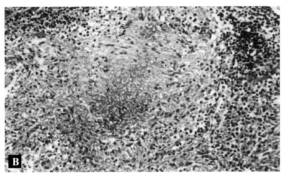

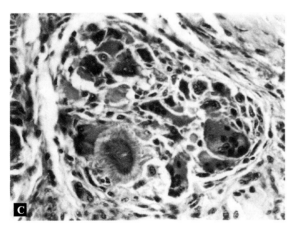

▲ 图 167-1 肉芽肿性反应的类型

A. 结节病的非坏死性上皮样肉芽肿。肉芽肿的中心是含有丰富的嗜酸性细胞质的上皮细胞。此类上皮细胞是修饰后的巨噬细胞。肉芽肿周围有黑色的小淋巴细胞及胶原蛋白带。B. 结核病的坏死性肉芽肿。肉芽肿的中心是被上皮细胞包绕的坏死区域。一些巨细胞存在于左侧边界附近。C. 痛风症的异物肉芽肿。图示：这个肉芽肿内见多量异物型巨细胞及少量上皮细胞。肉芽肿内有一个尿酸晶体（图左下部位）

免疫，可以分为原发性和继发性肺结核。原发性肺结核最常见于儿童。Ghon 病灶（冈氏病灶），或称结核原发感染灶，一般位于在肺中叶和下叶，尽管任何肺叶均有可能受到影响。分枝杆菌通常通过血流扩散到局部淋巴结及身体的其他部位。Ghon 病灶与被感染的淋巴结统称为"原发综合征"。这种综合征会随病程发展而增大，但最终会痊愈并造成可见的肺实质瘢痕（可能会钙化）并伴有肺门或纵隔肿大或钙化淋巴结。淋巴结肿大是原发性肺结核的主要特征，见于 40% 的成人病例和 90%～95% 的儿童病例[16]。在 CT 上，原发性肺结核最具提示性的表现是存在肿大淋巴结，直径大于 2cm，伴干酪样坏死所致的低密度中心[17]。继发性肺结核是一种进展性肺结

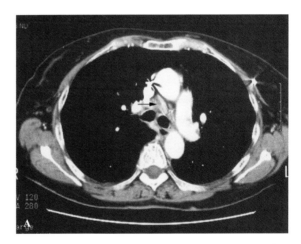

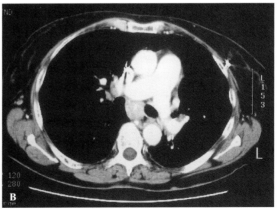

▲ 图 167-2 CT 扫描显示继发于肉芽肿性疾病的纵隔淋巴结肿大

A. 隆崎前纵隔淋巴结肿大，淋巴结的短轴直径为 2.5cm；
B. 隆崎下纵隔淋巴结肿大，淋巴结的短轴直径为 2cm

核，少见淋巴结肿大。它通常表现为肺实质、气道和胸膜病变。肺门及纵隔淋巴结肿大仅存在于约 5% 的具有免疫活性的患者。

结核性肉芽肿与真菌病继发的肉芽肿有许多共同特征。两者在抗酸杆菌染色时均呈阳性，可以据此与其他肉芽肿区分开来。此外，结核性肉芽肿的典型表现为干酪样（凝固性）坏死。在急性结核病灶中，普遍存在化脓，继而出现郎格汉斯型巨细胞及干酪样坏死为主要特征。陈旧性病灶可能存在纤维化或钙化现象 [18]。

## 四、真菌感染

真菌感染，最主要的是组织胞浆菌病和肺球孢子菌病，可引起淋巴结肿大。组织胞浆菌病是一种全身性感染，由吸入了荚膜组织胞浆菌在空气中传播的孢子导致，这是俄亥俄州和美国的密西西比河流域特有的地方病。Edwards 及其团队 [7] 估计上述区域有超过 80% 的人口对该真菌敏感，并大约有 22% 的美国人口被其感染。感染荚膜组织胞浆菌通常无症状也无关紧要，但对于一些个体来讲，急性组织胞浆菌病可引起不适、发热和咳嗽。少数急性组织胞浆菌病的患者会出现有症状的纵隔淋巴结炎，常发生于隆嵴下或右侧气管旁，具有特征性的随吸气加重的正中部位胸痛。急性纵隔淋巴结炎可后续引起纵隔并发症，包括纵隔肉芽肿和纤维性纵隔炎。纵隔肉芽肿可形成一簇坏死的淋巴结，由黏稠度类似牙膏的坏死性物质组成的半流质聚合物融合而成。这种淋巴结病灶因高压可出现张力变大并压迫周围纵隔结构。在出现症状之前，肉芽肿可以早期就出现（数周至数月）或可能潜伏很长时间甚至几年。在极少数情况下，肿大或发炎的淋巴结可侵犯气管、食管或上腔静脉（superior vena cava，SVC）。大多数接触真菌的人是无症状的。通过组织病理学、细胞病理学或真菌培养查见真菌可明确诊断。组织学检查的典型病理特征是存在干酪样的或非干酪样的肉芽肿，提示免疫系统在试图控制感染。真菌培养可能长达 6 周，而细胞学或组织

病理学可以做出快速诊断 [19]。尿液和血清抗原检测转变了组织胞浆菌病诊断方式，提供了一种快速无创且高灵敏的诊断手段 [19]。另外，抗体检测对许多患者仍有价值，应考虑将其作为常规的诊断检验 [19]。两性霉素 B 和伊曲康唑药物疗法仍被用于治疗从罹患急性感染的患者，如自限性急性肺组织胞浆菌病，到患传播性疾病的患者。

纤维性纵隔炎是组织胞浆菌病感染最严重的晚期并发症。虽然罕见，但它是最主要导致非恶性纵隔压迫综合征的病因 [20]。根据 Mathisen 和 Grillo 的研究 [21]，有充分证据表明纤维性纵隔炎是暴露于荚膜组织胞浆菌的后遗症。纤维性纵隔炎的特征是实性、致密、侵袭性的纤维性肿块，导致相邻组织平面融合和阻塞肺血管、上腔静脉或气道 [22, 23]。血管和气道闭塞进展缓慢（约 1 年），然而在血管狭窄达到引起梗塞或上腔静脉综合征的阈值后会出现急性症状。当荚膜组织胞浆菌感染到了这个阶段，可意味着病情进展到危及生命的程度，这时药物治疗是无效的且外科手术只是姑息治疗。然而，切除纤维组织是最后手段，即使冒着大出血、损伤受侵纵隔结构和术中死亡的高风险 [23]。Hammoud 等对手术处理组织胞浆菌病的肺部后遗症做了全面良好的综述 [24]。

球孢子菌病是一种由于吸入球孢子菌属分节孢子引起的全身性真菌感染。粗球孢子菌和波萨达斯球孢子菌栖息在加利福尼亚州中部和南部、亚利桑那州低沙漠、新墨西哥州东南、得克萨斯西部和美国西南部某些地区，以及墨西哥和美洲中南部的土壤中。美国每年有大约 15 万例感染者，其中 5 万例需要就医，1 万～2 万例被诊断和报道，2000～3000 例会产生肺部后遗症，600～1000 例由肺部向身体其他部位血行扩散，160 例最终死亡 [25]。该疾病可被分为急性、弥散性和慢性 3 种类型。60% 急性感染者无症状，或呈现明显的上呼吸道症状。其他出现下呼吸道症状者，40% 的患者影像学表现为肺部浸润、胸膜积液，和（或）纵隔及肺门淋巴结肿大 [26]。个体对感染免疫反应的差异被认为是造成该疾病不同

严重程度的原因[25]。球孢子菌病抗体的血清学检测可经过临床实验室获得，任何抗球孢子菌抗体阳性结果通常表明存在近期或活动性感染。通过痰培养或支气管镜标本也可获得诊断。必要时行支气管内超声下细针穿刺淋巴结活检来排除其他原因的淋巴结肿大，部分标本需送去培养。对于严重原发性感染或高危因素患者（HIV阳性患者、孕妇、移植患者、弥散性疾病患者）可使用抗真菌治疗外，多数患者无须治疗就可自愈。

除吸入真菌分生孢子后发生芽生菌肺部感染外，皮炎芽生菌，顾名思义，也会影响皮肤，引起的丘疹可导致溃疡。与荚膜组织胞浆菌相比，它是导致纵隔淋巴结肿大不太常见的原因；并且根据 Lagerstrom 和他的同事的观点，它还是纵隔纤维化的一种罕见原因[27]。

## 五、结节病

结节病是一种以非干酪性肉芽肿为特征的多系统炎症性疾病，几乎可以浸润任何器官，但最常见的是累及肺部。最常发生于成年人，在美国是非洲裔美国人群中发病率最高。这种疾病在女性中的发病是男性的两倍，在非洲裔美国人是白人的十倍。通常在患者30～50岁显现。

结节病多表现为肺门淋巴结肿大、肺部浸润，眼睛和皮肤病变。美国胸科学会关于肺结节病诊断标准包括：①存在一致的临床和影像学图像；②活检显示非干酪样肉芽肿；③排除其他可

能导致肉芽肿性炎的情况，包括感染性、自身免疫性疾病和吸入性疾病[28]。结节病的病因仍然不明。然而，有足够的证据支持此疾病是由于基因易感个体暴露在有机和无机抗原中引发免疫反应而导致肉芽肿形成的假说[29]。感染病因包括结核分枝杆菌转录组和痤疮丙酸杆菌，感染可能引发过激的免疫反应触发结节病的发展。免疫应答的一个显著特征是与抗原呈递复合物相互作用的 CD4$^+$ T 细胞的存在促使组织内形成肉芽肿[29]。临床表现包括从无症状患者胸部影像学的偶然发现，到慢性进行性器官功能障碍。绝大多数患者（～90%）有纵隔及肺部受侵，然而任何器官都可能受到影响，因此患者也存在源于该器官的任何症状[30]。发病时最常见的呼吸道症状是持续咳嗽。亚急性呼吸困难，有时伴气喘或不典型胸痛也可能是最初的症状。疲倦也是很常见的症状，而且可能很严重。结节病的其他表现详见表167-2。

胸部影像为结节病的诊断提供了重要信息。肺部和淋巴结受侵情况的鉴定是 Scadding 分期的基础，并为预后提供信息：0期（正常），1期（双侧肺门淋巴结肿大），2期（双侧肺门淋巴结肿大伴有肺浸润），3期（肺浸润无双侧肺门淋巴结肿大）和4期（肺纤维化）。淋巴结肿大特点是肺门和纵隔淋巴结位于气管支气管树周围，呈对称性、多发性、非压迫性肿大。如果有不典型的临床或影像学表现，或者临床上怀疑该病但胸部X线片正常，以及有并发症、气流受限或肺动脉高压，CT检

表 167-2　结节病的临床表现

| 系　统 | 受累比例（%） | 表　现 |
|---|---|---|
| 呼吸 | 90 | 间质性肺病 |
| 淋巴 | 90 | 肺门/纵隔/外周淋巴结肿大 |
| 心脏 | 5～76 | 节律、传导复极化异常，心肌病 |
| 皮肤 | 25 | 结节红性斑，斑块，包块 |
| 眼科 | 25 | 葡萄膜炎 |
| 神经 | 5 | 贝尔面瘫 |
| 肾脏 | — | 维生素D过量导致的高钙血症，高钙尿 |
| 肝脏 | 40～70 | 无症状，肝大 |

经 Massachusetts Medical Society 许可转载，引自 Newman LS, Rose CS, Maier LA. Sarcoidosis. *N Engl J Med* 1997; 336: 1224–1234.

查均是有必要的。Valeyre 等 [30] 提供了结节病相关 CT 表现的精彩综述及逻辑性的诊断方法。

通过支气管镜对结节病相关的肺门和纵隔肿大淋巴结取样活检有几种诊断模式，包括气道内直视检查、支气管内活检、经支气管镜肺活检、TBNA、支气管肺泡灌洗。在过去的几年里，针吸胸内淋巴结活检术对结节病的诊断具有重要意义 [31-35]。一项 GRANULOMA 国际多中心随机试验比较了超声内镜检查（TBNA 或 EUS）和常规支气管镜检查用于检测疑似早期结节病患者的肉芽肿情况 [35]。超声内镜检查在检测 1 期和 2 期结节病中具有较好的诊断价值（分别为 80% 和 53%）。从可获及的最大纵隔或肺门淋巴结进行阳性活检，穿刺 3～5 次通常就足够了 [13, 30]。尚不知为什么有些结节病患者会痊愈而有些会进展。即使在明显好转之后，小部分患者会在数月或数年后复发。预后不良的相关因素包括确诊时年龄较大非洲裔美国人种族、病程在 6 个月以上、肺阴影、脾肿大、冻疮样狼疮及累及器官数量。预后较好的是伴 Löfgren 综合征的患者——这是一种以结节性红斑、双侧肺门淋巴结肿大、多关节痛或多关节炎为特征的结节病急性起病形式。这种疾病可以不经治疗自行痊愈，而有些结节病患者会因病致残。当前医疗机构治疗的范例是基于器官功能障碍的存在。口服糖皮质激素仍然是大多数情况下的一线治疗方案。最近由 Baughman 等发表的综述主题详细概述了当前结节病的药物治疗情况 [36]。

## 六、硅肺病

过度暴露于采矿、建筑、制造业和房屋维修行业的结晶二氧化硅颗粒中，可导致肺纤维化疾病，即矽肺病。这类患者中常见双侧肺门淋巴结肿大并有时伴"蛋壳"样钙化，根据 Baldwin 等的观点 [37]，可能先发于肺间质纤维化。有一种假说认为，淋巴结的纤维化会降低肺部清除二氧化硅粉尘，增加肺部粉尘负担并体现出肺实质性硅肺病的额外风险 [17]。有明显煤矿粉尘暴露史的

个体，二氧化硅接触可能导致煤工尘肺病（coal workers' pneumoconiosis, CWP）的发生 [38, 39]。

## 七、坏死性肉芽肿性血管炎（又称韦格纳肉芽肿）

坏死性肉芽肿性血管炎（necrotizing granulomatous vasculitis, NGV）是一种特发性全身性炎症性疾病，以坏死性肉芽肿及上、下呼吸道和肾脏的弱免疫小血管炎为特征 [40]。在 90%～95% 的活动性全身性疾病患者中可见 c-ANCA 阳性 [41]，特异度大约为 90%。在适当的临床环境下，阳性表达的 c-ANCA 具有充分的诊断预测价值，此时多数情况下活检诊断可延后进行 [42]。NGV 的临床表现通常限于上呼吸道和（或）下呼吸道，也尽管可能出现一些其他临床特征。肺部常被累及，从无症状结节到肺浸润和肺泡出血。有上呼吸道疾病的患者中 95% 有鼻塞、结痂、鼻漏、鼻脓性引流、鼻出血和鼻窦炎。下呼吸道受累包括肺实质和支气管，而很少发生于胸膜。坏死性肺部炎症引起咳嗽、发热、咯血、呼吸困难、胸痛、肺萎陷和阻塞性肺炎。最常见的肺部疾病特征是影像学上显示位于皮层和胸膜下的单发或多发空洞性结节。超过 70% 的肺部疾病患者出现结节灶；35%～50% 的患者存在空洞性病变。肺门和纵隔淋巴结肿大也可能发生 [43]。支气管镜检查主要用于评估恶性肿瘤、感染、狭窄或溃疡性上部气道或支气管内病变、肺嗜酸性粒细胞，以及肺泡出血的存在情况。当诊断有疑问时，组织活检仍然是最终确诊的必要手段。皮肤和上呼吸道组织可能在某些情况下是有用的，但病理确诊通常需要外科肺组织活检，诊断阳性率高达 90% [44]。

## 八、Castleman 病

Castleman 病（CD），又称血管滤泡性淋巴结增生，是由 Castleman 于 1956 年首次描述的一种不常见的实性病变。有文献后续将 Castleman 病描述为一种异质性的症候群，明确分为局灶型 CD

（85%～90%）和多中心型 CD，并证实了人疱疹病毒 8 型（HHV-8）和白细胞介素 6 型（IL-6）在相当一部分病例中具有基础性作用[45, 46]。组织学上有透明血管型和浆细胞型两种完全不同类型存在，其中前者存在于绝大多数局灶型 CD 中。局灶型可以发生在不同位置，最常见于纵隔（约占31% 的病例）、胸膜、胸壁及胸腔外部位，并伴有缓慢生长的进展性无痛淋巴结肿大。浆细胞类型是与严重的全身症状有关，如虚弱、发热、体重减轻、恶心、脾大、肝大、水肿、高丙种球蛋白血症、贫血和多中心淋巴结肿大[46]。该疾病可能与许多临床症状相关，如表 167-3 所示。局灶型和多中心型在临床特征上都有所不同，如表167-4 所示。在胸部 X 线片上，它可能是偶发的、圆形的、孤立的纵隔或肺门肿块，其外观与胸腺瘤、淋巴瘤或神经源性肿瘤具有相似性。在 CT上，它通常表现为密度均匀、非侵袭性、体积大、孤立性软组织肿块，并最常位于纵隔或肺门[17]。

对局灶型 Castleman 病的治疗选择是完全手术切除，包括系统淋巴结清扫，所有报道病例均显示治愈。不完全切除术后或对不适合手术切除的病例来讲，放疗可能是一种适当的治疗方式[47, 48]。

多中心型常采用单药或多药治疗化疗（CVP或 CHOP 等方案）、皮质类固醇和（或）放疗，但对药物反应是不确定的且预后保守。建议密切随访，以发现同期的或继发的恶性病变。

## 九、其他

已知许多其他疾病与纵隔淋巴结肿大有关，很多是症候群的一部分。在这些情况下，仔细寻找纵隔淋巴结肿大的其他病因可能是有必要的。纵隔淋巴结肿大的很多原因可以通过仔细分析患者的病史、体格检查、影像学和实验室检查结果来诊断。

淀粉样变性是一组以细胞外异常的蛋白质沉积和积累来取代正常细胞结构为特征的疾病实体，当用刚果红染色并在偏振光下观察时会显示出苹果绿色的双折射[49]。淀粉样蛋白可渗透任何器官

**表 167-3 Castleman 病相关临床症状**

**血液症状**
- 难治性贫血（PC）
- 自身免疫性血细胞减少症（PC）
- 血栓性血小板减少性紫癜（HV）
- 骨髓纤维化（HV）
- 狼疮抗凝物（PC）

**皮肤症状**
- 寻常型天疱疮（PC）
- 皮肤卡波西肉瘤 [a]（HV）
- 肾小球样血管瘤 [a]（PC）

**肺部症状**
- 闭塞性细支气管炎（HV）
- 复发性胸腔积液（HV）

**肾部症状**
- 肾病综合征（PC）
- 急性肾衰竭（PC）
- 肾小球性肾炎（PC）

**肿瘤性症状**
- 恶性淋巴瘤（PC, HV）
- 骨硬化性骨髓瘤（PC）
- γ 重链疾病（PC）
- 淋巴结卡波西肉瘤（PC）

**神经症状**
- 周围神经病变（PC）
- 假性脑瘤（PC, HV）
- 重症肌无力（HV）

**其他症状**
- 淀粉样变性（PC）
- 生长迟缓（PC）
- 颞动脉炎（HV）
- 心包积液（HV）
- 多发性周围神经病、脏器肿大、内分泌病、M 蛋白血症和皮肤病变（POEMS）综合征（PC）
- 紫癜样肝病（PC）

a. 与多中心型 Castleman 病相关。HV. 透明血管型；PC. 浆细胞型

经许可转载，引自 Shahadi H, Myers JL, Kvale PA. Castleman's disease. *Mayo Clin Proc* 1995; 70: 969–977.

系统，并以多种形式出现的方式。这种疾病可分为几种类型，最常见的有原发性和继发性的[50]。病理上，呼吸系统受累发生在 50% 的淀粉样变性患者中。呼吸道受累的 4 种主要模式为气管支气管、淋巴结实质、弥漫性肺泡间隔和淋巴管[49]。肺门和纵隔淋巴结肿大在继发性淀粉样变性中并不常见，但在原发性淀粉样变性中很常见。最常见的 CT 表现是胸部淋巴结肿大，呈单独性或合

表 167-4　局灶型和多中心型 Castleman 病的临床特征比较

| 因　素 | 局灶型 | 多中心型 |
|---|---|---|
| 年龄（岁） | 12—72 | 19—85 |
| 中位年龄（岁） | 23.5 | 56 |
| 临床表现 | 无症状 | B 症状 |
| 组织学特征 | | |
| 淋巴结清扫分布 | HV > PC > HV-PC | PC > HV > HV-PC |
| 脏器肿大 | 无 | 有 |
| 潜在恶性 | 罕见 | 常见 |
| 临床过程 | 良性生长 | 侵袭性生长 |
| 治疗 | 手术切除 | 化疗 |
| 预后 | 5 年生存率 100% | 中位生存 26 个月 |
| 鉴别诊断 | 滤泡性淋巴瘤、获得性免疫缺陷综合征、卡波西肉瘤 | 滤泡性淋巴瘤、血管免疫母细胞淋巴结病、获得性免疫缺陷综合征、卡波西肉瘤、多发性周围神经病、脏器肿大、内分泌病、M 蛋白血症和皮肤病变（POEMS 综合征）、骨硬化性骨髓瘤 |

HV. 透明血管型；PC. 浆细胞型；HV-PC. 混合型

经许可转载，引自 Shahadi H, Myers JL, Kvale PA. Castleman's disease. *Mayo Clin Proc* 1995; 70: 969–977. © 1995 Mayo Foundation for Medical Education and Research 版权所有

并肺间质性疾病。纵隔和肺门淋巴结可受累及，类似结节病的形式呈双侧性，并常为多发性[17]。

铍（Be）是一种轻质元素，可被加工成铍铜合金、纯铍金属和陶瓷，具有高度专业化用途，例如国防、航空航天和电子工业[51]。铍中毒是一种因吸入铍类化合物引起的肺部疾病，可由于短时间内强烈铍元素暴露导致急性化学性肺炎，或由于长期接触较低浓度的铍元素导致慢性肺疾病。慢性发病更为常见，表现为在肺泡内的积累淋巴细胞，巨噬细胞和非干酪性肉芽肿。慢性铍中毒病的 CT 表现与结节病相似，但肺门与纵隔淋巴结肿大较少见，只发生于约 25% 的患者。铍中毒疾病应包含在所有影像学表现提示结节病患者的鉴别诊断中[51]。铍淋巴细胞增殖试验（BeLPT）被应用于急性和慢性铍暴露的医学监测和诊断中[52]。

慢性左心衰可引起纵隔淋巴结肿大，最常见的包括隆突下、气管旁和肺门淋巴结。其病因尚不完全明确，但有人提出淋巴结肿大归因于胸内弥漫性水肿影响肺实质和邻近结构，包括纵隔和相关淋巴结[53]。在患者正在接受充血性心力衰竭的适当治疗时，随访 CT 检查可发现病变在影像上呈缩小趋势的表现，可以指导这类淋巴结肿大的诊断。

慢性阻塞性肺病是一种以进展性气道阻塞、气道炎症、全身性反应或合并症为特征的疾病[54]。大约 50% 的慢性阻塞性肺病患者存在增大的肺门和纵隔淋巴结，主要位于下段气管旁、主肺动脉窗和隆嵴下区域[54]。在患有严重支气管炎患者中更常见淋巴结肿大，这可能是由于更严重的炎症导致的反应性淋巴结增大[55]。慢性阻塞性肺病患者所有的肿大淋巴结均轮廓明显，多数为椭圆形[55]。

药物过敏反应可引起纵隔或肺门淋巴结肿大。抗惊厥药，特别是苯妥英钠，除了发热、皮疹、嗜酸性粒细胞增多、肝脾肿大外，还会导致一种伴有全身淋巴结肿大的假性淋巴瘤综合征。甲氨蝶呤、磺胺类药物、青霉素、别嘌呤醇、阿司匹林及红霉素是其他具有类似作用的药物。这些反应常常出现在几个月的药物治疗中，可在中止给药后而减少[56]。

# 第 168 章
## 纵隔淋巴瘤的诊断与治疗
### Diagnosis and Treatment of Mediastinal Lymphomas

Adrienne A. Phillips　Koen van Besien　著

赵光强　译

## 一、概述

淋巴瘤是一类异质性疾病，其临床表现和病程各不相同，因此正确的组织病理学分类对淋巴瘤的治疗至关重要。一般来说，淋巴瘤的分类主要依据疾病组织学行为及临床表现，包括 Rappaport 分类和 REAL 分类等 [1, 2]。世界卫生组织（WHO）于 2001 年公布并于 2008 年更新的《造血和淋巴组织肿瘤分类》，是目前应用最为广泛的分类方法，该分类方法根据形态学、免疫表型、遗传、分子和临床特征将淋巴恶性肿瘤分成了近一百种类型 [3]。几乎所有淋巴瘤都会偶尔累及纵隔；但某些淋巴瘤亚型对纵隔的亲和力较高，它们的临床特征往往都与纵隔肿块相关，如经典霍奇金淋巴瘤（classical Hodgkin lymphoma，cHL）、原发性纵隔 B 细胞淋巴瘤（primary mediastinal B-cell lymphoma，PMBL）和前体 T 细胞淋巴母细胞淋巴瘤（precursor T-cell lymphoblastic lymphoma，T-LBL）等。另外，一种近期发现的未分类 B 细胞淋巴瘤，其特征介于弥漫性大 B 细胞淋巴瘤与 cHL 之间，称为纵隔灰区淋巴瘤（mediastinal gray zone lymphoma，MGZL），该病虽十分罕见，但也累及纵隔。本章将着重讲述这些与纵隔亲和力较高的淋巴瘤亚型，特别是已经被研究了 60 余年的 cHL。

## 二、霍奇金淋巴瘤

### （一）概述

自 1832 年 Thomas Hodgkin 首次描述霍奇金病以来，霍奇金淋巴瘤已成为一种独特的可治愈的恶性肿瘤，其组织学特征为 Reed-Sternberg 细胞（R-S 细胞）的存在。霍奇金淋巴瘤被认为是淋巴瘤的一个亚型，Jaffe 等首次在 WHO 分类中提出了 "霍奇金淋巴瘤（Hodgkin lymphoma，HL）" 一词 [2]。20 世纪中叶，由于高能放射治疗的发展，一部分早期 HL 患者得到了治愈，而通过手术活检进行分期则是制定放疗计划的关键。而最近，由于放疗技术的改进及联合化疗的应用，通过手术进行分期已非必要。HL 的治愈率很高，即使是复发或难治的患者，经过联合化疗、免疫治疗和干细胞移植等治疗后仍可长期存活。但相对于 HL 的高治愈率，HL 治疗的晚期不良反应也十分严重，这些不良反应常常需要包括胸外科在内的多学科共同处理。由于长期存活的 HL 患者数量增加，在保持较高的治愈率的同时尽量减少长期治疗的毒性，已经成为目前临床研究的热点。

### （二）流行病学及病因学

根据 SEER 数据库，HL 是一种相对罕见的恶性肿瘤，2015 年约有 9050 例新发病例和 1150 例死亡病例 [4]。在发达经济国家，HL 有两个发病高峰，分别是 15—34 岁及 55 岁以上。而在发展中国家，15 岁以下儿童的 HL 发病率更高，但总体发病率低于发达国家。尽管纵隔疾病在 20—30 岁的女性中发病率较高，而男性的发病率不受年龄的影响，但总体来说，男女的 HL 发病率近似[5,6]，男性的死亡率则略高于女性。

病理性霍奇金 R-S（Hodgkin Reed-Sternberg, HRS）细胞只占受侵犯淋巴结内细胞总数的 1%，其数量较少，难以开展研究，所以目前对于 HL 的细胞来源尚不清楚。从 20 世纪 90 年代中期开始的一些研究发现，HRS 细胞是单克隆的，来源于生发中心（germinal center, GC）B 淋巴细胞[7,8]。尽管是一种 B 细胞来源的恶性肿瘤，但 HRS 低表达大多数 B 细胞的典型基因，免疫组化也不显示典型的 B 细胞表型[9]。WHO 将 HL 分为典型霍奇金淋巴瘤（classic Hodgkin lymphoma, cHL）和结节性淋巴细胞为主型霍奇金淋巴瘤（nodular lymphocyte predominant Hodgkin lymphoma, NLPHL）。其中 cHL 约占 HL 总数的 95%，包括 4 个亚型，即结节硬化型、混合细胞型、富于淋巴细胞型和淋巴细胞消减型。cHL 是最常侵犯纵隔的形态学亚群，HRS 细胞通常表达 CD15（85%），CD30（几乎100%），且通常缺乏 CD19、CD20、CD79a 等 B 细胞标志物和 CD3、CD7 等 T 细胞标志物的整体表达。表 168-1 和表 168-2 是 cHL 与其他纵隔淋巴瘤的临床和生物学特征比较。NLPHL 与非霍奇金淋巴瘤有许多相似之处，如 CD20 高表达，并且偶尔自行消长，类似惰性淋巴瘤。NLPHL 很少侵犯纵隔，因此下面我们主要讨论 cHL。

与大多数恶性肿瘤一样，HL 的病因尚不清楚。HL 的双发病高峰可能是由两种不同的致病过程引起的，即年轻人的发病高峰可能与某种低传染性的传染源相关，而老年人 HL 高发则可能与其他淋巴瘤高发的机制相同[10]。目前已经发现了一些与 HL 相关的危险因素，如嗜淋巴病毒的感染、较高的收入水平及免疫系统异常。Epstein-Barr 病毒（EBV）基因在 1/3～1/2 的无已知免疫缺陷的 HL 患者中被检测到，并且传染性单核细胞增多症患者有更高的风险发展为 EBV 相关的 HL[11]，对于携带有 HLA-A*01 者，该风险还会更高[12]。目前尚不明确 HL 是否为遗传性疾病，但在三级转诊中心就诊的 HL 患者中，近 40% 的患者的一级亲属中患有恶性肿瘤，6% 的患者与淋巴增殖性恶性肿瘤有亲属关系[13]。在实体器官或造血干细胞移植、免疫抑制药物治疗和艾滋病毒感染等免疫缺陷的患者中，HL 发病率也会相应增加。对于感染 HIV 的患者，HL 的相对风险增加了 5～25 倍[14]。

（三）临床表现

大多数 HL 患者表现为无痛性淋巴结肿大，常累及颈部或锁骨上区，60% 的患者在发现时就有纵隔受累。即使肿块十分巨大也可不引起明显的局部症状，而最常见的症状是咳嗽、呼吸困难、胸痛和后期出现的上腔静脉综合征。约 1/3 的患者会出现疲劳、弥漫性瘙痒、体重减轻、发热、盗汗等全身症状。存在体重减轻、发热、盗汗任一症状者为 B 组，否则为 A 组[15]，而 B 组 HL 的侵袭性往往更强。HL 引起的其他罕见症状包括饮酒后病变局部疼痛和 Pel-Ebstein 发热，表现为周期性体温升高，周期性常为 1～2 周[16]。除了传统的 B 组症状外，其他全身症状对预后

表 168-1　纵隔淋巴瘤的临床特点

| 病　名 | 常见发病年龄 | 男女发病率 | 上腔静脉综合征 | 外周腺病 |
|---|---|---|---|---|
| 经典霍奇金淋巴瘤（cHL） | 青年 | 女性高发 | 少见 | 可能出现 |
| 原发性纵隔 B 细胞淋巴瘤（PMBL） | 青年 | 女性高发 | 可能出现 | 少见 |
| T 细胞淋巴母细胞淋巴瘤（T-LBL） | 青年 | 男性高发 | 可能出现 | 少见 |
| 纵隔灰区淋巴瘤（MGZL） | 青年 | 男性高发 | 可能出现 | 可能出现 |

表 168-2 纵隔淋巴瘤的生物学特点

| 病 名 | 形态学 | 免疫组化 | 遗传学 | 细胞来源 |
|---|---|---|---|---|
| 经典霍奇金淋巴瘤（cHL） | 结节状生长，在炎症背景下有诊断性 R-S 细胞，胞质丰富、轻度嗜碱性、双叶核 | CD15+<br>CD30+<br>B 细胞标记阴性（CD20、CD79a、PAX5）<br>膜 Ig- | 多数发现异常；但无固定特点 | 胸腺 B 细胞 |
| 原发性纵隔 B 细胞淋巴瘤（PMBL） | 大细胞，核特征多变，胞质丰富，呈结节硬化状 | B 细胞标记阳性（CD19、CD20、CD22、CD79a）<br>膜 Ig-<br>CD30+<br>CD15- | 9p 异常（75%）<br>2p 异常（50%） | 胸腺 B 细胞 |
| T 细胞淋巴母细胞淋巴瘤（T-LBL） | 中等大小的细胞，细胞质稀少，核圆形、卵圆形或卷曲状，染色质细，核仁不明显或小；无 Auer 小体 | CD7、CD3 阳性<br>CD2、CD5、CD1a、CD4、CD8 可变 | 14q 和 7q 异常（33%）<br>1p 异常（25%） | 前体 T 淋巴细胞 |
| 纵隔灰区淋巴瘤（MGZL） | 与 PMBL、cHL 的形态学重叠 | CD20+<br>CD79a+<br>CD30+<br>CD15 可变<br>膜 Ig- | 2p16.1 扩增（33%）<br>JAK2/PDL2（55%）<br>8q24（MYC）（27%） | 胸腺 B 细胞 |

影响尚不清楚；然而，对于已经治疗的患者，再次出现这些全身症状可能预示着疾病复发。巨大纵隔肿瘤是指占胸腔最大径 1/3 以上或最大径＞10cm 的肿瘤，约占 HL 患者总数的 20%～25%，往往提示预后不良 [17]。

### （四）诊断评估

HL 的诊断需要获得足够的组织样本并进行分期评估。纵隔肿块的鉴别诊断包括 HL、PMBL、MGZL、T-LBL 及其他非霍奇金淋巴瘤（non-Hodgkin lymphoma，NHL）、原发性纵隔生殖细胞瘤，胸腺瘤和恶性肿瘤则比较少见。通常情况下，淋巴瘤的确诊只能依赖于获取组织并在传统的组织学检查的基础上进行免疫表型、细胞遗传学和分子分型分析。这些检查都需要活体组织，因此除了固定的标本外，当怀疑有淋巴瘤时，也应向病理科提供未固定的新鲜组织。纵隔淋巴瘤，无论是 HL 或 NHL，通常都伴有纤维化，因此较少的组织活检很难明确诊断，而且如果没有足够的组织，也无法进行分型。尤其是在 HL

中，与背景中大量的淋巴反应相比，HRS 细胞相对少见，如果活检很小，则可能很难发现 HRS 细胞，进而影响疾病诊断。

通过细针穿刺抽吸细胞学检查（fine needle aspiration，FNA）FNA 和穿刺活检获得的组织通常不足以诊断。纵隔镜检查是一种很好的肿瘤分期技术，但其所获得的标本量并不一定能满足纵隔淋巴瘤的诊断需求。如果外周淋巴结难以获取，可能需要电视胸腔镜手术（video-assisted thoracoscopic surgery，VATS）活检或开胸手术来确诊。对 49 例疑似纵隔淋巴瘤患者的回顾性研究发现，食管超声引导下细针抽吸（esophageal ultrasound-guided fine needle aspirate，EUS-FNA）和支气管内超声引导下经支气管穿刺（endobronchial ultrasound-guided transbronchial needle aspiration，EBUS-TSBNA）是一种微创、安全、敏感的用于复发性纵隔淋巴瘤评价的方法，但它们对于原发性淋巴瘤诊断的评估价值有限 [18]。图 168-1 显示了如何使用彩色多普勒来识别附近血管以执行

EBUS-TSBNA。

一旦确诊为 HL，进行分期评估将有助于确定临床分期，指导进一步的治疗，包括血常规以确定绝对淋巴细胞计数，血沉，肝、骨和肾功能的生化检测，血清乳酸脱氢酶（许多淋巴瘤的重要预后标志物），HIV、乙肝和丙肝的血清学检测。尽管这些检验结果可能不会直接有助于分期，但它们可能会影响治疗方案的选择，并发现其他潜在疾病。

通过脾切除术和淋巴结活检术进行分期的方法在过去被广泛应用。基于 Rosenberg 和 Kaplan 的早期观察[19]，HL 以一种有序和可预测的方式侵犯各组织，因此使用手术对 HL 进行分期仍是一种重要的方法。通过手术获得精准的病理分期可以避免治疗不足或过度治疗。然而对于目前的 HL，即使是早期患者也可使用全身化疗，对复发患者仍有有效的治疗方法及放射分期的改良，

这些因素都降低了对精确手术分期的需求，使得手术分期已不再必要。表 168-3 是目前用于 HL 和 NHL 患者分期的 Cotswold 修订的 Ann-Arbor 分期标准[20]。

对颈部、胸部、腹部和骨盆进行正电子发射计算机断层扫描（positron emission tomography/computed tomography，PET/CT）有助于分期[21]。PET 利用核成像方式，提供病变代谢活动的信息，并通过推断计算出病灶为恶性的概率。PET 通常使用标记有氟的正电子发射同位素氟代脱氧葡萄糖（$^{18}$FDG）进行。肿瘤的代谢活性可以用标准摄取值（standardized uptake value，SUV）来测量，SUV 值高表明由于代谢性糖酵解活性高，FDG 摄取旺盛，提示恶性肿瘤或活动性炎症。一些研究表明，$^{18}$FDG-PET/CT 比增强 CT 能更准确地确定 HL 的治疗前分期，并且 $^{18}$FDG-PET/CT 使得 10%～15% 的被误诊为早期 HL 的进展期患

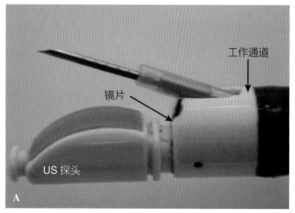

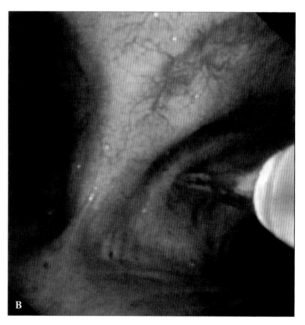

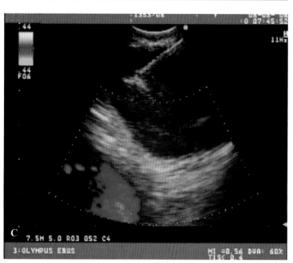

▲ 图 168-1　A. 支气管超声内镜的结构；B. 经支气管针吸活检，在支气管镜下引导下使用穿刺针穿刺支气管黏膜；C. 支气管内超声引导下经支气管针吸。在超声引导下，可以看到针头进入淋巴结。彩色多普勒可以显示附近的血管

**表 168-3　Cotswold 修订的 Ann-Arbor 分期标准[20]**

| | |
|---|---|
| I 期 | 单个淋巴结区域、淋巴结结构，或单个结外器官受累 |
| II 期 | 膈肌同侧两个或多个淋巴结区域受累，或单个结外器官及其区域淋巴结受累 |
| III 期 | 膈肌两侧淋巴结区域受累 |
| IV 期 | 弥漫性一个或多个结外器官或组织的或受累，伴或不伴相关淋巴结受累 |

有下列症状之一的为 B 组，否则为 A 组：发热、盗汗、体重减轻、瘙痒。E. 结外疾病或从已知的淋巴结部位延伸而来的疾病；X. 巨大肿瘤，大于 $T_5 \sim T_6$ 水平的纵隔宽度的 1/3，或淋巴结肿块 > 10cm

引自 Lister TA, Crowther D, Sutcliffe SB, et al. Report of a committee convened to discuss the evaluation and staging of patients with Hodgkin's disease: Cotswolds meeting. J *Clin Oncol* 1989; 7:1630–1636.

者获得了正确的诊断[22]。$^{18}$FDG-PET/CT 在这些患者中的应用包括常规分期、治疗反应评估、治疗后残余肿块评估和复发风险预测[23]。一项美国和德国的大型合作研究正在前瞻性地评估使用 $^{18}$FDG-PET/CT 作为早期或中期 HL 患者个体化治疗方案工具的效用。

Deauville 评分是一种用于评价 $^{18}$FDG-PET/CT 扫描结果的视觉评分法，常用于原发性淋巴结淋巴瘤治疗后 $^{18}$FDG-PET/CT 扫描结果的标准化分析[24]。Deauville 评分使用患者纵隔含血腔及肝脏的 FDG 摄取量作为内部对照，分为 5 个级别。1 分表示无摄取，2 分表示摄取≤纵隔含血腔，3 分表示摄取 > 纵隔含血腔≤肝脏，4 分表示摄取中度高于肝脏，5 分表示摄取明显高于肝脏。

骨髓活检是淋巴瘤分期的标准。然而在膈上 I 期或 II 期的 A 组患者中，骨髓受累的可能性很小。一项研究表明，在 $^{18}$FDG-PET/CT 提示为进展期的患者中。18% 的 HL 患者在 PET/CT 上有局灶性骨骼病变，但只有 6% 的患者骨髓活检阳性[25]。早期 HL 患者使用 $^{18}$FDG-PET/CT 判断骨髓受累的假阴性率很低，而伴有骨髓受累的进展期 HL 患者则往往有骨髓受累的相关症状或其他进展期征象。因此，很少有患者会因为骨髓活

检结果而更改治疗方式。因此，如果进行 $^{18}$FDG-PET/CT 检查，对 HL 患者的常规评估不需要再包括骨髓活检[21]。对于 B 组患者和（或）临床晚期和（或）存在膈下表现的患者，以及存在骨损伤、骨痛、高钙血症或者血清碱性磷酸酶升高的患者，可以考虑骨髓活检。

国际预后因子项目针对进展期 HL 患者建立了一个预后相关指数。该指数包含了 7 个提示不良预后的指标，包括血清白蛋白水平 < 40g/L；血红蛋白水平 < 105g/L；男性；年龄 > 45 岁；IV 期患者；白细胞计数 ≥ 15 000/μl，淋巴细胞计数 < 600/μl 和（或）淋巴细胞比例 < 8%[26]。

**（五）管理**

HL 的治疗分为早期（I、II 期）和进展期（III、IV 期）的治疗。对于包括巨大的纵隔肿瘤在内的早期患者，根据是否存在表 168-4 中的临床特征，分为和预后良好组与预后不良组。无表中所列特征的早期 HL 患者的预后更好。

在过去 20 年中，对于接受长期治疗的早期 HL 患者的治疗相关不良反应的认知在不断发展。过去的研究常使用延伸野放疗（extended-fieldradiation therapy，EFRT）和基于重质烷基化物的化疗（典型的 MOPP 方案包括氮芥、长春新碱、普鲁卡因和泼尼松）。虽然这些治疗方法对于 HL 有效，但却导致患者其他疾病的发病率和死亡率增加，尤其容易导致其他原发恶性肿瘤的发生，比如年轻女性的乳腺癌，其他不良反应包括心血管疾病及不孕症[27]。而由 Bonadonna 等提出的 ABVD（多柔比星，博莱霉素，长春碱，达卡巴嗪）方案因其毒性较小且疗效相当，已基本取代了原来的 MOPP 方案[28]。目前，早期 HL 的治疗主要是单纯化疗或化疗加放疗的综合治疗，但其最佳治疗方法仍然存在许多争论[29]。目前鲜有研究明确评价纵隔 HL 患者的预后，一项研究对 80 例接受 6 个周期 MOPP/ABVD 化疗和放疗的患者进行了 15 年的随访，其结果显示 I 期或 II 期患者的无病生存率为 76%[30]。一项针对临床

表 168-4　Ⅰ / Ⅱ期霍奇金淋巴瘤的不良预后因素

| 欧洲癌症治疗研究组织（EORTC） | • 纵隔巨大肿瘤（大于最大胸横径 1/3）<br>• 4 个或更多淋巴结区域受累<br>• 诊断时年龄 ≥ 50 岁<br>• B 组症状、血沉超过 30mm/h；或血沉超过 50 mm/h 而无 B 组症状 |
|---|---|
| 德国霍奇金淋巴瘤研究组（GHSG） | • 纵隔巨大肿瘤（大于最大胸横径 1/3）<br>• 3 个或更多淋巴结区域受累<br>• B 组症状、血沉超过 30mm/h；或血沉超过 50 mm/h 而无 B 组症状 |
| 成人淋巴瘤研究组（GELA） | • 年龄 ≥ 45 岁<br>• 男性<br>• 结外侵犯<br>• 血红蛋白低于 10.5 g/dl<br>• 绝对淋巴细胞计数 ≤ 600 mg/μl<br>• 血沉升高<br>• B 组症状 |
| 加拿大国家癌症研究所（NCIC）<br>美国东部肿瘤协作组（ECOG） | • 纵隔巨大肿瘤（大于最大胸横径 1/3）<br>• 4 个或更多淋巴结区域受累<br>• 诊断时年龄 ≥ 40 岁<br>• 血沉超过 50mm/h<br>• 混合细胞亚型 |

分期为ⅠA、ⅠB、ⅡA、ⅡB 和ⅢA 的非肥胖患者进行的单中心随机前瞻性研究显示，在 60 个月的随访中，单纯 ABVD 化疗和放疗后行 ABVD 化疗的治疗结果没有差异[31]。最后，在一项合作研究中，针对单独接受 ABVD 化疗的早期非巨大肿块 HL 患者和接受次全淋巴结放疗（无论是否接受 ABVD 化疗）的患者进行了 12 年的随访，其总体生存率（overall survival, OS）分别为 94% 和 87%。但有趣的是，在接受次全淋巴结放疗的患者中，其他原因导致的死亡率高于 ABVD 组，这表明在非肥胖患者中，仅行化疗就足够了[32]。

目前，联合治疗通常用于早期巨大肿块；但非巨大肿块的最佳治疗方法仍无定论。对于预后良好的早期 HL 患者，可选择的方案有 ABVD 治疗 3～4 个周期，然后进行包括最初受累的淋巴结部位的 30Gy 累及野放疗（involved field radiotherapy, IFRT）；ABVD 治疗 2 个周期，然后进行 20Gy 的 IFRT；ABVD 治疗 4～6 个周期，不进行放射治疗[33-36]。尽管接受纵隔放疗的患者复发率较低，但这一优势却被放疗的长期不良反应及治疗后复发患者的较好的挽救治疗疗效所抵消[37]。早期进行 [18]FDG-PET/CT 检查可以进一步决定治疗方案，但该行为是否必须，仍需要更多研究结果的支持[38]。

对于预后不良的早期 HL 患者和晚期 HL 患者，6 个周期的 ABVD 是标准的治疗方案；然而，也有许多其他的治疗方案正在被研究。一项欧洲的研究表示，强化 BEACOPP 方案（博莱霉素、依托泊苷、多柔比星、环磷酰胺、长春新碱、氯苯那敏和泼尼松）联合放疗在无进展生存期（progress free survival, PFS）方面显示出优势，但与 ABVD 方案相比，其毒性增加，OS 无明显差异[39]，该方案的优势在国际预后评分（international prognostic score, IPS）较高的患者中尤为明显，因此，对于复发风险高的患者来说，BEACOPP 联合或不联合放疗是 ABVD 的合理替代方案。强化 BEACOPP 方案有更强的毒性作用，包括可逆性骨髓抑制、继发性恶性肿瘤、不孕症和罕见的致命性脓毒症。这些毒性作用在老年人中尤其严重，使该方案不适用于老年患者。斯坦福大学提倡缩短强化化疗的疗程，称为

Stanford V方案，并且对巨大肿瘤进行辅助放射治疗[40]，而一项比较ABVD与Stanford V治疗晚期HL疗效的随机多中心研究已经完成。

对于Ⅰ期或Ⅱ期纵隔巨大肿瘤HL患者，两种方案的疗效没有显著的统计学差异[41]。在英国的一项研究中，对于晚期HL患者，两种治疗方案的疗效也没有差异[42]。

对于复发性HL患者和难治性原发HL患者，治疗标准方案为常规化疗加或不加放疗，然后进行大剂量化疗和自体造血干细胞移植（autologous hematopoietic stem cell transplant，ASCT）。治疗的方案选择通常基于预后相关临床特征及并发症。在许多难治性或复发性HL患者中，大剂量化疗和ASCT通常可获得持续缓解。两项随机研究表明，与常规化疗相比，ASCT在避免治疗失败方面具有优势，Meta分析则显示ASCT有改善OS的趋势[43-45]。复发和难治性HL治疗的新策略包括使用标准剂量或低强度方案化疗的异体造血干细胞移植。目前有研究显示，这些方案的治疗相关死亡率较低，且移植物抗HL效应（graft versus HL effects）更好，但进一步的研究正在进行中[46-48]。而局部放疗也能成功地挽救少数复发的患者。

随着对HL生物学异常行为及HRS细胞表面标志物的认知，目前已有数种新药进入临床试验阶段。本妥昔单抗是一种免疫毒素，由抗CD30的抗体与抗微管蛋白MMAE连接而成[49]。本妥昔单抗已被美国食品药品监督管理局（US Food and Drug Administration，FDA）批准用于ASCT失败的HL患者或至少两种多药化疗方案失败且不适合ASCT的HL患者。PD-1作为抑制T细胞介导免疫反应的一个途径，且HL患者存在PD-1途径的激活，所以PD-1抑制剂有望用于HL的治疗，仍需要更多临床研究[50]。

### （六）长期治疗不良反应

不幸的是，目前HL治疗的良好疗效已经被HL长期治疗相关毒性所抵消。许多研究表明，HL的累积死亡率随着时间推移逐渐下降；然而，在治疗10～15年后的幸存者中，非淋巴瘤相关原因所导致的死亡率却随着时间的推移继续增加，其中最主要原因是第二恶性肿瘤和心脏病[51]。其他远期治疗不良反应包括非冠状动脉血管疾病、肺功能不全、口干所致的龋病和牙周病风险增加、甲状腺功能减退、不孕、肌肉骨骼萎缩和发育不全等。虽然这些不良反应不一定危及生命，但却会对生活质量产生严重的不良影响。

长期以来，基于烷基化药物的化疗与治疗相关白血病或骨髓增生异常综合征的发生之间的关系已被证实。多年来，继发于HL治疗后的实体肿瘤数量不断增加，实体肿瘤已成为HL治疗后最常见的第二恶性肿瘤[51]。放疗也是HL治疗后继发实体肿瘤的主要原因之一；然而，最近的研究也证实了烷基化药物与包括肺癌和胃肠道癌在内的各种实体肿瘤相关[52-54]。肺癌的风险与辐射剂量直接相关，一项病例对照研究显示，接受30gy或更高剂量辐射的患者患肺癌的风险比接受小于5gy辐射的患者患肺癌的风险高7～9倍[55]。烷基化药物治疗HL也与肺癌的发生有显著的关系，而吸烟则会进一步增加发生肺癌的风险[55]。

接受纵隔放疗年轻女性（30岁或30岁以下），容易发生乳腺癌，应严格进行乳腺癌筛查。乳腺癌通常在治疗后10～15年内发生，大多数研究都显示乳腺癌的发生与辐射剂量有明显关系。在一个包括120例继发于HL后乳腺癌患者和266例对照组患者的研究中，随着辐射剂量的增加，乳腺癌的相对风险显著增加，最高剂量组（中位剂量42Gy）的相对风险是最低剂量组（小于4Gy）的8倍（$P < 0.001$）[56]。因此，需要在女性HL患者中开展患者教育和乳腺癌早期筛查，乳腺癌筛查应从治疗后8～10年或40岁开始，并要求患者进行年度乳房X线检查[57]。

治疗相关的骨髓增生异常（therapy-related myelodysplasia，t-MDS）和继发性白血病（therapy-related leukemias，t-AML）是接受长期治疗的HL患者特别关注的问题。MOPP等早期的联合化疗方案，已经被证明会引起白血病，发生率为

3%～5%[58-60]。而近期出现的化疗方案则较少引起白血病，经典的 ABVD 方案则不引起白血病。t-MDS/t-AML 患者的预后不良，中位 OS 仅为 7.2 个月。异体干细胞移植被认为是治疗 t-MDS/t-AML 的唯一方法。一些报道表明，t-MDS/t-AML 也可发生于单纯放疗之后[61-63]。

接受长期治疗的 HL 患者也有较高的心血管并发症风险，包括冠状动脉疾病、瓣膜疾病、心包疾病、心律失常和心肌病。大多数心血管并发症可归因于纵隔放疗，通常发生于治疗后 10 年，且发生风险随时间持续升高。心脏疾病的风险似乎与辐射剂量直接相关[64, 65]。在一项德国和奥地利的研究显示，1132 名儿童 HL 患者中，接受 36gy 纵隔放疗 25 年心血管疾病的累积发病率为 21%。而接受 30、25、20 和 0gy 纵隔放疗者的风险分别降低到 10%、6%、5% 和 3%（P < 0.001）[64]。而多因素分析显示，纵隔辐射剂量是与心脏疾病发生相关的唯一因素（P=0.0025）。暴露于纵隔辐射而需要冠状动脉旁路移植术的患者大多数同时存在瓣膜畸形，通常需要在手术的同时进行外科修复[66, 67]。

除了纵隔放疗，蒽环类药物作为 ABVD 方案的成分，也被证实存在心脏毒性。心血管并发症风险与蒽环类药物的累积剂量有关，大多数研究建议成人的累积多柔比星剂量限制在 450～500mg/m²，但也有研究观察到 < 240mg/m² 的多柔比星仍可引起心力衰竭[68]。一些研究表明，传统的心血管疾病危险因素，包括高血压、高胆固醇血症和吸烟，也可以进一步增加 HL 患者继发心血管并发症的风险[69-72]。

最后，长期治疗的 HL 患者也有发生内分泌疾病的风险，在颈部放疗后，甲状腺功能减退的风险高达 60%[73]。而不孕症可能是由于骨盆放疗和烷基化药物有关，特别是使用 MOPP 方案的患者。目前尚无证据证明 ABVD 方案会影响生育能力；然而，强化 BEACOPP 方案与 90% 的男性患者的无精子症，50% 的女性患者的持续性闭经相关[74-76]。

## 三、原发性纵隔 B 细胞淋巴瘤

### （一）概述

HL 是青少年和年轻人最常见的纵隔原发性淋巴瘤，而 PMBL 在 20 多岁和 30 多岁的患者中更为常见。PMBL 是弥漫性大 B 细胞淋巴瘤（diffuse large B-cell non-Hodgkin lymphoma, DLBCL）的一个亚型，是一个独特的临床病理类型，具有独特的表型和分子特征，起源于胸腺内 B 细胞群[77]。根据经典的病理学标准，PMBL 很难与其他 DLBCL 相鉴别，但本病具有相当独特的临床表现。PMBL 多发于女性，常表现为快速生长的前纵隔、上纵隔及纵隔周围肿块。不同于很少出现纵隔肿块相关症状的 HL，PMBL 的症状是多由纵隔结构受压引起。上腔静脉综合征是最常见早期的并发症。可伴有膈神经麻痹，当双侧膈神经受累时可导致呼吸衰竭。其他症状还包括吞咽困难、声音嘶哑、双侧乳房肿胀、胸痛和咳嗽等。

### （二）流行病学及病因学

PMBL 最初于 20 世纪 80 年代被 WHO 正式认定为一种非霍奇金淋巴瘤（NHL）亚型[3]。2015 年，SEER 估计有 71 850 例新发 NHL 病例和 19 790 例死亡病例[4]。PMBL 占所有 NHL 病例的 3% 和 DLBCL 的 10%[78]。在 PMBL 的活检标本中，偶尔可见上皮性囊肿、胸腺小叶和 Hassall 小体，这些均显示 PMBL 起源于胸腺。尽管胸腺是 T 细胞成熟的主要部位，但胸腺 B 细胞群具有独特的免疫表型，其特征是 CD19、CD20、CD22 和 CD79a 的表达，而不表达 CD15、CD21、CD138、CD68。Isaacson 等发现，潜在 EBV 感染的标志物是 PMBL 是特征[79]。PMBL 的 CD 30 染色可能呈弱阳性，有时难以与 cHL 区分[80]，PMBL 通常不表达膜免疫球蛋白及胞质免疫球蛋白。

PMBL 与 DLBCL 的其他亚型有明显的生物学特性差异，而与结节硬化型 HL 更为相似。传统的比较基因组杂交和 PCR 指纹图可发现基因异常，如 2、5、7、9p、12 和 Xq 染色体上的基因扩增区[81]。9p区的扩增导致程序性死亡配体（programmed death ligand，PDL）1/2扩增率高达60%，约50%的患者Janus激酶2（Janus Kinase 2，JAK2）基因上调[82,83]。而2p区域的扩增则导致原癌基因REL的复制，该基因负责编码转录因子NFKB家族[84]。MGZL作为发病率第三的纵隔NHL，其生物学特性介于cHL和PMBL之间（图168-2）[85,86]。尽管cHL和PMBL具有相同的生物学特性，但PMBL的治疗方法更接近其他侵袭性NHL。

### （三）临床表现

PMBL的女性发病率高于男性，通常发生于20—40岁的年轻人，明显早于DLBCL的其他亚型[3]。患者多因由前纵隔肿块引起的症状就诊，高达50%的患者在就诊时就已有上腔静脉综合征的症状和体征，伴有面部水肿、颈静脉扩张，偶尔还有上肢肿胀和（或）深静脉血栓形成。PMBL的肿块常＞10cm，且可侵犯肺、胸壁、胸膜和心包等结构。病变可侵犯锁骨上或膈下淋巴结，尽管PMBL的局部侵袭性较强，但远处淋巴结受累和骨髓浸润却十分罕见。对于复发的PMBL，常累及包括肺、肾、胃肠、乳房、卵巢和中枢神经系统在内的结外器官。

### （四）诊断与分期

PMBL的诊断和分期的常用方法与其他NHL相同，已在上述HL部分中详细介绍，故本部分就不再赘述。由于PMBL很少累及骨髓，因此不需常规进行骨髓活检，尤其是[18]FDG-PET/CT提示无骨髓累及时[21]。虽然中枢神经系统受

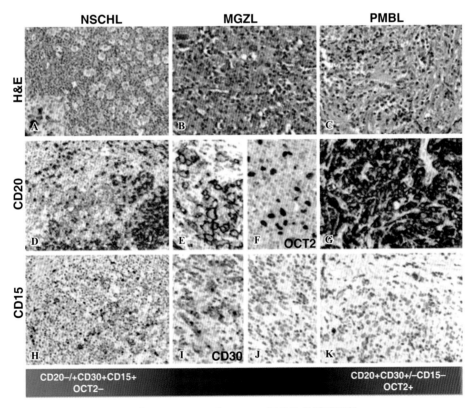

▲ 图168-2　cHL和PMBL间的生物学连续性

A. 结节性硬化型典型霍奇金淋巴瘤（NSCHL），有丰富的腔隙型HRS细胞（HE，400×；插图：CD20免疫染色，400×）。B. MGZL，其形态学特征与cHL相似，但免疫表型与PMBL更一致。C. PMBL，由大细胞浸润而成，细胞核圆形或分叶状，胞浆丰富透明。在背景中有一个特征性的分割性硬化（HE，400×）。D. HRS细胞呈弱而不均匀的CD20阳性，而周围的反应性B细胞呈强CD20阳性（200×）。E. 注意CD20强度及均一性以及F. OCT2阳性。G. 肿瘤细胞CD20阳性，H. 腔隙细胞CD15阳性（200×）。I. CD30为可变阳性。J. 肿瘤细胞CD15为阴性（HE和免疫染色，400×）。K. CD15阴性（400×）引自Quintanilla-Martinez L, Fend F. Mediastinal gray zone lymphoma. *Haematol* 2011; 96(4):496–499.

累在初诊时很少见，但在有结外受累的情况下，应通过细胞学和流式细胞术进行脑脊液检查。肿瘤常侵袭或压迫，导致淋巴回流受阻，进而引起胸腔积液和心包积液，因此超声心动图检查对于 PMBL 患者有一定价值，胸腔穿刺术也可能有助于确定胸腔积液的性质。

即使经过治疗，纵隔仍会有残留的肿块，特别是纵隔巨大肿瘤或肿瘤中有大片纤维化的情况下。这些残留的肿块在治疗结束后可能会持续存在几个月，这是后续影像学复查时一个需要考虑的重要因素。研究表明，$^{18}$FDG-PET 在 PMBL 中的作用十分有限，与其他侵袭性淋巴瘤相比，该技术在 PBML 中具有很高的特异度，但其敏感度却很低。在一项纳入了 115 例 PMBL 患者的大型前瞻性研究评估了 $^{18}$FDG-PET 对于 PMBL 的诊断价值，54 例患者（47%）表现为完全代谢反应（未发现任何 FDG 摄取），仅有 61 例患者（53%）在 PET 上发现了 $^{18}$FDG 摄取。化学免疫治疗后，肿瘤出现完全代谢反应提示提示更高 5 年 PFS（98% vs. 82%；$P$=0.0044）和 OS（100% vs. 91%；$P$=0.0298）。病灶 FDG 摄取量高于纵隔含血腔但低于肝脏（Deauville 评分 3 分）的患者预后较好，而以肝脏的 FDG 摄取量为界（多维尔评分 4 分）可以将患者分为低治疗失败率组和高治疗失败率组，5 年 PFS 分别为 99% vs. 68%（$P < 0.001$）和 5 年 OS 分别为 100% vs. 83%（$P < 0.001$）[87]。即使化学免疫治疗后 PET 仍显示残留摄取，仍有 90% 以上的患者获得了 5 年以上的 PFS，提示 PET 可用于判断是否进行放疗以巩固 PMBL 的治疗。图 168-3 展示了一名 PMBL 患者的 $^{18}$FDG-PET/CT 影像，该患者表现为上腔静脉综合征，纵隔肿瘤直径为 17cm，肿瘤 SUV 为 28，Deauville 评分 5 分。

### （五）PMBL 的管理

研究表明，早期单独使用 CHOP 方案（环磷酰胺、多柔比星、长春新碱和泼尼松）治疗 PMBL 有往往会导致疾病进展，而使用 VACOP-B

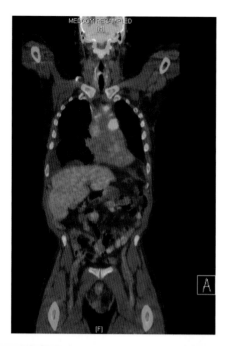

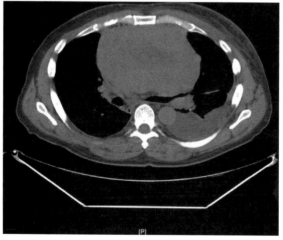

▲ 图 168-3　PMBL 患者的 $^{18}$FDG-PET/CT 影像

方案（依托泊苷、多柔比星、环磷酰胺、长春新碱、泼尼松、博莱霉素）或 MACOP-B 方案（甲氨蝶呤、多柔比星、环磷酰胺、长春新碱、泼尼松、博莱霉素）则可以明显改善预后 [88, 89]。因此，VIOPP-B 或 MACOP-B 联合 IFRT 是昔妥昔单抗治疗前的标准治疗方案。同时，也有研究认为强化化疗加 ASCT 的疗效也优于单独使用上述化疗方案 [88, 90]。

Coiffier [91] 及 Pfreundschuh [92] 等认为，不论对于老年还是年轻患者，DLBCL 的标准化疗方案都应包括蒽环类和利妥昔单抗，可延长无事件生存率（event-free survival，EFS）和 OS。后续的研究表明，与单独化疗治疗 PMBL 相比，联合利妥昔单抗的化学免疫治疗在早期治疗失败率、PFS 和 OS 上均有改善[93-95]。在 Mabela 国际试验（Mabthera International Trial，MInT）的研究中，PMBL 患者接受 6 次 CHOP 样方案化疗，联合（RCHOP 组）或不联合（CHOP 组）利妥昔单抗，RCHOP 组的完全缓解较高（84% vs. 54%，$P$=0.015），早期病情进展率更低（2.5% vs. 24% $P$ < 0.001），3 年 EFS 率较高（78% vs. 52%，$P$=0.012），但两组的 OS 相似（89% vs. 78%，$P$=0.158）[95]。而 61 例纵隔巨大肿瘤或结外病变而接受放疗的患者中，30% 的患者在放疗后病情得到改善，7% 的患者在放疗后出现了病情进展[95]。然而，另一项评估了 63 例 PMBL 患者的回顾性研究发现，RCHOP 方案的诱导完全缓解的失败率很高（21%），原因可能是这些患者中 21% 为进展期患者，71% 存在纵隔巨大肿瘤，33% 的国际预后指数不良[96]。尽管在其他研究中没有观察到 RCHOP 方案高诱导失败率，但大多数专家仍认为 RCHOP 方案应该谨慎地用于高危 PMBL 患者[97]。

利妥昔单抗联合其他化疗方案的研究已于纪念斯隆－凯特林癌症中心（Memorial Sloan Kettering Cancer Center，MSKCC）研究和国家癌症研究所（National Cancer Institute，NCI）开展。在 MSKCC 的研究中，54 名患者接受了加速的 RCHOP 方案治疗（每 2 周重复，共 4 个周期），然后进行中期 PET/CT 扫描。PET/CT 检查阴性者接受 3 个周期的 ICE 方案（异环磷酰胺、卡铂和依托泊苷）治疗，而 PET/CT 检查阳性者接受重复活检。活检阴性患者接受 3 个周期的 ICE 方案治疗，活检阳性患者接受 3 个周期的 ICE 方案治疗后进行 ASCT。该研究的总体有效率为 79%，3 年的 PFS 及 OS 率分别为 78% 和 88%[98]。而 NCI 的前瞻性 II 期研究对 51 例 PMBL 患者进行了 6~8 周期的依托泊苷、多柔比星、环磷酰胺、长春新碱和泼尼松联合利妥昔单抗治疗，5 年 EFS 和 OS 分别为 93% 和 97%[99]。

对于是否需要使用巩固治疗，目前尚无定论，在对于使用哪种化疗方案进行巩固治疗，以及是否需要使用大剂量化疗和（或）放疗所有或部分患者进行巩固治疗等问题上均存在争议。有研究显示，以蒽环类药物为基础的标准化疗联合针对残余肿瘤的放疗，均取得良好结果[89, 100]。也有研究显示，使用强化化疗不联合放疗进行巩固治疗，也取得了类似的长期效果，这种治疗方案有利于避免纵隔放疗的远期不良反应[96, 97]。目前普遍认为，完全缓解是最佳的 PMBL 预后预测因素，许多中心均建议对有巨大残留肿瘤的患者，尤其是残留病灶 PET 检查阳性的患者，采用自体移植作为巩固治疗[90, 101]。PMBL 患者在持续接受超过 18 个月的有效治疗后，很可能获得治愈。而治疗失败通常发生在初始治疗期间或治疗后的 6~12 个月内，这点与 HL 不同，HL 的远期复发较 PMBL 更为常见。

在过去，放疗常被用作纵隔复发患者的挽救治疗。多项研究表明，纵隔放疗可提高 PMBL 患者化疗后残余疾病的缓解率和远期疗效[89, 100-103]。一项意大利的研究显示，在以利妥昔单抗为基础的化疗后，67% 的患者在治疗结束后出现了 PET/CT 扫描阳性，中位时间为治疗结束后的 28d。随后，这些患者接受了放疗（三维适形放疗或图像引导下的三维适形调强放疗）。Deauville 评分为 1~3 分的患者完全缓解率为 100%，而 Deauville 评分为分 5 的患者完全缓解率仅为 25%。随访 3 年后，Deauville 评分为 1~3 分的患者 OS 为 100%，而 Deauville 评分为 4~5 分的患者 OS 为 77%（$P$ < 0.05）[103]。一项回顾性研究发现，对于在化学免疫治疗后就已经出现完全反应的患者，再进行放疗并不能改善预后[97]。但目前仍需要进一步的前瞻性临床试验来证实这些发现。

## 四、T 细胞淋巴母细胞淋巴瘤

### （一）概述

WHO 根据细胞起源将淋巴母细胞肿瘤分为两类，即前体 B 细胞急性淋巴母细胞白血病 / 淋巴瘤（acute lymphoblastic leukemia/lymphoma，ALL）或前体 T 细胞 ALL。B 细胞和 T 细胞系肿瘤的临床表现、预后和治疗方法有很大不同。ALL 和 LBL 的区别在于恶性细胞是否累及超过25% 的骨髓。临床上，若纵隔或其他部位有肿块性病变，且骨髓中的肿瘤细胞少于 25%，则称为LBL。本节重点讲述的 T-LBL 是最常伴有纵隔肿块的亚型（50%～75%）。

### （二）流行病学及病因学

T-LBL 是一种生长迅速的肿瘤，常见于青少年和年轻人，男性的发病率为女性的三倍左右。男性的发病年龄较女性早，男性的高发年龄分布呈双峰型（分别在 10—30 岁和 60—70 岁达到峰值），而女性高发年龄分布则更为均匀[104]。T-LBL 占儿童 ALL 的 15%，占成人 ALL 的25%。美国每年发病率约为 3/100 000 000 人，且与人中无关[105]。肿瘤细胞起源于不同分化阶段的前体 T 淋巴母细胞。目前尚未发现明确的 LBL相关危险因素。

### （三）临床表现

T-LBL 常表现为颈部、锁骨上、腋窝区淋巴结肿大（50%），或纵隔肿块（75%）。纵隔肿块常位于前纵隔且体积巨大，并且可能导致胸腔积液、上腔静脉综合征、气管阻塞和心包积液等症状。患者就诊时常已为有 IV 期（80%）并伴有 B组症状（50%），且大多数患者存在 LDH 升高[106]。患者较少出现结外病变（如皮肤、睾丸和骨受累等）。尽管在就诊时大多数 T-LBL 患者骨髓尚无异常，但约 60% 的患者将在随后出现骨髓浸润，并进入 T-ALL 难以区分的白血病期[104]。脑脊液检查对于排除中枢神经系统受累则至关重要。

### （四）诊断

在某些病例中，T-LBL 病变可以完全局限于纵隔，可能需要活检以明确诊断。但在大多数情况下，外周血或骨髓活检即可确诊，而不需进行淋巴结或纵隔活检。淋巴母细胞的形态多样，从

细胞质稀少、核染色质浓缩、核仁模糊的小细胞，到细胞质数量适中、染色质分散、核仁较多的大细胞均可存在。细胞中可存在少量嗜蓝细胞质颗粒，但无 Auer 小体。在组织切片中，肿瘤细胞为小到中等大小，胞浆稀少，细胞核圆形、椭圆形或卷曲，染色质细，核仁模糊或体积小，偶有较大的细胞。T 细胞和 B 细胞疾病在形态上难以区分，免疫组化显示 PAS 染色阳性，非特异性酯酶和苏丹黑 B 为可变阳性，髓过氧化物酶阴性。在流式细胞术中，淋巴母细胞对 CD7 和表面或细胞质 CD3 呈阳性，并且可变地表达 CD2、CD5、CD1a、CD4 及 CD8。

### （五）治疗与预后

起初 LBL 患者的治疗方案与 NHL 的治疗方案类似，但 LBL 与 ALL 在十分相似，使用 NHL方案治疗 LBL 的疗效不佳，研究者便开始使用强化的 ALL 样治疗方案进行 LBL 患者的治疗。一些方案已经展示出了较好的疗效，其中大多数方案都是结合了多种药物的强化诱导方案，通常是包含蒽环类、环磷酰胺、长春新碱和类固醇等的 5 或 6 种药物联合运用。紧跟其后的是巩固治疗，如预防性的中枢神经系统鞘内化疗。最后是为期 2 年的口服维持期，最常见的是 POMP 方案（6- 巯基嘌呤，口服甲氨蝶呤，泼尼松，长春新碱）。如果化疗后纵隔肿块持续存在，则可以考虑进行头颅或纵隔放疗。

许多研究均显示，使用 ALL 方案进行治疗的完全缓解率高于 90%，随访 3 年以上，完全缓解率仍高于 60%。然而，大多数上述研究都是单中心研究，使用的化疗方案并不统一，可能容易产生选择偏移。有不良预后因素的患者则可考虑采用大剂量化疗和自体或异体干细胞移植进行巩固治疗。

## 五、纵隔灰区淋巴瘤

大多数淋巴瘤都可被归类为不同类型，但一些淋巴瘤在不同的淋巴瘤亚型之间表现出重叠

的组织学、生物学和临床特征。2008 年，WHO 对 NHL 的分类进行了一些新的修改[3]，其中包括一种难以分类的 B 细胞淋巴瘤，其特征介于 DLBCL 和 HL 之间，如表现出 cHL 的形态，但却呈现 DLBCL 的免疫表型的 B 细胞淋巴瘤，反之亦然。有趣的是，大多数文献中报道的这类病例均表现为纵隔肿块，而纵隔内出现的这类淋巴瘤现在被称为 MGZL。

因其近期才被分类且发病率低，MGZL 的临床特点和治疗方法尚未明确。根据目前有限的数据显示，MGZL 主要发生年轻男性，且存在与 PMBL 重叠的临床特征，其诊断与评估也类似于 PMBL。MGZL 的形态学特征介于 cHL 和 PMBL 之间。其肿瘤细胞常呈多形性，分布于弥漫性纤维化的基质中。肿瘤细胞形态可能类似于 HL，但其表型与 PMBL（CD20++，CD15–）一致；或者肿瘤细胞可能具有与 PMBL 相似形态，但却呈现 CD30 和 CD15 阳性，CD20 和 CD79a 阴性的 HL 表型[108]。成年 MGZL 患者的荧光原位杂交（fluorescence in situ hybridization，FISH）显示 2p16/1（REL/BCL11A 位点）扩增，9p24.1 中的 JAK2/PDL2 位点改变，16p13.13 的 C Ⅱ TA 位点的重排，以及位于 8q24 的 MYC 扩增。目前尚未发现 MGZL 分子标记，但对 PMBL、cHL 和 MGZL 的大规模甲基化分析表明，PMBL 和 cHL 之间存在密切的表观遗传关系，而 MGZL

的特异性标记有待更多研究来验证[109]。

由于 MGZL 的十分罕见且缺乏前瞻性的研究，MGZL 的治疗方式目前存在争议。从前，MGZL 大多被认为是"间变性大细胞霍奇金样淋巴瘤"，据报道该病的化疗效果不佳[110]。一项评估用 cHL 或 NHL 方案治疗 MGZL 的疗效的研究显示，MGZL 的生存率明显低于 cHL[111]。另一项前瞻性研究使用 DA-EPOCH-R 治疗 MGZL，其结果显示 MGZL 患者的生存率低于 PMBL 患者。尽管两组患者的临床特征相似，但 MGZL 患者的 3 年 EFS 和 OS 分别为 62% 和 74%，而 PMBL 患者的 EFS 和 OS 分别为 93% 和 97%，且 PMBL 患者中需要纵隔放疗的患者比例较高[112]。

## 六、总结

恶性淋巴瘤是纵隔肿块的常见病因。因其类型及治疗方案的多样性，以活检明确诊断是必需的。这些疾病大多对化疗和（或）放射敏感，手术大多只用于明确诊断。包括 HL、PMBL 和 T-LBL 在内的许多纵隔淋巴瘤都被治愈，但往往伴随着长期治疗相关不良反应，包括冠心病、瓣膜病和继发性恶性肿瘤等。使用 $^{18}$FDG-PET 等新的影像学检查方法，可以提高对患者的个体化预测并定制治疗方案的能力，但与此同时，即使这些技术本身也还在不断发展之中。

# 第 169 章
# 纵隔良性和恶性生殖细胞肿瘤
## Benign and Malignant Germ Cell Tumors of the Mediastinum

Carlos Ibarra-Pérez　Isabel Alvarado-Cabrero　Walid Leonardo Dajer-Fadel　Oscar Arrieta-Rodriguez　著

刘文亮　译

"对于纵隔生殖细胞肿瘤，唯一新的认识就是没有什么关于它的新认识。"

——Kenneth A. Kessler，第 51 届胸外科医生学会年会，美国加利福尼亚州圣地亚哥，2015 年 1 月 27 日。

## 一、概述

大约两世纪前就有关于出现在纵隔的生殖细胞肿瘤（germ cell tumors, GCT）的记载 [1]。虽然 GCT 主要见于 30—40 岁的中年男性，但也可以发生在 0—79 岁的任何年龄，平均发病年龄为 40 岁 [2]。睾丸、前纵隔、腹膜后、松果体、骶骨区和鞍上区均可发生 GCT（按发生部位的频率降序排列），发生在肺 [2] 和心包的 GCT 则极少见 [3, 4]。只有 5% 的 GCT 发生在性腺外，约 3% 原发于纵隔 [5]。骶尾部和颅内的 GCT 在婴幼儿中最常见。发生在性腺内和性腺外的 GCT 在组织学上相似 [6, 7]。

证实为原发于纵隔的生殖细胞肿瘤（GCT of the mediastinum, GCTM）需要非睾丸、卵巢或腹膜后肿瘤的临床和放射影像学证据。80%~85% 的 GCTM 是良性的，占所有纵隔肿瘤的 5%~10% [8]；良性 GCTM 的男女比例大致相等。相反，约 90% 的恶性 GCTM 发生在男性 [9]。

## 二、命名与分类

GCTM 是一类具有不同组织学特征和病程演变的肿瘤，包括畸胎瘤（teratomas："怪物"，源于希腊语单词 teras：怪物、惊奇的、凶兆）、原发纵隔的精原细胞瘤（seminomatous germ cell tumors of the mediastinum, SGCTM）和原发纵隔的非精原细胞瘤（nonseminomatous germ cell tumors of the mediastinum, NSGCTM）。畸胎瘤有良恶性之分，而 SGCTM 和 NSCGTM 都是恶性的 [2]。若发生在女性，精原细胞瘤也称为无性细胞瘤（dysgerminoma），而非精原细胞瘤（NSGCT）也称为非无性细胞瘤（nondysgerminoma）。异胚胎瘤（dysembryoma）也包含在 NSGCTM 中。多胚胎瘤（polyembryoma）指各种混合成分的 GCT，其特征是胚状体结构与畸胎瘤、内胚层囊和合胞滋养层细胞并存。

Moran 和 Suster [2] 提出的 GCTM 分类体系可以更好地评估 GCTM 中存在的各种成分，特别是畸胎瘤病变（表 169–1）。

于 1997 年建立的国际 GCTM 预后分期（表 169–2），是在对 5202 位转移性 NSGCT 患者和 660 位转移性 SGCT 患者的回顾性研究的基础上开发的（包括血清肿瘤标志物检测）[10]。该研究中位随访时间为 5 年。对于 NSGCT，纵隔为原发灶、甲胎蛋白（α-fetoprotein, α-FP）、人绒毛膜促性腺激素 β（β-human chorionic gonadotrophin, β-hCG）和乳酸脱氢酶（lactate dehydrogenase, LDH）升高程度都是预后不良的独立危险因素。此外，存在肺外转移［如肝脏、骨骼和（或）脑］也提示预后不佳。对于精原细胞瘤，存在肺外转移是预后不良的主要危险因素[10]。由此基于预后特征分为 3 组。

①预后良好的患者占所有转移性 GCT 的 60%，5 年生存率 91%。这一组包括 56% 的非精原细胞瘤和 90% 的精原细胞瘤。

②预后中等的患者占所有转移性 GCT 的 26%，5 年生存率为 79%。这一组包括 28% 的非精原细胞瘤和 10% 的精原细胞瘤。

③预后不良的患者占所有转移性 GCT 的 14%，5 年生存率 48%。这一组包括 19% 的非精原细胞瘤。本组无精原细胞瘤患者。

实际上，所有转移性精原细胞瘤患者可能获得良好或中等的预后，而只有 81% 的转移性非精原细胞瘤可能获得良好或者中等的预后。

另一个之前根据治疗策略进行的简明临床分类方法最近也得到关注[11]（表 169-3）。

良性畸胎瘤又称皮样瘤、皮样囊肿、表皮样囊肿或单纯畸胎瘤。一些学者保留对含有源自外胚层组织的畸胎瘤的命名前缀即"皮"样（Dermoid）。然而，"皮"样畸胎瘤往往同时也会存在源于中胚层和内胚层的小巢样组织[12]。GCTM 中 60%～70% 是畸胎瘤，大部分为成熟畸

**表 169-1 纵隔生殖细胞肿瘤的分类**

**畸胎瘤**
- 成熟畸胎瘤（由分化良好的、成熟组分组成）
- 未成熟畸胎瘤（存在未成熟的间质或神经上皮组织）
- 畸胎瘤合并其他恶性成分
  - I 型：伴发恶性 GCT 肿瘤 精原细胞瘤、胚胎癌、卵黄囊瘤等）
  - II 型：有非生殖细胞上皮成分（鳞癌、腺癌等）
  - III 型：有恶性间叶细胞成分（横纹肌肉瘤、软骨肉瘤等）
  - VI 型：混合型（畸胎瘤合并以上任意组合）

**非畸胎瘤性肿瘤**
- 精原细胞瘤
- 卵黄囊瘤或内胚窦瘤
- 胚胎癌
- 绒毛膜癌
- 混合型非畸胎瘤性肿瘤（以上的任意组合）

**表 169-2 转移性 GCT 预后分期体系**

**预后良好**

- 非精原细胞瘤。原发灶位于睾丸或腹膜后，无肺外脏器转移，以及肿瘤标志物水平良好（需符合以下所有）：α-FP < 1000ng/ml、β-hCG < 5000U/L（1000ng/ml）和血清 LDH <正常上限的 1.5 倍；占 56% 的非精原细胞瘤，5 年 PFS 率为 89%，5 年生存率为 92%

- 精原细胞瘤。原发灶位于任何位置，无肺外转移灶，正常的 α-FP 水平，以及任意水平的 β-hCG 和 LDH；占 90% 的精原细胞瘤，5 年 PFS 率为 82%，5 年生存率为 86%

**预后中等**

- 非精原细胞瘤。原发灶位于睾丸或腹膜后，无肺外脏器转移以及肿瘤标志物水平中等（符合以下任一即可）：α-FP ≥ 1000ng/ml 及 ≤ 10 000ng/ml，或 β-hCG ≥ 5000U 及 ≤ 50 000U/L，或 LDH ≥ 1.5 倍正常值及 ≤ 10 倍正常值。占 28% 的非精原细胞瘤，5 年 PFS 为 75%，5 年生存率为 80%

- 精原细胞瘤。原发灶位于任何位置，存在肺外脏器转移，α-FP 正常，以及任意水平的 β-hCG 和 LDH；占 10% 的精原细胞瘤，5 年 PFS 率为 67%，5 年生存率为 72%

**预后不良**

- 非精原细胞瘤。原发灶位于纵隔，或出现肺外转移，或肿瘤标志物水平不佳：α-FP > 10000ng/ml 或 β-hCG > 50 000U/L（1000ng/ml）或 LDH > 10 倍正常值上限。占 16% 的非精原细胞瘤，5 年 PFS 率为 41%，5 年生存率为 48%

- 精原细胞瘤。没有患者归于此类

PFS. 无进展生存期；α-FP. 甲胎蛋白；β-hCG. 人绒毛膜促性腺激素 β；LDH. 乳酸脱氢酶

引自 International Germ Cell Consensus Classification: a prognostic factor-based staging system for metastatic germ cell cancers. International Germ Cell Cancer Collaborative Group. *J Clin Oncol* 1997; 15(2):594–603. © 1997 American Society of Clinical Oncology 版权所有

表 169-3　组织学诊断与治疗方案

| 组织学诊断 | 治疗方案 |
| --- | --- |
| 精原细胞瘤 | 化疗 |
| 恶性非精原细胞性 GCT[a] | 化疗后手术切除残余瘤，不论组织学类型 |
| 成熟畸胎瘤 | 切除 |
| 未成熟畸胎瘤 | 外科手术 |

a. 胚胎癌，卵黄囊瘤，绒毛膜癌，混合 GCT

胎瘤。成熟畸胎瘤中只有分化成熟的组织[11]，多在青春期前后出现，男女比例相当。如果含有任何不成熟或胚胎发育过程中的不完全分化组织成分，则称未成熟畸胎瘤。未成熟畸胎瘤较成熟畸胎瘤罕见，只在青春期后发生，男性更常见。最多见的不成熟成分是神经外胚层和间质组织[11]。成熟畸胎瘤和大多数未成熟畸胎瘤都被认为是良性肿瘤[11, 13-15]。未成熟畸胎瘤不应含有任何形态学上的恶性成分[11]。合并体细胞类型恶性肿瘤的畸胎瘤内含一种或多种非生殖细胞恶性肿瘤的成分（即肉瘤或癌）[11]，这对应 Moran 分类的 II 型或 III 型（见表 169-1）[2]；这也可以认为是畸胎瘤出现恶变。畸胎癌是由胚胎癌和成熟畸胎瘤组成的。

SGCTM 常见于 30—40 岁男性，而在女性中少见。在恶性 GCTM 患者中，精原细胞瘤最为常见，约占 30%~40%[3]，其余归为 NSGCT。精原细胞瘤可能与胸腺瘤在解剖位置上关系密切，影像学上难以区分。

NSGCTM 包括绒毛膜癌、卵黄囊癌、胚胎癌和混合型[16]。绒毛膜癌分泌 β-hCG 并含有合胞滋养层细胞。胚胎癌，也被称为恶性畸胎瘤，约占恶性 GCTM 的 10%[3]。绒毛膜癌和内胚窦瘤各约占 5%。40% 为含畸胎瘤、未成熟畸胎瘤或精原细胞瘤成分的混合型肿瘤[17]。NSGCTM 恶性程度高，预后差[10]，临床表现和生物学行为不同于源自睾丸 NSGCT。庆幸的是，使用基于铂类的化疗后大约有 1/2 的患者存活下来。

## 三、流行病学

据估计，在美国每年可确诊约 100~200 例新发性腺外 GCT 病例（Extragonadal GCT，EGGCT）[6, 18]。

如前所述，大多数 GCT 发生在性腺，只有约 5% 是发生在性腺外，其中最常见的部位是纵隔。约 85% 是良性的，其中大多数是畸胎瘤，常在 30—40 岁发病[18]。婴儿中良性畸胎瘤最常见。比如，来自墨西哥城的三组 GCTM 系列研究报道如下。第一组来自作为专科机构的墨西哥国家医疗中心肿瘤医院的数据。该系列收集了截至 1999 年 1 月连续 62 个月 241 例纵隔肿瘤患者的临床资料。其中 37 例诊断为 GCTM，占 15.35% 包括。诊断为 NSGCT 的有 29 例，SGCT 的有 8 例，没有畸胎瘤[19]。第二组来自墨西哥总医院，共收集了从 1982 年 1 月至 2012 年 8 月共 218 例纵隔肿瘤患者的临床资料，其中 34 例诊断为 GCTM，占 15.6%。包括诊断为畸胎瘤的有 11 例，精原细胞瘤的有 9 例（包括 5 位女性诊断为无性细胞瘤），11 例 NSGCTM 和 3 例未分类的 GCTM[20]。最后一组也来自墨西哥国家医疗中心肿瘤医院。他们回顾性分析了 2010—2014 年共 91 例纵隔肿瘤。其中 20 例诊断为 GCTM，占 22%，包括 4 例畸胎瘤，12 例 SGCTM 和 4 例 NSGCTM（Alvarado-Cabrero I 等，未发表数据）。这些结果与 Mullen 和 Richardson[8] 及其他作者的报道有所不同，证实了转诊偏倚和医院类型的重要性。

## 四、发病机制

尽管有许多学者在探讨，但 NSCGTM 的发病机制仍然不确定[11, 21-29]。然而人们普遍认为，EGGCT 和原发于性腺的 GCT 的发病机制相同，均由原始生殖细胞（primordial germ cells，PGC）恶变发展而来。虽然从卵黄囊内胚层向生殖嵴的迁移发生在中线，但异常的中线迁移可能使 PGC 滞留在 EGGCT 发病的常见部位[30]。因此，几乎所有的原发性性腺和性腺外起源的 GCT 都可以发现 12p 染色体短臂的一个或多个拷贝和 12 号染色体长臂的丢失的细胞遗传学证据[31]。

然而这一理论受到了挑战。有报道指出，在对人类和小鼠胚胎进行连续切片后并未发现任何存在性腺外的错位生殖细胞。青春期后 GCT 发生于胸腺和大脑中线，这提示这些部位一定存在为 PGC 细胞及其肿瘤细胞提供支持的生存环境。对于位于胸腺上皮的精原细胞瘤的观察提示这些上皮可能起着滋养细胞的作用，类似于睾丸支持细胞和发育不良性腺中的颗粒细胞[32, 33]。

虽然之前的研究并未发现胸腺生殖细胞的证据，但最近在人类胚胎干细胞的建立和分化方面取得了相当大的进展，认为 PGC 和胚胎生殖细胞可以从干细胞分化出来。相反，干细胞系现在可以在动物模型中从不同发育阶段的生殖细胞分化得到；此后，哺乳动物成体干细胞在体内可分化为成熟的生殖细胞[34]。

## 五、遗传学

GCT 发生发展相关的分子学变化目前尚未完全确定。然而，细胞遗传学上普遍发现的 *12p* 染色体拷贝数增加，强烈提示这一染色体变化非常关键。目前正在应用分子表达谱、比较基因组杂交（comparative genomic hybridization，CGH）分析等技术识别备选的驱动基因。令人感兴趣的是 *12p11.2-12* 邻近区域的扩增，这一区域包括 *ras-k2*、*SOX 5* 和 *Jaw1* 基因，以及定位于 *12p13* 区域的细胞周期蛋白 CCND2，这是在正常睾丸发生和恶性生殖细胞发育过程中 *12p3* 基因的目前最佳候选区域[35-37]。

## 六、临床表现

年轻成人出现前纵隔肿块，无论有无胸部不适、弥漫性疼痛或呼吸困难等非特异性症状，都应警惕 GCTM，除非有其他诊断依据。特别需注意有无睾丸未下降（隐睾症）病史，或睾丸、腹膜后、肝或肺的肿瘤病史。所有怀疑或确诊为 GCTM 的患者应进行仔细的睾丸和腹股沟双手触诊，以及睾丸超声、腹部 CT[38]及血清肿瘤标志

物的测定。不应盲目地进行睾丸活检。

GCTM 因其大小和位置的不同，可通过一种或多种机制产生不同症状：①压缩或侵犯周围组织，造成相邻结构变形或移位；②侵犯气道、胸膜或心包腔，甚至形成瘘；③分泌 β-hCG。一般认为良性 GCT 通常无症状，而恶性 GCT 通常有症状。

患者主诉包括咳嗽、呼吸困难、非特异性胸痛和（或）肩痛、肋间神经痛、喘息、呼吸窘迫、发热、阻塞性肺炎 – 肺不张、肺脓肿、声音嘶哑、吞咽困难、上腔静脉综合征[39]、霍纳综合征、胸廓不对称、胸腔或心包积液、甚至乳糜胸[40]和体重减轻。NSGCTM 或混合 GCT 患者由于 β-hCG 水平升高可能合并性早熟[41, 42]。胎儿水肿是心包畸胎瘤的典型并发症[43]。

良性或成熟畸胎瘤是纵隔内最常见的 GCT，最常见于婴幼儿期，男女发病率相似。一般无症状或症状较轻，常在行胸部影像学检查中偶然发现。偶尔可诉胸痛、咳嗽、呼吸困难。咯出牙齿、恶臭的脂肪液或皮脂、毛发或包括钙在内的沉积物，继发于组织消化酶的产生或气道壁缺血坏死。这是畸胎瘤侵蚀气道的典型病理特征。研究报道良性畸胎瘤可分泌具有生理功能的雄激素、胰岛素、促卵泡激素和 hCG。

精原细胞瘤生长缓慢且无症状，直到长到很大才被发现。另一些是由于胸痛、咳嗽、呼吸困难、乏力或男性乳房发育等症状就诊发现的。约 40%～70% 的精原细胞瘤患者就诊时出现转移，主要为淋巴途径转移[44]。

NSGCTM 生长迅速并且早期出现远处转移。当出现临床症状时，25%～90% 的患者已经通过血行和（或）淋巴途径[45]转移到肺、胸膜、肝脏、纵隔、锁骨上和腹膜后淋巴结。中枢神经系统等其他部位的转移较为少见。不成熟的畸胎瘤成分可倾向于退化成化疗不敏感的"非生殖细胞"癌。这造成了 NSGCTM 的侵袭性生物学行为[46]。有报道可能出现全身症状和出血事件[47]。男性乳房发育和血清 β-hCG 水平升高常见于绒毛膜癌

患者。此外，绒毛膜癌的血行转移比其他类型的 NSGCTM 更常见，预后极差。

大约 18%～20% 的纵隔 NSGCT 与克兰费尔特综合征（Klinefelte sydrome，KS）相关。KS 表现为性腺功能减退、无精子症、类无睾体型、不同程度的男性乳房发育、男性第二性征发育不良、促性腺激素水平升高以及额外一条异常 X 染色体（XXY 基因型）[47]（图 169-1）[48, 49]。患有 KS 的男性患者发生其他恶性肿瘤的发病率增高[50]；然而，在这些患者中发生睾丸 GCT 的发病率并未增高[11]。出现恶性 GCTM 的青少年男性应该评估 KS 可能。成熟畸胎瘤可伴发经典 47、XXY KS[11]。

大约 2%（每 17 位中 1 位）的 NSGCTM 合并有恶性组织细胞增生症、红白血病和不同类型的急性白血病[51-54]。也有报道可合并血小板减少症。

## 七、血清肿瘤标志物

血清肿瘤标志物的测定对于 EGGCT 的诊断和随访至关重要（表 169-4）。

β-hCG 是一种糖原蛋白，其分子量约 38 000 Da，由两条多肽链构成，即 α 链和 β 链。其中 β 链是 hCG 特有的，它是由人胎盘的合胞体滋养层细胞产生。NSGCT 中若出现 β-hCG 升高，则强烈提示存在绒毛膜癌；然而，10%～25% 的单纯精原细胞瘤可表现为 β-hCG 轻度升高。

α-FP 是一种单链癌胚糖蛋白，其分子量约 70 000 Da。它在肝脏、内胚层窦及胎儿的胃肠道中合成的。在出生后第 1 年，α-FP 值会缓慢下降。α-FP 不存在于单纯精原细胞瘤、胚胎癌或绒毛膜癌中，但如果这些肿瘤同时存在 α-FP 升高，则提示这些肿瘤内含卵黄囊瘤成分[55]。肝脏疾病和胃肠道肿瘤也可表现为 α-FP 的升高。

胎盘碱性磷酸酶（placental Alkaline phosphatase，PLAP）包括 4 种同工酶，分别来自骨骼、肝脏、胎盘或肠道。PLAP 在精原细胞瘤患者中升高，

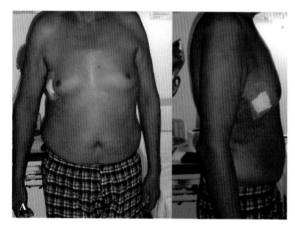
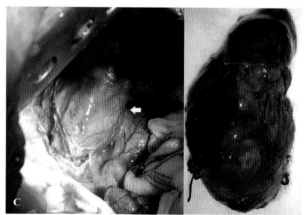
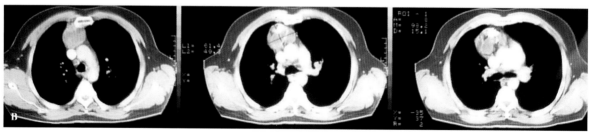

▲ 图 169-1　患有克兰费尔特综合征的 47 岁男性患者，体重下降 8kg

A. 身材高而瘦的男性，四肢长，男性女乳症，阴毛女性化分布，双侧睾丸小并伴有肿瘤。B. 胸部 CT 显示一个不均质、钙化的前纵隔肿物；同时也检测到 α-FP 增高，并有一个腹膜后肿物。C. 该患者接受了纵隔肿物（箭）、后腹膜肿物、双侧睾丸的切除。病理报告提示，成熟畸胎瘤占 50%，未成熟畸胎瘤占 40%，卵黄瘤占 10%，几乎不见胸腺组织

表 169-4　纵隔生殖细胞肿瘤的血清及尿液肿瘤标志物

| 肿　瘤 | 血清或尿液标志物 |
| --- | --- |
| 内胚窦瘤或卵黄囊瘤 | α-FP, LDH |
| 胚胎源性肿瘤 | LDH, β-hCG（+/-） |
| 绒毛膜癌 | β-hCG, LDH |
| 精原细胞瘤 | β-hCGª, LDH, PLAP, NSE |

α-FP. 甲胎蛋白；β-hCG. 人绒毛膜促性腺激素 β；LDH. 乳酸脱氢酶；PLAP. 胎盘碱性磷酸酶；NES. 神经元特异性烯醇酶

a. 可能存在于 10%～25% 的精原细胞瘤

改编自 Robison PG. Mediastinal tumor markers.In: Shields TW, LoCicero JⅢ, Reed CE, et al., eds. *General Thoracic Surgery.* 7th ed. Philadelphia, PA: Wolters Kluwer, Lippincott Williams & Wilkins; 2009:2131-2146.

若与其他血清肿瘤标志物一起监测，可能在疾病随访方面有价值。PLAP 在吸烟者也会升高，因此在日常临床实践中很少被用到。

血清乳酸脱氢酶（LDH）也由 4 种同工酶组成，它参与到乳酸氧化为丙酮酸的过程，其分子量为 180 000 Da，在所有类型的恶性 GCT 中均非特异性升高。LDH 与活性肿瘤负荷相关[56]。

β-hCG 或 LDH 的浓度高于正常范围可见于任何 GCT 类型[57]，而在成熟畸胎瘤中表达是阴性的。若存在 β-hCG 或 LDH 升高，则提示 NSGCT 的可能。

NSGCTM 患者中 60%～80% 存在 α-FP 升高，而 30%～50% 存在 β-hCG 升高。因此，如果纵隔肿物伴有 α-FP 升高或 β-hCG 显著升高，那么 NSGCT 应作为第一诊断考虑。

β-hCG 和（或）α-FP 的升高提示肿瘤的活跃程度。β-hCG 或 α-FP 异常增高患者应立即接受化疗，无须进行活检。

一系列研究报道，血清肿瘤标志物水平是否正常并不能很好的预测 NSGCTM 术后残余肿块的病理学良恶性。化疗后的血清肿瘤标志物水平对于预测残余纵隔病灶组织学类型的敏感性和特异性也很差[58-61]。

一些混合型 GCTM 患者在接受化疗期间或化疗后，即使血清肿瘤标志物水平快速下降，可能出现肿块增大[62, 63]，这称为生长畸胎瘤综合征。由于有可能退化为非生殖细胞癌，因此建议手术切除增大的畸胎瘤肿块。胚胎癌患者存在血清 CD30 水平的升高，但 CD30 水平检测在临床实践中未被广泛应用。除非有必要，其他提示副肿瘤综合征的肿瘤标志物无须常规监测。

## 八、影像学

对于所有类型的 GCTM，除了胸部 X 线片以外，需行 CT 检查确定肿物的准确大小、位置、邻近受累结构、是否存在包膜及肿物的组成成分。此外，放射学评估对于确定疾病严重程度及治疗疗效也有意义。

GCTM 的一般特征包括存在均质性或不均质性前纵隔肿物，通常直径比较大。鉴别诊断包括其他前纵隔肿块，如胸腺瘤、淋巴瘤、胸腺类癌、胸内甲状腺、脂肪瘤、淋巴管瘤和 GCTS。（图 169-2）。

仅用影像学标准难以将畸胎瘤及其他 GCTM 与胸腺瘤区分，因为两者都可以表现为不连续性或浸润性前纵隔肿块，有时伴有钙化。GCTM 多见于年轻患者，而胸腺瘤多见于中老年人[64]。

原始生殖细胞层的组织混合物造成了畸胎瘤的显著外观特征。畸胎瘤通常呈圆形或分叶形，边缘被光滑的囊性物包绕，它们的大小各异，小则可能只有几厘米，也可能是由薄膜分隔开的多个小叶构成的巨大肿物。它们主要位于血管前间室（85%），部分位于中间室（5%），或后室或多室（10%），经常突入一侧或两侧胸腔。由于骨、软组织、体液、脂肪和牙齿的存在，CT 平扫及增强可显示包膜和隔膜不同程度强化。高达 80% 的畸胎瘤可表现出不同类型和程度的钙化，高达 90% 的肌胎瘤可能含有脂肪（图 169-3）。畸胎瘤多形性外观及存在自发性气 - 液平面为单纯根据 CT 表现进行诊断的重要线索。良性畸胎瘤通常有囊肿。而多房性囊性病灶在成熟畸胎瘤并不常见，但也可见于其他类型的 GCTM。恶性畸胎

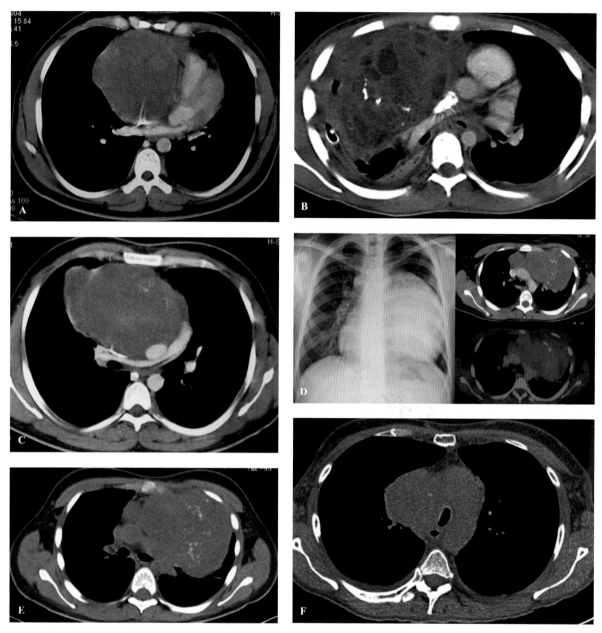

▲ 图 169-2　前纵隔肿瘤

A. 胸腺瘤的胸部 CT 扫描，肿块累及到右胸；B. 畸胎瘤，伴有囊肿和钙化灶的不均质肿块；C. 精原细胞瘤，伴有血管和气道受压和移位；D. 一位畸胎癌患者的后前位胸部 X 线片、CT 扫描和 PET 检查；E. 肿瘤延伸至左胸，呈不均匀，伴有钙化斑点，SUV 值高。F. 前纵隔混合型生殖细胞肿瘤，直径大，移位并压缩中线器官

图像由 Dr. Luis G. Alva-Lopez, Chief of Imagenology, Hospital Médica Sur, México City 提供

瘤更多表现为结节状、实性肿块，包膜不清；相比良性病变，所含脂肪含量更少。相比 CT 检查所提供的大量信息，MRI 检查的价值不高，它可显示不同信号强度区域的不均质肿块。但如果怀疑纤维炎症组织侵犯了气道或血管，行 MRI 检查有价值。MRI 抑脂技术可确定脂肪组织是否存

在，但很少有这个必要 [8, 12, 65]。

精原细胞瘤几乎均见于 30—40 岁男性患者。胸部 X 线片显示一个大的、光滑或分叶的前纵隔肿块，可突入一侧或两侧胸腔。CT 表现为大而均匀、无包膜、边界清晰的肿块，有时呈分叶状，伴有少量胸腔或心包积液。它通常表现为均

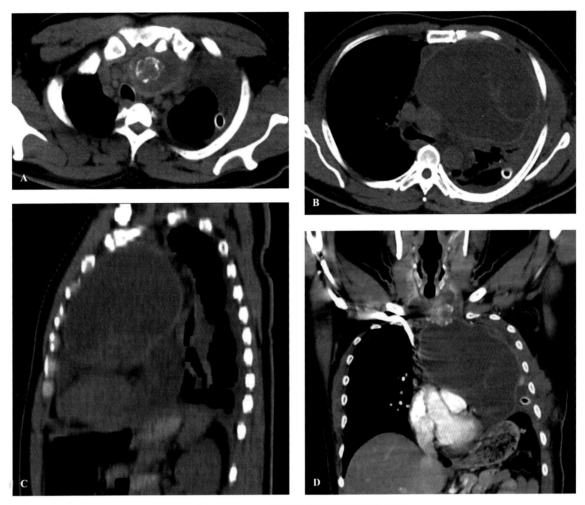

▲ 图 169-3　29 岁男性成熟囊性畸胎瘤患者

胸部 CT 扫描及重建，可见一个巨大的有包膜、分隔的囊性肿块，伴有钙化，压迫心脏、纵隔血管和气道并压迫肺造成肺不张；胸腔引流管用于大量引流胸腔积液

质的软组织衰减，静脉注射对比剂后有轻微强化（图 169-4），但偶尔可出现囊肿、出血、坏死和不同类型的轻度钙化灶。邻近结构侵犯并出现脂肪界面消除或肺、骨和纵隔淋巴结转移也可能发生。含囊肿的精原细胞瘤可能难以与囊性胸腺相鉴别。MRI 可用于区分治疗后的残余肿瘤和纤维化。

不同类型的"单纯"和混合型 NSGCTM 在 CT 和 MRI 上的表现相似，通常表现为一个大的、无包膜的、不规则的、边界不清的肿物。研究显示可出现因坏死、出血或囊肿形成而导致的不均匀衰减，常合并出现因继发于侵犯邻近纵隔和（或）胸壁组织引起的脂肪界面消除（图 169-5）。

然而，MRI 能更好地显示肿瘤的外侵情况。肿瘤的扩散转移经常发生 [8, 17, 58]。

PET 能显示治疗后肿瘤大小、有无复发或残留肿瘤存在，在治疗后随访过程中很有价值。但应考虑因存在炎症组织造成的假阳性可能。此外，PET 无法分辨含完全坏死灶的肿块和含畸胎瘤成分、残留 NSGCT 微小病灶或退化性非生殖细胞癌的肿块 [61, 66, 67]。因此，PET 不能用于挑选那些应避免手术治疗的患者（图 169-2）[61]。

影像学检查不仅可用于肿块的诊断，而且对判断因肿块移位、变形、外侵和（或）压迫所造成的并发症及在治疗后随访上帮助很大。但是，并没有一个成像技术能可靠地分辨诱导化疗后残

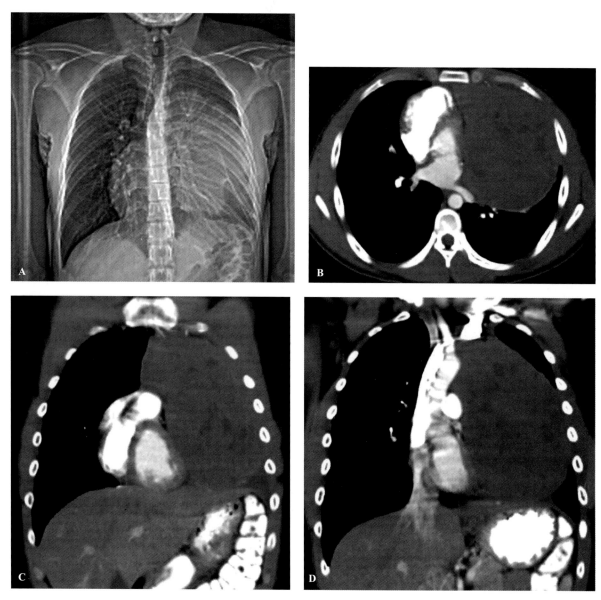

▲ 图 169-4　20 岁男性精原细胞瘤患者

后前位胸部 X 线片、胸部 CT 扫描及重建，可见前纵隔巨大肿块占据 80%～85% 的左侧胸腔；左侧膈肌抬高，包括心脏在内的中线结构出现受压和移位

留坏死 / 纤维化、畸胎瘤或活癌[68]。超声检查已取代 CT 成为影像引导下穿刺活检等特定情况下的诊断工具。

## 九、有创性检查

前纵隔肿块活检是必要的，除非根据临床判断和既往检查结果能确认肿块的性质。例如，CT 扫描常可用于畸胎瘤的诊断，而血清肿瘤标志物用于恶性 GCTM 的诊断。

影像引导下肿瘤多部位切割针活检已取代了细针穿刺活检和更有创性的操作，如前纵隔切开术或纵隔镜检查。这些影像引导下的操作可获取足够的组织标本，用于疾病诊断和后续的治疗方式选择。然而，对于血清肿瘤标志物正常或 β-hCG 轻度升高的患者，建议行 CT 引导下的细针抽吸活检，用于精原细胞瘤和 NSGCTM 的鉴别[69]。

如果需要获取更大的组织标本，则采用经典张伯伦技术（classic Chamberlain technique）行前纵

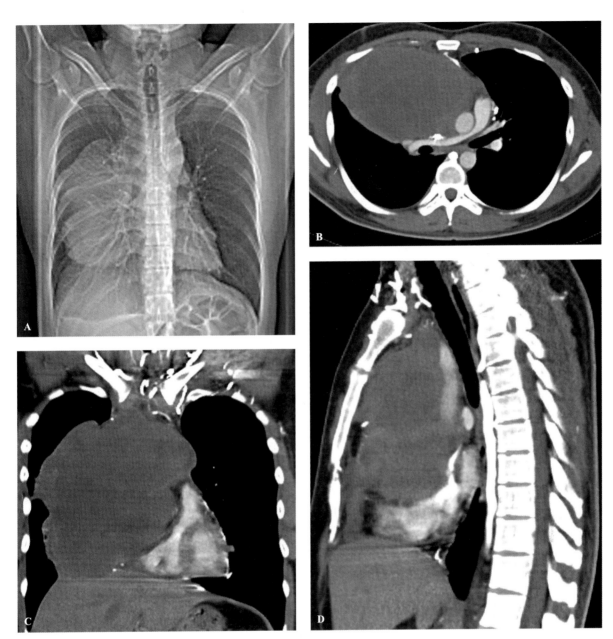

▲ 图 169-5　34 岁男性混合型恶性生殖细胞瘤患者

后前位胸部 X 线片、胸部 CT 扫描及重建，可见巨大的分叶状前纵隔肿块，突入右侧胸腔、紧贴胸壁、纵隔血管、气道和心脏，造成其挤压和移位

隔切开术最有效。在这一入路进行细致探查，特别是当 CT 扫描显示不均质肿块时，可对肿瘤的多个区域进行取样。此外，可采用胸腔镜技术获取难以从 CT 引导穿刺活检得到的肿块组织标本。

## 十、病理特征

世界卫生组织（World Health Organization, WHO）关于 GCTM[70] 的组织学分类见表 169-5。

本教材只讨论单纯的组织学肿瘤（Ⅰ型）。Ⅱ、Ⅲ 和 Ⅳ 型都是这些类型的组合。

### （一）畸胎瘤

纵隔畸胎瘤是最常见的前纵隔 GCT，约占所有 GCTM 的 45% 或更多。纵隔畸胎瘤常含有囊性和实性成分；切面可见毛发、牙齿和（或）皮脂腺物质。成熟畸胎瘤源自 3 个胚层，由形成

**表 169-5　WHO[a] 纵隔生殖细胞肿瘤分类**

1. 一种组织学类型（单纯 GCT）
 • 精原细胞瘤
 • 胚胎癌
 • 卵黄囊瘤
 • 绒毛膜癌
 • 成熟畸胎瘤
 • 未成熟畸胎瘤
2. 不止一种组织学类型（混合 GCT）
3. GCT 伴有体细胞类型实体恶性肿瘤
4. GCT 伴有相关的血液系统恶性肿瘤

a. 世界卫生组织，GCT. 生殖细胞肿瘤

改编自 Travis WD, Brambilla E, Burke AP, Marx A, NicholsonAG. World Health Organization Classification of Tumours of the Lung, Pleura, *Thymusand Heart*. Vol. 7. 4th ed. Lyon: IARC Press, 2015.

类器官结构的成熟型组织混合物构成。最常见的成分是皮肤及其附属物，胰腺组织也很常见[18, 32]。

未成熟畸胎瘤由源自 3 个胚层的胚胎或胎儿组织构成。神经上皮［神经管、菊花团（rosettes）］最常见。也可出现恶性间质成分，如血管肉瘤、横纹肌肉瘤、骨肉瘤和软骨肉瘤[2]。有时接受化疗后的肿瘤可出现不成熟或非典型的成分。

纵隔畸胎瘤对角蛋白（keratin）、CAM5.2、EMA、波形蛋白（vimentin）、SALL4 有不同程度的免疫反应。神经外胚层组织对一个或多个神经标志物有免疫反应，如神经胶质纤维酸蛋白、神经元特异性烯醇酶、S-100 蛋白、神经丝蛋白、突触素、胶质丝蛋白等[2, 18, 32]。

### （二）精原细胞瘤

主要原发于纵隔的性腺外精原细胞瘤并不常见，占纵隔原发肿瘤的 3%～4%[71]。纵隔生殖细胞瘤（mediastinal seminomas, MS）对放疗和（或）基于顺铂的化疗反应敏感。因此，准确诊断对后续的治疗方案选择至关重要。

精原细胞瘤大小各异，最大直径小则几厘米大则超过 16cm（图 169-4），可延伸至中线两侧（图 169-6A）。精原细胞瘤质地柔软、均匀，呈分叶状（图 169-6B）。中心性出血和坏死可出现但不常见。肿瘤呈白色或淡褐色，可能完全位于

胸腺内，也可能黏附甚至侵犯局部结构[16]。在某些情况下，实性区域可与含有坏死物质的大块囊性区域交替出现，而其他区域可表现为完全的囊性肿块[72]。

组织学特征类似于睾丸精原细胞瘤和卵巢无性细胞瘤。肿瘤常呈片状生长，中间有薄层纤维加以分隔（图 169-6C）。偶见因纤维分隔形成的肿瘤多结节状外观。肿瘤内可见炎性浸润，由成熟淋巴细胞、浆细胞和上皮样组织细胞组成，并形成肉芽肿[18]。精原细胞瘤细胞的细胞质呈嗜酸性，颜色透明或苍白，量中等，胞质膜突出，细胞边界清楚；细胞核大，圆形或长菱形，位于中央。染色质分布均匀，可见一个或多个明显的核仁[16, 32, 72]。而细胞多形性、坏死、细胞间水肿和合胞滋养细胞相对少见[73]。

据报道，MS 可表达中至强度的 OCT4（胞核内）、c-kit（胞膜）及低至中度的 PLAP[74]。Sung[73] 等对 23 例 MS 患者研究发现，MS 细胞浆和细胞膜可出现角蛋白 AE1/3，HMWCK，CAM5.2 和 CK7 的局灶性染色，各自表达强度不一，分别为 43%，39%，48% 和 39%。在大多数情况下，通常不到 25% 的 MS 细胞表达上述上皮细胞标志物。Weissferdt[75] 等最近研究发现，纵隔精原细胞瘤表现出与睾丸精原细胞瘤相似的免疫组化特征，包括 OCT3/4，SALL4，SOX17 和 MAGEC2 的一致性表达。此外，SOX2、磷脂酰肌醇蛋白聚酶 3（glypican 3）、GATA-3 和 CK 5/6 在 MS 呈阴性表达，这与睾丸精原细胞瘤免疫表达情况一致。

卵黄囊瘤、绒毛膜癌、胚胎性 GCT 和混合型 GCT 被称作恶性非精原细胞瘤 GCT，均表现为大而光滑，或分叶状的前纵隔肿块，其边界清楚或不规则（图 169-7A）。

卵黄囊瘤是少见的恶性 GCT，组织学上与卵黄囊及其衍生物相似，也产生 α-FP。虽然大多数卵黄囊瘤发生于生殖腺，约 20% 可发生于性腺外部位，包括纵隔、骶尾部、腹膜后等[76, 77]。肿瘤常较大，大小各异，最大直径小则几厘米，

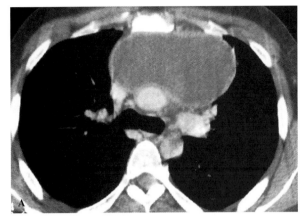

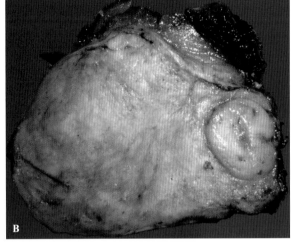

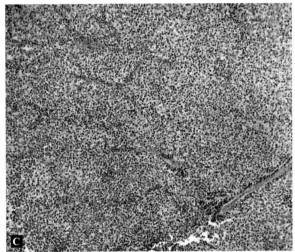

▲ 图 169-6 26 岁男性精原细胞瘤患者，诉胸痛和疲劳

A. 胸部增强 CT 扫描显示一个光滑、边界清晰的前纵隔肿瘤；B. 切除标本切面显示浅棕色、表面肉质均匀的肿瘤；C. 低倍镜下可见肿瘤细胞小叶和淋巴细胞成分

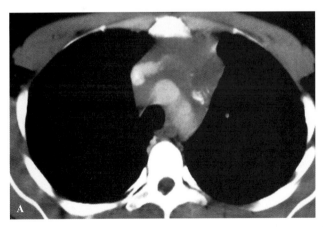

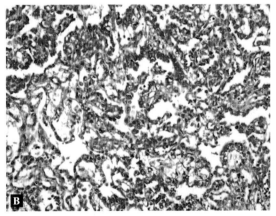

▲ 图 169-7 42 岁男性混合型生殖细胞瘤（畸胎瘤合并卵黄囊瘤）患者，诉胸痛和呼吸窘迫

A. 胸部 CT 增强扫描显示一个界限不清、边界不规则且不均匀衰减的前纵隔肿块；B. 高倍显微镜下显示卵黄囊瘤富含柱状和立方形肿瘤细胞组成的吻合束

大到 15cm[22]。肿块常呈实性和囊性，质软、易碎，切面呈黄色或灰色。瘤体广泛出血灶和坏死灶较为常见。

卵黄囊瘤的组织学形态与性腺来源的 GCT 相似，包括网状 / 微囊状、腺泡状、黏液瘤样、乳头状、实性、多囊卵黄样、肝组织样、腔壁样、大囊样、肠样、子宫内膜样、透明细胞、肉瘤样特征（图 169-7B）。卵黄囊瘤细胞内外常见丰富的透明小珠。α-FP，细胞角蛋白（cytokeratin），PLAP，AE1/AE3，EMA，leu-7，α-1 抗胰蛋白酶（α-1-antitrypsin），SALL 4 和 glypican 3 免疫组化染色呈阳性，而 CD30 和 hCG 呈阴性。

### （三）绒毛膜癌

原发于纵隔的绒毛膜癌主要见于青年男性，是最罕见的 EGGCT 类型，占所有 GCTM 不到 5%（图 169-8A）[78]。典型大体外观为实性、易碎而体积大的肿块，可见广泛出血灶和坏死灶（图 169-8B）。镜下见单核滋养层细胞与合胞体滋养层细胞混合存在。单核滋养层细胞富含或缺乏透明细胞质，合胞体滋养层细胞含有空泡和较多黑色胞核，可形成合胞体节（图 169-8C 和图 169-8D）[78]。精原细胞瘤可合并绒毛膜癌存在。

合胞体滋养层细胞通常对 cytokeratin、hCG、glypican 3 和人胎盘催乳素（human placental lactogen，hPL）免疫组化染色呈阳性。滋养层细胞通常对 cytokeratin 的免疫反应呈阳性。胎盘样碱性磷酸酶（placental-like alkaline phosphatase）、上皮膜抗原（epithelial membrane antigen）、a-FP 和癌胚抗原（carcinoembryonic antigen）的免疫反应也可呈阳性[78]。

### （四）胚胎癌

单纯的纵隔来源胚胎癌是一种罕见的肿瘤；通常合并其他 GCT 发生，主要为卵黄囊瘤。胚胎癌可占所有 GCTM 不到 10%。瘤体常较大，边界不清。切面以实性为主，混有白色、灰褐色和黄色软组织，与囊肿交替出现。常可见出血灶和

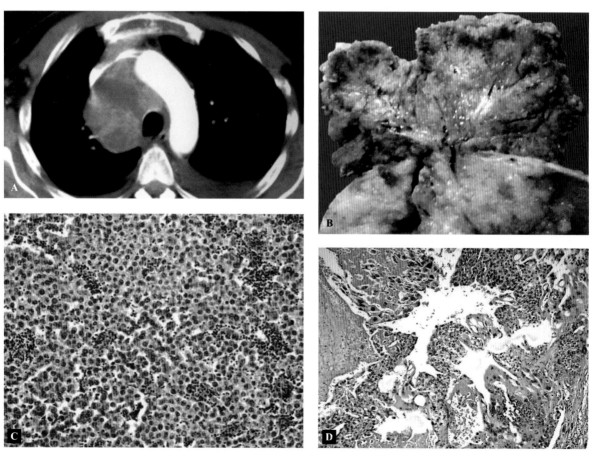

▲ 图 169-8　38 岁男性混合型生殖细胞瘤（精原细胞瘤合并绒毛膜癌）患者，诉吞咽困难和体重下降

A. 胸部 CT 扫描显示前纵隔软组织肿块强化；B. 肿瘤主要呈实性、肉质切面、伴坏死灶；显微镜下发现混合型生殖细胞瘤（精原细胞瘤和绒毛膜癌）；C. 高倍光镜下见精原细胞瘤呈均一细胞弥漫性生长。间质由许多淋巴细胞组成的薄带构成；D. 绒毛膜癌。显微镜下可见更小的滋养层细胞和合胞体滋养层细胞

坏死灶。镜下见肿瘤细胞呈实性片状和巢样生长，可见中心性坏死、腺样腔及乳头状突起。乳头状突起由大的原始细胞组成，其细胞质嗜两性或有时透明，细胞膜清晰。细胞核大、圆形、囊泡状核膜粗糙且不规则，可见一个或多个突出的核仁。常可见丰富的有丝分裂、坏死灶及出血灶。肿瘤细胞对 a-FP、PLAP、NSE、LEU-T、VIMENTIN、CK-PAN、CK8/18、CD30 和 EMA 免疫组化染色呈阳性。

## 十一、手术治疗

对于良性、成熟的畸胎瘤，完全切除瘤体是标准治疗方式。手术可采用部分或全胸骨切开术、完全掀盖式切口（即双侧前胸廓切开 + 胸骨横向切开术）、右半或左半掀盖式切口或经典的侧方或后外侧胸廓切开术进行。在任何情况下，外科医生都应尽一切努力切除肿瘤，除非需要将附着在重要神经或血管结构上的致密纤维组织保留下来。对于更小的非粘连性病灶，可采取现代（即微创）入路[79]。完整切除良性畸胎瘤的预后良好，即使遗留了粘连性良性组织，也可获得正常的寿命。对于青春后发病患者，如果肿块标本含有超过50%的未成熟成分，建议接受辅助治疗。如果畸胎瘤中存在恶性生殖细胞，则肿瘤复发概率达到25%。如果合并肉瘤，那么复发的概率更高[32]。畸胎瘤也可发展为"生长畸胎瘤综合征"或恶变。畸胎瘤应予以手术切除。

既往关于手术切除 SGCTM 和 NSGCTM 的报道显示仅行手术切除的疗效普遍较差[80]，加入基于顺铂化疗或放疗方案和手术技术进行改进后疗效则有所改善。下列 GCTM 患者需考虑手术切除治疗：①对化疗缺乏反应；②治疗期间出现部分反应后复发；③标准治疗和二线治疗后出现复发。大多数化疗后 NSGCTM，即使血清肿瘤标志物水平正常，瘤内可存在畸胎瘤、活性或退化 NSGCT 细胞。因此，消除化疗后残余瘤内所有活性肿瘤细胞和切除含有可致恶变的不成熟成分的畸胎瘤是非常必要的[61]。手术入路同畸胎瘤。

在化疗后残余瘤内常可见坏死组织，因此有人不推荐手术切除化疗后残余瘤。然而，由于患者生存取决于活性肿瘤是否清除，术前无可靠的标志物来确定哪些肿瘤仅含坏死物质或是否含畸胎瘤或活性恶性细胞。因此，有必要积极手术切除影像学上可疑病灶。

手术时机应选在化疗结束后 4~6 周且肺部和血液相关并发症已消除时进行。应尽一切努力完整切除肿瘤和所有受累的组织，保留不直接受累的重要组织。可行肺转移灶切除或解剖性肺段切除，甚至更广泛的切除，如肺叶切除。如有可能，应避免全肺切除。冰冻切片可用于切缘的判断。外科医生应准备好合适修补材料用于重建已切除的组织，如心包、膈肌、大血管甚至心肌。血管或心脏受累可能需要使用体外循环。术后呼吸衰竭风险时时存在，因此应密切监测氧含量和液体管理。如果在标本中发现活性肿瘤细胞，强烈建议使用基于顺铂辅助化疗。若早期发现复发性畸胎瘤，手术切除治疗有可能治愈[51]。

## 十二、内科治疗

精原细胞瘤既往采用放疗这一治疗方式，65% 的患者接受放疗后可获得长期缓解。然而，基于铂类的化疗极大的改善精原细胞瘤患者预后。因对放化疗敏感，目前接受放化疗的精原细胞瘤患者中约 80%~100% 可获得治愈。绝大多数的精原细胞瘤化疗后残余瘤标本为肿瘤坏死物质而无存活的肿瘤[61]。MS 的预后与睾丸或腹膜后来源的精原细胞瘤相似[39, 44, 81, 82]。少见的、术前未确诊、体积小的精原细胞瘤或术前误诊为胸腺肿瘤的患者可接受手术切除。

一项来自皇家马斯登医院（Royal Marsden Hospital）的回顾性研究分析了 1977—1990 年共 18 例接受基于铂类化疗的精原细胞瘤患者的临床资料，平均随访时间达 49 个月，总生存率达 100%。大多数患者接受卡铂单药化疗方案，而其他剩余患者接受博莱霉素、依托泊苷及顺铂

（BEP）治疗方案。其中 5 例患者接受 30Gy 的剂量，分成 15 次，持续 3 周[82]。

古斯塔夫鲁西治疗中心（Gustave-Roussy Institute）收治了一系列精原细胞瘤患者。其中 9 例患者接受了基于铂类化疗和（或）放疗，5 例患者仅接受放疗。在接受化疗的 9 例患者中有 8 例（89%）获得了长期生存，而仅接受放疗的 5 例患者中只有 3 例获得了长期生存。接受放疗的剂量为 40～50Gy。最常采用的化疗方案是 BEP 方案。他们同时复习了其他病例报道。其中一个报道显示，接受基于铂类化疗的 68 例精原细胞瘤患者中，87% 的患者至少获得了 2 年的无瘤生存，而接受放疗（有或无基于铂类化疗）的患者获得 2 年的无瘤生存率只有 62%[83]。

赫雷合作肿瘤学组（Hellenic Cooperative Onc-ology Group）回顾性分析了 1984—1998 年接受基于铂类化疗的 EGGCT 患者的临床资料，包括 22 例原发于纵隔肿瘤患者。其中，精原细胞瘤患者无论原发灶部位，均获得存活（平均随访时间为 49 个月）[84]。大家一致认为，精原细胞瘤患者若出现全身转移，则预后很差[14,39,85]。

对于 NSGCTM，基于顺铂的化疗方案为治疗首选。手术，即使是完全切除，也不能作为主要的治疗手段。推荐使用 4 个周期的 BEP 或 VIP 方案（依托泊苷、异环磷酰胺和顺铂）[86,87]。一项来自皇家马斯登医院的研究显示，接受基于铂类化疗药物的非精原细胞瘤患者可获得 82% 的疾病完全缓解[82]。赫雷合作肿瘤学组发现，在平均随访时间达 43.5 个月的情况下，13 位非精原细胞瘤患者中有 9 例（69.23%）获得了无疾病生存[84]。

一项对 635 例 EGGCT 患者（其中 341 例患者原发于纵隔，占 54%）的回顾性分析显示，在平均随访时间达 19 个月的情况下，仅 141 例（49%）原发于纵隔的 NSGCT 患者存活，这明显低于原发于腹膜后 NSGCT 存活率（63%，$P=0.0006$）。NSGCTM 的 5 年生存率仅为 45%，低于原发于腹膜后 NSGCT[39]。

最近，GETUG 13 三期随机多中心研究已发表。患者在接受一个周期的 BEP 化疗（即静脉注射顺铂、依托泊苷及肌肉或静脉注射博莱霉素）后 18～21d 检测 HCG 和 a-FP 浓度。hCG 和 a-FP 明显下降患者（BEP-有利-组）额外接受 3 个周期的 BEP。将 hCG 和 a-FP 无明显下降的患者随机等比分配（1∶1）到单纯接受 BEP 方案组（BEP-无利-组）或剂量密集方案组（dose-dense regimen）（剂量密集-无利-组）。剂量密集方案包括在接受 BEP 之前静脉注射紫杉醇及奥沙利铂，继而静脉注射顺铂、异环磷酰胺、加以美司那（mesna）、博来霉素和粒细胞集落刺激因子（来格司丁）支持。主要终点为无进展生存期。该研究在意向治疗方法学下进行疗效分析。计划的试验积累于 2012 年 5 月完成并继续进行随访。报告显示纳入了 263 例患者，其中 254 例患者进行肿瘤标志物评估。51 例患者（20%）评估肿瘤标志物结果良好。对另外 203 例（80%）肿瘤标志物无明显下降的患者随机分组。105 例被随机分配到剂量密集-无利-组，98 例被随机分配到 BEP-无利-组。剂量密集-无利-组的 3 年疾病无进展生存率为 59%（95%CI 49～68），高于 BEP-无利-组 [48%（95%CI 38%～59%）]，两者之间有显著差异（HR 0.66，95%CI 0.44～1.00，$P = 0.05$）。BEP-有利-组的三年疾病无进展生存率为 70%（95%CI 57～81），明显优于 BEP-无利-组（HR 0.66，95%CI 0.49～0.88，$P=0.01$）。剂量密集-无利-组相比 BEP-无利-组出现更多 3～4 级神经毒性事件 [7 例（7%）vs. 1 例（1%）] 和血液毒性事件；两组在 1～2 级发热性中性粒细胞减少发生率 [18 位（17%）vs. 18 位（18%）] 或中毒性死亡 [两组各 1 例（1%）] 上无明显差异。6 例（6%）剂量密集-无利-组患者和 16 例（16%）BEP-无利-组患者需接受补救性高剂量化疗加干细胞移植。这提示，对于那些血清肿瘤标志物无明显下降患者而言，个体化高剂量化疗对提高无病生存和降低死亡率具有重要意义[88]。

对于接受诱导化疗而血清肿瘤标志物水平正

常的非精原细胞 EGGCTs 患者，推荐手术切除化疗耐药残余瘤体进而证实化疗疗效以及确定下一步方案。对于残余瘤体病检报告存在残留坏死的患者，推荐长期随访；残余瘤体若存在绒毛膜癌、胚胎癌、卵黄囊瘤或精原细胞瘤成分，推荐术后再接受 2 个周期的化疗[86, 87, 89]。化疗后血清肿瘤标志物水平上升和（或）疾病进展的患者不推荐手术治疗。对于这类患者，推荐紫杉醇、顺铂和异环磷酰胺联用（即 TIP）或长春花碱、异环磷酰胺和顺铂联用的二线化疗方案予以补救。也可采用骨髓移植治疗后高剂量化疗[86, 87]。

Ganjoo 等[90] 报道病灶局限于纵隔和化疗后瘤体坏死是 NSGCTM 患者重要的预后决定因素；而 Sarkaria 等[91] 总结到化疗疗效和化疗后血清肿瘤标志物水平降低最能预测 NSGCTM 患者的预后，其中约 91% 在化疗后接受肿瘤完整切除。

2006 年有学者尝试对 21 位已接受诱导化疗的患者采取替代治疗，即 1 个周期的高剂量卡铂、依托泊苷和环磷酰胺联用序贯外周血造血干细胞移植。研究结果显示，12 位患者因病情恶化或疾病进展未能接受该替代治疗，均在 2 年内死亡。另 9 位患者接受该替代治疗，其中 8 位患者随访 52 个月后均未出现复发。有 4 位患者接受干细胞移植后行手术治疗切除了残余瘤，其中有 3 位患者术后病检显示疾病完全缓解[92]。

对于化疗后血清肿瘤标志物水平升高和（或）疾病出现进展的患者，若不适合手术切除或二线化疗补救，可接受 4 个周期的紫杉醇、顺铂和异环磷酰胺（即 TIP）联用或长春花碱、异环磷酰胺和顺铂（即 VeIP）联用方案或高剂量化疗序贯骨髓移植[86, 87]。

对于疾病出现复发、一线治疗不佳或出现转移的患者，推荐行补救性化疗[86, 87]。Hartman 等对 142 位初始接受基于铂类化疗的性腺外非精原细胞 GCT 患者进行回顾性研究，其中有 34% 的患者接受高剂量化疗序贯骨髓移植治疗。他们发现，只有 11% 的原发于纵隔的非精原细胞 GCT 患者获得了长期生存，而原发于后腹膜的非精原细胞 GCT 患者长期生存率达到 30%。单变量分析显示，纵隔为原发灶与不良预后相关（P=0.003）。多变量分析显示，纵隔为原发灶为负性预后因素，其相对风险为 1.9（95%CI：1.2～3.0）[93]。

Rivera 等[94] 研究了不同医学中心的原发纵隔 GCT 患者预后相关因素。单变量分析显示年龄、性别、诊断时疾病进展程度、诊断时肿瘤标志物水平以及一线化疗后肿瘤标志物水平是否转为正常均无统计学差异。然而，肿瘤组织学类型（P=0.009），有无手术切除肿瘤（P=0.023）及肿瘤切除标本是否存在活性肿瘤细胞（P=0.008）均具有统计学意义。Bokemeyer 等[39] 确定非精原细胞 GCT 组织学类型、肺外转移、纵隔原发灶以及 β-hCG 升高均为性腺外 GCT 患者预后不良的独立危险因素。通过多变量分析，Hartman 等[93] 报道非精原细胞 GCT 组织学类型、纵隔原发灶和肝、肺或中枢神经系统转移均为预后不良的独立危险因素。

首诊时 β-hCG 水平过高将预示化疗疗效不佳，预后差。然而，化疗后血清肿瘤标志物水平对于评估一线化疗后残余瘤的活性状态的敏感性和特异性低。Kesler 等[58] 报道在平均随访时间 34 个月的情况下，不管血清肿瘤标志物水平如何，一线化疗后接受手术切除的患者的平均生存率为 58%。

对于化疗后肿瘤标本病理情况而言，约 25.5% 为坏死，34% 为畸胎瘤，31.4% 为 GCT[59, 95]。

目前，单中心及多中心研究均显示，NSGCTM 患者的预后普遍较差。化疗后再行手术治疗患者的生存率不超过 50%[61]。NSGCTM 整体生存率仅为 49%，远低于原发于睾丸和后腹膜的 NSGCT，其整体生存率分别达到 80% 和 63%[39, 85]。在生存率上，化疗后再手术治疗的患者的生存率优于补救性化疗的患者（约为 10%）[54, 61]。

很多要点值得特别强调。首先，患者在接受化疗后应接受胸腹部 CT 检查和血清肿瘤标志物水平检测。如果结果正常，需定期随访。不管血清肿瘤标志物水平或 PET/CT 检查结果如何，切除残余瘤体和周围受累组织可获得较满意的长期预后结果 [12, 44, 58, 59]。基于循证医学证据的推荐包括对于已接受化疗的 NSGCTM 患者，化疗后再手术治疗相比二线化疗可明显改善患者的长期预后，并发症率及死亡率更有利。不管血清肿瘤标志物水平如何，接受一线化疗后的 NSGCTM 患者若存在纵隔部位异常的影像学表现，推荐手术切除残余瘤的证据不足（推荐级别 2B）[61]。

GCTM 的推荐治疗策略见图 169-9。

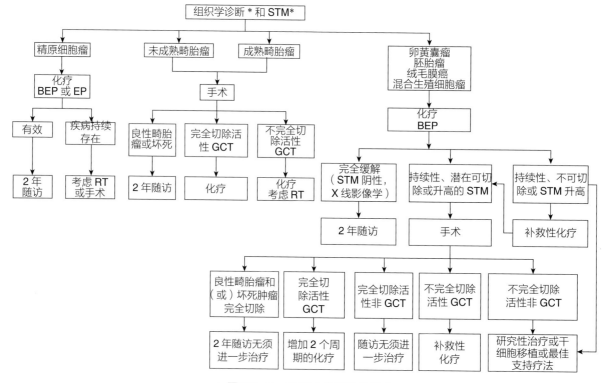

▲ 图 169-9 GCTM 推荐治疗策略

*. 通常基于穿刺活检确诊；BEP. 博莱霉素、依托泊苷、顺铂；EP. 依托泊苷、顺铂；GCT. 生殖细胞瘤；RT. 放射治疗；STM. 血清肿瘤标志物

# 第 170 章
# 儿童和成人的纵隔良恶性神经源性肿瘤
## Benign and Malignant Neurogenic Tumors of the Mediastinum in Children and Adults

Eric Sceusi　Ara A. Vaporciyan　著

王光锁　译

原发性纵隔肿瘤常有神经源性肿瘤，该类肿瘤常位于后纵隔，尤其位于脊柱旁沟（图 170-1）。在婴幼儿和儿童中，这些肿瘤大多来源于自主神经节组织，很少来源于神经鞘。相反，在成人中，起源于胚胎神经嵴细胞的神经鞘肿瘤（即神经鞘瘤）比自主神经节来源的更常见。这些神经源性肿瘤具有不同的成熟程度以及细胞类型组成的多样性。一个相对简单、合理且完整的分类涵盖了成人及儿童神经源性肿瘤，见表 170-1。

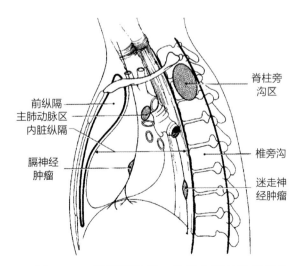

▲ 图 170-1　纵隔区及常见的神经源性肿瘤部位：①脊柱旁沟区；②内脏纵隔主肺动脉区；③内脏纵隔膈神经肿瘤；④内脏纵隔迷走神经肿瘤
引自 Shields TW, Reynolds M. Neurogenic tumors of the thorax. *Surg Clin North Am* 1988; 68:645.

这一章节将分别描述发生在纵隔的不同亚型自主神经节源性肿瘤、神经鞘肿瘤以及罕见的神经外胚叶源性肿瘤（表 170-2）。本章的最后一节将讨论当脊柱旁沟肿瘤表现为有椎管内部分和胸内部分的沙漏型（哑铃状）肿瘤时的独特手术挑战。简言之，成人和儿童之间的分布形式将在讨论每种亚型的细节之前讨论。而副神经节瘤和嗜铬细胞瘤将在第 171 章中讨论，本章暂不讨论。

一般情况下，婴幼儿及儿童患者中约 50%～60% 的神经源性肿瘤是恶性的。大部分恶性肿瘤见于更年幼的儿童，良性肿瘤则见于更年长的儿童或青少年。在儿童中，28%～40% 的纵隔肿瘤为神经源性肿瘤[1-5]。还有可能发生在儿童纵隔中的两种罕见肿瘤，并推测为神经外胚叶来源，分别为婴幼儿色素性神经外胚叶肿瘤（MNTI）和胸肺部恶性小细胞瘤（Askin 瘤，即神经内分泌肿瘤），而 Askin 瘤见于更年长的儿童或青少年。

成人神经源性肿瘤的实际发病率是未知的，但据历史统计，成人纵隔肿瘤 10%～34% 为神经源性肿瘤。在一个收集了总共 2412 例纵隔肿瘤的研究中，约 21% 为神经源性肿瘤。Teixeira 和 Bibas[6] 报道了一个相近的占比，他们收集的 199 例纵隔肿瘤中约 23.6% 为神经源性肿瘤。在成人纵隔肿瘤中，神经源性肿瘤的占比仅次于胸

表 170-1　胸部神经源性肿瘤

| 良　性 | 恶　性 | 年龄组 |
| --- | --- | --- |
| • 神经鞘源性<br>　- 神经鞘瘤<br>　- 神经纤维瘤<br>　- 黑色素型施万细胞瘤 | • 恶性施万细胞瘤；神经源性肉瘤<br>• 神经源性肉瘤 | • 成人<br>• 成人<br>• 成人 |
| • 颗粒细胞肿瘤 | | • 成人 |
| • 自主神经节源性<br>　- 神经节细胞瘤 | • 神经节母细胞瘤<br>• 神经母细胞瘤<br>• 原发恶性交感神经节黑色素瘤 | • 儿童和年轻成人<br>• 儿童，罕见于成人<br>• 成人 |
| • 周围神经外胚叶源性肿瘤 | • 恶性小细胞肿瘤；Askin 瘤 | • 儿童 |

表 170-2　纵隔神经源性肿瘤

| 自主神经节肿瘤 | 神经母细胞瘤 | 神经节母细胞瘤 | 神经节细胞瘤 |
| --- | --- | --- | --- |
| 神经鞘源性肿瘤 | 施万细胞瘤（神经节细胞瘤） | 神经纤维瘤 | 恶性施万细胞瘤（神经源性肉瘤） |
| 神经外胚叶源性肿瘤 | MNTI | Askin 瘤 | |
| 副神经节源性肿瘤 | 副神经节瘤 | | |

红色 . 恶性；橙色 . 交界性；黄色 . 一般良性；MNTI. 婴幼儿色素性神经外胚层肿瘤

腺瘤。在日本一个关于纵隔神经源性肿瘤的报道中，Miura 等 [7] 结合 3 个大样本研究和他们的数据后指出，神经源性肿瘤占比约 18.6%，而其中胸腺上皮肿瘤占据 25.3%。在一些研究中，如沃尔特里德医院的 Cohen 等 [8] 指出淋巴瘤的占比可能会超过神经源性肿瘤。成人神经源性肿瘤大部分来源于神经鞘，包括神经鞘瘤、神经纤维瘤、恶性周围神经鞘瘤（MPNST）及与胸部任何神经源性结构可能有关的肿瘤。成人的纵隔神经源性肿瘤将近 98%～99% 是良性的 [4, 9, 10]。通常来说，它们要么位于由交感神经干产生的肋锥沟，要么位于肋间神经的其中一个分支（图 170-1），偶尔膈神经或者内脏腔室的一个迷走神经分支也可作为发源地。至于罕见肿瘤，比如颗粒细胞肿瘤和以神经鞘与神经节为共同来源的色素性神经鞘瘤，都可发生在纵隔中。

## 一、自主神经节肿瘤

大多数自主神经节肿瘤发生在婴幼儿和儿童，包括神经母细胞瘤、神经节母细胞瘤和神经节细胞瘤。这些肿瘤来源于原始神经嵴细胞。这些肿瘤可能是良性（如神经节细胞瘤），也可能表现为不同程度的恶性（如神经节母细胞瘤），甚至是激进的恶性（如神经母细胞瘤）。而后者不仅表现为局部侵犯，还可能全身远处广泛转移。普遍认为，这 3 种肿瘤呈现了一个连续的成熟过程，即神经母细胞瘤最不成熟，神经节母细胞瘤随着成熟神经节数目的增加而更加成熟，至于神经节细胞瘤，是一种分化完全的良性肿瘤。

为了简化这些自主神经节肿瘤的病理诊断，Joshi 等 [11] 建立了专用术语，并于 2003 年进行了修正以更好区分神经节母细胞瘤的有利亚型和不利亚型（表 170-3）[12]。神经元特异性烯醇化酶在这些肿瘤中均可能出现，但特异性不高 [13, 14]。突触素是一种神经内分泌肿瘤较为特异的标记物，并且可能通过免疫荧光显微镜对这些肿瘤进行鉴定 [15]。

这些肿瘤可分泌去甲肾上腺素和多巴胺。约

表 170-3　神经母细胞瘤推荐术语和标准

| 分　类 | 标　准 | 描　述 |
|---|---|---|
| 神经母细胞瘤 | 神经母细胞和中性粒细胞构成肿瘤的主要成分（＞50%）或专属部分。少数神经母细胞瘤在周围或间隔内有小的神经节细胞瘤灶 | 3 种亚型（未分化、低分化和分化），在分化神经母细胞比例的基础上分型（分别为 0、＜5% 和＞5%）。Shimada 对此肿瘤的术语为基质贫乏的神经母细胞瘤 |
| 神经节细胞瘤 | 肿瘤仅由成熟的神经节细胞、伴有施万细胞的神经元和纤维组织组成 | |
| 神经节母细胞瘤 | 肿瘤由主要的神经节母细胞瘤组分（＞50%）和少量神经母细胞瘤组分组成 | 根据神经母细胞瘤成分的类型，可分出 3 种亚型（结节型、混合型和交界型）。在几乎所有的神经节母细胞瘤中，神经节细胞瘤成分都超过 50%。Shimada 对这 3 种亚型的术语分别为结节型、混合型和分化良好型的富含基质的神经母细胞瘤 |

引自 Joshi VV, Cantor AB, Altshuler G. et al. Age-linked prognostic categorization based on a new histologic gradingsystem of neuroblastomas. A clinicopathologic study of 211 cases from the Pediatric Oncology Group. *Cancer* 1992; 69(8):2197–2211.

90% 神经母细胞瘤患者的尿中可见降解产物香草扁桃酸（VMA）、高香草酸（HVA）和总甲氧基肾上腺素均有升高，而在其他自主神经节肿瘤中少见升高[16, 17]。当儿茶酚胺过量生成时可能表现为相应的临床症状，但其与测定的血儿茶酚胺水平未必成比例关系。Voute 等[18] 报道当肿瘤来源于背根神经节时不常分泌儿茶酚胺，因此 VMA、HVA 等水平未见升高时不能排除神经母细胞瘤的诊断。

Williams 等[19] 报道部分自主神经节肿瘤可分泌血管活性肠肽（VIP），这可能是部分神经母细胞瘤患者有顽固性腹泻的原因。张卫强等整理了从 1975 年开始的相关文献，一共 63 例年龄从 6 月—11 岁的小儿，临床表现为水样腹泻、低钾血症、胃酸缺乏（WDHA）等综合征，这些病例的责任肿瘤中有 55.6% 为神经节母细胞瘤，31.7% 为神经节细胞瘤，7.9% 为神经母细胞瘤，其中有 11 例肿瘤位于胸部[20]。当这些肿瘤分泌 VIP 时则提示预后良好，肿瘤切除后 VIP 水平也恢复正常。

神经母细胞瘤和极少数神经节细胞瘤可发生名为 Kinsbourne 综合征的副瘤综合征，其特点为在先前健康且年龄为 6—36 月的婴幼儿逐渐发生斜视眼阵挛、共济失调、肌阵挛；Kinsbourne 综合征可见于约 2%～3% 的神经母细胞瘤患者中，且在肿瘤切除后消失[21]。

（一）神经母细胞瘤

神经母细胞瘤是 15% 美国儿童癌症死亡的原因，也是最常见的儿童颅外肿瘤[22]。神经母细胞瘤被认为是来源于多能神经嵴细胞。关于成人胸部神经母细胞瘤的个别病例报道指出这类肿瘤来源于纵隔在成人中是非常罕见的。Bronson[23] 和 Kilton[24] 等的综述证实了这一观察结果，Reed 等[4] 从 AFIP 获得数据后的研究发现 18 例神经母细胞瘤发生在胸部的患者中只有 2 例（11%）是大于 20 岁，同时这两位患者也只有 21 岁。这个研究中成人神经母细胞瘤占比难以置信且不自然地高达 11%，原因是该研究中心为转诊基地。随后，Hoover 等[25] 对其他 5 个相关研究进行综述，其中有 40 例原发纵隔神经母细胞瘤，占比只有 2.5%，其中有一位患者年龄仅为 27 岁；而除了 Eklof 和 Gooding[26] 等研究中的这位患者以外，Hoover 等[25] 还描述了一位神经母细胞瘤长在心脏后方的 57 岁男性患者，其肿瘤向右侧脊柱旁沟延伸或起源于右侧脊柱旁沟；另外，一共有 9 位成人患者（6 例神经母细胞瘤和 3 例神经节母细胞瘤）的肿瘤位于前纵隔，分别为 7 位女性患者和 2 位男性患者，其中 7 位患者的年龄处于 70—90 岁之间；在这些肿瘤之中，有 5 例是与胸腺有联系，分别来自 Talerman 与 Gratama[27]、Hutchinson[28]、Asada[29] 和 Argani[30] 等的研究。Buthker[31] 和 Hutchinson[28] 等分别报道了神经母细胞瘤位于前纵隔的 67 岁老年女性和 51 岁中年女性。Griff 等[32] 报道了一例位于脊柱旁区域（所谓的后纵隔）的神经母细胞瘤，另外还简单描述了位于胸部的两例肿瘤。最后，Salter[33] 和 Argani[30] 等分别报道了 1 例和 2 例位于前纵隔的神经母细胞瘤。这些肿瘤具有广泛局部扩散和远处转移的自然进程，在成人中可导致相对快速的致命进展，且对化疗的反应很差。早在 1957 年，

Stowens 等[34] 还推测这些可能是发生在成人的各种神经源性肉瘤。

**1. 病理**

神经母细胞瘤大体较大、分叶状且柔软，并可能被假包膜包被，切面呈现灰红色，且常见多个出血区域。显微镜下，肿瘤由细胞质稀少的小细胞组成，具有不同的组织病理特点[35]（图 170-2）；细胞核以花白染色质的模式呈现为圆形或多边形，特征为花环状排列于胞体周边或假菊形团形成于细纤维网络周围；肿瘤细胞里面可能含有不同数量的神经肽；偶尔也可见神经节分化的大细胞；另外钙化灶普遍存在；比较少见的是，如 Stowens 等[34] 报道，有些患者的肿瘤细

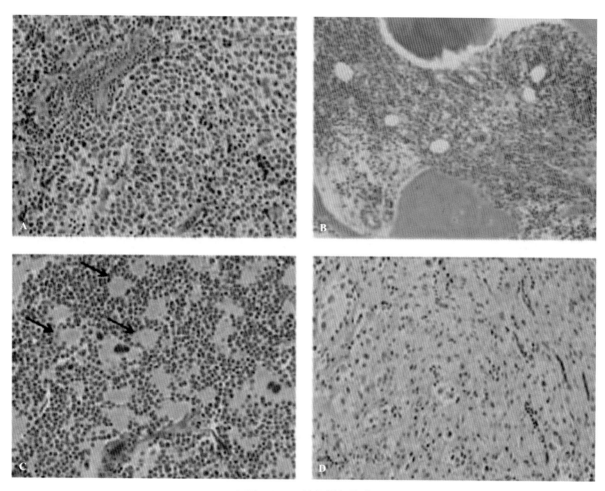

▲ 图 170-2　神经母细胞瘤

A. 未分化、基质贫乏的神经母细胞瘤；B. 侵袭骨髓的低分化神经母细胞瘤；C. 伴典型假核的低分化神经母细胞瘤（箭）；D. 分化良好的神经母细胞瘤

引自 Owens C, Irwin M. Neuroblastoma: the impact of biology and cooperation leading to personalized treatments. *Crit Rev Clin Lab Sci* 2012; 49(3):85-115.

胞质内含有丰富的神经黑色素（如色素神经母细胞瘤）。在超微结构上，Taxy 等[36] 描述了肿瘤细胞质内细微的神经丝，致密的神经分泌颗粒，以及丰富的细胞外神经纤维物质。

最常见的细胞遗传学异常是 1 号染色体短臂缺失，可见于高达约 36% 的散发神经母细胞瘤[22]。Maris 等[37] 通过研究 13 例家族性神经母细胞瘤患者，发现位于 1p36 的抑制基因不是唯一的神经母细胞瘤抑制基因，其他常见的细胞遗传学异常包括均匀染色区和双微体的出现。均匀染色区和双微体相当于 N-myc 扩增单元。Seeger 等[38] 的临床研究表明 N-myc 扩增与肿瘤快生长和晚期疾病相关，然而 Morris 等[39] 则提出纵隔神经母细胞瘤少见 N-myc 扩增。

**2. 临床特征**

神经母细胞瘤发生率为 0.9/100 000，平均年龄为 1 岁，1 岁以下占 42%；几乎 90% 神经母细胞瘤见于 10 岁以下儿童，而在成人中是非常罕见的。约 75% 神经母细胞瘤发生在腹膜后，15% 发生在纵隔[40]。在儿童组的所有纵隔神经母细胞瘤中，将近 15%~20% 发生在胸内。年轻成人的神经母细胞瘤通常发生在头颈部、胸部和腹部。

纵隔神经母细胞瘤患者可能是无症状的和只有相应的影像学表现，但通常大多数患者都有局部和体质方面的症状，并考虑与自身免疫相关。胸痛、Horner 综合征、截瘫、咳嗽、呼吸困难和吞咽困难并不少见，也可出现虹膜异色、发热、疲乏和发育不良；由于神经母细胞瘤可分泌儿茶酚胺，出汗、脸红或者两者同时出现都是可能的；而观察到腹泻和腹胀，可能由于分泌了血管

活性肠肽。其中更常见的不适是 Horner 综合征、截瘫、脸红和出汗。有些婴幼儿也会表现为急性小脑性共济失调伴视阵挛和随意眼球震颤，被 Solomon 和 Chutorian[41]、Altman 和 Baehner[42] 等称之为舞蹈眼征，这个复合症状的出现通常提示患者的神经母细胞瘤分化更好，且常见于 1 岁以下婴幼儿。约 60% 有此症状的婴幼儿的神经母细胞瘤位于胸部，且肿瘤分期一般在 1 期或者 2 期（表 170-4）；4 期或 4S 期肿瘤可能与胸部神经母细胞瘤相关，与身体其他部位的原发性神经母细胞瘤一样；神经母细胞瘤可远处转移到肝脏或骨，但是胸部神经母细胞瘤很少有转移受累。

除了血液和尿液中儿茶酚胺类、VMA 和 HVA 的水平升高以外，血液中的血清铁蛋白和乳酸脱氢酶也可能是升高。血液中的 VMA 和 HVA 水平在 2 期、3 期、4 期和 4S 期是相近的，但都明显高于 1 期的水平。多巴胺的水平升高与其他高危因素相关。目前来说，上述物质并不能直接用作风险分层，尽管如此，它们仍是肿瘤易获得的标记物，以及可用于监测治疗后复发情况[22, 43]。

活检后的组织学评估可诊断神经母细胞瘤。虽然传统的开放活检是组织诊断的主要手段，但最近的数据显示细针穿刺活检可提供足够的肿瘤（来自肿瘤至少两个区域的 107 个肿瘤细胞），与开放活检相比其并发症更少，因此更受欢迎[44-46]。由于骨髓转移（bone marrow，BM）的高发生率，骨髓穿刺在两侧都应进行。国际神经母细胞瘤危险度分级协作组（INRG）实验后建议要求 BM 和外周血液中的双唾液酸神经节苷脂 GD2 与酪氨酸羟化酶应作为标记物用于筛查神经母细胞瘤

**表 170-4  神经母细胞瘤的分期描述**

| |
| --- |
| 1. 局限在起源区域的局部肿瘤，完全切除伴或不伴显微镜下残留肿瘤；显微镜下可识别同侧和对侧淋巴结阴性 |
| 2A. 不完全切除的单侧肿瘤；显微镜下可识别同侧和对侧淋巴结阴性 |
| 2B. 完全或不完全切除的单侧肿瘤，同侧区域淋巴结阳性；显微镜下可识别的对侧淋巴结阴性 |
| 3. 肿瘤浸润过中线，伴或不伴区域淋巴结受累；或单侧肿瘤伴对侧区域淋巴结受累；或位于中线的肿瘤伴双侧区域淋巴结受累 |
| 4. 除了 4S，肿瘤向骨、骨髓、肝脏、远处淋巴结和其他器官扩散 |
| 4S. 局限性原发肿瘤，如 1 期和 2 期所述，诊断年龄为新生儿至 < 1 岁，扩散仅限于肝脏、皮肤、< 10% 或全部骨髓 |

引自 Brodeur GM, Pritchard J, Berthold F, et al. Revisions of the international criteria for neuroblastoma diagnosis staging and response to treatment. *J Clin Oncol* 1993; 11: 1466.

的播散，这应该在诊断、诱导治疗后和治疗结束时进行。

### 3. 影像学特征

Slovis 等[47] 指出胸部 X 线片诊断神经母细胞瘤的敏感性高达 100%。Bar-Ziv 和 Nogrady 等[48] 描述脊柱旁的神经母细胞瘤影像学特征是边界模糊的鬼影征（图 170-3）。这些研究者描述了在大于 70% 的这些肿瘤中可见散状钙化，而无钙化更常见于小于 1 岁的婴幼儿。常见肋骨侵蚀和肋骨位移。椎间孔扩大和椎管内延伸的发生率也很高，可见于由 Bar-Ziv 和 Nogrady 等[48] 报告的 2/3 患者。Reed 等[4] 则报道了骨改变的低发生率。

标准的影像学资料应包括计算机断层扫描（CT）或磁共振成像（MRI）来确定影像学定义的危险因素（IDRF）。MRI 是检测淋巴结受累、椎管内延伸和胸壁受累的最佳成像方式（图 170-4 和图 170-5）。最近，IDRF 被认为有助于指导术前决策，使得术前成像变得更加重要。当考虑椎管内延伸时，MRI 也被推荐用于评估脊髓、神经根和蛛网膜下隙的情况[49]，因为 T1 图像可确定肿瘤的范围以排除椎管内延伸[50]。

碘代苄胍（MIBG）扫描也是一个必要的而且应该在肿瘤切除前用于排除转移的方式。PET 扫描与 MIBG 具有相似的敏感性，但其局限在于无法评估颅腔内肿瘤，以及对骨病变表现为低敏感性[22]。至于肿瘤已切除或者无意愿行 MIBG 检查的患者，⁹⁹Tc 骨扫描也可助于明确转移[49, 51]。

### 4. 分期

国际神经母细胞瘤分期系统（INSS，International Neuroblastoma Staging System）（表 170-4）于 1986 年提出，后于 1993 年修正，并广泛用于临床神经母细胞瘤分期；尽管如此，它仅适用于术后分期，而不适用于术前风险分层；一个更大的局限在于 INSS 系统是根据手术切除进行评估的，外科医生水平的高低会影响分期级别[51]。INRG 注意到这一点并于 2009 年提出一个新的 INRG 分期系统[51]，见表 170-5。包括 IDRF

在内的这些指南可用于术前分期（表 170-6）。INSS 和 INRGSS 分期的不同[22] 见于表 170-7。在最近的一个临床试验中，IDRF 已被用于预测手术的风险和完成情况[52]。无 IDRF 的患者中，

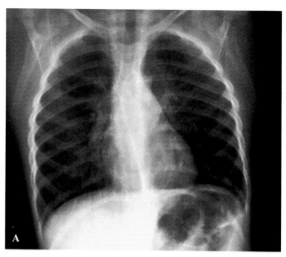

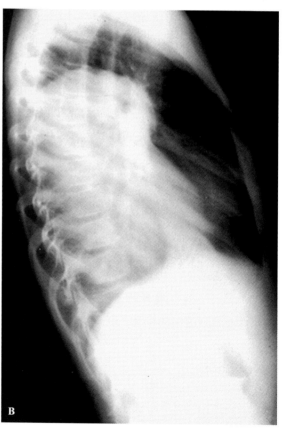

▲ 图 170-3　一个较大神经母细胞瘤位于左胸部脊柱旁的婴儿正位和侧位胸部 X 线片。在正位视图上可注意到肿瘤的鬼影征阴影

引自 Shields TW, Reynolds M. Neurogenic tumors of the thorax. *Surg Clin North Am* 1988; 68:645.

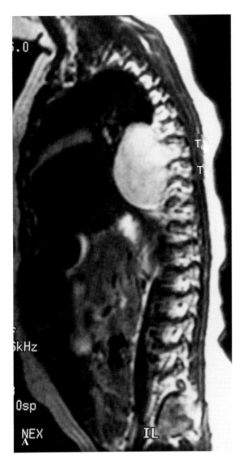

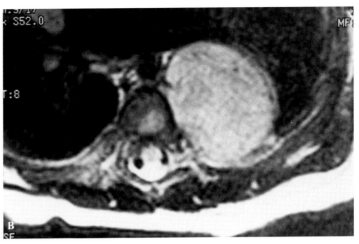

▲ 图 170-4 侧面（A）和横截面（B）MRI 扫描显示胸部神经母细胞瘤伴椎管内延伸的一名 4 月龄儿童，联合开胸和椎板切除术以切除肿瘤

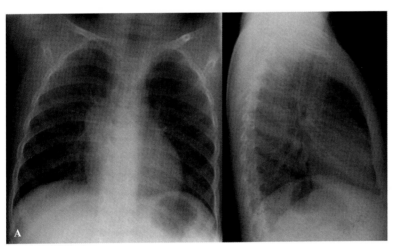

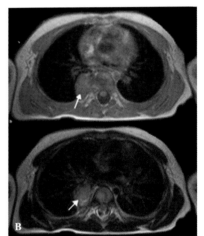

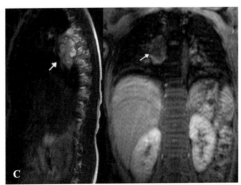

▲ 图 170-5 一名 3 岁男孩的右后纵隔神经母细胞瘤

脊柱旁后纵隔肿块，边界光滑（A）。轴向 $T_2$ 和轴向增强 $T_1$（B）、矢状面与冠状面的 $T_1$ 加权图像（C）以确定肿瘤的位置和范围，并排除椎管内延伸。病灶的对比摄取以证实其为实性肿瘤而非囊肿。肿瘤见白箭
引自 Nour-Eldin NEA, Abdelmonem O, Tawfik AM, et al. Pediatric primary and metastatic neuroblastoma: MRI findings. Pictorial review. *Magn Reson Imaging* 2012;30(7):893-906.

表 170-5　国际神经母细胞瘤风险分组分期系统

| 分 期 | |
| --- | --- |
| L₁ | 局部肿瘤不侵犯由 IDRF 定义的重要结构，并局限在一个间隔中 |
| L₂ | 有一个或多个 IDRF 的区域性肿瘤 |
| M | 除 MS 以外的远处转移肿瘤 |
| MS | 18 月龄以下儿童的转移性肿瘤，转移局限于皮肤、肝脏和（或）骨髓 |

多灶性肿瘤患者应根据最大的肿瘤进行分期。IDRF，image-defined risk factor：影像学定义的危险因素。

引自 Monclair T, Brodeur GM, Ambros PF, et al. The International Neuroblastoma Risk Group (INRG) staging system: an INRG Task Force report. *J Clin Oncol* 2009; 27(2):298–303.

表 170-6　神经母细胞瘤影像

**必选**

¹²³I–MIBG 显像（SPECT 或 SPECT-CT）[a]

MRI[a]（± 对比增强）或肿瘤位置处对比增强 CT

胸部 X 线片

**选择性成像的适应证**

| | |
| --- | --- |
| 原发性肿瘤 MIBG 阴性 | ⁹⁹ᵐTc-MDP 骨显像 |
| 单一模糊的骨骼成像 | 异常区域的 X 线片 ±MRI[a] 或者 CT |
| 腹部以外原发性肿瘤 | 肝脏影像（US[a] 或者 MRI[a] 或者 CT） |
| 体格检查或胸部 X 线片检出的胸膜肺异常 | Ⅳ期对比增强的胸部 CT |
| 神经症状（脊髓压迫除外） | 颅脑 MRI[a] 或者 CT |
| 颅底或眼眶的 MIBG 或者骨扫描成像 | |

a. 推荐研究的选择

引自 Brisse HJ, McCarville MB, Granata C, et al. Guidelines for imaging and staging of neuroblastic tumors: consensus report from the International Neuroblastoma Risk Group Project. *Radiology* 2011; 261(1):243–257.

表 170-7　INSS 系统和 INRGSS 的对比

| INSS | INRGSS |
| --- | --- |
| 1 期：局限在起源区域的局部肿瘤，完全切除伴或不伴显微镜下残留肿瘤；显微镜下可识别同侧和对侧淋巴结阴性 | L₁ 期：局部肿瘤不侵犯由 IDRF 定义的重要结构，并局限在一个间隔中 |
| 2 期：不完全切除的单侧肿瘤；显微镜下可识别同侧和对侧淋巴结阴性 | L₂ 期：有一个或多个 IDRF 的区域性肿瘤 |
| 2B 期：完全或不完全切除的单侧肿瘤，同侧区域淋巴结阳性；显微镜下可识别的对侧淋巴结阴性 | 同 L₂ 期 |
| 3 期：肿瘤浸润过中线，伴或不伴区域淋巴结受累；或单侧肿瘤伴对侧区域淋巴结受累；或中线肿瘤伴双侧区域淋巴结受累 | 同 L₂ 期 |
| 4 期：除了 4S，肿瘤向骨、骨髓、肝脏、远处淋巴结和其他器官扩散 | M 期：除 MS 以外的远处转移肿瘤 |
| 4S 期：局限性原发肿瘤，如 1 期和 2 期所述，诊断年龄为新生儿至 < 1 岁，扩散仅限于肝脏、皮肤、< 10% 或全部骨髓 | MS 期：18 个月以下儿童的转移性肿瘤，转移局限于皮肤、肝脏和或骨髓 |

IDRF. 影像学定义的危险因素；INRGSS. 国际神经母细胞瘤风险分组分期系统；INSS. 国际神经母细胞瘤分期系统；MIBG. 碘代苄胍

引自 Brodeur GM, Pritchard J, Berthold F, et al. Revisions of the international criteria for neuroblastoma diagnosis staging and response to treatment. J Clin Oncol 1993; 11:1466 and Monclair T, Brodeur GM, Ambros PF, et al. The International Neuroblastoma Risk Group (INRG) staging system: an INRG Task Force report. *J Clin Oncol* 2009; 27(2):298–303.

156/277 患者可能实现原发肿瘤完整切除，但有 IDRF 的患者，仅有 43/139 可实现原发肿瘤完整切除（$P < 0.001$）。此外，IDRF 可预测术后并发症增多，但在多元分析中，其对于预测无病生存率（EFS）和总生存率并无作用。而 INSS 仍能更准确地判断不良预后[52]。

### 5. 预后因素

儿童神经母细胞瘤的多个临床和生物学预后因素已被识别，其中多个预后因素在制定治疗方案中发挥着重要作用。Matthay 等发现诊断年龄小于 2 岁的 2 年生存率为 77%，而大于 2 岁的仅有 38%；他们同样发现良性组织学的 2 年生存率为 90%，而恶性组织学的仅有 23%，至于 N-*myc* 拷贝数目为 < 3、> 3～10、> 10 的 2 年生存率分别为 70%、30%、5%[22]。肿瘤分期是最重要的预后因素，其中根据从 1973—2002 年登记在 SEER 的数据显示诊断年龄大于 18 个月、肿瘤位置、外科可切除性均是独立预后因素。乳酸脱氢酶水平、组织学分级、N-*myc* 癌基因扩增、DNA 倍体、染色体 1p 和 11q 的突变及基因组图谱也同样影响预后[49]。一项从 1990—2002 年共 8800 例儿童神经母细胞瘤的队列研究也进一步验证了分期、年龄、组织学类型、肿瘤分化程度、N-*myc* 癌基因状态、染色体 11q 状态和 DNA 倍体的影响[53]。正如 Seeger[38] 和 Brodeur[54] 等所说，N-*myc* 癌基因扩增与肿瘤晚期和肿瘤快速进展有关；但 N-*myc* 基因扩增在低分期或 4S 期中的相关性尚存在争议，尽管如此癌基因状态在中间分期可能更具相关性。这些因素如表 170-8 所示。

Shimada 等[55] 根据神经母细胞分化程度、基质含量、有丝分裂 - 核碎裂指数和诊断年龄对神经母细胞瘤组织学进行分类（表 170-9）。良性组织学患者相比恶性组织学患者预后更好（图 170-6）。Joshi 等[11] 根据有丝分裂比（如每 10 个高分辨视野的有丝分裂数）和肿瘤有无钙化修正了这个系统（表 170-10）。

预测不良预后的血清肿瘤标志物包括铁蛋白（> 142ng/ml）、血清乳酸脱氢酶（> 1500IU/L）

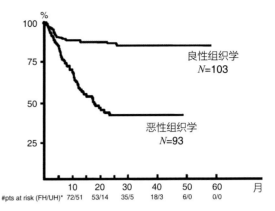

▲ 图 170-6　Kaplan-Meier 曲线显示了良性和恶性经母细胞瘤的无病生存率（$P=0.31 \times 10^{-9}$）

引自 Shimada H, Ambros IM, Dehner LP, et al. The International Neuroblastoma Pathology Classification (The Shimada System). *Cancer* 1999; 86:364–372.

和神经元特异性烯醇化酶（> 100ng/ml）。相比其他解剖部位，肿瘤位于纵隔或者骨盆的预后更好[40]。通常来说，胸部神经母细胞瘤具有良好的生物学特性，即低乳酸脱氢酶水平、低血清铁蛋白水平、DNA 指数 =1 及 N-*myc* 基因无扩增。相比非胸部神经母细胞瘤，胸部神经母细胞瘤的总生存和无病生存率更高（图 170-7）[56]。在 Mooris 等[39] 的全面系统综述中，相比儿童非胸部神经母细胞瘤，胸部神经母细胞瘤的生物学因素测量并不能完全解释其生存率更高（图 170-7 至图 170-9）。最近由 Vo 等[56] 的研究表明，胸部神经母细胞瘤相比非胸部神经母细胞瘤更少发生（3% vs. 19%）N-*myc* 基因扩增（表 170-11）。

### 6. 治疗

临床危险度分组已被设计成用于分类神经母细胞瘤患者和指导治疗。这些危险度采用了 Shimada 标准并基于患者的 INSS 分期、年龄、N-*myc* 拷贝数、肿瘤细胞倍体和肿瘤组织学从而进行分组。仅手术治疗的低危组患者生存率可达 90%，中危组患者进行手术和化疗后生存率仍可达 90%，而高危组患者尽管进行了多种模式和强剂量化疗，生存率也仅有 30%[22]。对于局部神经母细胞瘤，手术切除是主要的治疗方式。LNESG1 研究分析了 905 例局部神经母细胞瘤患者并识别

表 170-8　国际神经母细胞瘤风险分组基因特征的队列研究分析（N=8800）

| 因　素 | EFS | | 患　者 | | 5 年 EFS（%） | | | 5 年 OS（%） | | |
| --- | --- | --- | --- | --- | --- | --- | --- | --- | --- | --- |
| | 风险比 | 95%CI | 量 | % | 比　值 | SE | P 值 | 比　值 | SE | P 值 |
| MYCN 状态 | | | | | | | | | | |
| 无扩增 | 4.1 | 3.8～4.5 | 5947 | 84 | 74 | 1 | | 82 | 1 | |
| 扩增 | | | 1155 | 16 | 29 | 2 | ＜0.0001 | 34 | 2 | ＜0.0001 |
| 倍体 | | | | | | | | | | |
| ＞1（超二倍体） | 2.3 | 2.0～2.6 | 2611 | 71 | 76 | 1 | | 82 | 1 | |
| ≤1（二倍体，亚二倍体） | | | 1086 | 29 | 55 | 2 | ＜0.0001 | 60 | 2 | ＜0.0001 |
| 11q | | | | | | | | | | |
| 正常 | 2.3 | 1.9～2.9 | 844 | 79 | 68 | 3 | | 79 | 2 | |
| 异常 | | | 220 | 21 | 35 | 5 | ＜0.0001 | 57 | 5 | ＜0.0001 |
| 1p | | | | | | | | | | |
| 正常 | 3.2 | 2.8～3.8 | 1659 | 77 | 74 | 2 | | 83 | 1 | |
| 异常 | | | 493 | 23 | 38 | 3 | ＜0.0001 | 48 | 3 | ＜0.0001 |
| 17q 拷贝数增加 | | | | | | | | | | |
| 无增加 | 1.7 | 1.3～2.3 | 187 | 52 | 63 | 4 | | 74 | 4 | |
| 增加 | | | 175 | 48 | 41 | 5 | 0.0006 | 55 | 5 | 0.0009 |

风险比表示与指定类别的第一行事件相比，第二行事件发生所增加的风险。INPC. 国际神经母细胞瘤病理分类；EFS. 无病生存率；
OS. 总体生存率；LOH. 杂合性缺失

引自 Adapted from Cohn SL, Pearson AD, London WB, et al. The International Neuroblastoma risk Group (INRG) classification system: an INRG Task Force report. *J Clin Oncol* 2009; 27(2):289–297.

表 170-9　神经母细胞瘤的 Shimda 组织学分级系统

Ⅰ基质贫乏型：特征为以纤维血管组织的薄间隔不规则地分隔出播散生长的神经母细胞。它们与其他术语中典型的神经母细
胞瘤和播散型神经节母细胞瘤相对应。这组肿瘤根据神经母细胞的分化程度和核形态进一步细分
　A. 分化程度
　　1. 未分化组织：几乎全部由未成熟的神经母细胞组成，分化细胞群的比例小于 5%。分化细胞群的特征在常规染色切片
　　中可见核增大、胞浆嗜酸性粒细胞增多、边界清晰及细胞进程清晰明显
　　2. 分化组织：由不同成熟度的神经母细胞和至少 5% 或更多分化细胞群组成的混合型。如果对 5% 分化界限的确定有疑
　　问，宁可分组为未分化
　B. 核形态（有丝分裂和核碎裂）：将有丝分裂和核碎裂量化为一个指标（MKI）。在随机选取的 5000 个细胞中，计算发生有
　　丝分裂和核碎裂的总数，并分为三大类
　　1. 低 MKI：每 5000 个细胞中有＜100 个发生有丝分裂和核碎裂
　　2. 中等 MKI：每 5000 细胞中有 100～200 个发生有丝分裂和核碎裂
　　3. 高 MKI：每 5000 细胞中有＞200 个发生有丝分裂和核碎裂
Ⅱ富含基质型
　A. 高分化：主要由成熟神经节细胞瘤组织组成，只有少数随意分布的未成熟神经母细胞。这些细胞聚集在一起，但没有形
　　成破坏基质的较为明显的细胞巢
　B. 混合体：由神经节细胞瘤组织组成，内嵌有分散的、不同分化程度的神经母细胞巢。这些神经母细胞灶有清晰的边界，在
　　基质中形成一个空间，没有明显包膜形成
　C. 结节状：特征为困于成熟的基质中的一个或几个大体不连续的基质贫乏神经母细胞瘤组织。结节通常是大体可见的明显出
　　血性病灶和显微镜下有锐利可推动的边缘或被包裹的边缘。在某些区域，包膜可能被恶性肿瘤细胞的明显外浸而破裂

MK. 有丝分裂 – 核碎裂指数

引自 Shimada H, Chatten J, Newton WA Jr, et al. Histopathologic prognostic factors in neuroblastic tumors: definition of subtypes of ganglioneuroblastoma and an age-linked classification of neuroblastomas. *J Natl Cancer Inst* 1984; 73:405.

表 170-10　良性组织学特征与 Shimda 分类预后亚组的联系

| 良性组织学特征 | 良性组织学类型（%）[a] | 恶性组织学类型（%）[a] | $P$ |
|---|---|---|---|
| 神经节细胞 | 68（42） | 12（24） | 0.020 |
| 肿瘤巨细胞 | 75（47） | 13（26） | 0.010 |
| 低有丝分裂率[b] | 150（93） | 27（54） | < 0.001 |
| 钙化 | 113（70） | 22（44） | 0.001 |

a. 该研究中良性组织学特征病例的百分比在括号中；b. 低比率：每 10 个高分辨视野的有 10 个有丝分裂数
引自 Joshi VV, Cantor AB, Altshuler G, et al. Age-linked prognostic categorization based on a new histologic grading system of neuroblastoma. A clinicopathologic study of 211 cases from the Pediatric Oncology Group. *Cancer* 1992;69:2197–2211.

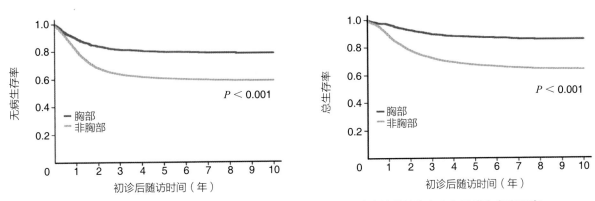

▲ 图 170-7　与非胸部神经母细胞瘤相比，胸部神经母细胞瘤的总体生存率和无病生存率更高
引自 Vo KT, Matthay KK, Neuhaus J, et al. Clinical, iologic, and prognostic differences on the basis of primary tumor site in neuroblastoma: a report from the international neuroblastoma risk group project.*J Clin Oncol* 2014; 32(28): 3169–3176.

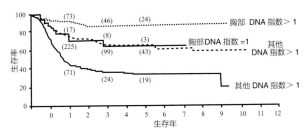

▲ 图 170-8　记录了 DNA 指数的胸部神经母细胞瘤（*N*=114）和非胸部神经母细胞瘤（*N*=540）患者的生存曲线（分层对数秩检验；*P* < 0.0001）。曲线上的数字表示随访到指定或超出指定时间点的病例数
引自 Morris JA, Shcochat SJ, Smith EI, et al. Biological variables in thoracic neuroblastoma: a Pediatric Oncology Group Study. *J Pediatr Surg* 1995; 30:296.

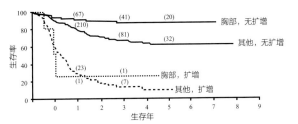

▲ 图 170-9　记录了 N-*myc* 扩增的胸部神经母细胞瘤（*n*=84）和非胸部神经母细胞瘤（*n*=409）患者的生存曲线（分层 logrank 检验，*P*=0.003）。曲线上的数字表示随访到指定或超出指定时间点的病例数
引自 Morris JA, Shcochat SJ, Smith EI, et al. Biological variables in thoracic neuroblastoma: a Pediatric Oncology，Group Study. *J Pediatr Surg*1995；30:296.

出手术危险因素（SRF），相比术前化疗，其可用于实现甄选出能从初次手术获益的患者。这些 SRF 如表 170-12 所示。无 SRF 患者的肿瘤完整切除率和并发症发生率分别为 74.6%、5%，而有

SRF 患者分别为 46.4%、17.4%（表 170-13）[57]。这些结果揭示了在确定患者是否为立即手术切除的候选人时进行患者危险度分组的重要性。

低危组患者（INSS 1 期和 2 期）可仅进行手

表 170-11　肾上腺与非肾上腺、胸部与非胸部原发性肿瘤位置 INRG 分析序列的临床和生物学特征（N=8369）

| 特征 [a] | 原发性肿瘤位置 | | | | $P$ [b] | 原发性肿瘤位置 | | | | $P$ [b] |
|---|---|---|---|---|---|---|---|---|---|---|
| | 肾上腺（N=3966） | | 非肾上腺（N=4403） | | | 胸部（N=1266） | | 非胸部（N=7103） | | |
| | No. | % | No. | % | | No. | % | No. | % | |
| 平均诊断年龄，月龄 | 26.6 | | 263 | | 0.59 | 24.5 | | 26.8 | | 0.018 |
| 诊断年龄≥18 月龄 | 1882 | 47 | 1930 | 44 | 0.001 | 492 | 39 | 3320 | 47 | ＜0.001 |
| 神经母细胞瘤或结节型神经节母细胞瘤 [c] | 1918 | 48 | 1915 | 43 | ＜0.001 | 491 | 39 | 3342 | 47 | ＜0.001 |
| 1996 年以前的登记 / 诊断 | 2008 | 51 | 2165 | 49 | 0.182 | 719 | 57 | 3454 | 49 | ＜0.001 |
| INSS 4 期 | 1963 | 50 | 1335 | 31 | ＜0.001 | 268 | 22 | 3030 | 44 | ＜0.001 |
| 血清铁蛋白≥92 ng/ml | 1239 | 59 | 953 | 44 | ＜0.001 | 188 | 34 | 2004 | 54 | ＜0.001 |
| LDH≥587 U/L | 1332 | 55 | 1208 | 44 | ＜0.001 | 271 | 36 | 2269 | 52 | ＜0.001 |
| MYCN 扩增 | 718 | 23 | 396 | 11 | ＜0.001 | 32 | 3 | 1082 | 19 | ＜0.001 |
| 倍体≤1（二倍体、亚二倍体） | 485 | 33 | 559 | 27 | 0.001 | 121 | 25 | 923 | 30 | 0.032 |
| 1p 的 LOH | 314 | 30 | 164 | 16 | ＜0.001 | 28 | 10 | 450 | 25 | ＜0.001 |
| 17q 的拷贝数增加 | 115 | 61 | 53 | 34 | ＜0.001 | 16 | 27 | 152 | 53 | ＜0.001 |
| 11q 畸变 | 125 | 26 | 93 | 17 | 0.001 | 21 | 14 | 197 | 23 | 0.015 |
| 合并 1p 的节段染色体畸变 LOH、17q 的拷贝数增加和（或）11q 畸变 | 416 | 39 | 265 | 25 | ＜0.001 | 53 | 19 | 628 | 34 | ＜0.001 |
| 恶性 INPC 病理分类 | 720 | 41 | 702 | 32 | ＜0.001 | 141 | 22 | 1281 | 38 | ＜0.001 |
| 高 MKI | 219 | 15 | 159 | 10 | ＜0.001 | 21 | 5 | 357 | 14 | ＜0.001 |
| 未分化 / 低分化 | 1346 | 85 | 1380 | 83 | 0.059 | 332 | 78 | 2394 | 85 | ＜0.001 |

a. 对于每个变量，只显示不利风险因素的百分比。b. $P$ 值是指 $t$ 检验（连续年龄变量）或 $\chi^2$ 检验的所有其他变量（年龄、肿瘤、诊断、登记年份、INSS 分期、血清铁蛋白、LDH、MYCN 扩增、倍体、1p 的 LOH、17q 的拷贝数增加、11q 畸变、合并节段染色体类型、INPC 病理分类、高 MKI 和不同分化程度）。c. INPC 病理分类 [11]：神经母细胞瘤或者结节型神经节母细胞瘤，与混合型神经节神经母细胞瘤；神经节细胞瘤的成熟亚型；或者神经母细胞瘤的分化良好型

INPC. 国际神经母细胞瘤病理分类；INRG. 国际神经母细胞瘤危险度分级协作组；INSS. 国际神经母细胞瘤分期系统；LDH. 乳酸脱氢酶；LOH. 杂合行缺失；MKI. 有丝分裂 - 核碎裂指数

引自 Vo KT, Matthay KK, Neuhaus J, et al. Clinical, biologic, and prognostic differences on the basis of primary tumor site in neuroblastoma: a report from the international neuroblastoma risk group project. *J Clin Oncol* 2014; 32(28): 3169-3176.

术治疗，且预期 4 年生存率高于 95%。4S 期婴幼儿患儿和良性生物学患者（正常的 N-myc 拷贝数、超二倍体 DNA 指数和良性组织学）可采取对症支持治疗或短程化疗，预期生存率超 90%。中危组患者（INSS 3 期和 4 期）中，无 N-myc 扩增患者或 4S 期婴幼儿患儿（正常的 N-myc 拷贝数、二倍体 DNA 含量，或者恶性组织学）术

后需进行中等剂量化疗。少有胸部神经母细胞瘤患者适用于这个风险分组 [22]。

高危组患者分别为诊断年龄在 18 个月以上的 4 期肿瘤；伴有 N-myc 扩增或诊断年龄大于 18 个月且为恶性组织学的 3 期肿瘤；诊断年龄大于 1 岁且伴有 N-myc 扩增的 2 期肿瘤；以及任何诊断年龄伴有 N-myc 扩增的 3 期、4 期、4S 期肿瘤。

这些高危组患者获益于术后包括烷化剂、蒽环类、拓扑异构酶 I 和 II 抑制剂、铂衍生物等药物的诱导化疗。骨髓消融术与造血干细胞移植的巩固治疗是延长高危组患者 EFS 和 OS 的标准化治疗。靶向治疗现可用于治疗复发患者 [22]。

一项德国前瞻性试验 NB 97 总结出诊断年龄 ≥ 18 个月的 4 期神经母细胞瘤患者，根据多个模式治疗的 EFS、无进展生存期、总生存得出该类型患者无法从手术中获益，因此不建议这些患者进行手术治疗 [52]。高危组患者的手术指征和手术时机是存在争议的。很少建议对大肿瘤患者进行初次手术治疗。Kletzel 等 [58] 报道采用包括

**表 170-12 手术危险因素**

| 手术危险因素（SRF） | 患者数（N=79） |
| --- | --- |
| 包裹锁骨下血管 | 22 |
| 侵犯其他主要血管 | 4 |
| 下纵隔肿瘤 | 15 |
| 腹胀 | 11 |
| 包裹气管和（或）主支气管 | 14 |
| 哑铃状肿瘤 | 22 |
| 其他 | 12 |
| 肉眼可见的肿瘤 | 47 |
| 肉眼可见的肿瘤脆性 | 9 |

引自 Cecchetto G, Mosseri V, De Bernardi B, et al. Sur-gical risk factors in primary surgery for localized neuroblastoma: the LNESG1 study of the European InternationalSociety of Pediatric Oncology Neuroblastoma Group. *J Clin Oncol* 2005; 23 (33):8483-8489.

骨髓消融化疗或化疗后自体骨髓移植的多模式治疗可增加高危组神经母细胞瘤患者的存活率。

胸腔镜用于活检确诊和进行胸部神经源性肿瘤手术完整切除的频率日益增加，对于无 IDRF 且经过仔细挑选的患者来说，手术切除是一个合理的方式 [59]。理想上，使用胸腔镜进行手术切除的候选患者其肿瘤需局限于起源器官，并且不得包被主要血管组织。被包裹的晚期 INSS 3 期或 4 期肿瘤如果对新辅助化疗反应良好也可进行手术切除 [60]。Petty 等 [61] 对小样本患者进行开胸手术和胸腔镜手术效果对比发现，两者的局部控制和无病生存期相近。胸腔镜手术可缩短患者住院时间。Malek 等 [62] 回顾性分析年龄 > 18 岁神经母细胞瘤患者发现，相比开胸手术，胸腔镜手术表现出更短的住院时间、更少的手术出血量、相近的并发症发生率和复发率。DeCou 等 [63] 报道了小样本患者进行 1 期肿瘤胸腔镜全切除后的优良预后；所有肿瘤均为 1 期，且大部分组织学为良性；无 1 例为 N-myc 扩增；一些人认为肿瘤大小是微创切除的禁忌证，通常采用 5cm 的截断值；尽管如此，Fraga 等对大小高达 18cm 的肿瘤成功进行了胸腔镜切除。随着胸腔镜手术切除经验的增加，肿瘤大小不再被认为是神经源性肿瘤胸腔镜切除的一个绝对决定性因素 [64]。

椎间孔和椎管内哑铃状肿瘤在神经母细胞瘤中是常见的，因为它们起源于椎管旁交感神经干。根据 Brisse 等研究，除非有椎管受压或缺血的急性症状，在诊断神经母细胞瘤的时候不建议对肿瘤的椎管内成分进行切除 [49]。病理活检确诊

**表 170-13 胸部神经母细胞瘤与 SRF 相关的手术结果**

| 手术切除范围 | 所有患者（%） | 无 SRF 的患者（%） | 有 SRF 的患者（%） |
| --- | --- | --- | --- |
| 总数 | 139 | 101 | 38 |
| 完全切除 | 83（59.7） | 68（67.3） | 15（39.5） |
| 近似完全切除 | 48（34.6） | 29（28.7） | 19（50.0） |
| 非完全切除 | 8（5.7） | 4（4.0） | 4（10.5） |

引自 Cecchetto G, Mosseri V, De Bernardi B, et al. Surgical risk factors in primary surgery for localized neuroblastoma: the LNESG1 study of the European International Society of Pediatric Oncology Neuroblastoma Group. *J Clin Oncol* 2005; 23(33):8483-8489.

后进行化疗可能是最好的治疗方案，因为椎管内延伸可能会消失从而避免了椎板切除的需要。对于椎管内延伸、椎体受累或两者兼有的患者，神经外科医生或骨科脊柱专家的配合对于肿瘤评估和术前计划是必要的。Hoover 等[65] 报道，采用化疗或者手术时采用椎板切除术并不会恢复神经功能的受损。在他们对比是否行椎板切除术的研究中得出，行椎板切除术治疗的患者继发脊柱畸形的发生率更高，因此更加支持在切除前尝试化疗以减少椎管内成分的策略。

### （二）神经节母细胞瘤

神经节母细胞瘤是介乎于神经母细胞瘤和神经节细胞瘤之间的交界性肿瘤。

#### 1. 病理

此类肿瘤由原始神经母细胞和成熟神经节细胞组成，相较之下，良性神经节细胞瘤中无未成熟细胞[66]。神经节母细胞瘤的病理大体表现在2/3 的病例中是一致的。Adam 和 Hochholzer 等[67] 报道了与包膜相关的 48 例神经节母细胞瘤，其中 69% 包膜完整，27% 包膜不完全，只有 4% 不见包膜。显微镜下，可见神经节母细胞瘤在粉红色纤维下由成熟神经节细胞和神经母细胞混合组成（图 170–10）。

目前神经节母细胞瘤由国际神经母细胞瘤病理分类（INPC）分为混合型（施万细胞基质丰富）和结节型（复合，施万细胞基质丰富 / 基质占主导和基质贫乏）[12, 68]。混合型被定义为一种从部分分化至成熟为神经节细胞瘤的过渡形式，但并不完全区分于神经母细胞瘤。这种类型在显微镜下仍可见神经母细胞瘤细胞，尽管如此，在这个分型中的神经节细胞结构必须多于该肿瘤代表性切片体积的 50%。结节型包括由神经母细胞瘤、神经节母细胞瘤或神经节细胞瘤组成的宏观克隆结节。

#### 2. 临床特征

总体上，神经节母细胞瘤比神经母细胞瘤更少见，但是其在胸部的发生率接近甚至稍微超过

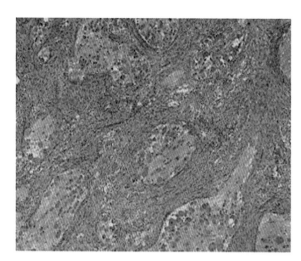

▲ 图 170–10 神经节母细胞瘤（40×）

引自 Shimada H, Ambros IM, Dehner LP, et al. Terminology and morphologic criteria of neuroblastic tumors: recommendations by the International Neuroblastoma Pathology Committee. *Cancer* 1999; 86(2):349–363.

神经母细胞瘤。Adam 和 Hochholzer 等[67] 回顾分析从 AFIP 获得脊柱旁沟自主神经源性病变的数据，一共有 65 例神经母细胞瘤和 80 例神经节母细胞瘤；在年长的儿童和青少年中神经节母细胞比神经母细胞瘤更常见，且极其罕见于成人；然而，1/3 患儿 ≤ 2 岁，1/2 患儿 ≤ 3 岁，4/5 患儿 ≤ 10 岁[67]；其中只有 10 位患者年龄为 12—20 岁，另外只有 3 位患者大于 20 岁。同样地，Reed 等[4] 报道的 18 例神经节母细胞瘤中只有 2 位患者大于 20 岁（11%），分别为 30 岁和 40 岁。Kilton[24]、Feigin[69] 等一共收集了 20 例神经节母细胞瘤，还有 Adam 和 Hochholzer[67] 增加的 3 例脊柱旁沟神经节母细胞瘤。10 岁以下，男女的发病率相近，但在大于 12 岁的患儿中，女孩的发病率稍高。

神经节母细胞瘤患者被发现的形式与神经母细胞瘤相似，但临床证据表明其儿茶酚胺过量仅偶尔被注意到，而且实验室检查提示 VMA 或 HVA 升高仅见于 12% 的患者。另外肿瘤延伸进椎管的情况也不常见。

#### 3. 影像学特征

几乎 1/2 以上神经节细胞瘤是在常规胸部 X 线片检查中被当成无症状性肿瘤所发现的。相比

起云雾状的神经母细胞瘤，分叶状或椭圆形脊柱旁肿块的影像学特征更明显（图170-11）。偶尔可见点状钙化。据 Reed 等[4] 报道，仅 5%～10% 的患者有胸壁改变（如肋骨侵蚀或肋骨位移）。肿瘤延伸进椎管的情况不常见，但行 MRI 全面检查后可以排除。

#### 4. 分期

INSS 分期和 INRGSS 分期都可以用于预测神经节母细胞瘤的 EFS[53]，如先前神经母细胞瘤部分所述的分期也可应用于神经节母细胞瘤。

#### 5. 预后因素

混合型神经节母细胞瘤在组织学上预后较好。相比于神经母细胞瘤或混合型神经节母细胞瘤，INGR 分析后得出结节型神经节母细胞瘤预后较差；尽管如此，目前的 INPC 最新分类根据肿瘤分化程度和有丝分裂 - 核碎裂指数（MKI）将结节型神经节母细胞瘤再细分为预后良好型和预后不良型[12, 68]，但 MKI 在预测预后的作用仍受到挑战。最近 Angelini 等[70] 回顾分析 4071 例结节型神经节母细胞瘤后发现，除了 LDH 水平和 MKI 之外，神经母细胞瘤的预后因素同样适用于神经节母细胞瘤。如神经母细胞瘤相同，当

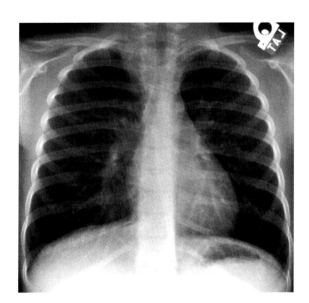

▲ 图 170-11　右侧脊柱旁沟顶部肿块的胸部 X 线片
在胸部 X 线片中的阴影比神经母细胞瘤更明显。手术切除后，肿瘤证明为神经节细胞瘤

结节型神经节母细胞瘤患者年龄大于 18 个月或者肿瘤分期为 4 期时提示预后不良。

#### 6. 治疗

大多数表现为孤立性肿块的神经节母细胞瘤儿童是可以通过手术切除肿瘤的，然而，成人神经节母细胞瘤恶性程度更大。将患者及其肿瘤生物学信息进行完整的评估和分析对于识别出侵袭性更大的肿瘤是至关重要的，同时也应进行 INSS 分期和危险度分组。手术切除是主要的治疗方式，但中危和高危患者也适用化疗。建议完整切除肿瘤，因为这是治愈患者的唯一希望，一般在 1 期患者是可能实现的（即局部肿瘤），另外不常规推荐 1 期患者进行辅助放疗。2 期患者（即肿瘤侵犯）推荐辅助放疗，尽管其真正疗效尚不清楚。对于播散型神经节母细胞瘤也可尝试化疗，但其最终疗效也尚不清楚。

Okamatsu 等发现无论肿瘤是否转移，结节型神经节母细胞瘤恶性组织学的患者行手术治疗后并无明显获益。将 85 例非 4 期神经节母细胞瘤完整手术切除的患者与 16 例部分切除的患者对比，他们发现两者的 5 年 EFS 差异无统计学意义 [83.4% ± 9.1% vs. 60.6 ± 26.9%（P = 0.2227）]。预后相对较差的 4 期患者行完整切除或部分切除后差异也无统计学意义 [EFS 24.3% ± 9.5% vs. 5.4% ± 5.2%（P=0.1068）和 OS 38.5% ± 9.6% vs. 28.2% ± 11.9%（P= 0.5797）][68]。

### （三）神经节细胞瘤

神经节细胞瘤是良性肿瘤并代表着自主神经细胞肿瘤的完全成熟，然而 Enzinger 和 Weiss[71] 描述了某些神经节细胞瘤恶性转化为恶性神经鞘瘤的罕见情况。它们可能一开始就存在或者可能随着神经母细胞瘤或神经节母细胞瘤的成熟而出现。神经节细胞瘤约占据自主神经嵴肿瘤的 42%。

#### 1. 病理

神经节细胞瘤通常是位于儿童、青少年或成人脊柱旁沟的大、坚韧、边界清楚、有包膜的肿瘤。肿瘤常附着于交感神经或肋间神经干上，延

伸至椎管内也有发生但较少见。肿瘤的病理切片为淡黄色至灰色，Marchevsky 和 Kaneko[72] 描述其可能伪装成平滑肌瘤，即表面常表现为旋涡状和小梁状。显微镜下，肿瘤大部分为神经节细胞瘤基质，少数为散在的分化神经母细胞和（或）成熟神经节细胞以及完全成熟神经节细胞（图170-12）[68]。肿瘤内的变性区域明显可见，在这些区域中有时可见钙化。神经节细胞体积大，细胞质中可能含有多种包涵体。在超微结构中，Bender 和 Ghatak[73]、Yokoyama 等[74] 识别出其中的致密核囊泡。

### 2. 临床表现

神经节细胞瘤通常起源于后纵隔，中位诊断年龄为 7 岁，女性发病率略高（1.13∶1~1.5∶1）[75]。年轻及中年成人均可见神经节细胞瘤。在 Reed等[4] 从 AFIP 收集的 160 例胸部神经源性肿瘤中，有 38 例神经节细胞瘤，其中接近 1/2（47%）患者年龄大于 20 岁，而这一部分患者中 30 岁和 40岁年龄段各约占一半，仅有 2 位患者大于 40 岁，未见大于 50 岁的患者。Ribet 和 Cardot 等[5] 收集数据后所得结果相似，在他们收集的 134 例神经源性肿瘤中，35 例为神经节细胞瘤，其中约 1/2大于 15 岁，且仅有 2 位患者年龄为 45 岁和 54 岁。

Maruyama 等报道了一位诊断为神经节细胞瘤的74 岁女性，她的肿瘤是偶然在 CT 上被发现并最终进行了手术切除。

在临床上，患者可能无症状，但肿瘤较大的患者可能会出现咳嗽、呼吸困难、吞咽困难、Horner 综合征，有时还会出现胸痛甚至脊柱侧弯[75]。McRae 和 Shaw[77] 报道了肿瘤累及了颈上神经节从而损伤交感神经导致巩膜异色。不同年龄阶段的神经节细胞瘤的症状并无什么不同。少见神经节细胞瘤的 VMA 和 HVA 的水平升高。Mendelsohn[78] 和 Trump[79] 等报道该类肿瘤也可见慢性腹泻，这被认为是由血管活性肠肽分泌导致的，它可以通过免疫过氧化物酶的方法定位到神经节细胞的细胞质中。对比神经鞘肿瘤，椎管内延伸并不常见。

### 3. 影像学特征

神经节细胞瘤表现为位于任一脊柱旁沟的实性、边界清楚、卵圆形或分叶状的肿块（图170-13）。Bar-Ziv 和 Nogrady[48] 在他们研究的患者中有 50% 可观察到点状钙化。Kato 在 14 例确诊为神经节细胞瘤发现其较低的 CT 衰减值。在CT 和 MRI 图像中，38% 病例可见钙化，42%病例可见旋涡状表现，14% 病例可见尾状边缘，

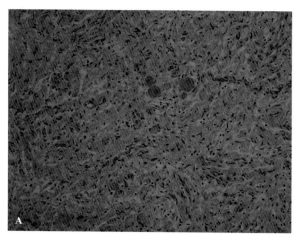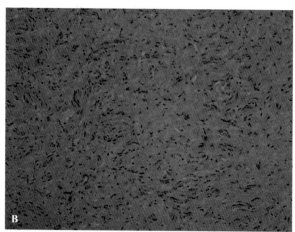

▲ 图 170-12 神经节神经瘤

A. 神经节细胞具有丰富的嗜酸性细胞质，具有明显的细胞边界，单一偏心核，核仁突出。有些细胞呈细颗粒状，有金棕色神经黑色素；B. 施万细胞间质

图片由 Maheshwari Ramineni, MD and Neda Kalhor, MD, Department of Pathology, MD Anderson Cancer Center 提供

以及 29% 病例可见脂肪衰减，如图 170-14 所示[80]。Guan 等[81]收集了 22 例神经节细胞瘤的另一项研究也证实了相似的结果。肋骨侵蚀少有观察到，并变化较细微。Bar-Ziv 和 Nogrady[48]及 Davidson 等[10]发现椎管内延伸尽管少见，也有发生。因此，常推荐患者行 CT 或 MRI 扫描检查（图 170-15）。

#### 4. 分期

神经节细胞瘤可根据 INSS 或 INRGSS 进行分期。

#### 5. 预后因素

神经节细胞瘤由于是良性肿瘤，所以预后常较好。Okamatsu 等[68]报道的 34 例 1 期至 3 期神经节细胞瘤的 5 年 EFS 和 OS 均为 100%。

#### 6. 治疗

手术切除是治疗首选，并且是可治愈的。Marchevsky 和 Kaneko[72]报道区域淋巴结偶尔可见转移的神经节细胞瘤。Enzinger 和 Weiss[71]认为这些是神经母细胞瘤的残留灶，并且已经成熟为良性的神经节细胞瘤；在随访中，这些患者并无发现肿瘤复发。

## 二、神经鞘肿瘤

成人的神经鞘源性肿瘤大多表现为良性病变。这类良性肿瘤一般分为神经鞘瘤（良性施万细胞瘤）或者神经纤维瘤。近年来也有混合性神

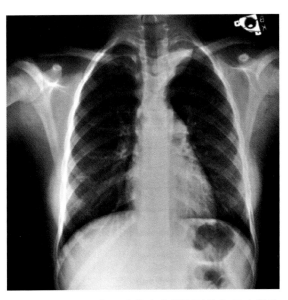

▲ 图 170-13 一位无症状左上纵隔肿块年轻女性的正位胸部 X 线片
在手术切除后的组织学检查中，病变被证实为神经节细胞瘤

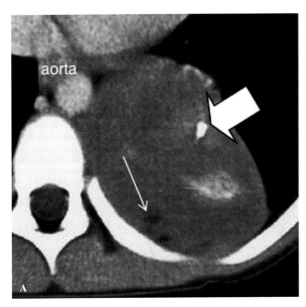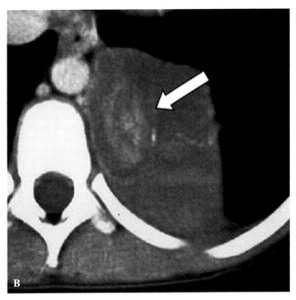

▲ 图 170-14 A. CT 扫描显示脂肪衰减（细箭）和点状钙化（粗箭）；B. 神经节细胞瘤也表现为特征性的旋涡状改变
引自 Kato M, Hara M, Ozawa Y, et al. Computed tomography and magnetic resonance imaging features of posterior mediastinal ganglioneuroma.［Erratum appears in *J Thorac Imaging* 2013 Jul; 28(4): 262. Note: Shibamato, Yuta（corrected to Shibamoto，Yuta）］. *J Thorac Imaging*. 2012; 27(2):100–106.

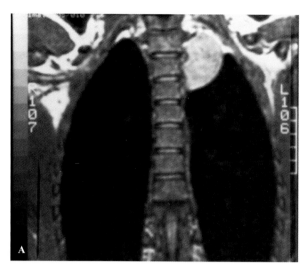

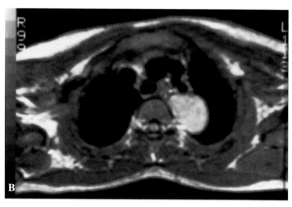

▲ 图 170-15　图 170-14 所示肿块的冠状面和水平面 MRI 扫描未显示椎管内延伸

经鞘源性肿瘤的报道，包括神经纤维 - 鞘瘤、神经鞘 - 围生瘤和微囊 / 网状神经鞘瘤[82]。在 2002 年，世界卫生组织将恶性神经鞘源性肿瘤统称为 MPNSTs，在此之前，它们的名字有恶性施万细胞瘤、恶性神经鞘瘤、神经纤维肉瘤或者神经源性肉瘤[83]。

胸部神经鞘源性肿瘤常见于脊柱旁沟，他们很少作为迷走神经或者膈神经肿瘤位于内脏纵隔中；他们也有可能来源于臂丛或者肋间神经。这类肿瘤的患者大多数无症状（92%～94%）。有部分肿瘤可能压迫了周围的神经从而产生症状；偶尔可观察到胸痛、Horner 综合征、声音嘶哑、上肢乏力或疼痛等；少见呼吸困难、咳嗽或者其他呼吸道症状；体积较大的肿瘤也可导致上腔静脉阻塞。少数患者由于肿瘤通过椎间孔进入椎管后从硬膜外压迫脊髓从而产生相应症状；Akwari 等[84]报道约 10% 的良性神经鞘肿瘤可观察到这种沙漏状的生长方式；值得强调的是，如先前研究者们所报道，神经鞘肿瘤延伸进椎管的这类患者在初诊时，其中约 30%～40% 是无症状的。

良性神经鞘源性肿瘤几乎只在脊柱旁沟被发现，主要发病于成人，然而无论是神经鞘瘤（施万细胞瘤）还是神经纤维瘤也可发病于 20 岁以下的患者。针对 20 岁以下纵隔神经源性肿瘤，Reed 等[4]报道了约 15%（9/61）的胸部神经源性肿瘤为神经鞘来源，尽管如此，这 9 位患者中

的 7 位年龄均大于 16 岁，仅有 2 例施万细胞瘤发生于小于 10 岁的儿童；Ribet 和 Cardot 等[5]报道了 5 例小于 10 岁且为神经鞘源性肿瘤的儿童。神经鞘瘤和神经纤维瘤的发病率相近，但神经纤维瘤更常见于 von Recklinghausen 病（1 型神经纤维瘤病，NF1）患者；顺带一句，1 型神经纤维瘤病患者也常有神经纤维瘤。

良性神经鞘瘤和神经纤维瘤更为常见的特征如表 170-14 所示。这些肿瘤常见于神经和结缔组织，只有 25% 见于消化道。有 16 例黏膜下食管神经鞘源性肿瘤已被报道，并且在 Nishikawa[85]的这篇报道中，1 例食管神经纤维瘤可通过微创胸腔镜的方式来完成治疗。神经纤维瘤的恶变比神经鞘瘤更多见，同时前者比散发性神经纤维瘤更多见于 1 型神经纤维瘤病患者，尽管总发病率相当地低（接近 4%～5%）。

虽然 MPNST 大部分为恶性周围神经起源，它仍是所有软组织肉瘤中定义最模糊的一个。目前它的总发病率尚不清楚，但它在所有纵隔神经源性肿瘤中的占比大概小至 1%～2%。它常见于 1 型神经纤维瘤病患者，但 Sorenson 等[9]报道 1 型神经纤维瘤病患者仅有约将近 4% 会发生 MPNST，无该病的患者则更少发生 MPNST。Enzinger、Weiss[71]和 Keller 等[86]报道了神经节细胞瘤恶变成 MPNST 的罕见病例，Guccion 和 Enzinger 等[87]认为 1 型神经纤维瘤病患者发生

这种恶性时通常是潜伏了长达 10～20 年。肿瘤体积迅速增大或者出现疼痛通常意味着良性神经纤维瘤的恶变。据 Ducatman 和 Scheithauer [88, 89] 研究所得，这种恶变有可能是经过长达 15 年治疗或者职业辐射的潜伏期后以一种非遗传方式表现的迟发性并发症。因此，先前经过治疗的纵隔淋巴瘤或者恶性生殖细胞肿瘤并长期存活的患者，被辐射的部位有迟发 MPNSTs 的风险。

### （一）神经鞘瘤（施万细胞瘤）

神经鞘瘤通常是与神经鞘合胞或者施万细胞细胞一致的良性、实性及有包膜的病变。施万细胞瘤的分型包括丛状、富细胞型和黑色素型 3 种。

#### 1. 病理

神经鞘瘤细胞在神经内膜增殖，神经束膜则形成包膜。这些细胞像神经纤维瘤一样平行于神经纤维而不与其缠绕。肿瘤的病理大体可见包膜是完整的，坚韧并且为灰褐色。切割肿瘤后可见有旋涡状。在退变区域有时可见囊肿或者钙化形成。缓慢生长且包膜完整的退行性病变与罕见的

陈旧神经鞘瘤变异相关时，组织学上有可能被误诊为肉瘤 [90]。

在 Hirano 等 [91] 对 242 例纵隔肿瘤的分析中，44 例神经源性肿瘤有 7 例（全为施万细胞瘤）为囊性病变（15.9%）。Petkar 等 [92] 也同样地报道过一例囊性施万细胞瘤。Weiss 和 Nickoloff 等 [93] 发现在神经鞘瘤的细胞中均可发生 S-100 蛋白弥漫强阳性。神经鞘瘤内可发生两种细胞改变模式，即 Antoni A 区可看见大量密集的梭形细胞和排列成栅栏状的细胞核，而 Antoni B 区则没有 A 那么有秩序，可见与囊性变、血管壁增厚以及区域性频繁出血有关的黏液样改变。两者在电子显微镜下的特征也有所不同，例如 Antoni A 区细胞只有少量的细胞质，并有许多由胞体发出的细胞质薄突起，而 Antoni B 区细胞则无这些突起，但有丰富的细胞质。这些不同在临床上并无任何意义，无论神经鞘瘤的组成成分为 Antoni A 区或是 Antoni B 区，还是两者的结合（图 170-16 和图 170-17）。

丛状神经鞘瘤由束状非肿瘤结缔组织分割

**表 170-14 神经鞘瘤和神经纤维瘤的比较**

| 特 征 | 神经鞘瘤 | 神经纤维瘤 |
| --- | --- | --- |
| 发病高峰年龄 | 20—50 岁 | 20—40 岁；von Recklinghausen 病中较年轻患者 |
| 常见发病位置 | 头颈部、四肢弯曲面的皮神经；较少发生在纵隔和腹膜后 | 皮神经；von Recklinghausen 病的深层神经和内脏也受到影响 |
| 组织学表现 | 肿瘤有包膜，很少由 Antoni A 区和 B 区组成，呈丛状生长 | 局部、弥漫性或丛状肿瘤，通常无包膜 |
| 退行性改变 | 常见 | 偶尔可见 |
| S-100 蛋白免疫染色 | 病变区域染色强而相对均匀 | 病变区域细胞染色强弱不一 |
| CD34 反应性 [a] | Antoni A 区 - 阴性 | |
| Antoni B 区阳性 | 普遍阳性 | |
| von Recklinghausen 病中并发 | 不常见 | 丛状神经纤维瘤或多发性神经纤维瘤 |
| 恶变 | 极其罕见 | 罕见于孤立性实性肿瘤；更多见于 von Recklinghausen 病 |

a. 数据引自 Weiss SW, Nickoloff BJ. CD-34 is expressed by distinctive cell population in peripheral nerves, nerve sheath tumors, and related lesions. *Am J Surg Pathol* 1993; 17:1039.

经允许重印自 Enzinger FM, Weiss SW. *Soft Tissue Tumors*. 2nd ed. St. Louis: Mosby, 1988. © 1988 Elsevier 版权所有

的多个肿瘤结节形成，Antoni A 区可见核排列成栅栏状或 Verocay 小体，其由两排栅栏状核的细胞组成，且邻近细胞稀少及为黏液样的 Antoni B 区。丛状施万细胞瘤的一种罕见类型为混合神经鞘瘤 – 施万细胞瘤，这种类型为典型神经纤维瘤（通常为丛状）伴局部分化良好的施万细胞瘤，与神经纤维瘤恶变相区分是很有必要的，因为它通常表现为良性生物学行为[82]。

富细胞型施万细胞瘤因为其组织学特征很容易被认为是恶性肿瘤，Kornstein 和 DeBlois 等[94]表明其可呈现为一种纤维肉瘤样的鱼刺状生长模式，梭形细胞纤长且为波纹状，细胞核未见栅栏状，也无 Verocay 小体；肿瘤细胞也可见多形性，

但有丝分裂活性较低。尽管它表现为假肉瘤样，但为良性肿瘤，也有人认为它不典型，有不确定的恶性潜能。

黑色素型施万细胞瘤大体病理为蓝黑色，从组织学上看，它由束状交错排列的色素梭形细胞组成，有些细胞可能不含色素颗粒。Enzinger 和 Weiss[71] 提到施万细胞和黑色素细胞都起源于神经鞘，在某些施万细胞中可看到黑色素细胞的分化和黑色素的分泌。细胞核有排列成栅栏状的倾向。有时可见瘤样钙化。在电子显微镜下，在肿瘤细胞的不同发育阶段都可见黑色素小体。肿瘤的超微结构和免疫组化特征均提示施万细胞。这些肿瘤细胞对 S-100 蛋白有免疫组化反应，并且

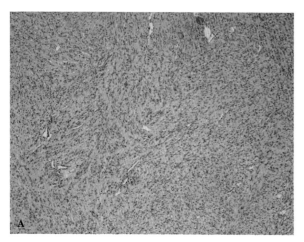
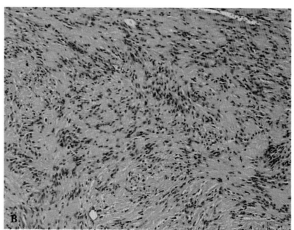

▲ 图 170-16　神经鞘瘤

A. 细胞数量繁多的 Antoni A 区和 Antoni B 区交替紧凑形成的双相肿瘤；B. 带有波状细胞核的梭形细胞，末端逐渐变细，中间夹杂着胶原纤维

图片由 Maheshwari Ramineni, MD and Neda Kalhor, MD, Department of Pathology, MD Anderson Cancer Center 提供

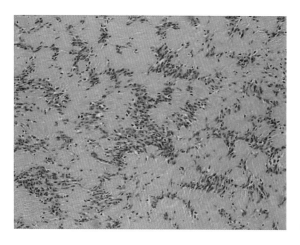

◀图 170-17　神经鞘瘤：纤维突周围的栅栏状细胞核（Verocay 小体）

图片由 Maheshwari Ramineni, MD and Neda Kalhor, MD, Department of Pathology, MD Anderson Cancer Center 提供

表达黑色素相关标志物 HMB-45。

#### 2. 临床特征

大部分神经鞘瘤是良性的，罕见恶变，据 Crowe[95]、Enzinger 和 Weiss 等[71] 报道约 2% 的患者发生恶变。患者一般为中青年成人，女性多于男性，但在 NF1 患者中男性更多见。总的来说，神经鞘瘤比神经纤维瘤更常见。神经鞘瘤常为孤立性，偶可多发。尽管一般认为 NF1 肿瘤患者几乎为神经纤维瘤，但某些个体也可见单纯的神经鞘瘤。实际上，Stout 等[96] 的一个早期回顾分析得出约 18% 的神经鞘瘤与 NF1 有关，Enzinger 和 Weiss[71] 也得出同样的观察结果。偶尔神经纤维瘤和神经鞘瘤可同时出现在同一肿瘤中。2 型神经纤维瘤病（NF2）与神经鞘瘤相关，而不像 NF1 中的神经纤维瘤[97]。

丛状施万细胞瘤为良性肿瘤且常见于神经纤维瘤病的患者（如 1 型纤维瘤病）。Sheikh 等[98] 报道丛状施万细胞瘤常表现为多发，比起 NF2（中心型），更多见于 NF1（周围型）。如 Woodruff[99]、Fletcher[100]、Lodding[101] 等报道，富细胞型施万细胞瘤常见于脊柱旁区。Fletcher[100] 等报道这些肿瘤罕见复发，但未见转移。

良性黑色素型施万细胞瘤临床表现类似神经鞘瘤，可见局部复发，但未见转移报道。少许大体病理为色素（蓝黑色）神经鞘的施万细胞瘤来源于脊柱旁沟和椎管内。色素型后纵隔肿瘤可分为两种，一种为组织发生不确定的恶性色素型肿瘤，但其常与交感神经干相关；另一种则为黑色素型施万细胞瘤。一般来说，与良性神经鞘源性黑色素型施万细胞瘤相比，可能为神经节起源的色素型肿瘤则是高度恶性。

Bjornebae[102] 报道了第一例发生在周围神经的良性黑色素型神经鞘施万细胞瘤，但第一例发生在脊柱旁沟的则由 Mandybur[103] 报道。Bagchi[104] 和 Paris[105] 等也报道了数个病例。上述肿瘤全都发生了椎管内延伸。Kayano 和 Katayama[106] 等报道一例交感神经干来源则无发生椎管内延伸。Abbott 等[107] 也报道了一例类似

的交感神经干源性良性黑色素型施万细胞瘤。除了这些脊柱旁肿瘤，许多类似的局限在椎管硬膜外区的肿瘤也见报道[108]。

黑色素型施万细胞瘤与卡尼氏遗传性疾病相关，Carney[109] 曾描述过一种独特的遗传性疾病，由瘤样黑色素型施万细胞瘤组成，约 55% 的患者表现为黏液瘤、斑点色素沉着、内分泌过度活跃（即库欣综合征）、睾丸支持细胞瘤或肢端肥大症；黏液瘤发生在心脏、皮肤和乳房；黑色素型施万细胞瘤可见于多个部位（如脊神经根、胸壁、胃或者骨）。在组织学上，这类施万细胞瘤包含黑色素，少见瘤体、脂肪，罕见化骨。Carney 报道[109] 约 87% 黑色素型施万细胞瘤为良性，13% 则为恶性且继发转移。

神经鞘瘤可为迷走神经来源的神经鞘肿瘤，或者更罕见的膈神经来源，仅见于 Ewy 等[110] 记录在英文文献的少许几例病例，Yamashita 等报道了一例右膈神经来源的神经鞘瘤，以及收集了日文文献报道的 13 例膈神经源性肿瘤，所有这些肿瘤均为神经鞘瘤，但也可见神经纤维瘤和神经源性肉瘤。据上述的日文文献报道，膈神经源性肿瘤左右侧和男女性的发生率相等。

#### 3. 影像学特征

这类良性肿瘤比较典型的影像学特征是其位于毗邻 1/3 或者 1/2 脊椎的一侧脊柱旁沟，表现为实性、平滑的圆形肿瘤（图 170-18），尽管如此，该肿瘤也可位于任何水平。偶可见分叶状，也可见相邻骨质改变（如侵蚀、肋骨张开或者椎间孔扩大）。MRI 的 $T_2$ 成像中，目标肿瘤表现为外周高信号和中央低信号[112]。可利用头颅 - 长轴比从影像学上更易区分纵隔神经节细胞瘤和施万细胞瘤，神经节细胞瘤比值更高且截断值为1.2，同时区分神经节细胞瘤和施万细胞瘤的敏感性和特异性分别为 93% 和 73%。Hirano 等报道神经鞘瘤偶可见钙化和囊性变[91]。

迷走神经或膈神经源性的罕见肿瘤无特征性的影像学表现。这类肿瘤最初作为肿块被发现于内脏纵隔的上部，常位于主动脉弓的左侧

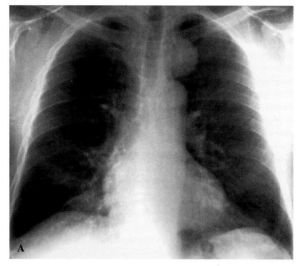

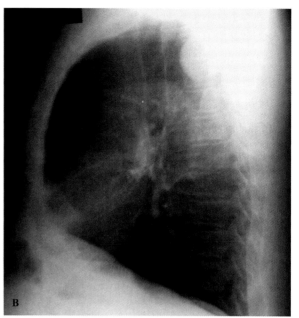

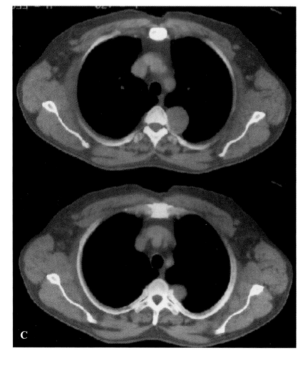

▲ 图 170-18　A 和 B. 正位和侧位的胸部 X 线片显示位于左侧脊柱旁沟内的典型局部神经鞘瘤；C. CT 扫描显示无椎管内延伸

（图 170-19）。Bourgouin 等 [113] 推荐神经纤维瘤病且有主动脉旁肿块患者行 CT 检查，将非常有助于支持丛状神经纤维瘤的诊断；肿瘤在 CT 上的低衰减（14～20 个亨氏单位）、与邻近脂肪边缘不清及肿瘤包围邻近的大血管等是这类肿瘤的影像学特征；同样地，多个沿着受累神经扩大的肿瘤样小肿块进一步支持诊断。

对于评估脊柱旁区域的肿块以及排除椎管内延伸，CT 的作用显得更重要（图 170-20）。原先，脊柱摄片是用于观察肿瘤附近椎间孔的情况以评

估邻近椎间孔的大小，但现在大部分临床医生舍弃了这种方式，并推荐 CT 扫描作为评估这类患者的首选。

当发现脊柱旁肿块延伸进椎管内，脊髓造影或者 MRI 可用于确定肿块延伸进椎管的程度（图 170-21）。其他影像学方式将在这一章的后面对沙漏样肿瘤的切除进行讨论。

除了 MRI 能显示延伸进椎管的哑铃状脊柱旁沟神经源性肿瘤的优点以外，Sakai 等认为使用 $T_1$ 和 $T_2$ 加权显像可以显示常见细胞类型的不

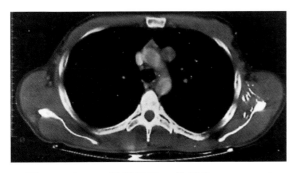

▲ 图 170-19 CT 扫描显示一位患有 von Reckling-hausen 病的中年男子先前多次切除脊柱旁神经源性肿瘤。在主动脉弓水平可见新发的明显的左侧迷走神经源性肿瘤

同特征；不过这个在治疗此类患者上并无太大的临床意义。

**4. 分期**

神经鞘瘤为 WHO 1 期肿瘤，被分类为良性及缓慢生长的肿瘤，与长期生存有关，因此这类肿瘤无其余特定的分期系统[115]。

**5. 预后因素**

良性肿瘤复发并不常见，尽管另一神经纤维瘤或者甚至神经鞘瘤可能在 NF1 患者中发生。比较罕见的是，NF1 患者中也可观察到晚期的恶性

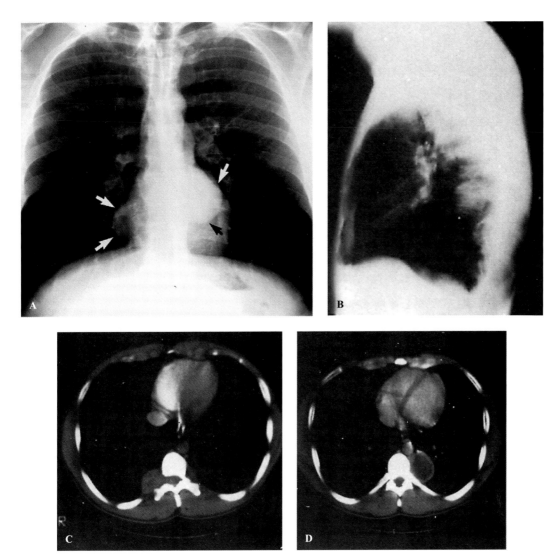

▲ 图 170-20 合并 von Recklinghausen 病的无症状双侧脊柱旁神经纤维瘤年轻成年男性

A. 正位胸部 X 线片显示左侧肿瘤较大，右侧肿瘤较小（箭）；B. 侧位胸部 X 线片显示了较大的左侧肿瘤；C. CT 扫描可见较小的右侧肿瘤发生椎管内延伸；D.CT 扫描未见较大的左侧肿瘤发生椎管内延伸
引自 Shields TW, Reynolds M. Neurogenic tumors of the thorax. *Surg Clin North Am* 1988; 68:645.

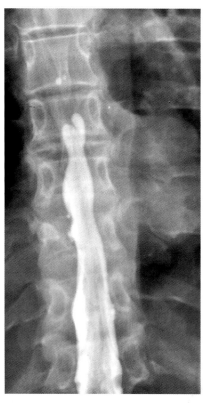

▲ 图 170-21　脊髓造影仅显示由图 170-20 所示的右侧神经纤维瘤所引起的最小程度硬膜外压迫，该肿瘤已生长进椎管，相邻的椎弓根被侵蚀清晰可见。左侧肿瘤未见侵蚀相邻的椎弓根

施万细胞瘤。

6. 治疗

神经鞘瘤的治疗为单纯地摘除，Landreneau[116]、Naunheim[117]、Ishida[118] 等及 1990 年的其他报道描述手术可通过标准后外侧开胸术或者电视胸腔镜实现。除了 Miettinen[119]、Kayano 和 Katayama[106] 及 Abbott[107] 等报道以外，大部分黑色素型雪旺氏瘤都延伸至椎管，这类肿瘤几乎总是需要 2 个手术团队通过先行偏侧椎板切除术以切除椎管内部分，后行开胸术或者胸腔镜切除其余的胸内部分从而完成 1 期手术。

（二）神经纤维瘤

神经纤维瘤是最常见于 NF1 患者（1 型神经纤维瘤病）的肿瘤。该肿瘤典型在于其发生于青春期并一直持续至成年，可发生在周围神经系统的任一地方，最常见于皮肤。除了皮肤的肿瘤以

外，60% 的 NF1 患者表现为起源于脊髓根的内源性神经纤维瘤，并发展成为哑铃状肿瘤[97]。偶尔，NF1 患者的同一个肿瘤内可发现神经鞘瘤和神经纤维瘤的混合成分。丛状神经纤维瘤是神经纤维瘤的一种类型，它被定义为弥漫性梭形扩大，或者多个肿瘤，又或者两者共存，并沿着周围神经干生长，它的临床表现与 NF1 或者这类疾病的家族史相关；这类肿瘤常发生在胸腔外，但可沿着脊柱旁沟的交感神经干、迷走神经或膈神经的内脏支生长；与标准神经纤维瘤的梭形生长相反，它可累及多个神经束并向下延伸至神经分支；这种类型更常见于年幼的儿童，以及主要发生在 10 岁以内的儿童[97]。

1. 病理

与神经鞘瘤相反，神经纤维瘤的施万细胞细胞以无序的方式增殖，以及细胞与神经纤维以一种杂乱无章的方式缠绕在一起。肿瘤被假包膜包裹。肿瘤的大体病理可见假包膜切开后，组织的表面为白色转为灰黄色，未见在神经鞘瘤中的变性。在组织学上，可以看到伸长的施万细胞细胞缠绕形成的网络和与神经突混合的深染色细胞核（图 170-22）。丛状神经纤维瘤可见与孤立性神经纤维瘤相似的盘绕形成的神经纤维丛。在电子显微镜下，细胞细长，在胶原基质中可见厚细胞质突起交叉于有髓和无髓轴突间。相比于神经鞘瘤细胞的强染色，神经纤维瘤存在可变和弱染的 S-100 蛋白。Weiss 和 Nickoloff 等[93] 报道 CD34（定向造血干细胞反应性）在神经鞘瘤中由一个独特的细胞群表达，但阳性细胞并非雪旺氏细胞、成纤维细胞或者神经周围细胞。CD34 阳性可见于 14/17 的神经纤维瘤，10/10 的神经鞘瘤 Antoni B 区，但在所有 Antoni A 区中均为阴性，以及在一例色素型施万细胞瘤的检测中也为阴性。

2. 临床特征

多发神经纤维瘤常见于 NF1 患者，在此类患者中约占 10%。相比起神经鞘瘤，迷走神经或膈神经受累更常见于神经纤维瘤。Oosterwijk 和

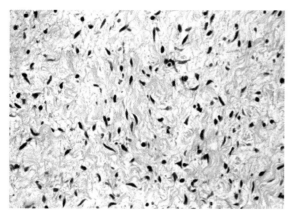

▲ 图170-22 典型神经纤维瘤的显微照片

细胞核为暗波浪状的细胞束相互交织，被波浪状的胶原蛋白链分隔开（250×）

Swierenga 等[120] 报道起源于膈神经或者迷走神经的良性神经鞘肿瘤，罕见位于内脏纵隔里，在他们收集的111位患者中有3位有上述神经的受累，发生率约2.7%。尽管 Reed 等[4] 的报道中未见确切数据，但约8%的胸部神经源性肿瘤为迷走神经或者膈神经来源，且这些均为神经鞘瘤，最常见为神经纤维瘤，在13例肿瘤中有8例。Dabir 等[121] 回顾了近几年的文献，报道了加上他们自身2位的迷走神经源性神经鞘肿瘤的一共27位患者，未包括来自日本的 Osada[122] 或者 Mizuno[123] 等的报道，因此当时的病例实际总数应大于他们报道的数量。随后，Shirakusa 等[124] 回顾日文文献的19例病例中有17位患者为该肿瘤，以及 Davis[125]、Katoh[126]、Sheikh[98] 等也报道了大量的相关病例，在这些病例中，可得出结论左边迷走神经比右边迷走神经受累更多，前者最常累及胸部主动脉弓区域或其上方的近端部分。Katoh 等[126] 报道，声音嘶哑见于将近20%的病例中，比较罕见的是，当肿瘤较大或为恶性时可能累及气管。比起神经鞘瘤，神经纤维瘤稍微更多见，尤其在神经纤维瘤病患者中，两者都可能表现为丛状。

### 3. 影像学特征

神经纤维瘤与这一章描述的神经鞘瘤的影像学特征相似。Shin 等[127] 报道，如同神经鞘瘤，神经纤维瘤偶可见钙化或者囊性变。

### 4. 分期

神经纤维瘤，如同神经鞘瘤一样也是 WHO 1期肿瘤，被分类为良性及缓慢生长的肿瘤，与长期生存有关，因此这类肿瘤无其余特定的分期系统。

### 5. 预后因素

良性肿瘤复发并不常见，尽管另一神经纤维瘤或者甚至神经鞘瘤可能在 NF1 患者中发生。比较罕见的是，NF1 患者中也可观察到晚期的恶性雪旺氏瘤。

### 6. 治疗

与切除邻近神经结构的神经鞘瘤相比，神经纤维瘤需要更广泛地切除。Landreneau[116]、Naunheim[117]、Ishida[118] 等及1990年的其他报道描述手术可通过标准后外侧开胸术或者电视胸腔镜实现。迷走神经或膈神经病变切除的同时尝试保护受累神经的功能。无症状的丛状神经纤维瘤（根据 CT 特征性表现诊断）或者上述受累神经的无症状性肿瘤无需切除。

### （三）恶性周围神经鞘瘤

#### 1. 病理

大部分恶性周围神经鞘瘤（MPNST）都很大，肉眼可见的出血、坏死或者两者兼有的切面呈现为白色或肉色。这类肿瘤可能是或可能不是来自典型的神经纤维瘤。显微镜下，它们类似纤维肉瘤；肿瘤细胞有类似正常施万细胞的特征，但轮廓不规则（图170-23和图170-24）；从侧面看，细胞核呈现为波浪状，从正面看时则为不对称的椭圆形；细胞排列多样，但少见栅栏样排列。据 Enzinger 和 Weiss[71] 等报道，小于10%的病例可见栅栏样排列且其常为局部发生，同时也描述了其他显微镜下组织学和电子显微镜下的特征[71]。50%～90%的肿瘤 S-100 蛋白阳性，此可有助于与其他软组织肉瘤相鉴别。Wick 等[128] 指出髓磷脂碱性蛋白可见于将近1/2的恶性施万细胞瘤。Matsunou 等[129] 指出神经元特异性烯醇化酶和神经丝蛋白也可见于这类肿瘤。

Ducatman 和 Scheithauer[130] 指出恶性神经源性肿瘤偶见不同程度的分化，横纹肌肉瘤、骨肉瘤、软骨肉瘤和血管肉瘤均被发现；含有横纹肌肉瘤的神经源性肉瘤称为 Triton 肿瘤；这些肿瘤少见于神经纤维瘤病患者纵隔间。

2. 临床特征

MPNST 占所有软组织肉瘤的 5%～10%，发生率为 0.1/100 000 每年[83]。这些罕见的 MPNST 倾向于发生在比良性肿瘤更年轻或更年老的患者，并更倾向于发生于 NF1 患者。据 Hajdu[131] 报道神经纤维肉瘤，尤其患有 NF1，患者平均年龄为 34 岁。同样地，Furniss 等[132] 报道 NF1 患者发生 MPNST 的平均年龄为 26 岁，而散发病例则为 62 岁。NF1 患者发生 MPNST 的生存风险约为 8%～13%，确诊的大部分患者尽管经过了治疗，仍在 5 年内死亡[97]。这类肿瘤偏爱于年轻女性，以及普遍侵袭性较强，比起胸部更多见于神经干。相反，施万细胞瘤来源的恶性肿瘤多见于年龄较大的患者，且在临床行为上表现为更

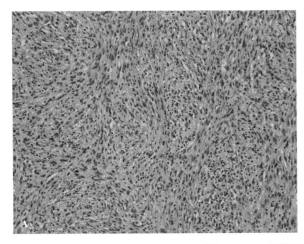
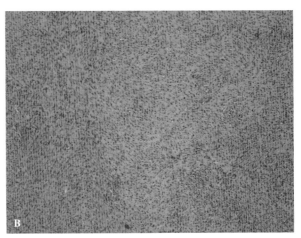

▲ 图 170-23　恶性周围神经鞘瘤（MPNST）

A. MPNST 边界清晰，累及肺实质；B. MPNST 的超细胞和亚细胞交替出现，在低倍镜下呈现出大理石花纹的外观（图片由 Maheshwari Ramineni, MD and Neda Kalhor, MD, Department of Pathology, MD Anderson Cancer Center 提供）

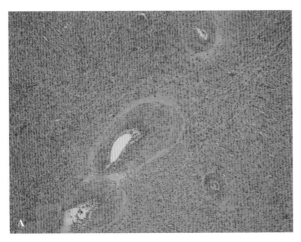
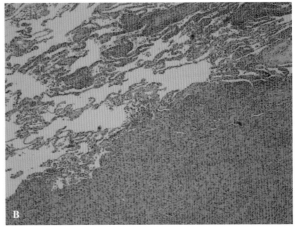

▲ 图 170-24　恶性周围神经鞘瘤（MPNST）

A. MPNST 的肿瘤细胞具有血管周围生长的特征；B. 鱼骨排列模式伴明显的核多形性

图片由 Maheshwari Ramineni, MD and Neda Kalhor, MD, Department of Pathology, MD Anderson Cancer Center 提供

小的侵袭性。邻近骨性结构侵蚀所导致的疼痛并不是一种常见现象（图 170-25）。延伸进椎管也时有发生。罕见淋巴结转移，但在比例较大的病例中可观察到远处转移。类似良性神经鞘肿瘤，Maebeya[133] 和 Singer[134] 等报道胸内迷走神经也可发生 MPNST。

### 3. 影像学特征

恶性肿瘤常见播散和不规则形状，也常见侵蚀邻近的骨性结构。Furniss 等指出发病部位（四肢更倾向于恶性）、更大的肿瘤（MPNST 的平均大小为 6.5cm vs. 施万细胞瘤的平均大小为 2.9cm）、肿瘤深达深筋膜、短时间内发生的症状和疼痛[132]等的临床特征有助 MPNST 区分于良性肿瘤。Wasa 等的另一分析指出肿瘤大小、外周增强模式、肿瘤周围水肿、肿瘤内囊性变等 MRI 表现也倾向于恶性肿瘤。相比良性神经纤维瘤，根据含有 MRI 两个上述表现诊断为 MPNST 的特异性为 90%，敏感性为 61%[135]。他们推荐对有两个或以上特征的患者进行活检，以及对那些有其中一项临床表现如疼痛或者运动障碍的患者进行选择性活检。

### 4. 分期

这类肿瘤是根据软组织肉瘤的分期进行分期，肿瘤分期是预后一个重要的决定性因素。

### 5. 预后因素

一般认为脊柱旁区 MNPST 的患者预后不佳。彻底切除一般难以实现，尽管实现也常见局部复发。Guccion 和 Enzinger[87] 观察到合并任一部位 NF1 的 MPNST 患者局部复发率为 78%，远处转移率为 63%；常见的转移部位有肺、肝、皮下组织和骨；大部分转移在治疗后 2 年内发生。无 NF1 的播散型恶性施万细胞瘤患者预后比有 NF1 的患者要好。Guccion、Enzinger[87] 和 Sorensen[9] 等报道这些病例的长期生存率约为 50%，Marchevsky 和 Kaneko[72] 指出近年文献甚至报道更高的生存率（75%）。这些数据能否应用于胸内恶性神经鞘瘤患者尚不清楚，NF1 的价值最近受到 Wang、Anghileri[83, 136] 等的质疑，他们认为 NF1 倾向于与肿瘤更大的患者相关，但 NF1 作为预后的指标并无统计学上的意义；Wang 认为 S-100 蛋白阴性、溶骨性破坏和高度恶性提示预后不良。其他研究指出 Ki67 上调可能导致更差的预后，但这未见于 Wang 的研究。

### 6. 治疗

对于 MPNST 患者，完整手术切除肿瘤是治疗目标，但切除肿瘤通常是为了防止或减轻脊髓

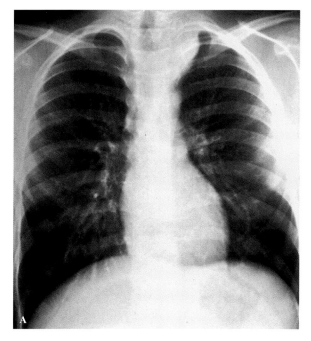

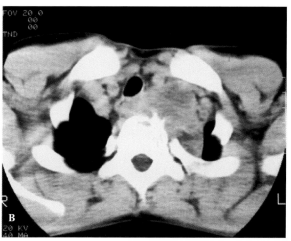

▲ 图 170-25 **A.** 一位恶性施万细胞瘤伴严重背痛患者的正位胸部 **X** 线片；**B. CT** 扫描显示邻近椎体广泛受累

引自 Shields TW, Reynolds M. Neurogenic tumors of the thorax. *Surg Clin North Am* 1988; 68:645.

受压，因为完整切除一般来说较难实现。广泛切除后稳定脊柱是必要的。在一项从 2001—2012 年囊括 43 位脊柱 MPNST 患者的回顾性研究[83]中，脊柱 MPNST 患者完整切除肿瘤后的 5 年复发率为 53%，5 年生存率为 44%。术后放疗用于尝试控制残留局部肿瘤。化疗的作用尚不清楚。尽管如此，多柔比星和甲嗪咪唑胺可尝试用于播散型肿瘤。化疗和放疗的疗效目前仍有争议。

### （四）颗粒细胞瘤

另外，罕见的神经鞘肿瘤中值得简单一提的是颗粒细胞瘤。颗粒细胞瘤不常见，通常为发生在全身多个部位的良性病变，并认为来源于施万细胞。Fust 和 Custer[137] 认为颗粒细胞瘤是神经源性（图 170-26），这个观念得到学者的支持，但 Fisher 和 Wechsler[138]、Mackay[139] 和 Khansur[140] 等在电子显微镜下未找到确凿的证据。这类肿瘤在皮肤、皮下组织和舌头最常见，但也见报道于支气管[143] 和食管[144]。Rosenbloom 等[145] 首次描述发生在一位 11 岁男孩的左侧肋椎沟并与胸部交感神经干相关的颗粒细胞瘤。Aisner 等[142] 报道了 1 例位于成人双侧脊柱旁沟上半部分的颗粒细胞瘤。几乎所有颗粒细胞瘤都是良性的，但据 Colberg[146] 报道其中约 3.5% 可能为恶性肿瘤。

Enzinger 和 Weiss 等[71] 报道恶性肿瘤的发生率甚至更低，仅占所有颗粒细胞瘤的 1%～2%。如其他神经鞘源性的良性肿瘤一样，位于脊柱旁沟的罕见颗粒细胞瘤选择手术治疗。

### 三、神经外胚叶源性肿瘤

纵隔中可发生两种罕见并推测为神经外胚叶来源的肿瘤。一种是 MNTI，另外一种是见于更年长的儿童或者青少年且位于胸肺区的恶性小细胞肿瘤（Askin 瘤）。

### （一）婴幼儿色素性神经外胚叶瘤

它也被称为黑色素突变瘤、先天性黑色素瘤、视网膜始基瘤或者先天色素型龈瘤，MNTI 是发生于 1 岁以下儿童的一种良性但局部侵袭性强且频繁复发的罕见肿瘤。MNTI 约 92.8% 发生于头颈部，但其发生在纵隔时易与色素神经母细胞瘤相混淆。这类不常见肿瘤的治疗方式是局部切除，其他治疗方式的疗效尚不清楚[147]。

### （二）Askin 瘤

Askin 等[148] 描述了一种位于儿童胸肺部的恶性小细胞肿瘤（图 170-27），其可表现为脊柱旁的肿块，虽然它更常见于后胸壁或者甚至是肺

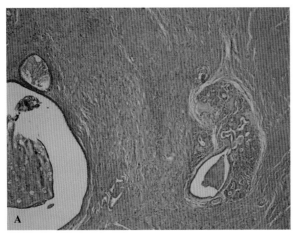
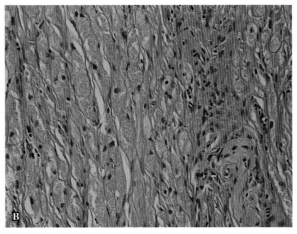

▲ 图 170-26　颗粒细胞瘤

A. 支气管壁的不明病变浸润黏膜下层，位于支气管黏膜下腺体间（低倍镜）；B. 有丰富的颗粒嗜酸性细胞质和核仁小、不规则且不明显的多角形细胞

图片由 Maheshwari Ramineni, MD and Neda Kalhor, MD, Department of Pathology, MD Anderson Cancer Center 提供

上。这类肿瘤被认为是周围原始神经外胚叶肿瘤（PNET），且其来源于神经鞘。它被分类为尤因肉瘤的一种分型，并与尤因肉瘤的免疫组织化学、超微结构和分子特点相似（图 170-28 和图 170-29）[149, 150]。Askin 瘤发生于更年长的儿童或者青少年，作为胸壁肿瘤或者影像学可见胸部肿瘤且伴有胸痛、咳嗽、呼吸困难或其他胸肺症状的儿童而被发现。

这类肿瘤在女孩中的发病率是男孩的 3 倍。Ohta[151] 和 Sano[152] 等回顾分析日本的 Askin 瘤，并在各自的研究中加入了自己的病例；总共收集了 19 例 Askin 瘤，分别为 12 位年轻女性和 7 位男性；其中 13 例小于 15 岁，6 例大于 16 岁，最年轻仅 3 岁，最年老为 26 岁。Takanami 和 Imamura[153] 报道了 16 岁男孩和 32 岁女性患上了这类肿瘤，都是发生在年纪较大患者的 Askin 瘤。

由于其罕见性，目前尚无这类肿瘤的标准疗法，尽管如此，术前和术后化疗加根治性完整肿瘤切除加放疗的多模式治疗是最常见的方式。术前化疗可减少肿瘤体积和减少血管生成，提高了完整切除的可能性。这类肿瘤倾向于局部复发，但也可见远处转移至肺或骨。少见患者可长期生存，通常存活少于 1 年。Askin 等[148] 指出其中位生存期只有 8 个月。尽管加强了治疗，其复发率高且预后仍差。经报道[154, 155]，Askin 瘤患者的 2 年生存率为 38%，6 年生存率为 14%。

## 四、副神经节系统肿瘤

在第 170 章已讨论发生在纵隔的有生物活性或无生物活性的副神经节肿瘤。

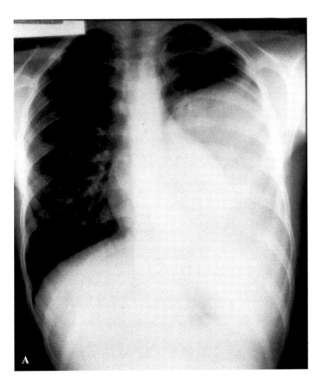

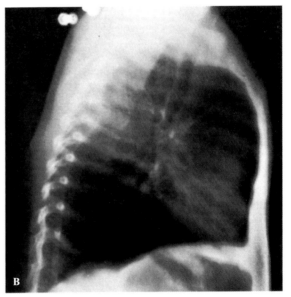

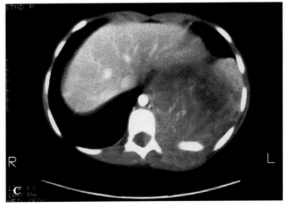

▲ 图 170-27　A 和 B. 一名患有 Askin 瘤儿童的正位和侧位胸部 X 线片；C.CT 扫描显示肿瘤侵蚀了胸壁，向后破坏肋骨，并延伸进椎管内

引自 Shields TW, Reynolds M. Neurogenic tumors of the thorax. *Surg Clin North Am* 1988; 68:645.

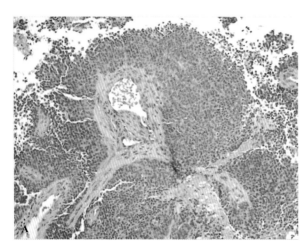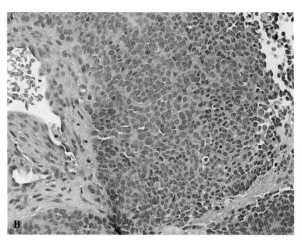

▲ 图 170-28　Askin 瘤［外周原始神经外胚叶肿瘤（PNET）］

A. PNET 以蓝色小圆形细胞的形式单纯片状增殖；B. 细胞胞浆稀少，核内染色质均一，偶见凋亡小体（图片由 Maheshwari Ramineni, MD and Neda Kalhor, MD, Department of Pathology, MD Anderson Cancer Center 提供）

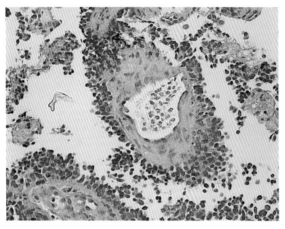

▲ 图 170-29　Askin 瘤［外周原始神经外胚叶肿瘤（PNET）］

肿瘤细胞生长在血管周围，形成"血管周围假菊形团"

图片由 Maheshwari Ramineni, MD and Neda Kalhor, MD, Department of Pathology, MD Anderson Cancer Center 提供

## 五、脊柱旁沟沙漏型肿瘤的切除

　　胸部脊柱旁沟沙漏型肿瘤（哑铃状肿瘤）出于解剖、病理、外科方面等的考虑使其治疗较独一无二。沙漏型肿瘤是指肿瘤的椎管内部分和胸内部分由肿瘤的狭窄腰部相连接，肿瘤的生长受到了骨性结构的椎间孔所限制。如前所述，神经母细胞瘤、神经鞘瘤、神经纤维瘤常有延伸至椎管，所有起源于脊柱旁沟的肿瘤均有可能形成沙漏型肿瘤。接近 3.5% 神经节细胞瘤表现为沙漏型肿瘤[156]。在一项由 Akwari 等[158] 报道的囊括了 706 例胸部脊柱旁区域神经源性肿瘤的研究中，约 10% 的肿瘤被发现延伸至椎管内。在被报道这类肿瘤来源的患者中，68% 为神经鞘来源，30% 为交感神经干来源，2% 为副神经细胞来源。总体上，约 10% 神经源性沙漏型肿瘤为恶性。除了神经源性肿瘤，其他的一些间质瘤——血管瘤、其他血管肿瘤和脂肪瘤——来源于脊柱旁沟时也可能生长到椎管中。

　　未识别出肿瘤延伸进椎管内将导致严重后果。在处理肿瘤的胸内部分或者遗留在椎管内的肿瘤继续生长都可能导致椎管内出血，随之压迫脊髓甚至直接损伤脊髓；这两种都可导致脊髓半侧损害综合征或者甚至生理上完全横断脊髓。

　　当术前已诊断肿瘤延伸进椎管，拟采用 1 期手术、两个手术团队的方式首先进行偏侧椎板切除术切除椎管内延伸的部分，后行开胸术或者胸腔镜切除胸内部分。如前所述，谨慎的做法是术前尝试化疗以减少椎管内肿瘤的大小[49]。Le Brigand[158]、Akwari[157]、Irger[159, 160]、Grillo[161, 162] 等描述了 1 期手术的不同方式及其结果。

　　Riquet 等[163] 报道了采用电视胸腔镜切除 26 例中 18 例纵隔肿瘤的技术；他们认为禁忌

证为肿瘤体积较大（直径大于 6cm）、脊髓动脉受累、肿瘤延伸进椎管及肿瘤位于中纵隔。然而很多人表示不赞成，尤其最后两个禁忌证。Higashiama[164]、Tsunezuka 和 Sato[165] 等建议在干预哑铃状肿瘤的椎管内延伸部分后，使用电视胸腔镜技术切除肿瘤的胸内部分和先前干预的椎管内部分。同样地，Nakamura[166] 和 Singer[134] 等也分别通过这种技术切除迷走神经源性的良性和恶性肿瘤，而后者由于在通过胸壁拿出样本之前未将切除样本放入保护袋中，从而发生了切口肿瘤种植，随后成功局部切除了种植的肿瘤。

患者术后偶尔出现肿瘤周围的神经损伤，这种情况最常见于肿瘤位于脊柱旁沟的顶端，此处也可观察到星状神经节损伤后导致的 Horner 综合征。从左侧迷走神经的上半部分，或者从其左侧喉返神经水平处分离切除神经源性肿瘤，常导致喉返神经麻痹，随后继发左侧声带麻痹伴声音嘶哑。Shirakusa 等[124] 指出位于这个位置的 9 例迷走神经源性肿瘤中，有 3 例术前已有声音嘶哑，其余 6 例则术后发生声音嘶哑。Davis 等[125] 也报道了这一并发症，但是往受影响的声带注射聚四氟乙烯后，声带回到中线位置并得到较好的缓解。尽管如此，Dabir[121]、Nakamura[166] 和 Singer[134] 等避免了患者这类并发症的发生。由此可见，手术并发症和死亡率应接近于零。

### （一）解剖考虑

影响胸椎沙漏型肿瘤手术入路的解剖特征包括邻近的胸膜腔、肋骨、骨性及神经解剖等。

脊柱中胸椎有 12 块，椎管由椎体和椎间盘分隔开且背靠棘突、成对椎板、椎间关节和椎弓根；12 对肋骨通过椎板的关节处相连接；椎间孔（图 170-30）由椎弓根形成头部和尾部，背靠上下关节面，腹侧相邻的椎体和椎间盘形成。

脊髓和神经根的近端包含在椎管内（图 170-31）。神经组织周围有三层脑膜，包括硬脑膜、蛛网膜和软脑膜。蛛网膜下腔内含有脑脊液，蛛网膜下腔沿着神经根可延展一段距离，因此如果为了切除肿瘤必须牺牲掉神经根时，未被识别出来的蛛网膜损伤可能导致脊髓 – 胸膜脑脊液瘘。

神经根动脉进入椎间孔营养椎管内结构。神经根动脉的脊髓分支营养脊髓。神经根动脉的分支随机分布，并非进入胸椎的每个椎间孔，虽然为了完整切除沙漏型肿瘤可能需要牺牲掉神经根动脉从而威胁到脊髓的循环，也应尽量保护神经根的血供；尽管如此，由牺牲血管引起神经根损伤后继发脊髓梗死的情况很少发生，这可能是因为大多数沙漏型肿瘤生长缓慢，由此导致重要营养血管通道逐渐闭塞而允许侧支循环得以形成。

在胸椎区中遇到的骨、血管和神经解剖结构的复杂性使得对沙漏型肿瘤的手术方法复杂化。与无脊髓的腰椎区不同，胸椎脊髓使得椎管后路不安全。与颈椎脊髓同样需要仔细规划手术入路的颈椎区也不同，胸椎区胸部肋骨和胸膜的存在使手术显露更加困难。

### （二）临床表现

沙漏型肿瘤可能无症状，在常规拍摄胸部 X 线片检查时发现，或者因有肺部或神经症状被发现。Akwari 等[158] 提到将近 1/3 的沙漏型肿瘤无症状。肿瘤的胸内部分较大时可有气促、咳嗽等症状，神经功能障碍可能是由脊髓受压或神经根

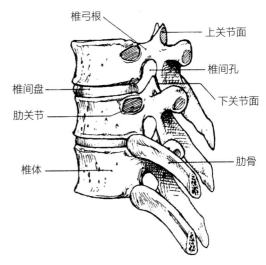

▲ 图 170-30 胸椎段的侧面观可见椎间孔

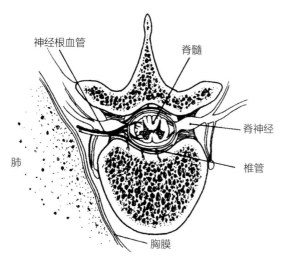

▲ 图 170-31　胸椎及周围结构的横断面

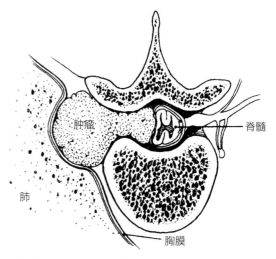

▲ 图 170-32　沙漏型肿瘤的椎管内部分压迫脊髓和神经根，胸内部分将胸膜抬高并压迫肺

受累引起（图 170-32）。脊髓病变患者可出现步态困难、大小便失禁，以及病变水平以下感觉和自主神经功能丧失。那些有神经根症状的患者可能在肿瘤水平出现根性疼痛；在体格检查中，神经在皮肤上的感觉分布发生改变。罕见的是，肿瘤在患者胸上部压迫了交感神经干可产生 Horner 综合征，这种综合征的临床表现包括瞳孔缩小、眼睑上睑下垂，以及与病变同侧的面部和颈部无汗。

### （三）诊断方法

所有检查出脊柱旁肿块的患者也需评估椎管内延伸的情况。评估首先是病史和体格检查，然后是诊断性检查，包括胸椎 X 线片、锥形 CT 扫描、MRI 和 CT 骨髓造影。自 20 世纪 80 年代末以来，随着高分辨率 CT 扫描和 MRI 的引进，用于评估沙漏型肿瘤患者的影像学技术有了很大的发展。CT 脊髓造影仍偶尔用于确定肿瘤的椎管内成分，但 MRI（图 170-33）已成为显示肿瘤形状特征和范围的最佳检查方法。脊髓血管造影过去偶尔用于补充肿瘤和脊髓的血液供应信息，尤其是下胸部的肿瘤，当由腰膨大动脉灌注时则更有可能显像（图 170-34 和图 170-35）；数字减影也有所帮助。由此获得的信息使外科医生能够在切除肿瘤的过程中保护这条血管不受损。然

而，在大多数情况下，对比剂可能对脊髓产生神经毒性影响的风险超过了任何潜在的好处。

### （四）手术考虑

胸椎沙漏型肿瘤的手术需要进入两个不同的解剖区域，即胸部和椎管。不推荐对沙漏型切除进行分期手术。若开始只切除椎管内或胸内部分，可能发生严重并发症，如出血、脊髓损伤或脑脊液漏。因此，重要的是在术前确定是否有肿瘤椎管内延伸，这样才可能实现全部肿瘤切除和使得患者的风险最小化。

Harrington 和 Craig[42] 等首次报道了沙漏型神经源性肿瘤切除的 1 期手术，从此以后，Irger[159, 160]、Akwari[158]、Grillo[162]、Le Brigand[157]、Shields 和 Reynolds[167]、Grillo 和 Ojemann[161] 等多名外科医生都报道并倡议使用这种 1 期手术。

大多数沙漏型肿瘤可以通过外侧腔外入路或者联合前后入路切除，例如先行椎板切除术以切除椎管内部分，后开胸或胸腔镜切除胸内部分。尽管如此，沙漏型肿瘤切除的手术计划必须考虑多种因素。例如，肿瘤的精准解剖部位往往决定了必要的手术步骤。肿瘤几乎都在胸内而延伸进椎管的部分极小，那么只通过开胸或胸腔镜切除时可能的，然而，切除延伸进椎间孔的肿瘤时需重点关注。至于那些大部分位于椎管内的肿瘤，

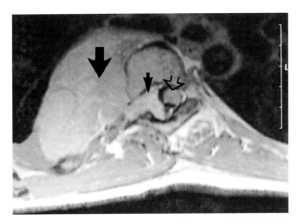

▲ 图 170-33　MRI 显示肿瘤狭窄的腰桥将较大的胸内神经纤维瘤（大箭）与较小的椎管内部分（小箭）连接起来。注意神经孔的增大和脊髓的移位（开放箭）

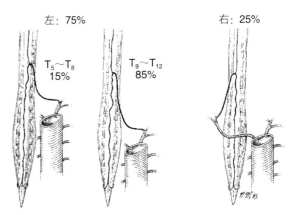

▲ 图 170-35　来自胸主动脉肋间血管的腰膨大动脉起源的变化

引自 Shields TW, Reynolds M. Neurogenic tumors of the thorax. *Surg Clin North Am* 1988; 68:645.

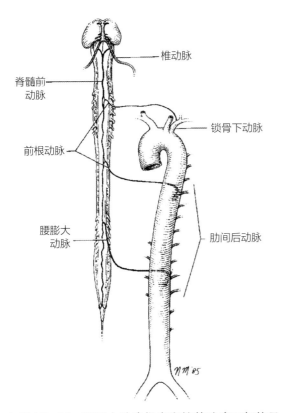

▲ 图 170-34　腰膨大动脉供应脊柱前动脉下部的示意图

引自 Shields TW, Reynolds M. Neurogenic tumors of the thorax. *Surg Clin North Am* 1988；68:645.

只有少量椎间孔外延伸，则可以通过椎板切除术和椎间孔切开术便完成肿瘤的切除，从而避免了开胸手术的必要。

　　生物力学的因素也是必须加以考虑的。有症状的椎体侵蚀常见于恶性病变和一些良性肿瘤，可能需要进行椎体替换重建术（前柱支架）以及在后部置入椎弓根螺钉或者钩；脊柱内固定可使脊柱稳定。前路钢板系统适用于下胸椎，通过抵抗延伸和转动力矩提供稳定性。后路器械技术使用钩和椎弓根螺钉来抵抗屈曲和旋转。植入物不能代替适当的植骨，因为长期稳定性通常取决于骨性愈合，如果没有骨性愈合，植入物将失去作用。

　　胸椎的受累程度也是一个重要的考虑因素。通过单独的后中线切口行开胸手术可易于对较大的胸部中下段肿瘤和肿瘤椎管内部分进行切除。然而，这些位于 T$_3$ 以上的病变可以通过解剖脊柱外侧和肩胛骨内侧（肩胛旁外侧入路）实现更高的保留；此入路类似于下胸椎的外侧腔外入路。对于胸廓入口处的病变，可将颈椎前路切口延长至胸骨切口。

（五）侧方胸腔外入路（侧方肩胛骨旁入路）

　　患者在手术台上体位为侧位并稍前倾（图170-36）。患者由一个沙袋支撑（Olympic Vac-Pac，Olympic Medical，Seattle，WA），并使用宽带胶条保持臀部以将他或她固定在手术台上。下方的手臂可以放在与手术台成直角的手臂板上，或者将其肘部弯曲后置于患者的头部旁边。上方的手臂可向前旋转、外展、曲肘后放置在手臂板上；然而在我们的经验中，将手臂向前旋转并将其悬挂在手术台的一侧，予足够的填充物保护将会更加方便。准备患者时广泛覆盖，以便既能显露脊柱，又能在必要时进行全开胸手术。

如前所述，手术切口的位置取决于病变的位置。切口的垂直部分从棘突的中线开始，从高于椎间孔水平 5cm 处开始探查；探查的末端延伸至椎间孔水平下方约 5cm 处，在此点处切口呈明显的横向弯曲，并沿着肋骨的方向走行。对于肩胛骨尖端以上的病变，切口在肩胛骨尖端下方向前弯曲；切口的前侧沿肋骨正下方的椎间孔，以类似于标准后外侧开胸切口的方式进行探查。切口垂直向下延伸到棘突，将椎管旁肌从棘突和椎板处抬高，并拉向一侧。

当椎间孔的上下椎板受累时，行双椎板切除术。如果肿瘤完全位于硬膜外间隙，则可将肿瘤从椎管缩小至胸部后完整切除。如果肿瘤部分位于硬膜内，则在肿瘤上方横向切开硬脑膜，并使用显微外科技术将肿瘤的椎管内部分与脊髓分离。如果肿瘤没有钙化，使用空化超声外科吸引器（Valley Id Lab.，Boulder，CO）将极大有助于剥离。为了完整切除肿瘤，通常需要切除椎间孔的顶盖来扩大椎间孔。对于神经根来源的肿瘤，神经根仅在其接近进入肿瘤内侧表面的部位被分离；除了较高水平胸椎神经根（$T_1$、$T_2$）的牺牲可导致手的功能会受到损害以外，其余胸椎神经根的牺牲几乎无明显功能障碍。肿瘤切除后应闭合硬脑膜，有必要时需移植硬脑膜并用肌肉闭合椎间孔以防脑脊液漏；可以让麻醉师诱导患者行 Valsalva 动作来检测其闭合的完整性。

如果有必要，接下来将注意力放到胸部显露上。切开皮下组织和浅筋膜，直至覆盖在背阔肌、斜方肌和椎旁肌的筋膜露出为止。背阔肌的后侧分为两部分。必要时分开斜方肌和菱形肌。一旦发现肿瘤位于肋骨上，则在肋骨的后部、椎旁肌的前部和横突的中间处进行解剖；一旦挪动了椎旁肌，则可将血管环放置在其周围以便其回缩；接着，将肋骨从下方的壁胸膜中游离出来后切除，并保持神经血管的完整性；随后使用海绵棒钝性分离肿瘤和壁层胸膜；最后将肿瘤从其血供中分离出来并切除。

用胸廓造口术对胸腔进行引流，硬脑膜上的切口以标准方式使用 4-0 Neurlion 缝合，使用 2 号聚乙醇酸缝线（PGA）缝合肋骨，使用 1 号 PGA 缝合胸腰椎筋膜，使用 3-0 PGA 缝合皮下组织，使用 3-0 PGA、尼龙线或者钉皮机缝合皮肤。

### （六）后路入路

切除哑铃状肿瘤的胸内部分可使用一个通过单独开胸手术的更前路的方式。再次强调的是，首先切除肿瘤的椎管内部分是至关重要的，因为不遵从这一手术步骤可能会术中由于牵拉脊髓或者血肿导致脊髓损伤。

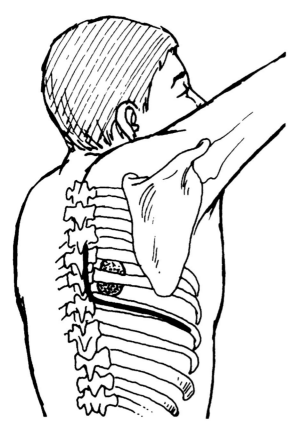

▲ 图 170-36　患者放置在手术台上，图中所示的推荐切口位于肿瘤水平，使用侧方胸腔外入路

气道双腔插管后，患者在沙袋支撑下被摆放为侧卧位，躺在非肿瘤的一侧；所有骨性突起都有衬垫保护，尤其是腓骨头附近的膝外侧部，腓神经受压可导致足背感觉丧失或足下垂。需要保护的手臂可摆放好腋窝后适当地填充，无须保护的手臂则可伸展后朝向患者的腹侧并悬吊。行标准的中线椎板切除术显露术野后切除肿瘤的椎管内部分。

切口沿着肋骨，从侧椎管旁肌到侧腹再到腋前线；皮肤切开后，切口的较深部分可以电切至肋骨。一旦肋骨与骨膜、胸膜、神经血管束分离后，就可切除肋骨或用肋骨扩张器分隔开。大多数肿瘤使用这一入路时都不必行肋骨切除，而当肿瘤直径大于5cm时应考虑使用。对于位于下胸椎的肿瘤，尾角进入胸部的两根肋骨高于相应的椎体水平，因此对于位于$T_{10}$的病变，应从第8肋处或其周围进入胸腔。由于上肋弓在胸中部成角较少，所以在对应椎体水平上一根肋骨的位置进入胸腔就足够了；由于胸椎后凸，第3根肋骨切除后可以充分提供$T_2 \sim T_5$的术野。应尝试保护胸膜的完整性，尽管总是难以实现，尤其肿瘤较大时。通过使用海绵棒可以轻柔地分隔开内脏，从而使肿瘤、肋骨头腹部和腹外侧椎骨得到充分显露。脏胸膜可以用手术巾保护。适当地放置放射状拉钩可以持续显露术野。

接着，就可对纵隔结构进行解剖，对肋间血管进行识别、夹闭和切除。可通过将肿瘤碎块后切除，或者当肿瘤的椎体部分被切除后，将肿瘤从胸壁分离后整块切除。肿瘤切除后放置胸管，并用1号PGA缝合肋间筋膜，切口的其余部位使用标准的方式缝合。

**（七）胸腔镜入路**

电视胸腔镜手术（VATS）已被添加到用于治疗这些病变的医疗设备中。Dickman[168]报道了对无椎管内延伸的沙漏型肿瘤单用VATS进行切除。Vallieres[169]、Heltzer[170]、McKenna[171]、Tsunezuka和Sato[165]等报道了肿瘤的硬膜内部分也按照标准的椎管内肿瘤切除进行手术，然后使用VATS切除胸腔内剩余部分。实际上，Konno等[172]宣称当结合椎板切除术时，以及需要时可行内侧椎骨关节面切除术，可用于大部分沙漏型肿瘤的完整切除。VATS腔镜口的位置取决于肿瘤的位置和其对应脊柱的水平。如果胸腔镜术中出血，外科医生必须做好开胸术的准备。

VATS的优点包括减少术后疼痛、减少出血、改善肩部功能、减少肺部并发症和缩短住院时间等。然而这项技术不应在诊断为恶性肿瘤的情况下使用。

# 第 171 章
# 罕见的纵隔肿瘤
## Less Common Mediastinal Tumors

Alexander Yang　Jinny S. Ha　Stephen C. Yang　著
赵　辉　翁文翰　译

## 一、概述

副神经节瘤、嗜铬细胞瘤、间质瘤、甲状旁腺瘤、纵隔原发肿瘤和其他原发部位的转移性肿瘤在外科手术中并不常见。从解剖学上讲，这些肿块并非起源于纵隔内某个特定器官的实质细胞。更确切地说，这些罕见的肿瘤大部分来源于位于纵隔边界内的神经组织和间叶组织。这些肿瘤包括副神经节瘤和起源于纵隔的间质瘤。然而，绝大多数副神经节瘤或间质瘤病例发生在纵隔以外的神经和结缔组织内。例如嗜铬细胞瘤通常被描述为肾上腺副神经节瘤，而甲状旁腺瘤和纵隔瘤在本质上被认为是异位性的。原发于纵隔的这些罕见肿瘤由于有很多共性，因此被归类在一起。

这些散发性肿瘤发生在纵隔腔的概率较低，由此所带来的手术影响在很大程度上依赖于检测、定位、放射学诊断和除外其他恶性肿瘤。针刺活检是困难的，它需要手术切除组织来进行诊断和最终管理。

## 二、纵隔副神经节瘤和嗜铬细胞瘤

### （一）术语和流行病学

副神经节瘤（paraganglioma，PGL）是指起源于神经节旁的肿瘤。它们可以发生在交感神经和副交感神经系统中。副神经节瘤被广泛定义为嗜铬染色阳性肿瘤。嗜铬细胞是由胚胎、神经嵴、交感神经系统发育而来的分泌儿茶酚胺的神经内分泌体，在胚胎发育过程中与交感神经系统密切相关。

然而，DeLellis 等[1]、Williams 和 Tischler[2] 及更新后的世界卫生组织（World Health Organization，WHO）组织分类中定义的起源于副交感神经的副神经节细胞是嗜铬染色阴性的，因此不分泌儿茶酚胺。副交感神经副神经节瘤与头颈部副交感神经系统的解剖位置有关[3]，主要发生于舌咽神经和迷走神经的走行范围[4, 5]。因缺乏分泌功能而被称为非功能性副神经节瘤，而且这些病例几乎都是良性的[6]。副交感神经的副神经节瘤由于与头颈部副交感神经化学感受器相关，通常被称为化学感受器瘤[7]。最近，这个术语已被指出是误导，因为只有颈动脉球副交感神经节才是真正的化学感受器[8]。

本节只介绍交感神经起源的副神经节瘤。重申一下，交感神经副神经节细胞的特征是嗜铬染色阳性且能够分泌儿茶酚胺。副神经节瘤的特征是神经内分泌细胞系的肿瘤，它们合成、储存和分泌儿茶酚胺，如去甲肾上腺素、肾上腺素和多巴胺。功能性副神经节瘤是一种激素活性肿瘤，与无功能性副神经节瘤相比，具有分泌儿茶酚胺的特征。它们可以发生在肾上腺腺以外的交感神经链的任何地方。超过 75% 的功能性副神经节瘤发生在腹部，另外 10% 发生在膀胱和前列腺，

5% 发生在颅底 [9, 10]。在这里，鉴别嗜铬细胞瘤（pheochromocytoma，PCC）和功能性副神经节瘤是很重要的。嗜铬细胞瘤是一种位于肾上腺髓质内的嗜铬染色阳性的肿瘤。在细胞水平上，嗜铬细胞瘤和功能性副神经节瘤几乎无法区分。由于这个原因，这些术语经常可以互换使用，例如肾上腺外嗜铬细胞瘤可用来代指副神经节瘤，而肾上腺内副神经节瘤也可以用于代指嗜铬细胞瘤。我们将采用以下 WHO 分类。

1. 嗜铬细胞瘤：位于肾上腺髓质的肿瘤。

2. 功能性副神经节瘤：肾上腺外的分泌性肿瘤。

3. 无功能性副神经节瘤：肾上腺外的非分泌性肿瘤。

通过表型分析，发现嗜铬细胞瘤病例中有一半产生和分泌肾上腺素，另一半产生和分泌去甲肾上腺素。已知的唯一分泌肾上腺素的功能性副神经节瘤发生在塞干氏器，其余的均分泌去甲肾上腺素 [11]。这与只有肾上腺髓质和塞干氏器能够合成肾上腺素的生理功能是吻合的。

功能性副神经节瘤和嗜铬细胞瘤（functional paragangliomas and pheochromocytomas，PPGL）的总发病率约为 2～8/ 百万 [12]。美国每年新增 500～1600 例病例 [13]。Sutton 等 [14] 这些肿瘤的患病率可能被低估了，因为许多病例终生未被确诊，直到尸检时才偶然发现。诊断年龄以 40—50 岁最常见，平均年龄 47 岁 [15]。男性与女性的嗜铬细胞瘤与副神经节瘤发病率相等 [16]。遗传性病例至少占所有病例的 24% [17]，在这些病例中常伴有多发性肿瘤 [18, 19]。恶性嗜铬细胞瘤或副神经节瘤意味着原本嗜铬染色阴性的组织里，由于转移而出现嗜铬细胞 [20]。嗜铬细胞瘤和副神经节瘤的恶变概率分别是 5%～13% 和 15%～23% [21]。在儿童中发现的嗜铬细胞瘤有 40% 是遗传性的 [22]。这两种类型肿瘤的恶性类型 5 年生存率超过 50% [23]。然而这类肿瘤也很难做到随访和预测其恶变的可能 [24]。在组织学和放射学上，恶性嗜铬细胞瘤或副神经节瘤与良性肿瘤难以区分。转移性疾病被简单地定义为原嗜铬染色阴性组织里出现嗜铬染色阳性的肿瘤，然而这是毫无帮助的。转移性疾病的进展与更差的预后相关。

（二）临床表现

PPGL 因其多变的临床表现而被称为"伟大的模仿者" [25]。事实上，他们诊断的困难性解释了为什么这么多的肿瘤在患者的一生中都未被发现。在那些未被确诊的患者中，Sutton 等 [14] 将高达 50% 的死亡原因归咎于这类肿瘤。由高分泌引起的高儿茶酚胺血症表现为一系列非特异性症状，这是由于儿茶酚胺参与了许多生理过程。最常见的症状是高血压（包括持续性和阵发性），发生率超过 98%，其次是头痛（70%～90%）、心动过速（50%～70%）和发汗（60%～70%）；其他症状包括焦虑（20%）、发热（＜66%）和脸色苍白（30%～60%）[26]。患者的高血压通常是持续存在的，然而，阵发性高血压或正常血压水平并不少见。约 0.5% 的持续性高血压患者有嗜铬细胞瘤和副神经节瘤（PPGL）或其他分泌儿茶酚胺的肿瘤 [27]。阵发性高血压也可继发于持续性高血压。肿瘤具有持续性或阵发性高血压的机制尚不清楚。心动过速、头痛和出汗三联征表现高度提示该病的诊断，然而大多数病例并不同时出现这 3 种症状 [28]。具体的症状也取决于肿瘤的位置（肾上腺或肾上腺外）以及其分泌的其他可能存在的神经递质。

然而，有些病例可能完全没有症状。许多肾上腺肿块是在计算机断层扫描（CT）中偶然发现的。Herrerra 等 [29] 在 61 054 次 CT 扫描中发现了 2066 例此类"偶发瘤"（肾上腺肿块至少 1cm）。随着筛查和检测的改进，嗜铬细胞瘤和副神经节瘤（PPGL）的发病率和患病率可能会进一步提高。

肿块本身直接导致的症状在无功能性副神经节瘤中更为常见，原因很简单，它们通常在长到相当大的尺寸并开始侵犯周围组织和器官时才被检测到 [30]。

根据最近的一种说法，嗜铬细胞瘤和副神

经节瘤（PPGL）被称为 10% 肿瘤。具体来说，该说法认为所有病例中 10% 是恶性的，10% 是遗传性的，10% 是肾上腺外的，10% 是双侧的，10% 不伴高血压。这已被证明是错误的，因为更大的比例是恶性的，至少有 1/3 是遗传性的，并且血压处在正常水平的患者比预期的要多[31]。由于有很明显的遗传相关性，基因检测受到了更多的重视。

### （三）PPGL 相关的遗传综合征

这些类型的肿瘤，无论是良性还是恶性，都具有很高的遗传性。最近的研究表明，多达 40% 的嗜铬细胞瘤和副神经节瘤（PPGL）病例是遗传性的[32]。这使它们成为最具遗传性的神经内分泌肿瘤之一[33]。多达 19 种种系突变已被确定为易感基因，其中 17 种占所有 PPGL 综合征病例的 35%。此外，15% 的偶发性突变病例至少含有 17 种易感基因中的一种，其中两种突变几乎出现在全部病例[34]。

目前已知的最常见的易感基因有 Ⅱ 型多发性内分泌瘤（MEN2A 和 MEN2B），1 型新生纤维瘤病（NF1，又称 von Recklinghausen 病），von-Hippel-Lindau 综合征（VHL），琥珀酸脱氢酶亚基突变（SDHB、SDHD、SDHC 和 SDH5）及其他较少见的突变。这些易感基因大多是常染色体显性遗传。

Ⅱ 型多发性内分泌腺瘤（MEN2），以肾上腺嗜铬细胞瘤、甲状腺髓样癌和甲状旁腺功能亢进三者并存为特点，又被称为多发性内分泌腺瘤综合征（Sipple 综合征）。甲状腺髓样癌在 MEN2 中有较高的外显率。因此，肾上腺 PPGL 在甲状腺髓样增生的背景上有 50% 左右发生率[35]。MEN2 是由于 10 号染色体上 RET 原癌基因突变导致。它编码一种受体酪氨酸激酶，这种激酶在从神经嵴下来的细胞系中非常普遍，更确切地说，是肾上腺的嗜铬细胞[36]。MEN2A 引起的嗜铬细胞瘤很少是恶性的，仅局限于肾上腺髓质，30% 的病例是双侧的[37,38]。

MEN2B 与同一类型的突变相关，并与其他疾病一起发生，如神经节神经瘤病、结缔组织疾病如脊柱侧弯和后凸及甲状腺髓样癌[39]。儿童 MEN2B 中的嗜铬细胞瘤恶性可能性较大[40]。

NF1 是 17 号染色体上一个抑癌基因的常染色体显性遗传突变，编码神经纤维蛋白。这种突变是所有易感基因中最常见诱发恶性肿瘤的，但 PPGL 只在 0.1%～5.7% 的病例中出现[41]。然而，Fishbein 等在一系列尸检中发现，患有 NF1 的患者中 PPGL 患病率为 13%[42]。NF1 也占了所有散发 PPGL 病例的 24%[42]。

不到 30% 的 VHL 综合征患者会出现 PPGL。这种综合征同样与位于 3 号染色体上的肿瘤抑制基因功能丧失有关。VHL 综合征表现为多种多样的临床症状，而伴有 PPGL 的患者可能无症状。VHL 相关的 PPGL 主要发生在肾上腺髓质内，50% 为双侧，7% 为恶性。它发病年龄较小，平均诊断年龄为 28 岁[43]。

琥珀酸脱氢酶是一种对细胞呼吸至关重要的酶，最近才发现其亚基的基因突变，包括 SDHB、SDHD、SDHC 和 SDH5 四种亚基突变。这种酶突变引起的肿瘤有更高的肾上腺外倾向。SDHB 突变具有异常高的相关恶性肿瘤发生率（37.5%）[44] 和典型的血管生成造成的肿瘤快速生长。这有力地表明，SDHB 亚基与肿瘤抑制基因有关[45]。由于侵袭性行为，SDHB 突变与其他恶性肿瘤如肾细胞癌和甲状腺乳头状癌有关[46]。正因为如此，对 SDHB 突变的基因检测已经变得非常重要，特别是当检测到高代谢的肾上腺外肿块的时候。

纵隔副神经节瘤仅占全部 PPGL 的 2%，然而令人震惊的是其中 60% 为恶性[47]。因此，人们推测许多原发性纵隔 PGL 可能起源于 SDHB 突变。强烈建议在临床上遇到纵隔原发 PGL 病例时进行琥珀酸脱氢酶突变的基因检测。

最近在 MYC 相关因子 X（MAX）中发现了一个新的易感基因，其意义在于 MAX 突变占所有 PCC/PGL 的 1.12%，而不与任何其他突变相关[48]。

此外，这些突变，无论是家族性的还是体细胞性的，都根据其病理和表型被分为两个不同类别。第一类包括 VHL 和 SDHx 突变及其下游产物诱导血管生成和缺氧通路。第一类肿瘤也有去甲肾上腺素能表型。第二类包含的突变通过激活致癌基因激酶信号通路。这些基因包括 MEN2、NF1 和 MAX 易感基因[49,50]。除了 MAX 突变外，这些肿瘤往往具有肾上腺素能表型。

### （四）生化诊断

必须进行彻底和全面的诊断过程，才能得出一个罕见的 PPGL 是正确诊断的结论。延误或错误的诊断可能导致破坏性影响，主要是因为无法确定过量儿茶酚胺分泌的来源。早期诊断可完全治愈。生化分析方法的进步有助于对这种疾病的早期诊断，基因检测发挥了很重要的作用[51]。因此，在进行生化检测之前，必须对家族史进行全面的采集。对多巴胺受体拮抗药和 β 受体拮抗药等药物的不良反应日益引起人们的关注，因为它们可以表现为与这类肿瘤相同的临床特点[52]。

诊断可疑的 PPGL 的第一步，也可能是最重要的一步，是检测是否有过量的儿茶酚胺的产生。这可以通过测量血浆和尿液中的肾上腺素水平来实现。甲氧基肾上腺素是儿茶酚胺的下游代谢物，由肿瘤细胞产生和分泌，几乎不受儿茶酚胺的影响[53]。由于灵敏度和特异性低，检测儿茶酚胺的水平已被证明是不可靠的。尿液和血浆中甲氧基肾上腺素水平的检测灵敏度分别高达 97% 和 99%[54]。因此，两个样品的任何一个样本的阴性测试结果都足以排除 PPGL。这也适用于无症状的、低预试验概率的患者[55]。然而，血浆游离甲氧基肾上腺素的检测确实比尿液中甲氧基肾上腺素的检测具有更高的特异性。因此，测定血浆游离甲氧基肾上腺素更能确切地排除 PPGL。

关于检验的实施，有几个注意事项。首先，血浆检测应在空腹状态下进行，因为空腹状态下出现假阳性的可能性很小[56]。如果患者食用富含胺的食物，可能会出现阳性反应。然而，尿液取样没有饮食限制。抽血时患者的姿势会影响肾上腺素的水平。具体来说，大量研究证明，在坐着和直立姿势下采血比在仰卧姿势下采血产生更高的肾上腺素浓度[57]。直立姿势采血的假阳性结果几乎增加了 3 倍[58]。因此，我们强烈建议抽血医生在检测 PPGL 时采用仰卧位采血，以避免假阳性。如果直立姿势检测出阳性结果，除仰卧位外，还应该再次检测患者，如果不能在仰卧位取血，很大可能会产生假阳性结果。在这种情况下，应考虑留取 24h 尿样本来检测。

此外，必须考虑药理学因素。某些药物可能产生假阳性结果。这些药物包括能增加去甲肾上腺素的三环类抗抑郁药和拟交感神经药。如果不能暂时停止服用这些药物的话，必须采用影像学技术来诊断 PPGL。

可乐定抑制试验也可作为生化诊断的选择，并将比激发性胰高血糖素试验更有效、更安全[59]。该试验的原理是，当给予可乐定时，不患有 PPGL 的患者的去甲肾上腺素水平会下降。阳性检测结果是指 PPGL 患者 3h 后血浆中的甲氧基肾上腺素水平升高，或与基线相比下降不超过 40%[60]。

### （五）影像学研究

一般情况下，对疑似 PPGL 患者进行胸腹部 CT 静脉或口服增强扫描以进行初步评估。在高度怀疑的情况下，下一步的定位检查通常采用 $^{131}$I- 甲氧苄胍（MIBG）或奥曲肽扫描[61]。两种检查任何一个显示高摄取就提示神经内分泌肿瘤。磁共振成像（magnetic resonance imaging, MRI）具有无电离辐射的优点，而且不需要静脉注射对比剂就可以定位这些肿瘤，因为这些肿瘤通常是富血管的而表现为较高的 $T_2$ 加权信号强度。MRI 也有助于确定组织间隙平面，特别是当这些肿瘤接近大血管、神经孔和心脏时。然而与 CT 扫描相比，它可能缺乏特定的解剖细节。MIBG 扫描阴性，应该行正电子发射断层扫描（positron emission tomography, PET）检查（图 171-1）。由于 CT、MRI 和核显像技术的发展，

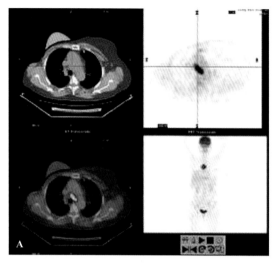
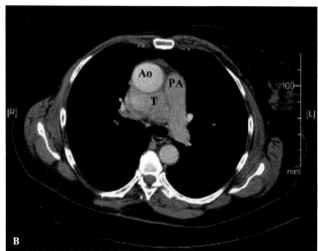
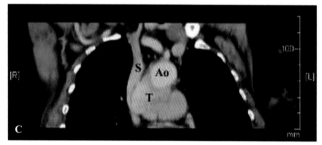

▲ 图 171-1　A. 中纵隔 5cm 肿物伴 FDG- 摄取（SUV 值为 20）。复查 CT 扫描显示一个 5cm 的肿物（T）位于主动脉（Ao）、肺动脉（PA）和上腔静脉（S）之间；B 和 C. 肾上腺外副神经瘤常发生在大血管分叉处。手术切除是首选的治疗方法，因为它们是富血管的，而且通常靠近大血管、腔静脉、气管和食管

引自 Wald O, Shapira OM, Murar A, et al. Paraganglioma of the mediastinum: challenges in diagnosis and surgical management. J Cardiothorasc Surg 2010;5:19.

目前很少使用血管造影技术。然而，如果肿瘤靠近主要血管结构或心脏，以及当肿瘤不能切除时，术前栓塞尤其有用[62]。

### （六）围手术期管理

与胸腔外的 PPGL 病例一样，我们建议在手术切除前应进行 α 肾上腺素受体拮抗药，通常使用非选择性 α 受体拮抗药酚苄明。通常在手术前 10~14d 开始使用，开始剂量为每天两次，每次 10mg，每隔一天增加一次，直到高血压症状缓解，或随后出现轻微的体位性低血压。轻度水化是合理和必要的，因为可以纠正由于 α 受体拮抗药导致的血管收缩而形成的容量不足。过度水化可能导致充血性心力衰竭。替代药物包括哌唑嗪，但可能导致比较少的术后低血压；还有拉贝洛尔，它同时具有拮抗 α 和 β 受体的特性，但可

能会干扰 MIBG 扫描检测这些肿瘤的准确性。

术前也应进行超声心动图检查。围手术期可能发生室上性心律失常和室性心律失常，并可因患者左心室功能受损而加重。

### （七）术中管理

与任何高风险手术一样，应注意使用连续监测心电图、血压、尿量和体温。中心静脉置管一般不需要，除非预计大量失血或侵及主要的血管或心脏结构。血制品应备好，因为它们通常是血供丰富的。

为了避免儿茶酚胺的释放，需要进行快速无刺激性诱导和气管插管。尽管积极地进行 α 受体阻断，但在麻醉诱导或肿瘤操作过程中仍可能出现明显的高血压。可以额外使用短效 α 受体拮抗药如酚妥拉明 2~5mg 小壶或持续输注。硝普钠

因其作用于血管平滑肌而成为术中控制高血压的首选药物。β受体拮抗药如普萘洛尔等可有助于控制室上性心动过速，或胺碘酮用于治疗快速心律失常。

由于儿茶酚胺的减少（半衰期4min）和血管张力下降，术后可发生低血压。术前通常应避免过度扩容，但液体复苏仍然是必不可少的而不是使用升压药物。

### （八）手术原则

虽然这些肿瘤可能是有包膜的，但它们通常很难从周围组织中分离出来。此外，这些肿瘤具有令人印象深刻的丰富的血供，使得即使是小肿瘤也很难用微创技术如电视辅助胸腔镜手术（VATS）或机器人手术来切除。

所有肿瘤均应进行$R_0$切除，保持包膜完整，同时确切止血。如可能应首先结扎静脉，同时尽量减少对肿瘤的操作以避免儿茶酚胺的潜在释放。

这些很重要的细节需要特别注意，但也取决于它们所在的具体的纵隔部位。在前纵隔，它们可以与胸腺相连，因此应尽可能将胸腺完整切除。如果肿瘤小于3cm则可采用微创技术，但对于纵隔较低处的肿瘤应通过胸骨上部切开或正中开胸进行手术。血液供应来自乳内动脉，静脉回流入无名静脉，所以在游离纵隔时应首先控制无名静脉。

由于更容易出现血管受累及距离心脏较近，中纵隔的肿瘤切除可能更具挑战性。由于呈软组织样且质地较软，它们可能被挤压在心包及其周围结构之间。不像腹部的此类肿瘤，胸部肿物可能没有真正的包膜来间隔开而侵犯周围结构。$R_0$切除术可能需要切除部分大血管或心脏结构并进行重建[63]。部分可能需要体外循环或辅助循环来帮助肿瘤的摘除和心血管重建。在一些罕见情况下不能切除心脏，心脏移植是必要的[64, 65]。

那些发生在椎旁沟的肿瘤，如果肿瘤较小，可以通过微创技术切除；如果更大或切除困难，则行开胸术。与神经源性肿瘤一样，如果紧挨椎间孔，应该完善MRI检查以确保肿瘤没有声张进入椎管。如果出现这种情况，则需要切除椎板以避免肿瘤残留，或出现更严重的硬膜外间隙内积血。

### （九）术后管理

与胸腔外的MEN2A型一样，应详细采集家族史，并在一级亲属中调查是否存在这些综合征。与纵隔PPGL相关的4个核基因SDHA、SDHB、SDHC、SDHD等需进行分子遗传学检测。

虽然只有10%的嗜铬细胞瘤被认为是恶性的，但据报道，肾上腺以外的部位发生恶性肿瘤的概率更高，为20%～50%[66]。手术切除仍然是主要的治疗方法，放化疗治疗影响较小。目前一线化疗药物包括环磷酰胺、长春新碱和达卡巴嗪。同样，使用雷帕霉素抑制剂依维莫司和受体酪氨酸激酶抑制剂舒尼替尼的靶向治疗也令人失望，与反应率较低有关。由于高达60%的肿瘤中有$^{131}$I-MIBG的累积，其可通过去甲肾上腺素转运体进入细胞并通过释放衰变的$^{131}$I放射性核素的电离辐射导致细胞死亡，因此它们对系统性$^{131}$I-MIBG治疗敏感。放疗的效果不明确，主要在复发或不可切除的情况下使用。

### （十）总结

PPGL是一种罕见但独特的肿瘤。手术是治疗的主要手段，患者需要适当的术前阻滞和精确的围手术期处理。对于转移性PPGL患者，药物治疗可以缓解症状，但只能有限地控制病情进展。高达40%的患者有基因突变，这使靶向治疗成为可能。对这些突变的了解程度会对患者及其家庭成员的治疗、筛选和监测产生影响；因此，所有PPGL患者都应进行临床遗传检测，以实现更好的恶性可能性预测和获得更好的治疗效果。

## 三、间叶性肿瘤

胸腺和纵隔间质肿瘤只占纵隔肿瘤的2%，因此非常罕见。纵隔软组织肿瘤的组织学、免疫组化和分子生物学与其他器官的软组织肿瘤基本相同。所有发生于外周软组织的肿瘤也可能发生于纵隔。原发性纵隔软组织肉瘤（soft tissue sarcomas，STS）可与诱导放疗后的 STS 混淆，如淋巴瘤、乳腺癌以及以体细胞型肿瘤起病的纵隔生殖细胞肿瘤。这些也需要与纵隔生殖细胞肿瘤的肉瘤成分区分开来，并且有 20%～25% 的与"体细胞型恶性肿瘤"相关。这些肿瘤大多为胚胎横纹肌肉瘤、血管肉瘤、平滑肌肉瘤或神经母细胞瘤，其表现类似于其他器官的恶性肿瘤，且不表达任何种系标记。这些与预后不良有关，中位生存期仅有 9 个月。

这些肿瘤有不到 500 例以个案或小病例队列形式报道。它们通常是在完全切除后被偶然发现。根据组织学的特征来进行分类是最好的（表 171-1），因为它们可涉及胸部内的所有组织，包括胸腺、脉管系统、心脏、淋巴结和肺。大约 1/2 的患者都是没有症状的，一般情况下，检查包括胸部 X 线片（chest X ray，CXR）、CT 和 MRI，检查指征与前面讨论的 PPGL 相同。由于存在多种类型，在此仅介绍几种较常见的肿瘤类型。

### （一）脂肪来源的肿瘤

#### 1. 胸腺脂肪瘤

是一种良性的包膜完整的肿瘤，常见于年轻人。胸腺脂肪瘤通常无症状，因此在诊断的时候体积已经很大。有 10% 的胸腺脂肪瘤病例类似胸腺瘤，可能合并自身免疫性疾病，如重症肌无力、低丙种球蛋白血症和甲状腺功能亢进。手术切除既是诊断方法也是治疗手段。组织学上，胸腺脂肪瘤由成熟的胸腺组织和脂肪组织组成，细胞异型性不常见。

#### 2. 纵隔脂肪瘤

与胸腺脂肪瘤相比，这些肿瘤不含胸腺组织，也很少见。有许多变异型具有化生软骨或骨形成，或者有血管瘤和梭形细胞脂类，或者有棕色脂肪组织的冬眠瘤（发生于老年人的后纵隔），也可能有造血功能的髓脂瘤。

#### 3. 脂肪肉瘤

是最常见的纵隔间质恶性肿瘤。它们可以

发生在纵隔三分区的任何部位。这些多形性的脂肪肉瘤在纵隔内发生概率要高于胸腔外的其他部位。最常见的亚型是高分化和去分化脂肪肉瘤，其次是多形性和黏液样变异型（表 171-2）。这些通常发生在老年人中，但也可见于儿童。与其他脂肪瘤一样，这些患者经常没有症状，直到因为肿瘤太大而引起胸痛和呼吸困难（图 171-2 和图 171-3）。多形性和黏液样脂肪肉瘤有向其他远处转移的倾向，因此 5 年生存率仅 50%。

表 171-1　纵隔间叶肿瘤的组织学分类

| 组织学类型 | 举　例 |
|---|---|
| 脂肪细胞 | • 脂肪瘤<br>• 胸腺脂肪瘤<br>• 脂肪肉瘤<br>• 脂肪瘤病<br>• 脂肪母细胞瘤<br>• 各种变异型 / 混合型 |
| 血管 | • 血管瘤<br>• 淋巴管瘤<br>• 淋巴管血管瘤 |
| 成纤维细胞 /<br>肌纤维母细胞 /<br>纤维组织细胞 | • 侵袭性纤维瘤 / 硬纤维瘤<br>• 孤立性纤维性肿瘤<br>• 炎性肌纤维母细胞瘤 |
| 不确定的分化类型 | • 血管瘤样纤维组织细胞瘤<br>• 滑膜肉瘤<br>• 恶性间质瘤 |
| 平滑肌 | • 平滑肌瘤<br>• 血管平滑肌瘤<br>• 平滑肌肉瘤 |
| 骨骼肌 | • 横纹肌瘤<br>• 横纹肌肉瘤 |
| 软骨 | • 骨外软骨肉瘤<br>• 骨外骨肉瘤[67] |
| 其他 | • 黄色瘤<br>• 淀粉样假瘤<br>• 滤泡树突状细胞肉瘤<br>• 脑膜瘤<br>• 室管膜瘤<br>• 间皮瘤<br>• 硬化性血管瘤 |

**表171-2 世界卫生组织脂肪肉瘤分类**

- 非典型/分化良好型
- 黏液样型
- 去分化型
- 多形性型

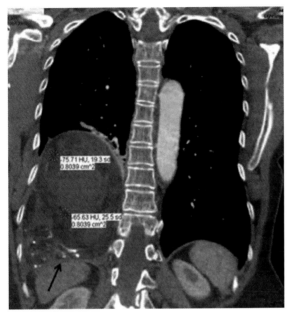

▲ 图171-2 冠状面CT示右侧胸腔内一个巨大的含脂肪的异质性肿块

呈低密度，CT值在-50～-150，提示为脂肪。非脂肪成分的存在倾向于脂肪肉瘤而非脂肪瘤。钙化区域（黑箭）可能指示先前坏死导致的营养不良性钙化

经许可转载，引自 Biswas A, Urbine D, Prasad A, et al. Patient with slow-growing mediastinal mass presents with chest pain and dyspnea. Chest 2016; 149(1): e17-e23. © 2016 The American College of Chest Physicians 版权所有

### （二）血管来源的肿瘤

#### 1. 血管瘤

大多数血管瘤（毛细血管状和海绵状）发现于前纵隔（图171-4和图171-5）。它们可以变得很大，从胸腺开始向下延伸到纵隔软组织。它们通常出现在年轻人群中，但各个年龄段都可以看到。它们通常无症状，当它们变大时也可引起压迫综合征（心肺症状）。

#### 2. 上皮样血管内皮瘤

是一种罕见的成人恶性内皮肿瘤（男女比

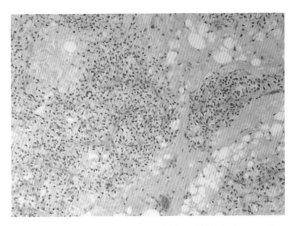

▲ 图171-3 黏液样脂肪肉瘤的显微镜表现，包含2种不同的形态

分化良好的脂肪肉瘤的区域含有成熟的脂肪细胞，并含有脂肪母细胞。肿瘤的其他部分显示深染细胞，这些细胞包含在一个精细的毛细血管网中

经许可转载，引自 Biswas A, Urbine D, Prasad A, et al. Patient with slow-growing mediastinal mass presents with chest pain and dyspnea. *Chest* 2016; 149(1): e17-e23. ©2016 The American College of Chest Physicians 版权所有

为2：1），其特征是CAMTA1-WWTR1基因融合形成的反复易位。组织学上，内皮细胞呈上皮样形态，胞浆内腔呈透明样或软骨样基质。破骨巨细胞和化生成骨发生。因此，它们常被误解为腺癌，需要切除以进行组织学诊断。由于这类肿瘤通常对化疗和放疗不敏感，治疗应尽可能手术切除。

#### 3. 血管肉瘤

这类肿瘤主要发生在前纵隔，通常为老年患者，男女发病率相同。可能会发生钙化。基于细胞异型性和有丝分裂的增加，使得海绵状血管瘤很难与高度分化的血管肉瘤区分，在纵隔生殖细胞肿瘤中，血管肉瘤也可以在纵隔生殖细胞肿瘤中以"体细胞型恶性肿瘤"出现。

### （三）含有肌肉分化的肿瘤

#### 1. 纵隔平滑肌肉瘤

这类肉瘤也是非常罕见的肿瘤。一般来说，它们是非常惰性生长的，常见于中年成人的后纵隔，男女发病率相等。一般来说，它们更倾向于侵犯附近的器官，如心脏、肺、胸椎或椎管。由

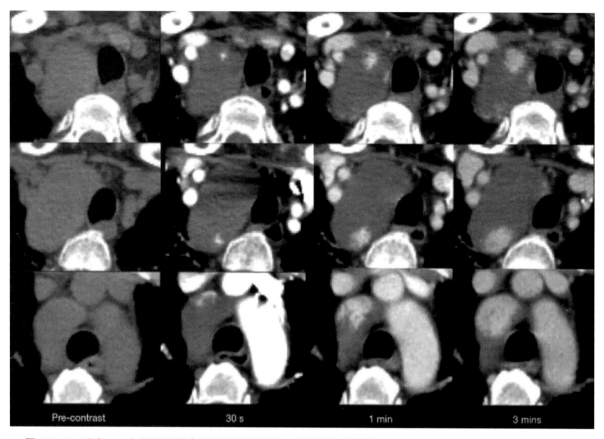

▲ 图 171-4　动态 CT 上不同纵隔水平的纵隔血管瘤，分别为静脉造影后无强化、30s、1min 和 3min 的图像。动态 CT 扫描可以在延迟相位图像上显示中心逐渐填充的特征性外周动脉增强

引自 Li SM, Hsu HH, Lee SC, et al. Mediastinal hemangioma presenting with a characteristic feature on dynamic computed tomography images. *J Thorac Disc* 2017; 95: E412-E415.

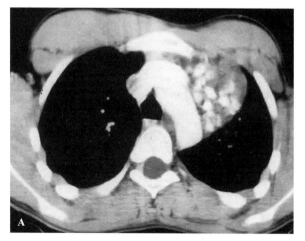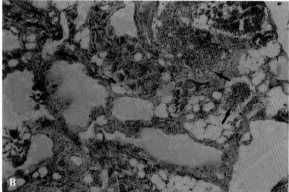

▲ 图 171-5　A. 增强 CT 上显示的纵隔淋巴管血管瘤，增强相可见肿瘤内扩张的血管结构；B. 组织学上，这些病变是血管和淋巴管的结合体。典型的表现是内皮细胞内充满淋巴液和血液

经许可转载，引自 Riquet M, Brere J, Le Pimpec-Barthes F, et al. Lymphangiohemangioma of the mediastinum. *Ann Thorac Surg* 1997; 64(5):1476–1478.1997 The Society of Thoracic Surgeons.

于其具有局部侵犯性，单独的手术切除常常不能达到最好的治疗效果，需要联合多种方式进行治疗。低分化类型常与一种或多种肌肉的免疫组化标志物的缺失有关，这使得它与其他梭形细胞和多形性肉瘤（如恶性外周神经束肿瘤）的鉴别变得困难。

### 2. 横纹肌瘤和横纹肌肉瘤

横纹肌瘤是一种非常罕见的良性肿瘤，由肌细胞的反式分化而来（图 171-6），它们可以在结节性硬化症患儿中以心脏错构瘤出现。同样，横纹肌肉瘤也极为罕见，两者都位于患儿的前纵隔。鉴别诊断包括纵隔生殖细胞瘤的横纹肌肉瘤部分或其他肉瘤的异源分化。

### 3. 恶性周围神经束肿瘤

这类肿瘤可以在纵隔所有三分区中出现，但常见于后纵隔。

恶性周围神经束肿瘤（malignant peripheral nerve tract tumor，MPNST）可呈横纹肌肉瘤、骨肉瘤或软骨肉瘤分区域分化（图 171-7）。MPNST 有血液转移的倾向。

### （四）总结

纵隔间叶肿瘤是非常罕见的，与胸腔外的器官没有共同的组织学结构。由于很难从细胞学上诊断这些肿瘤，所以需要通过手术来获得更多的组织来诊断，或者彻底切除它们。和其他肿瘤一样，它们对化疗和放疗不敏感。

#### 纵隔的转移性肿瘤

几乎每一个胸腔外器官都有转移到纵隔的病例报告。然而，这些原发病变有一些特定的组织学特征（表 171-3）。患者的恶性肿瘤病史是至关重要的，因此当在纵隔发现新的病变时，应将转移性肿瘤列为最可能的诊断之一。这些病变发生时间甚至超过传统的 5 年生存时间线。针吸活检或血清标记物可能就足够做出诊断。此外，这种疾病的术前鉴别具有挑战性，容易误诊。由于其中许多类型可能对药物治疗或放射治疗无效，因此需要手术切除以确定是否复发，并常被用作最确切的治疗方法。由于进展快、预后差，尤其是如果初次切除后复发的间隔时间短的话，需要及时开始有效的系统性治疗来改善伴有纵隔转移的患者预后。

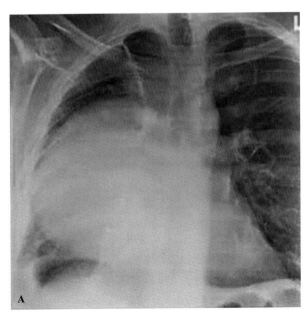
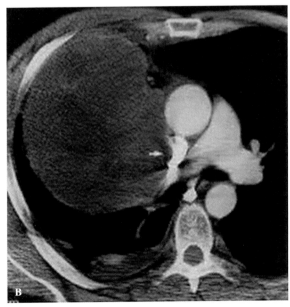

▲ 图 171-6　A. 胸部 X 线片示右侧胸腔内巨大肿块；B. 增强 CT 扫描显示横纹肌肉瘤。这些肿瘤常因存在坏死区域而呈大范围的密度不均。白箭所指的是上腔静脉的一个区域，该区域被巨大的肿块压迫

引自 Gladhish GW, Sabloff BM, Mnden RF et al. Primary thoracic sarcomas. *Radiographics* 2002;22(3):621-637.

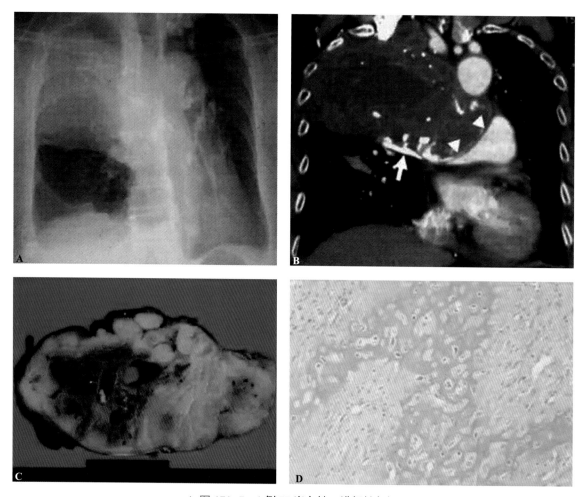

▲ 图 171-7　1 例 77 岁女性，进行性气短

A. 胸部 X 线片显示一个巨大的肿块占据了右侧胸腔；B. 增强 CT 显示一个巨大的肿块压迫了上腔静脉（大箭）和右肺动脉（箭头），但没有侵犯；C. 肿瘤切除后病理显示为骨外骨肉瘤。病理大体检查显示肿瘤边界清楚，有实性和囊性成分；D. 骨样结构在组织学检查中与骨肉瘤一致经许可转载，引自 Hishida T, Yoshida J, Nishimura M, et al. Extraskeletal osteosarcoma arising in anterior mediastinum. A brief report with a review of the literature. *J Thorac Oncol* 2009; 4:927–929. © 2009 International Association for the Study of Lung Cancer 版权所有

表 171-3　有报道的纵隔转移性肿瘤的胸腔外来源

| 来　源 | 组织学 |
| --- | --- |
| 乳腺 | |
| 结直肠 [68] | |
| 妇科系统 | 卵巢 |
| 肝胆管系统 | 肝细胞、胆囊 |
| 胰腺 | 壶腹、胰腺 |
| 皮肤 | 黑素瘤 [69] |
| 软组织 | 脂肪肉瘤、骨肉瘤、尤因肉瘤 [70, 71] |
| 甲状腺 | 乳头状瘤、髓质瘤 |
| 泌尿系统 | 肾细胞、移行性肿瘤、膀胱、前列腺 |

M. Blair Marshall　Young K. Hong　著

赵　辉　翁文翰　译

## 一、概述

原发性纵隔间叶肿瘤是起源于包括脂肪、淋巴、血管、肌肉骨骼和成纤维细胞等多种间质细胞的罕见良恶性肿瘤（表 172-1）。尽管间叶肿瘤可能发生在身体各个部位，但其在成人原发性纵隔肿瘤中的发生率不足 5%～10%[1]。该病多数患者主要表现为肿物压迫引起的胸痛、呼吸困难、声音嘶哑或咳嗽的症状。手术切除是主要治疗方法，但其受纵隔组织受累程度限制，受累严重时

辅助疗法（如化疗和放疗）通常起着重要作用。

## 二、脂肪组织源性肿瘤

多数脂肪组织源性肿瘤包括脂肪瘤、脂肪母细胞瘤和棕色脂肪瘤是常见于前纵隔的良性病变。其在前纵隔的优势地位可能与该区域脂肪组织较其他区域更多有关。梭形细胞脂肪瘤是脂肪瘤的另一种变异体，其通常在与混有非脂肪组织的区域与脂肪肉瘤具有相似影像学表现，因此需要组织学检查以区分良性的梭形细胞脂肪瘤与恶性的脂肪肉瘤[2]。先天性胸骨旁疝（Morgagni 疝）因表现为大量网膜脂肪疝入纵隔中，常被误诊为纵隔脂肪瘤或脂肪肉瘤。仔细回顾影像学结果可发现网膜脂肪的特征，以提示确诊（图 172-1）。

### 表 172-1　原发性间叶肿瘤

| 组织来源 | 良性肿瘤 | 恶性肿瘤 |
| --- | --- | --- |
| 脂肪 | • 脂肪瘤<br>• 脂肪母细胞瘤<br>• 棕色脂肪瘤 | • 脂肪肉瘤 |
| 淋巴 | • 淋巴管瘤<br>• 淋巴管肌瘤病 | |
| 血管 | • 血管瘤<br>• 血管外皮细胞瘤 | • 血管内皮瘤<br>• 血管肉瘤 |
| 成纤维细胞 | • 纤维瘤病 | • 纤维肉瘤<br>• 恶性纤维组织细胞瘤<br>• 炎性纤维肉瘤 |
| 骨骼 | • 软骨瘤 | • 骨肉瘤<br>• 软骨肉瘤 |
| 平滑肌 | • 平滑肌瘤<br>• 横纹肌瘤 | • 平滑肌肉瘤<br>• 横纹肌肉瘤 |

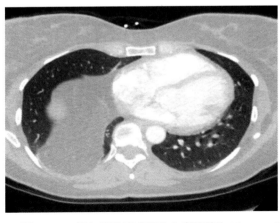

▲ 图 172-1　易与脂肪瘤或脂肪肉瘤混淆的 Morgagni 疝的横断面成像

对于无法区分形态的脂肪瘤和高分化脂肪肉瘤，对脂肪肉瘤 MDM2 基因进行免疫组化染色可能有助于区分 [3]。

胸腺脂肪瘤是另一种罕见的肿瘤变异体，由成熟的脂肪组织与胸腺产生的良性胸腺组织构成。胸腺脂肪瘤是处于静止状态的良性肿瘤，直至因肿物引起诸如呼吸困难或胸痛等症状才得以诊断 [4]。主要通过手术切除治疗该病，术后复发率极低，无须进行辅助放化疗。

脂肪肉瘤作为恶性脂肪瘤，其结节间隔较厚，其间在脂性病变内混有非脂肪组织，通常在 CT 上表现为对比增强。根据病变位置、年龄和组织学类型的不同，可表现为咳嗽、吞咽困难、胸痛甚至是上腔静脉综合征等症状，而其他类型则是偶然发现的，并无症状。尽管多数脂肪肉瘤好发于前纵隔，但也有发生于后纵隔的报道。确诊时平均年龄为 43—51 岁 [5]。

脂肪肉瘤有 4 种组织学类型，包括高分化型（45%）、黏液样型（35%）、去分化型（15%）和多形性型（5%）[6]。脂肪肉瘤对 FDG-PET 的亲和性表现为对 SUV 值摄取的双相信号转导，这取决于肿瘤分级，具有更多间变性组织的亲和性更强。因此，分化良好的脂肪肉瘤中脂肪病变部分表现出 SUV 低摄取值，而级别更高的多形性脂肪肉瘤表现出较高的 SUV 摄取值 [7]。

手术切除是脂肪肉瘤的主要治疗方法。切缘阳性或病灶无法切除时通常使用放疗作为辅助治疗。多柔比星和异环磷酰胺作为新辅助 / 辅助化疗也已投入使用 [6]。

脂肪肉瘤的预后因素包括原发灶位置，其中纵隔肿瘤的预后差于皮下或肌内肿瘤。这可能与胸壁皮下病灶可具有更大切缘有关 [5]。肿瘤组织学也与预后相关，高分化脂肪肉瘤较少发生转移局部复发，而去分化和多形性脂肪肉瘤通常有大约 30% 的局部复发率且分别有 17% 和 32% 的患者发生转移 [6]。笔者认为当患者因肿物压迫出现症状时，切除纵隔转移灶是有益的（图 172-2）[8]。

## 三、淋巴组织源性肿瘤

淋巴管瘤是一种良性肿瘤，由分化良好的淋巴组织局灶性增生畸形引起，表现为多囊性或海绵状。病变多发生于颈部（75%）和腋窝区（20%），近 90% 病例在 2 岁之前被确诊。纵隔淋巴管瘤非常罕见，发病率不足 1%，3 个分区中均可发生，其中以前纵隔为主。依据其中淋巴组织大小，分为 3 种组织学类型，包括囊状（大囊型）、海绵状（微囊型）和毛细状（超微囊型）。囊状淋巴管瘤是最常见分型，而海绵状淋巴管瘤是最罕见类型 [9]。由于纵隔内不同结构受压，患者可表现为轻度咳嗽、吞咽困难或上腔静脉综合征等不同症状，而有些患者则无症状。该病应与 Castleman 淋巴瘤、胸腺囊肿、心包囊肿、囊性畸胎瘤和囊性胸腺瘤等进行鉴别诊断。MRI 是淋巴管瘤的首选诊断工具，其在 $T_1$ 加权图像上具有异质性，而 $T_2$ 加权图像上因含有液体表现为高信号（图 172-3）[10]。除极少数病例报道淋巴管瘤表现出 FDG-PET 摄取，易与转移性疾病混淆之外，该病通常不摄取 FDG-PET [11]。囊状淋巴管瘤的诊断需要依据活检组织学病理检查，主要通过手术完全切除治疗。

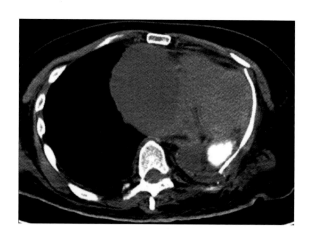

▲ 图 172-2　61 岁男性横断面 CT 影像，患者既往行左全肺切除术，现因局部复发性晚期心包内平滑肌肉瘤侵犯到右心房而表现出缺氧和心脏压塞症状

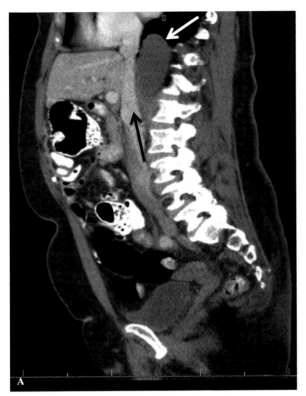

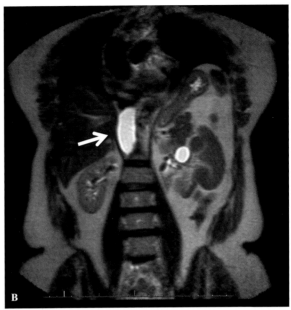

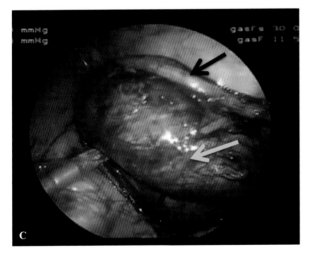

▲ 图 172-3  **A.** 与主动脉（黑箭）前方相邻的淋巴管瘤（白箭）的矢状面 **CT** 图像；**B.** 淋巴管瘤（白箭）冠状面 $T_2$ 加权 **MRI** 图像；**C.** 术中胸腔镜照片显示右侧胸腔内胸导管（黑箭）下方的淋巴管瘤（绿箭）

对于因大小或邻近重要结构而无法切除的囊状淋巴管瘤，有 3 年随访研究报道采用硬化治疗（OK-432 或博来霉素）来缩小病灶大小[12]。最新一项为期 12 个月的随访研究报道采用超声引导下经支气管针吸活检术可缩小难以切除的囊状淋巴管瘤[13]。

淋巴管平滑肌瘤病是另一种罕见病，其表现为气道、小静脉和胸部淋巴管管壁上幼稚平滑肌细胞增殖，导致小气道和淋巴管阻塞，进而引起肺囊肿、气胸和（或）乳糜性胸水。发病率为（1~2.6）/10 万，好发于育龄女性，其发病率高于绝经后女性。通常患者会出现肺气肿，复发性气胸和乳糜胸等症状。胸部 CT 表现为双肺广泛均匀分布的多发薄壁囊腔，肺尖部相对较少。尽管可行经支气管活检以进行组织学诊断，但金标准是通过肺活检获取组织，采用可特异性染色淋巴管平滑肌瘤病平滑肌细胞的单克隆抗体 HMB45 进行组织学诊断[14]。鉴于在淋巴管平滑肌瘤病患者的平滑肌细胞中发现了雌激素受体，雌激素暴露与该病的病理生理有关。因此通常针对激素管理进行治疗选择，包括卵巢切除术、孕激素疗法、他莫昔芬和促黄体激素释放激素。手术治疗的作用受到该病广泛分布性质的限制，因此仅限于使用胸膜固定术治疗复发性气胸。唯一潜在的根治术选择是可改善 $FEV_1$ 的肺移植。

Castleman 病是一种于 1956 年首次被描述的特发性淋巴增生性疾病，由此被称为巨大淋巴结增生或血管滤泡性淋巴结（图 172-4）。该病常累及胸部（75%），如胸壁、气管支气管树、纵隔和肺门，其次是颈部（15%）和腹部（10%）。Castleman 病有 3 种不同预后意义的组织学类型。第一类是透明血管型，通常为良性、局部性、无症状的病变，通常是偶然或因肿物压迫引起咳嗽、呼吸困难和胸痛症状时发现。病变可切除，预后良好，复发率低。第二种和第三种分别是浆细胞型和混合型，更具侵袭性，通常为多灶性，累及多个器官和淋巴结站。这两种类型的患者表现出全身症状且实验室检查异常，例如贫血、ESR 升高、多克隆丙种球蛋白血症、低白蛋白血症、骨髓浆细胞增多和血小板增多[15]。

局限性 Castleman 病在 CT 上表现出孤立性和界限清晰的对比增强。在 CT 或 MR 图像上可观察到 3 种模式，即孤立的非侵袭性肿块(50%)；占主导地位的浸润性肿块伴淋巴结肿大（40%）；

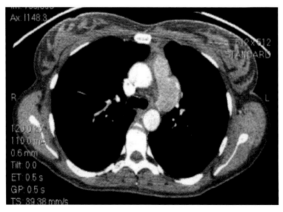

▲ 图 172-4　纵隔 Castleman 病的横断面影像。沿胸膜缘的压痕来自膈神经

或不伴明显肿块的淋巴结肿大（10%）[16]。在 MRI $T_1$ 和 $T_2$ 加权图像上表现为等信号病灶。与 CT 相比，FDG-PET 是对 Castleman 病非常敏感的成像方式。SUV 摄取值通常为中至高度，摄取值增高与多中心疾病相关，这是不利的预后因素，可发展为淋巴瘤或多器官功能衰竭[17]。考虑到其多部位受累且治疗反应多样性，通常应用糖皮质激素、抗 IL-6 受体抗体和（或）化疗进行全身治疗。

与 Castleman 病相关的临床症状包括 POEMS 综合征（多发性周围神经病、脏器肿大、内分泌疾病、单克隆丙种球蛋白病和皮肤病变）、副肿瘤性天疱疮和霍奇金病。据报道，Castleman 病与重症肌无力也有相关性，30%~40% 的术后患者出现肌无力危象，需接受血浆置换[18]。

#### 四、血管源性肿瘤

血管瘤是一种先天性良性血管肿瘤，产生碱性成纤维细胞生长因子（basic fibroblast growth factor，bFGF），并在 2 岁左右逐渐消退。血管畸形可能出现在身体任何部位，很少累及纵隔，占所有纵隔肿瘤的不到 1%。血管肿瘤的其他形式包括血管瘤（2%），血管纤维瘤（2%），纤维血管瘤（1%），纤维脂蛋白血管瘤（1%），静脉血管瘤（1%）和动静脉畸形（1%）[19]。血管瘤与血管畸形在影像学上容易混淆（图 172-5）。血管畸形不分泌 bFGF，也不会自发消退。对于复杂的病变，硬化治疗在手术选择受限时可发挥重要作用[20]。血管瘤表现为正常血管组织的增生，混有大量间质成分，例如脂肪、黏液样和纤维组织，并伴有可钙化为静脉石的血栓。静脉石、脂肪及高强度的脂肪抑制可能是血管瘤在 $T_2$ 加权图像上的特征[21]。在增强 CT 主动脉期表现出沿肿瘤边界增强和不均匀的中央对比增强[22]。对症行手术切除是血管瘤的主要治疗方法。肿瘤附着于重要结构时可采用放疗，但也有人主张在这种全切术具有很高风险的情况下仅进行次全切即可[23]。

血管外皮细胞瘤是起源于小血管周细胞的

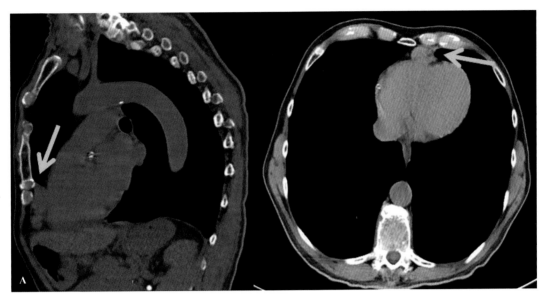

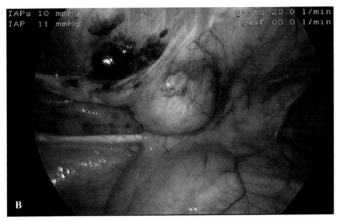

▲ 图 172-5　A. 前纵隔动静脉畸形的矢状面和横断面 CT 图像；B. 前纵隔动静脉畸形的胸腔镜视图

血管肿瘤，因其相似的血管组织病理学特征，常与滑膜肉瘤和孤立性纤维瘤混淆。常需要使用免疫组化和电子显微镜技术进行鉴别。纵隔血管外皮细胞瘤的发生仅限于少数病例报道。尽管疾病相关的死亡率较低，但文献报道有 20% 的患者发生远处转移。恶性的血管外皮细胞瘤常通过核分裂率升高、肿瘤大小及出血灶和坏死灶进行识别[24]。

血管肉瘤是源自血管内皮的罕见恶性肿瘤，多发于成年人，占所有肉瘤的不到 2%[25]。目前仅有 34 例纵隔原发性血管肉瘤病例报道，其中大多数肿瘤发生于前纵隔，临床表现为胸痛、呼吸困难、出血性心包炎、面部 / 颈部肿胀、头晕和咳嗽[26]。血管肉瘤的危险因素包括辐射、氯乙烯、二氧化钍对比剂、慢性淋巴水肿及异物[27]。

其散发性没有明确来源。需注意鉴别血管肉瘤与上皮样血管内皮瘤，上皮样血管内皮瘤是一种起源于中静脉到大静脉的血管内皮肿瘤，其侵袭性远低于具有高复发率和转移潜能的侵袭性血管肉瘤，且恶性程度被视作低至中度[26]。诊断为前纵隔原发性血管肉瘤的患者年龄为 5—66 岁，其生存率为 2%～36%[28]。

血管外皮细胞瘤和血管肉瘤的首选治疗方法是手术全切，可提供最佳的治愈机会，而不完全切除常常会有复发。根据病变的位置和大小可选择进行胸腔镜下切除[29]。针对巨大的血管外皮细胞瘤，术前放疗对改善血管性效果明显，这使得全切手术更为可行[30]。有研究报道行术前血管造影以识别其供血动脉并进行栓塞，并在 24h 内进行切除以减少因切除高度血管化肿瘤而引起大出血的发生率[31]。对转移性疾病通常采用多柔比星或多柔比星进行化疗，其有效率达 38%。当与长春新碱、环磷酰胺、甲氨蝶呤、顺铂和（或）放线菌素等其他药物联合使用时，报道的有效率为 50%～75%[32]。对于血管肉瘤和婴儿血管瘤患者，有证据表明因 S6K 表达增加，其对血管生成抑制剂有应答。雷帕霉素是一种 mTOR 抑制剂，可阻断 mTORC-S6K 通路，显示一定疗效[33]。

## 五、成纤维细胞源性肿瘤

纤维瘤病（又称硬纤维瘤）是由高度分化的成纤维细胞组成的软组织肿物，很少发生于纵隔。其倾向于渗入周围组织并形成间质性病变，但不发生转移。其侵袭性介于孤立性纤维瘤和纤维肉瘤之间[34]。CT 影像显示为等密度病变，与骨骼肌肉组织类似，在对比相显示为高信号。在以阴性切缘为目的的手术切除治疗中，鉴于其局部侵袭性，可能需要重建纵隔结构。新辅助化疗可应用于大型或侵犯纵隔结构的病灶或使用多柔比星 – 达卡巴嗪作为辅助化疗，估计完全 / 部分反应率最高可达 50%[35]。放疗可作为辅助治疗用于切缘阳性及局部复发的患者[36]。

恶性纤维组织细胞瘤多发于四肢（68%）和腹腔（16%），少见于纵隔[37]。发病平均年龄为 50 岁，62% 为男性。临床表现可有胸痛、背痛、发热和全身不适[38]。该肿瘤据报道发生在前后纵隔，大多数为原发性病灶，但有病例报告其与放疗及手术史有关[39]。该肿瘤分为 5 种组织学类型，包括①席纹状 – 多形性型；②黏液型；③炎症型；④巨细胞型；⑤血管瘤型[40]。恶性纤维组织细胞瘤表现为 FDG-PET SUV 高摄取，并因特征性内部代谢缺陷在 CT 成像上表现出内部低密度，可归因于出血、坏死或黏液瘤样组织[41]。

鉴于其侵袭性和不良预后，建议行完全切除辅助联合化疗。环磷酰胺、长春新碱、多柔比星和达卡巴嗪（CYVADIC）方案的使用可成功达到完全缓解。手术范围进行辅助放疗（50Gy）可减

少复发，但该疗法具有明显不良反应[42]。该病局部复发率为 50%，5 年生存率近 14%，总体预后很差[43]。

## 六、骨骼源性肿瘤

软骨瘤是源自透明软骨的良性病变，很少见于前纵隔。软骨瘤被认为是从骨骺多余部分增殖并扩大发展而来，分为在骨髓腔内（内生软骨瘤）或在骨表面（骨膜下或皮质旁软骨瘤）[44]。其在 CT 影像上表现为固定、同质、界限清晰的病灶。

软骨肉瘤是由软骨构成的罕见肿瘤，现有记录的纵隔软骨肉瘤病例报道不足 10 例。初期临床表现可能有胸痛和吞咽困难，或无症状偶然发现。多发于 40—70 岁，男女比例约为 1.3∶1，男性略多见[45]。MRI $T_1$ 相呈中等信号强度，$T_2$ 相因存在钙化灶表现为异质性高信号。在 FDG-PET 扫描中可以清楚地检查到，SUV 平均值为 4，信号强度与肿瘤的分级相对应[46]。组织学特征包括具有成熟和不成熟软骨成分的双相细胞群，以及梭形细胞群。软骨肉瘤多见于后纵隔，鉴别诊断包括神经母细胞瘤、神经鞘瘤、神经纤维瘤和节细胞神经瘤[47]。治疗一般采用手术切除联合辅助放化疗，其 5 年生存率大于 60%[48]。

纵隔骨肉瘤文献报道有限，是一种罕见的恶性肿瘤。肿瘤平均大小 7～16cm，中位值为 10cm，常见于前纵隔或上纵隔[49]。肿瘤通常来自肋骨、肩胛骨或锁骨，由于伴有坏死、出血和骨化，在 CT 和 MRI 上的表现为混杂质地。对于局灶性骨肉瘤，FDG-PET 优于骨显像技术，且可以在肿瘤分析和制定治疗计划中发挥作用[50]。肿瘤组织学分析表现为骨样基质形成，这可作为骨肉瘤确诊依据。成骨肉瘤相关诱发因素包括既往外伤、接触化学、辐射制剂和（或）钙化灶。纵隔骨肉瘤的治疗先采用新辅助化疗，手术切除后辅助放化疗以控制术后局部残留灶[45]。该病总体生存率很低，预计 5 年生存率为 15%，其中 70% 患者发生转移[48]。

## 七、肌肉组织源性肿瘤

纵隔平滑肌瘤是源自食管及大血管（如下腔静脉、肺动脉和上腔静脉）横纹肌的罕见肿瘤（图172-6）。临床症状通常因对纵隔结构的压迫所致，可能出现上腔静脉综合征[51, 52]。组织学诊断表现为具有钝端胞核的单核梭形细胞，并与特异性免疫标记肌动蛋白交错排列[52]。局部复发率低，采用手术完整切除治疗即可，无须辅助放化疗。对于高度血管化的平滑肌瘤，可对其主要供血血管进行栓塞以最大程度减少手术期间的失血[51]。

平滑肌肉瘤是源自横纹肌的强侵袭性肉瘤。其组织学特征可与胸腺瘤、胸腺癌、恶性神经鞘瘤和恶性组织细胞瘤相似，因此其确诊需要对肌动蛋白、结蛋白和波形丝蛋白进行免疫组化染色以进行鉴别[53]。尽管肉瘤分级确实会影响其总体生存率，但完全切除作为主要治疗手段，仍是其最好的预后因素。然而即便在完全切除后，局部复发率仍可高达64%，因此需要改进辅助治疗方法[48]。

横纹肌瘤是一种罕见肿瘤，占骨骼肌分化肿瘤的2%，分为心脏型和心外型。心肌横纹肌瘤多见于儿科人群，被认为是错构瘤，常伴有结节性硬化症[54]。心外横纹肌瘤多发于头颈部，分

为3种临床亚型，包括成人型（50%），胎儿型（40%）和先天型（10%）[55]。鉴于其类似于横纹肌肌原纤维，细胞包含嗜酸性粒状细胞浆，免疫组化结果显示含结蛋白、肌动蛋白、肌红蛋白和胎儿肌球蛋白。纵隔横纹肌瘤的确诊年龄范围为68—80岁，男女比例为3：1～6：1[54]，多发于男性。单纯完整切除足以治疗该病变，尽管其生物学进展缓慢，但切除不完全仍可能导致局部复发，因此有必要进行随访。

横纹肌肉瘤多发于50—70岁人群，可累及肺、支气管、纵隔、心脏和胸壁等各种各样的器官[45, 56]。根据肿块位置不同，患者可以出现咳嗽、呼吸困难、咯血、气胸、疼痛、心律不齐和心力衰竭的症状。从CT影像可发现肿块内与坏死灶一致的不均质密度[45]。FDG-PET可用于对横纹肌肉瘤进行分期，部分研究认为这种方法在分析淋巴结和骨骼受累时优于传统的CT等影像学检查手段[11]。治疗主要使用长春新碱、放线菌素和环磷酰胺的化学疗法，手术和放疗作用有限，仅针对局部病灶和（或）局部切除术后残留病灶。横纹肌肉瘤的主要预后因素是年龄、肿瘤大小、病灶范围和手术[57]。

## 八、结论

纵隔间叶肿瘤非常罕见。多数小病灶无明显症状。随着病情发展，患者通常会出现诸如胸痛、呼吸急促等非特异性症状。鉴于诊断的多种可能性，CT、MR和PET在肿块评估中可起到补充作用。根据位置不同，对于影像学检查仍无法明确诊断的位置较好的小肿瘤，可通过VATS进行初步切除。对于较大的肿瘤，因其可能不需要影像学引导，笔者常在诊室行经皮活检（图172-7）。同样地，在手术切除角度，将根据肿瘤的位置和所涉及的结构选择胸骨切开术、胸廓切开术或开胸术。鉴于纵隔肿瘤的多样性，应根据患者特征进行个性化的诊断和治疗。与发生于其他更常见位置的类似肿瘤或类似病理组织类

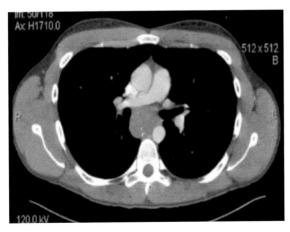

▲ 图172-6　平滑肌瘤患者横断面影像

型相比，纵隔肿瘤的预后相似。但由于纵隔内的特殊位置以及由于邻近重要结构而无法扩大切缘，通常预后较差。新辅助或辅助治疗的作用也应与其他部位同病理类型肿瘤一样。鉴于在进行这些复杂肿瘤处理中需考虑多种因素，多学科合作通常是解决其引起的复杂问题的最佳方法。手术切除仍然是大多数肿瘤的主要治疗方法，辅助放化疗的作用仅限于不完全切除和转移性疾病。

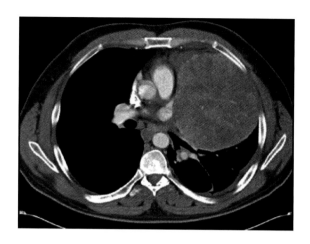

▲ 图 172-7　原始神经外胚层肿瘤（PNET）的横断面影像，术前进行经皮穿刺活检以明确诊断

# 第三十篇　纵隔囊肿
## Mediastinal Cysts

## 第173章
## 小儿纵隔上消化道囊肿
### Foregut Cysts of the Mediastinum in Infants and Children

Timothy Brand　Jason Michael Long　著

邓彦超　张　力　译

纵隔囊性病变属于一组先天性异常病变。"支气管肺上消化道畸形"由 Gerle 等提出[1]，最初指的是与胃肠道相通的肺隔离症，现在已经扩展到包括肺隔离症，先天性肺气道畸形（CPAM）[以前称为先天性囊性腺瘤样畸形（CCAM）]，先天性肺气肿和上消化道重复囊肿[2]。上消化道重复囊肿可以进一步分为支气管源性囊肿，肠源性囊肿和神经管与原肠囊肿。本章将重点讲述支气管源性与肠源性囊肿。

### 一、发病率

上消化道重复囊肿是一个罕见但临床意义重大的疾病。原发性囊肿占所有纵隔肿物的 25%。而上消化道囊肿是最常见原发性囊肿，占其 50%[3]。其中支气管源性囊肿占 50%～60%，肠源性囊肿占 7%～15%[4, 5]，尽管食管囊肿占所有先天性胃肠道重复囊肿的 10%～15%，但估计的患病率极低，为 0.0122%[6]。一些研究已经推测出了儿童的具体发病率，对于男女患者之间的分布还没有统一的共识。一些研究认为女性发病率略高[5, 7]，其他研究认为男性的发病率高于女性[8]，还有一些研究表明男性和女性之间的发病率是相同的[3, 9]。

### 二、胚胎学与病因学

原始的上消化道发育为咽、呼吸道和胃肠道上半部分，即食管到十二指肠肝胰壶腹部。于妊娠期的第 26～40d，原始的上消化道发生间隔，分为腹段和背段。腹段发育成气管支气管树，而背段最终变为食管[10]。支气管囊肿是由于支气管树发育的异常。据推测，胚胎微小的局限性损伤是导致支气管囊肿等病变的病因，而损害的时间与严重程度则决定了病变的最终形态[11]。病变通常位于右胸的中纵隔或上纵隔，它们的位置很可能是由损伤的时间所决定的，早期的损伤导致囊肿位于纵隔内，而后期的损伤则会导致肺组织内的囊肿[10]。2/3 的支气管囊肿位于纵隔。在同一时期，如果食管空泡化阶段失败，则会出现食管重复畸形[8]。空泡不能结合导致壁内囊肿，右侧胸部的食管重复畸形更为常见，最常发生在食管远端。关于确切病因或损伤，一些理论指向了在肺发育过程中出现了缺血、创伤、粘连或感染[2]。

### 三、临床表现

纵隔囊肿的临床表现差异很大，取决于大小、位置和是否存在其他结构或囊肿存在瘘管。纵隔囊肿的临床表现取决于许多因素，包括发病年龄、解剖位置和组成囊肿的组织学结构。患者可能没有任何临床表现或仅在拍胸部 X 线片时发现纵隔囊肿。2/3 的患者的初期临床表现的症状与病变的大小有关。最常见的症状包括胸痛、咳嗽和呼吸困难。对于儿童，由于压迫主要气道，可能出现呼吸困难、喘息、喘鸣、咯血或发绀等危及生命的症状。这些病变也可能伴有胸痛和（或）相关的呼吸道疾病，如咳嗽、反复发作的哮喘或肺炎。已有报道证实还存在胃肠道症状，如吞咽困难、恶心、呕吐、厌食症、体重减轻和（或）消化道出血。这些症状可能与肿块大小有关，或与消化道出血等症状有关，而消化道出血可能与囊肿内的活动性胃组织有关。

这些囊肿的解剖位置可能是不确定的。Sulzer 等[12] 对所有年龄组的 40 个囊肿进行了研究，发现 2/3 的囊肿位于纵隔的上半部，常与气管或气管分叉有关。而纵隔中下半部的病变与食管有关。St-Georges 等[13] 报道中，66 个支气管源性囊肿中有 22 个在中纵隔，43 个在后纵隔。囊肿也位于心包内、胸腺内或在椎旁沟的区域。在大量皮下支气管囊肿的例子中，这些囊肿已从肺韧带内切除，也可能位于纵隔外。这些皮下支气管囊肿往往存在于胸骨上区和肩胛区。

出现临床症状的年龄可能从胎儿期到成年期不等。St-Georges 等[13]（N=86）和 Suen 等[14]（N=42）等对支气管囊肿的研究显示，有 72%、50% 和 94% 的患者出现症状。最常见的症状是胸痛。Nobuhara 等[15] 对 68 名儿童进行了调查，发现 20% 的儿童无症状，大多数儿童有呼吸系统（54%）或胃肠道（13%）的症状。Ribet 等[16] 的研究指出，60% 的成年人会出现压迫症状，而 70.8% 的儿童会出现压迫症状。他们觉得这是因为儿童的囊肿往往位于脐的上方和脐平面。

Snyder 等[17] 研究了 34 名患有前纵隔囊肿的婴儿和儿童，这些囊肿的位置见表 173-1。其中 23 例患儿有支气管源性囊肿，11 例有肠源性囊肿，12 例无症状，其他大多数症状与囊肿的位置有关，表现为肺炎、主要气道阻塞或食管梗阻（表 173-1）。

最近，Esme 等[18] 的报道中有 32 例纵隔囊肿，其中 12 例为支气管源性囊肿，这些患者最常见的症状是胸痛，其次是呼吸困难。十二个囊肿中有十个位于纵隔中部。无论怎样，如果怀疑为肠畸形，那么有必要进一步检查和计划手术切除。

### 四、影像学检查

#### （一）X 线摄片

出现上述任何症状后首选影像学检查进行评估。标准的胸部 X 线片敏感性 > 90%，特异性为 20%～70%[7]。肺支气管囊肿在胸部 X 线片上的表现与水密度相似（图 173-1）。

囊肿如果与支气管相通，则可见明显的气 - 液平面。纵隔支气管囊肿可在中纵隔或后纵隔出现不明确的肿块。根据上消化道囊肿的位置，尤其当囊肿与肺门关系密切时，胸部 X 线片提示类似腺病。囊肿的肿块压迫效应可导致肺叶不张（图 173-2）和肺实变。如果在胸部 X 线片检查中提示纵隔增宽且或气管受压，则考虑食管多发

表 173-1  34 名儿童的前纵隔囊肿的临床表现

| | |
|---|---|
| **无症状纵隔肿块** | 12 |
| • 先天性心脏病 | 3 |
| • 哮喘 | 3 |
| • 急腹症 | 1 |
| • 囊性纤维化 | 1 |
| • 术前常规 X 线片 | 4 |
| **气道阻塞（咳嗽、喘息和喘鸣）** | 8 |
| **肺炎** | 8 |
| • 急性；无法解决 | 2 |
| • 复发 | 6 |
| **吞咽困难（窒息和呕吐）** | 3 |
| • 罕见的食管重叠 | 3 |
| − 重度新生儿呼吸窘迫 | 1 |
| − 呕血，反复发作的肺炎 | 1 |
| − 胸痛 | 1 |

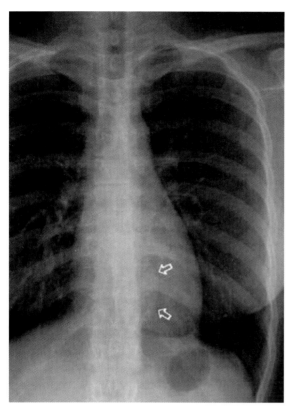

▲ 图 173-1　箭所示为肿块状支气管源性囊肿

经许可转载，引自 Ko SF, Hsieh MJ, Lin JW, et al. Bronchogenic cyst of the esophagus: clinical and imaging features of seven cases. *Clin Imaging* 2006; 30: 309–314. 2006 Elsevier.

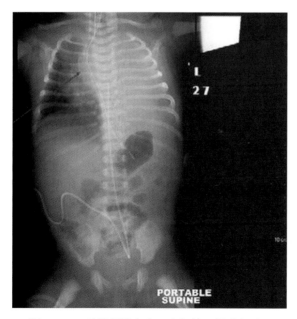

▲ 图 173-2　肿块压迫左主干支气管，导致左肺不张

经许可转载，引自 Petroze R, McGahren, ED.Pediatric Chest Ⅱ; Benign Tumors and Cysts. *Surg Clin N Am* 2012; 92:645–658.2012 Elsevier.

性囊肿可能。

### （二）造影检查

以吞咽困难或声音障碍为主诉的患者可行食管造影检查。肿块压迫效应导致食管受压表现为充盈缺损（图 173-3）。食管造影可发现与食道相通的肠道多发性囊肿。由于食管造影无法明确诊断且不能描述病变，该研究大部分已被 CT 扫描所替代。

### （三）超声检查

随着影像技术的发展，内镜超声检查（EUS）最近已发挥着越来越重要的作用。更高质量的图像、技术的改进及检查技术人员技能的提高，使得该影像学方法的使用率增加。而 CT 扫描和

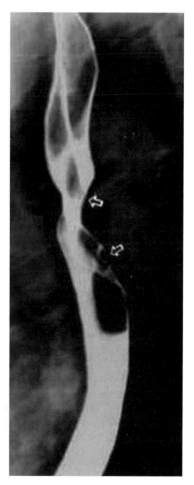

▲ 图 173-3　肿块压迫效应如食管造影中箭所示

经许可转载，引自 Ko SF, Hsieh MJ, Lin JW, et al. Bronchogenic cyst of the esophagus: clinical and imaging features of seven cases. *Clin Imaging* 2006; 30: 309–314.2006 Elsevier.

MRI 仍然是更佳的诊断工具。如图 173-4 所示，EUS 可以在评估上消化道囊肿时可清楚地描述大小、起源层及与食道的关系，有助于确定食道囊肿是壁内型或者壁外型。在发现结果异常明显的情况下不建议使用常规的 EUS 引导下细针穿刺，因此细针穿刺检查需要慎重。随着产前超声技术和技术的不断提高，超声检查在胎儿发育过程中也发挥着作用。产前超声显示上消化道多发囊肿为薄壁单囊结构。超声检查发现所有类型的支气管肺畸形都有明显的重叠。因此，准确诊断畸形的类型很困难，而对导致不良预后的重要病变的诊断可以指导某些子宫内介入治疗。尽管这种临床情况通常与 CPAM 或隔离有关，仍有涉及支气管囊肿的极端病例。

### （四）计算机断层扫描

CT 扫描在诊断更广的疾病谱中已变得无处不在。这种成像方式有助于前纵隔囊肿的诊断，因为它比普通胸部 X 线片提供了更多的信息。CT 显示了病变及其与周围结构的关系。典型的支气管囊肿表现为边界清楚、薄壁、无强化的囊性肿块（图 173-5）。它们可能处于肺实质中，但更常见的是右气管旁或隆突下区域。支气管囊肿通常的典型特征表现为接近水密度（0～20HU）。然而，一项研究发现不同密度的衰减值在 15～48 HU 之间，平均 26.6 HU，这些囊肿内容物的显著变异导致了衰减值的缺乏。这可归因于血液、黏液、炭疽色素或草酸钙等高蛋白含量的存在。囊肿内容物的变异性可能进一步复杂化并掩盖了一个真正的诊断。然而，CT 通过阐明病变的解剖结构及与周围重要结构的关系，使术前规划成为可能。

### （五）磁共振成像

与 CT 扫描类似，MRI 正成为一种更为实用的成像方式，尤其是在确定解剖关系和术前计划等重要因素时。与 CT 扫描相比，MRI 在儿童中的优势在于无辐射照射时图像的相似度。然而，核磁共振成像在儿童中应用可能很困难，因为它需要更多的时间和运动产生图像。因此，可能需要镇静或麻醉，从而增加了这种方法的风险。囊肿的内容物将决定信号强度。血液或蛋白质物质的存在将在 $T_1$ 加权图像上显示出可变强度。这些囊肿通常有 $T_2$ 加权图像表现为均质（图 173-6）。出生前 MRI 可用于正常胎儿肺组织，其在 $T_2$ 加权像上具有均匀的高信号强度，与正常肺相比，

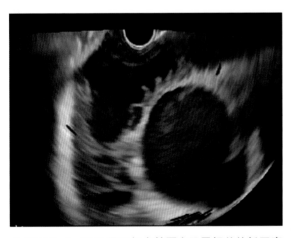

▲ 图 173-4　EUS 显示与食管固有肌层相关的低回声性囊性或实性灶

*经许可转载，引自 Han C, Lin R, Yu J, et al. A case report of esophageal bronchogenic cyst and review of the literature with an emphasis on endoscopic ultrasonography appearance. Medicine (Baltimore) 2016; 95:1-6 .2006 Elsevier.*

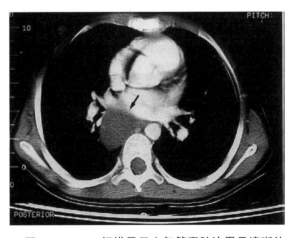

▲ 图 173-5　CT 扫描显示支气管囊肿边界呈清晰的软组织密度，界光滑（箭）

*经许可转载，引自 Williams HJ, Johnson KJ lmaging of congenital cystic lung lesions Paediatr Respir rew2002; 3: 120-127.2002 Elsevier.*

肺损伤往往表现为强度增加。

## 五、病理

支气管-肺-前纵隔畸形有一个共同的起源，因为它们都与早期肺发育的损伤有关，导致原始前纵隔的异常发育。支气管和食道多发囊肿的发生时间和胚胎来源，对确定其来源是气管、支气管还是食道造成了挑战。因此，只有在手术切除后才能诊断囊肿的类型。囊肿根据其组织学进行细分。支气管囊肿通常内衬纤毛柱状上皮，并充满厚黏液。壁由透明软骨、平滑肌、黏液腺和神经纤维组成（图173-7和图173-8）[8]。有人认为，应根据囊肿壁的成分进行鉴别，而不是上皮。一些作者认为，支气管囊肿可以通过囊肿壁上的软骨或支气管腺体来鉴别。然而，St Georges 等

对支气管囊肿的回顾性研究显示，软骨（43%）、支气管腺体（40.6%）和平滑肌（59.3%）的存在各不相同[13]。支气管囊肿和气道之间很少有联系；相反，它们以良性方式紧密粘连。然而，不同的恶性肿瘤，特别是横纹肌肉瘤、胸膜肺母细胞瘤、腺癌、鳞状细胞癌和间质瘤，都与退行性变有关。但是，如果肿物与气道的联系持续存在一段时间，肿物内的感染可能会导致一些并发

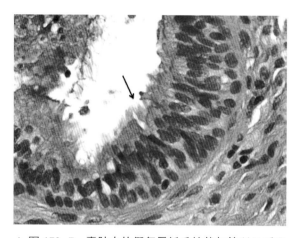

▲ 图 173-7　囊肿内的假复层纤毛柱状如箭所示呼吸道上皮

经 Springer 许可转载，引自 Altieri MS, Zheng R, Pryor AD, et al. Esophageal bronchogenic cyst and reviews of the literature. *Surg Endosc* 2015; 29: 3010-3015.2015 Springer Science + Business Media.

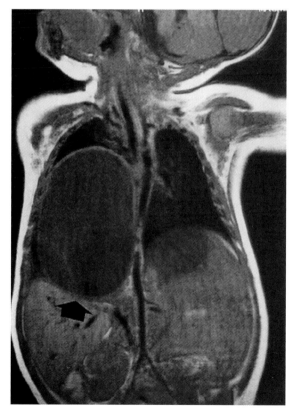

▲ 图 173-6　MRI 显示一个巨大的食管重复囊肿（箭），对右肺和纵隔产生压迫

经许可转载，引自 Williams HJ, Johnson KJ.Imaging of congenital cystic lung lesions.Paediatr Respir Rev 2002; 3:120-127.2002 Elsevier.

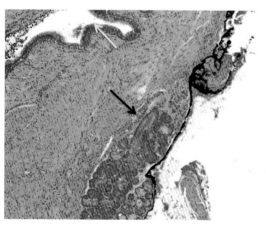

▲ 图 173-8　囊肿内含黏膜下支气管型腺体（黑箭）和呼吸道上皮（黄箭）

经 Springer 许可转载，引自 Altieri MS, Zheng R, Pryor AD et al. Esophageal bronchogenic cyst and review of the literature. *Surg Endosc* 2015; 29: 3010-3015.2015 Springer Science + Business Media.

症，出现呼吸道穿孔。反复出现的食管肿物通常附着在食管壁上或穿透食管壁，据估计约有 10% 的肿物与来源于食管腔。重复出现的食管肿物的组织学来源可以是覆盖着一层鳞状、柱状、立方形、假复层、纤毛上皮或这些类型的某种组合的平滑肌细胞 [8]。反复出现的食管肿物可能与脊柱异常有关。然而，由于之前出现出血或感染等情况，至少有 20% 的中纵隔肿物缺乏组织学特征（Strollo 等 [19]）。大部分纵隔肿物都是良性，但是，有一些是恶性肿瘤，比如横纹肌肉瘤、胸膜瘤、腺癌、鳞状细胞癌和间皮瘤 [20]。

## 六、治疗

上消化道囊肿可以有多种临床表现，比如呼吸窘迫或发绀等。但是，无论是否存在症状，为防止并发症及明确诊断，手术切除都是上消化道囊肿的首选治疗方法。完整手术切除是首选治疗，因为诊断只能通过手术切除和组织活检才能确定。由于复发率较高，像气管抽吸等替代治疗并不是首选方法 [18]。没有资料显示上消化道囊肿会消失或变小，实际上，它会随着时间的推移而变大。并发症因肿物类型不同而不同。上消化道囊肿会通过压迫气管来产生呼吸困难等症状。与气道壁关系密切的肿物会有出血和感染的风险，这些可导致咯血或炎症。肿物的癌变虽然少见，但也是危险因素之一 [21, 22]。

大多数支气管囊肿起源于纵隔；然而，15%~20% 起源于肺实质 [22]。手术方式有开胸手术，胸腔镜手术（VATS），或最近的机器人手术切除 [14, 23-26]。实质内病变也适合 VATS 或开胸手术但这需要肺切除。楔形切除与肺叶的切除取决于病变在肺内的位置。上消化道囊肿应明确诊断后尽快切除。早期切除可以减少肿物的进展，降低手术风险，并且增加了完全切除率 [25]。如果由于肿物与周围组织粘连很多，完整切除很困难时，可通过灼烧上皮层。一项研究显示，囊肿由于切除不完全，25 年后复发了，进行第二次切除 [25]。

食管肿物的治疗方法可能不同。虽然食管肿物应该完全切除，但是如果肿物已经侵犯食管壁，则应该行剥离黏膜壁 [27]。但是，这个问题也可通过食管分段切除来解决。传统上，病变是通过有后外侧开胸来切除的，VATS 在切除病变中起着重要作用。例如，为保护食管，可将内镜放在食管腔。通过环形肌切开，可以使病变从外部纵向肌中分离出来（图 173–9）[26]。

纵隔镜也被证实适用于切除适当位置的病变。这也可以通过 Chamberlain [3] 所描述的标准的经颈纵隔镜，经颈扩大的纵隔镜或前纵隔镜来实现。

尽管微创技术的进步和越来越多的研究证实了它们在上消化道囊肿切除术中的可行性，但对于大囊肿或那些紧密附着在重要结构上的囊肿，不应避免开放入路。

## 七、麻醉注意事项

纵隔上消化道大囊肿，包括支气管囊肿，可能存在明显的气道损害。建立人工气道的麻醉对确定性手术、活检和诊断都是必要的。麻醉诱导过程中的气道和循环衰竭是一种公认的现象 [28-30]。如果症状并非紧急，选用 CT 扫描以确定气道受损的程度对确定适当的麻醉方案是必要的。可以使用的麻醉技术包括通过气管插管全麻或通过喉罩自主通气的吸入剂进行全身麻醉。建立安全可靠的气道可能需要硬质支气管镜检查。此时，外科与麻醉团队之间的合作对于儿科患者来说是至关重要的。年龄较大的儿童的肺活量测定是另一种评估气道压迫对呼吸功能影响的技术。

可能需要使用不同的选择性通气技术，因为儿童对单肺通气时发生肺萎陷的耐受性差。在这种情况下，小体积通气和（或）肺牵引器可发挥用处。

## 八、并发症

完全切除纵隔上消化道囊肿后的预后尚可。然而，术前和术后可能会出现严重的并发症。并发症发生率通常较低，但可能高达 25%~37% [31]。

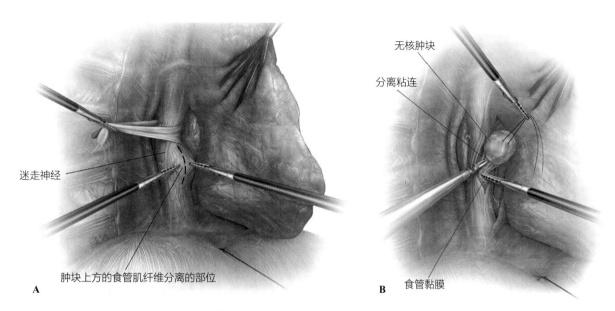

迷走神经

肿块上方的食管肌纤维分离的部位

无核肿块

分离粘连

食管黏膜

A                                                    B

▲ 图 173-9　A. 食管肿块 / 囊肿的位置；B. 肿块 / 囊肿的摘除（如有可能完整）

经许可转载，引自 Macke RA, Nason KS. Minimally invasive resection of benign esophageal lesions. *Oper Tech Thorac Cardiovasc Surg* 2014; 19: 396–413.2014 Elsevier.

气管支气管压迫和肺部感染最常见。然而，已被报道的其他并发症包括气胸、上腔静脉综合征、胸膜炎、心律失常、肺动脉狭窄和癌变。更严重的而且往往致命的并发症有与肿块压迫有关的呼吸衰竭、囊肿破裂引起的心脏压塞、咯血、一位飞机乘客身上发生的致命的空气栓塞、气道和（或）肺血管侵蚀及左冠状动脉受压迫引起的心肌梗死。术中并发症包括气管、食管或迷走神经损伤[13]。在炎症导致组织平面丧失之前进行囊肿切除可有助于消除这些并发症。术后并发症包括复发、血胸、持续漏气、术后肺炎、胸腔积液、胃食管反流、伤口感染和 Horner 综合征。

# 第 174 章
# 成人纵隔上消化道囊肿
## Foregut Cysts of the Mediastinum in Adults

Hon Chi Suen 著

邓彦超 张 力 译

纵隔囊肿是常见的病变。大多数是先天性的，占纵隔所有主要肿块的 20%～32%[1, 2]。根据 Takeda 等[3] 的综述，成年人群中 95 例纵隔囊肿患者占所有纵隔肿块的 14%。尽管是先天性的，但许多囊肿直到生命后期才被发现。在 St-Georges 及其同事报道的系列中，所有囊肿的 32% 发现在 20 岁以下的患者中，而 68% 的囊肿是在 20 岁以上的患者中[4]。

## 一、纵隔囊肿的分类

纵隔囊肿的分类依据是其病因（见表 174-1）。前纵隔囊肿是原始纵隔异常萌芽或分裂的结果，也称为肠源性囊肿，根据其组织学特征和胚胎发生，它们最常分为几类。

支气管囊肿大多发生在气管支气管树上，通常在隆突后面发现。多数情况下，它们是单囊型的，周围有具局部或广泛鳞状化生的纤毛柱状上皮。Roai[5]，Coulson[6]，Sternberg[7]，Marchevsky 和 Kaneko[8] 描述了这些囊肿的壁如何包含透明软骨、平滑肌、支气管腺体和神经干。支气管囊肿占纵隔囊肿的 50%～60%，通常在成人中发现。它们可以是肺内或肺外的，很少与气道连通。这些囊肿可能像哑铃囊肿一样在隔膜下方延伸或在胸外部位发现[9]。

食道囊肿比支气管源性病变少见。它们的特征是壁上有双层平滑肌。他们中的大多数被发现嵌入食道下半部的壁中。它们的内层上皮可以是鳞状上皮，或具纤毛的柱状或两者的混合物。与支气管囊肿的鉴别较为困难，支持食管源性囊肿的最好依据是当它们完全位于食管壁内和（或）被一定的双层平滑肌覆盖时。食管囊肿通常不与食管腔连通。Abel[10]，Coulson[6]，Marchevsky 和 Kaneko[8]，Rosai[5] 和 Sternberg[7] 提出了两种理论来解释食道囊肿的发展，即上消化道壁中的持续液泡或上消化道的异常萌芽。

其他纵隔囊肿包括间皮（胸膜、心包）、胸

**表 174-1 纵隔囊肿的分类**

**先天性囊肿**
**间皮囊肿**
- 心包
- 胸膜

**上消化道囊肿**
- 支气管囊肿
- 食管囊肿
- 胃肠道囊肿
- 神经源性囊肿

**淋巴管囊肿**
- 淋巴瘤
- 胸导管囊肿

**后天性囊肿**
**炎性囊肿**
**胸腺囊肿**
**畸形囊肿**
**皮样囊肿**
**甲状旁腺囊肿**
**甲状腺囊肿**

导管、胸腺、甲状旁腺和包虫囊肿。这些囊肿的病理特征与其起源组织有关。尽管它们很少见且症状很少，但仍需要对其病因、病理和临床意义有清楚的了解。

## 二、支气管囊肿

### （一）胚胎发生

支气管囊肿是先天性肺发育异常，是由于一群细胞从发育中的肺芽中脱落并自行分化而引起的。

在妊娠的第3周，喉气管沟或原始呼吸系统发育为位于前肠底部的腹憩室，也是咽袋的尾端。这个憩室随后转化为一个管，成为原始支气管树。第4周后，支气管树向两端增大，发育为支气管和肺芽。到第35天，叶支气管出现。

支气管树的异常出芽可形成支气管囊肿。当这种异常的出芽在妊娠早期发生时，囊肿往往位于纵隔内，很少与支气管树连通。而这种异常的出芽发生在妊娠晚期时，囊肿多靠近外周，位于肺实质内，常与支气管连通。

### （二）病理

最常见的支气管囊肿是与气管支气管树相连的球形单房囊肿。极少数情况下，它们可能呈分叶状、多房或极少为多发性。囊内含有一种白灰色的黏液，但也可含有棕黄色的脓性物质。其内壁被覆纤毛柱状细胞的单层呼吸上皮（图174-1）。多由柱状上皮或扁平上皮构成、也可出现不同程度的鳞状化生。其固有层可以包含支气管腺、结缔组织、平滑肌组织及软骨。在感染的情况下，囊肿可能含有大量的脓液。感染时，囊肿内的上皮层也可出现脱落（图174-5）。

### （三）好发部位

大多数支气管囊肿与纵隔内气管支气管树（图174-2）或食管（图174-3）有密切的解剖关系。1948年，Maier[11]将囊肿的位置分为五类，即气管旁、隆嵴、肺门、食管旁和其他。在胸腔内，以气管支气管分叉为分界线，约25%的囊

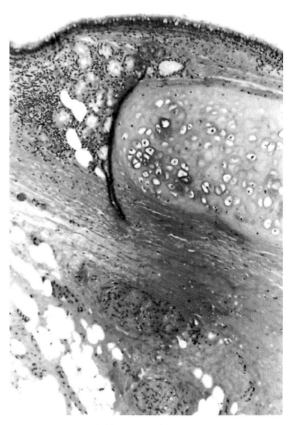

▲ 图 174-1　支气管囊肿内壁的显微照片显示其内表面含具有特征性的呼吸道上皮。黏膜下含软骨板

肿位于上纵隔，75%位于气管隆嵴以下。大约1/3位于中纵隔，其余2/3延伸至后纵隔甚至椎旁（图174-4）。在Suen等[12]收集的42例样本中，支气管囊肿位于纵隔37例，肺内5例。其中，双侧支气管囊肿也被报道[12]。

其中被归为第5类–其他类别中的支气管囊肿，几乎分布在人体内可能出现的任何地方。部分起源于壁层胸膜[13]，或与心血管系统有关[12, 14, 15]，可位于主动脉壁[16]，也位于右心室内膜[17]、左心室[18]、房间隔部[19]、隔膜部[20]。部分与横隔膜相关，可位于横隔膜内[21, 22]或跨隔生长[23, 24]。

其中也有部分位于胸腔外，散在于胸骨前[25]、颈部[26]，也被发现于硬膜内[27]、腹部[28]。Coselli等[28]认为，位于这些部位的囊肿是由在胸腹膜融合之前迁移到腹部的原始前肠的异常萌芽所致。腹膜后支气管囊肿已被报道至少5次，这些类似于嗜铬细胞瘤或胰腺囊肿。

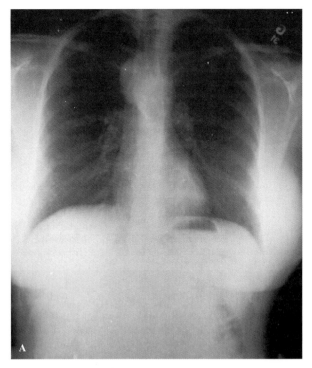
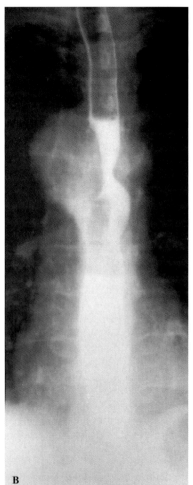
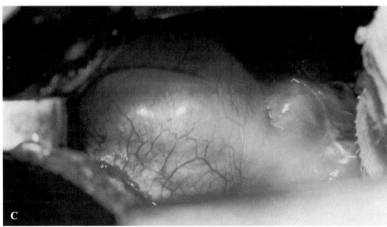

▲ 图 174-2　A. 胸部 X 线片示右侧气管旁有一大类圆形质地均匀的阴影；B. 钡剂造影提示食管压迫；C. 术中图片提示包膜光滑完整的球形囊肿

### （四）临床表现

多数学者认为成年支气管囊肿患者无临床症状，但 Maier[11] 和 Wychulis 及其同事 [29] 却提出了截然不同的理论，他们认为大多数患者会由于气道或食道受压或感染而有临床症状。感染可能是由气管或食管穿孔引起，但多数感染常常发病隐匿。

在 Sirivella 等 [30] 报道的包括患有非特异性和肠源性囊肿的病例系列研究中，20 例患者中有16 例有症状，最常见的主诉是咳嗽、呼吸困难、吞咽困难和胸痛。而在 Zambudio 的研究中，大多数患者都有胸痛主诉 [9]。

在 St-Georges 的文献中 [4]，66.6% 的纵隔支气管囊肿患者有症状，多数（2/3）有两种或两种以上症状。这些症状汇总在表 174-2 和 174-3中。当囊肿位于纵隔时，胸骨后疼痛是最常见的症状。这可能是由于周围的壁层或纵隔胸膜受到炎症刺激所致。

压迫或刺激食管或气管可导致吞咽困难，呼

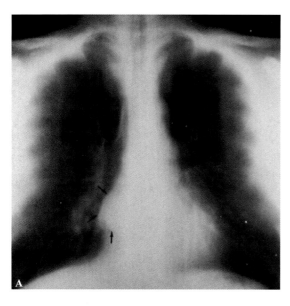
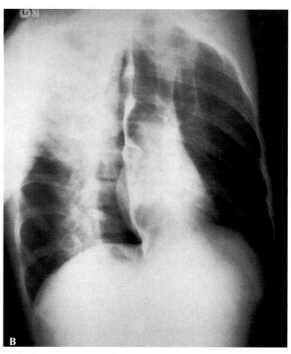

▲ 图 174-3 A. 严重胸痛的青年男性胸部正位 X 线片提示右心后方阴影（黑箭所示）；B. 钡剂造影提示食管下 1/4 不同程度受压。切除后，胸部阴影明确为支气管囊肿

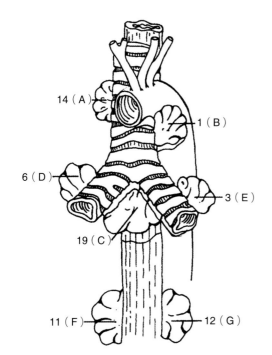

▲ 图 174-4 根据 Maier 分类：支气管囊肿在纵隔中的解剖位置
A. 右主支气管旁；B. 左主支气管旁；C. 隆嵴下；D. 右侧肺门；E. 左侧肺门；F. 右侧食管周；G. 左侧食管周
经许可转载，引自 St-Georges R, Deslauriers J, Duranceau A, et al. Clinical spectrum of bronchogenic cysts of the mediastinum and lung in the adult. *Ann Thorac Surg* 1991; 52:6-13.

表 174-2 纵隔支气管囊肿临床症状的发生率

| 患者人数 | 66（100%） |
| --- | --- |
| 无症状 | 22（33%） |
| 有症状 | 44（66.6%） |
| 多种症状 | 29（44%） |

引自 St-Georges R, Deslaurier J, Duranceau A, et al. Clinical spectrum of bronchogenic cysts of the mediastinum and lung in the adult. *Ann Thorac Surg* 1991; 52:6-13.

吸困难及咳嗽。7.5% 的纵隔囊肿患者咳出浓痰，提示邻近肺组织因受压迫至感染可能性大，纵隔囊瘘不除外。在 26 例 St-Georges 患者的保守观察中，15 例患者后来出现症状。

（五）并发症

感染（图 174-5）是较为常见的并发症，尤其是当病变与支气管相通。气管或支气管压迫常出现于儿童中，因为儿童气管或支气管管壁较柔软[31]。

心血管系统的并发症并不常见，但却有较大的生命危险。Watson 和 Chaudhary[32] 说明了因纵隔囊肿而导致的房性或室性心动过速的患者。同

表 174-3　支气管囊肿

| 特　点 | 纵隔支气管囊肿, *N*=66（%）[a] |
|---|---|
| **初始症状** | |
| 急性 | 7（10.6） |
| 进行性 | 37（56） |
| **症状严重程度** | |
| 轻微 | 9（13.6） |
| 中等 | 23（34.8） |
| 严重 | 12（18.1） |
| **最常见症状** | |
| 胸痛 | 27（40.9） |
| 咳嗽 | 16（24.2） |
| 呼吸困难 | 16（24.2） |
| 发热 | 10（15.1） |
| 咳浓痰 | 5（7.5） |
| 厌食及体重减轻 | 9（13.6） |
| 吞咽困难 | 9（13.6） |
| 咯血 | 3（4.5） |
| 其他 | 7（10.6） |

a. 所有症状均来自于 66 位患者

经许可转载，引自 St-Georges R, Deslauriers J, Duranceau A, et al. Clinical spectrum of bronch-ogenic cysts of the mediastinum and lung in the adult. *Ann Thorac Surg* 1991; 52:6–13.1991 The Society of Thoracic Surgeons.

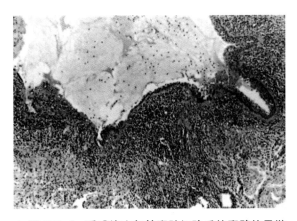

▲ 图 174-5　受感染支气管囊肿切除后的囊壁的显微照片，由于炎症过程，部分黏膜衬里缺失

样的，Volpi 和同事[33] 报道了心房颤动是支气管源性囊肿压迫心房的特殊表现，Watts 和同事[34]、Berkowitz 和同事[35] 表述了肺动脉受压模拟肺动脉狭窄，及 Selke 和同事[36] 表述了长期的肺动脉受压可导致肺动脉发育不全及透明肺（图 174-6）。同时也可发生上腔静脉综合征。左主冠状动脉受压迫可导致严重的心肌缺血及心室颤动需要主动脉球囊反搏和急诊开胸手术[15]。据报道巨大的支气管囊肿，症状类似于急性发病主动脉夹层需要更换升主动脉并重建主动脉瓣[16]。

偶尔可见衬有胃上皮的囊肿伴有与胃酸分泌有关的症状。Moor 和 Jahnke[37] 报道了消化性溃疡并伴有囊肿穿孔。Overton 和 Oberstreet[38]、Spock 及其同事[39] 等报道了与支气管相通诱发囊肿出血的发生。在这种情况下，呕血或咯血可能是症状。

尽管罕见，但在支气管囊肿中也有恶性肿瘤病例被报道。Moersch 和 Clagett 于 1947 年首次发表报告，在该报告中，他们报道了 36 例支气管原发性囊肿中的一种腺癌和不确定来源的纤毛囊肿中的一种鳞状细胞癌[40]。1951 年，Behrend 和 Kravitz 描述了由支气管原发性引起的肉瘤[41]。Prichard 等[42] 报道了两个来自大周围肺囊肿的腺癌，其中一个被认为是支气管起源的。Suen 等描述了一个 8 岁半女孩的软骨下支气管囊肿中的腺癌[12]。此后，诸多恶性病例被报道，如大细胞癌[43]、类癌[44]、细支气管肺泡癌[45] 等。

### （六）影像学特征

#### 1. 标准 X 线放射学检查

标准的胸部 X 线片可识别出 88% 的支气管囊肿[12]。Reed 和 Sobonya[46] 回顾了 80 例前肠囊肿的影像学特征。其中 77%～87% 是支气管生成的。纵隔内脏区的球状肿块几乎全部（86%），其余（14%）位于肺内。多数为右侧（70%）。有 2/3 的（在气管旁）位于气管隆嵴，而 68% 位于隆嵴下方（图 174-7）。偶尔在壁的外围看到钙化。据报道，钙质可在分层中被发现[47]。在 4 例

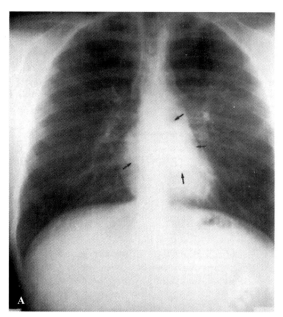
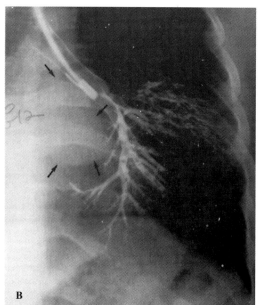

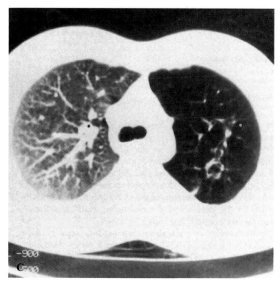

▲ 图 174-6　A. 无症状的男性青年胸部 X 线片。显示与左上叶过度透明有关的圆形心内膜包块（黑箭）；B. 选择性支气管造影显示肿块（黑箭）具有正常但受压的上叶支气管；C. CT 扫描（肺窗口）显示左上叶明显超清

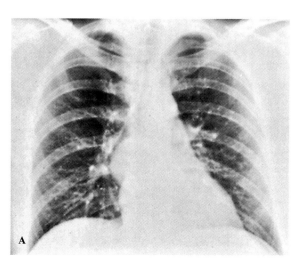
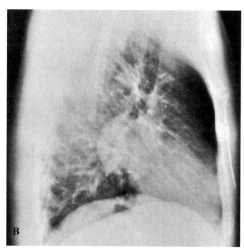

▲ 图 174-7　典型的支气管下囊肿的前后位和侧位影像学表现

（5.6%）的支气管囊肿中可见空气或气液平。根据囊肿的位置和大小，消化道钡餐中可能会出现食管的膨胀或变形。很难将囊肿与良性食道肿瘤如平滑肌瘤区分开。在大约 1/2 的患者，无论是否有症状，都会出现一定程度的食管移位。

### 2. 计算机断层扫描和磁共振成像

计算机断层扫描（CT）扫描通常会显示病变的囊性（图 174-8）。Nakata 等[48] 已经描述了这些囊肿的特征。Nakata[48] 及 Suen[12]、Jost[49] 和 Mendelson[50] 等指出，大多数支气管囊肿的 Hu 增强值较高（高达 130）呈现出软组织密度，相较于低密度的水（0～20），因此 CT 扫描不能绝对肯定地显示出充满液体的囊性病变的特征。CT 值越高，表示钙质沉积，碳沫沉积色素沉着，血液或囊液中蛋白质含量越高[48]。囊壁部分钙化可能经常被显示，这在 X 线检查中可能不被重视，CT 扫描可以很好地描绘出充满空气的肺内支气管囊肿（图 174-9）。

磁共振成像（MRI）可对支气管囊肿提供更为明确的诊断（图 174-10 和图 174-11）。MRI 成像结果取决于囊肿的内容物，特别是黏液或其他含蛋白质物质的存在和数量。如果支气管囊肿

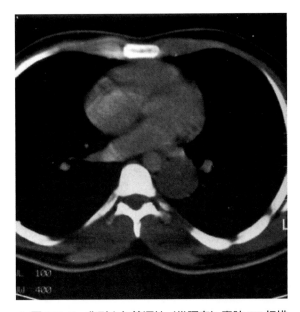

▲ 图 174-8　典型支气管源性（纵隔窗）囊肿 CT 扫描显示平滑、边界清楚，位于左肺门的周围液体充满囊性结构

内的液体的比重较低且主要为浆液（水样囊肿），则在 $T_1$ 加权图像上的信号强度将非常低，而在 $T_2$ 加权图像上的信号强度将非常明亮。但是，许多支气管囊肿可能含有大量的蛋白质物质。这种囊肿在 $T_1$ 加权图像上具有高信号强度的特征性外观。这种外观必须与包含脂肪的病变区分开，后者在 $T_1$ 上也具有明亮的信号强度。但是，通过与相应的 CT 进行比较，可以轻松进行区分。脂肪病变在 CT 上的衰减很小。此类支气管囊肿在 $T_2$ 加权后的信号强度会稍有减弱，它们通常会显示液体水平或不均一区域。我们认为 MRI 能诊断支气管囊肿，特别当外科医生不想对患者做手术时可以用 MRI 来确诊[12]。

超声可用于确定病变的性质及囊肿是否对心腔或大血管造成压迫。Anderson 等[51]、Watson 和 Chaudhary[32] 表示，对一些患者而言，超声检查可以避免更多有创检查，如血管造影。超声内镜有助于区分支气管囊肿和实性病变[52]。Eloubeidi 等[53] 和 Fazel 等[54] 使用内镜超声和细针抽吸活组织检查进行上消化道多发囊肿患者的诊断，以进行保守和期待治疗。然而，细菌或念珠菌引起的囊肿感染可能是由这种操作引起的，从而导致严重的纵隔炎和脓毒症，这是不可取的[55, 56]。

### （七）治疗

#### 1. 手术切除的基本原理

只有通过手术切除才能确定明确的组织学诊断。即使在没有症状的情况下，对于几乎所有通过放射检查发现异常纵隔肿块的患者，手术探查也是推荐的（表 174-4）。这种方法不仅是建立明确的组织诊断所必需的，也是缓解症状和预防并发症所必需的。纵隔支气管囊肿尤其如此，66% 的囊肿已经或最终会出现症状或出现并发症。

在 ST-Georges 报道中[4]，26 例患者先前已知有纵隔肿块随访观察；在这些患者中，有57.6% 后来因为肿块增大或在随访期间出现症状而需要手术（图 174-5）在 40 例新发现的患者中，28 例患者有症状，11 例患者在检查无关疾

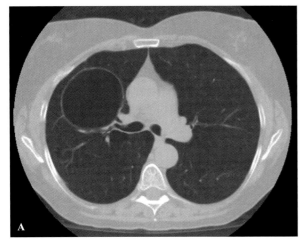

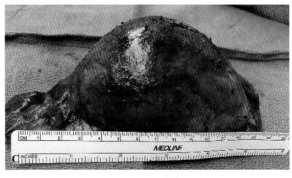

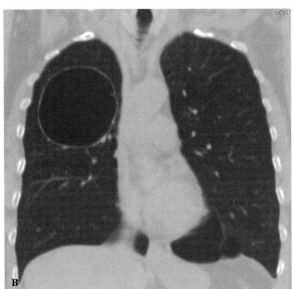

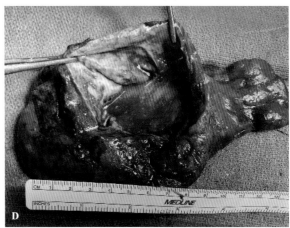

▲ 图 174-9　大的肺内充气支气管囊肿

A.CT 轴向视图；B. CT 冠状视图；C. 右肺叶切除标本；D. 切开的囊肿

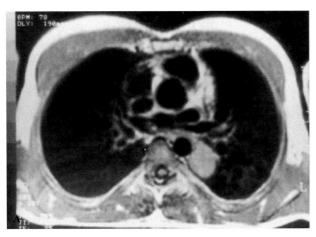

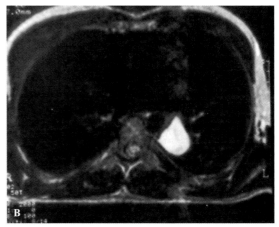

▲ 图 174-10　**A.** 所示的肿块的 $T_1$ 加权 **MRI** 显示病变为中等强度；**B.** $T_2$ 加权像显示充满流体结构的典型高强度信号。肿块的切除和病理检查显示它是支气管囊肿

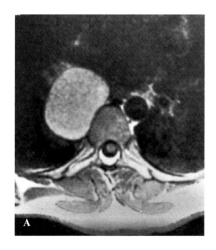
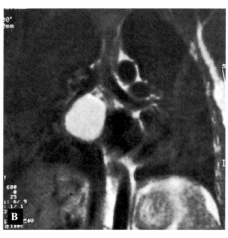

◄ **图 174-11　支气管源性囊肿的 MRI**

A. $T_2$ 加权横断面图像；B. 冠状面图像；注意支气管中间狭窄

**表 174-4　66 例纵隔支气管囊肿的手术适应证**

| 适应证 | 纵隔支气管囊肿, $N = 66^a$ |
|---|---|
| 术前确诊患者 | 26（39.3） |
| • 没有变化 | 11（16.6） |
| • 体积增加、症状改变或两者都有 | 15（22.7） |
| 术前未确诊患者 | 39（59） |
| • 无症状 | 11（16.6） |
| • 有症状 | 28（42.4） |
| • 反流性食管炎手术中的偶然发现 | 1（1.5） |

a. 括号中的数字是 66 名患者总数的百分比

病时发现了病变，1 名患者在手术时被确认为反流性食管炎。总体而言，术前正确诊断支气管源性囊肿的患者只有 35%。总体而言，两名患者接受了 MRI 检查，1/4 的患者术前进行了 CT 扫描。手术前接受的其他诊断包括神经源性肿瘤、心包囊肿和淋巴瘤。随着目前 CT 和 MRI 的广泛使用，诊断的准确性越来越高。

从先前报道的病例来看，纵隔支气管囊肿恶变的风险很低，但不是零（纵隔支气管囊肿发生恶性肿瘤的风险很低，但并非如先前报道的病例中所指出的零）。感染或穿孔的风险越大，会给切除带来更多困难和危险。

**2. 手术技术**

完全切除是我们的目标。手术入路过去大多是通过开胸手术。位于胸腔入口水平的囊肿最好显露纵隔，胸骨近端切开延伸到记录的病变一侧的颈部。气管旁和隆嵴下囊肿最好通过右侧开胸手术显露。无论囊肿是否复杂，几乎所有病例都有可能完全切除。如果因为囊壁的一部分不能从重要结构中分离出来而不能完全切除的，必须破坏剩下的黏膜以防止囊肿的复发。任何与气管支气管树的交通都应该小心闭合，并尽可能用健康的局部组织支撑。极少数情况下，支气管囊肿可以广泛附着在隆嵴上，需要切除嵴突和两个主支气管的内侧壁。Pierson 和 Mathisen 使用带蒂心包补片成功地修复了如此大的气道缺损。肺内支气管囊肿因继发感染发生率高，应予以切除[57]。如果可能，保留肺的手术应该与完全切除相一致，因为大多数囊肿的性质是良性的。

Ginsberg 等[58] 于 1972 年报道，使用纵隔镜给一个支气管囊肿压迫两侧主支气管的 59 岁的女性患者做了引流术。成人右支气管旁囊肿可通过纵隔镜切除，但切除不完全会导致复发。Kurkcuoglu 等[59] 提出了抽吸囊肿并注射硬化剂的建议。除非出于其他禁忌证不能完全切除，建议不要行小手术，因为这样能避免复发。有报道说，支气管囊肿切除术后 4 周因 EUS 引起支气管囊肿感染[60]。

随着胸腔镜辅助手术的迅速发展（VATS），人们应该尝试采用这种创伤较小的方法。处理纵隔囊肿。VATS 切除术已由 Demmy[61]、Lewis[62]

和 Bonavin[63] Yim[64] 等 报 道。Weber 等[65] 报道，他们治疗的 12 例患者中成功率达到了 92%。VATS 的潜在优势降低了患者的疼痛，缩短了住院时间，实现了更好的美容效果，以及加快了恢复正常活动。但是，完全切除的原则决不能妥协。如果 VATS 无法完全切除，还是需改用开胸手术。

在相当多的情况下，囊肿紧密附着于邻近器官，例如气管支气管树（52%），食道（47%），心包（30%）或肺（20%），但这些粘连通常没有排除完全切除的可能。当很难完全清除或不可能切除时，囊肿其余部分的黏膜可能必须从附着的结构上剥离或变性，留下了囊肿壁的非上皮部分。如 Walker[66]、Miller[67]、Gallucio 及同事等[68] 所报道一样，这可能防止再次发生。

对于纵隔囊肿患者保守治疗，认为即使没有症状，也不推荐随访观察，除非患者不愿接受手术治疗。Estrera 等[69] 强烈建议一旦囊肿被确认，必须手术切除的概念，而这态度被视为唯一能够预防并发症的政策。由 Cohn 等[70] 提出的经支气管镜针吸活检（TBNA）、Zimmer 等报道[71] 经皮穿刺针吸活检被提议作为切除的替代方案。不建议单纯穿刺治疗，因为据报道有严重的并发症及复发可能。

### 3. 发病率和死亡率

独立于治疗手段，支气管囊肿手术切除后的发病率低。在我们的 42 例患者中，无手术相关死亡率，仅 2 例发生并发症（轻微伤口感染和难辨梭状芽孢杆菌性结肠炎）。

## 三、食管囊肿

### （一）发病率

食管囊肿，有时也称为食管重复畸形，比支气管囊肿少见。Read 和 Sobonya[46] 在 80 例前纵隔囊肿患者中仅报道了 3 个食管囊肿。Anderson 等[72] 在对消化道囊肿进行的综述中，报道了 26 例与食道有关的囊肿发生的患者。这些患者中有 20 例被认为是食道囊肿，但在许多报道中，囊壁

的性质尚未记录。无疑，其中一些实际上是食管旁支气管囊肿。囊壁常有各种各样细胞，比如有呼吸道和胃上皮的鳞状细胞（迁移性），有时只见到间皮层细胞。

### （二）发病机制

Salyer 等[73] 及 Abel[10] 认为食管囊肿是由食管发育的实管期上消化道壁持续性空泡形成的。空泡保持孤立，不与发育中的管腔结合。另一种理论，虽然不太被接受，但认为食管囊肿是由早期上消化道的异常出芽引起的。Marchevsky 和 Kaneko[8] 推测这两种解释可能都是正确的。他们认为鳞状上皮型是由持续性空泡形成的，纤毛上皮型是由上消化道的异常出芽形成的。

### （三）临床表现

由 Anderson 等[72] 统计发现大约 1/2 的食管囊肿有症状。疼痛和吞咽困难是常见的症状。在临床上，要弄清楚哪个患者有真正的食管囊肿是困难的，因为这些囊肿与食管和气管支气管树有着密切的关系。仅观察由食道壁组织形成的囊肿，胸痛和吞咽困难是主要症状（图 174-12）。已有报道，如 Singh 等报道[74]，罕见的肿瘤是由这些囊肿引起的。

大多数食管囊肿是孤立的。Kang 等报道有两个食管囊肿分别共存于奇静脉的两侧（图 174-13）的案例。两者都有多肌层，但有不同的黏膜上皮 – 上囊肿为假复层纤毛柱状上皮，下囊肿为鳞状上皮（图 174-14）[75]。

### （四）诊断

在胸部 X 线片上可以看到内脏层的肿块。消化道钡剂显示钡柱平滑变形。CT 检查显示其与食管及其囊性病变关系密切。Lupetin 和 Dash[76] 描述了食管多发囊肿的 MRI 表现（图 174-15）。

食管镜可显示肿块上黏膜扁平，但无明显梗阻。这种病变在这项检查中不能与平滑肌瘤鉴别。虽然不建议穿刺囊肿，但抽吸肿块可产生一种黏稠的物质。

（五）治疗和预后

食管囊肿的首选治疗方法也是完全手术切除。不推荐单纯穿刺或造瘘术，因为穿刺会引起感染，且两种方法都有很高的复发率。目前，VATS 手术方式比开胸手术更为可取。如果食管囊肿位于食管肌层外，切除并不复杂。如果囊肿嵌入食管肌层，首先进行肌层切开术，然后将囊肿从包括食管黏膜在内的周围组织中剥离出来。重要的是要确保黏膜没有被破坏。术中食管镜检查有助于观察食管黏膜的完整性，并在食管被盐水浸泡时向食管腔内吹气能检测到微穿孔。黏膜的任何破损都需要立即修补。在囊肿切除后，肌层在解剖上被重新接在一起以防止食管憩室的后

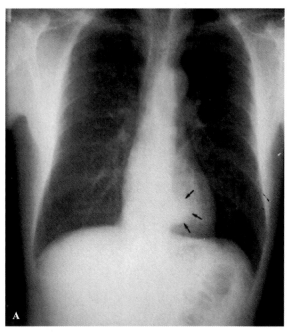

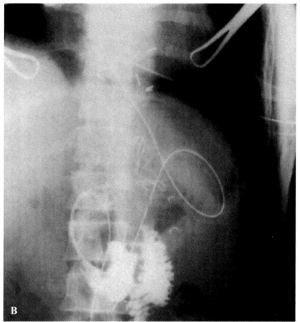

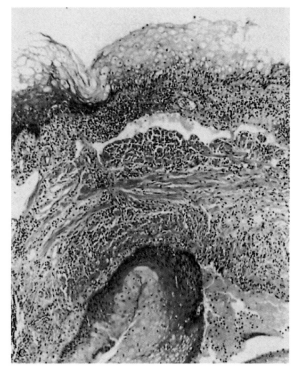

▲ 图 174-12　在膈肌下面，随着食管延伸的多发囊肿（哑铃型囊肿）

A. 后前位胸部 X 线片提示：位于腹主动脉区域左下侧的球形肿块（箭）；B. 在操作中，囊肿被发现在膈肌下一直延伸，将对比剂注射进入囊内后证实了与十二指肠有联系；C. 囊壁的显微照片证明了鳞状上皮的特征（食管黏膜）和一个慢性黏膜下炎症反应；在囊壁中可以看到 2 层光滑的肌肉层

期形成。

囊肿通常用低电位的电刀或超声刀与食管黏膜分离。当囊肿紧贴黏膜时，摘除可能会有一些困难。Kang 等表明使用内镜吻合器完成切除，分割粘连部分，闭合任何潜在的黏膜缺损以完成切除（图 174-13）[75]。本技术可提高食道囊肿切除的成功率。随着完全切除，预后非常好。

## 四、食管气管囊肿

在 1956 年 Abel[10] 报道了一种以包括支气管囊肿和食管囊肿为特征的纵隔囊肿，他认为这类罕见的囊肿是由于在胚胎发育早期就关闭并成为孤立的囊性结构引起的气管食管瘘所致，如果它们真的存在，这些囊肿只是病理特征。根据不同的部位，它们可以是支气管囊肿或食管囊肿。

## 五、间皮囊肿

间皮囊肿被报道由多种组织来源的囊肿构成如胸膜心包囊肿、胸膜囊肿、淋巴囊肿和单纯纵隔间皮囊肿等。他们的实质是由充满透明或微黄的薄液体构成的单腔囊肿。通常影像学检查中偶然发现。根据类型不同可分为心包囊肿（a）和其他间皮（胸膜）囊肿（b）。间皮囊肿约每10万人中发现 1 人。Ochsner 和 Ochsner 等[77] 在报

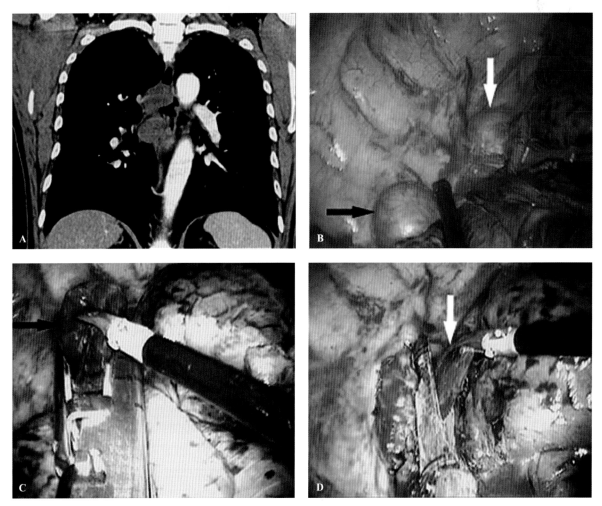

▲ 图 174-13　A. 术前胸部 CT 提示多个食管囊肿；B. 胸腔镜下发现 2 个食管囊肿；C 和 D. 食管上、下多发囊肿减压后吻合器切除。白箭和黑箭表示食管上、下多发囊肿

引自 Kang CU, chao DG, chao KD et al. Thoracoscopic stapled resection of multiple esophageal duplication cysts with different pathological findings.*Eur J Cardiothorac surg* 2008. 34(1): 216-218. European Association for Cardiothoracic Surgery.

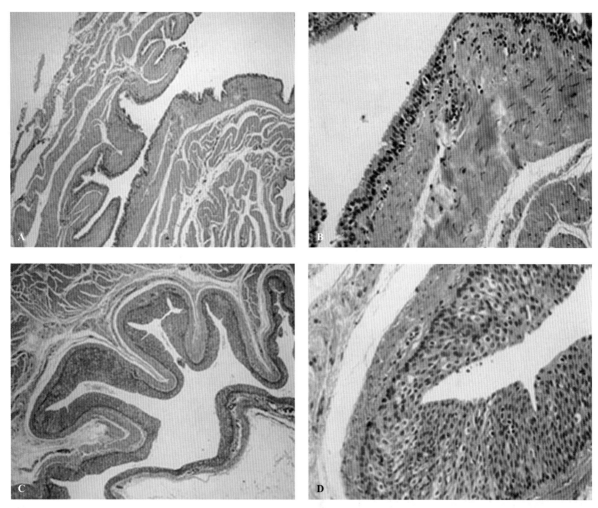

▲ 图 174-14　**A 和 C.** 更高位置和更低位置的食管囊肿周围被多层食管肌肉围绕（HE，40×）；**B.** 食管上多发囊肿的假复层纤毛柱状上皮（HE，200×）；**D.** 下段食管多发囊肿的层状鳞状上皮（HE，200×）胸腔镜下切除多个不同病理类型的食管多发囊肿

引自 Kang CU, chao DG, chao KD et al.Thoracoscopic stapled resection of multiple esophageal duplication cysts with different pathological findings.*Eur j cardiothorac surg* 2008. 34(1): 216–218. European Association for Cardiothoracic Surgery.

道 42 例不同类型的先天性中纵隔囊肿中，发现 14 例（33%）为间皮型，其中心包型 11 例，胸膜型 3 例。Stoller 等[78] 报道 50%～70% 的囊肿位于右心膈角（图 174-16），20%～30% 位于左心膈角（图 174-17），其余囊肿位于内脏部分。根据其在心膈角的患病率可知，了解心膈前角的解剖结构对做出准确诊断很重要。心膈前角[79] 是由心包内侧、胸壁前部、胸膜外侧、膈神经后部和膈下段所围成的空间。在这个区域可以发生多种病变。鉴别诊断包括 Morgagni 疝孔、室壁瘤、纵隔肿瘤、心包脂肪垫增大、膈肌肿瘤、膈膨出、肺或胸膜突出。

（一）胸膜心包囊肿

Pickhardt[80] 完成了第一台胸膜心包囊肿的手术切除。根据 Lillie[81] 的回顾性分析研究发现早在 1854 年心脏周围的囊性病变就已经被记录。关于心包囊肿的起源的另一种说法是由 Lambert[82] 首先提出，认为心包起源于胚胎早期一系列不连续的腔隙，当胚胎增大时，这些腔隙合并形成心包体腔。其中一个腔隙未能合并导致囊肿形成。对心包发育的进一步评估显示在胚胎发育过程中存在腹壁和背壁凹陷（图 174-18）。

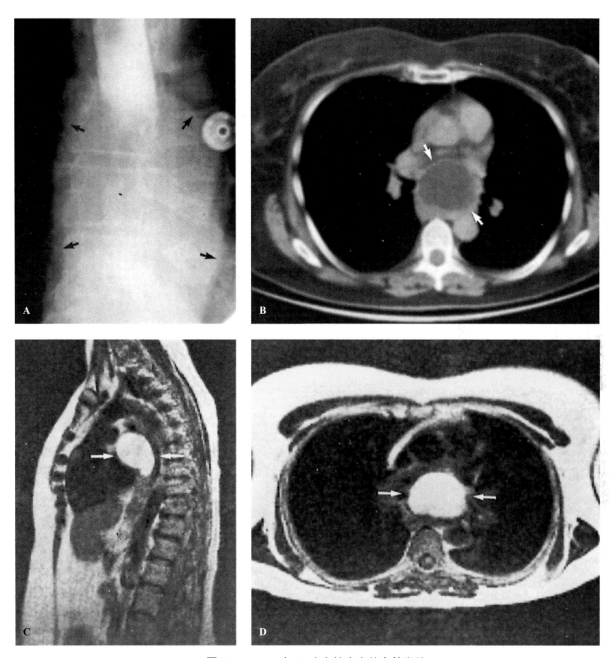

▲ 图 174-15 一名 61 岁女性患者的食管囊肿

A. 钡剂显示软组织肿块（黑箭）压迫食管中部，在同一水平上的；B.CT 扫描显示食管被薄壁囊状（白箭）病变所堵塞；C. 胸部矢状面 MRI 显示内脏腔室内的肿块（白箭），由于其液体含量高而呈高密度；D. MRI 显示肿块横断面（白箭）

腹壁隐窝是一个憩室结构，所以大部分心包囊肿位于此。Lillie 等 [81] 认为心包囊肿的形成继发于腹壁隐窝的持续存在。憩室颈部隐窝的收缩或颈部完全闭塞导致间皮囊肿形成。这解释了心包囊肿的好发于心膈角。在 Lillie 等 [81] 回顾性研究的 37 例间皮囊肿中，17 例位于心膈角，且以右侧为主。在 Kutla 等 [83] 报道的 18 个胸膜心包囊肿中，11 个囊肿位于右心膈角（61%），4 个位于左心膈角（22%），3 个位于心脏正上方的右气管旁（16%）。位于心膈角外的囊肿被认为是继发于憩室颈部完全闭塞和随后在胚胎发育期间移位（表 174-5）。

少数心包囊肿发生在前心膈角以外（8%～16%），通常高于心脏，但似乎更多地位于右侧

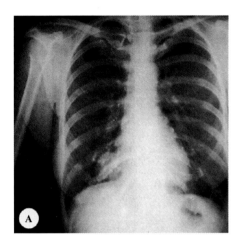 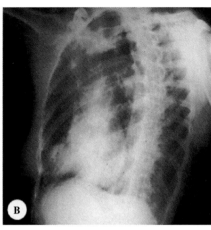

◀图 174-16　A 和 B. 位于右前心膈角的胸膜心包囊肿在正位胸部 X 线片（A）和侧位胸部 X 线片（B）的成像

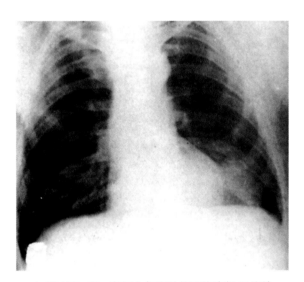

▲ 图 174-17　左侧心包囊肿的正位胸部 X 线片

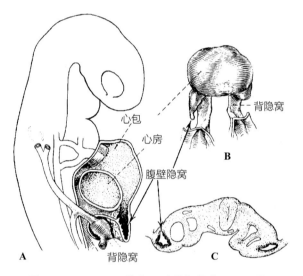

▲ 图 174-18　A. 9 天的兔胚胎的矢状旁切面。图示了横隔中隔的腹顶壁凹窝；B.20- 体人类胚胎心包腔切面的腹侧表面，显示了腹侧顶凹的憩室样外观；C.10- 体兔胚胎的横切面，给出了顶骨隐窝空间关系的另一种表现

经许可转载，引自 Lillie WI, McDonald JR, Clagett OT. Pericardial celomic cysts and pericardial diverticula. A concept of etiology and report of cases. *J Thorac Surg* 1950; 20:494–504.1950 The American Association for Thoracic Surgery.

表 174-5　顶叶隐窝持续存在时可能导致的损伤

| 胚胎状态 | 结果性损害 |
| --- | --- |
| 完整腹侧顶隐窝 | 心包憩室基宽 |
| 近端部分构造 | 心包狭窄 |
| 近端部分完全构造 | 蒂延伸至心包的囊腔 |
| 凹槽被完全挤压 | 心包角囊腔 |
| 隔膜完全横断尾部，凹陷被完全捏住并留在顶部 | 在纵隔中发现间皮衬里的囊肿比心肾角高 |

经许可转载，引自 Lillie WI, McDonald JR, Clagett OT. Pericardial celomic cysts and pericardial diverticula. A concept of etiology and report of cases. *J Thorac Surg* 1950; 20:494–504.1950 The American Association for Thoracic Surgery.

而不是左侧（图 174-19）。常位于上腔静脉和奇静脉之间，奇静脉与气管壁相邻。Stoller 等[78]是最早发现部分心包囊肿可以位于肺门区域或主动脉弓附近的研究人员之一。这些囊肿可能与心包相通。实体组织蒂可以延伸到心包或朝向心包，或者囊肿可以没有任何这样的组织直接附着于心包。

Lambert[82] 和 Lillie[81] 等报道，这些囊肿内衬有间皮，并含有透明的水样液体。因此，这些病变最初被称为泉水样囊肿。Le Roux[84] 指出，这些囊肿最常见的是单囊的，有 5% 的心包囊肿可通过明确的管状结构与心包相通。当囊肿与心包持续相通时，病变可被认为是心包憩室（图 174-20）。

Le Roux 等表示，只有 20% 的心包囊肿有症状，通常伴有呼吸困难或胸壁不适。有趣的发现是，除非囊肿体积明显，否则切除后症状很少消失。在成人和小儿患者中均已报道发生囊肿急性出血性填塞[19, 85] 的可能性。可以通过胸骨正中切开术或 VATS[19, 85] 术切除囊肿予以纠正。Chopra[86] 和 Mastroroberto[87] 等报道了右心室和上腔静脉的部分糜烂。

心包囊肿的感染很少。学者报道遇到的一个 54 岁的男子，他患有严重的胸痛，初步诊断为 ST 段抬高型心肌梗死（STEMI）。紧急心脏导管插入检查显示正常冠状动脉。胸部 CT 血管造影和 MRI 显示右侧心包囊肿小叶。VATS 探查显示在其通常的右心包上有厚壁的心包囊肿。切开排出脓性液体。病理检查显示它是一个感染心包的多发性囊肿（图 174-21）。切除后患者恢复平稳。

胸部 X 线片、超声心动图和 CT 通常用于诊断心包囊肿。以前，有时需要对胃肠道进行对比研究以排除 Morgagni 疝的孔，但如今，可以通过 CT 扫描轻松地做出诊断（图 174-22）。Pineda 等[88] 强调了当前横截面成像技术在显示心脏膈肌角处肿块时有重要的作用。Pugatch[89] 和 Kim[90] 等描述了心包囊肿在 CT 上的基本特征（图 174-23）。这些包括像水一样的低衰

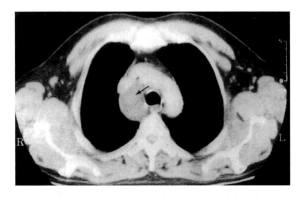

▲ 图 174-19　CT 扫描显示右气管旁区域有心包囊肿（黑箭）

经许可转载，引自 Kutlay H, Yavuzer I, Han S, et al. Atypically located pericardial cysts. *Ann Thorac Surg* 2001; 72: 2137-2139.2001The society of Thoracic.

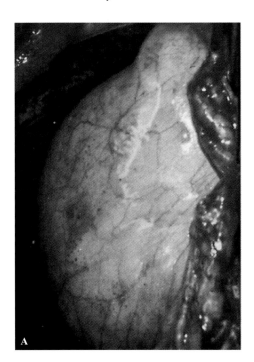
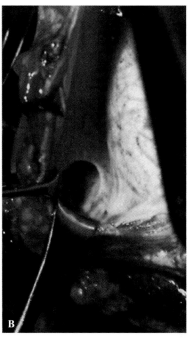

◀ 图 174-20　胸膜心包囊肿与心包囊持续相通，形成真正的心包憩室

A. 术中见憩室；B. 憩室与心包间的联通清晰显示

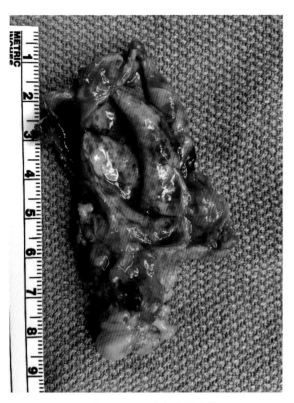

▲ 图 174-21　心包囊肿感染

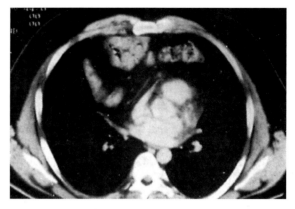

▲ 图 174-22　胸部 CT 扫描显示有大肠从 Morgagni 疝的孔中露出

图片由 Aberle D. University of California. Los Angeles, CA: UCLA School of Medicine 提供

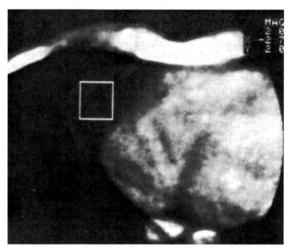

▲ 图 174-23　胸部 CT 显示典型的胸膜心包囊肿，与心包右侧相邻的白色方块内没有增强的是病变部位，衰减值是囊性病变的特征

经许可转载，改编自 Kaimal KP. Computed tomography in the diagnosis of pericardial cyst. Am Heart J 1982; 103: 566–567. 1982 Elsevier.

减值，没有对比度增强，以及薄到几乎没有的囊壁。

　　考虑到正确的适应证[91]，手术切除是首选治疗（图 174-24），开放手术或胸腔镜。尽管是较大的囊肿，根据 Satur 等的报道[92]，可很轻易由胸腔镜切除。机器人辅助胸外科切除术[93]及视频辅助纵隔镜也同样被报道。Stoller 等[78] 为穿刺抽吸是一种可接受的治疗方法因为这些囊肿几乎没有恶性潜能。对性质不明的原发性或继发性包虫囊肿的穿刺抽吸需注意，不适用于来自或居住在细粒棘球蚴感染流行率高的地区。在这种情况下，应该对这种疾病进行特定的血清学检查。

### （二）单纯性间皮（胸膜）囊肿

　　单纯性间皮囊肿主要发生在前纵隔，经常被认为是淋巴管瘤或单房囊性瘤。这些名称很可能是不合适的，因为组织学结构囊壁和囊肿的内部结构无法显示真正的淋巴管瘤的特征（孤立的纵隔囊肿请参阅第 158 章），而只能揭示扁平的内皮细胞单层具有潜在的结缔组织基质，而在囊性结构中没有交错带。

　　这些病变通常是无症状的，仅在偶然的胸部造影中发现（图 174-25）。Jamplis 和他的团队[94]是第一个报道前纵隔间皮囊肿和肋椎沟间皮囊肿并伴有椎体糜烂的病例。Awad 等注意到一个 14 岁男孩颈部的囊性湿疣与前肠和间皮囊肿同时出

现 [95]。此外，也有报道由心包脂肪垫上的一个蒂相连的单纯间皮胸膜囊肿的迁移 [96]。

这些间皮囊肿的评估是通过超声或 CT 检查。病变的囊性很容易辨认。

当病灶小且无症状时，治疗方法包括观察或经皮穿刺引流 [96]。当病灶大或有症状时，建议手术切除。

## 六、胸腺囊肿

纵隔胸腺囊肿并不常见。Bieger 和 McAdams [97] 报道它们只占纵隔肿块的 1%。然而，Cohen 和他的同事，在沃尔特里德陆军医院的 230 名患

者中报道了 4.8% 的发病率 [98]。同样，Hirano [99] 报道在日本的 242 例纵隔肿块中发生率为 4.9%。据 Akashi 和他同事们报道，在日本儿童中，108 个纵隔肿块中胸腺囊肿的发生率不到 1% [100]。在 105 个纵隔囊肿的外科手术系列中，有 28% 起源于胸腺 [3]。如 Le Roux、Krech 和 Storey 等 [101]、Bieger 和 McAdams 等 [97] 所述，胸腺囊肿在胸腺的发育过程中不可避免地被发现，因此可以位于纵隔的颈部或前纵隔。根据 Fahmy 等 [102] 的回顾、囊肿通常位于纵隔，超过 1/2 的颈部胸腺囊肿延伸到纵隔 [103]。

典型的胸腺囊肿为单房性，有光滑的纤维囊，囊壁由上皮细胞构成，可能由立方、柱状（有或没有纤毛）、移行细胞或鳞状细胞组成。囊壁内通常是胆固醇结晶和带有异物细胞的肉芽肿，据 Wick 等发现 [104, 105]，这些在其他纵隔囊性病变中并不常见。囊壁内胸腺组织被认为是诊断胸腺囊肿的必要条件。胸腺组织在数量上有所不同，但无论是实行还是囊性通常都表现为皮质髓质分化和哈尔氏小体。Wick 指出 [104, 105]，大约 50% 的胸腺囊肿中可发现哈尔小体。Guba 等发现 [106]，在许多颈部胸腺囊肿中可发现甲状腺或甲状旁腺组织。

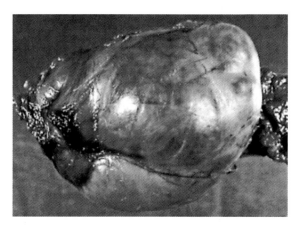

▲ 图 174-24 图示手术切除的纵隔间皮（心包膜）囊肿

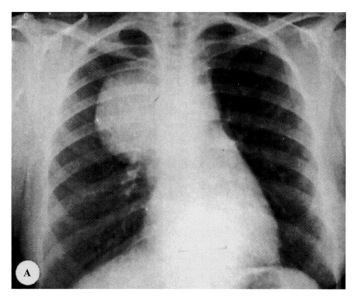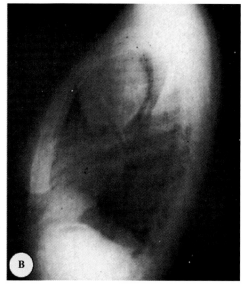

▲ 图 174-25 图为一位年轻女性巨大的单侧纵隔间皮囊肿的正位（A）和侧位（B）片。气管向后移位

Wick[105] 描述了胸腺囊肿的一种亚型，称之为增殖型。在这种亚型中，狭窄的鳞状上皮组织类似侵袭性癌，经常将连接处的舌样部分不规则地伸入到纤维囊肿壁中。然而，这些细胞在细胞学上表现为温和且无丝分裂的，鳞状细胞穿透链的边缘基本上是均匀的，这不符合恶性肿瘤的细胞学特征。总而言之，这种增殖变异的临床表现与更常见的非增殖型相似。囊性内容物通常是透明的，但也可能是混浊或多血的。尽管多数囊肿为单房性，但 Suster 和 Rosai[107] 报道了多房性胸腺囊肿。这些表现为前纵隔腔内柔软、有弹性的团块；在切面上，多个腔（多房）充满灰褐色或黑色的血性液体。壁厚，呈纤维状，可见多发分隔和实性组织区。其显微镜下特征与单房囊肿并不相似。Kondo 等[108] 重申了这一观点，即这些囊肿的病因似乎是由于胸腺的炎症导致了髓管的阻塞和扩张，因此解释胸腺囊肿的病因是争执中的难题。事实上，胸腺囊肿的病因学是有争议的。Bieger 和 McAdams[97] 指出，在 19 世纪中期，Dubois 等[109] 在对死于先天性梅毒的儿童的尸检中发现了胸腺囊性病变（Dubois 脓肿）。目前，多数认为单房性胸腺囊肿是先天性的，或起源于残留鳃囊的囊性扩张。另一方面，多房囊肿是后天形成的病变。Suster 和 Rosai[107]、Kornstein[110] 和 Kondo 等[108] 均认为感染、创伤、瘤变和免疫介导的发病机制是多房囊肿的潜在原因。与先天性单房性囊肿的胸腺外位置不同，胸腺内出现多房性囊肿。Suster 和 Rosai 等[107] 发现它们与肿瘤的关系，特别是结节性硬化性霍奇金病和纵隔精原细胞瘤的患者。正如 Avila 等[111] 指出的那样，它发生在 0.9% 的获得性免疫缺陷综合征（AIDS）患者中，其他人与重症肌无力有关[112]。少数病例与 Sjögren 综合征有关[107, 108]。特别引起关注的是在多处胸腺囊肿壁中发生胸腺偶发性上皮肿瘤（胸腺瘤）和胸腺癌。

在真正的单房（先天性）胸腺囊肿中，胸腺瘤的存在是一个不寻常的发现。这种情况必须与囊性胸腺瘤区分开来。在大多数的日本文献中都有描述，例如 Noriyuki[113]、Kurihara[114] 和 Udaka[115] 等所报道的文献。这 3 例患者是年轻人，胸腺瘤仅占胸腺囊肿的一小部分。Yamashita 及其同事[116]、Babu 和 Nirmala[117] 也描述了先天性胸腺囊肿中出现的胸腺癌。似乎在某种程度上怀疑诸如胸腺囊肿等病变的适当分类。

Graeber 及其同事[118] 报道了总共 46 个与胸腺相关的囊性病变中的 39 个单纯胸腺囊肿。借助现代诊断技术，毫无疑问，如果病变不是单纯的囊肿，这 7 例患者就可以在手术切除之前获得正确的诊断。这些研究人员并未确定单纯囊肿本身的位置，但在总共 46 个病变中，有 30 个位于前纵隔区，有 9 个位于子宫颈纵隔，仅 7 个位于颈部。

胸腺囊肿的症状因其位置而异。颈胸腺囊肿常伴有颈侧包块，但很少有明显症状，除非出血引起继发大小急剧改变。然而，Graeber 等[118] 说，他们在颈部发现的 7 个囊肿中有 2 个导致一名患者疼痛，另一名患者导致声带麻痹，均为良性病变。局限于纵隔的纵隔胸腺囊肿很少有症状。但是，呼吸困难，咳嗽和胸痛已在 Bieger 和 McAdams[97] 的综述及 Fahmy[102] 的综述中描述。可能与心包炎、心脏压塞[119]、心脏压迫[120] 或吞咽困难[118] 有关。其他异常表现包括霍纳综合征[121] 和间歇性头臂静脉阻塞[122]。Gönülü 等[123] 记录了五名不同程度的呼吸困难的患者，这是由于巨大的囊肿充满了半胸腔的大部分。

颈部胸腺囊肿最常见于 10—20 岁，而纵隔胸腺囊肿则在 30—60 岁发现。这种差异使得，在体格检查中很容易注意到颈部胸腺囊肿，而通常在常规 X 线摄影中偶然发现纵隔胸腺囊肿（图 174-26）。

根据 Hendrickson 等报道，儿童纵隔胸腺囊肿最初大多被误诊。这些研究人员报道了他们对 7 例纵隔囊肿患儿的经验，其中两个囊肿从宫颈区域延伸到纵隔。囊肿大小为 3～22cm，所有囊肿或多或少程度地压缩或扭曲了邻近结构。大多数情况下，术前诊断都不正确，但在切除时，病

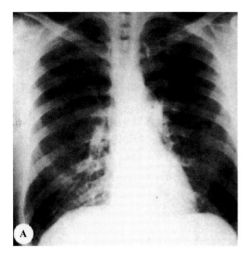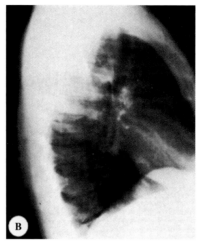

◀图174-26　年轻男性胸部后外侧位和侧位X线片，左肺门前区可见肿块。在侧位片上，在心脏上缘前方可见一个模糊的、不清楚的肿块。经切除后确诊是胸腺囊肿

灶的真实性质很容易得到解决。

尽管超声检查已用于评估这些病变，但现在大多数人认为应使用胸部和颈部的CT来确定病变的程度和囊性。Gouliamos等[125]描述了胸腺囊肿的特征（图174-27）。这些应包括低衰减值的均质块和周围的包囊不清楚。Choi等[112]详细介绍了获得性多部位囊肿的CT表现。简而言之，壁厚且病变是多囊性的，病变内软组织衰减，并且总是与胸腺有关。囊性胸腺瘤是不均一的，并且可以识别出一个或多个实体组织肿块，这些肿块是由囊壁产生的。不可将囊性上皮胸腺瘤（胸腺瘤）与先天性胸腺囊肿混淆。但是，应该指出的是，Leong和Brown[126]及Zaitlin等[127]报道了一种先前存在的胸腺囊肿罕见的癌变。因此，不能认为胸腺囊肿总是良性病变。

先天性胸腺囊肿的治疗存在争议。部分学者认为应该彻底清除所有的组织以明确诊断病变。而其他人认为[128]，如果病灶的位置和特征性CT表现强烈提示诊断，则无须特殊处理。如果可以排除棘球蚴虫囊肿的可能性，则可以尝试在CT引导下经皮穿刺治疗进行治愈。但是，如果对病变的真实性质存有疑问，特别是如果不能排除囊性上皮性胸腺肿瘤，则需要手术切除以建立最终的病理诊断。

所有的多房性囊肿都应通过胸腺切除术切除，以便确定肿瘤性质的变化。开胸或经胸腔镜

手术切除将是有疗效的。

## 七、甲状旁腺囊肿

甲状旁腺通常不属于胸腔结构。然而，6%的病例中可能存在额外的甲状旁腺；这些腺体中的94%为单独的额外腺体（第五腺体），但这些个体中6%存在两个或更多的多余腺体。几乎所有这些多余的腺体都位于前纵隔室，且与胸腺相关，但也有少数位于与大血管相关的内脏隔室中。然而，下部（甲状旁腺Ⅲ）或上部（甲状旁腺Ⅳ）腺体可能从颈部移位并进入纵隔；下部腺体，或甲状旁腺Ⅲ，最常见的为尾端进入气管前间隙位于气管和胸骨柄之间。其经腹侧的无名血管。有时，随着腺体的囊性增大，它可能会覆盖无名的血管并进入纵隔前室。上颌腺，或甲状旁腺Ⅳ，会在喉返神经和气管后方的侧端向下进入内脏室，有时甚至会在食管的后方。当这种情况发生时，正如Nathaniels和他的同事所指出的[129]，移位的腺体经常会被一个较大的血管蒂附着，这个血管蒂上升至颈部的甲状腺下部血管。

少数这些腺体变成真正的薄壁囊肿，而其他腺体演变为囊性腺瘤。在全球范围内，这两种类型都属于纵隔甲状旁腺囊肿的范畴。同样，颈部部分突出的甲状旁腺囊肿（颈纵隔甲状旁腺囊肿）或间歇性地全部进入纵隔的甲状旁腺囊

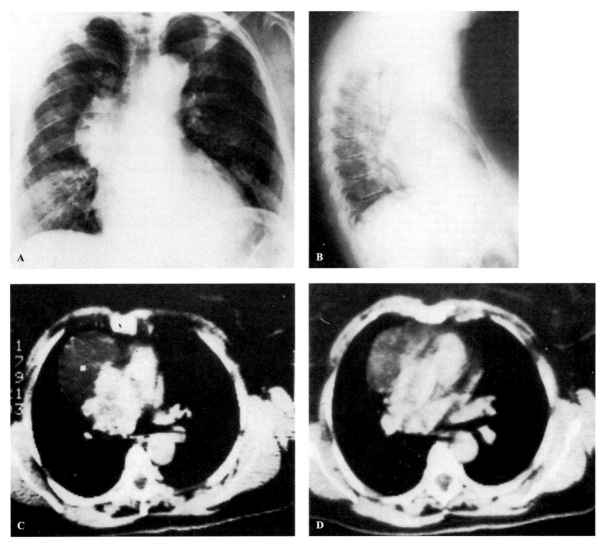

▲ 图 174-27 **A** 和 **B.** 胸部 X 线片显示前纵隔肿块；**C** 和 **D. CT** 扫描显示纵隔前室有密度肿块。经切除及组织学病理检查证实为胸腺囊肿

经许可转载，引自 Gouliamos A、Striggaris K、Lolas C, et al. Thymic cyst—case report. *J Comput Assist Tomogr* 1982;6:172-174.

肿也被认为是纵隔甲状旁腺囊肿的全称。事实上，在颈部或纵隔腔的甲状旁腺囊肿并不常见。据 Welti 和 Gerard-Marchant 报道[130]，发病率为 0.08%，Gilmour[131] 在 428 例尸检中发现的发病率可高达 2.8%。纵隔甲状旁腺囊肿的发生率远低于颈部。典型的甲状旁腺囊肿是薄壁的、单房的，含有透明的、水状的、无色的液体，尽管这种液体可能是乳白色、灰色或浆液状的。甲状旁腺素（PTH）水平高于血清水平。细胞壁通常由单层长方体或低柱状细胞构成。这个细胞层很少会缺失。然而，在所有病例中，正常甲状旁腺细

胞的胰岛都位于囊肿的纤维壁内。罕见地，肉眼可见大小不一的甲状旁腺组织块，如 Noble 和 borg[132]、Simkin[133] 所述，存在并附着于囊肿壁。脂肪组织、胸腺组织和钙化也可在壁内发现。大体而言，囊肿的直径为 0.5～12.0cm。在不太常见的第二种中，甲状旁腺细胞的较厚一层排列在内表面。第二种常被称为囊性甲状旁腺腺瘤。很少有囊肿是多房的，Kuriyama 和他的同事报道过[134]。

甲状旁腺囊肿可发生于纵隔的 3 个区域：①前上纵隔（气管前），最常见的部位（57.2%）；②从气管食道沟至脊柱后方的内脏腔室的气管旁、气

管后区（28.1%）（图 174-28 和图 174-29）；③真正的前纵隔或血管前间隙，如胸腺内囊肿或在胸腺外部但邻近胸腺，是最不常见的部位（14.5%）。许多前缘周围的病变延伸到颈部的底部，并可能在吞咽时被当作能触摸到的颈部肿块，这些通常被称为颈纵隔囊肿。气管后囊肿一般只在影像学检查时才行。从上述区域延伸到邻近区域的囊肿并不少见。前筋膜室病变最常见于经颈部探查术后的持续性甲状旁腺功能亢进患者的纵隔探查，虽然很少的囊肿可能出现在颈部和延伸到前面的前筋膜的无名静脉。在这种情况下，如 Darras 和他的同事所观察到的，无名静脉的压迫或血栓形

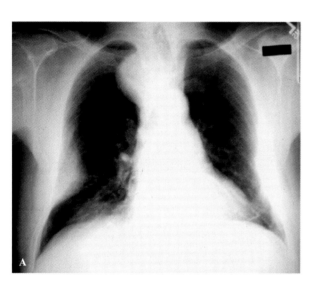

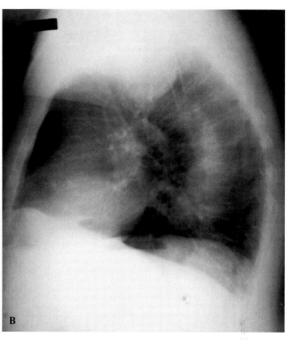

▲ 图 174-28　A. 严重甲状旁腺功能亢进患者的后前位 X 线片显示右侧上纵隔肿块和胸壁肿块，由胸腔的棕色肿瘤引起；B. 侧位片显示一个巨大的纵隔肿块位于内脏的气管后部分隔间

经许可转载，引自 Shields TW, Immerman SC. Mediastinal parathyroid cysts revisited. *Ann Thorac Surg* 1999; 67:581.1999 The Society of Thoracic Surgeons.

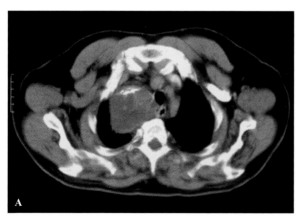

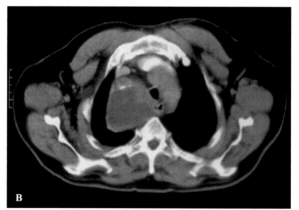

▲ 图 174-29　纵隔内脏室后段右侧大肿块的 CT 表现。注意肿块壁上的钙化灶。病变证实为甲状旁腺囊肿。临床上囊肿的功能正常，导致严重的甲状旁腺功能亢进

经许可转载，引自 Shields TW, Immerman SC. Mediastinal parathyroid cysts revisited. *Ann Thorac Surg* 1999;67:581.1999 The Society of Thoracic Surgeons.

成[135]。正如 Ito 等所指出的，面部水肿也可能发生[136]。

这些囊肿的起源是有争议的。大多数与甲状旁腺下腺（甲状旁腺Ⅲ）有关或可能来自残余的小管雏形。然而，一些肯定与上甲状旁腺（甲状旁腺Ⅳ）有关[137]。具体来说，大多数位于或延伸到前侧的甲状旁腺囊肿与下甲状腺或由下甲状腺引起的腺体（胚胎性甲状旁腺Ⅲ）有关。很少有上腺（胚胎性甲状旁腺Ⅳ）或超过第五腺的来源。相反，至少 20% 的病例来自原始上腺（甲状旁腺Ⅳ）的气管旁或气管后区囊肿。移位的上甲状旁腺（囊肿）向气管后椎前间隙侧向迁移。移位的腺体在进入纵隔时位于同一平面，甚至在肉芽肿的后面。在这种情况下，血管蒂经常从囊中转移到颈部[138]。而上一个腺体可能是来源，如 Gurbuz 和 Peetz 所指出的[139]。前筋膜室中的囊肿与下腺有关或者与第五个额外的腺体有关，如 Bondeson 和 Thompson[140] 所指出的。发育的实际机制尚不清楚，但在大多数情况下，它被认为是一个囊性变的过程。

纵隔甲状旁腺囊肿可能无症状，但更常见的是有症状。颈部肿块可扪及，有时称为颈纵隔囊肿。Braccini[141] 和他的同事最近报道的一个大的前或副气管囊肿因为气管的偏离或狭窄可能导致呼吸困难[142]。吞咽困难可能是食道受压引起的。喉返神经受压引起的声嘶已被包括 Landau 等[143] 在内的多位学者报道。在前述的综述中，总发病率为 8.7%（9/103）[138]。Darras[135] 和 Ito 等[136] 报道了无名静脉压迫或血栓形成。

### 1. 功能性甲状旁腺囊肿

超过 40% 的囊肿与甲状旁腺功能亢进有关，因此称之为功能性囊肿，其临床表现从无症状到急性高钙血症危象不等，如 Gurbuz 和 Peetz[139]、Ogus[144] 及 Mikami 等[145] 报道。在 Kinoshita 等[146] 报道的患者中，1 例与多发性内分泌肿瘤Ⅰ型综合征相关。

甲状旁腺功能亢进症在某些患者中发生，而在其他患者中没有发生的原因尚不清楚。囊液中高水平的甲状旁腺激素进入全身循环从而导致甲状旁腺功能亢进的过程尚未确定。

### 2. 诊断和治疗

直到 20 世纪 70 年代末和 80 年代，术前诊断很少。随着超声、CT 和 MRI 的发展，以确定病变的囊性具有重要价值，特别是随后穿刺针吸透明无色液体，这有力地提示了诊断。正如 Ginsberg[147]、Pacini[148] 和 Silverman[149] 等所报道的，囊液中的 PTH 水平高于血清水平，这一诊断得到了证实。这适用于功能性囊肿和非功能性囊肿。功能性囊肿的 PTH 水平往往远高于非功能性囊肿。

治疗方法是手术切除。1925 年，在瑞士伯尔尼的 Chirurgischen Klinik desi nspelspitals 的 Quervain 报道了第一例从纵隔切除甲状旁腺囊肿的手术。颈部低位领式切口仍然是最常用的手术入路。其他方法是开胸、胸骨正中切开、胸腔镜（Hirano[150] 及 Oyama[151] 等报道）或机器人。手术死亡率低，复发率低。尽管针吸穿刺活检被证实已成功执行[152, 153]，但不建议进行这类操作。当进行小的无功能性囊肿的抽吸手术时，Okamura 及其同事建议添加四环素硬化疗法[154]。

## 八、胸导管囊肿

另一个非常罕见的纵隔囊肿是胸导管囊肿。在半个多世纪以前的一次外科手术中，只观察到一个起源于胸部的胸导管囊肿[3]。Emerson 于 1950 年的综述中认为 Cabone 1892 年最初发现了该病变，尸检中在第 10 节和第 11 节胸椎水平发现胸导管囊肿[155]。报道的病例并不多。在 Tsuchiya 等[156] 对胸导管囊肿研究的综述中，接受手术治疗的共有 8 例被描述。到目前为止，Yokochi 等[157] 注意到，至少有 25 例胸导管囊肿已经在文献中报道。其他病例报道，如 Muro[158]、Pramesh[159] 和 Karajianns 等[160] 报道，囊肿即可位于椎间沟也可位于纵隔腔。

两种不同的胸导管囊肿被描述，包括退行性囊肿和淋巴血管瘤性囊肿。退行性囊肿通常只在老年患者尸检中偶然发现[161]，淋巴血管瘤性囊肿发生在较年轻的患者，在 40 或 50 岁左右的生命次阶梯期，继发于先天性的导管壁薄弱，导致动脉瘤样的扩张和随后的囊肿形成[162]。与胸导管的关联通常与病变有关。它们是单房的，仅有偶见的内皮细胞排列，并含有乳糜样液体。

影像学上，胸导管囊肿表现为中纵隔内的圆形或椭圆形、边界清晰的肿块，可延伸至同侧椎旁沟（图 174-30）。这些囊肿可能延伸于胸导管发生在纵隔任何部位。病变的囊性可以通过 CT 检查来确定，但是不能将其与其他纵隔囊性病变区分开来。在这种情况下，淋巴管造影很少有诊断价值[156, 163]；从疑似囊性结构中针吸出乳糜的表现也无法确诊（据报道）[164]。

其他纵隔囊肿相比，胸导管囊肿症状发生率较高。在 Tsuchiya 和他的同事的综述中，8 例患者中有 6 例是由于邻近结构受压而引起症状[156]，多数是由于气管或食管的压迫而引起吞咽困难，甚至是摄入脂肪性食物后的急性呼吸功能不全[165]。可以通过开胸[157, 160]或胸腔镜手术[158, 160]切除病变。

因为这些病变通常是有症状的，所以都需要手术切除。众所周知，术后乳糜胸是主要的术后并发症。为了预防这一并发症，在手术中任何怀疑是胸导管囊肿的病变，都应该特别小心地识别其与胸导管之间的联系。

## 九、包虫囊肿

原发性纵隔腔中由幼虫期的细粒棘球蚴引起的囊肿非常罕见。有文献记载的约 100 例原发性纵隔棘球绦虫囊肿。在 Rakower 和 Milwidsky 的广泛回顾性研究中，他们记录了 23 000 多例不同大系列的包虫病患者，只有 25 例包虫囊肿（0.1%）位于纵隔间隔或椎旁沟内。在该疾病的流行地区，原发性纵隔包虫囊肿的发病率高达 0.38%[166]。

Rakower 和 Milwidsky 报道 55% 以上的原发性囊肿发生在椎旁沟（图 174-31）。位于此处的囊肿可扩大相邻的肋间间隙，侵蚀胸壁，或经椎间孔进入椎管[167]。Pince-nez 囊肿是一种特殊的囊肿，它既累及椎旁沟，又穿过主动脉和食管后椎体的前方（图 174-32）。只有不到 8% 的原发性纵隔囊肿发生在内脏隔间。然而，在这里，它

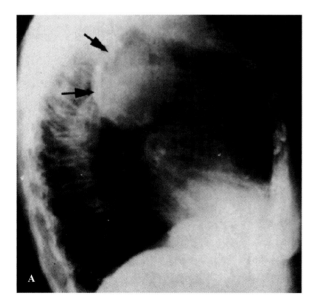
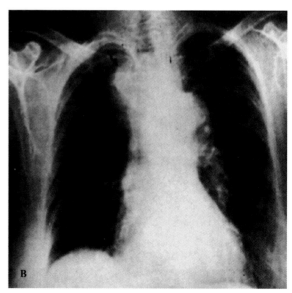

▲ 图 174-30 右侧位（A）和正位（B）胸部 X 线片示纵隔腔上部有一个巨大的卵圆形肿块（黑箭所指），气管向前移位，肿块向后延伸至椎旁沟。肿物经手术切除，证实为胸导管囊肿

经许可转载，引自 Ochsner JL, Ochsner SF. Congenital cysts of the mediastinum: 20-year experience with 42 cases. *Ann Surg* 1966; 163: 909–920.

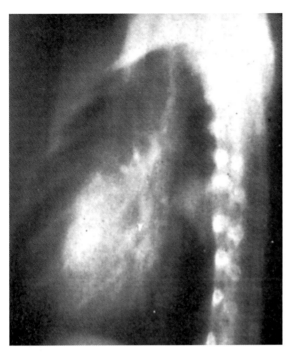

▲ 图 174-31　侧位片显示椎旁肿块，证实为原发性纵隔包虫囊肿

经许可转载，引自 Rakower J, Milwidsky H. Primary mediastinal echinoc-occosis. *AM J Med* 1960; 29: 73–83. 1960 Elsevier.

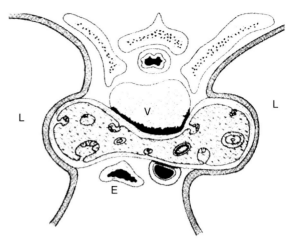

▲ 图 174-32　pince-nez 囊肿示意图

E. 食管；L. 肺；V. 椎体

经许可转载，引自 Rakower J, Milwidsky H.Primary mediastinal echin-ococcosis. *AM J Med* 1960; 29: 73–83.1960 Elsevier.

们有可能压迫气管或上腔静脉，并已被报道侵蚀到心包。Marti Bonmati 等[168] 报道了一例囊肿破裂进入主动脉的病例。其余的 36% 据说发生在前纵隔，尤其是在胸腺区域；然而，其中一些在胸腔上段实际上可能位于上纵隔，进展可能会发生颈部囊肿。

纵隔继发性包虫囊肿发病常见于原发性包虫囊肿。继发性包虫囊肿多是因纵隔旁包虫囊肿破裂所致，膈下囊肿穿过膈肌，或一个或多个包虫囊肿通过食管裂孔进入纵隔。这种迁移通常发生在广泛的腹内疾病患者身上。

包虫囊肿可见于各年龄段，男性多于女性。患者通常生活在疾病流行的地区或来自该地区。放射学检查上，囊肿通常表现为一个边缘平滑的高密度圆形病变。偶尔，会存在蛋壳状钙化的边缘，但比在肝或脾囊肿中较不常见。肺包虫囊肿的影像学征象很少出现，除非囊肿已经侵蚀到气管支气管树，并且侵蚀后空气进入囊肿内。CT

可能有助于鉴别病变的囊性，定位可能的子囊肿，并随访病变的治疗结果。对怀疑有此病的患者，Weinberg 补体固定试验或间接血凝试验可能有帮助。Nin Vivo[166] 建议免疫电泳通常是特异性的，尤其是双扩散带试验。治疗首选经合适经胸入路的手术切除。必须注意避免囊肿在取出过程中破裂，因为溢出物可能导致过敏反应和死亡。囊壁可能部分被遗留。Le Roux 等[169] 指出囊肿通常可以通过外囊穿刺后完整取出内囊。术中穿刺针吸或不针吸的囊肿完整切除的各种技术已由 Aletras 和 Symbas 报道[170]。对于那些因涉及重要结构而被认为手术切除过于危险的患者，可以尝试用甲苯咪唑或阿苯达唑进行药物治疗（图 174-33）。Oppermann[171] 报道了仅用甲苯咪唑治疗儿童前纵隔巨大囊肿的成功案例。完整切除效果由连续 CT 随访记录。

## 十、坏死淋巴结引起的纵隔囊肿

Rasmussen 和 Madsen[172] 描述了淋巴结肿大坏死引起的纵隔囊肿的发展过程。正如由 Schwarz 及其同事所描述的，胞浆菌病坏死进展引起组织坏死导致的囊性结构淋巴结[173]。这些囊性结构淋巴结不但会位于内脏隔间，而且可能会变成很大。残留的淋巴组织可能会存在于这些囊性结构的周围。Petkar 等[174] 已记录两名患者的前纵隔囊肿坏死是由于结核分枝杆菌所导致淋巴结炎淋巴结肿大的最终结果。每个囊肿都有厚厚的纤维化灰白色壁，其中包含多个结核性肉芽肿伴数种可鉴别的淋巴样癌卵泡。切除后再行化学药物治疗是标准的抗结核治疗方案。

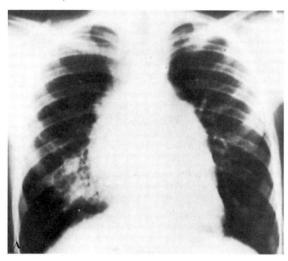

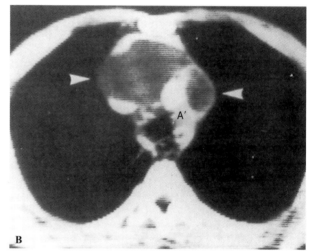

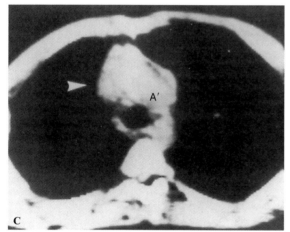

▲ 图 174-33　**A.** 在后方看到较大的前纵隔肿块的胸部 X 线片；**B.** 胸部 CT 扫描显示经适当的诊断研究证实，前纵隔是由包虫病引起的，囊肿由箭头标记；**C. CT** 扫描显示，在用甲苯达唑治疗后，病变明显消退，囊肿由箭头标记。**A′**. 主动脉

经许可转载，引自 Opperman HC, Appell RG, Bostel F, et al. Mediastinal hydatid disease in childhood: CT documentation of response to treatment with mebendazole. *J Comput Assist Tomogr* 1982; 6:175–176.